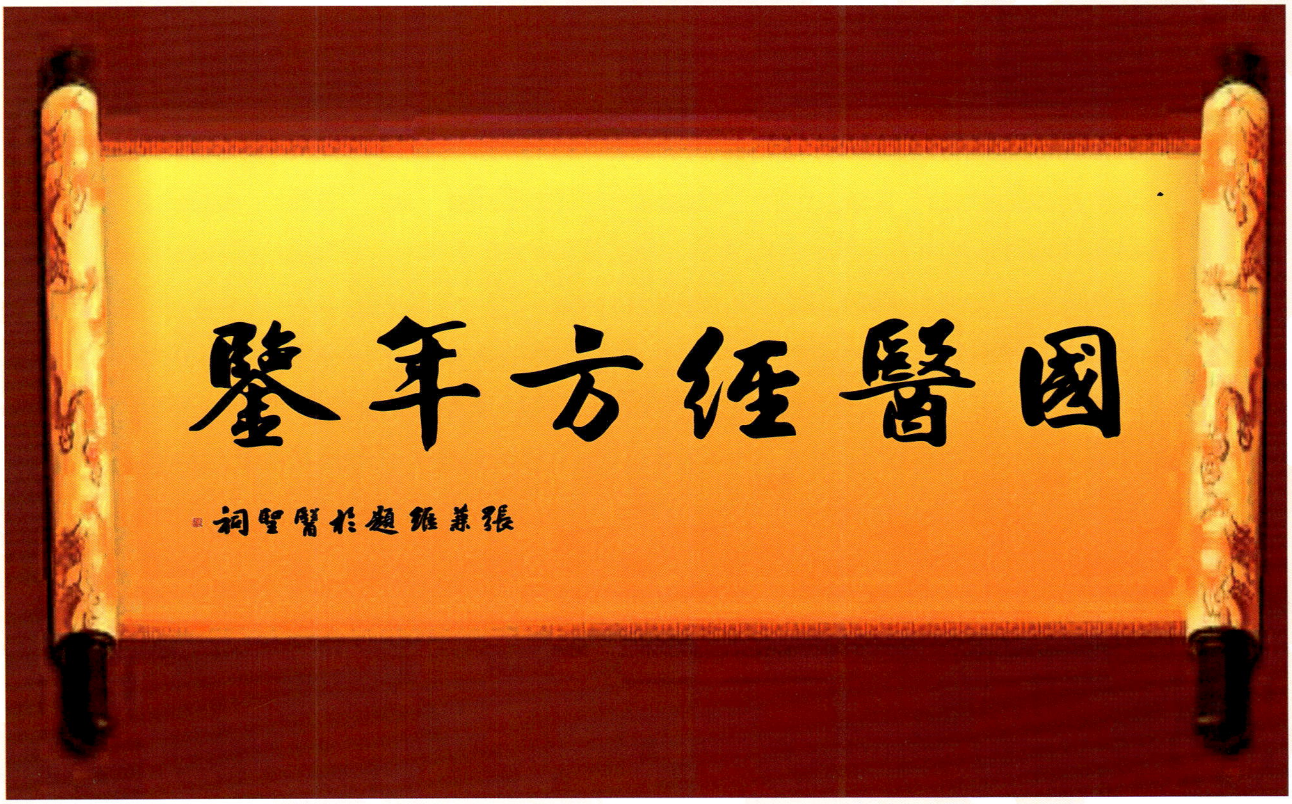

守正创新　传承发展

图书在版编目（CIP）数据

国医经方年鉴 .2023/ 杨建宇等主编 .-- 北京：
中医古籍出版社，2024.5

ISBN 978-7-5152-2840-2

Ⅰ . ①国 ... Ⅱ . ①杨 ... Ⅲ . ①经方 -2023- 年鉴
Ⅳ . ① R289.2-54

中国国家版本馆 CIP 数据核字 (2024) 第 089811 号

国医经方年鉴 . 2023

杨建宇　李向辉　陈金欣　聂　勇　主编

责任编辑　张　磊

封面设计　张　义

出版发行　中医古籍出版社

社　　址　北京市东城区东直门内南小街 16 号（100700）

电　　话　010-64089446（总编室）　010-64002949（发行部）

网　　址　www.zhongyiguji.com.cn

印　　刷　明玺印务（廊坊）有限公司

开　　本　787mm × 1092mm　1/16

印　　张　42.75

字　　数　1354 千字

版　　次　2024 年 5 月第 1 版　2024 年 5 月第 1 次印刷

书　　号　ISBN 978-7-5152-2840-2

定　　价　399.00 元

中醫萬歲

孫光榮敬題

弘揚漢方
造福桑梓

唐祖宣

國醫經方傳承人

孫光榮

国医大师经方经药
学验传承中心

唐祖宣

中国中医药研究促进会
中域药物经济学发展应用中心
中关村炎黄中医药科技创新联盟

关于成立国医经方年鉴编审委员会的通知

各理事，各分支机构、直属各单位：

为了进一步贯彻落实党中央、国务院对中医药工作的重要指示精神，为了更好的挖掘和传承中医药宝库中的精华精髓，加强典籍的研究利用，更好的发挥中医药经典方剂的临床效果，建立中医药经方经药理论与临床研究相结合的全新证据体系，促进中医药经方经药文化的广泛传播。推进我国中医药事业高质量发展，由中国中医药研究促进会、中域药物经济学发展应用中心、中关村炎黄中医药科技创新联盟共同成立“国医经方年鉴编审委员会”，由中国中医药研究促进会仲景医学研究分会、中国中医药研究促进会唐祖宣工作委员会具体负责，中国中医药研究促进会仲景医学研究分会具体落实编辑出版《国医经方年鉴》的相关工作。现将国医经方年鉴编审委员会名单公布如下：

编审委员会主任委员：唐祖宣、高武；执行主任委员：杨建宇、高泉。

特聘专家：王金桥、王耀光、见国繁、毛海峰、叶娟娟、刘枫、刘冠军、刘海燕、许滔、何本鸿、宋红旗、张小平、张华东、张景组、陈琦军、范焕芳、忽中乾、郑佳新、柳红芳、唐文生、曹丽琼等。

副主任委员：马存根、王祥麒、王寅、巴艳、曲夷、曲丽芳、李小会、李吉彦、李宇航、吴智兵、宋俊生、张炜 、张喜奎、郁保生、柳成刚、唐丽、唐晓燕、唐静雯、韩雪。

常务委员：马存根、马建峰、马锐、王云亭、王庆侠、王金凤、王贵双、 王祥麒、王寅、王鹏、牛宛柯、牛俐、巴艳、石晶、付蓉、冯堃、曲夷、 曲丽芳、任统伟、邬晓东、刘明珠、刘树辉、刘冠军、刘理琴、刘景源、 许世闻、李小会、李吉彦、李宇航、李青、李俊莲、李淼、李德辉、李薇、杨建宇、杨蕾、吴智兵、沈会、宋丽娟、宋俊生、张炜、张晓阳、 张继烈、张喜奎、张景组、陈国唤、陈思法、邵冬珊、邵明义、范焕芳、 郁保生、周荣双、庞明华、赵书瑜、赵铭宇、柳成刚、柳华伟、钟薏、 段旭、侯仙明、侯敬丽、郭磊磊、唐丽、唐祖宣、唐晓燕、唐静雯、黄志华、黄建军、常晓、梁健、尉杰忠、韩雪、谢世平。

委员：于婧文、马存根、马兆楠、马建峰、马晓峰、马喜、马锐、王云亭、王玉莲、王玉祥、王玉银、王世民、王庆侠、王佳娣、王金凤、王贵双、王勇、王祥麒、王唯丞、王猛、王寅、王博洋、王惠君、王新、王聪、王磊、牛宛柯、牛俐、尹怡、尹超群、巴艳、邓潇、石志兴、石晶、叶钊、付蓉、代卫锋、冯堃、曲夷、曲丽芳、吕学鹏、仲崇副、 任统伟、邬晓东、庄扬名、刘可心、刘明珠、刘学普、刘春云、刘春青、 刘树辉、刘俊宥、刘飒、刘冠军、刘姝晨、刘振华、刘晓琴、刘理琴、 刘琦、刘慧英、许世闻、孙启光、孙春霞、纪云、苏伊璠、苏佳硕、杜延军、杜毓洁、巫廷春、李小会、李少松、李从义、李永新、李吉彦、 李西双、李宇航、李红霞、李志刚、李苏垚、李青 、李修元、李俊莲、李亮、李洪涛、李莉、李晓慧、李铁、李梅、李淼、李德辉 、杨阳、杨宏玲、杨征宇、杨炼 、杨洪志、杨洋、杨峰、杨蕾、肖明中、吴春生、吴晋英、吴智兵、余珊珊、宋双敬、宋丽娟、宋俊生、宋磊磊、张义、张广利、张宇、张红霞、张志其、张丽国、张利斌、张诏、张炜、张秋平、张晓阳、张继烈、张铖、张喜奎、张景组、张道远、陈国唤、陈思法、陈敏、陈维志、邵冬珊、邵明义、武冰、武鹏、苗珠月、郁保生、 易华、季秀丽、周玉华、周丽华、周岑炟、周劲勇、周荣双、周荣新、 庞明华、郑婕、孟宏伟、孟欣、孟涛、孟鹏飞、赵书瑜、赵亚波、赵志英、赵丽娜、赵妍妍、赵铭宇、柳成刚、柳华伟、钟薏、段旭、侯仙明、 侯敬丽、施长征、姜威、洪宝玲、聂皎、原焕勇、徐光亚、殷保安、 殷培、郭玲、郭磊磊、唐丹、唐丽、唐骅、唐晓燕、唐倩、唐静雯、 桑茂、黄志华、黄宏烨、黄建军、常晓、常程、梁西满、梁健、尉杰忠、彭立、葛国岚、韩雪、嵇天一、程传印、曾超、温荣达、谢世平、翟厚峰、魏文悦。

希望各有关单位及专家在国医经方年鉴编审委员会的领导下，认真严谨、科学、踏实地开展好《国医经方年鉴》的征稿、编辑、出版等工作，为中医药经方经药的学术进展与临床疗效的提高服务，为健康中国的大健康事业贡献力量！

协调人：王晨

联系人：张义

中国中医药研究促进会

中域药物经济学发展应用中心

中关村炎黄中医药科技创新联盟

2022 年 3 月 29 日

國醫经方年鉴

GUO YI JING FANG NIAN JIAN

《国医经方年鉴》编审委员会

《国医经方年鉴》编辑委员会

《国医经方年鉴》参编单位

批准单位：

中国中医药研究促进会

中域药物经济学发展应用中心

中关村炎黄中医药科技创新联盟

执行单位：

中国中医药研究促进会仲景医学研究分会

中国中医药研究促进会唐祖宣工作委员会

主编单位：

《国医经方年鉴》编审委员会

北京经方年鉴中医文化中心

支持单位：

中华中医药中和医派杨建宇京畿豫医工作室

中关村炎黄中医药科技创新联盟国医经方传承专业委员会

北京国典传承公益基金会

中科华盛（北京）文化发展中心

国医经方（天津）医学研究有限公司

广西南宁市希康堂健康管理有限公司

战略合作单位：

爱国工程研究院

西安莱特医生集团有限公司

河南经方云科技有限公司

前言
FOREWORD

稳行渐远　促进经方辉煌！

——写在《国医经方年鉴》2023卷前

《国医经方年鉴》2023卷马上就要出版面市了！感恩所有的关心、支持、奉献本书的专家、经方医家、经方爱好者及编辑出版团队！更要感恩所有的读者们！因为正是大家的鼓励与鞭策，我们才继《国医经方年鉴》2022卷之后，努力坚持编撰了2023卷，这也是之后的2024、2025……《国医经方年鉴》持之永续之动力！也是我们中医药大发展大繁荣的活水源泉核动力！

《国医经方年鉴》2022卷出版以后，我的恩师，也是中和医派创始人之一的国医大师——唐祖宣老爷子直接打电话要购买20本。一方面要让大家学习参考，另一方面，《国医经方年鉴》2022卷是中医药千年以来的创新性首册“经方”“年鉴”，不但有学术价值，而且更具有资料珍藏价值和文献价值。这体现着以国医大师唐祖宣教授为代表的老一辈中医药大咖们对我们《国医经方年鉴》这一创新性工作的大力支持，更体现着他们对年轻中医药人的切身关爱和鞭策，这也是我们中医药“守正创新”“传承精华”的光辉写照。也正是这样，我们的《国医经方年鉴》2023卷比《国医经方年鉴》2022卷编撰得更好了一些：从栏目设置到文稿的选择，都有了优化；从稿件的质量到排版的艺术性，都有了提高；从学术的深化到编委的组建，都有了进步……由此，我们相信，《国医经方年鉴》一定会越来越好！

2023年5月12日，《国医经方年鉴》2022卷在南阳医圣祠举办了隆重的首发式。2023年12月22日“冬至日·第五届医圣娇耳节”，北京经方年鉴中医文化中心捐赠《国医经方年鉴》2022卷100本，由南阳医圣祠博物院正式收藏。这不仅仅是简简单单的首发式和捐赠仪式，更重要的是这一小小的举动，这一小小的仪式，却是我们中医经方发展历程中具有创新意义的大事，是中医药文化界、博物馆院文化界对《国医经方年鉴》的认可，对所有中医药经方人来说都是巨大的鼓励和荣耀，是值得庆贺和点赞的，是具有历史意义的；同时，这也已经成为中医药发展历史中经方繁荣发展的一抹惊人亮丽风景。

“经药”是由我在中和医派指导下，在“经方”理论基础上提出的“经药”概念和理论，深受大批基层临床中医生和一些专家教授的喜爱和热捧，尤其是我的恩师、中药泰斗祝之友教授的肯定和赞许。但是，和“经方”一样，“经药”尚未引起中医药行业主流的官员和专家教授的关注，这是中医药发展中需要面对的窘境和需要克服的困难，但也只是中医药“经药”“经方”大发展大繁荣前进道路上的小曲折。《国医经方年鉴》的努力和坚持，一定会为中医药“经药”“经方”的发展进步助力，一定会为中医药事业繁荣而再度成为人类共享医学的辉煌而贡献一份力量！

最后，仍用我的恩师孙光荣国医大师的话来作结尾：

美丽中国有中医！

中医万岁！

杨建宇

2024年2月27日·甲辰正月十八·医圣张仲景诞辰1874周年·第四期仲景书院经方精英班开班，书于南阳医圣祠张仲景文化产业园，南阳仲景书院1118室

编辑说明

1. 编辑主体

《国医经方年鉴》的编辑工作是在国医经方年鉴编审委员会的指导下，由《国医经方年鉴》编委会办公室负责具体实施。国医经方年鉴编审委员会是由中国中医药研究促进会、中域药物经济学发展应用中心、中关村炎黄中医药科技创新联盟等单位共同批准成立，国医经方年鉴编审委员会成员由国医大师、国家级名老中医，中医药领域专家、学者、社会知名人士、企业经营管理专家等300余人组成。

2. 编辑原则

传承与创新相结合：既要尊重并传承传统中医药文化的精髓，又要结合现代科技与实践，进行创新和发展。确保年鉴既具有深厚的历史底蕴，又能体现时代精神。

科学性与实用性并重：既要坚持科学严谨的态度，也注重实用性，力求使年鉴的内容贴近临床实践，方便读者查阅和应用。

系统性与完整性相统一：既要注重经方的系统整理和分类，构建完善的经方知识体系，确保年鉴的完整性。

可读性与美观性相协调：我们注重年鉴的可读性，采用通俗易懂的语言进行编写，方便读者理解。同时，我们也注重美观性，通过合理的排版和精美的印刷，使年鉴具有更高的观赏价值。

3. 编辑宗旨

《国医经方年鉴》编委会通过系统整理、科学分类、守正创新、精确解读的方式，将国医的经方智慧呈现给广大读者，以推动中医药事业的创新与发展。

4. 篇章结构

《国医经方年鉴》2023卷设9个栏目：

政策法规选编；年度大事记；经方大家谈；经方名家；经方名医；学术成果；经

方医案；经验交流；年度成果。

5. 组稿途径

之一：政府信息网站正式发布的信息资讯；

之二：行业主要媒体公开刊发的信息资讯；

之三：各级中医药行政机构、一级学会、科研院所、医疗机构等相关人员推选的稿件；

之四：国医经方年鉴编审委员会成员推荐稿件；

之五：年鉴编委会“关于组织编纂《国医经方年鉴》2023 卷”征稿通知，下发各相关单位。

《国医经方年鉴》采用精装国际流行大 16 开本，图文并茂，是由中医古籍出版社出版并面向全国发行的一部集政策性、指导性、实用性和史料性于一体的专业性年鉴，是当代中医药人继承、创新、发展与信息交流的重要平台，是广大读者了解经方理论研究及临床应用的重要窗口，是一部极具珍藏价值的大型历史文献类工具书。我们期待《国医经方年鉴》能够成为中医药领域的一部重要参考书，为广大中医药工作者和爱好者提供有益的帮助。同时，我们也希望本书能够推动中医药文化的传承与发展，让更多的人了解和接受中医药，共同为人类的健康事业作出贡献。

因编者水平有限，书中难免存在疏漏和不足之处，恳请专家、同行和读者批评、指正。

《国医经方年鉴》编辑委员会

2024 年 1 月

目录

CONTENTS

政策法规

年度大事记

经方大家谈

目录
CONTENTS

经方名家

经方名医

学术成果

目录
CONTENTS

经方医案

经验交流

目录
CONTENTS

年度成果

目录
CONTENTS

政策法规

国医经方年鉴

2023

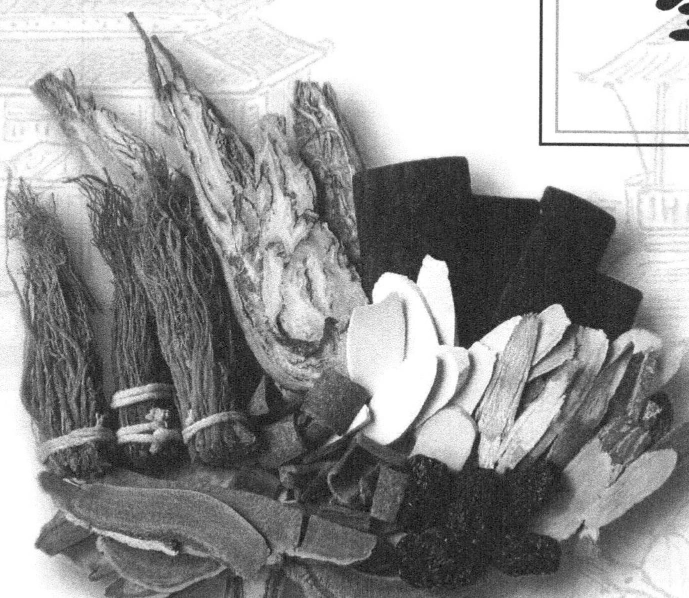

关于印发基层中医药服务能力提升工程“十四五”行动计划的通知

国中医药医政发〔2022〕3号

各省、自治区、直辖市及新疆生产建设兵团卫生健康委、中医药管理局、发展改革委、教育厅（局）、财政厅（局）、人力资源社会保障厅（局）、文化和旅游厅（局）、医疗保障局、药品监督管理局，军队各有关大单位卫生管理部门：

为贯彻落实《中共中央 国务院关于促进中医药传承创新发展的意见》《“健康中国2030”规划纲要》《关于加快中医药特色发展的若干政策措施》《中共中央 国务院关于实现巩固拓展脱贫攻坚成果同乡村振兴有效衔接的意见》，进一步提升基层中医药服务能力，在总结“十三五”基层中医药服务能力提升工程实施工作基础上，国家中医药局、国家卫生健康委、国家发展改革委、教育部、财政部、人力资源社会保障部、文化和旅游部、国家医保局、国家药监局、中央军委后勤保障部卫生局联合制定了《基层中医药服务能力提升工程“十四五”行动计划》。现印发给你们，请认真贯彻执行。

附件：基层中医药服务能力提升工程行动计划考核评价指标

国家中医药局 国家卫生健康委
国家发展改革委 教育部
财政部 人力资源社会保障部
文化和旅游部 国家医保局
国家药监局 中央军委后勤保障部卫生局
2022年3月8日

（公开形式：主动公开）

基层中医药服务能力提升工程“十四五”行动计划

基层中医药（含少数民族医药，下同）服务是中医药发展的根基，是维护人民群众健康的基础保障。“十三五”时期，在党中央、国务院坚强领导下，各地区、各部门全面贯彻《中华人民共和国中医药法》，全面落实中央关于促进中医药发展的各项政策要求，加大基层中医药工作力度，基层中医药服务能力明显提升，人民群众看中医的公平性、可及性和便利性得到明显改善。截至2020年底，99%的社区卫生服务中心、98%的乡镇卫生院、90.6%的社区卫生服务站、74.5%的村卫生室能够提供中医药服务，85.38%的社区卫生服务中心和80.14%的乡镇卫生院设立中医综合服务区，中医药为缓解群众看病就医问题发挥了重要作用。

为贯彻落实《中共中央 国务院关于促进中医药传承创新发展的意见》《“健康中国2030”规划纲要》《国务院办公厅印发关于加快中医药特色发展若干政策措施的通知》《中共中央 国务院关于实现巩固拓展脱贫攻坚成果同乡村振兴有效衔接的意见》，持续推进基层中医药高质量发展，持续提升基层中医药服务能力，在总结“十三五”基层中医药服务能力提升工程实施情况的基础上，编制本行动计划。

一、总体要求

（一）指导思想

以习近平新时代中国特色社会主义思想为指导，深入贯彻党的十九大和十九届历次全会精神以及习近平总书记关于中医药工作的重要论述，立足新发展阶段，贯彻新发展理念，构建新发展格局，推动基层中医药事业高质量发展。坚持以人民健康为中心，落实新时期卫生健康工作方针，补短板、强弱项、固根基，着力健全基层中医药服务网络，全面提升基层中医药在治未病、医疗、康复、公共卫生、健康教育等领域的服务能力，持续提高基层中医药服务的可及性、便捷性、公平性，为健康中国建设和乡村振兴做出新贡献。

（二）主要目标

到2025年，融预防保健、疾病治疗和康复于一体的基层中医药服务网络更加健全，服务设施设备更加完善，人员配备更加合理，管理更加规范，提供覆盖全民和全生命周期的中医药服务，中医药服务能力有较大提升，较好地满足城乡居民对中医药服务的需求，为实现“一般病在市县解决，日常疾病在基层解决”提供中医药保障。

具体目标是，到2025年，基层中医药实现五个“全覆盖”：

——县办中医医疗机构（医院、门诊部、诊所）基本实现全覆盖，80%以上的县级中医医院达到“二级甲等中医医院”水平；

——社区卫生服务中心和乡镇卫生院中医馆实现全覆盖，鼓励有条件的地方对15%的社区卫生服务中心和乡镇卫生院中医馆完成服务内涵建设；

——基层中医药服务提供基本实现全覆盖，100%社区卫生服务中心、乡镇卫生院能够规范开展10项以上中医药适宜技术，100%社区卫生服务站、80%以上村卫生室能够规范开展6项以上中医药适宜技术；

——基层中医药人才配备基本实现全覆盖，社区卫生服务中心和乡镇卫生院中医类别医师占同类机构医师总数比例超过25%，100%社区卫生服务站、80%以上的村卫生室至少配备1名能够提供中医药服务的医务人员；

——基层中医药健康宣教实现全覆盖，所有县级区域依托县级医院设置中医健康宣教基地，推动中医药健康知识普及。

二、重点任务

（一）完善基层中医药服务网络

1. 发挥县级中医医院龙头带动作用。落实《中华人民共和国中医药法》和《中共中央 国务院关于促进中医药传承创新发展的意见》要求，原则上每个县办好一所县级中医类医院，有效承担县域居民常见病、多发病中医诊疗和急危重症抢救与疑难病转诊任务。支持县级中医医院能力建设，提升县级综合医院、专科医院、妇幼保健机构中医药服务设施配置，中医临床科室、中药房、煎药室设置达到医院中药房、医疗机构中药煎药室等国家标准，鼓励县级妇幼保健机构设置中医妇科、中医儿科。

2. 改善基层医疗卫生机构中医药服务条件。推进基层医疗卫生机构中医馆建设，提升乡镇卫生院、社区卫生服务中心中医药综合服务区（中医馆）综合服务能力。在社区卫生服务中心和乡镇卫生院全部设置符合标准中医馆的基础上，对部分社区卫生服务中心和乡镇卫生院中医馆开展服务内涵建设，重点加强中医药人员配备、中医药技术服务提供和中医设备配备。改善社区卫生服务站、村卫生室中医药服务条件，在全部社区卫生服务站和80%以上的村卫生室具备提供中医药服务条件的基础上，探索在部分社区卫生服务站和村卫生室设置“中医阁”，打造区域相对独立、中医服务更加丰富的中医药服务场所。

3. 鼓励社会力量在基层办中医。鼓励社会力量在县域举办中医类别医疗机构，发展具有中医特色的康复医院、护理院（站），支持社会力量举办以中医特色为主的医养结合机构，鼓励中医医院举办互联网医院，支持名老中医举办诊所，支持企业举办连锁中医医疗机构，保证社会办非营利性中医医疗机构和政府办中医医疗机构在准入、执业等方面享有同等权利。

专栏1 基层中医药服务体系建设
名医堂建设：以中国中医科学院等优势中医机构和团队为依托，创新政策措施，发挥示范带动作用，分层级规划布局建设一批名医堂，推动名医团队入驻，服务广大基层群众。 县级中医医院建设：围绕脱贫地区、易地搬迁安置点、原中央苏区等地区支持县级中医医院加强基本建设，改善业务用房条件，更新换代医疗设备。 社区卫生服务中心、乡镇卫生院中医馆建设：推进社区卫生服务中心、乡镇卫生院中医馆设置全覆盖，鼓励有条件的地方对15%的中医馆完成服务内涵建设。 社区卫生服务站、村卫生室中医阁建设：开展“中医阁”建设，完善中医药场地、中医药诊疗服务设施，10%的社区卫生服务站、村卫生室设置“中医阁”。

（二）推进基层中医药人才建设

4. 扩大基层中医药人才有效供给。根据需求合理确定本科层次中医专业农村订单定向免费医学生培养规模，持续开展中医类别全科医生规范化培训、助理全科医生培训、转岗培训等，鼓励开展专科层次农村订单定向免费医学生培养，为基层培养一批高素质中医药人才。开展基层西医学习中医人才培养和培训，鼓励西学中人员开展中医药服务。对现有基层中医药人员通过岗位培训、外出进修、跟师学习等方式，提高岗位技能和服务能力。鼓励退休中医医师和中医医术确有专长医师到基层执业服务。

5. 畅通基层中医药人才使用途径。完善基层中医药人才配置和岗位标准，优化基层中医药人才招聘、使用机制，在全科医生特设岗位计划中积极招收中医医师，吸引一批中医药人才服务基层。畅通基层中医药人才流动途径，推广“县管乡用”“乡管村用”等人才管理模式，建立完善县域内中医药人才流动机制。实施基层中医临床优秀人才研修项目，为县级及以下医疗机构培养一批能看病、看好病的中医临床优秀人才。到2025年，基本实现城乡每万居民有0.6–0.8名合格的中医类别全科医生，社区卫生服务中心和乡镇卫生院中医类别医师占同类机构医师总数比例超过25%，社区卫生服务站至少配备1名中医类别医师或能够提供中医药服务的临床类别医师，80%以上的村卫生室至少配备1名能够提供中医药服务的医务人员。鼓励中医临床人才到医养结合机构执业。

6.改善基层中医药人员发展环境。在职称晋升、薪酬待遇、进修学习等方面给予优惠政策，提升基层中医药岗位吸引力。落实“两个允许”，建立有利于中医药服务供给提升的绩效分配机制，激发中医药人员提供中医药服务动力。县级及以下医疗机构聘用卫生技术人员应包括一定比例基层中医药人员。

专栏2 基层中医药人才建设
开展基层中医药人才培养培训：招录7500名中医专业农村免费订单定向医学生，对1.25万名左右中医类别全科医生开展规范化培训、转岗培训，培训一批基层中医临床优秀人才、基层中医馆骨干人才。 革命老区中医药人才振兴项目：在原中央苏区等革命老区及乡村振兴重点帮扶县，加大中医专业农村订单定向免费医学生培养力度，建设一批全国基层名老中医药专家传承工作室，培养一批中医馆骨干人才。支持全国名老中医药专家传承工作室通过对口帮扶形式建设传承工作站，培养一批骨干人才。

（三）推广基层中医药适宜技术

7.加强中医药适宜技术推广平台建设。完善省级中医医院中医药适宜技术推广中心设置，提升原县级常见病多发病中医药适宜技术推广基地能力，建成县域中医药适宜技术推广中心，省、县两级中心应具备符合规范要求的师资、设施、设备，设置有符合标准的适宜技术示教和实训场地，具备远程培训示教能力。全面完善适宜技术推广工作机制，各中心要落实适宜技术推广责任制，按要求配置适宜技术推广人员，负责县域、乡镇、村级卫生机构适宜技术推广，做到人员相对固定。到2025年，原则上所有县域均应设置符合标准的中医药适宜技术推广中心。

8.加大适宜技术推广力度和考核力度。每个省级中医药适宜技术推广中心推广10类60项以上中医药适宜技术，为每个县培训至少15名县级师资，每人掌握8类以上中医药适宜技术；每个县级中医药适宜技术中心能够按照中医药技术操作规范开展45项以上中医药适宜技术。各县依托县级中心5年内面向基层医疗卫生机构推广10类40项以上中医药适宜技术，每个社区卫生服务中心、乡镇卫生院能够按照中医药技术操作规范开展6类10项以上中医药适宜技术，每个社区卫生服务站、80%以上村卫生室能够按照中医药技术操作规范熟练开展4类6项以上中医药适宜技术。在医养结合机构积极推广中医药适宜技术。各级中医药主管部门应建立中心考核和管理制度，完善中心设置、管理和考核标准；中医药行业学会（协会）应主动参与中医药适宜技术推广，完善相关专业学术组织，提升中医药适宜技术学术水平。

专栏3 中医药适宜技术推广
省域中医药适宜技术发掘与推广：各省中医药主管部门依托省级中医药适宜技术推广中心，深入研究，发掘和推广省域内的中医药适宜技术。 县级中医药适宜技术推广中心建设：每个县建设1个中医药适宜技术推广中心，提升培训、实训、实习能力，指导、规范、优化基层中医药服务提供。 中医药适宜技术师资培训：整理完善常见病多发病中医药适宜技术筛选，推动开展中医药适宜技术师资人员培训。

（四）提升基层中医药服务能力

9.加强县级医疗机构中医医疗服务能力建设。开展县级中医医院“两专科一中心”建设，即每个县级中医医院建成2个中医特色优势专科和1个县域中医药适宜技术推广中心。加强县级中医医院临床薄弱专科、医技科室建设，提高医院综合服务能力。加强基层名老中医药专家传承工作室建设，培养基层中医药人才。提升基层中医医疗机构传染病防治能力，县级中医医院设置符合规范的发热门诊，具备规范的预检分诊能力。加强县级中医医院基层指导科建设，负责全县中医药技术指导和业务培训。推进中西医协同诊疗服务，提升综合医院、妇幼保健机构中医药综合服务能力和专科诊疗能力。到2025年，全部县级中医医院达到《县级中医医院医疗服务能力基本标准》。

10.提升基层医疗卫生机构中医药诊疗能力。提升乡镇卫生院、社区卫生服务中心中药饮片、中医非药物疗法诊疗能力，扩大中医药服务规模。推动社区卫生服务站、村卫生室应用中医药适宜技术开展医疗服务。基层医疗卫生机构中医诊疗量在“十四五”期间稳步提升。

11.发展基层中医治未病服务和中医康复服务。加强县级中医医院治未病科规范化建设和科学管理，提高中医治未病服务水平和能力，强化基层医疗卫生机构中医馆中医治未病服务。加强二级以上中医医院老年病科与康复科建设，提高中医康复和老年健康服务能力。到2025年，60%的二级以上县级中医医院设置老年病科，70%的二级以上县级中医医院设置康复科，鼓励在社区卫生服务中心和乡镇卫生院设置中医康复诊室和康复治疗区。

12. 完善中医药公共卫生服务能力。优化中医药健康管理服务，加强中医药健康管理服务规范和技术规范培训和指导，围绕儿童、老人、慢病管理等提升中医药健康管理服务能力，提高中医药健康管理率，扩大目标人群覆盖面。加强签约团队中医药人员配置和中医药服务能力建设，制定推广适宜的中医药签约服务包，提高中医药签约服务的数量与质量，提供全生命周期的中医药签约服务。在国家基本公共卫生服务项目中，针对高血压、糖尿病等慢性病强化医防融合，优化中医药健康管理服务内容。到2025年，老年人和儿童中医药健康管理率分别达到75%和85%。

13. 切实做好中医药城乡对口帮扶工作。严格落实过渡期“四个不摘”要求，按照乡村振兴政策要求，三级中医医院继续做好对口帮扶工作，继续采取驻点帮扶、人员培训、技术指导、巡回医疗、学科建设、合作管理等方式，加强脱贫地区政府举办的中医医院能力建设，提高受援单位中医药服务能力、综合服务能力及管理水平并达到国家考核标准。

专栏4 中医药服务能力提升
县级中医医院服务能力建设：每个县级中医医院建成2个中医特色优势专科，提升肺病、脑病、心病、骨伤、皮科、肿瘤等专科专病能力。新增建设一批全国基层名老中医药专家传承工作室。 提升基层中医药康复能力：完善县级中医医院康复科设置，加强基层医疗机构中医康复技术培训和推广，提升中医康复技术应用比重。 县级中医医院应急和救治能力建设：加强县级中医医院感染性疾病科等科室特别是发热门诊建设，加强院感防控管理，提高县级中医医院对传染病的筛查、预警和防控能力及对突发公共卫生事件的应急能力。 对口帮扶工作：实施对口帮扶提升项目建设，加强被帮扶单位人才培养、重点专科、远程诊疗、人才培训、管理能力等建设，提升被帮扶单位综合诊疗能力。开展国家中医医疗队巡回医疗，深入巡回地区基层送医下乡。

（五）加强基层中医药管理能力

14. 加强基层中医药服务管理和质量监管。推进县级中医药行政管理机构规范设置，综合医院、专科医院、妇幼保健机构应当有院领导相对固定分管中医药工作，督促中医药政策措施的落实，并在医疗管理部门中明确责任人员，负责中医药各方面管理。提升社区卫生服务中心、乡镇卫生院中医药管理能力。

加强基层中医药服务质量的评估和监管，完善有关规章制度，重点对基层医疗卫生机构执行中医药行业标准和技术规范、合理用药、落实核心制度等进行监督检查，提高服务质量，保证医疗安全。

15. 加快基层中医医疗服务信息化建设。落实《全国基层医疗卫生机构信息化建设标准与规范》和《全国医院信息化建设标准与规范》要求，提升基层医疗卫生机构中医药信息化水平，推进以电子病历和医院管理为重点的信息系统建设，支撑县级中医医院、基层中医馆、村卫生室实现信息共享和远程支持，丰富中医馆健康信息平台服务种类，扩大平台涵盖范围。鼓励三级中医医院牵头组建互联网医共体，为社区卫生服务中心中医馆中医药服务提供信息化支持。2025年，所有中医馆接入中医馆健康信息平台，实现县级中医医院牵头的医共体内信息互通和管理信息共享。

专栏5 中医药管理能力建设
基层中医药信息化建设：升级改造中医馆健康信息平台，扩大中医馆联通范围。以县级中医医院为重点，提升基层中医药机构信息化水平。

（六）深化基层中医药健康宣教和文化建设

16. 广泛推动中医药健康知识普及。所有县级区域依托县级医院设置中医健康宣教基地，将中医药科普知识和《中国公民中医养生保健素养》作为健康教育重要内容加以推广。充分利用网络化、智能化、数字化等方式，扩大中医药优质科普内容的覆盖面。在社区卫生服务中心、乡镇卫生院、社区居委会、乡村群众活动场所等，建设中医药健康文化知识角。鼓励支持优秀中医药科普图书、展览、新媒体产品等的创作。推动基层医疗机构通过电子屏、海报、宣传栏等经常性展示科普内容，开展健康讲座等科普活动。加强中医药科普专家队伍建设，鼓励中医药医务人员、科研人员面向社会开展科普服务。

专栏6 广泛推动中医药健康知识普及
中医药健康文化知识角建设：推动在社区卫生服务中心、基层中医馆、社区居委会、乡村群众活动场所等，建设一批中医药健康文化知识角，帮助群众更加经常接触到规范的中医药养生保健知识。 中医药健康文化知识角建设：推动在社区卫生服务中心、基层中医馆、社区居委会、乡村群众活动场所等，建设一批中医药健康文化知识角，帮助群众更加经常接触到规范的中医药养生保健知识。 中医药健康文化知识角建设：推动在社区卫生服务中心、基层中医馆、社区居委会、乡村群众活动场所等，建设一批中医药健康文化知识角，帮助群众更加经常接触到规范的中医药养生保健知识。

（七）稳步推进基层中医药改革

17.做好中医医院牵头的县域紧密型医共体建设。落实国家医改政策要求，在全国基层中医药工作示范市（县）地区，政府举办的县级中医医院全部牵头组建紧密型医共体，在开展县域医共体建设的其他地区，鼓励政府举办的县级中医医院牵头组建紧密型医共体，中医医院牵头的医共体覆盖人口原则上不低于县域人口的30%。建立医共体内中医药服务标准、服务质量评价和督查标准，推进不同医共体内中医药服务提供的质量和比重持续提升。探索符合县域特点、有利于中医药优势发挥的总额付费和补偿机制，引导医共体向以健康为中心的服务方式转变。

18.开展全国基层中医药工作示范市（县）建设。制定全国基层中医药工作示范市（县）管理办法和建设标准，完善创建程序，在有序衔接全国基层中医药工作先进单位评审工作的基础上，创建一批全国基层中医药工作示范市（县）。充分发挥典型示范和带动作用，推动基层中医药工作实现新发展。

19.加大医保对基层中医药服务的政策支持。建立健全中医药质量和治疗优势的评价体系，发布权威评价结果，为落实相关支持政策提供技术依据。建立符合基层中医药诊疗特点的医保支付模式。各省（区、市）均遴选发布中医优势病种，开展支付方式改革。鼓励实行中西医同病同效同价。通过对部分慢性病病种等实行按人头付费、完善相关技术规范等方式，鼓励引导基层医疗卫生机构提供适宜的中医药服务。积极将适宜的中医医疗服务项目和中药按规定纳入医保范围。

三、保障措施

（一）加强组织领导

提升工程行动计划是贯彻落实《中共中央 国务院关于促进中医药传承创新发展的意见》重要举措，涉及面广、政策性强，地方各级中医药工作领导小组要加强组织领导，统筹协调卫生健康、中医药管理、发展改革、教育、财政、人力资源社会保障、文化和旅游、医疗保障、药品监督管理和军队卫生部门，将其作为重要任务纳入本部门工作总体安排，要定期听取提升工程行动计划推进落实情况，加强对实施工作的宏观指导和督促检查，研究协调解决实施过程中的困难和问题。地方各级卫生健康行政部门根据提升工程行动计划考核评价指标协同同级中医药主管部门加强对辖区内基层医疗卫生机构的考核。

（二）明确责任分工

在各级中医药工作领导小组领导下，各地区各有关部门要切实履行职责，分工协作、密切配合，合力推进提升工程行动计划实施。

——中医药主管部门要把提升工程行动计划作为一把手工程抓细抓实抓好，指定专门的处室和人员负责工作任务的落实和组织协调工作，对各项工作目标和任务进行细化分解，明确任务分工和责任人。加强对实施工作的指导、协调和监督。

——卫生健康行政部门将提升工程行动计划纳入卫生健康各项管理评价指标，统筹规划、医改、基层卫生、医政、妇幼健康、应急、宣传等领域，抓好中医药建设任务的落实。

——发展改革部门负责将提升工程行动计划纳入所在地经济社会发展规划，加大对中医医院基础设施建设项目的支持，将中医医院基础建设、环境改造、重大业务建设纳入项目支持范围给与重点支持。

——教育部门负责支持符合条件的普通高校、职业院校设置中医药专业，加强中医药人才培养。

——财政部门要按规定落实政府投入政策，围绕提升工程行动计划明确的重点任务和国家实施的建设项目，合理安排资金投入，确保各项工作任务顺利完成。

——人力资源社会保障部门负责落实职称评聘、人才招聘、薪酬待遇的政策。

——文化和旅游部门要鼓励支持中医药文化作品和产品制作、中医药文化基地建设、传统医药类非物质文化遗产保护、中医药健康旅游发展，提升中医药传统文化自信和影响力。

——医疗保障部门要将符合条件的中药（含中药饮片、中成药、中药制剂）和中医诊疗项目按规定纳入基本医疗保险基金支付范围，制定和推广适合中医特点的支付政策，开展中医优势病种按病种付费等。

——药品监管部门会同中医药主管部门负责加强医疗机构中药制剂监督管理、优化完善医疗机构中药制剂调剂使用的政策措施，保证中药质量，确保用药安全。

提升工程行动计划纳入地方各级中医药工作领导小组绩效考核目标，实行领导小组组长负责制，对各地提升工程行动计划落实负总责，各部门负责人对部门责任分工分别负责。军队系统实施提升工程“十四五”行动计划相关任务由中央军委后勤保障部卫生局组织实施。

（三）强化考核督查

各地要将提升工程行动计划纳入本地区“十四五”发展规划和年度医改重点任务，将其重点指标纳入地方各级卫生健康行政部门的年度责任目标考核。

各省（区、市）要围绕提升工程行动计划确定的主要目标和重点任务以及考核评价指标进行“对账盘点”，加强督促检查，5年内省级督查覆盖辖区内所有的市（地）和60%的县（市、区），市级督查覆盖辖区内所有的县（市、区）和60%的基层医疗卫生机构。国家中医药管理局、国家卫生健康委将协同各部门适时对各省（区、市）提升工程行动计划实施情况进行督查。军队系统督查工作由中央军委后勤保障部卫生局组织实施。

（四）强化宣传引导

加强提升工程行动计划的正面宣传和典型宣传，增强社会对中医药工作的普遍认知，大力宣传中医药有关法律、法规、政策和改革发展成效，动员各部门、社会各界、广大群众参与和支持，营造有利于中医药事业振兴发展的良好舆论氛围和社会环境。

基层中医药服务能力提升工程行动计划考核评价指标

序号	分类	指事内容
1	基层中医药服务覆盖面	100%社区卫生服务中心、乡镇卫生院能够按照中医药技术操作规范开展6类10项以上中医药适宜技术。
2		100%社区卫生服务站、80%以上村卫生室能够按照中医药技术操作规范开展4类6项以上中医药适宜技术。
3		100%的社区卫生服务站和80%以上的村卫生室能够提供中医药服务。
4	基层中医药服务建设能力	基本实现县办中医医疗机构全覆盖。
5		社区卫生服务中心和乡镇卫生院全部设置中医馆、配备中医医师。
6		所有县级区域依托县级医院设置中医健康宣教基地。
7		80%以上的县级中医医院达到“二级甲等中医医院”水平，县级中医医院均达到《县级中医医院医疗服务能力基本标准》。
8		15%的社区卫生服务中心和乡镇卫生院的中医馆完成服务内涵建设。
9		10%的社区卫生服务站和村卫生室设置“中医阁”。
10		70%的二级以上县级中医医院设置康复科。
11		60%的二级以上县级中医医院设置老年病科。
12		各县（市、区）老年人和儿童中医药健康管理率分别达到75%和85%。
13	基层中医药人才队伍建设	基本实现城乡每万居民有0.6–0.8名合格的中医类别全科医生。
14		社区卫生服务中心和乡镇卫生院中医类别医师占同类机构医师总数比例达到25%以上。
15		社区卫生服务站至少配备1名中医类别医师或能够提供中医药服务的临床类别医师。
16		80%以上的村卫生室至少配备1名能够提供中医药服务的医务人员。
17	基层中医药管理能力建设	所有中医馆全部接入中医馆健康信息平台，实现县级中医医院牵头的医共体内信息互通和管理信息共享。
18	县域紧密型医共体建设	鼓励政府举办的县级中医医院牵头组建紧密型医共体，中医医院牵头的医共体覆盖人口原则上不低于县域人口的30%。

备注：除特别说明外，完成指标要求的截止时间均为2025年。

国家中医药管理局关于印发“十四五”中医药信息化发展规划的通知

国中医药规财函〔2022〕238 号

各省、自治区、直辖市中医药主管部门，新疆生产建设兵团卫生健康委，局机关各部门、直属各单位：

根据《中华人民共和国国民经济和社会发展第十四个五年规划和 2035 年远景目标纲要》《“十四五”国家信息化规划》《“十四五”中医药发展规划》《“十四五”推进国家政务信息化规划》《“十四五”全民健康信息化规划》等文件精神，我局制定了《“十四五”中医药信息化发展规划》。现印发给你们，请结合实际认真贯彻执行。

国家中医药管理局

2022 年 11 月 25 日

“十四五”中医药信息化发展规划

“十四五”时期，信息化进入加快数字化发展、建设数字中国的新阶段。习近平总书记强调，没有信息化就没有现代化。信息化为中华民族带来了千载难逢的机遇，是引领中医药传承创新发展的先导力量，为贯彻新发展理念，抢抓信息革命机遇，加快信息化建设，激发中医药行业新发展活力，为实施健康中国战略、推动中医药振兴发展提供强力支撑。根据《中华人民共和国国民经济和社会发展第十四个五年规划和 2035 年远景目标纲要》《“十四五”国家信息化规划》《“十四五”中医药发展规划》《“十四五”推进国家政务信息化规划》《“十四五”全民健康信息化规划》等文件精神，制定本规划。

一、规划背景

（一）发展基础

“十三五”时期，中医药行业贯彻落实国家信息化发展总体部署，坚持“融入、整合、跨越”发展思路，中医药信息化建设不断加强、水平不断提升，对中医药振兴发展的支撑保障作用日益凸显。一是顶层设计更加完善。国家卫生计生委印发实施《“十三五”全国人口健康信息化发展规划》，国家中医药局印发实施《中医药信息化发展“十三五”规划》，全面部署“十三五”信息化建设；国务院《中医药发展战略规划纲要（2016—2030 年）》专章部署“推进中医药信息化建设”，信息化融入中医药各领域的顶层设计基本形成。二是中医药信息化基础设施水平得到提升。中医药行业重点实施全民健康保障信息化工程一期中医药项目、中医馆健康信息平台建设项目，依托现有资源初步建立了国家和省级中医馆健康信息平台、31 个省级中医药数据中心，近 1.62 万家中医馆接入，部署了 9 个行业系统，基本建成局直属管中医医院信息集成平台，全国三级公立中医医院电子病历应用功能水平分级为 3.23。三是数字便民惠民服务深入推进。国家中医药局印发实施《关于推进中医药健康服务与互联网融合发展的指导意见》，联合国家卫生健康委开展就医诊疗、结算支付等 10 项“互联网 + 医疗健康”便民惠民活动，门诊患者平均预约诊疗率逐年提升、预约后平均等待时间逐步缩短，截至 2020 年，81.96% 的中医医院建立了中医电子病历系统，94.08% 的建立了门（急）诊医生工作站，95.36% 的建立了住院医生工作站，门诊患者平均预约诊疗率达 46.53%；具有中医药特色的中医治未病、名老中医经验传承、中医辅助诊疗、中医临床研究分析等系统得到应用，互联网中医院、中医云诊间、智慧中药房、共享中药房以及中医远程医疗服务等不断发展；信息化支撑中医药在新冠肺炎疫情中发挥了重要作用。四是支撑保障能力进一步增强。成立国家中医药管理局监测统计中心，强化行业信息化建设与支撑；22 所中医药高等院校设立信息相关学院、开办中医药信息专业；标准体系逐步完善，制定中医药信息国际标准 18 项、国家标准 2 项、团体标准 94 项；行业协会、产业联盟对事业发展的参与度显著提高；网络和数据安全责任及防护能力进一步强化。

（二）发展形势

“十四五”时期是开启全面建设社会主义现代化

国家新征程的重要开端，是信息化创新引领中医药高质量发展的重要机遇期。以数字化、网络化、智能化为特征的信息化浪潮蓬勃兴起，云计算、大数据、物联网、人工智能等新一代信息技术迅速发展应用，为中医药信息化高质量发展营造了强大势能、创造了广阔的发展空间，对"互联网＋中医药"融合发展提出了更高要求，带来了更大可能。

同时也要清醒地认识到，中医药信息化发展不平衡、不协调、不深入等问题还比较突出，与数字中国、中医药传承创新发展、全民健康信息化要求存在较大差距，基础设施、数据应用等方面存在较大短板弱项，中医药政务信息化水平不高，中医医院信息化基础较差，中医药特色信息系统应用不够，便民惠民能力有待提高；国家中医药综合统计体系尚不健全，贯通行业的综合统计平台还未建成；数据要素价值潜力尚未激活，挖掘应用不够，"数据壁垒"依然存在；专业人才不足，标准应用尚需加强，网络安全防护体系亟待完善，中医药信息化发展整体水平仍不能满足需求。同时，中医药信息化管理职能相对薄弱、投入保障亟待加强，各级中医药主管部门普遍缺乏专门管理力量，顶层设计不足、推进落实乏力。

二、总体要求

（一）指导思想

以习近平新时代中国特色社会主义思想为指导，深入贯彻落实党的二十大精神，立足新发展阶段，完整、准确、全面贯彻新发展理念，构建新发展格局，以满足人民群众中医药健康需求为出发点，以高质量发展为主题，以信息化支撑中医药服务体系建设为主线，以数据资源为关键要素，以业务应用为核心，突出问题导向、需求导向、目标导向，统筹发展和安全，促进中医药信息化体系化、集约化、精细化发展，全面夯实基础设施，持续推动中医药业务与信息技术深度融合，以数字化、网络化、智能化促进行业转型升级，为推进中医药现代化、推动中医药事业和产业高质量发展、更好地保障人民健康提供有力的技术支撑。

（二）基本原则

坚持党的全面领导。充分发挥党总揽全局、协调各方的领导核心作用，坚持和完善党领导信息化发展的体制机制，将坚持和加强党的全面领导贯穿中医药信息化发展的各领域各环节，确保正确方向。

以人为本，统筹规划。坚持以人民为中心，遵循中医药发展规律，把握数字经济和信息技术发展新趋势，把信息化贯穿中医药传承创新发展全域，加强整体规划、统筹协调和集约建设，发展和推广普惠便捷的数字中医药服务，增进人民福祉。

融合发展，协同共享。深入推进中医药与信息技术全面融合，探索构建中医药与数字化融合的多元场景，充分发挥数据作为新生产要素的关键作用，强化技术融合、业务融合、数据融合，统筹推进中医药数据资源的治理、共享及创新应用。

安全可控，规范有序。全面落实总体国家安全观，切实守住网络安全底线，强化网络安全和数据安全，把安全治理贯穿中医药信息化建设管理应用全过程，全面提升安全保障能力。

（三）发展目标

到2025年，基本建成与中医药管理体制相适应、符合中医药自身发展规律、与医疗健康融合协同的中医药信息化体系，基础设施、人才、标准等发展基础全面夯实；完成中医药政务信息化网络建设，实现省级中医药管理部门互联互通，中医药综合统计体系健全完善；信息技术创新应用加速开展，形成一批可复制、可推广、有影响的试点示范；中医医疗智慧化水平明显提升，三级公立中医医院电子病历系统应用平均水平基本达到4级，数字便民惠民服务能力显著增强；中医药治理水平持续提升，信息化成为中医药传承创新发展的重要支撑。

三、主要任务

（一）夯实中医药信息化发展基础

1. 加快信息基础设施提档升级。以绿色集约、高效智能、应用驱动、可信可用为导向，依托现有资源加强国家和省级中医药数据中心建设，深度应用新一代信息技术，协助中医药主管部门开展信息化相关工作。加强全民健康保障信息化工程中医药业务平台应用及完善，鼓励各级中医医疗机构规范接入区域全民健康信息平台，探索构建与区域全民健康信息平台互联互通的中医药信息平台，畅通部门、区域、行业之间的数据共享通道，增强数据管理和应用能力。中医医院完善医院信息平台功能，整合医院内部信息系统，推进新一代医院数据中心建设，在保证网络安全与数据安全的前提下，探索医院信息系统云上部署。

2. 强化网络和数据安全防护。坚持安全和发展并重，全面贯彻《中华人民共和国网络安全法》《中华人民共和国数据安全法》《中华人民共和国个人信息保护法》等法律法规，落实党委（党组）网络安全与数据安全责任制，压实主体责任。在国家卫生健康委网络安全和信息化工作领导小组框架下，推进落实关键信息基础设施保护、等级保护、数据分类分级安全管理、个人隐私保护、安全审查、数据风险评估、监测预警和应急处置等各项工作，强化网络安全态势感知、事件分析和快速恢复能力，支持发展社会化网络安全服务，形成多方共建的网络安全防线，全面提升中医药行业安全保障能力。

3. 推进中医药信息标准应用。健全中医药信息标准体系，优先制修订中医药分类编码、系统共享、数据治理、数据安全等信息标准及中医药统计指标元、中医医疗服务统计数据标准，加强与医疗健康信息标准协同对接，培育发展团体标准。发挥学术团体、行业协会的作用，多形式开展标准应用推广培训、实施咨询服务，强化中医病证分类与代码、中医医院信息化建设相关标准的应用。积极参与国际标准化组织和世界卫生组织的标准化活动，提升参与中医药信息国际标准化活动的能力。

专栏 1　中医药信息化发展基础项目
中医药数据中心建设 依托现有资源建好国家、省级中医药数据中心，推动建立稳定的专业化技术团队，参与区域中医药信息化规划编制和实施、承担工程项目建设与管理、指导中医医院智慧化建设、研究和制定信息标准、开展统计调查、组织人才培训等。 **中医药信息标准推广应用** 组织开展中医药信息标准培训和推广应用。研究与制修订 50 项信息分类、系统建设、数据治理、数据共享等基础性标准，中医医疗服务统计标准以及与医疗健康信息共享标准。

（二）深化数字便民惠民服务

1. 加强中医医院智慧化建设。将信息化作为医院基本建设的优先领域，鼓励各地开展智慧中医医院建设，探索建立首席信息官制度，推进医疗业务协同、激活数据要素价值、实现精准决策，建成一批电子病历、智慧服务、智慧管理一体化的具有示范引领作用的智慧中医医院。鼓励各地研发应用中医电子病历、名老中医传承信息系统、中医智能辅助诊疗系统等中医药特色系统，推广智慧中药房等服务模式。加强中医医院数据质量体系建设，构建中医医院主数据管理系统，强化中医病案首页数据质量控制。推动各地加大对县级中医医院信息化支持力度，建设以医院管理和中医电子病历为重点的医院信息系统，涵盖便民服务、医疗服务、医疗管理、运营管理等功能，实现临床诊疗与患者服务的有机衔接，推进通用信息系统开发及试点应用。

2. 推动中医药健康服务与互联网深度融合。进一步贯彻落实国务院办公厅《关于促进“互联网 + 医疗健康”发展的意见》，持续开展“互联网 + 医疗健康”“五个一”服务行动，推进 10 项服务 30 条便民惠民措施落地落实，建设中医互联网医院，发展远程医疗和互联网诊疗，推动构建覆盖诊前、诊中、诊后的线上线下一体化中医医疗服务模式。加强信息化支撑中医药参与新发突发传染病防治和公共卫生事件应急处置力度。

3. 优化中医馆健康信息平台。继续推进中医馆健康信息平台建设，强化业务功能一体化集成，推进与基层医疗卫生机构信息系统集成应用，持续完善中医药知识库和视频课程内容，增强中医适宜技术、中药处方的智能推荐。鼓励各地发挥省级中医药数据中心引领作用，试点联通基层中医医疗机构，积极扩展本地化功能。

4. 做优智慧中医医联体。鼓励中医医院牵头组建的城市医疗集团、县域医共体开展智慧化建设，统一建设部署医院管理、医疗服务等信息平台，实现医联体内双向转诊、检查检验结果实时查阅互认共享等。医联体牵头中医医院发挥技术辐射带动作用，探索构建远程医疗中心、共享中药房，提供远程医疗服务和统一规范的中药药学服务。发挥移动互联网、大数据等在分级诊疗中的作用，推动中医医疗信息共享和服务协同。

专栏 2　数字便民惠民服务项目
智慧中医医院试点建设 支持 20 家左右三级中医医院开展智慧医院建设，医院信息互联互通标准化成熟度测评、电子病历系统应用水平、智慧服务、智慧管理等级别达到国家要求。 **中医药数字便民惠民试点建设** 在二级以上中医医院遴选数字便民惠民应用场景，形成可推广、可复制的案例，发展普惠便捷的数字中医药便民服务。 **中医馆健康信息平台提质升级** 扩大中医馆健康信息平台覆盖范围，优化升级辨证论治、知识库、远程教育和治未病等核心功能。 **智慧中医医共体建设试点** 支持 10 家左右中医医共体开展远程医疗中心或共享中药房建设，实现中医医共体内医疗机构间双向转诊、检查检验结果互认共享、中药制剂共享、中药同质化服务等。

（三）加强中医药数据资源治理

1. 强化中医药政务服务和管理。根据国家政务信息化有关要求和标准，建设中医药政务信息化网络，推进跨地区跨部门业务应用管理。广泛运用互联网、大数据、区块链等新一代信息技术进行行政管理，有效提升国家中医药局直属机关及各级中医药主管部门的管理效能。坚持顶层设计与试点应用相结合，积极稳妥推动新一代信息技术广泛应用，按照应上尽上原则，推动行政管理业务网上办理，推进业务流程优化、行政管理模式创新，促进线上线下业务融合发展。强化公立中医医院绩效考核信息系统建设及应用，推动中医医院提升管理水平。

2. 实施国家中医药综合统计制度。贯彻实施国家中医药综合统计制度，加快建设制度完善、方法科学、过程可控的中医药综合统计体系，制定中医药综合统计调查指标体系、分析评价指标、管理制度等。加强中医药综合统计调查部署、数据采集、数据存储、数据处理、数据评估、统计分析、发布共享等全流程制度化、规范化管理。开展中医药相关专项统计试点和预调查。

3. 建设中医药综合统计信息平台。依托现有资源建设国家、省级中医药综合统计信息平台，逐步建立完善中医药统计直报系统。加强数据源头治理，建设数据采集报送、传输处理、存储管理、发布共享等信息系统，形成数据上下流通的循环体系。建立完善中医药综合统计数据质量控制、评估和反馈机制，开展统计数据质量评估、监督检查，防范和惩治统计造假、弄虚作假。

4. 推动中医药统计数据开放共享。构建统一规范的国家中医药数据资源目录体系，加强与业务应用系统协同共享，初步建成中医药综合统计数据资源库。探索建立中医药综合统计数据汇交、协同机制，与卫生健康等统计信息安全共享机制。研究中医药统计数据资源分类、分级、分域开放应用，开展深度分析挖掘，建立统计数据定期发布机制，稳步推动数据资源共享开放。

专栏 3 中医药数据资源治理项目
中医药政务信息化网络建设 建设中医药政务信息化网络，推动核心业务线上流转、建设具有中医药政务信息化特色的跨地区跨部门应用，实现政务信息互联互通。 **国家中医药综合统计制度** 加强制度宣贯及人员培训，开展数据采集、数据汇总、分析研究、督导检查等工作，推动国家中医药综合统计制度落地实施。 **全国一体化的中医药综合统计信息平台** 建成国家－省级中医药综合统计信息平台，建立统一规范的中医药统计网络直报系统，构建统计设计、数据采集、加工处理、分析研究等统计生产流程，加强与业务应用系统互通衔接，实现统计渠道共建、数据集中共享。

（四）推进中医药数据资源创新应用

1. 加快中医药关键数字技术攻关。利用大数据、人工智能等新一代信息技术加强名老中医学术经验、老药工传统技艺等活态传承，支持中医学术流派发展。依托现有数字平台建设国家中医药古籍数字图书馆，建立中医药传统知识保护数据库，构建中医古籍人工智能技术应用平台和中医药知识服务系统。针对制约发展的关键问题，依托高水平研究机构、高等院校、中医医院以及中药创新企业，开展政产学研用协同创新，鼓励和支持智能中医设备研发及应用。支持建设国家中医药博物馆数字馆。

2. 助力中药质量控制水平提升。基于第四次全国中药资源普查，持续开展中药资源动态监测，不断充实全国中药资源基础数据库，有序推进中药资源基础信息共享应用。推进中药材、中药饮片、中成药信息化追溯体系建设，基本实现中药重点品种来源可查、去向可追、责任可究。加快中药制造业数字化、网络化、智能化建设，提升中药饮片、中成药自动化、智能化生产水平。

3. 创新中医药数字教育新模式。推动构建网络化、个性化、终身化中医药数字教育体系，完善中医药继续教育网络平台，推动中医药在线开放教育资源和移动教育应用软件开发，开设在线课堂和远程学堂。鼓励各地推动互联网技术与医教协同的融合应用，开发多样化在线开放课程。

4. 推动中医药文化数字化建设。鼓励中医药机构将中医药文化资源数据采集、加工、挖掘与数据服务纳入经常性工作。加强中医药领域数字出版、文化资源库、数字文化传播平台等建设，增强中医药数字内容的供给能力。加强网络原创优质内容建设，丰富中医药数字化文化产品创制，推动搭建数字化文化体验的线下场景，扩大中医药文化资源的开放范围。

四、保障措施

以习近平总书记关于网络强国的重要思想为引领，始终把党的全面领导作为中医药信息化建设、提高中医药服务能力的根本保证，坚持正确政治方向，扎实推进各项任务落实，确保中医药信息化重大决策部署贯彻落实。

（一）加强组织领导。各省（自治区、直辖市）建立中医药跨部门协调机制，加强跨区域、跨部门工作联动，及时研究和推动解决中医药信息化发展的重要问题。加强和完善中医药信息化、综合统计管理职能，合理配置人员力量。

专栏4 中医药数据资源创新应用项目
新一代信息技术与中医药结合应用研究 开展云计算、大数据、物联网、人工智能、5G、区块链、智能感知等新一代信息技术在中医药领域的集成应用研究，探索一批中医药数字化应用场景建设。 **建设国家中医药古籍数字图书馆** 组织实施名老中医学术经验、老药工传统技艺传承数字化、影像化，建立国家中医药古籍数字图书馆，推动中医古籍数字化。 **建设国家中医药博物馆数字馆** 从藏品的采集、保护、展陈以及藏品资源的数据挖掘，制作数字藏品，建立藏品数据库，以数字化的思维规划建设智慧型国家中医药博物馆。 **中药资源基础数据库** 持续开展中药资源动态监测，充实全国中药资源基础数据库，有序推进中药资源基础信息开放共享和应用创新。 **中医药数字教育及管理示范** 完善国家级中医药继续教育网络平台，开发一批以中医基础理论、中医临床实践为重点的慕课、微课、精品资源共享课和视频公开课。探索国家中医药考试数字化管理。

（二）强化资金保障。建立中医药信息化发展多元化投入机制。各级政府通过现有资金渠道积极支持中医药信息化发展。落实政府对公立中医医院的办医主体责任，引导社会投入，加大中医药信息化与统计投入保障，切实推动中医药信息化建设可持续发展。

（三）加强人才队伍建设。强化中医药信息学建设，依托相关机构建立中医药信息化及综合统计人才培养实训平台，培训1000名中医药信息管理与技术人员、1000名中医药统计人员，培养造就一批具有自主创新能力、掌握关键技术的数字化转型领军人才，一批熟知中医药、掌握数字技能的卓越工程师和“数字工匠”，一批掌握了解中医药综合统计的管理者和数据工程师，形成适应数字经济时代的高水平人才队伍。建立中医药信息化、综合统计专家智库，完善重大政策、重大项目专家咨询制度。

（四）完善实施评估机制。强化规划编制实施的制度保障，注重发挥社会组织作用，加强规划实施情况动态监测和评估，及时研究解决规划实施中出现的新情况、新问题，确保规划顺利实施。持续开展中医医院电子病历系统应用水平分级评价、医院信息互联互通标准化成熟度测评、医院智慧管理与智慧服务分级评估。

（五）注重宣传引导。加强正面宣传和科学引导，大力宣传中医药信息化与统计建设发展成效。及时总结提炼地方好的做法和经验，发挥示范引领作用。充分发挥各方面积极作用，形成利用数字技术支撑保障中医药发展的良好格局。

天仙藤

【别名】都淋藤、三百两银（《补缺肘后方》），兜铃苗（《圣惠方》），马兜铃藤（《普济方》），青木香藤（《本草备要》），长痧藤（《南京民间药草》），香藤（《浙江中药手册》），臭拉秧子、痒辣菜（《江苏植药志》）。

【植物形态】

多年生缠绕或匍匐草本。有香气。根圆柱形，外皮黄褐色。茎扭曲，有棱。叶互生，三角状心形至阔卵状心形，先端短锐尖或钝，基部心形，基出脉5~7条，下面略带灰白色。花3~10朵，簇生于叶腋；花梗细长；花被紫色，斜喇叭状，基部膨大呈球状；雄蕊6，贴生于肉质花柱上；子房下位，花柱6，愈合成柱体，柱头短。蒴果倒广卵形或椭圆状倒卵形，下垂，熟时裂成6瓣。种子扁平，有翅。花期7—8月，果期9月。

【功能主治】

行气化湿，活血止痛。治胃痛，疝气痛，妊娠水肿，产后血气腹痛，风湿疼痛。

①《本草图经》：“解风劳。得麻黄则治伤寒发汗，与大黄同服堕胎气。”

②《本草纲目》：“流气活血。治心腹痛。”

③《本草备要》：“治风劳腹痛，妊娠水肿。”

④《本草再新》：“凉血活血，去风利湿，走经络，兼治腰腿肿疼。”

⑤《本草正义》：“宣通经隧，导达郁滞，疏肝行气，止心胃痛。”

关于开展健康中国行动中医药健康促进专项活动的通知

国健推委办发〔2022〕5号

各省、自治区、直辖市及新疆生产建设兵团健康中国行动推进办、卫生健康委、中医药局：

为贯彻落实《中共中央 国务院关于促进中医药传承创新发展的意见》《国务院关于实施健康中国行动的意见》等要求，在健康中国行动中进一步发挥中医药作用，健康中国行动推进办、国家卫生健康委、国家中医药局决定在健康中国行动中开展中医药健康促进专项活动。现将《健康中国行动中医药健康促进专项活动实施方案》印发给你们，请遵照执行。

健康中国行动推进办 国家卫生健康委办公厅

国家中医药局办公室

2022年9月8日

（信息公开形式：主动公开）

健康中国行动中医药健康促进专项活动实施方案

为深入贯彻习近平总书记关于健康中国建设和中医药工作的重要指示批示精神，贯彻落实《中共中央 国务院关于促进中医药传承创新发展的意见》《国务院关于实施健康中国行动的意见》，充分发挥中医药在治未病中的独特优势，促进中医治未病健康工程升级，更好地为人民群众提供全方位、全生命周期的中医药健康服务，健康中国行动推进办、国家卫生健康委、国家中医药局决定开展健康中国行动中医药健康促进专项活动。为做好此项活动的组织实施，特制定本方案。

一、活动主题

以习近平新时代中国特色社会主义思想为指导，全面贯彻党的十九大和十九届历次全会精神，坚持以人民健康为中心，发挥中医治未病的独特优势和重要作用，重点围绕全生命周期维护、重点人群健康管理、重大疾病防治，普及中医药健康知识，实施中西医综合防控，在健康中国行动中进一步发挥中医药作用。

二、活动时间和目标

（一）活动时间：3年。

（二）活动目标。中医治未病理念融入健康促进全过程、重大疾病防治全过程、疾病诊疗全过程。中医药健康服务能力明显增强，公民中医药健康文化素养水平持续提高。人民群众多层次多样化中医药健康服务需求基本得到满足。

三、活动内容

（一）开展妇幼中医药健康促进活动。发挥中医药在优生优育、妇幼保健和儿童生长发育等方面的重要作用。在二级以上中医医院（含中西医结合医院、少数民族医医院，下同）广泛开设优生优育门诊。在妇幼保健机构全面开展中医药服务，到2025年，三级和二级妇幼保健院开展中医药专科服务的比例达到90%和70%。鼓励有条件的医疗卫生机构规范开展小儿推拿，支持医护人员参加小儿推拿培训。加大小儿推拿健康知识普及，让家长了解小儿推拿适应症和注意事项，传授推广易于家长操作的捏脊、按揉足三里等方法。加强基本公共卫生服务儿童中医药健康管理，到2025年，儿童中医药健康管理率达到85%。

（二）开展老年人中医药健康促进活动。发挥中医药在老年人健康维护、疾病预防和治疗康复中的重要作用。二级以上中医医院均与养老机构开展不同形式的合作协作，支持有条件的中医医院托管或举办养老机构，鼓励创建具有中医药特色的医养结合示范机构。开展省级老年人中医药健康中心建设试点，探索完善老年人中医药健康服务模式。加强基本公共卫生服务老年人中医药健康管理，到2025年，65岁以上老年人中医药健康管理率达到75%。

（三）开展慢病中医药防治活动。在二级以上中医医院广泛开展脑中风、高血压、糖尿病等慢病门诊服务，支持与基层医疗卫生机构组建慢病防治联盟，构建“医院—社区—个人”慢病管理模式，对慢病患者进行全周期中医药健康管理。支持中医医院对慢病患者建立中医健康档案，开具中医健康处方，从营养膳食、传统运动方式、情志调养等方面指导慢病患者进行自我健康维护。

（四）开展中医治未病干预方案推广活动。实施中医治未病干预方案“20+X”推广计划，在实施好国家发布的20个中医治未病干预方案基础上，各省（区、市）结合本地区疾病谱和地域特点，再制定推广一批中医治未病干预方案。加强二级以上中医医院治未病科建设，支持开展多种形式的中医治未病干预方案推广。鼓励有条件的二级以上中医医院、综合医院中医科和基层医疗卫生机构，开展膏方和三伏贴服务。

（五）开展“中医进家庭”活动。支持中医类别医师牵头家庭医生团队或者加入家庭医生团队，为居民提供主动、连续、综合、个性化的中医药健康服务。鼓励基层医疗卫生机构在家庭医生签约服务包中增加中医药服务相关内容，对家庭医生团队开展中医药诊疗服务能力的技能培训。推动中医家庭医生入户走访，宣传中医药服务项目和内容，为居民提供健康状态辨识评估、健康咨询指导等中医健康管理服务。

（六）开展青少年近视、肥胖、脊柱侧弯中医药干预活动。推进中医适宜技术防控儿童青少年近视试点，在中医医院以及基层医疗卫生机构推广使用耳穴压丸等中医适宜技术，对儿童青少年近视进行早防早控。针对儿童青少年肥胖、脊柱侧弯等健康问题，开展中医适宜技术干预试点，组织中医药防控儿童青少年肥胖、脊柱侧弯健康教育活动，引导儿童青少年养成良好生活习惯。

（七）开展医体融合强健行动。鼓励有条件的中医医院教授传统体育项目，指导康复期病人练习适合的传统体育项目。推动传统体育项目全面融入日常生活，鼓励社区组织开展传统体育项目学习及有关活动，倡导每天进行半小时传统体育项目。

（八）开展中医药文化传播行动。举办“中医中药中国行”“名医故里行”“千名医师讲中医”、校园中医药文化主题日、中医药健康文化知识大赛等活动。建设中医药文化宣传教育基地、中医药健康文化知识角，推出一批针对不同受众的中医药题材节目、纪录片、动漫等产品。面向家庭和个人推广四季养生、节气养生、食疗药膳等中医药养生保健知识、技术和方法，推广艾灸等一批简单易行、适宜家庭保健的中医适宜技术。到2025年，公民中医药健康文化素养水平提升到25%。

四、工作要求

（一）加强组织领导。各地区、各有关部门要高度重视，把中医药健康促进专项活动作为本地区健康中国行动的重要内容，制定活动具体实施方案，召开专项活动启动会，定期评估活动开展效果，及时提炼活动中的典型经验和亮点，按要求报送工作总结至国家中医药局和健康中国行动推进办。将有关工作及指标纳入本地区健康中国行动考核体系。推动和支持发挥中医药相关学会、协会和中医药高等院校的作用。

（二）开展政策探索。各地要发挥基层首创精神，积极探索有利于发挥中医治未病优势和作用、支持中医药健康服务提供的政策机制。加快推广医保区域总额付费，引导医疗机构从“重治疗”向“重预防”转变。探索商业保险和基本医疗保险有序衔接，鼓励有条件的地区支持商业保险公司推出中医药特色健康保险产品。

（三）强化宣传动员。各地要充分发挥广播、电视、报刊等传统媒体以及网站、微博、微信、短视频等新媒体作用，线上线下齐动员，使中医药健康促进专项活动深入人心，形成人人参与、人人热爱中医药的良好社会氛围。

中共中央办公厅 国务院办公厅印发《关于推进新时代古籍工作的意见》

做好古籍工作，把祖国宝贵的文化遗产保护好、传承好、发展好，对赓续中华文脉、弘扬民族精神、增强国家文化软实力、建设社会主义文化强国具有重要意义。党的十八大以来，以习近平同志为核心的党中央站在实现中华民族伟大复兴的战略高度，对传承和弘扬中华优秀传统文化作出一系列重大决策部署，古籍事业迎来新的发展机遇。为深入推进新时代古籍工作，现提出如下意见。

一、总体要求

1. 指导思想。以习近平新时代中国特色社会主义思想为指导，深入贯彻党的十九大和十九届历次全会精神，坚持中国特色社会主义文化发展道路，把马克思主义基本原理同中国具体实际相结合、同中华优秀传统文化相结合，深入推进中华优秀传统文化创造性转化、创新性发展，加强古籍抢救保护、整理研究和出版利用，促进古籍事业发展，为实现中华民族伟大复兴提供精神力量。

2. 工作原则。坚持和加强党的全面领导，健全党委领导、部门分工负责、社会协同推进的工作体制机制，把党的领导贯彻到古籍工作的全过程、各方面。坚持正确方向，以社会主义核心价值观为引领，把中华优秀传统文化的精神标识和具有当代价值、世界意义的文化精髓提炼出来、展示出来。坚持统筹布局，加强顶层设计和规划部署，确保古籍工作协调衔接、一体推进。坚持社会效益优先，提高古籍工作质量，始终把社会效益放在首位，实现社会效益和经济效益相统一。坚持守正创新，古为今用、推陈出新，服务当代、面向未来，进一步激发古籍事业发展活力。

3. 主要目标。古籍工作体制机制更加完善，标准规范体系基本健全，工作水平有效提升，古籍保护传承、开发利用成效显著，人才队伍发展壮大，古籍工作在传承和弘扬中华优秀传统文化中的地位更为凸显、作用更加突出，古籍事业繁荣发展。

二、完善古籍工作体系

4. 加强古籍工作领导体制建设。全国古籍整理出版规划领导小组履行全国古籍工作统筹协调职责，负责制定实施国家古籍工作中长期规划，统筹抢救保护、整理研究、编辑出版以及古籍数字化、古籍普及推广、古籍人才培养等工作，推进古籍重大项目，组织古籍工作督查考评。健全全国古籍整理出版规划领导小组工作机制，加强古籍专项工作议事协调，更好发挥全国古籍整理出版规划领导小组办公室职能作用。各地要结合实际完善古籍工作体制机制，加强省级古籍工作的统一领导和组织协调。

5. 强化古籍工作部门职责。各有关部门要高度重视古籍工作，切实履行古籍工作职责。中央宣传部发挥在全国古籍工作中的牵头作用，发挥国家版本馆在中华古籍版本传承发展工作中的重要作用。文化和旅游部、教育部、国家民委以及相关专业古籍出版单位承担其职责范围内的古籍保护、整理研究、编辑出版等工作，发挥古籍工作主阵地作用。文物、中医药、宗教、法律、农业、林草、水利、社会科学、科学技术、档案、方志、古地图等工作主管部门加强本领域古籍工作。根据地域分布、资源特色、专业优势，加强全国范围内古籍存藏保护、整理研究、编辑出版的优化布局和组织协调。加强省级古籍保护中心、少数民族古籍整理研究部门等古籍工作专业机构建设。

6. 汇聚古籍行业发展合力。统筹事业和产业两种形态、公益和市场两种资源、国有和民营两种力量、国内和国外两个市场，推动形成古籍行业发展新局面。把握古籍事业发展规律，加强古籍工作各环节衔接配合，促进抢救保护、整理研究、出版利用共同发展。加强有关行业协会、学术团体和智库建设，鼓励社会各界积极参与古籍事业，营造全社会共同关心支持古籍工作的良好氛围。

三、提升古籍工作质量

7. 提高古籍保护水平。持续推进中华版本传世工程和中华古籍保护计划，深入开展古籍普查，加强基础信息采集，完善书目数据，编纂总目提要，摸清国内外中华古籍资源和保存状况。加强古籍存藏基础设施建设，改善保存条件，做好异地、异质灾备保护，确保古籍资源安全。加大珍贵古籍保护力度，开展国家、省级珍贵古籍和古籍重点保护单位评选工作，对入选的古籍和单位实施动态管理。制定古籍类文物定级标准，国有古籍存藏单位按照有关规定完成古籍类文物定级建档工作，加强古籍类文物保护。提升古籍修复能力，加强濒危古籍抢救性修复。加强国家版本馆古籍版本资源建设，做好散落失管古籍的征集保藏。推动少数民族文字古籍文献的抢救保护。强化古籍保护基础性研究，发挥科技保护支撑作用，推动古籍保护关键技术突破和修复设备研发。

8. 提升古籍整理研究和编辑出版能力。根据不同类型古籍的具体情况，有针对性地做好整理研究和编辑出版，防止低水平重复。加强传世文献系统性整理出版，推进基础古籍深度整理出版，加快出土文献整理研究成果出版利用。推进古籍文献通代断代集成性整理出版，推动少数民族文字古籍文献整理研究和译介出版。深化古籍整理基础理论研究，总结在长期实践中形成的古籍整理理论和方法，完善我国古籍整理研究和出版范式，构建古籍整理出版理论研究体系。

9. 加强古籍工作科学化规范化管理。编制实施国家古籍工作中长期规划，建立健全多层次规划体系，做好古籍分类分级保护和分类分层次整理出版。完善古籍项目立项、成果出版的同行推荐和专家评审制度，加强对古籍工作专项经费和有关文化、科研、出版基金资助古籍项目的统筹协调，健全古籍项目绩效评估制度。加强古籍工作标准体系建设，制定修订相关国家标准，完善古籍保护、修复、整理、出版、数字化等工作规范，健全古籍公共服务、出版物、网络服务等质量检查制度。

四、加快古籍资源转化利用

10. 挖掘古籍时代价值。将古籍工作融入国家发展大局，注重国家重大战略实施中的古籍保护传承和转化利用。系统整理蕴含中华优秀传统文化核心思想理念、中华传统美德、中华人文精神的古籍文献，为治国理政提供有益借鉴。围绕铸牢中华民族共同体意识，深入整理反映各民族交往交流交融历史的古籍文献，挖掘弘扬蕴含其中的民族团结进步思想，引导各族群众树立正确的中华民族历史观。深度整理研究古代科技典籍，传承科学文化，服务科技创新。梳理挖掘古典医籍精华，推动中医药传承创新发展，增进人民健康福祉。传承中华农耕文明优秀成果，服务乡村振兴。

11. 促进古籍有效利用。统筹好古籍文物属性与文献属性的关系，各级各类古籍存藏机构在加强古籍保护的基础上，提升利用效率。完善古籍资源便捷使用机制，鼓励古籍存藏机构向社会公众提供古籍资源服务，提高古籍资源开放共享水平，激发古籍保护利用工作活力。加强古籍保护和整理出版成果的整合利用，建设中国古籍版本目录知识系统，着力构建古籍知识服务体系。

12. 推进古籍数字化。建立健全国家古籍数字化工作指导协调机制，统筹实施国家古籍数字化工程。积极对接国家文化大数据体系，加强古籍数据流通和协同管理，实现古籍数字化资源汇聚共享。支持古籍数字化重点单位做强做优，加强古籍数字化资源管理和开放共享。统筹古籍数字化版本资源建设与服务，推进古籍专业数据库开发与利用。积极开展古籍文本结构化、知识体系化、利用智能化的研究和实践，加速推动古籍整理利用转型升级。

13. 做好古籍普及传播。加大古籍宣传推广力度，多渠道、多媒介、立体化做好古籍大众化传播。持续推进古籍进校园工作，将中华优秀传统文化教育贯穿国民教育始终。提高古籍普及出版质量，做好经典古籍精选精注精译精评。积极倡导古籍阅读，开展经典古籍优秀版本推荐。加强古籍题材音视频节目制作推介，提供优质融媒体服务。支持各级各类古籍存藏机构和整理出版单位开展古籍专题展览展示，鼓励古籍文创产品开发推广。加强古籍工作对外交流合作，充分利用海外文化平台开展古籍对外宣传推广活动，加大展示展销力度，推动古籍图书对外版权输出，做好中华优秀典籍翻译出版工作。

五、强化古籍工作保障

14. 加强组织领导。各级党委和政府要充分认识推进新时代古籍工作的重要意义，将古籍工作纳入经济社会发展规划，加强组织领导和工作部署。各级党委宣传部门要加强统筹指导，整合资源力量，形成工作合力。各有关部门和单位要按照职责分工，细化目标任务，采取有力措施抓好工作落实。

15. 推进古籍学科专业建设。进一步优化我国古籍相关学科专业布局，加强课程体系建设，完善涵盖古籍保护、整理研究、编辑出版和数字化的古籍相关学科专业体系。深化古籍学科理论构建，编写专业教材，强化实践教学，鼓励在文史哲、中医药等相关学科专业教学中增加古文献相关教学内容，鼓励有条件的院校设立民文古籍与汉文古籍兼修的古文献相关学科专业。加强学科交叉融合，推动古籍学科与材料技术、信息技术、人工智能等领域学科融合发展。

16. 强化人才队伍建设。加强古籍存藏保护、整理研究和出版专业机构建设，扩大古籍保护修复人才规模，加强古籍整理研究机构力量，健全少数民族古文字人才传承机制，建设少数民族文字古籍专业人才学术交流平台，加强古籍专业出版队伍建设。完善用人机制，保障古籍工作相关人员工作待遇。强化古籍人才培训，实施古籍人才培训计划，设立全国古籍人才培训库，建设古籍人才培训基地和古籍整理研学一体的培训平台。健全评价机制，科学评价古籍工作质量，完善古籍工作成果评价办法，加强古籍优秀成果评选推荐工作。职称评定、评奖推优、科研成果认定、效益评估等政策要向古籍工作人员倾斜，对主要承担古籍工作的国有文化企业加大社会效益考核占比，对国有文化企事业单位主要承担古籍重点项目的业务部门可不考核经济效益。

17. 完善法治保障。在制定修订文化、教育、科技、卫生、语言文字、出版等领域相关法律法规时，注意体现繁荣发展古籍事业相关内容。鼓励有条件的地方出台加强古籍工作的地方性法规。加强对相关法律法规实施情况的监督检查，加大对古籍工作领域合法权益的保护力度。

18. 加强财税政策支持。中央和地方财政结合实际予以重点支持，将古籍工作相关经费纳入年度预算。统筹利用现有资金渠道，完善投入机制，调整优化支出结构。继续落实好支持古籍事业相关税收优惠政策。支持和引导公民、法人和其他组织以捐赠、资助、依法设立基金会等形式参与古籍保护传承。

皂角刺

【别名】皂荚刺、皂刺、天丁、皂角针、皂针。

【植物形态】

1. 皂荚　乔木，高达 15cm。刺粗壮，通常分枝，长可达 16cm，圆柱形。小枝无毛。一回偶数羽状复叶，长 12~18cm ;小叶 6~14 片，长卵形、长椭圆形至卵状披针形，长 3~8cm，宽 1.5~3.5cm，先端钝或渐尖，基部斜圆形或斜楔形，边缘有细锯齿，无毛。花杂性，排成腋生的总状花序；花萼钟状，有 4 枚披针形裂片；花瓣 4，白色；雄蕊 6~8 个；子房条形，沿缝线有毛。荚果条形，不扭转，长 12~30cm，宽 2~4cm，微厚，黑棕色，被白色粉霜。花期 4—5 月，果期 9—10 月。

2. 山皂荚　乔木，高可达 25m。刺略扁，长 5~10cm，常有分枝。幼枝淡紫色。一回偶数羽状复叶，长 25~30cm ；小叶 8~12 对，长椭圆形或卵状长椭圆形，长 1~4cm，全缘或有疏圆齿，上面有光泽，中助上有短柔毛，下面无毛;长枝上为二回偶数现状复叶，有 3~6 对羽片;小叶 5~10 对，狭卵形、卵状长圆形或卵状披针形;叶轴有短柔毛。细长总状花序;花有短梗;杂性异株，花黄绿色;雄蕊花瓣椭圆形，雄蕊 8 ；两性花的雄蕊较小。荚果长 25~30cm，宽 2~3.5cm，扭曲，并有泡状隆起，种子靠近中部；种子卵状椭形，稍扁，栗褐色。花、果期 6—11 月。

【功能主治】

搜风，拔毒，消肿，排脓。治痈肿，疮毒，疠风，癣疮，胎衣不下。

①《本草图经》："米醋熬嫩刺针作浓煎，以敷疮癣。"

②杨士瀛："能引诸药上行，治上焦病。"

③《本草衍义补遗》："治痈疽已溃，能引至溃处。"

④《本草纲目》："治痈肿，妒乳，风疠恶疮，胞衣不下，杀虫。"

⑤《本草崇原》："去风化痰，败毒攻毒。定小儿惊风发搐，攻痘疮起发，化毒成浆。"

⑥《四川中药志》："治风热疮疹，并能通乳。"

⑦《药材学》："治扁桃体炎。"

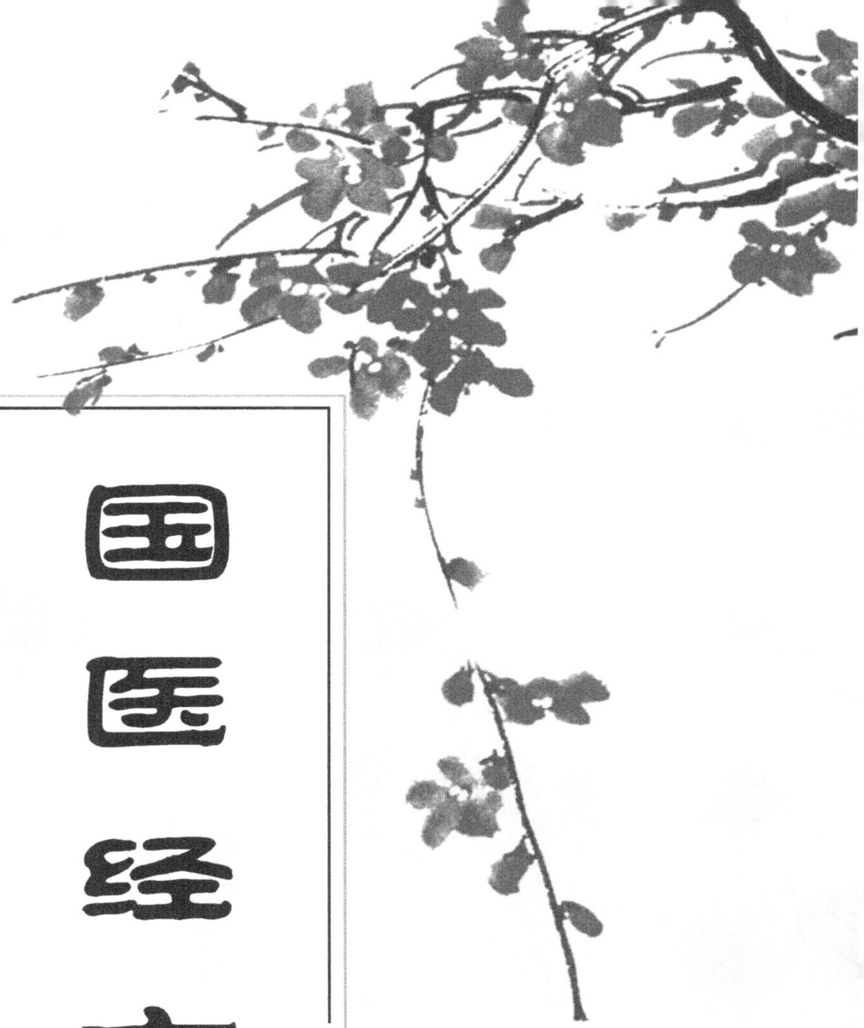

国医经方年鉴 2023

年度大事记

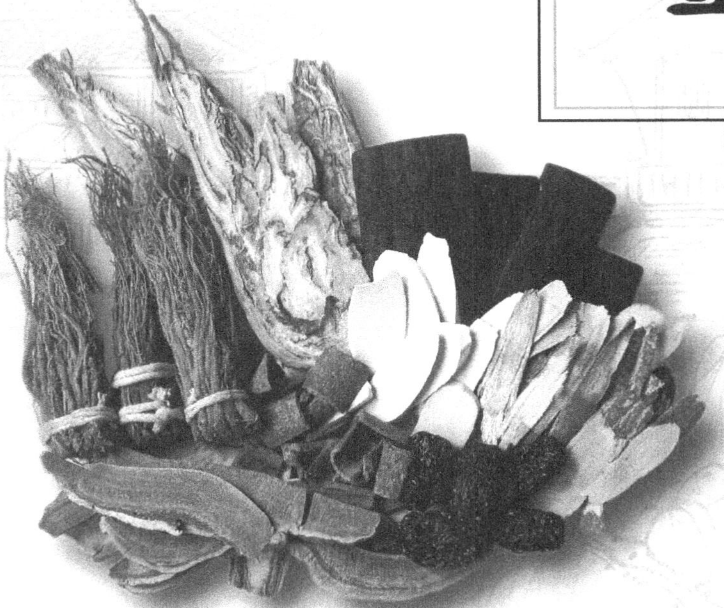

國醫经方年鑒

国家中医药管理局关于发布《古代经典名方目录（第二批儿科部分）》的通知

国中医药科技函〔2022〕180号

各省、自治区、直辖市中医药主管部门，各有关单位：

为贯彻落实《中华人民共和国中医药法》《中共中央 国务院关于促进中医药传承创新发展的意见》，推动来源于古代经典名方的中药复方制剂研发，发挥中医药治疗儿科疾病的优势，国家中医药管理局会同国家药品监督管理局制定《古代经典名方目录（第二批儿科部分）》，现予以公布。

附件：古代经典名方目录（第二批儿科部分）

国家中医药管理局

2022年9月14日

附件

古代经典名方目录（第二批儿科部分）

序号	方名	原文			剂型
		出处	处方	制法及用法	
1	泻黄散	《小儿药证直诀》（宋·钱乙）“治脾热弄舌。”	藿香叶七钱，山栀子仁一钱，石膏五钱，甘草三两，防风四两（去芦，切焙）。	右剉，同蜜酒微炒香，为细末，每服一钱至二钱，水一盏，煎至五分，温服清汁，无时。	煮散
2	白术散	《小儿药证直诀》（宋·钱乙）“治脾胃久虚，呕吐泄泻，频作不止，精液苦竭，烦渴躁，但欲饮水，乳食不进，羸瘦困劣，因而失治，变成惊痫，不论阴阳虚实，并宜服。”	人参二钱五分，白茯苓五钱，白术五钱（炒），藿香叶五钱，木香二钱，甘草一钱，葛根五钱。	右㕮咀，每服三钱，水煎。	煮散
3	异功散	《小儿药证直诀》（宋·钱乙）“温中和气。治吐泻，不思乳食。凡小儿虚冷病，先与数服，以助其气。”	人参（切去顶）、茯苓（去皮）、白术、陈皮（剉）、甘草各等分。	右为细末，每服二钱，水一盏，生姜五片，枣两个，同煎至七分，食前，温服，量多少与之。	煮散
4	消乳丸	《婴童百问》（明·鲁伯嗣）“治温中快膈止呕吐，消乳食，脉沉者，乃伤食不化故也。”	香附一两（炒），甘草（炙）、陈皮各半两，缩砂仁、神曲（炒）、麦芽（炒）各一两。	右为末，泡雪糕丸如黍米大，七岁以上绿豆大三十丸，食后姜汤下。	丸剂
5	苏葶丸	《医宗金鉴》（清·吴谦）“小儿……若停饮喘急不得卧者，又当泻饮降逆，苏葶丸主之。”	南苏子（炒）、苦葶苈子（微炒）各等分。	右为细末，蒸枣肉为丸，如麻子大。每服五丸至七丸，淡姜汤下。	丸剂
6	人参五味子汤	《幼幼集成》（清·陈复正）“治久嗽脾虚，中气怯弱，面白唇白。”	官拣参一钱，漂白术五钱，白云苓一钱，北五味五分，杭麦冬一钱，炙甘草八分。	生姜三片，大枣三枚，水煎，温服。	汤剂
7	清宁散	《幼幼集成》（清·陈复正）“治心肺有热而令咳嗽，宜从小便利出。”	桑白皮（蜜炒），甜葶苈（微炒），赤茯苓（酒炒），车前子（炒），炙甘草减半。	右为细末，每服五分，生姜、大枣煎汤调服。	散剂

国家中医药管理局办公室 国家药品监督管理局综合和规划财务司关于发布《古代经典名方关键信息表（25 首方剂）》的通知

国中医药办科技发〔2022〕3 号

各有关单位：

为贯彻落实《中华人民共和国中医药法》、《中共中央 国务院关于促进中医药传承创新发展的意见》，加快推动古代经典名方中药复方制剂简化注册审批，国家中医药管理局、国家药品监督管理局积极组织推进古代经典名方关键信息考证研究工作，现将《古代经典名方关键信息表（25 首方剂）》予以公布。

附件：古代经典名方关键信息表（25 首方剂）

国家中医药管理局办公室 国家药品监督管理局

综合和规划财务司

2022 年 9 月 16 日

附件

古代经典名方关键信息表（25 首方剂）

（一）桃核承气汤

<table>
<tr><th colspan="2">基本信息</th><th colspan="7">现代对应情况</th></tr>
<tr><th>出处</th><th>处方、制法及用法</th><th>药味名称</th><th>基原及用药部位</th><th>炮制规格</th><th>折算剂量</th><th>用法用量</th><th>功能主治</th></tr>
<tr><td rowspan="5">《伤寒论》(汉•张仲景)</td><td rowspan="5">桃仁五十个（去皮尖），大黄四两，桂枝二两（去皮），甘草二两（炙），芒硝二两。
上五味，以水七升，煮取二升半，去滓，内芒硝，更上火，微沸下火，先食温服五合，日三服。</td><td>桃仁</td><td>蔷薇科植物山桃 Prunus davidiana（Carr.）Franch. 的干燥成熟种子</td><td>焯桃仁</td><td>13.50g</td><td rowspan="5">上五味，加水 1400ml，煮取 500ml，去药渣后加入芒硝，再加热至沸腾。饭前温服 100ml，日 3 次。</td><td rowspan="5">【功效】逐瘀泻热。
【主治】下焦蓄血证。症见少腹急结，小便自利，甚则烦躁谵语，神志如狂，至夜发热，以及血瘀经闭，痛经，脉沉实而涩者。</td></tr>
<tr><td>大黄</td><td>蓼科植物掌叶大黄 Rheum palmatum L.、唐古特大黄 Rheum tanguticum Maxim. ex Balf. 或药用大黄 Rheum officinale Baill. 的干燥根及根茎</td><td>生品</td><td>55.20g</td></tr>
<tr><td>桂枝</td><td>樟科植物肉桂 Cinnamomum cassia Presl 的干燥嫩枝</td><td>生品</td><td>27.60g</td></tr>
<tr><td>甘草</td><td>豆科植物甘草 Glycyrrhiza uralensis Fisch. 的干燥根和根茎</td><td>炒甘草</td><td>27.60g</td></tr>
<tr><td>芒硝</td><td>硫酸盐类矿物芒硝族芒硝，经加工精制而成的结晶体。主含含水硫酸钠（$Na_2SO_4 \cdot 10H_2O$）</td><td>生品</td><td>27.60g</td></tr>
<tr><td>备注</td><td colspan="7">1. 据原方中煎煮法“煮取二升半”“温服五合”，可知本方每服量为煎出总量的 1/5。故本方每次的服药量为：桃仁 2.70g，大黄 11.04g，桂枝 5.52g，甘草 5.52g，芒硝 5.52g。根据张仲景方剂服药法中“不必尽剂”、随证变化、灵活施用的特点，日服用次数建议 1-3 次，根据临床实际遵医嘱使用。
上述折算剂量系依汉代度量衡直接折算，若与当今主流用量严重不符，在固定原方比例和每服量的基础上，结合安全性评价结果及临床用药实际确定日服总量。
2. 炒甘草建议参考《中华人民共和国药典》2020 年版中清炒法，“将甘草原药材除去杂质，洗净，润透，切厚片，炒至微黄”。</td></tr>
</table>

（二）芍药甘草汤

基本信息		现代对应情况					
出处	处方、制法及用法	药味名称	基原及用药部位	炮制规格	折算剂量	用法用量	功能主治
《伤寒论》（汉•张仲景）	白芍药、甘草各四两（炙）。上二味，以水三升，煮取一升五合，去滓，分温再服。	白芍	毛茛科植物芍药 *Paeonia lactiflora* Pall. 的干燥根	生品	55.20g	上二味，以水 600ml，煮取 300ml，温服，日2 次。	【功效】益阴养血，缓急止痛。【主治】阴血不足，筋脉失养所致挛急疼痛诸证，症见腿脚挛急，腹中疼痛。
		甘草	豆科植物甘草 *Glycyrrhiza uralensis* Fisch. 的干燥根和根茎	炒甘草	55.20g		
备注	1. 据原方中煎煮法“煮取一升五合”“分温再服”，可知本方每服量为煎出总量的1/2。故本方每次的服药量为：白芍27.60g，甘草27.60g 。根据张仲景方剂服药法中“不必尽剂”、随证变化、灵活施用的特点，日服用次数建议1-2 次，根据临床实际遵医嘱使用。 上述折算剂量系依汉代度量衡直接折算，若与当今主流用量严重不符，在固定原方比例和每服量的基础上，结合安全性评价结果及临床用药实际确定日服总量。 2. 炒甘草建议参考《中华人民共和国药典》2020 年版中清炒法，“将甘草原药材除去杂质，洗净，润透，切厚片，炒至微黄”。						

（三）半夏泻心汤

基本信息		现代对应情况					
出处	处方、制法及用法	药味名称	基原及用药部位	炮制规格	折算剂量	用法用量	功能主治
《伤寒论》（汉•张仲景）	半夏半升（洗），黄芩、干姜、人参、甘草（炙）各三两，黄连一两，大枣十二枚（擘）。上七味，以水一斗，煮取六升，去滓，再煎取三升，温服一升，日三服。	半夏	天南星科植物半夏 *Pinellia ternata*（Thunb.）Breit. 的干燥块茎	清半夏	34.50g	上七味，以水 2000ml，煮取 1200ml，去药渣，再浓缩至 600ml，温服200ml，日3 次。	【功效】寒热平调，散结除痞。【主治】寒热互结之痞证。症见心下痞，但满而不痛，或呕吐，肠鸣下利，舌苔腻而微黄。
		黄芩	唇形科植物黄芩 *Scutellaria baicalensis* Georgi 的干燥根	生品	41.40g		
		干姜	姜科植物姜 *Zingiber oficinale* Rosc. 的干燥根茎	生品	41.40g		
		人参	五加科植物人参 *Panax ginseng* C. A. Mey. 的干燥根和根茎	生品	41.40g		
		甘草	豆科植物甘草 *Glycyrrhiza uralensis* Fisch. 的干燥根和根茎	炒甘草	41.40g		
		黄连	毛茛科植物黄连 *Coptis chinensis* Franch.、三角叶黄连 *Coptis deltoidea* C. Y. Cheng et Hsiao 或云连 *Coptis teeta* Wall. 的干燥根茎	生品	13.80g		
		大枣	鼠李科植物枣 *Ziziphusjujuba* Mill. 的干燥成熟果实	生品	36.00g		
备注	1. 据原方中煎煮法“煎取三升，温服一升”，可知本方每服量为煎出总量的1/3。故本方每次的服药量为：半夏11.50g，黄芩13.80g，干姜13.80g，人参13.80g，甘草13.80g，黄连4.60g，大枣12.00g。根据张仲景方剂服药法中“不必尽剂”、随证变化、灵活施用的特点，日服用次数建议1-3 次，根据临床实际遵医嘱使用。 上述折算剂量系依汉代度量衡直接折算，若与当今主流用量严重不符，在固定原方比例和每服量的基础上，结合安全性评价结果及临床用药实际确定日服总量。 2. 炒甘草建议参考《中华人民共和国药典》2020 年版中清炒法，“将甘草原药材除去杂质，洗净，润透，切厚片，炒至微黄”。						

（四）真武汤

基本信息		现代对应情况					
出处	处方、制法及用法	药味名称	基原及用药部位	炮制规格	折算剂量	用法用量	功能主治
《伤寒论》（汉•张仲景）	茯苓、芍药、生姜（切）各三两，白术二两，附子一枚（炮，去皮，破八片）。上五味，以水八升，煮取三升，去滓，温服七合，日三服。	茯苓	多孔菌科真菌茯苓*Poria cocos*（Schw.）Wolf的干燥菌核	生品	41.40g	上五味，以水1600ml，煮取600ml，去药渣，每次温服140ml，日3次。	【功能】温阳利水。【主治】阳虚水泛证。症见小便不利，畏寒肢冷，头目眩晕，心下悸动不宁，身体筋肉瞤动，四肢沉重疼痛，浮肿，腰以下为甚；或腹痛泄泻；或呕逆咳喘。舌质淡胖，边有齿痕，舌苔白滑，脉沉细。
		白芍	毛茛科植物芍药*Paeonia lactiflora* Pall.的干燥根	生品	41.40g		
		生姜	姜科植物姜*Zingiber oficinale* Rosc.的新鲜根茎	鲜品	41.40g		
		白术	菊科植物白术*Atractylodes macrocephala* Koidz.的干燥根茎	生品	27.60g		
		附子	毛茛科植物乌头*Aconitum carmichaelii* Debx.的子根的加工品	黑顺片	15.00g		
备注	据原方中煎煮法"煮取三升""温服七合"，可知本方每服量为煎出总量的7/30。故本方每次的服药量为：茯苓9.66g，白芍9.66g，生姜9.66g，白术6.44g，附子3.50g。根据张仲景方剂服药法中"不必尽剂"、随证变化、灵活施用的特点，日服用次数建议1-3次，根据临床实际遵医嘱使用。 上述折算剂量系依汉代度量衡直接折算，若与当今主流用量严重不符，在固定原方比例和每服量的基础上，结合安全性评价结果及临床用药实际确定日服总量。						

（五）黄芪桂枝五物汤

基本信息		现代对应情况					
出处	处方、制法及用法	药味名称	基原及用药部位	炮制规格	折算剂量	用法用量	功能主治
《金匮要略》（汉•张仲景）	黄芪三两，芍药三两，桂枝三两，生姜六两，大枣十二枚。上五味，以水六升，煮取二升，温服七合，日三服。	黄芪	豆科植物蒙古黄芪*Astragalus membranaceus*（Fisch.）Bge. var. *mongholicus*（Bge.）Hsiao或膜荚黄芪*Astragalus membranaceus*（Fisch.）Bge.的干燥根	生品	41.40g	上五味，以水1200ml，煮取400ml，温服140ml，日3次。	【功效】益气温经，和血通痹。【主治】血痹证。症见肌肤麻木不仁，微恶风寒，舌淡苔白，脉微涩而紧。
		白芍	毛茛科植物芍药*Paeonia lactiflora* Pall.的干燥根	生品			
		桂枝	樟科植物肉桂*Cinnamomum cassia* Presl的干燥嫩枝	生品	*41.40g*		
		生姜	姜科植物姜*Zingiber oficinale* Rosc.的新鲜根茎	鲜品	82.80g		
		大枣	鼠李科植物枣*Ziziphusjujuba* Mill.的干燥成熟果实	生品	36.00g		
备注	据原方中煎煮法"煮取二升，温服七合"，可知本方每服量为煎出总量的7/20。故本方每次的服药量为：黄芪14.49g，白芍14.49g，桂枝14.49g，生姜28.98g，大枣12.60g。根据张仲景方剂服药法中"不必尽剂"、随证变化、灵活施用的特点，日服用次数建议1-3次，根据临床实际遵医嘱使用。 上述折算剂量系依汉代度量衡直接折算，若与当今主流用量严重不符，在固定原方比例和每服量的基础上，结合安全性评价结果及临床用药实际确定日服总量。						

（六）瓜蒌薤白半夏汤

基本信息		现代对应情况					
出处	处方、制法及用法	药味名称	基原及用药部位	炮制规格	折算剂量	用法用量	功能主治
《金匮要略》（汉·张仲景）	瓜蒌实一枚，薤白三两，半夏半斤，白酒一斗。 上四味，同煮，取四升，温服一升，日三服。	瓜蒌	葫芦科植物栝楼 *Trichosanthes kirilowii* Maxim. 的干燥成熟果实	生品	60.00g	加入黄酒2000ml，煎至800ml，温服200ml，日3次。	【功效】通阳散结，祛痰宽胸。 【主治】胸痹痰浊壅塞证。症见胸痛彻背，不能安卧，喘息咳唾，短气者。
		薤白	百合科植物小根蒜 *Allium macrostemon* Bge. 的干燥鳞茎	生品	41.40g		
		半夏	天南星科植物半夏 *Pinellia ternata*（Thunb.）Breit. 的干燥块茎	清半夏	34.50g		
		黄酒	参考国家标准 GB/T 13662-2018 传统型黄酒（以糯米 *Oryza sativa* var. *glutinosa* 为原料）		2000ml		
备注	据原方中煎煮法“取四升，温服一升”，可知本方每服量为煎出总量的1/4。故本方每次的服药量为：瓜蒌15.00g，薤白10.35g，半夏8.63g。根据张仲景方剂服药法中“不必尽剂”、随证变化、灵活施用的特点，日服用次数建议1-3次，根据临床实际遵医嘱使用。 上述折算剂量系依汉代度量衡直接折算，若与当今主流用量严重不符，在固定原方比例和每服量的基础上，结合安全性评价结果及临床用药实际确定日服总量。						

（七）大建中汤

基本信息		现代对应情况					
出处	处方、制法及用法	药味名称	基原及用药部位	炮制规格	折算剂量	用法用量	功能主治
《金匮要略》（汉·张仲景）	蜀椒二合（去汗），干姜四两，人参二两。 上三味，以水四升，煮取二升，去滓，内胶饴一升，微火煮取一升半，分温再服；如一炊顷，可饮粥二升，后更服。当一日食糜，温覆之。	花椒	芸香科植物花椒 *Zanthoxylum bungeanum* Maxim. 的干燥成熟果皮	炒花椒	9.00g	上三味药，以水800ml，煮取400ml，去药渣，加入饴糖200ml，小火煮取300ml，每次温服150ml，日2次。	【功效】温中补虚，降逆止痛。 【主治】中阳衰弱，阴寒内盛证。症见心胸中大寒痛，呕不能食，腹中寒，甚则可上冲皮起如有形，腹痛拒按，痛无定处，或腹中漉漉有声，手足厥冷，舌质淡，苔白滑，脉细紧，或脉沉伏而迟。
		干姜	姜科植物姜 *Zingiber oficinale* Rosc. 的干燥根茎	生品	55.20g		
		人参	五加科植物人参 *Panax ginseng* C. A. Mey. 的干燥根和根茎	生品	27.60g		
		胶饴	参考国家标准 GB/T20883-2017 麦芽糖（以糯米 *Oryza sativa* var. *glutinosa*、大麦 *Hordeum vulgare* L. 为原料）		200ml		
备注	据原方中煎煮法“微火煮取一升半，分温再服”，可知本方煎出总量为2次服量。故本方每次的服药量为：花椒4.50g，干姜27.60g，人参13.80g。根据张仲景方剂服药法中“不必尽剂”、随证变化、灵活施用的特点，日服用次数建议1-2次，根据临床实际遵医嘱使用。 上述折算剂量系依汉代度量衡直接折算，若与当今主流用量严重不符，在固定原方比例和每服量的基础上，结合安全性评价结果及临床用药实际确定日服总量。						

（八）麦门冬汤

基本信息		现代对应情况					
出处	处方、制法及用法	药味名称	基原及用药部位	炮制规格	折算剂量	用法用量	功能主治
《金匮要略》（汉·张仲景）	麦门冬七升，半夏一升，人参二两，甘草二两，粳米三合，大枣十二枚。 上六味，以水一斗二升，煮取六升，温服一升，日三夜一服。	麦冬	百合科植物麦冬 *Ophiopogonjaponicus*（L.f）Ker-Gawl. 的干燥块根	生品	212.00g	上六味药，以水2400ml，煮取1200ml，每次温服200ml，日3夜1次。	【功效】滋养肺胃，降逆下气。 【主治】虚热肺痿或胃阴不足证。症见咳唾涎沫，短气喘促，或呃逆呕吐，咽干口燥，舌干红少苔，脉虚数。
		半夏	天南星科植物半夏 *Pinellia ternata*（Thunb.）Breit. 的干燥块茎	清半夏	69.00g		
		人参	五加科植物人参 *Panax ginseng* C.A.Mey. 的干燥根和根茎	生品	27.60g		
		甘草	豆科植物甘草 *Glycyrrhiza uralensis* Fisch. 的干燥根和根茎	生品	27.60g		
		粳米	禾本科植物粳稻 *Oryza sativa* L.subsp. *japonica* Kato 的干燥成熟种仁	生品	52.80g		
		大枣	鼠李科植物枣 *Ziziphusjujuba* Mill. 的干燥成熟果实	生品	36.00g		
备注	麦门冬汤在《古代经典名方目录(第一批)》的处方出处中，麦冬为七升，麦冬一升约为106g，远超常规用量。考证多个版本的《金匮要略》以及记载仲景方剂的《外台秘要》、《千金方》等书，麦门冬汤中的麦冬剂量均有所不同。《外台秘要》所载麦门冬汤中麦冬为二升，更接近临床常用量，领域专家亦推荐本方中麦冬应取二升为宜。故建议本方中麦冬按二升进行折算，折合约212g。 据原方中煎服法“煮取六升，温服一升”，可知本方每服剂量为煎出总量的1/6，故本方每次的服药量为：麦冬35.33g，半夏11.50g，人参4.60g，甘草4.60g，粳米8.80g，大枣6.00g。根据张仲景方剂服药法中“不必尽剂”、随证变化、灵活施用的特点，日服用次数建议1-4次，根据临床实际遵医嘱使用。 上述折算剂量系依汉代度量衡直接折算，若与当今主流用量严重不符，在固定原方比例和每服量的基础上，结合安全性评价结果及临床用药实际确定日服总量。						

（九）温胆汤

基本信息		现代对应情况					
出处	处方、制法及用法	药味名称	基原及用药部位	炮制规格	折算剂量	用法用量	功能主治
《备急千金要方》（唐·孙思邈）	半夏、竹茹、枳实各二两，橘皮三两，生姜四两，甘草一两。 右六味，㕮咀，以水八升，煮取二升，分三服。	半夏	天南星科植物半夏 *Pinellia ternata*（Thunb.）Breit. 的干燥块茎	清半夏	27.60g	上六味药粉碎成粗粒，以水1600ml，煮取400ml，分3次服用。	【功效】理气化痰，和胃利胆。 【主治】胆胃不和，胆郁痰扰证。症见胆怯易惊，虚烦不眠，惊悸多梦，或呕恶，呃逆，口苦，眩晕。苔白腻，脉弦滑。
		竹茹	禾本科植物淡竹 *Phyllostachys nigra*（Lodd.）Munro var.*henonis*（Mitf.）Stapf ex Rendle 的茎秆的干燥中间层	生品	27.60g		
		枳实	芸香科植物酸橙 *Citrus aurantium* L. 及其栽培变种的干燥幼果	麸炒枳实	27.60g		
		陈皮	芸香科植物橘 *Citrus reticulata* Blanco 及其栽培变种的干燥成熟果皮	生品	41.40g		
		生姜	姜科植物姜 *Zingiber oficinale* Rosc. 的新鲜根茎	鲜品	55.20g		
		甘草	豆科植物甘草 *Glycyrrhiza uralensis* Fisch. 的干燥根和根茎	炒甘草	13.80g		

备注	1. 唐代方药计量传承了汉代的度量衡制度，服法亦参考汉代方剂处理。据原方中煎服法“煮取二升，分三服”，可知本方每服剂量为煎出总量的 1/3，故本方每次的服药量为：半夏9.20g，竹茹9.20g，枳实9.20g，陈皮 13.80g，生姜18.40g，甘草4.60g。日服用次数建议1-3 次，根据临床实际遵医嘱使用。 上述折算剂量系依汉代度量衡直接折算，若与当今主流用量严重不符，在固定原方比例和每服量的基础上，结合安全性评价结果及临床用药实际确定日服总量。 2. 鉴于《备急千金要方·卷一·序例》“合和”篇提及诸多药物炮制要求，如“凡用甘草、厚朴、枳实、石南、茵芋、藜芦、皂荚之类，皆炙之……凡半夏，热汤洗去上滑，一云十洗四破，乃称之，以入汤。”以此建议采用与古代炮制工艺最为接近的清半夏、麸炒枳实、炒甘草规格。炒甘草建议参考《中华人民共和国药典》2020 年版中清炒法，“将甘草原药材除去杂质，洗净，润透，切厚片，炒至微黄”。

（十）小续命汤

基本信息		现代对应情况					
出处	处方、制法及用法	药味名称	基原及用药部位	炮制规格	折算剂量	用法用量	功能主治
《备急千金要方》（唐·孙思邈）	麻黄、防己、人参、黄芩、桂心、甘草、芍药、川芎、杏仁各一两，附子一枚，防风一两半，生姜五两。右十二味，㕮咀，以水一斗二升，先煮麻黄三沸，去沫，内诸药，煮取三升。分三服，甚良。不瘥，更合三、四剂，必佳。	麻黄	麻黄科植物草麻黄*Ephedra sinica* Stapf的干燥草质茎	生品	13.80g	上十二味药粉碎成粗粒，以水2400ml，先煮麻黄，去上沫，加入其他药物，煮取600ml，分3次服用。	【功效】祛风散寒，益气温阳。 【主治】阳气不足，风中经络证。症见口眼歪斜，语言不利，筋脉拘急，半身不遂，或神志闷乱等。亦治风湿痹痛。
		防己	防己科植物粉防己*Stephania tetrandra* S.Moore 的干燥根	生品	13.80g		
		人参	五加科植物人参*Panax ginseng* C. A. Mey. 的干燥根和根茎	生品	13.80g		
		黄芩	唇形科植物黄芩*Scutellaria baicalensis* Georgi 的干燥根	生品	13.80g		
		肉桂	樟科植物肉桂*Cinnamomum cassia* Presl的干燥树皮	生品	13.80g		
		甘草	豆科植物甘草*Glycyrrhiza uralensis* Fisch. 的干燥根和根茎	炒甘草	13.80g		
		白芍	毛茛科植物芍药*Paeonia lactiflora* Pall. 的干燥根	生品	13.80g		
		川芎	伞形科植物川芎 *Ligusticum chuanxiong* Hort. 的干燥根茎	生品	13.80g		
		苦杏仁	蔷薇科植物杏*Prunus armeniaca* L. 的干燥成熟种子	燀苦杏仁	13.80g		
		附子	毛茛科植物乌头*Aconitum carmichaelii* Debx. 子根的加工品	黑顺片	15.00g		
		防风	伞形科植物防风*Saposhnikovia divaricata*（Turcz.）Schischk. 的干燥根	生品	20.70g		
		生姜	姜科植物姜*Zingiber oficinale* Rosc. 的新鲜根茎	鲜品	69.00g		
备注	1. 唐代方药计量传承了汉代的度量衡制度，服法亦参考汉代方剂处理。据原方中煎服法“煮取三升，分三服”，可知本方每服剂量为煎出总量的 1/3，故本方每次的服药量为：麻黄4.60g，防己4.60g，人参4.60g，黄芩4.60g，肉桂4.60g，甘草4.60g，白芍4.60g，川芎4.60g，杏仁4.60g，附子5.00g，防风6.90g，生姜23.00g。日服用次数建议1-3 次，根据临床实际遵医嘱使用。 2. 上述折算剂量系依汉代度量衡直接折算，若与当今主流用量严重不符，在固定原方比例和每服量的基础上，结合安全性评价结果及临床用药实际确定日服总量。 3. 鉴于《备急千金要方·卷一·序例》之“合和”篇中提及诸多药物的炮制要求，如“凡用甘草、厚朴、枳实、石南、茵芋、藜芦、皂荚之类，皆炙之。”以此建议采用与古代炮制工艺最为接近的炒甘草规格。炒甘草建议参考《中华人民共和国药典》2020 年版中清炒法，“将甘草原药材除去杂质，洗净，润透，切厚片，炒至微黄”。						

（十一）开心散

基本信息		现代对应情况					
出处	处方、制法及用法	药味名称	基原及用药部位	炮制规格	折算剂量	用法用量	功能主治
《备急千金要方》（唐•孙思邈）	远志、人参各四分，茯苓二两，菖蒲一两。右四味治下筛，饮服方寸匕，日三。	远志	远志科植物远志*Polygala tenuifolia* Willd. 或卵叶远志*Polygala sibirica* L.的干燥根	生品	13.80g	上四味药粉碎成细粉，每次冲服方寸匕，日3次。	【功效】益气养心，安神定志。 【主治】心气不足证，症见神志不宁，健忘失眠，心悸怔忡等。
		人参	五加科植物人参*Panax ginseng* C. A. Mey.的干燥根和根茎	生品			
		茯苓	多孔菌科真菌茯苓*Poria cocos*（Schw.）Wolf的干燥菌核	生品	27.60g		
		石菖蒲	天南星科植物石菖蒲*Acorus tatarinowii* Schott的干燥根茎	生品	13.80g		
备注	因“方寸匕”的容量折算标准受药材比重等因素影响，剂量折算结果差异较大。结合征求意见中研发单位提供的安全性评价研究结果，建议每次冲服1-3g，临床遵医嘱服用。在固定原方比例的基础上，结合安全性评价结果及临床用药实际确定具体服用剂量。						

（十二）当归饮子

基本信息		现代对应情况					
出处	处方、制法及用法	药味名称	基原及用药部位	炮制规格	折算剂量	用法用量	功能主治
《严氏济生方》（宋•严用和）	当归（去芦）、白芍药、川芎、生地黄（洗）、白蒺藜（炒，去尖）、防风（去芦）、荆芥穗各一两，何首乌、黄芪（去芦），甘草（炙）各半两。 右㕮咀，每服四钱，水一盏半，姜五片，煎至八分，去滓温服。不拘时候。	当归	伞形科植物当归*Angelica sinensis*（Oliv.）Diels的干燥根	生品	41.30g	上药粉碎为粗粒，每服16.52g，加水450ml，加入生姜5g，煮取240ml，去滓温服。	【功效】养血润燥，祛风止痒。 【主治】心血凝滞，内蕴风热证，症见皮肤疮疥，或肿或痒，或脓水浸淫，或发瘾疹；或皮肤瘙痒，入夜尤甚，舌淡红，苔薄，脉细弦。
		白芍	毛茛科植物芍药*Paeonialactiflora* Pall.的干燥根	生品	41.30g		
		川芎	伞形科植物川芎*Ligusticum chuanxiong* Hort.的干燥根茎	生品			
		地黄	玄参科植物地黄*Rehmannia* glutinosa Libosch.的干燥块根	生品	41.30g		
		蒺藜	蒺藜科植物蒺藜Tribulusterrestris L.的干燥成熟果实	炒蒺藜	41.30g		
		防风	伞形科植物防风*Saposhnikovia divaricata*（Turcz.）Schischk.的干燥根		41.30g		
		荆芥穗	唇形科植物荆芥*Schizonepeta* tenuisfolia Briq.的干燥花穗				
		何首乌	蓼科植物何首乌*Polygonum multiflorum* Thunb.的干燥块根	生品	20.65g		
		黄芪	豆科植物蒙古黄芪*Astragalus membranaceus*（Fisch.）Bge.var. *mongholicus*（Bge.）Hsiao 或膜荚黄芪*Astragalus membranaceus*（Fisch.）Bge.的干燥根	生品	20.65g		

		甘草	豆科植物甘草 *Glycyrrhiza uralensis* Fisch. 的干燥根和根茎	炒甘草	20.65g		
		生姜	姜科植物姜*Zingiber officinale* Rosc. 的新鲜根茎	鲜品			
备注	1. 本方直接折算剂量并非每日服量，结合方剂组成及每服量，按日服三次计算，则本方的日服总量为49.56g，各药的日服量折算如下：当归5.84g，白芍5.84g，川芎5.84g，生地黄5.84g，蒺藜5.84g，防风5.84g，荆芥穗5.84g，何首乌2.92g，黄芪2.92g，甘草 2.92g。另加生姜 15g。 2. 专家共识意见为：生姜 1 片约为1-3g，可根据不同方剂的剂量确定生姜用量。本方建议生姜5g。 3. 炒甘草建议参考《中华人民共和国药典》2020 年版中清炒法，“将甘草原药材除去杂质，洗净，润透，切厚片，炒至微黄”。						

（十三）泻白散

基本信息		现代对应情况					
出处	处方、制法及用法	药味名称	基原及用药部位	炮制规格	折算剂量	用法用量	功能主治
《小儿药证直诀》（宋·钱乙）	地骨皮（洗去土，焙）、桑白皮（细锉炒黄）各一两，甘草（炙）一钱。上锉散，入粳米一撮，水二小盏，煎七分，食前服。	地骨皮	茄科植物枸杞 *Lycium chinense* Mill. 的干燥根皮	地骨皮（焙）	41.30g	上药粉碎成粗粒，每次取 6.20g，加粳米 2g，以水 300ml，煎取 180ml，饭后温服。	【功效】清泻肺热，止咳平喘。 【主治】小儿肺热咳喘证。症见气喘咳嗽，皮肤蒸热，日晡尤甚，舌红苔黄，脉细数。
		桑白皮	桑科植物桑 *Morus alba* L. 的干燥根皮	炒桑白皮	41.30g		
		甘草	豆科植物甘草 *Glycyrrhiza uralensis* Fisch. 的干燥根和根茎	炒甘草	4.13g		
		粳米	禾本科植物粳稻 *Oryza sativa* L. subsp *j.aponica* Kato. 的干燥成熟种仁	生品			
备注	1. 泻白散在《古代经典名方目录（第一批）》中的原出处《小儿药证直诀》版本中无每服量，故无法确定实际使用剂量。根据《小儿药证直诀》“四库纂修武英殿本”版本记载“为细末，每服一二钱，水一中盏，入粳米百粒，同煎至六分，食后温服”确定以上剂量和煎服法。每服量取“一二钱”的中间值，即6.20g。本方直接折算剂量并非每日服量，结合方剂组成及每服量，按日服三次计算，则本方的日服总量约为 18.60g，各药的日服量折算如下：桑白皮8.86 g，地骨皮8.86g，甘草0.89g。另加粳米6.00g。 2. 本方中地骨皮除杂处理后注明焙的操作，其目的为使药材质地酥脆，便于后续粉碎，因此建议尊重原方炮制方法，可参考地方标准如《安徽省中药炮制规范》2005 年版中的焙法。炒甘草建议参考《中华人民共和国药典》2020 年版中清炒法，“将甘草原药材除去杂质，洗净，润透，切厚片，炒至微黄”。						

（十四）清心莲子饮

基本信息		现代对应情况					
出处	处方、制法及用法	药味名称	基原及用药部位	炮制规格	折算剂量	用法用量	功能主治
《太平惠民和剂局方》（宋·太平惠民和剂局）	黄芩、麦门冬（去心）、地骨皮、车前子、甘草（炙）各半两，石莲肉（去心）、白茯苓、黄芪（蜜炙）、人参各七钱半。右剉散。每三钱，麦门冬十粒，水一盏半，煎取八分，去滓，水中沉冷，空心，食前服。	黄芩	唇形科植物黄芩*Scutellaria baicalensis* Georgi的干燥根	生品	20.65g	上药粉碎成粗粒，每服12.39g，麦冬3g，加水450ml，煎取240ml，去药渣，饭前冷服。	【功效】益气养阴，清心泻火，止淋化浊。【主治】心火偏旺，气阴两虚，湿热下注证。症见遗精淋浊，血崩带下，遇劳则发，或腰膝酸软，或消渴，失眠多梦，口干舌燥，烦躁发热，倦怠乏力。
		麦冬	百合科植物麦冬*Ophiopogon japonicus*（L.f）Ker-Gawl.的干燥块根	生品	20.65g		
		地骨皮	茄科植物枸杞*Lycium chinense* Mill.的干燥根皮	生品	20.65g		
		车前子	车前科植物车前*Plantago asiatica* L.的干燥成熟种子	生品	20.65g		
		甘草	豆科植物甘草*Glycyrrhiza uralensis* Fisch.的干燥根和根茎	炒甘草	20.65g		
		莲子	睡莲科植物莲*Nelumbo nucifera* Gaertn.的干燥成熟种子	生品	30.98g		
		茯苓	多孔菌科真菌茯苓*Poria cocos*（Schw.）Wolf的干燥菌核	生品	30.98g		
		黄芪	豆科植物蒙古黄芪*Astragalus embranaceus*（Fisch.）Bge. var. *mongholicus*（Bge.）Hsiao或膜荚黄芪*Astragalus membranaceus*（Fisch.）Bge.的干燥根	炙黄芪	30.98g		
		人参	五加科植物人参*Panax ginseng* C. A. Mey.的干燥根和根茎	生品	30.98g		
备注	1. 本方直接折算剂量并非每日服量，结合方剂组成及每服量，按日服三次计算，则本方的日服总量约为37.17g，各药的日服量折算如下：黄芩3.38g，麦冬3.38g，地骨皮3.38g，车前子3.38g，甘草3.38g，莲子5.07g，茯苓5.07g，黄芪5.07g，人参5.07g。另加麦冬9.00g。 2. 麦冬传统去心，为历代所沿用，延续至今，如《中华人民共和国药典》1963年版麦冬炮制项内明确“润透后抽去心”，自《中华人民共和国药典》1977年版起不再要求去心。当前麦冬不同产地生产方式有较大区别，不同栽培年限所致性状、气味及内在成分含量均有差异，品质差异较大，栽培年限过短者中柱细小，有鉴于此，建议参考《浙江省中药炮制规范》2015年版所规定的浙麦冬饮片规格入药；《中华人民共和国药典》2020年版莲子炮制项内已做去心要求，因此按现行标准不再单独加注。 3. 炒甘草建议参考《中华人民共和国药典》2020年版中清炒法，“将甘草原药材除去杂质，洗净，润透，切厚片，炒至微黄”。						

（十五）羌活胜湿汤

基本信息		现代对应情况					
出处	处方、制法及用法	药味名称	基原及用药部位	炮制规格	折算剂量	用法用量	功能主治
《内外伤辨惑论》（金·李东垣）	羌活、独活各一钱，藁本、防风、甘草（炙）、川芎各五分，蔓荆子三分。上㕮咀，都作一服，水二盏，煎至一盏，去渣，大温服，空心食前。	羌活	伞形科植物羌活 *Notopterygium incisum* Ting ex H. T. Chang 的干燥根茎和根	生品	4.13g	上药粉碎为粗粒，加水600ml，煎至300ml，去药渣，饭前温服。	【功效】祛风，胜湿，止痛。【主治】风湿在表之痹证。症见肩背痛不可回顾，头痛身重，或腰脊疼痛，难以转侧，苔白，脉浮。
		独活	伞形科植物重齿毛当归*Angelica pubescens* Maxim.f. *biserrata* Shan et Yuan 的干燥根	生品	4.13g		
		藁本	伞形科植物藁本*Ligusticum sinense* Oliv. 或辽藁本 *Ligusticumjeholense* Nakai et Kitag. 的干燥根茎和根	生品	2.06g		
		防风	伞形科植物防风*Saposhnikovia divaricata*（Turcz.）Schischk. 的干燥根	生品	2.06g		
		甘草	豆科植物甘草 *Glycyrrhiza uralensis* Fisch. 的干燥根和根茎	炒甘草	2.06g		
		川芎	伞形科植物川芎 *Ligusticum chuanxiong* Hort. 的干燥根茎	生品	2.06g		
		蔓荆子	马鞭草科植物单叶蔓荆 *Vitex trifolia* L. var. *simplicifolia* Cham. 或蔓荆 *Vitex trifolia* L. 的干燥成熟果实	生品	1.24g		
备注	1. 本方各药直接折算剂量总和 17.74g 为一次服量，按日服三次计算，则本方的日服总量为 53.22g，各药的日服量折算如下：羌活 12.39g，独活 12.39g，藁本6.18g，防风6.18g，甘草6.18g，川芎6.18g，蔓荆子3.72g。 2. 炒甘草建议参考《中华人民共和国药典》2020 年版中清炒法，“将甘草原药材除去杂质，洗净，润透，切厚片，炒至微黄”。						

（十六）当归补血汤

基本信息		现代对应情况					
出处	处方、制法及用法	药味名称	基原及用药部位	炮制规格	折算剂量	用法用量	功能主治
《内外伤辨惑论》（金·李东垣）	黄芪一两，当归二钱（酒洗）。上件㕮咀，都作一服。水二盏，煎至一盏，去渣，温服，空心食前。	黄芪	豆科植物蒙古黄芪*Astragalus membranaceus*（Fisch.）Bge. var. *mongholicus*（Bge.）Hsiao 或膜荚黄芪*Astragalus membranaceus*（Fisch.）Bge. 的干燥根	生品	41.30g	上药粉碎为粗粒，加水600ml，煎至300ml，去药渣，饭前温服。	【功效】补气生血。【主治】血虚发热证。症见肌热，燥热，烦渴引饮，目赤面红，昼夜不息，脉洪大而虚，重按无力。
		当归	伞形科植物当归*Angelica sinensis*（Oliv.）Diels 的干燥根	酒当归	8.26g		
备注	本方各药直接折算剂量总和49.56g 为一次服量，按日服三次计算，则本方的日服总量为 148.68g，各药的日服量折算如下：黄芪 123.90g，当归24.78g。 鉴于本方与其他宋金元煮散方剂不同，所有药物为一服量，其服量较其他方剂明显偏大。在固定原方比例和每服量的基础上，结合安全性评价结果及临床用药实际确定日服总量，建议日服 1-3 次遵医嘱使用。						

（十七）地黄饮子

基本信息		现代对应情况					
出处	处方、制法及用法	药味名称	基原及用药部位	炮制规格	折算剂量	用法用量	功能主治
《黄帝素问宣明论方》（金·刘完素）	熟干地黄、巴戟（去心）、山茱萸、石斛、肉苁蓉（酒浸，焙）、附子（炮）、五味子、官桂、白茯苓、麦门冬（去心）、菖蒲、远志（去心）各等分。右为末，每服三钱，水一盏半，生姜五片，枣一枚，薄荷，同煎至八分，不计时候。	熟地黄	玄参科植物地黄 *Rehmannia glutinosa* Libosch. 的干燥块根的炮制加工品	熟地黄（蒸法）	1.03g	上药粉碎为粗粒，每次服12.39g，加水450ml，生姜5g，枣3g，薄荷1g，煎煮至240ml。	【功效】滋肾阴，补肾阳，开窍化痰。【主治】喑痱证。症见舌强不能言，足废不能用，口干不欲饮，足冷面赤，脉沉细弱。
		巴戟天	茜草科植物巴戟天 *Morinda oficinalis* How 的干燥根	生品	1.03g		
		山茱萸	山茱萸科植物山茱萸 *Cornus oficinalis* Sieb.et Zucc. 的干燥成熟果肉	生品	1.03g		
		石斛	兰科植物铁皮石斛 *Dendrobium oficinale* Kimura et Migo 或霍山石斛 *Dendrobium huoshanense* C.Z.Tang et S.J.Cheng 的干燥茎	生品	1.03g		
		肉苁蓉	列当科植物肉苁蓉 *Cistanche deserticola* Y. C. Ma 的干燥带鳞叶的肉质茎	酒苁蓉	1.03g		
		附子	毛茛科植物乌头 *Aconitum carmichaelii* Debx. 的子根的加工品	黑顺片	1.03g		
		五味子	木兰科植物五味子 *Schisandra chinensis*（Turcz.）Baill. 的干燥成熟果实	生品	1.03g		
		肉桂	樟科植物肉桂 *Cinnamomum cassia* Presl 的干燥树皮	生品	1.03g		
		茯苓	多孔菌科真菌茯苓 *Poria cocos*（Schw.） Wolf 的干燥菌核	生品	1.03g		
		麦冬	百合科植物麦冬 *Ophiopogonjaponicus*（L. f）Ker-Gawl. 的干燥块根	生品	1.03g		
		石菖蒲	天南星科植物石菖蒲 *Acorus tatarinowii* Schott 的干燥根茎	生品	1.03g		
		远志	远志科植物远志 *Polygala tenuifolia* Willd. 或卵叶远志 *Polygala sibirica* L. 的干燥根	生品	1.03g		
		薄荷	唇形科植物薄荷 *Mentha haplocalyx* Briq. 的干燥地上部分	生品	1.00g		
		生姜	姜科植物姜 *Zingiber oficinale* Rosc. 的新鲜根茎	鲜品	5.00g		
		大枣	鼠李科植物枣 *Ziziphusjujuba* Mill. 的干燥成熟果实	生品	3.00g		
备注	1. 本方直接折算剂量并非每日服量，结合方剂组成及每服量，按日服三次计算，则本方的日服总量约为37.17g，各药的日服量折算如下：熟地黄3.10g，巴戟天3.10g，山茱萸3.10g，石斛3.10g，肉苁蓉3.10g，附子3.10g，五味子3.10g，肉桂3.10g，茯苓3.10g，麦冬3.10g，石菖蒲3.10g，远志3.10g。另加薄荷3.00g，生姜15.00g，大枣9.00g。 2. 专家共识意见为：生姜1片约为1-3g，可根据不同方剂的剂量确定生姜用量。本方建议生姜5g。 3.《中华人民共和国药典》2020年版巴戟天、远志饮片炮制已做去心要求，因此按现行标准不再单独加注；麦冬传统去心，为历代所沿用，延续至今，如《中华人民共和国药典》1963年版麦冬炮制项内明确“润透后抽去心”，自《中华人民共和国药典》1977年版起不再要求去心。当前麦冬不同产地生产方式有较大区别，不同栽培年限所致性状、气味及内在成分含量均有差异，品质差异较大，栽培年限过短者中柱细小，有鉴于此，建议参考《浙江省中药炮制规范》2015年版所规定的浙麦冬饮片规格入药。						

（十八）清金化痰汤

基本信息		现代对应情况					
出处	处方、制法及用法	药味名称	基原及用药部位	炮制规格	折算剂量	用法用量	功能主治
《医学统旨》（明·叶文龄）	黄芩、山栀各一钱半，桔梗二钱，麦门冬（去心）、桑皮、贝母、知母、瓜蒌仁（炒）、橘红、茯苓各一钱，甘草四分。 水二盅，煎八分，食后服。	黄芩	唇形科植物黄芩*Scutellaria baicalensis* Georgi 的干燥根	生品	5.60g	上药加水400ml，煎至160ml，饭后服用。	【功效】清热润肺，化痰止咳。 【主治】痰热郁肺证。症见咳嗽气息粗促，或喉中有痰声，痰多、质粘厚或稠黄，咯吐不爽，咽喉干痛，或有热腥味，或吐血痰，胸胁胀满，咳时引痛，面赤，鼻出热气，或有身热，口干欲饮，舌红，舌苔薄黄腻，脉滑数。
		栀子	茜草科植物栀子*Gardenia jasminoides* Ellis 的干燥成熟果实	生品	5.60g		
		桔梗	桔梗科植物桔梗*Platycodon grandiflorum*（Jacq.）A.DC. 的干燥根	生品	7.46g		
		麦冬	百合科植物麦冬*Ophiopogon japonicus*（L.f）Ker-Gawl. 的干燥块根	生品	3.73g		
		桑白皮	桑科植物桑*Morus alba* L. 的干燥根皮	生品	3.73g		
		浙贝母	百合科植物浙贝母*Fritillaria thunbergii* Miq. 的干燥鳞茎	生品	3.73g		
		知母	百合科植物知母*Anemarrhena asphodeloides* Bge. 的干燥根茎	生品	3.73g		
		瓜蒌子	葫芦科植物栝楼*Trichosanthes kirilowii* Maxim. 的干燥成熟种子	炒瓜蒌子	3.73g		
		橘红	芸香科植物橘 *Citrus reticulata* Blanco 及其栽培变种的干燥外层果皮	生品	3.73g		
		茯苓	多孔菌科真菌茯苓*Poria cocos*（Schw.）Wolf 的干燥菌核	生品	3.73g		
		甘草	豆科植物甘草*Glycyrrhiza uralensis* Fisch. 的干燥根和根茎	生品	1.49g		
备注	1. 麦冬传统去心，为历代所沿用，延续至今，如《中华人民共和国药典》1963 年版麦冬炮制项内明确“润透后抽去心”，自《中华人民共和国药典》1977 年版起不再要求去心。当前麦冬不同产地生产方式有较大区别，不同栽培年限所致性状、气味及内在成分含量均有差异，品质差异较大，栽培年限过短者中柱细小，有鉴于此，建议参考《浙江省中药炮制规范》2015 年版所规定的浙麦冬饮片规格入药。 2. 本方未明确是日服量还是单次服量，建议结合临床实际，日 1-3 剂遵医嘱使用。						

（十九）金水六君煎

基本信息		现代对应情况					
出处	处方、制法及用法	药味名称	基原及用药部位	炮制规格	折算剂量	用法用量	功能主治
《景岳全书》（明•张景岳）	当归二钱，熟地三、五钱，陈皮一钱半，半夏二钱，茯苓二钱，炙甘草一钱。水二盅，生姜三、五、七片，煎七、八分，食远温服。	当归	伞形科植物当归*Angelica sinensis*（Oliv.）Diels 的干燥根	生品	7.46g	上药加水400ml，生姜5g，煎至150ml，温服。	【功效】滋养肺肾，祛湿化痰。【主治】肺肾阴虚，湿痰内盛证。症见咳嗽呕恶，喘急多痰，痰带咸味，或咽干口燥，自觉口咸，舌质红，苔白滑或薄腻。
		熟地黄	玄参科植物生地黄*Rehmannia glutinosa* Libosch. 的干燥块根的炮制加工品	熟地黄（蒸制法）	14.92g		
		陈皮	芸香科植物橘*Citrus reticulata* Blanco 及其栽培变种的干燥成熟果皮	生品	5.60g		
		半夏	天南星科植物半夏*Pinellia ternata*（Thunb.）Breit. 的干燥块茎	清半夏	7.46g		
		茯苓	多孔菌科真菌茯苓*Poria cocos*（Schw.）Wolf 的干燥菌核	生品	7.46g		
		甘草	豆科植物甘草*Glycyrrhiza uralensis* Fisch. 的干燥根和根茎的炮制加工品	炒甘草	3.73g		
		生姜	姜科植物姜*Zingiber oficinale* Rosc. 的新鲜根茎	鲜品	5.00g		
备注	1. 剂量为区间者，取中间值。方中熟地取四钱，生姜取五片。 2. 专家共识意见为：生姜 1 片约为1-3g，可根据不同方剂的剂量确定生姜用量。本方建议生姜5g。 3. 本方未明确是日服量还是单次服量，建议结合临床实际，日 1-3 剂遵医嘱使用。 4. 炒甘草建议参考《中华人民共和国药典》2020 年版中清炒法，“将甘草原药材除去杂质，洗净，润透，切厚片，炒至微黄”。						

（二十）济川煎

基本信息		现代对应情况					
出处	处方、制法及用法	药味名称	基原及用药部位	炮制规格	折算剂量	用法用量	功能主治
《景岳全书》（明•张景岳）	当归三、五钱，牛膝二钱，肉苁蓉（酒洗去咸）二、三钱，泽泻一钱半，升麻五分、七分或一钱，枳壳一钱。水一盅半，煎七八分，食前服。	当归	伞形科植物当归 *Angelica sinensis*（Oliv.）Diels 的干燥根	生品	14.92g	上药，以水 300ml 煎煮，煎至约150ml。饭前服。	【功效】温肾益精，润肠通便。【主治】肾虚便秘证。症见大便秘结，小便清长，腰膝酸软，头目眩晕，舌淡苔白，脉沉迟。
		牛膝	苋科植物牛膝*Achyranthes bidentata* Bl. 的干燥根	生品	7.46g		
		肉苁蓉	列当科植物肉苁蓉*Cistanche deserticola* Y.C.Ma 的干燥带鳞叶的肉质茎	酒苁蓉	9.33g		
		泽泻	泽泻科植物东方泽泻 *Alisma orientale*（Sam.）Juzep. 或泽泻 *Alisma plantago-aquatica* Linn. 的干燥块茎	生品	5.60g		
		升麻	毛茛科植物大三叶升麻 *Cimicifuga heracleifolia* Kom.、兴安升麻 *Cimicifuga dahurica*（Turcz.）Maxim. 或毛茛科植物升麻*Cimicifugafoetida* L. 的干燥根茎	生品	2.61g		
		枳壳	芸香科植物酸橙 *Citrus aurantium* L. 及其栽培变种的干燥未成熟果实	生品	3.73g		
备注	1. 剂量为区间者，取其中间值。方中当归取四钱，肉苁蓉取二钱半，升麻取七分。本方未明确是日服量还是单次服量，建议结合临床实际，日 1-3 剂遵医嘱使用。 2. 鉴于古代长期推崇四川等地所产升麻*Cimicifugafoetida* L.，建议人工栽培优先选择该基原。						

（二十一）清肺汤

基本信息		现代对应情况					
出处	处方、制法及用法	药味名称	基原及用药部位	炮制规格	折算剂量	用法用量	功能主治
《万病回春》（明•龚廷贤）	黄芩（去朽心）一钱半，桔梗（去芦）、茯苓（去皮）、陈皮（去白）、贝母（去心）、桑白皮各一钱，当归、天门冬（去心）、山栀、杏仁（去皮尖）、麦门冬（去心）各七分，五味子七粒，甘草三分。上锉，生姜、枣子煎，食后服。	黄芩	唇形科植物黄芩*Scutellaria baicalensis* Georgi 的干燥根	生品（枯芩）	5.60g	水煎服	【功效】清热润肺，降气化痰。【主治】痰热咳嗽。症见咳嗽，气喘息粗，喉中痰鸣，咯痰黄稠量多，或久嗽声哑，舌红苔黄腻，脉滑数。
		桔梗	桔梗科植物桔梗*Platycodon grandiflorum*（Jacq.）A. DC. 的干燥根	生品	3.73g		
		茯苓	多孔菌科真菌茯苓*Poria cocos*（Schw.）Wolf 的干燥菌核	生品	3.73g		
		橘红	芸香科植物橘*Citrus reticulata* Blanco 及其栽培变种的干燥外层果皮	生品	3.73g		
		浙贝母	百合科植物浙贝母*Fritillaria thunbergii* Miq. 的干燥鳞茎	浙贝片	3.73g		
		桑白皮	桑科植物桑*Morus alba* L. 的干燥根皮	生品	3.73g		
		当归	伞形科植物当归*Angelica sinensis*（Oliv.）Diels 的干燥根	生品	2.61g		
		天冬	百合科植物天冬*Asparagus cochinchinensis*（Lour.）Merr. 的干燥块根	生品	2.61g		
		栀子	茜草科植物栀子*Gardenia jasminoides* Ellis 的干燥成熟果实	生品	2.61g		
		苦杏仁	蔷薇科植物杏*Prunus armeniaca* L. 的干燥成熟种子	焯苦杏仁	2.61g		
		麦冬	百合科植物麦冬*Ophiopogon japonicus*（L.f）Ker-Gawl. 的干燥块根	生品	2.61g		
		五味子	木兰科植物五味子*Schisandra chinensis*（Turcz.）Baill. 的干燥成熟果实	生品	1.00g		
		甘草	豆科植物甘草*Glycyrrhiza uralensis* Fisch. 的干燥根和根茎	生品	1.12g		
		生姜	姜科植物姜*Zingiber officinale* Rosc. 的新鲜根茎	鲜品	2.00g		
		大枣	鼠李科植物枣*Ziziphus jujuba* Mill. 的干燥成熟果实	生品	6.00g		
备注	1. 麦冬传统去心，为历代所沿用，延续至今，如《中华人民共和国药典》1963 年版麦冬炮制项内明确“润透后抽去心”，自《中华人民共和国药典》1977 年版起不再要求去心。当前麦冬不同产地生产方式有较大区别，不同栽培年限所致性状、气味及内在成分含量均有差异，品质差异较大，栽培年限过短者中柱细小，有鉴于此，建议参考《浙江省中药炮制规范》2015 年版所规定的浙麦冬饮片规格入药；浙贝母现行《中华人民共和国药典》2020 年版产地加工项内“浙贝片”明确“除去芯芽”，因此建议使用此规格。 2. 本方未明确是日服量还是单次服量，建议结合临床实际，日 1-3 剂遵医嘱使用。						

（二十二）保元汤

基本信息		现代对应情况					
出处	处方、制法及用法	药味名称	基原及用药部位	炮制规格	折算剂量	用法用量	功能主治
《简明医彀》（明·孙志宏）	人参一钱，黄芪二钱，甘草五分，肉桂二分。 右加生姜一片，水煎服。	人参	五加科植物人参 *Panax ginseng* C. A. Mey. 的干燥根和根茎	生品	3.73g	水煎服	【功效】补气温阳。 【主治】元气不足证。症见倦怠乏力，面色㿠白，少气畏寒，不欲饮食。
		黄芪	豆科植物蒙古黄芪 *Astragalus membranaceus*（Fisch.）Bge.var. *mongholicus*（Bge.）Hsiao 或膜荚黄芪 *Astragalus membranaceus*（Fisch.）Bge. 的干燥根	生品	7.46g		
		甘草	豆科植物甘草 *Glycyrrhiza uralensis* Fisch. 的干燥根和根茎	生品	1.87g		
		肉桂	樟科植物肉桂 *Cinnamomum cassia* Presl 的干燥树皮	生品	0.75g		
		生姜	姜科植物姜 *Zingiber oficinale* Rosc. 的新鲜根茎	鲜品	3.00g		
备注	1. 本方未明确是日服量还是单次服量，建议结合临床实际，日 1-3 剂遵医嘱使用。 2. 专家共识意见为：生姜 1 片约为 1-3g，可根据不同方剂的剂量确定生姜用量。本方建议生姜 3g。						

（二十三）半夏白术天麻汤

基本信息		现代对应情况					
出处	处方、制法及用法	药味名称	基原及用药部位	炮制规格	折算剂量	用法用量	功能主治
《医学心悟》（清·程国彭）	半夏一钱五分，天麻、茯苓、橘红各一钱，白术三钱，甘草五分。 生姜一片，大枣二枚，水煎服。	半夏	天南星科植物半夏 *Pinellia ternata*（Thunb.）Breit. 的干燥块茎	清半夏	5.60g	水煎服	【功效】化痰熄风，健脾祛湿。 【主治】风痰上扰证。症见眩晕，头痛，胸膈痞闷，恶心呕吐，舌苔白腻，脉弦滑。
		天麻	兰科植物天麻 *Gastrodia elata* Bl. 的干燥块茎	生品	3.73g		
		茯苓	多孔菌科真菌茯苓 *Poria cocos*（Schw.）Wolf 的干燥菌核	生品	3.73g		
		橘红	芸香科植物橘 *Citrus reticulata* Blanco 及其栽培变种的干燥外层果皮	生品	3.73g		
		白术	菊科植物白术 *Atractylodes macrocephala* Koidz. 的干燥根茎	生品	11.19g		
		甘草	豆科植物甘草 *Glycyrrhiza uralensis* Fisch. 的干燥根和根茎	生品	1.87g		
		生姜	姜科植物姜 *Zingiber oficinale* Rosc. 的新鲜根茎	鲜品	3.00g		
		大枣	鼠李科植物枣 *Ziziphusjujuba* Mill. 的干燥成熟果实	生品	6.00g		
备注	1. 本方未明确是日服量还是单次服量，建议结合临床实际，日 1-3 剂遵医嘱使用。 2. 专家共识意见为：生姜 1 片约为 1-3g，可根据不同方剂的剂量确定生姜用量。本方建议生姜 3g。						

（二十四）易黄汤

基本信息		现代对应情况					
出处	处方、制法及用法	药味名称	基原及用药部位	炮制规格	折算剂量	用法用量	功能主治
《傅青主女科》（清•傅山）	山药一两（炒），芡实一两（炒），黄柏二钱（盐水炒），车前子一钱（酒炒），白果十枚（碎）。水煎服。	山药	薯蓣科植物薯蓣*Dioscorea opposita* Thunb.的干燥根茎	清炒山药	37.30g	水煎服	【功效】固肾止带，清热祛湿。【主治】肾虚湿热带下证。症见带下黏稠量多，色黄如浓茶汁，其气腥秽，舌红，苔黄腻。
		芡实	睡莲科植物芡*Euryale ferox* Salisb.的干燥成熟种仁	清炒芡实	37.30g		
		黄柏	芸香科植物黄皮树*Phellodendron chinense* Schneid.的干燥树皮	盐黄柏	7.46g		
		车前子	车前科植物车前*Plantago asiatica* L.的干燥成熟种子	酒车前子	3.73g		
		白果	银杏科植物银杏*Ginkgo biloba* L.的干燥成熟种子	生品	10.00g		
备注	山药、芡实参考《中华人民共和国药典》2020年版炮制通则清炒法，车前子参考酒炙法。						

（二十五）宣郁通经汤

基本信息		现代对应情况					
出处	处方、制法及用法	药味名称	基原及用药部位	炮制规格	折算剂量	用法用量	功能主治
《傅青主女科》（清•傅山）	白芍五钱（酒炒），当归五钱（酒洗），丹皮五钱，山栀子三钱（炒），白芥子二钱（炒研），柴胡一钱，香附一钱（酒炒），川郁金一钱（醋炒），黄芩一钱（酒炒），生甘草一钱。水煎服。	白芍	毛茛科植物芍药*Paeonialactiflora* Pall.的干燥根	酒白芍	18.65g	水煎服	【功效】疏肝泻火，理气养血。【主治】肝郁化火之经前腹痛证。症见经前腹痛，少腹尤甚，经来多紫黑瘀块者。
		当归	伞形科植物当归*Angelica sinensis*（Oliv.）Diels的干燥根	酒当归	18.65g		
		牡丹皮	毛茛科植物牡丹*Paeoniasuffruticosa* Andr.的干燥根皮	生品	18.65g		
		栀子	茜草科植物栀子*Gardenia jasminoides* Ellis的干燥成熟果实	炒栀子	11.19g		
		白芥子	十字花科植物白芥*Sinapis alba* L.的干燥成熟种子	炒芥子	7.46g		
		柴胡	伞形科植物狭叶柴胡*Bupleurum scorzonerifolium* Willd.或柴胡*Bupleurum chinense* DC.的干燥根	生品	3.73g		
		香附	莎草科植物莎草*Cyperus rotundus* L.的干燥根茎	酒香附	3.73g		
		姜黄	姜科植物姜黄*Curcuma longa* L.的干燥根茎	醋姜黄	3.73g		
		黄芩	唇形科植物黄芩*Scutellaria baicalensis* Georgi的干燥根	酒黄芩	3.73g		
		甘草	豆科植物甘草*Glycyrrhiza uralensis* Fisch.的干燥根和根茎	生品	3.73g		
备注	历代郁金的来源根据所记载的产地、花期、花亭着生方式、根部形态特征、颜色以及历代所绘药图等可以明确为今姜科植物*Curcuma longa*L.的干燥根茎，本属其他多种植物的根茎则根据不同的加工方式分为莪术、姜黄和片姜黄，互有演变，但药用部位均为根茎，未见块根；自清代中后期以来受产量、交通等因素影响，逐步将本属多种植物的卵形或纺锤形块根作为郁金使用，而*Curcuma longa*L.的干燥根茎则逐步称为“姜黄”。本属多种植物的根茎因疗效明确，自唐代以来纳入本草沿用至今，而块根与根茎成分差异极大，有鉴于此，建议本方川郁金以姜科植物*Curcuma longa*L.的干燥根茎为来源，然因目前《中华人民共和国药典》2020年版已将该来源定为姜黄，并将本属多种植物的块根定为郁金来源，为避免名称混乱，因此将药味名称表述为姜黄，原方标注醋炒，可参考《中华人民共和国药典》2020年版炮制通则中醋炙法。						

人力资源社会保障部 国家卫生健康委 国家中医药局 关于表彰第四届国医大师的决定

各省、自治区、直辖市人力资源社会保障厅(局)、卫生健康委、中医药局，新疆生产建设兵团人力资源社会保障局、卫生健康委，中国中医科学院，北京中医药大学：

近年来，全国中医药系统广大干部职工在党中央、国务院的正确领导下，坚持以习近平新时代中国特色社会主义思想为指导，全面贯彻党的十九大和十九届历次全会精神，深入学习贯彻习近平总书记关于中医药工作的重要论述，按照党中央、国务院关于中医药工作的决策部署，传承精华、守正创新，中医药事业发展成效显著，涌现出一大批德高望重、医术精湛的名医名家。

为表彰他们的杰出贡献，营造名医辈出的良好氛围，调动广大中医药工作者的积极性和创造性，人力资源社会保障部、国家卫生健康委、国家中医药局决定，授予丁樱等30位同志国医大师称号，享受省部级表彰奖励获得者待遇。希望受表彰的同志再接再厉，谦虚谨慎，不断为中医药事业作出新的更大贡献。

全国卫生健康和中医药系统干部职工要以受表彰的同志为榜样，高举中国特色社会主义伟大旗帜，紧密团结在以习近平同志为核心的党中央周围，增强“四个意识”、坚定“四个自信”、做到“两个维护”，认真贯彻落实习近平总书记关于中医药工作的重要指示批示精神，坚定信心、扎实工作，不断树立和弘扬大医精诚的医德医风，保持和发扬中医药特色优势，积极推进中医药学术的继承创新，推动中医药振兴发展，为建设健康中国和实现中华民族伟大复兴的中国梦作出新的更大贡献！

附件：第四届国医大师名单

人力资源社会保障部 国家卫生健康委员会 国家中医药管理局

2022年3月29日

附件

第四届国医大师名单

（按姓氏笔画排序）

丁　樱（女）	河南中医药大学第一附属医院主任医师、教授
王永钧	杭州市中医院主任医师
王自立	甘肃省中医院主任医师
王庆国	北京中医药大学主任医师、教授
王晞星	山西省中医院主任医师
王新陆	山东中医药大学教授
皮持衡	江西中医药大学主任医师、教授
孙申田	黑龙江中医药大学附属第二医院主任医师、教授
严世芸	上海中医药大学教授
李文瑞	北京医院主任医师
杨　震	西安市中医医院主任医师
肖承悰（女）	北京中医药大学东直门医院主任医师、教授
何成瑶（女）	贵州中医药大学第二附属医院主任医师、教授
余瀛鳌	中国中医科学院中国医史文献研究所主任医师、研究员
张伯礼	天津中医药大学教授
张静生	辽宁中医药大学附属医院主任医师、教授
陈民藩	福建中医药大学附属人民医院主任医师、教授
陈彤云（女，回族）	首都医科大学附属北京中医医院主任医师
陈绍宏	成都中医药大学附属医院主任医师
林　毅（女）	广州中医药大学第二附属医院主任医师
林天东	海南省中医院主任医师
旺　堆（藏族）	西藏藏医药大学主任医师、教授
南　征（朝鲜族）	长春中医药大学附属医院教授
涂晋文	湖北中医药大学主任医师、教授
施　杞	上海中医药大学主任医师、教授
姚希贤	河北医科大学第二医院主任医师、教授
翁维良	中国中医科学院西苑医院主任医师、研究员
黄瑾明（壮族）	广西中医药大学第一附属医院教授
韩明向	安徽中医药大学第一附属医院主任医师、教授
潘敏求	湖南省中医药研究院主任医师

国家卫生健康委 国家中医药局
关于表彰第二届全国名中医的决定

各省、自治区、直辖市卫生健康委、中医药局，新疆生产建设兵团卫生健康委，中国中医科学院，北京中医药大学：

近年来，全国中医药系统广大干部职工在党中央、国务院的正确领导下，坚持以习近平新时代中国特色社会主义思想为指导，全面贯彻党的十九大和十九届历次全会精神，深入学习贯彻习近平总书记关于中医药工作的重要论述，按照党中央、国务院关于中医药工作的决策部署，传承精华、守正创新，中医药事业发展成效显著，涌现出一大批医德高尚、技术精湛的名医名家。

为表彰他们的重要贡献，营造名医辈出的良好氛围，调动广大中医药工作者的积极性和创造性，国家卫生健康委、国家中医药局决定，授予丁丽仙等101位同志全国名中医称号。希望受表彰的同志再接再厉，谦虚谨慎，不断为中医药事业作出新的更大贡献。

全国卫生健康和中医药系统干部职工要以受表彰的同志为榜样，高举中国特色社会主义伟大旗帜，紧密团结在以习近平同志为核心的党中央周围，增强“四个意识”、坚定“四个自信”、做到“两个维护”，认真贯彻落实习近平总书记关于中医药工作的重要指示批示精神，坚定信心、扎实工作，不断树立和弘扬大医精诚的医德医风，保持和发扬中医药特色优势，积极推进中医药学术的继承创新，推动中医药振兴发展，为建设健康中国和实现中华民族伟大复兴的中国梦作出新的更大贡献！

附件：第二届全国名中医名单

国家卫生健康委 国家中医药局

2022年3月21日

附件

第二届全国名中医名单

（按姓氏笔画排序）

丁丽仙（女）	贵州中医药大学第一附属医院主任医师
王 阶	中国中医科学院广安门医院主任医师、教授
王 檀	长春中医药大学附属医院主任医师
王毅刚	重庆市中医院主任医师
尤昭玲（女）	湖南中医药大学教授
牛兴东	内蒙古自治区中医医院主任医师
毛静远	天津中医药大学第一附属医院主任医师、教授
邓尔禄	青海省中医院主任医师
艾儒棣	成都中医药大学附属医院教授
石印玉	上海中医药大学附属曙光医院主任医师、教授
卡 洛（藏族）	果洛州藏医院主任医师
卢化平	银川市中医医院主任医师
旦松扎巴（藏族）	索县藏医院副主任医师
田振国	辽宁中医药大学附属第三医院主任医师
田维柱	辽宁中医药大学附属医院主任医师
史载祥	中日友好医院主任医师
乐德行	新疆医科大学附属中医医院主任医师、研究员
冯五金	山西省中医院主任医师
吕志平	南方医科大学主任医师、教授
吕绍光	福建省立医院主任医师
刘光珍	山西省中医院主任医师
刘华为	陕西省中医药研究院（陕西省中医医院）主任医师
刘华宝	重庆市中医院主任医师
米烈汉	陕西省中医药研究院（陕西省中医医院）主任医师
孙同郊（女）	西南医科大学附属中医医院教授
孙伟正	黑龙江中医药大学附属第一医院教授
孙国杰	湖北中医药大学教授
买买提·哈斯木（维吾尔族）	新疆维吾尔自治区维吾尔医医院主任医师
苏木亚（蒙古族）	内蒙古自治区国际蒙医医院主任医师
杜惠兰（女）	河北中医学院主任医师、教授
李 冀	黑龙江中医药大学教授
李曰庆	北京中医药大学东直门医院主任医师、教授

李兴培	新疆医科大学第二附属医院主任医师、教授
李应东	甘肃中医药大学主任医师、教授
李灿东	福建中医药大学教授
李乾构	首都医科大学附属北京中医医院主任医师
杨 华	海南省中医院主任医师
杨 骏	安徽省中医院主任医师、教授
杨积武	辽宁中医药大学附属医院主任医师
连 方（女）	山东中医药大学附属医院主任医师
连建伟	浙江中医药大学主任医师、教授
肖定远	福建中医药大学附属第二人民医院主任医师
吴以岭	河北以岭医院主任医师、教授
吴荣祖	昆明市中医医院主任医师
吴勉华	南京中医药大学主任医师、教授
何念善	新疆生产建设兵团医院主任医师
何晓晖	江西中医药大学主任医师、教授
何嘉琳（女）	杭州市中医院主任医师
张志明	甘肃省中医院主任医师
张良英（女）	云南中医药大学教授
张奇文	潍坊市中医院主任医师
张忠德	广州中医药大学第二附属医院主任医师、教授
张佩青（女）	黑龙江省中医药科学院主任医师
张炳厚（满族）	首都医科大学附属北京中医医院主任医师、教授
张洪春	中日友好医院主任医师、教授
陈 意	浙江省中医院主任医师
陈日新	江西中医药大学主任医师、教授
陈抗生	香港注册中医学会
陈宝田	南方医科大学主任医师、教授
林 兰（女）	中国中医科学院广安门医院主任医师、研究员
杭盖巴特尔（蒙古族）	内蒙古自治区国际蒙医医院主任医师
郁仁存	首都医科大学附属北京中医医院主任医师、教授
罗 铨	云南省中医医院主任医师
罗颂平（女）	广州中医药大学第一附属医院教授
周天寒	重庆医药高等专科学校主任医师
周超凡	中国中医科学院中医基础理论研究所主任医师
庞国明	开封市中医院主任医师
郑玉玲（女）	河南中医药大学第一附属医院主任医师、教授
赵文海	长春中医药大学附属医院主任医师
赵文霞（女）	河南中医药大学第一附属医院主任医师、教授
赵继福	长春市中医院主任医师
胡国俊	安徽中医药大学第一附属医院主任医师
俞 瑾（女）	复旦大学附属妇产科医院教授
姜惠中（女）	湖北省中医院主任医师
洛桑罗布（藏族）	西藏自治区藏医院主任医师
袁长津	湖南中医药大学第二附属医院主任医师
袁金声（女）	贵州中医药大学第二附属医院主任医师、教授
莫 蕙（女）	澳门卫生局社区医疗服务范畴主任医师、教授
贾英杰	天津中医药大学第一附属医院主任医师、教授
凌昌全	中国人民解放军海军军医大学主任医师、教授
凌湘力（女）	贵州医科大学附属医院主任医师、教授
高树中	山东中医药大学教授
高思华	北京中医药大学主任医师、教授
郭维琴（女）	北京中医药大学东直门医院主任医师、教授
唐蜀华	江苏省中医院主任医师、教授
黄 煌	南京中医药大学教授
黄汉儒（壮族）	广西国际壮医医院主任医师
黄光英（女）	华中科技大学同济医学院附属同济医院主任医师、教授
黄鼎坚（壮族）	广西中医药大学第一附属医院主任医师
萨 仁（女，蒙古族）	三亚市中医院主任医师
梅建强	河北中医学院第一附属医院主任医师、教授
曹利平（女，满族）	陕西省中医药研究院(陕西省中医医院）主任医师
曹恩泽	安徽中医药大学第一附属医院主任医师
龚千锋	江西中医药大学教授
崔应麟	河南省中医院主任医师
阎小萍（女，回族）	中日友好医院主任医师、教授
童安荣	宁夏回族自治区中医医院暨中医研究院主任医师
蔡 钢	石河子大学医学院第一附属医院主任医师、教授
廖志峰	甘肃省中医院主任医师
熊大经	成都中医药大学教授
冀来喜	山西中医药大学教授

传承中医经方 服务人民健康丨2022 国际经方大会顺利召开

由南京中医药大学和江苏省中医院（南京中医药大学附属医院）主办，南京中医药大学国际经方学院、第一临床医学院、中医学院、中西医结合学院、公共外语部，江苏省中医院普内科，黄煌传承工作室承办的“2022 国际经方大会”于 2022 年 10 月 14—15 日在我国南京线下举办，同时线上面向全球进行中英文直播。

本次大会是一次规模空前的全球性经方学术盛会，大会以“经方与人类卫生健康”为主题，来自中国、美国、加拿大、法国、德国、英国、瑞士、奥地利、葡萄牙、澳大利亚、日本、新加坡、马来西亚和越南等 14 个国家的 150 位经方学者，以线上、线下不同方式作学术报告和专题演讲。共有来自南京中医药大学、江苏省中医院及南京市各医疗机构的 100 余名参会代表线下参加了会议，来自全球 29 个国家的 30035 名中医师、针灸师、经方研究者、经方爱好者通过线上注册参加了大会。截至 10 月 16 日上午 9 点，大会主会场和各分会场的线上直播间累计观看量为 114774 次。

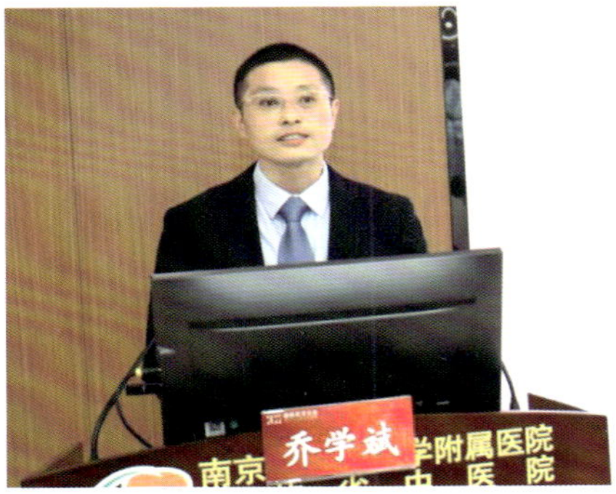

南京中医药大学党委常委、副校长乔学斌主持大会

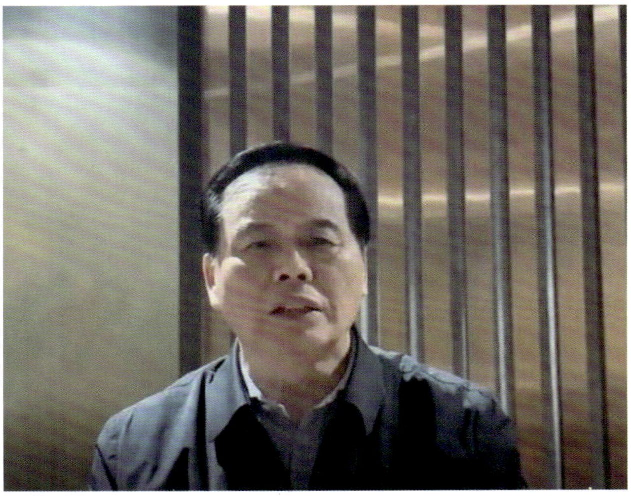

中国科学院院士仝小林致辞

大会开幕式由南京中医药大学党委常委、副校长乔学斌主持，南京中医药大学国际经方学院院长黄煌教授代表大会致欢迎辞，中国科学院院士仝小林、瑞士 ASA 中医大会联合主席西蒙·贝克（Simon Becker）、新加坡中医学院董事主席吴佳盛、台北市中医师公会理事长林源泉视频致辞，南京中医药大学党委书记程纯，国家中医药管理局原人事教育司副司长金二澄，江苏省卫生健康委员会副主任、江苏省中医药管理局局长朱岷，南京中医药大学党委常委、副校长、江苏省中医院党委书记方祝元，江苏省中医药发展中心主任兼书记、江苏省中医药学会副会长兼秘书长黄亚博分别致辞。

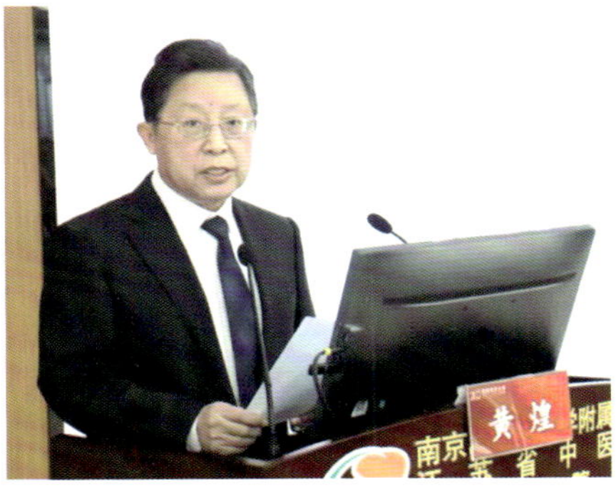

南京中医药大学国际经方学院院长黄煌致辞

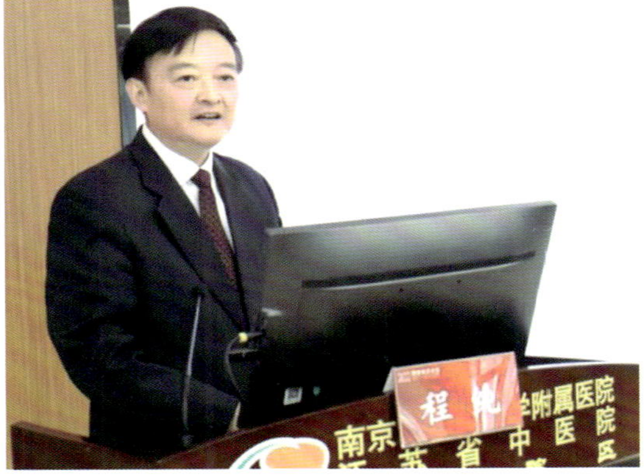

南京中医药大学党委书记程纯致辞

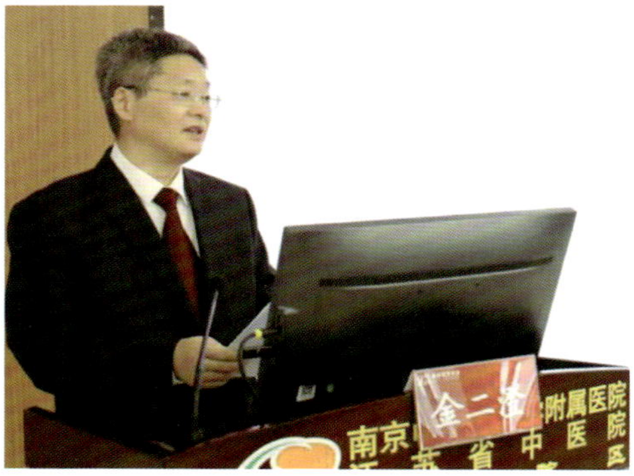

国家中医药管理局原人事教育司副司长金二澄致辞

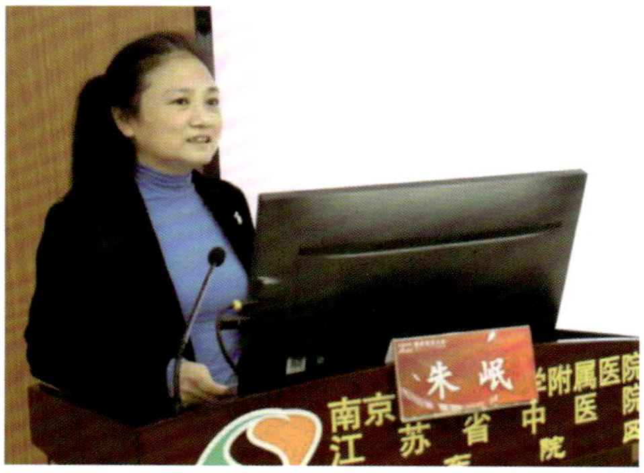

江苏省卫生健康委员会副主任、江苏省中医药管理局局长朱岷致辞

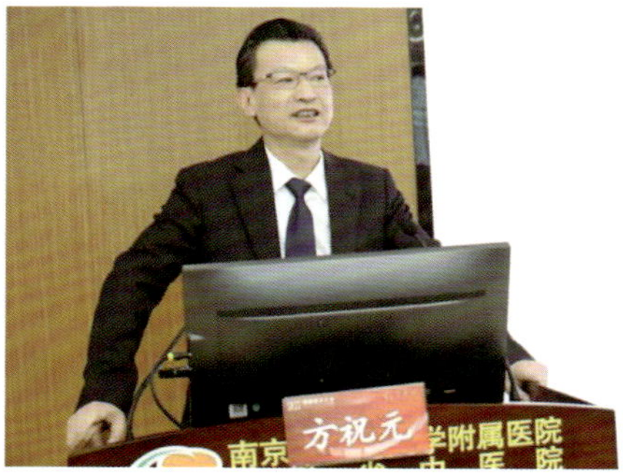

南京中医药大学党委常委、副校长、江苏省中医院党委书记方祝元致辞

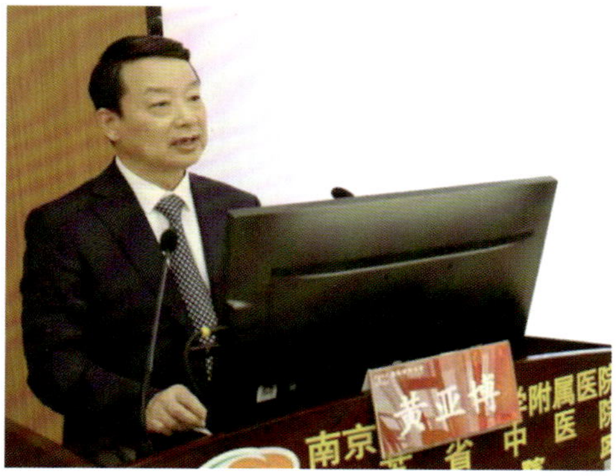

江苏省中医药发展中心主任兼书记、江苏省中医药学会副会长兼秘书长黄亚博致辞

中国工程院院士吴以岭教授以及全国名中医刘沈林教授、黄煌教授分别作了《经方与络病研究》《乌梅丸在慢性难治性肠病中的运用》《我心中的经方医学》的主旨报告。汪受传、金实、潘立群、杨进、马勇、杜文东、周春祥、赵鸣芳、汪悦、谈勇等学者分别在大会主会场作了专题报告。来自中国、美国、德国、日本、瑞士、加拿大、澳大利亚、法国、葡萄牙、英国、马来西亚、奥地利等多个国家的34位学者也以在线视频形式作了两天的专题报告。

本次大会除主会场外，还设立了五个分会场，分别是“经方与未来”“经方与专科”“经方在基层”“经方与经典病房”“经方与生活”，来自海内外的诸多专家学者围绕经方文献、经方经典理论、经方现代研究方法、经方循证研究、经方国际化路径、经方临床专科特色、经方基层推广应用、经典病房建设、经方大众化等主题展开了多场精彩的研讨和交流。

国务院学位委员会学科评议组成员、国家岐黄学者、江苏省委“333工程”第一层次中青年首席科学家培养对象、南京中医药大学副校长、江苏省中医院党委书记方祝元教授在国际经方大会开幕式致辞，内容如下。

尊敬的程书记、金司长、朱主任、黄教授、亚博主任，各位线上线下的同道们：

大家好！

今天这个会开的特别重要，可以说是天时地利人和。

天时：大家知道还有两天，党的二十大即将召开，正应天时。党的二十大的召开，对我们中华民族伟大复兴一定会具有里程碑式的重要指导意义，同时对我们中医药振兴发展也一定会产生巨大的历史意义。

地利：今天在我们美丽的紫东院区——“中医的梅奥”召开国际经方大会。在江苏省委省政府各级领导的关心支持下，江苏省卫生健康委员会、南京中医药大学的关心支持下，特别是南京市委市政府、栖霞区委区政府，我们紫东院区在今年顺利落成并投入使用。

人和：刚才听黄老师讲，我们线上线下有5个会场，这就充分体现了“天下中医是一家”。

我代表附属医院，代表第一临床医学院，代表我们南京中医药大学国际经方学院预祝本次会议能够圆满成功！我今天讲十个字。第一个，是经方的“经”。一想到“经”，就想到经典、典范、范式。经典是我们中医必须要传承精华。中医抗疫，就是我们中医传承精华的一次生动的实践，这是总书记讲的。包括张伯礼院士、仝小林院士，也在第一时间奔赴武汉开展了中医抗疫。刚才讲了清肺排毒汤，二十一味药，五张经方组成。经常有人问，中医抗疫究竟有什么样的疗效？我说，讲一千道一万，两个数字，叫“两个90%”。就是使用率超过了90%，有效率超过了90%，这是余艳红书记在国务院新闻发布会上讲的。中医神奇的抗疫力量，不仅仅是在这一次新冠当中，包括上一次的“非典”，还有历史上有典籍记载的352次抗疫，为我们中华民族的繁衍昌盛做出巨大的贡献，这就是经典，就是传承精华。典范，这个我要特别感谢黄煌老师。他姓名第二个字是“煌”，就发煌古义、守正创新的意思。所以说，黄老师他是研究经方最合适的人选。刚才为什么我要代表国际经方学院？大学党委行政把国际经方学院跟我们第一临床医学院合署办学，现在我也参与国际经方学院的管理，我们要把国际经方学院跟我们一临一样办好办实。同时我们医院也在省卫健委、省中医药管理局的指导下，开办了经典病房，开展经方临床应用和研究。这就是我们守正创新的典范。还有范式，也就是模范、模式的意思。学中医大家都说很难，其实只要掌握中医思维就不难。或者说难中有技巧，一定要掌握中医思维指导临床实践。习近平总书记去年5月12日在河南南阳视察，在张仲景医圣祠发表重要讲话。他指示，要注重运用现代科技解读中医学原理，这就是新时代中医与时俱进的范式。传承精华，讲的是“精”；黄老师典范讲的是“气”；中医范式讲的是学习中医的“神”——“精气神”。第二个，讲到这个“方”，我想到有三个成语。第一叫“方闻之士”。《汉书·艺文志》里面记载，汉武帝即位以后下诏，第一个诏书就是广招天下方闻之士。“方”就是刚正不阿、品质优良，“闻”就是广闻博见。刚才黄老师讲到经方也首次出现在《汉书·艺文志》里面，所以跟“方闻之士”出自同一部典籍。现在来讲，这跟我们南京中医药大学“双一流”高校的办学思想是一样的，换成现在教育界的话叫“立德树人”，这是我们南京中医药大学作为中医药高等教育摇篮的灵魂。我们要感谢母校把我们培养成中医的传人。同时，在新的时代，我们南中医又成为了新时代的新摇篮。这个不是我们自封的，我们是有依据的。习近平总书记说，中医药学凝聚着深邃的哲学智慧和中华民族几千年的健康养生理念及其实践经验，是中国古代科学的瑰宝，也是打开中华文明宝库的钥匙。这段重要论述是在哪个地方说的呢？正是在我们南京中医药大学与澳大利亚皇家墨尔本理工大学合办的中医孔子学院授牌仪式上讲的。在新时代，习近平总书记对中医药的论述的第一篇，就是在我们南中医讲的。所以，我们南中医要争做新时代的新摇篮，争当立德树人的典范，走在中医药事业创新发展的前列。第二，“行方智圆”。就是行要方，智要圆，也就是说灵活性加原则性要相结合。我就想到我们省中医院“三宝”。大学“双一流”，省中医院有“三宝”。哪三宝？就是名医大师、祖传秘方、优良院风，这是我们省中医院能够蓬勃发展的“三宝”。其中，名医大师的故事很多。我们首任院长叶橘泉是中科院的首届学部委员，还有我们南中医的首任校长承淡安先生，他们两位的院士证、学部委员证还连号，一个是96，一个是98。叶橘泉院士的证书原件就在我们院史陈列室收藏着。叶老除了是我们首任院长、中科院首届学部委员以外，他也是新中国成立以后首次提出“方证学”的中医大家，就是说叶老是新中国经方第一人。我们省中医院要传承发扬省中“三宝”。第三，就是“方兴未艾”，秀外慧中。我们今天有5个会场，是个国际性的学术会议，是秀外的，但是要依赖于慧中，就是中医的智慧。现在，国家有三个国策，第一是健康优先发展的国策，第二是中医创新发展的国策，第三是人民至上、生命至上的国策。抗疫精神就是人民至上、生命至上国策的生动体现。去年5月12日习近平总书记到医圣祠，我们5月19日第一时间紧跟习近平总书记步伐去医圣祠学习。一进医圣祠，有一副对联：阴阳有三，辨病还需辨证；医相无二，活国在于活人。讲的是不为良相就为良医，也讲到了中医辨病与辨证相结合。习近平总书记在那一副对联前面，讲了很长一段话，强调要注重运用现代科学技术解读中医药原理，这是我们中医创新发展的思想精髓。刚才我讲到了精、气、神，讲到了立德树人的“德”，德才兼备的“才”，秀外慧中的“慧”，为此我也拟了一副对联：上联是精气神，下联是德才慧，横批：黄煌经方。谢谢！

来源：江苏省中医院

中医经方学术盛会开讲 众多大咖相聚云端论道

——2022 年中国中医经方大会顺利开幕

2022 年 11 月 26 日上午，由中华中医药学会主办，河南中医药大学第一附属医院、中国中医药出版社等 5 家单位联合承办的 2022 年中国中医经方大会在郑州顺利开幕。

会议采用线上直播的方式进行，中华中医药学会副秘书长陈俊峰，国医大师、山东中医药大学原校长王新陆教授，国医大师、河南中医药大学儿科医学院院长、河南中医药大学第一附属医院儿科医院院长丁樱教授，中国中医科学院广安门医院原院长、全国名中医、主论坛坛主王阶教授，河南中医药大学原校长郑玉玲教授，河南中医药大学第一附属医院院长朱明军教授等领导和专家参加了开幕式。会议由河南中医药大学第一临床医学院（中西医结合学院）副院长王永霞主持，河南广播电视台生活事业部、河南广播电视台大象新闻客户端全程直播此次盛会。

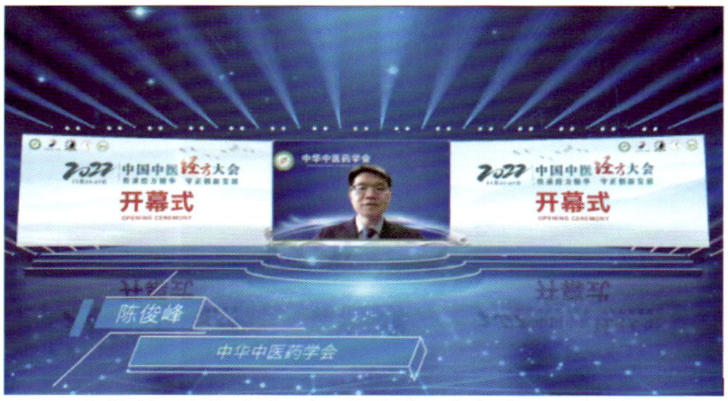

陈俊峰副秘书长在致辞中对大会的顺利召开表示祝贺，对大会取得成效表示肯定，并提出两点建议：一是坚定中药文化自信。中医药是中国优秀传统文化的重要组成部分，党的十八大以来，习近平总书记对中医药工作作出一系列重要论述和指示，推动中医药发展取得的历史性成就让我们深受鼓舞和振奋。作为中医药工作者，要不负重托，不负时代，积极主动地工作，发挥好经方的作用，更好地彰显中医药特色、优势与价值。二是突出特色，不断提升学术活动质量。加强经方领域的交流互鉴，进一步搭建高水平学术交流平台，打造经方研究学术品牌。运用大数据等先进技术，加强对经方应用的实证研究，深入探索经方临床运用规律，注重在学术交流、临床科研等活动中培养优秀中青年人才，不断壮大经方研究队伍。

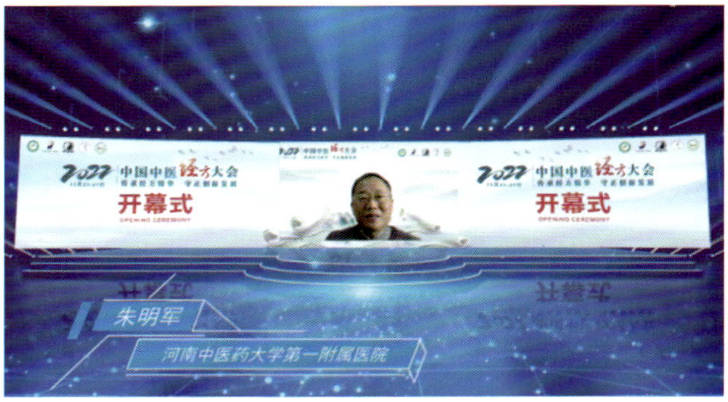

朱明军对莅临会议的各位专家表示热烈欢迎，表示经方大会自举办以来，参会人员众多，影响广泛深远，不但为中医经方传承弘扬提供了平台，而且为推动中医药事业发展增添了力量。他指出，当前基层中医师中医临床思维能力和中医技能亟待提升，希望借助中国经方大会的平台，达到提升基层中医师运用经方、提升中医临床能力、服务人民健康的目的，今后通过继续举办经方大会，汇聚全国众多知名中医经方大家才智，形成传承弘扬发展中医经方合力，进而充分发挥对中医药的引领辐射作用。

本次会议秉承“传承经方精华、守正创新发展”的宗旨，设置了 11 个论坛，邀请国医大师、岐黄学者、全国名中医、经方大家等 150 余名中医经方大家、主持嘉宾相聚云端，11 月 26 日，将围绕中医经方用及经方治疗心血管疾病、脾胃肝胆病、肺病、脑病、肿瘤、肾病、皮肤疾病、儿科疾病、基础研究与产业、青年优才等主题作精彩纷呈的演讲。

来源：河南信息广播

第十二届国际经方班在穗开幕，呈现“云上”办会新模式

2022年11月26日，由广东省中医药学会、广州中医药大学、广州中医药大学第一附属医院主办，广州中医药大学继续教育学院、广州中医药大学教师发展中心协办，广东省中医药学会仲景学说专业委员会、粤港澳高校中医临床基础联盟、广州中医药大学第一附属医院经典临床研究所、全国名老中医专家李赛美传承工作室承办的第十二届国际经方班暨第二十二期全国经方临床运用高级培训班在广州顺利召开。据悉，本次会议旨在响应国家中医药管理局会同教育部、人力资源和社会保障部、国家卫生健康委《关于加强新时代中医药人才工作的意见》，积极落实“促进中医药传承创新发展”的要求，助力中医药人才培养，为健康中国的建设赋能。

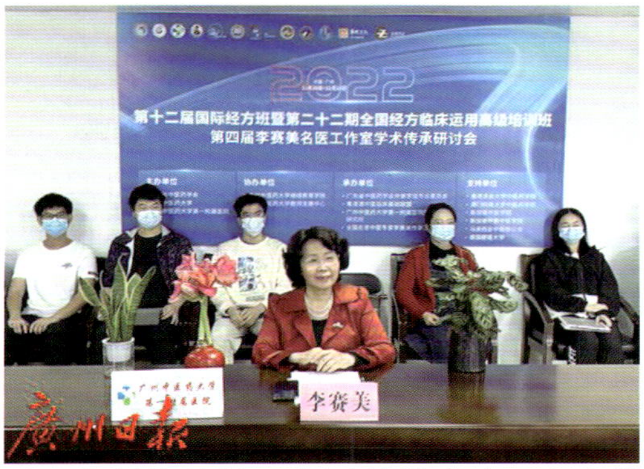

国医大师熊继柏，中国科学院院士仝小林，广东省中医药学会副会长金世明，广州中医药大学党委常委、副校长潘华峰，广州中医药大学第一附属医院院长冼绍祥为经方班致辞。熊继柏首先对国际经方班十一年来的成绩做出肯定，他认为，经方班为弘扬仲景思想、伤寒思想做出了巨大的贡献。仝小林表示，国际经方班是中医走向世界的一个窗口，实现中医药的现代化、国际化，是中医人的使命和担当，同时他也对中医提出了“自信、自立、自强”的要求。

国医大师王庆国、全国名中医张忠德、全国名中医黄煌、四川省名中医刘方柏、首都名中医郝万山、广西中医药大学教授刘力红、香港浸会大学中医药学院教授卞兆祥、新加坡中医学院院长项平等近三十名来自中国、中国香港、中国澳门，马来西亚，新加坡，泰国等国家和地区的经方名家倾囊相授。经方班授课内容分为“大师引航”“名医指点”“经师传真”“海外明声”“粤军广论”“港澳新见”6个模块，主题鲜明，从经方运用切入，囊括内科、皮肤科、妇科、肿瘤、急症等多种临床学科，涉及方药、针灸，并对流行病、疑难病提出新观点和新思路。

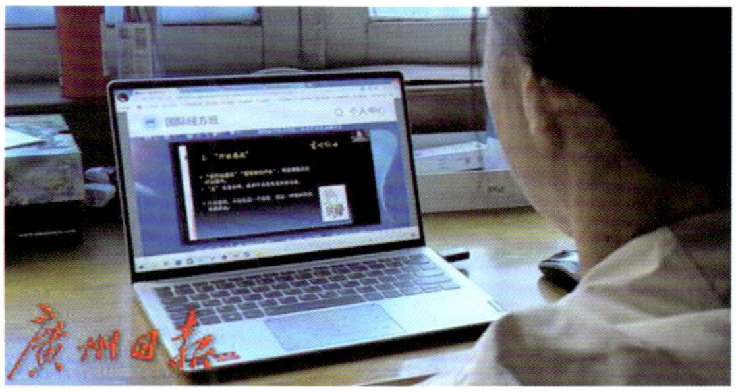

课程包括国医大师王庆国妙用经方治失眠，全国名中医张忠德使用中医药救治新冠肺炎的经验与策略，全国名中医黄煌桂枝加葛根汤的临床应用，广西中医药大学教授刘力红略谈桂枝汤方的理与事，天津医科大学教授吴雄志桂枝汤在妇科中的应用，广东省名中医李赛美经方救治小肠低位性肠梗阻的思路分享。在线观看课程的白小姐表示：“虽然是网络观看，但是看到熟悉的经方名家，聆听到干货满满的经方课程，我还是很激动。”新加坡的刘先生说：“互联网时代让我们生活更加便利，作为医生，我们既要挖掘先贤的智慧，也要积极创新，让中医生活在5G时代。”

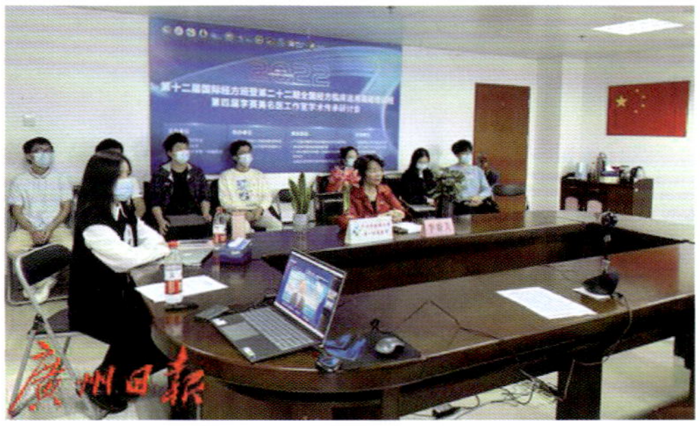

据悉，经方班持续3天，大会执行主席李赛美还带领团队开展第四届李赛美名医工作室学术传承研讨会，推出系列中医公益课程。

国际经方班自2010年创建以来，已走过12年，经方班一直秉着“崇尚经典，立足临床，推广经方，推动学术”的原则，高屋建瓴，授人以渔。本次经方班采用线上“云”参会的模式，可谓薪火相传、承前启后，对经方国际化推广、跨地域化传承产生了深远意义。

来源：广州日报

共议"肿瘤经方时方"第六届全国肿瘤阳光论坛成功举办

2022 年 10 月 22—23 日，由中华中医药学会、北京中医药大学第三附属医院共同主办的"第六届全国肿瘤阳光论坛暨肿瘤经方时方纵横专题论坛"在线上成功举行。本次会议以"包容、集思广益、中西并重、继承创新"为宗旨，坚持"实用、前沿、热点、创新"为导向，以"肿瘤经方时方纵横"为主题，保持既往"重实用、强临床"的特点，邀请来自全国各省市的肿瘤专家近 40 人展开学术交流，吸引 5000 余人参加学习。

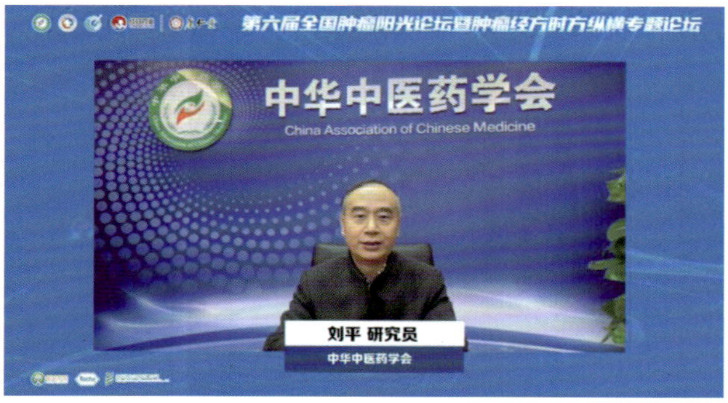

开幕式环节，中华中医药学会副秘书长刘平表示，在党的二十大胜利召开之际举办本次论坛，是中医药传承创新发展的生动实践。全国肿瘤阳光论坛作为中华中医药学会肿瘤创新共同体打造的品牌学术活动，已成功举办至第六届。他希望共同体能围绕疑难问题与各兄弟单位强化合作，多出成果，加强成果转化推广应用，造福更多肿瘤患者，助力健康中国建设，提升人民群众的获得感、幸福感。

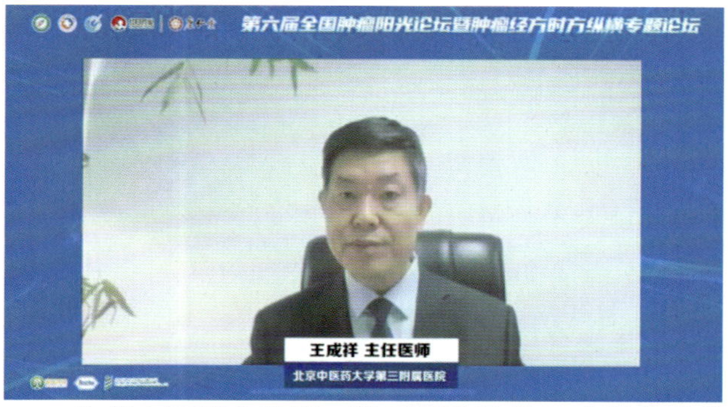

北京中医药大学第三附属医院院长王成祥在致辞中提出，在党的二十大报告中，习近平总书记强调要"促进中医药传承创新发展""健全公共卫生体系"，中医药工作者要认真贯彻落实大会精神，将中医药"继承好，发展好，运用好"，进一步实现中医与西医有序结合、兼容并进的目标。

中华中医药学会肿瘤创新共同体主席黄金昶指出，自伊尹创汤液开始，中药一直是疗疾重要手段，肿瘤及其并发症的防治需要中医同道运用经方时方共同攻坚克难。同时，他指出共同体将致力于为同道搭建合作平台、研发平台、推广平台，产出更多成果，造福肿瘤患者。

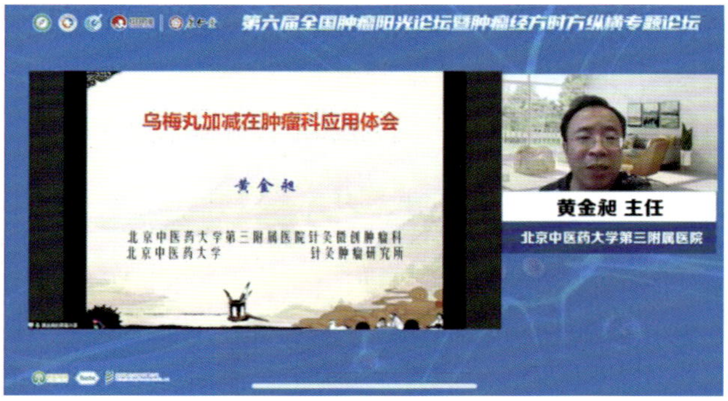

会议期间，北京中医药大学东方医院副院长胡凯文以"肿瘤绿色治疗体系中的处方应用"为题作主旨报告，中国医学科学院肿瘤医院中医科主任冯利作题为"经方在肿瘤治疗中应用"的演讲，香港大学中医药学院副院长沈剑刚分享了"中医药胰腺癌证治的理论与实践"经验，广东省中医院肿瘤科主任张海波阐述"黄芩汤逆转非小细胞肺癌 PI3K 通路异常活化介导的 EGFR-TKIs 耐药的机制研究"，北京中医药大学第三附属医院针灸微创肿瘤科主任黄金昶以"乌梅丸加减在肿瘤科应用体会"为题演讲。20 余位专家分享了中医经典方剂，如阳和汤、温胆汤、四逆散、金匮九痛丸、大半夏汤、升麻鳖甲汤、逍遥散、乌梅丸、小续命汤、黄芩汤等在临床肿瘤辨治中的应用以及抗肿瘤药物临床运用的经验。会议从文献挖掘、基础研究、临床应用等不同视角展示肿瘤经方时方的最新研究进展，使中医经典方剂焕发出新的光辉。

同时，本次会议展示了肿瘤情志治疗、肿瘤并发症中医治疗、肿瘤健康管理等领域研究的新进展。会期虽然不长，但授课专家的精彩报告启迪了与会者的临床辨治思路，更为肿瘤学科的创新研究提供新动力，是学会落实党的二十大报告中提出的"推进健康中国建设"以及"促进中医药传承创新发展"的一次生动实践。

来源：中华中医药学会

北京中医医院平谷医院成功举办“第四届京东经方论坛”

为进一步提高经方的理论研究及临床应用水平，帮助大家更系统、全面地认识仲景经方医学体系，提高中医药服务能力及水平，2022 年 10 月 29 日，由北京中医医院平谷医院、北京中医药薪火传承“3 + 3”工程冯世伦名医传承工作站及冯学功基层老中医传承工作室联合举办了“第四届京东经方论坛”。

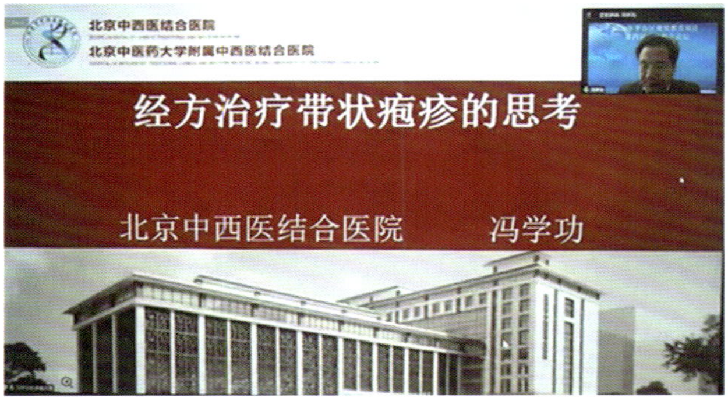

本次论坛由许世闻主任主持，冯学功教授作为首讲嘉宾，授课的题目为“经方治疗带状疱疹的思考”，张立山教授授课的题目为“过敏性鼻炎的经方辨治”，马家驹主任讲课的题目为“经方厥阴病常见方证”。三位经方大咖从经方理论研究到经方实践经验的精彩分享，深入浅出地从多角度诠释了伤寒论六经辨证及经方理论，并结合生动的案例剖析，毫无保留地为我们分享了他们对经方的独到认识和宝贵的临床经验。

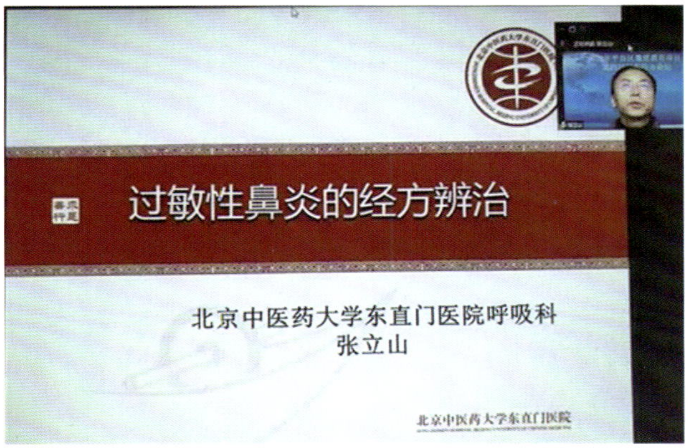

冯学功教授根据六经辨证，认为带状疱疹发病为少阳病伏邪郁热外发，治以小柴胡汤为主方，根据合病及兼症情况进行加减，并毫无保留地给我们分享了治疗带状疱疹的外治验方；张立山教授从过敏性鼻炎的各种症状入手进行六经辨证，结合经典条文和典型的病案为我们讲授如何精准治疗；马家驹主任全面继承胡老的学术思想，结合伤寒论原文讲授厥阴病的实质、病机及治法，明确指出厥阴病是半表半里的阴证。

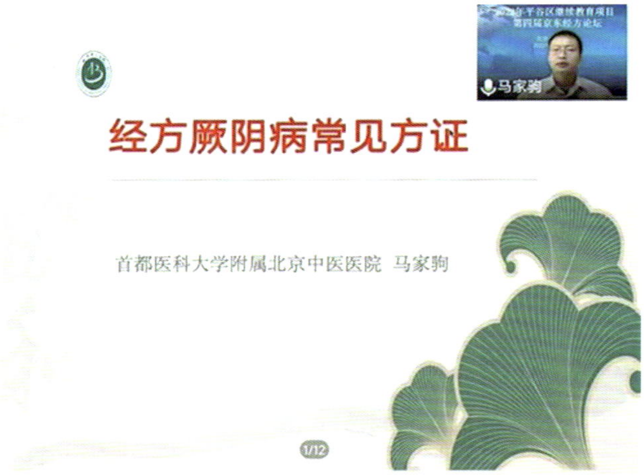

本次培训共计有 90 余名中医同仁参与腾讯线上直播会议，专家们的精彩授课得到了全体学员的一致好评。经典经方是中医药宝库中的精华，“漫言变化千般状，不外阴阳表里间”，先辨六经，继辨方证，辨方证是辨证的尖端，在今后的工作中，我们一定要更加努力地读经典、勤临床，做一名真正的经方传人，不断提升中医思辨及临床诊治能力，“传承精华、守正创新”，为广大患者提供更加优质的服务。

来源：北京中医医院平谷医院

北京海淀区举行“对话经典 逐梦未来”2022 年经方大赛决赛

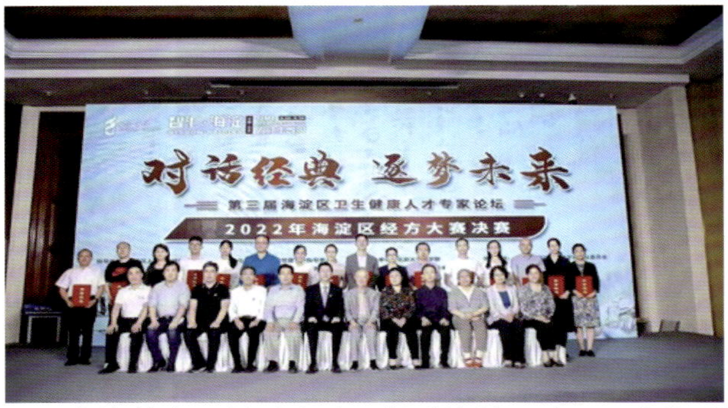

为培养中医骨干人才，促进海淀区中医医师加强经典学习、提升中医经方的临床运用能力，更好地服务辖区居民，2022 年 9 月 28 日，第三届海淀区卫生健康人才专家论坛之“对话经典 逐梦未来”2022 年海淀区经方大赛决赛在辽宁大厦举行。决赛由海淀区人才工作领导小组指导，海淀区医院党建工作指导委员会、海淀区卫生健康系统党建协调委员会、海淀区委卫生健康工作委员会、海淀区卫生健康委员会主办，北京大学医学部、北京大学医学部医学技术研究院协办，北京中医药学会仲景学说专业委员会和冯世纶名医传承工作站提供学术支持。北京市中医管理局局长屠志涛，海淀区人民政府副区长林航，海淀区委卫生健康工委书记、海淀区卫生健康委主任李劲涛出席活动。海淀区人大代表、政协委员代表，海淀区委卫生健康工委、海淀区卫生健康委班子成员、机关和医管中心各科室负责人，区医院党建工作指导委员会成员单位和区卫生健康系统党建协调委员会成员单位领导，中医师代表等在现场观看了比赛，全区中医师及相关人员在线观看了比赛直播。

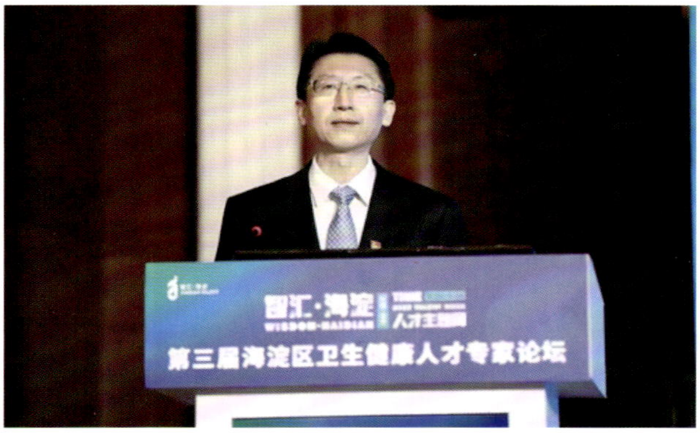

李劲涛书记在致辞中介绍，为深入贯彻习近平总书记对中医药工作的系列重要论述，全面落实市中医局的各项工作要求，海淀区创新发展理念、整合资源优势、发挥区域特色、形成部门合力，激发中医药“五种资源”活力，促进区域中医药事业融合发展。在人才培养方面，海淀区重视加强中医经典学习，强化中医思维培养，近几年连续举办海淀区中医经方培训班及经方大赛，以赛促练，展示海淀区中医人才风貌，促进中医药工作者进一步培养中医思维，提升临床水平和能力，提高辖区居民中医药体验感、获得感，助力医改。

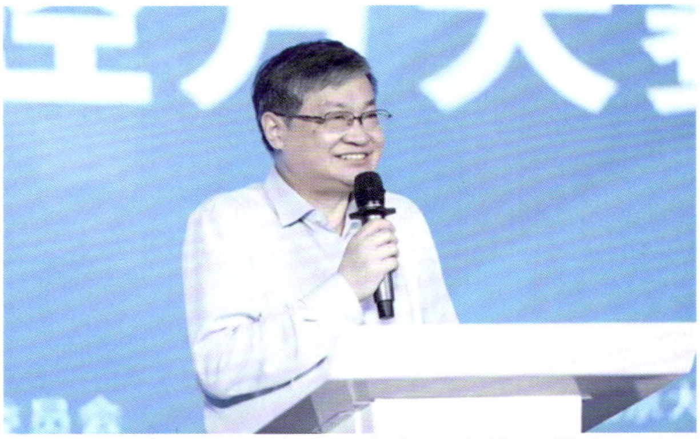

屠志涛局长在讲话中指出，海淀区举办经方大赛，为全市的中医经典学习做出了示范。他强调，经典应用的根基在基层，经典传承是一个系统工程，希望海淀区进一步探索，创新模式，让更多中医人夯实基础，回归经典，在熟练背诵经典的基础上真正运用经典，提高临床服务能力。

决赛现场气氛热烈，6 名选手精神饱满、沉着应战，展示出了海淀区中医医师的水平和风采。大赛评委由经方大家冯世纶老先生领衔，冯学功、耿建国、陈建国主任组成，张立山主任担任点评专家兼主持人。专家们给予的答题点评基于医理、饱含智慧，令选手和观众获益匪浅。经过三个环节的激烈角逐，最终，北京中西医结合医院朱梦龙获得一等奖，其余 5 名选手分获二、三等奖。

传承精华，守正创新。对话经典，逐梦未来！当前中医药事业发展正逢其时且又任重道远。在北京市中医管理局的关心、支持和指导下，在专家名师的传道、授业、解惑下，海淀区将培养出更多更好的高素质中医药人才，推动中医药事业持续高质量发展，为建设健康海淀贡献中医力量！

来源：北京市中医管理局

四川省成都市连续第四年举办中医经典竞赛

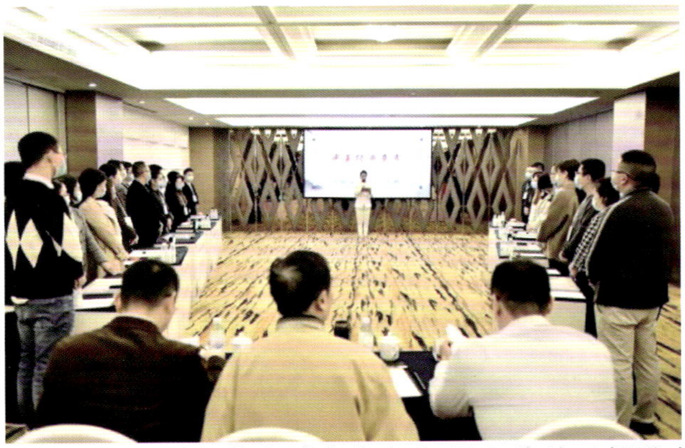

为深入贯彻落实《中共中央 国务院关于促进中医药传承创新发展的意见》和全国中医药大会精神，进一步加强中医人才队伍建设，推动中医经典的学习与应用，提高中医临床诊疗水平，弘扬中医药文化，加速推进成德眉资中医药同城化发展，由成都市卫健委、成都市中医管理局主办，成都市中草药研究所承办的2022年成德眉资中医经典竞赛于2022年11月3日在成都顺利举行。

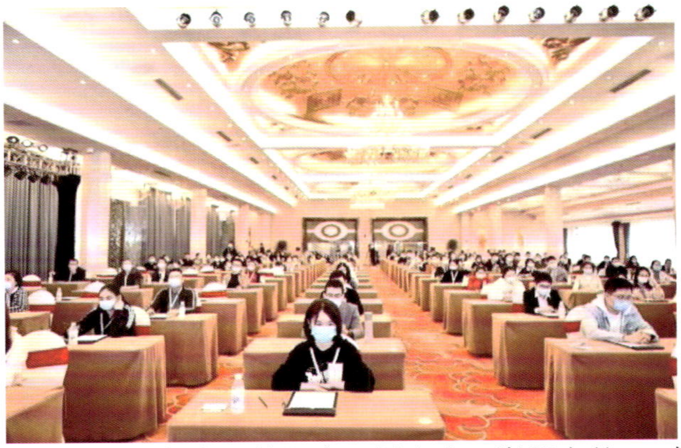

来自成都市、德阳市、眉山市、资阳市的36支参赛队伍，144名参赛选手参加本次竞赛。竞赛以《黄帝内经》《伤寒论》《金匮要略》《温病学》为主要内容，围绕中医经典基本知识的掌握和临床应用，涵盖经典默诵、经方识用、经文理解、文献常识、经典应用等方面，采用笔试、现场答题等形式展开，竞赛设团体奖项18个，分别为一等奖1名、二等奖3名、三等奖5名，优秀组织奖9名。整场竞赛形式新颖、内容有趣、氛围热烈，经过初赛不分赛道的个人笔试，以及半决赛团体竞答的精彩角逐，最终排名前9的队伍晋级决赛，决赛先后进行了九宫寻方、行音传意等5个环节，体现了专业性、趣味性、协作性和竞技性。最终，青羊区卫健局获得团体一等奖，金牛区卫健局、邛崃市卫健局、资阳市中医药管理局获得团体二等奖，高新区卫健局、金堂县卫健局、新津区卫健局、德阳市卫健委、天府新区社会治理和社事局卫生健康处获得团体三等奖。大赛还评出个人奖项66个，分别为一等奖10名、二等奖16名、三等奖18名、优秀奖22名。

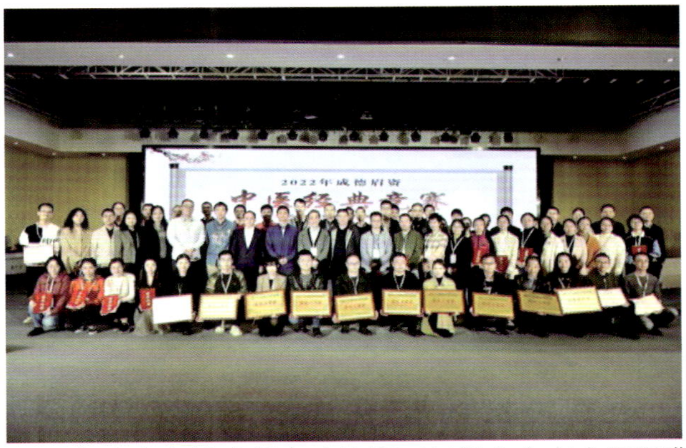

本次竞赛是成都市连续第四年举办全市中医经典竞赛，成都市卫健委（成都市中医管理局）一级调研员张峰对本次竞赛的形式和内容给予了充分肯定，他表示此次竞赛充分展现了成德眉资全体中医药人员对学习与传承中医经典的热情和重视，中医经典对现代中医有着巨大的指导作用与研究价值，学习中医经典是切实提高中医人员临床能力的有效途径，中医经典竞赛作为提高各级中医人员诊疗能力和服务水平的重要载体，通过以赛促学，增强了运用中医药知识防治疾病的业务技能，营造了“信中医、爱中医、用中医”的良好氛围，为进一步提高全市中医临床服务能力起到了积极的推动作用。

来源：四川省中医药管理局

山东中医药学会经典经方创新推广中心成立

为响应国务院和山东省中医药发展战略规划，深入开展经典经方研究，创建经典经方传承创新和推广应用的平台，山东中医药学会批复成立经典经方创新推广中心。2023 年 9 月 10 日，山东中医药学会经典经方创新推广中心启动会在济南召开。山东中医药学会会长孙春玲，山东中医药学会副会长兼秘书长薛一涛，山东中医药学会副会长、经典经方创新推广中心副主任司国民，以及经典经方创新推广中心专家指导组专家参加会议。山东省中药协会轮值会长、经典经方创新推广中心主任曹玉华主持会议。

孙春玲对各位专家提出的意见和建议表示了充分肯定。她表示，经典经方和创新推广是中心建设高质量平台的两个重要路径，中心要整合专家力量，发挥在中医特色、专家团队及融合服务三个方面的突出优势，积极探索建设高质量中心的方法，细化工作方法及流程，深度挖掘中医优势病种并加以推广，努力提升中心健康服务水平，促进经典经方的产业化进程，积极打造山东省经典经方战略高地。司国民从学术创新、教育培训、平台建设三个方面介绍了中心的工作规划，表示中心成立后将加强经方团队建设，积极开展经方科研，推进经方制剂研发，开展经典经方教育培训，打造经典经方临床研究基地等。

启动仪式结束后，经典经方创新推广中心专家指导组组长薛一涛主持专家指导组座谈会。与会专家对经典经方创新推广工作规划、下一步重点工作安排进行了充分交流研讨，专家们表示，将齐心协力做好经典经方创新推广工作，以实际行动提升全省中医诊疗水平和服务能力！

来源：山东省中医药学会

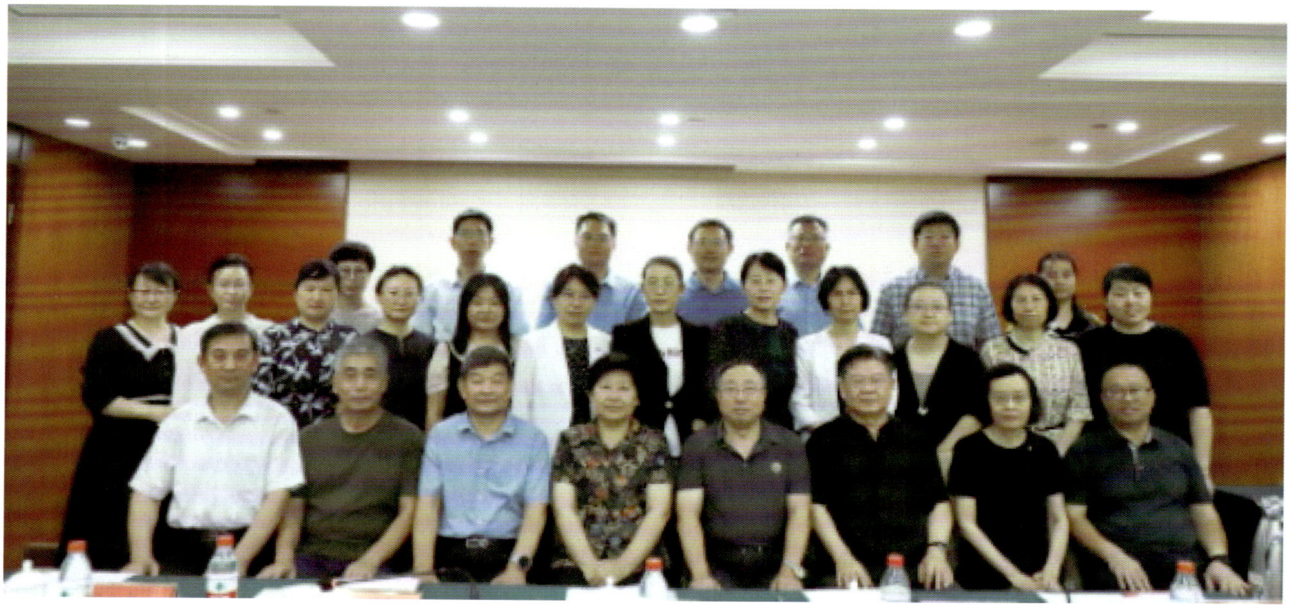

黔南州首家中医经典病房落户黔南州中医医院

2022年1月1日，黔南州首家中医经典病房在黔南州中医医院成立。黔南州中医医院中医经典病房是按照国家中医药管理局中医传承创新工程项目建设要求而设立，治疗理念回归中医主导，坚持传统“中医经典理论、经典处方、经典煎药、经典服药、名医经验”等中医诊疗方式，以院内一批省、州级名老中医为后盾，倡导应用中医古典经方和技术，以“急危重、疑难复杂疾病”为攻关方向，以“常见慢性疾病”为诊疗主体开展诊疗。

中医经典病房除集中传统医学特色诊疗技术外，还引进一批先进的中医诊疗设备，配备有独立的中医综合治疗室、独立的传统中药调配室及中药煎药室。同时引进了一批先进的现代医学诊疗设备，与医院重症医学科、急诊科等科室协作，保障急、危、重症患者得到全面的治疗。

来源：黔南州中医医院

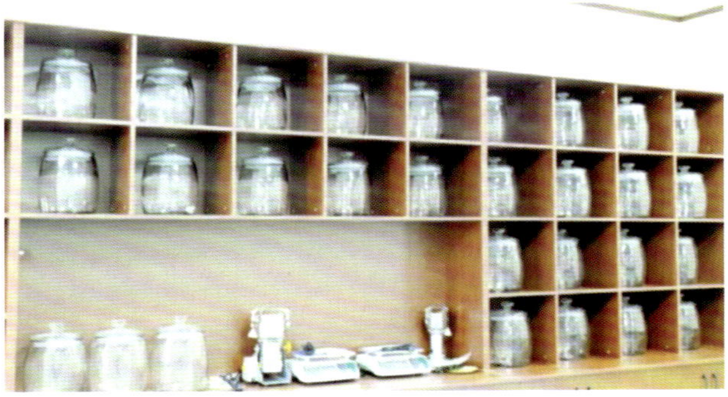

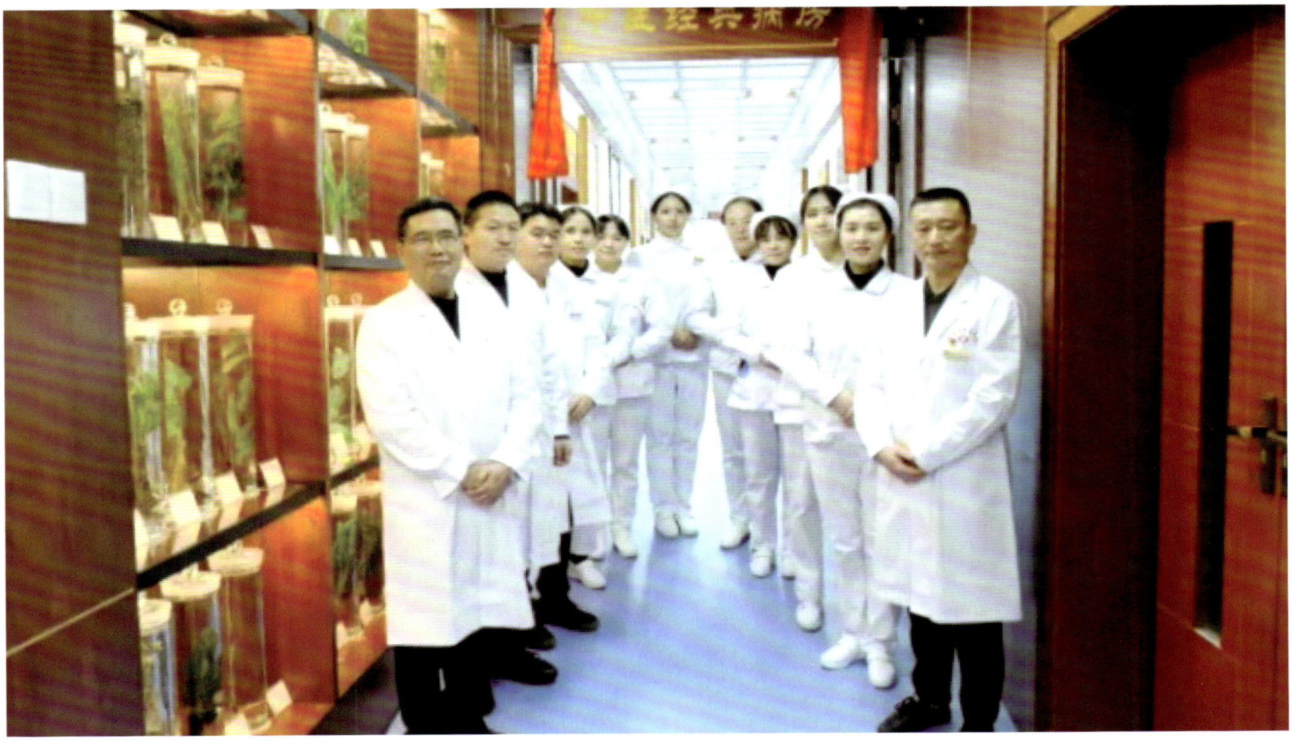

《国医经方年鉴：2022》首发仪式在南阳医圣祠成功举办

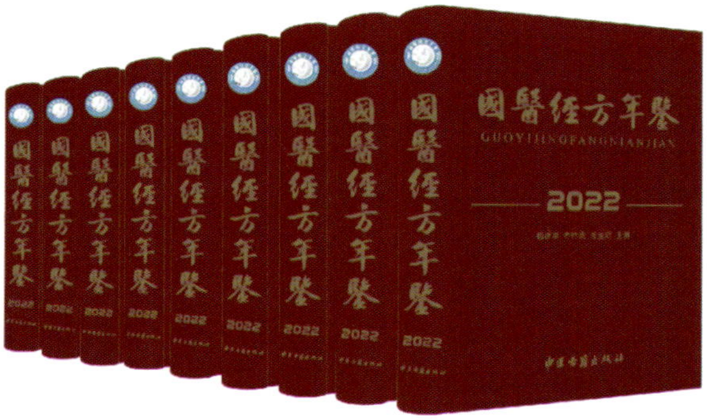

2023 年 5 月 12 日，《国医经方年鉴：2022》首发仪式在医圣故里——南阳医圣祠隆重举行！上午 8 时许，国医大师唐祖宣以及来自全国各地的中医名家纷纷在南阳医圣祠门口相聚，在主办方国医经方年鉴编委会工作人员的引领下，大家怀着崇敬的心情，秩序井然地步入医圣祠——《国医经方年鉴：2022》首发仪式主会场。

上午 9 时，《国医经方年鉴：2022》首发仪式正式开始！首发仪式由南阳医圣祠刘海燕馆长主持，第一个环节是祭拜先师医圣，国医大师唐祖宣，中国医药新闻信息协会中医药文化分会会长、中医古籍出版社原社长刘从明，《国医经方年鉴：2022》主编、南阳曙光中西医结合医院齐作战，《国医经方年鉴：2022》主编陈金欣，向医圣敬献花篮，中华中医药学

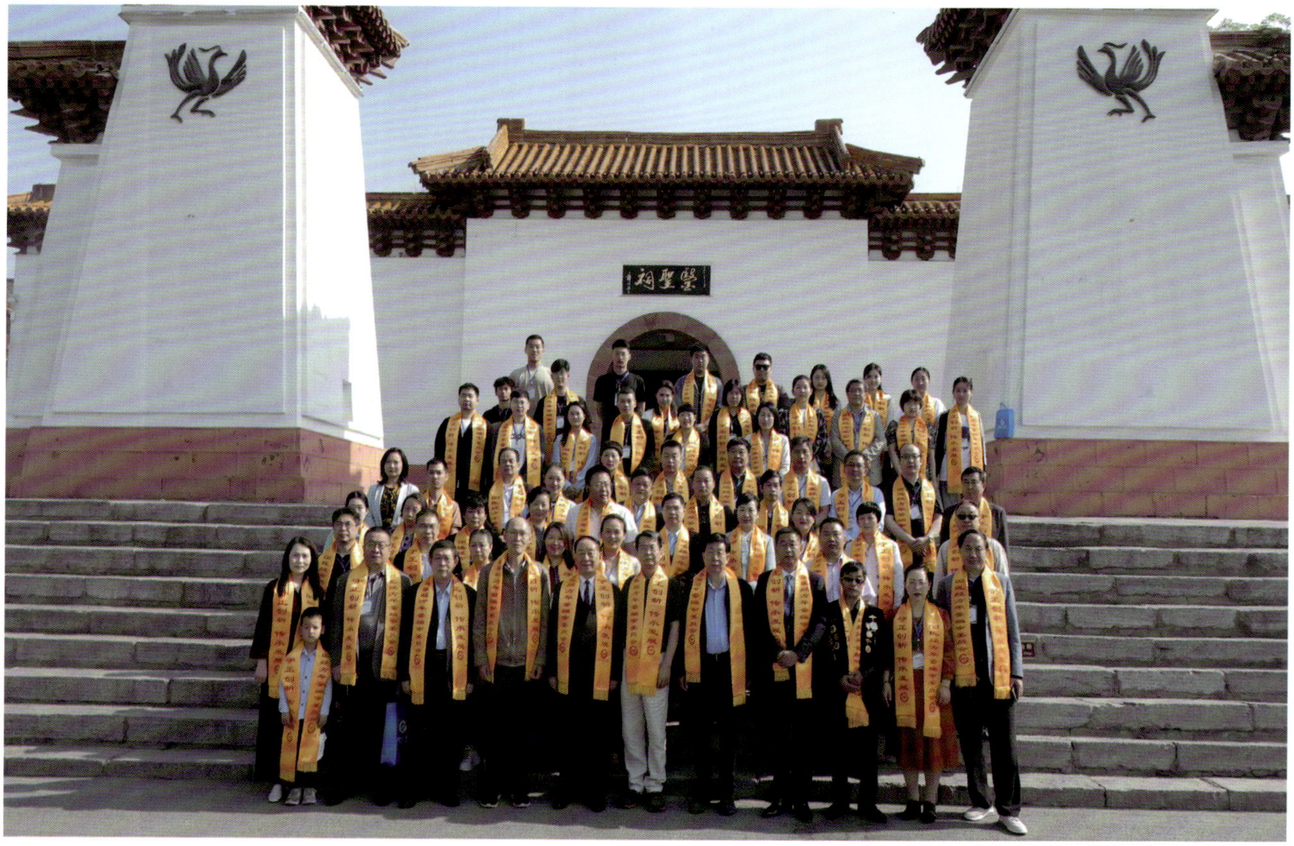

《国医经方年鉴：2022》卷首发仪式与会人员留念

会原副秘书长孙永章恭读《祭文》，全体与会人员集体聆听《医圣颂》！

首发仪式第二个环节是由国医大师唐祖宣，中国中医药研究促进会副秘书长、光明中医杂志主编杨建宇教授，北京经方年鉴中医文化中心张义主任等嘉宾为《国医经方年鉴：2022》揭幕。

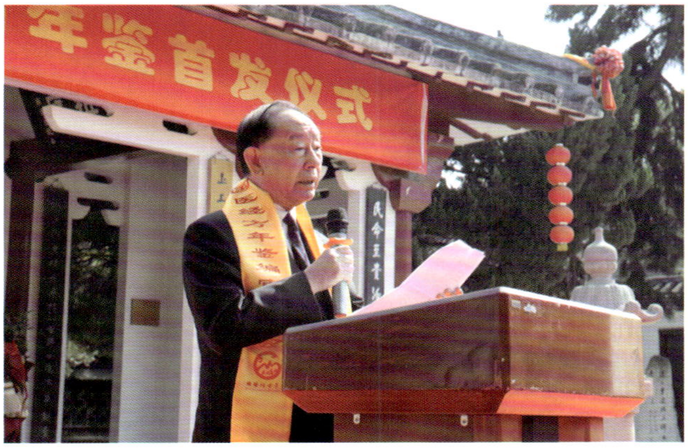

国医大师唐祖宣在首发仪式上致辞

在首发仪式上，国医大师唐祖宣发表讲话，他说：“首先我要感谢国医经方年鉴委员会全体工作人员，是你们的辛苦付出才能让一百多万字的《国医经方年鉴：2022》顺利出版发行！”同时他还讲到：“党和政府非常重视中医药事业的发展，近年来，国家出台一系列利好政策，促进中医药事业的发展，希望各位同仁多学经典，守正创新，传承发展，为健康中国建设做出更大的贡献！”

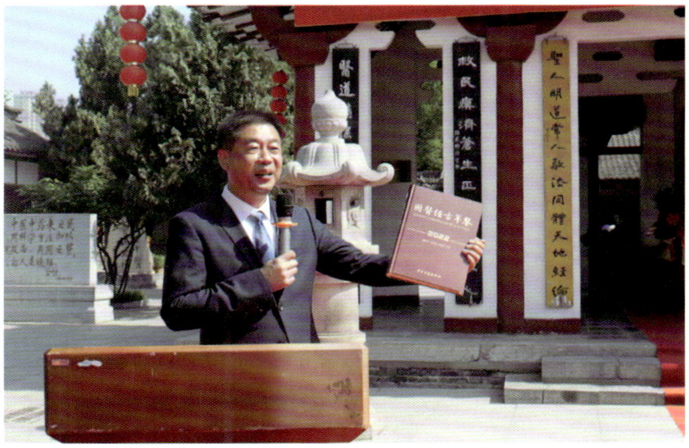

南阳医圣祠博物院刘海燕院长向与会人员展示《国医经方年鉴：2022》

首发仪式第三个环节是与会领导、嘉宾为《国医

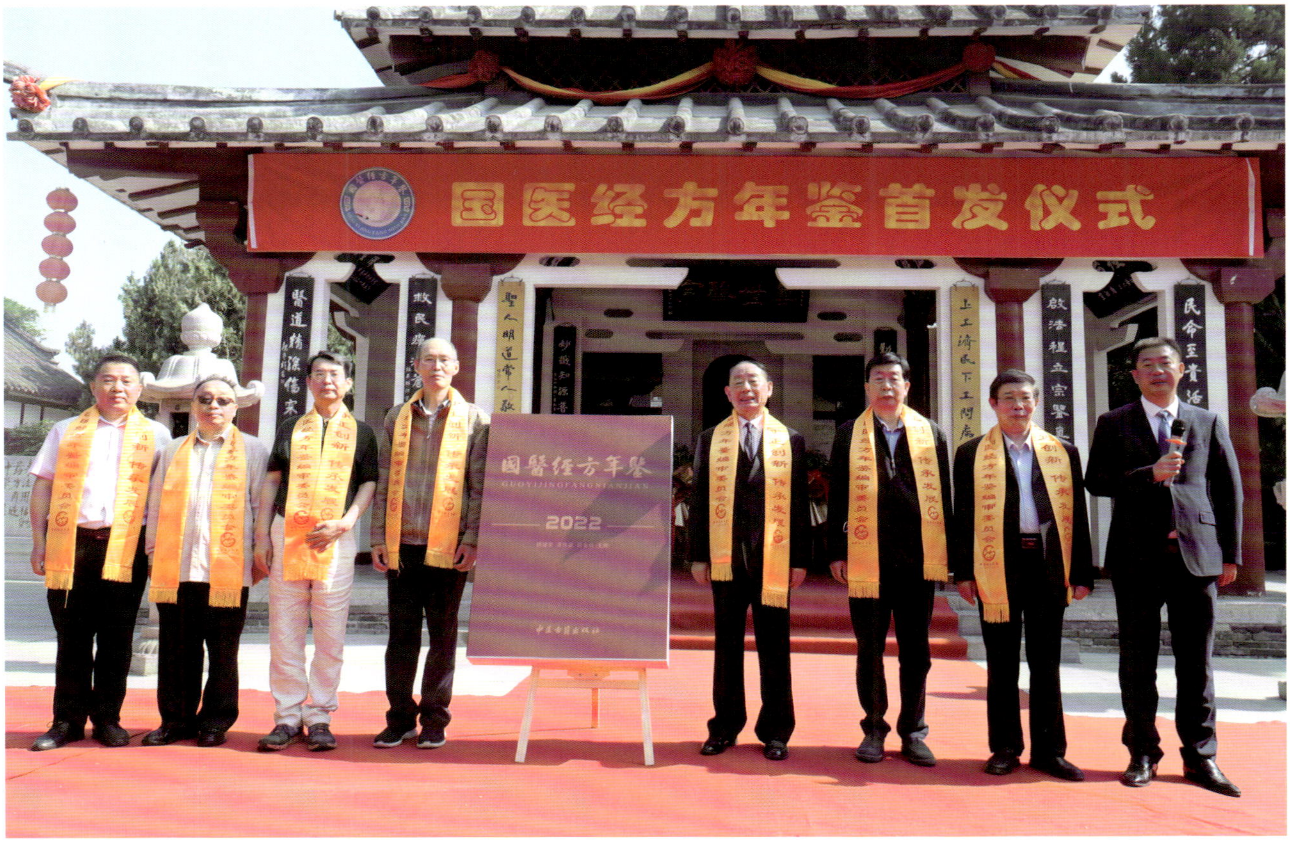

国医大师唐祖宣等专家领导为《国医经方年鉴：2022》卷揭幕

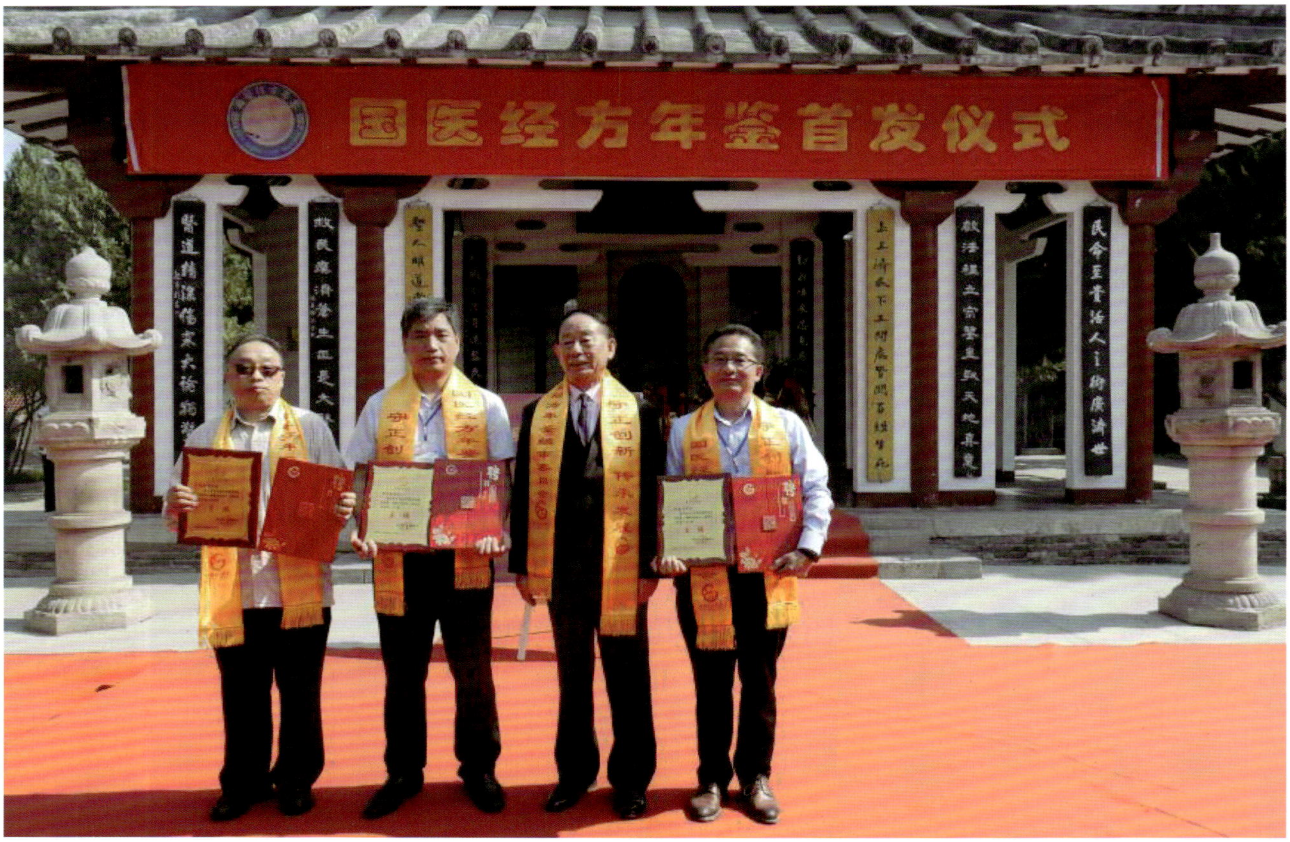

国医大师唐祖宣和《国医经方年鉴：2022》主编合影

经方年鉴：2022》编委会工作人员颁发证书，以表彰他们在编纂过程中的辛苦付出！中国中医药研究促进会副秘书长、国医经方年鉴主编杨建宇指出："《国医经方年鉴：2022》的编辑工作是在国医经方年鉴编审委员会的指导下，由国医经方年鉴编委会办公室负责具体实施。国医经方年鉴编审委员会由中国中医药研究促进会、中域药物经济学发展应用中心、中关村炎黄中医药科技创新联盟等单位共同批准成立，国医经方年鉴编审委员会成员由国医大师、国家级名老中医，中医药领域专家、学者、社会知名人士等300余人组成。"同时他还介绍到："《国医经方年鉴：2022》采用精装国际流行大16开本，图文并茂，是由中医古籍出版社出版并面向全国发行的一部集政策性、指导性、实用性、史料性于一体的专业性年刊，是当代中医药人继承、创新、发展与信息交流的重要平台，是广大读者了解经方理论研究及临床应用的重要窗口，是一部极具珍藏价值的大型历史文献类工具书。"

最后，杨建宇教授对《国医经方年鉴：2022》顺利出版再次表示祝贺，同时预祝同期举行的"经方创新分类与专病专科临床拓展研究学论坛"圆满成功！

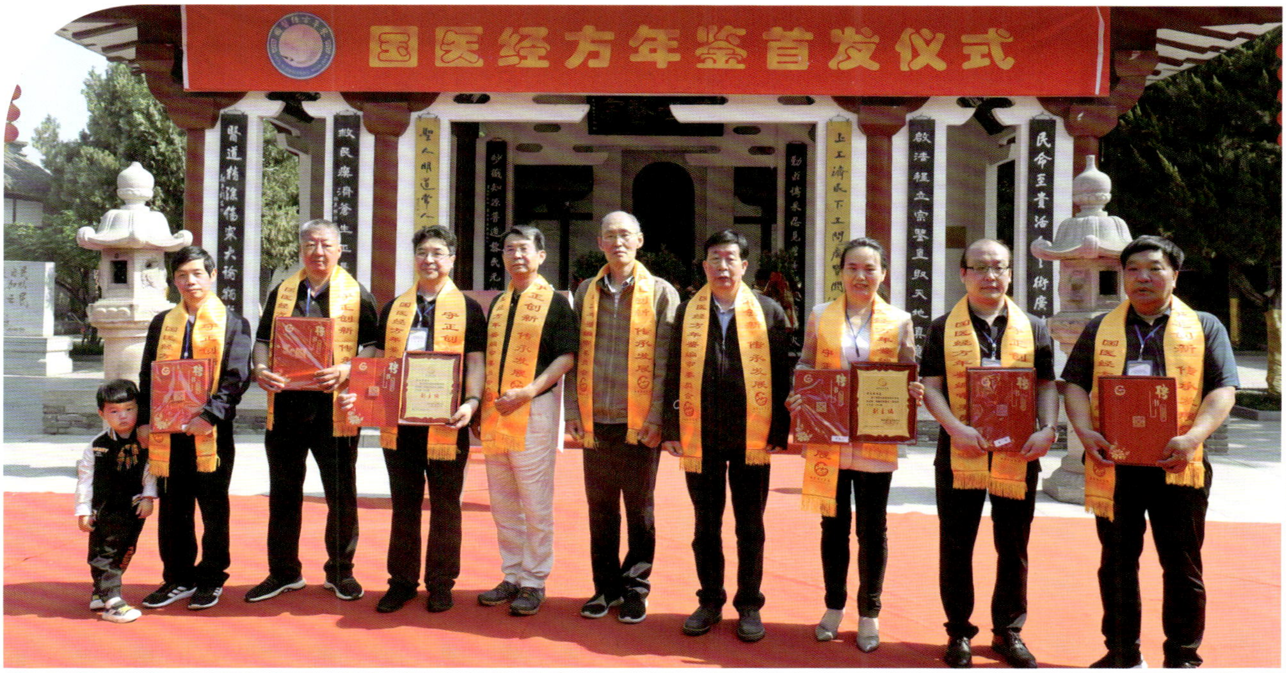

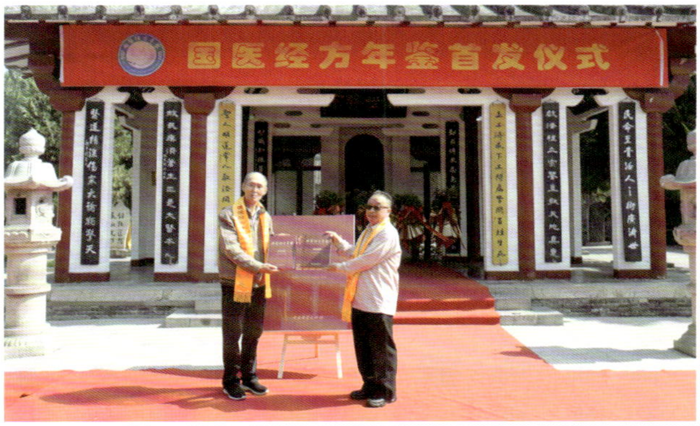

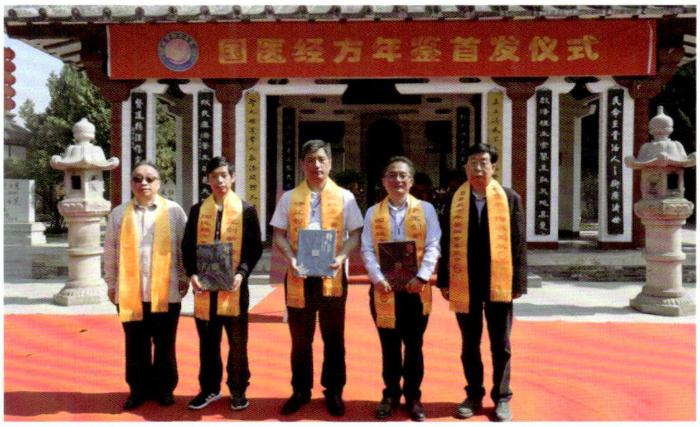

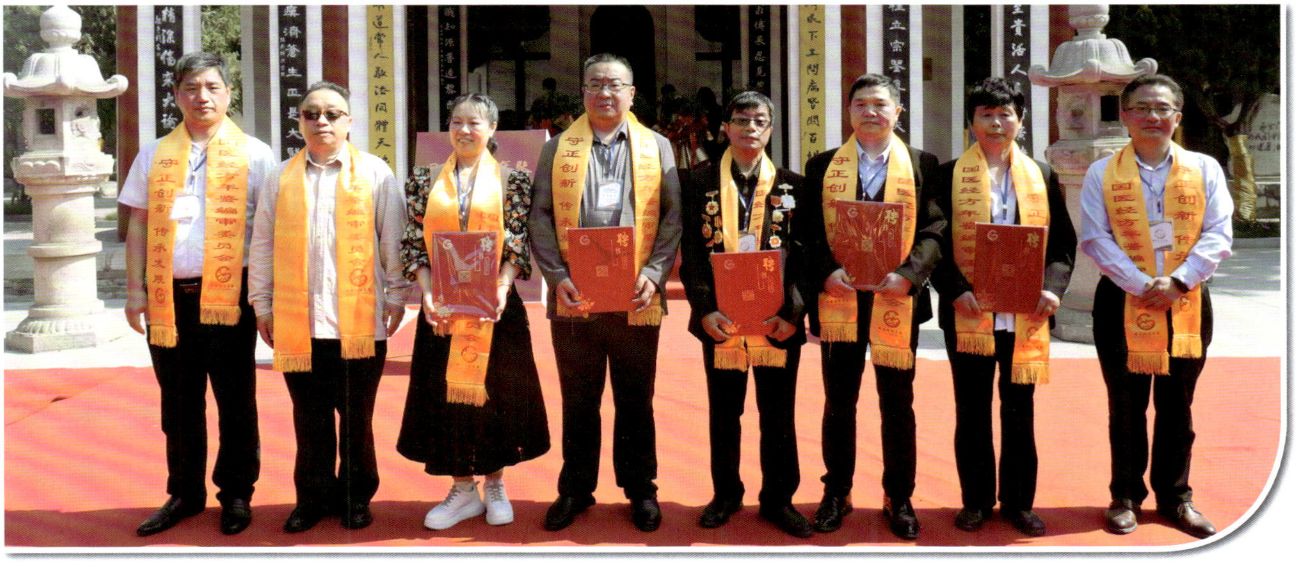

首发仪式活动剪影

“经方创新分类与专病专科临床拓展研究学术论坛”在河南南阳成功举办

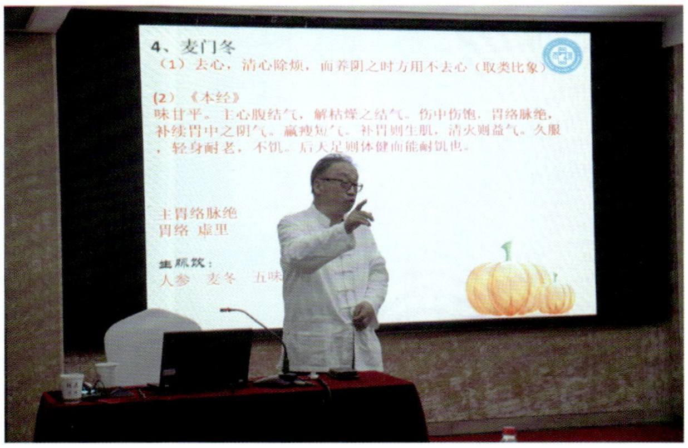

杨建宇教授在论坛上为学员讲课

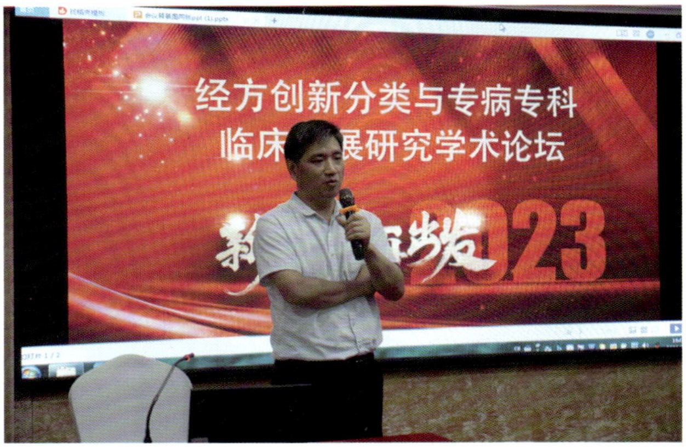

学员代表齐作战分享学习心得

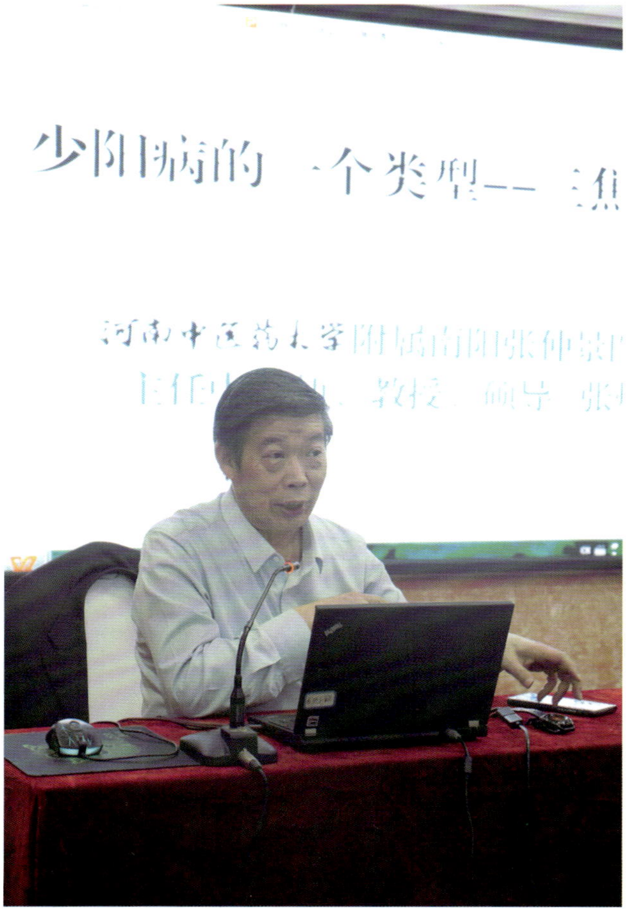

张炜教授在论坛上为学员讲课

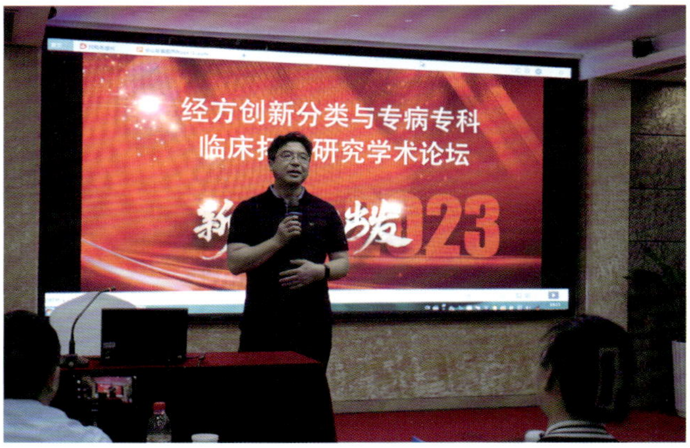

学员代表陈小中分享学习心得

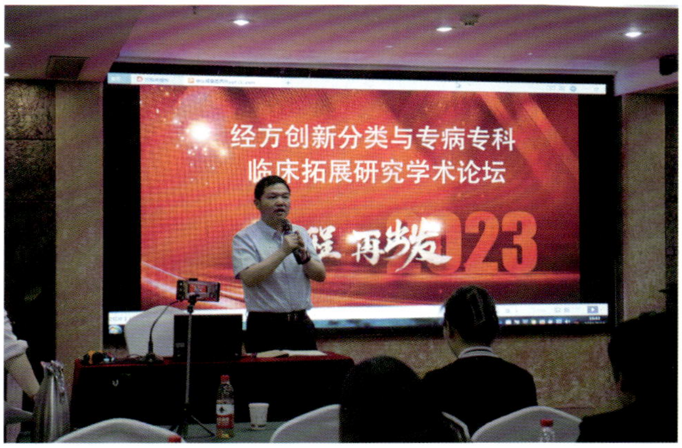

学员代表布明亮分享学习心得

中关村炎黄中医药科技创新联盟国医经方传承专业委员会筹备会顺利召开

会议地点：中国中医科学院

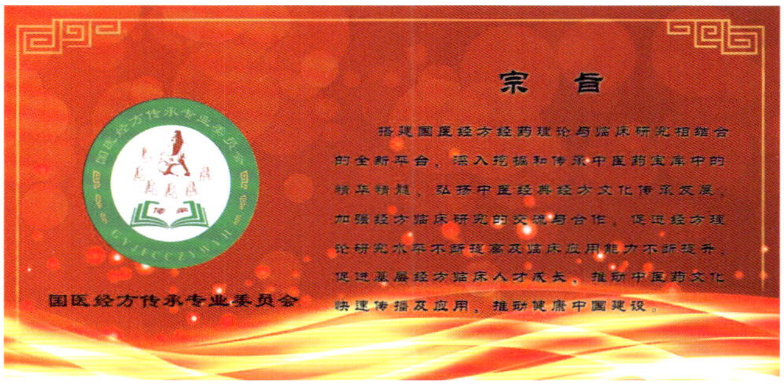

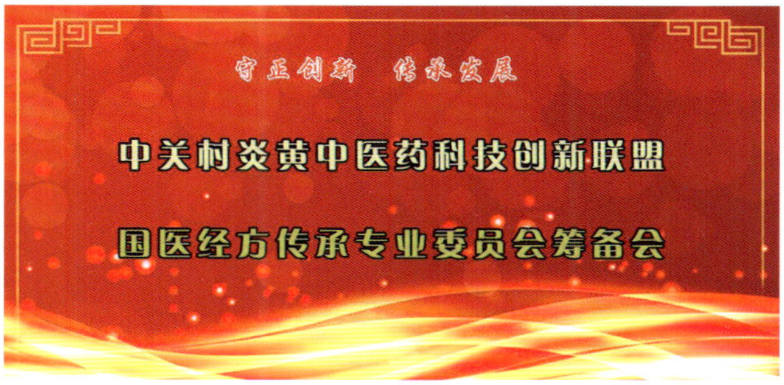

参会嘉宾名单

杨建宇　中关村炎黄中医药科技创新联盟执行主席
朱庆文　北京中医药大学教授
杨　敏　清华大学医院中医科主任、北京市自然科学基金评审专家
杨　杰　中国中医科学院博士后、主任中医师
邹栴洁　中关村炎黄中医药科技创新联盟副会长
赵显财　中关村炎黄中医药科技创新联盟副会长
　　　　大健康产业服务平台创始人
张　义　国医经方年鉴编委会办公室主任
　　　　北京经方年鉴中医文化中心主任
韩　印　国医经方（天津）医学研究有限公司总经理

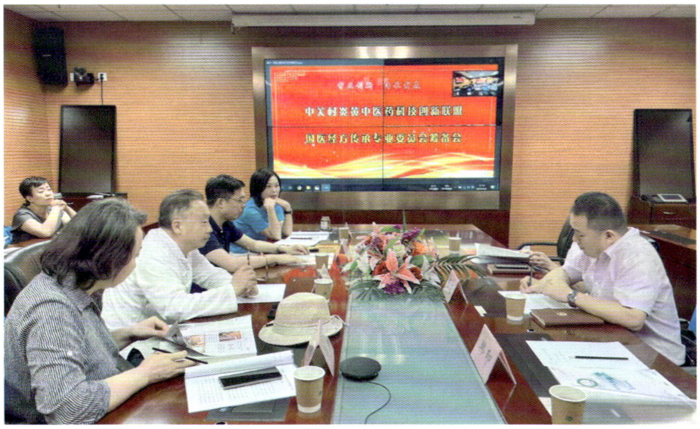

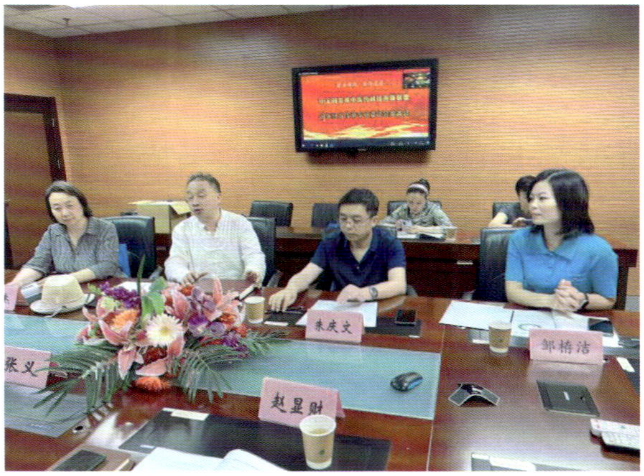

国医经方传承人活动举办揭牌仪式

“国医经方传承人”活动由《中国中医药报》社主办,《国医经方年鉴》编审委员会、北京经方年鉴中医文化中心承办，广东一方制药有限公司协办。该活动旨在传承和弘扬中医经方文化，培养更多的国医经方传承人。活动现场，众多中医界专家和学者共同为国医经方传承人活动揭牌，并对活动的开展表示热烈祝贺。

此外,《中国中医药报》将开设“国医经方传承人·经方临床应用优秀案例展示专栏”，专栏内容以“守正创新，传承发展”为指导，强调对经典原著的理解和临床应用，旨在弘扬中医学术思想，推广经方应用经验，拓宽经方运用思维途径，普及中医经方知识，从而提升中医药服务能力和水平。同时，中国中医药报社还将建设“国医经方临床应用数据库”，更好地造福于人民群众。

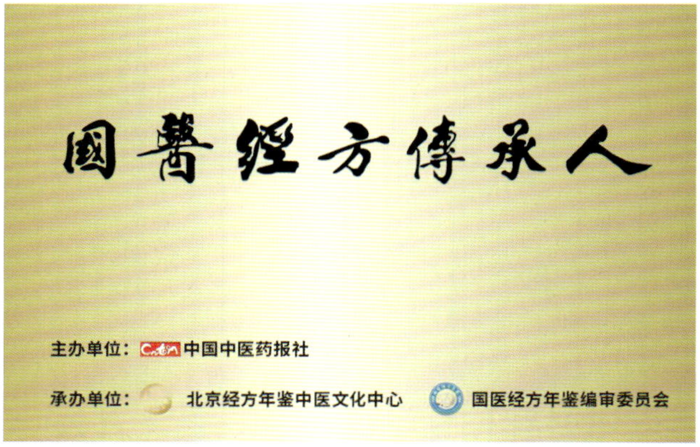

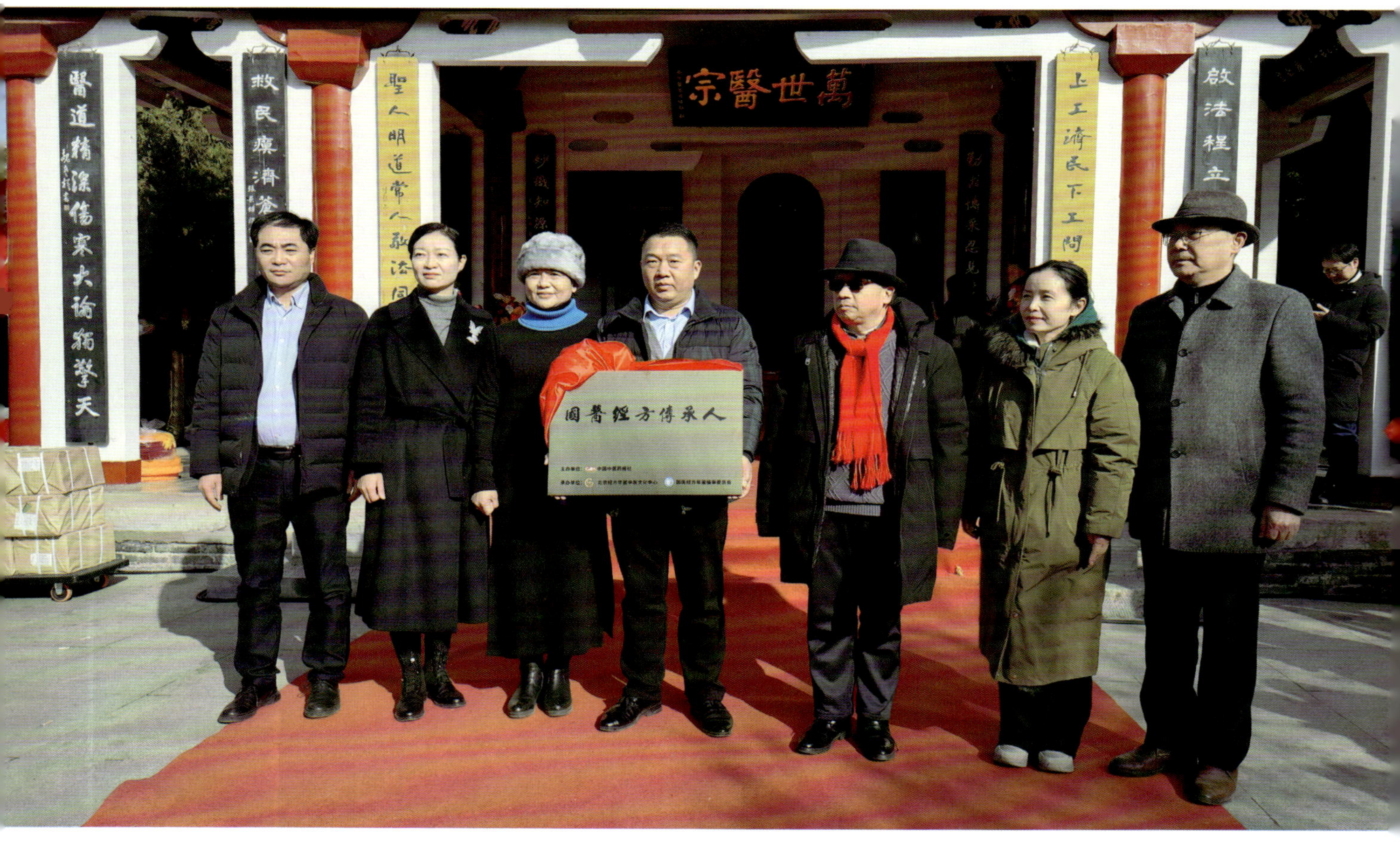

国医经方年鉴编委会向医圣祠捐赠《国医经方年鉴》

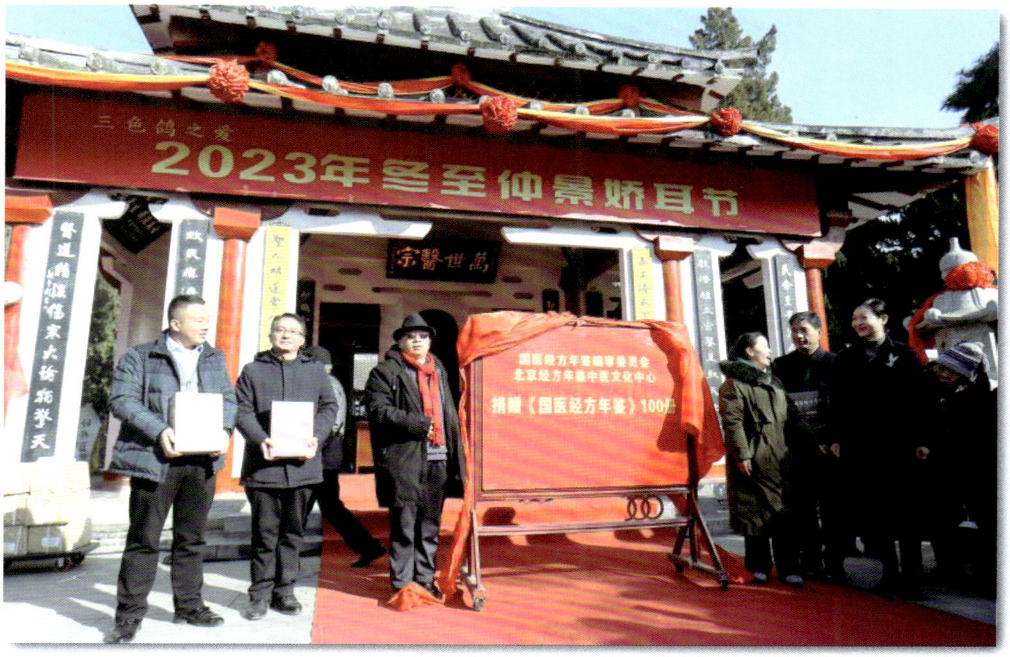

国医经方年鉴捐赠仪式开幕

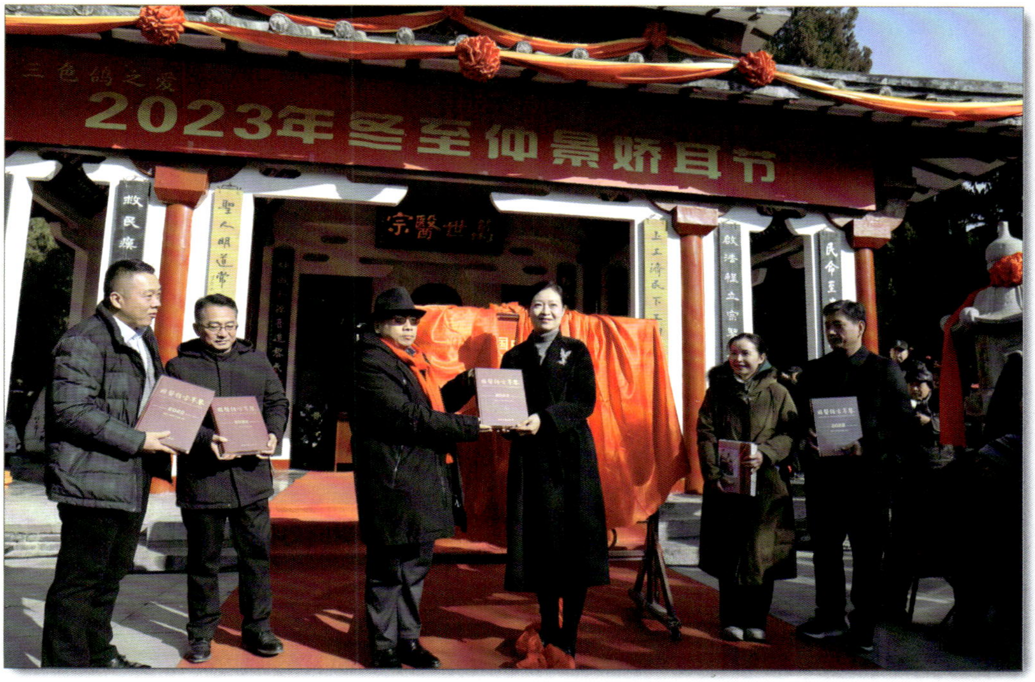

杨蕾代表医圣祠接受捐赠

国医经方年鉴陕西省联络站成立

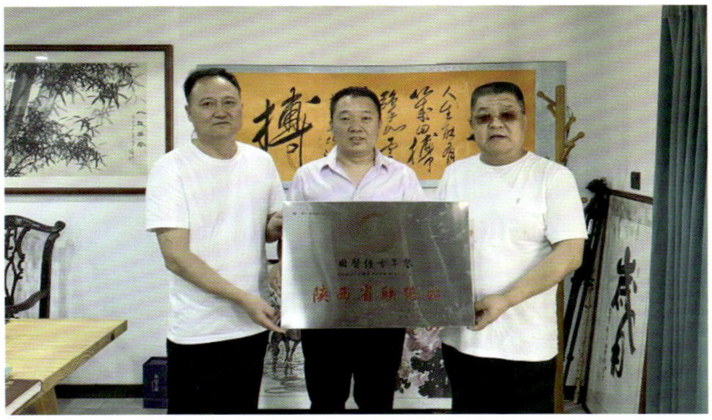

从左至右分别为：李强、张义、侯亚峰

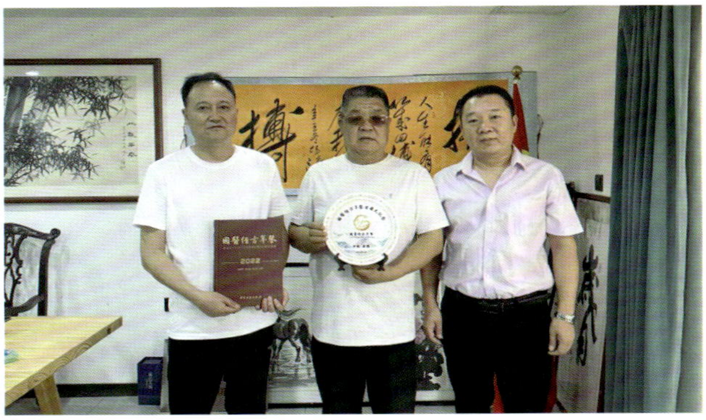

从左至右分别为：李强、侯亚峰、张义

国医经方年鉴陕西省联络站的成立，标志着《国医经方年鉴》的编撰工作开启了崭新的一页。在揭牌仪式上，西安莱特医生集团董事长侯亚峰表示，当前我国中医药事业迎来了天时地利人和的大好发展机遇，国医经方年鉴陕西省联络站的成立，是贯彻落实党中央、国务院关于推进健康中国建设、促进中医药传承创新发展精神的具体行动，陕西联络站的设立，必将进一步推动陕西省中医药人才队伍建设，提高陕西省中医药人才的素质，提升中医药服务能力，提升中医学术水平，满足中医药传承创新发展的新要求。作为中医人，我们要坚定中医文化自信，弘扬中医药文化传播，加快推进中医药服务能力和水平再上新台阶。

国医经方年鉴陕西省联络站
主　任：侯亚峰
副主任：李　强
工作人员：曹建文　习鹏　侯雨含

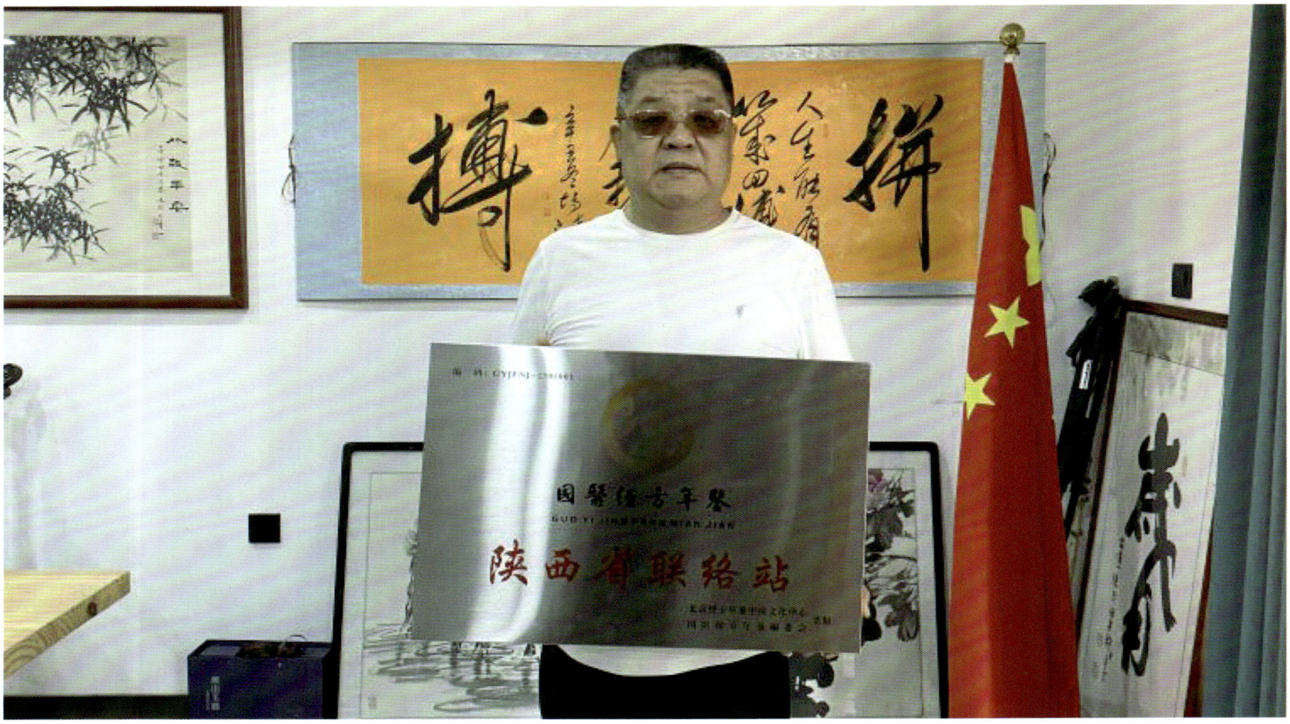

国医经方年鉴河南省联络站挂牌成立

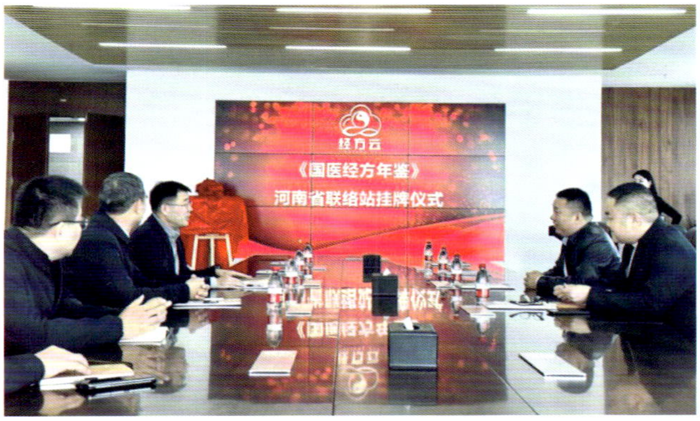

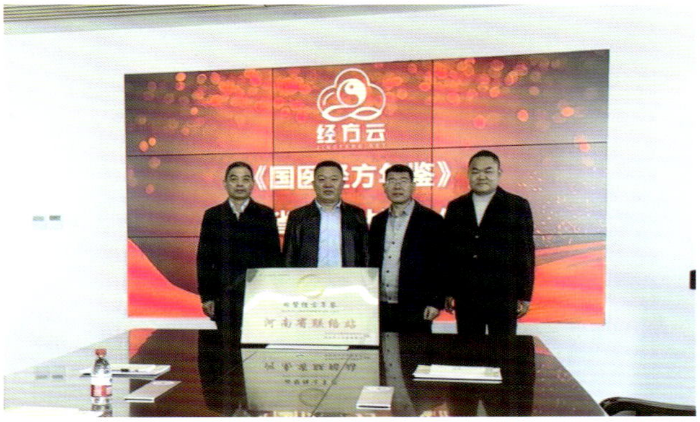

从左至右为：乔国杰、张义、崔海洋、杜秋甫

在国医经方年鉴河南省联络站挂牌仪式上，河南经方云科技有限公司总经理崔海洋讲到，公司拥有核心知识产权15项，核心发明专利6项，新型专利10项。经方云科技2022年获批全国首个张仲景经方大数据省级工程技术研究中心、获批5G应用场景示范项目。公司研发的中医AI大脑平台已经累计服务2000万+人次，遍布10余个省区。希望借着国医经方年鉴河南省联络站成立的东风，让我们携手并进，深入挖掘经典经方临床应用的研究，做好中医经典经方传承弘扬，从而提升中医药服务能力和水平，更好地造福于人民群众。

国医经方年鉴河南省联络站
主　任：崔海洋
副主任：赵育仁　魏琳又

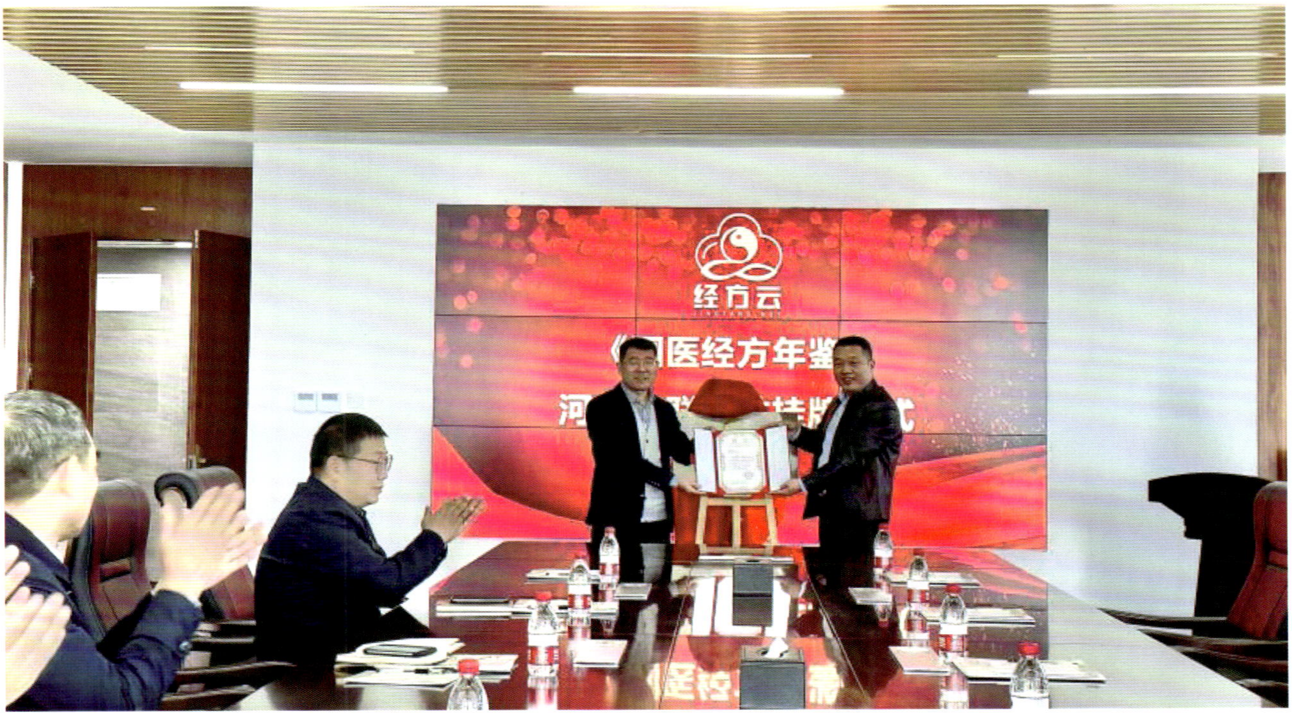

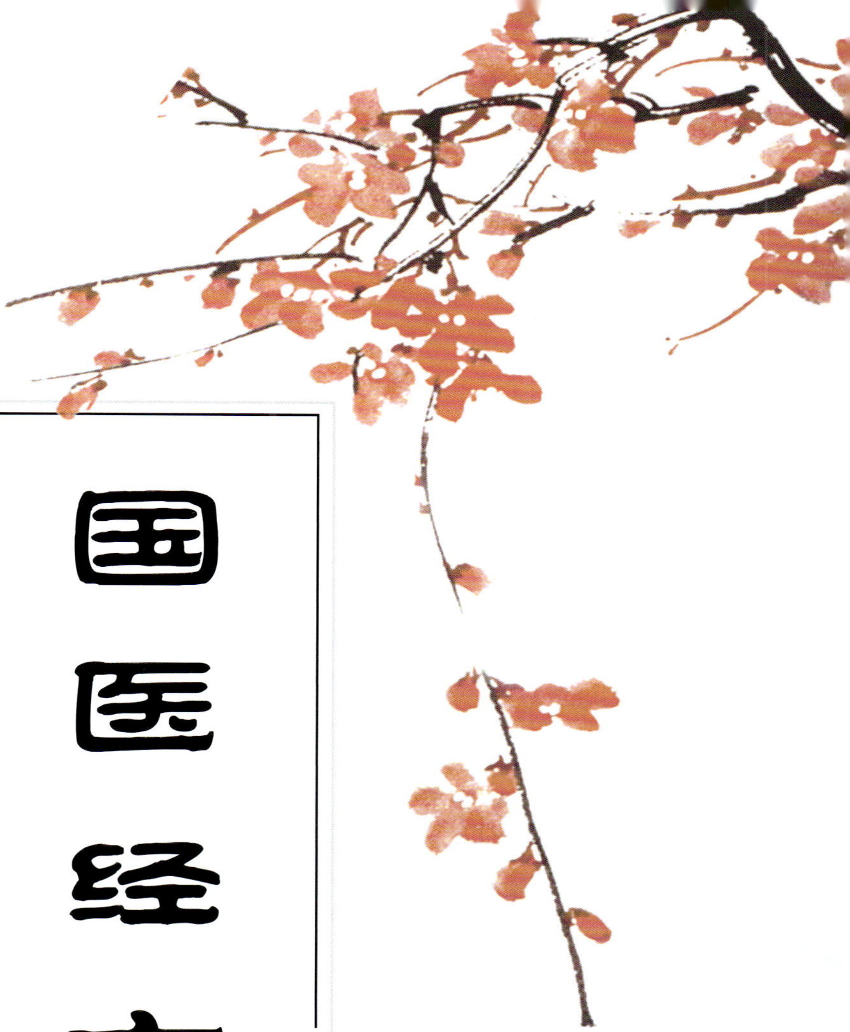

国医经方年鉴 2023

经方大家谈

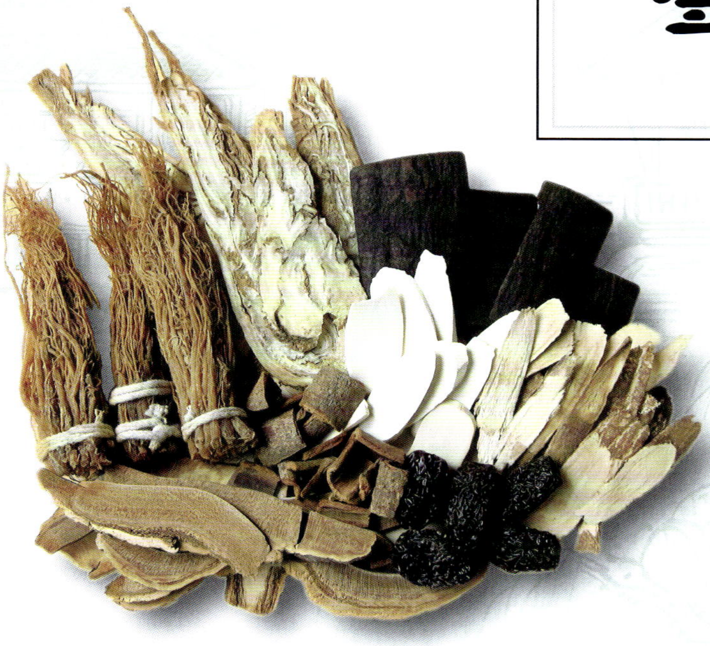

国醫经方年鑑

冯世纶：走出关于经方的六个认知误区

林晓斐

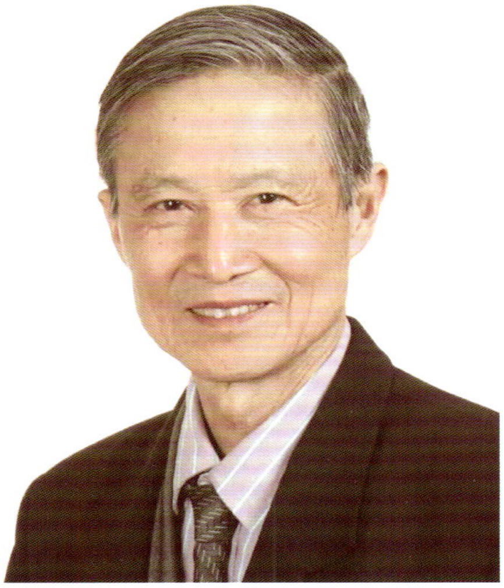

冯世纶简介：首都国医名师，中日友好医院主任医师，胡希恕名家研究室和冯世纶名医传承工作站首席指导专家，广州中医药大学经典临床研究所客座教授。代表著作有《经方传真》《张仲景用方解析》《中国汤液经方》等。

近年来有一个现象，很多患者认为经方疗效好，这说明了通过一些经验教训，人们认识了经方，开始关注经方。通过这一现象，我想到：人们在思考怎样认识、学习、发展中医。我认为，学中医和发展中医离不开思考。本文从六个方面谈谈我对中医经方的思考。

什么是经方

中医学源远流长，是5000多年华夏文明的瑰宝。经方作为其中一支重要的理论体系，备受推崇。但自西晋王叔和用《黄帝内经》注释《伤寒论》后，人们对经方的理解和应用受到影响。随着现代医学的发展，经方逐渐淡出了人们的视线。近年来，随着业内人士的弘扬和学术界的大力倡导，经方又焕发出新的活力，出现了经方热潮。但何为经方？即便是业内人士，也很难说得清楚经方的概念和定义，古今文献也是莫衷一是。

经方的起源：

通过文献及考古考证，经方起源于距今10000年到5000年的上古神农时代。20世纪80年代在河北省蔚县遗址的考古发掘资料中，可以了解到我们的祖先已经在适应大自然、认识大自然的过程中开始应用八纲概念——阴阳寒热虚实表里，体会并领悟到“人法地，地法天，天法道，道法自然”之理，自然有白天、黑夜，有四季，有寒热、温凉的不同，其实就是阴阳的变换。人体也有相应的变化：为了防寒，人们会把房屋建成坐北朝南，并在屋内新建火炉取暖；为了防暑，人们会把房屋建成半地穴式。显然当时的人们已经认识到了“寒者热之，热者寒之”的寒热阴阳之理。渐渐地人们发现这种理论同样适用于对疾病的治疗，如着凉淋雨后，头痛恶寒发热等症状，可以通过某些治疗方法得到缓解。比如火烤、熏烤、热熨皮肤等，或盖棉被，或喝热汤热粥，或用生姜葱等煎汤热服，或煎汤熏洗等方法使皮肤出汗，从而得到治愈。病位分表里：外感疾病初起多在表，可以采用发汗的方法，如生姜、葱白、麻黄、桂枝等来发汗解表。但是病由表入里后，便不能再用发汗来治疗，而应该用治里的方法。在八纲看来，里证分阴阳、寒热、虚实，里实热者，用清里热药，如黄芩、石膏、大黄等；里虚寒者用温补药，如干姜、人参、附子等。在长期和疾病斗争的过程中，人们逐渐总结了经验，代代相传直至夏商时代，有了文字才以文字记载的形式出现，《神农本草经》就是其中的代表。《神农本草经》在汉代得到补充完善而成书，也代表了经方单方方证的形成。《汉书·艺文志》已明确了我国有两大医学体系，即医经和经方，对经方做了精当阐述：“经方者，本草石之寒温，量疾病之浅深，假药味之滋，因气感之宜，辨五苦六辛，致水火之齐，以通闭解结，反之于平。及失其宜者，以热益热，以寒增寒，精气内伤，不见于外，是所独失也。”实际表明了经方医学的特点：经方用八纲认识疾病和药物，有什么样的症就用什么药来治疗，具备了疾病的症和相对应单位药物治疗的临床经验、单方方证经验，其代表著作为《神农本草经》。在单方方证临床治疗中，古人渐渐发现，有的病只用一味单方药治疗不利，渐渐摸索了两味三味药物协同来治疗，甚至更多，这就组成了复方，并逐渐积累了许多复方方证经验，其代表著作为《汤液经法》，相传为商代宰相伊尹所著。从传承来讲，其与《神农本草经》一样，上继神农，下承夏商。复方方证经验形成于这个时代，其完善成熟于汉代，即《汤液经法》32卷。

理论体系的形成

历经几十代人单方、复方方证经验的积累，经方理论得到了极大的发展。据《汉书·艺文志》的记载，经方发展至汉代时的主要理论是八纲，病位也只有表和里。而《伤寒论》的成书，让经方理论有了重大变化，病位增加了半表半里，使八纲辨证发展为辨证，也标志着经方体系的形成。由经方的起源和发展形成史来看，可以给经方下一个明确的定义。经方是以八纲六经方证理论制定的医药学体系，其特点是先辨六经，继辨方证，求得方证对应，治愈疾病。其代表著作是《神农本草经》《汤液经法》,《伤寒论》是不同于《黄帝内经》的医学理论体系。

经方指一个理论体系，不是一个方药。所谓经方方证理论是指六经辨证理论体系，是说《伤寒论》的主要组成是诸多的方证，其理论是八纲六经。凡是提经方不仅是指《伤寒论》等书中的方剂，而且包含方证的理论体系，即六经辨证理论体系。所谓经方家，不仅是治病时使用《伤寒论》《金匮要略》方药方剂的中医，更重要的是诊治时运用其方证理论。严格来说，只用方剂不用理论不能成为经方家。凡是经方家用方证理论治病所用的方药方剂不仅仅限于《伤寒论》《金匮要略》《千金要方》《千金翼方》等所记载的方药方剂。根据症状特点，用时方来治病，或者是自拟方，方证对应治病，也属于经方，也叫经方家。胡希恕先生经常用桑杏汤治疗太阳阳明合病中的咳嗽者，这就是一个范例。

中医经方是否科学

自西医传入中国，对中医的科学性质疑声不绝于耳。1929年，国民党政府立案要取缔中医。当时，中国医学院首任院长章太炎、中医张赞臣等以经方治好了霍乱26例，因而提出了“中医胜于西医者，大抵《伤寒论》为独甚”，凸显了经方的科学性，捍卫了中医的科学性。

香港期刊《华夏医药》(2012年第6期)上发表《中西医结合50年思考》一文，其中说：“中医学的取类比象思路多为主观臆测推理，是否反映了主观客观一致，仍需进行实验研究和临床实践，才能去伪存真。而在当代必须利用现代科学技术去研究，促进中医现代化，才能使中医学与现代科学同步发展。”又说：“几千年来的中医事件中，或许存在有效的药物和方法”“但这些必须经过严格的科学检验才能成立”，中医有效，但不是科学的？中医治好了脑炎，但由于没做随机双盲实验，不算数？关于科学的定义，我最近看到一个材料，中国科学院国家天文台空间科学部首席科学家张双南说什么叫科学，科学定义什么？科学就是刨根问底，科学的目的就是发现、归类。他提了科学的三个要素，主要是说中医一些规律性东西的确是科学。章太炎说：“中国医药，来自实验，信而有征，皆合乎科学。”有规律性可循的，就是科学，中医经方有科学的理论体系，是经过几千年临床试验的规律总结，临床实践能够验证前人的经验，这个规律是科学。

怎样发展中医经方

在没有现代科技的时代，中医形成了科学理论体系。现在中医应该如何去发展？不少人对于中医现状进行了沉思。李致重有一篇文章叫《拯救中医之魂的战略沉思》(《中医药通报》2016年第3期)，其中说，“半个世纪以来，中医一直挣扎在自相矛盾的困境中，造成这种困境的核心是：中医西医到底是一个医学科学体系呢？还是两个完全不同的医学科学体系，而造成这种困境的真正症结，在于鲜有人就‘中医我是谁’‘我是怎么来的’这两个事关中医科学定位的、根本性学术问题，交出合格的答案。”我们要思考：中医是什么？开药依据的理论属于中医还是西医？中医是怎么来的？中医是怎么形成的？经方起源于哪里？怎么发展？理论是什么？很多人对此没有认识。

“中西医并重”，并重的是什么？是一个同西医同起同坐的中医，要让中医要按照自己的科学规律发展。所以“中国医药，来自实验，信而有征，皆合乎科学”，这个科学并非是空想推论的，是按照自己原有的思维发展而来的。

中医有两大理论体系

中医毛进军的《思考经方》一书，其内容都是在临证中不断地学习和思考《伤寒论》以及对经方的体悟，他提出，要当好一名真正的中医，就必须抓住中医的根，也就是经典，就是仲景经方临床学术。没有经典根基，临证功底就不会牢固，并在书中反复强调，学中医必须追根溯源。他认为，经方与医经是两大学派，并指出读书无止境，思考无止境，他举了胡希恕先生的例子。胡希恕先生是一位很善于思考的学者，尽管他对《伤寒论》《金匮要略》等经典著作理解得已经相当深刻了，并且在应用六经、方证辨证论治上疗效卓著，但他自己还是不断认真考证、探究和反复验证。胡希恕先生有什么思维特点呢？他率先提出了“仲景书本与《黄帝内经》无关”，仲景书探讨的是学术的病，因此思考中医必须正本清源，纠正误读传统尤为重要。

误读传统是怎么形成的呢？是王叔和以《黄帝内经》解释仲景书，造成了误读传统，是中医史上最大的雾霾，陈亦人称之为禁锢。误导的核心是什么呢？是以岐黄代表中医，说张仲景根据《黄帝内经》撰写了《伤寒论》，《伤寒论》是治疗外感病的，这是一个非常大的误导。中医起源于神农时代，史书是明确记载了两大医学体系（《汉书·艺文志》），但由于误读传统，长期以来未能认识经方。所以中医界有些怪事：千余年来都说张仲景是医圣，称《伤寒论》为圣贤，一代一代前赴后继，研究《伤寒论》，却没有读懂《伤寒论》。原因何在呢？山东中医药大学教授李心机近几年做出了回答：“业内的人士都在说着《伤寒论》，但是未必都认真地读过和读懂《伤寒论》，这是因为《伤寒论》研究史上的误读传统。”误读传统是业内人士长期认识结果。认识经方必须要先知道中医有两大理论体系：一个是医经，以《黄帝内经》为代表的以脏腑经络、五运六气为主的理论体系；另一个就是经方，以《伤寒论》为代表、以八纲六经为主要理论的体系。

走出误读传统，正确认识经方

误读传统之一：《伤寒论》的六经即《黄帝内经》的六经，这是错误的。《伤寒论》六经与《黄帝内经》迥异。这误读传统的形成是有历史的原因，在汉代，医经和经方都发展到一定水平，医经著作流传得比较广泛，著作较多，而经方作为方技，流传非常匮乏。所以杨绍伊据考证，1948 年出了一本《伊尹汤液经》，他在书中说：“《汤液经》为方技家言，不通行民间。唯汤液经家授受相承，非执业此经者不能得有其书。医师而异派者，无从得睹其书。汉世岐黄家言最盛，汤液经学最微，以是传者盖寡。”经方传播遇到了困难有各种原因。比如大家都知道的王叔和，王叔和以医经解释《伤寒论》、解释仲景书，后来他自己误认为《伤寒论》的六经就是《黄帝内经》的六经。其对解读仲景医学造成了不良影响，使后世医家走了不少弯路。

胡希恕先生集众贤研究成果，并结合临床研究，进一步明确了六经实质，指出“仲景书本与《黄帝内经》无关，六经来自八纲”，六经的实质是由八纲变来的，这才是经方的原创思维。

误读传统之二：张仲景据《黄帝内经》撰写了《伤寒论》，这是错误的，“仲景书本与《黄帝内经》无关”。王叔和把仲景书改名为《伤寒论》，仲景书为上古神农时代至汉代用方证治病的经验总结，是自成体系的经方医学体系。造成误读传承的原因之一，是《伤寒论》的序。序中说：“撰用《素问》《九卷》《八十一难》《阴阳大论》《胎胪药录》，并平脉辨证。”经考证，《伤寒论》的序并非张仲景所写。胡希恕指出：“仲景书序言使注家大多走向附会《黄帝内经》的迷途，影响后世甚大。其实细察序文，绝非出自一人手笔，历来识者多疑这是晋人作伪，近世杨绍伊辨之尤精。”这里所举杨绍伊之辨，是指杨绍伊 1948 年所著《伊尹汤液经》一书。书中《考次汤液经序》专门考证了《伤寒论序》之伪，其中写道：“知者以此篇序文，读其前半，韵虽不高而清，调虽不古而雅，非骈非散，的是建安（就是汉朝的文字）。天布五行，与省疾问病二段，则笔调句律，节款声响，均属晋音（就是王叔和写的晋朝的文字）。试以《伤寒例》中词句，滴血验之，即知其是一家骨肉……”《伤寒例》已明确是王叔和撰写，用“亲子鉴定之法”，有力说明后世见到的《伤寒论序》不是张仲景所写，是王叔和写的。

误读传统之三：把《伤寒论》的“伤寒”解释成“伤于寒”。《伤寒论》的伤寒是以症状名证，《黄帝内经》是以病因名病。“伤寒”这两个字在《黄帝内经》和《伤寒论》中多次出现，如果仔细读两书，再结合临床，就不难发现两者的理念不同。《伤寒论》的第三条：太阳病，或已发热，或未发热，必恶寒体痛呕逆，脉阴阳俱紧者，名为“伤寒”。这个证就是伤寒，这是表实证。而《黄帝内经》的“伤寒”以病因名病，“今夫热病者皆伤寒之类也”，所以姜春华在《上海中医杂志》中说：“《黄帝内经》伤寒就是热病，热病就是伤寒，没有区别。”《黄帝内经》的伤寒本身有广义和狭义的不同，广义的伤寒是指《难经》记载的“伤寒有五，有中风，有伤寒，有湿温，有热病，有温病”。不论是狭义的伤寒或是广义的伤寒，这个概念都不同于仲景书，不同于经方。由于王叔和定名为《伤寒论》，从而认为仲景书是一部讨论多种外感病、热病的专著。由于概念的混淆，后世认为《伤寒论》成书是因为当时发生了伤寒病，而促使张仲景挂官为民，不当太守，发奋写成《伤寒论》。明显远离了历史事实和经方发展史。

误读传统之四：把经方代表著作起名为《伤寒论》，把仲景书改名叫《伤寒论》。其实，经方代表著作是《汤液经法》。王叔和以后起名为《伤寒论》，造成了误读传统。张仲景在世的时候没有《伤寒论》这个书名，《汉书·艺文志》有《汤液经法》32卷，没有《伤寒论》书名，后汉书也没有《伤寒论》这个书名。就是说汉代没有见过《伤寒论》书名，一些考证资料更证实，张仲景在世时，未曾用过《伤寒论》书名。因为皇甫谧出生在张仲景时代，在《甲乙经》序里面写道："伊尹以亚圣之才，撰用神农本草。仲景论广伊尹汤液为十数卷，用之多验。"称其书为《论广汤液》。后世也没见到《伤寒论》的书名，书名起了很大的误导作用。由于误读传统，后世出现了温病学、伤寒学，出现了把《伤寒论》改成伤寒学，这是沿用了医经的思维，不是经方，离开了经方的思维，融入了医经的思维，远离了经方医学。张仲景《论广汤液经》本是经方，而王叔和使用医经病名来名书了，故造成了误读传统概念的混乱。

误读传统之五：《伤寒论》的撰成，因为伤寒病，这是错误的。正确来说，仲景书是整理历代用方证治疗常见病的经验总结，造成误读传统最严重的莫过于序了，我们看序有这么一段："余宗族素多，向余二百。建安纪年以来，犹未十稔，其死亡者，三分有二，伤寒十居其七。"注意，这里的伤寒指什么？热病疫病。显而易见的证据：第一，《伤寒论》用"伤寒"冠首的条文有97个之多，实际不冠首的也好多。第36条麻黄汤证实际是讲伤寒证，表阳证冠首的有97个。但其概念是伤寒的第三条所述的表阳证，这不会致人死亡，而序却称死于伤寒十居其七。显然写序者和写书者不是一个人。其二，《伤寒论》的成书不可能起于一人之手，一个人发奋完成，仲景书总计有260多个方证，有效方证不可能只治伤寒病。

误读传统之六：《伤寒论》治外感，《金匮要略》治杂病也是错误的。正确地说《伤寒论》《金匮要略》都是以八纲六经理论来治病。理论是用八纲六经来指导方证，里面的病是各种常见病，并不分内伤杂病、外感杂病。《伤寒论》和《金匮要略》两书的是王叔和所为，张仲景整理的经方著作为《论广汤液》，是不分内伤外感的。经方没有外感、内伤的概念，经方的主要理论是八纲六经方证。大道至简，不少人认为：中医的基础理论是五行六气，脏腑经络。这个错误观点遭到了章太炎的批判，他批判过"金元诸家及明清诸家，文章开头即以五行、运气论述""假借运气，附会岁露，以实效之书变为玄谈"。中医有两大理论体系：医经的理论是五运六气、脏腑经络，经方的理论是六经、八纲辨证。认为经方不用五运六气、脏腑经络就没有理论，这是对经方缺乏认识。

思考中医，尤其是思考经方的时候，要认识到这些误读传统之处才能够读懂《伤寒论》。

经方是原创思维理论体系

胡希恕对仲景的研究成果是多方面的，可以说他开启了读懂《伤寒论》之路，他率先提出了以下几点。

第一，仲景书本与《黄帝内经》无关，六经来自八纲。

第二，根据症状反应辨证。中医辨证根据什么呢？医经是根据病因，即什么邪，是伤寒还是伤热，是肾虚还是脾虚。这是病因辨证。经方不是病因辨证，是根据症状反应来"辨"。

第三，率先提出方证是辨证的尖端。

第四，率先明确了中医辨证施治的实质："于患病机体的一般的规律反应基础上，讲究疾病的通治方法"。

第五，率先阐明了经方脉诊。胡希恕提出的经方脉诊反映了《伤寒论》辨证论治的实质。

第六，率先提出《伤寒论》中的"阳"，"阳气"不是指阳热，是指津液，这对《伤寒论》有帮助。

要了解经方，须先了解六经与八纲。六经的产生，是经方医学用方证治病经验的总结，是因八纲中的病位概念出现了半表半里。半表半里概念仍是八纲病位概念，是表和里的衍生概念，产生于仲景书。一个病位有两种病情，故三个病位则有六种病情，六种病情即六证、六经，在《伤寒论》又称三阳三阴。

几代人都在思考中医，尤其是经方，其思维方法极为重要，要认识经方的原创思维，不能沿袭误读传统，由于历史种种原因，千余年来形成了误读传统，读不懂《伤寒论》。经几代人的艰苦努力，人们排除误读传统，开启了读懂《伤寒论》的历史。经方是指一个医学理论体系，弘扬经方必须用经方的原创思维。

来源：中国中医药报

专访黄煌：经方是中医药对外传播有效载体

人物简介

黄煌，全国名中医，南京中医药大学国际经方学院院长。

顺利开展中医药和世界医学的对话至少存在着两重障碍，一是古老中医药信息和当代中医人之间的障碍，二是当代中医药人作为中医药国际化传播者，和世界医学对话过程中存在的障碍。只有跨越这两重障碍，才能更好地向世界说明白、讲清楚中医药的疗效。

黄煌多年来致力于将经方（经典方的略称，主要指记载于《伤寒论》《金匮要略》里的方剂）推向国际，通过经方讲好中医故事，为中医药在世界医学舞台上争得话语权。他认为，经方所具备的天然特质，以及传播过程中形象化的演绎，使其能够跨越以上两重障碍而堪当重任。

经方使中医药古今中外对话难度最小化

记者：阻碍中医药和世界医学对话的现实障碍是什么？经方是如何跨越这些障碍的？

黄煌：中医走向世界最大的障碍，是文化障碍。对于非中华文化背景的人来说，要理解中医的名称术语是非常困难的。记得有位日本朋友曾困惑地问我："健脾、补脾、升脾、益脾、运脾、温脾、清脾、悦脾、醒脾的意义有何不同？如何翻译？"显然，中医名词术语先天的多义性和解释上的模糊性，给今天中医与世界医学的对话设置了障碍。而经方规范性强、歧义性小，最容易实现国际传播。

首先，经方的组成与命名规范严谨。例如，桂枝汤是桂枝、芍药、甘草、生姜、大枣五味药，倘若加饴糖，芍药用量加倍，那就是小建中汤；加黄芪，是桂枝加黄芪汤；加附子，就是桂枝加附子汤。甚至用量变化，方名也会改变，比如半夏泻心汤与甘草泻心汤均是七味药，因为半夏、甘草的用量有别，方名也不一样。

其次，经方的主治对应性极强，即方证相应。方证，就是使用某方的临床证据。比如，患者的症状表现同样是"烦"，"心中烦，不得卧"是黄连阿胶汤证，"心烦腹满，卧起不安"是栀子厚朴汤证，而"往来寒热、胸胁苦满、默默不欲饮食、心烦喜呕"又是小柴胡汤证。可以说是"一个萝卜一个坑，一首经方一首证"。

记者：您曾经说过，方证相应是一种有别于现代中医学辨证论治的思维方式，这句话如何理解？

黄煌：方证相应是经方使用的原则，也是经方取效的前提。方证相应与辨证论治有以下几点不同：

第一，方证的"证"，是证据，不是病机。桂枝汤证是用桂枝汤的临床证据，与辨证论治的营卫不和、肺脾两虚等概念不同。经方方证形成于长期的人用经验，而非产生于某种理论或学说。

第二，方证以形象为主，强调客观体征。《伤寒论》中许多条文都是对人的描述，如"默默不欲饮食"描绘了一个神情默然、郁郁寡欢、意欲低下的人。"按之心下满痛"描绘了一个上腹部胀满疼痛，按压有明显抵抗感或压痛的人。"一身尽重不可转侧"则描绘了一个身体困重、反应迟钝，或肌肉僵硬、步履蹒跚的人。这种方证表述，基于直观而整体的认识。

第三，方证相应是一种极简的中医原创思维，"有是证，用是方"，一步到位，其中没有概念的转换、推理、演绎，没有去辨别病因、性质、部位，以及邪正之间的关系等过程。方证相应的目的是尽快解决患者的痛苦。

可以说，经方命名的规范严谨和方证相应的极简思维这两大天然特质，最小化了当代中医药人和医圣张仲景之间跨越了1800多年的对话难度，也为经方走向国际做最佳的铺垫。

经方的形象化教育让外国人易学易懂

记者：在给外国人讲解经方时有什么困难？如何化解？

黄煌：我强调经方的形象化教育，是在给外国人讲经方的过程中摸索出来的。

1990年，我在日本进修，多次参加京都大学医学部中医爱好者和开业医生的讨论会。有次我讲桂枝汤时，使出浑身解数也说不清"营卫不和"的道理，望着众人茫然的眼神，我猛然想起当年跟随家乡老中医夏奕钧先生诊病的场景。他经常凝视患者，或摸摸肚子，或看看咽喉，然后说"此人要吃桂枝""此人要吃黄连"之类的话。这种思维方式，让我摆脱了尴尬。我解释说，不管营卫强弱，不顾阴阳如何，只要看到患者舌质暗淡，皮肤白皙、消瘦，易于出汗，就要用桂枝，这种人就是“桂枝体质”，这种舌象就是“桂枝舌”。这样讲，大家一下就明白了，会场气氛顿时热烈起来。从此，我提出了“麻黄体质”“桂枝体质”“干姜舌”“附子脉”等特征鲜明、立体形象的名词。

2009年，我去美国路易斯安那州南部的新奥尔良市讲课，听众和翻译都是美国人。讲课时，尽管我充满激情，但听众几乎没有和我互动，他们似乎难以理解文字层面的讲解。于是，我和翻译合作，将一些方证转为“哑剧”，如“真武汤证”的头晕手抖、四肢沉重疼痛，“大柴胡汤证”的容易发怒、满脸横肉，“五苓散证”的口渴而入水即吐等，用表情及动作渲染讲解。听众看后反响热烈，他们懂了！后来，我还用哑剧考核，让学员表演不同的经方方证，学员传神的表演，让经方的文字“活了”起来。

可以说，在中医药国际化传播的过程中，经方的形象化演绎使古老的经方易学易懂，为外国人搭建了深入认识中医药、理解中医药经典的桥梁。

经方走向世界需要用好“三板斧”

记者：您认为经方向世界讲好中医故事的“方法论”有哪些？

黄煌：经方的国际化推广是需要讲究方法的，简单地把国内的中医教科书翻译过去是不够的，需要用好以下“三板斧”。

一是诠释经典的诊疗思维——方证。方证，就是用方的证据，是安全有效地使用某一方剂的临床证据。一棵草，有证是药物，无证是植物；几味药，有证是方，无证是一堆药。方证相应是经方取效的基本原则，用我家乡的民谚来说就是“方对证，喝口汤，不对证，用船装”。方是钥匙，证是锁眼，一把钥匙开一把锁，一个方对一个证。为此，许多医家都强调方证识别的重要性，胡希恕先生说“方证是辨证的尖端”，刘渡舟先生说“要想穿入《伤寒论》这堵墙，必须从方证的大门而入”。

二是使用看得见摸得着的语言——形象。《伤寒论》的原文古朴但很形象，往往用简洁的语言勾勒出患者的形象，直观性强，如桃核承气汤证的“少腹急结”“其人如狂”，大柴胡汤证的“按之心下满痛”等。我们的教学沿用这种方式，尝试用现代语言去解释古代的经典原文，用文学的手法描写患者的“音容笑貌”，用美术的笔触勾勒患者的“曲线形体”，尽量用让人产生美感和想象力的语言，使用大家熟悉的俚语、流行词、典故、公众人物等，拉近中医学与听众心理的距离。

三是立足临床设计培养模式——实用。经方是拿来用的，不是拿来说的，因此讲解经方要多讲如何操作，特别是方证如何识别、经方如何应用。“求实用，快上手，以诊室为中心，为临床医生设计培训方案”是传播经方的理念，通俗地讲就是多讲看得见摸得着的内容、多讲用得上的内容、多讲《伤寒论》《金匮要略》上的内容。

经方或可继针灸后掀起中医国际化的高潮

记者：南京中医药大学成立国际经方学院，是否有向世界推广中医的考虑？在向世界说明白讲清楚中医药疗效方面是否已有成效？

黄煌：南京中医药大学国际经方学院成立于2016年10月，其初衷正是向全球推广中医。在开发经方这方面，日本走在了我们前面，现在日本大约有150首制剂可以加入医保，这些配方大部分是经方。从坚守经方初始命名权的角度看，我们需要打“经方牌”。目前国外的经方制剂非常多，一手拿银针艾条，一手拿经方颗粒，已经成为国外中医师的常态。为发展我国的经方制剂产业，开拓经方的国际教育市场，也急需打“经方牌”。另外，经方是中医的临床规范，为探索中医教育改革，也是办院的初衷。

南京中医药大学国际经方学院的成立是开创性的，其工作难度大，工作量也大。难度在于如何介入现有的本科教育体系，如何与现有的脏腑辨证体系并肩而行，更如何让经典教育入高校的“上座”。为此，南京中医药大学给国际经方学院的定位是校内教育的“特区”，让我们大胆试验探索。在前几年大办经方培训的基础上，2022年将办本科教育的“经方特色班”。同时，我们正在编写经方方证、经方药证、各科经方、各家经方、经方概论、经方医案等一批教材。

在我看来，经方实用性强，疗效明显；经方规范性强，便于学习推广；经方最易成药化，是我国中医药产业国际化的最佳途径。经方的国际化有助于增强中国文化的国际竞争力，极有可能成为继针灸国际化之后的中医国际化的第二次高潮。国际经方学院未来的方向还是在经方教育体系的建设上，其中经方标准化文件的制定、经方国际化人才队伍建设是重点。

内容来源：中国中医药报

林天东：琼州经方流派掌门人

秦怡文　通讯员：吴维炎　林佩芸

人物简介

林天东，男，1947年12月出生于中医世家，海南万宁人，海南省中医院主任医师、教授，曾任海南省中医院院长。1968年毕业于广州中医学院（现广州中医药大学），全国中医药杰出贡献奖获得者。擅长治疗不孕不育症等疾病，开创了“琼州经方流派”，致力推广和发展海南黎族医药，填补了黎医药学理论的空白。

一大早，海南省中医院里，国医大师林天东的诊室门口就排起了长队。如今，年过古稀的林天东仍坚持每天都出门诊，年门诊量居全省之首，救治病患无数，特别是不孕症患者，已有数万余名患者经他治疗后成功怀孕，为万千家庭解决生育难题，被患者誉为“送子观音”。

林天东说：“人生如梦，只有生命不息，奋斗不止，才有益于社会，不枉费一生。”作为一名医生，他怀着“人饥己饥，人病己病”的同情心，始终坚持挂号费不涨价，推崇“小处方、大疗效”，以最低的用药价格为患者解决病痛。他16岁入行，常秉医者仁心，济世为怀，至今行医近60载，一步一个脚印地从一名普通医生成长为国医大师，留下了一串串闪光的足迹。

幼承庭训，小村庄里开启中医梦

1947年春天，有一个新生命降生在海南省万宁市大茂镇的村仔村，他的出生为全家带来欢乐，也将为当地百姓带来福祉，他就是如今成长为国医大师的林天东。

童年本应是无忧无虑的，而林天东却在连年灾荒中度过。“特殊的经历让我深感百姓疾苦，生活艰辛。”林天东说，食不果腹、缺医少药、疾病横行的场景，在他幼小的心灵里留下了深深的烙印，也为他后来的行医之路埋下伏笔。

林天东的从医之路是从长满药草的山林小路开始的。林天东出生于中医世家，父亲林盛森善治疑难杂症，在当地颇有名气，且为人乐施好善，仁爱助人。林天东自幼跟随父亲采药行医，积累了丰富的用药经验。

“父亲对我们管教很严，他常教育我们要胸怀大志，奋斗成才，多行善举。”林天东表示，在父亲的言传身教下，他幼时便立志学医，下定决心要像医圣张仲景一样，心怀苍生疾苦，以治病救人为己任，所以每当父亲坐诊行医时，他一定会在旁边默默观看、琢磨冥思。父亲见他对中医如此感兴趣，便将祖传验方倾囊相授。在父亲的指导下，他还熟读《黄帝内经》《伤寒论》《金匮要略》《傅青主女科》等中医经典，偶尔还会代替父亲诊治开方，渐渐地成为了父亲临床诊治的得力助手。

1965年，林天东以全海南第一名的成绩考取海南医学专科学校。不幸的是，因为特殊原因，全班同学都被取消了读书资格，他的一腔心血也付之东流。“天将降大任于是人也，必先苦其心志，劳其筋骨，饿其体肤，空乏其身，行拂乱其所为，所以动心忍性，曾益其所不能。”林天东说，面对这次挫折，他没有一蹶不振，而是选择积极进取，继续学习。他于1968年取得广州中医学院（现广州中医药大学）中医学徒大专学历。1973年，林天东又以全省第一的优异成绩考上了海南省中医院中医班。

1978年，而立之年的林天东在医术上已经小有名气，慕名前来求治的患者有很多，但他并没有因此停止求学的脚步。为了进一步精进医术，他带着丰富的临床经验，前往广州中医学院进修。进修期间，他深得教授们的赞许，成为了国医大师邓铁涛的弟子，并得其真传。

1984年秋，他又辞别妻儿，北上攻读中国中医研究院（现中国中医科学院）研究生班，并得到国医大师陈可冀的赏识，拜其门下。他的第一部专著《中医肝病与病毒性肝炎》便是此时著成。研究生期间，他还师从国医大师王琦，学习继承了王琦对于治疗男科、不孕不育症等疾病的学术思想。这也为他今后诊治男科、不孕不育症奠定了坚实的基础。

“学无止境，唯有活到老，学到老，才不失丰富。”林天东表示，多年的求学之路中，他不断吸收各位老师的学术思想及临床经验，并常归纳总结，反复用于临床之后，逐渐形成了一些自己的心得体会，运用经方渐入佳境，临床疗效也稳步提升。

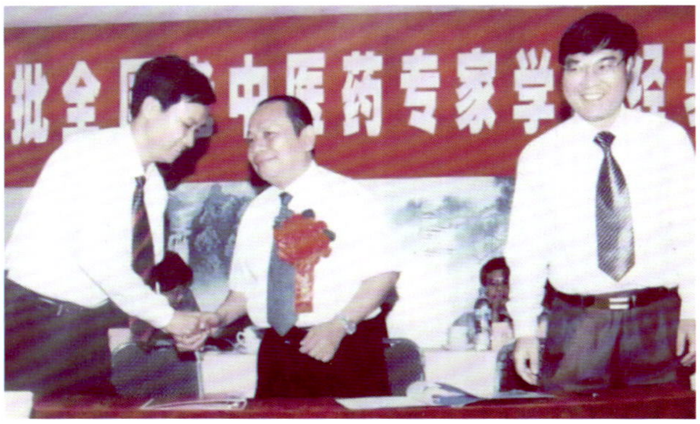

2003 年，林天东作为第三批全国老中医药专家学术经验继承工作指导老师收徒。

良术济世，治病救人育英才

"名不名，诚实待人即是名；利不利，除人疾苦即为利。"这是林天东给自己立下的座右铭。几十年来，他始终奉行病人至上的理念，忘我工作，忠实履行着一名医者的职责。2022 年 12 月底，感染新冠病毒后，他仅休息了两天，服用了中药，症状缓解后，就又回到岗位上了。

"为了方便患者沟通病情，林老会把自己的私人电话给患者。"弟子、海南省中医院泌尿外科医师邢益涛表示，林老也因此常常半夜三更被患者的电话叫起。

林天东经常对学生们说，对于他来说工作就是生活，生活就是工作。2006 年退休后的林天东被返聘回海南省中医院，他门诊的患者是全院最多的，也是全省最多的，节假日期间也总有患者找他看病。这么多年来，他日均看诊 150 余人次，常常出诊至深夜。林天东几乎不会拒绝患者的加号请求，近几年，即使在限号的情况下，每次也要看到 70 余人。

"我印象最深的一次，林老从早上一直看病到凌晨，共诊治了 216 个患者。"弟子、澄迈县中医院副院长吴维炎回忆，因为看病时间太晚，门诊患者还闹过乌龙。有一次，一个患者因看病到凌晨回家太晚，跟丈夫解释是去看病了，结果遭到怀疑："除了急诊，哪有看病看到三更半夜的？"于是复诊时，该患者就带着丈夫一起去，才化解了误会。

林天东诊疗经验丰富，除了不孕症外，各科疾病他都手到擒来。吴维炎介绍，曾有一个安徽的患者，患有肺气肿伴心衰，四处求医问药都没有好转，因儿子在海南工作，经人介绍坐飞机来到海南省中医院求诊于林天东。下了飞机后患者就喘得无法走路，下午到了门诊，林天东经辨证后，给患者开了瓜蒌薤白白酒汤合五苓散加减，并配合西药治疗，当天晚上患者就好转，还邀请林老一起吃饭。像这样的病例，不计其数。

"林医生的诊室是会让人开心放松的地方。"来看过病的患者都表示，林天东非常幽默，他会在每次诊疗过程中，给予每个患者从身到心的疗愈。吴维炎介绍，曾经有一位患者因流产导致不孕，求诊于林老。患者做了妇科检查都没发现什么问题。林老诊治时发现患者除了带下有点炎症外，最主要的就是状态很焦虑，于是他开了易黄汤加疏肝解郁的四逆散加减，并开导患者要调整心态。一个月后，患者炎症好转，林天东又给患者开了助孕的五子衍宗丸加减，并在患者每次复诊时都嘱咐要保持心情愉悦。第三个月，患者经检查发现自己怀孕了。

在学生的培养方面，林天东也总是特别有耐心，他认为教学就要简单化，要以一种简单易懂的方式，让学生容易接受。吴维炎说："日常学习中，林老总会很耐心地教给我们知识，因为他怕讲的太难了我们听不懂。"

"林老对我们来说亦师、亦父、亦友。"邢益涛表示，生活中，他们更多是以好朋友的方式相处，林老还会像父亲一样关心学生，在诊疗之余，认真了解每一个人的想法，并给予帮助。

林天东深知中医传承的特色在于传统的"师带徒"模式，而环顾全海南，他倍感海南中医发展的不足与人才培养的稀缺，深知培养海南中医人才已迫在眉睫。因此，2002 年，他毅然申报了全国老中医药专家学术经验继承工作指导老师。他表示，要将毕生所学的经验，倾囊授于有志的中医学徒，期望能培养出更多、更好的后来者，让更多的人受益于中医。

林天东在海南省中医院、博鳌超级中医院、万宁市中医院和珠海市中西医结合医院等 6 家医疗机构建立了传承工作室，通过师承带教方式培养中医药人才数十名，涵盖了泌尿、生殖、肿瘤、老年病、脾胃病、心血管病等众多领域，其中有 8 人在海南担任县级以上中医院院长等要职。他还在海口市中山医院、文昌市中医院、万宁市中医院和黎族苗族自治县中医院等 13 家医疗机构通过坐诊带教与培训的方式，传承推广学术思想和临床经验，累计培训医务人员数千余人次，影响和带动琼州经方流派的快速形成与发扬。

严谨治学，致力推广黎族医药

“学追经典，百法归原于道，道法自然；治参中西，万病追形于精，精益求精。”林天东治学严谨，学宗经典，涉猎广泛，在长期行医的过程中，他将传统中医与现代医学相融合，辨病与辨证相结合，理论上独树一帜，形成了一整套独特的学术治疗方法。

海南省地处热带边缘，属热带海洋性季风气候，是中国最大的“热带宝地”。多数医家认为海南天气炎热，当地应阳盛阴衰者居多，而林天东却认为南方暑热，世人食凉喜冷易伤脾阳，暑易伤气，雨多湿重易伤阳气，提出“南方阳虚、寒病者多，宜用伤寒方”的观点，打破了“南不用麻黄桂枝，北不用石膏知母”的禁锢，提出了“南方宜用麻桂，因温散之性可疗南方寒凉体质；北方宜用石膏知母，其清热之性可去北方之内燥”等论述，开创了“琼州经方流派”。

正是基于这种认识，一首麻黄汤，在林天东的手中变化无穷，广泛用于治疗呼吸系统疾病。寒者加细辛、干姜；热者加黄芩、石膏；虚者加人参、五味子；实者加厚朴、大黄。经过他巧妙的灵活运用，治愈了无数苦于咳喘的病人。同样，一首小柴胡汤，亦被他应用得得心应手，用于治疗外感内伤杂病及男科妇科疾病等。

在治疗男科、妇科疾病及不育、不孕症方面林天东更是信手拈来，尤其在治疗不孕症方面，治愈率高达90%以上，被患者誉为“送子观音”。他认为，男女异，异在经带胎产，而藏象一致；女疾男病，同属阴阳八纲，而治法则一。于是创造性地提出了“男方女用、女方男用”的异病同治临证思想，临床常用五子衍宗丸治疗男子少精子症和妇人卵泡发育不良症，用易黄汤治疗男女生殖系感染等。

他还带领团队研发了八味强精丸、知柏止遗丸、归藤丸、丹桂胶囊和柏苓化浊丸等院内制剂，编著了《全国名中医林天东男妇科学术思想辑要》《全国名中医林天东临床方药荟萃》《男科疾病中医特色外治171法》《妇科疾病中医特色外治344法》《全国名中医林天东诊疗思想集萃》等10余部著作，形成了海南中医诊治男、妇科规范化的诊疗体系。1990年，作为海南省中医男科学科带头人，林天东创建了海南省中医男科病研究治疗中心，进一步推动海南省中医诊治男、妇科疾病的快速发展。

此外，林天东还对海南黎族医药的推广和发展做出了不可磨灭的贡献。黎族医药作为传统的少数民族医药，对甲亢、胃出血、闭合性骨折、毒蛇咬伤等常见病和疑难杂病有独特的疗效。但由于黎族知识的传授主要靠口传身授，师徒传教，使得黎医药知识在传承过程中容易产生误传和失传的现象，很大程度上制约了黎族医药知识的传承和发展。

林天东自幼跟随父亲上山采药，对很多黎药的生长特性及药用价值十分了解，他在临床中也常用黎药治病。黎医药面临失传的风险，他开始在诊疗工作之余，不辞劳苦地带领弟子们跋山涉水考察黎医药资源，深入民间挖掘黎族的特色诊疗及用药经验，对黎药资源进行抢救性挖掘，并在相关部门的支持配合下进行黎药品种标准的制定工作。

作为海南省政协委员，林天东还数次提案呼吁对海南古老的黎族医药开展抢救性挖掘，并牵头成立了中国民族医药学会黎医药分会，通过挖掘黎医药理论体系、特色疗法和常用药材，整理构建了“以毒立论”为核心的黎族医药理论及疾病诊疗体系，调查梳理400余种黎族医常用药材，编著了《黎族医药概论》《海南黎药》《黎族医药理论与实践》《海南习用药材初加工与饮片炮制》等著作，填补了黎族医药学理论的空白。

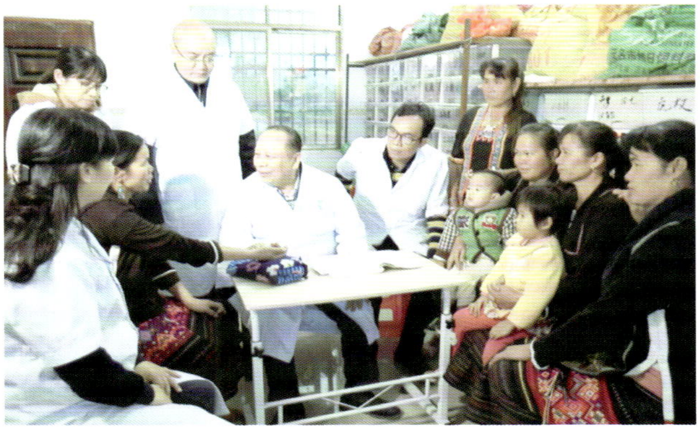

2016年，林天东为黎族百姓义诊。

锐意改革，管医院如临床治病

1997年7月，林天东被海南省卫生厅任命为海南省中医院院长。从一名普通医生到中医院院长，他做人做事始终秉持着一个理念，那就是“脚踏实地干实事，心存仁义行善举”。

“我把医院的管理当作治病救人，辨证论治、对症下药。”林天东表示，他认为医院的管理犹如中医选方用药，需君臣佐使俱全，各司其职，分工合作："君药"统筹、"臣药"辅助、"佐使药"调和。通过这样协调关系，医院的规章制度才能上行下效、上通下达。

担任院长后，他感到身上担子沉重，面对一揽子的问题，他与医院领导班子成员从实际情况出发，实地调查研究，找出影响医院发展问题的症结"对症下药"。上任之初，他提出了"改革是动力，管理是保证，发展是目的"的治院思想，积极带领全院干部职工大胆改革。首先紧紧抓住医院被海南省卫生厅确定为全省人事制度改革试点医院的历史机遇，以人为本，积极稳妥推进医院内部人事制度的改革。他秉承"能者上，庸者下"的用人原则，严把人事"进口"关，出台了人事制度改革的18项实施细则，实行竞争上岗模式。2000年，竞聘新一届中层干部65名，一批德才兼备的员工走上部门的领导岗位，干部队伍逐渐年轻化、知识化、专业化。

为强化和完善分配制度改革，林天东全面引入竞争激励机制。按照精简、高效、统一的原则，他对医院的科室职能进行了合理调整，从原来的9个科室缩减至5个，把相同或邻近的职能科室归入一个部门，解决了个别科室职能交叉重复的问题。同时，他还提出实行后勤社会化改革，创办了6个社区门诊和联营科技合作项目，使医院的剩余员工得到合理的分流。

此外，林天东还对医院的经营模式进行了大胆创新。在医疗服务上，由传统单一型向现代复合型转变，既坚持发展中医特色优势，又积极运用先进的科学技术手段，努力提高医院高危重病的救治能力和综合服务水平；在医院建设与发展上，由保守向开放搞活转变，在加强医院内部管理与内涵建设的同时，积极对外合作交流；在医院服务模式上，切实以诊治疾病为中心转向以病人为中心。

"医生的天职是治病救人，对待病人应该要像对待自己的亲人一般，要尽心尽责。"林天东表示，为了让病人来医院能享受到更为优质的服务，真正把以病人为上这一宗旨落到实处，他狠抓医德医风建设，落实三级医生查房制度，积极参加"明明白白看病"和争创"百姓放心医院"活动，实行住院病人"一日清单"，让病人看放心病、交明白钱。同时，他还通过采取病人选医生的看病模式，改善医务人员的服务态度，全面提高医院的医疗质量，也让越来越多的病人因为选择信赖的医生，而最终选择海南省中医院。

经过改革，海南省中医院门诊量以每年15%的速度递增，住院人数也以每年30%~40%的速度递增，实现年业务总收入、职工年收入、就诊人数、住院人数等年翻番的经营目标。海南省中医院也从当初的一穷二白，变成了引领全省中医发展的三级甲等中医院。

"圣手仁心回天术，悬壶无私携后生。"林天东用一生践行了什么是纯粹的医者。当被问及准备看诊看到什么时候，林天东答道："如果能幸运活到一百岁，那我就给病人看到一百岁。"

破石奇珠秀杏林，岐黄世事两精深。
英名不属嗟来物，总是元元自笑吟。
等闲短纸费神吟，百草成珠自在心。
物外含英缘济世，柴门淡泊好相寻。

这是海南省琼剧院原副院长、琼剧老作家、编剧家钟少彪写给林天东的一首诗，它真实记录着林天东的杏林情怀与追求，也鞭策与激励他在杏林耕耘不辍，奋斗不止。

来源：中国中医药报

全国名中医毛德西谈经方应用六要

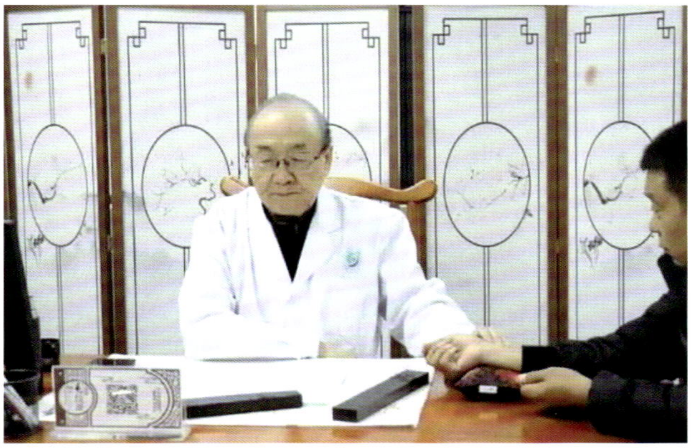

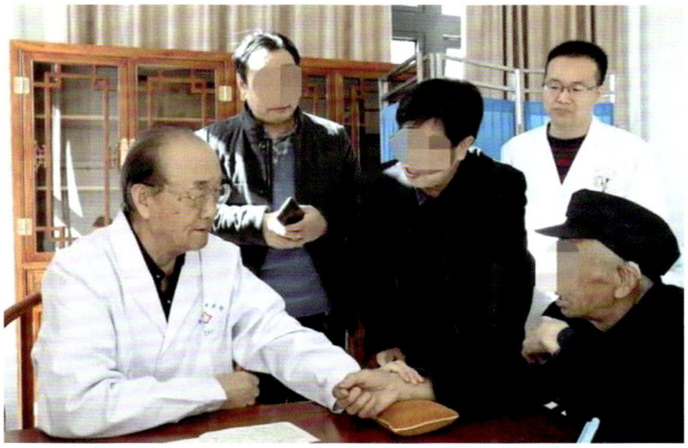

毛德西为河南省中医院主任医师，首届全国名中医，第三批、第六批全国老中医药专家学术经验继承工作指导老师。他从事中医内科临床工作近60年，学验俱丰，临证推崇经方、善用经方。近日，他就应用经方的体会进行了系统讲述，现整理于后，以飨读者。

温故知新

毛德西认为，对于经方的学习应当是一辈子的事，绝不可浅尝辄止、一曝十寒。只有不断地学习，不断地理解原义，才能有新的收获。

学习经方，不是单纯从书本上学，更重要的是从临床中学。“熟读王叔和，不如临证多。”这句话强调的是临床实践比书本知识更实用。但从理论与实践关系而言，不如改为“熟读王叔和，还要临证多。”边读书，边临证，是最好的学习方法。毛德西很赞成清代温病学家吴鞠通的方法，即“进与病谋，退与心谋”。

有人认为，背会了《伤寒论》，就懂得了经方。事实上，背诵只是学习经方的第一步，关键还是吃透内涵。而要吃透其内涵，就必须在反复阅读的基础上，将条文、方剂、药物等内容，进行前后对照、表里对照，力求知晓“同中有异、异中求同”。对每一章节的经方进行梳理，明确每首经方出现的前提、对应的证候、治疗的病种及其应用方法等。需经过多次反复的学习，才能掌握经方的奥义。

重视临床

经方的生命力在于临床疗效。毛德西经常讲，脱离临床去讲经方，就会显得苍白无力。学习的目的在于应用，在于治病救人。清代陈修园说得好：“经方愈读愈有味，愈用愈神奇。凡日间临证立方，至晚间一一于经方查对，必别有神悟。”毛德西将经方的魅力概括为六个字：安全、显效、价廉。经方何以使用两千年而不衰，原因就在这里。所以说不管是何等高明的医生，经方应当是首先选择的方药。翻阅毛德西的门诊记录，每天上午诊治三四十个病人，使用经方者就有二十余人。毛德西在临床上遣方用药的规律是“经方为先，时方为续，汲取名方，拟创新方”。所谓“拟创新方”，就是在经方的基础上创立新方，如治疗新冠肺炎的清肺排毒汤，就是抗疫的新经方。

毛德西说：“脑海里要有一张经方谱，如治疗心脏病，首先想到的是瓜蒌薤白半夏汤、炙甘草汤、桂枝甘草汤、苓桂术甘汤、桂枝芍药知母汤等；治疗脾胃病，首先想到的是半夏泻心汤、黄连汤、厚朴半夏生姜甘草人参汤等。只有将经方记熟了、用熟了，才能有发挥、创新的能力，才能针对复杂的疾病梳理出新方，获得更好的疗效。”

谙熟药性

清代医学家程钟龄在《医学心悟》中，将用药不对证列为医生三大误之一。他说：“医家误，药不称，重病药轻轻反重，轻重不均皆误人，此道微乎危亦甚。”他还由衷地告诫：“劝君举笔须留意。”毛德西指出，当前拟方用药有三大误区：一是大方多，二是用贵重药多，三是用西医思维开方多。对于经方，不是继承与发挥，而是任意扩大，随意加药。一个医生对所用的方药不了解、不清楚，药物的疗效肯定不如意。

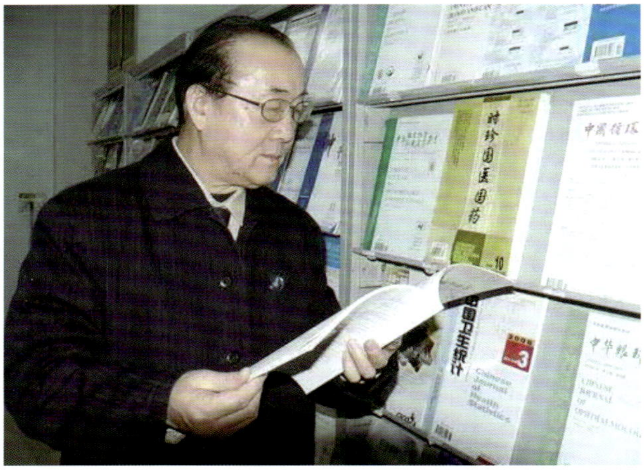

对药物性能的了解，读书很重要。首先要读《神农本草经》，其次是《本草纲目》《本经疏证》《本草思辨录》等。在了解药性的基础上，还要明确经方的配伍，不但要了解相辅相成配伍，更要了解相反相成配伍。前者如桂枝配麻黄、石膏配知母；后者如大黄配附子、黄连配干姜等。相反相成配伍是经方的精髓，是治疗疑难杂病的重要武器。在明确药性的前提下，要仔细观察药物的反应。《医学衷中参西录》中记录了许多张锡纯亲自尝试药物的实例，这种治学精神值得后人学习。

方证合一

方证合一，又名“方证学”，就是方与证的有机对应。这种认知从唐代孙思邈开始，他是从《伤寒论》中的桂枝证、柴胡证悟到的。到了清代，举方证学的医家以柯韵伯、徐灵胎为代表。其中徐灵胎的《伤寒论类方》对后世影响最大。他将经方分为12类，每类先定主方，同类诸方附后；并将每方的精思妙用条分缕析。如桂枝汤类，后附19首方，每方都有原文，并有徐氏个人见解、药性分析等。徐氏如此钻研七年，五易其稿，为后人留下了一本学习经方的“方证学”读本。他说：“此书之成，后之读《伤寒论》者，庶可以此为津梁乎。”

方证合一不是简单的一个方对应一个症状，而是对应一组症状群，这个症状群经过历代医家的认知、提炼，多赋予一个证候名称，如桂枝汤对应的是营卫失和证，麻黄汤对应的是风寒闭肺证，麻杏石甘汤对应的是表寒肺热证，小青龙汤对应的是表寒夹水饮证。而复杂的证候对应的则是具有补泻兼施、升清降浊、清热祛寒、扶阳滋阴等作用的经方。掌握这种“方证学”非一朝一夕之事，它立足于临床，提高于思考，熟练于反复实践。

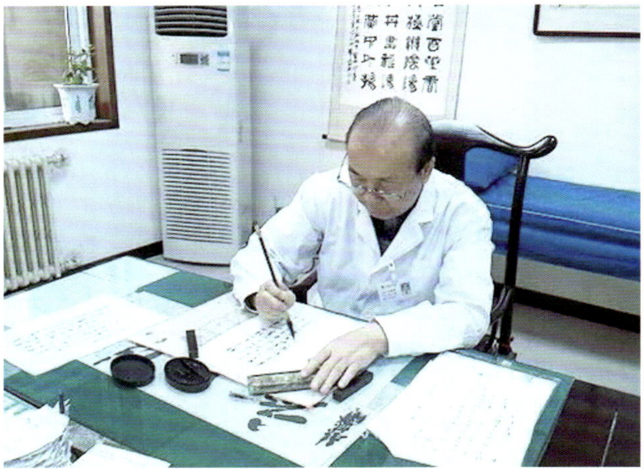

谨守病机

病机是反映疾病在发生、发展过程中，病因作用于人体脏腑经络所呈现出的不平衡状态。这种不平衡状态，主要表现在气血阴阳的盛衰，或虚实寒热的多寡，有局部的不平衡，有整体的不平衡。医者所选用的方药，正是对这种不平衡状态的纠正与补充。如果不了解病机的性质，包括病位、病性、病因、病势等，所用的方药就是无的放矢。所以前人说“用药容易认证难”，强调了认识疾病的重要性。

应用经方，必须明了病机的本质，而要了解病机的本质，就必须用整体观与辨证观去考察、去思考。正确的思路是确定疗效的关键。只有抓住疾病的本质，遣方用药才能做到有的放矢。如果仅仅从症状角度去观察，不从症状的背后去寻找其病机，那样所得出的结论就必然是片面的、不完全的，而由此所拟定的方药也必然是离谱的。

与时俱进

经方之所以历经两千年而应用不衰，主要是有中医基本理论的指导。脱离理论的指导，经方就成为文献上的“死方”，不会被人们印记在脑海里，更谈不上有“复杯”之效。在抗击新冠肺炎的关键时刻，中医人拿出了新的经方，在临床上应用，取得了显著疗效。因此，我们要加快对经方研究的步伐，包括组方研究、药效研究、制剂研究、毒理研究等。

期望在不久的将来，会有更多新的经方及其新制剂问世，为预防和治疗流行性传染病，为解决危重病的关键难题，谱写出新的篇章。

来源：中国中医药报

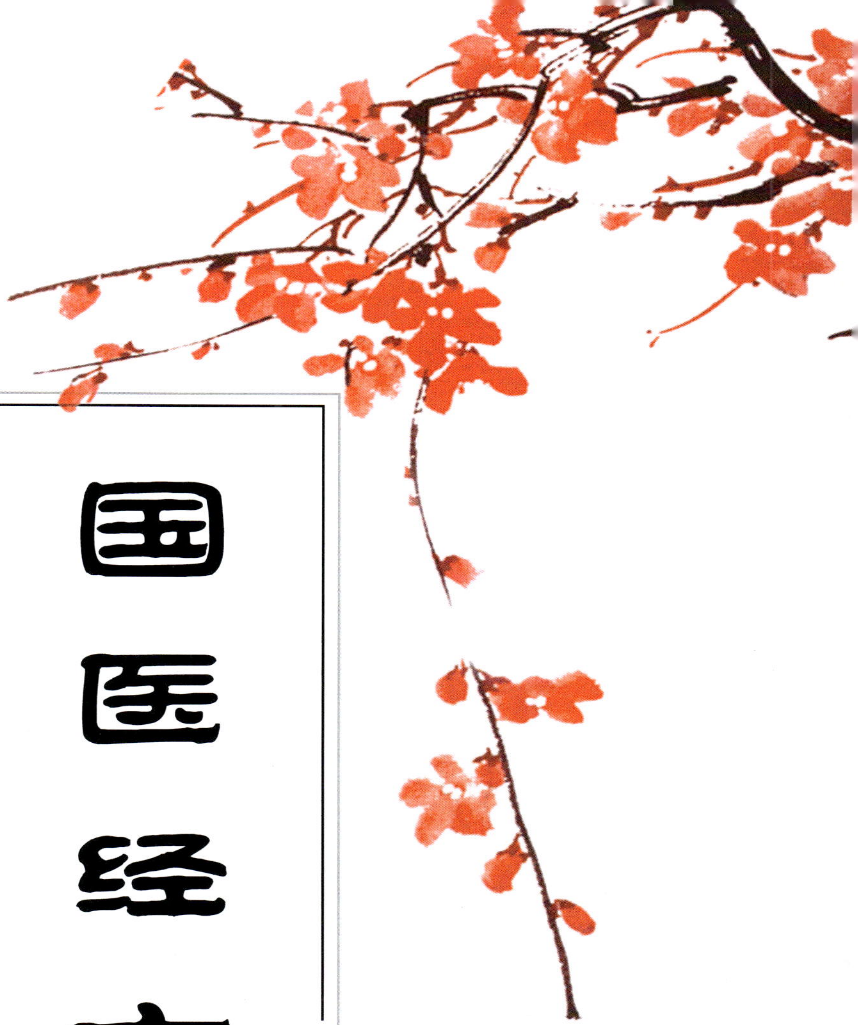

国医经方年鉴

2023

经方名家

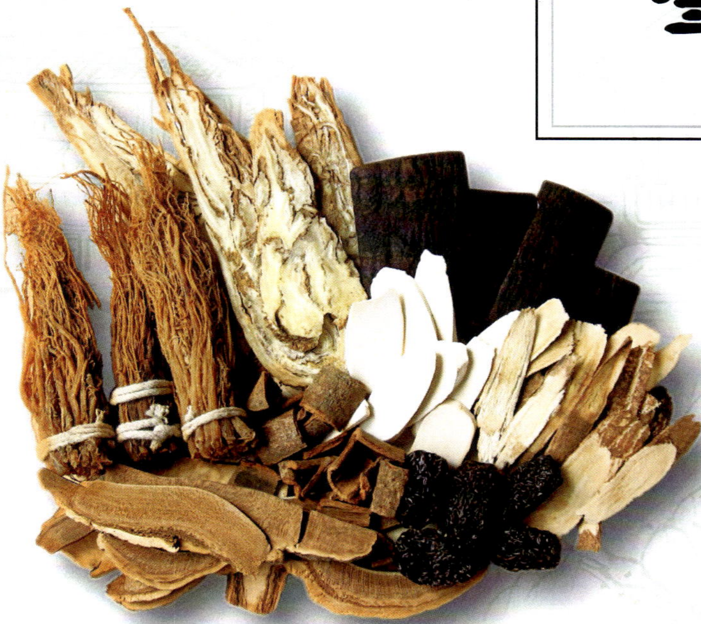

国醫经方年鑒

国医大师——孙光荣

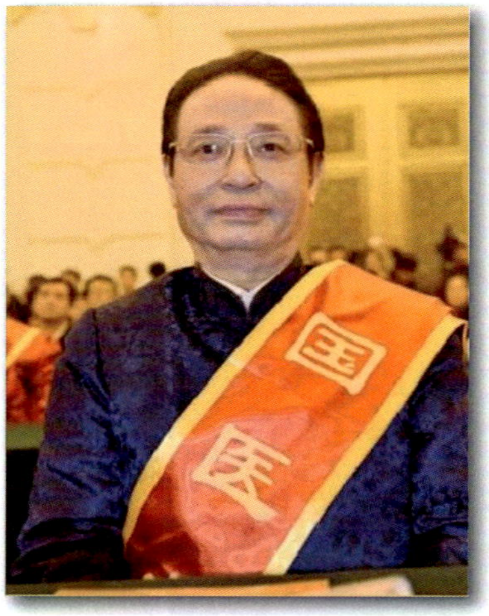

守正创新
传承发展

孙光荣，男，汉族，1941 年 11 月生，湖南浏阳人（祖籍安徽庐江），无党派人士，国医大师，任北京中医药大学中医药文化研究院院长，国家中医药管理局中医药改革发展专家咨询委员会专家、中医药文化建设与科学普及专家委员会委员，湖南中医药大学顾问兼中医学院名誉院长，长春中医药大学客座教授，澳门科技大学荣誉教授等职。

孙老幼承庭训，继拜名师。自 1958 年 7 月 14 日至今中医临床 66 年，在临床同期从事中医药文献研究及中医药文化研究 32 年、研究生教育 16 年、远程教育 13 年、全国优秀中医临床人才培训 9 年。现为国家中医药管理局中医药文化建设与科学普及专家委员会委员、继教委员会委员，中华中医药学会常务理事、文化分会学术顾问、继教分会第一任主任委员，全国优秀中医临床人才研修项目培训班班主任，全国第 5 批、北京市第 4 批老中医药专家学术经验继承工作指导老师，全国名老中医药专家孙光荣传承工作室建设专家，北京中医药大学共建中西医结合三级医院和平里医院名老中医工作室建设专家，北京同仁堂中医大师工作室顾问，第二届国医大师。享受国务院政府特殊津贴。

出版著作 23 部，发表论文 158 篇。排名第一或为执笔人荣获的主要奖项有：国家中医药管理局中医药科技进步奖二等奖 1 项，中华中医药学会科技进步奖二等奖 1 项，全国优秀图书奖二等奖 1 项，省级科技进步奖一等奖 1 项，全国首届中医药科普著作奖一等奖 1 项；等等。主编的《中华经典养生名言录》为国家新闻出版署等部委推荐的 15 本科普著作之一，主持并完成科技部“十五”科技攻关项目成果之一——《当代名老中医典型医案集》、全国名老中医学术经验数据库。

国医大师——唐祖宣

唐祖宣，男，1942年3月生，河南省邓州市人，中共党员，主任医师，第二届国医大师，国家级有突出贡献的中青年专家，享受国务院特殊津贴。担任中华中医药学会常务理事，中国民间中医医药研究开发协会唐祖宣学术研究分会会长，中国民间中医医药研究开发协会仲景国医推拿分会会长，中国中医药信息学会名老中医薪火传承分会会长，中国中医药信息研究会仲景医学分会会长，中国中医药信息研究会唐祖宣医学工作委员会会长，中国民族医药学会适宜技术分会会长，泰国中医药学会、瑞典中医药学会永远名誉会长，南京中医药大学、江西中医药大学、辽宁中医药大学客座教授，暨南大学名誉教授，河南中医药大学、南阳理工学院终身教授，全国老中医药专家学术经验继承工作指导老师，第七届、九届、十届、十一届、十二届全国人大代表。入选2022年全国“最美科技工作者”河南推荐人选。

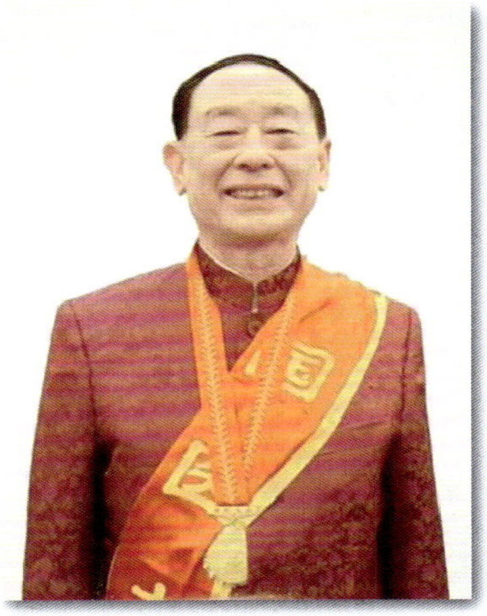

两次荣获全国卫生文明先进工作者称号；先后获河南省科技进步一等奖、省重大科技成果奖，中华中医药学会科学技术二等奖；全国老中医药专家学术经验继承工作优秀指导老师；河南中医事业终身贡献奖；全国先进工作者；2014年被授予“国医大师”称号，同时荣获中华中医药学会终身成就奖；2019年荣获全国中医药杰出贡献奖。

60多年来，他一直在基层为群众治病，并为160多位副部级以上领导和名人大家做过医疗保健工作，尤其是运用温阳法治疗心脑血管病效果显著，防治四肢血管病有独到建树；治疗老年病经验丰富，研制出国家三类新药“脉络舒通颗粒”。撰写学术论文386篇，其中在国内外医学刊物上发表136篇。编著学术著作和履职著作106部。

守正创新

传承发展

国医大师——李佃贵

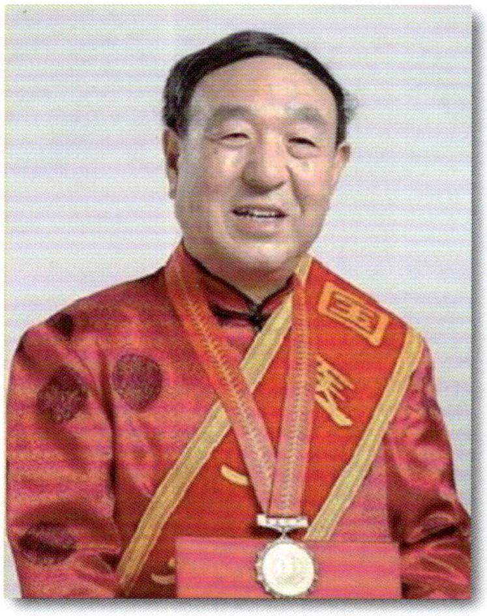

守正创新 传承发展

李佃贵，出生于1950年，河北张家口蔚县人，教授，主任医师，博士生导师。全国劳动模范，第三届国医大师，全国首届中医药高校教学名师，河北省首届十二大名中医。享受国务院政府特殊津贴。卫生部、科技部科技评审专家，教育部高校设置委员会评审专家。

全国第三至六批名老中医药专家学术经验继承工作指导老师，省管优秀专家，省突出贡献专家。河北省第六、七、八、十届政协委员，第八届人大代表。曾任河北医科大学党委副书记、副校长（正校级），河北省中医院院长河北省中医药研究院院长，现任河北省中医院名誉院长、河北省胃肠病研究所所长。国家卫健委临床重点专科（脾胃病科）主任，国家中医药管理局浊毒证（慢性胃炎）重点研究室主任，国家中医药管理局重点专科（脾胃病科）、重点学科（中医脾胃病学）主任。

中华中医药学会常务理事兼李时珍研究分会名誉主任委员、脾胃病分会副主任委员，中国中西医结合学会理事，中国民间医药研究开发协会学术专业委员会主任委员，河北省中西医结合学会会长，河北省健康养生文化产业促进会会长，河北省中医药文化交流协会会长，河北省医养结合促进会会长，河北省中医学会副会长，河北省医学会副会长，河北省医师协会顾问。曾荣获“中国医师奖”“中医传承特别贡献奖”等多项荣誉称号。

李佃贵从事中医临床工作50余年，尤其擅长脾胃病的治疗，首创“中医浊毒理论”，指导治疗多种疑难杂症，疗效显著。指导、发表科研论文400余篇，主编各类院校教材10余部、学术专著40余部，获批专利多项，获各类科技进步奖30余项。

国家级名老中医——祝之友

祝之友，1945年7月出生，四川洪雅县人，中共党员，副主任中药师。1966年毕业于四川省中药学校。现任四川省洪雅县中医院药剂科主任、四川省中药学校中药研究所客座研究员、中国管理科学研究院学术委员会特邀研究员、《中华现代中西医杂志》专家编辑委员会编委、《中国中医药杂志》编委、中国药学会高级会员、四川省药学会药剂专委会委员、四川省眉山市药学会常务理事。

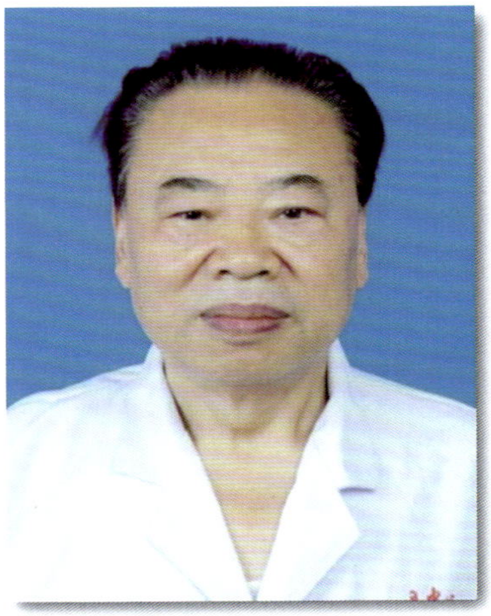

专业擅长: 从事临床中药学工作近40年，致力于临床中药研究，在国内首先开展对《伤寒论》药物的历史变异与应用研究。提出柴胡从清代末期至今“窃肝阴”之争及有关柴胡研究成果不能重复，是南北各地所用部位不同所致的观点；提出在我国中医药界应建立和开设“临床中药学”学科的建议，推动祖国医药学发展。

个人成就: 积极参与国家中医药管理局和四川省中医药管理局的教学和人才培训，先后在俄罗斯、新加坡、泰国及澳门科技大学、北京中医药大学等国内外各地，积极开展中医临床药学宣讲。为国内外学术班授课150余次，其中，国际会议3次，国家级50余次，省级60余次。主研完成市级科研课题2个，主编专著2部，与他人合著专著1部，在各级学术刊物和会议上发表和交流专业学术论文150余篇。1987年12月，被卫生部授予“全国卫生文明建设先进工作者称号”；2013年，被国家中医药管理局授予“全国名老中医药专家”；2015年，被国家中医药管理局授予“第六批全国名老中医药专家学术思想指导老师”；2018年7月，被四川省人民政府授予“第三届四川省十大名中医”；2020年，被四川省人社厅授予“四川省中医药传承创新先进个人”。

守正创新
传承发展

国家级名老中医——刘景源

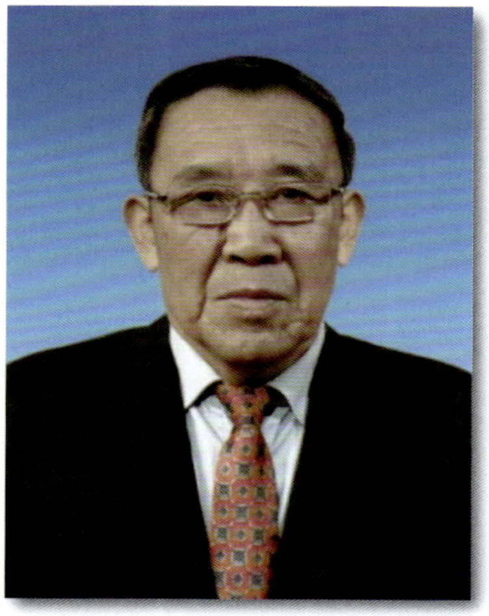

刘景源，男，出生于1943年，汉族，河北省丰润人。主任医师，研究员，教授，博士生导师。1963年考入北京中医学院中医系，毕业后留校参加工作，其间借调到中医研究院西苑医院工作。从事中医教学、科研40余年，曾任国家中医药管理局中医师资格认证中心首席专家、北京中医药大学国际中医药交流与合作中心主任、国家中医药管理局优秀中医临床人才研修项目指导老师，是全国第五批名老中医药专家学术经验继承工作指导老师，任《中国临床医生》杂志顾问。

专业擅长： 擅长治疗发热、出血、发疹性疾病，痛证、咳喘、自汗、失眠抑郁、高血压、老年病、心脏病、胃肠病、便秘、眩晕、中风、甲状腺病、肝胆病、肾病、结石、关节炎、男性病等疾病。

个人成就： 曾应邀到美国、法国、捷克、日本等10余个国家与国内多个省、市、自治区讲学及主持国际中医、针灸专业人员水平考试。发表学术论文70余篇，出版学术著作4部。曾被遴选为国家中医药管理局“万年青工程”——中医药经典课程示范教育项目（VCD）《温病学》的主讲教授，曾承担卫生部及国家中医药管理局科研课题，曾任国家中医药管理局中西医结合治疗SARS临床研究特别专项课题“历代疫病流行文献整理及献方献药研究”负责人。

守正创新

传承发展

国家级名老中医——孟如

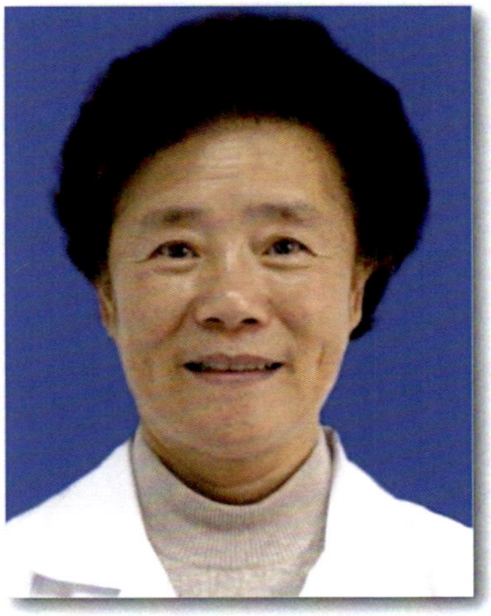

孟如，女，出生于1937年，教授，成都中医药大学首届优秀毕业生，全国第二批名老中医药专家学术经验继承人导师，云南名中医。全国普通高等教育中医药类规划教材编审委员会委员，全国普通高等教育中医药类规划教材《金匮要略选读》主编，新世纪高等院校中医药规划教材《金匮要略》主审。曾任云南中医药大学内经·金匮教研室主任，《中医内科学》教研室主任，中医系主任，基础部主任。担任云南省中医药学会副会长、云南省高校督学、云南省教委高级职称评审委员会委员、云南省卫生系统高级职称评审委员会副主任委员及中医专业评审组主任委员、云南省药品评审委员会委员、民盟中央委员、云南省政协常委、民盟云南省委常务副主委、云南省妇联常委等职。

专业擅长： 治学严谨，勤求古训，博采众长，医术精湛，注重理论与实践相结合，擅长诊治疑难杂症，尤其对自身免疫病如红斑狼疮、硬皮病、皮肌炎、类风湿关节炎、重症肌无力等具有独到的学术见解和丰富的诊疗经验。

个人成就： 其临床经验与学术思想被列入“十一五”国家科技支撑计划项目“名老中医临床经验、学术思想传承研究”课题。此外，主编、副主编及参编专著共12部，先后在国内外专业期刊发表学术论文50余篇。曾获云南省科技成果奖和云南省卫生厅中医药科技成果奖。

守正创新
传承发展

国家级名老中医——吴中朝

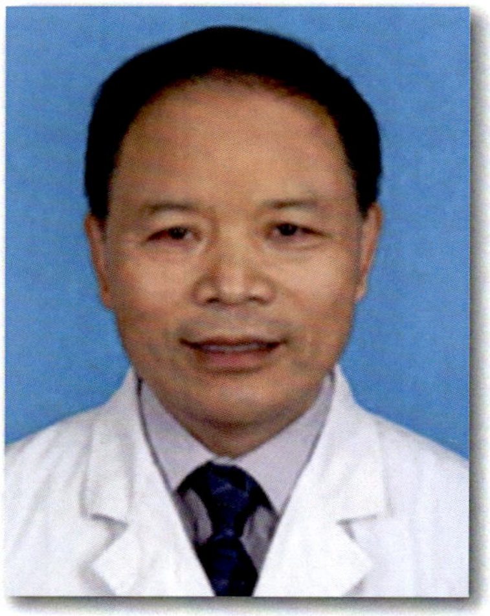

守正创新
传承发展

吴中朝，男，出生于1956年2月，医学博士。中央保健会诊专家，第五批全国名老中医药专家学术经验继承工作指导老师，全国名老中医吴中朝工作室传承指导老师，中国中医科学院博士研究生导师，中国中医科学院针灸医院主任医师。中国针灸学会经筋分会主任委员、针法灸法分会副主任委员，中国民族医药学会艾灸分会会长。《中医杂志》《中西医结合杂志》《中国针灸》《针刺研究》等杂志编委或主审专家。

个人事迹：长期为国内外学术团体、教学单位及广大民众进行以中医类养生保健为主要内容的学术讲座与科普宣传，深受大家好评。先后应邀出访数十个国家与地区进行中医针灸等学术活动、临床医疗、标准制定等。在国家中医药管理局两次全国科普专家的评聘中，皆被评为国家中医药管理局中医科普巡讲专家。为中央电视台《中华医药》《健康之路》《科技之光》及北京电视台《养生堂》等节目的主讲专家。共进行过10余期的电视节目播讲，受众广泛，以其专业性、科普性、趣味性、新颖性、实用性而获得很高的评价。为中国政府针灸申遗专家、多个国际标准的中国专家及世界卫生组织的特聘专家。长期从事中医及针灸临床工作，既能继承传统的中医药的精髓，又能不断开拓创新。理论基础扎实、临床功底深厚，具有丰富的医疗经验和较深的学术造诣。提出了一些中医针灸相关新学说与新方法，在诊治痛证、养生保健、代谢性疾病、老年病及疑难病症等方面有独到的经验。

研究方向：痛证、代谢性疾病、养生保健与康复、老年病等已成为其临床研究与治疗的主要方向。

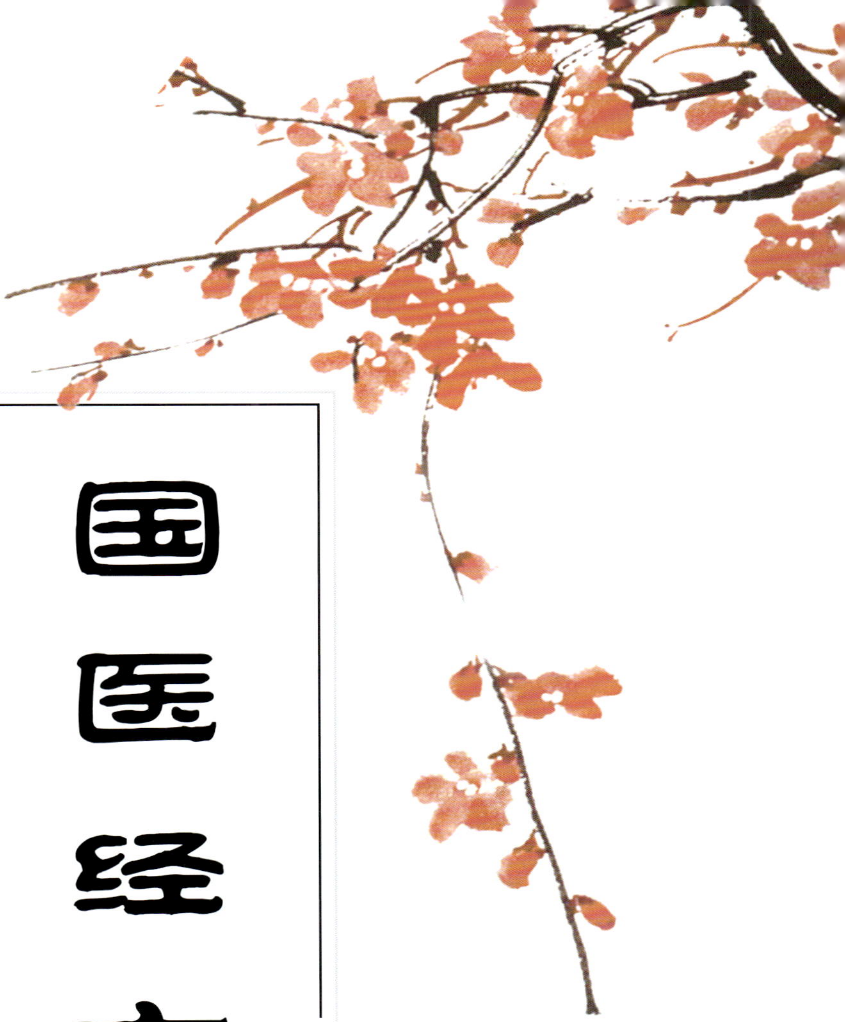

经方名医

国医经方年鉴

2023

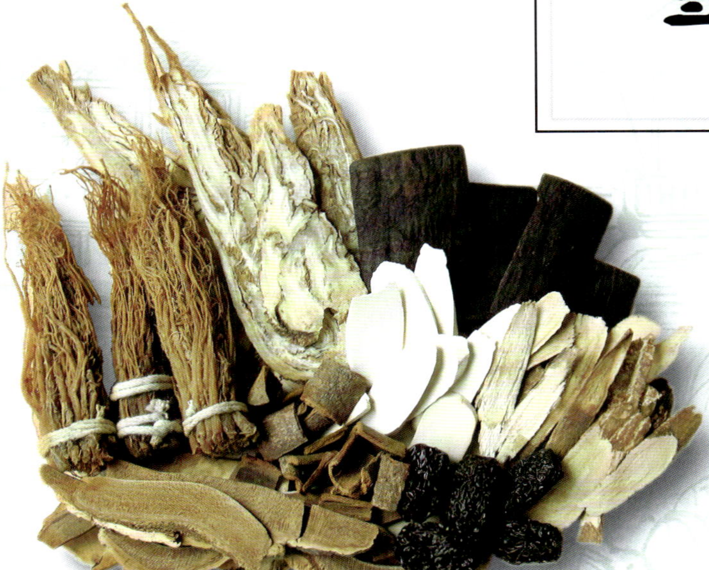

国醫经方年鑒

中华中医药中和医派创始学人

——杨建宇

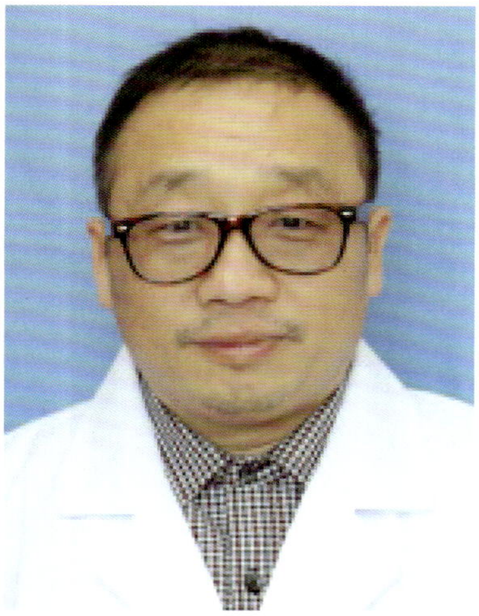

杨建宇，男，1965 年 5 月出生，1988 年毕业于河南中医学院中医系中医专业，医学学士，执业中医师，研究员。中华中医药中和医派创始学人，国医大师孙光荣中和医派掌门弟子，中药泰斗祝之友教授大弟子，现任中华中医药学会《光明中医》杂志主编，《中国中医药现代远程教育》杂志主编，国家中医药管理局全国名老中医药专家孙光荣传承工作室主任。

先后兼任北京光明中医学院教授，河南中医药大学中医文献研究所研究员，国家中医药管理局优秀中医临床人才研修项目负责人，中国中医药研究促进会副秘书长，中华中医药学会肿瘤分会委员，科普分会副秘书长、继续教育分会副秘书长，中国医药新闻信息协会副会长、中医药临床分会执行副会长，全国卫生产业管理协会治未病分会会长，北京中医慢性病

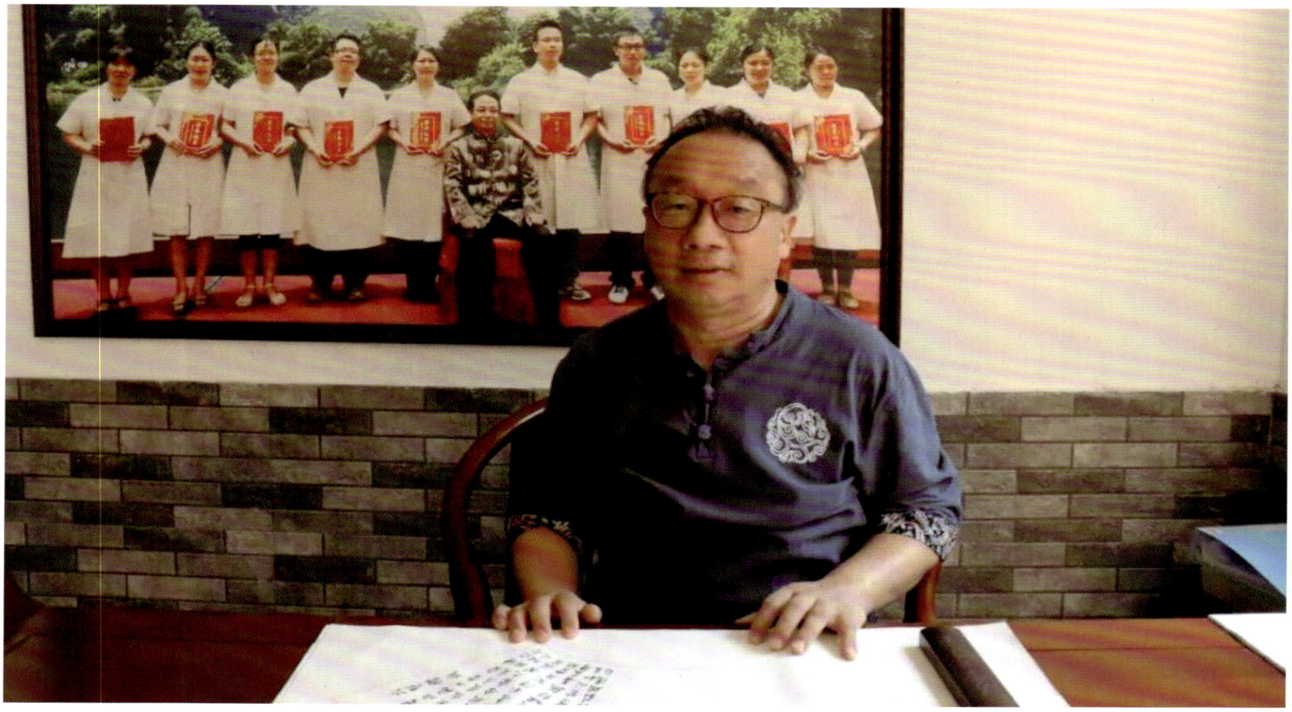

防治产业发展促进会副会长、中关村炎黄中医药科技创新联盟副主席，以及国内多个中医学术机构与组织的专家成员等职务。

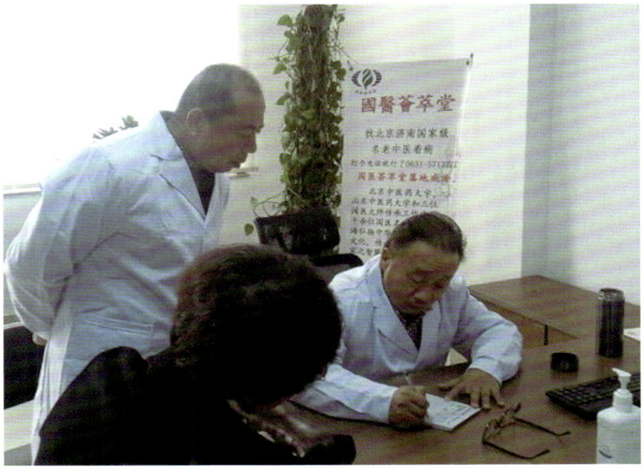

主要从事中医药防治免疫性疾病的临床研究和理论探索，兼攻金元四大医家张子和攻邪学派的研究和传承，力创孙光荣教授中和医派的临床实践，格外重视治未病实用技术（疗法）的培训和临床推广应用，尤为重视医圣仲景文化、经方及白云阁藏本《伤寒杂病论》的学术传承和临床推广应用。

科研教学：先后发表论文 160 余篇，出版医学专著、科普著作 100 余册，其中主编高等中医药院校教材 5 部。参加省市级科研项目 12 项，获省级奖 3 次，市级奖 3 项，在研省市级科研课题 3 项，获中华中医药学会科普奖 3 项、中医药文化类奖 2 项。国家中医药管理局科普巡讲项目的参与组织者，国家中医药管理局全国优秀临床人才培训项目参与组织管理者，培训学员达 3000 人次。自 2000 年起，连续 16 年举办国家级中医药继续教育项目，参加培训学员 2000 人次以上，现有入门徒弟 12 人。

个人专长：临床主要从事人体免疫及康复疾病的中医药干预研究，对肿瘤、风湿、干燥症、狼疮、过敏、不孕不育等疾病的诊疗有独到心得。

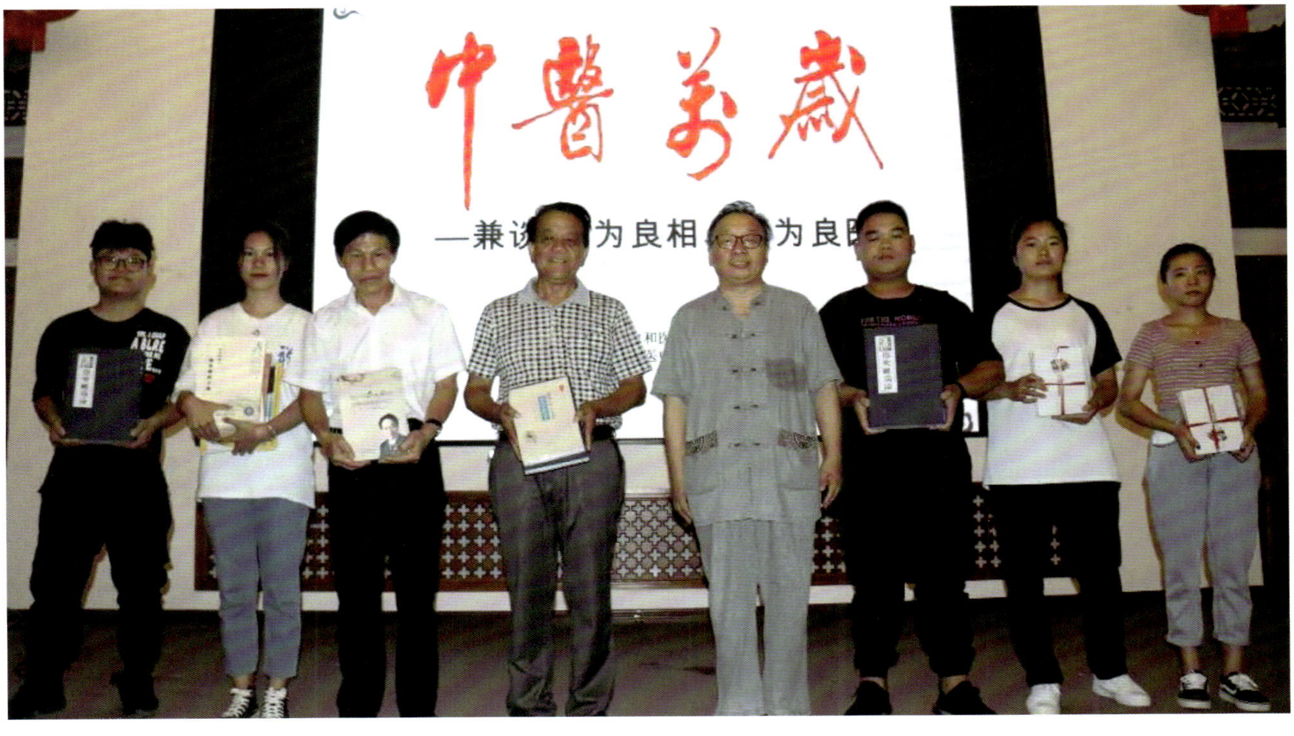

南阳首届中医世家称号获得者

——李向辉

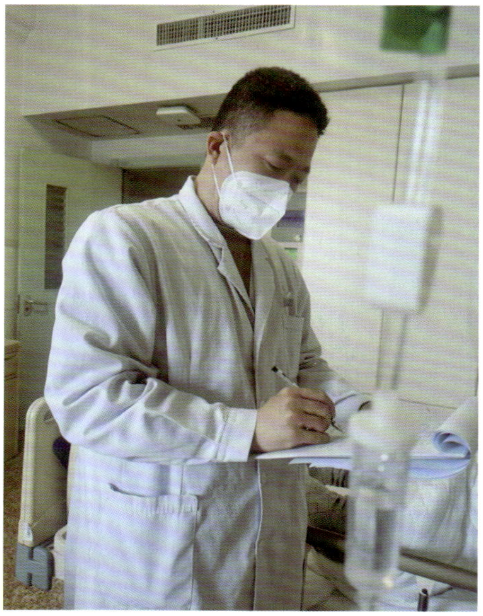

李向辉，主任中医师，南阳市中心医院中医科主任，河南省重点中医专科南阳市中心医院中西医结合内分泌科第二负责人。全国名老中医李鸣皋学术继承人，2022年获南阳首届“中医世家”称号。南阳市中医药系统第八届拔尖人才。

个人荣誉

在2020年新冠肺炎防治工作中担任南阳市中心医院中医抗疫专家组长，被授予抗疫一线先进人员称号。2022年被河南省卫健委评为中医专科建设工作优秀医师。发表论文20余篇，获市级科技成果二等奖3项。

学术任职

河南省中西医结合内分泌糖尿病学会委员，河南省医学会骨质疏松专委会传统医学组委员，南阳市中西医结合肿瘤专业委员会副主任委员，南阳市中医药学会内科专委会常委，南阳市中西医结合儿科专委会常委。

个人特长

从事中医临床工作30年，擅长中西医结合方法治疗糖尿病及其急慢性并发症、甲状腺疾病、更年期、失眠、高血压、中风后遗症、咳喘、肝胆脾胃病、水肿病等内科疾病，以及中医儿科常见病的调理。

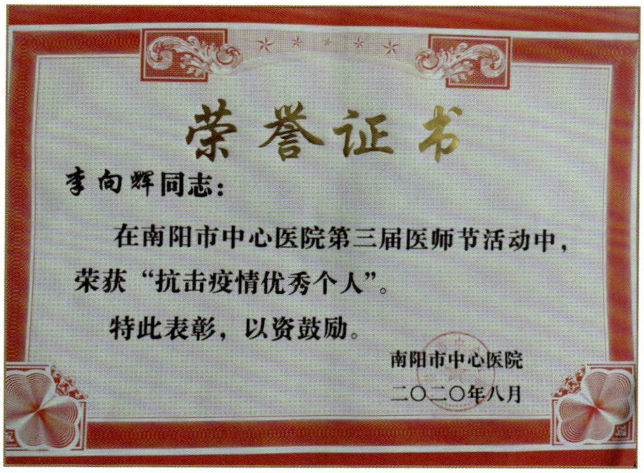

学术成果

1.《补肝肾祛风湿中药配合西药治疗类风湿性关节炎37例》，发表于《陕西中医》2005年第26卷第4期。

2.《参芪强心汤治疗慢性心功能不全30例》，发表于《中医临床研究》2012年第4卷第18期。

3.《健脾补肾通络解毒汤治疗多发性硬化28例》，发表于《光明中医》2012年第27卷第9期。

4.《活血通络汤辨治冠心病不稳定型心绞痛的临床研究》，发表于《光明中医》2014年第29卷第1期。

5.《宁心活血方及其衍化方剂辨治老年女性冠心病的临床研究》，发表于《中国中医基础医学杂志》2014年第20卷第1期。

6.《葛黄降糖汤治疗2型糖尿病合并颈动脉硬化临床研究》，发表于《陕西中医》2019年第40卷第5期。

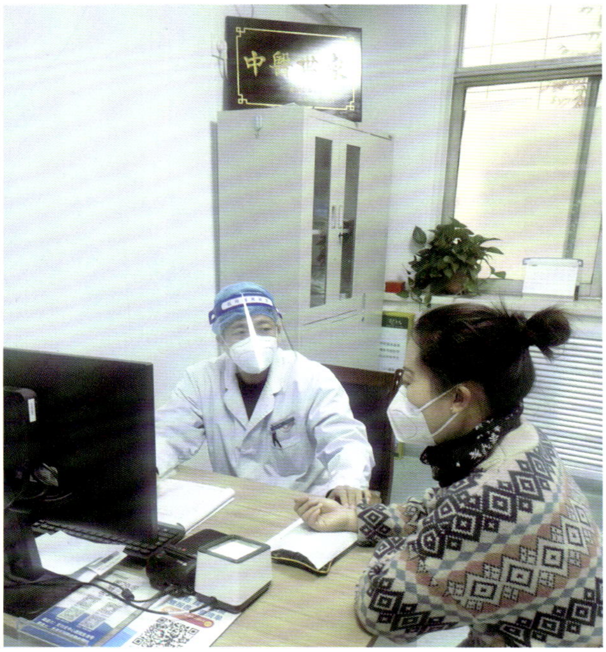

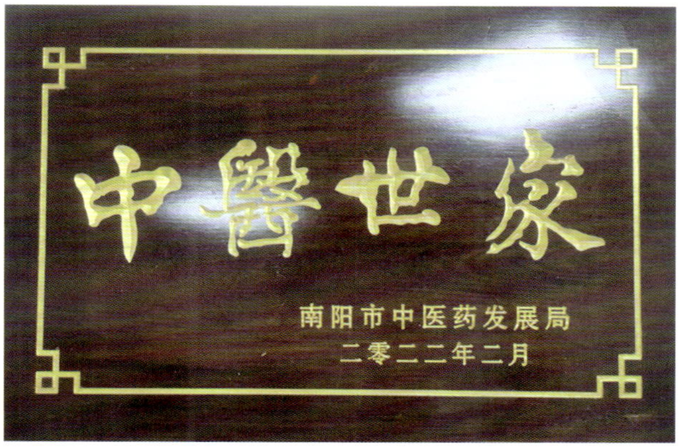

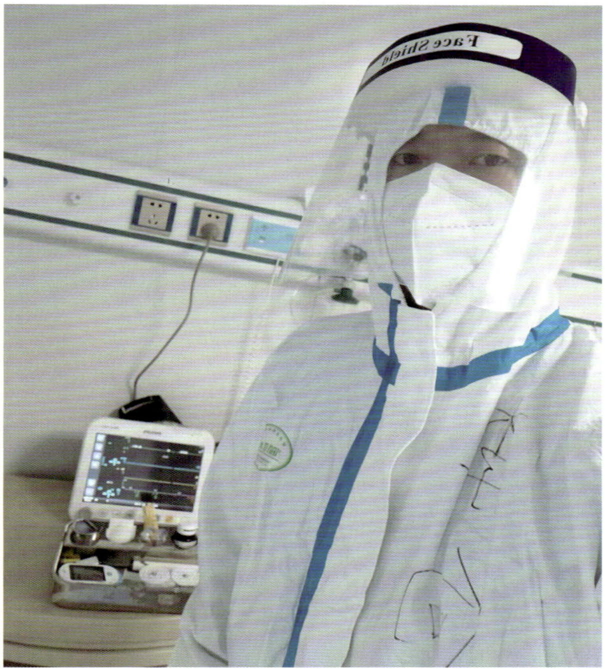

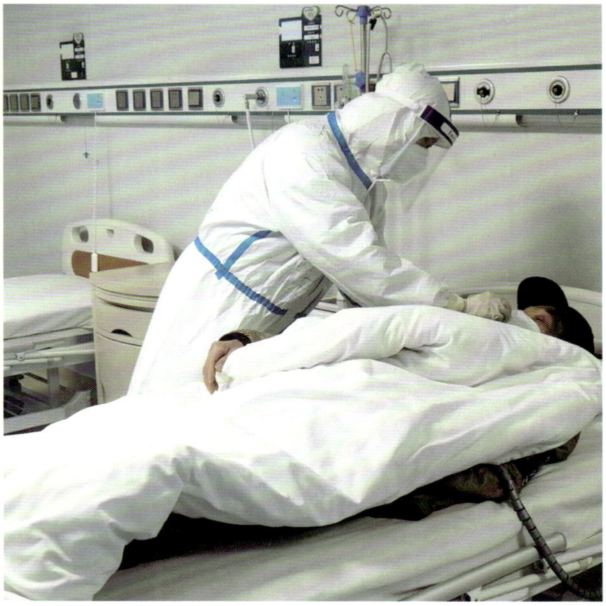

守正创新的拓荒牛　为民服务的孺子牛

记南阳市优秀医师、仲景国医优秀传人

——陈金欣

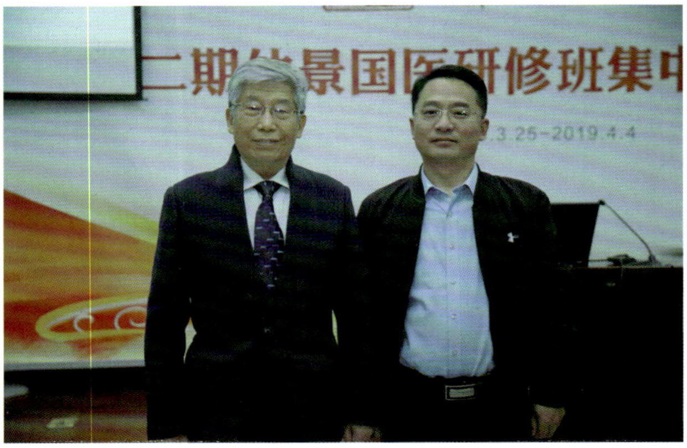

没有一颗“为民”的心，就没有风生水起的中医传承！

从医20年来，陈金欣一直起早贪黑地战斗在“望闻问切”一线，他所写的诊治病人的心得体会，密密麻麻记录几十本；从望闻问切的细节到病情症状，从辨证论治到五行六气，从经方拿捏到量剂大小，事无巨细，不厌其烦。他用所学深情扎根乡土，以传承中医砥砺前行的激情，凝聚中医创造性转化的力量，展开中医创新性发展的美丽画卷。

20多年来，陈金欣发扬“守正创新的拓荒牛、为民服务的孺子牛”的精神，深悟“针灸一道，首重经络穴道，次即手法针法”的重要性。为练手法针法，他做起自身文章。通过在自己肌肤上千百次刺入、拔出，忍受着针刺的疼痛，亲自体味针灸治疗，直至达到最佳境界。

陈金欣刻苦钻研《灵枢经》。“经脉者，所以能决死生，处百病，调虚实，不可不通。”这句话深深地融入到陈金欣的血液中。陈金欣起早贪黑地揣摩针灸基础及临床应用，在经络、穴位、刺法、灸方上下功夫，结合伤寒杂病的辨证论治，学得踏实、通透、灵巧……

陈金欣，男，1976年3月15日出生，本科学历，现任卧龙区王村乡卫生院业务院长（先后担任南阳市卧龙区中医院业务副院长兼疼痛病科、中医内科主任、王村乡卫生院业务院长等职）。任南阳市仲景学术专业委员会委员、河南中西医结合学会仲景学术传承与创新分会常务委员等职务。擅长利用中医药对情志病（顽固性失眠、焦虑症、抑郁症、精神分裂症、癫痫等）进行治疗，

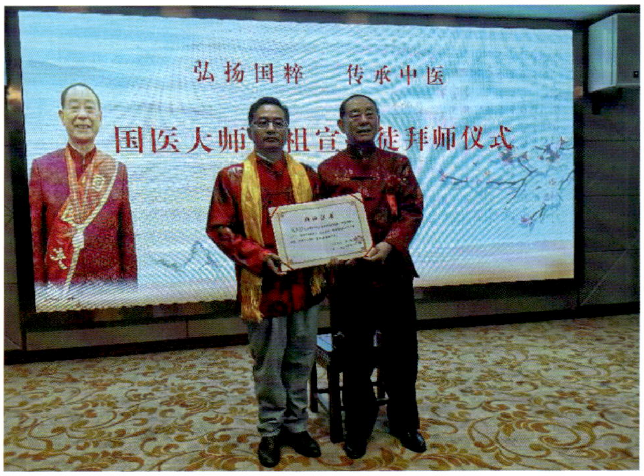

疗效显著。同时能熟练应用理疗设备结合中医辨证论治，应用中药制剂内服、外敷等疗法，治疗基层常见的颈肩腰腿痛及风湿、类风湿、骨质增生、脑中风后遗症等疑难症，取得了良好的临床疗效。

他多年来为广大基层患者解除病痛及诸多疑难杂症，因工作成绩突出，先后被南阳市卧龙区委区政府授予“最美医生”，南阳市卫健委中医药发展局评为“优秀医师”，并获卧龙区卫生系统“先进个人”“优秀共产党员”“党员示范岗”等荣誉称号。2018 年遴选为“仲景书院”二期学员，全程参与 8 期培训，于2021年3月顺利通过结业考试并获得“仲景国医优秀传人”称号。先后拜国医大师唐祖宣、名老中医赵青春等名师学习，以此开阔视野、扩大知识面。同时坚持一边扎实开展临床工作，一边对临床工作中发现新的方法、经验进行总结，撰写中医医案 40 余篇；在省级以上期刊论文 12 篇，其业绩载入《魅力中国杂志》。

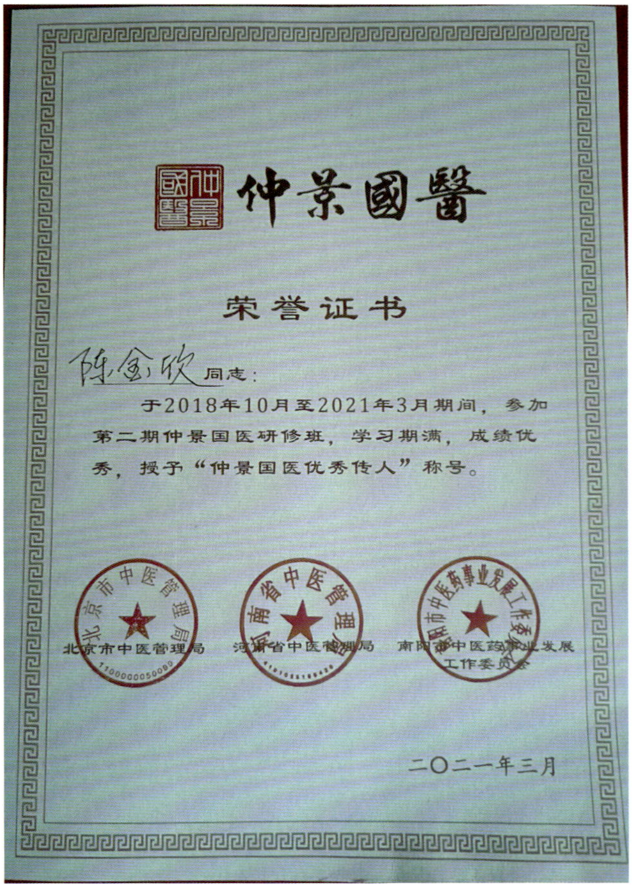

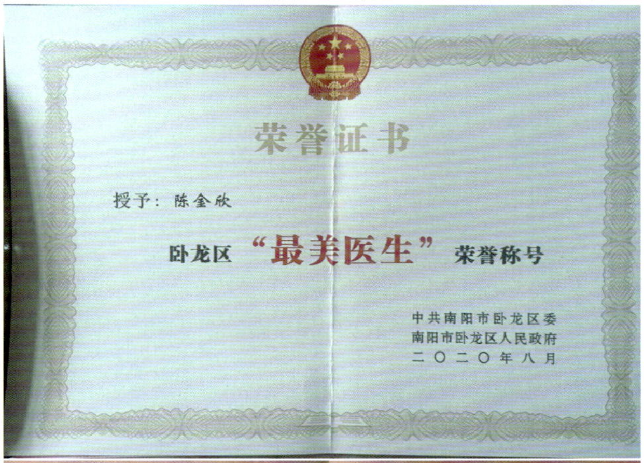

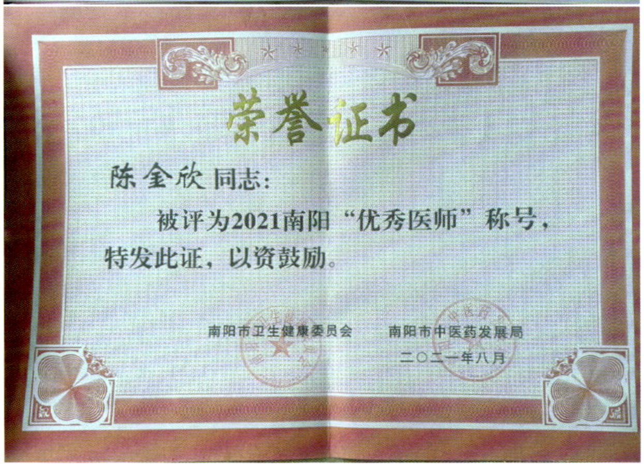

河南省中医药特殊贡献奖获得者

——聂勇

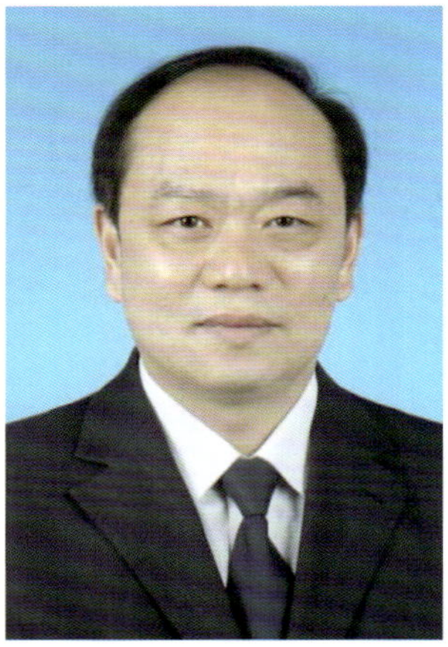

聂勇，硕士生导师，主任中医师，河南省第二批青苗指导老师，驻马店市政协副主席，驻马店市中医院院长，兼任中国中医药信息学会经方分会常务理事、河南省中医药学会体质分会副主任委员、河南中医药学会仲景传承分会副主任委员、河南省中西医结合慢病分会副主任委员、胡希恕名家传承工作室驻马店基地主任、驻马店市中医药学会会长、驻马店市络病学专业委员会主任委员，先后荣获“河南省最具影响力院长”“河南省中医药特殊贡献奖”等荣誉称号。

作为经方的继承者和传承者，聂勇牢记医圣“勤求古训、博采众方”古训，秉承杏林遗风，对医技精益求精，对患者一腔热情。他三十余年如一日，严于律己，勤于奉献，廉洁行医，广纳古今中外优质临床服务理念和名方验方，优化诊疗方案，制定出台《促进中医药事业传承创新，推进医院高质量

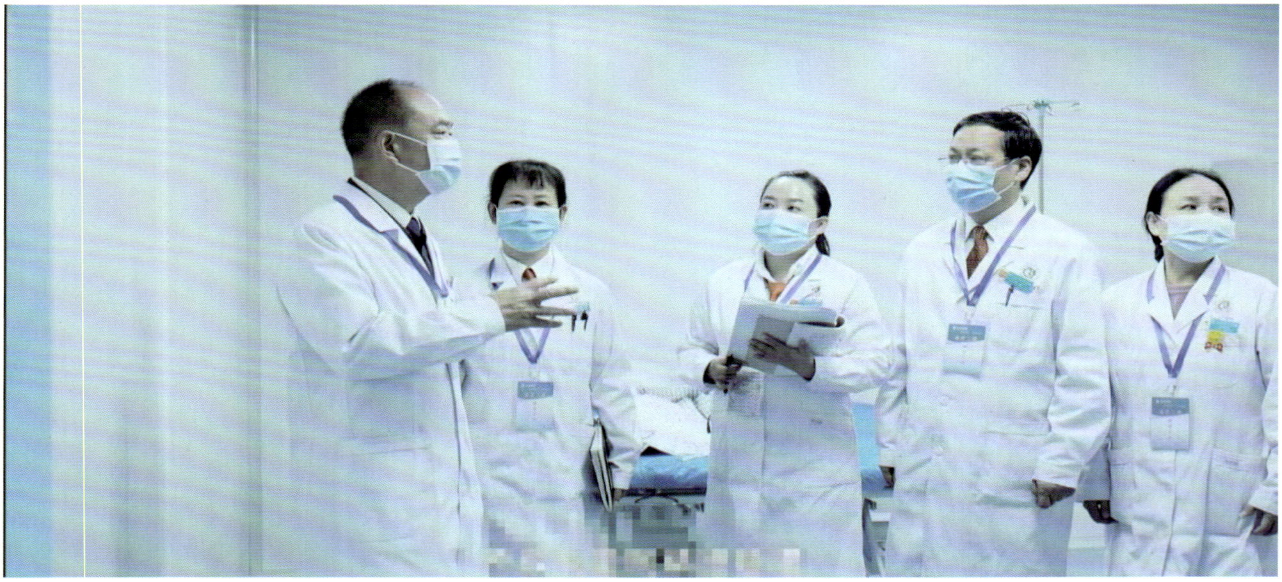

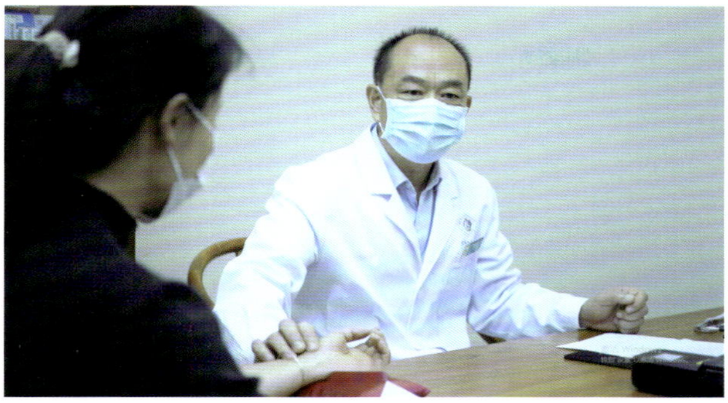

发展实施方案》《驻马店市中医药治未病“冬病夏治”动作工作方案》，完成了对全市中医药人员的“冬病夏治”技术培训及义诊工作，受益群众10万余人，既保证病人得到了有效治疗，又千方百计降低医疗费用。他潜心研制了多种临床有疗效的制剂，其中2种院内抗疫制剂，顺利通过省药监局备案，投入临床，均取得了较好的社会效益和经济效益。

学术荣誉

先后发表论文30余篇，在研省市级科研课题2项，带领驻马店市中医院建立“胡希恕经方医学驻马店传承基地”；“国家住院医师规范化培训和中医全科医师规范化培训基地”“河南中医药大学附属医院”在驻马店市中医院正式挂牌，获批“河南中医药大学第六临床医学院”，填补了驻马店市院校合作的空白；并率先在全省市级成立仲景学会，邀请及聘任冯世伦、黄煌、毛进军等国内经方大家到医院讲学及坐诊带教，带动一大批中青年中医热爱经方，学习经方，运用经方，引领了全市中医药事业的发展。

个人专长

熟读《内经》《伤寒杂病论》等中医经典，擅长从整体阴阳平衡和辨证论治入手，传承创新，师古而不泥古，应用经方治疗外科常见病与疑难杂病，尤擅六经辨证，用经方治疗外科、骨科常见病、疑难杂症，对颈、肩、腰、腿痛、风湿病、疮痈、肿痛、溃疡久不愈合等内外兼治，屡获奇效。

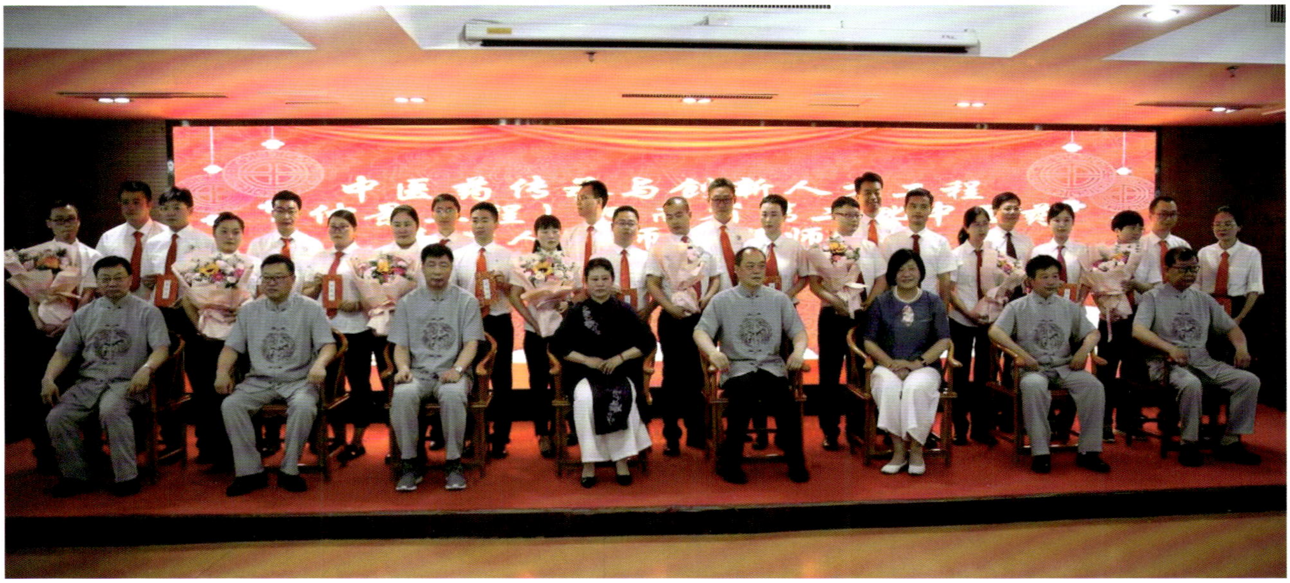

仲景书院第三期仲景国医传人

——李红哲

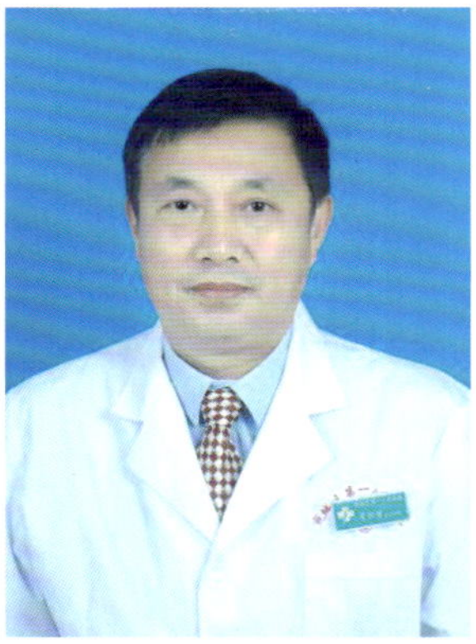

李红哲，主任中医师，现任南阳市宛城区第一人民医院副院长、宛城区汉冶社区卫生服务中心主任、宛城区政协常委、农工党南阳市宛城总支主委。

学术任职

国家卫健委基层专业委员会专家库成员，河南省卫健委基本公共卫生服务专家库成员，河南省医学会基层专业委员会常务委员，河南省医院协会第一届常务委员，河南省医学会急诊专业委员会委员，河南省医院协会急救中心分会第一届委员，河南省医学会全科医学分会第一届基层学组委员，南阳市医师协会第一届重症医学委员会委员，南阳市医学会急诊专业委员会第二、三届副主任委员，南阳市医学会神经脑血管病学分会第三届委员。

个人荣誉

曾获南阳市“最美医师”“宛城区知名中医”“宛城区劳动模范”称号；“仲景书院第三期仲景国医传人”，河南省中医青苗人才指导老师；2023年9月被南阳市人力资源和社会保障局、南阳市中医药发展局、南阳市卫生健康体育委员会评为“第三届南阳市名中医”，农工党河南省委先进个人，南阳市2015年度社区卫生工作先进个人。主持地市级以上的课题4项，发表论文30篇，编著教材1部。

个人特长

擅长运用中西医结合方法治疗内科常见病、多发病、代谢性疾病（高血压、糖尿病、肥胖、血脂异常）、各种心律失常、急慢性心衰、消化系统疾病（浅表性胃炎、胃及十二指肠溃疡、萎缩性胃炎、急慢性肝损伤）等。尤其擅长运用仲景经方六法治疗糖尿病及其并发症，在南阳率先开展“三辨序贯”疗法，专病专方、专证专方和专体专茶“三专”疗法，系统诊疗糖尿病取得了显著疗效，其创立的中医代谢性疾病工作室获评市级重点专科。近3年来，李红哲平均每周坐诊5天，平均每次门诊病人40人次；就诊患者复诊率91%，好转率95%，治愈率92%，患者满意度95%。

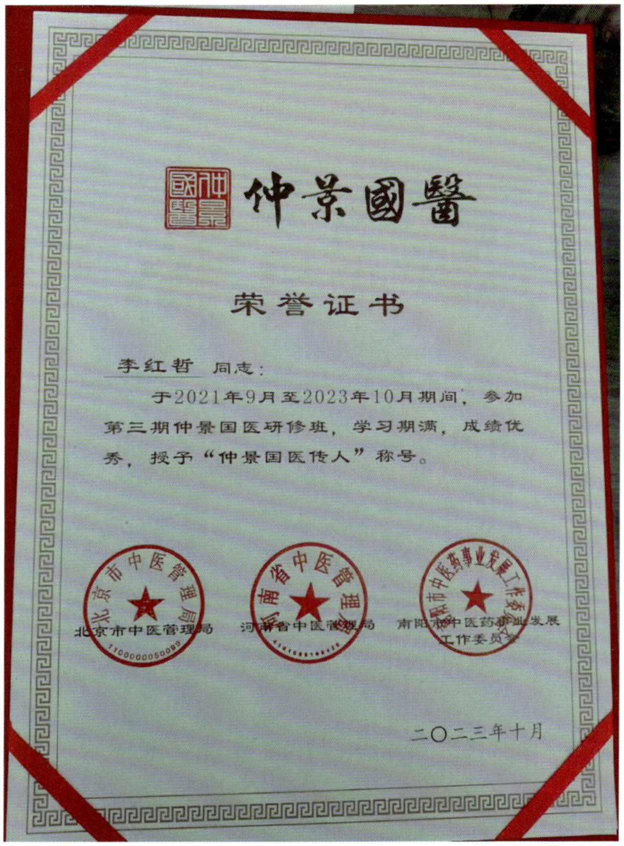

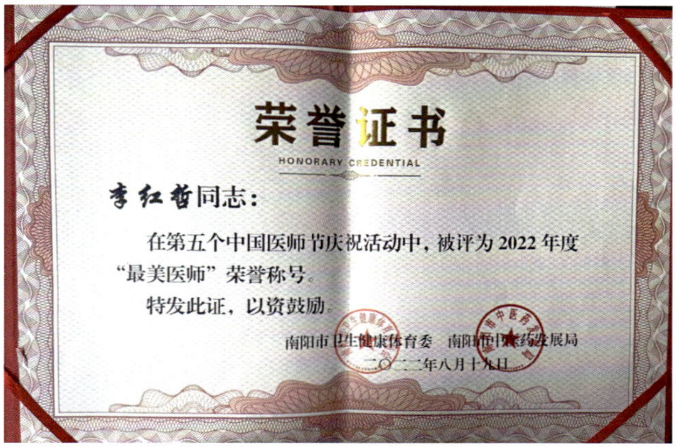

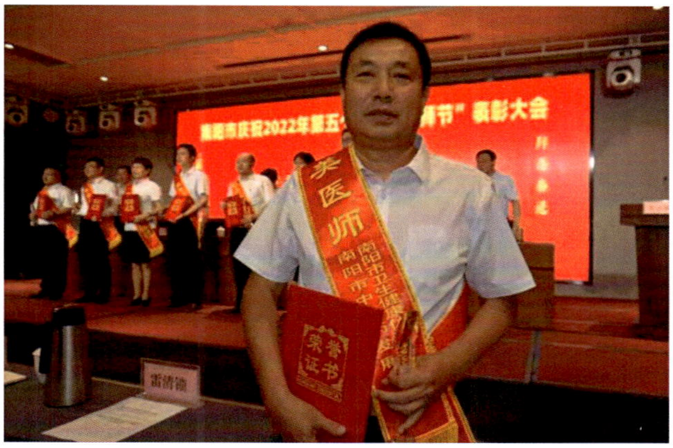

学术成果

1.《华盖散与桃红四物汤加减配合西药治疗慢性阻塞性肺疾病 42 例》，发表于《陕西中医》2008 年第 29 卷第 8 期。

2.《加味丹参饮配合西药治疗不稳定性心绞痛 100 例临床观察》，发表于《四川中医》2009 年第 27 卷第 6 期。

3.《桃红四物汤加减配合拉米呋啶治疗慢性乙型肝炎 120 例》，发表于《陕西中医》2009 年第 30 卷第 9 期。

4.《补肾排毒汤合陈氏灌肠方治疗糖尿病肾病临床研究》，发表于《中医学报》2016 年第 31 卷第 10 期。

5.《中医辨治下肢深静脉血栓迁延期 60 例》，发表于《河南中医》2014 年第 34 卷第 5 期。

6.《恩替卡韦联合自拟中药治疗代偿期乙型肝炎肝硬化患者对血清细胞因子水平的影响》，发表于《实用肝脏病杂志》2017 年第 20 卷第 6 期。

7. 2018 年 5 月 17 日获河南省科技成果奖：“一种治疗糖尿病胃轻瘫的中药”。

8. 2011 年 3 月 10 日获南阳市人民政府科技成果三等奖：“加味丹参饮配合西药治疗不稳定性心绞痛临床观察”。

9. 2012 年 3 月 26 日获南阳市人民政府科技成果二等奖：“华盖散与桃红四物汤加减配合西药治疗慢性阻塞性肺疾病急性发作期的临床研究”。

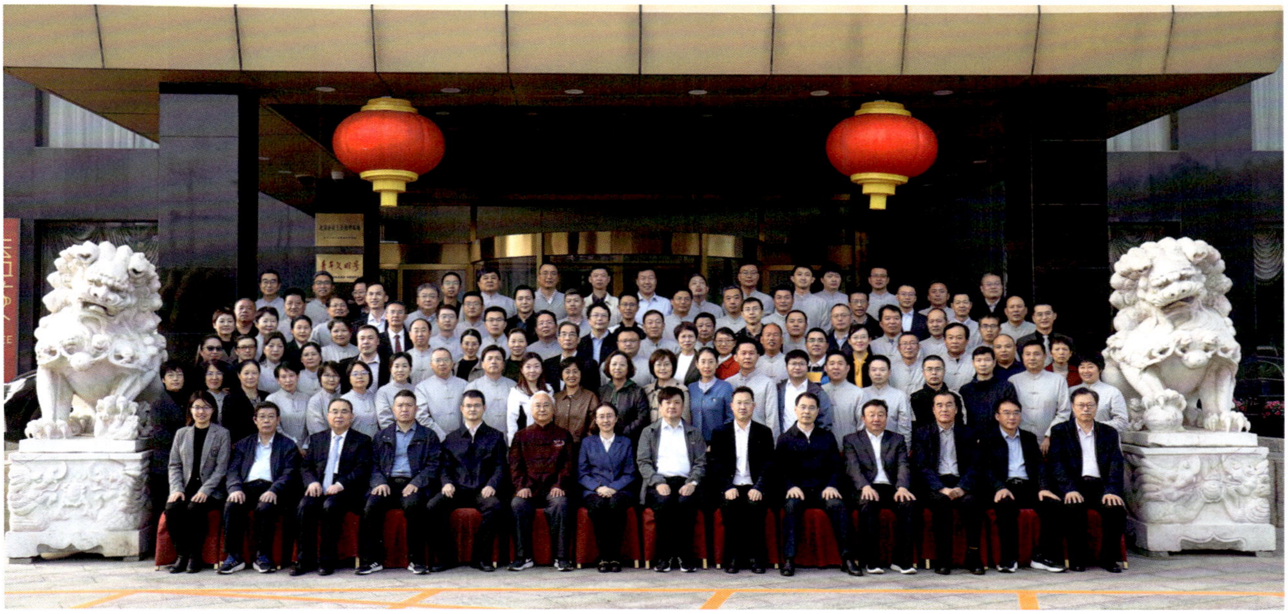

南阳市基层名中医、优秀医师

——卢世耀

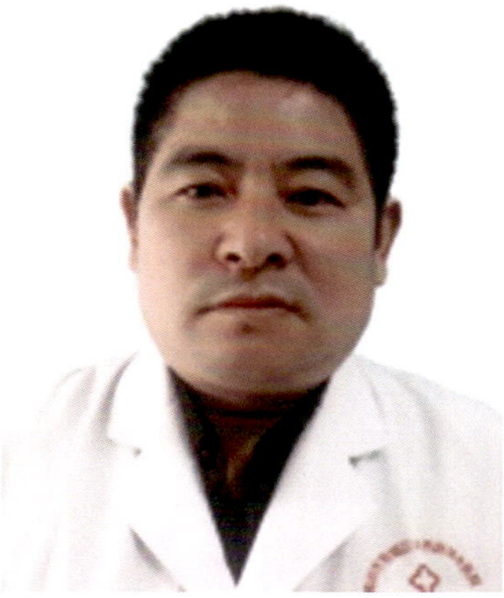

卢世耀，中共党员，本科学历，宛城区中西医结合医院院长，中西医结合副主任医师。南阳市第二届基层名中医，南阳市优秀医师。先后发表论文20余篇，荣获南阳市科技成果奖12项。

卢世耀同志一直在临床一线从事内科工作，曾随诊南阳市中医十大名师之一的黄天锡老师2年，受益非浅，掌握内科常见病、多发病的中西医结合诊治，能独立处理各种内科疑难急危重症，擅长运用中西医结合的疗法治疗高血压、糖尿病肾病、疑难胃病、结石病及妇科杂病。他所创立的经穴渗透排瘀疗法，进一步扩大了经络学说在临床上的运用，为颈肩腰腿疼的治疗提供了新的路径，为各种疑难杂症的治疗提供了新的方法。

近二十年来，卢世耀主要从事糖尿病的临床研究工作。多次参加全国、省地糖尿病学术研讨会及学习班，了解糖尿病的国内外研究动态，积累了一套关于糖尿病及其并发症、甲状腺疾病、痛风、血脂异常等内分泌代谢疾病治疗的成熟经验。先后接诊大量的内分泌代谢病患者，临床疗效显著，深受广大患者信赖和好评。多年来，卢世耀遵纪守法，爱岗敬业，团结同志，顾全大局，对病人真心实意，对医术精益求精，对利益不贪不沾，对工作认真负责，具有良好的职业道德和群众威信。

卢世耀同志坚决拥护中国共产党的领导，以二十大精神和习近平新时代中国特色社会主义思想

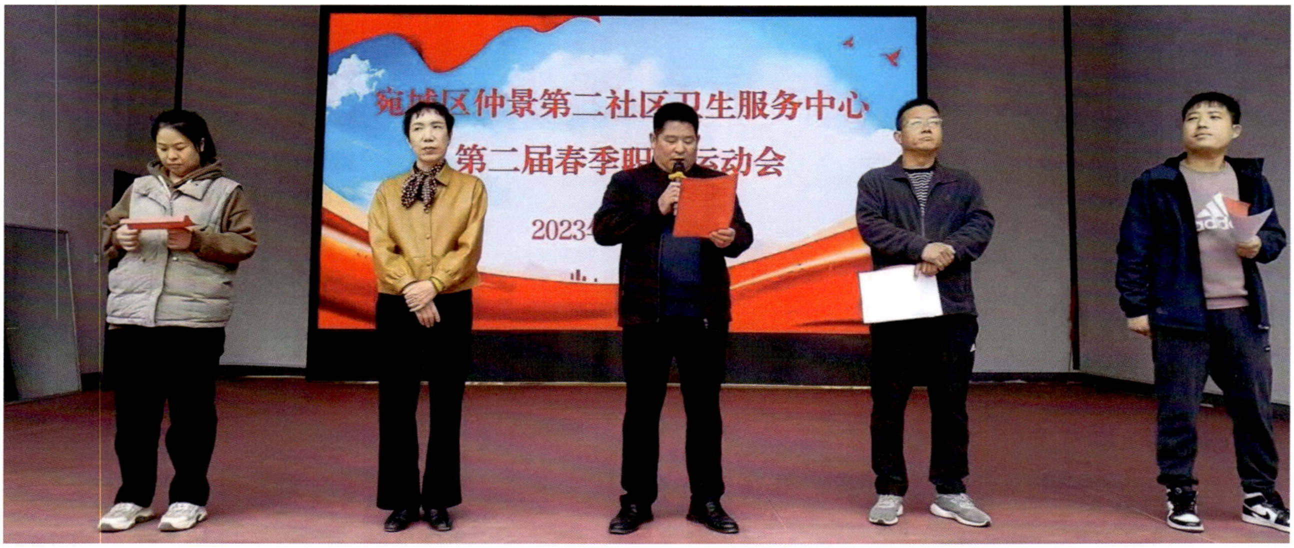

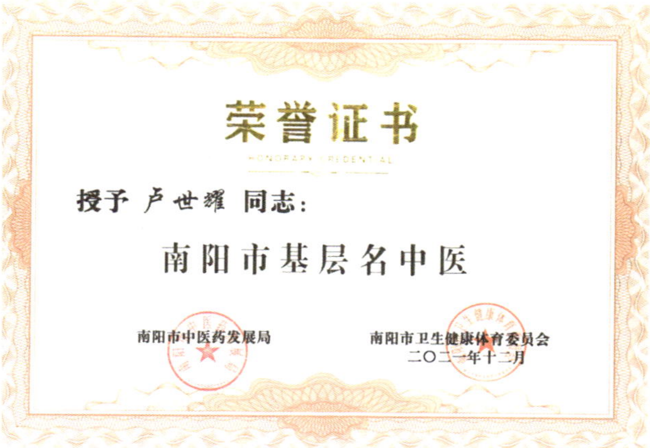

荣誉证书

HONORARY CREDENTIAL

授予 卢世耀 同志：

南阳市基层名中医

南阳市中医药发展局

南阳市卫生健康体育委员会

二〇二一年十二月

理论为指导，坚持“两个确立”，树牢“四个意识”，坚定“四个自信”，做到“两个维护”。他德才兼备，为人正派，爱岗敬业，成绩突出，在同行业内有较高认可度和较大影响。疫情防控期间，他担起中心的疫情防控指挥工作，面对疫情，“逆风而上”，忠诚担当，恪尽职守，奋勇向前，甘于奉献。妻子华春丽进入宛城区集中医学观察隔离点工作，儿子卢逸儒作为居家党员参与社区卡点防控工作。一家三口奋战在疫情最前线的事迹被《南阳日报》《南阳晚报》“今日头条”广泛报道。

个人成就

卢世耀勤奋工作，努力进取，先后获得南阳市科技进步二等奖 2 项，分别是“南阳地区 389 例男性生殖功能低下患者的细胞遗传学研究暨世界首例异常核型 1 例”“锁定钢板在四肢骨折中的临床应用研究”；获南阳市科技成果奖三等奖 3 项，分别是“华

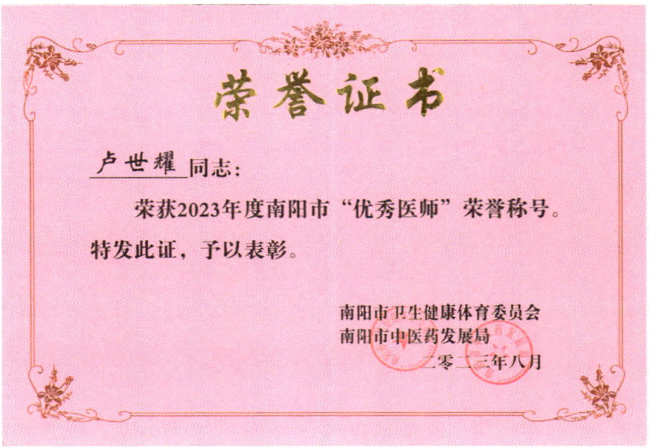

荣誉证书

卢世耀 同志：

荣获2023年度南阳市“优秀医师”荣誉称号。

特发此证，予以表彰。

南阳市卫生健康体育委员会

南阳市中医药发展局

二零二三年八月

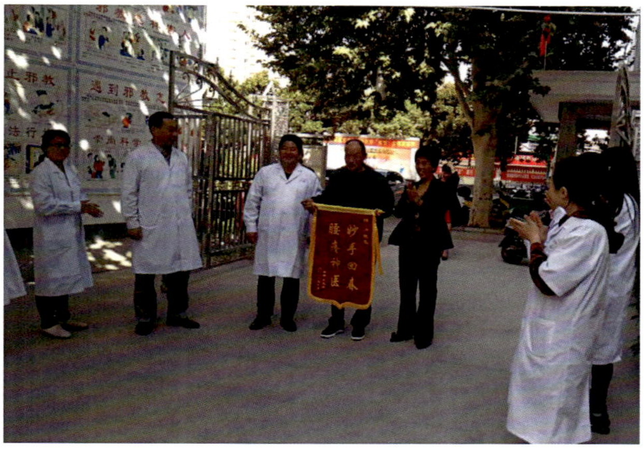

盖散与桃红四物汤加减治疗慢性阻塞性肺疾病急性发作期的临床研究”“仙茅和川楝子的抗肿瘤作用研究”“冠脉通药酒治疗冠心病疗效研究”。在国家级杂志发表学术论文 5 篇，分别是《研究半夏泻心汤联合埃索美拉唑治疗慢性萎缩性胃炎的临床价值》《阿司匹林肠溶片对中老年心脑血管疾病的防治效果分析》《浅析解毒活血法治疗高脂血症》《水蛭三黄汤治疗冠心病》《肝主疏泄理论进行辨证治疗肝硬化腹水 84 例临床分析》。

学术任职

2018 年 5 月当选为河南省中西医结合学会糖尿病分会第二届委员会委员，同年 6 月当选为河南省慢病防治委员会委员；2022 年当选为南阳市全科医师学会常委、南阳市医学会全科医学分会第一届常务委员。

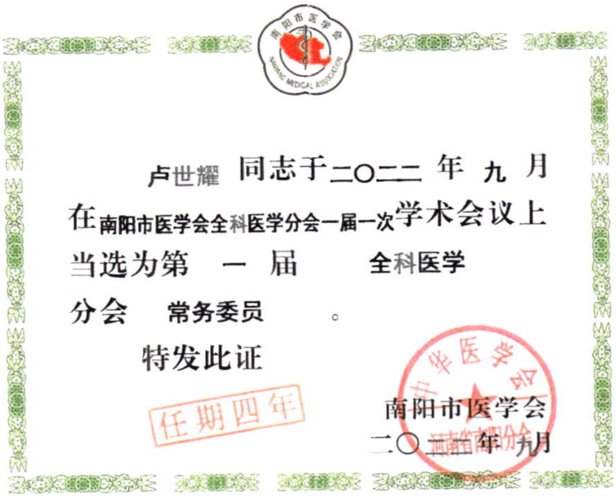

卢世耀 同志于二〇二二 年 九 月

在南阳市医学会全科医学分会一届一次学术会议上

当选为第 一 届 全科医学

分会 常务委员 。

特发此证

任期四年

南阳市医学会

二〇二二年九月

不忘初心使命　引领健康之路

——记中医大健康战略科学家、特色中国茶“健康茶细胞疗法”创立者

——任怀瑞

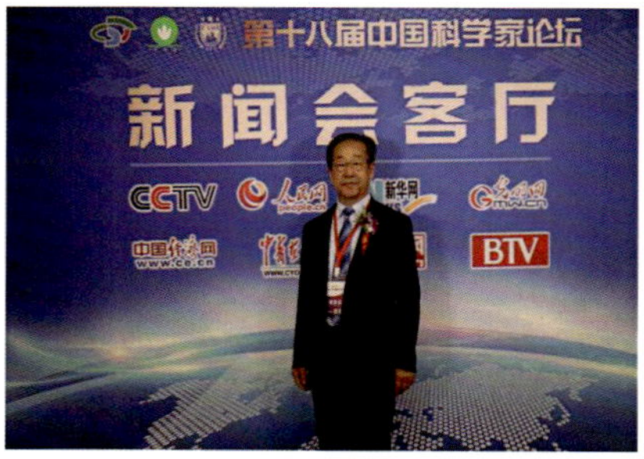

在中医复兴的洪潮之中，北京任怀瑞医学研究院创始人、中国健康茶疗技术首席科技专家、中国任怀瑞健康茶细胞疗法发明人任怀瑞教授，不忘初心，砥砺奋进，发扬爱国奋斗精神，为中国健康茶领域开辟了一个新的天地，展示了新时代大健康学家的独特风采。

潜心中华文明　创造医药奇迹

中医和茶在我国已有千年历史。中医的基础是阴阳五行学说，强调人的整体性，并将这个整体分为对立统一的两个属性，认为人生病是由于人体的阴阳失衡，而治疗则是帮助病人调节阴阳以达到平衡的过程。如果一个人阴阳达到平衡，身体自然会健康。中华茶文化源远流长，茶有生津止渴、提神醒脑、延年益寿等功效，但一直被用作饮品，而任怀瑞教授认为，如果能把茶经过科学创新，形成新一代治病之良药，则是为人类造福之幸事。于是，他一心扑在钻研茶道、茶文化、茶与健康事业上，结合自己三十余年的临床实践，把健康的茶、千年的中医、现代的西医相融合。经过多年的探索与实践、研究与验证，2004 年，任怀瑞教授创新出惊鸿业界、无毒副作用的健康茶疗产品“任怀瑞健康茶”，并首创健康茶“细胞疗法”，这一前所未有的重大发明，为中国健康茶开辟出了一个崭新的天地。

融汇岐黄精髓　贯通细胞疗法

大量的现代科学实验已经证明，茶叶具有抗氧化、抗突变、抗癌变、抗辐射、抗衰老、消炎抑菌，以及消除异臭等作用。近二十年来，茶界与国内外的科学界将茶与健康的研究聚焦在健康茶的研究上，这不仅是因为健康茶是茶叶精华，还在于健康茶在清除自由基等方面的重大发现，这使我们有可能科学地解释为什么古代医学家说“茶为万病之药”。

细胞是生物体基本的结构和功能单位，细胞受损导致的基因受损是人得病的主要诱因。因为细胞受损会导致人体免疫力的下降，免疫力是人体自身的防御机制，人体在免疫力低下的时候容易被感染甚至患上癌症。有的人每次生病都要很长的时间才能恢复，而且总是反复发作，这就是免疫力低下或免疫力不健全导致的结果。而任怀瑞的“健康茶细胞疗法”是深入内部进行治病，通过对细胞的修复达到人体自愈功能的重建，并在此基础上建立起完善而强大的免疫系统，达到让人体更好抵御疾病的功效。

业界普遍认为，茶与细胞疗法的结合，是新世纪最值得称赞的一项伟大医学科技成果。关于这点，任怀瑞教授解释说，众所周知，神农尝百草，日遇七十二毒，得茶而解之。茶最早被发现是作为药用解毒之物。中国茶最早向西方输出，也是因其药用价值被称作“神奇的东方之草”，从而被西方人接受的。经过长久发展，茶已经被世界公认为三大无酒

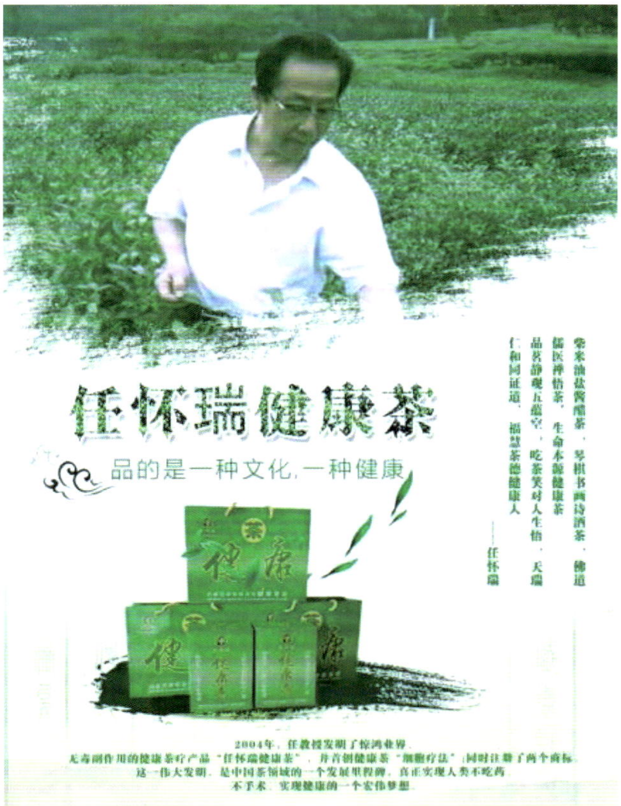

精饮料之一。中国自古就有“药补不如食补”“药食同源”的说法。目前，可以说中国任怀瑞健康茶支撑起“细胞食品”和“细胞疗法”一片天，它既是人体食品，亦是“细胞食品”，它通过修复人体受损细胞，帮助人体建立起强大的免疫系统，从而保障人体的健康。

健康茶不仅是一种健康保障途径，它还承载了中医人多年的梦想，更承担起了新时代中医健康疗法走向世界的重要使命。让祖国优秀的中医药（茶）学（健康茶细胞疗法）真正走向世界，逐步跻身于世界医学主流并为人类造福，是中华医学宝库实现现代传承并转化为巨大的民族财富和世纪健康工程，它凝聚着中华民族多元文化为之探索攀登的伟大理想和宽广的人类进化之情怀。

专家简介

任怀瑞，男，汉族，内蒙古呼和浩特市人，1951年生，1970年参加工作。西北新闻学院学习2年，北京大学国学高级研修2年，多次参加国医大师高级研修，在职研究生学历，博士，主任中医师，中医战略科学家，中医大健战略科学家（国家退休干部）。2000年，在呼和浩特市正式成立了“健康茶庄”（研究所、茶疗院），并于同年成功发明1项“健康茶”专利，注册商标3个。2016年，“任怀瑞健康茶制备关键技术”被国家科技部评定为科学技术成果。2017年成立了北京任怀瑞医学研究院，荣获国家专利技术发明二等奖、国家科技成果进步奖、华表奖、中华诚信鼎、中国任怀瑞健康茶细胞疗法发明奖、国医茶疗技术成果创新奖等。中华传统医学领军人物，国医传承楷模医圣张仲景传人，岐黄薪火传承人，国医大师陆广莘生命健康传承人，加入了国医大师孙光荣教授中和学术经验传承团队，同时还是国医大师唐祖宣亲传弟子。

现任中国国际茶文化研究会理事，中国医师协会“国医科普”治未病健康公益大讲堂讲师团讲师，中华医学国际发展联合会资深首席专家、高级研究员、特色诊疗专家，国际注册医疗保健高级工程师，国际医药研究院执业院长、副院长，任怀瑞健康茶茶疗院院长，国际科学研究院终身院士等职。

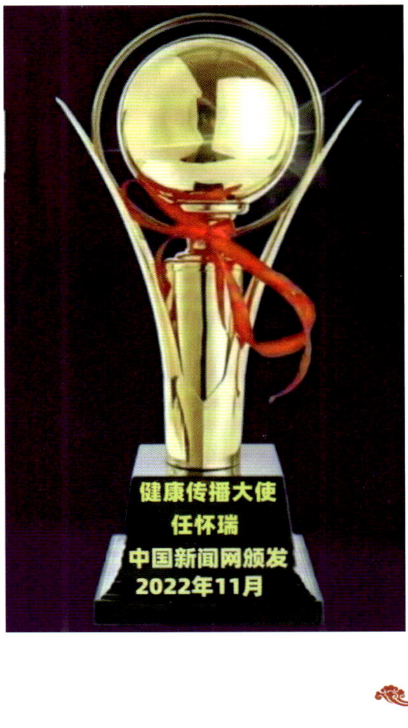

南阳市科技“拔尖人才”“仲景国医门人”

——李淼

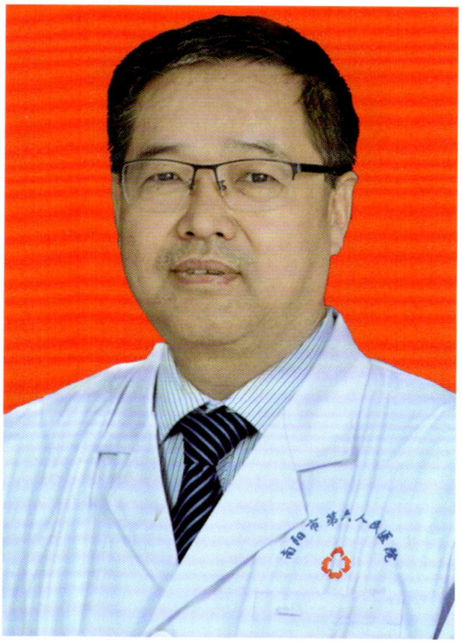

李淼，南阳市名中医，南阳市第六人民医院副院长。1989年毕业于河南中医药大学，获学士学位。三级主任中医师，全科医师。中华国医经方研究员，南阳市张仲景医院特聘专家。南阳市委、市政府授予南阳市科技“拔尖人才”称号，2020年荣获北京中医管理局、河南省中医管理局、南阳市中医药局授予的“仲景国医门人”称号。先后于河南中医药大学第一附属医院、河南省职工医学院、郑州大学第一附属医院、京豫“仲景书院”进修学习。拜师于多位国家级、省级名医。参加国家、省、市多个学术组织。

从事内科工作35年，中、西医基础理论扎实，发表论文20余篇，荣获河南省科技成果二等奖1项，出版专著1部。擅长运用中医、西医、中西医结合方法治疗心脑血管疾病、糖尿病、消化系统疾病、呼吸系统疾病及痛症。

呼吸系统疾病及痛症包括鼻炎、咽炎、肺炎、结核病（肺结核、淋巴结核、骨结核）、慢阻肺、哮喘等。

消化系统疾病包括返流性食管炎、胃炎、肠炎、胃肠功能紊乱、肝硬化、肝腹水、胆石症等。

心脑血管疾病包括高血压、冠心病、中风、眩晕、头痛、失眠等。

代谢疾病包括糖尿病及并发症、肥胖症、高尿酸、痛风病等。

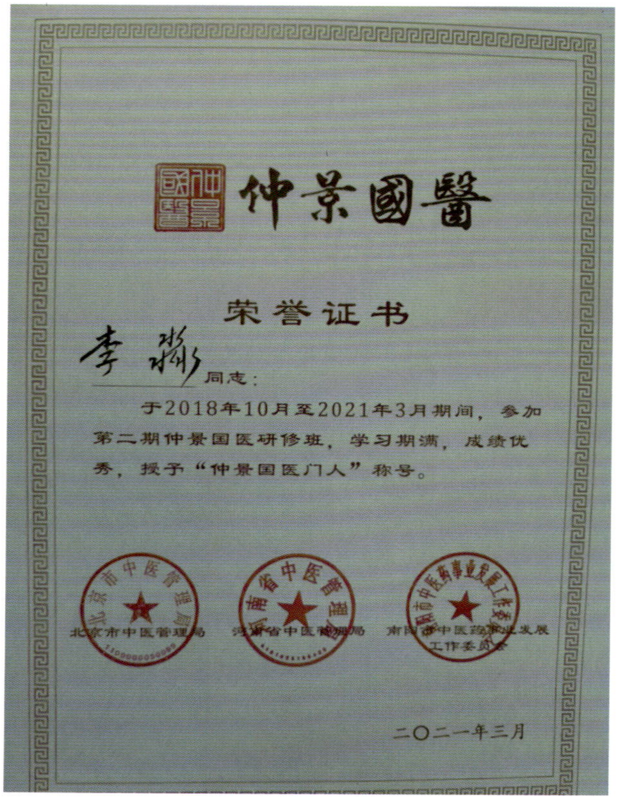

仲景國醫

荣誉证书

李淼 同志：

于2018年10月至2021年3月期间，参加第二期仲景国医研修班，学习期满，成绩优秀，授予“仲景国医门人”称号。

北京市中医管理局　河南省中医管理局　南阳市中医药事业发展工作委员会

二〇二一年三月

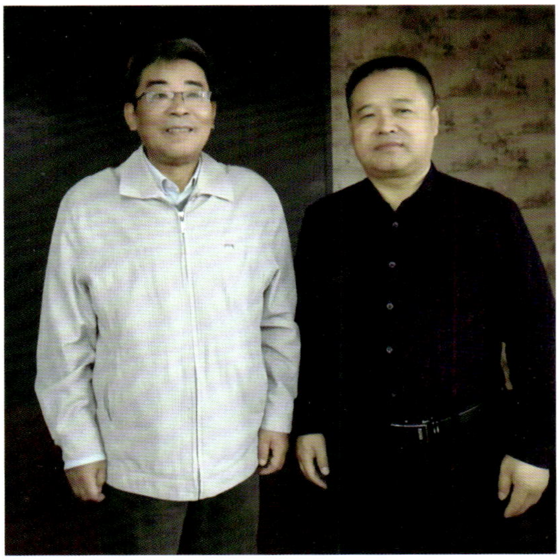

与北京市名中医耿建国老师合影 ▲

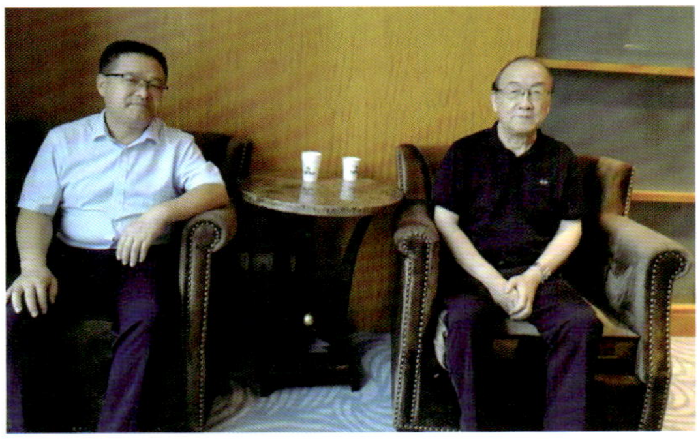

与全国名中医毛德西老师合影 ▲

与国医大师梅国强老师合影 ▼

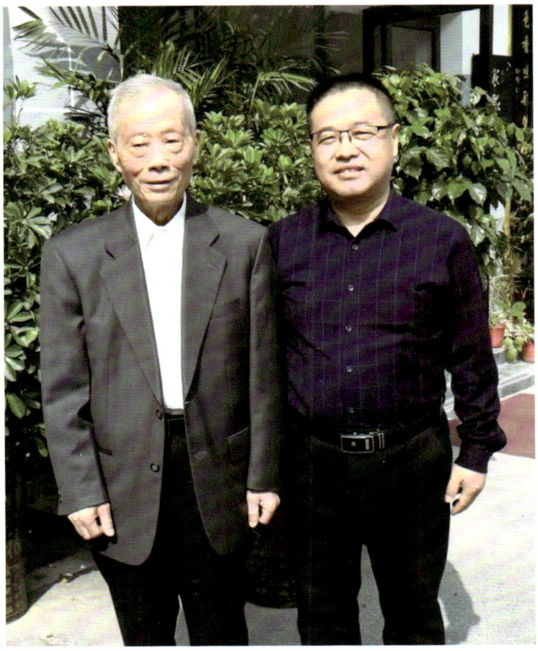

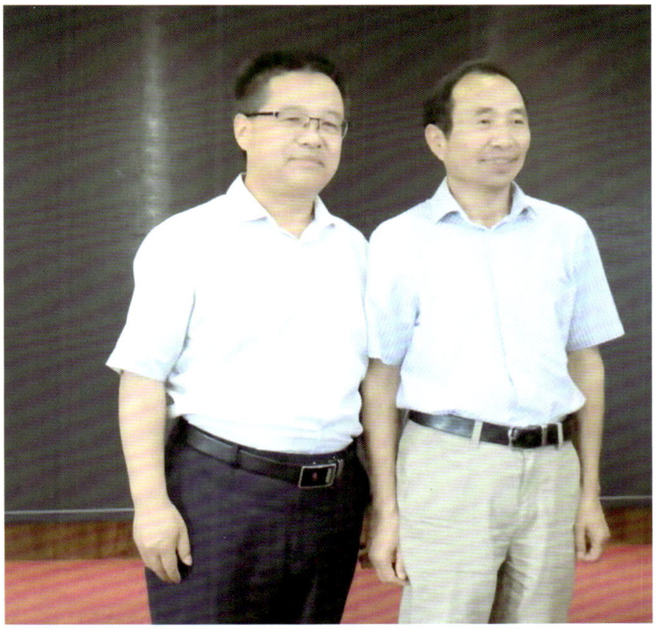

与河南省名中医张怀亮老师合影 ▶

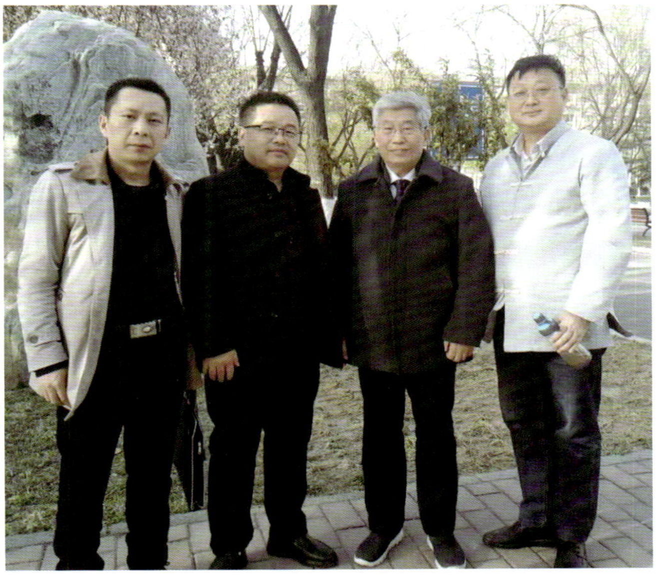

与北京中医药大学郝万山教授合影 ▶

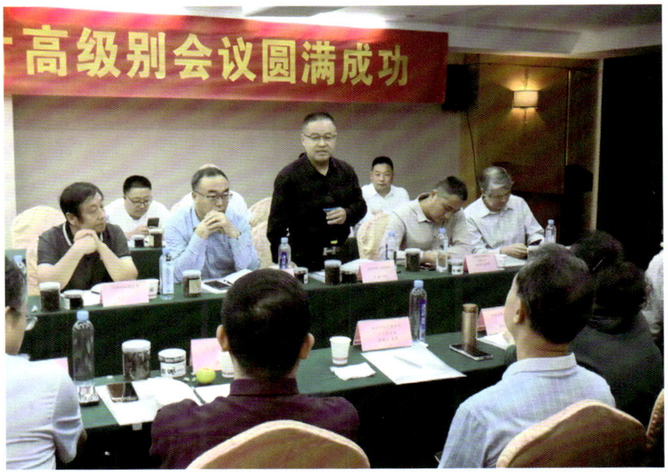

河南省中医发展高级别研讨会现场 ▶

南阳市优秀名中医

——熊军清

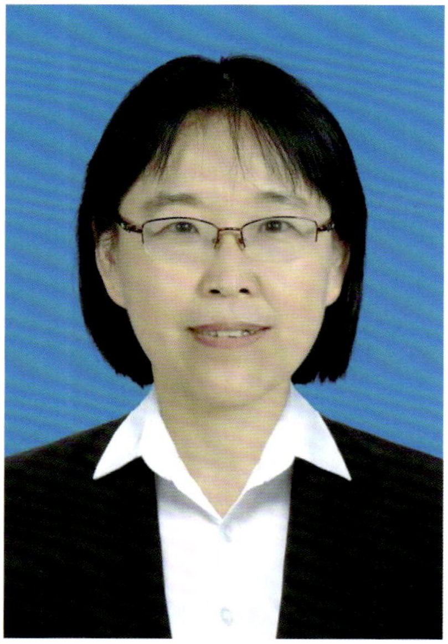

熊军清，主任医师，毕业于河南中医药大学，本科学历，从事临床工作30余年。

2022年，熊军清被确定为全国基层名老中医药专家传承工作室指导老师，擅长治疗脑血管疾病、肺疾病、糖尿病等多种内科疾病，并根据多年临床经验，总结形成了治疗脑血管疾病、肺系疾病临床系列诊疗方案及经验方，在临床应用中疗效显著。发表相关学术论文多篇，擅长经方的应用，组方精当，疗效卓越。2020年荣获南阳市“优秀医师”称号，2022被评为南阳市“最美医师”。

现担任南阳市疼痛学会副主任委员，南阳市医师协会神经分会委员，南阳市中医药学会仲景脉证专业委员会委员。

个人成就

1.《羚羊角钩藤汤加减治疗脑出血急性期精神异

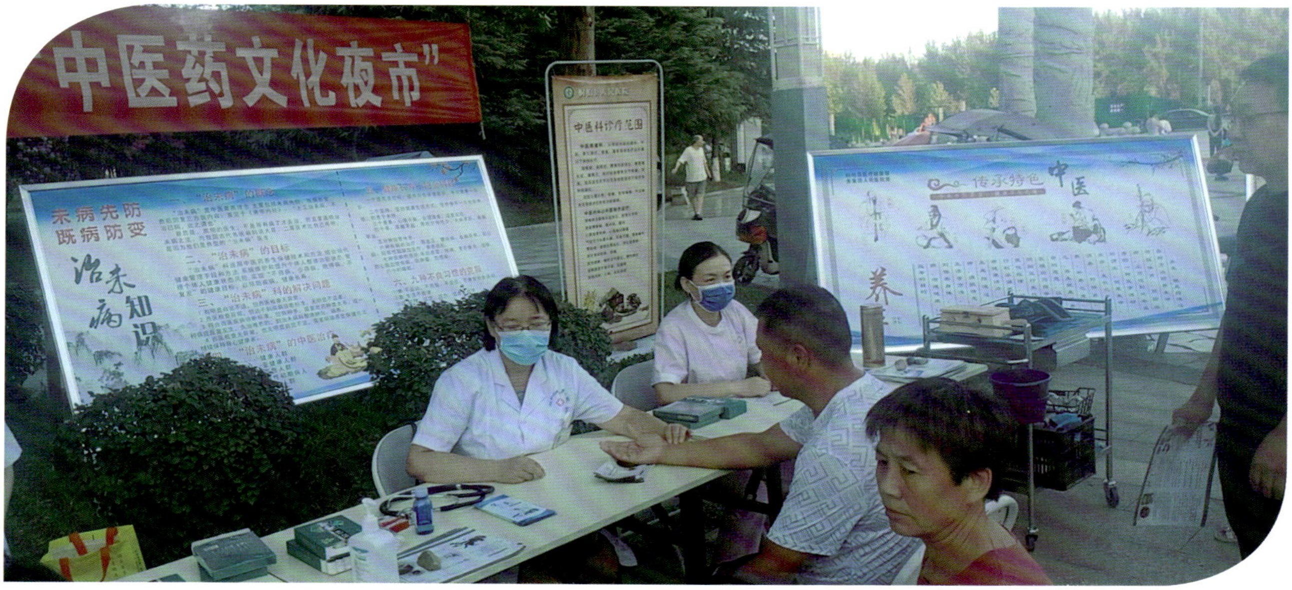

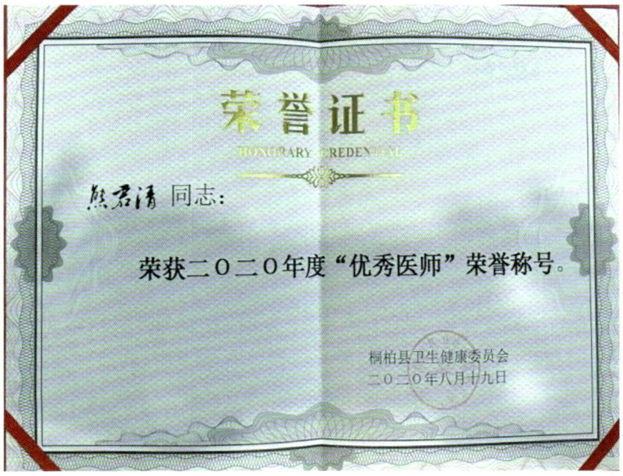

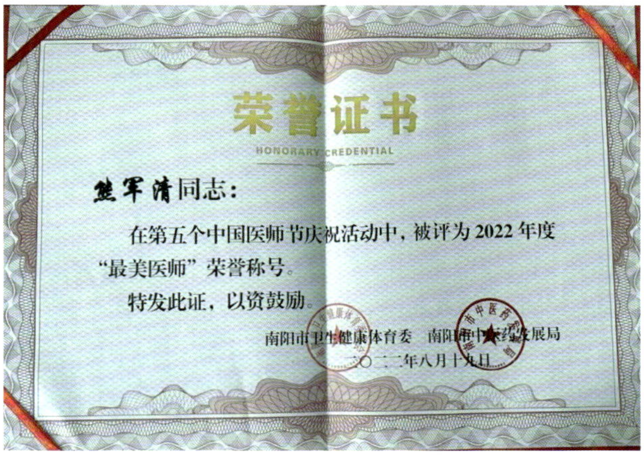

常22例》，发表于《光明中医》2008年11月第23卷第11期。

2.《平肝运脾化瘀通络治疗脑梗死45例》，发表于《实用中医药杂志》2009年第25卷第11期。

3.《通瘀汤治疗脑出血恢复期患者对神经功能缺损及康复疗效观察》，发表于《山西中医》2017年10月第33卷第10期。

4.《桃红三虫汤治疗急性脑梗死患者疗效观察》，发表于《光明中医》2018年3月第33卷第6期。

5.《黄芪活血汤治疗脑血栓后遗症的疗效观察》，发表于《首都食品与医药》2018年第25卷第11期。

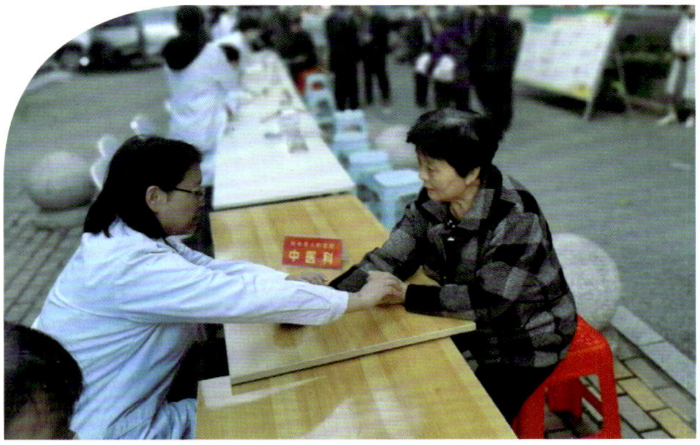

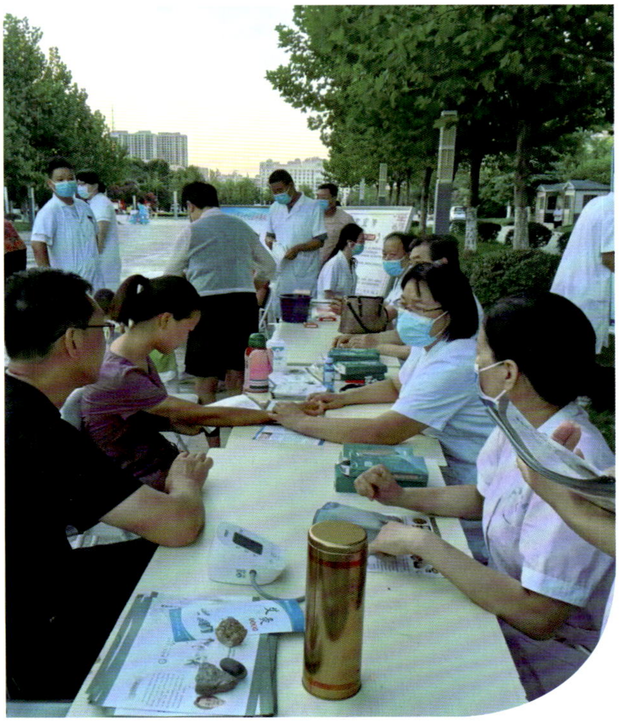

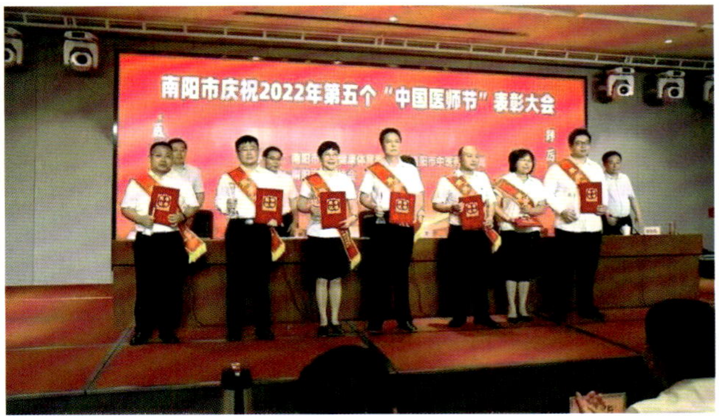

高庙骨科

——南阳市非物质文化遗产代表项目

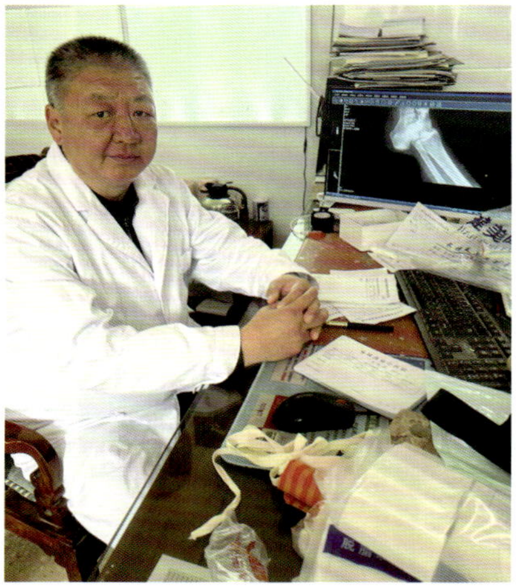

高庙骨科是河南省南阳市非物质文化遗产代表项目、河南省省级特色专科、河南老字号、南阳市首批中医世家，是南阳市李氏高庙骨伤科学术流派。2007 年，“高庙李氏活血接骨膏药及制备方法”获发明专利，同年，“高庙李氏活血接骨膏药”取得注册商标；2008 年，“高庙骨科”取得注册商标。

李伟，高庙骨科第五代传人，南阳市骨科联盟成员、南阳市骨科专业委员会委员。自工作以来，获数项科学进步奖，发表数十篇优秀论文，传承并发扬祖传中医正骨手法、小夹板固定、外敷膏药、热敷中药、内服方药等医疗手段，潜心研究各种骨折、脱位、颈肩腰腿痛与各种骨病，有效结合现代医学知识，使高庙骨科更趋成熟，理论体系更加完善。高庙骨科以中医治疗为主，病人花费少、疗效佳，病员来自山西、湖北、陕西、新疆等省市自治区。

1997 年李伟完成的“三骨散外敷治疗骨延缓愈合 135 例临床研究”项目获由南阳市人民政府颁发的南阳市科学进步二等奖。

2001 年李伟等人完成的“中药热敷配合手法治疗腰椎间盘突出症 986 例临床研究”获南阳市科学进

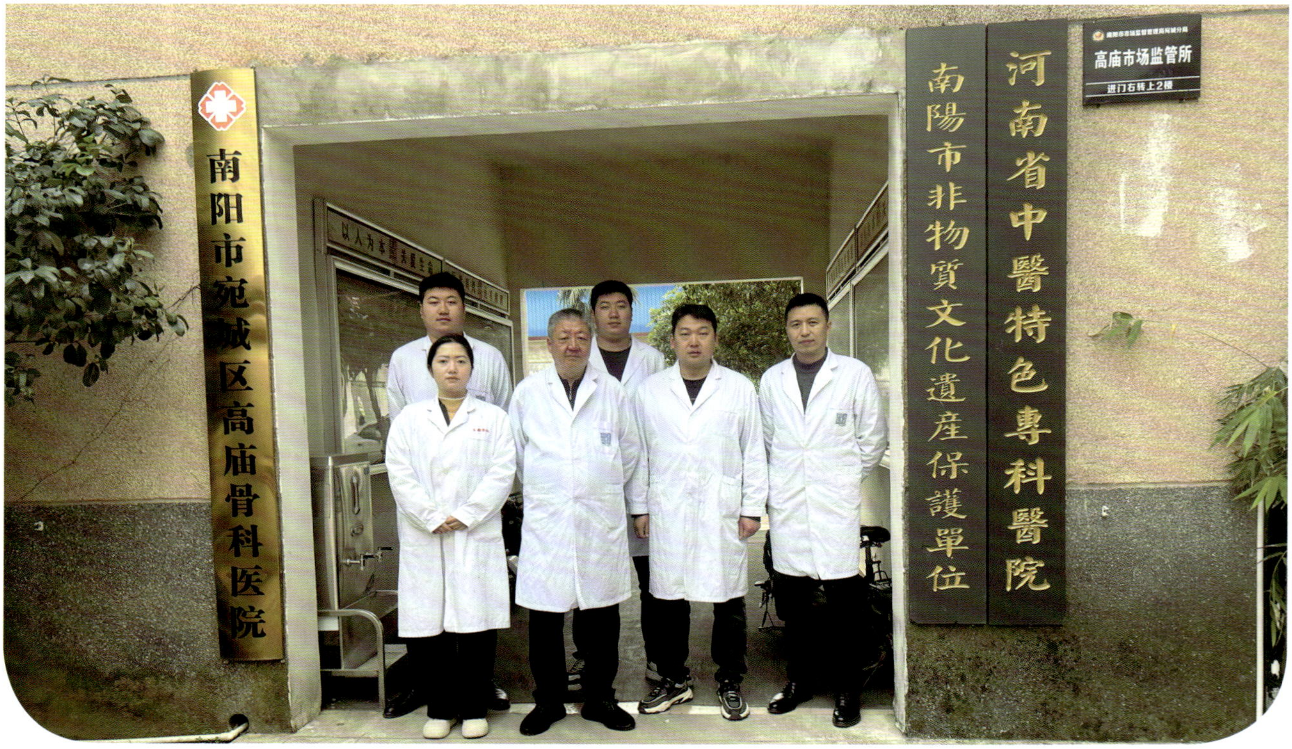

步二等奖。

2008 年李伟完成的“骨质增生热敷灵外敷配合辨证论治治疗颈椎骨质增生的临床研究”项目获南阳市科学进步三等奖。

2009 年李伟完成的“中药内服联合手法对腰椎间盘突出症根性痛镇痛的疗效观察”项目获南阳市科学进步二等奖。

2009 年李伟完成的“大承气汤桃仁承气汤及复元活血汤合用在骨伤内症的应用”项目获南阳市自然科学优秀学术成果二等奖。

2009 年李伟被南阳市宛城区总工会授予“五一劳动奖章”。

2017 年李伟在“杏林寻宝”工程中，表现优秀，成绩突出，获得南阳市中医药管理局颁发的荣誉证书。

1995 年李伟撰写的论文《老年性腰腿痛的治疗体会》被中华中医药学会骨伤科专业委员会第十届学术大会评为优秀论文。

1996 年李伟撰写的论文《三骨散治疗骨不连及延迟 107 例》在首届国际港台中医文化学术会议暨国际佛教医药学术研讨会上宣读并交流。

1996 年李伟撰写的论文《儿童肱骨髁上骨折合并尺骨鹰嘴半脱位的治疗体会》被选为第二届海峡两岸中医药学术研讨会大会交流论文，并进行了宣读。

1997 年李伟撰写的论文《腰椎间盘突出的诊断与治疗》被河南省中医管理局、河南省中医药学会评为河南省首届中青年中医药学术优秀论文三等奖。

1997 年李伟撰写的论文《桡骨下端骨折合并下尺桡关节脱位的治疗体会》在全国第五届平乐正骨学术研讨会（洛阳）上宣读并获中国中医药学会颁发证书。

1998 年李伟撰写的论文《桡骨下端骨折合并下尺桡关节脱位的治疗体会》被《中华临床医学新进展》编辑委员会评为优秀学术论文，并收录入书正式出版。

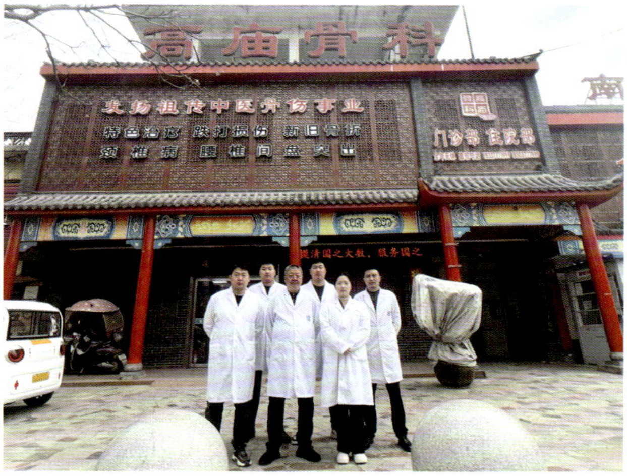

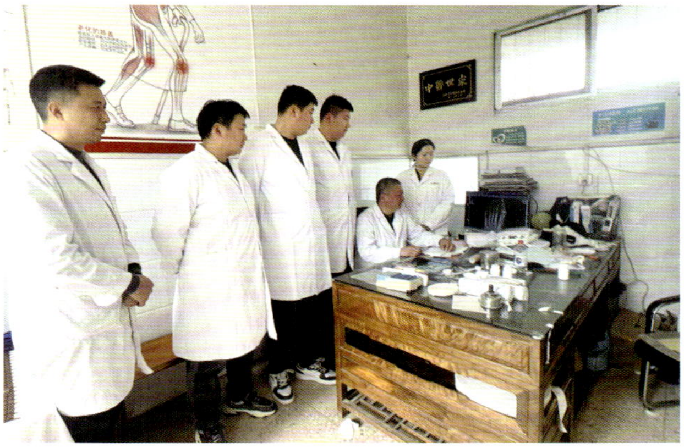

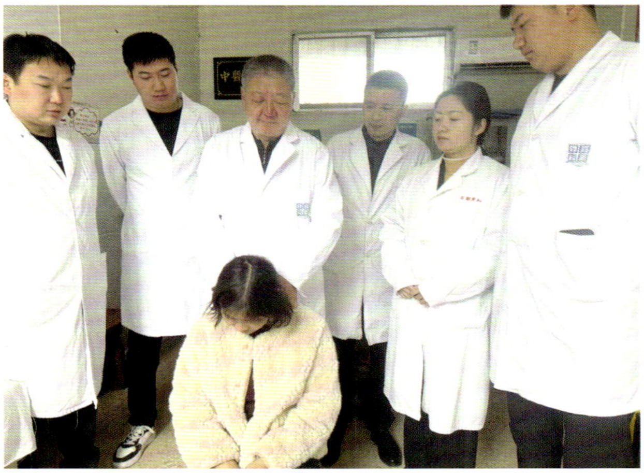

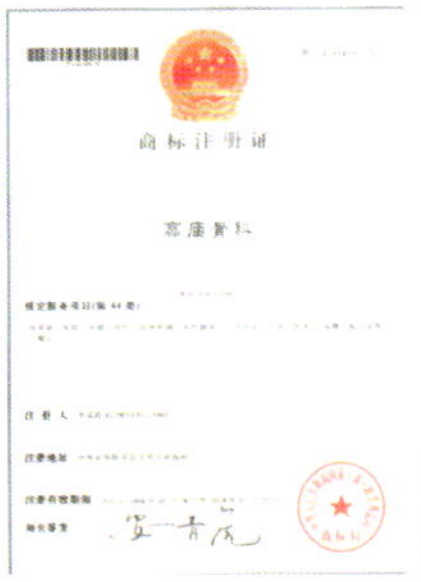

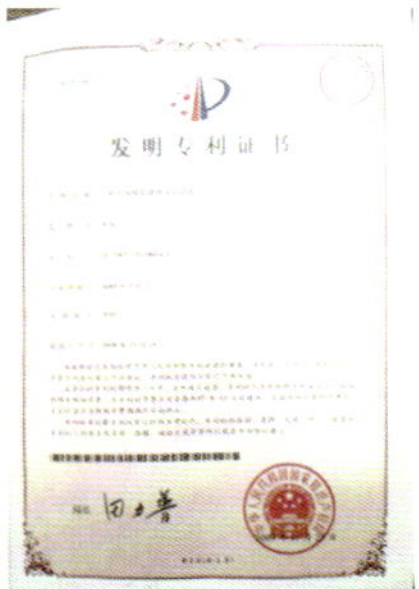

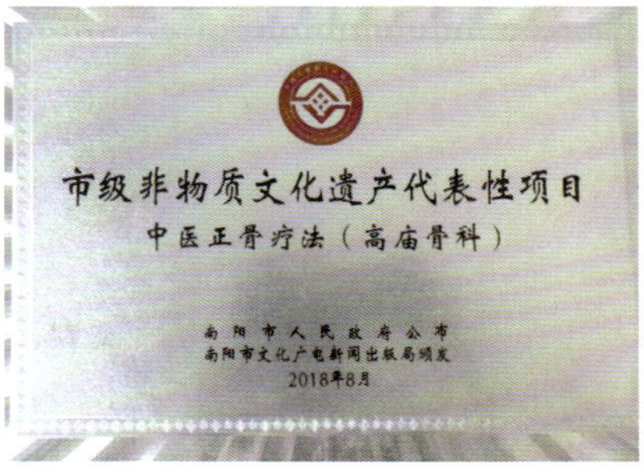
市级非物质文化遗产代表性项目
中医正骨疗法（高庙骨科）
南阳市人民政府公布
南阳市文化广电新闻出版局颁发
2018年8月

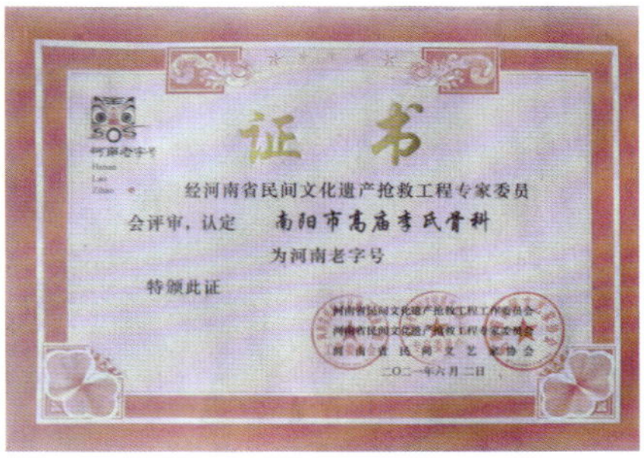
证书
经河南省民间文化遗产抢救工程专家委员会评审，认定 南阳市高庙李氏骨科
为河南老字号
特颁此证

南阳市第三届名中医
方城县第一届十大名中医

——张书剑

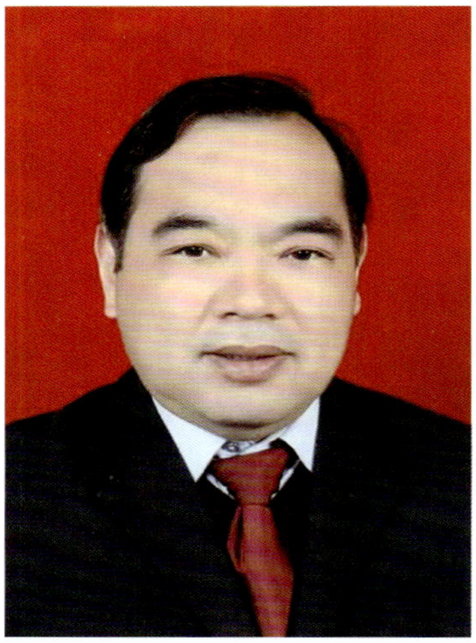

张书剑，男，56岁，汉族，中共党员，河南省方城县杨河镇人，硕士，主任中医师，现任方城县人民医院院长助理兼急诊科主任。

1986年9月—1989年6月在张仲景国医大学中医专业学习；1989年7月—2005年8月在方城县古庄店卫生院工作；2005年9月—2008年7月在河南中医药大学中医专业攻读硕士学位；2008年8月—2009年9月在南阳医专中医系执教；2009年10月—2024年5月在方城县人民医院工作。

个人荣誉

2003年7月被中共南阳市委、南阳市人民政府授予“抗击非典先进工作者”荣誉称号；2019年4月被南阳市卫生健康委员会授予“2018年度卫生应急工作先进工作者”荣誉称号；2020年8月被中共方城县委人才工作领导小组办公室、方城县人力资源和社会保障局、方城县卫生健康委员会授予“方城第一届十大名中医”荣誉称号；2020年8月被方

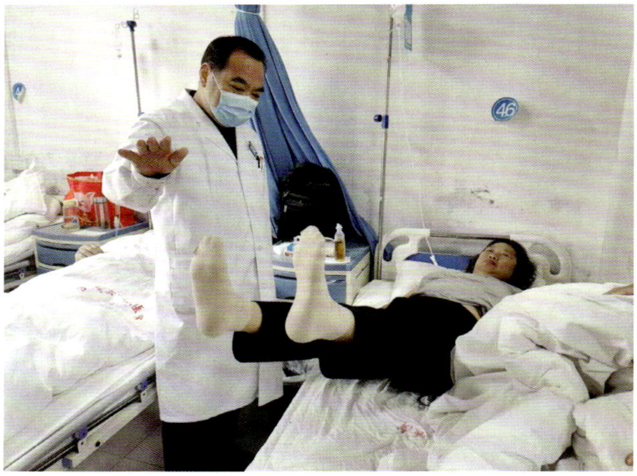

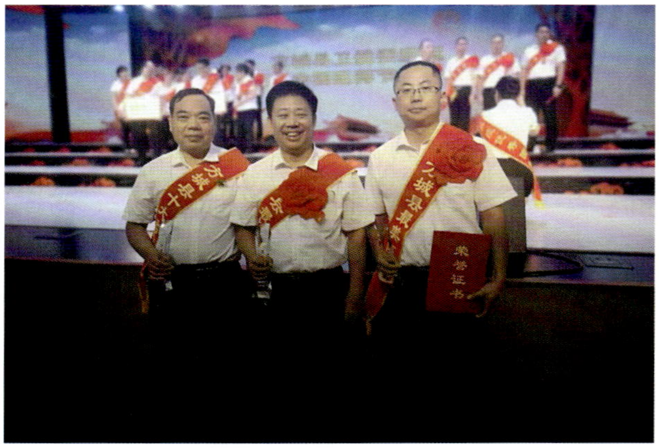

城县卫生健康委员会授予“最美医生”荣誉称号；2021 年 8 月被方城县人民政府授予“方城县中医药发展工作先进个人”荣誉称号；多次被评为方城县卫健系统先进个人。2023 年 9 月被南阳市人力资源和社会保障局、南阳市中医药发展局、南阳市卫生健康体育委员会评为“第三届南阳市名中医”。

个人特长

运用中医和中西医结合的方法，治疗常见病、多发病和脑卒中及脑卒中后遗症，在急性心肌梗死、冠心病、急慢性心力衰竭、呼吸衰竭、慢性阻塞性肺疾病、慢性肝炎、肝硬化、脂肪肝、糖尿病及并发症、急慢性肾病、急性胰腺炎、胆囊炎、胆结石、各种急性中毒等疾病上积累了丰富的经验，受到患者的好评和信赖，收到患者锦旗、牌匾 10 余面。近 3 年，每周平均门诊时间 48 小时以上，每次门诊人数46~56 人次，就诊患者复诊率96% 以上，好转率 98% 以上，治愈率 90% 以上。培养学术传承人和下级医师 20 余人，培养助理规培医生 80 余名。在国家级、省级期刊发表论文（包括核心期刊）15 篇，参编专著 3 部，参与科研课题研究 1 项。

学术任职

现任河南省中医药学会肝胆病分会常务委员、河南省中西医结合学会仲景学术传承与创新分会常务委员、河南省中西医结合学会急诊分会委员、南阳市医学会急诊医学分会第四届委员会常务委员、南阳市医师协会第二届重症专业委员会常务委员、南阳市医师协会急诊专业委员会常务委员，多次在南阳市医学会和医师协会组织的会议上讲授中西医结合治疗疑难病的经验。

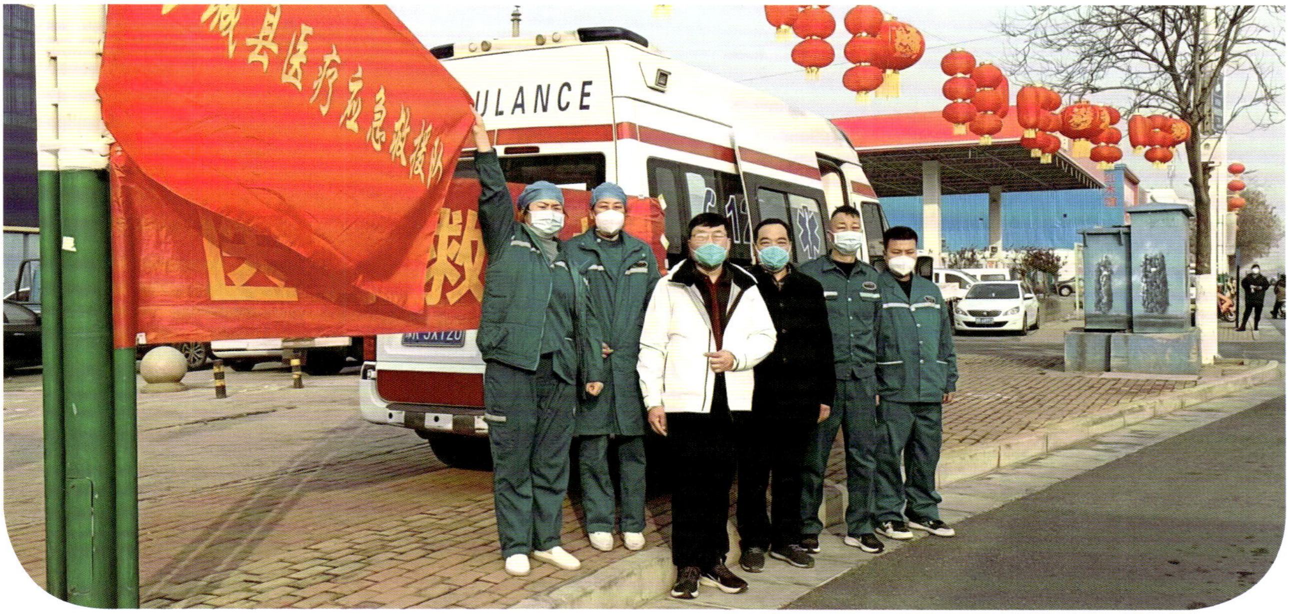

第六批国家老中医药专家刘景源教授学术经验继承人

——姜晓维

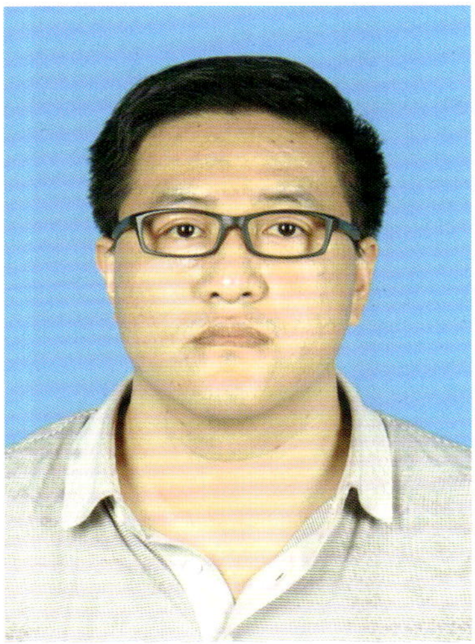

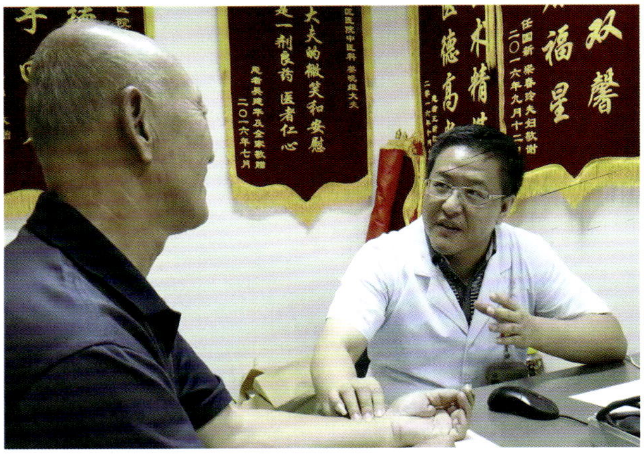

姜晓维，主任医师，中共党员，北京市石景山区中医医院综合科主任，第六批国家老中医药专家刘景源教授学术经验继承人，中国中医药信息研究会温病分会常务理事，世界中医药学会联合会温病分会理事。2008 年获“科技创新标兵”称号，2010 年获局级“优秀党员”称号，2013 年论文《脐疗配合中西医药治疗慢性溃疡性结肠炎 92 例临床观察》获门头沟区科学进步奖，同年获“优秀医师”“优秀个人”称号，2020 年获石景山区级“优秀医师”称号。

姜晓维每年工作 50 周以上，年诊治患者近两万人次，从医二十余年，日门诊量百人左右，发表论文十余篇，参与编写科普著多部，逐渐形成听倾述、抓主症、细思辨、心身同治的临床特色。

个人成就

1.《伤寒杂病论经方临证验案 4 则》，发表于《中医研究》2011 年第 24 卷第 6 期。

2.《脐疗配合中西医药治疗慢性溃疡性结肠炎 92 例临床观察》，发表于《北方药学》2012 年第 9 卷第 7 期。

3.《血府逐瘀汤联合针刺治疗中风后假性球麻痹 100 例临床观察》，发表于《内蒙古中医药》2013 年 32 卷 32 期。

4.《健脾降浊汤治疗高血压病疗效研究》，发表于《河北中医药学报》2013 年 28 卷 4 期。

5.《李佩文教授采用中药外治恶性肿瘤经验初探》，发表于《内蒙古中医药》2016 年第 35 卷第 8 期。

6.《刘景源“分消走泄”法杂病治验举隅》，发表于《北京中医药》2020 年第 39 卷第 9 期。

7.《针药结合治疗乳腺增生临床观察》，发表于

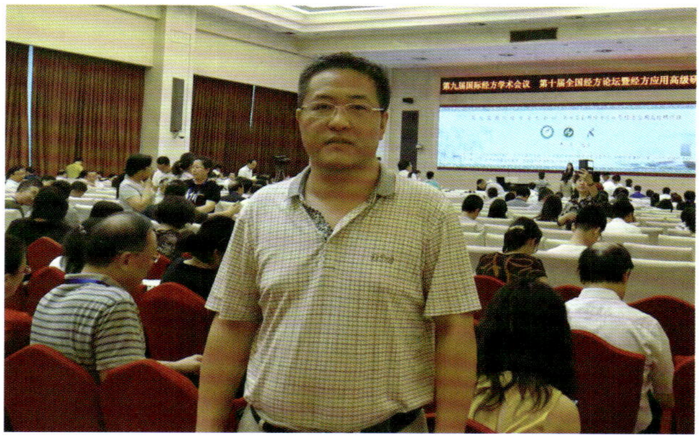

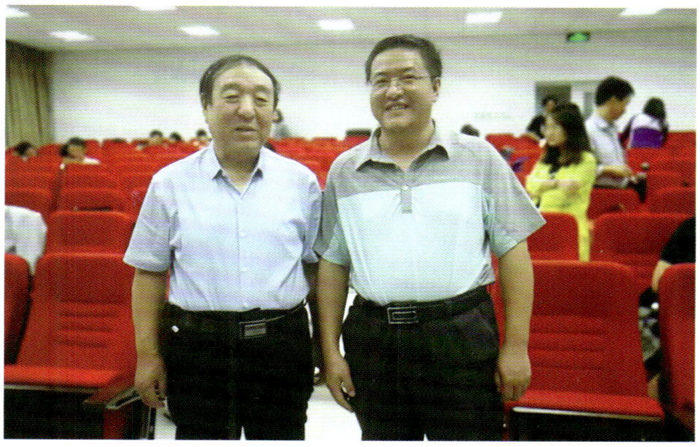

《内蒙古中医药》2021 年第 40 卷第 6 期。

个人特长

擅长治疗心身疾病、各种原因所致发热、三叉神经痛、关节炎、咳喘、自汗盗汗、失眠、焦虑抑郁、高血压、糖尿病、心悸、便秘、眩晕、中风、甲状腺、肝胆病、肾病、荨麻疹、湿疹、银屑病、月经不调、男性病、小儿消化不良，尤其是对内科呼吸系统的各种常见病、多发病，如各种肺炎、气管炎、哮喘、间质性肺炎及肺心病，都能给予及时诊断及正确治疗；对内科消化系统的常见病、多发病如萎缩性胃炎、感染性腹泻及消化功能紊乱、溃疡病、胆结石都能给予确切的诊断及正确的处理，取得满意疗效；对泌尿系统的各种疾病如肾结石、泌尿系感染、肾病综合征都能给以正确的治疗方案，取得满意效果；对心血管系统的心肌炎、心包炎、各种心律失常、顽固性心衰及各种疑难危重病症都能给以正确的诊断及处理。对于各个系统的恶性肿瘤也有丰富的治疗经验。

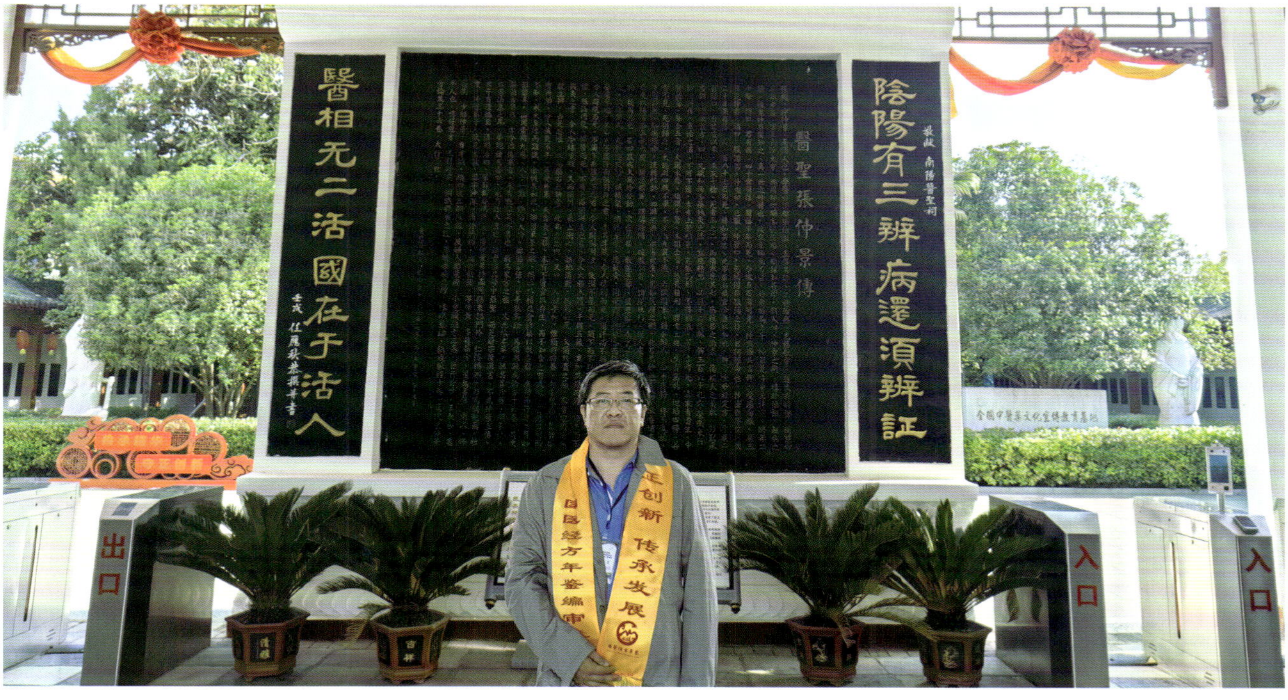

基层百姓健康守护者

——成名

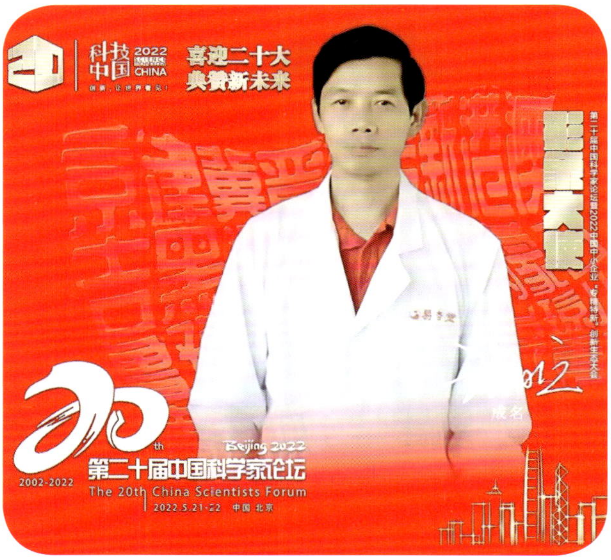

成名，湖北黄石人。成名中医世家创始人。1971年出生，从小学习中医，参加国医名师郝万山、张大宁、唐祖宣等组织的学习班多次。

个人特长

临证三十余年，将临床与研究结合，形成自己的独特诊疗方药，对肝病、胃肠病、肺病、心脑血管病、不孕不育及部分疑难杂症的诊治有一定经验。

学术任职

现任中国管理科学研究院学术委员、客座教授，大国医药智库成员，健康中国栏目特邀首席专家，中国专汇网专家百科入驻专家，中国行业专家人才数据库特邀入驻专家，国学人物百科数据库特邀入驻专家。任《德载杏林之上医归来》副主编，《杏林春暖之特色中医》特邀编委，《走向世界的中华名家》编委，《新时代基层名中医优秀文集》编委，《国医经方年鉴》副主编，《中华医药卫生杂志·名医风采专刊》名誉编委会主任、专家顾问委员会专家。

个人荣誉

2014年荣获“最美中国符号人物”荣誉称号，入围新华网中国好医生评选，入围中央电视台最美

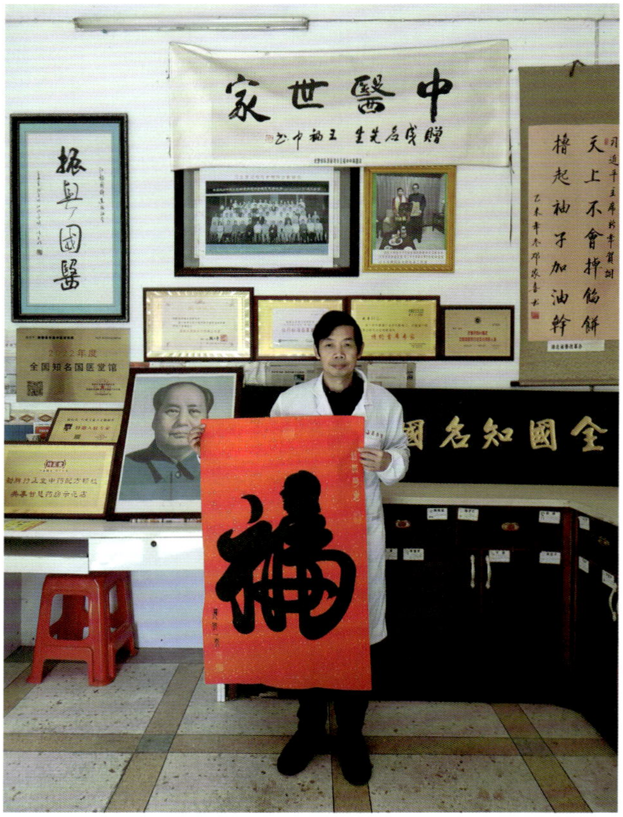

乡村医生评选。

2016年被评为第十二届爱心中国十大杰出人物。2018年被评为健康中国改革开放40年大健康产业杰出人物。

2019年被评为中国当代杰出健康养生专家（名医），改革开放40周年中国中医药行业杰出创新人物，并作为世界优秀中医传承人献礼70周年全球巡展活动，在美国纽约时代广场纳斯达克大屏幕展播。

2022年被评为年度中医药传承创新推动者。

兼任全国部长将军养生课题组成员、中国生命关怀协会健康中国发展工作委员会副主任、中华中医药学会特色疗法与适宜技术联盟理事、中国未来研究会中医药一体化发展分会专家常委、俄罗斯传统东方医学专家学会专家委员、中国中医疑难病专家委员会委员、中国抗癌协会会员。先后有上百家媒体报道其事迹。

个人成就

在《中国中医药报》《民族医药报》《科学导报》《中华特色医疗研究杂志》《国医国药杂志》《健康世界杂志》《中国典型病例大全杂志》等期刊发表文章50多篇，其中多篇文章获中医药科技成果奖，并获得业界好评。申请了多项中医药专利。

个人业绩入编《中华中医疑难病名医榜》《杏林春暖之特色中医》《岐黄薪火传承人》《德载杏林之上医归来》《中华中医药特色医疗优秀论文集》《中国特色名医大辞典》《中国特色医疗新技术》《中国中医疑难病博学荟萃》。

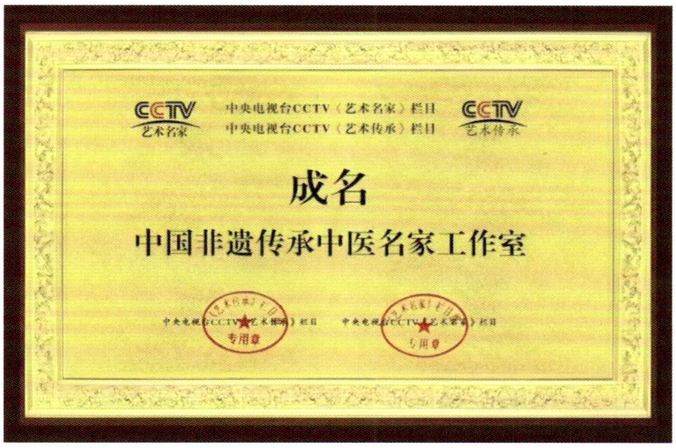

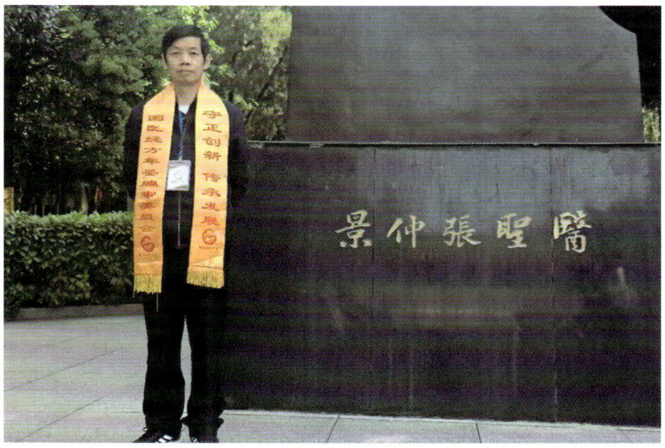

做好百姓健康守门人

——记南阳市基层名中医陶广玲

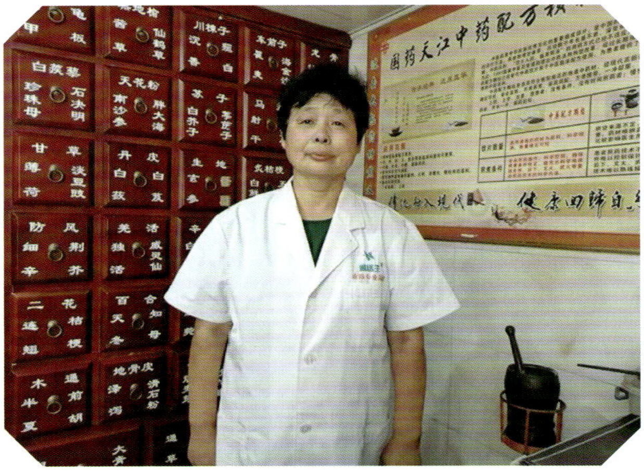

陶广玲，女，1958年8月出生，汉族，中专文化，中共党员，南召县白土岗镇白东村村卫生所乡村医生。1974年12月在南召第一高中学习毕业，1975年1月到村卫生所任调剂工作。1976年2月至1977年6月在南召卫校赤脚医生培训班（中西医结合）学习结业（跟随中医名医郭伦修老师学习）。1993年参加河南省乡村医生中专水平及行医资格考试合格。1994年4月取得河南省乡村医生中专水平资格证书。2013年至今跟随中国中医药研究开发会会员、“春播行动”中药贴敷技术创始人、临床应用首席专家、中药贴敷技术全国技术总顾问赵广前，师承学习中医药透皮技术临床应用。2014年6月参加国家级中医药继续教育项目“中药透皮技术培训班”考核，成绩合格。2014年10月参加北京中医药大学中药学院“春播行动北京中医药大学高级培训班”，受教于北京中医药大学张冰、郑燕飞、石效平教授等。2015年8月于北京中医药大学中药学院“中医专业技术培训班”学习结业。2019年10月参加国家级中医药继续教育项目“中西医结合疑难病治疗培训班”考核，成绩合格。

个人荣誉

工作以来，历任南召县第九、第十、第十一、第十二、第十五、第十六届县人大代表，南召县第十、第十一、第十二次县党代表。1986年以来，历任南召县妇女代表，1995年5月任南阳市第一届妇女代表。2016年10月因临床技术过硬，声誉、口碑俱佳，受邀参加中华中医药学会“五行工程”高峰论坛，并获荣誉证书。2016年受南阳市中医药管理局和南阳市节会办邀请，参加南阳第十一届张仲景医药文化节（基层名中医）义诊活动。2017、2018、2019年，在创建全国基层中医药先进单位工作中，受到国家级领导、专家的好评，所在南召县白土岗镇白东村村卫生所连续三年被评为“全国基层中医药工作先进单位”。2019年医师节被南召县卫健委授予“最美健康扶贫医务工作者”。2019年受邀参加第三届健康中原高峰论坛暨中国·南阳第十四届张仲景医药文化节，就《中医贴敷治疗妇科肿瘤案》学术经验在会议上进行了学术交流，得到了领导和专家的认可，评为优秀论文，并获颁“全国中医妇科疑难病学术高峰论坛优秀论文奖”。2021年被推荐为“河南省中西药结合学会仲景学术传承与创新分会委员”，同年12月被授予“南阳市基层名中医”称号。2023年参加“培元固本”南阳中医学学术流派新冠后遗症诊断经验座谈会，撰写的《新冠病毒感染后遗症培元固本疗法心得体会》论文被收录入论文集。2023年2月被授予“南召县优秀人大代表”。

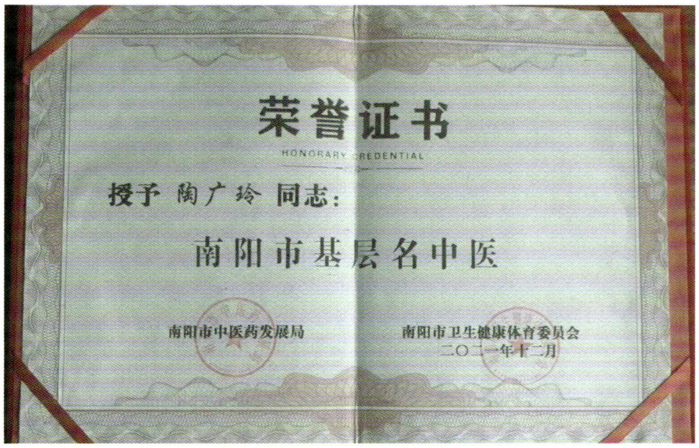

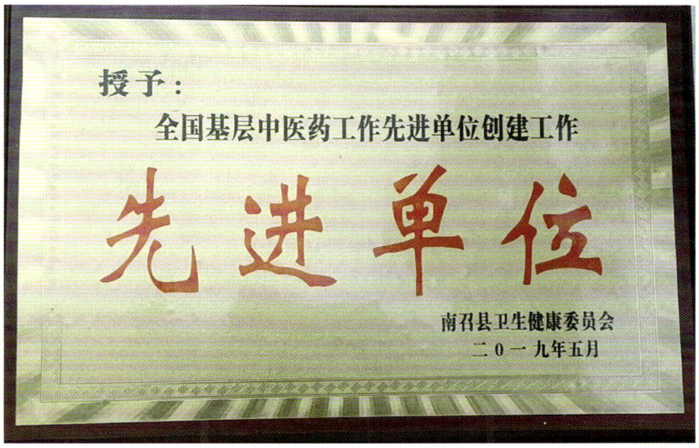

个人特长

潜心研究中医中药基础理论，探讨中医中药的广泛应用，在治疗蛇胆疮，妇科、儿科常见病及部分疑难病等方面有独特的疗效。多年来，利用中医中药及中医适宜技术解除了许多患者的痛苦，得到了百姓的好评。

陶广玲不但持续提高自己的业务能力，虚心求教，取经学习，丰富自己经验，而且还把自己的经验毫不保留地传承给青年医务人员，认真做好传、帮、带工作，使青年医务人员快速成长，现已有多名医务人员成为医疗界骨干人员。

医德高尚，不求名利，视患者为亲人。她的治疗原则是:“无论贫富贵贱，一视同仁，在不影响患者长远的健康前提下，有效解除患者痛苦。”为解除病人痛苦，无论是酷暑炎夏，还是寒冬腊月的深夜，她有求必应。多年来，她一直为多个孤寡老人及贫困人员免费诊疗疾病，从不计报酬。特别是在疫情防控中，她身临一线，为封控人员送食、送药，及时解决存在问题，是百姓健康的守门人。

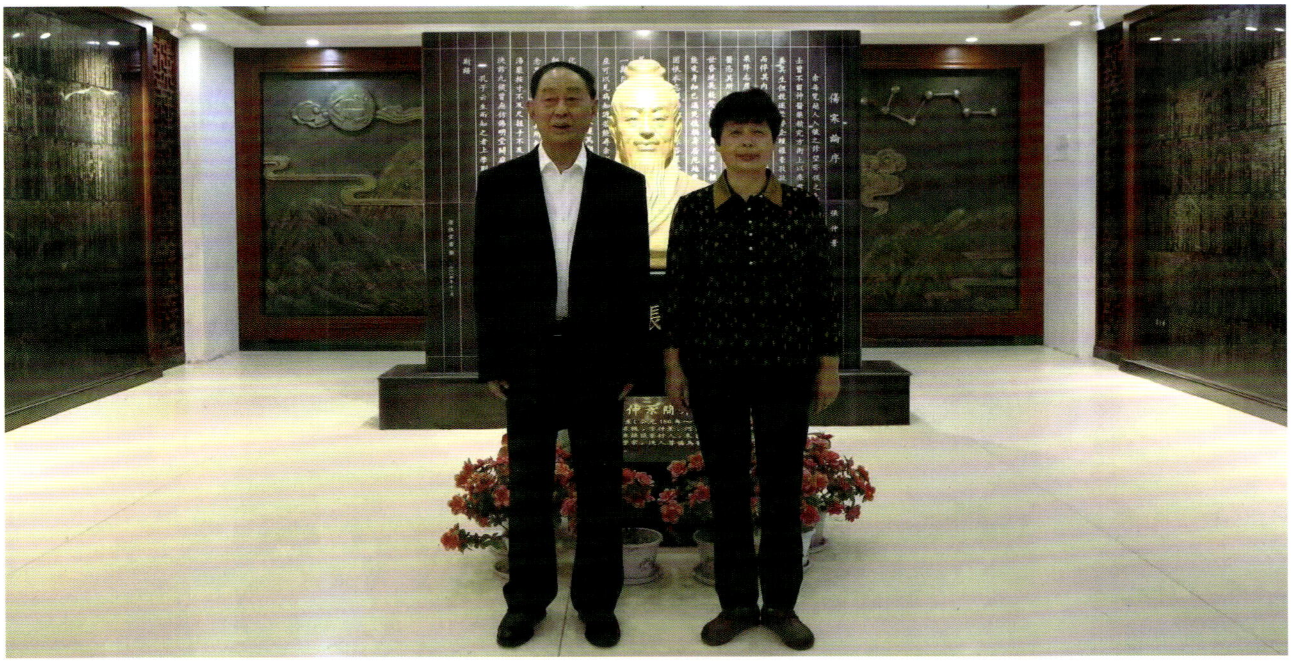

南阳市基层名中医陶广玲与国医大师唐祖宣合影 ▲

南阳市第二人民医院红泥湾医院

——李国正

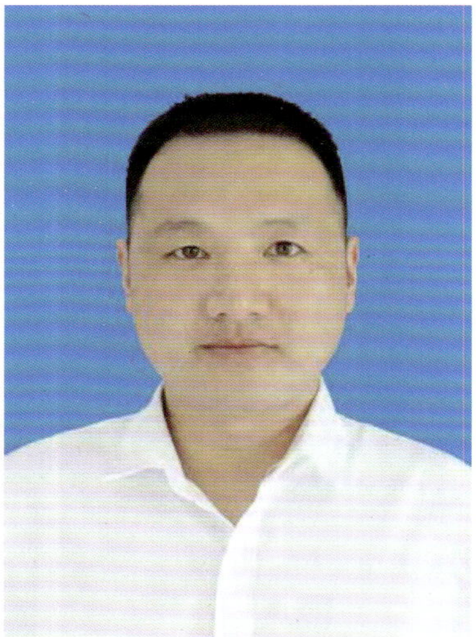

李国正，中西医结合专业本科学历，主治医师，中医康复科主任。

个人特长

善于运用中医结合的方法治疗儿科与内科疾病。

儿科：哮喘、支气管炎、肺炎、腹泻、肠系膜淋巴结炎、过敏性紫癜、中枢神经感染等儿科常见病、多发病。

内科：头晕、头痛、失眠、高血压、冠心病、脑血管病、慢性支气管炎、慢性阻塞性肺病、胃肠病、肝胆病、甲状腺疾病、内分泌病、泌尿系疾病及结石病等内科疾病。

尤擅中医慢病调理及中医辨证施治结合体外冲击波治疗结石病。

学术任职及荣誉

南阳市中西医结合专业委员会委员。曾荣获先进工作个人、中医先进工作者、最美医生称号。河南省第二期中医青苗培养人才，河南省中医全科培训人才。

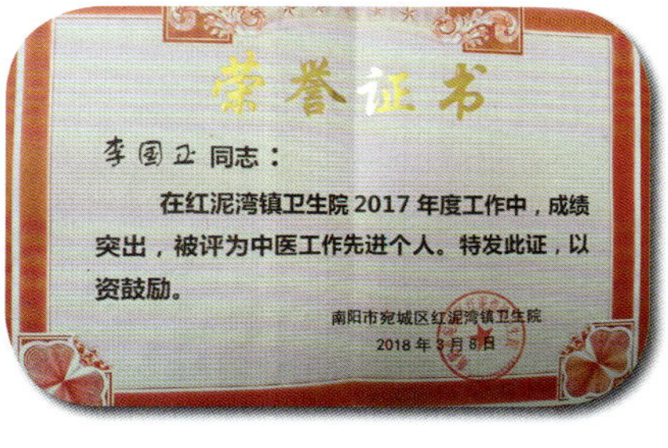

荣誉证书

李国正同志：

在红泥湾镇卫生院2017年度工作中，成绩突出，被评为中医工作先进个人。特发此证，以资鼓励。

南阳市宛城区红泥湾镇卫生院

2018年3月8日

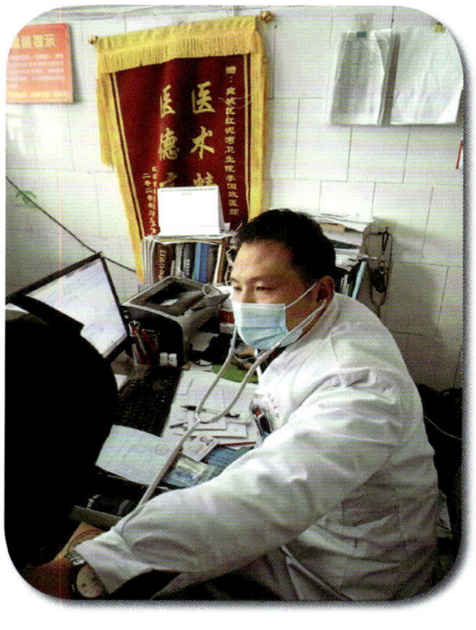

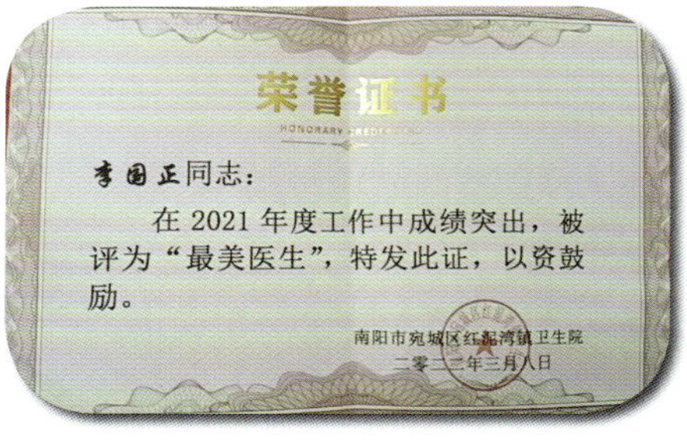

荣誉证书

李国正同志：

在2021年度工作中成绩突出，被评为“最美医生”，特发此证，以资鼓励。

南阳市宛城区红泥湾镇卫生院

二零二二年三月八日

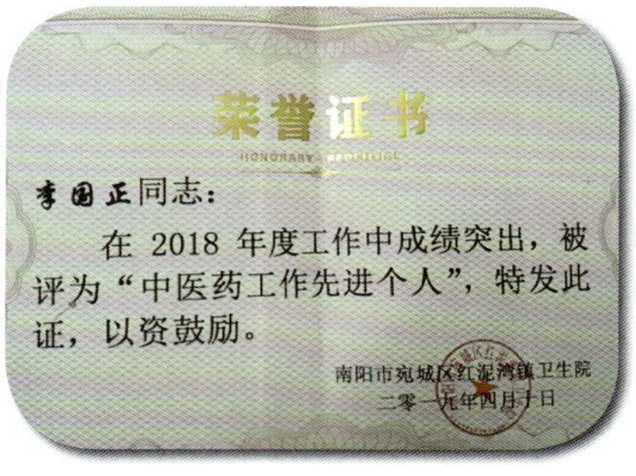

荣誉证书

李国正同志：

在2018年度工作中成绩突出，被评为“中医药工作先进个人”，特发此证，以资鼓励。

南阳市宛城区红泥湾镇卫生院

二零一九年四月十日

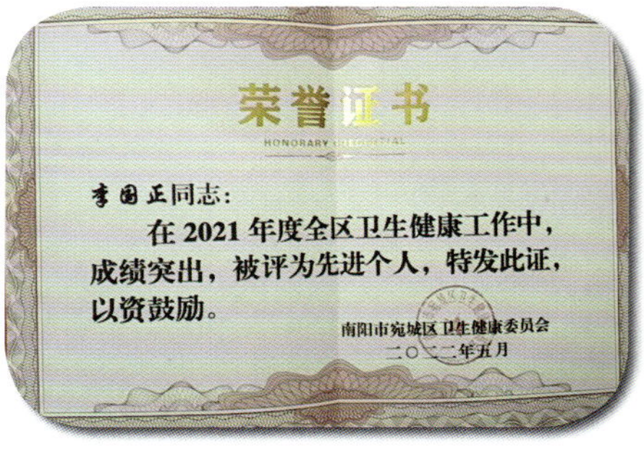

荣誉证书

李国正同志：

在2021年度全区卫生健康工作中，成绩突出，被评为先进个人，特发此证，以资鼓励。

南阳市宛城区卫生健康委员会

二〇二二年五月

仲景国医学员

——田鑫华

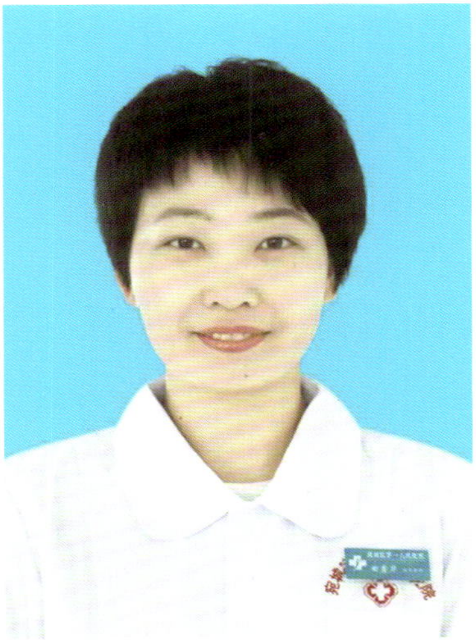

田鑫华，女，主治中医师，毕业于南阳理工学院张仲景国医学院，进修于开封中医院。

个人特长

熟练掌握糖尿病、高血压、冠心病、脑梗死、脑出血、慢阻肺、肺心病、消化系统疾病等常见慢性疾病的治疗。对糖尿病患者的中医降糖及并发症治疗有独到的见解；对月经不规律等妇科疾病的治疗有丰富的经验。善长通过疏肝健脾治疗皮肤痤疮及过敏化荨麻疹，对消化系统疾病如胃炎、十二指肠炎、慢性肝损伤的治疗有丰富的经验。擅长中西医结合治疗常见内科病、慢性代谢性疾病（高血压、高脂血症、高尿酸血纯、糖尿病、肥胖）。擅长运用仲景理论及《内经》理论治疗反复感冒、咳嗽、发热、腹泻、心悸、失眠、不寐、心神不安、汗症等疑难杂病。

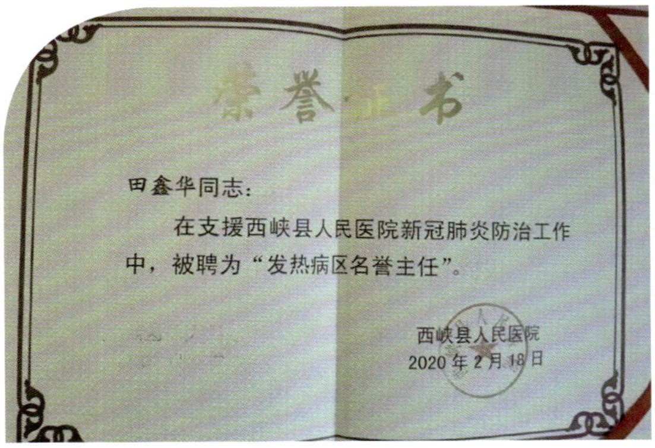

荣誉证书

田鑫华同志：

在支援西峡县人民医院新冠肺炎防治工作中，被聘为“发热病区名誉主任”。

西峡县人民医院
2020年2月18日

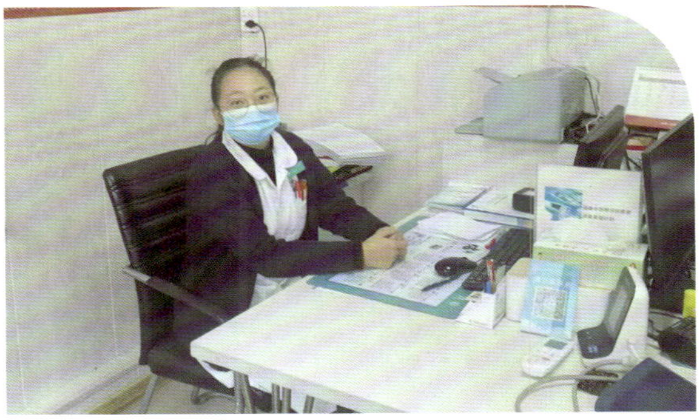

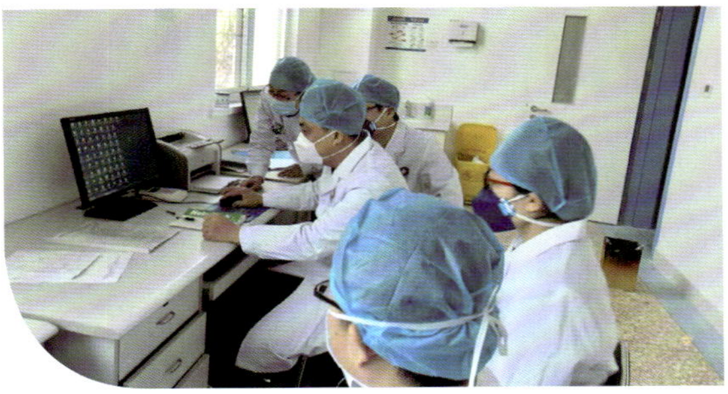

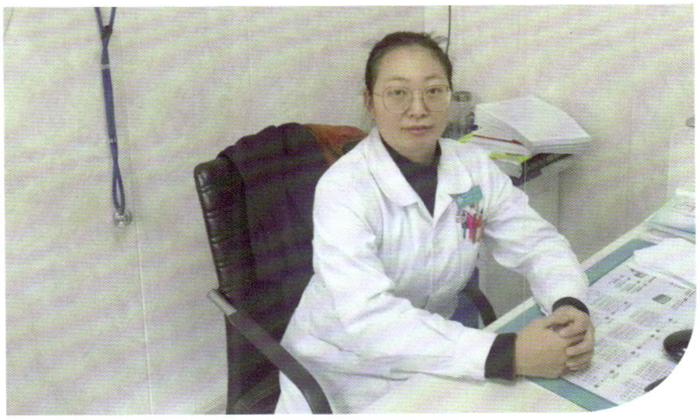

河北省科学技术奖获得者

——杨倩

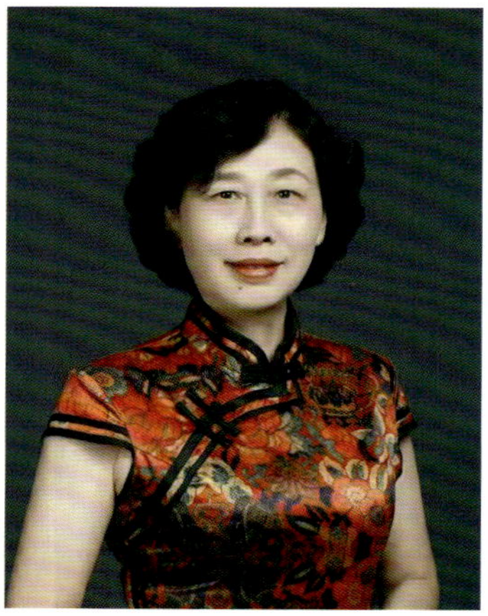

杨倩，中共党员，主任医师，教授，博士生导师，博士后合作导师，现任河北省中医院副院长，兼任河北省浊毒证重点实验室主任、河北中医药大学浊毒理论研究中心常务副主任。享受国务院特殊津贴，全国卫生计生系统先进工作者，全国老中医药专家学术经验继承工作指导老师，河北省名中医，河北省省管优秀专家，河北省优秀科技工作者。兼任中华中医药学会脾胃病分会副主任委员、中华中医药学会李时珍分会副主任委员、河北省中医药学会第二届脾胃病专业委员会主任委员。

师从国医大师路志正教授、李佃贵教授、姚希贤教授，具有扎实的中医理论基础和丰富的临床经验。自 1989 年 7 月至今，从事中医药临床科研相关工作 30 余年，热爱中医药事业，践行健康中国战略，应用中医诊疗技术在治疗与防控消化系统疑难疾病的研究中取得了突出成绩。坚持不断完善浊毒理论，依据浊毒理论的指导，总结归纳临床经验著书立作，参与编写《李佃贵浊毒理论临床经验实录丛书》《中医浊毒论》等相关著作，继承浊毒理论内核，创新

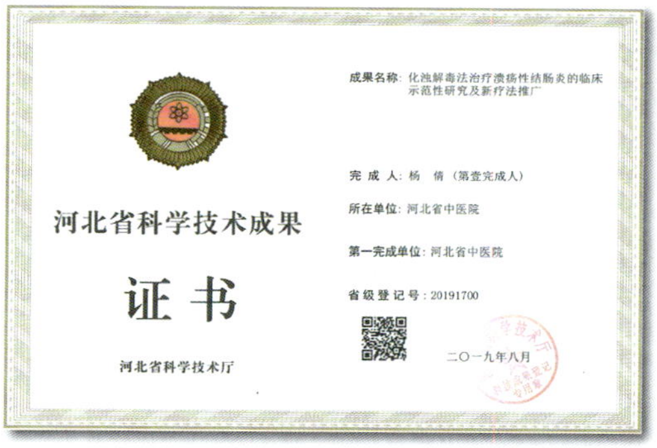
河北省科学技术成果
证书
河北省科学技术厅
成果名称：化浊解毒法治疗溃疡性结肠炎的临床示范性研究及新疗法推广
完 成 人：杨 倩（第壹完成人）
所在单位：河北省中医院
第一完成单位：河北省中医院
省级登记号：20191700
二〇一九年八月

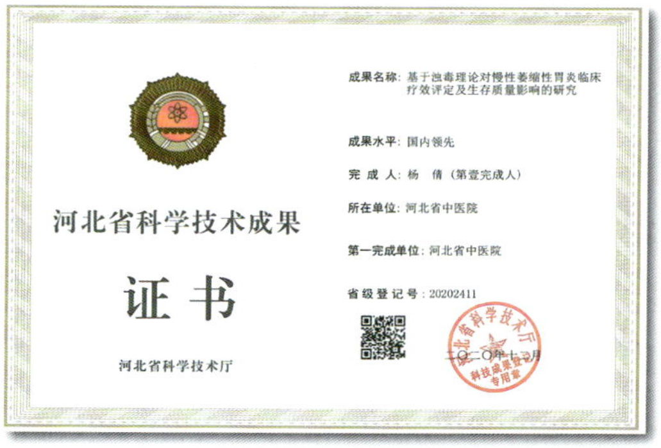
河北省科学技术成果
证书
河北省科学技术厅
成果名称：基于浊毒理论对慢性萎缩性胃炎临床疗效评定及生存质量影响的研究
成果水平：国内领先
完 成 人：杨 倩（第壹完成人）
所在单位：河北省中医院
第一完成单位：河北省中医院
省级登记号：20202411

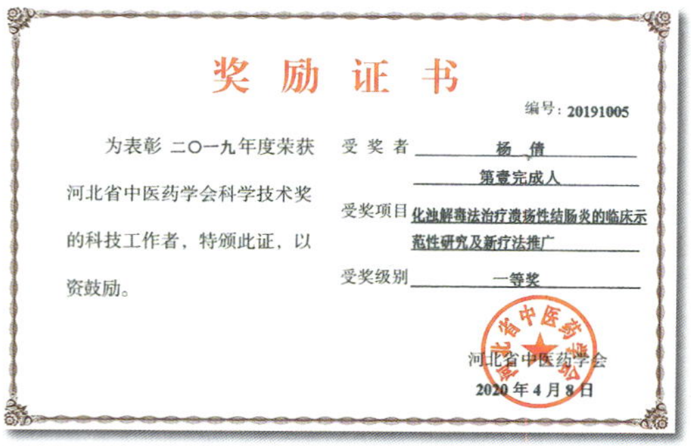
奖 励 证 书
编号：20191005
为表彰 二〇一九年度荣获河北省中医药学会科学技术奖的科技工作者，特颁此证，以资鼓励。
受 奖 者 杨 倩
第壹完成人
受奖项目 化浊解毒法治疗溃疡性结肠炎的临床示范性研究及新疗法推广
受奖级别 一等奖
河北省中医药学会
2020 年 4 月 8 日

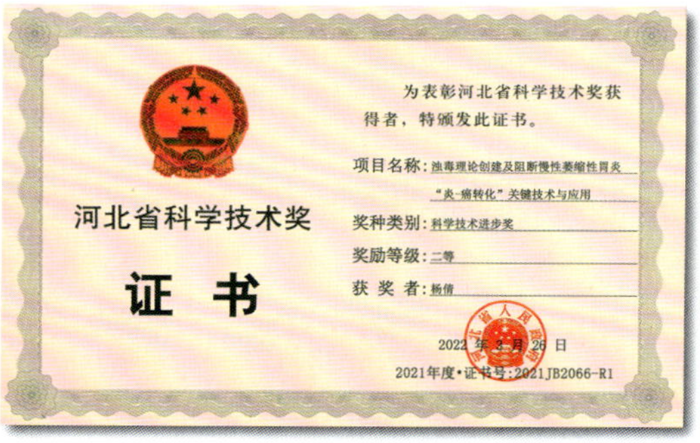
河北省科学技术奖
证 书
为表彰河北省科学技术奖获得者，特颁发此证书。
项目名称：浊毒理论创建及阻断慢性萎缩性胃炎“炎-癌转化”关键技术与应用
奖种类别：科学技术进步奖
奖励等级：二等
获 奖 者：杨倩
2022 年 3 月 26 日
2021年度·证书号：2021JB2066-R1

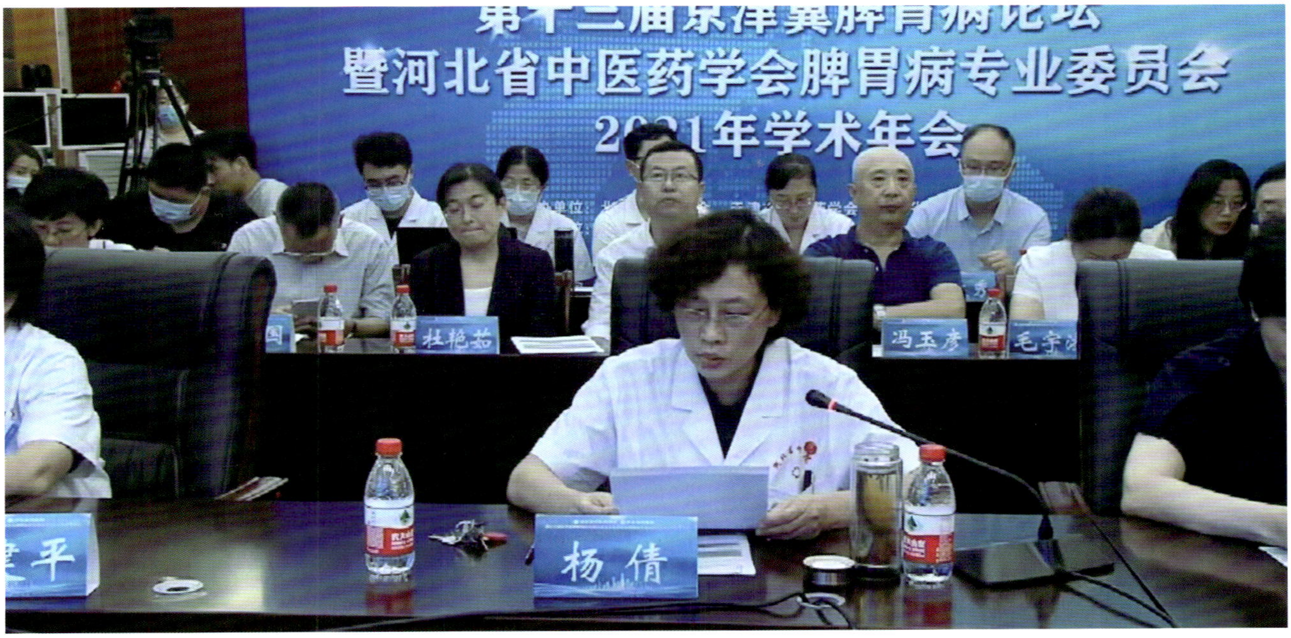

完善理论体系，得到了国内同行的广泛认可和关注。在临床实际工作中，将浊毒理论广泛应用于胃癌、胃癌前病变、慢性萎缩性胃炎、溃疡性结肠炎等消化系统疑难疾病的治疗，临床疗效确切。

作为全国老中医药专家学术经验继承工作指导老师、临床优秀人才指导老师、硕博士生导师、规培生导师，培养学术继承人 2 人，国家级及省级中医优秀中医临床人才 7 人，博士后 7 人，博士 8 人，硕士 32 人，规培医师 14 人，本科生 100 余人。潜心科研，勇于创新，工作期间主持和参与国家 973 计划、科技部重点研发计划等国家级及省厅级科研项目 20 余项，获省部级、厅级科研奖励 20 余项，其中包括河北省科学技术奖 2 项，中华中医药学会科学技术进步奖 2 项。发表 SCI 在内的学术论文 130 余篇，获批发明专利 5 项，参编医学著作 20 余部。

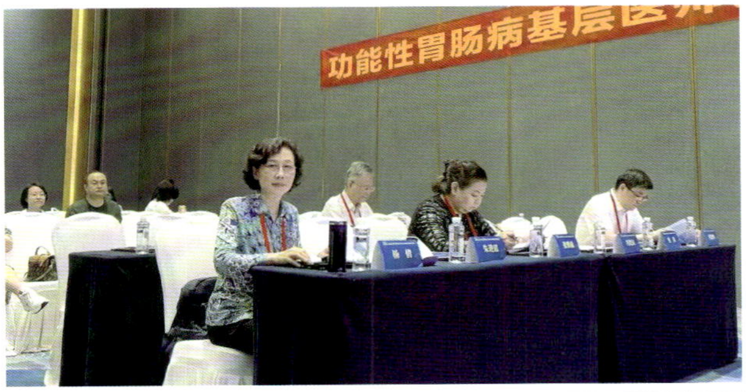

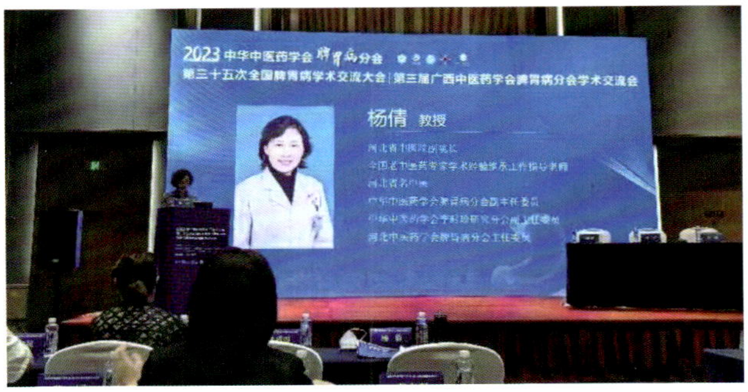

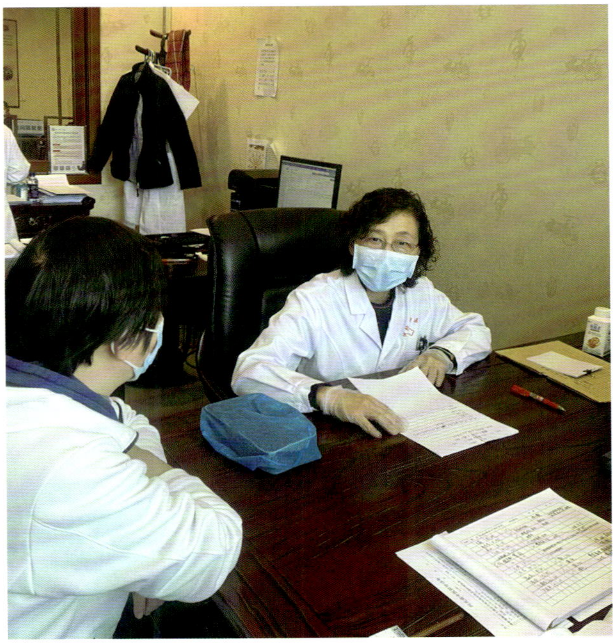

妇科疾病守护者

——湖南中医药大学第一附属医院主任医师杨正望

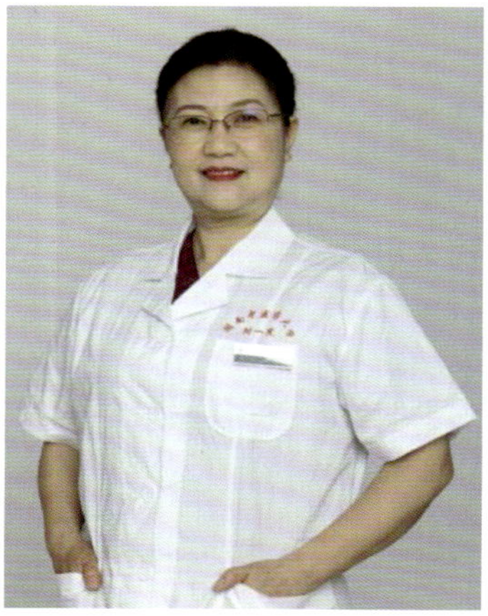

杨正望，女，中西医结合临床医学博士，湖南中医药大学第一附属医院主任医师，三级教授，硕士研究生导师。

中华中医药学会妇科专业委员会会员，湖南省中西医结合学会性医学专业委员会常委、中医经典与临床专业委员会委员，中国中医药信息研究会会员，《中医药导报》编委。

从事临床、教学和科研工作近四十年，累积了较为丰富的临床经验，认为女性生理功能以周期为特征，以气血为基础，而现代女性家庭社会职场承担很多，日积月累地付出，长期的精神压力，故妇科临床多为慢性疾病，表现为气血深度失调，脏腑多重紊乱，寒热错综复杂，阴阳表里失衡，故治疗当从调理气血入手，顾护脏腑为本，平衡阴阳为目标，有症可辨则用经方，立竿见影，药到症除；调理善后则重养脏腑，使气血充盈，冲任胞宫通调，经带回归正常，孕育自然而成。以此思路诊治病人，疗效显著且稳定，现每年门诊量一万余人次，至今诊治患者已三十多万人次，在女性月经不调、不孕症、围绝经期综合征、妇科肿瘤性疾病手术及放化疗后调理及治疗等方面形成了较为成熟的学术思想

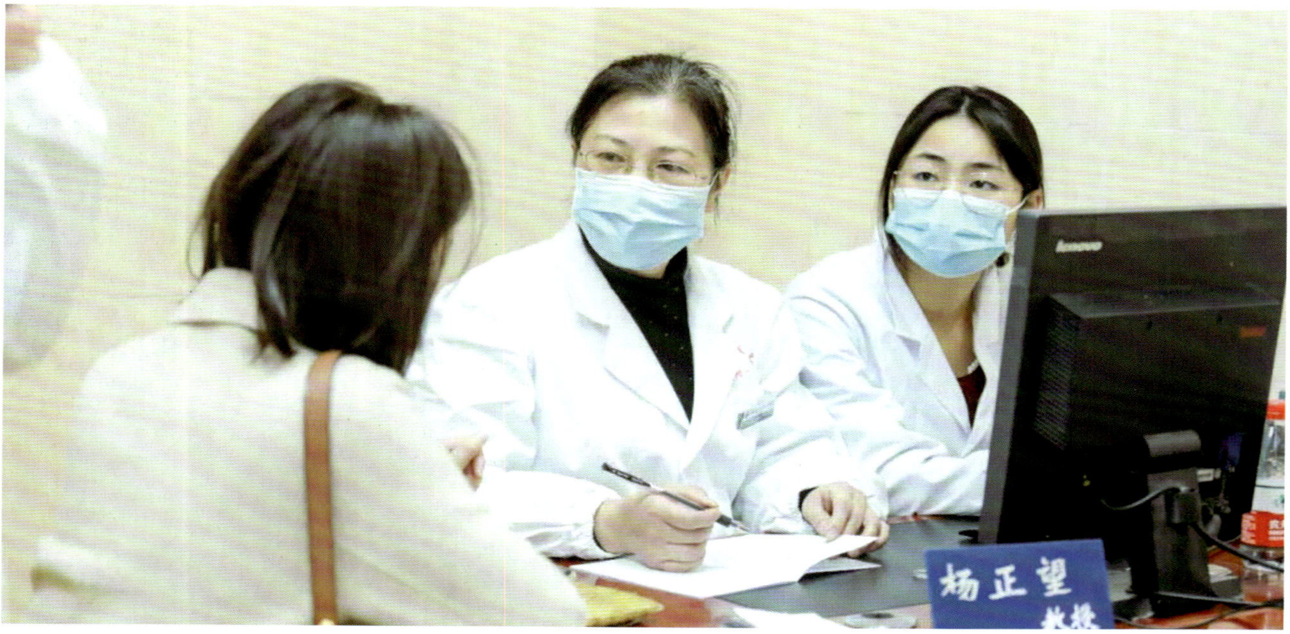

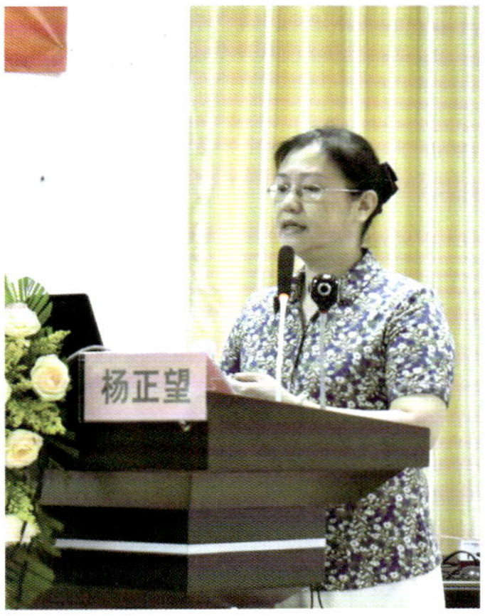

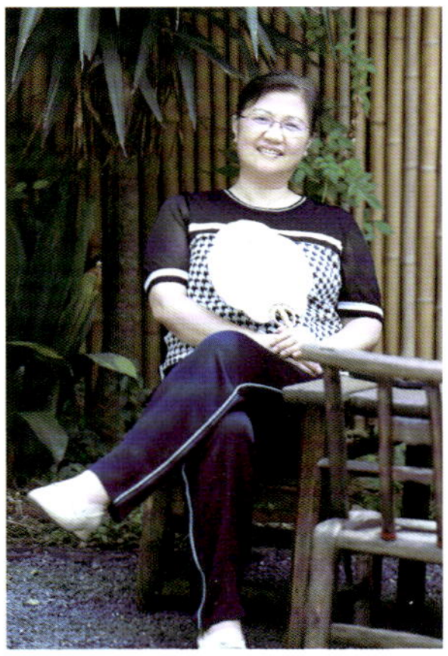

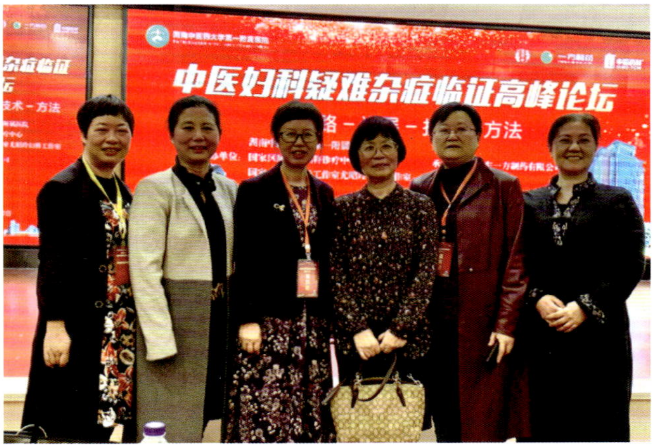

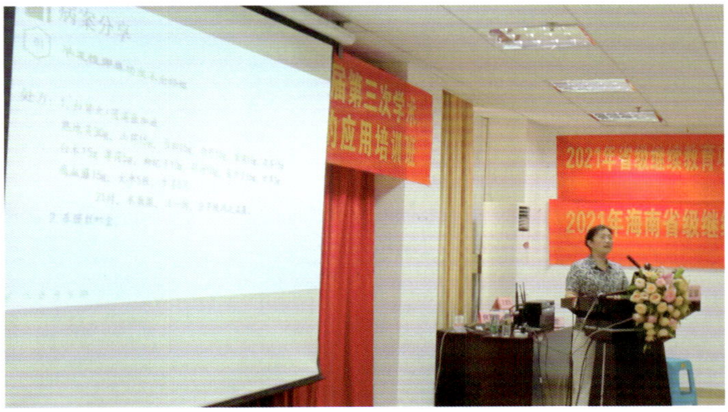

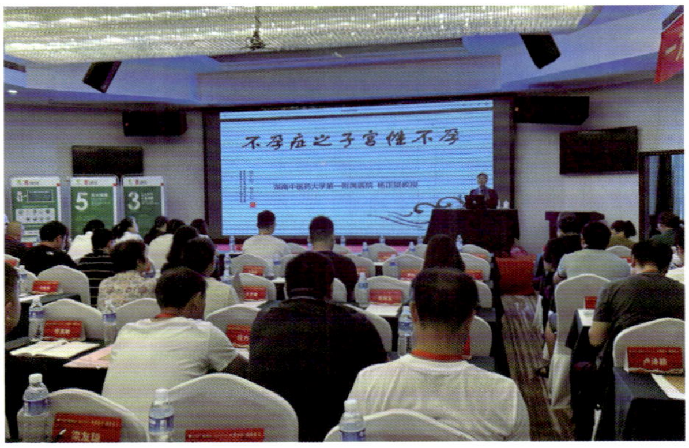

和诊治风格，尤其在运用中医经方治疗妇科疑难病症方面的疗效让跟诊的年轻后学者大大增强了对中医药的信心。

指导培养海内外硕士研究生110余人。带教进修和规培医生100余人，本科实习生300余人。主持国家级及省部级科研课题十余项，获省部级和厅局级各项科技成果二、三等奖奖励8项，发表专业学术论文60余篇，副主编专业著作4部。

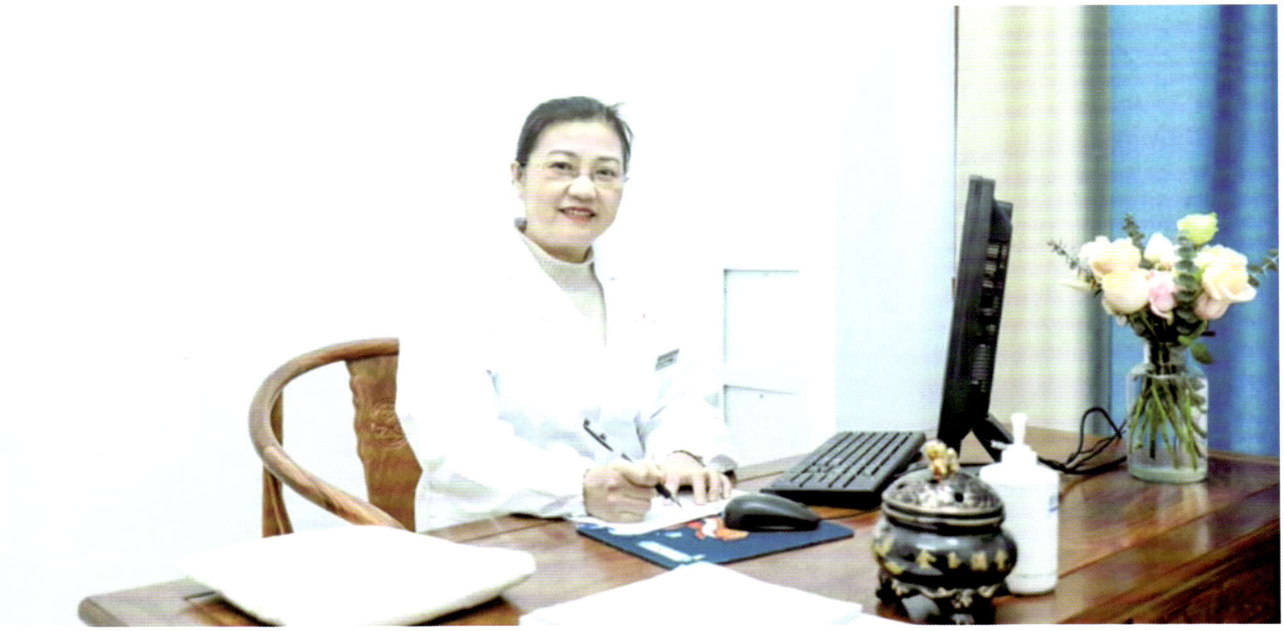

实践出真知 金针显奇效

——代普云

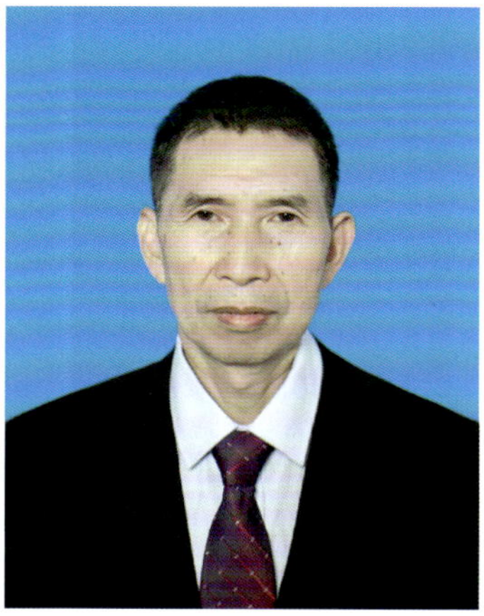

代普云，中医内科专家，副教授，毕业于云南省中医药大学中医系，国医大师石学敏院士弟子。

从事中西医教学、中医针灸、中医内科疾病临床诊疗工作四十余年，将医疗、教学融为一体，始终坚持教学相长。在治疗中风、面瘫、风湿病、过敏性紫癜、肾小球肾炎、乳腺增生、颈椎病、腰椎病、鼻炎等疑难杂症方面有丰富的临床经验，且有独特的疗效，受到广大患者及社会的认可和好评。

自2021年使用“醒脑开窍针刺法”治疗中风病人以来，共诊治中风病人136人次，脑梗死病人92人次，脑出血病人28人次，其他脑部疾病16人。积极推广石学敏院士醒脑开窍选穴，对其常用百会、人中、内关、极泉等30余穴位选穴、组穴，统计针刺的量效应用，其中电针5496组，普通针刺2424组。

经过临床数据统计对比，针刺1～2个疗程，其中80%病人明显优于以往常规选穴治疗。病人在感知觉、肢体运动障碍方面，较常规治疗时间缩短15天左右，部分偏瘫病人、言语困难病人及时给予针刺治疗3～5天后明显好转。

病例一：

唐某某，女，50岁。

主诉:脑出血术后10月余。

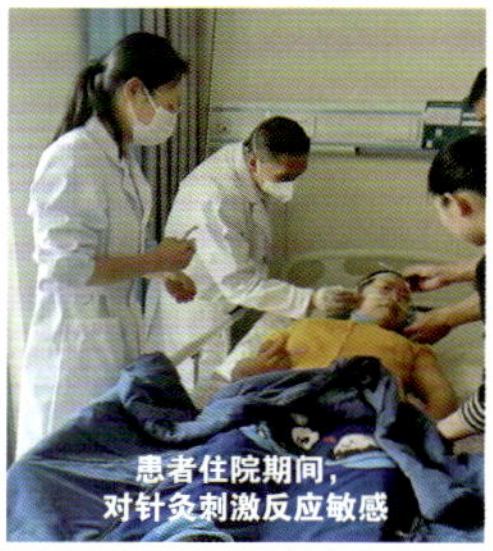

患者住院期间，对针灸刺激反应敏感

病史：患者因突发“脑出血”（中风）行手术治疗后，出现昏迷、意识障碍、肢体自主活动丧失，在某三甲医院康

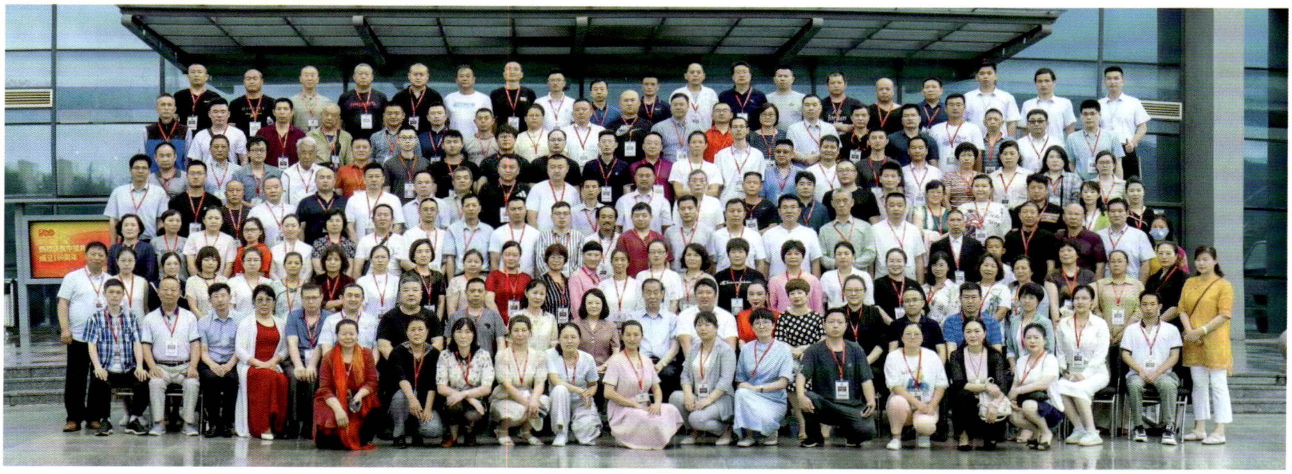

第四十七期醒脑开窍针刺法临床传承培训班（青岛2021年7月16日）

复科住院治疗近4个月，因效果不佳，后转至我院住院，行“醒脑开窍针刺法”治疗，疗效显著。

目前情况：生命体征平稳，对刺激反应敏感，能简单发音，有吞咽动作，能进食，可睁眼、眨眼，眼球能转动，能握拳、伸指，能坐立，四肢肌力恢复到2~3级。

病例二：

魏某某，男，65岁。

主诉：突发脑梗死后出现乏力、左侧肢体活动障碍1月余。

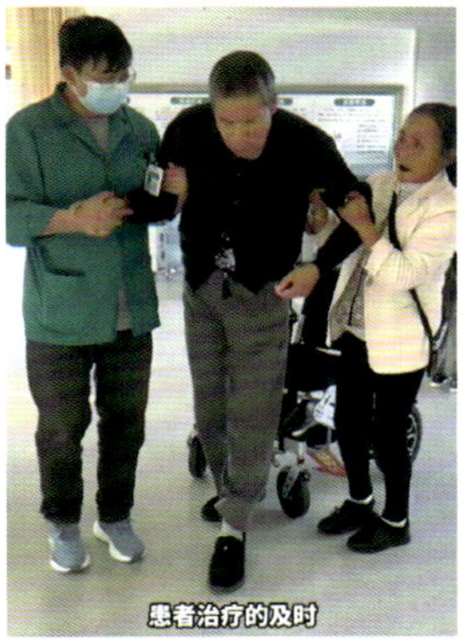

病史：患者因突发“脑梗死”，出现乏力，左侧肢体活动障碍，瘫痪在床，经其他患者介绍至我院住院。

行“醒脑开窍针刺法”治疗，疗效显著。

目前情况：乏力缓解，左侧肢体活动障碍改善，四肢肌力恢复到3~4级，搀扶下能行走。

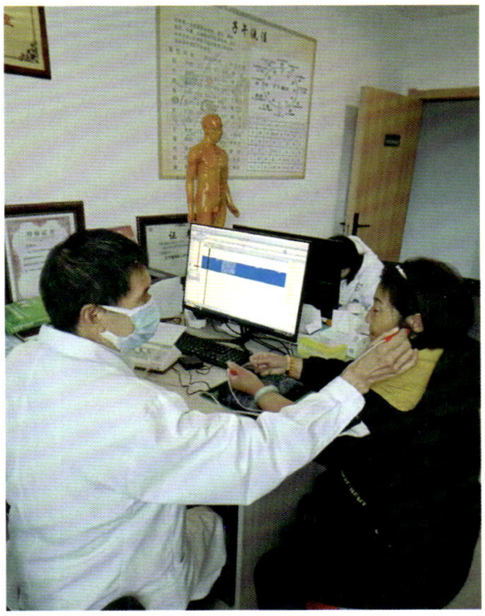

个人心得

一、针理——实践是检验真理的唯一标准

石学敏院士创立的醒脑开窍针刺法经久不衰、屡试屡验，通过实践、再实践，检验出针刺法的科学性、系统性、安全性、有效性。针理即真理。

二、针法——人法地、地法天、天法道、道法自然、大道至简

“道法自然”揭示了整个宇宙的特性，囊括了天地间所有事物的属性，宇宙天地间万事万物均效法或遵循“道”的“自然而然”规律，道以自然为法则。其中“法”字为动词，意为效法、遵循。

“醒脑开窍针刺法”是一代针灸学家的智慧结晶，是针灸学的里程碑，是开启生命的源泉。

三、针知——知行合一，身体力行

认识事物的道理与实行其事，是密不可分的，知为行之始，行为知之成。

因机缘巧合，非常荣幸拜石老为师，成为石氏针灸的传承人。自从学习石院士的“醒脑开窍针刺法”后，感触颇深，一直身体力行，坚持传播石院士的学术思想，并结合临床实际，准确运用。

四、针金——点石成金，精益求精

2021年于我而言是具有跨时代意义的一年，通过对“醒脑开窍针刺法”专业系统的学习，提高了医治中风患者的水平。

恩师点石成金，让我对自己的要求更加严格，在这个不断学习和实践的过程中，成就了我，也造福了一方百姓。

五、针神——鬼手神针，疗效卓著

《黄帝内经》中早有记载：“凡治之法，必先本于神。”石院士以调解“脑神”为核心，创建了治疗脑病的新法则，醒脑开窍针刺法就是立足于“醒脑”“醒神”“调神”，为针刺调神之大法。

在临床实际运用中，相较于传统针法，确实有显著疗效，我非常荣幸能成为这个团队的一员，我将立足根本，继续致力于祖国医学，将国医大师的学术思想、经验技能继续发扬光大。

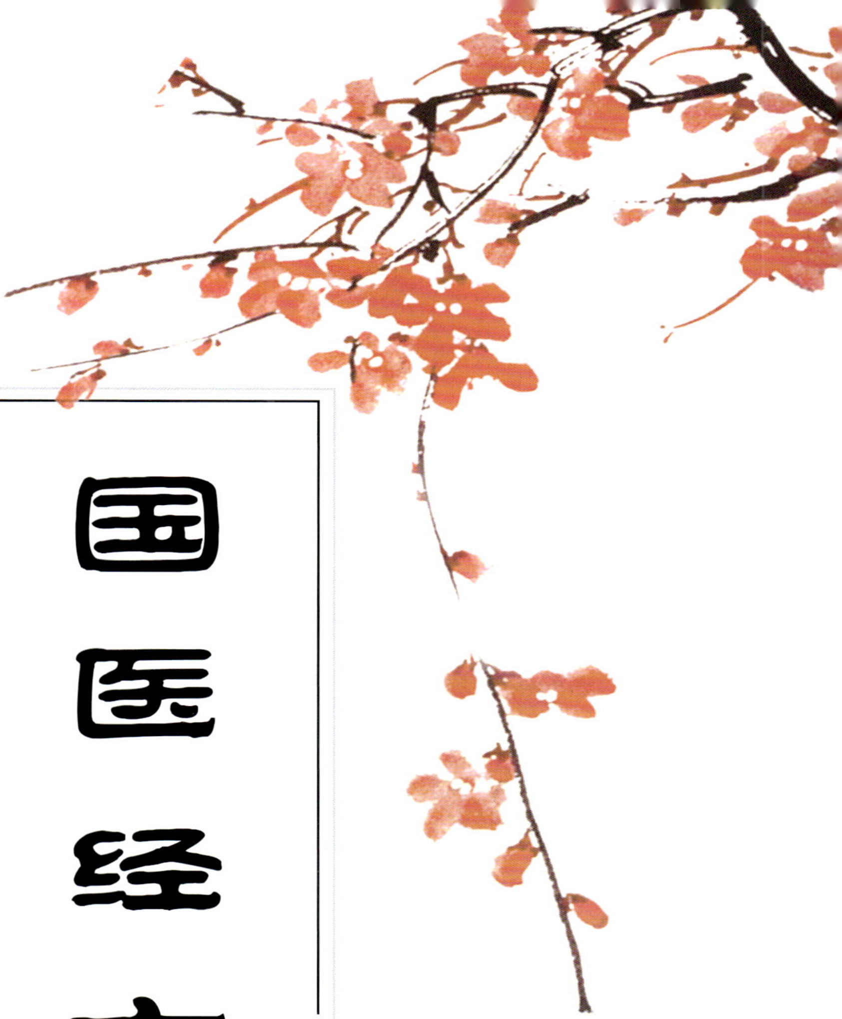

学术成果

国医经方年鉴

2023

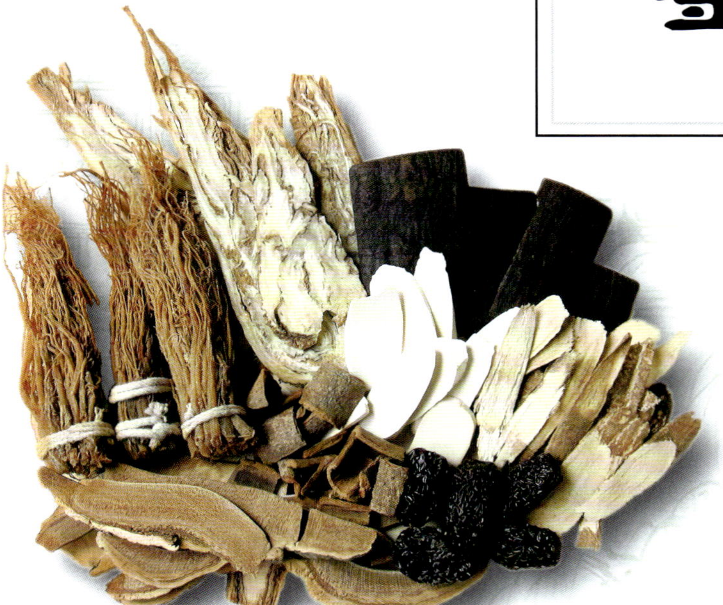

国醫经方年鑒

论经典名方三痹汤 *

李　杨[1]　于大远[2]　杨建宇[3,4*]　马　旭[5△]

1. 中华中医药学会　光明中医杂志社，北京 105 信箱 北京 100021

2. 北京中医药大学东方医院，北京 100078

3. 中国中医药研究促进会慢病医养中心（龙脉温泉）中和医派传承工作室，北京 102211

4. 中华中医药中和医派杨建宇京畿豫医工作室　北京知医堂中和国医馆，北京 100031

5. 南阳张仲景传统医药研究会，南阳 473000

【摘要】三痹汤出自南宋陈自明《妇人大全良方》，由川续断、杜仲、防风、桂心、细辛、人参、茯苓、当归、白芍、甘草、秦艽、生地黄、川芎、川活、独活、黄芪、川牛膝、生姜、大枣组成。本方具有补肝肾、养气血、除痹痛之功，适用于肝肾气血不足，外有风寒湿痹。现代临床上本方常应用于治疗类风湿性关节炎、肩周炎、膝骨关节炎、腰椎间盘突出、髌骨软化症、颈椎病等。

【关键词】类风湿性关节炎；肩周炎；膝骨关节炎；腰椎间盘突出；髌骨软化症；颈椎病；免疫疾病；杨建宇；经方；经药；中和医派

三痹汤出自南宋陈自明的《妇人大全良方》，原文："治血气凝滞，手足拘挛；风痹，气痹等疾皆疗。"本方由川续断、杜仲、防风、桂心、细辛、人参、茯苓、当归、白芍、甘草、秦艽、生地黄、川芎、川活、独活、黄芪、川牛膝、生姜、大枣组成。方中参、芪益气，芎、归、地、芍养血，防风、秦艽、细辛祛风散邪，续断、杜仲补肾阳、祛寒湿，川牛膝补肝肾、行气血、祛风除痹，茯苓健脾祛湿，甘草、生姜、大枣和中。"风痹诸方，大约祛风胜湿泻热之药多，而养血补气固本之药少。惟此方专以补养为主，而以治三气之药从之，散药得补药以行其势，辅正驱邪"（《医方集解》）。本方补益药物较多，因此稍空腹时服用效果最佳。本方具有补肝肾、养气血、除痹痛之功。本方适用于肝肾气血不足，外有风寒湿痹之症。本方所治，当以关节疼痛为主要症状，如现代临床上的类风湿性关节炎、肩周炎、膝骨关节炎、腰椎间盘突出、髌骨软化症、高尿酸血症、强直性脊柱炎、颈椎病等疾病；或肝肾不足、感受内外之风，出现口眼㖞斜、半身不遂等脑梗死后遗症。

中和医派掌门杨建宇教授指出：三痹汤重在治疗关节疼痛疾病，多为免疫类疾病，也多为经络不通之疾病。所以，气血不通、气血不养是疾病关键，治疗应明病因，谨守病机。关节所病，寒是首要诱因，不可不知不察。关节滑膜液之不用，与阳虚寒凝关系密切，发生关节积液，与寒湿、阳衰不无关系。必须详察，把握正邪态势、气血状态，才能精准治疗。

1. 临床应用

1.1 类风湿性关节炎

焦爽等[1]将 74 例寒湿痹阻型类风湿关节炎患者随机分成对照组和治疗组，对照组单纯予来氟米特片治疗，治疗组予以三痹汤联合来氟米特片治疗，4 周后，治疗组总有效率以及病情明显控制率均优于对照组，各中医症状评分改善均优于对照组，类风湿因子（RF）、血沉（ESR）及 C 反应蛋白（CRP）水平均优于对照组，不良反应发生率低于对照组。王帅[2]采用三痹汤联合来氟米特治疗类风湿关节炎（肾气虚寒型）30 例，治疗 12 周后总有效率优于采用来氟米特治疗的对照组，且中医证候积分、RF、ACPA、CRP、ESR 总积分、血清 IL-6、IL-17、TGF-β1 含量的改善均优于对照组。刘国强[3]采用三痹汤加减联合甲氨蝶呤治疗类风湿性关节炎 48 例，对照组 42 例给予甲氨蝶呤治疗，治疗 2 个月后，观

* 基金项目：中关村炎黄中医药科技创新联盟中和医派经方经药专项课题；中国中医药研究促进会北京昌平沙河高教园区卫生服务中心中和医派传承工作室专项课题；南阳张仲景传统医药研究会中和医派杨建宇经药科研专题项目。

* 通讯作者 / 指导老师：jianyu66@163.com

△执笔人

察组总有效率优于对照组，且患者关节肿胀指数、关节压痛指数、握力、晨僵时间、血沉、C反应蛋白以及类风湿因子等相关指标改善均优于对照组，不良反应发生率低于对照组。罗明付等[4]研究证实，在常规西医治疗上加用三痹汤治疗类风湿性关节炎能提高治疗有效率，改善患者各临床症状体征。

以上临床观察说明，三痹汤治疗类风湿性关节炎确有疗效，可明显改善患者中医症状，减少不良反应的发生，提高临床疗效，提高患者生活质量。

1.2 肩周炎

李伟[5]将130例肩周炎患者随机分成对照组和观察组，对照组采用热敏灸治疗，观察组采用热敏灸配合三痹汤治疗，治疗3周后，观察组总有效率优于对照组，中度疼痛例数明显少于对照组，无疼痛例数明显高于对照组。龚飞[6]采用推拿结合三痹汤治疗肩周炎100例，对照组给予推拿手法治疗，治疗24天后，治疗组总有效率优于对照组。武文彬[7]采用功能锻炼联合三痹汤治疗肩关节周围炎患者56例，治疗1个月后，总有效率优于采用功能锻炼的对照组54例。朱莉伟[8]采用针刀疗法结合三痹汤加减治疗肩关节周围炎58例，对照组给予布洛芬缓释胶囊治疗，治疗20天后，治疗组总有效率优于对照组。

以上临床研究表明，三痹汤治疗肩周炎确有疗效，镇痛效果好，粘连松解有效而稳定，有助于改善患者症状体征。

1.3 膝骨关节炎

王行利等[9]将102例膝关节骨性关节炎患者随机分成对照组和观察组，对照组接受常规西医治疗，观察组在对照组基础上加三痹汤外用治疗，治疗1~2周后，观察组治疗总有效率优于对照组，疼痛程度、肿胀程度的降低幅度优于对照组，活动度改善优于对照组，皮温升高幅度大于对照组。陈建勇[10]采用加减三痹汤结合隔竹圈盐灸治疗膝关节骨性关节炎患者43例，对照组给予双氯芬酸钠缓释片治疗，治疗2周后，治疗组总有效率优于对照组，且视觉模拟评分（VAS）评分改善优于对照组。林涌泉等[11]等采用三痹汤加减内服联合中药熏蒸治疗膝关节骨性关节炎45例，治疗3周后，总有效率优于采用常规西医治疗的对照组。郭敏[12]研究证实，在针刺疗法的基础上联合三痹汤治疗膝关节骨性关节炎能疏通经络，松解粘连，改善血液循环，缓解疼痛，使病变组织修复，提高临床有效率。

以上临床研究证明，本方治疗膝骨关节炎确有疗效，能改善患者临床症状，改善关节活动度，提高患者生活质量。

1.4 腰椎间盘突出

姜林峰等[13]将120例腰椎间盘突出症患者随机分成对照组和观察组，对照组口服西乐葆，治疗组采用先温针灸配合三痹汤治疗，治疗20天后，治疗组愈显率优于对照组，VAS明显低于对照组，血清TNF-α、IL-1β水平降低较对照组更显著。郭敏[14]采用三痹汤配合手法治疗腰椎间盘突出症30例，治疗30天后，总有效率优于采用常规手法治疗的对照组，且复发率低于对照组。张俊清[15]采用三痹汤配合常腰椎牵引治疗腰椎间盘突出症42例，对照组41例采用腰椎牵引治疗，治疗30天后，治疗组总有效率优于对照组。

以上临床研究证明，三痹汤治疗腰椎间盘突出症疗效显著，能减轻患者疼痛，缓解肌肉痉挛，减轻腰椎间盘的压力，促进脊柱功能恢复。

1.5 髌骨软化症

李晶等[16]将72例患者随机分为对照组和治疗组，对照组采用玻璃酸钠膝关节内注射治疗，治疗组采用三痹汤离子导入加功能锻炼治疗，治疗4周后，治疗组总有效率优于对照组。李伟[17]以三痹汤离子导入配合功能锻炼治疗髌骨软化症36例，治疗4周，随访6个月至3年，总有效率为91.7%。

以上临床研究证明，本方治疗髌骨软化症确有疗效，能改善患者症状体征。

1.6 颈椎病

孙卓垒等[18]将60例神经根型颈椎病患者随机分成对照组和观察组，对照组给予常规西医治疗，观察组在对照组基础上给予三痹汤联合内热针及"T"型针刀整体松解术治疗，治疗10天后，观察组总有效率优于对照组，PRI、VAS、PPI、MPQ总分、NDI评分均低于对照组。

陈杰等[19]采用药枕疗法结合三痹汤治疗椎动脉型颈椎病肝肾亏虚证31例，对照组给予西医方案治疗，治疗12周后，治疗组总有效率优于对照组，且患者椎动脉内径改善明显优于对照组。

以上临床研究证明，三痹汤治疗颈椎病确有疗效，能快速缓解患者疼痛，有效改善患者颈椎功能。

1.7 其他应用

除上述疾病外，本方还被用于脑梗死后遗症[20]、强直性脊柱炎[21]、高尿酸血症[22]、手足综合征[23]等疾病治疗。本方具有补肝肾、养气血、除痹痛之功，用于肝肾不足，风寒湿邪着于四末，而气血虚不能濡养者，如手足综合征可以用本方加减治疗。

2. 实验研究

张春芳等[24]研究表明，三痹汤对佐剂性关节炎大鼠具有确切治疗作用，通过下调关节滑膜 TNF-α、MCP-1、RANTES、IL-17 表达，上调 TGF-β 表达，从而抑制细胞炎性因子，减轻关节肿胀及滑膜细胞增生，进而延缓关节损伤。本方用黄芪，张东伟[25]等研究表明，黄芪提取物对大鼠脑缺血再灌注损伤后神经功能评分、脑梗死体积和 JNK3 蛋白表达有显著影响，对脑缺血再灌注损伤大鼠具有治疗作用。本方用人参，徐慧等[26]研究发现，人参皂苷 Rb1 可以通过减少 miR-145 含量来上调脑缺血再灌注损伤大鼠脑组织超氧化物歧化酶（SOD）活性，进而产生对脑缺血再灌注损伤大鼠的脑保护作用。本方用当归，甘文忠等[27]研究发现，当归多糖能降低脑梗死模型大鼠血脑屏障通透性，并减少脑梗死体积。以上研究可以为三痹汤治疗类风湿性关节炎、肩周炎、膝骨关节炎、腰椎间盘突出、髌骨软化症、颈椎病等提供现代药理依据。

3. 结语

中华中和医派掌门杨建宇教授已多次指出：中医药界受现代医药学之影响，许多初学者只要讲炎症就清热解毒，只要讲关节就壮肾补骨，而事实上这并不是完全的中医思维，也不是中医基础理论的基本指导。中医关节疾病，多是肌肉、筋膜、经筋的问题。而脾主肌肉，肝主筋，心主经脉，所以中医治疗要从肝、脾、心着眼，切不可迷失了方向。当然，骨骼有问题也必须壮骨补肾！这个是中医精准治疗、精准用药之所在，更是中和医派掌门杨建宇经方经药体系的基本要求与认识。三痹汤的其他应用，有待进一步发掘整理，总结归纳，以促进中医学科发展，造福更多患者。

参考文献

[1]焦爽,张春芳,杜晓伟,等.三痹汤加减联合来氟米特片治疗寒湿痹阻型类风湿关节炎的疗效观察[J].河北中医,2018,40(07):991-995.

[2]王帅.三痹汤联合来氟米特治疗类风湿关节炎(肾气虚寒型)的临床观察[D].郑州:河南中医药大学,2018.

[3]刘国强.三痹汤加减联合甲氨蝶呤治疗类风湿性关节炎48例疗效观察[J].西部中医药,2014,27(03):107-109.

[4]罗明付,王芳.三痹汤联合甲氨蝶呤、柳氮磺胺嘧啶治疗类风湿性关节炎疗效观察[J].中华实用诊断与治疗杂志,2010,24(05):516-517.

[5]李伟.热敏灸配合三痹汤治疗肩周炎的疗效观察[J].中国实用医药,2013,8(17):167-168.

[6]龚飞.刚柔相济手法合三痹汤治疗肩周炎临床研究[J].实用医技杂志,2007(25):3496-3497.

[7]武文彬.中药内服外洗合功能锻炼治疗肩关节周围炎56例临床观察[J].中医药导报,2010,16(12):61-63.

[8]朱莉伟.针刀疗法结合三痹汤加减治疗肩关节周围炎58例[J].现代中西医结合杂志,2012,21(25):2814.

[9]王行利,朱佩海,谢木凤,等.三痹汤外用治疗膝关节骨性关节炎的疗效观察[J].内蒙古中医药,2019,38(06):124-125.

[10]陈建勇.加减三痹汤结合竹圈盐灸治疗膝关节骨性关节炎43例疗效观察[J].湖南中医杂志,2016,32(12):80-81.

[11]林涌泉,余成浩.三痹汤加减内服联合中药熏蒸治疗膝关节骨性关节炎45例[J].河北中医,2015,37(08):1198-1199+1225.

[12]郭敏.三痹汤配合针刺疗法治疗膝关节骨性关节炎30例临床观察[J].中医临床研究,2012,4(16):21-22.

[13]姜林峰,姜利军.三痹汤联合温针灸治疗腰椎间盘突出症60例临床观察[J].新中医,2015,47(06):250-252.

[14]郭敏.三痹汤配合手法治疗腰椎间盘突出症临床研究[J].中医学报,2012,27(09):1223-1224.

[15]张俊清.三痹汤配合外洗1号治疗腰椎间盘突出症42例疗效观察[J].中医药导报,2010,16(07):62-63.

[16]李晶,李薇.三痹汤离子导入治疗髌骨软化症[J].四川中医,2010,28(09):86-87.

[17]李伟.三痹汤离子导入配合功能锻炼治疗髌骨软化症[J].中医正骨,2011,23(01):56+58.

[18]孙卓垒,黄曼丽,黄惠萍,等.三痹汤联合内热针及针刀改善神经根型颈椎病患者根性疼痛及功能康复的临床研究[J].中国医学创新,2019,16(02):74-77.

[19]陈杰,吴煜,沈金明,等.药枕疗法结合三痹汤治疗椎动脉型颈椎病肝肾亏虚证31例[J].浙江中医杂志,2018,53(04):266.

[20]詹敏,韩辉.三痹汤治疗脑梗死后遗症的临床疗效观察[J].世界最新医学信息文摘,2019,19(46):129-130.

[21]高成选.中医三痹汤加减治疗强直性脊柱炎32例的临床效果分析[J].世界最新医学信息文摘,2018,18(A1):208.

[22]梁海航.非布司他联合三痹汤治疗高尿酸血症临床疗效分析[C]//中国中西医结合学会肾脏疾病专业委员会.中国中西医结合学会肾脏疾病专业委员会2018年学术年会论文摘要汇编.北京:中国中西医结合学会,2018:1.

[23]弓剑.三痹汤防治卡培他滨相关手足综合征32例[J].福建中医药,2018,49(04):16-17+20.

[24]张春芳,纪德凤,祁永校,等.三痹汤对佐剂性关节炎大鼠膝关节滑膜病理改变的影响及其机制研究[J].江苏中医药,2016,48(09):75-78.

[25]张东伟,李旭阳,赵宏月,等.黄芪注射液对改善大鼠脑缺血再灌注损伤影响的荟萃分析[J].中国中医急症,2019,28(02):253-255+265.

[26]徐慧,张民远,戴勤学.miR-145通过调节SOD活性介导人参皂苷Rb1对脑缺血再灌注损伤大鼠的脑保护作用[J].中国临床药理学与治疗学,2018,23(11):1215-1220.

[27]甘文忠,张盛.当归多糖对脑梗死模型大鼠血脑屏障通透性的影响[J].中医学报,2016,31(03):402-404.

论经典名方清胃散*

王居新[1] 于大远[2△] 杨建宇[3,4*] 王 霖[5]

1. 北京市昌平区中医院心内科，北京 102299

2. 北京中医药大学东方医院，北京 100078

3. 中国中医药研究促进会慢病医养中心（龙脉温泉）中和医派传承工作室，北京 102211

4. 中华中医药中和医派杨建宇京畿豫医工作室 北京知医堂中和国医馆，北京 100031

5. 河南省中和医派医学研究院 / 中原国医中和医派发展共同体，河南 郑州 450046

【摘要】清胃散出自金代李东垣的《兰室秘藏》，由当归身、黄连、生地黄、牡丹皮、升麻组成。诸药合用，具有清胃凉血之功。此方用于胃火之证，临床上常用于胃经循行部位的热证、疼痛。现代临床上此方常应用于治疗牙痛、复发性口腔溃疡、牙周炎、急性牙髓炎等疾病。

【关键词】清胃散；清胃凉血；牙痛；复发性口腔溃疡；牙周炎；急性牙髓炎；中和医派；杨建宇

清胃散出自金代李东垣的《兰室秘藏》，原文："治因服补胃热药，致使上下牙疼痛不可忍，牵引头脑、满面发热，大痛。足阳明之别络入脑，喜寒恶热，乃是手足阳明经中热盛而作也。其齿喜冷恶热。"此方由当归身、黄连、生地黄、牡丹皮、升麻组成。方中黄连苦寒，直泻胃府之火；升麻清热解毒，升而能散，可宣达郁遏之伏火，有"火郁发之"之意，与黄连配伍，则泻火而无凉遏之弊，升麻得黄连，则散火而无升焰之虞；胃热则阴血亦必受损，故以生地黄凉血滋阴，当归养血和血，当归、生地黄的配伍在凉血地黄汤、一贯煎等方剂中均有出现，适用于血热伤血者；牡丹皮凉血清热、散瘀止痛，升麻兼为阳明引经之药。诸药合用，具有清胃凉血之功。此方用于胃火血热之证，临床应用以牙痛牵引头痛，或牙宣出血，或牙龈红肿溃烂，或唇舌腮颊肿痛，口臭，口腔溃疡，口角糜烂，舌红苔黄，脉滑数为辨证要点。现代临床上此方常应用于治疗胃经循行部位及其所属脏腑的实热证，如牙痛、复发性口腔溃疡、牙周炎、急性牙髓炎等。

1. 临床应用

1.1 牙痛

唐慧莲等[1]将48例胃火牙痛患者随机均分为对照组和治疗组，对照组运用常规西药治疗，治疗组在对照组治疗的基础上配合清胃散治疗，治疗7天后，治疗组总有效率明显高于对照组，说明清胃散治疗胃火牙痛确有疗效，能够有效改善临床症状，降低患者的炎性因子水平，提高患者生活质量，且无严重不良反应。宋应西[2]用清胃散加减治疗48例牙痛，总有效率达93.4%。江勇[3]的临床研究证实，在常规西药治疗的基础上配合清胃散治疗胃火牙痛患者，其治疗效果明显优于运用常规西药治疗的患者。

1.2 复发性口腔溃疡

伊燕军等[4]将84例复发性口腔溃疡脾胃伏火型患儿随机分为对照组和治疗组各42例，对照组予以常规西药治疗，治疗组在对照组治疗方法的基础上联合清胃散加味治疗，治疗2周后，治疗组总有效率明显高于对照组；治疗组在溃疡愈合时间上明显短于对照组；治疗组VAS评分下降明显优于对照组；治疗组$CD4^+$、$CD4^+/CD8^+$、$CD8^+$等因子的改善优于对照组，证明在西药治疗的基础上，联合清胃散加味治疗复发性口腔溃疡临床疗效显著，可明显缩短口腔溃疡愈合时间，减轻疼痛程度，提高免疫功能。许云[5]采用含漱康复新液联合中药清胃散辨证加减治疗复发性口腔溃疡62例，对照组予以含漱康复新

*基金项目：中关村炎黄中医药科技创新联盟中和医派经方经药专项课题；中国中医药研究促进会北京昌平沙河高教园区卫生服务中心中和医派传承工作室专项课题。

*通讯作者 / 指导老师：jianyu66@163.com

△执笔人

液治疗，治疗 1 周后，治疗组的 VAS 评分明显低于对照组；治疗组溃疡平均愈合时间明显短于对照组；治疗组总有效率明显高于对照组。田晓蓓等[6]采用思密达外用联合清胃散内服治疗复发性口腔溃疡患者 71 例，治疗 14 天后，总有效率优于采用思密达外用治疗的对照组。马青霞[7]等采用自制加味清胃散治疗复发性口腔溃疡 30 例，对照组给予西医方案治疗，治疗时间为 4 周，综合 4 周、半年、1 年的临床试验观察，中医治疗复发性口腔溃疡的长期疗效明显优于西医治疗，中医疗法的复发率明显低于西医治疗。翟文静[8]研究证实，在外用康复新液的同时加用清胃散治疗复发性口腔溃疡有利于提高远期疗效。李澍[9]采用清胃散加味治疗复发性口腔溃疡患者 38 例，治疗 10 天后，治愈率优于采用常规西药治疗的对照组。

1.3 牙周炎

王彦敏等[10]研究证实，常规西药联合清胃散治疗牙周炎能够提高疾病改善率，降低牙周指数，证明清胃散治疗牙周炎临床疗效显著，能明显改善患者牙周健康状况，并发症发生率较低。仇雪笛等[11]采用清胃散联合头孢拉定治疗牙周炎 46 例，治疗 2 周后，总有效率高于采用头孢拉定治疗的对照组，牙周健康指数明显小于对照组，试验组的患者口臭、疼痛、牙齿松动等并发症发生率明显低于对照组。万英明等[12]将 143 例牙周炎患者随机分为观察组（n=51）、对照组 A（n=46）和对照组 B（n=46）。观察组给予清胃散联合头孢拉定治疗，对照组 A 单用头孢拉定治疗，对照组 B 单用清胃散治疗。治疗 2 周后，观察组菌斑指数、牙周袋探针深度、龈沟出血指数治疗后显著低于对照组 A 和对照组 B；观察组总有效率显著高于对照组 A 和对照组 B。杨鸿飞[13]的临床研究证实，运用清胃散内服加外用治疗牙周炎患者，可以改善患者的症状体征，且治疗效果优于给予西医方案治疗。

1.4 急性牙髓炎

布斐[14]等采用清胃散口服液联合根管治疗术治疗急性牙髓炎 50 例，对照组采用根管治疗术治疗，治疗 14 天后，观察组总有效率显著高于对照组；观察组菌斑指数、探诊后出血指数、牙周袋探诊深度、牙龈指数显著低于对照组；且观察组患者的炎症因子水平改善优于对照组；观察组不良反应率和复发率均低于对照组，证明在西药治疗的基础上，联合清胃散治疗急性牙髓炎效果良好，可有效减轻患者疼痛，显著降低患者的血清炎症因子水平，提高治疗有效率。叶秋萍等[15]将 85 例急性牙髓炎患者随机分成对照组 42 例和观察组 43 例，对照组采取丁香油水门汀暂封龋洞，观察组在对照组基础上口服清胃散治疗，治疗 2 周后，观察组总有效率明显优于对照组；治疗后 24h、48h 的 VAS 评分，治疗 2 周后的血清 CD14、TNF-α 及 IL-8 水平明显低于对照组。马晶等[16]采用清胃散口服液配合丁香油水门汀治疗急性牙髓炎 63 例，治疗 2 周后，总有效率显著高于采用丁香油水门汀治疗的对照组，且观察组牙痛、舌象、脉象的中医证候评分及白细胞介素 -6、白细胞介素 -8、白三烯 B4 水平和 VAS 评分均明显低于对照组。

1.5 其他应用

“胃足阳明之脉。起于鼻之交 頞 中，旁纳太阳之脉，下循鼻外，入上齿中，还出挟口，环唇，下交承浆，却循颐后下廉，出大迎，循颊车，上耳前，过客主人，循发际，至额颅。”通过整理其他文献，清胃散还被用于胃炎[17]、牙龈炎[18]、儿童磨牙症[19]、功能性消化不良[20]、激素性皮炎[21]、口臭[22]等胃腑或胃经循行部位的热证、痛证的治疗。

2. 实验研究

清胃散由黄连、生地黄、牡丹皮、当归、升麻 5 味药材组成。生物碱是黄连的主要生物活性成分。斯琴高娃等[23]研究发现，生物碱具有抗菌、抗炎等多种药理作用。孙克等[24]研究发现，清胃散治疗对胃热证模型组的生化和组织学变化等均有所改善。张万岱[25]研究证明，清胃散煎剂体外对幽门螺杆菌等有一定的抑制作用，表明清胃散具有抑菌作用。王和生等[26]研究发现，清胃散加减抑制急性牙髓炎一次性根管治疗术后患儿炎症介质，减轻炎症反应，抑制了致痛神经肽介质的表达，从而有利于控制疼痛等症状。郭爱玲等[27]研究显示清胃散口服液组方中多种药材不仅可减轻急性牙髓炎水肿、渗出，且可抑制纤维组织。以上研究，可以为此方治疗牙痛、复发性口腔溃疡、牙周炎、急性牙髓炎等提供现代药理依据。

3. 结语

清胃散具有清胃凉血之功，临床上胃腑和胃经循行部位的热证、疼痛皆可考虑用此方治疗。中和医派掌门杨建宇教授明确指出，清胃散虽然清胃凉血，重在治疗胃之气热证，但对于胃经之热证、痛证等皆可治疗，值得研究。从本方中生地黄、黄连、牡丹皮、当归之味可知，对于传染性热性疾病也必然有良好的效果，如果有机会，建议中医药人可以试着推广应用。

参考文献

[1]唐慧莲,李露,杨鸿飞.清胃散治疗胃火牙痛48例[J].中医药信息,2012,29(01):89.

[2]宋应西.清胃散加减治疗牙痛48例[J].河南中医学院学报,2006,22(02):71.

[3]江勇.清胃散治疗胃火牙痛49例临床疗效观察[J].环球中医药,2013,6(S2):98-99.

[4]伊燕军,王真,徐旭.清胃散加味辅助治疗小儿复发性口腔溃疡脾胃伏火型42例临床观察[J].中医儿科杂志,2019,15(01):45-48.

[5]许云.复发性口腔溃疡患者含漱康复新液联合中药清胃散辩证加减治疗的临床分析[J].江西医药,2016,51(04):358-360.

[6]田晓蓓,孙晋虎,刘宗响.清胃散治疗复发性口腔溃疡随机平行对照研究[J].实用中医内科杂志,2015,29(12):53-54.

[7]马青霞,王圆明,周丰宝.加味清胃散治疗复发性口腔溃疡长期疗效临床观察[J].中国疗养医学,2014,23(12):1096-1097.

[8]翟文静.清胃散加减联合康复新液含漱治疗复发性口腔溃疡68例临床观察[J].中国药师,2013,16(08):1217-1218.

[9]李澍.中西医结合治疗复发性口腔溃疡38例疗效观察[J].新中医,2013,45(06):98-99.

[10]王彦敏,高毅,李敏.清胃散在牙周炎治疗中的应用及观察[J].中医临床研究,2019,11(14):117-118.

[11]仇雪笛,苏海燕.清胃散联合头孢拉定治疗牙周病临床疗效评价[J].中国药业,2016,25(16):54-57.

[12]万英明,王景云,毕铭,等.清胃散联合头孢拉定治疗牙周病患者效果观察及对菌斑指数、牙周袋探针深度、龈沟出血指数的影响[J].中国现代医学杂志,2016,26(10):71-74.

[13]杨鸿飞,毛旭.清胃散内服加外用治疗牙周炎50例临床观察[J].中医药信息,2011,28(04):123.

[14]布斐,郭新星,袁道英.清胃散口服液联合根管治疗术治疗急性牙髓炎临床研究[J].新中医,2019,51(09):195-198.

[15]叶秋萍,秦芳.清胃散配合丁香油水门汀治疗急性牙髓炎临床观察[J].中国乡村医药,2018,25(10):33-34.

[16]马晶,李晓光.清胃散口服液配合丁香油水门汀治疗急性牙髓炎疗效及对炎症反应的影响[J].现代中西医结合杂志,2018,27(09):956-959.

[17]王勋.加味清胃散治疗胆汁反流性胃炎脾胃湿热型临床分析[J].海峡药学,2019,31(07):165-166.

[18]黄洁,张纪达.自拟清胃散对菌斑性牙龈炎疗效的影响研究[J].浙江中医药大学学报,2019,43(03):256-259.

[19]李树枫,张伟.清胃散加减治疗儿童磨牙症胃热炽盛型临床疗效观察[J].全科口腔医学电子杂志,2018,5(21):16-17.

[20]杨蓓,鲁承业.清胃散加味方治疗功能性消化不良脾胃湿热证临床观察[J].河北中医,2017,39(07):1041-1043.

[21]卢炳芳.清胃散加减治疗激素性皮炎的疗效观察[J].世界最新医学信息文摘,2016,16(87):161.

[22]罗翠芬,彭国光,冯远华.清胃散治疗胃腑积热型口臭的临床观察[J].世界中西医结合杂志,2016,11(12):1703-1705+1709.

[23]斯琴高娃,包勒朝鲁,李敏,等.黄连中小檗碱药理活性的研究进展[J].中国民族医药杂志,2014,20(01):49-52.

[24]孙克,张晓丹,杨铭,等.清胃散清胃热作用的实验研究[J].中成药,2008,31(06):812-815.

[25]张万岱.中医药治疗幽门螺杆菌感染的研究现状和展望[A]//中华中医药学会脾胃病分会.中华中医药学会脾胃病分会第二十三次全国脾胃病学术交流会论文汇编.北京:中华中医药学会,2011:7.

[26]王和生,张兴安,王大庆,等.清胃散加减治疗儿童急性牙髓炎胃火炽盛证的近期和远期疗效观察[J].中国实验方剂学杂志,2019,25(18):95-100.

[27]郭爱玲,王晓琼,许文学.清胃散口服液在牙髓炎治疗中的临床研究[J].西北国防医学杂志,2013,34(04):369-370.

茯　神

【别名】伏神。

【植物形态】

菌核球形、卵形、椭圆形至不规则形，长 10~30cm 或者更长，重量也不等，一般重 500~5000g。外面吸厚而多皱褶的皮壳，深褐色，新鲜时软干后变硬；内部白色或淡粉红色，粉粒状。子实体生于菌核表面，全平伏，厚 3~8cm，白色，肉质，老后或干后变为浅褐色。菌管密长 2~3mm，管壁薄，管口圆形、多角形或不规则形，径 0.5~1.5cm，口缘裂为齿状。孢子长方形至近圆柱形，平滑，有一歪尖，大小（7.5~9）μm×（3~3.5）μm。

【功能主治】

宁心，安神，利水。治心虚惊悸，健忘，失眠，惊痫，小便不利。

①《名医别录》：“疗风眩，风虚，五劳，口干。止惊悸，多恚怒，善忘。开心益智，养精神。”

②《药性论》：“主惊痫，安神定志，补劳乏；主心下急痛坚满，小肠不利。”

③《本草再新》：“治心虚气短，健脾利温。”

论经典名方清骨散*

李瑞祺[1]　张旭冉[2△]　杨建宇[3,4*]　杨　婕[2△]　徐宝南[4]

1. 北京中医药大学第三附属医院，北京 100029

2. 北京中医药大学东方医院，北京 100078

3. 中国中医药研究促进会慢病医养中心（龙脉温泉）中和医派传承工作室，北京 102211

4. 中华中医药中和医派杨建宇京畿豫医工作室　北京知医堂中和国医馆，北京 100031

【摘要】清骨散出自明代王肯堂的《证治准绳》，由银柴胡、胡黄连、秦艽、鳖甲（醋炙）、地骨皮、青蒿、知母、甘草组成。此方具有清虚热、除骨蒸之功，适用于肝肾阴虚、虚火内扰之证。现代临床上该方常应用于治疗各种发热，如癌性发热、术后发热、结核发热等，或表现为皮肤瘙痒的疾病，如荨麻疹。临床应用以骨蒸劳热、形体消瘦、困倦盗汗、口渴心烦、舌红少苔、脉细数为辨证要点。

【关键词】清骨散；清虚热；除骨蒸；发热；瘙痒；杨建宇；经方；经药；中和医派

清骨散出自明代王肯堂的《证治准绳》，原文："专退骨蒸劳热。"因为肾主骨，阴虚火旺则为骨蒸劳热，故命名为"清骨散"。此方由银柴胡一钱五分，胡黄连、秦艽、鳖甲（醋炙）、地骨皮、青蒿、知母各一钱，甘草五分组成。方中青蒿苦寒清热，芳香而散，而使阴分伏热外透，可使阴分之热散之于外；青蒿不能直入阴分，有鳖甲领之入也；鳖甲不能独出阳分，有青蒿之能领出（《增补评注温病条辨》）。银柴胡清虚热、退骨蒸，地骨皮、胡黄连、知母内清阴分之热，青蒿、秦艽除肝胆之热，甘草调和诸药。诸药合用，具有清虚热、除骨蒸之功。清代汪昂《医方集解》谓此方"足少阳厥阴药也，地骨皮、黄连、知母之苦寒，能除阴分之热而平之于内，柴胡、青蒿、秦艽之辛寒，能除肝胆之热而散之于表，鳖阴类而甲属骨，能引诸药入骨而补阴，甘草甘平，能和诸药而退虚热也"。

1. 临床应用

清骨散适用于肝肾阴虚、虚火内扰之证。"阴虚则热"，故阴虚可出现一系列属"热"的症状，如潮热、盗汗、五心烦热等；阴虚血少，血虚生风，风胜则痒，可致皮肤瘙痒。现代临床上此方常应用于治疗各种发热，如癌性发热、术后发热、结核发热等，或表现为皮肤瘙痒的疾病，如荨麻疹。临床应用以骨蒸劳热、形体消瘦、困倦盗汗、口渴心烦，舌红少苔、脉细数为辨证要点。

1.1 癌性发热

闻彬等[1]将72例癌性发热患者随机分为治疗组和对照组各36例，治疗组予清骨散加减口服，对照组予吲哚美辛栓纳肛治疗，治疗一周后，治疗组有效率高于对照组。周晓艳[2]采用清骨散加减治疗癌性发热患者30例，治疗5天后，治疗组有效率明显高于采用吲哚美辛栓治疗的对照组。张罗生等[3]的临床观察证实，清骨散加减治疗癌性发热可提高疗效，且无不良反应。上述三项文献说明，中医治疗癌性发热确有疗效，能更有效改善病情，促进康复。

1.2 术后发热

根据钟健锋等[4]多年临证经验，清骨散加减治疗术后发热疗效肯定，值得推广。王少波[5]的临床观察证实，采用清骨散加减治疗外科术后发热患者，多有验效。根据李引刚等[6]多年临床经验，清骨散对术后发热有明显的改善作用，并能对患者体温发挥良好的控制作用，且不良反应少。贾胜洪等[7]将80例脊柱术后发热患者随机分为中药组和对照组各

*基金项目：中关村炎黄中医药科技创新联盟中和医派经方经药专项课题；中国中医药研究促进会北京昌平沙河高教园区卫生服务中心中和医派传承工作室专项课题；南阳张仲景传统医药研究会　中和医派杨建宇经药科研专题项目。

*通讯作者/指导老师：jianyu66@163.com

△执笔人

40例，中药组予加味清骨散口服治疗和常规检测护理，对照组采用常规检测护理联合物理降温，治疗5天后，中药组对术后体温控制及临床疗效明显优于对照组。刘艳平[8]采用清骨散加减治疗脾切除+左肝外侧叶切除+胃修补术后的19岁男性患者，服2服后，患者神志清，身热退，盗汗减少。上述5条文献说明，中医治疗术后发热疗效良好，能明显改善患者临床症状，并对患者体温发挥良好的控制作用，临床安全性高。

1.3 结核发热

丁玉忠[9]采用清骨散联合抗结核西药治疗肺结核发热患者30例，对照组单用抗结核西药治疗，治疗2周后，观察组总有效率高于对照组，治疗后症状量化积分低于对照组。王金牛[10]的临床观察证实，清骨散联合抗结核西药治疗肺结核发热患者，其疗效明显好于单用抗结核西药治疗的患者。王元松等[11]的临床经验证实，采用清骨散治疗糖尿病并发肺结核发热疗效满意，有利于患者病情的转归。安培蕾[12]的临床观察表明，加味清骨散对各种结核病所致的发热均能起到良好的治疗作用，且不良反应少。张春英[13]的临床观察证实，补中益气汤合清骨散治疗顽固性结核发热疗效确切，能显著改善患者临床症状。上述5项文献说明，清骨散治疗结核发热有效，且中西医结合治疗优于单纯西医常规治疗，不良反应少，有利于缩短病程，减轻患者痛苦，值得临床推荐和广泛应用。

1.4 其他发热

王翊宁等[14]的临床经验证实，应用清骨散加减治疗阴虚发热疗效显著，明显优于西药治疗。肖利华[15]的临床观察证实，运用清骨散合知柏地黄丸加减治疗24例阴虚内热证患者，治疗2周后，治疗总有效率达90%。王媞[16]的多年临证经验证实，清骨散加减治疗内伤发热病中阴虚内热证疗效显满意，且临床安全性高。刘翠峰等[17]的临床观察表明，清骨散加味治疗阴虚型低热疗效确切，能缩短患者病程。易夫[18]的临床经验证实，使用清骨散治疗阴虚发热能显著改善患者临床症状，不良反应少。李点[19]采用清骨散加减治疗阴虚夜热1岁3个月的小儿患者，患者症见发热3个月，午后始作，入夜益甚，天明时汗出热退，伴口渴，食少，时呕逆，形瘦，面白，舌淡，苔薄白，指纹淡，服药14服后，热退病愈。清骨散还可用于治疗各种原因引起的发热，如骨伤科内伤发热[20]、药物热[21]、骨转移放疗后骨蒸[22]、急性粒细胞增多症[23]等。

1.5 荨麻疹

现代临床上表现为皮肤瘙痒的疾病，如荨麻疹等可以辨证选用此方治疗。马建国[24-25]采用清骨散加减治疗2例荨麻疹患者，2例患者皆伴有阴虚内热之象，分别于服药第11、15服后症状消失，3个月后随诊未再复发。上述两则医案可以提示，清骨散可用于治疗荨麻疹。

1.6 其他应用

其他临床文献表明，清骨散还被用于治疗其他疾病，如围绝经期综合征[26]、骨转移癌痛[27]、复发性口腔溃疡[28]、白血病[29]、胁肋疽[30]、半身肌萎缩[31]、慢性骨髓炎[32]、变应性亚败血症[33]等疾病，因其所治病证病机多为肝肾阴虚、虚火内扰。

2. 实验研究

李静等[34]采用脂多糖诱导的小鼠巨噬细胞RAW264.7炎症反应模型，对6种银柴胡生物碱成分进行抗炎活性评价，确定以上6种物质均具有较强的抗炎作用。张星贤等[35]对18种清热中药特征、性挥发性成分进行分析，发现牡丹皮、银柴胡、地骨皮和知母等清热药中均含有大量的丹皮酚，其中银柴胡、地骨皮均为清虚热药材，且银柴胡挥发性成分中丹皮酚含量占57.28%。吴桂莹[36]证实，丹皮酚已具有良好的抗菌消炎、抗过敏、抗肿瘤等药理作用。黄小红[37]研究发现，地骨皮和宁夏地骨皮对角叉莱胶致热的大鼠有明显的解热作用。孙博航[38]用大鼠RBL-2H3细胞体外培养试验研究了银柴胡提取物抗过敏活性，结果表明，新木脂素-B-D葡萄糖苷A具有较强的抗过敏活性，且细胞毒性较小。宫毓静[39]利用内生致热原性家兔发热模型，探讨青蒿总香豆素解热作用的机制时发现，青蒿总香豆素发挥降温与解热作用的机制与抑制钠泵活性及降低中枢前列腺素E2水平有关。李兰芳[40]研究发现，青蒿中的有效部位（BJQH-A）及主要成分（青蒿乙素、青蒿酸、东莨菪内酯），对鲜酵母致大鼠体温升高具有明显的解热作用，此研究表明，青蒿中含有多个具有解热作用的成分，解热作用可能是其活性成分群整合作用的结果。黄修奇[41]研究发现，青蒿水提物及醋酸乙酯、正丁醇部位，具有明显的解热和耐高温作用。上述药理研究说明，清骨散中主要组成药物具有抗炎、解热、抗过敏的作用，为清骨散治疗发热疾病、过敏性疾病等提供现代药理依据。

3. 结语

清骨散（《证治准绳》）具有清虚热、除骨蒸之功。后世医家在临床中扩大其应用，广泛应用于各种发热，如癌性发热、术后发热、结核发热，以及荨麻疹等多种疾病中，其辨证皆为肝肾阴虚、虚火内扰之证。此方的更多应用，有待进一步发掘整理，总结归纳，以促进中医学科发展，造福更多患者。

参考文献

[1]闻彬,蒋霁鹏.清骨散加减治疗癌性发热的疗效观察[J].临床医药文献电子杂志,2018,5(52):65-66.

[2]周晓艳.清骨散加减治疗癌性发热疗效观察[J].光明中医,2013,28(04):713-714.

[3]张罗生,高兴旺,魏丽霞,等.清骨散加味治疗阴虚癌性发热30例临床观察[J].中国中医药科技,2009,16(01):39.

[4]钟健锋,陈瑛瑛,李林锋,等.清骨散加减治疗手术后非感染性持续发热[J].湖北中医杂志,2004,26(07):39.

[5]王少波,黄桂林.清骨散加减治疗术后持续发热74例[J].山西中医,2011,27(08):15-16.

[6]李引刚,刘艳平,王妮.清骨散治疗术后发热举隅[J].四川中医,2011,29(06):98-100.

[7]贾胜洪,张贤,葛文杰,等.加味清骨散治疗脊柱术后非感染性发热80例[J].长春中医药大学学报,2010,26(05):716-717.

[8]刘艳平.清骨散治术后发热(下)[N].中国中医药报,2011-08-25(004).

[9]丁玉忠,韩丽英.清骨散佐治肺结核发热的临床观察[J].中国临床研究,2013,26(11):1244-1245.

[10]王金牛,张冠良.清骨散治疗肺结核高热[J].上海中医药杂志,2001,47(06):35.

[11]王元松,王朔,李文东,等.清骨散治疗糖尿病并发肺结核发热的临床观察[J].现代中西医结合杂志,1998(08):1.

[12]安培蕾.加味清骨散治疗各种结核病体会[A].中华中医药学会.基层中医药会议专刊[C].中华中医药学会:中华中医药学会,1997:2.

[13]张春英.补中益气汤合清骨散治疗顽固性结核发热[J].现代中西医结合杂志,2010,19(07):856.

[14]王翊宁,赵英强.清骨散加减治疗阴虚发热验案2则[J].山西中医,2019,35(09):40-41.

[15]肖利华.清骨散合知柏地黄丸加减治疗阴虚内热型发热临床观察[J].中医临床研究,2017,9(08):106-107.

[16]王媞,毕新朋.清骨散加减治疗阴虚发热56例[J].实用中医内科杂志,2004,18(06):533-534.

[17]刘翠峰,郭雅明.清骨散加味治疗阴虚型低热39例疗效观察[J].河南中医药学刊,2002,27(01):38-39.

[18]易夫.清骨散治疗阴虚发热的体会[J].江西中医药,1982,32(03):66.

[19]李点.小儿阴虚夜热案[N].中国中医药报,2013-10-24(004).

[20]张根印.清骨散加减治疗骨伤科内伤发热[J].陕西中医函授,1998,18(03):17-18.

[21]李恒山.清骨散治愈药物热1例[J].山西中医,1997,13(03):28.

[22]姜洪华,周福生,彭齐荣,等.清骨散加减对骨转移放疗后骨蒸/潮热的疗效观察[J].中医药学报,2007,25(02):64-65.

[23]邓启源,李金标.中西医结合治疗“急粒”缓解1例[J].江苏中医杂志,1982,27(01):66.

[24]马建国.清骨散皮肤科新用[J].山东中医杂志,2006,16(07):496-497.

[25]马建国.清骨散加味解痒风[N].中国中医药报,2014-03-24(004).

[26]完颜亚丽,侯秀环.清骨散治疗围绝经期综合征肾阴亏虚型的临床观察[J].浙江中医药大学学报,2008,53(06):764-765.

[27]李伟锋.加减清骨散治疗阴虚内热型骨转移癌痛的临床研究[D].广州中医药大学,2016.

[28]吴存平,朱爱勤.60例复发性口腔溃疡辨治体会[J].山西中医,1995,11(01):31-32.

[29]李立,刘玺珍.辨证治疗白血病59例疗效观察[J].河北中医,1995,17(02):10-11.

[30]李雅,崔高远.中西医结合治疗胁肋疽60例[J].中原医刊,2001,28(08):52.

[31]陈达福.半身肌萎缩治验[J].浙江中医杂志,2000,45(11):8.

[32]张卫红,管勤世,徐修东.解毒清骨散治疗慢性骨髓炎20例[J].山东中医杂志,1994,14(12):547-548.

[33]胡庆福.长期发热——变应性亚败血症[J].新医药学杂志,1979,25(01):58-60.

[34]李静,敖亮.银柴胡的生物碱成分及其抗炎活性研究[J].中草药,2018,49(22):5259-5263.

[35]张星贤,孙晓东,杨轲,等.十八种清热中药特征性挥发性成分分析[J].中国实验方剂学杂志,2019,25(16):111-119.

[36]吴桂莹,亓玉玲,郝宝燕,等.丹皮酚衍生物及其药理活性研究进展[J].中草药2019,50(04):1001-1006.

[37]黄小红,周兴旺,王强.3种地骨皮类生药对白鼠的解热和降血糖作用[J].福建农业大学学报,2000,29(02):231.

[38]孙博航.银柴胡的化学成分和抗过敏活性研究[D].沈阳:沈阳药科大学,2005.

[39]宫毓静,闫寒,李爱媛,等.青蒿总香豆素解热作用及其机理初步研究[J].中国实验方剂学杂志,2008,14(12):49-51.

[40]李兰芳,郭淑英,张畅斌,等.青蒿有效部位及其成分的解热作用研究[J].中国实验方剂学杂志,2009,15(12):65-67.

[41]黄修奇.青蒿的解热作用研究[J].安徽农业科学,2010,38(09):4581-4582.

论经典名方清金化痰汤*

严雪梅[1] 杨建宇[2,3] 于大远[4△]

1. 人民卫生出版社中医药中心，北京 100021

2. 中国中医药研究促进会慢病医养中心（龙脉温泉）中和医派传承工作室，北京 102211

3. 中华中医药中和医派杨建宇京畿豫医工作室 北京知医堂中和国医馆，北京 100031

4. 北京中医药大学东方医院，北京 100078

【摘要】清金化痰汤出自明代叶文龄的《医学统旨》，由黄芩、山栀、桔梗、麦冬（去心）、桑白皮、贝母、知母、瓜蒌仁、橘红、茯苓、甘草组成。本方有化痰止咳、清热润肺之功，可以治疗表现为咳嗽、咳痰、喘息的疾病，如现代临床上支气管炎、慢性阻塞性肺疾病、社区获得性肺炎、支气管扩张症等。

【关键词】清金化痰汤；化痰止咳；清热润肺；支气管炎；慢性阻塞性肺疾病；社区获得性肺炎；支气管扩张症；经方；经药；杨建宇

中和医派清金化痰汤出自明代叶文龄的《医学统旨》，原文："清金化痰汤，因火者，咽喉干痛，面赤，鼻出热气，其痰嗽而难出，色黄且浓，或带血丝，或出腥臭。"

清金化痰汤由黄芩、山栀、桔梗、麦冬（去心）、桑白皮、贝母、知母、瓜蒌仁、橘红、茯苓、甘草组成。方中橘红理气化痰，使气顺则痰降；茯苓健脾利湿，湿去则痰自消；更以瓜蒌仁、贝母、桔梗清热涤痰，宽胸开结；麦冬（去心）、知母养阴清热，润肺止咳；黄芩、栀子、桑白皮清泻肺火；甘草补土而和中。故全方有化痰止咳、清热润肺之功。本方可以治疗表现为咳嗽、咳痰、喘息的疾病，如支气管炎、慢性阻塞性肺疾病、社区获得性肺炎、支气管扩张等。临床上应用本方时，需见到咳嗽喘息，痰稠色黄或腥臭或带血丝，面赤，鼻出热气，咽喉干痛，舌苔黄腻，脉象濡数等痰热蕴肺之象。

1. 临床应用

1.1 支气管炎

姚小青等[1]采用清金化痰汤联合常规西医治疗痰热郁肺型慢性支气管炎患者 61 例，治疗 14 天后，观察组总有效率高于采用奥硝唑分散片治疗的对照组 60 例，观察组 TNF-α、hs-CRP、IL-8 水平降低优于对照组及治疗前，且观察组 IgA、IgM、IgG 水平升高优于对照组。陈利娟[2]采用清金化痰汤配合临床常规治疗牙周炎患者 56 例，对照组患者 56 例给予临床常规治疗，15 天后，实验组 IL-6 和 TNF-α 活性水平明显低于对照组，实验组治疗有效率高于对照组，而不良反应发生率、中医证候积分低于对照组。赵小鹏[3]将痰热郁肺型慢性支气管炎患者 76 例随机分为观察组与对照组各 38 例，观察组采用清金化痰汤联合西医常规治疗，对照组予西医常规治疗，治疗 2 个月后，观察组总有效率显著高于对照组，且观察组 FVC、FEV1、FEV1/FVC 及血清 IgA、IgM、IgG 含量升高显著高于对照组；观察组血清 TNF-α 和 IL-8 含量降低显著优于对照组，而 IFN-γ 和 IL-10 含量升高优于对照组；观察组复发率显著低于对照组。姜芊竹[4]采用清金化痰汤联合常规西药治疗牙周炎患者 15 例，治疗 10 天后，治疗组总有效率高于采用常规西药治疗的对照组，治疗组的中医证候临床控制率显著优于对照组，治疗组治疗咳痰的起效时间、控制时间均明显优于对照组。姜芊竹[5]采用清金化痰汤联合常规西医治疗 CB 的患者 30 例，对照组患者 30 例给予常规西医治疗，14 天后，治疗组中医证候总积分低于对照组，而 PCS、MCS 评分高于对照组；治疗组血清 hs-CRP、TNF-α、IL-8 水

*基金项目：中关村炎黄中医药科技创新联盟中和医派经方经药专项课题；中国中医药研究促进会北京昌平沙河高教园区卫生服务中心中和医派传承工作室专项课题。

*通讯作者 / 指导老师：jianyu66@163.com

△执笔人

低于对照组。李永仪等[6]将小儿痰热型急性支气管炎的患者120例随机分为给予西药治疗的对照组和给予清金化痰汤联合西药治疗的试验组，每组各60例，治疗10天后，试验组总有效率高于对照组。陈宏哲[7]采用清金化痰汤联合常规药物治疗老年慢性支气管炎患者63例，治疗4周后，观察组总有效率明显优于采用常规药物治疗的对照组，观察组疼痛改善优于对照组，且观察组总积分、IL-6、TNF-α 活性水平降低显著优于对照组及治疗前。刘立弘[8]采用清金化痰汤联合常规西药治疗老年慢性支气管炎患者39例，对照组予常规西药治疗，2周后，观察组的咳嗽、咳痰、炎症消失时间短于对照组。王海平[9]将82例慢性支气管炎急性发作患者随机分为采用西药常规治疗的对照组41例及采用清金化痰汤联合西药常规治疗的治疗组41例，治疗14天后，治疗组总有效率高于对照组。刘永清[10]采用清金化痰汤结合沐舒坦治疗慢性支气管炎（CB）患者41例，治疗35天后，观察组总有效率明显优于沐舒坦雾化吸入治疗的对照组40例，观察组治疗总有效率高于对照组，且观察组咳痰、咳嗽、炎症消除时间均短于对照组。

以上临床观察说明，清金化痰汤在临床上治疗慢性支气管炎确有疗效，可提高肺功能，提高机体免疫功能，有效改善患者体内炎性因子及血液流变学指标，减轻气道炎症反应，同时还可改善免疫功能，提高生活质量，且不良反应发生率低，用药安全可靠，并发症发生率较低，可缩短患者的症状时间。

1.2 慢性阻塞性肺疾病

王春凤[11]将痰热阻肺型慢性阻塞性肺疾病急性加重期的92例患者，随机分为给予常规西医治疗的对照组及给予清金化痰汤联合常规西医治疗的观察组各46例，治疗14天后，观察组临床治疗总有效率高于对照组，观察组发热持续时间、中医证候评分、呼吸困难评分及临床肺部感染评分（CPIS）改善显著优于对照组，观察组患者FVC、FEV1水平高于对照组。吴建亮[12]采用清金化痰汤联合常规西药治疗痰热郁肺型慢性阻塞性肺疾病急性加重期的患者26例，治疗2周后，治疗组的总有效率明显优于采用常规西药治疗的对照组；治疗组药物不良反应发生率低于对照组；治疗组炎症因子水平的改善效果优于对照组，且肺功能恢复正常时间和治疗总时间短于对照组。戴昭秋[13]采用清金化痰汤联合常规西药治疗慢性阻塞性肺疾病急性加重期的患者14例，对照组14例予常规用西药，治疗14天后，研究组的有效性高于对照组；研究组的各项临床指标参数改善优于对照组，且研究组的中医证候积分降低优于对照组。

以上临床观察说明，清金化痰汤治疗慢性阻塞性肺疾病确有疗效，可以有效改善患者的临床症状，提高肺功能，缩短病情控制时间，大幅度改善炎症反应程度，减少药物相关不良反应，使治疗效果得到显著性提升。

1.3 社区获得性肺炎

倪海滨等[14]将48例细菌性社区获得性肺炎（CAP）患者随机分为给予抗生素治疗的对照组及给予清金化痰汤联合抗生素治疗的试验组，每组各24例，治疗1周后，试验组中医证候评分、CPIS降低优于对照组；试验组抗生素疗程、感染控制窗时间短于对照组，且试验组CRP和IL-6水平降低优于对照组及治疗前。邹鹏[15]采用清金化痰汤联合常规西药治疗老年社区获得性肺炎的患者48例，治疗2周后，总有效率明显优于常规西药治疗的对照组，治疗组CPIS评分、发热、咳嗽消失时间、胸部X线改善时间、血清PCT、hs-CRP、WBC、SAA水平明显低于对照组。

以上临床观察说明，清金化痰汤治疗社区获得性肺炎确有疗效，可以有效改善患者的临床症状，提高疗效，减轻炎症反应。

1.4 支气管扩张症

狄冠麟等[16]将130例支气管扩张症急性加重期（痰热蕴肺证）的患者，随机分为给予哌拉西林钠他唑巴坦钠治疗的对照组及给予清金化痰汤联合哌拉西林钠他唑巴坦钠治疗的观察组，每组各65例，治疗7天后，观察组临床疗效优于对照组；观察组症状、体征评分WBC、GRAN、CRP和PCT均低于对照组；观察组FEV1、FVC、PEF和FEV1/FVC均高于对照组；观察组气流受限程度（O）、呼吸困难程度（D）、运动能力（E）评分和BODE指数总分均低于对照组；观察组痰液TNF-α、IL-4、IL-6和IL-8水平均低于对照组；观察组血浆NE和组织蛋白酶G水平均低于对照组。王晶波[17]采用清金化痰汤联合常规西医治疗急性支气管扩张症痰热邪毒壅肺证的患者30例，治疗15天后，总有效率明显优于常规西医治疗的对照组，治疗组血清CRP、IL-8、白细胞计数均低于对照组。

以上临床观察说明，清金化痰汤治疗支气管扩张症确有疗效，可进一步控制症状、体征，减轻病情程度，改善肺功能，提高患者的生活质量，并具有抑制气道促炎因子表达和蛋白分解活动的作用。

2. 实验研究

程庆等[18]研究发现，清金化痰汤可使血清 IL-6 和 TNF-α 含量下降，可有效改善患者体内炎性因子，减轻气道炎症反应。姚小青等[19]研究发现，清金化痰汤可使 TNF-α、hs-CRP、IL-8 水平降低，IgA、IgM、IgG 水平升高，提高肺功能，改善机体免疫功能。吴林娜等[20]研究发现，清金化痰汤可抑制气道上皮的自噬水平，减轻慢性阻塞性肺疾病大鼠支气管的炎症反应。邹鹏等[21]研究发现，清金化痰汤可使 PCT、hs-CRP、WBC、SAA 水平明显降低，可以有效改善患者的临床症状，提高疗效，减轻炎症反应。

3. 结论

清金化痰汤清肺化痰，可用于治疗表现为咳嗽喘息、咳痰黄稠等诸证，如多重耐药鲍曼不动杆菌[22]、病毒性流行性感冒伴咳嗽[23]、颅脑损伤患者呼吸机相关性肺炎[24]、非小细胞肺癌[25]等疾病。

基于中和医派掌门杨建宇教授“经方”“经药”概念及理论，清金化痰汤重在清热、清肺金之热，乃至动血、化脓之症，所以，方中麦冬（去心）之功效，不能单单只理解为养阴止渴；而方中贝母之润肺化痰之功应予以重视；橘红化痰之效、化瘀之功不可小觑；本方中之桔梗，是治疗胸痛之妙药，不可或缺；尤其注意的是瓜蒌，本方所用应该是全瓜蒌，即瓜蒌实，如果单纯理解为瓜蒌仁、瓜蒌内籽之内仁，恐怕不利于临床疗效之保障。

以上研究可以为本方治疗慢性支气管炎、慢性阻塞性肺疾病、老年社区获得性肺炎等提供现代药理依据。本方的其他应用，有待进一步发掘整理、总结归纳，以促进中医学科发展，造福更多患者。

参考文献

[1]姚小青,褚亚红.清金化痰汤辨证加减治疗痰热郁肺型慢性支气管炎[J].吉林中医药,2019,39(03):324-326.

[2]陈利娟.清金化痰汤治疗老年慢性支气管炎有效性评估分析[J].双足与保健,2018,27(14):35-36+43.

[3]赵小鹏.清金化痰汤加减对痰热郁肺型慢性支气管炎免疫功能及血清炎性细胞因子的影响[J].现代中西医结合杂志,2018,27(20):2232-2235.

[4]姜芊竹,孙静,邢露茗.清金化痰汤加减治疗痰热郁肺型慢性支气管炎急性发作期的临床研究[J].现代中西医结合杂志,2018,27(02):157-159.

[5]姜芊竹,张琪,邓立梅.清热化痰肃肺止咳法治疗慢性支气管炎急性发作期痰热郁肺证疗效观察[J].陕西中医,2017,38(09):1172-1173.

[6]李永仪,莫玲岚.清金化痰汤加减治疗小儿痰热型急性支气管炎60例总结[J].湖南中医杂志,2017,33(09):83-84.

[7]陈宏哲,李南南,吴宝金,等.清金化痰汤联合雾化治疗老年慢性支气管炎的临床效果观察[J].社区医学杂志,2016,14(21):76-78.

[8]刘立弘.清金化痰汤治疗老年慢性支气管炎有效性评估分析[J].中国农村卫生,2015,8(24):70.

[9]王海平.清金化痰汤加减联合西药治疗慢性支气管炎急性发作疗效观察[J].实用中医药杂志,2014,30(11):1040-1041.

[10]刘永清.清金化痰汤结合沐舒坦雾化吸入治疗慢性支气管炎疗效观察[J].亚太传统医药,2013,9(09):188-189.

[11]王春凤.清金化痰汤加减治疗痰热阻肺型慢性阻塞性肺疾病急性加重期疗效分析[J].四川中医,2019,37(08):89-92.

[12]吴建亮.清金化痰汤联合常规西药治疗痰热郁肺型AECOPD的临床价值[J].中国中医药现代远程教育,2019,17(10):110-112.

[13]戴昭秋.观察清金化痰汤联合西药治疗慢性阻塞性肺疾病急性加重期的临床疗效[J].世界最新医学信息文摘,2019,19(31):17-18.

[14]倪海滨,马达,朱瑾,等.清金化痰汤联合抗生素治疗细菌性社区获得性肺炎的疗效[J].江苏医药,2019,45(07):730-732.

[15]邹鹏,简小云,陈伟云,等.清金化痰汤治疗老年社区获得性肺炎的疗效观察[J].云南中医中药杂志,2019,40(05):32-34.

[16]狄冠麟,朱振刚,郑延龙.清金化痰汤加减治疗支气管扩张症急性加重期痰热蕴肺证的临床观察[J].中国实验方剂学杂志,2020,26(01):98-103.

[17]王晶波,姚金彤,张超,等.加味清金化痰汤治疗急性支气管扩张症的临床研究[J].中医药导报,2019,25(04):98-100.

[18]程庆,廖芳,钟旭.清金化痰汤对慢性支气管炎患者IL-6和TNF-α的影响[J].医学信息,2011,24(06):3318-3319.

[19]姚小青,褚亚红.清金化痰汤辨证加减治疗痰热郁肺型慢性支气管炎[J].吉林中医药,2019,39(03):324-326.

[20]吴林娜,赵娟,许光兰.清金化痰汤通过调节自噬对COPD大鼠炎症反应的影响[J].中国实验方剂学杂志,2019,25(18):30-35.

[21]邹鹏,简小云,陈伟云,等.清金化痰汤治疗老年社区获得性肺炎的疗效观察[J].云南中医中药杂志,2019,40(05):32-34.

[22]吴春洪,吴炜添,卢永兵,等.清金化痰汤结合西药治疗多重耐药鲍曼不动杆菌临床研究[J].智慧健康,2019,5(22):159-160+168.

[23]王友刚.清金化痰汤联合西药治疗病毒性流行性感冒伴咳嗽效果分析[J].医学理论与实践,2018,31(22):3361-3363.

[24]谢建民,高如花,黄聪曦,等.清金化痰汤治疗颅脑损伤呼吸机相关性肺炎87例[J].福建医药杂志,2019,41(01):81-83.

[25]刘月芬,刘小红,于明军,等.清金化痰汤治疗非小细胞肺癌临床研究[J].陕西中医,2019,40(02):229-232.

论经典名方清经散*

王东红[1] 于大远[2△] 杨建宇[3,4*] 卢祝云[4]
1. 中国中医科学院眼科医院妇科，北京 100040
2. 北京中医药大学东方医院，北京 100078
3. 中国中医药研究促进会慢病医养中心（龙脉温泉）中和医派传承工作室，北京 102211
4. 中华中医药中和医派杨建宇京畿豫医工作室 北京知医堂中和国医馆，北京 100031

【摘要】清经散出自清代傅山《傅青主女科》，由牡丹皮三钱、地骨皮五钱、炒白芍三钱、熟地黄三钱、青蒿二钱、白茯苓一钱、盐炒黄柏五分组成。此方具有清热凉血之功，现代临床上可用于治疗因阳盛血热所致的月经先期、月经过多、经间期出血等月经病，子宫内膜息肉术后、功能失调性子宫出血等子宫性疾病，以及黄体功能不全、五官科出血、热伏冲任之妇科病、真性红细胞增多症、分裂样精神障碍等。

【关键词】清经散；清热凉血；月经病；子宫性疾病；黄体功能不全；五官科出血；热伏冲任；真性红细胞增多症；分裂样精神障碍；杨建宇；经方；经药；中和医派

清经散出自清代傅山《傅青主女科》，原文："妇人有先期经来者，其经甚多，人以为血热之极也，谁知是肾中水火太旺乎……治之法但少清其热，不必泄其水也。方用清经散。"清经散由牡丹皮三钱、地骨皮五钱、炒白芍三钱、熟地黄三钱、青蒿二钱、白茯苓一钱、盐炒黄柏五分组成。月经先期且量多，辨证当属于实证。《丹溪心法》言"经水不及期而来者，血热也"，因此治"有余之病，非不足之症"，故治宜"少清其热，不必泻其水"。方中牡丹皮凉血清热，泻血分伏火；地骨皮既可以清热凉血，又可以透热外出，尚须配青蒿透热养阴、黄柏泻火存阴。地骨皮与青蒿相配伍，透热之功尤甚，此配伍还应用于清骨散（《证治准绳》）。熟地黄滋阴补肾，益精填髓；白芍柔肝敛阴，为佐药；少佐甘淡之茯苓健脾宁心。清经散以清热泻火药为主，抑阳以配阴，少佐滋阴药，使火泻而液不伤，用于火热而水有余之实热证，火热泻后血海得以安宁则经自调。正如原文中所说，"此方虽是清火之品，然仍是滋水之味，火泄而水不与俱泄，损而益也"。

1. 临床应用

清经散具有清热凉血之功效，主治肾中水火两旺，阳盛血热之月经先期。其主要症状常表现为月经量多，色深红或紫，质黏稠；舌红苔黄、脉数。现代常用于治疗月经先期、月经量多、倒经、经行下利、经行浮肿等。

1.1 月经先期

根据任利军[1]的临床经验，清经散主治阳盛血热而致的月经先期，以清经散为基础灵活化裁，可应用于月经先期、月经过多、经期延长、崩漏等多种月经疾病，疗效满意。李爱茹[2]将82例月经先期阳盛血热型患者分为研究组和对照组各41例，对照组给予固经丸治疗，研究组给予清经散加减方（牡丹皮9g，白芍9g，大熟地9g，地骨皮15g，青蒿6g，白茯苓3g，黄柏3g。其中阴虚火旺添加旱莲草、女贞子、生地黄等；实热添加泽泻、栀子、麦冬等；肝郁血热添加柴胡、川楝子、郁金等）治疗，治疗2个月经周期后，研究组总有效率明显高于对照组，研究组中医证候积分明显低于对照组。根据吴桂茹[3]的临床经验，使用清经散治疗月经先期（阳盛血热证）量多症取得良好的效果。根据王伟伟[4]的临床经验，清经散加减治疗月经先期效果良好。陶慧娟[5]将52例血热型月经先期患者随机分为治疗组32例和对照组20例，治疗组以清经散加减（炒牡丹皮10g，

*基金项目：中关村炎黄中医药科技创新联盟中和医派经方经药专项课题；中国中医药研究促进会北京昌平沙河高教园区卫生服务中心中和医派传承工作室专项课题；南阳张仲景传统医药研究会 中和医派杨建宇经药科研专题项目。
*通讯作者/指导老师：jianyu66@163.com
△执笔人

地骨皮15g，白芍10g，熟地黄10g，青蒿6g，茯苓3g，黄柏2g）治疗，对照组给予黄体酮胶囊，治疗3个月后，治疗组止血调周的远期疗效优于对照组。李杏英[6]将80例月经先期阳盛血热型患者随机分为治疗组60例和对照组20例，治疗组给予清经散治疗，对照组予固经丸治疗，治疗2个月经周期后，治疗组总有效率及中医证候的疗效结果均高于对照组。徐继辉[7]将62例月经先期的患者随机分为治疗组32例和对照组30例，治疗组用清经散加味合用黄体酮治疗，对照组只用黄体酮治疗，治疗3个月经周期后，治疗组总有效率及远期疗效有效率均高于对照组。根据黄宏官[8]的临床经验，用清经散加减（熟地黄30g，牡丹皮10g，地骨皮10g，白芍6g，青蒿10g，茯苓15g，黄柏6g）治疗月经先期而量多的患者，疗效满意。根据李华忧[9]的临床经验，遵《傅青主女科》之清经散，诊治22例月经先期患者，效果显著。根据李杏英[10]的临床观察，应用清代傅山名方清经散治疗月经先期血热型60例，止血调周效果满意。根据邵淑霞[11]的临床经验，采用清经散治疗35例月经过多患者，结果显示总有效率达97%。根据夏启芝[12]收集朱名宸运用清经散加味（牡丹皮18g，地骨皮15g，白芍12g，熟地黄20g，青蒿15g，黄柏15g，茯苓10g）治疗月经过多的临床资料，患者经量恢复正常，总有效率达96.4%。根据折利娜[13]的临床观察，运用清经散合二至丸加减（生地黄15g，青蒿10g，黄柏10g，茯苓10g，地骨皮15g，牡丹皮10g，白芍10g，栀子10g，女贞子15g，旱莲草30g，棕榈炭10g，贯众炭15g，仙鹤草30g，芥穗炭10g，伴烦躁易怒者加柴胡10g、郁金10g，面有痤疮者加蒲公英30g、败酱草20g、白芷10g）治疗经间期出血阳盛实热证的患者，疗效满意。叶会苹[14]将60例阴虚型月经先期患者，采用数字表法随机分为治疗组和对照组，每组各30例，治疗组给予加减清经散治疗，对照组给予安宫黄体酮治疗，治疗3个月经周期后，治疗组近期总有效率和远期总有效率均高于对照组，治疗组的孕酮和催乳激素水平优于对照组。上述文献说明，清经散治疗月经病患者，对于月经提前、出血量多、经间期出血等属于阳盛实热证，有确切的疗效，且清经散能延长患者月经周期，改善黄体期天数，减少体温上升时间，改善患者的生活质量。此外，马晓欢[15]临床观察证实，清经散可以治疗经期延长。

1.2 子宫性疾病

根据薛勤梅等[16]的临床观察，使用加味清经散（清经散加墨旱莲15g，女贞子15g，失笑散30g，干益母草15g，马齿苋15g，茜草15g）治疗子宫内膜息肉术后的患者，能够预防子宫内膜息肉术后复发，还可改善TRCP术后出血时间，改善月经异常，避免口服避孕药的不良反应。史玉梅[17]将60例功能失调性子宫出血患者随机分为对照组和治疗组各30例，对照组口服屈螺酮炔雌醇片，治疗组采用屈螺酮炔雌醇片联合清经散（牡丹皮9g，地骨皮9g，白芍15g，青蒿9g，黄柏6g，熟地黄15g，茯苓15g，肾阴虚者加墨旱莲10g、女贞子10g）治疗，治疗2个月经周期后，治疗组血清内分泌指标低于对照组，子宫内膜厚度小于对照组，血红蛋白含量上升幅度高于对照组。上述两篇文献说明，清经散治疗子宫性疾病能够提高疗效，改善患者的生活质量。

1.3 其他应用

清经散具有清热凉血之功。除上述疾病外，通过整理其他文献，清经散还被用于治疗黄体功能不全[18]、五官科出血[19]、热伏冲任之妇科病[20]、真性红细胞增多症[21]和分裂样精神障碍等，因其所治病证病机多为证属阳盛血热者。

中华中和医派掌门杨建宇教授指出：清经散可用于妇科诸多血热之证，亦可用于其他杂症。但用于妇科调经之时，必须注意病人月经周期的基本节律。如果节律紊乱，要根据病人下血程度及日期确定大致的月经节律。如果凭症状仍无法判定，就要根据月亮的阴晴圆缺来相应确定一个“天人相应”的月经期，针对性地用药用方才能精准治疗，才能保证长期的疗效。并不是说本方可以用于月经不调之热证，就可以随时随地应用。治病不能脱离病人的基本情况，更不能脱离病人所处的环境与时节时日时辰。这也是“三因制宜”治未病“经药”“执中和”等观点之体现。

2. 实验研究

李娴等[22]对牡丹皮的止血机制进行探讨，发现丹皮炭（武火炒制后的牡丹皮）通过激活内源性和外源性凝血系统中的多种凝血因子，发挥了止血、凝血作用，抑制了血小板的凝聚。汤文璐等[23]的试验结果表明，丹皮总苷可显著抑制角叉菜胶诱导的大鼠急性足爪肿胀和二甲苯诱导的小鼠耳部水肿，且呈明显的剂量依赖性关系。丹皮酚灌胃或腹腔注射均能显著抑制角叉菜胶、蛋清、甲醛组胺、5-羟色胺和缓激肽性大鼠足肿、二甲苯性小鼠耳肿胀及醋酸和内毒素所致腹腔毛细血管通透性升高。牡丹皮的抗炎作用机制可能是多方面的，即直接对抗炎症介质、抑制白细胞游走及抑制前列腺素 E2 的生物合成等。陈忻等[24]研究表明，地骨皮注射剂对未孕大鼠与小鼠的体外子宫有显著兴奋作用，可加强其收缩活动，由此推断地骨皮在抗生育方面存在潜在作用。上述研究可以为清经散治疗妇科疾病、疼痛性疾病等提供现代药理依据。

3. 结语

清经散是清代傅山所创立以治疗“妇人有先期经来者，其经甚多”的方剂，具有清热凉血之功。后世医家在临床中扩大其应用，广泛应用于阳盛血热类型的疾病。该方的更多应用，有待进一步发掘整理、总结归纳，以促进中医学科发展，造福更多患者。此外，涉及此方药理作用的文献较为缺乏，说服力不足。因此当对此方进行多中心对照研究，为清经散治疗相关疾病提供更多临床依据。

参考文献

[1]任利军.清经散治疗月经病[J].中国民间疗法,2011,19(08):47.

[2]李爱茹,孔令颖.清经散加减方对月经先期阳盛血热型调周效果的临床观察研究[J].中国社区医师,2019,35(24):93-94.

[3]吴桂茹.清经散加减的临床应用心得[J].临床医药文献电子杂志,2018,5(99):78.

[4]王伟伟,王丽萍.清经散加减治疗月经先期1例[J].中国民族民间医药,2014,23(16):137.

[5]陶慧娟.清经散治疗血热型月经先期32例[J].山东中医药大学学报,2012,36(01):48-49.

[6]李杏英.清经散对月经先期阳盛血热型调周效果的临床观察[D].贵阳:贵阳中医学院,2009.

[7]徐继辉.清经散联合黄体酮治疗月经先期32例[J].四川中医,2008(07):79-80.

[8]黄宏官.清经散两地汤治疗月经失调验案二则[J].云南中医中药杂志,1995(06):48-49.

[9]李华忱.清经散治疗月经先期的体会[J].中医杂志,1983(10):73.

[10]李杏英,王琪.清经散加减对月经先期血热型止血调周的临床观察[J].天津中医药,2009,26(03):204.

[11]邵淑霞,李晓彤.清经散治疗月经过多35例[J].四川中医,2006(05):84.

[12]夏启芝,朱名宸.朱名宸运用清经散加味治疗月经过多的临床观察[J].湖北中医杂志,2014,36(03):26-27.

[13]折利娜,夏阳.清经散合二至丸加减治疗经间期出血30例[J].四川中医,2011,29(10):81-82.

[14]叶会苹,陈有明.加减清经散治疗阴虚型月经先期的临床疗效观察[J].国外医学(医学地理分册),2018,39(04):334-336+340.

[15]马晓欢.清经散加减治疗放置宫内节育器后血热型经期延长[D].哈尔滨:黑龙江中医药大学,2011.

[16]薛勤梅,张晋峰,赵亚妮.加味清经散预防子宫内膜息肉术后复发的临床观察[J].中国民间疗法,2018,26(09):23-25.

[17]史玉梅.清经散联合屈螺酮炔雌醇片治疗功能失调性子宫出血的临床观察[J].中国民间疗法,2018,26(09):68-69.

[18]钟秀驰,张娟,陈秋霞,等.清经散加减治疗黄体功能不全55例临床研究[J].新中医,2009,41(09):55-56.

[19]郭廷赞.清经散新用举隅[J].北京中医,1991(06):44-45.

[20]武兆晓.清经散治疗热伏冲任妇科疾病18例[J].上海中医药杂志,1990(04):11.

[21]郭菊清,林珍莲.清经散加减验案三则[J].浙江中医杂志,2013,48(11):852-852.

[22]李娴,张丽,丁安伟.丹皮炭止血作用有效部位及作用机制研究[J].安徽医药,2009,40(08):1278-1280.

[23]汤文璐,李俊,徐叔云.丹皮总苷抗炎作用研究[J].安徽医科大学学报,1999,34(01):11-13.

[24]陈忻,周建平,李玉红.大黄等中药抗自由基损伤研究[J].北京中医,1995,(05):48-49.

草贝母

【别名】土贝母(《云南中草药选》)，山慈菇(《天津医学通讯》。

【植物形态】

多年生草本，高约 20cm。鳞茎圆球形，径约 1cm，外皮褐色。茎单一，入土部分白色，出土部分带紫色。叶线形，长约 15cm，宽约 0.5cm，先端渐尖，基部成鞘状，有平行纵向叶脉。花紫色，径 1.5 ~ 2cm，花序总状，有 2 ~ 3 花。花被裂片 6，分离；雄蕊 6，花药内向。蒴果长圆形，宽约 7mm。花期夏季。生于山坡草地或松林下。分布于云南、西藏等地。

【功能主治】

平喘，止咳，镇痛，抗癌。治支气管炎，哮喘，乳癌，鼻咽癌。

《云南中草药选》:“散寒，平喘，止咳化痰。治气管炎，哮喘。研粉，每用 1 ~ 2 分，兑适量蜂蜜蒸服。”

论经典名方厚朴温中汤*

于　峥[1]　于大远[2△]　杨建宇[3,4*]　李　娜[5]

1. 中国中医科学院基础理论研究所，北京 100070

2. 北京朝阳医院西院，北京 100020

3. 中国中医药研究促进会慢病医养中心（龙脉温泉）中和医派传承工作室，北京 102211

4. 中华中医药中和医派杨建宇京畿豫医工作室　北京知医堂中和国医馆，北京 100031

5. 北京中医药大学东方医院，北京 100078

【摘要】厚朴温中汤出自金元时期李东垣的《内外伤辨惑论》，由厚朴（姜制）、橘皮（去白）、甘草（炙）、草豆蔻仁、茯苓（去皮）、木香、干姜组成。此方具有温中行气止痛、燥湿除满之功，用于治疗中焦寒湿气滞证。现代临床上此方常用于治疗胃痛、慢性胃炎、功能性消化不良、肠易激综合征、肠痉挛等疾病。

【关键词】厚朴温中汤；厚朴；温中行气止痛；燥湿除满；胃痛；慢性胃炎；功能性消化不良；肠易激综合征；肠痉挛；杨建宇；经方；经药；中和医派

厚朴温中汤出自金元时期李东垣的《内外伤辨惑论》，原文："治脾胃虚寒，心腹胀满，及秋冬客寒犯胃，时作疼痛。"此方由厚朴（姜制）、橘皮（去白）各一两，甘草（炙）、草豆蔻、茯苓（去皮）、木香各五钱，干姜七分组成。方中重用厚朴行气消胀、燥湿除满，《本草汇言》称其"宽中化滞，平胃气之药也。凡气滞于中，郁而不散，食积于胃，羁而不行，或湿郁积而不去，湿痰聚而不清，用厚朴之温可以燥湿，辛可以清痰，苦可以下气也"；干姜辛甘大热，振奋脾阳，温里散寒，止呕止痛；草豆蔻辛苦热，温中散寒，燥湿除痰；脾恶湿，故用陈皮、厚朴之辛苦以化湿燥湿，茯苓以淡渗利湿；脾欲缓，故以炙甘草之甘以缓之；煎煮时加生姜者，取其温中散逆除呕也。此方具有温中行气止痛、燥湿除满之功，用于治疗中焦寒湿气滞证。此方证有脘腹胀满或疼痛，疼痛遇寒加重，不思饮食，易泄泻，四肢倦怠，口淡，舌淡白，舌体胖大，苔白厚腻，脉沉弦等。现代临床上此方治疗表现为胃痛、腹胀、泄泻、纳差的消化系统疾病，如胃痛、慢性胃炎、功能性消化不良、肠易激综合征、肠痉挛等。此方所治属于中焦寒湿者，因此服用此方时当温服，并忌一切冷物。中华中医药中和医派掌门人杨建宇教授方歌有云：厚朴温中虚寒胀，橘草蔻苓干姜香，行气温中可解痉，燥湿除满又止痛。可参。

1. 临床应用

1.1 胃痛

王亢[1]等采用厚朴温中汤治疗脾胃虚寒性胃痛患者 60 例，治疗 4 周后，临床有效率为 90.0%，说明厚朴温中汤治疗胃痛确有疗效，能够有效改善患者临床症状。葛友庆[2]根据其多年临床经验，采用厚朴温中汤加减治疗寒湿胃痛共 120 例，10 天为一个疗程，一般服 1~3 个疗程，少数病人服 5 个疗程，总有效率为 90.83%。

1.2 慢性胃炎

段世锋[3]将 85 例脾胃虚寒型慢性胃炎患者随机分为观察组 43 例和对照组 42 例，观察组以厚朴温中汤化裁治疗，对照组服用常规西药治疗，治疗 21 天后，观察组痊愈率和总有效率均优于对照组，且幽门螺旋杆菌（Hp）转阴率大于对照组，证明厚朴温中汤治疗慢性胃炎确有疗效，能提高临床有效率及幽门螺旋杆菌转阴率。宋贵荣等[4]采用厚朴温中汤配合穴位埋线治疗慢性胃炎 53 例，治疗 30 天后，总

* 基金项目：中关村炎黄中医药科技创新联盟中和医派经方经药专项课题；中国中医药研究促进会北京昌平沙河高教园区卫生服务中心中和医派传承工作室专项课题；南阳张仲景传统医药研究会 中和医派杨建宇经药科研专题项目。

* 通讯作者 / 指导老师：jianyu66@163.com

△执笔人

有效率为90.5%。张锋[5]采用联合使用厚朴温中汤和西药治疗慢性胃炎患者34例，对照组给予西药治疗，治疗28天后，总有效率优于对照组。张锋民[6]采用厚朴温中汤辨证治疗慢性胃炎患者60例，治疗30天后，总有效率为93.33%。

1.3 功能性消化不良

吴军等[7]将124例功能性消化不良患者随机分成对照组和观察组，对照组口服吗丁啉，观察组62例除口服吗丁啉外，加服厚朴温中汤加味治疗，治疗4周后，观察组的临床总有效率明显高于对照组，腹胀感、早饱感、上腹痛、上腹烧灼感症状评分均明显低于对照组，血浆胃动素、生长抑素水平改善情况优于对照组，证明此方治疗功能性消化不良疗效显著，能够明显改善临床症状，且用药安全性较好。唐荣伟[8]研究证实，在口服吗丁啉的基础上，联合厚朴温中汤加味治疗功能性消化不良有助于改善血浆胃动素和生长抑素水平，缓解临床症状，提高临床疗效。周起蛟[9]采用厚朴温中汤治疗功能性消化不良患者67例，对照组给予口服多潘立酮治疗，治疗2周后，有效率优于对照组。董素云等[10]采用厚朴温中汤治疗功能性消化不良患者98例，治疗2周后，总有效率优于采用口服多潘立酮治疗的对照组60例。张习东[11]的临床经验证实，给予厚朴温中汤治疗功能性消化不良患者，其有效率优于给予吗叮啉治疗的患者。

1.4 肠易激综合征

杜国如[12]将66例腹泻型肠易激综合征患者随机分成对照组30例和治疗组36例，对照组给予常规西药治疗，治疗组采用戊己丸合厚朴温中汤治疗，治疗1个月后，治疗组有效率优于对照组，证明此方治疗肠易激综合征确有疗效，能改善肠胃功能，改善临床症状体征。华美英[13]将56例儿童功能性再发性腹痛患者随机分成对照组26例和治疗组30例，治疗组用厚朴温中汤加味治疗，对照组用西沙必利治疗，治疗3周，治疗组总有效率优于对照组。刘方伶[14]研究证实，采用注射新斯的明加厚朴温中汤加味治疗术后，能促进麻痹性肠梗阻排气排便，缓解腹胀，加强肠蠕动。王庆军[15]的临床研究证实，采用加味厚朴温中汤口服治疗小儿慢性肠系膜淋巴结炎寒凝气滞型患者，其总有效率优于给予双歧杆菌四联活菌片口服治疗的患者。

1.5 肠痉挛

孙书坤[16]采用厚朴温中汤加减治疗小儿肠痉挛56例，对照组15例采用常规西医治疗，治疗5天后，总有效率优于对照组，证明此方治疗肠痉挛确有疗效，但该研究较早，后续无相关研究，仍需进一步增加大样本，行多中心的临床试验以进一步证实其疗效。根据汤文学[17]多年临床经验，采用厚朴温中汤加减治疗胃肠痉挛效果满意。

1.6 其他应用

通过整理其他文献，厚朴温中汤还被用于治疗其他消化系统疾病，如寒湿泄泻[18]、胃食管反流病[19]、病毒性肝炎[20]、急性胃扩张[21]、十二指肠溃疡[22]等疾病。

2. 实验研究

张林等[23]研究指出，此方中的厚朴有较强的抗菌作用，并对乙酰胆碱所致的十二指肠平滑肌收缩有明显拮抗作用。张建春等[24]研究表明，此方中的木香有抗炎、抗腹泻的作用；陈皮有抗过敏、抗炎的作用。李庆耀[25]研究证明，此方中陈皮的水提取物能抑制动物离体胃肠平滑肌活动。张敏等[26]研究表明，此方中的茯苓具有抗衰老、增强免疫功能、抗肿瘤、抗菌、抗炎、抗病毒的作用。徐晓玉[27]研究证明，方中厚朴、木香、陈皮、茯苓均可抑制肠平滑肌运动，治疗腹泻；同时厚朴可抑制金黄色葡萄球菌、痢疾杆菌，生姜能抑制伤寒杆菌、霍乱弧菌等，黄连可抑制金黄色葡萄球菌、痢疾杆菌、大肠埃希菌、变形杆菌、伤寒杆菌，茯苓可抑制金黄色葡萄球菌、大肠埃希菌、变形杆菌等。贺卫和等[28]通过动物试验证明，加味厚朴温中汤具有一定的抗腹泻和体外抗菌作用。李晟等[29]研究发现，通过调节胃肠道激素和免疫功能，能够调整胃肠道运动，可能是加味厚朴温中汤治疗湿阻证泄泻的又一作用机制。贺卫和等[30]研究发现，脾虚湿阻证大鼠体内醛固酮含量显著升高，K^+显著降低，用加味厚朴温中汤治疗后，醛固酮水平显著下降，K^+水平明显升高，且恢复比较迅速，提示加味厚朴温中汤治疗脾虚湿阻证的机制可能与其调节水电解质代谢有关。邹志等[31]研究显示，加味厚朴温中汤可降低大鼠胃液总量，进而相对提高胃游离酸度、总酸度和胃蛋白酶活性，并促进小鼠胃排空。以上研究可以为此方治疗胃痛、慢性胃炎、功能性消化不良、肠易激综合征、肠痉挛等提供现代药理依据。

3. 结语

厚朴温中汤具有温中行气止痛、燥湿除满之功。中华中医药中和医派掌门人杨建宇教授指出，本方多用于消化疾病的治疗，同时，也要配合一些基础性疾病的治疗，尤其是免疫性疾病相关的消化疾病，必须关注机体整体气血阴阳情况与正邪抗争状态。其次，杨建宇教授标志性用药焦三仙各 10~30g、白茅根 10~30g，在此可以大有用场，临床可参。此方的更多应用，有待继续发掘整理，总结归纳，以促进中医学科发展，造福更多患者。

参考文献

[1]王亢,史培锋.厚朴温中汤加减治疗脾胃虚寒性胃痛60例[J].河南中医,2014,34(12):2425.

[2]葛友庆.厚朴温中汤治疗寒湿胃痛120例[J].四川中医,1996(05):31-32.

[3]段世锋,刘彩霞.厚朴温中汤加味治疗脾胃虚寒型慢性胃炎43例[J].西部中医药,2016,29(08):98-99.

[4]宋贵荣,赵莉.厚朴温中汤配合穴位埋线治疗慢性胃炎53例[J].中医临床研究,2014,6(07):39-41.

[5]张锋.联合使用厚朴温中汤和西药治疗慢性胃炎的疗效观察[J].当代医药论丛,2014,12(16):172.

[6]张锋民.厚朴温中汤加减治疗慢性胃炎患者60例[J].中医临床研究,2015,7(23):107-108.

[7]吴军,尚瑞.厚朴温中汤加味对功能性消化不良患者血浆胃肠激素的影响[J].现代中西医结合杂志,2017,26(22):2468-2470.

[8]唐荣伟,李德科,唐玲,等.厚朴温中汤加味配伍吗丁啉对功能性消化不良血浆胃肠激素的影响[J].中国实验方剂学杂志,2015,21(13):174-177.

[9]周起蛟.厚朴温中汤治疗功能性消化不良的疗效观察[J].中医临床研究,2011,3(22):59-60.

[10]董素云,周玉来,周芳.厚朴温中汤治疗功能性消化不良疗效观察[J].实用中医药杂志,2010,26(10):677.

[11]张习东.厚朴温中汤加减治疗功能性消化不良36例[J].中医学报,2009,24(05):56-57.

[12]杜国如.戊己丸合厚朴温中汤治疗腹泻型肠易激综合征36例[J].吉林中医药,2006(08):19-20.

[13]华美英.厚朴温中汤加味治疗功能性再发性腹痛30例观察[J].实用中医药杂志,2009,25(11):722.

[14]刘方伶.注射新斯的明加厚朴温中汤加味治疗术后麻痹性肠梗阻40例[J].河北医学,2012,18(12):1820-1822.

[15]王庆军.加味厚朴温中汤治疗小儿慢性肠系膜淋巴结炎的临床观察[J].实用中西医结合临床,2015,15(11):27-28.

[16]孙书坤.厚朴温中汤加减治疗小儿肠痉挛56例疗效观察[J].北京中医,1998(01):36-37.

[17]汤文学.厚朴温中汤加减治愈胃肠痉挛[J].新中医,1990(02):49-50.

[18]秦莉花,李晟,陈晓阳.加味厚朴温中汤治疗寒湿泄泻70例[J].中医研究,2013,26(03):15-17.

[19]陈振东,田旭东.田旭东从“痰气相关”分期论治胃食管反流病经验[J].中医药通报,2019,18(04):21-22+47.

[20]沈舒文.厚朴温中汤治疗病毒性肝炎[J].新中医,1984(08):20.

[21]张亚娟,王秀芹,王秀杰.中西医结合治疗急性胃扩张1例[J].黑龙江医药科学,2002(04):94.

[22]阎明熙.厚朴温中汤加味治愈顽固性十二指肠溃疡举隅[J].哈尔滨医药,1996(01):66-68.

[23]张林,王洪.厚朴的现代药理研究进展[J].内蒙古中医药,2010,29(08):105-107.

[24]张建春,蔡雅明,周德斌,等.木香的研究进展[J].甘肃科技,2010,26(20):170-173.

[25]李庆耀,梁生林.陈皮的药用研究进展[J].中成药,2008(02):246-248.

[26]张敏,高晓红,孙晓萌,等.茯苓的药理作用及研究进展[J].北华大学学报(自然科学版),2008(01):63-68.

[27]徐晓玉.中药药理学[M].北京:人民卫生出版社,2005:62,77,81,95,96,179.

[28]贺卫和,陈晓阳,邹志,李云耀,伍参荣,李晟.加味厚朴温中汤抗腹泻与体外抗菌效应研究[J].医药导报,2010,29(02):152-154.

[29]李晟,陈晓阳,邹志,等.加味厚朴温中汤对泄泻湿阻证大鼠胃肠道P物质和白细胞介素2表达的影响[J].中国中西医结合消化杂志,2009,17(05):296-299.

[30]贺卫和,陈晓阳,邹志,等.加味厚朴温中汤对脾虚湿阻证大鼠血浆醛固酮及血清钠和钾离子的影响[J].中国中西医结合消化杂志,2008,16(06):359-361.

[31]邹志,李晟,陈晓阳,等.加味厚朴温中汤对大鼠胃液及小鼠胃排空的影响[J].湖南中医药大学学报,2009,29(05):42-44.

中和医派杨建宇论经典名方甘草泻心汤*

陆锦锐[1] 孟令涵[2△] 杨建宇[3,4*] 牛 萍[4△]

1. 贵州黔南民族医学高等专科学校 / 都匀三汇中医门诊，贵州 都匀 558016

2. 北京中医药大学，北京 100029

3. 中国中医药研究促进会慢病医养中心（龙脉温泉）中和医派传承工作室，北京 102211

4. 中华中医药中和医派杨建宇京畿豫医工作室 北京知医堂中和国医馆，北京 100031

【摘要】甘草泻心汤出自东汉张仲景的《伤寒论》和《金匮要略》，由甘草、黄芩、干姜、大枣、半夏、黄连组成（后世《千金要方》《外台秘要》中此方有人参）。此方寒温并用、攻补兼施、辛苦合用，使虚者得补、热者得泄、寒者得温、痰湿得化，具有益气和胃、消痞止呕之功。用炙甘草，取其温补中焦之意，而《金匮要略》方中所用甘草为生甘草，取其清热解毒之效。现代临床上此方常用于治疗口腔溃疡、慢性胃炎、消化性溃疡、溃疡性结肠炎、癌症、白塞氏病等。

【关键词】甘草泻心汤；三焦；甘草；口腔溃疡；慢性胃炎；消化性溃疡；溃疡性结肠炎；癌症；白塞氏病；中和医派；杨建宇；经方；经药

甘草泻心汤出自东汉张仲景的《伤寒论》和《金匮要略》，原文："伤寒中风，医反下之，其人下利，日数十行，谷不化，腹中雷鸣，心下痞硬而满，干呕，心烦，不得安。医见心下痞，谓病不尽，复下之，其痞益甚，此非结热，但以胃中虚，客气上逆，故使硬也，属甘草泻心汤。"此方由甘草（炙）四两、黄芩三两、干姜三两、大枣（擘）十二枚、半夏（洗）半升、黄连一两组成。在后世《千金要方》和《外台秘要》中，应用此方皆有人参，因为人参能增强此方的补虚之力。中和医派掌门杨建宇教授也十分认同此观点，临床多用人参 10g 左右或党参 18g。本证因脾虚较重，故此方重用炙甘草，以温中补脾，佐以人参、大枣，更加强其补虚之力，干姜、半夏温中散寒、和胃止呕，黄芩、黄连苦寒清热。诸药合用，使虚者得补，寒者得温，热者得清，则脾胃健运，阴阳调和，气机升降平稳。故《医宗金鉴》曰："方以甘草命名者，取和缓之意。用甘草、大枣之甘温，补中缓急，治痞之益甚；半夏之辛，破客逆之上从；芩、连泻阳陷之痞热，干姜散阴凝之痞寒。缓急破逆，泻痞寒热，备乎其治矣。"甘草有生甘草和炙甘草之分，《伤寒论》方中所用为炙甘草，取其温补中焦之意；而《金匮要略》方中所用甘草为生甘草，取其清热解毒之效。此方具有益气和胃、消痞止呕之功。现代临床上此方常应用于治疗口腔溃疡、慢性胃炎、消化性溃疡、溃疡性结肠炎、癌症、白塞氏病等疾病。

值得大家注意的是，本方中的"炙甘草"，并非"蜜"炙甘草。也就是说，并不是现在中药房中的"炙甘草"。医圣仲景本方的"炙甘草"应该类似现代药房中的"生甘草"，这也是中和医派掌门杨建宇教授"经方""经药"的概念及理论体系所强调的内容。

1. 临床应用

1.1 口腔溃疡

耿华[1]将 80 例口腔溃疡患者随机均分为参照组与研究组，参照组运用常规西药进行治疗，研究组在参照组基础上运用加味甘草泻心汤治疗，治疗 1 个月后，研究组有效率、痊愈率均高于参照组，复发率低于参照组，证实使用甘草泻心汤治疗多种原因导致的口腔溃疡，可以提高治疗的有效率，降低复发率，优化痊愈率。孟鹏飞[2]采用甘草泻心汤治疗

*基金项目：中关村炎黄中医药科技创新联盟中和医派经方经药专项课题；中国中医药研究促进会北京昌平沙河高教园区卫生服务中心中和医派传承工作室专项课题。

*通讯作者 / 指导老师：jianyu66@163.com

△执笔人

艾滋病复发性口腔溃疡，即脾胃湿热证患者52例，对照组给予西医方案治疗，治疗1周后，治疗组在溃疡数目、溃疡疼痛指数、溃疡面积等方面的改善较对照组更优。张萍等[3]的研究证实，在免疫治疗的基础上加用甘草泻心汤能够提高治疗有效率，减低复发率，并改善免疫功能指标，提高患者的生活质量。赵京锋[4]采用加味甘草泻心汤治疗放化疗所致口腔溃疡患者40例，治疗7天后，有效率优于采用生理盐水含漱治疗的对照组。贾磊[5]的临床研究证实，采用甘草泻心汤加减治疗化学药物治疗的并发口腔溃疡患者，其治愈率和总有效率高于予西医常规治疗的患者。

1.2 慢性胃炎

苏修辉[6]将120例慢性萎缩性胃炎患者随机分成对照组58例和治疗组62例，治疗组服用甘草泻心汤治疗，对照组用常规西药治疗，治疗3个月后，治疗组症状、体征方面有效率优于对照组，在改善慢性炎症、腺体萎缩、肠化生、不典型增生（四者总积分）上，总有效率显著优于对照组，证明此方治疗慢性胃炎确有疗效，能改善患者症状体征，提高临床疗效，提高患者的生活质量。路英等[7]采用甘草泻心汤治疗慢性胃炎31例，治疗15天的总有效率为90.3%。

1.3 消化性溃疡

吕恩基等[8]将80例幽门螺杆菌相关性胃溃疡患者随机均分为两组，对照组给予泮托拉唑四联疗法，中药组在对照组基础上给予甘草泻心汤加减口服，治疗10日后，中药组在胃脘疼痛、嗳气反酸、胸胁满闷改善方面均优于对照组，Hp根除率及半年复发率均优于对照组，证实此方对于消化性溃疡确有疗效，在胃镜疗效及远期复发率等方面均有明显优势，且无明显毒副作用。苏国春[9]的研究证实，在泮托拉唑四联疗法基础上加用甘草泻心汤，能够显著改善Hp相关胃溃疡患者症状，降低胃溃疡复发率，提高根除率。

1.4 溃疡性结肠炎

慢性结肠炎属于中医学“泄泻”“肠澼”的范畴。研究认为，此病总体为湿热内蕴，损伤脾胃，壅滞大肠，腑气不利，肠络受损，久则由脾及肾，瘀阻肠间，致虚实夹杂，临床上虚实相兼，寒热错杂确实常见。

罗瑞娟等[10]采用甘草泻心汤联合西药治疗溃疡性结肠炎患者100例，对照组口服美沙拉嗪缓释片进行治疗，治疗2个月后，患者TNF-α、IL-6水平下降幅度优于对照组，IL-10水平升高幅度优于对照组，腹痛、腹泻、里急后重、黏液血便以及总中医证候积分下降幅度优于对照组，证明在西药治疗的基础上，联合此方治疗消化性溃疡疗效确切，可调节患者体内的炎症因子水平，改善临床症状。陈丽明[11]将60例溃疡性结肠炎的患者（寒热错杂证）随机均分为观察组和对照组，对照组给予口服西药柳氮磺胺吡啶肠溶片，观察组在对照组的基础上配合甘草泻心汤，治疗3个月后，观察组中医证候疗效总有效率和结肠镜检结果改变总有效率均高于对照组。孙译维[12]的临床研究证实，采用西药联合甘草泻心汤治疗的溃疡性结肠炎患者，其血清中IL-6、IL-17和TNF-α的水平较仅予以美沙拉嗪肠溶片口服治疗的患者明显降低，且IL-10水平、外周血$CD8^+$水平明显更高，症状改善更明显。

1.5 癌症

李勇等[13]采用甘草泻心汤治疗肿瘤化疗后的消化道反应患者70例，有效率为78.5%，证明用此方治疗癌症，可提高患者机体免疫力及其生存质量，同时减少化疗药物带来的血液学毒性、消化道反应、肝功能损伤等副作用，有良好的安全性。魏征等[14]研究证实，甘草泻心汤加减可使索拉非尼导致麻木、感觉迟钝、疼痛、肿胀，甚至出现润性脱屑、溃疡、手足起疱的发生率大大降低。冯艺兰[15]的临床研究证实，采用甘草泻心汤联合SOX化疗方案治疗胃腺癌患者，其有效率优于单纯使用SOX方案治疗的患者，且中医症状积分、生活质量积分的改善更优，不良反应如血液学毒性、消化道反应、肝功能损伤明显更轻。

1.6 白塞氏病

张志瑞等[16]将100例白塞氏综合征患者随机分成对照组和治疗组，对照组给予泼尼松口服治疗，治疗组给予甘草泻心汤与三黄加减治疗，治疗3个月后，治疗组有效率优于对照组，证明此方治疗白塞氏病确有疗效，能改善患者的临床症状及体征，并有较好的安全性。赵文甲[17]研究证实，应用甘草泻心汤治疗白塞氏病在改善患者主要临床症状、体征，降低证候积分等方面疗效较好。

1.7 其他应用

通过整理其他文献，甘草泻心汤还被用于强直性脊柱炎[18]、口腔扁平苔藓[19]、肛门湿疹[20]、慢性荨麻疹[21]、胆汁反流性胃炎[22]、反流性咽喉炎[23]等疾病。

2. 实验研究

赵秋枫等[24]研究表明，甘草泻心汤能改善肠道菌群微环境，减少大肠杆菌含量，增加乳酸菌和双歧杆菌的含量，并能够降低血清白介素 -6、升高血清白介素 -10，使促炎因子和抗炎因子向有益方向转化，从而治疗复发性溃疡性结肠炎。以上研究可以为此方治疗口腔溃疡、慢性胃炎、消化性溃疡、溃疡性结肠炎、癌症、白塞氏病等提供现代药理学依据。

3. 结语

甘草泻心汤具有益气和胃、消痞止呕之功，此方目前更多地应用在胃肠疾病方面。中和医派掌门杨建宇教授指出，甘草泻心汤是太阳变证或太阳少阳并病。病机是寒热失和，气机不畅，上下不宁，气血不和致病，病位在心下，而非肠胃。但会表现为肠胃失和，病位在“心下”之痞，病在三焦少阳。三焦通调水道，主一身之元气，通行全身。三焦如“沤”“渎”“雾”出现问题，出现上中下三焦逆乱，所以治疗时乍一看，病情复杂，又一看，正气尚存，病未入里，仅为气机逆乱，水气不调，寒热不宁之太阳少阳证，治疗用甘草泻心汤即可。如果有太阴少阴厥阴之证，寒象痛症必明显，阳虚正气衰之症必显现，而本方仅为肠鸣、干呕、心烦、下利清谷、胃中虚之象，非太阴等阴证。不可不识！现在许多初学者强调泻心汤类方是调理肠胃之方，有些道理。但对病机的把握之精准、对邪正斗争之态势的认知程度有待提高，对气血逆乱寒热不调之病理尚未引起重视，对疾病首辨阴阳之基本原则的坚持有待加强，对“痞”“心下痞”“三焦”等中医基本概念和基本理论的理解有待深入，以及对中医基本诊疗操作手法之弱化，必须纠偏。否则，永远也成不了一个“明医”，明明白白的中医！

参考文献

[1]耿华.口腔溃疡运用加味甘草泻心汤治疗的效果分析[J].中华医学・炎证,2019,11(09):100-101.
[2]孟鹏飞,马秀霞,丁雪,等.甘草泻心汤对艾滋病复发性口腔溃疡脾胃湿热证患者的影响[J].中华医药杂志,2019,34(08):3829-3830.
[3]张萍,李栋,张开,田雅菁.甘草泻心汤治疗复发性口腔溃疡临床观察[J].光明中医,2019,34(13):1989-1991.
[4]赵京锋.加味甘草泻心汤治疗放化疗所致口腔溃疡价值探讨[J].全科口腔医学电子杂志,2019,6(11):73-74.
[5]贾磊.甘草泻心汤加减治疗化学药物治疗并发口腔溃疡47例[J].中国民间疗法,2018,26(04):32.
[6]苏修辉.甘草泻心汤加减治疗慢性萎缩性胃炎62例临床观察[J].长春中医药大学学报,2009,25(06):859-860.
[7]路英,王文耀.甘草泻心汤治疗慢性胃炎31例[J].中医临床研究,2012,4(07):108.
[8]吕恩基,李铁.甘草泻心汤加减治疗幽门螺杆菌相关性胃溃疡80例的临床观察[J].哈尔滨医药,2018,38(06):570-571.
[9]苏国春.甘草泻心汤联合泮托拉唑四联疗法治疗幽门螺杆菌相关性胃溃疡临床疗效观察[J].四川中医,2017,35(04):99-102.
[10]罗瑞娟,杨玉刚,张艳红.自拟愈疡汤保留灌肠联合美沙拉嗪口服治疗溃疡性结肠炎的疗效[J].保健医学研究与实践,2018,15(04):38-41.
[11]陈丽明.甘草泻心汤联合西药治疗溃疡性结肠炎30例[J].江西中医药,2019,50(03):49-50.
[12]孙译维,张良.甘草泻心汤联合美沙拉嗪对血清炎症因子和T淋巴细胞水平的影响[J].世界华人消化杂志,2018,26(32):1879-1885.
[13]李勇,程璐.甘草泻心汤治疗肿瘤化疗后消化道反应临床观察[J].中医学报,2012,27(9):1091+1093.
[14]魏征,蔡小平,张俊萍.甘草泻心汤治疗索拉非尼化疗后手足皮肤反应[J].中国老年学杂志,2016,36(05):1218-1219.
[15]冯艺兰.甘草泻心汤联合SOX化疗方案治疗胃腺癌(中气不足、湿热阻滞型)的临床疗效观察[D].成都:成都中医药大学,2017.
[16]张志瑞,何等旗,刘倍吟,等.甘草泻心汤与三黄加减治疗白塞氏综合征50例[J].中医研究,2015,28(03):23-25.
[17]赵文甲.甘草泻心汤治疗湿热蕴脾型白塞氏病临床观察[D].哈尔滨:黑龙江中医药大学,2016.
[18]张莉莉,马将,张国海.张国海运用甘草泻心汤加味治疗强直性脊柱炎经验[J].中国中医药现代远程教育,2014,12(24):33-34.
[19]武曦蔼,李平.李平运用甘草泻心汤治疗糜烂型口腔扁平苔藓经验[J].北京中医药,2019,38(05):436-437.
[20]管映虹.甘草泻心汤配合涂药灸治疗肛门湿疹的临床研究[D].昆明:云南中医药大学,2019.
[21]陈伟炳,范华云,闫小兵.甘草泻心汤治疗HP感染慢性荨麻疹35例临床观察[J].云南中医中药杂志,2019,40(04):67-68.
[22]徐训贞.加味甘草泻心汤治疗肝郁脾虚型胆汁反流性胃炎疗效观察[J].中国实用医药,2018,13(10):121-123.
[23]蔡玮,付文洋,丁盼,等.甘草泻心汤合半夏厚朴汤加味治疗反流性咽喉炎57例临床研究[J].江苏中医药,2019,51(02):49-51.
[24]赵秋枫,王实,夏亮.甘草泻心汤治疗复发性溃疡性结肠炎临床观察及其对肠道菌群和血清白介素6、10的影响[J].中华中医药学刊,2013,31(04):944-946.

中和医派杨建宇论经典名方甘姜苓术汤*

努尔比耶·图尔迪[1]　于大远[2△]　杨建宇[3,4*]　李东东[2]

1. 新疆喀什地区巴楚县中医院，新疆维吾尔自治区 喀什 843807

2. 北京中医药大学东方医院，北京 100078

3. 中国中医药研究促进会慢病医养中心（龙脉温泉）中和医派传承工作室，北京 102211

4. 中华中医药中和医派杨建宇京畿豫医工作室　北京知医堂中和国医馆，北京 100031

【摘要】甘姜苓术汤出自东汉张仲景的《金匮要略》，由甘草、白术各二两，干姜、茯苓各四两组成。此方具有温中祛寒、健脾胜湿之功，为培土制水之剂，是为寒湿腰痛之良剂。现代临床上此方常用于治疗腰痛、腰椎间盘突出症、慢性盆腔炎、腹泻、骨质疏松症、关节炎等疾病。

【关键词】甘姜苓术汤；温中；祛寒；健脾；胜湿；腰痛；腰椎间盘突出症；慢性盆腔炎；腹泻；骨质疏松症；关节炎；杨建宇；经方；肾着；经药；中和医派

甘姜苓术汤出自东汉张仲景的《金匮要略》，原文：“肾着之病，其人身体重，腰中冷，如坐水中，形如水状，反不渴，小便自利，饮食如故，病属下焦。身劳汗出，衣里冷湿，久久得之，腰以下冷痛，腹重如带五千钱，甘姜苓术汤主之。”此方由甘草、白术各二两，干姜、茯苓各四两组成。“肾着”是指寒湿邪气附着肾经，由于“腰为肾之府”，所以可见腰部寒冷沉重。寒湿邪气之源不在肾，而在脾。因此方中无需温肾之药，而重用干姜温中化饮，散寒止痛；佐以白术益气健脾，燥湿止汗，脾气健运，则湿去而不得聚，干姜、白术脾经之药相伍为“培土制水”之法；茯苓淡渗利湿，使水湿之邪从小便而去；炙甘草健脾益气，调和诸药。四药相伍，共奏温中祛寒、健脾胜湿之效，是为寒湿腰痛之良剂，主治现代医学中主要表现为腰部沉重腰痛的疾病，如腰椎间盘突出症、慢性盆腔炎、骨质疏松症、肾积水、腰肌劳损等，如果使用得当，则效如桴鼓。此方也可治疗寒湿蕴脾的其他疾病，如腹泻、关节炎、冷淋等。临床上使用时须见畏寒喜暖，泄泻，白带增多，色白质稀，舌淡胖，舌边有齿痕，舌苔白或水滑，口不渴或喜热饮等阳虚寒湿之象。因苍术更擅长发散风寒，胡希恕先生运用此方燥湿除痹痛时用苍术易白术，效果更佳。

中和医派掌门杨建宇教授指出，本方在医圣张仲景的书中叫“甘草干姜茯苓白术汤”，在南宋陈言《三因极一病证方论》之后叫“肾着汤”。本方在实际应用时，也不时加用附子、肉桂、泽泻、黄芪、牛膝之类，可参。但与宋代陈沂所撰《陈素庵妇科补解》之“肾着汤”（专治妊娠胎水肿满之方），还是有差异的，不可不知。

1. 临床应用

1.1 腰痛

黄晓锐等[1]将60例寒湿腰痛患者随机分成对照组和治疗组，治疗组采用口服肾着汤配合中药穴位热敷治疗，对照组采用单纯中药穴位热敷治疗，治疗2周后，治疗组的总有效率优于对照组。胡文治等[2]采用甘姜苓术汤治疗寒湿腰痛84例，治疗10天后，总有效率为94.05%。王慧丽等[3]采用采用甘姜苓术汤加减治疗寒湿腰痛患者40例，治疗21天后，总有效率优于采用尼美舒利分散片治疗的对照组。番在幸等[4]采用加味甘姜苓术汤治疗寒湿腰痛48例，治疗14天后，总有效率为98.92%。根据谭峻峰[5]的临床经验，以肾着汤治疗腰痛患者，多有验效。说明肾着汤治疗多种原因引起的腰痛能够提高疗效，改善患者的生活质量。

1.2 腰椎间盘突出症

衣哲[6]将68例寒湿型腰椎间盘突出症患者随机

*基金项目：中关村炎黄中医药科技创新联盟中和医派经方经药专项课题；中国中医药研究促进会北京昌平沙河高教园区卫生服务中心中和医派传承工作室专项课题；南阳张仲景传统医药研究会 中和医派杨建宇经药科研专题项目。

*通讯作者 / 指导老师：jianyu66@163.com

△执笔人

分成对照组和观察组，对照组单纯使用温针灸，观察组在温针灸的基础上口服肾着汤加味，治疗14天后，观察组治疗总有效率优于对照组。高俊[7]等研究表明，根据张曦多年临床经验，采用肾着汤治疗寒湿性腰椎间盘突出症60例，7天为1个疗程，治疗1～3个疗程，总有效率为96.7%。根据苏冠群等[8]的临床经验，以甘姜苓术汤配合九针刺治疗寒湿型腰椎间盘突出症患者，疗效满意。以上临床案例和名家经验证实，肾着汤治疗多种原因引起腰椎间盘突出症能够提高疗效，改善患者的生活质量。

1.3 慢性盆腔炎

李其香[9]等采用甘姜苓术汤加减治疗慢性盆腔炎性痛经患者30例，对照组用痛经丸治疗，非经期治疗7天，经期停药，治疗2个月，经周期后总有效率优于对照组，且在症状积分改善方面明显优于对照组。张莉莉等[10]采用甘姜苓术汤加味治疗寒湿凝滞型慢性盆腔炎30例，治疗1～2个月后，有效率为93%。根据徐玲等[11]的临床观察，以加味甘姜苓术汤配合中药灌肠治疗慢性盆腔疼痛症患者，疗效满意。

1.4 腹泻

李伟[12]将85例慢性腹泻患者随机分成对照组42例和治疗组43例，对照组给予地芬诺酯片治疗，治疗组在服用上述药物基础上给予甘姜苓术汤加味治疗，治疗20天后，治疗组总有效率优于对照组。证实肾着汤治疗多种原因引起的慢性腹泻能够提高疗效，改善患者的生活质量。根据翟凤荣等[13]的临床经验，以甘姜苓术汤治疗慢性腹泻患者，疗效满意。

1.5 骨质疏松症

张贻春等[14]将96例寒湿痹阻型骨质疏松症患者随机分成对照组和观察组各48例，对照组给予钙尔奇D片治疗，观察组在对照组的基础上加用甘姜苓术汤加味治疗，治疗6个月后，观察组总有效率优于对照组，股骨颈及$L_{2\sim4}$椎骨的骨密度升高程度大于对照组，骨钙素、血清钙、碱性磷酸酶、β-I型胶原羧基端肽（β-CTX）水平改善均优于对照组。根据温桂荣[15]的临床经验，以甘姜苓术汤治疗骨质疏松症患者，疗效满意。以上临床案例和名家经验证实，甘姜苓术汤治疗多种原因引起的骨质疏松症能够提高疗效，改善患者的生活质量。

1.6 关节炎

贾向阳等[16]曾用肾着汤加减治疗类风湿性关节炎48岁女性患者1例，患者症见手足肿胀、腿部重着无力、背部和肩膀疼痛、活动受限，舌质胖大、苔白滑、脉细濡，予肾着汤加减10服治疗，疼痛及手足肿胀的症状减轻；续服15服，疼痛消失，饮食恢复正常。王付[17]曾用甘姜苓术汤加减治疗膝骨关节炎57岁男性患者1例，患者症见双膝关节肿痛，全身肌肉疼痛，兼见手足发凉，畏寒怕冷，大便溏薄且频数，舌淡红，苔白腻，脉沉细，予甘姜苓术汤加减治疗3个月后，诸症悉除。根据李加保[18]的临床经验，以甘姜苓术汤加减治疗关节炎患者，疗效满意。以上三位名家的临证经验和医案说明，甘姜苓术汤治疗多种原因引起的关节炎能够提高疗效，减轻患者痛苦，改善患者的生活质量。

1.7 其他应用

甘姜苓术汤具有温中祛寒、健脾胜湿之功，除上述疾病外，通过整理其他文献发现，甘姜苓术汤还被用于治疗肾积水[19]、腰肌劳损[20]、冷淋[21]等属寒湿邪气附着肾经者。

2. 实验研究

解利艳[22]通过对大鼠进行90天长期毒性试验表明，肾着汤颗粒稠膏样品对大鼠有无毒性损伤及延迟性毒性反应。李冀等[23]研究指出，此方中甘草含有甘草总黄酮、甘草酸、甘草次酸、三萜类、甘草苷等成分，具有抗氧化、抗炎、调免疫、抗溃疡、解毒抗癌、抗肝纤维化等多方面的作用，可用于消炎、解毒等。孙凤娇等[24]研究表明，此方中干姜包括挥发油、姜辣素、二苯基庚烷等化学成分，具有抗炎杀菌、抗氧化、抗血小板聚集和抗肿瘤等多种药理活性，可用于消炎、镇痛及止呕等。崔鹤蓉[25]等研究表明，此方中茯苓主要含三萜类和多糖类2种化合物，具有利尿、抗炎和保肝等药理作用，临床上主要用于慢性盆腔炎、子宫肌瘤、卵巢囊肿/肿瘤、乳腺增生、多囊卵巢综合征、原发性痛经、盆腔炎、异位妊娠、药物流产、痛经、子宫内膜异位症和冠心病等12种疾病的预防与治疗。顾思浩等[26]研究表明，此方中白术的主要化学成分有挥发油、多糖、内酯类成分、氨基酸、维生素、树脂等，具有抗肿瘤、抗炎、调节消化系统、保护神经等多种药理作用；在临床上，主要以中药复方的形式应用于胃肠道疾病、心血管疾病、免疫系统疾病、肝脏疾病等方面的治疗。以上研究可以为干姜苓术汤治疗腰痛、腰椎间盘突出症、慢性盆腔炎、腹泻、骨质疏松症、关节炎等提供现代药理依据。

3. 结语

甘姜苓术汤是张仲景的著名方剂，具有温中祛寒、健脾胜湿之功，为培土制水之剂，是为寒湿腰痛之良剂，只要寒湿邪气附着肾经、寒湿蕴脾皆可使用此方加减，即“异病同治”。该方还有更多应用，有待进一步发掘整理，总结归纳，以促进中医学科的发展，造福更多患者。

参考文献

[1]黄晓锐,黄燕玲,陈鹏典.肾着汤配合中药穴位热敷治疗寒湿腰痛的疗效观察[J].中国现代医生,2012,50(12):84-85.

[2]胡文治,蔡亮.甘姜苓术汤加减治疗寒湿腰痛临床疗效观察[J].中国中医药现代远程教育,2012,10(09):59.

[3]王慧丽,职玉娟.从脾论治寒湿腰痛40例[J].中国中医药现代远程教育,2016,14(11):89-90.

[4]番在幸,何开仁.加味甘姜苓术汤治疗寒湿腰痛48例[J].云南中医中药杂志,2007(09):23.

[5]谭峻峰.肾着汤治疗腰痛病症50例疗效观察[J].中国民族民间医药,2011,20(18):44.

[6]衣哲.温针灸配合肾着汤加味治疗腰间盘突出症68例临床观察[J].中国医药科学,2015,5(21):68-70+161.

[7]高俊,盛永华,吕正祥,等.张曦主任中医师运用肾着汤治疗寒湿性腰椎间盘突出症60例疗效总结[J].国医论坛,2008(01):7-8.

[8]苏冠群,焦良山.中药配合九针刺治疗腰椎间盘突出症130例[J].四川中医,2001(04):69.

[9]李其香,黄宗菊.甘姜苓术汤加减治疗慢性盆腔炎性痛经疗效观察[J].实用中医药杂志,2018,34(08):892-893.

[10]张莉莉,夏阳.甘姜苓术汤加味治疗寒湿凝滞型慢性盆腔炎30例[J].四川中医,2010,28(04):91-92.

[11]徐玲,夏阳.加味甘姜苓术汤配合中药灌肠治疗慢性盆腔疼痛症的临床观察[J].天津中医药大学学报,2009,28(01):39.

[12]李伟.中西医结合治疗慢性腹泻43例[J].中国民间疗法,2010,18(07):46.

[13]翟凤荣,王云光.甘姜苓术汤临床应用举隅[J].中国中医药信息杂志,2006(03):83.

[14]张贻春,瞿杭波,李陶冶,等.甘姜苓术汤加味联合钙剂治疗寒湿痹阻型骨质疏松症疗效观察[J].新中医,2016,48(06):108-109.

[15]温桂荣.应用经方治疗痹证的心得体会[J].中华中医药杂志,2014,29(02):467-470.

[16]贾向阳,周全.肾着汤在治疗类风湿性关节炎方面的临床价值分析[J].当代医药论丛,2014,12(02):138.

[17]王付.甘姜苓术汤方证探索与实践[J].中华中医药杂志,2016,31(02):535-538.

[18]李加保.甘姜苓术汤临证新用[J].医药世界,2006(S2):184-185.

[19]李璇,刘春芳.肾着汤治疗肾积水1例[J].实用中医药杂志,2018,34(02):262.

[20]丁红平.冯世纶运用肾着汤临床经验[J].上海中医药杂志,2016,50(04):24-26.

[21]倪珊珊.王耀光运用甘姜苓术汤治疗冷淋验案[J].河南中医,2013,33(08):1215.

[22]解利艳.肾着汤颗粒的制备工艺、质量标准研究及长期毒性研究[D].武汉:湖北中医药大学,2013.

[23]李冀,李想,曹明明,等.甘草药理作用及药对配伍比例研究进展[J].上海中医药杂志,2019,53(07):83-87.

[24]孙凤娇,李振麟,钱士辉,等.干姜化学成分和药理作用研究进展[J].中国野生植物资源,2015,34(03):34-37.

[25]崔鹤蓉,王睿林,郭文博,等.茯苓的化学成分、药理作用及临床应用研究进展[J].西北药学杂志,2019(05):694-700.

[26]顾思浩,孔维崧,张彤,等.白术化学成分、药理作用与复方应用的研究进展[J/OL].中华中医药学刊:1-6[2019-10-24].

猪毛菜

【别名】扎蓬棵、刺蓬、三叉明棵、猪毛缨、叉明棵、猴子毛、蓬子菜、乍蓬棵子、蓬豆芽、轱辘娃子。

【植物形态】

一年生草本，高 30 ~ 100cm。枝淡绿色，生稀疏的短糙硬毛或无毛。叶丝状圆柱形，肉质。生短糙硬毛，长 2 ~ 5cm，宽 0.5 ~ 1mm，先端有硬针刺。花序穗状，生枝条上部；苞片宽卵形，先端有硬针刺；小苞片 2，狭披针形；花被片 5，膜质，披针形，结果后背部生短翅或革质突起；花药矩圆形，顶部无附属物；柱头丝形，长为花柱的 1.5 ~ 2 倍。胞果倒卵形，果皮膜质。种子横生或斜生，顶端平；胚螺旋状，无胚乳。花期 5—9 月。

多生于沟沿、路边、荒地、砂丘或碱性砂质地。分布于东北、华北、陕西、甘肃、青海、四川、西藏、云南等地。

【功能主治】

平肝潜阳，润肠通便。主高血压病，眩晕，失眠，肠燥便秘。

《河北中药手册》：“降血压。治高血压病、头痛。”

中和医派杨建宇论经典名方甘露饮*

杨金生[1]　高雨桐[2△]　杨建宇[3,4*]　张　颖[2△]　徐宝南[4]
1. 中国中医科学院基础理论研究所，北京 100700
2. 北京中医药大学，北京 100029
3. 中国中医药研究促进会慢病医养中心（龙脉温泉）中和医派传承工作室，北京 102211
4. 中华中医药中和医派杨建宇京畿豫医工作室　北京知医堂中和国医馆，北京 100031

【摘要】甘露饮出自宋代《太平惠民和剂局方》，由等量的枇杷叶、熟地黄、天冬、枳壳（去瓤，麸炒）、茵陈、生地黄、麦冬、石斛、甘草、黄芩组成。此方具有滋阴、清热、祛湿之功，临床上可以用于治疗各种阴虚津亏兼有的脾胃湿热之证。现代临床上此方常应用于治疗干燥综合征、干眼症、糖尿病、口腔溃疡、慢性肾衰竭、慢性咽炎等病症。

【关键词】甘露饮；滋阴；清热；祛湿；干燥综合征；干眼症；糖尿病；口腔溃疡；慢性肾衰竭；慢性咽炎；杨建宇；经方；经药；中和医派

甘露饮出自宋代《太平惠民和剂局方》，原文："治丈夫、妇人、小儿胃中客热，牙宣口气，齿龈肿烂，时出脓血，目睑垂重，常欲合闭；或即饥烦，不欲饮食，及赤目肿痛，不任凉药，口舌生疮，咽喉肿痛，疮疹已发未发，皆可服之。又疗脾胃受湿，瘀热在里，或醉饱房劳，湿热相搏，致生疸病，身面皆黄，肢体微肿，胸满气短，大便不调，小便黄涩，或时身热，并皆治之。"此方由等量的枇杷叶、熟地黄、天冬、枳壳（去瓤，麸炒）、茵陈、生地黄、麦冬、石斛、甘草、黄芩组成。方中生地黄、熟地黄、二冬、石斛滋阴补虚治其本；茵陈、黄芩清热祛湿治其标；枳壳、枇杷叶降气和胃，使湿热去，火势下行；使以甘草调和诸药。此方具有滋阴、清热、祛湿之功，临床上可以用于治疗各种阴虚津亏兼有的脾胃湿热之证。症见：口燥咽干、全身其他部位的干燥、知饥不纳、便秘等阴虚津亏之象，同时伴有口臭、口舌生疮、舌苔黄腻等脾胃湿热之象。现代临床上此方常用于治疗干燥综合征、干眼症、糖尿病、口腔溃疡、慢性肾衰竭、慢性咽炎等病症。

著名中医免疫疾病学者、中华中医药中和医派掌门人杨建宇教授方歌有云：《太平惠民》甘露饮，枇杷地黄二冬门，枳壳茵陈草斛芩，免疫诸症皆可饮。可参。

1. 临床应用

1.1 干燥综合征

宣磊[1]将75例中医阴虚夹湿燥毒型干燥综合征患者随机分为中药组50例、西药组25例，中药组口服甘露饮合升降散加减方，西药组口服硫酸羟氯喹，治疗3个月后，中药组在ESSDAI评分、中医症状积分下降更显著，表明甘露饮能有效改善干燥综合征患者的病情，减轻口眼干燥、乏力、腮腺肿大、关节疼痛等中医临床症状，并且降低血清IgG、IL-17水平。郑晓佳[2]研究表明，甘露饮加减方能有效改善干燥综合征患者的病情，减轻口眼干燥、乏力等中医临床症状，临床安全性高，值得推荐。

1.2 干眼症

张风梅等[3]将80例湿热伤阴型干眼病患者随机分为2组，甘露饮组40例给予甘露饮配合0.3%玻璃酸钠点眼，玻璃酸钠组40例单纯使用0.3%玻璃酸钠滴眼液，治疗28天后，甘露饮组总有效率明显高于玻璃酸钠组。罗素芳[4]采用甘露饮加减法治疗34例观察组角结膜干燥症患者，对照组34例给予玻

*基金项目：中关村炎黄中医药科技创新联盟中和医派经方经药专项课题；中国中医药研究促进会北京昌平沙河高教园区卫生服务中心中和医派传承工作室专项课题；南阳张仲景传统医药研究会 中和医派杨建宇经药科研专项项目。
*通讯作者 / 指导老师：jianyu66@163.com
△执笔人

璃酸钠滴眼液治疗，治疗2周后，观察组中医症状评分、总有效率均显著高于对照组。另一研究表明，甘露饮联合玻璃酸钠治疗干眼症阴虚湿热证疗效优于单纯应用玻璃酸钠滴眼液，且安全性更高[5]。何菲[6]的临床观察证实，服用甘露饮加减方联合聚乙二醇滴眼液治疗肝肾阴虚型干眼症患者，其有效率高于采用聚乙二醇滴眼液治疗的患者。

1.3 Ⅱ型糖尿病

顾小侠[7]研究证实，自拟甘露饮治疗老年性糖尿病疗效满意，安全性高，值得临床推荐和广泛应用。陈振念等[8]将62例Ⅱ型糖尿病患者随机分为2组，治疗组32例给予加味甘露饮治疗，对照组30例给予盐酸二甲双胍口服治疗，治疗2个月后，治疗组总有效率和疗效明显高于对照组，治疗后，FPG、2hPG比对照组下降更明显，表明甘露饮加减联合二甲双胍治疗湿热困脾证糖尿病患者，与单用二甲双胍相比，可更为有效地改善中医证候，降低血糖，并通过改善脂代谢异常减轻胰岛素抵抗，维持血糖水平的平稳。李鸿泓[9]将糖尿病病人60例，随机分为治疗组30例和对照组30例，对照组给予单纯二甲双胍治疗，治疗组在二甲双胍治疗的基础上给予中药甘露饮加减治疗，治疗4周后，在空腹血糖、餐后2h血糖和糖化血红蛋白方面，治疗组下降较对照组更为明显。赵彦[10]研究表明，甘露饮加减法治疗Ⅱ型糖尿病，可有效改善患者症状，且不良反应少。

1.4 口腔溃疡

陈非凡[11]将100例复发性口腔溃疡患者随机分为2组，每组各50例，治疗组给予加减甘露饮治疗，对照组给予维生素C治疗，治疗7天后，治疗组疗效优于对照组，复发率明显低于对照组，表明采用甘露饮加减或联合西药治疗复发性口腔溃疡均取得满意疗效，临床不良反应少，安全性高。桑凤梅等[12]采用甘露饮合三才封髓丹治疗观察组40例患者，对照组给予常规西药治疗，治疗2周后，观察组总有效率明显高于对照组，复发率明显低于对照组。严子兴等[13]研究表明，采用甘露饮合三才封髓丹治疗复发性口腔溃疡可取得满意的临床疗效，有助于改善临床症状，并可减少病情复发。何娜[14]选择复发性阿弗他溃疡患者86例，随机分为实验组和对照组。实验组43例给予中药甘露饮和沙利度胺，对照组43例仅给予沙利度胺。治疗2周后，实验组总有效率明显高于对照组，溃疡完全愈合平均时间短于对照组。伍志园[15]的临床研究证实，用甘露饮加减治疗复发性口腔溃疡患者，其有效率明显高于用西药综合治疗的患者。

1.5 慢性肾衰竭

李向新等[16]将85例慢性肾衰竭患者随机分为两组，普通治疗组采用常规治疗配以尿毒清颗粒，甘露饮治疗组在常规治疗的基础上加服甘露饮汤剂，治疗2个月后，甘露饮治疗组总有效率高于普通治疗组，在肾功能及血红蛋白方面，均优于普通治疗组，表明应用甘露饮加减治疗慢性肾衰可有效改善患者病情，减轻临床症状，且不良反应少，临床安全性高。祝铭等[17]研究表明，加味甘露饮治疗慢性肾衰竭疗效显著。王丽彦等[18]研究证实，应用甘露饮加减治疗阴虚湿热型慢性肾衰可取得良好疗效，临床安全性高，值得推荐。

1.6 慢性咽炎

冯晓帅等[19]将78例慢性咽炎患者随机分为治疗组39例和对照组39例，治疗组给予中药甘露饮加减，对照组用常规西药治疗，治疗30天后，治疗组总有效率明显高于对照组，表明甘露饮加减治疗慢性咽炎疗效显著，能显著改善患者的临床症状，且临床安全性高，不良反应少，值得临床推荐和广泛应用。陆寒月[20]研究表明，选用甘露饮加减治疗慢性咽炎，疗效颇佳。

1.7 其他应用

通过整理其他文献，甘露饮还被用于治疗小儿疱疹性咽峡炎[21]、胃肠型感冒[22]、便秘[23]、放射性食管炎[24]、萎缩性胃炎[25]、鼻衄[26]、中心性浆液注视网膜病变[27]、扁桃体炎[28]、复发性麦粒肿[29]、肥大性龈炎[30]、放射性口腔炎[31]、口臭[32]等疾病。

2. 实验研究

祝铭[33]研究表明，甘露饮加减方可以提高患者体内的血红蛋白水平，改善营养状态，降低血清Scr、BUN、Cys-C水平，提高肾小球滤过率，保护残余肾功能，同时降低患者血清TNF-α、IL-6、hs-CRP水平，改善微炎症状态。宣磊等[34]发现，甘露饮可降低淋巴结肿大、腮腺肿痛、高免疫球蛋白血症的ESSDAI评分，同时降低血沉、高免疫球蛋白G、血清IL-17水平。张艺等[35]研究表明，用薄层扫描法测定甘露饮中黄芩苷的含量准确，可作为控制甘露饮中黄芩苷含量的有效办法。通过以上试验研究，可为甘露饮治疗慢性肾衰竭、淋巴结肿大、腮腺肿痛、高免疫球蛋白血症提供参考依据。

3. 结语

甘露饮具有滋阴、清热、祛湿之功，据中华中医药中和医派掌门人杨建宇教授中和经药理论体系可知，方中茵陈应该用茵陈蒿，而不是一年生的茵陈苗；生地黄应该是新鲜地黄才能保证临床疗效；甘草应该用生甘草最好；石斛用金钗石斛更妙；本方枳壳强调了去瓤麸炒，就不要用枳壳代替。甘露饮的更多应用，有待进一步发掘整理，总结归纳，以促进中医学科发展，造福更多患者。

参考文献

[1]宣磊,王景,张昊泽,等.甘露饮合升降散治疗原发性干燥综合征50例分析[J].医学研究杂志,2018,47(05):126-130.

[2]郑晓佳,陶春晖.邱明义治疗干燥综合征验案1则[J].湖南中医杂志,2019,35(09):89-90.

[3]张风梅,王军敬,张巧玲.甘露饮治疗湿热伤阴型干眼临床观察[J].中国中医眼科杂志,2015,25(05):337-340.

[4]罗素芳.甘露饮加减在阴虚湿热证型角结膜干燥症治疗中的疗效观察[J].中医临床研究,2017,9(32):113-114.

[5]罗素芳.甘露饮(熏蒸+内服)联合玻璃酸钠治疗干眼症(阴虚湿热)随机平行对照研究[J].实用中医内科杂志,2018,32(03):43-45.

[6]何非.甘露饮加减方联合聚乙二醇滴眼液治疗肝肾阴虚型干眼的临床研究[D].成都:成都中医药大学,2018.

[7]顾小侠."甘露饮"治疗老年性糖尿病(Ⅱ型)40例[J].江苏中医,1999(02):10.

[8]陈振念,卫奕荣.加味甘露饮治疗2型糖尿病32例疗效观察[J].河北中医,2010,32(11):1627-1628.

[9]李鸿泓.甘露饮合二甲双胍治疗湿热困脾型糖尿病30例临床观察[J].北京中医药,2008(10):797-799.

[10]赵彦.甘露饮加减治疗2型糖尿病体会[J].内蒙古中医药,2016,35(04):14.

[11]陈非凡,黄远峰.加减甘露饮治疗复发性口腔溃疡50例疗效观察[J].新中医,2014,46(11):162-163.

[12]桑风梅,燕飞,彭书玲.甘露饮合三才封髓丹治疗复发性口腔溃疡疗效观察[J].中医临床研究,2016,8(29):119-120.

[13]严子兴,林振文,朱子奇,等.三才封髓汤合甘露饮加味治疗复发性口腔溃疡33例[J].福建中医药,2010,41(01):50.

[14]何娜.甘露饮和沙利度胺联合治疗复发性阿弗他溃疡的疗效评价[J].海峡药学,2012,24(08):91-92.

[15]伍志园,曾金生,陈小青,等.甘露饮治疗复发性口腔溃疡33例[J].新中医,2004(08):62.

[16]李向新,王铁良.甘露饮加减治疗慢性肾衰竭临床观察[J].内蒙古中医药,2011,30(13):3-4.

[17]祝铭,李淑菊.加味甘露饮治疗慢性肾衰竭验案分析[J].黑龙江中医药,2019,48(02):244-245.

[18]王丽彦,张佩青.张佩青教授应用甘露饮加减治疗阴虚湿热型慢性肾衰经验[J].中医药学报,2015,43(06):107-108.

[19]冯晓帅,李玉玲.甘露饮加减治疗慢性咽炎78例临床观察[J].内蒙古中医药,2011,30(17):9-10.

[20]陆寒月.甘露饮加减治疗慢性咽炎41例[J].长春中医药大学学报,1987(03):34.

[21]张茜,谢丽,张琦.甘露饮治疗小儿疱疹性咽峡炎的临床疗效观察[J].航空航天医学杂志,2019,30(06):709-710.

[22]刘志强,夏小军,张士卿.张士卿教授治疗小儿胃肠型感冒验案[J].光明中医,2014,29(09):1967-1968.

[23]苏秋彦.甘露饮加味配合穴位贴敷防治脑卒中患者便秘的效果观察[J].湖南中医杂志,2013,29(07):41-42.

[24]杨琳.甘露饮加味防治放射性食管炎的临床研究[J].医学信息(上旬刊),2011,24(06):3362-3363.

[25]廖永赛.甘露饮治疗萎缩性性胃炎[J].四川中医,2011,29(12):73-74.

[26]陈隆晖.甘露饮治疗鼻衄(附16例报告)[J].中国中西医结合耳鼻咽喉科杂志,1994(02):76-77.

[27]张凤梅,张瑞彤,孙慧悦.甘露饮加味治疗中心性浆液注视网膜病变58例[J].江西中医药,1994(S2):67.

[28]杜建新.甘露饮加减治疗小儿扁桃体炎56例[J].中国中西医结合耳鼻咽喉科杂志,1996(02):92-93.

[29]王伟.甘露饮加减治疗复发性麦粒肿82例[J].中国民间疗法,2002(02):48-49.

[30]刘朝晖.甘露饮配合超声波洁治术治疗肥大性龈炎31例[J].中国民间疗法,2000(08):27.

[31]谭志强,黄智芬,郑献敏.甘露饮防治放射性口腔炎的疗效观察[J].广西中医药,2001(03):15.

[32]张翠新,马重阳,王庆国.王庆国教授病证结合辨治口臭经验[J].世界中西医结合杂志,2019,14(04):496-499.

[33]祝铭.甘露饮加减方治疗慢性肾脏病4-5期湿热伤阴证的临床观察[D].哈尔滨:黑龙江省中医药科学院,2019.

[34]宣磊,王景,张昊泽,等.甘露饮合升降散治疗原发性干燥综合征50例分析[J].医学研究杂志,2018,47(05):126-130.

[35]张艺,王祥培.薄层扫描法测定甘露饮中黄芩苷的含量[J].中国现代应用药学,2002(01):29-30.

中和医派杨建宇论经典名方固阴煎*

严雪梅[1] 杨建宇[2,3] 周 楠[4△]
1. 人民卫生出版社中医药中心，北京 100021
2. 中国中医药研究促进会慢病医养中心（龙脉温泉）中和医派传承工作室，北京 102211
3. 中华中医药中和医派杨建宇京畿豫医工作室 北京知医堂中和国医馆，北京 100031
4. 北京中医药大学，北京 100029

【摘要】固阴煎出自明代张景岳《景岳全书·新方八阵》固阵篇，由人参（剂量随宜）、熟地黄三至五钱、炒山药二钱、山茱萸一钱半、远志七分、炙甘草一至二钱、五味子十四粒、炒菟丝子二至三钱组成。此方具有养阴固精之功，现代临床上可用于治疗因为肝肾阴虚、冲带不固导致的月经病、卵巢早衰、滑胎、带下病、顽固性子宫出血、更年期综合征等疾病。

【关键词】固阴煎；养阴固精；月经病；卵巢早衰；滑胎；带下病；顽固性子宫出血；更年期综合征；经方；经药；杨建宇；中和医派

1. 固阴煎的来源、组成及配伍特点

固阴煎出自明代张景岳《景岳全书·新方八阵》固阵篇，原文："治阴虚滑泄，带浊淋遗，及经水因虚不固等证。此方专主肝肾。"固阴煎由人参（剂量随宜）、熟地黄三至五钱、炒山药二钱、山茱萸一钱半、远志七分、炙甘草一至二钱、五味子十四粒、炒菟丝子二至三钱组成。方中熟地黄用量最大，张景岳认为，熟地黄"味甘、微苦，味厚气薄，沉也，阴中有阳"。固阴煎所治为肝肾阴精不足之证，"诸治之阴血虚损者非熟地不可"。人参、熟地黄属于张景岳的药中四维，"人参、熟地黄、附子、大黄，实乃药中之四维"。熟地黄配伍人参为张景岳气血双补最常用之法。他认为气血为人之根本，人参、熟地黄为补气补血之要药。人参有健运之功，补气以人参为主；熟地黄禀静顺之德，补血以熟地黄为主。精气不足，真阴亏损者，人参、熟地黄相伍尤为适宜。精气二者犹如阴阳之互生，精能化气，气生精血，张景岳所用多方皆以此方为基础。他指出，"虚在阳分而气不化精者""虚在阴分而精不化气者"，以人参、熟地黄为补。"凡诸经之阳气虚者，非人参不可；诸经之阴血虚者，非熟地不可。""精不足者，补之以味"，因此用熟地黄、山茱萸、山药等厚味之品来补充虚损的阴精。张景岳治疗真阴肾水不足的左归丸中也有熟地黄、山茱萸、山药、菟丝子相互配伍。远志安神益智，更有交通心肾之功，可用于治疗因肾精不足而水亏火旺所导致的心肾不交。五味子收敛固涩、补肾宁心，可以治疗因为阴虚火旺导致的精液、白带、月经不能固摄之证。《本草别录》认为，五味子专补肾，兼补五脏，肾藏精，精盛则阴强，收摄则真气归元，而丹田暖，腐熟水谷，蒸糟粕而化精微，则精自生，精生则阴长。菟丝子、五味子具有收涩之性，使此方在补益阴精的同时具有固涩之功，因此固阴煎属于新方八阵中的固阵之方。

2. 固阴煎的历代医家论述

清代叶天士认为"肝肾血虚，胎动不安；产后冲任损伤，恶露不止"（《竹林女科》）。清代汪汝磷《证因方论集要》中分析固阴煎配伍："人参、熟地黄两补气血，山萸涩精固气，山药理脾固肾，远志交通心肾，炙甘草补卫和阴，菟丝强阴益精，五味酸敛肾气，阴虚精脱者，补以固阴也"。《简明方剂辞典》："新方八阵，治阴虚滑泄，带浊淋遗，及经水因虚不固等症方。人参适量，熟地黄三至五钱，炒山

*基金项目：中关村炎黄中医药科技创新联盟中和医派经方经药专项课题；中国中医药研究促进会北京昌平沙河高教园区卫生服务中心中和医派传承工作室专项课题。
*通讯作者/指导老师：jianyu66@163.com
△执笔人

药二钱，山茱萸一钱半，炒远志七分，炙甘草一至二钱，五味子十四粒，菟丝子（炒香）二至三钱。”清代洪缉庵治疗虚劳的专著《虚损启微》一书中论述了固阴煎的加减法：“如虚滑遗甚者，加金樱子肉二三钱，或醋炒文蛤一钱，二个。如阴虚微热而精血不固者，加川续断二钱。如下焦阳气不足，而兼腹痛溏泄者，加补骨脂、吴茱萸之类，随宜用之。如肝肾血虚，小腹痛而血不归经者，加当归二三钱。如脾虚多湿，或兼呕恶者，加白术一二钱。如气陷不固者，加炒升麻一钱。如兼心虚不眠，或多汗者，加枣仁二钱炒用。”

李孟佳等[1]等纵观固阴煎古今应用，多因肝肾亏虚，封藏失司，肝脾不升，精血下陷而致崩漏、带下、遗精、遗尿等。《四圣心源》言：“精不交神，乃病遗泄，其原由于肝脾不升。”肝脾不升，其源于轴不运转，轮不升降。《读医随笔》有云：“内伤之病多病于升降，以升降主里也，外感之病多病于出入，以出入主外也。”升降之权，是谓中气，《四圣心源》云：“中气衰则升降窒，肾水下寒而精病，心火上炎而神病，肝木左郁而血病，肺金右滞而气病。”固阴煎借人参、甘草之力启动中轴运转，轴运则轮行；然肝肾左升乏源，遂遣熟地黄、菟丝子填补肝肾阴阳；加用茱萸、五味子升提固涩协助外轮升降，远志交通心肾，使五脏轴轮升降相因。人体五脏健运则诸症消，诸病愈。言其能“固阴”者，非谓熟地黄、菟丝子、人参、甘草等能止涩也，为诸药相合，使肝肾得补，中气健运，轴轮升降有力，心肾交而精血自止。深究其妙实为以补为固之法。由此观之，固阴煎全方作用的脏腑为肝脾肾，药用趋势为补而升之，治疗大法为以补为固，辨病遣方之本即“谨察阴阳之所在而调之，以平为期”，旨在恢复五脏升降圆运动。然而固阴煎现代应用范围远不及古文献记载，其现代临床应用有待进一步发掘和拓展。

3. 固阴煎的临床应用

固阴煎具有养阴固精之功，在《景岳全书·新方八阵》固阵篇中，原文有主治“阴虚滑泄、带下崩漏、胎动不安、产后恶露不尽、妇人阴挺”的表述。现代临床上该方可用于治疗以脾肾不足、下焦虚损、冲带不固为主要表现的相关疾病，如当代临床上的排卵期子宫出血、青春期功能失调性子宫出血、月经先期、月经过少等月经病，以及更年期综合征、卵巢早衰及滑胎、带下病、产后恶露不绝、药物流产后顽固性子宫出血等其他妇科疾病，以及尿失禁、滑泄等相关疾病。

3.1 月经病

王惠琴等[2]采用固阴煎加减（人参5g，熟地黄10g，山药10g，山芋12g，菟丝子12g，远志10g，五味子10g，炙甘草6g）治疗青春期崩漏患者30例，治疗7 ~ 14天后，患者的月经周期、经期、经量恢复正常，随访3个月未复发。根据张冬雪[3]的临床经验，以古方张景岳之固阴煎为基础，应用加味固阴煎（牡蛎、制五味子、制远志、菟丝子、淫羊藿、炙黄芪、炙甘草、盐续断、熟地黄、生地黄、山药、炒白芍、党参）治疗经期崩漏、出血、月经先期等肝肾虚损，冲任失调之月经病，随证加减用药，收效显著。根据高璐等[4]的临床经验，以古方张景岳之固阴煎为基础进行加减（煅牡蛎30g，党参15g，山药15g，炒白芍15g，合欢皮15g，盐黄柏15g，菟丝子12g，淫羊藿12g，盐续断12g，熟地黄12g，生地黄12g，麸炒枳壳12g，制五味子9g，制远志9g，柴胡9g，甘草6g）治疗月经病，随证加减，收效显著。纪晓丽[5]将长春中医药大学附属医院60例月经过少且中医辨证属肾虚型的患者分为对照组和治疗组，每组30例，治疗组采用补肾益气、养血通经的方法，应用固阴煎加减治疗，对照组应用苁蓉益肾颗粒治疗，治疗3个月后，治疗组总有效率高于对照组。根据朱文燕等[6]的临床经验，用加味固阴煎（山茱萸12g，山药30g，熟地黄24g，菟丝子15g，五味子15g，远志9g，杜仲15g，川续断30g，女贞子15g，旱莲草15g，炒白芍30g，炙甘草6g）治疗排卵期子宫出血47例，疗效显著。鲁冰等[7]治疗61例青春期功能失调性子宫出血且辨证属脾肾两虚、冲脉不固之病例，止血期采用补肾益脾、固冲止血法，方用益气止血汤，血止后宜补肾阳、滋肾阴，方用固阴煎加减：熟地黄30g，菟丝子30g，黄芪20g，山萸肉15g，山药15g，泽泻10g，牡丹皮10g，茯苓10g，枸杞子15g，肉桂10g，紫河车10g。小腹痛者加延胡索10g，香附10g；酸痛者加杜仲10g，桑寄生10g；口干喜饮者加天花粉10g；食欲不振、腹胀者加焦三仙各10g，砂仁6g。7天为1个疗程，连服3个疗程后，痊愈41例，好转16例，无效4例，治愈率67.2%，总有效率93.4%，说明运用中医药治疗可靠。经过临床病例观察，固阴煎加减治疗青春期功能失调性子宫出血临床应用比较安全。

3.2 其他妇科疾病

根据张敏等[8]的临床经验，对张景岳的代表方剂固阴煎临床应用进行总结，认为凡由肾阴、肾精亏损导致的月经后期、经断前后诸证、卵巢早衰及滑胎等，均可用固阴煎辨证加减治疗。根据蓝丹等[9]总结韩延华教授的临床经验，认为凡是因肝肾亏损、冲任失调所致的月经先期、崩漏、经断前后诸证、带下病、滑胎、产后恶露不绝等疾病，均可用固阴煎加减化裁，随机应变。朱也君[10]将76例更年期综合征患者随机分为治疗组38例和对照组38例，治疗组用固阴煎为基础方加减治疗，对照组服用谷维素片、维生素 B_1 片、更年康片治疗，治疗1个月后，治疗组总有效率明显高于对照组。根据魏凤玲[11]等的临床经验，利用固阴煎治疗滑胎，取得了良好的效果。根据王佩娟等[12]的临床经验，使用固阴煎治疗药物流产后顽固性子宫出血34例，结果显示，痊愈29例，占85.3%；显效3例，占8.9%；有效1例，占2.9%；无效1例，占2.9%，提示使用固阴煎治疗顽固性子宫出血效果较好。根据胡友道[13]的临床经验，采用固阴煎治疗崩漏、带下量多、尿失禁、滑泄等证属下焦虚证者，可起固肾气，经漏止；固带脉，经期带下愈；涩精气，尿失禁尽除；固肾关，滑泄症愈等，治疗效果较好。以上临床案例和名家经验证实，固阴煎治疗多种下焦虚证者，能够提高疗效，改善患者的生活质量，且扩大了固阴煎的临床应用范围，此举阐释了中医的精髓在于"辨证论治"，学会辨证，灵活应用方药加减，可取得一定的临床效果。

4. 固阴煎的实验研究

刘颖群等[14]通过动物研究，说明固阴煎加减治疗肾阴虚型POR患者能增加卵巢血供，提高卵巢储备功能，减少Gn用量，增加获卵数，提高受精率，减轻肾阴虚症状，起到改善卵巢反应性和妊娠结局的效果。以上研究可以为固阴煎治疗妇科疾病等提供现代药理依据。

5. 结语

固阴煎是明代张景岳所创立的以治疗"阴虚滑泄，带浊淋遗，及经水因虚不固等证"的方剂，具有养阴固精之功。后世医家在临床中扩大其应用，广泛应用于月经病、卵巢早衰、滑胎、带下病、顽固性子宫出血、更年期综合征等多种疾病，但多以阴虚不固为其使用依据。该方具有养阴固精之功，其更多应用，有待继续发掘、总结归纳。中和医派掌门杨建宇教授指出：固阴煎乃固阴之名方，乃张景岳善用熟地黄、人参、附子、大黄之四维用药之经验结晶，值得研究与推广。本方中吴茱萸之用，值得关注，吴茱萸辛苦热，以入肝经为主，以调理脾、胃、肾气机、水行为功，这是"经方""经药"精准之体现。本文所论侧重于妇科，实际上，内外妇儿均可应用，尤其是男科之滑泄，内科之阴虚等。只要把握病因病机，方证对应，必然疗效确切，临床可以推广。此外，固阴煎的实验研究文献较为单一，说服力不足。因此，当对此方进行多中心对照研究，为固阴煎治疗相关疾病提供更多临床依据。

参考文献

[1]李孟佳,郭明凯,任美玲,等.基于升降圆运动理论的固阴煎方义及应用浅析[J].中医临床研究,2017,9(28):4-6.
[2]王惠琴,朱秀芬,朱志斌.固阴煎加减治疗青春期崩漏30例[J].内蒙古中医药,2008(08):23-24.
[3]张冬雪.加味固阴煎治疗月经病的临证体会[J].世界最新医学信息文摘,2018,18(A2):275+279.
[4]高璐,刘卉.加味固阴煎治疗月经病的临证体会[J].光明中医,2017,32(21):3083-3084.
[5]纪晓丽.固阴煎加减治疗肾虚型月经过少的临床观察[D].长春:长春中医药大学,2014.
[6]朱文燕,吕美.加味固阴煎治疗经间期出血47例[J].山东中医杂志,2011,30(08):552.
[7]鲁冰,刘萌春.中医治疗青春期功能失调性子宫出血61例临床观察[J].中国实用医药,2010,5(05):146-147.
[8]张敏,匡洪影.固阴煎的临床应用[J].亚太传统医药,2017,13(03):94-95.
[9]蓝丹,韩延华,赵雪,等.韩延华应用古方固阴煎临床经验[J].中医药临床杂志,2015,27(10):1409-1410.
[10]朱也君.固阴煎加减治疗更年期综合征38例[J].新中医,2009,41(09):72-73.
[11]魏凤玲,郭炳生.固阴煎加减治疗滑胎2例[J].山西中医,2002(04):19.
[12]王佩娟,张文杰.固阴煎治疗药物流产后顽固性子宫出血34例[J].实用中医药杂志,1998,14(5):5.
[13]胡友道.固阴煎治验举隅[J].新中医,1997(06):51-52.
[14]刘颖群,周莹,张小翠,等.固阴煎加减对育龄期卵巢低反应肾阴虚型患者卵巢储备功能的影响[J].中国实验方剂学杂志,2019,25(10):87-92.

中和医派杨建宇论经典名方瓜蒌薤白半夏汤*

刘 登[1] 李 娜[2△] 杨建宇[3,4*] 刘欣慈[4]

1. 上海静安援疆医疗队 喀什地区巴楚县人民医院，新疆 喀什 843807
2. 北京中医药大学东方医院，北京 100078
3. 中国中医药研究促进会慢病医养中心（龙脉温泉）中和医派传承工作室，北京 102211
4. 中华中医药中和医派杨建宇京畿豫医工作室 北京知医堂中和国医馆，北京 100031

【摘要】瓜蒌薤白半夏汤出自东汉张仲景的《金匮要略》，由栝楼实一枚、薤白三两、半夏半斤、白酒一斗组成。此方具有宽胸行气、通阳散结、祛痰降逆之功，现代临床上此方常用于治疗冠心病、急性心肌梗死、慢性心衰等心血管疾病，慢性阻塞性肺疾病、肺心病、哮喘等呼吸系统疾病，还有中风、高同型半胱氨酸血症等其他内科疾病。

【关键词】瓜蒌薤白半夏汤；宽胸；通阳；祛痰；降逆；胸痹；冠心病；慢性阻塞性肺疾病；急性心肌梗死；中风；高同型半胱氨酸血症；杨建宇；经方；经药；中和医派

瓜蒌薤白半夏汤出自东汉张仲景的《金匮要略》，原文："胸痹不得卧，心痛彻背者，瓜蒌薤白半夏汤主之。"此方由栝楼实一枚、薤白三两、半夏半斤、白酒一斗组成。此方在瓜蒌薤白白酒汤的基础上，增大瓜蒌、白酒用量，增强宽胸通阳之力，并加入半夏降逆化痰。此方具有宽胸行气，通阳散结，祛痰降逆之功。此方与瓜蒌薤白白酒汤相比，治疗的病机基本相同（差异在于此方痰阻更重，并出现气逆），都是痰阻气结之胸痹，只是所治病症状更重。陆渊雷认为，此方在瓜蒌薤白白酒汤加半夏一味，"则前条之证亦为此条所有。故知不得卧者，喘息咳唾短气之甚也。心痛彻背者，胸背痛之甚也"。即瓜蒌薤白白酒汤条文中记述的喘息咳唾短气、胸痛症状加重，出现"心痛彻背""不能平躺，端坐呼吸"的表现。此方所治的胸痹，不仅指现代临床上的冠心病、急性心肌梗死等心血管疾病，也包括慢性阻塞性肺疾病、肺心病、哮喘等呼吸系统疾病。其他疾病，如中风、高同型半胱氨酸血症、高脂血症等可以辨证使用此方治疗。此方临床使用时当以胸背疼痛、不能平躺、短气、咳嗽痰多色白、大便稀溏、舌苔白腻、脉沉滑或涩为辨证依据。然此方久服必耗气伤阴，故正气虚弱者不能长期服用，或在方中随证佐以益气、养阴之品。

1. 临床应用

1.1 冠状动脉粥样硬化性心脏病

朱智耀等[1]将痰瘀互结型冠心病心绞痛的60例患者随机分为治疗组和对照组，治疗组30例给予瓜蒌薤白半夏汤联合常规西药治疗，对照组30例给予常规西药治疗，治疗4周后，治疗组心绞痛疗效总有效率高于对照组；治疗组中医证候疗效总有效率高于对照组；治疗组胸闷、胸痛、心悸的症状评分降低明显优于对照组及治疗前。周云[2]采用瓜蒌薤白半夏汤联合常规西药治疗冠心病心绞痛患者30例，治疗1个月后，研究组临床治疗有效率高于采用常规西药治疗的对照组，研究组左心射血功能改善效果优于对照组。罗海静等[3]采用瓜蒌薤白半夏汤联合常规药物治疗冠心病心绞痛患者50例，治疗4周后，实验组总有效率优于采用常规药物治疗的对照组，实

*基金项目：中关村炎黄中医药科技创新联盟中和医派经方经药专项课题；中国中医药研究促进会北京昌平沙河高教园区卫生服务中心中和医派传承工作室专项课题；南阳张仲景传统医药研究会 中和医派杨建宇经药科研专题项目。

*通讯作者 / 指导老师：jianyu66@163.com
△执笔人

验组心绞痛发作次数和持续时间明显少于对照组。王颖[4]临床观察证实，在西药治疗的基础上联合瓜蒌薤白半夏汤治疗心绞痛稳定期能够改善心绞痛平均持续时间、心肌缺血总负荷，减少不良反应。潘战虎[5]临床观察证实，在西药治疗的基础上联合瓜蒌薤白半夏汤治疗冠心病心绞痛能够提高有效率，CXCL5水平降低相比于使用西医治疗更为明显。

1.2 慢性阻塞性肺疾病

黄楚燕等[6]采用瓜蒌薤白半夏汤联合常规西药治疗痰热蕴肺型慢阻肺急性加重期的患者66例，治疗2周后，试验组患者总有效率优于采用常规西药治疗的对照组，试验组各项肺功能指标、炎症因子、凝血功能指标的改善作用均优于对照组。易亚乔[7]临床观察证实，瓜蒌薤白半夏汤加减可用于慢阻肺急性加重期的治疗。

1.3 急性心肌梗死

吕静静[8]采用瓜蒌薤白半夏汤联合PCI术治疗的急性心肌梗死的患者43例，对照组43例给予西医治疗，治疗6个月后，观察组LVEF、SV上升明显优于对照组，而LVPWT、IVST下降优于对照组；观察组治疗总有效率高于对照组。呼广兰[9]的临床研究证实，采用瓜蒌薤白半夏汤联合常规西药治疗老年急性心肌梗死患者，其治疗有效率明显优于采用常规西药治疗的患者，且心功能指标明显更优。

1.4 中风

赵小敏[10]将60例痰瘀阻络型缺血性中风急性期患者随机分为对照组30例（采用西药常规治疗）和观察组30例（采用西药常规治疗联合瓜蒌薤白半夏汤），经治疗2周后，观察组的有效率明显高于对照组；观察组NIHSS评分和ADL评分改善优于对照组。赵丽敏[11]的临床经验证实，采用常规西药治疗联合瓜蒌薤白半夏汤治疗痰瘀阻络型缺血性中风急性期患者，其总有效率明显优于采用常规西药治疗的患者，NHISS、ADL评分和Hcy、FIB水平下降更明显，且临床症状并发症发生率更低。

1.5 高同型半胱氨酸血症

陈豪[12]在参照组基础上联合瓜蒌薤白半夏汤治疗高同型半胱氨酸血症患者30例，参照组30例予常规法治疗，治疗7天后，观察组血浆同型半胱氨酸降低显著优于参照组。孙遂捷[13]的临床研究证实，采用瓜蒌薤白半夏汤联合西药常规治疗高同型半胱氨酸血症患者，其各时间点血浆同型半胱氨酸水平均低于采用西药常规治疗的患者。

1.6 其他应用

通过整理其他文献，瓜蒌薤白半夏汤还可用于治疗痰阻气结，出现胸闷胸痛的其他疾病，如哮喘、小儿叹气症[14]、肺心病[15]、乳腺增生症[16]、高血脂症[17]、慢性心力衰竭[18]等疾病。

中和医派掌门杨建宇教授在应用瓜蒌薤白半夏汤时，常会联合四逆散（柴胡、枳壳、芍药、生甘草）、四物汤（生地黄、川芎、芍药）、四君子汤（人参、白术、茯苓、生甘草）、交泰丸（川黄连、肉桂）等经方，随时加减运用丹参、焦三仙、白茅根等药。值得关注的是，十八反十九畏时时会在此类疾病治疗中有所体现与研讨，希望大家遵守相关法规，以防止不必要的纠纷。

2. 实验研究

潘战虎[19]研究表明，瓜蒌薤白半夏汤可使CXCL5水平明显降低，有利于降低患者的炎性因子水平，从而改善心绞痛的症状。黄循夫等[20]研究表明，瓜蒌薤白半夏汤能使血$PaCO_2$值降低，而血PaO_2值升高，从而缓解慢性阻塞性肺疾病急性加重期患者的临床症状。易亚乔[7]研究表明，栝蒌薤白半夏汤可使COPD大鼠整体状况、肺组织病理损害得到改善；对中小气道管壁的增厚有不同抑制作用，使大鼠平均肺泡面积明显减少，BALF细胞总数、单核细胞和中性粒细胞计数明显降低；可不同程度地降低COPD大鼠血清及BALF中IL-8、TNF-α水平。边秀娟[21]研究发现，瓜蒌薤白半夏汤可降低哮喘小鼠血清中IL-5水平，从而能够缓解哮喘患者的喘憋、呼吸困难等临床症状。吕静静[22]研究发现，瓜蒌薤白半夏汤能使LVEF、SV明显上升，而使LVPWT、IVST明显下降，有助于提升患者左心室功能，促使其左心室重构症状改善，提升其临床治疗效果。高飞[23]研究表明，栝蒌薤白半夏汤可通过调节血脂代谢，提高HDL水平，降低LDL水平，抑制动脉粥样硬化的发展；提高AS小鼠抗氧化能力，抑制脂质过氧化，降低AS小鼠血清中OX-LDL水平；降低主动脉组织中LOX-1的表达水平，抑制LOX-1介导OX-LDL诱导的氧化应激损伤，延缓动脉粥样硬化发展。以上实验研究可以为瓜蒌薤白半夏汤治疗冠状动脉粥样硬化性心脏病、急性心肌梗死、COPD、哮喘、高脂血症、慢性心力衰竭等疾病提供病理依据。

3. 结语

瓜蒌薤白半夏汤具有宽胸行气、通阳散结、祛痰降逆之功，可用于治疗以痰阻气结为病机的各种疾病。此方的更多应用，有待继续发掘整理，总结归纳，以促进中医学科发展，造福更多患者。

参考文献

[1]朱智耀,李宁,李可歆.加味瓜蒌薤白半夏汤治疗痰瘀互结型冠心病心绞痛的临床观察[J].世界中西医结合杂志,2019,14(08):1131-1133.

[2]周云,杨军用,袁金奇,等.瓜蒌薤白半夏汤加减治疗冠心病心绞痛的临床疗效[J].内蒙古中医药,2019(08):22-23.

[3]罗海静,徐京育.瓜蒌薤白半夏汤治疗冠心病心绞痛的疗效观察[J].黑龙江科学,2019,10(16):46-47.

[4]王颖.瓜蒌薤白半夏汤联合西药治疗治疗心绞痛稳定期(痰浊内阻)临床观察[J].实用中医内科杂志,2019,33(07):22-25.

[5]潘战虎.瓜蒌薤白半夏汤治疗冠状动脉粥样硬化性心脏病心绞痛患者对炎性反应的影响[J].临床合理用药杂志,2019,12(19):63-64.

[6]黄楚燕,梁宏宇.自拟加味瓜蒌薤白半夏汤对痰热蕴肺型慢性阻塞性肺疾病急性加重期患者炎症因子及凝血功能的影响[J].广州中医药大学学报,2019,36(02):181-185.

[7]易亚乔.栝蒌薤白半夏汤对慢性阻塞性肺疾病大鼠气道炎症干预作用的研究[D].长沙:湖南中医药大学,2006.

[8]吕静静.瓜蒌薤白半夏汤联合西药在急性心肌梗死PCI术后43例中的应用[J].中国民族民间医药,2019,28(03):102-103.

[9]呼广兰.瓜蒌薤白半夏汤联合常规西药治疗老年急性心肌梗死的临床疗效分析[J].世界最新医学信息文摘,2019,19(54):170+172.

[10]赵小敏.瓜蒌薤白半夏汤加减治疗痰瘀阻络型缺血性中风急性期临床效果观察[J].中西医结合心血管病电子杂志,2018,6(32):12-13.

[11]赵丽敏.瓜蒌薤白半夏汤加减治疗痰瘀阻络型缺血性中风急性期68例[J].河南中医,2018,38(04):514-517.

[12]陈豪.加减瓜蒌薤白半夏汤治疗冠心病高同型半胱氨酸血症效果分析[J].北方药学,2017,14(12):125+158.

[13]孙遂捷.瓜蒌薤白半夏汤加味联合常规治疗高同型半胱氨酸血症观察[J].药物流行病学杂志,2018,27(07):442-443.

[14]麦秀静.瓜蒌薤白半夏汤加减方治疗小儿叹气症痰浊闭阻证的临床疗效观察[D].南京:南京中医药大学,2019.

[15]周明贵.瓜蒌薤白半夏汤加减治疗肺心病急性加重期临床研究[J].中国卫生产业,2013,10(31):180-181.

[16]陈美琴.瓜蒌薤白半夏汤加味结合甲睾酮治疗乳腺增生症122例[J].浙江中医杂志,2011,46(03):175.

[17]孔宪志.瓜蒌薤白半夏汤加味治疗高血脂症属痰浊的作用[J].中国医药指南,2011,9(33):406-407.

[18]孙漫原,成凯,王捷虹.瓜蒌薤白半夏汤配合西药治疗慢性心力衰竭34例[J].陕西中医,2009,30(10):1288-1289.

[19]潘战虎.瓜蒌薤白半夏汤治疗冠状动脉粥样硬化性心脏病心绞痛患者对炎性反应的影响[J].临床合理用药杂志,2019,12(19):63-64.

[20]黄循夫,钟山.三拗瓜蒌薤白半夏汤治疗慢性阻塞性肺疾病急性加重期临床疗效观察[J].基层医学论坛,2017,21(13):1682-1683.

[21]边秀娟.加味瓜蒌薤白半夏汤对哮喘小鼠血清IL-5的影响[J].河南中医学院学报,2007(06):18+20.

[22]吕静静.瓜蒌薤白半夏汤联合西药在急性心肌梗死PCI术后43例中的应用[J].中国民族民间医药,2019,28(03):102-103.

[23]高飞.瓜蒌薤白半夏汤对AS小鼠脂质代谢及Lox-1表达的影响[D].承德:承德医学院,2018.

还魂草

【别名】打不死。

【植物形态】

多年生草本，高 40 ~ 100cm。须根细。茎直立，不分枝。叶 3 ~ 5 片轮生或对生，矩圆状披针形至卵状披针形，长 4 ~ 8cm，宽 2.5 ~ 3.5cm，先端急尖，基部楔形，边缘有波状疏齿，叶下常苍白色，几无柄。伞房花序顶生，花密生，顶为半圆球形，直径 2.5 ~ 6cm；萼片 5，披针形，长约 1mm；花瓣 5，黄白色、淡绿色至白色，矩圆状椭圆形，长 4 ~ 5mm；雄蕊 10；鳞片条状楔形；心皮 5，矩圆形。花期 7—9 月。

生于高山坡草丛中或沟边石块中。分布于四川、湖北、安徽、甘肃、陕西、山西、河北、山东至东北等地区。

【功能主治】

消肿，止血，解毒。治创伤，无名肿毒，蛇咬及蝎螫。

中和医派杨建宇论经典名方桂枝芍药知母汤

于大远[1]　袁　俊[1]　杨建宇[2,3*]　吕晓庆[3]

1. 北京中医药大学东方医院，北京 100078

2. 中国中医药研究促进会慢病医养中心（龙脉温泉）中和医派传承工作室，北京 102211

3. 中华中医药中和医派杨建宇京畿豫医工作室　北京知医堂中和国医馆，北京 100031

【摘要】桂枝芍药知母汤出自《金匮要略》，以桂枝加附子为基础加减化裁，由桂枝、芍药、甘草、麻黄、生姜、白术、知母、防风、附子九味药组成。诸药相合，共奏祛风除湿、通阳散寒、清郁热之功，可用于治疗风寒湿夹杂痹阻经络，伴体内阳虚水湿之证。现代临床上此方常应用于治疗类风湿性关节炎、颈椎病、痛风性关节炎、乳腺癌术后上肢淋巴水肿、梨状肌综合征等。

【关键词】桂枝芍药知母汤；风寒湿邪；类风湿性关节炎；颈椎病；痛风性关节炎；乳腺癌术后上肢淋巴水肿；中和医派；杨建宇

桂枝芍药知母汤出自《金匮要略》，原文："诸肢节疼痛，身尪羸，脚肿如脱，头眩短气，温温欲吐，桂枝芍药知母汤主之。"此方由桂枝 4 两、芍药 3 两、甘草 2 两、麻黄 2 两、生姜 5 两、白术 5 两、知母 4 两、防风 4 两、附子（炮）2 枚九味药组成。原文中所述症状，其病机为外有风寒湿邪客于肌表肢节，体内阳虚水湿，局部郁而化热。桂枝加附子汤具有温经复阳、固表驱风、复阳敛液之功，因此此方以桂枝加附子为基础加减化裁，加麻黄、防风散肌表之风寒；"附子主风寒咳逆邪气……拘挛，脚痛，不能行步"，与原文中记述的症状相对应，且仲景在桂枝汤类方的基础上加附子（如桂枝附子汤、白术附子汤），用于祛体表风寒湿邪时，剂量是 1.5 到 3 枚，故此方附子用 2 枚；加大生姜用量以止呕，兼以散寒；"头眩短气""温温欲吐"，此为体内水气上冲，桂枝在仲景方中可用来平冲气，故加大桂枝用量；白术燥湿健脾，和附子相伍，可祛肌表之寒湿；因为大枣助湿壅满，故去掉。《神农本草经》言知母可以"治肢体浮肿""下水""益气"，和原文中"脚肿如脱""短气"症状对应，且知母清热泻火，滋阴润燥，既可清局部郁而化热，又可清热滋阴以防此方诸药过于温燥。此方诸药相合，共奏祛风除湿、通阳散寒、清郁热之功，可用于治疗风寒湿夹杂痹阻经络，体内阳虚水湿诸证。其临床表现有各种肢体关节的疼痛，疼痛拒按，得寒加重，脚肿，头眩；并伴有身体羸瘦、短气等正虚之象；或风寒湿邪在局部郁而化热，在全身寒湿之象的基础上兼有局部关节热痛。现代临床上此方常用于治疗类风湿性关节炎、颈椎病、痛风性关节炎、乳腺癌术后上肢淋巴水肿、梨状肌综合征等。

1. 临床应用

1.1 类风湿性关节炎

邢亚明等[1]将 94 例类风湿性关节炎（RA）患者随机均分为观察组和对照组，观察组运用桂枝芍药知母汤结合甲氨蝶呤治疗，对照组运用美洛昔康联合甲氨蝶呤治疗，观察组 FuglMeyer、Barthel 评分明显高于对照组，且观察组平均血清 Hs-CRP、IL-1、TNF-α 指标值下降较对照组明显，总体有效率高于对照组，证实桂枝芍药知母汤治疗类风湿性关节炎确有疗效，可以降低血清相关炎性因子水平，抑制炎症反应，减轻患者的临床症状和体征。朱波等[2]采用桂枝芍药知母汤治疗类风湿性关节炎患者 116 例，对照组给予来氟米特结合泼尼松片和双氯芬酸钠缓释片治疗，治疗 4 周、8 周后，观察组关节压痛数、关节肿胀数、晨僵时间、疼痛视觉模拟评分（VAS

* 基金项目：中关村炎黄中医药科技创新联盟中和医派经方经药专项课题；中国中医药研究促进会北京昌平沙河高教园区卫生服务中心中和医派传承工作室专项课题。

* 通讯作者 / 指导老师：jianyu66@163.com

评分）、红细胞沉降率（ESR）、C反应蛋白（CRP）、类风湿因子（RF）指标、PD-L1均显著低于对照组，观察组患者临床控制率、治疗有效率明显高于对照组。全健等[3]采用穴位注射配合桂枝芍药知母汤加减治疗类风湿性关节炎48例，对照组48例采取常规治疗，治疗1个月后，观察组总有效率优于对照组，观察组相关症状和体征及ESR、FR、CRP免疫系列指标均明显低于对照组。李铁等[4]的临床研究证实，采用桂枝芍药知母汤联合口服美洛昔康分散片治疗类风湿性关节炎患者，其血清生化指标（RF、IL-6、GM-CSF）水平及VAS、Das28评分结果下降较采用美洛昔康分散片治疗的患者更明显。

1.2 颈椎病

孙西庆[5]教授的临床经验是，从痹症出发，采用桂枝芍药知母汤治疗颈椎病疗效卓著，说明桂枝芍药知母汤治疗颈椎病有一定疗效，可以改善颈椎病患者相关血液流变学，缓解患者头痛、眩晕、肢体麻木等临床症状。苏周伟等[6]的临床研究证实，在采用盐酸丁咯地尔注射液治疗的基础上，加用加味桂枝芍药知母汤，并配合推拿手法治疗椎动脉型颈椎病患者，颈椎病临床评价量表（CASCS）各维度评分、总有效率均明显高于采用盐酸丁咯地尔注射液治疗的患者，且头痛、眩晕和肢体麻木积分、高切血液黏度、低切血液黏度、血浆黏度和纤维蛋白原均明显更低。

1.3 痛风性关节炎

肖丽萍等[7]应用桂枝芍药知母汤联合中医护理治疗湿热蕴结型痛风性关节炎20例，对照组给予秋水仙碱，治疗4周后，治疗组CRP、ESR、UA水平和疼痛视觉模拟评分的改善明显优于对照组，说明桂枝芍药知母汤治疗痛风性关节炎疗效明显优于单纯西药组，可显著改善患者临床症状，降低血尿酸水平，降低相关炎性指标。石爱伟等[8]将100例痛风性关节炎患者随机分为治疗组和对照组，治疗组口服桂枝芍药知母汤加减，对照组口服秋水仙碱，治疗4周后，治疗组血尿酸水平降低、疼痛改善、关节红肿消退情况明显优于对照组。肖碧跃等[9]的研究证实，采用桂枝芍药知母汤治疗造模大鼠，其血清中IL-1含量明显低于采用秋水仙碱治疗的大鼠以及不治疗的大鼠，且血清中IL-4的含量明显更高，关节液中WBC渗出明显更低。

1.4 乳腺癌术后上肢淋巴水肿

汪琪[10]将70例手术后并发上肢淋巴水肿的乳腺癌患者随机均分为对照组和观察组，对照组给予常规西医治疗，治疗组应用加味桂枝芍药知母汤治疗，治疗30天后，观察组患者患侧上肢四点臂围的均值小于对照组患者，其患侧上肢功能指数的评分和治疗总有效率均高于对照组，不良反应的发生率低于对照组，证实用加味桂枝芍药知母汤治疗乳腺癌术后上肢淋巴水肿效果显著，可有效改善上肢淋巴水肿的症状，且用药安全性较高，值得临床推广应用。夏红梅等[11]的临床研究证实，以加味桂枝芍药知母汤中药口服配合功能锻炼治疗乳腺癌术后上肢水肿患者的有效率明显优于给予单纯功能锻炼治疗的患者。

1.5 其他应用

通过整理其他文献，桂枝芍药知母汤还被用于治疗股骨头坏死、腰椎间盘突出症[12]、肩关节周围炎[13]、膝骨关节病[14]、梨状肌综合征[15]等疾病。

中和医派掌门、著名免疫疾病学者杨建宇教授指出，桂枝芍药知母汤临床疗效有时候不太确切，究其原因有二。其一，经方之经药不精准，桂枝应该是肉桂，而芍药应该是赤芍；麻黄附子的用量不到位。其二，对免疫疾病的病因病机病根没有很好的把握，对正邪斗争的态势缺乏认知。用方用药均达不到经方经药的精准要求，方证药没有“中和”，对此应该引起初学者对“经方”“经药”的高度重视。

2. 实验研究

邢亚明等[16]研究表明，桂枝芍药知母汤可使患者血清Hs-CRP、IL-1、TNF-α指标显著下降，从而改善症状及体征，提高关节功能和日常生活能力。李铁等[17]研究表明，桂枝芍药知母汤联合口服美洛昔康分散片可明显降低血清生化指标（RF、IL-6、GM-CSF）水平及VAS、Das28评分结果。肖丽萍等[18]研究表明，桂枝芍药知母汤联合中医护理治疗可改善炎症因子（CRP、ESR）水平、血尿酸（UA）水平以及关节疼痛视觉模拟评分，降低相关实验性炎性指标，其可能通过抑制IL-1及促进IL-4的表达来达到抑制急性痛风性关节炎炎症的目的。黄聪等[19]研究表明，桂枝芍药知母汤可降低关节中5-HT的含量，使关节软组织中TGF-β1、TGF-βR1的表达明显升高，降低前列腺素（PGE2）、白三烯（LTB4）水平；抑制IL-1、IL-6、TNF-α的表达、IL-1β分化成熟及NF-κB活化，促进IL-4的表达；降低TLR-2、TLR-4、NLRP3受体及MyD88、ASC蛋白表达，增加PPAR-γ、IKB-α表达，降低Toll-MyD88、NLRP3炎性体信号通路炎性因子，改善Th1/Th2向左漂移的状态。由此表明，桂枝芍药知母汤治疗痛风性关节炎可能还与降低机体尿酸、保护肾功能、促进尿酸排泄有关。王永辉等[20]研究表明，桂枝芍药知母汤可降低 TLR-2，TLR-4 受体及 MyD88 蛋白表达，增加 PPAR-γ、IκB-α 表达，抑制 NF-κB 活化，降低 Toll-MyD88 信号通路炎性因子表达，这可能是其治疗尿酸钠致痛风性关节炎的作用机制之一。诸多研究，可以为桂枝芍药知母汤治疗类风湿性关节炎、痛风性关节炎等提供现代药理依据。

3. 结语

桂枝芍药知母汤具有祛风除湿、温经散寒、滋阴清热之功，可用于治疗风寒湿热夹杂痹阻经络诸证。著名中医免疫疾病研究专家、中和医派掌门杨建宇教授在长期免疫疾病诊疗中，应用桂枝芍药知母汤时总不忘强调两点：一是所有的免疫疾病都是气血亏虚之表现，所以益气养血之品不可少；二是大多数免疫疾病表现为关节结缔组织的功能异常，中医诊疗不可忘却“脾主四肢”“肝主筋”等中医藏象的基本理论指导。严防一听说是关节有问题就去补骨壮肾的情况。事实上，关节屈伸不利大多是肌肉、筋膜、肌腱之问题。而这些筋头巴脑，大多属于筋脉，分布在四肢、爪，应责之于肝、脾、心，所以治疗应重在肝、脾、心，重在气血，重在气机的升降。

参考文献

[1]邢亚明,孙跃,赵地.桂枝芍药知母汤结合甲氨蝶呤在风湿免疫科的临床价值[J/OL].当代医学,2019(25):136-138.

[2]朱波,杨艳,苏仁意,等.桂枝芍药知母汤加减治疗类风湿性关节炎的疗效及其对程序性死亡分子配体-1表达的影响[J].世界中医药,2019,14(07):1728-1732.

[3]全健,丁文涛,武辉.穴位注射配合桂枝芍药知母汤加减治疗类风湿性关节炎临床研究[J].陕西中医,2019,40(05):671-673.

[4]李铁,吕恩基.桂枝芍药知母汤治疗类风湿性关节炎疗效及对血清RF、IL-6和GM-CSF水平的影响[J].哈尔滨医药,2018,38(05):476-478.

[5]庞源源,孙西庆.颈椎病从痹论治一得[J].江苏中医药,2014,46(08):34-35.

[6]苏周伟,王杰.加味桂枝芍药知母汤联合推拿治疗气滞血瘀型椎动脉型颈椎病疗效观察[J].四川中医,2016,34(04):162-164.

[7]肖丽萍,肖璐,曾伟刚,等.桂枝芍药知母汤联合中医护理治疗痛风性关节炎的临床研究[J].井冈山大学学报(自然科学版),2018,39(05):98-102.

[8]石爱伟,肖碧跃,曾序求,等.桂枝芍药知母汤治疗痛风性关节炎的疗效观察[J].中国医药指南,2010,8(34):237-238.

[9]肖碧跃,赵国荣,曾序求,等.桂枝芍药知母汤对大鼠急性痛风性关节炎细胞因子IL-1、IL-4的影响[J].中医药导报,2011,17(12):16-18.

[10]汪琪.用加味桂枝芍药知母汤对手术后并发上肢淋巴水肿的乳腺癌患者进行治疗的效果探讨[J].当代医药论丛,2019,17(11):207-209.

[11]夏红梅,尹卫华,李丽华,等.加味桂枝芍药知母汤治疗乳腺癌术后上肢淋巴水肿的临床观察[J].中国中医药现代远程教育,2017,15(24):88-89.

[12]蔡奇文,李浩钢,郭天旻.桂枝芍药知母汤在骨伤科的应用[J].河南中医,2011,31(02):121-122.

[13]朱波,杨艳,苏仁意,等.桂枝芍药知母汤加减治疗类风湿性关节炎的疗效及其对程序性死亡分子配体-1表达的影响[J].世界中医药,2019,14(07):1728-1732.

[14]陈敬坚.桂枝芍药知母汤加味治疗膝关节滑膜炎60例[J].吉林中医药,1999(05):17.

[15]张慧英.桂枝芍药知母汤加减治梨状肌综合征96例[J].江西中医药,2001(02):14.

[16]邢亚明,孙跃,赵地.桂枝芍药知母汤结合甲氨蝶呤在风湿免疫科的临床价值[J/OL].当代医学,2019(25):136-138.

[17]李铁,吕恩基.桂枝芍药知母汤治疗类风湿性关节炎疗效及对血清RF、IL-6和GM-CSF水平的影响[J].哈尔滨医药,2018,38(05):476-478.

[18]肖丽萍,肖璐,曾伟刚,等.桂枝芍药知母汤联合中医护理治疗痛风性关节炎的临床研究[J].井冈山大学学报(自然科学版),2018,39(05):98-102.

[19]黄聪,彭伟,牟茂婷,等.基于“肢节痹病”的桂枝芍药知母汤的现代药理作用探讨[J].时珍国医国药,2019,30(04):949-950.

[20]王永辉,房树标,李艳彦,等.基于Toll-MyD88信号通路研究桂枝芍药知母汤治疗痛风性关节炎的作用机制[J].中国实验方剂学杂志,2016,22(21):121-126.

论经典名方核桃承气汤*

杨　硕[1]　于大远[2]　杨建宇[3,4]　赵中科[5]
1. 辽宁中医药大学第四附属医院，辽宁 沈阳 110103
2. 北京中医药大学东方医院，北京 100078
3. 中国中医药研究促进会慢病医养中心（龙脉温泉）中和医派传承工作室，北京 102211
4. 中华中医药中和医派杨建宇京畿豫医工作室　北京知医堂中和国医馆，北京 100031
5. 河南洛阳中医药学校，河南 嵩县 471499

【摘要】桃核承气汤出自《伤寒论》，是医圣张仲景活血化瘀“南阳六把神刀”之六方之首，功效为逐瘀泻热，原书中用于治疗太阳蓄血证，其病机为瘀热搏结于太阳之腑（或称膀胱、下焦）。本方在现代临床应用时不必拘泥于原书中记载的症状，只要病机存在“瘀”“热”“结”的征象就可考虑使用。本方常用于治疗便秘、动脉硬化性血管闭塞症、肠癌术后、慢性肾衰、急腹症、脑中风、妇科疾病、男科疾病等。但需注意要中病即止，切勿过剂。

【关键词】桃核承气汤；瘀热互结；现代临床应用；南阳六把神刀；中和医派；杨建宇

桃核承气汤出自《伤寒论》（东汉张仲景），是医圣张仲景活血化瘀“南阳六把神刀”六方之首席经方，原文：“太阳病不解，热结膀胱，其人如狂，血自下，下者愈。其外不解者，尚未可攻，当先解其外；外解已，但少腹急结者，乃可攻之，宜桃核承气汤。”本方功效为逐瘀泻热。本方组成为桃仁（去皮尖）五十个，大黄四两，桂枝（去皮）二两，甘草（炙）二两，芒硝二两。上五味，以水七升，煮取二升半，去滓，内芒硝，更上火，微沸下火，先食温服五合，日三服。方中桃仁破血行瘀；桂枝宣通心阳，温经通脉以助桃核之功；大黄化瘀宣滞泄热；芒硝软坚，以助大黄之功。此四味皆为攻下药，一逐瘀一泄热，炙甘草益气和中，并缓和诸药猛烈之性，共奏破血下瘀泄热之功。本方用于治疗 2 型糖尿病肾病[1]。《医学启源》载：“专疗血结，破血。”《本草纲目》又载：“主血滞风痹。”《药鉴》又载：“多用逐瘀血而止痛。”由于桃仁擅于逐瘀血而止痛，临床上多用于瘀血凝滞所引起的风湿痹痛或一切痛症；桂枝祛风寒湿而利关节，《名医别录》赞其曰：“温经通脉。”《本草经疏》载：“主风痹骨节挛痛。”《本草再新》又载：“治手足发麻，筋抽疼痛。”《神农本草经》谓大黄“主下瘀血，血闭……推陈致”。桃仁善入血分，既能破血祛瘀又能止痛，桂枝温通血脉，大黄推陈出新，走而不守，三药配伍合用，直达病所，瘀血和风寒湿并治，共建破血积、通经脉之功。芒硝既除寒热，逐六腑积聚、结固，又“能散恶血”（《药性论》），《日华子本草》又载：“调血脉，利关节。”成无己有言：“太阳多热，热在膀胱，必与血相搏，若血不为蓄，为热迫之，则血自下，血下则热随血出而愈。若血不下者，则血为热搏，蓄积于下，而少腹急结，乃可攻之，与桃核承气汤，下热散血。”[2]在现代临床上，本方常应用于治疗便秘、动脉硬化性血管闭塞症、肠癌术后、慢性肾衰、急腹症、脑中风、妇科疾病、男科疾病等。

1. 便秘

郎笑飞[3]用本方治疗 28 岁女性张某腹胀便秘 3 个月，方选桃核承气汤加味（桃仁、桂枝各 15g，大黄，芒硝各 3g，甘草 10g，柴胡 20g，白芍 30g，槟榔 10g，枳实 30g，神曲 30g，白术 20g，党参 15g），3 服后二诊，饮食稍增，大便日 2 次。余无明显进退，于上方稍有加减，共服 15 服，诸症悉除。桃核承气汤还可应用于其他疾病导致的便秘。新昕[4]临床观察证实，精神科患者的便秘症状可以通过桃核承气

* 基金项目：中关村炎黄中医药科技创新联盟中和医派经方经药专项课题；中国中医药研究促进会北京昌平沙河高教园区卫生服务中心中和医派传承工作室专项课题。

* 通讯作者 / 指导老师：jianyu66@163.com
△执笔人

汤治疗得到改善，桃核承气汤不仅能迅速改善便秘症状，还可缓解患者的抑郁、焦虑状态。施伟国[5]临床观察证实，桃核承气汤治疗急性脑出血伴便秘患者疗效显著，能改善腹内压（IAP）和炎症指标，同时不会产生不良症状。

2. 动脉硬化性血管闭塞症

温桂荣[6]治疗一患有动脉硬化性血管闭塞症的53岁男性，其症状表现为：右下肢及臀部疼痛，不走路时腰腿部疼痛比较轻微，行走或上楼梯时下肢酸胀疼痛加重，常出现间歇性跛行，患处发凉、压痛、麻木，感觉异常，大便秘结，舌质淡红，左舌边有些瘀点，舌苔薄白，脉弦涩。故用桃核承气汤合芍药甘草汤化裁：桃仁、大黄（后下）各12g，芍药40g，延胡索30g，当归身、木瓜、牛膝、桑寄生各15g，红花、川芎、桂枝9g，芒硝（冲服）、炙甘草各6g，3服，每日1服，水煎服。3服后症状减轻，照原方去大黄、芒硝，木瓜改为30g，再服7服后诸症渐缓。

3. 肠癌术后

黄敏[7]选取大肠癌患者64例，随机分为采用加减加味桃核承气汤联合化疗治疗的联合组和采用化疗治疗的对照组，治疗2个月，观察两组患者治疗效果及不良反应，联合组较对照组明显减轻，胃肠功能恢复良好，腹痛腹胀发生率降低，且不良反应小，是治疗大肠癌术后的有效方法。

4. 慢性肾衰

许阿亮等[8]将慢性肾衰竭患者60例，按随机分配法分为临床常规西药治疗和加减桃核承气汤的治疗组，以及单纯常规西药治疗对照组，治疗3个月后，治疗组较对照组更能降低血清Scr、TC、TG水平，提高ALB、Hb、Ccr水平。加减桃核承气汤可以有效延缓血瘀型慢性肾衰竭病人的肾功能进展，调整血脂水平，改善患者营养状态及临床症状，临床服用安全有效。

5. 急腹症

杜珊等[9]通过临床观察发现，治疗组在西医常规治疗基础上运用桃核承气汤灌肠治疗急性胰腺炎，总有效率为96.9%，明显高于单纯西医常规治疗观察组的80.0%；治疗组中医证候积分及疼痛VAS评分的改善优于观察组。刘丽等[10]通过观察桃核承气汤治疗120只重症急性胰腺炎（SD）大鼠发现，AMY、ALT、AST、BUN、Cr降低，细胞水肿出血及炎症浸润明显减轻，桃核承气汤对SAP大鼠的肝肾功能有良好的改善作用，可保护肝肾细胞，减轻炎症反应，并对机体起到保护作用，抑制SAP病情的发展。高世平等[11]通过观察比较重症急性胰腺炎患者治疗前后症状（腹痛腹胀缓解、肛门排便、腹腔积液消失）、生化指标（血淀粉酶、血常规）、炎症因子水平改善情况和改善时间、住院时间和住院总费用证实，早前多部位穿刺引流术联合桃核承气汤治疗重症急性胰腺炎可以提高治疗效果，降低死亡率，迅速缓解患者临床症状，缩短住院时间和住院费用。孙久庆等[12]临床观察证实，桃核承气汤联合乌司他丁治疗重症胰腺炎可以取到较好的效果，改善患者的临床症状和相关并发症，同时可降低血清促炎因子肿瘤坏死因子、白介素-6（IL-6）的水平，升高抑炎因子IL-10的水平。刘蔚[13]将本院收治的460例重症胰腺炎患者，采用双盲法随机分为单纯西药治疗组和桃核承气汤联合西药治疗组，观察比较两组治疗前后临床症状、炎症因子水平和肝肾功能的变化，证实桃核承气汤辅助西药综合保守治疗重症胰腺炎患者，临床疗效显著，在明显降低患者炎症因子水平的同时能保护患者肝肾功能，有效降低并发症发生率，且预后效果佳。

6. 脑中风

张雷[14]将院内157例急性出血性中风患者，随机分为使用西医基础治疗的对照组78例与在西医基础上治疗加用桃核承气汤联合犀角地黄汤的治疗组79例，在治疗第11、第21天评价2组临床疗效及中风病证候积分、瘀热阻窍症候评分、脑出血吸收状况，结果显示，治疗组急性出血性中风基本恢复率、显效率均高于对照组。

7. 妇科疾病

于万贵[3]用本方治疗39岁女性何某闭经半年余，方用桃仁15g，桂枝15g，大黄6g，炙甘草10g，水蛭5g，红花10g，淡附片10g，鹿角片10g，麻黄5g，柴胡15g，白芍30g，川芎20g，当归20g，10服，水煎服。陈宝贵[15]用本方治疗30岁女性刘某，月经期前烦躁1年余，症见：于月经前5天再次出现低热（体温37℃），心烦易怒，伴有少腹拘痛、腰痛、胁肋及乳房胀痛，不欲饮食，恶心干呕，失眠，烦躁易怒症状较前加重，大便干燥，3天1次，小便色黄，舌质暗红、边有齿痕，苔薄黄，脉沉涩。方选逍遥散合桃核承气汤加减，1服后大便即通畅，身热好转（体温

36.7℃）；去芒硝服用 7 服后，诸证悉减；再随证调治 2 月，患者痊愈；1 年后随访未再复发。

8. 男科疾病

吴钟彪等[21]通过临床观察，在前列康＋盐酸左氧氟沙星胶囊治疗前列腺炎的基础上，联合使用桃核承气汤治疗 4 周后，患者前列腺体积、残余尿量、最大尿流率小于使用前列康＋盐酸左氧氟沙星胶囊治疗同等时间的对照组，IL-6、IL-8、肿瘤坏死因子（TNF-α）水平、慢性前列腺炎症状积分指数低于对照组。李洪兵等[17]临床观察证实，桃核承气汤治疗Ⅲ型前列腺炎效果较为理想，对患者预后康复有利，同时能降低前列腺液中 IL-6、IL-10、IL-17、COX-2、p38MAPK 水平，提升前列腺液 B7-H3 水平。

庄秀辉等[18]研究表明，桃核承气汤可通过上调 BMP-7、MMP-2 蛋白及 mRNA 的表达，而下调 TIMP-2 蛋白的表达，减轻肾间质纤维化，从而延缓 CRF 进展。徐阳等[19]通过临床观察证实，桃核承气汤早期干预可降低糖尿病大鼠大血管病变中 Toll 样受体 2（TLR-2）、Toll 样受体 4（TLR-4）及转化生长因子-β（TGF-β）、胰岛素样生长因子 1（IGF-1）水平，从而减轻糖尿病大血管纤维化，说明本方早期干预对糖尿病大血管纤维化有预防作用。以上病症虽临床表现各异，但分析其病机，总属下焦瘀热互结，故以桃核承气汤泻下瘀热，则瘀去热消，诸症可除。只要病机存在“瘀”“热”“结”的征象，均可考虑使用。辨证得当，可取得良好疗效，但同时需注意中病即止，切勿过剂。

桃核承气汤是“南阳六把神刀”活血化瘀六首名方之首席，是医圣张仲景活血化瘀学术思想的代表方之一，“南阳六把神刀”传承首席代表，中和医派掌门人，国医大师孙光荣、唐祖宣、李佃贵门徒杨建宇教授指出，以核桃承气汤为代表的“南阳六把神刀”活血化瘀学验传承，关乎中医药临床研究的发展方向，对中医临床攻克疑难杂症有推动作用，对疗效的提升有保障作用，值得深入研学和在临床上大力推广。

参考文献

[1]吴建军,黄江荣,黄蔚,等.温阳益气养阴活血方治疗2型糖尿病肾病疗效观察[J].现代中西医结合杂志,2014,23(06):637-639.

[2]成无己.注解伤寒论[M].北京:人民卫生出版社,1963:93.

[3]郎笑飞,于万贵.桃核承气汤加味的临床新用[J].中外女性健康研究,2018(06):30-31.

[4]新昕.桃核承气汤治疗精神科便秘疗效分析[J].航空航天医学杂志,2019(02):214-215.

[5]施伟国.桃核承气汤治疗急性脑出血伴便秘患者的疗效观察[J].中国中医药科技,2016,23(02):191-192.

[6]温桂荣.经方加减治疗腰腿痛3例心得[J].中华中医药杂志,2018,33(04):1415-1417.

[7]黄敏,吴传中.加味桃核承气汤联合化疗治疗大肠癌术后患者的疗效观察[J].中医药学报,2016,44(06):70-72.

[8]许阿亮,黄柳莺,陈雅希.加减桃核承气汤治疗慢性肾衰竭临床观察[J].黑龙江中医药,2017(01):27-28.

[9]杜珊,喻斌.中西医结合治疗急性胰腺炎32例临床观察[J].湖南中医杂志,2017,33(03):55-57.

[10]刘丽,刘大晟,钟健,等.桃核承气汤对重症急性胰腺炎大鼠肝肾功能的保护[J].暨南大学学报(自然科学与医学版),2016(05):378-380.

[11]高世平,刘涛,张玲,等.桃核承气汤联合早期多部位穿刺置管引流治疗重症急性胰腺炎的临床研究[J].世界中西医结合杂志,2018,13(08):1122-1123.

[12]孙久庆,周俊,郑儒君.桃核承气汤联合乌司他丁治疗重症急性胰腺炎的临床疗效观察[J].世界华人消化杂志,2017,25(03):281-286.

[13]刘蔚.桃核承气汤辅助西药综合保守治疗对重症胰腺炎炎症因子水平及肝肾功能的影响[J].四川中医,2018,36(09):98-99.

[14]张雷,黄伟.桃核承气汤联合犀角地黄汤治疗急性出血性中风的临床效果[J].实用临床医药杂志,2016,20(24):23-24.

[15]郭敏,韩金凤,陈宝贵.陈宝贵教授运用桃核承气汤验案举隅[J].内蒙古中医药,2016(05):53.

[16]吴钟彪,房华,李表清.桃核承气汤治疗男性阴虚湿热证前列腺炎的疗效观察[J].辽宁中医杂志,2017,44(10):2118-2120.

[17]李洪兵,徐宝.桃核承气汤治疗Ⅲ型前列腺炎疗效及对前列腺功能、前列腺液IL-6、IL-10、B7-H3及COX-2水平的影响[J].四川中医,2019,37(03):131-132.

[18]庄秀辉,张喜奎,危美红,等.桃核承气汤对慢性肾衰大鼠BMP-7及MMP-2表达影响的研究[J].福建中医药,2016,47(04):37-39.

[19]徐阳,王军.桃核承气汤对大鼠糖尿病大血管Toll样受体表达的影响[J].中国中西医结合外科杂志,2017,23(01):60-61.

[20]张婷婷,王蕾.王蕾运用桃核承气汤临证经验[J].中医药通报,2018,17(03):12-13.

[21]吴钟彪.经方加减治疗Ⅲ型前列腺炎心得[J].中华中医药杂志,2018,33(04):1415-1417.

[22]徐阳,王军.桃核承气汤对大鼠糖尿病大血管Toll样受体表达的影响[J].中国中西医结合外科杂志,2017,23(01):60-61.

论经典名方厚朴麻黄汤*

刘春生[1, 2]　于大远[3△]　杨建宇[2,4*]　陆锦锐[5]

1. 北京市房山区周口店社区卫生中心，北京 102451

2. 中国中医药研究促进会慢病医养中心（龙脉温泉）中和医派传承工作室，北京 102211

3. 北京中医药大学东方医院，北京 100078

4. 中华中医药中和医派杨建宇京畿豫医工作室　北京知医堂中和国医馆，北京 100031

5. 贵州黔南民族医学高等专科学校 / 都匀三汇中医门诊，贵州 都匀 558016

【摘要】厚朴麻黄汤出自东汉张仲景的《金匮要略》，由厚朴、麻黄、石膏、杏仁、半夏、干姜、细辛、小麦、五味子组成。此方具有宣肺降气、化痰止咳平喘之功。此方主治“咳而脉浮者”，现代临床上常应用于治疗以咳、痰、喘为主要表现的慢性支气管炎、肺气肿、支气管哮喘、肺心病、慢阻肺等呼吸系统疾病。

【关键词】厚朴麻黄汤；宣肺降气；化痰；止咳；平喘；慢性支气管炎；肺气肿；支气管哮喘；肺心病；慢阻肺；中和医派；杨建宇

厚朴麻黄汤出自东汉张仲景的《金匮要略》，原文：“咳而脉浮者，厚朴麻黄汤主之。”此方由厚朴五两、麻黄四两、石膏如鸡子大、杏仁半升、半夏半升、干姜二两、细辛二两、小麦一升、五味子半升组成。此方为小青龙汤的变方，取其中的干姜、细辛、半夏、五味子这一组合，温化寒痰，且散中有敛，辛泻酸补，为“随肺之所得而攻之”；对于痰郁化热，仲景常加生石膏清热，如大青龙汤、小青龙加石膏汤之法；麻黄发汗解表，部分患者兼有的表证也可去除；同时麻黄开宣肺气，杏仁宣降肺气，两药相伍，为宣降肺气、止咳平喘的常用组合；重用厚朴以下气除满、消痰平喘；因有痰饮化热，故性凉的小麦取代小青龙汤中的桂枝、芍药，防止其生痰助热；甘草甘缓壅遏，碍厚朴之行气，故去之。此方具有宣肺降气、化痰止咳平喘之功，主治咳而脉浮者，证见咳嗽喘逆，胸满烦躁，咽喉不利，痰声漉漉，苔白滑，或略有表证，微恶风寒；亦可治哮病发作期寒包热哮之证。现代临床上此方常应用于治疗以咳、痰、喘为主要表现的慢性支气管炎、肺气肿、支气管哮喘、肺心病、慢阻肺等呼吸系统疾病。

1. 临床应用

1.1 慢性支气管炎

吴亚莉等[1]将 130 例慢性支气管炎患者随机分为对照组和联合组各 65 例，对照组给予常规西药治疗，联合组在对照组基础上给予厚朴麻黄汤加减治疗，治疗 2 周后，联合组治疗总有效率显著高于对照组，CRP、TNF-α、IL-8 降低程度低于对照组，证实厚朴麻黄汤治疗慢性支气管炎确有疗效，甚至优于部分常规西药，可改善患者临床症状、影像学检查和理化指标，安全性比较高。李娟[2]研究表明，厚朴麻黄汤联合西药治疗慢性支气管炎，疗效满意，无严重不良反应。曾柳方[3]将 80 例慢性支气管炎患者随机分为两组，对照组 40 例常规西药治疗，治疗组 40 例厚朴麻黄汤加减联合常规西药治疗，治疗 14 天后，治疗组总有效率明显高于对照组，咳嗽喘息消失时间、住院时间均短于对照组。李海澄[4]采用厚朴麻黄汤加减联合常规西药治疗 50 例慢性支气管炎患者，对照组 50 例给予常规西医治疗，治疗 2 周后，治疗组总有效率高于对照组，胸片积分低于对

*基金项目：中关村炎黄中医药科技创新联盟中和医派经方经药专项课题；中国中医药研究促进会北京昌平沙河高教园区卫生服务中心中和医派传承工作室专项课题。

*通讯作者 / 指导老师：jianyu66@163.com

△执笔人

照组。苏涛[5]将108例慢性支气管炎患者随机分为两组，观察组54例用厚朴麻黄汤治疗，对照组54例用西药治疗，治疗3周后，观察组总有效率高于对照组，中医临床症状恢复时间短于对照组。李杰[6]研究表明，采用厚朴麻黄汤加减联合西药治疗慢性支气管炎，可以对症状进行有效的控制，有利于病灶的修复，可以达到防止复发的目的，且副作用不明显，疗效持续时间长。邓慧芳[7]采用厚朴麻黄汤加减联合常规西药治疗44例慢性支气管炎患者，对照组44例给予常规西医治疗，治疗2周后，治疗组总有效率高于对照组。孟召莲[8]将80例慢性支气管炎病人随机分为治疗组和对照组，每组各40例，对照组病人服用复方支气管炎片治疗，治疗组病人服用厚朴麻黄汤进行治疗，治疗7天后，治疗组总有效率高于对照组。范国林[9]的临床研究证实，采用常规西药疗法加中药厚朴麻黄汤治疗的慢性支气管炎患者，其治疗总有效率明显高于采用常规西药疗法的患者。

1.2 肺气肿

孙潇芳[10]将慢性支气管炎合并肺气肿患者78例随机分为参照组39例、研究组39例，参照组使用常规治疗，研究组则在此基础上使用厚朴麻黄汤，治疗4周后，研究组总有效率高于参照组，呼气量、通气量最大值均大于参照组，表明采取厚朴麻黄汤加减治疗慢性支气管炎合并肺气肿，能显著改善患者临床症状，提高治疗有效率与肺功能。隋小峰[11]研究表明，为慢性支气管炎合并肺气肿患者采用厚朴麻黄汤进行治疗可取得理想的临床疗效，能显著改善肺功能及临床症状，提高生活质量。韩萍[12]研究表明，厚朴麻黄汤在治疗慢性支气管炎合并肺气肿方面效果显著，能够有效改善患者的肺功能，具有较高的安全性，值得推广。李荣萍[13]将70例慢性支气管炎合并肺气肿患者分为观察组与对照组，对照组采用常规药物治疗，观察组采用自拟厚朴麻黄汤治疗，治疗3周后，观察组治疗总有率明显高于对照组。李琼[14]将80例慢性支气管炎合并肺气肿患者随机分组分为观察组和对照组各40例，两组均给予常规基础治疗，观察组加用厚朴麻黄汤治疗，治疗1周后，观察组总有效率和生存质量指标得分均高于对照组，肺功能改善优于对照组，不良反应发生率低于对照组。赵颖[15]研究表明，厚朴麻黄汤治疗慢性支气管炎合并肺气肿的疗效显著，可有效改善患者肺功能，值得临床推广。周春林等[16]将78例慢性支气管炎合并肺气肿患者随机分为对照组与观察组各39例，对照组采用常规对症支持治疗，观察组在对照组的基础上加用中药厚朴麻黄汤治疗，治疗14天后，观察组总有效率高于对照组。尹归东[17]研究表明，采用厚朴麻黄汤治疗慢性支气管炎合并肺气肿患者不仅可提高患者治疗疗效，还可改善肺功能指标，值得推广。张建文[18]采用厚朴麻黄汤加减联合常规西药治疗40例慢性支气管炎患者，对照组40例给予常规西医治疗，治疗3周后，观察组肺功能各项指标水平明显高于对照组，治疗总有效率明显高于对照组。刘超南[19]研究表明，厚朴麻黄汤治疗慢性支气管炎合并肺气肿的疗效显著，能明显改善患者临床症状，而且安全性高。莫健平[20]选取100例慢性支气管炎合并肺气肿患者，随机分为2组，每组各50例，对照组采用西医常规进行治疗，研究组在对照组治疗基础上给予厚朴麻黄汤治疗，治疗1个月后，研究组总有效率明显高于对照组。罗来恒[21]研究表明，厚朴麻黄汤加减治疗慢性支气管炎临床疗效明显，且患者肺功能的改善效果明显，安全可靠。

1.3 其他应用

通过整理其他文献，厚朴麻黄汤还被用于治疗咳嗽[22]、肺心病[23]、慢性阻塞性肺疾病[24]、哮喘急性期[25]、慢性喘息性肺病[26]、支气管哮喘[27]、肺胀[28]等疾病。

2. 实验研究

胡方媛[29]研究表明，厚朴麻黄汤可以改善哮喘小鼠气道炎症、降低气道反应性，其机制除降低Th2相关的细胞因子水平外，可能与调控TRPA1、V1mRNA和蛋白表达及降低相关神经因子水平有关。孟泳等[30]研究表明，厚朴麻黄汤能够减轻哮喘小鼠肺组织病理学改变，降低血清IgE、IL-4、IL-13和CysLTs水平，抑制炎症因子产生，从而减轻气道炎症。刘瑞[31]研究表明，厚朴麻黄汤能够明显改善哮喘模型小鼠气道炎症的反应程度，降低哮喘模型小鼠血清IL-13水平，升高血清INF-γ水平，调节Th1和Th2的失衡，从而达到治疗哮喘的目的。刘秀剑[32]研究表明，高、低剂量厚朴麻黄汤均可降低大鼠血液中NO、ET-1水平和腹腔肥大细胞脱颗粒百分率，作用效果与氨茶碱接近。以上研究可以为此方治疗支气管哮喘、慢性阻塞性肺疾病等提供现代药理依据。

3. 结语

基于中和医派掌门杨建宇教授“经药”“经药”

之概念和理论，应该熟悉一下《神农本草经》对麻黄的记载：味苦温。主中风，伤寒，头痛，温疟，发表，出汗，去邪热气，止咳逆上气，除寒热，破癥坚积聚。结合现代医学，应该了解麻黄对于生命节律的影响，同时要注意，“出汗”一词，在《神农本草经》中并不多见，值得思考和关注。

厚朴麻黄汤具有宣肺降气、化痰止咳平喘之功，此方的更多应用，有待继续发掘整理。

参考文献

[1]吴亚莉,高骊民.厚朴麻黄汤加减治疗慢性支气管炎的效果和安全性[J].临床医学研究与实践,2018,3(15):116-117.

[2]李娟.厚朴麻黄汤联合西药治疗慢性支气管炎随机平行对照研究[J].实用中医内科杂志,2013,27(13):10-11.

[3]曾柳方,李兴明,罗通海.厚朴麻黄汤联合西药治疗慢性支气管炎随机平行对照研究[J].实用中医内科杂志,2019,33(03):20-22.

[4]李海澄.西药联合厚朴麻黄汤治疗慢性支气管炎急性加重期50例临床观察[J].中国民族民间医药,2018,27(17):115-116.

[5]苏涛.厚朴麻黄汤治疗慢性支气管炎临床观察[J].实用中医药杂志,2018,34(08):902-903.

[6]李杰.厚朴麻黄汤加减联合西药治疗慢性支气管炎对照观察[J].实用中医内科杂志,2012,26(15):54-55.

[7]邓慧芳.厚朴麻黄汤治疗慢性支气管炎的效果[J].内蒙古中医药,2017(08):20.

[8]孟召莲.厚朴麻黄汤治疗慢性支气管炎的临床对比研究[J].世界最新医学信息文摘,2015,15(32):154.

[9]范国林.厚朴麻黄汤治疗慢支炎的临床效果和安全性[J].饮食保健,2019,6(27):86-87.

[10]孙潇芳.厚朴麻黄汤对慢性支气管炎合并肺气肿的治疗效果[J].中外女性健康研究,2019(01):108-109.

[11]隋小峰.厚朴麻黄汤治疗慢性支气管炎合并肺气肿的临床价值研究[J].世界最新医学信息文摘,2018,18(52):85+95.

[12]韩萍.厚朴麻黄汤治疗慢性支气管炎合并肺气肿38例临床观察[J].黑龙江中医药,2018,47(01):31-32.

[13]李荣萍.观察厚朴麻黄汤治疗慢性支气管炎合并肺气肿的临床疗效[J].世界最新医学信息文摘,2017,17(96):118.

[14]李琼.厚朴麻黄汤联合西药治疗慢性支气管炎合并肺气肿临床观察[J].实用中医药杂志,2017,33(10):1194-1195.

[15]赵颖.厚朴麻黄汤治疗慢性支气管炎合并肺气肿的疗效分析[J].内蒙古中医药,2017,36(08):31-32.

[16]周春林,李莉陕.慢性支气管炎并发肺气肿78例临床治疗分析[J].吉林医学,2014,35(26):5858.

[17]尹归东.厚朴麻黄汤治疗慢性支气管炎肺气肿的临床疗效观察[J].北方药学,2013,10(09):38-39.

[18]张建文.浅析厚朴麻黄汤治疗慢性支气管炎合并肺气肿80例临床观察[J].临床医药文献电子杂志,2017,4(05):923-924.

[19]刘超南.厚朴麻黄汤治疗慢性支气管炎合并肺气肿42例临床观察[J].临床医药文献电子杂志,2015,2(29):6001+6004.

[20]莫健平.厚朴麻黄汤联合西医常规治疗慢性支气管炎合并肺气肿临床观察[J].新中医,2016,48(02):35-36.

[21]罗来恒.厚朴麻黄汤治疗慢性支气管炎合并肺气肿30例[J].中国中医药现代远程教育,2015,13(22):43-44.

[22]曹正和.厚朴麻黄汤治疗咳嗽82例[J].北方药学,2014,11(05):18.

[23]毛德西.厚朴麻黄汤治疗肺心病[N].中国中医药报,2018-06-28(004).

[24]王玉玲,柯锦运,皮三毛.肺胃同治法应用于老年慢性阻塞性肺疾病临床观察[J].云南中医中药杂志,2018,39(02):24-25.

[25]梁淑敏.加味厚朴麻黄汤治疗哮喘急性期寒包热哮证的疗效观察[D].福州:福建中医药大学,2017.

[26]罗晓燕.厚朴麻黄汤治疗慢性喘息性肺病急性期3例[J].内蒙古中医药,2009,28(24):23.

[27]李建军,庞志勇.厚朴麻黄汤治疗支气管哮喘126例[J].中医研究,2007(10):42-43.

[28]何长义.厚朴麻黄汤加减治疗肺胀[J].陕西中医函授,1997(06):21-23.

[29]胡方媛,范玉浩,范欣生,等.厚朴麻黄汤对哮喘小鼠气道炎症及TRPA1,TRPV1 mRNA与蛋白表达的影响[J/OL].中国实验方剂学杂志:1-7[2019-10-20].

[30]孟泳,崔应麟,李彬.厚朴麻黄汤对哮喘小鼠血清IgE、IL-4、IL-13及半胱氨酰白三烯水平的影响[J].郑州大学学报(医学版),2017,52(02):193-196.

[31]刘瑞.厚朴麻黄汤对哮喘小鼠肺组织病理及血清IL-13、INF-γ影响的实验研究[D].郑州:河南中医药大学,2016.

[32]刘秀剑.厚朴麻黄汤对哮喘大鼠一氧化氮、内皮素1与肥大细胞脱颗粒的影响[D].沈阳:辽宁中医药大学,2009.

论经典名方厚朴七物汤*

李红霞[1]　于大远[2△]　杨建宇[3,4*]　李　杨[3,4]

1. 山西长治市研究所附属医院，山西 长治 046099

2. 北京中医药大学东方医院，北京 100078

3. 中国中医药研究促进会慢病医养中心（龙脉温泉）中和医派传承工作室，北京 102211

4. 中华中医药中和医派杨建宇京畿豫医工作室　北京知医堂中和国医馆，北京 100031

【摘要】厚朴七物汤出自东汉张仲景的《金匮要略》，由厚朴半斤、甘草三两、大黄三两、大枣十枚、枳实五枚、桂枝二两、生姜五两组成。此方具有理气健脾、清热化痰之功，现代临床上可用于治疗因为气滞脾虚兼痰热互结导致的功能性消化不良、肠梗阻、胃痛、急性胰腺炎、顽固性腹胀等消化系统疾病，发热伴腹痛、慢性盆腔炎、哮喘、成人斯蒂尔病等疾病。

【关键词】厚朴七物汤；理气健脾；清热化痰；功能性消化不良；肠梗阻；胃痛；急性胰腺炎；顽固性腹胀；发热伴腹痛；慢性盆腔炎；哮喘；成人斯蒂尔病；杨建宇；经方；经药；中和医派

1. 厚朴七物汤的来源、组成及配伍特点

厚朴七物汤出自东汉张仲景的《金匮要略》，原文："病腹满，发热十日，脉浮而数，饮食如故，厚朴七物汤主之。"此方由厚朴半斤、甘草三两、大黄三两、大枣十枚、枳实五枚、桂枝二两、生姜五两组成。厚朴七物汤由厚朴三物汤、桂枝汤去芍药相合而成。方中大黄、厚朴、枳实为小承气汤的组成药物。厚朴行气消满导滞而和畅腑气。大黄荡涤肠胃，泻热通便，通降浊气，使浊气借气机通畅而下出，物以借气而行也。枳实泻热消痞，与厚朴相用，增强调达气机，并使厚朴温而不助热；与大黄相用，则泻热通便，寓清热之中以调气，使邪不得集聚而消散。桂枝解肌散风寒，使营卫之气和合，与生姜相用，使解肌之力专，散寒之力强；与大黄相配伍，生姜其性走而不守，在辛温散寒的同时，能畅行气机。生姜、大枣"味辛甘，固能发散，而此又不特专于发散之用，以脾主为胃行其津液，姜、枣之用，专行脾之津液，而和营卫者也"。甘草、大枣益气，一助桂枝、生姜借卫气调和以抗邪驱邪；一使厚朴、大黄、枳实泻热通下而不伤正气，更能调和诸药而相辅相成，以奏其效。方中通过桂枝、甘草、大枣、生姜温阳化气和中，使大黄、厚朴、枳实攻下而不伤阳气。因原文的主治病证中有"病腹满"，而白芍助满，所以去掉白芍。张仲景在患者出现胸腹部胀满的症状时，会去掉白芍，如桂枝去芍药汤、桂枝去芍药加麻黄附子细辛汤，都是因为有胸部、心下胀满而去白芍。但如果腹满伴有腹痛，也会用白芍，如《伤寒论》治疗误下后导致腹满时痛用桂枝加芍药汤。厚朴七物汤在原文后有此方的加减法，"呕者，加半夏五合；下利，去大黄；寒多者，加生姜至半斤"。张仲景常用半夏治疗气机不降之呕、胀、痞，如葛根加半夏汤、半夏泻心汤、小半夏汤等，因腑气不通、胃气不降而出现呕吐之症，故加半夏；因为大黄具有很强的泻下作用，故如果出现下利则去掉大黄，如桂枝加大黄汤证出现"其人续自便利"，则减少大黄、白芍的用量。若寒重则气机更容易停滞，而生姜辛温，走而不守，故加生姜。

2. 厚朴七物汤的历代医家论述

清朝张璐的《张氏医通》认为，厚朴七物汤"本小承气合桂枝汤，中间裁去白芍之酸收，不致引邪入犯营血。虽同用桂枝、甘草，与桂枝汤泾渭攸分。其厚朴独倍他药，正以泄气之浊逆耳"。历代医家除了分析厚朴七物汤的配伍，对此方所治病证

* 基金项目：中关村炎黄中医药科技创新联盟中和医派经方经药专项课题；中国中医药研究促进会北京昌平沙河高教园区卫生服务中心中和医派传承工作室专项课题；南阳张仲景传统医药研究会中和医派杨建宇经药科研专题项目。

* 通讯作者 / 指导老师：jianyu66@163.com

△执笔人

产生一些争论。一方观点认为，厚朴七物汤所治为兼有表里之证的腹满，如沈明宗的《金匮要略编著》所述："发热十日之久，脉尚浮数，当责风邪在表。然风气内通于肝，肝盛乘胃，故表见发热，而内作腹满；风能消谷，即能食而为中风，所以饮食如故。用小承气荡涤肠胃之热，桂、甘、姜、枣调和营卫，而解在表之风耳。"其他注家也认为此方所治为表里同病，如尤在泾[1]认为"腹满，里有实也；发热，脉浮数，表有邪也"。陈修园[2]认为"病腹满为里实，发热为表邪"。徐忠可[3]言："此有表复有里，但里挟燥邪，故小承气汤为主，而合桂、甘、姜、枣以和其表。"然而现代有些医家认为厚朴七物汤并非表里同治，如李宇铭[4]认为，脉浮数不一定主表证，也可能因热在气血，搏结成瘀，方中桂枝的作用类似桃核承气汤中的桂枝，主要功效在于温通经络、通利血脉，助大黄以活血祛瘀，而非解表，故厚朴七物汤主治气滞脾虚兼瘀热互结证，而非表里同治。

中华中医药中和医派掌门杨建宇教授指出，对本方的理解，首先要在气机方面的考虑，本方应属阳明气分热证，腹满而不胀痛，并且脉象浮数，可知邪热在表在阳明气分，尚未形成阳明腑实证。所以方用厚朴半斤，以引气散而热去。其中，从本方为小承气和桂枝汤（去芍）可知，本方证尚有桂枝表证，不可不察。故而，炙甘草、大枣、生姜不可或缺。因为邪在太阳，表未去，且已入阳明气分，热邪已盛。所以，扶正之品必须要到位，桂枝汤去芍药成了扶正、助气机、散热邪之必须。另外，大黄乃《神农本草经》荡涤六腑、推陈致新之佳品，临床值得关注。

3. 厚朴七物汤的临床应用

一般认为厚朴七物汤具有解肌散寒、和胃泻肠之功，用于治疗太阳中风证与阳明热证相兼，症见腹满，腹痛，大便硬或不大便，饮食尚可，发热，恶风寒，汗出，脉浮数。通过对临床文献中治疗的病证进行分析归纳，厚朴七物汤更多的治疗并非表里同病，所治病机除了因为气滞、热结、食积需要攻下之外，或为兼有瘀血之证，或为兼有脾胃虚弱、中阳不足之证。

3.1 消化系统疾病

厚朴七物汤原文的主治中有"病腹满"，方中的厚朴、枳实有行气除胀之功，此方在临床上可以用于治疗表现为腹部胀满的疾病，如功能性消化不良、肠梗阻等。

3.1.1 功能性消化不良

李孔就等[5]将124例患者随机均分为治疗组和对照组各62例，治疗组予厚朴七物汤加减治疗，对照组口服吗丁啉治疗，治疗2周后，治疗组显效率高于对照组。王怀轩[6]的临床观察证实，厚朴七物汤治疗功能性消化不良确有疗效，能够改善患者的生活质量。

3.1.2 肠梗阻

李广林[7]将95例炎症性肠梗阻患者随机分为治疗组（64例）与对照组（31例），治疗组在常规治疗的基础上施以加味厚朴七物汤（厚朴18g，枳实12g，酒大黄10g，桂枝12g，当归15g，蒲黄15g，五灵脂12g，白芍30g，生甘草10g，生姜6g，大枣5枚）灌胃，对照组给予常规治疗，治疗7～30天后，治疗组总有效率优于对照组，治愈时间较对照组明显缩短。刘俊士[8]用厚朴七物汤治疗小肠远端单纯性肠梗阻51岁男性患者，其伴有腹部绞痛难忍，上腹部明显压痛，肠鸣音不明显，未见胃肠蠕动波，无呕吐，略有畏寒，2天未排便，舌红，两脉浮数，患者服药1服后，排便后腹痛即止，4天后随访，完全康复。上述两条文献说明，厚朴七物汤治疗肠梗阻的疗效良好，有助于加速患者康复。

3.1.3 胃痛

郭春华等[9]采用厚朴七物汤[厚朴15g，大黄18g，桂枝12g，枳实15g，甘草6g，生姜3片，大枣3个。胃脘疼痛剧烈者加陈皮15g、青皮12g、白芍30g、玄明粉18g（另包冲服）；呕吐者加半夏12g、竹茹15g]治疗53例胃痛患者，治疗2～15天后，治愈率96.2%。余祥贵[10]采用厚朴七物汤（厚朴15g，枳实15g，焦三仙15g，桂枝9g，木香9g，砂仁9g，大枣10g，生姜3g，甘草6g，鸡内金30g）治疗脘腹胀满疼痛的12岁男性患者，患者在剧烈运动后，急饮凉汽水后，出现脘腹胀满，胀痛，偶得矢气后痛稍减，纳呆，泄泻，畏寒伴手足不温，舌淡有瘀点，苔薄白腻，脉沉细略滑。证属寒邪内阻，气滞食积；治宜表里双解，温中散寒，消食导滞，行气止痛。患者服药后2小时左右，即大量矢气，腹胀痛减轻，次日早起脘腹舒畅，知饥欲食；服完2服，诸症痊愈。上述医案和临床观察说明，厚朴七物汤治疗胃痛的疗效确切。

3.2 发热

厚朴七物汤由小承气汤合桂枝汤去加减化裁而来，原文的主治中有"发热十日"，临床上可以治疗表现为发热的疾病。汪存仁[11]用厚朴七物汤（桂枝10g，白芍15g，生姜10g，芒硝10g，枳实6g，大黄 10g，厚朴 10g）治疗发烧、腹疼一月余的 15 岁男性患者，其伴有发烧怕冷，自汗、盗汗，午后较重，患者精神差，神志清，面色灰黄，体质较瘦，营养欠佳;服药1服后，大便量多，水液挟有粪块，频下畅通，患者感到腹部空爽柔软，疼止神怡，同时体温下降至正常。王占玺[12]用厚朴七物汤合保和丸加减治疗一夹食上感导致的发热、纳差一周的 6 岁女性患者。患者曾患急性肝炎，愈后经常感冒发烧，现伴有食后即吐，体温 39.5℃，大便 3 日未排，小便黄赤，阵阵烦躁不安，腹胀疼痛拒按，但无咳嗽，舌苔白厚，脉象滑数；服药 2 服后，大便泄下如败卵，腹部柔软，胀气已消，呕吐已止，体温 36.5℃，诸症消失。笔者曾用厚朴七物汤（酒大黄 6g，厚朴 9g，枳实 6g，桂枝 3g，杏仁 3g，生甘草 3g）治疗发热腹痛的 10 岁男性患者，患者因起居不慎，外感风寒，出现发热，头痛，无汗，且长期嗜食肥甘厚味，内挟食滞，腹中胀痛，大便不通，脉浮紧，舌苔黄白杂腻；服药 1 服后，排便 1 次，微微汗出，热势消退。以上临床案例说明，厚朴七物汤治疗多种原因引起的发热伴腹痛能够提高疗效，改善患者的生活质量。

3.3 其他应用

厚朴七物汤具有解肌散寒、和胃泻肠之功，可用于治疗太阳中风证与阳明热证相兼，症见腹满，腹痛，大便硬或不大便，饮食尚可，发热，恶风寒，汗出，脉浮数。除上述疾病外，通过整理其他文献，厚朴七物汤还被用于治疗急性胰腺炎[13]、慢性盆腔炎[14]、哮喘[15]、顽固性腹胀[16]、成人斯蒂尔病[17]等疾病，因其所治病证病机多为气滞脾虚兼痰热互结证。

4. 厚朴七物汤的实验研究

王昌儒[18-19]动物实验研究证实，厚朴七物汤能明显促进小鼠胃排空和肠推进作用，减少大鼠胃液分泌，降低胃液酸度和胃蛋白酶含量；其又将厚朴三物汤、厚朴七物汤（“先合后煎”）、厚朴七物汤（“先煎后合”）的水煎液给小鼠灌胃，试验结果提示，在促进肠推进、保护胃黏膜方面，桂枝去芍药汤对厚朴三物汤产生了“相使”或“相杀”作用，即桂枝去芍药汤加强了厚朴三物汤的肠推进作用，而减轻了其对胃黏膜的损害，且“先合后煎”的煎煮法更为合理。

5. 结语

厚朴七物汤是东汉张仲景所创立的治疗“病腹满，发热十日，脉浮而数，饮食如故”的方剂，具有解肌散寒、和胃泻肠之功。虽然古今注家对厚朴七物汤是否为表里双解之方存在争议，但从其他临床应用上看，大多病证并非兼有表证。后世医家在临床中将其广泛应用于功能性消化不良、肠梗阻、胃痛、急性胰腺炎、顽固性腹胀等消化系统疾病，发热伴腹痛、慢性盆腔炎、哮喘、成人斯蒂尔病等多种疾病中，但多以气滞脾虚兼痰热互结证为使用依据。该方具有理气健脾、清热化痰之功，其更多应用有待进一步发掘整理，总结归纳，以促进中医学科发展，造福更多患者。此外，涉及此方药理作用，提取工艺方面的研究各仅 1 例，物质基础及作用机制尚不明晰，仍待系统而深入的实验探索，为厚朴七物汤治疗相关疾病提供更多临床依据。

参考文献

[1]尤在泾.金匮要略心典[M].北京:人民军医出版社,2009:78.
[2]陈修园.金匮要略浅注方论合编[M].北京:学苑出版社,2002:128.
[3]徐忠可.金匮要略论注[M].北京:人民卫生出版社,1993:133.
[4]李宇铭.厚朴七物汤并非表里同治[J].河南中医,2011,31(12):1337-1339.
[5]李孔就,李孔益.厚朴七物汤加减治疗功能性消化不良62例[J].新中医,2002,34(09):62-63.
[6]王怀轩.厚朴七物汤加减治疗功能性消化不良62例[J].中国社区医师:医学专业,2007,34(20):87.
[7]李广林.加味厚朴七物汤治疗腹部术后早期炎性肠梗阻64例[J].陕西中医学院学报,2011,34(02):52-53.
[8]刘俊士.急症用经方举隅[J].上海中医药杂志,1988(09):11-12.
[9]郭春华,赵远勋.厚朴七物汤治疗胃疼53例临床分析[J].新乡医学院学报,1992(03):66-67.
[10]余祥贵.厚朴七物汤加减治疗脘腹胀满疼痛[J].四川中医,1989(11):27-28.
[11]汪存仁.厚朴七物汤治营卫失调挟里实热一例[J].中医药学报,1983(04):40-41.
[12]王占玺.张仲景药法研究[M].北京:科学技术文献出版社,1984:596.
[13]刘亚辉.厚朴七物汤联合肠内营养支持治疗急性胰腺炎36例临床观察[J].河北中医,2013,35(06):856-857.
[14]马大正.盆腔炎症和盆腔瘀血综合征的经方治疗[J].江西中医药,2005,36(09):39-40.
[15]魏鹏草,苗青.经方双解法治疗哮喘验案2则[J].新中医,2011,43(02):173-174.
[16]岳仁宋.顽固性腹胀治验[J].重庆中医药杂志,1987(01):30.
[17]施光其,张洁.中西医结合治疗成人斯蒂尔病[J].中华实用中西医杂志,2004,17(15):2307-2308.
[18]王昌儒.厚朴三物汤与桂枝去芍药汤合方的理论与实验研究[D].济南:山东中医药大学,2007:1-34.
[19]王昌儒.桂枝去芍药汤、厚朴三物汤及其合方的实验研究[J].中国医院用药评价与分析,2008,8(06):441-443.

论经典名方橘皮竹茹汤*

王居新[1] 张旭冉[2△] 杨建宇[3,4*] 王 涛[4]

1. 北京昌平中医院心内科，北京 100229

2. 北京中医药大学，北京 100029

3. 中国中医药研究促进会慢病医养中心（龙脉温泉）中和医派传承工作室，北京 102211

4. 中华中医药中和医派杨建宇京畿豫医工作室 北京知医堂中和国医馆，北京 100031

【摘要】橘皮竹茹汤出自东汉张仲景的《金匮要略》，由橘皮、竹茹、大枣、生姜、甘草、人参组成。此方具有降逆止呃、益气清热之功，可用于治疗各种以呕吐呃逆为主要表现的疾病，如妊娠呕吐、化疗相关呕吐、胆汁反流性胃炎、反流性食管炎、功能性呃逆、中风后呃逆、化疗后呃逆等。此外，此方还可以治疗胃虚痰热所致的其他疾病。

【关键词】橘皮竹茹汤；降逆；止呃；益气；清热；呕吐；呃逆；糖尿病胃轻瘫；经方；经药；杨建宇；中和医派

橘皮竹茹汤出自东汉张仲景的《金匮要略》，原文："哕逆者，橘皮竹茹汤主之。"此方由橘皮二升、竹茹二升、大枣三十枚、生姜半斤、甘草五两、人参一两组成。方中橘皮辛温，行气和胃以止呃；竹茹甘寒，清热安胃以止呕；人参甘温，益气补虚，与橘皮合用，行中有补；生姜辛温，和胃止呕，与竹茹合用，清中有温；甘草、大枣助人参益气补中以治胃虚，并调和药性。诸药合用，共奏降逆止呃、益气清热之功。此方可用于治疗各种以呕吐呃逆为主要表现的疾病，如妊娠呕吐、化疗相关呕吐、胆汁反流性胃炎、反流性食管炎、功能性呃逆、中风后呃逆、化疗后呃逆等。此外，此方还可以治疗胃虚痰热所致的其他疾病，如糖尿病胃轻瘫、心律失常等。临床应用当以呃逆或呕吐、舌红嫩、苔腻、脉虚数等胃虚痰热之象为辨证要点。中和医派杨建宇教授强调，橘皮竹茹汤方证之核心是气虚，胃气虚，为本虚。而痰热之象是标实。所以，本方大枣三十枚、生姜半斤、甘草五两、人参一两，一派滋补气血之象，而橘皮重用二升，辛温大剂，与生姜之辛辣，乃温散、行散之利器，竹茹化痰清热共奏标本兼治、清热化痰、益气温补、清补共享、寒温并行之效，达降逆止呕之功。

1. 临床应用

1.1 呕吐

1.1.1 妊娠呕吐

李翠翠[1]将妊娠剧吐孕妇50例随机分为对照组与观察组各25例，对照组给予常规治疗方法，观察组给予加味橘皮竹茹汤治疗，治疗2周后，观察组孕妇治疗效果明显优于对照组。田旭红[2]将60例妊娠恶阻患者随机分为对照组和观察组各30例，对照组给予常规西药治疗，观察组在西药治疗的基础上给予加味橘皮竹茹汤治疗，治疗14天后，观察组总有效率明显优于对照组。刘晓勤[3]采用常规西医治疗联合小半夏汤、橘皮竹茹汤治疗53例妊娠恶阻患者，对照组53例采用常规西医治疗，治疗2周后，对照组的治疗总有效率显著低于治疗组。周金英[4]研究表明，加味橘皮竹茹汤治疗妊娠恶阻的效果良好，能够快速减轻患者的临床症状，帮助患者尽快恢复健康，具有极高的临床价值。韩宁[5]采用西医常规治疗结合小半夏汤合橘皮竹茹汤治疗50例妊娠恶阻患者，对

*基金项目：中关村炎黄中医药科技创新联盟中和医派经方经药专项课题；中国中医药研究促进会北京昌平沙河高教园区卫生服务中心中和医派传承工作室专项课题。

*通讯作者 / 指导老师：jianyu66@163.com

△执笔人

照组 50 例采用西医常规治疗，治疗 3 周后，观察组患者各项症状改善时间及治疗效果均优于对照组。王萍[6]将 64 例妊娠恶阻患者随机分为 1 组和 2 组，对两组患者均进行常规治疗，在此基础上，联用加味橘皮竹茹汤对 2 组患者进行治疗，治疗 2 周后，2 组患者恶心、呕吐、乏力、厌食症状的平均评分均低于 1 组患者。刘金艳[7]的临床经验证实，在常规治疗的基础上联合加减橘皮竹茹汤治疗妊娠恶阻患者，其临床总有效率明显高于采用西医常规治疗的患者，且在恶心呕吐、头晕、乏力等症状的改善时间上均明显更短。杨小锋[8]研究表明，妊娠恶阻采用加味橘皮竹茹汤治疗，可显著改善预后，缩短病程，改善患者生存质量。

1.1.2 化疗相关呕吐

张宵庆等[9]研究表明，以橘皮竹茹汤为主方结合西医常规治疗方法治疗化疗相关性呕吐疗效显著，效果明显优于单纯的西医常规治疗。曹一波[10]的临床研究证实，给予托烷司琼联合口服橘皮竹茹汤治疗的大肠癌术后化疗相关性呕吐患者，其临床总有效率高于仅给予托烷司琼治疗的患者。贾淑丽[11]采用橘皮竹茹汤加减结合西医常规治疗的化疗相关性呕吐患者，其总有效率明显高于采用西医常规治疗的患者。

1.1.3 胆汁反流性胃炎

尚赵君[12]将 79 例胆汁反流性胃炎患者，随机分为两组，治疗组 41 例给予橘皮竹茹汤加减治疗，对照组 38 例给予枸橼酸莫沙比利 + 铝碳酸镁片口服治疗，治疗 4 周后，治疗组临床总有效率高于对照组，在改善临床症状方面明显优于对照组。姚春[13]的临床经验证实，采用橘皮竹茹汤加味治疗胆汁返流性胃炎患者，总有效率明显高于采用西药吗叮啉治疗的患者。

1.1.4 反流性食管炎

杨晋芳[14]将 96 例胃虚有热、痰气交杂型反流性食管炎患者随机分为治疗组和对照组各 48 例，治疗组给予橘皮竹茹汤加减治疗，对照组给予泮托拉唑胶囊加多潘立酮片口服治疗，治疗 12 周后，治疗组总有效率明显高于对照组，在改善临床症状、预防停药复发方面明显优于对照组。白海燕等[15]研究表明，橘皮竹茹汤加减治疗反流性食管炎疗效显著，能显著改善患者临床症状。李少华等[16]的临床经验证实，采用橘皮竹茹汤治疗返流性食道炎患者，其总有效率明显高于采用胃复安和甲氰咪呱治疗的患者。

1.1.5 其他呕吐

此外，橘皮竹茹汤还可以用于其他呕吐，如儿麻术后恶心呕吐[17]、肝炎顽固性呕吐[18]等。

1.2 糖尿病胃轻瘫

何玉兰[19]采用橘皮竹茹汤辩证加减联合甲钴胺穴位注射治疗 50 例糖尿病胃轻瘫者患者，对照组 70 例采用常规西医治疗，治疗 2 周后，研究组患者的治疗总有效率显著高于对照组。刘广赞[20]将 66 例糖尿病胃轻瘫患者随机分为治疗组和对照组各 33 例，对照组给予常规治疗，治疗组给予橘皮竹茹汤加减煎服联合常规治疗，治疗 1 月后，治疗组总有效率高于对照组，胃肠激素水平优于对照组，胃排空时间、复发率均低于对照组。胡艳丽等[21]的临床经验证实，采用橘皮竹茹汤辨证加减治疗糖尿病胃轻瘫患者疗效显著，既可改善胃肠激素水平、减少胃排空时间，又可降低复发率，且安全性高，具有较高的应用价值。毕红等[22]的临床研究证实，在采用常规治疗的基础上运用橘皮竹茹汤治疗糖尿病胃轻瘫患者，其总有效率明显高于采用常规治疗的患者。

1.3 呃逆

橘皮竹茹汤还被用于治疗各种原因引起的呃逆，如肿瘤顽固性呃逆[23]、功能性呃逆[24]、梗黄术后呃逆[25]、顽固性呃逆伴食管裂孔疝[26]、中风后呃逆[27]、化疗后呃逆[28-29]等。

1.4 其他应用

通过整理其他文献，橘皮竹茹汤还可用于垂体危象[30]、百日咳[31]、肾功能衰竭[32]、心律失常[33]等疾病，其病机皆为胃虚痰热所致。

2. 实验研究

姚春等[34]研究表明，橘皮竹茹汤对模型大鼠胃黏膜有显著保护作用，其作用机理与升高血清 GAS、胃黏膜 PGE2 相关。曹一波等[35]研究表明，血清 5-HT3 受体浓度与 CINV 严重程度有一定相关性，橘皮竹茹汤汤联合托烷司琼对 CINV 临床疗效良好，可降低呕吐分级，改善中医主症积分。汤雯倩等[36]研究表明，加味橘皮竹茹汤在妊娠滋养细胞肿瘤化疗中，除了预防呕吐之外，也能够对呕吐症状进行缓解，增加呕吐发生的间隔，减少每次呕吐的时长，增加患者对呕吐不良反应的阈值，从而有效提升化疗质量。

3. 结语

橘皮竹茹汤具有降逆止呃、益气清热之功，主要用于治疗各种以呕吐呃逆为主要表现的疾病。基于杨建宇中和医派“经方”“经药”之概念和理论体系，本方君药应该是人参，可参。此方的更多应用有待临床拓展，以促进中医学科发展，造福更多患者。

参考文献

[1]李翠翠.浅谈加味橘皮竹茹汤治疗妊娠剧吐的效果观察[J].临床医药文献电子杂志,2019,6(65):145.

[2]田旭红,臧英,曹居强.小半夏汤合橘皮竹茹汤治疗妊娠恶阻的效果观察[J].临床医药文献电子杂志,2018,5(72):161.

[3]刘晓勤.小半夏汤合橘皮竹茹汤治疗妊娠恶阻的临床效果评价[J].世界最新医学信息文摘,2018,18(54):149+152.

[4]周金英.加味橘皮竹茹汤治疗妊娠剧吐38例[J].湖南中医杂志,2009,25(06):68-69.

[5]韩宁.妊娠恶阻采用西医常规治疗结合小半夏汤合橘皮竹茹汤的临床效果[J].黑龙江医药,2018,31(02):310-312.

[6]王萍.联用小半夏汤和橘皮竹茹汤治疗妊娠恶阻的效果研讨[J].当代医药论丛,2018,16(05):160.

[7]刘金艳.小半夏汤合橘皮竹茹汤治疗妊娠恶阻的临床分析[J].河北中医药学报,2016,31(02):28-31.

[8]杨小锋,郑继田.加味橘皮竹茹汤治疗妊娠恶阻42例[J].实用医技,2001(07):505-506.

[9]张宵庆,冯正权.橘皮竹茹汤佐治化疗相关性呕吐30例[J].浙江中医杂志,2019,54(03):210.

[10]曹一波.橘皮竹茹汤治疗大肠癌术后化疗相关性呕吐临床研究[D].贵阳:贵阳中医学院,2016.

[11]贾淑丽.橘皮竹茹汤治疗肿瘤化疗的消化反应58例疗效观察[J].中医临床研究,2011,3(13):46+48.

[12]尚赵君.橘皮竹茹汤合左金丸加减治疗胆汁反流性胃炎的临床研究[J].内蒙古中医药,2017,36(05):22-23.

[13]姚春.橘皮竹茹汤治疗胆汁返流性胃炎80例临床观察[J].陕西中医函授,2001(04):12-13.

[14]杨晋芳.橘皮竹茹汤加减治疗反流性食管炎48例疗效观察[J].云南中医中药杂志,2011,32(07):43.

[15]白海燕,庞艳梅.橘皮竹茹汤治疗反流性食道炎[J].四川中医,1997(01):29-30.

[16]李少华,吴桂清,韩雅琳,等.橘皮竹茹汤治疗返流性食道炎[J].中医药信息,1988(05):19-20.

[17]李树春,韩大为,秦泗河.橘皮竹茹汤在儿麻术后恶心呕吐的应用[J].小儿麻痹研究,1992(04):238.

[18]易任德.橘皮竹茹汤治疗重症肝炎顽固性呕吐8例观察[J].实用中医药杂志,1997(04):6-7.

[19]何玉兰.橘皮竹茹汤辩证加减联合甲钴胺穴位注射治疗糖尿病胃轻瘫的疗效[J].齐齐哈尔医学院学报,2017,38(07):815-816.

[20]刘广赞.橘皮竹茹汤加减联合甲钴胺治疗糖尿病胃轻瘫疗效观察[J].实用中医药杂志,2018,34(03):325-326.

[21]胡艳丽,王桐玲.橘皮竹茹汤加减治疗糖尿病胃轻瘫42例[J].河北中医,2005(11):848.

[22]毕红,张小建.橘皮竹茹汤加减联合甲钴胺治疗糖尿病胃轻瘫疗效观察[J].临床合理用药杂志,2019,12(22):54-55.

[23]刘鹏,李柳宁,宏洪喜.旋覆代赭汤合橘皮竹茹汤配合针刺及耳穴掐按治疗肿瘤顽固性呃逆验案一则[J].中国民族民间医药,2015,24(24):43-45.

[24]王良花.《金匮》橘皮竹茹汤加减治疗功能性呃逆[J].黑龙江中医药,2000(02):42.

[25]赵淑艳,赵德柱.橘皮竹茹汤治疗梗黄术后呃逆一例[J].黑龙江中医药,2005(01):26-27.

[26]金七龙,林栋.橘皮竹茹汤加柿蒂治疗顽固性呃逆伴食管裂孔疝[J].四川中医,1984(06):47.

[27]李惠玲.小半夏汤合橘皮竹茹汤治疗中风后呃逆52例[J].中国民间疗法,2014,22(03):41.

[28]李强,杨柳.益胃汤合橘皮竹茹汤治疗胃癌放化疗后呃逆96例[J].中国中医药信息杂志,2001(07):67.

[29]郑玉.《金匮》橘皮竹茹汤加味治疗顺铂所致呃逆30例[C]//中华中医药学会.全国张仲景学术思想及医方应用研讨会论文集[C].北京:中华中医药学会,2001:2.

[30]罗吉魁.橘皮竹茹汤加味治疗垂体危象报告[J].实用中医药杂志,2009,25(06):410-411.

[31]姜润林.橘皮竹茹汤治疗百日咳[J].四川中医,1989(11):10-11.

[32]温水应.橘皮竹茹汤加味治疗肾功能衰竭31例[J].新中医,1996(09):40-41.

[33]孙凯军,李秉治,任红.橘皮竹茹汤加减治疗心律失常20例[J].中医药学报,1999(01):12.

[34]姚春,姚凡,赵晓芳,等.橘皮竹茹汤对胆汁返流胃炎大鼠模型的防治作用及对胃泌素、PGE2含量的影响[J].时珍国医国药,2014,25(01):44-46.

[35]曹一波,杨桃,梁宛伶,等.基于血清5-HT3受体探讨橘皮竹茹汤联合托烷司琼对化疗相关性呕吐的研究[J].辽宁中医杂志,2019,46(09):1882-1885.

[36]汤雯倩,彭晓蕾.加味橘皮竹茹汤预防妊娠滋养细胞肿瘤化疗所致呕吐的疗效评价[J].光明中医,2017,32(22):3210-3211.

论经典名方华盖散*

乔永丽[1]　袁　骏[2△]　杨建宇[3,4*]　王丽娟[4]

1. 新疆喀什地区巴楚县中医院，新疆巴楚 843807

2. 北京中医药大学，北京 100029

3. 中国中医药研究促进会慢病医养中心（龙脉温泉）中和医派传承工作室，北京 102211

4. 中华中医药中和医派杨建宇京畿豫医工作室　北京知医堂中和国医馆，北京 100031

【摘要】华盖散出自北宋《太平惠民和剂局方》，由紫苏子、茯苓、炙桑白皮、陈皮、杏仁、麻黄、炙甘草组成。本方具有解表宣肺、祛痰止咳之功，可以治疗各种肺系疾病，如现代临床上的哮喘、慢性阻塞性肺疾病、支气管炎、肺炎、咳嗽等疾病。

【关键词】华盖散；解表宣肺；祛痰止咳；哮喘；慢性阻塞性肺疾病；支气管炎；肺炎；咳嗽；杨建宇；经药；经方；中和医派；经典名方

华盖散出自北宋《太平惠民和剂局方》，原文："治肺感寒邪，咳嗽上气，胸膈烦满，项背拘急，声重鼻塞，头昏目眩，痰气不利，呀呷有声。"本方由紫苏子、茯苓、炙桑白皮、陈皮、杏仁、麻黄、炙甘草组成。本方是"邪遏喘促之专方"。寒侵痰壅而肺失宣降，法当宣肺降逆。麻黄解表散寒，宣肺平喘；苏子、杏仁降利肺气，祛痰止咳；陈皮、桑白皮、茯苓健脾祛湿消痰；炙甘草调和诸药。本方虽有甘寒之桑白皮，但药少量小，因此全方药性偏温，故痰热咳喘者需加减应用。诸药配伍，共成解表宣肺、祛痰止咳之功。从药味上分析，本方是在三拗汤的基础上加入理气燥湿化痰之药，因此本方所治为平素痰湿之体，表现有胸膈烦满、舌苔白腻；又感受风寒之邪，出现项背拘急，但风寒表证与麻黄汤证相比较轻；风寒外束引起肺气不宣，表现出咳嗽上气，咳喘，痰气不利，呀呷有声；外邪与内湿相合，出现声重鼻塞。本方可以治疗主要表现为上述症状的肺系统疾病，如现代临床上的哮喘、慢性阻塞性肺疾病、支气管炎、肺炎、咳嗽等疾病。

1. 哮喘

1.1 咳嗽变异性哮喘

刘新桥等[1]将116例咳嗽变异性哮喘患者随机分成对照组和研究组，对照组患者给予西医治疗，研究组患者在对照组治疗的基础上同时予以华盖散联合二陈汤治疗，治疗3个月后，研究组总有效率显著高于对照组，患者血清嗜酸性粒细胞计数、IgE和ECP含量水平均显著低于对照组，而FEV1显著高于对照组。朱贤甸[2]采用华盖散治疗咳嗽变异性哮喘患者36例，对照组给予口服常规西药治疗，治疗4周后，观察组总有效率优于对照组，且FEV1值升高程度较对照组更显著。李仁堂[3]采用华盖散加减治疗咳嗽变异型哮喘60例，治疗15天后，总有效率优于采用舒氟美治疗的对照组。李树强[4]研究证实，在常规西医治疗的基础上加用华盖散治疗咳嗽变异型哮喘能提高临床控制率。

1.2 小儿哮喘

赵虹等[5]将46例小儿哮喘患者随机分成对照组和治疗组，对照组给予常规西医治疗，治疗组采用华盖散治疗，治疗3周后，治疗组总有效率优于对照组，血清IgE水平改善优于对照组。叶艾风[6]采用加味华盖散治疗小儿哮喘症62例，对照组58例给予西医方案治疗，治疗2周后，总有效率优于对照组。

1.3 支气管哮喘

程德华[7]将55例支气管哮喘患者随机分为两组：治疗组29例给予华盖散加味配合西药治疗，对照组

* 基金项目：中关村炎黄中医药科技创新联盟中和医派经方经药专项课题；中国中医药研究促进会北京昌平沙河高教园区卫生服务中心中和医派传承工作室专项课题；南阳张仲景传统医药研究会 中和医派杨建宇经药科研专题项目。

* 通讯作者 / 指导老师：jianyu66@163.com

△执笔人

26 例给予单纯西药常规治疗，治疗 2~4 周后，治疗组总有效率优于对照组。林飞进[8]采用生脉饮合华盖散治疗小儿支气管哮喘急性发作 11 例，治疗 7 天后症状均有缓解。

以上临床研究证明，本方治疗咳嗽变异性哮喘、小儿哮喘、支气管哮喘等多种哮喘确有疗效，能缓解患者症状体征，改善肺功能，提高临床有效率。

2. 慢性阻塞性肺疾病

李学斌[9]将 76 例慢性阻塞性肺疾病患者随机分成对照组和观察组，对照组实施常规西医治疗，观察组在此基础上再给予桃红四物汤联合华盖散进行治疗，治疗后观察组的总有效率优于对照组，患者的用力肺活量（FVC）、1 秒用力呼气容积（FEV1）以及 1 秒用力呼气量 / 用力肺活量（FEV1/FVC）等指标都显著高于对照组，睡眠质量评分指标明显低于对照组。郭红兵等[10]采用华盖散合桃红四物汤联合西药治疗慢性阻塞性肺疾病患者 36 例，对照组给予西医常规治疗，治疗 30 天后，总有效率优于对照组，且患者 FVC 与 FEV1 及 FFV1/FVC 水平均显著高于对照组，生活质量评分、睡眠评分均显著低于对照组。邱进瑞[11]采用华盖散加味治疗老年慢性阻塞性肺疾病 30 例，治疗 6 周后，总有效率优于采用常规西药治疗的对照组，且肺功能指标优于对照组。李红哲[12]采用华盖散与桃红四物汤加减配合西药治疗慢性阻塞性肺疾病 42 例，对照组 39 例给予西医方案治疗，治疗 2 周后，总有效率优于对照组，且对咳嗽、咯痰、喘息及胃纳改善优于对照组，肺功能的改善优于对照组。

以上临床研究证明，本方治疗慢性阻塞性肺疾病疗效显著，有利于改善患者的肺功能以及睡眠质量。

3. 支气管炎

3.1 慢性支气管炎

闵清龙[13]将 136 例慢性支气管炎患者随机分成对照组和治疗组，对照组患者采用常规西医治疗，治疗组患者在对照组的基础上加用加减华盖散治疗，治疗 2 周后，治疗组总有效率优于对照组，主要症状消失或减轻时间及治疗时间均显著短于对照组，随访 1.5 年，治疗组患者复发率为 75.0%，低于对照组。苏慧岚[14]采用加味华盖散合鱼腥草注射液治疗慢性支气管炎急性发作 36 例，治疗 7 天后，有效率为 97.2%。

3.2 急性支气管炎

宋述财等[15]采用加味华盖散治疗急性支气管炎 120 例，对照组 52 例给予西医方案治疗，治疗 6 天后，总有效率优于对照组，且咳嗽消失时间明显短于对照组。瞿桂凤[16]采用华盖散治疗小儿急性支气管炎 115 例，治疗 2~9 天，总有效率为 91%。

以上临床研究证明，本方治疗急性、慢性支气管炎疗效显著，能改善患者症状体征，疗程短，复发率低，对于慢性支气管炎能有效延缓病情进展，防止慢阻肺、肺心病发生。

4. 肺炎

4.1 小儿支气管肺炎

梁佩玲等[17]将 90 例小儿支气管肺炎患者随机分成对照组和治疗组，对照组采用常规西医治疗，治疗组在对照组的基础上加用华盖散辨证加减治疗，治疗 3~6 天，观察组临床有效率，发热、咳嗽、咯痰、喘息、肺部啰音等症状体征消失时间及住院天数、血液中白细胞计数、C 反应蛋白水平下降量均优于对照组。郭玲[18]采用美洛西林钠舒巴坦钠联合华盖散治疗支气管肺炎患儿 60 例，治疗 7 天后，病情痊愈率为 100.00%。

以上临床研究证明，在西药治疗的基础上，联合本方治疗小儿支气管肺炎疗效显著，可明显改善临床症状，缩短病程。

4.2 小儿细菌性肺炎

张川琳[19]将 88 例小儿细菌性肺炎患者随机分成对照组和观察组，观察组采用华盖散联合西药治疗，对照组采用常规西药治疗，治疗 7 天后，观察组总有效率优于对照组，患儿咳嗽、肺部啰音、反应和痰这四项积分均明显低于对照组，体温恢复时间、喘息、咳嗽咳痰、肺部啰音消失时间及住院时间均短于对照组。王超[20]采用华盖散联合西药治疗新生儿细菌性肺炎 35 例，对照组给予西医方案治疗，治疗 7 天后，观察组在改善患儿反应、消除啰音、减少咳嗽及总体状况上优于对照组，可见总疗效优于对照组。

以上临床研究证明，在西药治疗的基础上，联合本方治疗小儿细菌性肺炎确有疗效，可明显减轻患儿临床症状，具有较好的临床疗效。

5. 咳嗽

刘景等[21]将 120 例喉源性咳嗽患者随机分成对照组和治疗组，对照组采用常规西医治疗，治疗组在对照组的基础上加用华盖散治疗，治疗10天后，治疗组总有效率优于对照组。谭大刚[22]采用加味华盖散治疗感冒后咳嗽患者35例，对照组采用开瑞坦加复方甘草合剂治疗，治疗10天后，观察组总有效率优于对照组，且咳嗽症状评分改善优于对照组。

以上临床观察表明，本方治疗咳嗽确有疗效，无明显毒副作用。除上述疾病外，本方还被用于支原体肺炎[23]、肺纤维化[24]等疾病。本方的其他应用有待进一步发掘整理、总结归纳，以促进中医学科发展，造福更多患者。

中华中和医派掌门杨建宇教授指出，学习本方必须关注本方的制作与调护。本方的原剂量及组成：紫苏子（炒）、赤茯苓（去皮）、桑白皮（炙）、陈皮（去白）、杏仁（去皮、尖、炒）、麻黄（去根、节）各一两，甘草（炙）半两。上方研磨末，每服二钱，水一盏，煎至七分，去滓，温服，食后。又有不同的华盖散和不同的制作方法。录一制法如下：上方细末，用羊肺（心血不透者）1个，切细研烂，与药末拌和再研匀，药尽为度。将药泥在土墙上，以湿纸七重盖覆，每日去纸一重，七日药就，候干刮下，再研，罗为细末，空腹，用温酒、盐汤或米饮调下，其中湿纸要用大黄煨，此制法有一定的临床意义。

另外，本方陈皮，现代可多橘红替代，甘草（炙）应是现代药房的生甘草。方中各药之炮制应当重视。根据杨建宇教授所言，服药次数每日应在3~5次为宜。对于慢性病而言，调理用药每天2次，每次仅仅服用几克或125毫升汤药，有杯水车薪之嫌，中成药更是如此。如果是危急重症，更不能局限于每日2次的剂量，希望大家给予关注。

6. 现代研究

廖薇[25]研究表明，华盖散颗粒汤剂的抑菌作用较传统汤剂好。刘青云[26]研究表明，方中麻黄有发汗平喘、镇咳祛痰、抗炎抗过敏等广泛药理作用；杏仁有一定中枢镇咳作用；桔梗能稀释痰液，抑制呼吸道炎症；鱼腥草有广谱抗菌、抗病毒与抗炎作用；茯苓中的多糖成分能提高机体免疫功能。

以上研究可以为本方治疗哮喘、慢性阻塞性肺疾病、支气管炎、肺炎、咳嗽等提供现代药理依据。

参考文献

[1]刘新桥,王玲.华盖散联合二陈汤治疗变异性支气管哮喘的临床分析[J].中华肺部疾病杂志(电子版),2019,12(03):325-329.

[2]朱贤旬.华盖散治疗咳嗽变异性哮喘的临床效果[J].中国当代医药,2016,23(16):140-142.

[3]李仁堂.华盖散加减治疗咳嗽变异型哮喘60例观察[J].内蒙古中医药,2014,33(01):47.

[4]李树强.华盖散治疗咳嗽变异型哮喘的临床疗效观察[J].当代医学,2009,15(36):155.

[5]赵虹,张丽君,王翠凤.华盖散治疗小儿哮喘临床观察[J].中国中医药现代远程教育,2016,14(15):93-95.

[6]叶艾凤.加味华盖散治疗小儿哮喘症62例[J].中国社区医师,2002(09):42.

[7]程德华.华盖散加味治疗支气管哮喘29例[J].实用中医内科杂志,2009,23(09):7-8.

[8]林飞进.生脉饮合华盖散治疗小儿支气管哮喘急性发作11例[J].浙江中医学院学报,1996(03):36.

[9]李学斌.桃红四物汤联合华盖散加减治疗慢性阻塞性肺疾病疗效观察及对睡眠质量的影响[J].世界睡眠医学杂志,2018,5(01):100-102.

[10]郭红兵,曹瑞.桃红四物汤联合华盖散加减治疗慢性阻塞性肺疾病疗效观察[J].陕西中医,2015,36(07):831-832.

[11]邱进瑞.华盖散加味治疗老年慢性阻塞性肺疾病30例[J].湖南中医杂志,2013,29(09):48-49.

[12]李红哲,宋杰.华盖散与桃红四物汤加减配合西药治疗慢性阻塞性肺疾病42例[J].陕西中医,2008(08):940-941.

[13]闵清龙.加减华盖散合扶正治本法治疗慢性支气管炎临床研究[J].亚太传统医药,2015,11(16):87-88.

[14]苏慧岚.加味华盖散合鱼腥草注射液治疗慢性支气管炎急性发作36例[J].现代中西医结合杂志,2003(03):251.

[15]宋述财,严灿,施旭光,许华.加味华盖散治疗急性支气管炎疗效分析[J].中医药学刊,2004(06):1111-1112.

[16]瞿桂凤.华盖散治疗小儿急性支气管炎115例观察[J].甘肃中医,1996(03):29.

[17]梁佩玲,钟国亮,刘新迎.华盖散辨证加减配合西药治疗小儿支气管肺炎45例临床观察[J].中国民族民间医药,2019,28(14):124-126.

[18]郭玲.为支气管肺炎患儿使用美洛西林钠舒巴坦钠联合华盖散进行的效果探讨[J].当代医药论丛,2019,17(10):148-149.

[19]张川琳.华盖散联合阿莫西林/舒巴坦钠治疗小儿细菌性肺炎的疗效观察[J].儿科药学杂志,2017,23(07):26-29.

[20]王超.华盖散佐治新生儿细菌性肺炎(风寒闭肺证)的临床观察[D].长沙:湖南中医药大学,2015.

[21]刘景,马红,黄桢,等.加味华盖散合中西药超声雾化吸入治疗喉源性咳嗽60例[J].光明中医,2017,32(11):1642-1643.

[22]谭大刚.加味华盖散治疗感冒后咳嗽35例总结[J].湖南中医杂志,2009,25(06):1-2.

[23]舒畅.清瘟败毒饮和华盖散治疗支原体肺炎45例临床研究[J].内蒙古中医药,2016,35(14):30-31.

[24]吕代雄.华盖散合二陈汤加减治疗肺纤维化疗效观察[J].中国继续医学教育,2019,11(23):145-146.

[25]廖薇.华盖散配方颗粒汤剂与传统汤剂的有效成分及体外抑菌实验研究[D].贵阳:贵阳中医学院,2007.

[26]刘青云.中药药理学[M].北京:人民卫生出版社,1997,12.

论经典名方化肝煎*

刘延华[1]　于大远[2△]　杨建宇[3,4*]　李　娜[5]

1. 中华中医药学会，北京 100029
2. 北京朝阳医院西区，北京 100020
3. 中国中医药研究促进会慢病医养中心（龙脉温泉）中和医派传承工作室，北京 102211
4. 中华中医药中和医派杨建宇京畿豫医工作室　北京知医堂中和国医馆，北京 100031
5. 北京中医药大学东方医院，北京 100078

【摘要】化肝煎出自明代张景岳的《景岳全书》，由青皮、陈皮、山栀子、牡丹皮、泽泻、芍药、土贝母组成。此方具有清肝降火、凉血和胃之功，主要用于治疗肝郁化火、邪热犯胃导致的脘胁胀痛。现代临床上此方常应用于治疗消化性溃疡、胃食管反流病、胆汁反流性胃炎、慢性胃炎、胃痛等疾病。

【关键词】化肝煎；肝郁；肝火；消化性溃疡；胃食管反流病；胆汁反流性胃炎；慢性胃炎；胃痛；杨建宇；经方；经药；中和医派

化肝煎出自明代张景岳的《景岳全书》，原文："治怒气伤肝，因而气逆动火，致为烦热胁痛，胀满动血等证。"此方由青皮、陈皮、芍药、牡丹皮、栀子（炒）、泽泻、土贝母组成。"怒气伤肝"，始有肝郁，"肝欲散，急食辛以散之"，故用陈皮、青皮之辛散开肝气之郁，同时两药可以理气和胃；郁而化火，火盛动血，故用栀子、牡丹皮清肝泻火兼可凉血散瘀；"肝体阴用阳"，故用白芍养血柔肝，缓肝之急，并且白芍可土中泄木；泽泻泻热，贝母化痰。全方体现王旭高《治肝三十法》中化肝之法，清化肝经之郁火也。此方具有清肝降火、凉血和胃之功，主要用于治疗肝郁化火、邪热犯胃导致的脘胁胀痛。此方证可见口苦、烦热、胁部胀痛、吐衄、苔黄舌红等肝郁化火之象，胃脘灼痛、吞酸、苔黄舌红、脉弦等肝胃不和之象。现代临床上此方常应用于治疗和肝、胃相关的疾病，如消化性溃疡、胃食管反流病、胆汁反流性胃炎、慢性胃炎、胃痛等疾病。

1. 临床应用

1.1 消化性溃疡

郑国军等[1]采用化肝煎颗粒加奥美拉唑治疗消化性溃疡 34 例，治疗 6 周后，症状改善总有效率、内镜下溃疡愈合总有效率优于采用奥美拉唑治疗的对照组。熊首先[2]将 150 例肝胃郁热型消化性溃疡（PU）患者随机分为对照组和治疗组，对照组给予常规西医治疗，治疗组在对照组治疗基础上加用化肝煎随证加减治疗，治疗 4 周后，治疗组 Hp 阴转率及溃疡愈合质量均显著高于对照组，而溃疡复发率显著低于对照组。魏长宝等[3]采用常规西医联合化肝煎加减治疗消化性溃疡 67 例，对照组 60 例给予西医方案治疗，治疗 12 天后，观察组总有效率优于对照组。刘新奇等[4]的临床研究证实，采用雷尼替丁治疗的基础上联合化肝煎治疗消化性溃疡患者，其治疗总有效率高于采用雷尼替丁治疗的患者，且能更有效改善患者症状、体征。

1.2 胃食管反流病

李青松等[5]将 170 例胃食管反流病患者随机分成对照组和观察组，对照组口服盐酸伊托必利片及奥美拉唑镁肠溶片，观察组在对照组基础上给予左金丸合化肝煎加减治疗，治疗 8 周后，观察组总有效率高于对照组，肝胃郁热证症状评分低于对照组，GerdQ 评分低于对照组，血清 PG Ⅰ和 PG Ⅱ水平高于

* 基金项目：中关村炎黄中医药科技创新联盟中和医派经方经药专项课题；中国中医药研究促进会北京昌平沙河高教园区卫生服务中心中和医派传承工作室专项课题；南阳张仲景传统医药研究会 中和医派杨建宇经药科研专题项目。
* 通讯作者 / 指导老师：jianyu66@163.com
△执笔人

对照组。吕彬[6]采用化肝煎加减联合西药治疗肝胃郁热型反流性食管炎患者30例，对照组使用西药治疗，治疗2周、4周时，观察组在口干口苦、焦虑烦躁、睡眠欠佳等症状总积分上均小于对照组，而复发率低于对照组。董自萍等[7]采用化肝煎联合奥美拉唑治疗肝胃郁热型胃食管反流病30例，治疗8周后，总有效率优于采用常规西医治疗的对照组，内镜指标、组织病理学指标积分低于对照组，复发率低于对照组。孙汉屏[8]的临床研究证实，采用化肝煎为主配合西药治疗胃食管反流病肝胃郁热型患者，其治疗有效率高于西药治疗的患者，且更能改善患者症状、体征，降低疾病复发率。

1.3 胆汁反流性胃炎

崔宏春等[9]采用化肝煎加减治疗胆汁反流性胃炎患者114例，治疗30天后，总有效率优于采用常规西医治疗的对照组106例。张清科[10]采用化肝煎加减联合西药治疗胆汁反流性胃炎78例，对照组给予西医方案治疗，治疗28天后，治疗组总有效率优于对照组。许永攀等[11]的临床研究证实，采用化肝煎联合铝碳酸镁服用治疗胆汁反流性胃炎的患者，其有效率优于采用单纯服用铝碳酸镁治疗的患者，且能改善患者症状、体征。

1.4 慢性胃炎

路祖科等[12]将90例Hp阳性慢性胃炎患者随机平均分为对照组和研究组，对照组患者采用四联疗法治疗，研究组患者在对照组的治疗基础上联合化肝煎加减治疗，治疗14天后，研究组总有效率、Hp根除率均显著高于对照组，中医证候积分降低程度大于对照组，血清PGⅠ、PGⅡ、G-17水平改善程度大于对照组，不良反应发生率低于对照组。白莉等[13]采用三联疗法与加味化肝煎联合治疗Hp阳性慢性胃炎患者30例，对照组采用三联疗法治疗。临床研究证实，采用化肝煎合左金丸加减治疗肝胃郁热型胃痛患者，其总有效率高，疗效满意[14]。以上临床案例和名家经验证实，化肝煎治疗肝胃郁热型胃痛疗效好，可提高患者的生活质量。

1.5 其他应用

化肝煎具有清肝降火、凉血和胃之功，除上述疾病外，通过整理其他文献，化肝煎还被用于治疗其他肝脏、胃疾病，如甲状腺功能亢进性肝损害[15]、胃癌[16]、2型糖尿病合并非酒精性脂肪性肝病[17]等。足阳明经"还出挟口环唇"，因此以口腔黏膜烧灼样疼痛为主要症状的疾病，如灼口综合征[18]也可以辨证使用此方治疗。

2. 实验研究

高学敏[19]研究表明，黄连含黄连素、黄连碱，柴胡有效成分柴胡皂甙，具有抑制胃液分泌、抗溃疡、消炎利胆作用；白芍有效成分为芍药苷，牡丹皮有效成分为牡丹酚，牡丹酚有解痉止痛作用；海螵蛸、瓦楞子主要成分为碳酸钙，能中和胃酸，降低胃蛋白酶活性，促进溃疡愈合。吴桂莹等[20]研究表明，此方中的牡丹皮主要活性成分是丹皮酚，丹皮酚具有保护心脑血管系统、促进微循环、抗菌、抗炎、抗肿瘤、抗氧化、抗变态反应、增强免疫力以及治疗糖尿病、骨质疏松症等作用。田婷等[21]研究表明，此方中的泽泻具有多种生物活性，如利尿、降血脂、抗动脉粥样硬化、抗肾结石、免疫调节、降血糖、肝保护、抗肿瘤、抗炎、抗氧化应激等。金英善等[22]研究证实，此方中的芍药具有抗炎、镇痛、抗菌、抗氧化、抗癌、抗抑郁和抗肝纤维化等作用；对自身免疫性疾病、心脑血管疾病和神经退行性疾病也能起到改善和治疗作用。朱剑峰[23]临床研究表明，化肝煎加减联合叶酸能够显著降低Hp阳性慢性萎缩性胃炎患者血清PGⅡ、IL-1β、IL-6、IL-17及MDA水平，提高血清PGⅠ及SOD水平，改善胃黏膜腺体细胞功能及抗氧化能力，减轻炎症和氧化应激反应。以上研究可以为化肝煎治疗消化性溃疡、胃食管反流病、胆汁反流性胃炎、慢性胃炎、胃痛等提供现代药理依据。

3. 结语

化肝煎是张景岳的著名方剂，具有清肝降火、凉血和胃之功，只要辨证为肝郁化火、邪热犯胃，皆可使用此方加减，即"异病同治"。中华中医药中和医派掌门人杨建宇教授特别强调，本方剂量与配伍应加减原方：青皮、陈皮、芍药各二钱，牡丹皮、栀子（炒）、泽泻各一钱半，土贝母二三钱。值得注意的是，如果血见下部者，用甘草代替泽泻。大便下血加地榆，小便下血加木通，兼寒热加柴胡，火盛加黄芪，胁腹胀痛加白芥子，胀滞多者勿用芍药，临床可参。要求"食远温服"。之后，后世医家又制化肝煎若干，与本方有异，不可等同。后世有用化肝煎原方时，把土贝母直接改用川贝母，准确性值得商榷。当今土贝母多指土贝、土贝母、草贝、地苦胆，系苦微寒之品，专攻解毒、散结消肿，而川贝母重在清热润肺，化痰止咳，散结消痈，临床应该区分应用；方用芍药，应该是用赤芍。这都是中和医派掌门杨建宇经药理论体系中精准用药的基本要求。

参考文献

[1]郑国军,张学文,徐雪峰.化肝煎合奥美拉唑治疗消化性溃疡34例[J].中国中医药现代远程教育,2015,13(07):54-55.
[2]熊首先.化肝煎联合奥美拉唑治疗肝胃郁热型消化性溃疡疗效观察[J].湖北民族学院学报(医学版),2014,31(01):31-33.
[3]魏长宝,谭登永.中西医结合治疗肝胃郁热型胃痛67例观察[J].实用中医药杂志,2014,30(01):41.
[4]刘新奇 ,刘建军.加味化肝煎治疗消化性溃疡60例疗效观察[J].湖南中医杂志,2004(05):7-9.
[5]李青松,王志敏,刘跃平,等.左金丸合化肝煎加减治疗胃食管反流病肝胃郁热证临床研究[J].新中医,2019,51(04):97-99.
[6]吕彬. 化肝煎联合西药治疗肝胃郁热型反流性食管炎疗效观察[D].广州:广州中医药大学,2016.
[7]董自萍,陈德萍.化肝煎联合奥美拉唑治疗肝胃郁热型胃食管反流病30例疗效观察[J].云南中医中药杂志,2015,36(08):27-28.
[8]孙汉屏.化肝煎为主配合西药治疗胃食管反流病肝胃郁热型60例[J].光明中医,2012,27(10):2053-2054.
[9]崔宏春,杨小利,闫肃.化肝煎加减治疗胆汁反流性胃炎106例[J].陕西中医,2011,32(05):533-535.
[10]张清科.中西医结合治疗胆汁反流性胃炎78例[J].中国中医药现代远程教育,2010,8(10):55.
[11]许永攀,卫华,田正良.化肝煎合铝碳酸镁治疗胆汁反流性胃炎42例[J].现代中医药,2008(06):18-19.
[12]路祖科,薛金花.化肝煎加减联合“四联疗法”治疗Hp阳性慢性胃炎疗效及对患者胃蛋白酶原和胃泌素17的影响[J].中国中西医结合消化杂志,2019,27(03):186-189,198.
[13]白莉,刘亚梅.加味化肝煎联合三联疗法治疗Hp阳性慢性胃炎的临床效果[J].临床医学研究与实践,2018,3(36):141-143.
[14]韩素萍,蒋满妹.化肝煎合左金丸加减治疗肝胃郁热胃痛21例[J].新疆中医药,2012,30(02):85.
[15]刘丽芬,梁宏正,宾建平.中西医结合治疗甲状腺功能亢进性肝损害临床观察[J].实用中医药杂志,2019,35(09):1073-1075.
[16]邢祎蕾,刘培民,刘芳芳.刘培民应用化肝煎治疗肝胃不和型胃癌经验[J].中国中医药现代远程教育,2018,16(21):85-86.
[17]徐蕾,李达.化肝煎加减治疗2型糖尿病合并非酒精性脂肪性肝病的临床研究[J].中西医结合心血管病电子杂志,2017,5(31):81+84.
[18]曹瑞雪,蔡春江.翘荷汤合化肝煎加减治疗灼口综合征验案1则[J].江苏中医药,2018,50(01):50-51.
[19]高学敏.中药学[M].北京:中国中医药出版社, 2002:582-583.
[20]吴桂莹,亓玉玲,郝宝燕,等.丹皮酚衍生物及其药理活性研究进展[J].中草药,2019,50(04):1001-1006.
[21]田婷,陈华,冯亚龙,等.泽泻药理与毒理作用的研究进展[J].中药材,2014,37(11):2103-2108.
[22]金英善,陈曼丽,陶俊.芍药化学成分和药理作用研究进展[J].中国药理学与毒理学杂志,2013,27(04):745-750.
[23]朱剑峰.化肝煎加减联合叶酸对HP阳性慢性萎缩性胃炎患者胃蛋白酶原、白介素族及MDA水平影响研究[J].中华中医药学刊,2017,35(06):1580-1582.

红景天

【别名】扫罗玛尔布。

【植物形态】

多年生草本，高 10 ~ 20cm。根粗壮，圆锥形，肉质，褐黄色，根颈部具多数须根。根茎短，粗壮，圆柱形，被多数覆瓦状排列的鳞片状的叶。从茎顶端之叶腋抽出数条花茎，花茎上下部均有肉质叶，叶片椭圆形，边缘具粗锯齿，先端锐尖，基部楔形，几无柄。聚伞花序顶生，花红色。蓇葖果。

生于高山岩石处。分布于西藏等地。

【功能主治】

活血止血，清肺止咳。治咳血，咯血，肺炎咳嗽，妇女白带。

外用治跌打损伤，汤火伤。

论经典名方槐花散*

杨 敏[1] 于大远[2△] 杨建宇[3,4*] 袁 骏[2△]
1. 清华大学医院中医科，北京 100004
2. 北京中医药大学东方医院，北京 100078
3. 中国中医药研究促进会慢病医养中心（龙脉温泉）中和医派传承工作室，北京 102211
4. 中华中医药中和医派杨建宇京畿豫医工作室 北京知医堂中和国医馆，北京 100031

【摘要】槐花散出自宋代许叔微的《普济本事方》，由炒槐花、柏叶、荆芥穗、枳壳各等分组成，具有清肠止血、疏风行气之效，是治疗肠风、脏毒下血的常用方。槐花散主要用于治疗以便血为主要表现的疾病，如现代临床上的溃疡性结肠炎、内痔出血、肛裂、放射性肠炎等，其他表现为出血的疾病，如过敏性紫癜也可以用此方治疗。临床使用时当以血色鲜红或污红，舌红苔黄，脉数为辨证要点。

【关键词】槐花散；清肠止血；疏风行气；便血；溃疡性结肠炎；内痔出血；肛裂；放射性肠炎；过敏性紫癜；杨建宇；经方；经药；中和医派

槐花散出自宋代许叔微的《普济本事方》，原文："治肠风脏毒，槐花散。"此方由炒槐花、柏叶、荆芥穗、枳壳各等分组成。方中的槐花苦微寒，善清大肠湿热，凉血止血，为此方主药。其他医家（如朱丹溪、李东垣等）的槐花散，也皆以槐花为主药，治疗便血。侧柏叶味苦微寒，清热止血，可增强槐花凉血止血之力。荆芥穗辛散疏风，微温不燥，炒用入血分而止血；盖大肠气机被风热湿毒所遏，故用枳壳行气宽肠，以达"气调则血调"之目的，一如芍药汤中配以理气药木香、槟榔的作用。此方具有寓行气于止血之中、寄疏风于清肠之内的作用和相反相成的配伍特点，即具有清肠止血、疏风行气之效，俟风热、血中热毒得清，则便血自止。此方是治疗肠风、脏毒下血的常用方。原方以米饮调服，兼顾脾胃，使寒凉之性不伤中气。槐花散主要用于治疗以便血为主要表现的疾病，或便前出血，或便后出血，或粪中带血，或痔疮出血，如现代临床上的溃疡性结肠炎、内痔出血、肛裂、放射性肠炎等。此方具有疏风凉血止血之功，因此其他表现为出血的疾病，如过敏性紫癜也可以用此方治疗。临床使用时当以血色鲜红或污红、舌红苔黄、脉数为辨证要点。此方药性寒凉，故只可暂用，不宜久服。便血日久属气虚或阴虚者，以及脾不统血者均不宜使用。

中和医派掌门人杨建宇教授之"经药"理论体系十分重视药物的精准应用及调护。槐花散在《普济本事方》中是通过研散，用"清米饮"调下二钱，空心食前服。而现代多人汤剂，水煎服用，稍显随意。用散剂，一可缓用，二可药效缓释，以求直达病所之下焦。不可不察！另外，"清米饮"并非米饮或米汤，而是米汤之上层，其中更富营养和蛋白，更有益于祛疾，促进患者康复。

1. 临床应用

1.1 溃疡性结肠炎

雷娜等[1]将112例溃疡性结肠炎活动期寒热错杂证患者随机平均分为对照组和观察组，对照组采用西医方案治疗，观察组在对照组的基础上联合槐花散加味内服，治疗4周后，观察组临床有效率、临床缓解率、黏膜愈合率均高于对照组，中医证候疗效优于对照组，患者Mayo评分、寒热错杂证、结肠黏膜和Geboes指数评分均低于对照组，TNF-α，IL-8均低于对照组、IL-10水平高于对照组，$CD4^+$、

*基金项目：中关村炎黄中医药科技创新联盟中和医派经方经药专项课题；中国中医药研究促进会北京昌平沙河高教园区卫生服务中心中和医派传承工作室专项课题；南阳张仲景传统医药研究会 中和医派杨建宇经药科研专题项目。
*通讯作者/指导老师：jianyu66@163.com
△执笔人

$CD4^+/CD8^+$均高于对照组，$CD8^+$较对照组低，且复发率低于对照组。刘芳[2]等采用当归芍药散合槐花散加减治疗溃疡性结肠炎活动期大肠湿热证患者65例，对照组采用常规西医方案治疗，治疗4周后，临床缓解率优于对照组，且患者各症状评分均低于对照组，Mayo评分和结肠黏膜评分均低于对照组，IBDQ量表各个维度评分和IBDQ总分均高于对照组，复发率低于对照组且复发时间长于对照组，患者血清IL-1、IL-6水平均低于对照组，IL-4、IL-10水平均高于对照组，VIP和SS均高于对照组，SP水平低于对照组。刘志威等[3]采用激素联合槐花散治疗溃疡性结肠炎急性期患者20例，治疗12周后，总有效率明显高于单独采用糖皮质激素进行治疗的对照组，且患者的主要症状积分改善情况明显优于对照组，血清hs-CRP、TNF-α、IL-6及IL-8水平的改善情况明显优于对照组。陈新等[4]研究证实，将槐花散与仙方活命饮联合应用于治疗溃疡性结肠炎可明显改善患者的Sutherland评分，并提高患者的临床疗效。罗芬[5]临床观察发现，槐花散加味治疗溃疡性结肠炎总有效率优于用美沙拉嗪肠溶片治疗的对照组，Sutherland疾病活动指数积分改善程度优于对照组，且完全缓解的患者半年复发率明显低于对照组，证实槐花散治疗溃疡性结肠炎有效率高，且能降低复发率。彭燕[6]的临床研究证实，采用槐花合剂保留灌肠治疗的溃疡性直肠炎患者，其总有效率优于采用锡类散保留灌肠治疗的患者。

1.2 内痔出血

赵丹等[7]将92例Ⅰ、Ⅱ期内痔出血患者随机分为对照组和治疗组，对照组单用马应龙麝香痔疮栓治疗，治疗组采用槐花散加减联合马应龙麝香痔疮栓治疗，治疗1周后，治疗组总有效率优于对照组，证实在马应龙麝香痔疮栓的基础上联合槐花散治疗内痔出血可以提高有效率。祝普凡[8]采用槐花散治疗Ⅰ期内痔出血患者45例，治疗6天后，治愈率优于采用槐角丸治疗的槐角丸组和采用痔疮栓治疗的痔疮栓组。那云朗等[9]的临床研究证实，采用槐花散治疗的Ⅰ期内痔出血患者，其总有效率优于采用槐角丸治疗的患者，且并发症发生率明显更低，证实槐花散治疗内痔出血安全性好。

1.3 肛裂

周兵等[10]采用槐花散或凉血地黄汤加减治疗风伤肠络证肛裂便血486例，治疗7~12天的总有效率为100%。祝普凡[11]的临床研究证实，采用槐花散治疗的幼儿肛裂患者，其总有效率优于采用化痔栓治疗的患者，证实槐花散治疗幼儿肛裂确有疗效。

1.4 放射性肠炎

许颖[12]将60例急性放射性直肠炎患者随机平均分为对照组和治疗组，对照组给予西医方案治疗，治疗组采用清热凉血散瘀法中药治疗，给予槐花散和白头翁汤加减口服，联合马应龙痔疮膏加三七粉外用入肛，治疗14天后，治疗组的总有效率优于对照组，且临床症状平均缓解时间低于对照组，在大便次数、黏液便、便血、腹痛、里急后重等临床症状积分方面较对照组下降明显，患者卡氏评分提升高于对照组。李霞林[13]采用加味槐花散联合亮菌混合液保留灌肠治疗放射性肠炎患者20例，对照组采用亮菌混合液保留灌肠治疗，治疗2周后，观察组总有效率优于对照组，且症状积分下降较对照组显著，卡氏评分较对照组上升明显。陈玉霞[14]研究证实，采用槐花散加减治疗放射性肠炎疗效满意，能有效改善患者腹泻便血的症状，且安全性好。

1.5 过敏性紫癜

阎喜久[15]采用槐花散治疗过敏性紫癜患者15例，治愈12例，显效2例，因病程长，家住农村最终停止治疗者1例，说明槐花散可以用于治疗过敏性紫癜。郭玉波[16]曾采用槐花散治疗过敏性紫癜32岁男性患者1例，患者因感冒，误服SMP一片后，四肢出现圆形紫斑且呈对称性，瘙痒难忍，继之阴茎起疮有密集水泡，破后渗黄水，并伴有大便秘结，小便赤黄，舌质绛少苔，脉细数；方用槐花散加减治疗，服药3服，斑块见退，大便通，患处渗液减少，边缘处结痂，原方加减续服3服后，症状基本控制。

1.6 其他应用

通过整理其他文献，槐花散也可外用治疗其他下消化道出血[17]等疾病，其证属风热湿毒，壅遏肠道，损伤血络者。

2. 实验研究

贾佼佼[18]研究表明，方中槐花主要包含黄酮及皂苷和脂肪酸类等化合物，具有止血、抗氧化、增强免疫力、抗菌、抗肿瘤等作用，主要用于治疗肠风便血、尿血、血淋、赤白痢疾、风热目赤、高血压、痈、疮毒，并用于预防中风。孙文君等[19]研究表明，方中赤石脂主要成分为含水硅酸铝$[Al_4(Si_4O_{10})(OH)_8 \cdot (2\sim4)H_2O]$，氧化铁、氧化镁、氧化锰等物质伴生，具有止血、抗炎、止泻、保护消化道黏膜等作用，临床常用于治疗溃疡、腹泻、便血、阴道出血、坐骨神经痛、心肌梗死等疾病。张鑫等[20]研究证明，方中党参的主要化学成分有三萜类、聚炔类、甾醇类、糖苷类、生物碱类等，以及多种无机元素和氨基酸，具有保护胃黏膜、调节免疫、改善学习记忆能力、抗衰老、保护神经细胞和抗肿瘤等作用，临床用于治疗脾肺气虚、食少倦怠、咳嗽虚喘、气血不足、面色萎黄、心悸气短、津伤口渴、内热消渴等证。苗慧等[21]研究表明，方中侧柏叶主要含有黄酮类、挥发油、鞣质等化学成分，具有促进毛发生长、止血、抗菌、抗氧化、抗肿瘤等药理作用。陈振鹤等[22]研究证实，方中枳壳含有黄酮类、挥发油类、生物碱类和苯丙素类等主要化学成分，具有调节胃肠运动、降血脂、抗肿瘤、免疫调节等作用，临床常用于治疗颈椎病、胆囊和输尿管结石、胃下垂、梅核气、经期延长、高血脂症、肛裂、功能性消化不良、外痔、产后缺乳、胸部内伤等疾病。以上研究可以为此方治疗溃疡性结肠炎、内痔出血、肛裂、放射性肠炎、过敏性紫癜等提供现代药理依据。

3. 结语

槐花散具有清肠止血、疏风行气之效，是治疗肠风、脏毒下血的常用方。此方的更多应用有待进一步发掘整理、总结归纳，以促进中医学科发展，造福更多患者。

参考文献

[1]雷娜,孔鹏飞,陈思敏,等.槐花散合桃花汤加减对溃疡性结肠炎活动期寒热错杂证免疫炎症的调节作用[J/OL].中国实验方剂学杂志:1-11[2019-11-21].
[2]刘芳,雷娜,唐学贵.当归芍药散合槐花散加减治疗溃疡性结肠炎活动期大肠湿热证的临床观察[J].中国实验方剂学杂志,2019,25(20):82-87.
[3]刘志威,王学群,李甜甜.槐花散对溃疡性结肠炎急性期糖皮质激素用量影响及疗效[J].牡丹江医学院学报,2017,38(04):69-71+66.
[4]陈新,宫丽萍.槐花散联合仙方活命饮合用于溃疡性结肠炎治疗56例分析[J].科技创新导报,2015,12(04):36.
[5]罗芬,原相军,占煜,等.仙方活命饮合槐花散加减治疗溃疡性结肠炎31例疗效观察[J].湖南中医杂志,2014,30(01):39-41.
[6]彭燕.槐花合剂保留灌肠治疗溃疡性直肠炎的临床研究[D].哈尔滨:黑龙江中医药大学,2009.
[7]赵丹,杨赛,宾东华.槐花散联合马应龙麝香痔疮栓治疗Ⅰ、Ⅱ期内痔出血42例疗效观察[J].湖南中医杂志,2019,35(04):59-60.
[8]祝普凡.槐花散与槐角丸治疗Ⅰ期内痔出血疗效对比观察[J].吉林中医药,2006(11):21-22.
[9]那云朗,富羽翔,苏震宇,等.槐花散与槐角丸治疗Ⅰ期内痔出血疗效对比探讨[J].中外医疗,2015,34(15):152-153.
[10]周兵,杜再坪.便血中药治疗体会[J].中国中医急症,2011,20(08):1347.
[11]祝普凡.槐角丸与槐花散治疗幼儿肛裂42例疗效观察[J].河北中医,2007(03):238.
[12]许颖.清热凉血散瘀法治疗急性放射性直肠炎的临床观察[D].石家庄:河北医科大学,2018.
[13]李霞林.加味槐花散联合亮菌混合液保留灌肠治疗放射性肠炎的临床观察[D].合肥:安徽中医药大学,2016.
[14]陈玉霞.辨证治疗放射性肠炎腹泻便血体会[J].实用中医药杂志,2017,33(05):581.
[15]阎喜久.槐花散加减治疗过敏性紫癜15例[J].吉林中医药,1987(06):22.
[16]郭玉波.槐花散治皮肤病二例[J].四川中医,1987(05):41.
[17]谢孝东,王益谦.中药灌肠治疗下消化道出血32例[J].江苏中医,1997(03):24-25.
[18]贾佼佼,苗明三.槐花的化学、药理及临床应用[J].中医学报,2014,29(05):716-717+745.
[19]孙文君,周灵君,丁安伟.矿物药赤石脂的研究进展[J].广州化工,2010,38(11):39-41.
[20]张鑫,李建宽,赵玉静,等.党参化学成分及其体外抗氧化活性分析[J].中国实验方剂学杂志,2018,24(24):53-59.
[21]苗慧.侧柏叶的化学成分及药理活性研究[D].长春:吉林农业大学,2018.
[22]陈振鹤,吴国泰,任远.枳壳的化学成分·药理作用及临床应用[J].安徽农业科学,2016,44(26):95-97.

论经典名方黄连膏*

柳越冬[1]　于大远[2△]　杨建宇[3,4*]　刘立阳[4]

1. 辽大三附院 / 肛肠病医院，辽宁 沈阳 110003

2. 北京中医药大学东方医院，北京 100078

3. 中国中医药研究促进会慢病医养中心（龙脉温泉）中和医派传承工作室，北京 102211

4. 中华中医药中和医派杨建宇京畿豫医工作室　北京知医堂中和国医馆，北京 100031

【摘要】黄连膏出自清代吴谦的《医宗金鉴》，由黄连、当归尾、生地、黄柏、姜黄组成。此方具有清热散瘀、凉血解毒之功，是中医外科疾病的常用方。现代临床上此方常用于肛肠疾病及术后、小儿湿疹、带状疱疹、银屑病等。

【关键词】黄连膏；清热散瘀；凉血解毒；肛肠疾病及术后；小儿湿疹；带状疱疹；银屑病；杨建宇；经方；经药；中和医派

黄连膏出自清代吴谦的《医宗金鉴》，原文："此证生于鼻窍内，初觉干燥疼痛，状如粟粒，甚则鼻外色红微肿，痛似火炙。由肺经壅热，上攻鼻窍，聚而不散，致成此疮。内宜黄芩汤清之，外用油纸捻粘辰砂定痛散，送入鼻孔内。若干燥者，黄连膏抹之立效。"此方由黄连三钱、当归尾五钱、生地黄一两、黄柏三钱、姜黄三钱组成。方中黄连、黄柏清热燥湿，泻火解毒；"入血就恐耗血动血，只需凉血散血"，故用生地黄清热凉血、养阴生津，当归尾破血行气；姜黄辛温，活血行气止痛，与当归合用防止此方过于凉遏，从而达到凉血不留瘀之效。此方具有清热散瘀、凉血解毒之功，是中医外科疾病的常用方。"疡科之证，在上部者俱属风温、风热，……在下部者俱属湿火、湿热"，肛周部位的疾病多属湿热、湿火。因此黄连膏能够有效地治疗肛门部位疾病及其术后，如痔疮、肛裂、肛窦炎等。其他表现为局部火毒、湿热者，如小儿湿疹、带状疱疹、银屑病、早期烧伤等疾病可以用此方治疗。

1. 临床应用

1.1 肛肠疾病及术后

杨赛等[1]将 80 例肛周脓肿术后患者随机分成观察组和对照组各 40 例，观察组每天以复方黄连膏纱条进行换药，对照组每天以凡士林纱条进行换药，治疗 21 天后，观察组肛周脓肿术后疼痛消失的时间、创口愈合的时间、创面肉芽的色泽状态积分及临床疗效方面明显优于对照组。胡海平[2]将 60 例低位单纯型肛瘘术后患者随机分为治疗组和对照组，每组 30 例，治疗组给予复方黄连膏纱条换药，对照组给予凡士林纱条换药，治疗 21 天后，治疗组术后新生上皮出现的最早时间、创面愈合天数、创面肉芽色泽状态积分及临床疗效明显优于对照组。都先爽[3]采用黄连膏给 33 例低位肛周脓肿术后患者换药，对照组 33 例患者术后换药时应用呋喃西林，治疗 14 天后，观察组在疼痛、创面愈合率、创面愈合时间、创面水肿情况等方面明显好于对照组，观察组的综合疗效明显优于对照组。方园园[4]研究表明，使用拔毒生肌散配合黄连膏纱条治疗肛瘘手术后的患者，可以促进创面愈合，减轻疼痛程度，提升恢复效果。王彬彬都[5]将 120 例混合痔患者随机分为治疗组和对照组，治疗组术后换药予以黄连膏纱条引流，对照组术后换药予以凡士林纱条引流，治疗 3 周后，治疗组临床疗效优于对照组，疼痛及水肿积分低于对照组，创面愈合时间明显短于对照组。杜忠群[6]用黄连膏外敷联合 TDP 局部照射混合痔术后的水肿部

*基金项目：中关村炎黄中医药科技创新联盟中和医派经方经药专项课题；中国中医药研究促进会北京昌平沙河高教园区卫生服务中心中和医派传承工作室专项课题；南阳张仲景传统医药研究会 中和医派杨建宇经药科研专题项目。

*通讯作者 / 指导老师：jianyu66@163.com

△执笔人

位，治疗1周后，总有效率明显高于单纯使用TDP局部照射的对照组。司媛媛[7]研究表明，黄连膏在临床使用上具有安全性和可靠性，且具有局部疼痛程度低、创面愈合快、创面水肿减轻、创面渗出物减少等特点。诸多临床观察证实，黄连膏加减可以治疗肛窦炎[8]、急性肛裂[9]，疗效满意。

1.2 小儿湿疹

徐萍萍等[10]将90例湿疹患儿随机分为两组，每组各45例，对照组采取外用炉甘石洗液治疗，观察组采取四物汤加减黄连膏外用治疗，治疗2周后，观察组治疗有效率显著优于对照组，患儿皮损、瘙痒症状评分显著低于对照组。钱美加等[11]研究表明，对于湿疹的患儿采取黄连膏外用治疗，治疗有效率高，能显著改善患者临床症状，缩短病程。

1.3 带状疱疹

秦丽霞[12]将带状疱疹患者64例随机分为观察组与对照组，每组各32例，对照组给予常规护理，观察组在常规护理基础上给予黄连膏外敷治疗，治疗4周后，在止疱时间、疼痛症状消失时间、后遗神经痛发生率及有效率方面，观察组均明显优于对照组。方科[13]采用黄连膏联合喜炎平治疗36例带状疱疹患者，治疗7天后，总有效率为97.2%。李琳[14]研究表明，对带状疱疹患者给予黄连膏外敷治疗，可以缩短疼痛症状消失时间，降低后遗神经痛发生率。

1.4 银屑病

王珊珊[15]将80例银屑病血热证患者随机分为治疗组（消银颗粒＋复方黄连膏）和对照组（消银颗粒＋白凡士林），每组各40例，治疗8周后，治疗组总有效率明显高于对照组，在降低PASI评分、缓解瘙痒和上调屏障指标方面优于对照组。李文龙[16]研究表明，外用黄连膏治疗寻常型银屑病血热证可以显著改善患者的红斑及瘙痒症状，且临床安全性高，不产生耐药性。

1.5 早期烧伤

谢龙炜等[17]将82例早期烧伤患者随机分为观察组和对照组各41例，对照组给予湿润烧伤膏治疗，观察组给予黄连膏治疗。治疗7天后，观察组总有效率明显高于对照组，水肿消退时间、创面愈合率、创面愈合时间、创面感染率均优于对照组，创面分泌物评分、疼痛评分均低于对照组。陈静等[18]临床观察证实，在烧伤常规疗法的基础上联合黄连膏治疗早期烧伤，可减少水肿消退时间、创面愈合时间、创面感染率，提高创面愈合率和总有效率。

1.6 其他应用

通过整理其他文献，黄连膏还被用于治疗其他常见的疾病，包括皮疹[19]、鸡大肠杆菌病[20]、便秘[21]、慢性皮肤溃疡[22]、新生儿重度红臀[23]、白疕[24]、颈淋巴结炎[25]、下肢丹毒[26]、多巴胺外渗[27]、压疮[28]、糖尿病性大疱[29]、顽固性湿疹[30]、炎性外痔[31]、隐肢虫皮炎[32]、化学性静脉炎[33]等。

中华中和医派掌门杨建宇教授指出，黄连膏的制备工艺，在现代制药技术下可以有许多不同的制剂形态与应用方法，亦可以粉剂外用。对于瘘之类，可以纱条浸药使用，亦可做散剂煮水熏洗、溻渍等。当然，本方亦可煎煮口服或散剂口服，需要注意剂量的合理与科学精准。如果把黄连膏运用技术溶入洗发水中，可以对慢性毛囊炎有治疗作用，对由此引起的脱发有抑制作用，有类似情况的，可以进行推广。另外，需关注姜黄的“止痛”功效；同时需注意，孕妇应慎用之。

2. 实验研究

张晓芬等[34]研究表明，黄连膏能够提高全层皮肤缺损小鼠创面愈合率，并通过AKT/VEGF/eNos通路增加bFGF、PDGF、VEGF-A水平，促进模型小鼠创面的血管生成，促进创面愈合。付辰[35]研究表明，黄连膏对毛囊炎有较好的治疗效果，其有效成分盐酸小檗碱能有效抑制耐药金黄色葡萄球菌的浮游态与生物膜态的生长，破坏细菌的正常结构和细菌之间的黏附作用，是一种值得临床推广应用的中药有效成分提取物，对临床治疗耐药金黄色葡萄球菌有较好的指导作用。陈静等[36]研究表明，黄连膏能够显著改善烧伤患者的高凝血状态及血液流变学指标，从而提高创面愈合效果。

3. 结语

黄连膏具有清热散瘀、凉血解毒之功，是中医外科疾病的常用方，一般采用局部外用。此方的更多应用有待进一步发掘整理，总结归纳，以促进中医学科发展，造福更多患者。

参考文献

[1]杨赛,王凌,胡海平.复方黄连膏纱条换药对肛周脓肿的临床疗效观察[J].当代医学,2016,22(05):160-161.
[2]胡海平,文云波,何芳华,等.复方黄连膏对促进低位单纯型肛瘘术后创面愈合作用的临床观察[J].临床医药实践,2015,24(10):736-738.

[3]都先爽.黄连膏治疗低位肛周脓肿术后创面愈合的临床应用研究[D].长春中医药大学,2015.
[4]方园园,张宁,周樊华,等.拔毒生肌散配合黄连膏纱条用于肛瘘术后伤口换药的疗效观察[J].中西医结合研究,2018,10(03):139-140.
[5]王彬彬,尚锦秀.黄连膏换药促进混合痔术后创面愈合的临床疗效观察[J].中西医结合研究,2016,8(03):121-124.
[6]杜忠群.黄连膏外敷联合TDP局部照射治疗混合痔术后水肿的疗效观察[D].成都:成都中医药大学,2014.
[7]司媛媛.黄连膏外用治疗肛痈(肛周脓肿)术后创面愈合的临床应用研究[D].长春:长春中医药大学,2018.
[8]李乾元,周秀扣,方征宇.加味黄连膏联合肛管直肠微波仪治疗肛窦炎的疗效观察[J].中国现代医生,2019,57(12):120-123.
[9]唐俊,段垚,曾华.太宁栓塞肛联合黄连膏纱条换药治疗急性肛裂疗效观察[J].实用中医药杂志,2019,35(08):1023-1024.
[10]徐萍萍,孙晨,王乐.四物汤加减+黄连膏外用治疗小儿湿疹的临床分析[J].中医临床研究,2019,11(01):87-88.
[11]钱美加,崔庆科,苏培迪,等.冯晓纯教授治疗小儿湿疹临证经验[J].吉林中医药,2017,37(03):238-241.
[12]秦丽霞.黄连膏外敷联合个性化护理干预治疗带状疱疹热毒壅盛型32例[J].光明中医,2017,32(16):2412-2413.
[13]方科.黄连膏联合喜炎平治疗带状疱疹效果观察和护理[J].当代护士(上旬刊),2017(02):118-119.
[14]李琳.黄连膏治疗带状疱疹疗效观察[J].湖北中医杂志,2014,36(07):40.
[15]王珊珊.复方黄连膏治疗银屑病血热证临床疗效观察及机理初探[D].济南:山东中医药大学,2016.
[16]李文龙.外用黄连膏对寻常型银屑病血热证的临床疗效分析[D].北京:北京中医药大学,2017.
[17]谢龙炜,顾在秋,蔡良良.黄连膏治疗早期烧伤41例[J].河南中医,2014,34(12):2487-2488.
[18]陈静,吕国忠.自制黄连膏对烧伤患者的临床疗效及对血液流变学的影响分析[J].四川中医,2015,33(06):56-59.
[19]刘洁.黄连膏治疗表皮生长因子受体抑制剂引起皮疹的疗效观察[D].乌鲁木齐:新疆医科大学,2019.
[20]沈永恕,唐光武,吴玉臣,等.复方发酵黄连膏剂治疗鸡大肠杆菌病疗效观察[J].中国兽医杂志,2019,55(01):71-72.
[21]王丽珍,张鹏.黄连膏直肠灌注治疗老年慢性心力衰竭便秘的临床观察[J].河北中医,2018,40(09):1356-1358+1398.
[22]张冬芳.黄连膏在慢性皮肤溃疡患者护理中的应用效果及对患者满意度的影响[J].当代护士(上旬刊),2018,25(08):150-152.
[23]闫慧,王海燕.黄连膏联合微波治疗新生儿重度红臀的疗效观察[J].实用临床护理学电子杂志,2018,3(19):133+135.
[24]宋慧.五行音乐淀粉浴疗法联合黄连膏封包对白疕皮损干预的效果观察[J].继续医学教育,2018,32(02):161-162.
[25]许珍珍.中药配合黄连膏外敷治疗颈淋巴结炎临床观察[J].湖北中医药大学学报,2017,19(05):72-74.
[26]李琳,严琴.黄连膏外敷联合清热外洗液治疗下肢丹毒50例[J].长江大学学报(自科版),2017,14(12):6-7.
[27]柴士花,王莉娟,邱明月.95%酒精联合黄连膏湿敷治疗多巴胺外渗护理观察[J].中医临床研究,2017,9(17):124-126.
[28]王涓,张晖.黄连膏外敷配合艾条灸熏烤治疗压疮的临床观察[J].湖北中医药大学学报,2016,18(04):55-57.
[29]胡丽娟.黄连膏湿敷治疗糖尿病性大疱1例护理体会[J].内蒙古中医药,2015,34(07):164.
[30]王绍莹.外用复方黄连膏治疗慢性顽固性湿疹随机对照临床研究[D].北京:北京中医药大学,2017.
[31]刘莹,唐太春,杜勇军,等.黄连膏加苦参汤加减治疗炎性外痔临床观察[J].实用中医药杂志,2013,29(01):40.
[32]许百轩.复方黄连膏治疗隐肢虫皮炎[A]//中华中医药学会、广西中医药大学.中华中医药学会第八次外治学术会议论文集.北京:中华中医药学会,2012:2.
[33]汪成书.黄连膏贴敷治疗化学性静脉炎64例观察[C]//河南省护理学会.2012年“河南省肿瘤专科护士职业安全防护及新技术交流”学术会议论文集.郑州:河南省护理学会,2012:2.
[34]张晓芬,宋静,李洪昌,等.黄连膏通过PI3K/AKT/eNos通路促进模型小鼠创面血管生成的实验研究[J].世界科学技术-中医药现代化,2018,20(04):527-533.
[35]付辰.黄连膏治疗毛囊炎及其机制探讨[D].武汉:湖北中医药大学,2015.
[36]陈静,吕国忠.自制黄连膏对烧伤患者的临床疗效及对血液流变学的影响分析[J].四川中医,2015,33(06):56-59.

论经典名方黄连汤*

李　杨[1,2]　张广辉[3△]　杨建宇[2,4]　张云平[2]

1. 中国中医药现代远程教育杂志社，北京 100031
2. 中华中医药中和医派杨建宇京畿豫医工作室　北京知医堂中和国医馆，北京 100031
3. 北京中医药大学东方医院，北京 100078
4. 中国中医药研究促进会慢病医养中心（龙脉温泉）中和医派传承工作室，北京 102211

【摘要】黄连汤出自《伤寒论》，由黄连、炙甘草、干姜、桂枝、人参、半夏、大枣组成。此方具有平调寒热、和胃降逆之功，临床上常用于治疗多种消化系统疾病，如慢性胃炎、胃癌、消化性溃疡、反流性食管炎等。除此之外，此方还可用于治疗和脾胃经相关的疾病，如口腔异感症、舌痛、心律失常等。

【关键词】黄连汤；慢性胃炎；胃癌；消化性溃疡；反流性食管炎；中和医派；杨建宇；交泰丸

黄连汤出自东汉张仲景的《伤寒论》，原文："伤寒，胸中有热，胃中有邪气，腹中痛，欲呕吐者，黄连汤主之。"黄连汤由黄连三两、炙甘草三两、干姜三两、桂枝三两、人参二两、半夏半升、大枣十二枚组成。黄连气寒味苦，归心、肝、胃、大肠经，《本草求真》谓其有六用："泻心脏火，一也；去中焦湿热，二也；诸疮必用，三也；去风湿，四也；赤眼暴发，五也；止中部见血，六也。"王好古[11]指出，黄连主热气、泻心火、通寒格、止肠澼，益胆明目，坚肾疗疮，能治上焦烦躁恶心，能除中焦脾胃湿热，能消下焦痞满腹痛，可升可降，能散能收，是治疗心下痞满之必用药。桂枝辛温，归肝、肺、膀胱经，张锡纯言其力善宣通，能升胸之宗气，能降肝之逆气，能散外感邪气，行走于表里上下之间，和营卫、活血脉、暖肌肉、导引三焦、下通膀胱，在方中，上可配伍黄连泻热以降阳，下可配伍干姜散寒以升阴，表可宣通太阳之气以散寒，入肝经可解脾虚肝乘之腹中痛，调畅气机，升降阴阳，交通上下。人参、大枣、甘草健中州，运转枢轴。诸药合用，共奏平调寒热、和胃降逆之功。

1.1 慢性胃炎

胡心康[1]将 60 例慢性胃炎患者随机分为实验组和对照组，实验组 30 例采取黄连汤治疗，并随证加减，对照组 30 例采取奥美拉唑、阿莫西林加克拉霉素治疗，治疗 4 周后，实验组的总有效率明显优于对照组（$P<0.05$）。曾晓婷[2]将接诊的 92 例 CAG 患者，随机分为对照组和观察组，对照组给予西药常规治疗，观察组给予加味黄连汤治疗，治疗 4 周后，观察组临床疗效总有效率（93.48%）明显高于对照组（78.26%），两组比较差异有统计学意义（$P<0.05$）；治疗前，两组患者临床症状评分、白介素 -6、肿瘤细胞坏死因子 -α 和 IL-1β 水平对比差异无统计学意义（$P>0.05$）；治疗后，两组患者的口苦口干、胃脘疼痛、嗳气反酸、胃中嘈杂等症状评分均明显下降，且观察组低于对照组，两组比较差异有统计学意义（$P<0.05$）。证实加味黄连汤可提升 CAG 患者疗效，改善症状和血清学指标。郑坤玉[3]采用黄连汤加味治疗脾胃湿热型慢性萎缩性胃炎患者，对照组采用奥美拉唑肠溶胶囊、克拉霉素胶囊及阿莫西林胶囊进行治疗，治疗 2 周后，治疗组总有效率与对照组相比，差异显著（$\chi^2=8.58$，$P<0.01$），治疗组 Hp 变化情况与对照组相比，差异显著（$\chi^2=7.1$，$P<0.01$），说明黄连汤加味对于脾胃湿热型慢性萎缩性胃炎疗效较好。周自祥[4]、贾玉[5]的临床研究表明，黄连汤加味治疗慢性萎缩性胃炎确有疗效。王如茂[6]临床观察发现，黄连汤合左金丸加味治疗胆汁反流性胃炎，疗效优于奥美拉唑加西沙比利，且未出现不良反应。

*基金项目：中关村炎黄中医药科技创新联盟中和医派经方经药专项课题；中国中医药研究促进会 / 北京昌平沙河高教园区卫生服务中心中和医派传承工作室专项课题。

*通讯作者 / 指导老师：jianyu66@163.com
△执笔人

1.2 胃癌

李莹莹[7]将60例胃癌患者，随机分为对照组（30例）和观察组（30例），对照组给予多西他赛和卡培他滨联合化疗，观察组给予加味黄连汤治疗，治疗后，对照组胃脘灼热、大便黏滞、口苦口臭、腹痛腹胀症状积分高于观察组，CA19-9、CA72-4、CA125、CEA水平较观察组高（$P<0.05$）；对照组不良反应率高于观察组。杨薇[8]的临床观察证实，在对照组上加用黄连汤加味治疗胃癌相较于采取单纯化疗，可以有效提高疗效，降低不良反应发生率，提高患者生活质量。证实黄连汤加味可辅助治疗胃癌，减轻患者症状，减少不良反应，提高生活质量。

1.3 消化性溃疡

周敬蓉[9]选用黄连汤联合西药治疗幽门螺杆菌感染并发胃溃疡患者50例，对照组50例用西药治疗，治疗后，治疗组总有效率为96.0%，明显高于对照组（80.0%），且治疗组复发率明显低于对照组，两组比较的差异有统计学意义（$P<0.05$）。姚保泰[10]以黄连汤加味治疗寒热错杂型胃与十二指肠溃疡，总有效率为70%。张海斌[11]将110例消化性溃疡病人随机分为治疗组和对照组，对照组52例予以奥美拉唑、阿莫西林、甲硝唑治疗，治疗组在对照组的基础上联合加味黄连汤，治疗2周后，治疗组痊愈率、总有效率高于对照组，临床主要症状积分降低较对照组更为明显。赵健樵[12]临床观察证实，加减黄连汤治疗消化性溃疡确有疗效。佟丽等[13]在西医四联疗法的基础上加用黄连汤治疗幽门螺旋杆菌相关性胃溃疡，并与西医四联疗法进行对照，结果总有效率提高了13.34%，提高了Hp的转阴率。陈进等[14]以黄连汤加减治疗十二指肠溃疡，疗效满意。

1.4 反流性食管炎

白员印[15]选用加减黄连汤联合泮托拉唑肠溶胶囊治疗反流性食管炎，对照组43例采用泮托拉唑肠溶胶囊治疗，治疗4周后，研究组总有效率高于对照组（$P<0.05$），研究组中医证候积分和炎性因子等指标的改善优于对照组（$P<0.05$）。李垚等[16]的临床观察证实，在西药基础上给予加减黄连汤治疗反流性食管炎的治疗组，较给予泮托拉唑和多潘立酮治疗的对照组，治愈有效率。

1.5 口腔溃疡

韩起军等[17]运用黄连汤加减治疗复发性口腔溃疡，对照组服用维生素等进行治疗，治疗组总有效率较对照组高43%。郝进华等[18]运用黄连汤治疗30例复发性阿弗他溃疡患者，治疗1周后，30例患者的溃疡面积与充血面积均缩小，且疼痛有所缓减；远期疗效：痊愈20例（66.67%），显效7例（23.33%），有效2例（6.67%），总有效率为96.67%。以上研究表明，黄连汤治疗口疮，确有疗效，对溃疡面、充血、渗出有确定的疗效。

1.6 急慢性肠炎

李国臣等[19]使用黄连汤加减治疗1例急性肠炎患者，患者就诊时面容疲倦，纳呆有恶心感，脐周围痛，柔软喜按，泻下清稀，完谷不化，舌淡尖红，苔白，脉细数；服药5服，腹痛腹泻消失，口味亦转正常。吴国发[20]以黄连汤为基础方，随证加减治疗慢性结肠炎患者108例，经治疗，治愈42例，好转60例，无效6例。刘渡舟教授以黄连汤加柴胡治疗慢性非特异性溃疡性结肠炎1例，收到明显疗效[21]。

1.7 其他应用

黄连汤中药物主要作用于脾、胃经，“脾散舌下”“脾在窍为口”，胃足阳明之脉主血所生病者，故除上述疾病外，黄连汤及其加减方还被用于治疗口腔异感症[22]、舌痛[23]、心律失常[24]、功能性子宫出血和腹型过敏性紫癜[25]等。

有的经方专家讲课时强调，方中有桂枝，所以必然有表证，临床多用于发热兼有胃气上逆之证。然而中和医派掌门杨建宇强调，黄连汤是寒热并用之方，是与泻心汤类似的方剂。但经方中所讲，伤寒“胸中有热，胃中有邪气，腹中痛，欲恶吐”。可知，非胃家实之阳明证，仍应该是太阳病失治误治，邪入里，影响气机畅通调畅，寒热不调，寒邪入经则腹痛，化热则胸中有热忧心神，上下不宁，欲恶吐，充分显示正气不足，太阳证不突出，少阳证已显现，所以方子重在调和阴阳，扶正祛邪，使寒热平，气机畅，上下宁。此方仍可看作是小柴胡汤之变方，本方重在调和，当然也可以用于兼有表证的变证，但治疗用方时应注意加减用药。

其实，如稍为留意，就不难发现，本方内含有黄连、肉桂二味药组成的被后世《韩氏医通》称之为“交泰丸”的名方。因为医圣张仲景所用桂枝均指肉桂，桂枝入药是明清以后的事情，医圣张仲景在汉代不可能用桂枝入药。而交泰丸之主要功效是交通心肾，水火相济，重在调理气机和寒热共济，与本方之大方向一致，这也是基于中和医派掌门杨建宇教授“经方”“经药”概念及理论的新视角。

2. 药理研究

陈琛[26]研究表明，干姜和炮姜的醇提物及其粗多糖活性物质可以有效缓解溃疡性结肠炎小鼠的病理状况，同时也初步证明了姜烯酚类化合物可能是干姜和炮姜发挥不同功效的物质基础。耿东升[27]、魏长志[28]研究表明，黄连有广谱抗病原微生物作用，主要成分为小檗碱，对多种细菌、病毒、原虫等有良好的抑制作用，其中对肺炎链球菌、金黄色葡萄球菌、志贺氏菌、痢疾杆菌及霍乱弧菌有较强的抑菌作用。黄连与其他解热抗菌药配伍使用，可减少单独使用时易产生的抗药性，增加疗效。有试验显示，小檗碱能对抗蓖麻油或番泻叶引起的小鼠腹泻，有调节胃肠运动和分泌的作用，还具有良好的抗炎及免疫功能调节作用。郑君[29]研究表明现，甘草总黄酮能够抑制胃黏膜固有腺体的萎缩，减少胃黏膜固有层的损伤，对损伤的胃黏膜具有保护和修复作用，甘草总黄酮能够改善胃肠激素的分泌;增加胃微循环血流量，改善胃微循环状况，促进胃黏膜上皮细胞的自我修复；甘草总黄酮通过促进上皮细胞分泌黏蛋白及酸性黏蛋白，从而保护和修复胃黏膜上皮细胞；甘草总黄酮通过调控 Bc1-2 和 Bax 蛋白的表达，促进胃黏膜上皮细胞的正常凋亡，从而修复胃黏膜的萎缩。王付[30]药理研究表明，黄连汤通过降低胃黏膜的损伤指数，对大鼠急性应激性、幽门结扎型和阿司匹林胃黏膜损伤起明显的保护作用，提示其具有改善胃黏膜营养，增强胃黏膜微循环，促进胃黏膜血流量，促进黏膜上皮细胞再生和修复，促进“碱潮”的形成，缓冲 H^+ 的作用。以上研究可以阐释黄连汤治疗消化系统疾病的部分机制。

3. 讨论

黄连汤具有平调寒热、和胃降逆之功，该方临床上常用于治疗多种消化系统疾病。对于本主用于治疗发热之证，中和医派掌门杨建宇教授强调，一方面要注意加减用药，另一方面要把握正气偏虚，邪气入里，寒热不宁之基本病机。因为此发热与太阳证之发热有明显区别，本方仍然是调理气机、扶正祛邪、寒热共用、升降共济之方，重在调畅气机，应该与胃家实之明阳病区分开来，可以理解为太阳病变证或太阳兼少阳症，此观点有待探讨。

参考文献

[1]胡心康.黄连汤加减辨证治疗慢性胃炎[J].中医临床研究,2017,9(04):110-111.
[2]曾晓婷.加味黄连汤治疗慢性萎缩性胃炎疗效观察及炎性因子水平分析[J].中医临床研究,2019,11(29):45-48.
[3]郑坤玉.采用黄连汤加味对脾胃湿热型慢性萎缩性胃炎的临床治疗分析[J].当代临床医刊,2015,28(04):1550-1551.
[4]周自祥.黄连汤加味治疗慢性萎缩性胃炎53例[J].广西中医学院学报,2009,12(03):14-15.
[5]贾玉.黄连汤加味治疗脾胃湿热型慢性萎缩性胃炎的临床研究[D].乌鲁木齐:新疆医科大学,2014.
[6]王如茂.黄连汤合左金丸加味治疗胆汁反流性胃炎30例[J].中国中医药信息杂志,2008,15(06):75-76.
[7]李莹莹.黄连汤加味联合化疗治疗胃癌患者的临床疗效分析[J].中医临床研究,2017,9(12):129-130.
[8]杨薇.黄连汤加味联合化疗治疗胃癌的临床疗效观察[J].中国医药指南,2013,11(06):601-602.
[9]周敬蓉.黄连汤联合西药治疗幽门螺杆菌感染并发胃溃疡效果观察[J].实用中医药杂志,2015,31(01):37-38.
[10]姚保泰.胃与十二指肠溃疡300例辨治规律探讨[J].山东中医学院学报,1992(04):45-46.
[11]张海斌.加味黄连汤治疗消化性溃疡58例临床观察[J].中国中医药科技,2012,19(02):174-175.
[12]赵健樵.加减黄连汤治疗消化性溃疡[C]//中华中医药学会.第四次全国民间传统诊疗技术与验方整理研究学术会论文集.北京:中华中医药学会,2011:3.
[13]佟丽,刘雅峰.黄连汤根除HP的研究[J].中国美容医学,2012,(18):404-405.
[14]陈进,程远林.黄连汤临床应用举隅[J].安徽中医临床杂志,2000(02):123.
[15]白员印.加减黄连汤联合泮托拉唑肠溶胶囊治疗反流性食管炎效果观察[J].实用中医药杂志,2021,37(01):78-79.
[16]李垚,郑玉.加减黄连汤治疗反流性食管炎38例临床观察[J].中国实验方剂学杂志,2010,16(06):262-263.
[17]韩起军,饶肖平,潘湘清,等.黄连汤治疗复发性口腔溃疡临床观察[J].中国基层医药,2003,10(05):475.
[18]郝进华,武德卿.黄连汤治疗复发性阿弗他溃疡30例[J].中国中医药现代远程教育,2014,12(24):55-57.
[19]李国臣,林存奇.黄连汤的临床应用及鉴别[J].辽宁中医药大学学报,2009,11(08):204-205.
[20]吴国发.黄连汤治疗慢性结肠炎108例疗效观察[J].实用中医内科杂志,2007,21(09):59.
[21]刘兔元.黄连汤临床应用举隅[J].医学信息(上旬刊),2011,24(12):735.
[22]张丽娟.黄连汤对口腔异感症的疗效[J].国外医学(中医中药分册),2000,22(01):25.
[23]熊杰,孙家强.黄连汤治疗无器质性病变的舌痛的效果[J].国外医学(中医中药分册),1995,17(04):27.
[24]DanielEng(伍天宁).黄连汤方证研究[D].南京:南京中医药大学,2019.
[25]鲍玉晓,涂轩,马万里.熊安民运用黄连汤治验二则[J].湖北中医杂志,2016,38(09):1628-1630.
[26]陈琛.基于代谢组学方法的干姜和炮姜活性组分对溃疡性结肠炎干预作用的研究[D].广州:广东药科大学,2020.
[27]耿东升,黄连素的抗炎与免疫调节作用[J].解放军药学学报,2000,16(06):317-320.
[28]魏长志,李莉.五味香连丸体外抗菌实验[J].中国医药药学杂志,2006,26(03):278-280.
[29]郑君.甘草总黄酮对慢性萎缩性胃炎大鼠胃黏膜保护作用及药理机制研究[D].广州:南方医科大学,2014.
[30]王付.加味黄连汤对大鼠实验性胃黏膜损伤的影响及病理组织学改变.中国中医药信息杂志,2000,7(03):34.

论经典名方黄芪桂枝五物汤*

杨　硕[1]　张旭冉[2△]　杨建宇[3,4*]　于大远[5]

1. 辽宁中医药大学第四附属医院，辽宁 沈阳 110103

2. 北京中医药大学，北京 100029

3. 中国中医药研究促进会慢病医养中心（龙脉温泉）中和医派传承工作室，北京 102211

4. 中华中医药中和医派杨建宇京畿豫医工作室　北京知医堂中和国医馆，北京 100031

5. 北京中医药大学东方医院，北京 100078

【摘要】黄芪桂枝五物汤出自东汉张仲景的《金匮要略》，由黄芪、芍药、桂枝、生姜、大枣组成。此方具有益气温经、和血通痹之功，可用于治疗肌肤麻木不仁、肢节疼痛的疾病，如糖尿病并发症、脑梗死后遗症、膝骨关节炎、类风湿关节炎等。此外，该方还可用于治疗冠心病等其他疾病。

【关键词】黄芪桂枝五物汤；益气温经；和血通痹；糖尿病并发症；脑梗死；膝骨关节炎；类风湿关节炎；免疫疾病；杨建宇；经方；经药；中和医派

黄芪桂枝五物汤出自东汉张仲景的《金匮要略》，原文："血痹，阴阳俱微，寸口关上微，尺中小紧，外证身体不仁，如风痹状，黄芪桂枝五物汤主之。"该方由黄芪三两、芍药三两、桂枝三两、生姜六两、大枣十二枚组成。黄芪甘温益气，补表之卫气。桂枝散风寒而温经通痹，与黄芪配伍，益气温阳，和血通经。桂枝得黄芪，益气而振奋卫阳；黄芪得桂枝，固表而不致留邪。芍药养血和营而通血痹，与桂枝合用，调营卫而和表里。生姜辛温，疏散风邪，以助桂枝之力。大枣甘温，与生姜为伍调和营卫，同时大枣助芍药养血之力。此方具有益气温经、和血通痹之功，可用于治疗肌肤麻木不仁、肢节疼痛的疾病，如糖尿病周围神经病变、偏侧肢体麻木症、不宁腿综合征、颈椎病、脑梗死后遗症、膝骨关节炎、类风湿关节炎等。"损其心者，调其营卫"，该方调和营卫，可治疗冠心病等心脏疾病。临床当以汗出恶风、手足不温、舌淡苔白、脉微紧涩为辨证要点。基于杨建宇中和医派临床中药学之"经药"概念及其理论体系，黄芪桂枝五物汤中，桂枝应是肉桂，芍药应是赤药，黄芪尽量用生黄芪，更符合医圣张仲景用药之旨。

1. 临床应用

1.1 糖尿病并发症

赵瑞青[1]将104例DPN患者随机分为A、B两组，每组各52例，A组接受甲钴胺片治疗，B组在A组治疗基础上接受加味黄芪桂枝五物汤治疗，治疗1个月后，B组患者治疗总有效率高于A组，治疗后腓总神经及正中神经的感觉传导速度、运动传导速度均高于A组，MNSI评分低于A组。刘彩玲[2]采用基础糖尿病疗法联合黄芪桂枝五物汤加减治疗45例糖尿病周围神经病变患者，对照组45例给予基础糖尿病疗法治疗，治疗6周后，观察组糖尿病周围神经病变治疗转归效果高于对照组，症状好转时间、神经传导速度以及血液流变学优于对照组。李微微[3]采用常规西药联合黄芪桂枝五物汤加减治疗18例糖尿病周围神经病变患者，治疗6周后，总有效率、感觉神经与运动神经的传导速度均明显高于给予常规西药治疗的对照组。徐长青[4]将60例糖尿病周围神经病患者随机分为两组，每组各30例，治疗组采用常规糖尿病治疗加用加味黄芪桂枝五物汤治疗，对照组采用常规糖尿病药物治疗，治疗30天后，治疗组总有效率优于对照组。林灵[5]研究表明，黄芪桂枝五物汤佐治糖尿病周围神经病变效果显著，既可增强疗效，又可改善氧化应激反应，利于促进患者神经功能修复，改善其预后，值得临床推广应用。李峰[6]的临床经验证实，在常规西医治疗的基础上联合使用黄芪桂枝五物汤治疗糖尿病周围神经病变患者，其治疗总有效率高于给予常规西医治疗的患者，

*基金项目：中关村炎黄中医药科技创新联盟中和医派经方经药专项课题；中国中医药研究促进会北京昌平沙河高教园区卫生服务中心中和医派传承工作室专项课题；南阳张仲景传统医药研究会 中和医派杨建宇经药科研专题项目。

*通讯作者 / 指导老师：jianyu66@163.com

△执笔人

且血清 Hcy 水平、TCSS 评分和神经传导速度改善更明显。史尚瑞[7]认为，黄芪桂枝五物汤加减可以治疗早期糖尿病足。

1.2 膝骨关节炎

侯凯等[8]将 68 例早中期膝骨性关节炎患者随机分为研究组 34 例（黄芪桂枝五物汤联合膝关节镜清理术）与对照组 34 例（单纯膝关节镜清理术），治疗 2 周后，研究组治疗总有效率明显高于对照组，VAS 评分、Lysholm 评分均优于对照组，患者的患肢肿胀率明显低于对照组。郭剑波等[9]研究表明，黄芪桂枝五物汤加减联合塞来昔布治疗 KOA 可改善患者的临床症状，降低血清 IL-1β、MMP-3、TNF-α 水平，疗效显著，明显优于单纯采用塞来昔布治疗的患者。王川等[10]的临床研究证实，在健康宣教及玻璃酸钠关节腔注射治疗的基础上加用加味黄芪桂枝五物汤治疗气血虚弱证型膝骨关节炎患者，患者的膝关节 VAS 评分及 WOMAC 评分均较予以健康宣教及玻璃酸钠关节腔注射治疗的患者有明显好转。

1.3 类风湿关节炎

崔世军[11]将 115 例类风湿关节炎患者随机分为对照组 57 例和研究组 58 例，对照组患者进行常规西药治疗，研究组在对照组的基础上联合黄芪桂枝五物汤加味治疗，治疗 4 周后，研究组总有效率高于对照组。杨广训等[12]研究表明，黄芪桂枝五物汤治疗类风湿关节炎气血两虚型患者的疗效显著，能够减轻患者的疾病症状，降低 RF、ESR 及 CRP 水平。

1.4 脑梗死

张建[13]将脑梗死后遗症患者 80 例随机分为观察者和对照组，对照组 40 例予以常规治疗，观察组在对照组的基础上给予黄芪桂枝五物汤治疗，治疗 6 周后，观察组有效率明显高于对照组。范青红[14]的临床经验证实，给予常规西药联合黄芪桂枝五物汤加减治疗脑梗死患者，其总有效率明显高于给予常规西药治疗的患者，且症状改善更明显。

1.5 其他应用

通过整理其他文献，黄芪桂枝五物汤还被用于治疗冠心病[15]、肩周炎[16]、中风先兆[17]、偏侧肢体麻木症[18]、乳腺癌术后上肢水肿[19]、变应性鼻炎[20]、不安腿综合征[21]、颈椎病[22]、腰椎术后失败综合征[23]等疾病。

中和医派掌门杨建宇应用本方，多与四物汤、四逆散并行，如果气虚太明显，四君子、人参就必不可少。同时，焦三仙各 30~10g，白茅根 30~20g，经常点缀其中。尤其是外治配合治疗：①药渣热敷与泡脚，坚持每天半小时；②配合针刺、艾灸（杨氏雷火灸＋督疗），对免疫疾病治疗有良好的疗效，值得参考。

2. 实验研究

张燕等[24]研究表明，黄芪桂枝五物汤结合有氧康复运动可有效改善痉挛型脑瘫患儿中医证候积分、肌张力、生活质量、运动功能和血清 BDNF、NSE 水平，提高临床疗效。李静等[25]研究表明，黄芪桂枝五物汤加减能够明显改善 DPN 临床症状，降低血清 IL-6、TNF-α 水平，提高神经传导速度及神经相关生长因子水平。金鑫等[26]研究表明，温针灸联合黄芪桂枝五物汤可显著降低慢性盆腔炎患者血清 IL-6、TNF-α 水平，改善血流动力学，疗效显著，具有重要的临床应用价值。于宁等[27]研究表明，黄芪桂枝五物汤加味利于缓解心绞痛症状，降低心肌缺血总负荷，缩小和稳定动脉粥样硬化斑块，改善心肌功能，其机制可能在于通过良性调控血清 ET/NO 的平衡、TXB2、Ang Ⅱ 水平以发挥血管内皮保护作用。魏国利等[28]研究表明，黄芪桂枝五物汤可能通过下调背根神经节细胞中 OCT2 的表达，减少铂摄入，上调 ATP7A mRNA 的表达，促进铂泵出，从而减少背根神经节铂蓄积，发挥预防奥沙利铂慢性外周神经毒性的作用。詹海琴等[29]研究表明，加味黄芪桂枝五物汤辅助介入治疗，能够下调 D-二聚体、NT-proBNP、ET-1 的表达，改善冠脉再灌注，降低心肌缺血及再灌注损伤。张文娓等[30]研究表明，DPN 大鼠坐骨神经存在 Txnip 系统异常，黄芪桂枝五物汤治疗糖尿病周围神经病变，其作用机制与抑制 Txnip 表达、提高 Trx 表达有关。许正锦等[31]研究表明，加味黄芪桂枝五物汤能明显提高 LN 患者在小剂量激素治疗阶段血皮质醇水平及血 GR mRNA 转录水平，推测其作用机制可能与上调 LN 患者糖皮质激素受体（GR）数量，在小剂量激素治疗阶段促使下丘脑－垂体－肾上腺皮质轴（HPAA）功能恢复有关。刘佳维等[32]研究表明，黄芪桂枝五物汤能明显减轻 CIA 大鼠关节炎症、滑膜增生、血管翳形成及软骨破坏，其机制可能与调控 JAK-STAT 信号通路中 IL-2、JAK3、STAT3、SOCS1、SOCS3 的表达相关。

3. 结语

中和医派掌门人，著名的中医免疫疾病诊疗学专家杨建宇教授指出，黄芪桂枝五物汤从组成上来看，是将桂枝汤去甘草而换成了黄芪，实际上二者所治疗的病症在病因病机上却有很大差别，不可不知。黄芪为外科痈、肿、疮、痒之要药，有托毒外出之功，善补气助阳，是中医益气主药；而甘草是益气生津甘缓之品，益气之力稍逊黄芪，善走气分、卫分，而黄芪专走血分营分。所以桂枝汤走表调和营卫，强肌和中，而黄芪桂枝五物汤走里入血，有强筋助阳、疏风散寒、通络之功，方中桂枝是肉桂之义，芍药应是赤芍，方为精准，剂量稍大，对气血亏虚之血痹更有疗效。

黄芪桂枝五物汤具有益气温经、和血通痹之功，该方的更多应用有待进一步发掘整理，总结归纳，以促进中医学科发展，造福更多患者。

参考文献

[1]赵瑞青.加味黄芪桂枝五物汤联合甲钴胺片治疗糖尿病周围神经病变[J].实用中西医结合临床,2019,19(07):16-17.

[2]刘彩玲,兰启防.加味黄芪桂枝五物汤治疗糖尿病周围神经病变的临床疗效分析[J].中医临床研究,2019,11(16):60-62.

[3]李微微.黄芪桂枝五物汤加减治疗糖尿病周围神经病变18例临床观察[J].中外女性健康研究,2018(21):20+39.

[4]徐长青,付小燕.加味黄芪桂枝五物汤治疗糖尿病周围神经病变临床观察[J].山西中医,2019,35(03):44.

[5]林灵.黄芪桂枝五物汤佐治糖尿病周围神经病变的效果及对氧化应激反应的影响[J].临床合理用药杂志,2019,12(05):69-70.

[6]李峰.黄芪桂枝五物汤治疗糖尿病周围神经病变的临床效果观察[J].现代诊断与治疗,2018,29(23):3791-3792.

[7]史尚瑞.黄芪桂枝五物汤加减治疗早期糖尿病足的临床疗效分析[J].双足与保健,2019,28(13):57-58.

[8]侯凯,张钦.黄芪桂枝五物汤联合膝关节镜清理术治疗早中期膝骨性关节炎的临床效果[J].临床医学研究与实践,2019,4(11):100-102.

[9]郭剑波,梁勇,李文新,等.黄芪桂枝五物汤联合塞来昔布治疗膝骨性关节炎的临床观察[J].中国民间疗法,2019,27(17):69-71.

[10]王川,朱明双.加味黄芪桂枝五物汤联合玻璃酸钠治疗膝骨关节炎的临床疗效观察[J].世界最新医学信息文摘,2019,19(66):267-268.

[11]崔世军.黄芪桂枝五物汤加味在类风湿关节炎治疗中的临床效果[J].中国医药指南,2019,17(19):145-146.

[12]杨广训,陈敏,孙文成,等.黄芪桂枝五物汤治疗气血两虚型类风湿关节炎的效果[J].中国临床保健杂志,2019,22(04):549-552.

[13]张建.黄芪桂枝五物汤用于脑梗塞后遗症治疗的疗效探析[J].北方药学,2019,16(07):97+96.

[14]范青红.方剂黄芪桂枝五物汤加减治疗脑梗塞120例疗效分析[C]//广东省药学会.2013年广东省药师周大会论文集.广州:广东省药学会,2013:1.

[15]于丽敏.黄芪桂枝五物汤合丹参饮治疗冠心病心绞痛的临床观察[J].临床医药文献电子杂志,2019,6(62):185.

[16]石跃.黄芪桂枝五物汤合二仙汤治疗肩周炎的临床效果分析[J].中国医药指南,2019,17(24):190.

[17]周爱梅.黄芪桂枝五物汤加减治疗气虚血瘀型中风先兆的临床观察[J].中国民间疗法,2019,27(15):52-53+101.

[18]秦周顺,王俊芳.黄芪桂枝五物汤治疗偏侧肢体麻木症[J].医药论坛杂志,2005(05):64.

[19]左军.黄芪桂枝五物汤合当归芍药散治疗乳腺癌术后上肢水肿75例[J].世界最新医学信息文摘,2019,19(48):330-331.

[20]周兴玮,钟伦坤,王剑,等.黄芪桂枝五物汤加味治疗肺脾气虚型变应性鼻炎的疗效观察[J].世界临床药物,2017,38(06):408-412.

[21]成庆明.黄芪桂枝五物汤加减治疗不安腿综合征[J].中西医结合心血管病电子杂志,2018,6(17):143,146.

[22]王浩.温针灸辅助黄芪桂枝五物汤加减治疗颈椎病的疗效观察[J].实用中西医结合临床,2019,19(09):68-70.

[23]贺小飞,董振宇,莫军.腰椎短杠杆定点斜扳法结合黄芪桂枝五物汤治疗腰椎术后失败综合征疗效分析[J].新疆中医药,2019,37(04):33-34.

[24]张燕,向守娟,王梅.黄芪桂枝五物汤结合有氧康复运动治疗小儿痉挛型脑瘫的疗效及对血清BDNF、NSE含量和运动功能的影响[J].中西医结合心脑血管病杂志,2019,17(18):2744-2747.

[25]李静,朱海慧,庞雅玲,等.黄芪桂枝五物汤加减治疗糖尿病周围神经病变疗效观察[J].山东中医药大学学报,2019,43(05):470-475.

[26]金鑫,王青.温针灸联合黄芪桂枝五物汤治疗慢性盆腔炎疗效及对子宫血流动力及血清炎性因子的影响[J].亚太传统医药,2019,15(07):130-132.

[27]于宁,张宪忠,徐东成.黄芪桂枝五物汤加味治疗气虚血瘀证冠心病的临床疗效观察[J].世界中医药,2019,14(09):2334-2338.

[28]魏国利,顾展丞,李灵常,等.黄芪桂枝五物汤减少铂蓄积预防奥沙利铂慢性外周神经毒性机制研究[J].世界科学技术-中医药现代化,2019,21(07):1467-1473.

[29]詹海琴,曹志尉,孟静.加味黄芪桂枝五物汤辅助介入治疗对急性心肌梗死患者心肌保护作用及血清D-二聚体、NT-proBNP、ET-1表达的影响[J].中国中医急症,2018,27(09):1635-1638.

[30]张文娓,韩玉生,王超,等.黄芪桂枝五物汤对糖尿病大鼠周围神经组织Trx及Txnip表达的影响[J].中医药学报,2017,45(04):57-59.

[31]许正锦,吴玲艳,王少芬,等.加味黄芪桂枝五物汤对小剂量激素治疗阶段狼疮性肾炎患者血皮质醇及GRmRNA转录的影响[J].中国中西医结合肾病杂志,2019,20(06):511-513.

[32]刘佳维,王永辉,李艳彦,等.黄芪桂枝五物汤对类风湿关节炎CIA模型大鼠JAK-STAT信号通路的影响[J].时珍国医国药,2019,30(04):811-814.

论经典名方藿朴夏苓汤*

庞丹丹[1] 张广辉[2△] 杨建宇[3,4*] 李 杨[3,4]

1. 中国中医科学院中医杂志社，北京 100700
2. 中国中医科学院广安门医院，北京 100053
3. 中国中医药研究促进会慢病医养中心（龙脉温泉）中和医派传承工作室，北京 102211
4. 中华中医药中和医派杨建宇京畿豫医工作室 北京知医堂中和国医馆，北京 100031

【摘要】藿朴夏苓汤出自清代石寿棠的《医原》，由藿香、川朴、姜半夏、赤苓、光杏仁、生薏苡仁、豆蔻、猪苓、淡香豉、泽泻、通草组成。此方具有发表化浊、理气渗湿之功，现代临床上此方常用于治疗手足口病、2型糖尿病、发热、咳嗽，以及各种消化系统疾病等。

【关键词】藿朴夏苓汤；表里之湿；手足口病；2型糖尿病；发热；消化系统疾病；杨建宇；经方；经药；中和医派；膜原

藿朴夏苓汤出自清代石寿棠的《医原》，原文："湿之化气，为阴中之阳，……其见证也，面色混浊如油腻，口气浊腻不知味，或生甜水，舌苔白腻，膜原邪重则舌苔满布，厚如积粉，板贴不松，脉息模糊不清，或沉细似伏，断续不匀，神多沉困嗜睡。"此方由藿香、川朴、姜半夏、赤苓、光杏仁、生薏苡仁、豆蔻、猪苓、淡香豉、泽泻、通草组成。香豉、藿香芳化宣透以疏表湿，使阳不内郁；藿香、豆蔻、厚朴芳香化湿；厚朴、半夏燥湿运脾，使脾能运化水湿，不为湿邪所困；杏仁开泄肺气于上，使肺气宣降，则水道自调；茯苓、猪苓、泽泻、薏苡仁淡渗利湿于下，使水道畅通，则湿有去路。此方具有发表化浊、理气渗湿之功，可用于治疗表里之湿，湿邪在表，则出现身热不扬、微恶寒等表证；湿邪困脾，出现纳差便溏、脘腹胀痛等消化系统症状；"脾主四肢""脾在窍为口"，可出现口腔溃疡、手足口病；脾湿生痰，上犯于肺，则为咳嗽。临床使用此方时当有面部油腻混浊、沉困嗜睡、舌苔白腻，口甜等湿象。现代临床上此方常应用于治疗手足口病、2型糖尿病、慢性浅表性胃炎、幽门螺杆菌相关性胃炎、发热疾病等。

中华中医药中和医派掌门人杨建宇教授方歌有云:《医原》藿朴夏苓汤，湿浊困中膜原恙，三仁豆豉猪草泽，宣肺祛湿气机畅。

1. 临床应用

1.1 手足口病

刘静[1]选取手足口病患儿106例，并随机分为对照组和观察组各53例，对照组给予利巴韦林注射液治疗，观察组则配合银翘散加藿朴夏苓汤治疗，治疗1周后，观察组总有效率显著高于对照组，发热时间、疱疹消退时间、住院时间均显著短于对照组，空腹血糖水平、中性粒细胞百分数均显著低于对照组，表明在西医常规治疗的基础上，联合藿朴夏苓汤合银翘散治疗小儿手足口病的临床疗效显著，可促进患儿疱疹消退，缩短患儿住院时间，改善患儿的临床症状。周辉[2]研究表明，在利巴韦林抗病毒治疗的基础上采用银翘散加藿朴夏苓汤治疗小儿手足口病，可以显著提高临床治疗效果，明显减轻病人痛苦，缩短临床症状消退时间，减少并发症的发生。薛永霞[3]研究表明，藿朴夏苓汤联合炎琥宁注射液治疗小儿手足口病具有病程短、起效快、能够有效控制病情等优点，同时临床用药安全可靠，毒副作用小，值得在临床上推广。

1.2 2型糖尿病

卢海阔[4]给予盐酸二甲双胍片和加味藿朴夏苓汤治疗2型糖尿病痰湿中阻证患者30例，治疗12周

*基金项目：中关村炎黄中医药科技创新联盟中和医派经方经药专项课题；中国中医药研究促进会北京昌平沙河高教园区卫生服务中心中和医派传承工作室专项课题；南阳张仲景传统医药研究会 中和医派杨建宇经药科研专题项目。

*通讯作者 / 指导老师：jianyu66@163.com
△执笔人

后，在空腹血糖、餐后2小时血糖、糖化血红蛋白水平方面，中西药联合组显著低于采用盐酸二甲双胍片治疗的西药组，表明采用藿朴夏苓汤加减治疗2型糖尿病疗效确切，能明显改善患者病情，不良反应少，应用效果显著。黄元珍等[5]采用盐酸二甲双胍缓释片口服联合藿朴夏苓汤治疗45例2型糖尿病患者，对照组45例给予盐酸二甲双胍缓释片口服治疗，治疗4周后，治疗组总有效率明显高于对照组，临床疗效优于对照组。黄婷等[6]研究表明，采用藿朴夏苓汤加减治疗肥胖型2型糖尿病患者疗效显著，安全性高。

1.3 糖尿病肾病

罗彬等[7]将100例糖尿病肾病患者随机分为治疗组和对照组各50例，对照组给予常规西医治疗，治疗组在对照组治疗基础上，予以藿朴夏苓汤加减治疗，治疗1个月后，治疗组总有效率明显高于对照组，疗效优于对照组，表明藿朴夏苓汤治疗糖尿病肾病效果显著，对患者肾脏功能也起到了较好的恢复作用，值得推广使用。冯昭强[8]采用糖尿病肾病基础治疗联合藿朴夏苓汤治疗20例糖尿病肾病患者，对照组16例给予糖尿病肾病基础治疗，治疗1个月后，治疗组总有效率明显高于对照组。全红[9]临床观察表明，藿朴夏苓汤加减治疗糖尿病肾病安全有效。

1.4 慢性胃炎

1.4.1 慢性浅表性胃炎

崔娜娟[10]将70例脾胃湿热型胃炎患者随机分为治疗组与对照组，治疗组给予服用藿朴夏苓汤化裁方，对照组服用常规西药治疗，治疗7天后，治疗组疗效优于对照组，症状改善优于对照组，不良反应少于对照组，表明在常规西药治疗基础上，应用藿朴夏苓汤加减治疗慢性浅表性胃炎脾胃湿热证型临床疗效明显，且能有效改善慢性胃炎患者的临床症状。杨丽娟等[11]研究表明，藿朴夏苓汤加减治疗脾胃湿热型慢性浅表性胃炎在中医证候方面疗效确切，胃镜及病理方面同样有效。全日京等[12]研究表明，用藿朴夏苓汤加减治疗脾胃湿热型慢性浅表性胃炎的效果显著。

1.4.2 幽门螺杆菌相关性胃炎

蔡巍巍等[13]研究表明，采用藿朴夏苓汤辅助PPI四联治疗慢性萎缩性胃炎伴Hp感染患者的临床疗效确切，能提高Hp根除率，促进胃黏膜修复，降低炎症反应水平。谢梅娟等[14]将118例Hp相关性胃炎患者随机分为观察组与对照组各59例，对照组患者采用常规四联疗法治疗，观察组患者在对照组基础上给予藿朴夏苓汤加减治疗，治疗3周后，观察组患者总有效率、Hp根除率明显高于对照组。

1.5 其他消化系统疾病

藿朴夏苓汤还可以治疗以纳差、脘腹胀痛、便溏为主症的其他消化系统疾病，如手术后肠粘连[15]、非酒精性脂肪肝[16]、黄疸型肝炎[17]、消化性溃疡[18]、小儿功能性腹痛[19]、功能性消化不良重叠慢性胃炎[20]、小儿秋季腹泻[21]、胆囊切除术后综合征[22]、慢性糜烂性胃炎[23]等。

1.6 发热

林少真等[24]将105例暑湿袭表型感冒患者随机分为两组，治疗组53例，对照组52例，对照组给予对症西药治疗，治疗组给予藿朴夏苓汤加减治疗，治疗3天后，治疗组有效率明显高于对照组，说明此方可以治疗各种主症为发热的疾病，能提高有效率，缩短病程。曹月娇等[25]临床研究表明，藿朴夏苓汤加减可治疗登革热合并白细胞减少，有效率高。

1.7 其他应用

通过整理其他文献，藿朴夏苓汤还被用于治疗咳嗽[26]、口腔溃疡[27]、甲状腺功能亢进症[28]等疾病。

2. 实验研究

钟艳花等[29]研究表明，HPXLT可能通过抑制NF-KB炎症通路的表达，从而降低DN肾脏的炎症。王智勇等[30]研究表明，HPXL通过降低结肠组织中NF-KB和IKBα的磷酸化蛋白表达水平，降低结肠组织中TNF-α、IL-1β和IL-6的含量以及MPO的活性，改善DSS诱导的IBD症状。钟艳花等[31]研究表明，HPXLT可能通过抑制TGF-β1信号通路的表达，提高足细胞Nephrin、Podocin的表达，从而缓解足细胞凋亡，起到保护DN肾脏的作用。阙铁生[32]研究发现，IL-17表达水平与温病湿热证的病情严重程度密切相关，加味藿朴夏苓汤可降低温病湿热证大鼠IL-17的表达，抑制炎症反应，减轻病情严重程度。常丽萍等[33]研究表明，加味藿朴夏苓汤能显著改善温病湿热证模型大鼠腻苔和舌组织病理改变，其机制可能与减轻舌组织炎症、降低AQP-5表达有关。阙铁生等[34]研究表明，加味藿朴夏苓汤可能通过抑制炎症细胞因子的生成，减轻炎症反应，减轻TNF-α对血脂代谢的影响，从而达到纠正脂质代谢紊乱的目的发挥治疗温病湿热证的作用。以上研究为藿朴夏苓汤治疗糖尿病肾病、抑制炎症反应提供现代药理依据。

3. 结语

中华中医药中和医派掌门人杨建宇教授指出，中和医派最重视病因病机，藿朴夏苓汤方证之病因在湿浊；病机呢？是湿蕴膜原，而膜原是什么意思呢？如果对“膜原”也叫“募原”不能理解，那么对本方治疗湿热类传染性疾病也就无法理解，仅从湿邪郁而化热来理解本方病机，就会较片面。邪伏膜原，湿热并重，病情危重。不可不知，不可不思，不可不察。对于暑湿之病的诊查诊治，与邪伏膜原之传染病还是有差异的。

对于传染病之湿热并重的治疗，尤其要注意传染性疾病的诊疗规范与法律要求，急性传染性疾病（发热、腹泻等）必须走专病传染病发热、腹泻门诊通道，切不可胆大妄为，违反法律法规。

藿朴夏苓汤具有发表化浊、理气渗湿之功。此方的其他应用有待继续发掘整理，总结归纳，以促进中医学科发展，造福更多患者。

参考文献

[1]刘静.探讨银翘散加藿朴夏苓汤治疗小儿手足口病的临床疗效[J].按摩与康复医学,2018,9(10):42-43

[2]周辉,吴厚琼,黄敏.银翘散加藿朴夏苓汤治疗小儿手足口病[J].中国实验方剂学杂志,2013,19(21):310-312.

[3]薛永霞.中西医结合治疗小儿手足口病的疗效观察[J].中西医结合心血管病电子杂志,2015,3(04):20+22.

[4]卢海阔.加味藿朴夏苓汤治疗2型糖尿病临床研究[J].中医学报,2017,32(12):2363-2366.

[5]黄元珍,李忠志,陈永苹.藿朴夏苓汤加减治疗雅安地区2型糖尿病临床观察[J].河北中医,2017,39(08):1192-1195.

[6]黄婷,卢巧英.藿朴夏苓汤加减治疗肥胖2型糖尿病30例[J].浙江中医杂志,2013,48(08):564.

[7]罗彬,廖悦玲,胡东.藿朴夏苓汤加减治疗糖尿病肾病临床疗效观察[J].西部医学,2013,25(12):1814-1815+1818.

[8]冯昭强.藿朴夏苓汤加减治疗糖尿病肾病的临床疗效[J].大家健康(学术版),2013,7(09):11.

[9]全红.藿朴夏苓汤加减治疗糖尿病肾病的效果分析[J].临床和实验医学杂志,2012,11(08):589+591.

[10]崔娜娟.藿朴夏苓汤加味治疗脾胃湿热型胃炎临床研究[J].光明中医,2017,32(05):675-677.

[11]杨丽娟,胡珂.藿朴夏苓汤加减治疗脾胃湿热型慢性浅表性胃炎32例临床疗效观察[J].实用中西医结合临床,2011,11(03):24-26.

[12]全日京,韩菊花,申忠垚,等.慢性浅表性胃炎脾胃湿热证应用藿朴夏苓汤加减的临床研究[J].中国处方药,2015,13(03):48-49.

[13]蔡巍巍,王婷,魏睦新.藿朴夏苓汤辅助PPI四联疗法治疗慢性萎缩性胃炎伴幽门螺杆菌感染的临床研究[J].云南中医学院学报,2018,41(02):38-40.

[14]谢梅娟,徐国良,朱翠英,等.藿朴夏苓汤加减联合四联疗法治疗幽门螺杆菌相关性胃炎脾胃湿热证效果及根除率评价[J].中国现代药物应用,2018,12(23):213-214.

[15]符佳,喻斌.藿朴夏苓汤加减治疗手术后肠粘连两例[J].湖北中医杂志,2014,36(03):52.

[16]党天谋,李玉珍.还原型谷胱甘肽配合藿朴夏苓汤加味治疗非酒精性脂肪肝疗效观察[J].河北医药,2013,35(17):2690-2691.

[17]阮永队.茵陈五苓散合藿朴夏苓汤治疗黄疸型肝炎40例[C]//广东省肝脏病学会.2012年(第3次)广东省肝脏病学会中医药学专业委员会学术会议暨国家继续教育项目《中西医结合治疗肝病进展学习班》论文汇编.广州:广东省肝脏病学会,2012:3.

[18]刘玉凤,王东雁,丁俊,等.藿朴夏苓汤加减联合三联疗法治疗消化性溃疡伴Hp感染46例[J].中医研究,2012,25(05):31-33.

[19]张菁华,向希雄.向希雄运用加减藿朴夏苓汤治疗小儿功能性腹痛经验[J].湖北中医杂志,2019,41(07):27-29.

[20]李海勇,张国庆.加味藿朴夏苓汤治疗功能性消化不良重叠慢性胃炎疗效观察[J].山西中医,2012,28(05):17-18+46.

[21]张艳.藿朴夏苓汤加减治疗小儿秋季腹泻疗效观察[J].中国中医急症,2010,19(01):33-34.

[22]梁凤凌.藿朴夏苓汤治疗胆囊切除术后综合征45例[J].中医杂志,2009,50(06):531.

[23]刘迎辉.藿朴夏苓汤加减对脾胃湿热型慢性糜烂性胃炎患者炎性因子及临床疗效的影响观察[J].包头医学,2017,41(02):101-102.

[24]林少真,林燕.藿朴夏苓汤加减治疗暑湿袭表型感冒疗效观察[J].中国卫生标准管理,2016,7(17):140-141.

[25]曹月娇,李志鹏.藿朴夏苓汤加减治疗登革热合并白细胞减少16例疗效观察[J].浙江中医杂志,2019,54(05):331.

[26]陈荣宏,林岩峰.藿朴夏苓汤加减治疗痰湿咳嗽临床观察[J].内蒙古中医药,2013,32(36):3.

[27]王冬梅,叶品良,李贞翠,等.藿朴夏苓汤治疗口腔溃疡点滴体会[J].现代中医药,2013,33(05):58-59.

[28]刘瑜.藿朴夏苓汤联合西药治疗甲状腺功能亢进症42例[J].陕西中医,2012,33(06):706-708.

[29]钟艳花,林重,钟映芹,等.藿朴夏苓汤对HBZY-1细胞及DN大鼠NF-κB炎症通路的影响[J].中药新药与临床药理,2018,29(04):381-386.

[30]王智勇,钟艳花.藿朴夏苓汤对葡聚糖硫酸钠诱导的小鼠炎症性肠病的作用及机制[J].中药新药与临床药理,2018,29(03):291-297.

[31]钟艳花,张郭慧,林重,等.藿朴夏苓汤对糖尿病肾病大鼠的肾脏保护作用及其机制[J].中药新药与临床药理,2017,28(05):617-622.

[32]阙铁生,李曙光,吕军影,等.温病湿热证大鼠IL-17的变化及加味藿朴夏苓汤干预对其的影响[J].广西医科大学学报,2014,31(06):912-916.

[33]常丽萍,阙铁生,吕军影,等.加味藿朴夏苓汤对温病湿热证大鼠舌组织AQP-5的影响[J].中华中医药杂志,2012,27(09):2458-2461.

[34]阙铁生,常丽萍,吕军影,等.加味藿朴夏苓汤对温病湿热证大鼠模型血清TNF-α、IL-10及血脂代谢的影响[J].广西医科大学学报,2012,29(02):197-200.

论经典名方济川煎*

刘延华[1] 李 娜[2△] 于大远[2△] 杨建宇[3,4*] 翟 优[5]

1. 中华中医药学会，北京 100029
2. 北京中医药大学东方医院，北京 100078
3. 中国中医药研究促进会慢病医养中心（龙脉温泉）中和医派传承工作室，北京 102211
4. 中华中医药中和医派杨建宇京畿豫医工作室 北京知医堂中和国医馆，北京 100031
5. 河南中医药大学内科教研室，河南 郑州 450046

【摘要】济川煎出自明代张景岳的《景岳全书》，由当归、牛膝、肉苁蓉、泽泻、升麻、枳壳组成。此方温肾益精，润肠通便，在温补之中，寓有通便之功。此方所治为肾阳不足、精亏肠燥之证，现代临床上多用于治疗各种原因引起的便秘，但如果病机和主症相符，也可用于治疗心神经官能症、高龄骨质疏松性胸腰椎骨折、衰老等病症。

【关键词】济川煎；温肾益精；润肠通便；便秘；阳虚；杨建宇；经方；经药；中和医派

济川煎出自明代张景岳的《景岳全书》，原文："凡病涉虚损，而大便闭结不通，则硝、黄攻击等剂必不可用，若势有不得不通者，宜此主之。"此方由当归三到五钱、牛膝二钱、肉苁蓉（酒洗去咸）二到三钱、泽泻一钱半、升麻五分到一钱、枳壳一钱组成。方中肉苁蓉温肾益精，暖腰润肠；当归养血活血，润肠通便；牛膝补肾强腰，性善下行；枳壳下气宽肠而助通便；泽泻咸入膀胱，开气化之源，泄肾浊以助补肾精，稍加升麻以升清阳，清阳升则浊阴自降，寓欲降先升之义。此方温肾益精，润肠通便，在温补之中，寓有通便之功，体现"通因通用"之法。此方所治为肾阳不足、精亏肠燥之证，临床应用以年高、大便不通、小便清长、腰酸背冷、尺脉沉弱为辨证要点。现代临床上此方多用于治疗各种原因引起的便秘，但如果病机和主症相符，也可用于心神经官能症、高龄骨质疏松性胸腰椎骨折、衰老等病症的治疗。

中华中医药中和医派掌门人杨建宇教授方歌有云:《景岳全书》济川煎，气阴津亏大便难。归膝枳泽升壳蓉，补肾温阳津便通。

1. 临床应用

1.1 便秘

陈大超[1]将帕金森病致顽固性便秘的100例患者随机分为观察组50例（给予酚酞片联合济川煎治疗）与对照组50例（给予酚酞片治疗），治疗15天后，观察组治疗总有效率明显高于对照组，观察组便秘症状积分明显低于对照组，说明济川煎治疗临床各种原因导致的便秘确有疗效，能明显改善排便困难、粪便性状、排便间隔天数等症状，增强胃肠功能，调控肠神经递质表达水平，维持肠道菌群稳态，可明显提高临床疗效，减少便秘给患者带来的痛苦，提高生活质量，同时降低复发率，且安全性高。冯福明等[2]采用济川煎加减联合生物反馈治疗出口梗阻型便秘患者30例，对照组患者30例给予生物反馈治疗，治疗12周后，观察组总有效率大于对照组，观察组临床证候积分、焦虑的评分小于对照组，观察组盆底表面肌电情况、前基线、快速收缩、后基线等方面改善优于对照组。张双喜[3]将老年慢性功能性便秘的118例患者随机分为观察组59例（采用琥珀酸普芦卡必利片联合济川煎治疗）与对照组59例（采用琥珀酸普芦卡必利片治疗），治疗1个月后，观察组总有效率明显高于对照组，观察组全胃肠排出率、胃排空率高于对照组及治疗前，观察组血清NO含量低于对照组及治疗前，而血清SP、5-HT水平高于对照组及治疗前，观察组肠道厌氧菌群乳杆菌、双歧杆菌数量增加优于对照组及治疗前，而需氧菌群酵母菌、肠杆菌数量降低明显优于照组

*基金项目：中关村炎黄中医药科技创新联盟中和医派经方经药专项课题；中国中医药研究促进会北京昌平沙河高教园区卫生服务中心中和医派传承工作室专项课题；南阳张仲景传统医药研究会 中和医派杨建宇经药科研专题项目。
*通讯作者 / 指导老师：jianyu66@163.com
△执笔人

及治疗前，观察组患者排便症状评分下降明显优于对照组。李可[4]采用济川煎治疗老年阳虚型便秘的患者 40 例，治疗 30 天后，治疗组治疗总有效率高于采用麻仁胶囊治疗的对照组，治疗组排便困难、排便间隔时间及粪便性状评分降低明显优于对照组及治疗前。谭红[5]将老年功能性便秘的 74 例患者随机分为对照组（给予枸橼酸莫沙必利片治疗）及观察组（给予济川煎治疗）各 37 例，治疗 30 天后，观察组治疗总有效率高于对照组，而复发率低于对照组。赵常国[6]采用加味济川煎治疗癌痛患者口服阿片类药物所致便秘阳虚型患者 50 例，治疗 6 天后，总有效率明显高于采用开塞露纳肛治疗的对照组。姜楠[7]采用济川煎治疗缺血性中风恢复期便秘患者 30 例，对照组 30 例给予果导片治疗，治疗 3 周后，治疗组的治愈率及总有效率均高于对照组。霍冬梅[8]将脾肾阳虚型便秘的 74 例患者随机分为观察组（给予济川煎治疗）及对照组（给予麻仁丸治疗）各 37 例，治疗 4 周后，观察组患者症状积分低于对照组，且观察组治疗总有效率明显高于对照组。付皓等[9]采用济川煎治疗慢传输型便秘患者 30 例，治疗 4 周后，治疗总有效率明显优于采用聚乙二醇 4000 治疗的对照组，治疗组便秘改善情况明显优于对照组，且治疗组腹胀、肠鸣及稀便等不良反应明显低于对照组。陆德成等[10]采用济川煎治疗老年功能性便秘患者 43 例，对照组 43 例予乳果糖，治疗 30 天后，治疗组总有效率明显高于对照组。陈奕樑[11]将 78 例老年性便秘患者随机分为对照组（采用酚酞片治疗）及治疗组（采用济川煎治疗）各 39 例，经过 4 周治疗，治疗组总有效率高于对照组。王洪顺等[12]采用济川煎加味治疗阳虚型便秘患者 30 例，治疗 4 周后，治疗组的总有效率明显优于使用便通胶囊治疗的对照组。杨丽[13]采用济川煎治疗功能性便秘患者 62 例，对照组 54 例采用枸橼酸莫沙比利片治疗，2 周后，治疗组总有效率高于对照组。吕灵仪等[14]将功能性便秘的 280 例患者随机分为治疗组（给予济川煎治疗）及对照组（给予聚乙二醇 4000 治疗）各 140 例，治疗 4 周后，治疗组治疗总有效率明显高于对照组。郭毅等[15]采用济川煎治疗脾肾阳虚型便秘患者 120 例，治疗 4 周后，治疗总有效率明显优于采用麻仁丸治疗的对照组，治疗组排便困难、粪便性状、排便间隔天数等方面的改善明显优于对照组，且治疗组复发率低于对照组。吴正刚等[16]采用济川煎治疗肾阳虚型便秘患者 30 例，对照组 30 例采用马来酸曲美布汀片治疗，8 周后，治疗组总有效率明显高于对照组。陈巧玲[17]针对 17 例老年痔疮术后排便困难患者，辨证后给予加味济川煎治疗，取得满意疗效。

1.2 其他应用

通过整理其他文献，济川煎还被用于治疗心神经官能症[18]、高龄骨质疏松性胸腰椎骨折[19]、衰老[20]等疾病。

2. 实验研究

顾尽晖等[21]研究表明，济川煎可影响大鼠血浆 SP、肠组织 ICC 含量及粪便含水量等因素，促进大鼠肠蠕动，改善慢传输型便秘模型大鼠便秘状况。张双喜等[22]研究表明，济川煎可使血清 NO 含量降低，SP、5-HT 水平升高，肠道厌氧菌群乳杆菌、双歧杆菌数量增加，需氧菌群酵母菌、肠杆菌数量降低，能明显缓解患者症状，增强胃肠功能，调控肠神经递质表达水平，维持肠道菌群稳态，疗效明显，安全性高。肖洪彬等[23]研究表明，济川煎可显著提高老龄小鼠脑、肝 SOD 活性，降低脑、肝 MDA 及 MAO 的含量，具有一定的抗衰老作用。李丽娜等[24]研究表明，济川煎可使血清 SP 水平升高，VIP 降低，可改善 STC 模型动物粪便性状。顾尽晖等[25]研究表明，济川煎可通过影响大鼠血浆 SP、肠组织 ICC 含量及粪便含水量等因素，促进大鼠肠蠕动，改善慢传输型便秘模型大鼠便秘状况。杨峰等[26]研究表明，济川煎能调整胃肠功能，增强胃肠动力，预防 5-HT3 受体拮抗剂所致的便秘，疗效确切。霍明东等[27]研究表明，济川煎可修复 SCF/c-kit 信号通路，提高“泻剂结肠”大鼠的结肠动力，软化粪便，治疗效果较好。岳奇[28]研究表明，济川煎可影响环核苷酸、蛋白激酶、肠神经递质和胃肠激素的变化，改善阳虚便秘模型大鼠的各项症状指征。以上研究可以为此方治疗便秘、抗衰老等提供现代药理依据。

3. 结语

济川煎具有温肾益精、润肠通便之功，所治病证，病机多为肾阳不足、精亏肠燥。中华中医药中和医派掌门人杨建宇教授指出，济川煎常用于老年人之肾阴肾阳双亏之证，尤其是肾阳不足，精津亏虚之肠燥之大便难诸证。当归、牛膝养血补精走下；肉苁蓉温肾填精，暖腰润肠，为温阳药的一特效润肠之药。泽泻升麻调升降，调气升阳降浊阴；枳壳宽中行气通便。全方达阳补气生、津化、润肠通便之功效。至于加减应用，视临床医生各自临床技能及知识水平而各有所异，主治疾病也不太相同。此方的更多应用有待进一步发掘整理，总结归纳，以促进中医学科发展，造福更多患者。

参考文献

[1]陈大超.济川煎加味治疗帕金森病患者便秘的临床疗效[J].系统医学,2019,4(04):1-2+8.

[2]冯福明,李椿莹,付军,等.济川煎加减结合生物反馈治疗出口梗阻型便秘的临床观察[J].安徽医药,2019,23(01):160-163.

[3]张双喜,张相安,安永康.济川煎对老年慢性功能性便秘患者胃肠功能、血清肠神经递质及肠道菌群的影响[J].中国实验方剂学杂志,2018,24(22):169-174.

[4]李可.济川煎加减口服治疗老年阳虚型便秘的临床疗效[J].中国肛肠病杂志,2018,38(02):46-48.

[5]谭红.加减济川煎治疗老年功能性便秘的临床疗效[J].实用中西医结合临床,2017,17(10):63-65.

[6]赵常国,刘颖,石颖,等.加味济川煎治疗阿片性便秘(阳虚型)45例临床观察[J].云南中医中药杂志,2016,37(05):29-30.

[7]姜楠,孟湧生.济川煎治疗缺血性中风恢复期便秘的疗效研究[J].光明中医,2016,31(09):1267-1269.

[8]霍冬梅.济川煎治疗脾肾阳虚型便秘的疗效分析[J].中国中医药现代远程教育,2016,14(13):87-88.

[9]付皓,王晓林.济川煎益火补土法治疗慢传输型便秘临床观察[J].四川中医,2016,34(08):197-198.

[10]陆德成,刘翠清,王晋阳,等.济川煎治疗老年功能性便秘43例临床疗效观察[J].实用中西医结合临床,2014,14(08):20-21.

[11]陈奕樑.济川煎加减治疗老年性便秘临床观察[J].光明中医,2014,29(04):740-741.

[12]王洪顺,宋红旗.济川煎加味治疗阳虚型便秘30例[J].中国中医药现代远程教育,2014,12(01):31.

[13]杨丽.济川煎加减治疗功能性便秘对照观察[J].实用中医内科杂志,2012,26(03):40-41.

[14]吕灵仪,贺小婉,徐红,等.济川煎加减治疗功能性便秘140例临床观察[J].四川中医,2012,30(06):87-88.

[15]郭毅,黄卫平,任伟涛.济川煎加味治疗脾肾阳虚型便秘120例[J].光明中医,2012,27(09):1795-1796.

[16]吴正刚,胡运莲.济川煎加减治疗肾阳虚型便秘临床观察[J].山西中医,2012,28(10):21,26.

[17]陈巧玲.加味济川煎治疗老年痔术后排便困难17例[A]//中华中医药学会.中国肛肠病研究心得集[C].北京:中华中医药学会,2011:2.

[18]邹庸.济川煎加味治疗边缘心电图型心神经官能症[J].临床医学研究与实践,2017,2(06):151-152.

[19]张信成,张旭桥.阿法骨化醇合济川煎治疗高龄骨质疏松性胸腰椎骨折32例临床观察[J].中医临床研究,2012,4(22):49-50.

[20]肖洪彬,车彦忠,安立凤.济川煎对老龄小鼠老化相关酶的影响[J].中国中医药科技,2006(02):135.

[21]顾尽晖,何羽,汤灵娇,等.济川煎对结肠慢传输型便秘模型大鼠血浆SP、肠组织ICC与肠推动力等因素影响的研究[J].北京中医药,2018,37(05):410-414.

[22]张双喜,张相安,安永康.济川煎对老年慢性功能性便秘患者胃肠功能、血清肠神经递质及肠道菌群的影响[J].中国实验方剂学杂志,2018,24(22):169-174.

[23]肖洪彬,车彦忠,安立凤.济川煎对老龄小鼠老化相关酶的影响[J].中国中医药科技,2006(02):135.

[24]李丽娜,陈萌,张冬梅,等.济川煎及其拆方对STC模型大鼠血清SPVIP水平的影响[J].中华中医药学刊,2008,26(12):2567-2568.

[25]顾尽晖,何羽,汤灵娇,等.济川煎对结肠慢传输型便秘模型大鼠血浆SP、肠组织ICC与肠推动力等因素影响的研究[J].北京中医药,2018,37(05):410-414.

[26]杨峰,王进富,董高富,等.济川煎加减预防5-HT3受体拮抗剂所致便秘的疗效[J].求医问药(下半月),2012,10(11):433-434.

[27]霍明东,张波,陈玉根.济川煎对“泻剂结肠”大鼠的治疗效果及作用机制研究[J].中国全科医学,2016,19(13):1598-1601.

[28]岳奇.阳虚便秘动物模型的建立及济川煎治疗作用研究[D].太原:山西省中医药研究院,2017.

水芹菜

【别名】水芹、野芹菜、山芹菜。

【植物形态】

多年生草本，高 20 ~ 40cm，全体无毛.茎直立有分枝，具棱。叶为 1 ~ 2 回羽状复叶，小叶长 6 ~ 25mm，生于下部的常卵形，生于上部的披针形，先端渐尖，基部楔形，侧生小叶基部偏斜，边缘有钝齿；叶柄长 2 ~ 7cm。复伞形花序顶生和侧生；无总苞；小花白色，略带紫色晕。双悬果椭圆形，长 2 ~ 2.5mm，光滑，淡黄褐色。

生于水边湿地。分布于台湾、江西、广东、广西、云南、四川、贵州等地。

【功能主治】

平肝，解表，透疹。治麻疹初期，高血压，失眠。

论经典名方金水六君煎*

黄衍强[1] 黄 帅[1] 于大远[2△] 袁 骏[3△] 杨建宇[3,4*] 杨 婕[3]
1. 山东淄博延强医院，山东淄博 255130
2. 北京朝阳医院西院，北京 100020
3. 中国中医药研究促进会慢病医养中心（龙脉温泉）中和医派传承工作室，北京 102211
4. 中华中医药中和医派杨建宇京畿豫医工作室 北京知医堂中和国医馆，北京 100031
5. 北京中医药大学东方医院，北京 100078

【摘要】金水六君煎出自明代张景岳的《景岳全书》，由当归二钱、熟地黄三五钱、陈皮一钱半、半夏二钱、茯苓二钱、炙甘草一钱组成，煎煮时需要加生姜。此方具滋肾化痰之功。临床上患者表现出痰湿阻肺之候并伴咽干口燥、自觉口咸、痰带咸味、年高久病、腰膝酸软等肾虚之象时，可作为此方的使用依据。现代临床上此方常应用于治疗慢性支气管炎、慢性阻塞性肺疾病、支气管哮喘、咳嗽、肺癌等疾病。

【关键词】金水六君煎；滋肾阴；化痰；慢性支气管炎；慢性阻塞性肺疾病；支气管哮喘；咳嗽；肺癌；杨建宇；经方；经药；中和医派

金水六君煎出自明代张景岳的《景岳全书》，原文："治肺肾虚寒，水泛为痰，或年迈阴虚，血气不足，外受风寒，咳嗽呕恶，多痰喘急等证。"此方由当归二钱、熟地黄三五钱、陈皮一钱半、半夏二钱、茯苓二钱、炙甘草一钱组成，煎煮时需要加生姜。"虚痰之本源于肾，肾气虚则闭藏失职，上见饮泛为痰，……故加熟地、当归使令肾气得充，厚其闭藏之力，则水湿运化，痰之本源清也"（《医学衷中参西录》）。《神农本草经》谓当归"主咳逆上气"，是其意也。"脾胃为生痰之源，肺为储痰之器"，配伍二陈汤，重用生姜，辛通温肺，和胃化痰。两者相合，滋阴而不致腻滞，化痰又不碍养阴。此方具滋肾化痰之功。临床上患者表现出咳嗽呕恶、喘逆多痰等痰湿阻肺之候，伴咽干口燥、自觉口咸、痰带咸味、年高久病、腰膝酸软等肾虚之象作为此方的使用依据。现代临床上此方常用于治疗慢性支气管炎、慢性阻塞性肺疾病、支气管哮喘、咳嗽、肺癌等肺系疾病。

中华中医药中和医派掌门杨建宇教授方歌有云：景岳金水六君煎，主治虚寒急痰喘，归地陈夏茯姜甘，滋肾化痰肺虚寒。可参。

1. 临床应用

1.1 慢性支气管炎

周忠明[1]等将120例慢性支气管炎患者随机分成对照组和治疗组，对照组给予常规西医治疗，治疗组在此基础上给予金水六君煎与穴位敷贴联合治疗，治疗4周后，治疗组患者肺功能相关指标（FVC、FEV1.0、PEF、MVV以及V0.50）以及炎症因子（IL-4、IL-2）显著高于对照组，血液流变学相关指标（WHV、WLV、PV、PCV以及RCAI）以及炎症因子（IL-8、TNF-α）显著低于对照组。施裕忠[2]采用中药穴位敷贴联合金水六君煎治疗缓解期慢性支气管炎患者40例，治疗3个月后，有效率明显高于采用常规治疗的对照组，且动脉血气和肺功能优于对照组。唐万云等[3]采用金水六君煎与三拗方合用辅助西药治疗慢性支气管炎急性加重期80例，对照组患者采用常规西医干预治疗，治疗2周后，治疗组总有效率优于对照组，患者中医证候积分较对照组明显降低，患者临床症状体征持续时间明显短于对照组，肺通气功能指标水平较对照组明显增加，炎性细胞因子水平较对照组明显降低，临床复发率

*基金项目：中关村炎黄中医药科技创新联盟中和医派经方经药专项课题；中国中医药研究促进会北京昌平沙河高教园区卫生服务中心中和医派传承工作室专项课题；南阳张仲景传统医药研究会 中和医派杨建宇经药科研专题项目。
*通讯作者/指导老师：jianyu66@163.com
△执笔人

明显低于对照组。林斌[4]的临床研究证实，采用常规西医治疗的基础上加用金水六君煎治疗肺阴亏虚型慢性支气管炎患者，其有效率高于单纯采用常规西医治疗的患者，且加用金水六君煎治疗的患者，其改善患者症状体征的疗效更优于单纯采用常规西医治疗的疗效。

1.2 慢性阻塞性肺疾病

黄秋琴等[5]采用常规治疗加用金水六君煎联合桃花四物汤治疗慢性阻塞性肺疾病患者40例，治疗2个月后，总有效率优于采用常规西医治疗的对照组，且患者肺功能、CAT评分、6min步行距离改善优于对照组。戴蓓等[6]研究证明，在常规西医治疗的基础上加用金水六君煎加减治疗慢性阻塞性肺疾病能提高总有效率，改善患者肺功能，提高6min步行距离。朱伟东等[7]的观察证实，采用西医常规治疗加服金水六君煎治疗慢性阻塞性肺疾病患者，其症状的改善优于只给予西医常规治疗的患者，且SOD、MDA水平的改善更优于单纯给予西医常规治疗的患者。

1.3 支气管哮喘

张利君[8]将102支气管哮喘缓解期肺肾两虚证患者随机分为观察组和对照组各60例，对照组给予常规西医治疗，观察组在常规西医治疗的基础上加用金水六君煎加味方治疗，治疗12周后，观察组总有效率优于对照组，FEV1、PEF均高于对照组，哮喘症状评分低于对照组，$CD3^+$、$CD4^+$均高于对照组，$CD8^+$低于对照组。黄赛男等[9]等采用金水六君煎加减联合西医治疗支气管哮喘肺肾两虚证30例，对照组给予西医常规治疗。治疗2周后，治疗组中医证候疗效总有效率明显优于对照组，FEVl/FVC较对照组明显升高。晏桂华等[10]采用金水六君煎加减联合西医治疗支气管哮喘急性期患者30例，治疗1周后，有效率优于采用常规西医治疗的对照组29例，且血清IL-4浓度低于对照组,IL-12浓度高于对照组。陈欣[11]的临床研究证实，在采用常规西医治疗的基础上加用金水六君煎加减辅助穴位贴敷治疗支气管哮喘缓解期患者，其治疗有效率优于采用常规西医治疗的患者，且改善肺功能、防止哮喘复发的作用更好。

1.4 咳嗽

曾勇[12]采用常规西医联合金水六君煎、麻杏二陈汤治疗特禀质咳嗽29例，治疗8天后，总有效率优于采用常规西医治疗的对照组，且中医证候积分、患者咳嗽缓解时间及医疗费用明显少于对照组。张妍等[13]的临床研究证实，采用常规西医治疗的基础上给予口服金水六君煎联合补中益气汤加减治疗咳嗽变异性哮喘患者，其临床疗效总有效率优于采用单纯常规西医治疗的患者，且中医证候积分、肺功能的改善更优于对照组。

1.5 肺癌

岳斌等[14]将84例非小细胞肺癌患者分为观察组和对照组，对照组采用NP化疗方案，观察组在对照组基础上给予加味金水六君煎，治疗16天后，观察组有效率明显高于对照组，$CD3^+$、$CD4^+$、$CD4^+/CD8^+$明显高于对照组，$CD8^+$明显低于对照组，WBC水平降低程度显著低于对照组，不良反应发生率明显低于对照组。陈记财等[15]的临床研究证实，采用加味金水六君煎治疗肺癌围术期患者，其VAS评分显著低于采用生理盐水250mL静脉滴注治疗的患者，KPS评分显著高于采用生理盐水250mL静脉滴注治疗的患者，且$CD3^+$、$CD4^+$、$CD4^+/CD8^+$、NK水平明显高于采用生理盐水250mL静脉滴注治疗的患者，血浆IL-2、IL-6、IL-10及TNF-α水平明显低于采用生理盐水250mL静脉滴注治疗的患者。

1.6 其他应用

此方具滋肾化痰的功效，除上述疾病外，通过整理其他文献，金水六君煎还被用于治疗尘肺病[16]、小儿反复呼吸道感染[17]等证属肾虚痰饮上泛者。

2. 实验研究

柏正平等[18]通过动物试验表明，金水六君煎可促进肺组织AQP5表达，抑制MUC5AC表达，纠正黏蛋白/水盐比例失衡。王亚琴等[19]研究表明，金水六君煎能改善慢阻肺大鼠的一般情况，减少其肺组织的病理改变，改善慢阻肺大鼠肺功能，减少炎症细胞因子的表达。朱伟东等[20]临床研究表明，金水六君煎可改善体内氧化与抗氧化的平衡紊乱状态，清除自由基对机体的损伤作用。钟敏等[21]临床研究表明，金水六君煎可降低COPD患者血清中IL-8、TNF-a等炎性细胞因子含量，调节机体免疫。于宏杰等[22]研究表明，此方中的熟地黄能改善造血功能，提高免疫功能。吴姗姗等[23]研究表明，此方中的黄芪对免疫系统具有明显的调节作用，能直接抑制肿瘤细胞生长。胡广生等[24]研究表明，此方中的太子参能抗炎、抗氧化应激反应，北沙参能明显增强机体免疫功能、抗肿瘤、抗氧化反应，麦冬能调节免疫反应、抗肿瘤，茯苓能增强体液免疫、抗癌、抗肿瘤。以上研究可以为金水六君煎治疗慢性支气管炎、慢性阻塞性肺疾病、支气管哮喘、咳嗽、肺癌等提供现代药理依据。

3. 结语

金水六君煎是张景岳的著名方剂，具有滋肾化痰之功，只要辨证为痰湿内阻、肺肾阴虚，皆可使用此方加减，即“异病同治”。中华中和医派掌门杨建宇教授指出，本方可以在老年病、慢性消耗性疾病、肿瘤血液疾病等方面大有作为，尤其是免疫能力低下的虚弱类疾病，必有疗效。临床拓展应用，值得研究。该方的更多应用，有待进一步总结归纳，以促进中医学科发展，造福更多患者。

参考文献

[1]周忠明,陈磐华.金水六君煎联合穴位敷贴治疗慢性支气管炎的机制研究[J].海南医学院学报,2017,23(03):331-334+338.

[2]施裕忠.冬病夏治穴位敷贴联合金水六君煎治疗缓解期慢性支气管炎的临床疗效观察[J].中国社区医师,2016,32(31):95-96.

[3]唐万云,曾玉英,汪秀玲.金水六君煎与三拗方合用辅助西药治疗慢性支气管炎急性加重期临床观察[J].中国实验方剂学杂志,2016,22(17):145-149.

[4]林斌.金水六君煎联合西药治疗肺阴亏虚型慢性支气管炎的疗效观察[J].当代医学,2015,21(26):153-154.

[5]黄秋琴,李强.金水六君煎加桃花四物汤治疗慢性阻塞性肺疾病稳定期的临床研究[J].云南中医中药杂志,2018,39(06):43-45.

[6]戴蓓,蔡值,董莹,等.金水六君煎治疗慢性阻塞性肺疾病的疗效观察[J].中医药导报,2015,21(11):67-68.

[7]朱伟东,金普放,郦岳.金水六君煎对慢性阻塞性肺疾病患者血清超氧化物歧化酶、丙二醛的影响[J].中国中医急症,2011,20(01):30+66.

[8]张利君.金水六君煎加味联合西药治疗支气管哮喘缓解期临床研究[J].新中医,2019,51(03):86-88.

[9]黄赛男,熊键,姚红艳.金水六君煎加减治疗支气管哮喘肺肾两虚证30例临床观察[J].湖南中医杂志,2018,34(01):55-56.

[10]晏桂华,朱伟群,侯雁如,等.金水六君煎加减对支气管哮喘急性期患者血清IL-4和IL-12的影响及疗效观察[J].湘南学院学报(医学版),2014,16(04):17-19.

[11]陈欣.中药内外合治支气管哮喘缓解期40例临床观察[J].中医药导报,2012,18(02):63-65.

[12]曾勇.麻杏二陈汤、金水六君煎治疗特禀质咳嗽的效果成本分析及预后评价[J].中国社区医师,2018,34(24):89-90.

[13]张妍,张磊,李艳,等.金水六君煎合补中益气汤加减治疗咳嗽变异性哮喘的临床观察[J].世界中西医结合杂志,2018,13(03):374-376+380.

[14]岳斌,何晓华,李占林.加味金水六君煎对非小细胞肺癌患者化疗后T淋巴细胞亚群的影响[J].中国中医基础医学杂志,2018,24(03):358-360+369.

[15]陈记财,李佳,李永锋,等.加味金水六君煎对肺癌围术期患者免疫调节的影响[J].中国医药导报,2016,13(30):138-141.

[16]邓小峰,吴奇峰,谭琳,等.金水六君煎联合呼吸锻炼治疗稳定期尘肺病肺脾肾虚证临床疗效观察[J].中国实验方剂学杂志,2018,24(02):158-163.

[17]崔二旗,马苗林,冯斌.玉屏风散合金水六君煎加减治疗小儿反复呼吸道感染脾肾两虚证临床研究[J].河南中医,2016,36(08):1410-1412.

[18]柏正平,刘雨,谭小宁,等.金水六君煎对慢性阻塞性肺疾病气道黏液高分泌大鼠肺组织黏蛋白5AC及水通道蛋白5表达的影响[J].中国中医药信息杂志,2019,26(08):54-59.

[19]王亚琴,谭光波.金水六君煎对慢性阻塞性肺疾病SD大鼠血清IL-4、TNF-α的影响[J].名医,2019(04):225-226.

[20]朱伟东,金普放,郦岳.金水六君煎对慢性阻塞性肺疾病患者血清超氧化物歧化酶及丙二醛的影响[J].中国中医急症,2010,19(12):2023+2040.

[21]钟敏,叶小丹,李冻.加味金水六君煎对慢阻肺稳定期患者相关因子的影响[J].中国老年保健医学,2012,10(03):11-12.

[22]于宏杰,朱晏伟.中医药治疗中晚期非小细胞肺癌临床研究的Meta分析[J].环球中医药,2015,8(04):500-507.

[23]吴姗姗,严峰,邓玉玲,等.小细胞和非小细胞肺癌晚期患者$CD3^+CD4^+$及$CD3^+CD8^+$T淋巴细胞亚群的差异[J].中国免疫学杂志,2015,31(01):114-116+121.

[24]胡广生,王云启.非小细胞肺癌的中医药治疗研究进展[J].中医药导报,2015,21(02):59-61.

经方临床活用之小方举隅

黎崇裕

珠海市中西医结合医院治未病科，广东　珠海　519000

【摘要】经方具有紧密结合临床实际、药专力宏的特点，成为临证长盛不衰的应用方剂，但经方中的不少小方，因方小药简，常在临床中被过度加减，失其原意，本文选取三则运用经方小方的验案，冀望彰显小方原方原味之魅力。

【关键词】经方；小方；临床活用；验案

小方之称最早始见于《素同·至真要大论篇第七十四》：“岐伯曰：君一臣二，制之小也；君一臣三佐五，制之中也；君一臣三佐九，制之大也。”说明中医处方用药没有达到9味药的方剂皆可算小方的范畴，《伤寒药方明理论·序》中更明确提出“制方之用，大、小、缓、急、奇、偶、复七方是也”，可见小方是指组方药味少[1]。《伤寒论》（《金匮要略》包含在内）所载339方，被称为经方，具有紧密结合临床实际、药专力宏的特点，其中有160个方剂用药在六味药以内，实为小方治大病的典范[2]。笔者临证喜用经方治疗各科疾病，现略举数例运用小方的验案，以飨读者。

1. 苦酒汤治声音嘶哑案

徐某某，女，36岁，2017年11月7日初诊。

主诉：声音嘶哑1天。患者正值经期第4天，突发声音嘶哑，后脑勺略有疼痛，无口干口苦，余无不适，否认药物及食物过敏史。既往无高血压、冠心病、糖尿病、溃疡史，无肝肾功能不良史。全身无皮疹，浅表淋巴结未触及肿大。咽充血（+），扁桃体无肿大及脓性分泌物。舌淡红、苔薄白，脉沉细。

初用木蝴蝶、胖大海、牛蒡子、枇杷叶、射干、桔梗等清热利咽之品4服，然11月10日复诊时，无寸效，且声音嘶哑有加重趋势，舌脉如前。此患者未见明显寒热之症，用常规清热利咽药物病情反而加重，观咽部暗红，咽后壁有滤泡。暗思之，凉药致使病情加重，热药又似不可行，颇为踌躇。忆及《伤寒论》第312条：“少阴病，咽中伤，生疮，不能语言，声不出者，苦酒汤主之。半夏洗，破如枣核，十四枚；鸡子一枚，去黄，内上苦酒，着鸡子壳中。上二味，内半夏著苦酒中，以鸡子壳置刀环中，安火上，令三沸，去滓。少少含咽之，不差，更作三剂。”[3]方用苦酒汤，给予法半夏20g，5服。煎服方法：法半夏入锅，水一碗许煎，待水开，用中火沸20min左右，去渣入米醋20~60mL，待半冷时加入鸡子清两个，搅拌溶合，徐徐含咽[4]。此苦酒汤的煎服方法记载于笔者所编著的《100首经方方证要点》，乃笔者的民间师傅唐医易先生所传，由于《伤寒论》所载原方用药方式不便，唐师授予此法运用于临床，方便患者煎服用药。

2017年12月26日，患者因咽干复诊，诉前药1服后诸症痊愈，余药未服。

按：初诊时见咽部充血，投清热利咽之套药，方以为可中病即止，未成想了无寸功，且有加重之势，细观患者咽部暗红，咽后壁有滤泡，热药似不可行，且未见明显寒热之证，可见声嘶乃因虚火灼咽所致，而非实火，故二诊时改用苦酒汤，方用鸡子清甘润以清火，半夏散结以开音，米醋消肿以敛疮。苦酒汤药虽仅三味，但药简力宏，一剂即愈。此方与《伤寒论》中半夏散及汤皆可治疗咽痛、声音嘶哑等症，但半夏散及汤有表证而口不渴，苦酒汤常表证不明显，因此临床亦一般先用半夏散及汤解咽喉在表之寒凝，再以苦酒汤清热养阴。

2. 枳实栀子豉汤疗小儿咳嗽案

颜某某，女，3岁，2018年11月1日初诊。

家长代诉：咳嗽2周。2周前开始咳嗽，现晨起略有咳嗽，胃纳可，喜肉食，唇红，大便稍干结，

基金项目：2023年度广东省中医药局科研项目（20232160）；国家中医药管理局关于公布2022年全国名老中医药专家传承工作室建设项目基金资助（国中医药人教函〔2022〕75号）。

每天一次。咽充血（+），扁桃体无肿大及脓性分泌物。浅表淋巴结未触及肿大。全身无皮疹。否认药物及食物过敏史。舌淡暗，苔薄白，地图舌，脉浮略数。

中医诊断：咳嗽。

证候诊断：积食咳嗽。

中医处方：枳实栀子豉汤。

用药:栀子 10g，淡豆豉 10g，蒸枳壳 6 克。3 服，水煎温服，一天一剂，一日 2 次。

2018 年 11 月 15 日，因其他病来诊，家属诉前药后咳嗽已愈，大便正常，故而未来复诊。

按：枳实栀子豉汤出自《伤寒论》第 393 条："大病差后，劳复者，枳实栀子汤主之。"此言病后余热未尽，又未很好调理，劳作过早，以致复发，形成热扰胸膈兼有心下痞塞的证候[5]。笔者常活用此方治疗积食内热所致的小儿发热、感冒、咳嗽、便秘等症，虽未见心下痞塞之症，但常可见脾气急躁、唇红、便干、口气重等热扰胸膈之症，方用枳实栀子豉汤轻下内热，腑气通降，脏气自和。

3. 新加汤治头晕案

刘某某，女，4 岁，2014 年 11 月 22 日初诊。

其母代诉：晨起头晕 1 年，脚麻 3 月。1 年前患儿出现不明原因性头晕，曾做各项检查未见异常，现面色黄暗，晨起头晕，坐车晕甚，近 3 个月脚麻，按摩后可缓解，纳呆，晚睡，大小便正常，汗多，脾气稍急躁，平时容易感冒、鼻塞，指纹浮红，舌淡、苔白稍腻，脉缓细。

中医诊断：头晕。

证候诊断：气血不足。

中医处方：新加汤。

用药：桂枝 10g，白芍 15g，红参片 5g，红枣 40g，炙甘草 6g，生姜 3 片。5 服。

2014 年 12 月 3 日复诊：前药后未述头晕，食欲略有改善，咳嗽稍有好转，大便粘马桶，汗多，指纹浮红，舌淡、苔白稍腻，脉缓细。守方加吴茱萸击鼓再进，以求全功：桂枝 10g，白芍 15g，红参片 5g，红枣 40g，炙甘草 6g，生姜 3 片，吴茱萸（单包）2g。10 服。

半年后回访，前药后诸症痊愈，头晕、脚麻未再复发。

按：《灵枢・口问》曰："上气不足，脑为之不满，耳为之苦鸣，头为之苦倾，目为之眩。"因此，临床治疗头晕多用补法，因头晕虚多实少。此患儿汗多，平时易感冒鼻塞，舌淡苔白，脉缓细，可见素体营卫不和，因此基本方当以枝汤类方为主，患儿还有坐车晕甚、脚麻、舌苔腻之症，因此在桂枝汤的基础上加白芍养血荣筋，红参补气，生姜温散水饮，故而选用新加汤，而非黄芪建中汤或当归建中汤。新加汤来源于《伤寒论》第 62 条："发汗后，身疼痛，脉沉迟者，桂枝加芍药生姜各一两人参三两新加汤主之。"原方本用于治疗产后气血两虚所致身痛者，此案用新加汤移治头晕、脚麻，虽然症状不同，但是气血不足之本则一。

参考文献

[1]丰广魁.小方治病临证有感[J].陕西中医学院学报,1995,18(03):1-2.

[2]赵映前.试论经方的研究途径与思路[J].湖北中医学院学报,1999,1(01):6-7.

[3]林慧光.中医九大经典[M].北京:中国中医药出版社,2015:213,300,530,579,594.

[4]刘志龙,黎崇裕.100首经方方证要点[M].北京:中国中医药出版社,2012:259-260.

[5]江淑安.热扰胸膈证辨识[N].中国中医药报,2010-08-13(4).

运用小青龙汤加味治疗喘病外寒里饮证临床观察

钟　梅　董诗贤

云南省腾冲市五河卫生院，云南省腾冲市第二人民医院

【摘要】[目的]通过运用小青龙汤加味对喘病外寒里饮证患者进行治疗，观察临床疗效，探索治疗喘病的经验。[方法]通过对《伤寒论》小青龙汤的了解和老师对小青龙汤的临床应用案例进行探讨分析。[结果]对老师的学术思想和临床经验以及《伤寒论》小青龙汤有了进一步的认知。[结论]临床跟师学习、典型案例的分析和熟读经典是继承老师学术思想、提升自我临床技术水平的有效途径。喘病是指由于外感或内伤，导致肺失宣降，肺气上逆或气无所主，肾失摄纳，以致呼吸困难，甚则张口抬肩，鼻翼煽动，不能平卧等为主要临床特征的一种病证。严重者可由喘致脱，出现喘脱之危重证候。喘病古代文献也称"鼻息""肩息""上气""逆气""喘促"等。喘病是一种常见病证，也可见于多种急、慢性疾病过程中，需积极治疗，未病先防，既病防变，以免发展至"喘脱"等危重症。

【关键词】小青龙汤；喘病外寒里饮证；经验

1. 理论依据

《内经》对喘病有较多论述。《灵枢·五阅五使》说："故肺病者，喘息鼻张。"《灵枢·本脏》曰："肺高则上气肩息咳。"《灵枢·五邪》指出："邪在肺，则病皮肤痛，寒热，上气喘，汗出，喘动肩背。"《素问·举痛论》又说："劳则喘息汗出。"《素问·痹论》云："心痹者，脉不通，烦则心下鼓，暴上气而喘。"《素问·经脉别论》云："有所坠恐，喘出于肝。"《黄帝内经》已明确提出喘与肺、心、肝（情志）有关。

《伤寒论》《金匮要略》已经认识到许多疾病，如伤寒、肺痿、肺痈、水气、黄疸、虚劳，都可导致喘病，并开始了具体的方药治疗。伤寒，表不解，心下有水气，干呕、发热而咳，或渴，或利，或噎，或小便不利、少腹满，或喘者，小青龙汤主之。伤寒，心下有水气，咳而微喘。发热不渴，服汤已，渴者，此寒去欲解也，小青龙汤主之。病溢饮者，当发其汗，大青龙汤主之，小青龙汤亦主之。咳逆倚息不得卧，小青龙汤主之。妇人吐涎沫，医反下之，心下即痞，当先治其吐涎沫，小青龙汤主之；涎沫止，乃治痞，泻心汤主之。肺胀，咳而上气，烦躁而喘，脉浮者，心下有水，小青龙加石膏汤主之。

《丹溪心法·喘》说："六淫七情之所感伤，饱食动作，脏气不和，呼吸之息，不得宣畅而为喘急。亦有脾肾俱虚体弱之人，皆能发喘。"《景岳全书，喘促》说："实喘者有邪，邪气实也；虚喘者无邪，元气虚也。"《临证指南医案，喘》说："在肺为实，在肾为虚。"《类证治裁·喘症》则明确指出"喘由外感者治肺，由内伤者治肾"的治疗原则。

2. 具体方法步骤

（1）喘病外寒里饮兼脾肺两虚证，以咳嗽、喘促为主，兼见脾虚症状，治宜益气健脾、温肺化饮为主，予小青龙汤合四君子汤加味治疗。

（2）喘病外寒里饮兼脾肾两虚证，以腹胀、喘促、动则益甚、下肢水肿为主，兼见肾阳不足症状，治宜健脾补肾、温肺化饮、利水消肿，予小青龙汤加五苓散治疗。

（3）喘病外寒里饮兼肺肾两虚证，以咳嗽、喘促、浮肿为主，兼见肾阳不足症状，治宜补益肺气、温肾纳气、化气行水，予小青龙汤加真武汤治疗。

3. 典型案例

（1）患者李某某，男，72岁，于2021年12月26日就诊。

主诉：胸闷喘促，咳嗽、咯痰，色白，清稀有泡沫，气短乏力，呼吸困难，动则益甚10余年，加重1年来诊。舌淡润、苔薄白，质青。脉沉、细、涩。

辨病辨证为：喘病（肺肾两虚证）。治宜益气健脾，温肺化饮，纳气平喘。

处方：桂枝20g，麻黄10g，半夏15g，干姜20g，细辛10g，五味子10g，黄芪60g，熟地黄30g，山茱萸20g，茯苓20g，白术30g，菟丝子20g，淫羊藿15g，防己15g，当归15g，土鳖虫15g，建曲20g，炙甘草10g。2服，水煎服，日3次，每次服200mL，2日1服。

二诊：咳嗽、喘促已明显好转。予上方2服巩固，嘱平素忌食生冷、寒凉、瓜果、海鲜等。

（2）患者钏某某，女，75岁，于2021年9月9日就诊。

主诉：胸闷，喘促，有少量白色泡沫痰，颜面部、双下肢水肿，伴有头昏，腹胀，胃口差，四肢酸软，乏力。

刻诊：面色萎黄，眼睑水肿，口唇青。舌淡润、苔薄白，有齿印，脉沉细。有慢阻肺病史多年。

证属：喘病（脾肾两虚证）。治宜健脾补肾，温肺化饮，利水消肿。

处方：桂枝20g，麻黄10g，半夏15g，干姜30g，细辛10g，五味子5g，黄芪30g，熟地黄30g，山药30g，枣皮20g，茯苓30g，白术30g，杏仁10g，泽泻20g，大腹皮20g，神曲20g，炙甘草10g。3服，水煎服，日3次，每次200mL，2日1服。

二诊：诸症减轻，胃口好，二便正常，改方小青龙汤合四君子汤加补肾药2~3味。继服3服巩固。

（3）患者赵某某，男，83岁，2021年4月22日就诊。

主诉：喘促，胸闷，乏力，伴有咳嗽，夜间及晨起较甚，痰多、色白、有泡沫，腹胀，胃口差。

刻诊：面色萎黄。淡红舌，薄白苔，边有齿印，脉沉细。有慢性支气管炎病史多年。

证属：喘病（脾肺两虚证）。治法以益气健脾、温肺化饮、理气化痰、宣肺平喘为主。

处方：麻黄10g，桂枝20g，半夏15g，干姜20g，细辛5g，五味子5g，黄芪60g，潞党参30g，山药30g，熟地黄30g，茯苓20g，白术20g，黄芩15g，麦冬20g，防己15g，紫苏子15g，土鳖虫15g，鸡内金30g，炙甘草10g。2服，水煎服，日3次，每服200mL，2日1服。

二诊：咳嗽、喘促减半，二便正常，胃口好转，食后腹胀较前减轻。原方去黄芩、防己，紫苏子易白芥子，3服巩固．随访半年，患者感冒1次，咳嗽、喘促未明显发作，服用中药3服后感冒痊愈。

4. 讨论

（1）喘病的基本病机是气机的升降出入失常，“在肺为实，在肾为虚”。病情错杂者，每可下虚上实，虚实夹杂并见。但在病情发展的不同阶段，虚实之间有所侧重，或互相转化。若肺病及脾，子盗母气，则脾气亦虚，脾虚失运，聚湿生痰，上渍于肺，肺气壅塞，气津失布，血行不利，可形成痰浊血瘀，此时病机以邪实为主，或邪实正虚互见。若迁延不愈，累及于肾，其病机则呈现肾失摄纳，痰瘀伏肺之肾虚肺实之候。若阳气虚衰，水无所主，水邪泛溢，又可上凌心肺，病机则为因虚致实，虚实互见。

（2）喘病的病位，主脏在肺和肾，与肝、脾、心有关。因肺为气之主，司呼吸，外合皮毛，内为五脏之华盖，若外邪袭肺，或它脏病气上犯，皆可使肺气壅塞，肺失宣降，呼吸不利而致喘促，或使肺气虚衰，气失所主而喘促。肾为气之根，与肺同司气之出纳，故肾元不固，摄纳失常则气不归元，阴阳不相接续，亦可气逆于肺面为喘。若脾虚痰浊饮邪上扰，或肝气逆乘亦能致喘，则为肝脾之病影响于肺。

（3）喘病多为积年久困，气血大亏，肺脾肾三脏俱虚，甚则五脏均虚，短期断难从根本上得到纠正，故治疗当注意“急则治标，缓则治本”，标本兼顾才是稳妥之法。在辨证论治基础上，坚持数月甚至一二年，或许大有益处。

（4）中医治未病，始终贯穿于临床的方方面面，董诗贤老师认为中医治未病不仅仅是一种目标理想，更是一种临床境界。宜着眼先天，后天辅助提，做足先天禀赋，造就“阴平阳秘”的健康身体，是一种理想的中医预防措施，加之配合食疗导引，四季养生锻炼，更是一种理想的健康生存模式。特别是喘病患者，“治未病”尤为重要，未病先防，既病防变，可以明显改善临床症状，提高生活质量，为中老年人的生命健康保驾护航。

（5）小青龙汤之主症是：喘，咳，痰稀、色白有泡沫。中心病机为：肺失宣降，寒饮内停。体现的治法是：宣肺降逆，温化水饮。临床证候约有三类：一是恶寒发热，无汗，咳嗽气喘，痰多清稀，苔润滑，不渴，脉浮紧;二是痰饮喘咳，不能平卧，无表证者;三是肢体重痛，肌肤悉肿。

通过对临床典型案例的临床疗效观察，小青龙汤对于治疗喘病之外寒里饮证疗效确切、可靠，值得深入研究，进而推广应用。

参考文献

[1]黄帝内经素问[M].田代华,整理.北京:人民卫生出版社,2005.

[2]灵枢经[M].田代华,刘更生,整理.北京:人民卫生出版社,2005.

[3]张仲景.伤寒论[M].北京:人民卫生出版社,2005.

[4]张仲景.金匮要略[M].北京:人民卫生出版社,2005.

[5]王永炎.中医内科学[M].上海:上海科学技术出版社.1997.

[6]宋兴.陈潮祖临证精华[M].北京:人民卫生出版社,2013.

蜘蛛香

【别名】豆鼓菜根、九转香、雷公七（《贵州民间方药集》），马蹄香（《广西中药志》），鬼见愁，臭狗药、磨脚花（《云南中草药》），连香草、香草子（《陕西中草药》），养血莲、臭药、乌参（成都《常用草药治疗手册》）。

【植物形态】

①心叶缬草

多年生草本，高达70cm。须根粗，香气极浓。根茎粗短，淡绿黄色，有浓香;茎绿色或带紫，被短柔毛。基生叶对出，亦被短柔毛，叶柄长13~19cm；叶片心脏形，长7~9cm，宽6 ~ 8cm，先端短尖，边缘微波齿，基部略作耳形；茎生叶对生，广卵形，渐上呈长卵形，先端渐尖；叶柄宽，至顶部则近于无柄。聚伞花序顶生，小花白色或淡红色；花萼不明显，于开花后裂为10余片细线形的裂片，有长柔毛；花冠管先端5裂；雄蕊3；子房下位，绿色，有纵棱槽。瘦果扁平，前面具3脉，后面1脉。花期4月。

生于沟边或林边，喜阴湿肥厚土壤。分布于陕西、河南、湖北、四川、贵州、云南、西藏、广西等地。

②阔叶缬草

多年生草本，高0.6 ~ 1m。须根较粗，香气浓厚。根茎短，且有纤细匍匐茎；地上茎绿色，有纵细棱，被短柔毛或近于无毛，节处毛较密。叶对生，羽状全裂，长7~15cm，基生叶具长柄，茎生叶近于无柄；裂片披针形至卵状披针形，先端长渐尖，基部楔形，边缘疏生粗锯齿，两面均具短伏绒毛，脉上尤多。疏散的圆锥状聚伞花序顶生；苞片线状披针形：花小，白色或淡红色，直径1~3mm；萼5~15片；花冠管细，裂片5；雄蕊3；子房下位。瘦果扁平，宿存萼裂片发达，成羽毛状。花期6月。

生于林中、荒地向阳处或林边、沟旁。分布于自东北至华东、西南。

【功能主治】

行气，散寒，活血，调经。治发痧脘腹胀痛，呕吐泄泻，肺气水肿，风寒感冒，月经不调，痨伤咳嗽。

①《本草纲目》："辟瘟疫、中恶。"

②《贵州民间方药集》："镇静，顺气，消食。治腹胀痛，胃气痛。又治惊风。"

③《贵阳民间药草》："治气胀，发痧，腹痛，止水泻。"

④《广西中药志》："除湿散寒，治脚气水肿，脾胃食滞，外敷疮疖。"

⑤《陕西中草药》："活血，调经。治头痛，关节痛，月经不调，跌打损伤，疖疮。"

⑥《云南中草药》："治消化不良，小儿咳嗽，疳积，流感，疟疾。"

半夏泻心汤在胃病治疗中的应用

李向辉
河南省南阳市中心医院（河南　南阳　473000）

胃病是临床常见病、多发病，如现代疾病中的慢性胃炎、胃溃疡、十二指肠溃疡、功能性消化不良、慢性结肠炎等。半夏泻心汤是治疗慢性肠胃病的经典经方，本文结合临床谈谈运用半夏泻心汤治疗胃病的体会。

以下从几个医案说起。

陈某，男，25岁。夏季饮食油腻生冷后，出现恶心呕吐，腹痛泻泄，见大便呈稀水样，日7～8次，伴恶寒发热，体温38℃，舌苔薄黄腻，脉数。

辨证为胃热肠寒泄泻，方以半夏泻心汤加味寒热并治，除湿止泻：半夏12g，黄连9g，黄芩9g，藿香9g，葛根15g，党参9g，生姜9g，甘草6g，大枣3枚。1服后呕吐止、发热退，又服1服症状全消，嗣后嘱服藿香正气丸以巩固之。

李某某，男，42岁。因病心下痞闷，时发呕吐，大便不成形，日2~4次，治疗日久，反复发作。脉弦滑，舌苔白。

辨证为饮食伤脾，升降失调，痰饮逆胃则呕吐，脾虚气陷则大便不调，中气不和，气机不利，作心下痞。处方：半夏12g，干姜9g，黄芩6g，黄连6g，党参9g，炙甘草9g，大枣6枚。服1服，呕吐大减，再1服，则痞俱减，又服2服则病痊愈。

王某某，女，41岁。胃及左胁胀痛，连及后背，口苦，反酸，遇情绪波动时加重，便秘，有慢性胆囊炎病史。查胃镜示：胆汁返流性胃炎，十二指肠球炎。舌边红，脉弦。

辨证为胃脘痛（肝气犯胃），予疏肝清热、理气降逆治疗。处方：半夏12g，黄芩9g，干姜9g，黄连6g，大枣4枚，炙甘草9g，枳实9g，厚朴9g，木香6g，砂仁6g，党参9g，吴茱萸3g。3服症状减轻，但仍返酸，呃逆，胃脘闷胀。前方加旋覆花9g、代赭石20g，再进3服，症状几消，唯余反酸，前方去旋覆花、代赭石，加浙贝母15g、煅瓦楞子15g，继进6服，症状完全消失。

杜某某，女，47岁。神疲乏力，纳差，胃脘胀闷，有时疼痛，呃逆，已有十余年。查胃镜示：慢性萎缩性胃炎，十二指肠炎，十二指肠球部散在溃疡面。舌淡苔薄白，脉右关上偏弱。

辨证为胃脘痛（脾胃虚弱，气机阻滞，胃失和降）。给予健脾和胃，消痞散结。处方：半夏12g，黄芩9g，干姜9g，黄连6g，大枣3枚，炙甘草9g，青皮9g，香附9g，木香6g，砂仁6g，党参15g，乌贼骨15g，浙贝母15g，三七粉（冲服）6g，延胡索15g。3服后上述症状好转，继服30天，复查胃镜，症状已基本痊愈，慢性萎缩性胃炎已转为慢性浅表性胃炎。

一、对半夏泻心汤的认识

（一）泻心汤来源及种类

“泻心汤”源于张仲景《伤寒论》，列于“太阳病篇”，为表证误下，胃气受伤，升降失常，寒热互结于胃脘所致的“心下痞”而设。泻心汤治胃中不和而出现的“心下痞”。由于“痞”的程度和兼证不一，故仲景特设五个“泻心汤”以治之。

1.半夏泻心汤（半夏、黄芩、黄连、干姜、党参、甘草、大枣）

半夏泻心汤适用于心下痞而兼呕吐者。本方原治小柴胡汤证误下后，损伤中阳，外邪乘机而入，寒热互结，滞于胃脘，而成心下痞。“痞”即气不能升降，满而不痛，按之濡。《伤寒论》所谓“按之自濡，但气痞耳”。

《伤寒论》第149条：“伤寒五六日，呕而发热者，柴胡汤证具，而以他药下之，柴胡证仍在者，复与柴胡汤。此虽已下之，不为逆，必蒸蒸而振，却发热汗出而解。若心下满而硬痛者，此为结胸也，大陷胸汤主之，但满而不痛者，此为痞，柴胡不中与之，宜半夏泻心汤。”

寒热互结，气不升降，所以上为呕吐，下为腹痛肠鸣或下利。治疗当除其寒热，复其升降，补其脾胃。程应旄说：“泻心虽同，而证中具呕，则功专涤饮，故以半夏名汤也。曰泻心者，言满在心下清阳之位，热邪夹饮尚未成实，故清热涤饮，使心下之气得通，上下自无阻留，阴阳自然交互矣。然枢机全在于胃，故复补胃家之虚，以为之斡旋，与实热入胃而泻其蓄满者，大相径庭矣。”

方中黄连、黄芩苦寒降泄除其热，干姜、半夏辛温开结散其寒，参、草、大枣甘温益气补其虚。七味相配，寒热并用，辛开苦降，补气和中，自然邪去正复，气得升降，不必攻痞，而痞自消。

2. 生姜泻心汤（半夏泻心汤加生姜）

《伤寒论》第157条：“伤寒汗出解之后，胃中不和，心下痞硬，干噫食臭，胁下有水气，腹中雷鸣，下利者，生姜泻心汤主之。”

由于脾胃虚弱，水气内停，与入里之邪互结而致，故不仅有心下痞硬，肠鸣下利，而且有干噫食臭，腹中雷鸣。《灵枢·口问》曰：“寒气客于胃，厥逆从下上散，复出于胃，故为噫。”《灵枢·百病始生》曰：“虚邪之中人也……留而不去，传舍于肠胃，在肠胃之时，贲响腹胀，多寒则肠鸣飧泄不化。”用生姜泻心汤，以散水止利，和中消痞。方中生姜、半夏散胁下之水气；人参、大枣补中州之土虚；干姜、甘草以温里寒；黄连、黄芩泻其痞热。故吴谦云此方“备乎虚水寒热之治，胃中不和，下利之痞，焉有不愈者乎！”

3. 甘草泻心汤（半夏泻心汤加炙甘草一两）

甘草泻心汤适用于伤寒或中风，本应汗解，而误下之，虚其胃肠，表邪乘虚而入，客于心下，因而成痞者。所以甘草泻心汤证于痞、呕、下利外，更见“水谷不化，心烦不得安”，是“胃中虚，客气上逆”所致。

《伤寒论》第158条：“伤寒中风，医反下之，其人下利日数十行，谷不化，腹中雷鸣，心下痞硬而满，干呕心烦不得安，医见心下痞，谓病不尽，复下之，其痞益甚，此非结热，但以胃中虚，客气上逆，故使硬也，甘草泻心汤主之。”

方中甘草、大枣甘温补中，缓中之急；半夏降逆止呕；黄连、黄芩苦寒泻阳陷之痞热；干姜辛热，散阴凝之痞寒。全方共收益气和中、降逆止呕、消痞除烦之功。

4. 大黄黄连泻心汤（大黄、黄连、黄芩）

大黄黄连泻心汤，适用于热邪壅聚的热痞。《伤寒论》云：“心下痞，按之濡，其脉关上浮者，大黄黄连泻心汤主之。”热痞有实热和虚热之分。成无己说：“心下硬，按之痛，关脉沉者，实热也；心下痞，按之濡，关上浮者，虚热也。”故用大黄黄连泻心汤以泻心除痞。

5. 附子泻心汤（大黄、黄连、黄芩、附子）

附子泻心汤适用于热陷于胃兼阳虚于外者。《伤寒论》第155条：“心下痞，而复恶寒汗出者，附子泻心汤主之。”唐容川说：“泻心皆水火虚气作痞。唯此是火气实，水气虚，水中化气，即卫外之阳气也。故用附子补水分之阳气。”寒热并用，温阳泻心，攻补兼施，其效无穷。

五泻心汤主证的共同点是“心下痞”，而共用芩、连以清热消痞，但因其“痞”的程度不同和兼证不一，而用药也有不同。

半夏泻心汤证系本为柴胡汤证而反误下成痞。呕吐较甚，而以半夏为君，降逆止呕，开结消痞。

生姜泻心汤证是胃虚、谷不消而干噫食臭；水不化而腹中雷鸣下利，故以生姜为君。

甘草泻心汤证是因再次误下，胃气重虚，客气上逆，“干呕心烦不得安”，用甘草为君，以资甘缓补中消痞。

大黄黄连泻心汤证是热邪壅聚于胃，故用大黄以清热消痞。

附子泻心汤证是邪热有余，胃阳不足，用附子以扶阳消痞。

（二）半夏泻心汤的病机分析

《伤寒论》第149条云：“伤寒五六日，呕而发热者，柴胡汤证具，而以他药下之，柴胡证仍在者，复与柴胡汤。此虽已下之，不为逆，必蒸蒸而振，却发热汗出而解。若心下满而硬痛者，此为结胸也，大陷胸汤主之。但满而不痛者，此为痞，柴胡不中与之，宜半夏泻心汤。”本条以误治为起因，以结胸为对比，论述半夏泻心汤方证，所以原文只扼要地谈及“痞”的临床特征，即“但满而不痛”。结合《金匮要略》“呕而肠鸣，心下痞者，半夏泻心汤主之”，以及《伤寒论》第157条生姜泻心汤证、第158条甘草泻心汤证，可知半夏泻心汤证除心下痞硬外，尚有呕吐、下利、肠鸣、嗳气诸症。

仲师鲜论舌苔，结合临床经验，“苔腻”（无论厚薄、白黄）当为半夏泻心汤证重要的临床指征。

仲师论痞之形成，皆为误治所致，尤其误下，易损伤脾胃。由此致脾胃呆滞，运化失职，湿浊内生，阻滞气机，故心下痞硬；升降失常，气机逆乱，则肠鸣；清气不升，则下利；浊阴不降，则呕吐；湿浊中阻，则舌苔必腻。

综上所述，半夏泻心汤证之病机，应为脾胃呆滞，湿浊中阻，升降失常。

（三）寒热错杂问题

由于仲师述证简洁，所以以方测证是学习《伤寒论》的方法之一。

因此，后世医家均以半夏泻心汤干姜（之热）与黄连、黄芩（之寒）同用，推测其病机当为“寒热错杂”；更以“痞”乃邪结之病，又进而推测其病机为寒热互结。以上推理均属于惯性的常法分析思维，若认为凡中医组方配伍，用寒药就必定治热，用热药就必定治寒，则陷于线性分析思维里，所以对半夏泻心汤的认识，应当从变法思维的角度进行推理。

若从病脉证治、理法方药一线相贯的角度看待半夏泻心汤证，就会发现：病证→痞硬；治法→消痞；方剂→泻心；药物→半夏、干姜之辛开，黄芩、黄连之苦降。

由此可知，仲师之本意，是通过辛开苦降以泻心，通过泻心以消痞，可知对此方配伍的认识应着眼于“泻”心下之邪、“消”心下之痞，而不应着眼于黄芩、黄连的寒以治热，干姜的热以治寒。

根据临床验证，半夏泻心汤的临床运用大致有四种情况。

其一，偏于湿热。以苔黄、口苦、嘈杂、吞酸为主要临床特征，此型最为常见，治用半夏泻心汤原方原量即可。因为半夏泻心汤原方用黄芩、黄连两味苦寒药，且药量亦较干姜多一两，所以原方原量适宜于脾胃湿热。明代戴元礼亦明确提出泻心法治湿热最为妥当。清代叶天士亦以泻心法治中焦湿热，并指出：“苦寒能驱热除湿，辛通能开气宣浊。”叶氏的“驱”“除”“开”“宣”，阐明了“泻心”之旨。

其二，偏于寒湿。以苔白、怕凉、腹痛、下利为主要临床特征，此型较为少见。治用半夏泻心汤需酌减黄芩、黄连用量，或黄芩、黄连只用一味，或加重干姜用量即可。

其三，临床还有一种情况比较常见，即既无热象，又无寒象，更无寒热错杂之象，属非寒非热，但以胃脘痞硬为主，仍当治以半夏泻心汤原方。若执凿寒热之治，偏热者，干姜何用？偏寒者，黄芩、黄连何用？而此种非寒非热证型之治，干姜与黄芩、黄连就更谈不上什么寒而治热、热而治寒了。

其四，胃热脾寒。临床的确有寒热错杂的情况，只是比较少见。患者既有苔黄、口苦、吞酸的胃热证，又有腹痛、下利、不敢纳凉饮冷的脾寒证。这种复杂的病机，往往非属西医学的单纯性胃病，而常见于胃炎伴十二指肠溃疡或胃炎伴肠炎的复杂情况。此型可根据胃热与脾寒的偏轻偏重，灵活加减运用半夏泻心汤中的寒热之药。唯一与前几型不同的是，此型的干姜与芩、连之治，既辛开苦降，泻心消痞；又寒以清热，热以祛寒。

（四）配伍分析

1.黄芩、黄连与干姜的寒热运用

中药既有寒、热、温、凉四气（性），又有辛、甘、酸、苦、咸五味（用）。所以，中医组方关于寒热药的运用义旨，除寒以治热、热以治寒的基本、常规运用外，尚有一种特殊的配伍意义，即舍性（气）取用（味）法。

半夏泻心汤既然以“泻心”为主治，那么，方中黄芩、黄连与干姜寒热药的运用之旨，就应着眼于此。干姜辛以开之，兼以祛痰；黄芩、黄连苦以降之，兼以燥湿。如此辛开苦降，以达到泻心消痞的治疗目的。

这提示我们治疗中焦痞满之证，在理气消痞的常规治法之外，还有另一种舍性取用的变法用药配伍思路。

仲师善于运用这种舍性取用的配伍方法，除半夏泻心汤外，尚有其他方剂可为佐证，如治寒结的大黄附子汤。寒结本属寒性便结，大黄为大寒之药，显然此方用大黄，绝非用其寒凉之性，而是用其苦味泻下、通便破结的药用功能。再如治喘证的麻杏甘石汤。此喘属肺热壅盛，麻黄为温性之药，显然此方用麻黄，绝非用其温热之性，而是用其味辛轻清、宣肺平喘的功能。

综上所述，对半夏泻心汤寒热药用的认识，应当常变分析，全面理解。痞证既然有偏热、偏寒与胃热脾寒的情况，那么，方中干姜与芩、连就不可避免地含有寒以治热、热以治寒之旨。之所以对“寒热互结”的传统观点持有异议，关键在于：一要打破寒以治热、热以治寒的常规治疗思维，二要打破以方测证的线性分析思维。

2.人参、大枣、甘草补益之意

心下痞硬本属实证，可是半夏泻心汤中为什么用人参、大枣、甘草补益呢？一般都笼统地认为半夏泻心汤为攻补兼施之剂，问题是泻心消痞为什么要攻补兼施？

所以，仅仅理解为攻补兼施，未尽仲师组方用药之意。

联系黄连汤、旋覆代赭汤、小柴胡汤三方会通分析，就会发现半夏泻心汤与三方主证虽然有别，但均为治中焦病之方，均是七味药组方，均是四味药祛邪、三味药扶正，均用人参、大枣、甘草补中健脾。

如此诸多的巧合，绝对是仲师有意为之的。我们研读以上诸方，就是探寻仲师的本意究竟何在？

通过会通、分析发现，人参、大枣、甘草虽然同是补中健脾，但其治疗主旨又有所区别：半夏泻心汤，通过补中健脾，以运化湿浊，畅达气机，即通过扶正以泻心消痞；黄连汤，通过补中健脾，以升降气机，交通上下，即通过扶正以消除寒格；旋覆代赭汤，通过补中健脾，以运化痰湿，条畅气机，即通过扶正以和胃降逆；小柴胡汤，通过补中健脾，以畅达枢机，和解表里，即通过扶正以祛邪。

可知凡中焦之病与少阳之病，不论虚实如何，均应重视补中健脾法。此时扶正与祛邪两者，往往不是并列关系，而是因果关系，是扶正以祛邪，即以扶正为手段达到祛邪之目的。由此可知，仲师“保胃气”的意义，并非只着眼于正气，有时也意在邪气。中医之祛邪，并非只有“泻”法，有时也“补”以祛邪，这就是变法辨证论治思维。

二、半夏泻心汤在胃病中的运用体会

（一）治疗胃脘痞满胀痛，用理气药不效，当用姜连辛开苦降法

胃脘的痞满病用理气药行气消胀除满，属于治法之常，然而临床有时运用理气药，疗效并不理想，此时若改用或兼用辛开苦降法，往往取得意外之效。如某患者，女，以胃脘撑胀就诊（有胃窦炎病史），前医屡用理气消胀药不效，据苔腻而改用半夏泻心汤辛开苦降，二诊他医因患者急躁易怒而复改用疏肝理气法，三诊时患者称初诊之药尚好，二诊之药无效，复又处以半夏泻心汤10余剂而获愈。

（二）半夏泻心汤之用，不可限于治痞，更不可限于寒热错杂

虽然仲师原文以心下痛和不痛作为鉴别结胸与痞的指征，但临证当灵活辨证。“痞”虽为辨证论治之要点，但临床不必局限于“痞”，胃脘的胀、满、闷、痛、嘈杂等症，都可用半夏泻心汤。关键在于辨准病机，而病机之辨，自然不必着眼于“寒热错杂”，而应主在“气滞湿阻”，重在“苔腻”之辨。只要抓住脾胃呆滞，湿浊中阻的基本病机，就可用半夏泻心汤。

（三）半夏泻心汤的临床活用

由于痞证病机有偏热、偏寒、胃热脾寒及非热非寒几种不同情况，所以半夏泻心汤的寒热药之用，当灵活加减。

首先应仔细体会仲师原方原量之旨义，即为什么要多用一味寒性药，多用一两寒性药？此与湿浊中阻、郁久化热密切相关，故痞证最多湿热，原方属常法之治。

当病机偏寒或胃热脾寒时，应适当调节黄芩、黄连与干姜的比例，否则易生变故。如某患者，男，患胃脘痞满（胃肠炎病史），予半夏泻心汤，其中黄连、黄芩、干姜分别用9g，药后胃脘痞满稍轻，但却增腹泻，每日2～3次。知凉药过重，遂减黄芩、黄连为6g，三诊非但痞满消失，腹泻亦愈。胃肠炎而属胃热脾寒的情况，有时脾寒并无表象，而一旦寒药过重，即出现虚寒便溏之征，医者尤当注意之。

（四）明病因之辨，善于合方之用

痞证常见湿热、肝郁、脾虚三大病机，而半夏泻心汤最适用于脾胃湿热者。何况三种病机又常交互为病，非单纯的半夏泻心汤所能治。所以，临证治痞，辨证思维当灵活。

首先要注意病因之辨，《伤寒论》的痞证多为误下，或邪气内陷，或伤损脾胃所致；而后世痞证则多为饮食不节，或情志不遂所致。

饮食不节致痞，每每适宜用半夏泻心汤。

而情志不遂致痞，则为肝气犯胃（脾），当用柴胡疏肝散。

肝胃（脾）不和常夹气滞湿郁为病，此时最宜疏肝法与泻心法合用。

根据《伤寒论》条文，并结合诊治实践，归纳半夏泻心汤应用指征，主要包括胸脘痞满，纳呆气逆，苔腻舌红，脉象弦滑。具体症状为：上腹部不适，或痞满，隐痛，或呃逆，嗳气，或反酸，胃灼热；舌苔腻，或白腻，或黄腻，舌质黯红；脉象弦滑，或有数象。常用于慢性胃炎、食管炎、胆汁反流性胃炎、慢性胆囊炎、慢性消化性溃疡、慢性结肠炎等的治疗。

半夏泻心汤的作用机制在于：寒热互用以除湿热，辛开苦降以序升降，补泻同施以扶正祛邪，即升清降浊，平调阴阳。

（五）临床加减运用体会

1.半夏泻心汤加吴茱萸，主治慢性胃炎伴有反酸、呕恶者，方中黄连与吴茱萸（3g）配伍，为左金丸，有抑肝和胃制酸之功效。具体应用时，黄连与吴茱萸的用量比例为2∶1。

2.半夏泻心汤加夏枯草，主治慢性胃炎伴有头痛、失眠者，方中半夏与夏枯草（12g）为对药，半夏五月而生，夏枯草五月而枯，阴阳交替，引阳入

阴，颇宜失眠症，夏枯草还可解肝经郁热之头痛。国医大师朱良春在此基础上加入珍珠母，以入肝安魂，用于多种肝病所致顽固性失眠。

3. 半夏泻心汤加藿香三味，即藿香 10g，佩兰 10g，砂仁 6g（后下），此三味均有芳香气味，具有醒脾开胃、化湿进食之功。合用之，主治湿浊中阻，阻遏纳运，五谷不馨，口腻而黏，或时有黏沫吐出，舌苔细腻。

4. 半夏泻心汤加四神丸，即补骨脂 10g，肉豆蔻 10g，五味子 5g，吴茱萸 3g。与半夏泻心汤合用，主治慢性胃肠炎，湿热中阻，寒湿下注，上见痞满，下见泄泻，并见腹部隐隐作痛，舌苔白腻而滑。具有清上温下、除寒止泻之功。五味子用量宜小，量大有作酸之虞。

5. 半夏泻心汤加木香、砂仁，取木香、砂仁各 6g，木香可以醒脾祛湿，砂仁化湿开胃、温脾止泻。此两味加入半夏泻心汤中，可治脾胃气滞湿阻所致脘腹胀痛、腹痛腹泻。

6. 半夏泻心汤加乌贝散，乌贝散由海螵蛸（乌贼骨）15g、浙贝母 15g 二味组成，具有燥湿制酸之作用，是医家常用的健胃制酸剂。两方合用，对于消化性溃疡之胃灼热、吞酸、胃脘隐痛，或口中泛泛流涎者，常能收到“覆杯”之效。

7. 半夏泻心汤加焦三仙、鸡内金（取鸡内金 10g，炒山楂、炒麦芽、炒神曲各 10g），有明显的健脾和胃功效，主治慢性胃炎之纳呆食积者，特别宜于小儿和老人消化不良者，二味合用，既可增进食欲，又可健脾消积，配入半夏泻心汤中，能明显提高消食运化功效。

8. 半夏泻心汤加封髓丹，封髓丹 [即砂仁 6g（后下），黄柏 6g，甘草 9g]，原为坚阴止遗而设，而蒲辅周先生用于口腔溃疡，效佳。用于脾胃不和常犯口腔溃疡者，每获良效。但其舌苔必黄腻或白腻，两方合用，具有清热化湿、培土伏火之效。

9. 半夏泻心汤加枳术汤（丸），枳术丸由枳实 10g，白术 10g 组成，是健胃消食之名方，枳实消积滞，白术补脾元，由张仲景所创，张洁古发挥。一缓一急，一补一消，与半夏泻心汤配伍，主治脾胃湿热，虚中夹积，胃脘痞满，食而不化之慢性胃病者。

10. 半夏泻心汤加黄芪、三七粉，黄芪 15 ~ 30g，三七粉 3 ~ 6g（冲服），加入半夏泻心汤中，主治消化性溃疡，症见胃脘隐痛，吞酸，胃灼热，或有黑粪，身体日渐消瘦。黄芪补脾健胃，益气摄血，助血运行，为医治溃疡之要药；三七粉乃祛瘀血生新血之良品，冲服为宜，两味合用，可促使溃疡愈合。

11. 半夏泻心汤加白术、杏仁、火麻仁，即生白术 30g，炒杏仁 10g，火麻仁 15g，主治慢性结肠炎所致之便秘。生白术健脾促运化，杏仁降肺气以润肠，火麻仁润肠通便，其取效之妙在于生白术用量，一般成年人须 30g 或更多，顽固便秘者可用 60g 或 90g。血压、血脂偏高者，可加生决明子 30g，其效更佳。

12. 半夏泻心汤加扁鹊三豆饮，三豆饮由白扁豆 30g，赤小豆 30g，绿豆 15g，金银花 15g 组成，有利湿、清热、解毒的作用，是治疗皮肤痤疮、青春痘之主方。两方合用，对于脾胃湿热引起的胃脘胀满，不思饮食，舌苔偏腻，伴有面部生痘、生疮、生斑者效佳。

猫须草

【植物形态】

亚灌木，高 0.5 ~ 1m。茎枝四方形，紫褐色。叶对生；卵状披针形，长 3 ~ 12cm，宽 1.5 ~ 5cm，边缘在中部以上有锯齿，两面被毛，下面具腺点；叶柄长 1 ~ 3cm。花淡紫色，2 ~ 3 朵一束对生，总状花序式排列于枝顶；萼管状，5 齿裂，结果时下倾，上面裂齿大，膜质；花冠管纤弱，肢 2 唇形，上唇 3 ~ 4 裂，下唇全缘；雄蕊 4，2 长 2 短，花丝伸出花冠之外，形如猫须，长 4 ~ 6cm；花盘前面肿胀：花柱顶端棒状。小坚果球形，表面有网纹。花期夏、秋。

生于阳光充足的旷地上，分布于我国南部。多为人工栽培。

【功能主治】

清热去湿，排石利水。治急慢性肾炎，膀胱炎，尿路结石，风湿性关节炎。

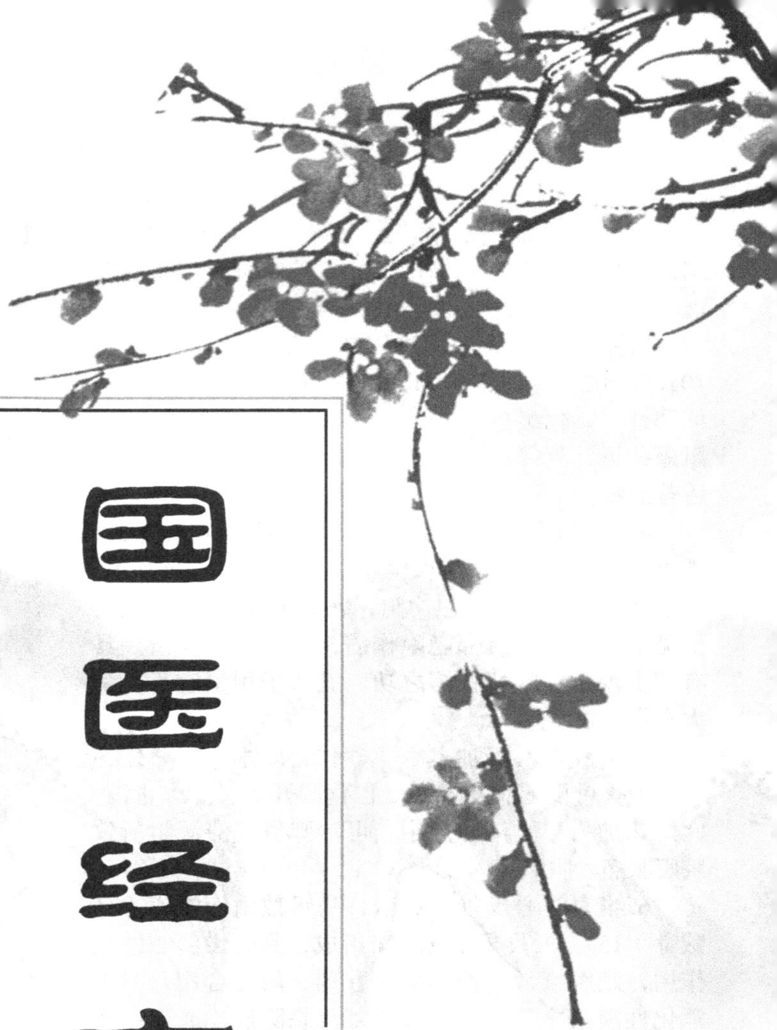

国医经方年鉴 2023

经方医案

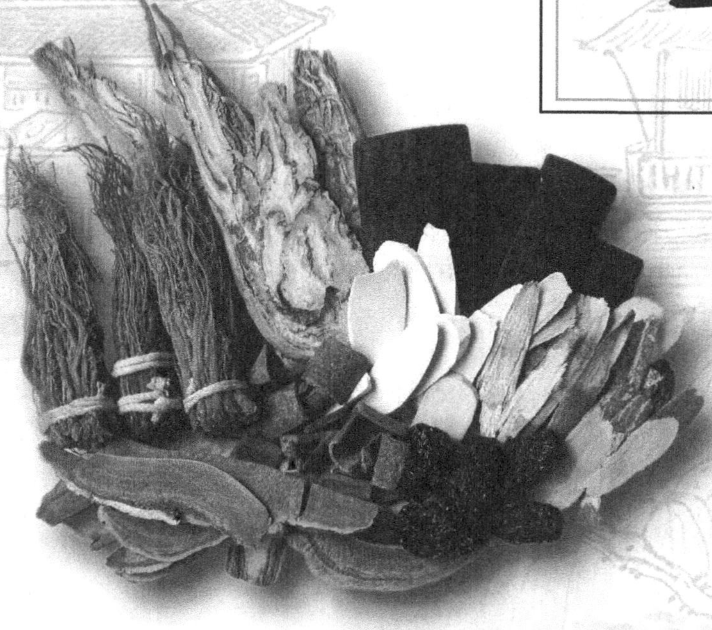

国醫经方年鑒

李红哲经方治疗病案40例

李红哲
河南省南阳市宛城区第一人民医院，河南 南阳 473005

1. 经方治疗糖尿病肾病（水肿）案

熊某某，女，48岁，2022年2月15日初诊。

主诉：全身浮肿3月余，加重1周。

现病史：患者糖尿病8年，平素血糖控制不理想，半年前体检时发现有蛋白尿，曾服缬沙坦80mg，每日1次，对症治疗。降糖药服二甲双胍缓释片，达格列净。血糖空腹波动在7~9mmol/L，餐后波动在10.5~13.5mmol/L。3个月前出现全身性浮肿，经中西药反复治疗（具体用药不详），未明显好转，近1周水肿加重来诊。

刻诊：全身浮肿，晨起头面部浮肿重，午后下肢水肿严重，按之呈凹陷性。口干舌燥，两目干涩，尿少，大便秘结，舌质偏红，苔白腻，脉细而沉。

尿化验：蛋白（++++），透明管型3~4个，肾功能化验正常。

中医诊断：水肿。

西医诊断：糖尿病肾病。

辨证分析：阴阳两虚水肿。该患者糖尿病多年，血糖控制欠佳，心脾两虚。肾阴不足，阴损及阳。摄纳无权，致水液泛溢而成头面及四肢部水肿。

治则：滋阴利水，温阳摄纳。

方药：猪苓汤合桂枝加茯苓白术汤加减。

猪苓20g，茯苓20g，泽泻30g，滑石20g，阿胶10g（烊化），桂枝10g，肉桂5g，白及20g，炒白术20g，通草10g，大黄6g，盐巴戟天10g。7服，水煎服。

加水1200mL，煮取600mL，分3次口服。

2022年2月23日，上方服7服后，患者水肿明显好转，二便通畅，小便量较前明显增加，唯口干未见明显好转，守前方加北沙参20g、天花粉30g、粉葛根30g。7服，煎服，方法同前，继观。

2022年3月31日，上方服7服来诊，诸证若失，头面四肢水肿完全消退，口干明显减轻，大小便正常，嘱服上方10服，隔日1服，巩固疗效。

半年后随访，上方隔日1服，共服3月余，反复复查尿常规，未见蛋白尿，自行停药后也未再出现浮肿。

按：糖尿病肾病水肿，主要是糖尿病日久，肾脏阴阳两亏，以致水液代谢障碍所致。中医学认为以肾阴亏虚为主，日久致肾阳不足，命门火衰，气阴阳两虚，病位在肺、脾、肾三脏。尤以肾脏损伤为主，阴虚日久。阴损及阳，水气不化，膀胱气化功能失常，而致水液泛溢肌肤四肢，出现头面四肢水肿。《金匮要略·消渴小便不利淋病脉证并治第十三》："脉浮，发热，渴欲饮水，小便不利者，猪苓汤主之。"《伤寒贯珠集》："桂枝加茯苓白术汤则不欲散邪于表，而但逐饮于里。"故原方的方证均应是水肿，小便不利，方证对应，达到利小便、消水肿的良好效果。

2. 真武汤合四逆散治疗糖肾病（水肿）案

齐某某，男，51岁，2022年3月10日初诊。

主诉：糖尿病10年，双下肢水肿1月余。

现病史：10年前患者体检时发现血糖升高，后经糖耐量实验和糖化血红蛋白测定诊为糖尿病，给予口服降糖药物治疗，血糖控制不佳。近1个月来，双下肢凹陷性水肿，时有晨起时面部浮肿，活动后双足及踝部肿胀明显，腰酸，膝关节以下冷，四肢不温，大便秘结，夜尿多，夜眠差，自觉夜间手足烦热。曾在医生指导下给予诺和灵胰岛素注射，口服二甲双胍缓释片和达格列净1日2次治疗，效果欠佳。

刻诊：双下肢重度凹陷性水肿，口干渴，小便多，大便秘结，腰酸腿软，烦躁易怒，胸胁胀闷，四肢疲乏无力，舌红少津，苔少白，脉沉无力，尿常规检查示尿蛋白（++）。余未见异常，肾功能检查正常。

中医诊断：水肿。

西医诊断：糖尿病肾病。

辨证分析：患者糖尿病10余年，双下肢水肿月余。虽有时波及面部，但总以腰以下肿为甚，并于活动后加重，伴腰膝酸冷，四肢欠温，夜尿多，脉沉弱无力，颇似真阳不足、阳虚水泛之证。但夜寐不安，手足发热，大便干燥，舌红苔少津液，又似真阴虚损，似阳损及阴，但患者六脉沉细无力，显为阳虚不足之象；夜寐欠安心烦，实为虚阳浮越于上，扰动心神之故；手足发热者，虚阳浮越于外，聚于四末之故。舌红少津便干者，乃阳气虚少，气化无力，津不上承下润之故。

治则：开少阴枢机，温阳利水。

方药：四逆散合真武汤加减。

柴胡10g，白芍15g，赤芍15g，枳壳20g，茯苓20g，炒白术20g，制附子10g（先煎30分钟），生姜10g，炙甘草10g，肉桂5g（后下），泽泻20g。7服，水煎服。

加水1200mL，先煎附子30分钟，纳诸药，煮取600mL，分3次饭后口服。

2022年3月18日，患者服上方7服后，水肿明显好转，四肢转温，已不冷，但大便仍不畅，舌淡，苔薄润白，复查小便常规，尿蛋白（+），守上方加生白术30g，7服，煎服方法同前，继观。

三诊：服上方7服后诸证若失，二便正常，水肿完全消退，四肢温暖，情绪稳定，夜眠良好，精神转佳。嘱上方10服，隔日1服善后。

3个月后复查，尿蛋白消失，水肿完全恢复。降糖药规范应用，血糖控制良好，随访半年未复发。

按：《伤寒论》82条："太阳病发汗，汗出不解，其人仍发热，心下悸，头眩，身瞤动，振振欲擗地者，真武汤主之。"316条："少阴病，二三日不已，至四五日腹痛，小便不利，四肢沉重疼痛，自下利者，此为有水气。其人或咳，或小便不利，或下利，或呕者，真武汤主之。"综上两条条文可知真武汤的方证是"心下悸，头眩，身瞤动，振振欲擗地者""腹痛，小便不利，四肢沉重疼痛，自下利者"。《伤寒论》318条："少阴病，四逆，其人或咳，或悸，或小便不利，或腹中痛，或泄利下重者，四逆散主之。"可见四逆散的方证是："四肢冰凉。胸胁苦满，腹中痛，脉弦者"。该患者糖尿病10余年，双下肢水肿、胸胁满胀、烦躁易怒、脉沉弦等症和此二方的方证完全符合，故投以两方合用，收到良好的效果。

3. 经方治疗甲亢症（瘿病）案

张某，男，40岁，2021年5月20日初诊。

主诉：颈部肿胀、烦躁心慌、失眠2月余。

现病史：2月前患者体检时发现颈部肿块，心情不畅，易发怒伴心慌，有时出汗、失眠，经甲状腺功能检查诊为甲亢症，予甲硫咪唑10mg1日3次，治疗2月，心慌出汗症状减轻，甲巯咪唑减量后，T3、T4再次升高，症状加重，经反复治疗2月余，症状时轻时重，经人介绍求治于中医。

刻诊：形体消瘦面红，性情急躁易怒，心悸失眠，口苦咽干，心率96次/分，舌淡红，苔薄黄，脉弦数。查甲状腺功能，T3、T4升高，THS稍低，甲状腺B超提示Ⅲ°肿大，无压痛。

中医诊断：瘿病（少阳少阴合病）。

西医诊断：甲状腺功能亢进症。

辨证分析：该患者心烦易怒、失眠做梦、头晕头痛、口苦口干、舌红苔薄黄、脉弦数等症状均为少阳经脉郁滞，忧思恼怒，气郁化火而致阴津损伤有关，病位在肝胆，心慌、汗出、失眠属少阴病，故为少阳少阴合病。

治则：舒达少阳枢机，清热解郁养阴。

方药：小柴胡汤合酸枣仁汤加减。

柴胡24g，黄芩15g，党参15g，生甘草10g，炒酸枣仁30g，知母15g，茯苓20g，郁金10g，川芎10g，生地黄20g，菊花10g，石决明20g，佛手10g。7服。

加水1200mL，煮取600mL，分3次饭后30分钟口服，1日3次。

2021年5月28日，服上方7服后，心烦、心慌、汗出明显减轻，睡眠大为改善，仍有头痛、口干苦，舌脉同前，守上方加荆子30g、黄连6g，7服，煎服方法同前。

2022年6月5日，上方服7服后，诸症好转，睡眠正常，心悸心慌基本消失，心情舒畅，甲状腺肿未见明显缩小，舌边红，脉细弦，守上方加用养阴化痰、消肿散结药物（牡蛎30g、浙贝母15g、太子参20g、沙参20g、麦冬10g）。嘱服10服，煎服方法同前。

2022年6月26日，上方服10服诸证若失，复查甲功正常，甲状腺B超I°肿大，较前Ⅲ°肿大明显缩小。嘱上方10服，隔日1服，连服3个月。

半年后随访，甲状腺正常，甲功正常。

按：《伤寒论》96条："伤寒五六日中风，往来寒热，胸胁苦满，嘿嘿不欲饮食，心烦喜呕，或胸中烦而不呕，或渴，或腹中痛，或胁下痞硬，或心下悸，小便不利，或不渴，身有微热，或咳者，小柴胡汤主之。"《金匮要略·血痹虚劳病脉症并治第六》："虚劳虚烦不得眠，酸枣仁汤主之。"综上2条方证应该是：往来寒热或疾病休作有时，胸胁苦满，心烦喜呕，默默不欲饮食，或发黄，或腹痛，或咳，或心下悸，或渴，或郁冒者虚烦不得眠。该患者头痛、口苦、口干、心烦易怒、失眠多梦、舌红少津、脉弦数等症状和此二方证非常接近，根据《伤寒论》101条“有柴胡证，但见一证便是，不必悉具”的训示，果断选用小柴胡汤合酸枣仁汤和解少阳枢机，清热解郁，养阴润燥，方中去姜半夏、姜、枣，重用黄芩、知母、生甘草以养肝阴，清肝火，润燥除烦解郁热，其中黄芩清肝热、胆热和胃热，方证对应，证机相符，收效快捷。

4. 经方辨治脱疽案

徐某某，男，75岁，2020年2月10日初诊。

主诉：左足冰冷、麻木疼痛3月余。

现病史：3个月前，因天气寒冷，患者冒雪行走，足部受凉后出现左足麻木疼痛，渐感冰冷，走路稍远即感左下肢酸困胀痛，须休息后方能继续行走。遇冷患足疼痛加重。曾在当地医院以风寒痹症为诊断给予治疗（具体用药不详），效果欠佳。经人介绍求治于中医门诊。

刻诊：左足趾疼痛剧烈，遇冷加重。体温明显低于正常体温。加温后疼痛好转，间歇性跛行，夜眠不安，纳食不香，小便清长，大便溏薄，高血压病史15年，形体肥胖，精神不振，表情痛苦，四肢怕冷。查体左足背动脉搏动减弱，舌质淡，苔薄白，舌下静脉曲张，脉弦紧。

辅助检查：血压140/90mmHg，血糖6.8mmol/L，血生化提示胆固醇7.8mmol/L，甘油三酯3.59mmol/L，低密度脂蛋白3.21mmol/L。下肢多普勒超声提示双角及低平波，血管弹性差，周围阻力增大，下肢供血不足，下肢血流变图提示双下肢呈低平波，弹性波消失，流量显著减低。

中医诊断：脱疽（阳虚血瘀）。

西医诊断：下肢动脉硬化症并部分动脉闭塞。

辨证分析：患者因冒雪受凉，风寒外邪痹阻经络，再加平素饮食不节，心脾气虚，有高血压及高血脂病史，长期血管瘀阻而致气滞血瘀。平素阳虚体弱，运行乏力，久则致阳虚运化无力，气滞血瘀，阻滞经络，经脉闭阻不通而出现患足冷痛、发凉、麻木、跛行等经脉不通的临床表现。

治则：温阳益气散寒，活血化瘀通阳。

方药：黄芪桂枝五物汤加味。

黄芪60g，桂枝10g，当归15g，甘草10g，赤芍15g，党参20g，丹参30g，牛膝15g，炮附子15g（先煎），细辛10g，水蛭10g，干姜10g，地龙15g，桃仁15g。7服。

加水1600mL，先煎附子30分钟，纳诸药，煮取600mL，分3次于饭后温服，服后患足保暖，并用煎剩下的药渣另煎水泡足30分钟至1小时。

2020年2月18日，服上方7服，左足疼痛麻木明显好转，夜间可入眠，纳食增加，精神较好。患肢皮温较前温暖，已不觉冷痛，舌脉同前，效不更方，守前方再进10服，煎服方法同前。

2020年2月29日，服上方10服后，患者已无麻木、疼痛感觉。患足皮温基本正常，复查超声提示血管弹性较前好转，双下肢供血基本正常，自行活动两千米未再出现间歇性跛行。嘱守上方10服，隔日1服，并坚持每晚用药渣煎水泡脚，巩固疗效，并嘱禁烟酒，积极控制高血压，调脂，避免寒凉刺激。

随访半年，患者活动正常，未再复发。

按：患者受凉后出现患足疼痛、发凉、麻木和间歇性跛行，且长年高血压和高血脂病史，饮食不节，致心脾气虚，血气运行乏力，再加寒冷刺激，致气滞血瘀，血脉闭阻不通而发为本病。从患者怕冷喜暖、舌淡苔白、脉弦紧等表现看，一派阳虚寒凝之象，阳虚则运行无力而致血脉闭阻不通。《金匮要略·血痹虚劳病脉证并治第六》：“血痹阴阳俱微，寸口关上微，尺中小紧，外证身体不仁，如风痹状，黄芪桂枝五物汤主之。”黄煌教授总结黄芪桂枝五物汤是经典的血痹方、传统的补气通阳活血方，现代研究提示能改善心脑供血和微循环，增强免疫力，保护神经损伤，促进神经修复等，适用于肢体麻木自汗和面浮的慢性病。方证对应，证机相合，选用黄芪桂枝五物汤温通阳气，益气散寒化瘀，同时加用细辛、附子，取黄麻附子细辛汤温阳散寒之意，加强其扶阳散寒止痛的作用，加丹参、水蛭、桃仁、地龙加强活血化瘀通经的作用，加水蛭取其走窜血脉化瘀消滞的作用，诸药合用，共奏温阳益气、通络化瘀、散寒通经之作用，收到良好的治疗效果。

本病多发于冬季，本例患者素体气虚，受寒冷刺激诱发，对气候变化刺激敏感，遇冷病情加重，寒冷之气入经滞而不行，致血管收缩，管腔狭窄，血流不畅。高龄病人本就气虚，再加饮食不节，禀赋不足，为该病的发病根本，临床中针对病因病机对症及时调治，每可收到良好的疗效。

5. 桂枝芍药知母汤治疗腰痛案

徐某，男，46岁，2021年5月10日初诊。

主诉：腰疼伴左下肢疼痛1周余。

现病史：1周前患者感受风寒而见腰部凉疼，并渐出现左下肢外侧麻木疼痛，遇冷加重，走路稍远疼痛加重，须休息后方可继续前行。曾在当地医院经腰部CT等检查，诊为腰椎间盘突出症，给予对证中西药物治疗（具体用药不详）。1周后症状无明显改善，且疼痛加重，为求进一步治疗，求治于门诊。

刻诊：形体消瘦，精神疲倦，面色青黑，自述腰部冷痛如折，左下肢外侧从腰部直到小腿外侧有触电样窜痛，小腿抽痛，足背及小趾端麻木疼痛，舌暗红，苔黄腻，脉弦紧。

中医诊断：腰痛（风湿外袭，湿热内蕴）。

西医诊断：腰椎间盘突出症、坐骨神经痛。

辨证分析：患者外感风寒，内蕴湿热，寒湿阻滞，闭阻经络而见腰部冷痛，重着、活动受限；风性善行而数变，病患多易走窜，故从腰至小腿外侧放射状窜疼麻木；湿性重着，易阻阳气而见小腿抽痛，麻木、重着。

治则：祛风散寒，清热祛湿。

方药：桂枝芍药知母汤加减。

桂枝15g，赤芍15g，白芍15g，知母15g，蜜麻黄15g，炮附子15g（先煎30分钟），苍术15g，炒白术15g，防风15g，甘草10g，生姜10g，黄柏10g，细辛9g，薏苡仁30g，黄芪30g。7服。

上方加水1600mL，先煎附子30分钟，纳诸药，煮取600mL，分3次饭后30分钟口服。

2021年5月18日，服上方7服后患者来诊，甚为高兴，述服药后四肢转温，腰腿疼减轻80%以上，已可活动走约1公里而不疼，舌淡，黄厚腻苔减去一半以上，脉弦缓，效不更方，守前方20服，嘱每日1服，适寒温避风寒。

2021年6月7日来诊。述服上方20服后，腰痛若失，活动自如，神清气爽，已可工作，腿部检查未见异常，唯觉腰部劳累后酸困不适，舌淡，苔薄白，脉尺部沉微，此风寒湿热已除，肾气亏虚，嘱服八味肾气丸善后。

1年后随访，未再出现腰腿疼，经半年左右肾气丸治疗后，腰部已无不适感觉。

按：此患者外感风寒湿邪，侵袭腰部，留著经络，阴雨天寒冷之气更盛，故其疼痛重着更甚。素体湿盛，郁久化热，加之寒湿蕴积，故而舌暗红而舌苔黄腻，脉弦滑数，风寒湿热相杂致病。故其在治疗中采用经方桂枝芍药知母汤温经散寒，化湿清热，并随证加用细辛、薏苡仁、黄柏、黄芪等，取黄芪桂枝汤和麻黄附子细辛汤之方意，加重散寒通经清热之药，待湿热去后，用肾气丸补先天之阴阳，使顽疾得以快速治愈。临床用药中治疗腰痛，辨其湿热重者，多重用知母、苍术、黄柏、薏苡仁；寒湿重者，多重用麻黄、桂枝、炮附子；有瘀血重者，多加用桃仁、乳香，没药、丹参；若肾虚者，多减麻黄之量，而加用肾气丸滋补肾之阴阳。随证加减得当，每能收到良好的治疗效果。

桂枝芍药知母汤见于《金匮要略·中风历节病脉证并治第五》：“诸肢节疼痛，身体魁羸，脚肿如脱，头眩短气，温温欲吐，桂枝芍药知母汤主之。”方中由桂枝、芍药、知母、防风、麻黄、附子、白术、甘草、生姜9味药组成。方中桂枝、麻黄、防风散湿于表，芍药、知母、甘草除热于中，白术、附子驱湿于下，生姜降逆止呕，共成通阳行痹、祛风除湿、和营止痛之剂。该患者运用本方时，苍、白术同用，加强祛湿之效，赤、白芍共用，加强除热之能，加黄柏、细辛、薏苡仁、黄芪共奏通阳散寒、清热祛风、祛湿通经之效。黄煌教授在总结该方时说“桂枝芍药知母汤是经典的关节病方”。临床关节肿大、疼痛为特征的关节病，依据现代循证医学证据辨病使用本方，可用于关节疼痛的自身免疫性疾病、风湿热、亚急性变应性败血症、类风湿性关节炎、强直性脊柱炎、红斑狼疮、紫癜肾、干燥综合征、结节型银屑病和骨关节及周围组织病，如骨性关节病、肩周炎、腰间盘突出症、坐骨神经痛、梨状肌综合征、关节腔积液等，临床加减得法，应用范围极为广泛。

6. 经方治疗下肢深静脉血栓案

张某某，男，55岁，2020年8月10日初诊。

主诉：1周前不明原因左下肢肿胀疼痛。

现病史：1周前患者不明原因出现左下肢肿胀疼痛，步履困难，患处肿胀灼热，曾在当地医院以左下肢大隐静脉曲张症并深静脉血栓为诊断，给予活血化瘀、激素、抗生素等中西药对症治疗，疗效不佳。为求进一步治疗，经人介绍求治于门诊。

刻诊：右下肢大隐静脉曲张并小腿内侧红肿硬结疼痛，左下肢重度凹陷性水肿灼热，患者痛苦面疲，心烦少寐，纳差，二便正常。查体形体肥胖，面色萎黄，左下肢腹股沟至足趾端呈凹陷性水肿，大隐静脉曲张（重度），左下肢皮肤潮红，腓肠肌可触及条索状硬结，按压疼痛，浅静脉以大隐静脉为重度曲张，自觉灼热，昼夜不安，夜间更重，影响睡眠。舌质紫暗，舌下静脉曲张，苔黄腻，脉弦数。

辅助检查：白细胞16.5×10g/L，中性粒细胞0.65，淋巴细胞0.35，红细胞4.3×10/L，血小板110×10g/L。左下肢彩超提示左股静脉腘静脉流速减慢，左大隐静脉曲张并血流速度减慢，深静脉、浅静脉血栓形成。

中医诊断：股肿（湿热内蕴，气滞血瘀）。

西医诊断：左下肢深静脉血栓，左下肢大隐静脉曲张并血栓。

辨证分析：患者为中老年男性，多年吸烟史，并形体肥胖，血压偏高，为长期饮食不节，湿热内蕴，气机不畅，气滞血瘀，阻滞经脉，致经络闭阻，瘀滞不通而发为本病。

治则：清热解毒，活血化瘀，益气通络。

方药：桂枝茯苓丸合二妙散加减。

桂枝 15g，肉桂 5g，牡丹皮 15g，桃仁 15g，赤芍 15g，白芍 15g，苍术 20g，白术 20g，黄柏 10g，薏苡仁 30g，水蛭 10g，甘草 10g，黄芪 30g，太子参 20g，路路通 10g。7 服，1 日 1 服。

加水 1200mL，煮取 600mL，分 3 次饭后 30 分钟口服。

2020 年 8 月 18 日，患者服上方 7 服，左下肢水肿凹陷程度、灼热疼痛明显减轻，但白天活动后仍肿胀，皮肤色泽改变，夜眠可，二便正常。守上方继服 7 服，加茯苓 30g，加强其利水消肿之力。

2020 年 8 月 26 日，服上方 7 服后，患者左膝以下肿胀、灼热、疼痛消失，皮肤颜色转好，接近正常，左腓肠肌肿块基本消失，但活动后膝以下仍有浮肿，有困重感。守上方重用黄芪至 90g。7 服，煮服方法同前，继观。

患者带方外出，自行照方服 10 余剂，自觉诸症若失，活动自如，无任何不适。复查血常规，各项指标正常，左下肢彩超深静脉通畅，血流速度基本正常，左下肢大隐静脉曲张，血流速度稍慢。瓦氏实验阴性。随访 1 年，未复发。

按：桂枝茯苓丸出自《金匮要略·妇人妊娠病脉症并治第二十》："妇人宿有癥病，经断未及三月，而得漏下不止……当下其癥，桂枝茯苓丸主之。"是仲景传统的治疗妇人病血瘀癥瘕的方子，具有消癥瘕、平冲逆、止腹痛、止漏下的作用。现代研究提示其具有降低血黏度，降血脂，抑制动脉粥样硬化形成，扩张血管，改善微循环，调节性激素分泌，促进排卵，抑制前列腺增生，改善肾脏病理变化和肾功能，具有抗炎、抗肿瘤、抑制肿瘤血管生成等作用。二妙散出自《丹溪心法》，为经典的祛湿剂，具有清热燥湿之功效。二方合用，具有清热燥湿解毒、活血化瘀通络的作用，加用水蛭破血逐瘀，通经消癥。现代药理研究其含主要成分水蛭素具有抗血栓、抗凝血的功效，增加主方桂枝茯苓丸活血化瘀、消癥瘕的作用，同时加用黄芪、太子参、路路通，益气通络，取气行则血行之意，加强通络，苍术、黄柏、薏苡仁清热燥湿利水，后期重用黄芪益气行血善后，血栓顽疾短期得以痊愈，值得临床借鉴。

7. 半夏泻心汤治疗十二指肠溃疡案

赵某某，女，40 岁，2020 年 4 月 4 日初诊。

主诉：胃脘痛，打呃 3 月余。

现病史：患者因工作紧张，饮食不规律，3 月前渐觉得胃脘部胀满不适，饥饿时疼痛伴打呃嗳气，进食后疼痛可好转，经胃镜检查提示十二指肠球部溃疡。经地方医院中西药物治疗 3 月，效果欠佳，仍觉胃疼，打呃、嗳气伴上腹部胀痞不适，食纳后痞胀加重，为求进一步治疗，求治于门诊。

刻诊：慢性病容，精神疲倦，上腹部胀痞，进食后尤甚，大便时干时溏，多数时间不成形，常有里急后重之感，舌淡，苔薄黄而腻，脉缓而弦。

中医诊断：腹痛，胃痛。

西医诊断：十二指肠溃疡。

辨证分析：患者工作紧张，饮食不节，脾胃不和，腹胀气滞，大便不爽，时干时溏，食后更甚，嗳气打呃，乃脾胃升降之机失调，寒热错杂所致，舌淡，苔黄腻亦为寒热错杂之象。

治则：辛开苦降，寒热并用。

方药：半夏泻心汤加味。

姜半夏 15g，黄连 10g，干姜 10g，黄芩 10g，党参 15g，炙甘草 10g，大枣 10g，木香 6g，炒枳壳 15g，川朴 10g，白头翁 10g。7 服。

加水 1200mL，煮取 600mL，分 3 次饭后 30 分钟口服，1 日 3 次。

2020 年 4 月 12 日，上方服 7 服后，诸症减轻，大便成形，每日 1 次，腹胀气滞、嗳气消失，饮食增加，不打呃，舌质淡红，苔薄白，脉缓稍弦。效不更方，守原方 7 服，1 日 1 服，继观。

2020 年 4 月 18 日，上方服 7 服之后，患者所有症状均消失，精神好转，饮食增加，二便如常。嘱服香砂六君子丸善后。

随访半年，未再复发。

按：《伤寒论》149 条："……此虽已下之，不为逆，必蒸蒸而振，却发热汗出而解。若心下满而硬痛者，此为结胸也，大陷胸汤主之。但满而不痛者，此为痞，柴胡不中与之也，宜半夏泻心汤。"该患者胃脘不适 3 月余，前医多用疏肝理气止痛不效，症状无明显改善，辨证时抓着腹胀气滞这一主症和上热下寒的病机主体，投以半夏泻心汤加行气消满，未更方而短期内收到明显的疗效。此病细微之处在于伤寒的“但见一证便是，不必悉具”。当然，这个“一证”必须是至关重要的“主证”，这也是现代经方派提出方证对应或方证辨证的主导思想。在临床实际工作中，如果我们能抓着主证，方证对应，就可以做到有的放矢，迎刃而解。

8. 甘草泻心汤治疗多发口腔溃疡案

陈某某，女，45岁，2020年5月4日初诊。

主诉：间断性口腔溃疡3年余，加重1周。

现病史：患者因工作忙，饮食不规律，3年前渐出现口腔溃疡，经常服用维生素B_2和消炎药物，甚至有时输青霉素等抗生素治疗，时轻时重，连绵不愈，痛苦不已。曾求治于中医，用清热去火的药物治疗（具体方药不详），疗效欠佳。1周前再次加重，经人介绍求治于门诊。

刻诊：口腔、牙龈多处溃疡面，大者有玉米粒大小，舌边也有多发溃疡点，上覆白苔，饮食时疼痛加重，大便溏，舌质淡，苔白润，脉缓而细弱。

中医诊断：口疮。

西医诊断：口腔溃疡。

辨证分析：口腔溃疡多属热象，初起多实，病久则火热伤阴，实者心脾之火而清之，虚者滋阴降火。该患者长期溃疡，反复治疗病程连绵，且有大便溏泻，应考虑寒热错杂。

治则：清上温下，寒热并用。

方药：甘草泻心汤加减。

炙甘草20g，川黄连10g，黄芩10g，姜半夏15g，干姜10g，党参15g，大枣10g，蒲公英15g，砂仁10g。7服。

加水1200mL，煮取600mL，分3次饭后30分钟口服，1日3次。

2020年5月12日，上方服7服，患者口腔溃疡已好转80%，进食时疼痛已不明显，食纳增加，精神好转，查见舌边溃疡已愈合，口腔两边大溃疡已基本平复，小者已愈，舌淡苔白，脉缓细。但已明显较前有力。守前方5服，观察。

2020年5月18日，服完上方5服后，患者口腔溃疡已全部愈合，甚是高兴，来询是否需连续服药，嘱适寒温调饮食，以香砂六君子丸健脾善后。

随访1年，患者工作顺利，未再发口腔溃疡。

按：多发口腔溃疡，且经年连绵不愈，属胃热者居多，可用清胃热、滋阴降火药。本例患者历时3年余，也曾中西医治疗，不仅未治愈，而且造成脾胃虚寒，大便溏泻，故根据病者病史，抓口腔多年溃疡久治不愈、大便溏泻的主症。访《金匮要略·百合狐惑阴阳毒病脉证并治第三》：“狐惑之为病，状如伤寒，默默欲眠，目不得闭，卧起不安，蚀于喉为惑，蚀于阴为狐，不欲饮食，恶闻食臭，其面目乍赤、乍黑、乍白。蚀于上部则声喝，甘草泻心汤主之。”治于清上温下，寒热并用，攻补兼施，收到良好的治疗效果。《金匮要略》甘草泻心汤治狐惑，犹今之谓白塞氏综合征之“三联征”，即口、眼、外阴溃疡三联征，但不绝对等同。临床观察，多发性口腔溃疡胃热居多，而脾胃湿热者亦不少，若用清热泻火药治疗不效时，应考虑药后腹胀便溏之症状，乃脾胃虚寒之症，更不能一味清胃滋阴，考虑用甘草泻心汤，温清并用，攻补兼施，多能收到事半功倍之效。

甘草泻心汤即半夏泻心汤之原方重用甘草而成。但不少方书如王邈达《汉方简义》所出甘草泻心汤无人参，并认为加甘草旨在温胃。如果从原文“医反下之，其人下利日数十行……”的病因病理来推断，确实是因下而损伤胃气，故用甘草、干姜甘温养胃。反推甘草泻心汤应有人参是顺理成章的。林亿等认为，人参是甘草泻心汤必用之药，而方中无者是脱落之故，此说应从。因此，笔者认为甘草泻心汤的用药与半夏泻心汤相同，只是甘草泻心汤重用甘草，用药是针对医下之痞利并见的脾胃中焦虚寒证，也是与半夏泻心汤之鉴别点。当否，请同行斧正。

9. 经方治愈多发结节案

赵某某，女，49岁，教师。

初诊时间：2022年12月4日。

主诉：甲状腺、乳腺、肺多发结节。

现病史：患者两年前在例行体检中发现甲状腺、乳腺、肺多发结节并卵巢囊肿及多发子宫肌瘤，曾在医院中医门诊治疗半年，复查甲状腺B超显示左侧甲状腺4.9mm×4.0mm Ⅲ级结节一个，右侧4.5mm×4.2mm Ⅲ级结节一个，和半年前超声比较无改变。乳腺B超提示：左乳5.7mm×6.6mm，右乳较大7.0mm×6.1mm，结节较前无改变。妇科B超示右侧卵巢囊肿4.2mm×3.7mm，子宫肌瘤多发，较大一个6.5mm×6.7mm，和半年前B超比较无差异。为求进一步治疗，经人介绍求治于专家门诊。

刻诊：患者精神抑郁、紧张，怕结节恶变，日夜情绪不稳定，睡眠欠佳，多梦，自述口苦、口干，胸胁部胀痛，饮食欠佳，二便正常，舌红暗，苔白腻稍黄，舌下静脉曲张，双下肢胫前皮肤粗糙，易脱皮屑。

中医诊断：瘿病，癥瘕。

西医诊断：甲状腺结节、乳腺结节、肺结节、卵巢囊肿、多发子宫肌瘤。

辨证分析：患者长期工作紧张，性格急躁，压力大，易生气，导致肝气郁结，痰热内生，阻滞经络，郁而成结。

治则：疏肝解郁，软坚散结，益气活血，化瘀通经。

方药：桂枝茯苓丸合大黄䗪虫丸加减。

桂枝 15g，茯苓 15g，牡丹皮 10g，桃仁 10g，大黄 6g，土鳖虫 15g，黄芩 10g，生地黄 25g，蛴螬 3g（冲服）、水蛭 3g（冲服）、虻虫 3g（冲服），浙贝母 10g，生牡蛎 15g，三棱 15g，莪术 15g，柴胡 10g，姜半夏 10g，赤芍 15g，枳壳 10g，夏枯草 15g。10 服。

蛴螬、水蛭、虻虫粉碎后装胶囊冲服，一次 3g，1 日 3 次。余药加水 1200mL，煎取 600mL，分 3 次，饭后 30 分钟温服，1 日 3 次。

2022 年 12 月 15 日，上方服 10 服后，患者自觉心情舒畅，月经来时乳房已无胀痛感，并兴奋告知原来月经稀少，来时疼痛并有黑色血块，本次月经来潮 4 天，经量经色均正常，且顺畅无任何不适，舌淡苔白腻，已不黄，舌下静脉曲张好转，效不更方，守原方 20 服，煎服方法同前，继观。

2023 年 1 月 4 日，患者来诊，服上方 20 服后，自觉心情舒畅，并告知面部黄褐斑不知不觉已褪去，其他无不适，甚是欢喜，做 B 超复查甲状腺和乳腺，报告显示甲状腺结节较前减小，左侧 2.3mm×3.3mm，右侧 2.6mm×3.1mm，乳腺结节检查显示：左乳小结节未见，较大结节减小至 4.2mm×3.6mm，右乳结节减小至 5.6mm×4.9mm，胸部 CT 未查，妇科彩超未查。守前方继服，共进 90 服。

2023 年 3 月 1 日，患者来诊，上方进 90 余剂，3 月有余，自觉甲状腺结节和乳腺结节明显好转，要求 B 超复查甲状腺、乳腺、妇科及胸部 CT，检查结果显示甲状腺结节和双侧乳腺结节、卵巢囊肿均未发现，肺部 CT 回报示双下肺小结节已消失，右肺原 6.8mm×7mm 结节已明显缩小至 3.1mm×2.1mm。患者拿到体检结论，又到其他两家医院复查，结果一样。至此，多发甲状腺结节、乳腺结节治愈，卵巢囊肿治愈，肺结节明显好转，继续治疗。原方减量继服，处方如下：

桂枝 15g，茯苓 15g，牡丹皮 10g，炒桃仁 12g，大黄 6g，土鳖虫 10g，黄芩 10g，生地黄 15g，蛴螬、水蛭、虻虫各 3g（冲服），夏枯草 15g，赤芍 15g，浙贝母 10g，生牡蛎 15g，柴胡 10g，桔梗 10g。30 服，煮服方法同前。

2023 年 5 月 30 日，上方连进 60 余剂后，患者来诊，复查胸部 CT，肺结节消失，甲状腺、乳腺结节均消失，卵巢囊肿消失，多发结节经半年余治疗，全部治愈。

按：结节性疾病是一种累及多器官多系统的非干酪样坏死性肉芽肿性疾病，常侵犯肺及双侧肺部淋巴结，临床上 90% 以上有肺的改变，其次是皮肤浅表淋巴结和腺体等，几乎全身的器官均可受累。中医学认为结节病是机体气机运行失常，痰湿、水饮、瘀血等病理产物瘀阻，阻滞经络，闭阻血脉而出现的痰湿、瘀血阻滞的病理现象。治疗应根据病人体质辨病和辨证相结合，针对甲状腺结节、乳腺增生结节、肺结节、子宫肌瘤和卵巢囊肿，笔者采用桂枝茯苓丸和大黄䗪虫丸为基本方，甲状腺结节加用浙贝母、牡蛎、昆布等软坚散结，肺结节加用浙贝母、党参、夏枯草等益气散结，乳腺结节加用柴胡、郁金等，疏肝解郁，妇科子宫肌瘤和卵巢囊肿则加用三棱、莪术活血化瘀散结，临床应用多收良效。该例病人多种结节并存，故处方加用药物较多，如为单个器官结节，可依加减办法选用，不必如此多味药物，需要临床观察应用。

桂枝茯苓丸出自《金匮要略·妇人妊娠病脉证并治第二十》："妇人宿有癥病，经断未及三月，而得漏下不止，胎动在脐上，为癥痼害。妊娠六月动者，前三月经水利者，胎也。下血者，后断三月，衃也。所以血不止者，其癥不去故也，当下其癥，桂枝茯苓丸主之。"从条文描述可知，该方为妇人病方，经典的活血化瘀方，具有消癥瘕、平冲逆、止痛、止漏下的作用。现代研究提示，能降低血黏度，降血脂，抑制动脉粥样硬化，扩张血管，改善微循环，调节雌激素分泌，促排卵，抑制前列腺的增生，抗肿瘤，抑制肿瘤血管生成等。大黄䗪虫丸出于《金匮要略·血痹虚劳病脉证并治第六》："五劳虚极羸瘦，腹满不能饮食，食伤，忧伤，饮伤，房事伤，饥伤，劳伤，经络荣卫气伤，内有干血，肌肤甲错，两目黯黑。缓中补虚，大黄䗪虫丸主之。"从条文描述可知，该方为虚劳专方，祛瘀生新方，具有下瘀血、清血热的作用。现代研究提示有抗凝、抗血小板聚集、抗血栓形成、溶栓、保护肝肾功能、收缩子宫等作用。两方合用具有显著的活血化瘀、消癥瘕积聚的作用，随证加减，甲状腺结节加浙贝母、昆布、生牡蛎消瘿软坚散结，乳腺结节加柴胡、浙贝母、郁金、夏枯草疏肝解郁散结节，肺结节加桔梗、浙贝母、夏枯草、山慈菇等软坚化痰散结，子宫肌瘤或卵巢囊肿加三棱、莪术活血化瘀散癥瘕，诸药配合，加减得当，临床每收良效。

10. 三阳合病经方医案

徐某某，男，4岁，2020年4月10日初诊。

主诉：感冒发热10余日，伴咳喘1周。

现病史：患儿10天前受凉后发热，体温38.5℃~39.5℃之间，在当地医院以急性上呼吸道感染为诊断，给予头孢曲松、氨茶碱、地塞米松及小儿感冒颗粒等住院治疗1周余，患儿仍发热，体温时退至37℃以下，时有高热达39.5℃之高，又现咳嗽、喘息，呼吸困难，腹胀、便溏，喉间痰多声重并伴喘息，求诊于中医门诊。

刻诊：患儿体温39.5℃，咳嗽痰盛，喉间痰鸣不易出，呼吸困难，双鼻翼煽动，腹胀、便溏，手足心热，舌苔白腻，脉弦数。

中医诊断：发热、咳嗽。

西医诊断：急性上呼吸道感染、支气管肺炎。

辨证分析：脉弦、发热，手足心热（少阳太阳合并），舌白腻、痰盛、腹胀、便溏（阳明病痰湿内盛），辨证属三阳合病。

治则：清解三阳，兼除痰湿。

方药：小柴胡加石膏汤合半夏厚朴汤。

柴胡24g，半夏12g，党参12g，黄芩10g，生姜10g，大枣6枚，炙甘草6g，生石膏40g，川厚朴10g，苏子10g，茯苓12g。

上药加水600mL，煮取300mL，频服，1天服完300mL。

2020年4月11日查房，患儿母亲代诉：昨日一剂药服完一半时，汗出，热退，身凉，咳嗽喘息也大为减轻，腹胀也明显好转，喉间痰鸣声也基本听不到。查体双肺呼吸音稍粗，无哮鸣音和啰音，舌淡，苔白腻，效不更方，守原方2服，继观。

2020年4月14日，上方2服后，诸症悉平，发热、咳嗽、喘息皆止，出院。

按：小柴胡加石膏汤出自《圣济总录》卷23："伤寒十日以上，潮热不退，柴胡石膏汤主之。"《景岳全书》："少阳阳明合病外感，挟火，头痛口干、身热恶寒拘急，柴胡石膏汤主之。"方剂组成是为白虎汤和小柴胡汤合方之意，临床应用治疗少阳阳明合症，寒热往来，甚至高热不退，头痛口干，咳嗽气急多能收良效。《金匮要略·妇人杂病脉证并治第二十二》："妇人咽中如有炙脔，半夏厚朴汤主之。"临床多用半夏厚朴汤治疗慢性咽炎，黄煌教授讲此方为经典的情志病方，传统的理气化痰方，具有利咽喉、止呕吐、除胀满、治咳喘、定眩悸的功效。现代研究提示能抗焦虑、抗抑郁、镇静催眠、抑制咽喉反射、调节胃肠蠕动等，适用于体感异常、腹胀、恶心为特征的疾病。该患儿发热、咳嗽、喘息。腹胀、痰盛、寒热往来、便溏、喉间痰鸣等诸症，完全符合柴胡加石膏汤和半夏厚朴汤的方证，故方证对应，证机相合见效神速。经方的方证对应，胡希恕老先生曾讲，方证辨证是辨证的高级阶段，只要正方辨证准确，可收捷效。

11. 经方叠用治愈经年阳痿案

陈某某，男，35岁，2020年10月10日初诊。

主诉：阳痿不举3年余。

现病史：3年前，患者因工作繁忙，精神紧张，渐出现阳痿，性交时间1~2分钟，且举而不坚，自服补肾品甚多，也多方求治以肾阳虚或肾阴阳两虚等为诊断，给予补肾壮阳、滋阴涵木等治疗不效。1年来阳痿加重，长期没有性欲，痿废不用，不能勃起，后经人介绍，求治于门诊。

刻诊：情绪抑郁，喜太息，自觉胸闷，少腹挛痛，小便急迫，下肢酸软，精神不佳，稍劳即觉眼前发黑，视物昏花，舌苔白微黄，脉弦细。

中医诊断：阳痿。

西医诊断：阳痿（性功能障碍）。

辨证分析：患者长期工作紧张，精神抑郁，胸闷，喜太息，两眼发黑，视物昏花，脉弦细，乃少阳经气不舒之少阳病；少腹挛痛，小便急迫，下肢酸胀，精神不佳，乃太阳虚寒，肌筋失养，外邪而内饮。综合分析应为太阳少阳合病挟饮，宗筋失养。

治则：疏解少阳，清解太阳，温化寒饮。

方药：桂枝加龙骨牡蛎汤合四逆散。

桂枝15g，白芍15g，赤芍15g，生姜10g，大枣10g，生龙骨、生牡蛎各20g，柴胡20g，炒枳实15g，川芎10g，茯苓20g。7服。

加水1200mL，煮取600mL，分3次饭后30分钟口服，1日3次。

2020年10月18日，上方连服7服，诸症减轻，早晨已可晨勃，但举而不坚。考虑患者日久阳虚，于前方加附片10g（先煎30分钟），苍术20g，炒白术20g，化湿燥湿，10服，继观。

2020年10月30日，上方连服10服，患者来诊，甚是高兴，述服用10天后已可和妻子同房，且有15分钟之久。今特来询是否长期服用本方，嘱逍遥散合八味肾气丸，1日2次善后。

后随访1年，阳痿未再复发，夫妻生活正常。

按：桂枝加龙骨牡蛎汤出自《金匮要略·血痹虚劳病脉证并治第六》："夫失精家，少腹弦急，阴头寒，目眩，发落，脉极虚芤迟，为清谷亡血失精。脉得诸芤动微紧，男子失精，女子梦交，桂枝加龙骨牡蛎汤主之。"该条"夫失精家"，伤寒诸多医家，包括教材解释为经常梦遗滑精的人，大多以里虚为病机。河南中医药大学谢忠礼教授讲述时强调"失精家"非梦遗失精的人，而是指重大事件打击而"失精的人"。笔者临床体会，谢教授理解，验之临床，多有佳效，如该患者是因工作繁重，精神抑郁，长期精神不畅，实为"重大事件"之受害者。四逆散见于《伤寒论》厥阴篇318条："少阴病，四逆，其人或咳，或悸，或小便不利，或腹中痛，或泻痢下重者，四逆散主之。"其经典方证应是四肢冰凉，胸胁苦满，腹中痛，脉弦。该患者胸闷喜太息，少腹拘挛痛，小便急迫，下肢酸困冷，情绪抑郁，舌苔白微黄，脉弦细等症状，完全符合桂枝加龙骨牡蛎汤合四逆散的方证，故方证辨证一致，证机吻合，投以二方使3年顽疾一朝而愈。可见经方之魅力无穷，只要方证准确，收效甚速。

12. 甘姜苓术汤治愈带下案

张某某，女，45岁，2021年3月10日初诊。

主诉：白带量多半年余。

现病史：半年前患者不明原因带下量多，伴小腹部发凉，腰部重着困酸，久坐则下肢轻微水肿。曾在南阳市三甲医院妇科反复检查治疗（具体诊断用药不甚详），效果欠佳。近2月来在中医院妇科以慢性阴道炎、盆腔炎并盆腔积液为诊断，给予完带汤、止带方、龙胆泻肝汤等治疗2月左右，未见好转且带下量多，腰酸如折，阵阵如注，后经介绍求治于门诊。

刻诊：白带量多，下利较多如胶状黏条，小腹部坠胀凉痛，腰部酸困重着，双下肢轻度水肿，大便稀溏，口淡无味，舌体胖大齿痕，苔白滑，脉沉滑无力，白带化验结果示pH5.0，霉菌、滴虫镜下可见阳性，清洁度Ⅲ~Ⅳ，真菌未见。

中医诊断：带下病，太阴病。

西医诊断：霉菌、滴虫性阴道炎。

辨证分析：患者白带量多，少腹凉痛，腰部冷酸困重并下肢浮肿，口中淡，舌胖大齿痕，苔白滑，脉沉滑无力，乃太阴脾湿为患，带脉失约，故而带下如注。

治则：温肾散寒，健脾利湿。

处方：甘姜苓术汤加味。

炙甘草20g，干姜15g，苍术20g，炒白术20g，茯苓30g，乌贼骨30g，白果20g，芡实20g，黄柏10g，制附片10g。5服。

加水1200mL，先煎附子30分钟，加余药煮取600mL，分3次饭后30分钟口服，1日3次。

2021年3月18日，服上方5服，患者诉白带明显好转，腰部温暖，下肢浮肿也明显好转，效不更方，10服，继观。

2月余后，推荐来诊患者告知，其服完10服后病愈。

按：甘姜苓术汤即肾着汤，方出《金匮要略·五脏风寒积聚病脉证并治第十一》："肾着之病，其人身体重，腰中冷，如坐水中，形如水状，反不渴，小便自利，饮食如故，病属下焦，身劳汗出，衣里冷湿，久久得之，腰以下冷痛，腹重如带五千钱，甘姜苓术汤主之。"其主证是腰重而冷，困酸重着，身体困重，小便无力，口不渴，故而抓着患者腰部重着冷酸困及发凉的主证，一改常态，大胆选用肾着汤加用乌贼骨、白果、芡实等收涩止带药物，黄柏清下焦热而助止带，芡实温肾散寒、健脾利湿止带，使长至半年的带下病短时间内治愈。

肾着汤是经典的肾着病方、传统的温中利水方，具有祛寒湿、治腰冷、治腹重、缩小便的作用。适用于腰重而冷、浮肿、尿失禁为特征的疾病。黄煌教授基于循证医学证据辨病应用本方：

以腰冷痛为表现的骨伤疾病，如急性腰扭伤、腰肌劳损、腰椎间盘突出症、坐骨神经痛、骨关节炎、腓肠肌痉挛等；

以腹冷痛为表现的病，如肾结石、慢性盆腔炎、妊娠浮肿等；

以分泌物清稀为表现的疾病，如带下病、阴唇水肿、过敏性鼻炎、慢性支气管炎、急性肠胃炎、结肠炎、湿疹、溃疡、漏管等；

以大小便不利、无力、失禁为表现的病，如前列腺增症、肛瘘脱肛、尿失禁等。

该患者带下日久，带下量多稀，腰冷重，符合其方证，故方证对应，大胆选用经方，取效甚捷。

13. 黄麻附子细辛汤治愈经年鼻渊案

李某某，男，15岁，2022年3月4日初诊。

主诉：鼻炎头痛5年余。

现病史：患者自小体弱，反复感冒发热，反复输液治疗，热退后多伴随咳嗽、咯痰，鼻流清涕，5年来每年均有3~4次以上感冒，每次外感须治疗半月以上方可好转，并时时伴有头目昏沉，头部前额部疼痛，有时须服用去痛片方可缓解，也曾多方求治，经中药汤剂和丸剂久治不效，甚是苦恼。后经人介绍求治于门诊。

刻诊：头痛如裂，前额部疼痛明显，恶风，经常流清涕，手足冷，不欲饮，舌淡，苔白润，脉沉细，鼻部CT报告示额窦积液，鼻中隔偏曲。

中医诊断：鼻渊。

西医诊断：鼻窦炎并积液。

辨证分析：患者多年反复外感，自幼体弱，头痛恶风，流清涕，手足冷，不欲饮，乃少阴夹饮证。少阴病“脉微细，但欲寐”，“少阴病，欲吐不吐，心烦，但欲寐……少阴病形悉具”，按照少阴辨证提纲，诊为少阴病夹饮。

治则：助阳解表，温化痰饮。

方药：麻黄附子细辛汤加味。

蜜麻黄10g，北细辛9g，炮附子（先煎30分钟）10g，苍术15g，生薏苡仁30g，败酱草15g，辛夷10g，苍耳子10g，防风15g。7服。

加水1200mL，先煎附子30分钟，纳诸药煮取600mL，分3次，口服。

2022年3月12日，上方服7次，头痛明显好转，鼻塞清涕已止，双侧鼻孔通气良好，偶有受凉时喷嚏和头部胀痛不适，但疼痛不重，可以忍受，余证均消失。考虑患儿经久不愈，阳气不足，合玉屏风散方加黄芪30g，7服，继观。

2022年3月20日，上方服7服后，诸症若失，头脑清醒，嘱守原方，隔日1服，10服善后，巩固疗效。

半年后随访，患儿一切正常，未再发头痛。

按：黄麻附子细辛汤是少阴病主方，方中麻黄发汗解表，附子温里助阳，细辛温化寒饮，既助麻黄解表又配合附子逐里之寒饮。本方具有助阳解表、温化寒饮之效。已故经方大师胡希恕先生率先提出少阴病当属阴证中之表证的观点。《伤寒论》7条：“病有发热恶寒者发于阳，无热恶寒者发于阴也。”日本山田宗俊认为该条是辨太阳病表证和少阴病表证的重要条文，他说：“所谓阴阳二字，指其人因有寒热虚实之殊，而言太阳、少阳、阳明皆属热实，少阴、太阴、厥阴皆属寒虚，其发于阳之始谓之太阳，发阴之始谓之少阴。”所以当机体出现发热恶寒者，为太阳病之表证，当机体出现不发热而恶寒者，为在表的阴证即少阴表证。清末伤寒名家陆渊雷先生认为：“麻黄附子细辛汤当用于正气虚弱，具有外感表证。”从上述论述可知，麻黄附子细辛汤当属少阴表证无疑。现代医学研究认为，麻黄附子细辛汤具有抗炎、抗过敏、抗氧化的作用，可灵活应用于慢性支气管炎、过敏性鼻炎、脊髓空洞症、百日咳、无汗症、低血压、重症肌无力、疲劳综合征、心动过缓、坐骨神经疼等。应注意辨证属外寒里饮者，证见发热或不发热，恶寒倦怠，脉沉细或浮紧，均有应用之机会。《伤寒论》128条：“少阴之为病，脉微细，但欲寐也。”主要是辨清为少阴病夹之外寒里饮证。《伤寒论》301条：“少阴病，始得之，反发热，脉沉者，麻黄附子细辛汤主之。”足见太阳少阴两感乃心肾阳虚，复感外邪，表里同病，故用麻黄解表，附子强心，细辛逐寒饮，配伍精当，攻专力宏。该患者病5年有余，迁延不愈，经投本方稍加通窍化湿之品，短期内收到良效，使经年顽疾，一朝治愈，不得不说经方之魅力无穷，值得临床研究。

14. 黄麻附子细辛汤治疗冻疮案

李某某，男，15岁，于2020年12月25日初诊。

主诉：面部和双手多发肿块疼痛3年余。

现病史：3年前冬季下雪时冒雪行走时间长，冻伤面部和双手并有溃烂，经治疗3月余，至春天天气转暖后溃烂创面愈合。近3年每至冬天，稍有不慎即出现原冻伤部位发生冻疮，经一冬至春天方可好转，痛苦不已，且冻伤处留下疤痕，影响美观。一周前因天气寒冷再次出现面部硬块肿胀，双手背出现多发冻疮未溃烂，担心再发溃烂，求治于门诊。

刻诊：面色苍白，双手背部多发硬肿块疼痛，面部两侧均有肿块疼痛，皮肤红肿，但未溃烂，舌淡，苔薄白，脉沉细。

中医诊断：冻疮。

西医诊断：冻疮Ⅱ度。

辨证分析：患者面苍白，素体怕冷，说明为阳虚体质，冬季感寒，寒性收引，其人阳虚腠理不密易感外寒，而见形寒肢冷，皮肤苍白，寒性凝滞，气滞血瘀，不能荣肌肤则痛痒、麻木、肿胀，舌淡苔白、脉弦细为寒邪入侵之象。

治则：温阳散寒，调和营卫。

方药：麻黄附子细辛汤加减。

a. 内服用量：蜜麻黄10g，制附子15g，细辛10g，当归15g，党参15g，生姜10g，桂枝10g，赤芍15g。

b. 内服方法：加水1200mL，先煎附子30分钟，加余药煎取600mL，分3次口服。

c. 外用用量：麻黄、附子、细辛各30g，大黄、生姜各20g，桂枝、莪术各30g，70%酒精500mL。

d. 外用方法：将上药研粉兑入酒精中浸泡7天，

去渣取液备用，治疗时使用棉签蘸药涂于患处，皮肤溃烂时涂在周围，每天2次，每次擦药5~6分钟。

2020年12月30日，上方服7服，外用药用1天，自觉面部和手部微微发热，红肿疼痛减轻，甚是高兴，嘱反复外擦药液，1日可增加至5~10次。口服药物同前，继服10服，观察。

10天后来诊，冻疮已不肿胀，原冻伤部位皮肤基本正常，四肢转温，面色红润，舌苔白，脉平缓有力。嘱停用口服药，只用外用药观察。

随访，当年冬天冻疮未再溃烂，连续2年冻疮未再发。

按：麻黄附子细辛汤是仲景治疗太阳少阴两感的高效方。《伤寒论》301条："少阴病，始得之，反发热，脉沉者，麻黄附子细辛汤主之。"其太少两感的核心病机是心肾阳虚，复感外邪（寒邪），表里同病，故用麻黄发表散寒，附子强心，细辛搜剔、温散深入少阴之寒邪。该方适应的病理体质是素体阳虚，应用时应抓住怕冷、四肢凉、面苍白等阳虚的表现，方证对应，每收良效。体质辨证早在《内经》即有记载，有太阴之人、少阴之人、少阳之人、阴阳平和之人、木形之人、土形之人、金形之人、人形之人、水形之人的心理、生理、病理特征与治疗宜忌等内容。《伤寒论》提到的"酒客""淋家""疮家""亡血家"等亦属于体质辨证的范畴。麻黄附子细辛汤的体质病理就是素体阳虚。故笔者认为该患者经年冻疮，面色苍白，畏寒喜暖和末梢怕冷，舌淡苔白，脉沉细等症状，属阳虚之体质，果断选择黄麻附子细辛汤加味内服和麻附辛散局部外涂，短期内收到了良好的治疗效果，且经2年随访，冬季未再发生冻疮，足以说明体质辨证、方证对应的治疗魅力。

关于麻黄附子细辛汤的临床应用，郑钦安认为是阳药治疗阴病，其阴病的证据有以下13条可供临证辨证时应用：①少神或无神；②喜卧懒言，四肢困乏无力或倦卧恶寒，两足常冷；③不耐劳烦，小劳则汗出；④咯痰清稀或呕吐清冷痰涎，清水或清涕自流；⑤语声低微；⑥唇色青淡或青黑；⑦痛喜揉按；⑧满口津液，不思饮水，间有口渴者，即饮也喜热饮；⑨女子白带清稀，淡冷，不臭不黏；⑩饮食减少，喜食辛辣煎炒极热之品，冷物全然不受；⑪小便清长，大便通利；⑫面白舌淡，即苔色黄也多润滑；⑬脉微或浮大而空。简单地说突出一个"神"字，凡起居、动静、语言、脉息、面色一切无神，就是阳气虚衰的阴证。方中附子能壮元阳而补命火，能收逐深陷之寒邪。细辛走经窜络能入髓透骨，启闭开窍，其既可助麻黄于散表寒而通上焦清窍，还可助附子温暖命门，拨动肾中机窍，故该方可宣肺散寒，温通肾阳，开窍启闭，常用来治疗寒阻肾阳、窒塞清窍而引起的痰病，如暴聋、暴哑、暴盲等寒邪直冲三阴而出现的急症。眼科专家陈达夫先生目疾六经辨证大法云："凡目疾，无外症而暴盲，为寒邪直冲少阴，玄府（毛孔）闭塞所致，当用麻黄附子细辛汤温肾散寒。附子温少阴之里，麻黄升太阳之表，即是启玄府之闭；细辛直入少阴，托邪外透。"黄麻附子细辛汤临床广泛应用于过敏性疾病，冻疮，肾寒咳嗽，心动过缓，感冒误治引发的头痛，寒湿腰痛，喉舌声哑，三叉神经痛，耳聋，目盲，胸痹，哮喘等病证。临床上只要抓着素体阳虚之体质和阴证的几个特征，只要部分具备，便可大胆选用，每收奇效。

15. 经方治愈40天高热案——桂枝加附子汤案

单某某，男，34岁，于2023年6月1日初诊。

主诉：高热40余天。

现病史：40余天前患者因受凉而发烧，体温高达39℃以上。因患者多年前曾有高热不退反复医治之病史，故而非常重视，求助于本市三级综合医院感染性疾病科，以"发热待查"为诊断入院一边检查一边治疗。入院后经血常规、尿常规、免疫学检查等未见异常，结核三项检查可疑有结核，余未见异常。曾给予抗炎抗病毒及糖皮质激素应用，虽可短时使体温下降，但旋即又至39.5℃以上，有时甚至高达40℃。反复应用肛塞激素等对症治疗，其间也请中医科会诊，给予中药汤剂口服（具体诊断不详），也未见成功。后疑为淋巴瘤要求做骨穿进一步检查，患者惧怕骨穿检查，经熟人介绍请予诊治。

刻诊：患者面色苍白，身穿加厚冲锋衣还感寒冷，额上汗出加注，口渴，背部凉痛，伴颈部后边强痛，四肢关节无疼痛，舌淡，苔白厚腻，不黄，脉浮缓无力。

中医诊断：太阳伤寒病误治阳虚发热。

西医诊断：发热待查。

辨证分析：患者40多天前外感风寒，经反复抗炎、发汗等治疗，汗出如注，大汗伤阳，经40多天反复发汗，已成亡阳之危证。现六月天气温高达37℃而穿加厚冲锋衣，且面色苍白，汗出如油，自述口渴、背颈强痛而凉，此阳气将亡之危象。

治则：回阳救逆，敛汗和营。

方药：桂枝加附子汤加味。

桂枝15g，赤芍15g，白芍15g，炙甘草15g，生姜 15g，大枣 15g，附子 10g（先煎），生石膏 60g，柴胡 24g，黄芩 10g，姜半夏 15g，鳖甲 10g，地骨皮 20g，青蒿 10g。3 服。

上方加水 1200mL，煮取 600mL，每次 200mL，每 4 小时 1 次，热退后减量至 100mL，每日 3 次。

2023 年 6 月 3 日，服上方 1 服，当晚热退身凉，询问是否继续服药，因是周末未上班，故电话告知可减量服用，1 日 2 次，1 次 200mL。观察，周一上班时再看。

2023 年 6 月 5 日，患者述上方服后热退身凉，当天晚上即不汗出，颈背凉痛也大为好转，唯觉食欲欠佳，余无明显不适。查见患者神情，精神明显好转，舌胖大，苔白腻，脉滑濡，考虑热病后期，湿浊留连中焦，给予三仁汤合藿朴夏苓汤加减。

处方：藿香 10g，厚朴 15g，姜半夏 15g，茯苓 20g，炒杏仁 10g，生薏苡仁 30g，白蔻仁 10g，淡竹叶 10g，白通草 10g，砂仁 10g。3 服。

2023 年 6 月 8 日，服上方 3 服后，患者述已不恶心，食欲增加，1 周来未再发热，嘱藿香正气丸合香砂六君子丸口服善后。

随访 1 月，未再复发。

按：《伤寒论》第 20 条："太阳病，发汗遂漏不止，其人恶风，小便难，四肢微急，难以屈伸者，桂枝加附子汤主之。"该患者外感风寒后，经住院反复抗炎退热治疗，大汗出而伤阳，阳伤津枯则口渴，大汗多次以至阳气将脱，故而怕冷恶心，汗出不止，舌淡苔白腻，脉浮缓，仍为太阳中风兼阳气将脱之危证。故大胆选用经方，采用方证辨证的思路，用桂枝加附子汤急收将亡之阳而调营卫，敛汗回阳，加石膏且重用以生津液，取补阴以助阳之意，同时合用小柴胡汤调和营卫，和解表里，共同达到阳回汗止、营和卫强、阴平阳秘的效果。少加鳖甲、地骨皮、青蒿以退热，使高热 40 余天的患者 1 服药下肚而热退身凉，转而依据热病后湿阻中焦而以三仁汤合藿朴夏苓汤化湿和胃，3 服收功，继以六君子藿香正气丸培补后天之本而善后，使亡阳高热危证在短时间内迅速治愈，可谓经方治病，如方证辨证准确，实能收效如桴鼓的佳效。

16. 经方从瘀血论治哮喘案

吴某某，女，72 岁，2020 年 10 月 5 日初诊。

主诉：喘憋胸闷 10 余年，加重 1 周。

现病史：患者 10 余年前患外感病，治疗后咳嗽日久不愈，每年春冬季节感冒后咳嗽 2 月以上，经反复治疗方可好转。3 年前喘憋胸闷，每于感冒后加重，甚至不能平卧休息，天气转凉则咳嗽喘促明显，1 周前又受凉发烧、胸闷、喘憋不能平卧，影响休息来诊。

刻诊：喘憋明显，不能平卧，动则尤甚，口干不欲饮，大便通畅，小腿酸困不适，双足怕冷，上腹部满胀，按压紧张并有触痛，舌淡苔白有齿痕，舌质偏暗，脉弦。

中医诊断：喘证（少阳、阳明合病）。

西医诊断：慢性阻塞性肺疾病。

辨证分析：患者老年男性，因外感反复咳嗽时轻时重 10 余年，渐至喘憋、胸闷、气喘、咳嗽、口干不欲饮，此为少阳郁结。经气不舒、纳差、腹胀满、上腹部压痛、不欲食、大便通畅，即为阳明郁滞。病经 10 年经久不愈，病久入络，郁阻经络即见舌暗淡；小腿困酸胀，此乃瘀阻经络，经络不通之故；脉弦，少阳之脉，故此辨证为少阳阳明合病而兼瘀血之证。

治则：和解少阳阳明之郁，化瘀通络。

方药：大柴胡汤合桂枝茯苓丸加减。

柴胡 15g，黄芩 10g，赤芍 15g，白芍 15g，枳实 15g，姜半夏 15g，制大黄 6g，桂枝 15g，茯苓 20g，牡丹皮 10g，桃仁 15g，川朴 15g，延胡索 15g，葶苈子 10g（包煎），五味子 15g。7 服，每日 1 服。

加水 1200mL，煎取 600mL，分 3 次于饭后口服，1 日 3 次。

2020 年 10 月 13 日，上方服 7 服，喘憋明显好转，可以平卧休息。胃部已无饱胀，食纳正常，仍有双下肢冷，夜间更甚，舌质微红，苔白边有齿痕，脉缓有力，考虑舌淡微红而苔白，夜间双下肢冷，应为太阴阳虚之象，考虑守上方加用扶阳健脾以行气化湿。

处方：柴胡 15g，黄芩 10g，赤芍 15g，枳实 15g，姜半夏 15g，制大黄 5g，桂枝 15g，茯苓 30g，炒桃仁 15g，牡丹皮 10g，制附片 10g（先煎 30 分钟），白术 20g，生姜 10g，大枣 15g。7 服，1 日 1 服，煎服方法同前。

2020 年 10 月 21 日，上方服 7 服，诸症减轻，已无喘憋胸闷，可安睡，食纳正常，二便正常，唯有活动量大时感气不够用，但较前明显好转。嘱上方隔日 1 服，巩固疗效。随访两年，患者服上方后，每年春冬时即使不感冒咳嗽，也服用上方 20~30 服左右，2 日 1 服，未再出现反复外感喘憋之证。

按：喘症多与痰相关，临床上多从痰论治，然而不可忽视的是瘀血也是不少见的致病因素。《素问·脉要精微论》："肝脉搏坚而长，色不青，当病坠若搏，因血在胁下，令人喘逆。”此可见因瘀致喘之病因。六经辨证喘证常与太阳、少阳、阳明、太阴相关，尤以少阳阳明合病为多见。《伤寒论》第103条：“太阳病，过经十余日，反二三下之，后四五日，柴胡证仍在者，先与小柴胡。呕不止，心下急，郁郁微烦者，为未解也，与大柴胡汤，下之则愈。”

从此可以看出少阳阳明合病之描述。胡希恕先生常用大柴胡汤合桂枝茯苓丸治疗哮喘获效，其对瘀血治喘的认识与发挥颇有特色和价值。他认为哮喘经年不愈者，多数是瘀血为患。该患者哮喘10余年，喘憋冬至夏反复发作，偶有咳痰且少，痰浊之象不明显，其舌质暗，口干胸满，上腹部胀满，脉弦有力，符合少阳、阳明合病之瘀血内阻之证，故从瘀论治收效甚速。在临床具体工作中，当重视辨识瘀血治喘的证候。

17. 经方辨治不稳定心绞痛案

张某某，男，56岁，2020年3月15日初诊。

主诉：活动后胸闷憋气2月余。

现病史：2月前，患者疲劳后出现心前区憋闷、疼痛、汗出，休息后缓解，未引起重视。2个月来每于活动后心前区不适，有时疼痛，休息后可好转。经当地医院心电图等检查后，以不稳定性心绞痛为诊断，给予单硝酸异山梨酯、速效救心丸等对症治疗，疗效欠佳。后在三级医院经双源CT检查，提示左冠状动脉近端动脉粥样硬化狭窄50%，余冠脉多处有粥样斑块，狭窄从30%~40%不等，住院治疗月余，心绞痛缓解后带药出院，出院带药为阿司匹林100mg，1日1次，单硝酸异山梨酯40mg，1日1次，口服。但每于劳累仍发心前区憋闷、疼痛，休息和服药后可好转。经人介绍求治于门诊。

刻诊：活动后胸闷憋气，伴两胁刺痛，每遇劳累、饱食、天气变化时诱发，夜间为甚，夜间常于睡梦中憋气而醒，坐起休息后缓解，中心型肥胖，肢体困重不适，晨起口干欲饮，二便可，舌体胖大，边有齿痕，质暗，苔白水润，脉沉弦。

中医诊断：胸痹（阳虚阴乘）。

西医诊断：冠心病、不稳定心绞痛。

辨证分析：本患者夜间和活动后胸闷憋醒，坐起后缓解，形体肥胖，舌体胖有齿痕，质暗，苔白水润，脉沉弦，为阳虚于上，阴寒上乘凝聚胸间而成气结在胸；活动后加重，乃劳则耗气；本为阳虚，运动后阳气不得接续而现气机不畅；痰浊困脾，脾气不运，脾胃升降枢机不利，而见胸闷憋气。其总的病机为上焦阳虚，阴邪上乘。

治则：宣痹通阳，降逆健脾。

方药：枳实薤白桂枝汤加味。

炒枳实20g，薤白30g，桂枝15g，全瓜蒌15g，厚朴15g，姜半夏15g，白檀香10g（后下），砂仁10g（后下），丹参30g，苍术20g，柴胡10g。7服，1日1服。

加水1200mL，白酒30mL，煎取600mL，分3次，每次200mL，于饭后30分钟口服。

2020年3月13日，上方服7服，胸闷憋气大为减轻，两胁刺痛也明显好转，活动后未再出现胸闷疼，仍觉体倦，便溏，舌质暗淡，苔薄白，脉沉细，此为中阳不足，守上方加温中健脾益气为治。

处方：炒枳实20g，薤白30g，桂枝15g，全瓜蒌15g，川朴15g，姜半夏15g，白檀香10g（后下），砂仁10g（后下），丹参30g，苍术20g，太子参20g，干姜10g，焦白术30g，炙甘草10g。7服，水煎服，1日1服，煎服方法同前。

2020年3月21日，上方服7服后，诸症消失，体倦乏力大为减轻，大便一日一行，余无明显不适，并告知停用消心痛亦未再出现胸闷憋气和活动后心绞痛发作，甚为高兴。嘱上方10服隔日1服，巩固疗效。

半年后随访，患者再无心绞痛发作。

按：枳实薤白桂枝汤见于《金匮要略·胸痹心痛短气病脉证并治第九》：“胸痹心中痞，留气结在胸，胁下逆抢心，枳实薤白桂枝汤主之，人参汤亦主之。”方中枳实、薤白、桂枝、厚朴、全瓜蒌五味药组成，其治疗病机为上焦阳虚，阴邪上乘，该患者主证和方证对应无误，故投用该方，收效甚捷。

《金匮要略》有关胸痹心痛的治疗中，仲景先师出方三首“瓜蒌制剂”，即瓜蒌薤白白酒汤、瓜蒌薤白半夏汤、枳实薤白桂枝汤。三方各有侧重，既可单独应用，亦可合方加减应用。瓜蒌薤白白酒汤主治胸阳不振，气机痹阻，阴邪上乘之证，其病机是上焦阳虚，阴气上逆，仲景先师医言：“脉当取太过不及，阳微阴弦，即胸痹而痛，所以然者，责其极虚也。今阳虚知在上焦，所以胸痹心痛者，以其阴弦故也。”方中三药瓜蒌宽胸、降气、消痰开结为君，薤白温而滑利，通痹为辅，白酒引药而活血通痹，助阳气宣发，通行营卫为佐药，共奏助胸阳开上焦痹阻，使胸中阳气畅达，气机条畅而浊阴下行，阳行痹通，诸证悉除。瓜蒌薤白半夏汤是在前方基础上加半夏而成，主治除胸阳不振而兼痰浊壅盛者，加半夏除痰降逆。枳实薤白桂枝汤是在前方基础上去白酒加枳实、川朴、桂枝而成，主治胸痹阻心下痞，气结在胸，胁下逆呛心而痛之证。此为客气留在胸中，不只上焦阳虚，且有中焦之阳气不畅而生痞，阴邪流据而上逆动膈，抢心而痛，因有上逆之气，故去酒而加枳实、厚朴以开中焦气机除满胀，桂枝温阳气而疏肝。诸药配合，可使胸阳畅达，中焦协调，故而胸痹诸症自除。

18. 经方叠用治愈心功能不全案

程某某，男，71岁，2021年5月10日初诊。

主诉：间断性胸闷5年余，加重伴憋气3天。

现病史：5年前患者不明原因出现活动后憋气、胸闷，休息后可缓解。后于某三级综合医院经冠状动脉造影后诊为冠心病、冠状动脉粥样硬化、心功能不全。给予冠状动脉前降支和对角支支架置入手术，平时按冠心病规范服药，具体药物按二级预防治疗。但术后仍有间断性胸闷，症状好转不明显。3天前活动胸闷憋气加重，经人介绍求治于中医门诊。

刻诊：胸闷、喘憋，夜间尤甚，可憋醒，端坐后好转，活动后加重，心悸、咳嗽、腹胀、饮食不佳，四肢凉，畏寒怕风，双下肢轻度水肿，小便量少，舌胖大边有齿痕，苔白而水滑，脉沉细。查体见：血压140/85mmHg，双肺呼吸音粗，下肺可闻及细小湿啰音，心尖部可闻4级以上粗糙吹风样杂音。心电图示：前壁广泛ST-T压低，心脏超声示：左室收缩功能减低EF 39%，BNP 1205pg/mL，肌钙蛋白I1.01 ng/mL。

中医诊断：喘证。

西医诊断：冠心病、充血性心力衰竭。

辨证分析：患者为老年男性，阳气衰弱，肾为水脏，肺为水上源，脾胃为后天之本、气血生化之源。素体肺、脾、肾、阳气虚弱，肾中真阳微弱而不能化气引水，则水内停，脾气虚弱，不能消谷布津而腹胀，食欲不思，水寒之气上泛则心悸，水停胸中，肺气不宣则喘憋胸闷，夜间平卧时易憋醒。咳嗽吐痰为痰饮阻滞之象。水气闭阻心脉而见胸闷等，水气泛溢四肢而见双下肢水肿，舌胖大，苔白而水滑，均为水泛寒凝之象。

治则：温阳化气，治咳平喘。

处方：真武汤合苓桂术甘汤加减。

制附子15g（先煎30分钟），茯苓30g，炒白术20g，赤芍15g，白芍15g，干姜10g，桂枝15g，肉桂6g，泽泻30g，炙甘草10g，车前子30g（包煎），山萸肉30g，生龙牡20g，西洋参10g（另包）。5服，水煎服。

加水1600mL，先煎附子30分钟，纳诸药，煎取600mL，分3次，每次200mL口服。西洋参另煎频服。

2021年5月16日，上方服5服，患者胸闷、憋气明显减轻，夜间睡觉可安卧，未再出现夜间憋醒现象，活动轻度受限，心悸、头晕基本消失，饮食增加，精神转好，双下肢水肿明显减轻，舌仍胖大，苔水滑，脉沉弦有力。守前方10服，观察。

2021年5月26日，上方服10服后患者来诊，诉诸证若失，未见出现喘憋，水肿消退，尿量增加，继服上方20余剂，嘱2天1服，巩固疗效。

随访半年，未再出现胸闷、喘憋等，可以正常生活，无明显不适。

按：心功能不全是多种心脏病的终末阶段，死亡率很高，预后较差。西医多以扩张冠状动脉、利水等治疗，初期效佳，长期应用可出现利尿剂抵抗现象而疗效不佳。心功能不全属中医喘证、水气病的范畴，水气病实为阴邪为患，只有在人体阳气亏虚时才会出现水气病。水液代谢与肺、脾、肾三脏有着重要的关系，水液之正常代谢靠上焦肺气的宣降、中焦脾气之运化和下焦肾气之温煦。该患者系老年男性，素体阳虚，日久则累及肺、脾、肾三脏的正常生理代谢，而致水液代谢障碍。针对肺、脾、肾阳气虚弱。仲景先师在《金匮要略·痰饮咳嗽病脉证并治》中明确指出“病痰饮者，当以温药和之”，并创立了不同的方剂，针对脾阳虚、水饮内停，证见心下逆满，气上冲胸，起则头眩，脉沉紧，有苓桂术甘汤温脾助阳，温化水饮；针对肾阳虚，肾阳衰微，阴寒内盛，水气不化，则由真武汤，以温化肾阳而治泛滥之水；针对阳虚水浸心肺、气上冲，则有苓桂术甘汤健脾行水。临床中因肺、脾、肾三脏相互制约，多并行为病，故临床时常选用合方应用，取效良好。该病人即是典型的三脏阳虚，致水液泛滥，而致心功能不全，故选用真武汤和苓桂术甘汤加味温化水饮，止咳平喘，同时取李可老中医破格救心汤之意而重用附子加强温阳益气，加用肉桂引火归源、助肾行水，加山萸肉、生龙牡取张锡纯来复汤之意，取生龙牡固肾摄精、收敛元阳，山萸肉滋补肾阴，西洋参补一身之阳气，取阴中求阳、阳中求阴之效。药中病机，效如桴鼓。

19. 柴桂汤治愈闭经案

徐某某，女，41岁，2022年3月10日初诊。

主诉：闭经半年余。

现病史：半年前患者因学生作业书写不好生气，后月经未按期而至，未引起重视。后连续6月未来月经，平素月经规律，经量偏少，后经妇科服用雌性激素治疗，可按月来例假，但停药后再次闭经，目前已历时6月月经未行，经人介绍，求治于中医门诊。

刻诊：性情急躁，易发怒，常因学生作业问题而生气，伴胸胁部满胀不适，胃脘部痞满，纳差，时打呃，易出汗，睡眠多梦易醒，大便干，上腹部饱满有压痛，舌质红，苔黄腻，脉弦数。B超检查示子宫附件未见异常，内膜5.8mm，内分泌激素检查示FSH 3.14lu/L，LH 2.85lu/L，PRL 12.3ng/mL，E_2 64.6 pmol/L，po 14nmol/L，To 36nmol/L，甲功四项正常。

中医诊断：闭经。

西医诊断：继发性闭经。

辨证分析：患者事业心强，因而急躁易怒，肝胆火旺，肝热扰心则烦躁，性急而眠差多梦，胆热犯胃，胃失和降则纳差、痞满、呃逆，阳明热结则气机阻滞，腑气不通而上腹部饱满压痛而大便干结，太阳营卫失和则汗出，少阳胆经郁热阻遏经气，经气不畅而胸胁苦满，舌脉均为肝胆气郁、胃肠热结之象，此太阳、少阳、阳明三阳合病。月经正常，有赖肝肾充盈，肾精充盛，肝气调达，疏泄功能正常，冲任两脉方能正常疏布，而月经如期而至，阳明为多气多血之经，且隶属于冲任，气血又为经血的物质基础，该患者三阳同病，营卫气血生成和循行不畅，故而月经不行。

治则：和少阳，清阳明，调营卫，养冲任。

方药：大柴胡汤合桂枝汤加减。

柴胡15g，黄芩10g，姜半夏12g，炒枳实15g，制大黄10g，桂枝10g，赤芍15g，白芍15g，炙甘草10g，生姜10g，当归15g，醋香附10g，桃仁10g，牛膝10g。7服，水煎服。

加水1200mL，煎取600mL，每次200mL，分3次，1日3次，口服。

2022年3月18日，上方服7服后，心情好转，也不发脾气，胸胁苦满等症状均好转，大便通畅，一日一行，月经来潮，但感少腹微紧，乳房胀，舌质红，苔黄腻，脉弦数。复查超声：子宫内膜10mm，HCG 1.3miu/mL。

守前方加川黄连10g，佛手10g，川芎10g，红花10g，三棱10g，加强活血通经清热舒肝之药。7服，观察。

2022年4月1日来诊，诉上方服至第5服时，月经来潮，来时少腹剧痛并伴有大量黑色血块，经来后伴腰部酸困并腰以下凉困，余无不适，考虑患者肾虚日久，经行血量大，肾气亏虚，用温经汤合小柴胡汤加减善后。

处方：太子参30g，当归15g，川芎10g，白及15g，牡丹皮10g，炙甘草10g，姜半夏15g，干姜10g，吴茱萸6g，麦冬10g，肉桂6g，阿胶10g（烊化），柴胡24g，黄芩10g，炒枳实15g，大枣10g。10服，嘱隔日1服，观察。

后用小柴胡汤、温经汤、桂枝汤加减用药治疗3月余，月经正常。

按：《伤寒论》103条：“太阳病，过经十余日，反二三下之，后四五日，柴胡证仍在者，先与小柴胡汤，呕不止，心下急，郁郁微烦者，为未解也，与大柴胡汤，下之则愈。”165条：“伤寒发热，汗出不解，心中痞硬，呕吐而下利者，大柴胡汤主之。”综上两条经文可知大柴胡汤证的核心是柴胡证兼阳明里实证，其方证是：郁郁微烦，寒热往来或发热，汗出不解，心下按指满痛者，胸胁苦满，病在少阳；呕不止，郁郁微烦与心烦喜呕之小柴胡汤证吻合；心下痞满痛，便秘或下利，舌苔黄腻，脉弦数等相互参照知病在少阳阳明，且有化热成实之热结之象。故选用经方叠用，方中大柴胡汤和解少阳阳明且攻下理实，桂枝汤调和营卫和脾胃，共奏和三阳、清阳明、调营卫、养冲任的病机需求，收到良好的治疗效果。

本案从六经辨证和方证辨证的辨证思路入手，首因寒热汗出而知太阳营卫已失和；胸胁苦满，烦躁易怒，则知肝胆郁火扰心、眠差；胆热犯胃，胃纳失和而痞满痛，大便秘结而知阳明热结，舌脉也是肝胆气郁、胃肠结热之象，故而循经选方，方证对应而选用大柴胡汤、桂枝汤、小承气汤经方叠用，使脾胃调达，升降有序，肝肾精血充盛，从而使冲任功能协调而经血如期而至。后有肾亏、腰困等证，随证合用温经散寒、益肾生精等方法对症治疗。历经3月，治愈闭经半年之多的顽症。

20. 葛根芩连汤合桃核承气汤治愈糖尿病周围神经病变案

吴某某，女，62岁，2021年8月9日初诊。

主诉：头昏乏力10余年加重，双下肢木麻2年。

现病史：患者患二型糖尿病15年，一直服用降糖药物二甲双胍缓释片、格列吡嗪、拜糖平等西药治疗，空腹血糖波动在7.5~9.5mmol/L之间，近年来出现双下肢木麻，足部感觉迟钝，无高血压病史，

5年前曾患多发腔隙性脑梗死病史，目前服抗血小板聚积的阿司匹林100mg，每日1次，阿托伐他汀20mg，1日1次。

刻诊：肤白，体胖，壮实，唇暗红，患者双下肢轻度浮肿，深浅感觉均减退，口干，便秘和溏泻不调，头昏脑胀，偶有心烦心慌，记忆力减退，情绪低落，易发脾气。舌质暗，苔白腻，左下腹肌紧有压痛，双下肢轻度水肿。随机血糖检查12.3mmol/L，糖化血红蛋白6.8%。

中医诊断：血痹，消渴（中消）。

西医诊断：糖尿病周围血管神经病。

辨证分析：患者肤白，体胖而壮实，面红，唇暗红，糖尿病史15年以上，伴记忆力减退，乃病久瘀热阻痹经络，瘀热上冲之表现；头昏乏力，口干，便溏秘不调，唇舌暗红，乃中焦瘀热阻滞，下肢麻木、浮肿乃血瘀经络、痹阻不通之象。

治则：清解阳明瘀热，活血通经除痹。

方药：葛根芩连汤合桃仁承气汤加减

葛根60g，黄连15g，黄芩10g，制大黄10g，生甘草6g，肉桂6g，桂枝15g，炒桃仁20g，川芎15g，黄芪60g，当归尾30g，茯苓30g。7服，水煎服。

加水1200mL，煎取600mL，分3次于饭后口服，1日3次。

2021年8月17日，上方服7服，双下肢水肿消失，腿麻稍好转，头昏明显好转，情绪稳定，大便通畅，一日一行而成形，复查空腹血糖6.2mmol/L，效不更方，守方20服继观。

上方连服20服后，腿麻木明显好转，其余诸症消失，食纳正常，血糖稳定，复查糖化血红蛋白6.2%，唯有脚底部仍感麻木，遇冷后加重，嘱服上方加炮附子6g，3天1服，巩固治疗。1年后随访，患者双足基本不显木麻，其他诸症消失，生活自理，甚为高兴。

按：该患者肤白，体胖而壮实，面红唇暗红，乃瘀热上冲，按照黄煌教授方人、药人的理论，应是葛根芩连汤方人症状；体质胖，糖尿病多年，头昏、乏力、口干、便溏和唇暗红等表现的瘀血阻滞的体质类型，又是桃核承气汤方人证型。综合方证考虑，故而选用葛根芩连汤合桃核承气汤加减为治，收到了良好的治疗效果。

黄煌教授认为，体质胖、壮的糖尿病患者，出现头昏、口干、便溏及唇舌暗红等表现，葛根芩连汤是首选方子。葛根芩连汤合桃核承气汤合方方证在糖尿病、高血压、脑血管病中应用机会甚多，特别是一些互相兼夹的病证。葛根、川芎有很好的改善大脑供血的作用，对糖尿病、心脑血管病等疾病有很好的治疗作用。

21. 神经性耳聋案

徐某，男，22，2022年3月5日初诊。

主诉：耳鸣月余。

现病史：患者1月前因压力大而出现耳鸣，上课时更明显，休息及活动后可稍好转，听力正常，情绪不稳定，精神紧张。在当地某医院进行听力等检查基本正常。给予维生素、激素及活血化瘀药对症治疗（具体用药不详），半月未见好转，听人介绍求治于门诊。

刻诊：发育正常，体偏瘦，面萎黄色暗，食欲不振，舌苔白腻，脉沉细。

既往史：2年前曾自觉听力差。

辨证分析：耳鸣或如蝉鸣，或如钟彭彭，均系自觉症状，临床多分虚实两类，往往新病为实证，久病为虚证。实证多系肝胆之火上逆。《素问·经脉别论》："一阳独啸，少阳厥也。阳并于上，四脉争张，气归于肾。"治宜通经络，泻阳补阴。实证的临床症状为头痛、头胀，心烦易怒，脉象弦滑，选方多用柴胡疏肝散加减。虚证多因劳倦用脑过度，肾亏虚火上炎所致。《灵枢·素问》："上气不足，脑为之不满，耳为之苦鸣，头谓之苦倾，目为之眩。"虚症临床症状多为：头晕目眩、心悸、腰酸脉细弱。脑为髓海，属肾，治当滋补肾亏，方用肾气丸加减。该患者为大学在校生，学习压力大，睡眠差、食欲差，心脾气虚，气虚则肾水化源不足，上气不足，脑为之鸣也。

中医诊断：耳鸣（气血亏虚，血瘀阻络，清阳不升）

西医诊断：神经性耳鸣。

治则：益气升阳，宁心安神，活血通络。

方药：益气聪耳汤加减

生黄芪20g，党参15g，炒白术20g，升麻6g，葛根30g，炙远志15g，石菖蒲20g，灵磁石30g，泽泻20g，路路通15g，地龙15g，全虫10g，川芎10g，山萸肉20g，炒桃仁10g，生甘草6g，白芷10g。7服，每日1服。

每剂加水1200mL，煎取600mL，分3次于饭后口服。

2022年3月13日，患者复诊。服上方7服后，耳鸣明显好转，食欲增加，精神较好，唯夜间人静时耳鸣，影响睡眠。查体：脉沉细，力差。舌光白，腻苔明显好转，舌下静脉曲张。病人耳鸣月余，气滞血瘀，经络瘀阻明显，阳气升达不畅，故于上方加重葛根量为50g，升麻为10g，加丹参30g为治。

处方：党参15g，生黄芪20g，白术20g，升麻10g，葛根50g，炙远志15g，石菖蒲20g，灵磁石30g，泽泻20g，路路通15g，地龙15g，全蝎10g，川芎10g，山萸肉20g，炒桃仁10g，生甘草6g，白芷10g，丹参30g。7服，2日1服，水煎服。煎煮方法同上。

2022年3月25日三诊，服后耳鸣明显好转，睡眠好转，但于夜间静时还有耳鸣。原方加重升达药物剂量，继服。

处方：党参20g，生黄芪20g，炒白术20g，升麻15g，葛根60g，石菖蒲30g，远志15g，路路通15g，川芎10g，地龙15g，全蝎10g，生龙牡各30g，山萸肉30g，灵磁石30g，白芷10g，炒桃仁10g，香附10g，甘草6g，柴胡10g。7服，2日1服。煎煮方法同上。

2022年4月12日患者四诊。基本无耳鸣，睡眠安卧。查体，面色红润，舌质淡红，舌苔薄白，脉平和有力，诸证好转。仍选前方10服，每3日1服，巩固疗效。

随访至2023年1月。

上方服1月后耳鸣完全消失，睡眠正常。

按：耳鸣是指在无外界声源的情况下，主观上感觉耳内或颅内有响声。赵坤老师在《难危病症验杂集》中对耳鸣的论述非常完备，提出了从脾胃论治耳鸣的理论依据：①脾胃生化不及造成耳鸣，脾胃化生血液，输布水谷精微濡养五脏六腑，耳窍的生理功能依赖五脏六腑的精气滋养，其经气依赖经络为通路输送至耳窍。《灵枢·邪气脏腑病形》云："十二经脉，三百六十五络，其血气皆上于面而走空窍……其别气走于耳为听。"说明耳与多条经络联系，气血上注于经络才能使耳窍正常。脾肾亏则气血不足，致脉道空虚，水谷不能转化为清阳之气上荣于耳，产生耳鸣。脾胃升清降浊失常致耳鸣，脾气散精，津液输布周身，最重要的是升清功能。《内经》提出：清阳出上窍，浊阴出下窍，头为诸阳之会。耳为上窍，为清阳之窍，只有清阳之气上达，才能保证窍通。《寿世保元》认为耳鸣乃清气不升所致，脾胃居中焦，为气机升降之枢纽。脾主升清，将水谷精微上送耳窍。胃主降浊，浊阴下降不阻塞耳窍，才能保证耳发挥正常生理功能。本例患者为在校学生，精神紧张，劳倦伤脾，心脾气虚，选用健脾升清之剂益气聪明汤加减，重用升清阳的升麻、柴胡取得良好的效果。方中黄芪、党参、甘草补脾，升麻、葛根升清阳以荣窍，配伍地龙、全蝎、桃仁、路路通等活血通窍化瘀之品。耳鸣病人多有失眠、烦躁等症状，多为情志因素，治疗时，每加用柴胡、石菖蒲、香附、川芎等理气开窍解郁之品、诸药配合，益气开窍，活血通络，理气解郁，使清阳得升，浊阴得降。经络通畅，耳鸣自愈。

22. 不寐脱发案

吴某，女，35岁，2022年10月10日初诊。

主诉：因孩子淘气致失眠半年余。

现病史：半年前，因孩子不认真写作业，老师叫家长而生气致失眠半年。曾服用阿普唑伦、柏子养心丸、磁珠丸等中西药物，无效。并渐出现晨起时，枕上发现大量脱发，心情烦躁，一夜仅睡1~2个小时，多梦，醒后无法入睡，情绪激动易怒，伴心慌，胸闷，头晕，纳差，口苦干。

腹诊：右胁下硬满，右上腹肌紧，舌苔白，舌质红，脉沉弦。

中医诊断：不寐并脱发（少阳病）。

西医诊断：失眠，焦虑证。

辨证分析：《伤寒论》96条："伤寒五六日，中风，往来寒热，胸胁苦满，嘿嘿不欲饮食，心烦喜呕，或胸中烦而不呕，或渴，或腹中痛，或胁下痞硬，或心下悸，小便不利，或不渴，身有微热，或咳者，小柴胡汤主之。"263条："少阳之为病，口苦，咽干，目眩也。"107条："伤寒八九日，下之，胸满烦惊，小便不利，谵语，一身尽重，不可转侧者，柴胡加龙骨牡蛎汤主之。"

患者口干苦、烦躁、不寐、胸闷、心慌等，乃少阳枢机不利所致，郁热上扰心神致失眠、脱发、多梦、烦躁、易怒等。口苦、咽干、目眩、右胁满硬、脉沉弦为少阳提纲的特征。伴胸满、烦惊的临床表现，乃柴胡龙骨牡蛎汤证的表现。

《金匮要略》："夫失精家，少腹弦急，阴头寒，目眩发落，脉极虚芤迟，为清谷亡血，失精。脉得诸芤动微紧，男子失精，女子梦交，桂枝加龙骨牡蛎汤主之。""失精家"乃重大事件，使劳伤心脾，故有心慌、脱发。

处方：小柴胡汤合柴胡龙骨牡蛎汤合桂枝龙骨牡蛎汤。

柴胡24g，黄芩10g，姜半夏12g，党参15g，桂枝10g，灵磁石30g，干姜6g，大枣10g，龙骨20g，牡蛎20g，赤芍10g，甘草10g，大黄6g。7服，日1服。

加水1200mL，煎取600mL，分3次于中午后、晚饭后及睡前2小时各服200mL。

2022年10月20日二诊，服上方7服后，晚上可安睡6~7小时，不做梦，脱发也明显好转。诸证减转，心情甚是高兴。效不更方，守前方10服，煎服方法同前，继观。

随访3个月，患者服上方共30服。每晚安睡7~8小时，无不适，停药后2月后未见反复。

按：小柴胡汤是经典除烦剂，柴胡加龙骨牡蛎汤是在小柴胡汤的基础上加用平冲降逆、镇静安神的龙牡、磁石等而成，桂枝加龙骨牡蛎汤乃治虚劳、精亏、脱发、失眠的方药。三方合用，柴胡、黄芩、半夏、生姜、人参、大枣、桂枝、龙牡、大黄、磁石取其主药，以调畅气机，疏肝解郁，升清降浊，辅以茯苓通利三焦水湿，桂枝平冲，龙牡磁石安神定魂，佐以大黄泄热去实、和解少阳、通阳泄热、重镇安神之效。现代研究，柴桂龙牡汤具有中枢双向调节作用，为临床治疗诸多精神焦虑的良方。桂枝加龙骨牡蛎汤是仲景治疗精气亏虚脱发的有效方剂，其方证是少腹拘急，脱发，头晕目眩，梦遗失精，失眠多梦，易疲劳。本案脱发乃思虑伤脾，精亏所致。故服用取效甚良，原方中有铅丹，有毒，现药房已不备，故选用灵磁石代替，平时也可用珍珠母、生铁落、琥珀，代替代赭石等药物应用。

23. 反复脱发一年案

徐某，女，50岁，于2022年4月5日初诊。

主诉：反复脱发1年余。

现病史：患者因头发白而染发5年余。近1年，出现反复脱发。自述梳头时头发成把脱落，伴有头晕，胸闷，心慌，气短，易出汗，喜冷饮，全身乏力，自觉疲劳，双腿发沉，睡眠一般，多梦，二便正常。

查体：形体微胖，舌淡有瘀点，舌下静脉曲张，苔黄腻，脉沉。

中医辨证：脱发。

辨证：《金匮要略·血痹虚劳病脉症病治第六》："夫失精家，少腹弦急，阴头寒，目眩发落，脉极虚芤迟，为清谷亡血，失精。脉得诸芤动微紧，男子失精，女子梦交，桂枝加龙骨牡蛎汤主之。"此即黄煌教授提倡的方证辨证思想。

方药：桂枝加龙骨牡蛎汤。

桂枝15g，赤芍、白芍各15g，炙甘草10g，生姜15g，大枣15g，生龙牡粉30g，瓜蒌皮10g，丹参20g。10服，日1服。

加水1200mL，煎服600mL，分三次饭后温服。

上方服10服后，诸症好转。患者自述，神清气爽，心情愉悦，浑身有使不完的劲。除少量脱发外，其余诸症消失。效不更方，上方原方15服，嘱隔日1服口服。

3个月后随访，未再出现脱发，且头发有部分转黑。

按:《金匮要略·血痹虚劳病脉症病治第六》："夫失精家，少腹弦急，阴头寒，目眩发落，脉极虚芤迟，为清谷亡血，失精。脉得诸芤动微紧，男子失精，女子梦交，桂枝加龙骨牡蛎汤主之。"

桂枝加龙骨牡蛎汤方:桂枝，芍药，生姜各三两，甘草二两，大枣十二枚，龙骨、牡蛎各3两。上七味，以水七升，煮取三升，分温三服。"

"失精家"，清代程林《金匮要略直解》说："肾主闭藏，肝主疏泄，失精则过于疏泄，故少腹弦急也，阴头为宗脉之所聚。真阳日亏，故阴头寒也，目眩则精衰；发落则血亏，是以脉极虚芤迟也。虚主失精，芤主亡血，迟主下利清谷也。"

河南中医药大学谢忠礼教授认为，"失精家"乃重大事件打击，损伤精气或思虑伤脾，脾胃为后天生化之源，长期思虑伤脾土，中焦化源不足，乃至精亏。综上所述，结合笔者体会，认为桂枝加龙骨牡蛎汤的主症是：少腹拘急，脱发，头晕，目眩，梦遗，失眠多梦，易疲劳。脉虚。

本患者爱美之心，常因白发而心情抑郁，故心脾损伤，肾精亏虚，故脱发、头晕、胸闷、符合桂枝加龙骨牡蛎汤的方证。又因常伴胸闷、气短，符合瓜蒌薤白汤的方证，故在此方中加用瓜蒌、薤白以对症，取补益气血、调和阴阳之意。本案脱发抓住了《金匮要略》桂枝加龙骨牡蛎汤条文中有"发落"的描述。又依据《伤寒论》101条"伤寒中风，有柴胡证，但见一证便是，不必悉具"的论述。用30服方药治愈了1年余的脱发，收到了良好的治疗效果。可见经典必须认真研读，确实字字珠玑。

24. 急性阻塞性黄疸案

申某，男，48岁，2023年3月10日初诊。

主诉：右上腹痛伴恶心呕吐3天。

现病史：3天前，患者进食油腻性食物后右上腹疼痛，并伴间断性呕吐，呕吐物为胃内食物，自服止呕药物无效。右上腹阵发性疼痛并呕吐，无法进食，渐呕吐酸苦黄水，于1天前去某三级医院就诊，做B超、肝肾功能、血常规等检查后，诊断为胆管结石病梗阻、急性梗阻性黄疸，建议住院手术治疗，因惧怕手术而求治于中医就诊。B超示胆囊结石并胆管扩张，ALT 265 U/L，AST 86 U/L，ALP 487 U/L，Tp 58.2 g/L，Glo 25.9g/L A/G 1.25，TBI 289.4umol/L，DBI 188.9umol/L，TBA 146umol/L，中脘部饱胀疼痛。

中医诊断：胆胀。

西医诊断：急性阻塞性黄疸性肝炎。

治则：清热利湿，通腑泄热。

方药：茵陈蒿汤合大柴胡汤并小柴胡汤加减。

处方：茵陈30g，栀子10g，大黄6g，柴胡24g，黄芩10g，赤芍15g，姜半夏10g，甘草10g，金钱草30g，海金沙30g，鸡内金30g，大枣10g，炒枳壳20g，厚朴10g。7服，水煎服，1日1服。

加水1200毫升，煮取600毫升，分3次饭后口服，1日3次。

2023年3月16日，上方服7服。上腹部疼痛消失，每天大便2次，无呕吐，可进食流质半流质饮食，无不适。查体：眼内白睛黄染褪去大半，头面部黄疸已退。腹部以下仍皮肤黄染如橘色，舌苔白腻微黄，脉弦，效不更方。继用14服，观察。

2023年4月2日，上方连服14服，自觉身体已恢复，饮食正常，大便1日2~3次，成形软便，头面及四肢黄疸已退。复查肝功能提示，转氨酶和总胆红素、直接胆红素已基本接近正常值，余无明显不适。嘱用前方7服，2日1服，巩固治疗。

1月后随访，患者已恢复工作，无不适，自行复查肝功能正常。

按：六腑以通为用。患者系胆道疾病，因结石而阻塞胆腑通畅疏泄，造成胆汁淤积而出现急性黄疸性肝炎。造成淤阻的病因为胆囊和胆管结石，结石阻塞胆囊而成急性胆囊炎。右上腹为胆囊的所在，胆腑排泄胆汁不畅而致右上腹疼痛、恶心、呕吐、口苦等胃肠道症状。此属中医学胆胀、胁痛的范畴。病变主要在肝胆，而与脾胃相关。患者因进食油腻性食物，饮食不节而致胆气瘀滞，湿热内蕴，疏泄失常。胆腑不通而致气机郁滞，湿热瘀阻，故治以茵陈蒿汤清热退黄，大柴胡汤通腑泄热、调畅气机，以小承气汤泻下，以金钱草、海金沙、鸡内金排石。经方叠用收到了良好的治疗效果，使一位在三级医院要手术的病人在4周治愈。

25. 经方治疗浅表性胃炎案

李某，女，50岁，2022年10月15日初诊。

主诉：心下痞满半年余，口疮1周。

现病史：患者平时饮食不规律，因长期在外做生意，无法按时吃饭，半年来自觉胃部胀满疼痛。曾做胃镜诊断为“浅表性胃炎”，给予吗丁啉、兰索拉唑等治疗，胃疼时好时坏一直未愈。1周前从舌尖部及下唇内侧开始出现多处口疮。曾服甲硝唑、维生素 B_2 等治疗，病情未好转反而加重。

刻诊：心下痞满，按之柔软，时存嗳气，偶有恶心，大便黏，口腔内两侧均见散发溃疡点，舌两侧多发溃疡，大者如黄豆大小，舌苔微黄腻，脉弦。

中医诊断：胃痞（气机郁滞，寒热错杂）。

西医诊断：浅表性胃炎，口腔溃疡。

辨证分析：长期外出做生意，饮食不规律，脾胃升降失调，胃气痞塞不通，中焦枢机不利，气机阻滞，而见心下痞满不通，疼痛，胃气应降而不降，故时伴呕吐，脾气当升不升，则清气下陷而使大便黏腻，湿蕴热伏，上灼口腔黏膜而见口舌生疮。

治则：清热祛湿，和中消痞。

方药：半夏泻心汤加味。

姜半夏15g，黄芩10g，黄连10g，干姜10g，大枣15g，炙甘草10g，党参15g，黄柏10g，砂仁3g，肉桂10g。7服，水煎服，1日1服。

加水1600mL，煮取600mL，分3次，饭后口服。

2022年10月22日二诊，上方服7服，诸症减轻。口疮80%已愈合，只有两个稍大者还有点状疮面，但已无疼痛。效不更方，继服3服，未再来诊。经2月后电话回访，述3服后诸症消失，口疮愈合，至今未再反复。

按：《伤寒论》149条：“伤寒五六日，呕而发热者，柴胡汤证具，而以他药下之，柴胡证仍在者，复与柴胡汤。此虽已下之，不为逆，必蒸蒸而振，却发热汗出而解；若心下满而鞕痛者，此为结胸也，大陷胸汤主之；但满而不痛者，此为痞，柴胡不中与也，宜半夏泻心汤。”本证脾胃虚弱，气机升降失常为发病基础。胃气不降，郁而化热，脾气不升则生寒，脾胃升降枢机失常，寒热之气错杂于中焦，而形成“寒热错杂之痞证”。半夏泻心汤为治疗胃痞寒热错杂之经典方药。以半夏为君药，化痰和胃，降逆止呕；以黄芩、黄连苦寒清热，干姜辛热散寒温脾；以党参、炙甘草、大枣补益脾胃，甘温和中。方中辛开苦降，寒热并用，升降脾胃，调整枢机，使脾气得升，胃气得降，清浊得分，胃脘中焦枢机通畅，则脘腹胀闷等脾胃升降枢机不利之诸症均可清除。本方因有口疮，故加用小量砂仁、黄柏、肉桂取健脾益胃、引火归元之意，可有效缩短口疮的治疗时间。

本案患者因工作原因，生活不规律，饮食不节，而致中焦脾胃功能失常。脾胃升降枢机不利，阴阳之气痞满中焦，病气交结，脾气不升则寒从内生，胃气不降则郁热内起。中焦寒热错杂，致脘腹胀满，口舌生疮。故选用半夏泻心汤，辛开苦降，寒热并用，甘温补中，调和中焦，升降枢机，使中焦脾胃枢机通利，阴阳协调，取得良好的治疗效果。

26. 咳嗽变异性哮喘案

徐某某，女，36 岁，2022 年 4 月 6 日初诊。

主诉：晨起后阵发性咳嗽 5 年余。

现病史：患者 5 年前，因受凉后出现发热、咳嗽、咽干、鼻塞等症，在当地医院以“感冒”为诊断，给予抗感冒治疗，具体用药不详。热退后，时有鼻塞，打喷嚏，咳出白色稀水样痰液，每于晨起见凉后呈阵发性咳嗽，曾先后在当地诊所、医院求治，疗效欠佳。迁延至今，3 天前因受凉咳嗽加重，经人介绍求治于门诊。

刻诊：不发热，阵发性干咳，咽痒，双肺听诊未见干湿性啰音，时有咽干，口不渴，纳差，偶有恶心，无呕吐，小便如常，大便溏，日 1~2 次。查体：咽部无异常，舌淡，苔白滑，脉沉细。

既往史：平素身体一般，怕冷，进食冷饮时有腹痛等。

中医诊断：咳嗽（外感寒邪，内有水饮）。

西医诊断：变异性哮喘。

辨证分析：《伤寒论》40 条：“伤寒表不解，心下有水气，干呕，发热而咳，或渴，或利，或噎，或小便不利，少腹满，或喘者，小青龙汤主之。”41 条：“伤寒，心下有水气，咳有微喘，发热不渴。服汤已，渴者，此寒去欲解也，小青龙汤主之。”本案病人素体虚弱，畏寒怕冷，受凉易出现发热，咳嗽，不欲饮水，舌淡，苔薄白而润滑，符合小青龙汤外感寒邪、内有痰饮的病机。

治则：温化痰饮，解表散寒。

方药：小青龙汤加味。

桂枝 10g，赤芍 15g，蜜麻黄 10g，干姜 10g，细辛 6g，姜半夏 15g，炙甘草 10g，五味子 10g，炒杏仁 10g，蜜紫菀 15g，桔梗 15g，前胡 6g，炙百部 15g，陈皮 10g，荆芥 10g，炒山药 20g。7 服，水煎服，1 日 1 服。

加水 1600mL，煮取 600mL，分 3 次，饭后半小时服用。

2022 年 4 月 14 日二诊，上方服 7 服后诸证好转。咳嗽减轻，已无阵发性干咳，咽部通畅，并述晨起时精神气爽，二便正常，大便 1 日 1 次，成形。甚是高兴，诉5年来未如此轻松。效不更方，上方续服7服，观察。

后带孩子来访，诉服上方 14 服后，一切正常，至今未有咳嗽。

按：《伤寒论》40 条、41 条小青龙汤证是治疗外寒里饮的经典方证。本患者因受凉后间断性、阵发性干咳，又因平素体虚，受凉即腹痛腹泻，提示内有里饮。受凉即发热，咳嗽，阵发性干咳，口咽干痒，符合外寒里饮的病机。方证对应，故投以小青龙汤，又因便溏，日 2 次，咽干痒，故加用化痰止咳化湿健脾药。炒杏仁、桔梗利咽止咳，炒山药健脾利湿，前胡、炙百部、陈皮化痰止咳。方中麻黄桂枝相须为君，发表解郁，麻黄宣肺平喘，桂枝化气利水。干姜、细辛为臣，温肺化饮，助麻桂解表祛邪。佐以五味子敛喘止嗽，芍药和营养血，半夏燥湿化痰、降逆和胃，亦为佐药。炙甘草为使药，既和中，又能调和辛散敛收之品。本案患者由风寒外袭束肺，使卫阳被遏，外感表寒引动体内伏饮，以致晨起时天凉即阵发性咳嗽，治以解表散寒、温化内饮为主。水寒相搏，内饮射肺，肺失宣降，故时有咳吐稀痰；饮动胃气上逆，故偶有干呕；水饮溢于皮肤，故浮肿身重，舌苔白而水滑。这是小青龙汤的典型方证。随证加用化痰健脾药以顾护胃气，健脾化湿，收到良好的治疗效果。

小青龙汤属解表剂，仲景先师对小青龙汤证病机高度概括为“伤寒表不解，心下有水气”，临床中涵盖病种非常广泛，如咳喘病、颈肩病、神经病、花粉病、病毒性结膜炎、胆囊炎、局部水肿等。只要符合基础病机者，均可应用。黄煌教授在总结基本方证时提出：“咳喘，鼻鸣，痰液清晰如水，口不渴者”。适应病症：痰液清稀的咳喘病；鼻涕、眼泪清稀良多的花粉症，过敏性疾病等，浮肿和局部水肿性疾病。加减：烦躁，口干者，可去麻黄；支气管哮喘可合玉屏风散等；长期服用激素者，面色晦暗，可加制附子以助阳。

27. 经方治疗新冠后遗症

吴某，女，65 岁，2022 年 12 月 20 日初诊。

主诉：新冠感染后双膝关节疼痛半月余。

现病史：患者半月前感染新冠肺炎，发热 39℃，干咳，恶风，无汗，经中西医结合治疗 3 天后热退身凉，唯双膝关节疼痛，经反复诊治，疗效欠佳。后在某三级医院做风湿、类风湿检查，排除风湿、类风湿后住院治疗 1 周余，其间请中医科会诊。以“风痹 – 行痹”为治，给予祛风散寒、通络等对症治疗，效果欠佳，经人介绍求治于门诊。

刻诊：双膝关节红肿疼痛，疼痛呈游走性，时有汗出，怕冷风，身体困倦乏力，四肢欠温，无口苦口干，纳可，大便稀溏，每日1~2次，小便如常，睡眠可，舌质淡、苔薄白，脉沉细。

既往史：平常体健。

辨证分析：患者新冠后双膝关节疼痛，为感受风寒，经对症治疗后双膝关节游走性疼痛，汗出恶风明显，身困重，四肢不温，舌质淡、苔薄白，脉沉细。应为风寒表阴证，即少阴外感表证。《金匮要略·中风历节篇》有“诸肢节疼痛，身体尪羸，脚肿如脱，头眩短气，温温欲吐，桂枝芍药知母汤主之”的描述，该患者应为少阴表证（属少阴表阴证）。患者大便溏，1日2次，应考虑为太阴病，综合考虑应为太阴少阴合病，对应为桂枝芍药知母汤合四逆汤的方证。

中医诊断：少阴太阴合病之痹证（行痹）。

西医诊断：新冠后关节炎。

治则：祛风散寒，温阳除湿。

方药：桂枝芍药知母汤合四逆汤。

桂枝15g，赤芍15g，白芍15g，炙甘草10g，蜜麻黄10g，生姜25g，炒白术20g，知母20g，防风15g，制附子10g（先煎30分钟），生薏苡仁30g，黄芪30g，防己10g，茯苓20g。7服，1日1服。

加水1500mL，先煎附子30分钟，纳其他药再煎20分钟，煎取600mL，分3次口服。

2022年12月28日，上方服7服。关节已基本不红肿，疼痛明显减轻，恶风减轻，四肢转温，疗效显著。嘱守原方再服7服，2日1服，煮取方法同前，继观。

1月后电话随访，上方服完后，关节完全恢复，功能一切如常。

按：桂枝芍药知母汤证，见于《金匮要略·中风历节病脉证并治第五》，主治风湿历节。病因为寒湿痹阻关节，湿热流于三焦，郁而化热伤阴。证见：关节肿大、疼痛，脚肿如脱，头眩短气，恶心欲吐，身体羸弱，发热，烦躁，口干不欲饮。方中防风、桂枝、麻黄、生姜辛温发汗，祛风渗湿，辛以散邪，辛以通痹；附子辛热散寒燥湿止痛，白术健脾，燥湿益气；知母、芍药、甘草清热养阴；方中加入生薏苡仁、茯苓加强祛湿利水化湿作用；防己利水消肿。如此使痹阻于关节之寒湿去，熏蒸于三焦之湿热清，诸症可愈。经曰：“风寒湿三气相聚，合而为痹也。其风气胜者为行痹，寒气胜者为痛痹，湿气胜者为着痹也。”痹证为临床常见病。祛风除湿大多可收捷效，但本案患者经治疗效不佳，究其原因“察色按脉，先别阴阳”。六经辨证此引为表阳证，而实为少阴表阴证。表阴证应以强壮解表，故仅祛风散寒化湿解表反而疗效不佳。按照胡希恕老先生六经辨证的思路先别阴阳，再辨六经，采用方证对应的辨证思维，针对病机对证施治。同时根据临床兼证，以下肢关节肿疼为主，故选用祛湿之薏苡仁，利水之防己，扶正气之黄芪、茯苓，取气行则血行之意，取得了良好的治疗效果。

28. 经方治疗泌尿系感染案

李某，男，81岁，2022年8月5日初诊。

主诉：小便时小腹烧灼样疼痛1年余。

现病史：患者曾患前列腺增生病10余年，素有排尿困难，1年前不明原因渐出现小便时小腹部烧灼样疼痛难忍，并渐从小腹牵扯到中上腹部。曾在附近诊所住院，按照泌尿系感染、前列腺炎为诊断，给予静脉输注抗生素等对症治疗。曾一度好转但时有反复，反复应用抗生素及清热通淋之中药汤剂治疗，症状未缓解。2天来再次发作，疼痛难忍，经介绍求治于门诊。

刻诊：神清，精神差，消瘦，口干，烦躁不安，不敢小便，小便时疼痛从少腹向上牵扯到中上腹及胃脘部，疼痛呈烧灼样，小便短少，频数，四肢欠温，眠差，纳可，大便溏。

既往史：前列腺炎病史10年余。

查体：体温正常，血压正常，腹软，小腹部抵抗压痛明显，无反跳痛，中上腹软，无压痛，舌质红，舌瘦小，苔薄白，脉沉细。尿常规化验提示潜血(+)，余阴；泌尿B超检查前列腺增生肥大，余未见异常。

中医诊断：腹痛（寒热错杂）。

西医诊断：前列腺增生；泌尿系感染。

辨证分析：《伤寒论》326条：“厥阴之为病，消渴，气上撞心，心中疼热，饥而不欲食，食则吐蛔，下之利不止。”338条：“伤寒脉微而厥，至七八日肤冷，其人躁无暂安时者，此为脏厥，非蛔厥也。蛔厥者，其人当吐蛔。今病者静，而复时烦者，此为脏寒。蛔上入其膈，故烦，须臾复止；得食而呕，又烦者，蛔闻食臭出，其人常自吐蛔。蛔厥者，乌梅丸主之。又主久利。”该患者81岁高龄，小腹部阵发性疼痛，四肢欠温，烦躁，发作时小腹烧灼样疼痛牵引上腹部，符合厥阴病的方证。

治则：调和寒热，清上温下。

处方：乌梅丸加减。

乌梅30g，细辛6g，桂枝15g，黄连10g，黄柏

10g，当归15g，党参30g，花椒5g，干姜10g，制附子10g（先煎），黄芪30g，瞿麦10g，石韦10g，车前子10g。7服，1日1服。

加水1200mL，煮取600mL，分2~3次口服。

2022年8月13日二诊，服药后小便时疼痛较前明显减轻，夜间睡眠安卧，自述1年来未曾如此排小便顺畅过，甚是高兴。效不更方，继服10服。嘱1服服2天，继观。

1月后电话回访，患者诸症消失，小便正常，饮食二便正常。

按：乌梅丸是经典的厥阴病专方，具有清上温下、温脏安蛔、止痛止利、除烦治厥冷的功效。黄煌教授总结的方证是呕吐、烦躁（上热证）、厥冷、疼痛、久利（下寒证）。

该患者小腹排尿时灼热疼痛并牵引上腹部，烦躁不安，四肢欠温，且为老年男性，长期前列腺炎，其符合厥阴病乌梅丸证之方证。并且是有明显的上热和下寒的临床表现，且是热多寒少。从乌梅丸经方看，此方乃寒热互用，清补兼施。从方中药物的用量分析，热性用药多于寒性药物，也说明其治疗的病证是以寒为主、热为次。该患者方证对应，证机相合，选用乌梅丸加萆薢、车前子、石韦，清热通淋是针对前列腺炎、尿潜血的情况的对证处理，加用黄芪30g是考虑患者为老年男性，中气不足，取其益气通淋之意。诸药取清上温下、益气通淋之作用，收到良好的治疗效果。

厥阴为六经之本，该经病变，往往发病时间长，多为慢性顽固性疾病。厥阴证临床多为寒热错杂、病机复杂之证，多是以寒为主、以热为次之证。本人的临床经验是：临床辨证具备①消渴；②脉微沉细；③厥冷；④气上撞心；⑤心中疼热，饥不欲食；⑥下利；⑦烦躁的临床方证中的主要2~3条，皆可考虑应用乌梅丸方进行治疗。乌梅丸中是治蛔厥和久利的方子，现实中蛔厥基本见不到，但腹痛、腹泻、胃脘部不适、反酸、呕吐等消化系统疾病却很常见。临床中的肠炎、溃疡性结肠炎、糖尿病腹泻、糖尿病胃轻瘫等，只要具备寒热错杂之病机，均可收良效。

黄煌教授总结该方证有：①以腹泻为表现的病，如肠易激综合征、克罗恩病、慢性非特异性溃疡性结肠炎、菌痢、糖尿病腹泻、直肠息肉、神经症；②以呕吐、脘胀为表现的疾病，如慢性胃炎、胆汁反流性胃炎、糖尿病胃轻瘫等；③以焦虑为表现的病，如焦虑症、抑郁症、皮肤病等。

29. 柴桂干姜汤治甲亢案

徐某，女，42岁，2023年4月10日初诊。

主诉：心悸胸闷反复发作半年余，加重两周。

现病史：半年前患者自认为是教书工作繁重，不能自控，情绪急躁，心慌气短，时有胸闷，自服逍遥丸等治疗，症状时轻时重。2周来心慌、胸闷加重并频繁发作，伴四肢乏力、怕热并阵发性出汗，心烦易怒，为求进一步治疗求治于门诊。查甲功提示TSH<0.0152u/mL，T3 4.75pg/mL，T4 29.48ng/dl；心电图示窦性心动过速，偶发房早，心室率110次/分。

刻诊：心烦不宁，气短，胸闷，心慌，口苦，易怒，便溏。查体可见手指颤抖，体重55kg，和以前相体重下降5kg，舌质红，苔黄，脉弦数。甲状腺Ⅱ级肿大，心率110次/分，偶有不齐。

中医诊断：瘿病（胆热脾寒）。

西医诊断：甲状腺功能亢进症，甲状腺肿。

辨证分析：患者2年来间断性心悸，心慌，胸闷，汗出，四肢乏力，阵发性发热、汗出，情绪不稳定，烦躁，易怒，口苦，大便溏，舌淡红，苔黄，脉弦数，是少阳太阴合并胆热脾寒证，方证对应辨证应为柴胡桂枝干姜汤的方证。《伤寒论》147条：“伤寒五六日，已发汗而复下之，胸胁满微结，小便不利，渴而不呕，但头汗出，往来寒热，心烦者，此谓未解也，柴胡桂枝干姜汤主之。”黄煌教授在《经方使用手册》中总结柴桂干姜汤的方证是“往来寒热、胸胁苦满、汗出、口渴、便溏、心烦”七个主症。该患者阵发性汗出、心烦、便溏等完全符合该方证。

治则：清热利胆，温脾化湿。

方药：柴胡桂枝干姜汤加味。

柴胡24g，桂枝15g，干姜10g，黄芩15g，天花粉30g，生牡蛎20g，生甘草10g，大黄20g，陈皮10g，荔枝核10g，浙贝母15g，昆布10g，牡丹皮10g，莪术10g。7服，1日1服。

加水1200mL，煮取600mL，分3次饭后口服。

2023年4月18日二诊，7服后，患者烦热、出汗基本消失。心慌、胸闷、口苦症状改善，仍干苦，夜寐欠佳，仍便溏，舌淡红，苔薄黄，脉弦。守前方加合欢皮30g、夜交藤30g，以安心神，助睡眠。7服，煎服方法同前。

2023年4月26日三诊，7服后诸症若失，除轻微便溏外，无不适，舌淡红，苔薄白，脉弦。守上方加炒白术、苍术各20g，7服，嘱2日1服，继续观察。

2023年5月13日四诊，7服后，患者诉一切如常，本不想吃药了，但考虑要和医生道谢，专程来诊，并问是否可停药。查体：血压正常，心率86次/分，复查甲功T3、T4、TSH接近正常，心电图示窦性心率（82次/分），正常心电图，嘱以前方3天1服维持治疗。

1个月后电话随访，一切正常。

按：《伤寒论》147条："伤寒五六日，已发汗而复下之，胸胁满微结，小便不利，渴而不呕，但头汗出，往来寒热，心烦者，此为未解也，柴胡桂枝干姜汤主之。"本方即小柴胡汤去半夏、人参、生姜、大枣，加桂枝、炙甘草，健脾散寒，温通阳气，加天花粉生津止渴，配牡蛎以软坚散结，不呕故去半夏，气化不畅故去参枣，恐其黏滞之忌。而加桂枝、干姜取温中行利之意。该方即可解少阳之忧，又能温寒通阳以行气而解太阴之困。《医宗金鉴》"少阳表里未解，故以柴桂合剂主之"，即小柴胡汤之变法也。减半夏者以其不呕，恐助燥也；加天花粉以其能止渴生津也；倍柴胡加桂枝以主少阳之表；加牡蛎以软少阳之结；黄芩、柴胡以去胆热且可制干姜而除心烦也。诸药寒温不一，佐甘草以和之。

本证病机在于邪郁少阳，故仍以小柴胡汤为主。但有胃阳损伤，故以姜、桂、草复其胃阳。因胸闷满微结，故去党参、大枣。不用半夏，是因不呕。不用生姜，以其不用宣散之故，加天花粉以止渴养阴，天花粉配黄芩以清热，配牡蛎以散结。全方以柴、芩、牡蛎清少阳之结热，桂、姜、草以逐中逐饮，天花粉生津，以防汗出耗津，必得汗出而解。乃因少阳乃半表半里之邪，汗解从其外为正途，另外少阳枢机运转，胃阳得复，水津运化正常，自然阳气通达而作汗。此汗出即为少阳枢机得透、胃阳之气振奋之故。此为少阳太阴合病而胆热脾寒，故少阳之热结兼太阴之脾寒。得柴桂干姜汤转枢机，通胃阳正中病机，并依对应临床症状随症加减，收到良好的治疗效果。

30. 大柴胡汤治消渴案

胡某某，男，42岁，2022年4月10日初诊。

主诉：口苦口干渴1年余，加重7天。

现病史：1年前患者无明显诱因出现口干、口苦、口渴，未引起重视，自服清热祛火药物治疗无效。1周前症状加重，在家人催促下来院检查，门诊查空腹血糖12.5mmol/L，糖化血红蛋白8.9mmol/L，餐后2小时19.7mmol/L，诊断为2型糖尿病，随住院治疗。经用胰岛素联合达格列净、二甲双胍缓释片联合治疗1周，空腹及餐后血糖均达标出院。出院后因惧怕药物副作用，停用降糖药1周后，自测血糖（空腹）8.9mmol/L，餐后2小时17.5mmol/L，遂求治于中医。

刻诊：口渴、口干、口苦、口臭，情绪不稳定，易怒，喜冷饮，睡眠差，大便干，1~2日1次，泡沫尿，夜尿不多，1年来体重下降约10千克。查体：中心型肥胖，体重指数26.4，上腹部饱满，舌质红，苔厚黄腻，口气重，脉弦。

中医诊断：消渴病。

辨证分型：少阳阳明合病（阳明热结，肝胆郁热）。

西医诊断：2型糖尿病。

辨证分析：患者青年男性，体型偏胖，并呈中心型肥胖。主要症状：口干口苦，胸胁苦闷，急躁易怒，此为少阳郁热。同时出现口渴，喜冷饮，上腹部饱满，痞胀不适，大便干结，为阳明腑实热结。因而辨证为少阳、阳明合病之少阳郁热并阳明热结、腑实之证。《伤寒论》165条："伤寒发热、汗出不解，心中痞硬，呕吐而下利者，大柴胡汤主之。"《金匮要略·腹满寒疝宿食》："按之心下满痛者，此为实也，当下之，宜大柴胡汤。"患者口苦，烦躁易怒，胸满胀，此为少阳肝火，犯阳明胃腑，乃肝火犯胃之证；肠腑有热，郁而耗伤阴液，故见口干口渴，多喜冷饮，脘腹饱满，舌红苔黄厚腻，脉弦。均为肝胃郁热之象。故诊断为少阳胆经郁热并阳明腑实热结之大柴胡汤证。

治则：疏解少阳，通下腑实。

方药：大柴胡汤加减。

柴胡24g，黄芩10g，姜半夏12g，枳实10g，白芍15g，赤芍15g，生大黄6g，生姜10g，天花粉30g，黄连10g，麦冬15g，炒枳壳20g，厚朴15g。7服，1日1服。

加水1200mL，煮取600mL，分3次饭后口服。

2022年4月18日二诊，上方服7服，口苦口干诸症减轻，大便通畅，自述浑身轻松，饮食二便正常，复查空腹血糖8.7mmol/L，餐后2小时9.1mmol/L血糖仍偏高，黄连加重15g，另加鬼见羽15g、泽泻20g。14服，煎服法同前，继观。

2022年5月5日三诊，上方服14服后，诸症消失。复查空腹血糖6.3mmol/L，餐后2小时血糖8.9mmol/L，以上方14服继续口服，并随诊。

按：《伤寒论》103条："太阳病，过经十余日，反二三下之。后四五日，柴胡证仍在者，先与小柴胡。呕不止、心下急、郁郁微烦者，为未解也，与大柴胡汤下之则愈。"136条："伤寒十余日，热结在里，复往来寒热者，与大柴胡汤。"依据伤寒和金匮条文，按照《黄煌经方使用手册》，有关大柴胡汤方证是：呕吐，郁郁微烦，寒热往来或发热汗出不解，心下按之满痛者。适应人群：体格壮实，面宽方圆，肩宽，颈部粗短，胸腹部饱满，中老年多见，面部肌肉僵硬，表情严肃，容易烦躁、发怒，易抑郁焦虑，常有头痛、眩晕乏力、睡眠障碍等症状。多有食欲不振、嗳气、恶心呕吐、反酸烧心、口苦、口臭、便秘等，舌苔厚腻，或黄或黑，上腹部膨胀，按压充实有力或拒按，也可见两侧腹直肌拘紧压痛。该患者之主证和大柴胡汤的方证非常契合，故投用大柴胡汤，收到良好的治疗效果。

大柴胡汤出自《伤寒论》103 条："太阳病，过经十余日，反二三下之。后四五日，柴胡证仍在者，先与小柴胡。呕不止，心下急，郁郁微烦者，为未解也，与大柴胡汤下之则愈。"136 条："伤寒十余日，热结在里，复往来寒热者，与大柴胡汤。"165 条："伤寒发热、汗出不解，心中痞硬、呕吐而下利者，大柴胡汤主之。"《金匮要略》："按之心下满痛者，此为实也。当下之，宜大柴胡汤。"大柴胡汤的组方：柴胡半斤，黄芩三两，芍药三两，半夏半升（洗），枳实 4 枚（炙），生姜五两，大黄二两，大枣 12 枚。上八味，以水一斗两升，煮取六升，去滓，再煎，温服一升，日三服。本方是为小柴胡汤去人参、甘草，加枳实、大黄、芍药而成。大黄去积，于其承气之意而泻阳明腑实热；芍药配大黄，酸苦泄阴，并于土中伐木，平肝胆之火逆；枳实配芍药能破气和血，和大黄相配，实小承气汤之意，能破气和血；生姜重用能和胃止呕，且辛散上行以制大黄之峻猛泻下之性，还可载药上行以和胃气。诸药相配，合解少阳，通下里实，实为少阳阳明双解之法。清代王晋三《降雪园古方选》："前言少阳不可下，而此复下之，以热邪自少阳而来，结于阳明，而少阳未解，不得不借柴胡汤以下阳明无形之热，故于本方去人参、甘草实脾之药，倍生姜，佐柴胡解表，加芍药破结，则枳实、大黄下之不碍表邪矣。柴胡治中，大黄导下，二焦并治，故称大。"柴胡为本方君药，量大，《神农本草经》称"柴胡味苦，平，主心腹，去肠胃中结气，饮气，积聚，寒热邪气，推陈致新"。说明柴胡主心腹及肠胃凝结之气，有推陈致新之功。大柴胡汤实为仲景群方中开郁泻火第一方，既能开肝胆之郁，又能下阳明之实，既治气分，又调血分。该患者出现口渴、脘腹痞满、大便干等阳明热结之证，辨证属少阳、阳明合病，符合大柴胡汤方证特点，故收到症状控制快、血糖达标明显的治疗效果。该方在临床应用中对急性肝胆系炎症、胆石症、急性胰腺炎、阑尾炎等随证加减，均可受到良好的治疗效果。

31. 经方治疗不全性肠梗阻案

李某，男，16 岁，2022 年 7 月 15 日初诊。

主诉：不明原因上腹部疼痛，恶心呕吐 1 天。

现病史：患者 1 天前晨起时，自觉上腹部疼痛恶心，未引起重视，于早饭后出现腹痛加重并呕吐，遂求治于门诊。腹部 X 线检查示，患者右中上腹部出现多个阶梯状液气平面，诊断为不全性肠梗阻，收治入院。

刻诊：右中上腹硬疼、拒按，肠鸣音亢进，面色苍白，舌淡，苔薄白，脉弦数。腹部平片提示：不完全性肠梗阻。

中医诊断：腹痛。

西医诊断：不完全性肠梗阻。

辨证分析：少阳枢机不利阳明腑实证。

治则：和解少阳，泻下热结。

处方：大柴胡汤合小承气汤。

柴胡 24g，黄芩 10g，姜半夏 12g，生姜 15g，大枣 12 枚，赤芍 15g，枳实 20g，厚朴 20g，生大黄 10g（后下），芒硝 10g（冲）。

上方加水 1600mL，先煎 30 分钟，入大黄，再煎 5 分钟，煮取 800mL，纳芒硝 500mL，灌肠 300mL，每次 100mL，口服，1~2 小时 1 次。

上方服药 3 小时后，患者上腹部绞痛，约 5 分钟后，泻下大量积屎，继则腹软痛消，复查腹部 X 线平片:肠管肠气，液气平面消失。X 线诊断:肠胀气。肠梗阻纠正后肠管水肿胀气。守上方去芒硝，生大黄改为 3g，加党参 15g，3 剂善后。

按：大柴胡汤乃仲景开郁泻火第一方。小承气汤是仲景治疗阳明热结之主方。《伤寒论》165 条："伤寒发热，汗出不解，心中痞硬，呕吐而下利者，大柴胡汤主之。"213 条："阳明病，其人多汗，以津液外出，胃中燥，大便必硬，硬则谵语，小承气汤主之。若一服谵语止者，更莫复服。"《金匮要略·腹满寒疝宿食》："按之心下满痛者，此为实也，当下之，宜大柴胡汤。"方中柴胡苦平，入肝胆二经，透解热邪，疏达经气；黄芩清泻三焦之邪热，姜半夏和胃止呕降逆气；生姜、大枣和胃气生津而建中为下；合用枳实、厚朴、大黄泻下阳明热结；生大黄推陈致新；芒硝可增液行舟。诸药合用，共奏和解少阳，使上焦得通，津液得下，胃气得和，阳明热结得下之疗效。1 服后梗阻得解，唯余肠道肠气，上方中减去芒硝，大黄减量为 3 克，并同时加用党参加强中焦正气恢复，3 服而愈。

临床应用大柴胡汤合小承气汤治疗不全性肠梗阻，无论何因所致，只要出现肠道梗阻，即是肠道功能失常，运化失司，滞塞而不通。六腑主受纳传化，其“传而不藏”“实而不能满”，本着六腑以通为用的原则，方中生大黄苦寒，泄热通便，荡涤肠胃，下有形之积滞，芒硝软坚润燥，助大黄泻热通便，二药相须为用，峻下热结之甚强；更有枳实行气散结，消痞除满，并助大黄、芒硝推陈致新，泻下热结，奏峻下热结、驱逐燥屎之功。

刘渡舟教授认为，张仲景《伤寒论》立论是以六经为纲，疾病传变由表及里，由阳转入阴，因此仅太阳病是以表证为提纲，阳明病即“胃家实”是由伤寒传经到胃，胃津损伤而成燥热，燥屎不下，即为“阳明病”。《伤寒论》中还有因宿食不化或其他原因造成大便干结的，因此有三个承气汤，还有脾约麻仁丸。同时便秘也见于杂病，并非都是外感传经伤津之故。故临床中只要见到痞满、燥、实、坚的证候，即可配用承气汤和大柴胡汤为治。现代临床的肝病、胆病、肠道病，只要符合其方证者皆可应用，如方正对应准确，往往事半而功倍，收到良好的治疗效果。

32. 桂枝麻黄各半汤治疗顽固荨麻疹案

刘某，女，55岁，于2022年4月10日初诊。

主诉：头面部及上下肢泛发痒疹3月余。

现病史：患者每遇春天易发全身性痒疹，成斑片状突出，皮肤奇痒难忍，搔之则成片出疹。经服扑尔敏、阿司咪唑、乳香他丁等抗过敏药不效。曾看中医，以清热凉血法祛风治疗无效。

刻诊：饮食，二便正常，因瘙痒影响正常睡眠，精神欠佳，舌淡红，苔薄白润，脉缓有力。

中医诊断：风疹。

西医诊断：过敏性荨麻疹。

辨证分析：营卫不和。《伤寒论》23条：“太阳病，得之八九日，如疟状，发热恶寒，热多寒少，其人不呕，清便欲自可，一日二三度发。脉微缓者，为欲愈也；脉微而恶寒者，此阴阳俱虚，不可更发汗、更下、更吐也；面色反有热色者，未欲解也，以其不能得小汗出，身必痒，宜桂枝麻黄各半汤。”

治则：调和营卫，祛风发表。

处方：麻黄桂枝各半汤加味。

桂枝10g，白芍10g，炙甘草5g，杏仁10g，防风10g，生姜3g，大枣3枚，路路通15g，蝉蜕10g，地肤子15g，蜜麻黄10g。3服，1日1服。

加水1200mL，先煮麻黄20分钟，去上沫，纳诸药煮取600mL，分3次于餐后口服，服后覆被取汗。

2022年4月14日二诊，服上方1服，即不出疹。只有抓搔时尚有皮肤痒，起红色抓痕，但未再发疹。3服后未再出疹点，查舌淡，苔白润，脉缓有力。守上方7服，嘱1服服2天，渐停药观察。

服完上方7服后停药，随访1月未见再出疹。

按：桂枝麻黄各半汤见于《伤寒论·太阳病脉症并治上》第23条：“太阳病，得之八九日，如疟状，发热恶寒，热多寒少，其人不呕，清便欲自可，一日二三度发。脉微缓者，为欲愈也；脉微而恶寒者，此阴阳俱虚，不可更发汗、更下、更吐也；面色反有热色者，未欲解也，以其不能得小汗出，身必痒，宜桂枝麻黄各半汤。”从其条文可知，该方是治疗外感伤风，汗出不解，表邪郁于半表半里之间，正气欲驱邪外出而不足，外邪欲发散而不能治表气郁闭之症。条文明确说明其“不得小汗出”，用麻黄、桂枝各一半微发汗，使表气得通，营卫协调，邪风随汗而解，故可使痒疹速愈。该方的主证，左季云在《伤寒论类方汇参》中描述：“此余邪怫郁于表，战惕面赤身痒。为制小发汗和营卫之轻剂温方也。”临床上用于治疗表郁之症，如荨麻疹；以汗出异常为表现的病症，如自汗；自主神经功能紊乱或以发热自汗为表现的病，如感冒、发热、术后低热等；或以寒冷过敏分泌物清稀为表现的病，如过敏性鼻炎、哮喘等；或以皮损不红，局部暗淡为表现的皮肤病，如湿疹、痤疮、溃疡不愈合等，均可受到良好的效果。

33. 经方治疗结核性胸膜炎案

杨某，男，55岁，2021年3月11日初诊。

主诉：右胸胁部疼痛半年余，加重1周。

现病史：半年前，患者自觉右胸部隐痛，在当地卫生院以结核性胸膜炎为诊断，给予抗结核、抗感染等对症治疗3月余，右胸部疼痛未见明显好转。1周前因外感受凉后发热、咳嗽、咯痰并右胸部疼痛加重，住某县人民医院住院治疗。住院后以上呼吸道感染、右胸胸膜炎病、右胸腔大量积液考虑结核性胸膜炎，予抗感染、镇咳止痛、右胸抽水等措施治疗，胸腔积液减少，但阵发性咳嗽、胸痛绵绵不已，夜间胸痛加重，影响睡眠。为求进一步治疗，求治于中医门诊。

刻诊：面色苍白，体倦乏力，纳食一般，大小便正常，右胸部刺痛，夜间加重，舌质暗红，苔少而薄白，脉弦缓。

中医诊断：悬饮（少阳郁滞，三焦不通）。

西医诊断：结核性胸膜炎并胸腔积液。

辨证分析：水停胸胁，郁阻少阳，少阳经气不畅，渐至三焦不畅，水液内停。中医诊断属“悬饮”之范畴。多见临床症型：一是邪犯胸肺，少阳枢机不利。二是饮停胸胁，瘀阻三焦，经络不通，阴湿内热。本证发热、咳嗽、右胸部胸腔积液，应为邪犯少阳，少阳经气不舒，胸腔积液阻滞，痰瘀互结，三焦不通，阴虚内热之证。

治则：和解少阳，化瘀通络利水。

方药：小柴胡汤合十枣汤加减。

柴胡24g，党参20g，姜半夏15g，黄芩10g，炙甘草10g，郁金10g，全瓜蒌15g，天花粉15g，浙贝母15g，薤白15g，葶苈子10g（包煎），桔梗15g，生牡蛎20g。

加水1200mL，煮取600mL，分3次饭后口服，7天1疗程。

肥大枣15枚，煮汤。大戟、芫花、甘遂各30g，研粉装0号胶囊。每日早上以枣汤送服2.5g（3粒），连服6天为1疗程。

2021年3月18日二诊，服上方7服，十枣汤胶囊7天后，自觉精神明显好转，体力增加，夜间胸闷胸痛减轻，睡眠安卧，食量增加，大便正常，小便量多，舌淡苔薄白，脉弦缓。查胸部平片提示右胸腔积液少量，效不更方：方（一）同前方，十枣汤送服胶囊改为1粒，每日上午服1次。

2021年3月26日，上方服10服。患者自觉已病愈，无自觉不适症状，复查胸部X光平片，胁间液体已消失，呼吸平稳，饮食正常，大便正常，小便频数，稍觉体力差，舌淡苔薄白，脉弦稍缓。嘱停用十枣汤，方（一）加用西洋参10克，嘱服10服观察。

2021年4月15日，上方服10服后患者自觉症状完全消失。复查胸部X光平片示胸廓清晰，胸部B超示胸腔积液完全消失。夜尿2~3次，余无不适。嘱守前方，隔日1服，进服1月。

3月后电话回访，已正常生活，无不适。在当地反复复查胸部B超和胸部X光平片，未见异常。

按：《伤寒论》96条：“伤寒五六日中风，往来寒热，胸胁苦满，嘿嘿不欲饮食，心烦喜呕，或胸中烦而不呕，或渴，或腹中痛，或胁下痞硬，或心下悸，小便不利，或不渴，身有微热，或咳者，小柴胡汤主之。”99条：“伤寒四五日，身热，恶风，颈项强，胁下满，手足温而渴者，小柴胡汤主之。”黄煌教授总结小柴胡汤的方证是“往来寒热，或疾病休作有时，胸胁苦满，心烦喜呕，默默不欲饮食，或发黄，或腹痛，或咳，或心下悸，或渴，或郁冒者”。该患者胸胁满痛半年余，外感后加重，食欲不振，夜间胸闷胸痛加重，影响睡眠，完全符合小柴胡汤之方证。《伤寒论》152条：“太阳中风，下利、呕逆，表解者，乃可攻之。其人汗出，发作有时，头痛，心下痞硬满，引胁下痛，干呕，短气，汗出不恶寒者，此表解里未和也，十枣汤主之。”其方证为胸胁隐痛，而表已解者。该患者无外感表症，咳嗽，胸痛，胸胁痞满，综上可知完全符合小柴胡汤合十枣汤之方证，故选用小柴胡汤加用郁金、瓜蒌、天花粉、浙贝母、薤白等化瘀祛瘀之品，使少阳枢机调畅，加用十枣汤通水消饮。二方合用使少阳得畅，三焦得通，瘀痰水饮随之而消退。经两月的治疗，近半年的顽疾得以治愈，不得不说经方神妙，只要方证对应准确，针对个别临床症状，随证加减个别药物，总会收到良好的治疗效果，值得临床深思。

34. 经方叠用治疗新冠后心肌炎案

马某某，男，19岁，2023年2月5日初诊。

主诉：新冠感染后渐出现四肢乏力月余。

现病史：1月前，患者感染新冠病毒引发上呼吸道感染并高热39℃以上，经中西药治疗3天后热退身凉，唯觉四肢乏力，活动后心悸气喘，汗出，自感是体力未恢复，休息后可愈。经1月，四肢乏力不仅未减轻，渐出现活动后气喘、心悸、汗出加重，甚至须坐下休息后才能好转。为求进一步治疗，求治于门诊。

刻诊：面色苍白，四肢困倦酸痛不适，活动后出汗，心慌伴胸闷，精神疲倦，二便正常，睡眠多梦，口干不欲饮水，舌淡红，苔薄白腻，脉弦数。心电图提示窦性心律不齐。

中医诊断：心悸。

西医诊断：新冠后病毒性心肌炎。

辨证分析：新冠感染后月余，渐出现四肢乏力，心慌，此乃外感寒邪损伤气阴，致气阴两虚，余热不尽。《伤寒论》64条：“发汗过多，其人叉手自冒心，心下悸欲得按者，桂枝甘草汤主之。”177条：“伤寒脉结代、心动悸，炙甘草汤主之。”依据上述条文可知，桂枝甘草汤证应是汗出伤阴，阴阳两虚而致心悸不安；炙甘草汤的方证是虚劳不足，汗出而闷，脉结代，其病机实为外感病后期，气阴两伤，兼有湿热留恋。

治则：滋阴补气，通阳镇心。

方药：桂枝甘草汤合炙甘草汤加减。

桂枝 10g，甘草 20g，干姜 10g，太子参 20g，生地黄 30g，麦冬 15g，阿胶 10g（烊化），火麻仁 6g，苦参 10g，丹参 20g，沙参 20g，黄芪 20g，浮小麦 30g。7 服，日 1 服，水煎服。

加水 1200mL，煮取 600mL，分 3 次口服。

2023 年 2 月 13 日二诊，服上方 7 服后，胸闷减轻，精神好转，心慌明显减轻，睡眠好，二便正常，脉缓稍弦不数，舌淡红，苔薄白，守前方 10 服，煎服方法同前，继续观察。

2023 年 4 月 1 日三诊，上方连服 20 余剂，自觉胸闷、心慌症状完全消失，精神倍增，二便正常，睡眠安好。复查心电图及心肌酶谱提示窦性心率，正常心电图，心肌酶谱各项酶谱均在正常范围。嘱继续用上方 15 服，2 日 1 服巩固治疗。

3 个月后随访，停药 1 月余，病未复发。

按:本病多发于青壮年，大多在感冒后出现心慌、胸闷、乏力并心律不齐，心电图可提示心肌炎。心肌酶谱会显示多项酶谱升高。新冠感染后，该病更是高发。中医没有心肌炎的诊断之说，而这种心慌、胸闷，伴心律失常所呈现的症状符合外感病后气阴两伤，兼有湿热内郁的病机。病者多有胸闷心慌、精神疲倦（四肢乏力）、夜寐不安、口干口渴不多饮、脉弦偏数等证。《伤寒论》64 条“发汗过多，其人叉手自冒心，心下悸欲得按者，桂枝甘草汤主之”和 177 条“伤寒脉结代、心动悸，炙甘草汤主之”两条条文描述的伤寒解后气阴两虚、心阳失常、心悸、胸闷、欲得按者等症状和新冠后心肌炎的症状完全吻合。方证对应，选用经方桂枝甘草汤和炙甘草汤叠用，借桂枝甘草汤通阳，配合参芪益气，加丹参活血，沙参养阴，用苦参清血分湿热，浮小麦养心安神。药虽平淡，但方证对应，病机吻合，取效甚捷。值得一提的是，方中四参（沙参、太子参、丹参、苦参）是主治气阴两虚兼湿热之毒造成心悸的良药。《伤寒实践论》中陈瑞春教授说：“苦参入内服药治心悸、胸闷有独特之处。”笔者体会在众多的气分药中，加入一味清血分湿热的苦参，能配合桂枝、丹参以达血分，清利湿热毒邪。在临床中应用此法治疗病毒性心肌炎，疗效甚为理想。

35. 风引汤治酒精戒断癫痫案

徐某某，男，46 岁，于 2023 年 3 月 3 日初诊。

主诉：戒断酒精后意识间断性不清，伴双下肢不自主抽动半月余。

现病史：患者平素体健，由于长期饮酒，于体检时发现有早期肝硬化并少量腹水，而戒酒戒烟 3 天后，渐出现间断性意识不清，语言不利，双下肢抽搐，走路时向前踉跄，须有人扶持，二便正常，饮食不佳，精神不振，舌暗红，苔黄厚腻，脉弦数。辅助检查：头颅磁共振血管成像提示多发动脉斑块，大脑白质退行性变。

刻诊：面色黧黑，精神萎靡，食纳乏味，发作时自己不知，没有预感；发作后，只觉四肢倦怠乏力，活动时走路不稳须人扶持，查体见双下肢巴氏征阳性，双侧腱反射活跃，舌暗淡，苔黄厚腻，脉弦数。

中医诊断：痫病。

西医诊断：酒精戒断性脑病（癫痫）。

辨证分析：该病多因惊恐、先天禀赋不足、脑部外伤或饮食所伤、感受外邪等因素，致脏腑功能失调，风痰闭阻，痰火内盛，心脾两亏，心肾亏虚，造成清窍被蒙，神机受累，六神失控而引发痫病。该患者长期饮酒，突然戒断，痰热痹阻清窍，致元神失守而出现阵发性意识不清并四肢抽搐。

治则：开窍醒神以治标，祛邪化痰补虚以治本。

方用：风饮汤加减。

大黄 10g，干姜 15g，桂枝 10g，炙甘草 10g，生龙骨 20g，生牡蛎 20g，寒水石 30g，滑石 30g，赤石脂 30g，白石脂 30g，紫石英 30g，生石膏 30g，前胡 10g，黄芪 30g，桑寄生 15g，当归 10g。7 服，日 1 服，水煎服。

加水 1600mL，先煮石类药物 30 分钟，纳其他药同煮 30 分钟，煎取 600mL，分 3 次口服。

2023 年 3 月 11 日二诊，服上方 7 服后，自觉精神好转，食纳增加，7 天共发作 2 次，但发作时间明显缩短，大约 1~2 分钟即可缓解，四肢抽搐已明显好转。可自行走路，不再需要人扶持。查体：舌淡红，苔厚腻（较前明显减轻）。守原方继续服 10 服观察。煎服方法同前。

2023 年 3 月 25 日三诊，服上方 10 服后，病再未发作，精神明显好转，可以正常生活工作，饮食增加，两便正常，睡眠安好。查体：舌淡红润，苔白薄，脉缓和有力。嘱守上方 20 服，隔日 1 服，维持治疗观察。

随访至 5 月底，未再发癫痫。

按：风引汤出自《金匮要略·中风历节病脉症并治第五》：“风引汤，除热癫痫。”从仲景论述非常简单，仅有四个字，根据上下文描述其方证应该是治大人风引、小儿惊厥、痉挛，一天发作数十次，其他法医治无效者。黄煌教授总结的方证是：“抽搐，惊狂不安者。”该患者是因酒精戒断后致癫痫发作，实为酒精戒断综合征，即酒精戒断后致大脑短暂性反复发作性神志异常。风引汤用桂枝甘草龙骨牡蛎汤加六种石药（寒水石、滑石、赤石脂、白石脂、紫石英，石膏）清肝熄风，镇心安神。妙用大黄之苦寒泻下，则使热泄而风熄，恐寒凉太过，而佐以干姜温守中焦，而克寒凉之弊。本方为治热癫痫之常用方剂，临床用药抓住“热瘫痫”的主证，每收捷效。该患者为酒精戒断后诱发癫痫发作，实为痰热动风，方证对应，病机相符，疗效显著。临床上也广泛应用于高热、神昏、抽搐为主症的感染性疾病，如高热惊厥、脑炎、脑膜炎后遗症等，非感染性疾病，如癫痫、小儿脑瘫、儿童多动症、脑卒中后癫痫、高血压、老年痴呆等证。

36. 经方叠用治疗溃疡性结肠炎案

徐某，女，50 岁，于 2021 年 8 月 10 日初诊。

主诉：腹痛、腹泻、黏液便，间断发作 5 年余。

现病史：5 年前患者不明原因出现阵发性中下腹部疼痛、腹泻，泻下有白色黏条样物质。曾先后在当地医院做肠镜及化验辅助检查，诊为溃疡性结肠炎。予激素、柳氮磺胺吡啶等药物治疗，效果欠佳。长期反复发作，并呈逐年加重现象。

刻诊：形体消瘦，面色不华，两胁胀满不适，胸痛，腹泻，黏液样血便，每天 3~6 次，生气劳累，遇冷加重，腰酸腿软，神疲乏力，舌淡苔白腻，脉弦滑。

中医诊断：腹痛（肝郁脾虚，湿热下注）。

西医诊断：慢性溃疡性结肠炎。

辨证分析：长期腹痛腹泻，两胁胀满，遇冷加重，乃肝气瘀滞，影响了脾土的运化功能而致，病程长达 5 年之久，郁而化热，湿热下注大肠而见腹泻黏液样血便。病久多瘀，气机郁闭，日久而致血行不畅而便血。

治则：疏肝理气，解毒化湿，补肾祛瘀。

方药：四逆散合薏苡附子败酱散加减。

柴胡 24g，赤芍 15g，白芍 15g，甘草 10g，黑附片（先煎 30 分钟），炒枳壳 15g，炒枳实 15g，生薏苡仁 50g，败酱草 30g，白及 20g，三七粉 10g（冲服），仙鹤草 60g，黑地榆 20g，灶心土 15g，乌药 12g，象皮 10g。10 服，日 1 服，水煎服。

加水 1600mL，先煎黑附子 30 分钟后，纳诸药煮取 600mL，分 3 次于饭后口服，三七粉不入煎剂，分 3 次冲服。

2021 年 8 月 21 日二诊，药后腹痛明显减轻，两胁不胀满，黏液血便减少，仍有腰酸困乏力，继用上方加枸杞子 20g、山萸肉 20g、女贞子 15g、旱莲草 20g、白蒺藜 20g、黄芪 30g。10 服，水煎服。

2021 年 9 月 12 日三诊，服上药 10 服后，诸症消失，神清气爽，体重增加 3 千克，饮食二便正常，舌淡苔薄白，脉平缓有力。嘱用上方 10 服，隔日 1 服，巩固治疗。

随访半年，上方巩固治疗 3 月后停药。停药 3 月，无明显不适。

按：四逆散出自《伤寒论》少阴病篇 318 条：“少阴病，四逆，其人或咳，或悸，或小便不利，或腹中痛，或泄利下重者，四逆散主之。”方用柴胡、芍药、枳实、甘草各 10g 捣筛，白饮和服方寸匕，日 3 服。四逆散是仲景经典的止痛方和疏肝理气的解郁方，具有治四肢冷、缓急止痛、除胀解郁的功效。薏苡附子败酱散出自《金匮要略·胸痹心痛短气病脉症病治第九》：“胸痹缓急者，薏苡附子散主之”“薏苡 10 分、附子 2 分、败酱草 5 分，上三味杵为散，服方寸匕，以水二升煎减半，顿服。”是仲景治疗肠痈的经典方，具有消肿、散结、透脓的功效，适用于胸腹腔的慢性化脓性感染性疾病。依据以上方证，该患者具备四逆散薏苡附子败酱散的方证，故投以两方叠用，随证加用三七粉、白及、黑地榆、灶心土化瘀健脾止血，乌药温肠胃而止痛，仙鹤草活血化瘀，象皮止血生肌而敛疮。诸药共奏疏肝健脾、除湿祛瘀、止血生肌敛疮的功效，病机方证对应，收到了良好的治疗效果。

37. 经方叠用治愈大叶肺炎案

张某某，女，7 岁，2021 年 5 月 10 日初诊。

主诉：发热咳嗽 7 天，加重 1 天（家长代诉）。

现病史：7 天前患儿因受凉后发热恶寒，自服小儿速效伤风胶囊、小柴胡颗粒和臣功再欣，一度体温下降。7 天前壮热无汗，体温高达 39.5℃以上，并伴喘息、咳嗽，遂求治于门诊。经胸部 X 光片检查，左肺呈高密度阴影，血常规白细胞总数 18000，中性粒细胞 75%，双肺听诊见左肺可闻及散发性湿啰音，诊为大叶性肺炎并左侧胸腔积液，遂收住儿科治疗。入院后经用头孢曲松、新青霉素等抗炎治疗 7 天，体温未见好转，波动在 38.5℃ ~39.7℃之间，遂请中医会诊。

刻诊：喘促，咳声嘶哑，痰稠黏不易咳出，发热无汗，体温 39.7℃，喘促烦躁，舌红苔白腻微黄，脉浮数。

辨证分析：外感寒邪，寒痹肺气，蕴而化热，引动饮邪，致肺气郁闭。

治则：宣肺清热逐饮。

方药：麻杏石甘汤合葶苈大枣泻肺汤加减。

蜜麻黄 8g，生石膏 30g，炒杏仁 12g，生甘草 8g，葶苈子 12g，白芥子 28g，桔梗 15g，生姜 6g，大枣 6 枚，苇茎 10g。3 服，日 1 服，水煎服。

加水 1000mL，煎取 600mL，每次 100mL，2~3 小时 1 次口服。

2021 年 5 月 13 日二诊，服上方 3 服后，患儿汗出热退，痰易咳出，咳喘明显减轻，体温波动在 37.8℃ ~38.5℃之间，无烦躁，仍有鼻煽喘息，便秘，舌淡、舌尖红、苔白腻、脉浮。守上方继续服 3 服，加生大黄 3g、姜半夏 10g、前胡 6g 以加强化痰利肺，泻下热结，煮服方法改为 1 日 4 次，每 4 小时口服 100mL。

2021 年 5 月 17 日三诊，服上方 3 服后，热净身凉，大便通畅，咳喘等症基本消失。复查胸部 X 光片提示右肺阴影已消失，唯肋膈角粗钝，血常规正常。继用沙参麦冬汤滋阴润肺以善后。

按：中医学认为小儿肌肤薄弱，腠理不密，易感六淫外邪。肺为娇脏，且小儿更加娇嫩，形气未充，感受病邪每易邪气张扬而发热。小儿为纯阳稚阴之体，易致津液亏乏而热邪炽盛，炼液成痰，闭阻肺窍，肺气失于宣肃，痰热壅于气道而发为喘促。治当清热宣肺，涤痰逐饮。麻石甘汤出自《伤寒论》63 条："发汗后，不可更行桂枝汤，汗出而喘;无大热者，可予麻杏石甘汤。"从条文可知该方是经典的咳喘病方，具有清热宣肺、平喘通窍的作用。黄煌教授总结其经典方证是：汗出而喘，或鼻塞，或肤痒，痰唾黏稠，而且浮肿。适应以发热、咳嗽、气喘为表现的病证，或以鼻塞、瘙痒、遇热加重为表现的皮肤病。葶苈大枣泻肺汤出自《金匮要略・肺痿肺痈咳嗽上气病脉症病治第七》："肺痈，喘不得卧，葶苈大枣泻肺汤主之。"从条文描述可知，此方为治疗肺痈喘咳的处方，其经典方证是"喘咳不得卧"。方证对应，该患者完全符合麻杏石甘汤和葶苈大枣泻肺汤的方证，故投用两方叠用，并根据临床症状加用白芥子、桔梗、苇茎，取千金苇茎汤之意，使小儿肺炎并胸腔积液重证在短时间内收到良好的治疗效果。

38. 经方治疗肺炎（哮喘）案

徐某，男，10 岁，于 2022 年 5 月 4 日初诊。

主诉：发热、咳嗽、喘息 3 天。

现病史：患儿 3 天前因外感风寒出现发热、咳嗽、喘息，体温 39.2℃，求治于急诊科。急诊经胸部 X 片和血常规化验后，以小儿肺炎为诊断收入院。入院后给予抗生素、糖皮质激素等对症治疗，并给予茶碱等对症治疗 3 天。体温时高时正常，烦躁，喘息，不得平卧，遂请中医会诊。

刻诊：患儿素有哮喘宿疾，发热 3 天来，咳喘加重，不得平卧，喉间痰鸣音响亮，面青，烦躁，两鼻翼煽动，出汗，吐白色涎沫样痰液，不思饮食，舌微青，舌苔有剥落，呈地图样，脉浮紧。

中医诊断：咳喘，哮喘。

西医诊断：小儿肺炎（哮喘）。

辨证分析：患儿素有哮喘，又感外寒，外邪引动宿疾，湿痰内蕴，肺气郁闭而发喘促。

治则：祛风化痰，温开宣肺。

方药：葶苈大枣泻肺汤合射干麻黄汤加减。

蜜麻黄 6g，姜半夏 10g，射干 8g，细辛 3g，蜜款冬花 10g，蜜紫菀 8g，炒杏仁 8g，厚朴 8g，葶苈子 8g（包煎），生姜 3g，大枣 3 枚，五味子 8g，桂枝 6g。3 服，日 1 服，水煎服。

加水 1000mL，煮取 400mL，分 4 次 1 日服完。

2022 年 5 月 8 日二诊，服上方 3 服后热退身凉，喘息渐平，但仍不得平卧，咳嗽仍较重，痰鸣明显，舌淡红，苔剥落呈地图样，脉缓滑数。表邪已解，方用二陈汤加减。

蜜麻黄 6g，炒杏仁 10g，姜半夏 10g，前胡 6g，茯苓 10g，陈皮 10g，生甘草 6g，白芥子 8g，胆南星 5g，沉香 3g，生姜 2g。3 服，水煎服，加水 1000mL，煮取 400mL，分 4 次口服。

2022 年 5 月 12 日三诊，服上方 3 服后 患儿咳嗽明显减轻，微喘，自汗，食少，大便溏，舌淡红而剥，脉缓滑。辨证：肺脾气虚，痰饮内停，治宜温肺化痰，补益肺脾。

蜜麻黄 6g，炙紫菀 10g，炙冬花 10g，姜半夏 10g，茯苓 10g，干姜 5g，五味子 10g，桂枝 5g，炒白术 10g，生甘草 3g，大枣 3 枚，黑附片 5g。6 服，日 1 服，水煎服，加水 1000mL，煮取 300mL，分 3 次饭后口服。

服上方 1 周后，喘咳均止，肺部啰音消失，复查 X 光片，两肺纹理稍粗，余未见异常，守三诊处方，7 服，嘱隔日 1 服，巩固治疗。

2 个月后随访，患儿一切如常，未再发哮喘。

按：患儿为外感风寒，引动宿疾，身热自汗，面青无神，喘息痰鸣不得卧，脉浮紧。属肺气虚而已外不固，风寒外束，内夹痰饮的寒性哮喘。《黄帝内经》云："故犯贼风虚邪者，阳受之；食饮不节，起居不时者，阴受之。阳受之，则入六腑，阴受之，则入五脏。入六腑，则身热，不得卧，上为喘呼。"该患儿采用仲景痰饮咳嗽上气病的经验，先后选用经方射干麻黄汤、葶苈大枣泻肺汤和小青龙汤等加减运用。根据临床治疗进展及时辨证。适时选用贴切的经方，方证对应，取效甚捷。

39. 经方辨治支气管炎（哮喘）案

王某，女，60岁，2022年10月10日初诊。

现病史：10余年前患者因感冒后咳嗽，未引起重视。每年均有外感后咳嗽月余以上，3年来外感后咳嗽加重，并伴有喘息，严重时不能平卧休息，半年来因再次感冒而出现恶寒，发热，咳嗽，喘急，喉间痰鸣，痰咯不爽，痰液呈白色泡沫样，胸闷心悸，神疲乏力，口苦不欲饮水，经住院抗感染、平喘、解痉止咳等治疗半月余，除不发热外，其他症状未见明显好转。

刻诊：患者喘息，心烦，气急，心慌，时有汗出，咳嗽憋气，痰黏不易咳出，两肺听诊可闻及广泛哮鸣音和痰鸣音，舌质红，苔黄厚腻，脉弦数。胸部X光片提示：肺心病。

中医诊断：哮喘、咳嗽。

西医诊断：慢性阻塞性肺疾病、肺源性心脏病。

辨证分析：患者素有咳嗽病史。此次外感风寒，肺失宣肃而致痰热蕴肺，闭阻肺窍而致咳喘，胸闷，心慌，痰黏稠。

治则：肃肺清金，化痰平喘。

方药：射干麻黄汤合厚朴麻黄汤加减。

射干10g，蜜麻黄10g，干姜6g，细辛6g，炙紫菀15g，款冬花15g，五味子15g，姜半夏10g，桑白皮20g，炒杏仁10g，前胡10g，牛蒡子10g，厚朴10g，甘草10g，桔梗15g，沙参20g。6服，日1服，水煎服。

加水1200mL，煎取600mL，分3次饭后口服，1日3次。

2022年10月17日二诊，上方服6服后，咳嗽、胸闷心慌及咳痰均减轻，但出现轻微烦躁，发热37.5℃，舌质红，苔黄腻厚，脉滑数，心率100次/分，考虑痰热恋肺，肺失清肃而致心阳不足。于前方中加生石膏30g、胆南星6g、竹茹30g，加强清热化痰之药，7服，继观。煮服方法同前。

2022年10月25日三诊，服上方7服后，咳喘、气急、痰鸣、心悸均明显好转。心率降至75次/分，体温正常，舌质红，苔薄黄。效不更方，守前方7服，嘱隔日服1服，巩固治疗。

1月后家人来看其他病，告知患者服药后已无明显不适，嘱其避风寒，适当加强体育锻炼，平时服补肺丸和金匮肾气丸固体，随访1年，未再复发。

按：该患者间断性哮喘、咳嗽10余年，素有水饮内伏，实为哮喘反复的“夙根”。《景岳全书》云：“喘有夙根，遇寒即发，或遇劳即发者，亦名哮喘。”夙根不除，则病不愈。从《金匮要略·肺痿肺痈咳嗽上气病脉证并治第七》中的“咳而上气，喉中水鸣声，射干麻黄汤主之”“咳而脉浮者，厚朴麻黄汤主之”两条条文可知，二方的主证是咳喘，喉中痰鸣，喘息（上气）脉浮。方证对应选用二方合方加味。以麻黄、石膏相伍，发越水气，清泄郁热；厚朴、杏仁、射干、半夏、紫菀、款冬花降气化痰，平喘细辛、五味子、干姜散寒行水敛肺加用桑皮、沙参增加清热化痰之功。诸药合用，共奏宣肺散寒、化饮降逆、清泄郁热、宣肺平喘之功。寒饮消散，郁热得清，肺气宣肃功能正常，则诸症告愈。可见经方如辨证准确，病机紧扣，可收捷效。

40. 经方治疗糖尿病并冠心病案

李某，男，62岁，2022年8月7日初诊。

主诉：糖尿病10年余，反复胸痛1周。

现病史：患者10年前体检时发现血糖升高，因无临床症状，未引起重视；5年前因活动后胸闷胸痛难忍，曾在当地医院诊治，入院后曾做冠状动脉造影，诊为冠心病，予阿司匹林、美托洛尔、单硝酸异山梨酯片、瑞舒伐他汀、盐酸二甲双胍缓释片、达格列净等治疗，症状缓解。平素血糖相对稳定，1周前因受凉后发热咳嗽，胸闷胸痛加重，自服速效救心丸可缓解。

刻诊：胸闷，心前区急痛，咳吐白色黏痰，精神疲倦，面色苍白，双下肢轻度浮肿并冷感明显，小便短少，大便秘结。舌淡边有齿痕，舌下静脉曲张，苔白腻，脉弦沉。

中医诊断：胸痹心痛，消渴病。

西医诊断：2型糖尿病，冠心病，上呼吸道感染。

辨证分析：患者糖尿病10余年，未予积极治疗，5年前因胸闷胸痛加重住院，经冠状动脉造影确诊冠心病。证属心脾两虚，痰浊积聚，郁久化瘀，气滞血瘀而成胸痹心痛固疾。

治则：健脾养心，温通心阳，祛瘀化湿。

方药：瓜蒌薤白半夏汤合桂枝甘草汤合丹参饮。

瓜蒌20g，薤白15g，姜半夏15g，桂枝10g，甘草10g，丹参20g，白檀香6g，砂仁6g，制附子10g，西洋参10g，茯苓20g，鬼见羽20g，玉米须20g，三七粉10g（冲），枳实20g，川朴20g。7服，水煎服。

加水1600mL，先煎附子30分钟，纳诸药煮取600mL，分3次于饭后口服。

2022年8月15日二诊，上方服7服后，胸闷胸痛未再复发，咳痰明显减少，双下肢浮肿也减轻，四肢转温，小便正常，大便顺畅，每日1次，成形，守前方去川朴、枳实，加山萸肉20g、泽泻20g。7服，煎服方法同前，继观。

2022年8月23日三诊，上方服7服后，诸症若失，胸痛再未发作，双下肢水肿亦消退，四肢温暖，两便正常。嘱其适寒温，益气健脾，通络扶阳善后，随访半年，病情稳定。

按：该患者患糖尿病10余年，5年前合并冠心病，属于中医学胸痹心痛的范畴，也可称为糖尿病性心脏病。《金匮要略·胸痹心痛短气病脉症并治第九》概括胸痹心痛的病机为“阳微阴弦”，阳微即阳不及，为上焦阳气不足、胸阳不振之意；“阴弦”即阴太过，为阴寒太盛、水饮内停之意，可见胸痹心痛之病机是胸阳不足和阴寒内盛。《辨脉法》云“阳脉不足阴往乘之”。所以，上焦胸阳不振，下焦水饮痰湿之邪则乘虚而上犯，阻遏胸阳，使胸阳痹阻，气血瘀滞，不通则痛，故而导致胸痹心痛。劳则耗气，故活动后胸痛加重。紧扣病机选用的治则是温通心阳，健脾益气，佐以活血化瘀，通络祛湿之法。方用桂枝甘草汤温通心阳，瓜蒌薤白半夏汤行气解郁；散结通阳开痹；丹参活血化瘀；加用附子温补心阳而“益火之源，以消阴翳”；桂枝甘草配伍，辛甘化合，振奋心阳，温通血脉；西洋参可平补心脉，加茯苓、泽泻甘淡利水，养心安神，补脾厚土，桂枝、茯苓配伍温阳以制水，利水而复心阳；丹参、三七粉活血化瘀，使血脉畅通；枳实、厚朴疏条气机，调畅中焦枢机，取小承气之意和气行则血行，气机调和则心脉畅通，则胸痹除。诸药合用，温通心阳，祛除疾瘀，使阴寒得散，瘀血得化，胸中气机条畅，而胸痹心痛自除。

冬虫夏草

【别名】夏草冬虫，虫草。

【植物形态】

子囊菌之子座出自寄主幼虫的头部，单生，细长如棒球棍状，长4～11cm；不育柄部长3～8cm，直径1.5～4mm；上部为子座头部，稍膨大，呈圆柱形，长1.5～4cm，褐色，除先端小部外，密生多数子囊壳；子囊壳大部陷入子座中，先端凸出于子座之外，卵形或椭圆形，长250～500μm，直径80～200μm，每一子囊壳内有多数长条状线形的子囊；每一子囊内有8个具有隔膜的子囊孢子。

寄主为鳞翅目、鞘翅目等昆虫的幼虫，冬季菌丝侵入蛰居于土中的幼虫体内，使虫体充满菌丝而死亡。夏季长出子座。

【功能主治】

补虚损，益精气，止咳化痰。治痰饮喘嗽，虚喘，痨嗽，咯血，自汗盗汗，阳痿遗精，腰膝酸痛，病后久虚不复。

①《本草从新》：“保肺益肾，止血化痰，已劳嗽。”

②《药性考》：“秘精益气，专补命门。”

③《橘园小识》：“以酒浸数枚啖之，治腰膝间痛楚，有益肾之功。”

④《纲目拾遗》：“潘友新云治膈症，周兼士云治蛊胀。”

⑤《现代实用中药》：“适用于肺结核、老人衰弱之慢性咳嗽气喘，吐血、盗汗、自汗；又用于贫血虚弱，阳痿遗精，老人畏寒，涕多泪出等证。”

⑥《云南中草药》：“补肺，壮肾阳。治痰次喘咳。”

张书剑经方验案 19 则

张书剑

方城县人民医院 河南 南阳 473299

1. 柴胡加龙骨牡蛎汤治疗癫痫病案

黄某某，男，42 岁，2014 年 5 月 22 日初诊。

主诉：昏迷伴抽搐 2 小时（代诉）。

现病史：身体壮硕，宽肩厚背，腹胀坚满，神志不清，面唇青紫，四肢抽搐，舌苔黄厚而腻，舌质紫暗，脉滑数有力。

中医诊断：癫痫；痰火上扰，肝风内动。

辨证分析：患者于 2013 年因遭遇车祸致颅脑外伤遗留癫痫后遗症，时常发作，加上平素饮食不节，嗜好饮酒及肥甘厚味，酿生痰浊，郁而化火。患者近日性情急躁易怒，头疼失眠，痰火上扰，引动肝风，发为癫痫。证属痰火上扰、肝风内动。

治则：平肝熄风，清肝泻火，涤痰开窍。

方药：柴胡加龙骨牡蛎汤合黄连温胆汤。

柴胡 24g，黄芩 12g，姜半夏 12g，大黄 10g，枳实 10g，龙骨 30g，牡蛎 30g，磁石 30g，陈皮 12g，黄连 6g，竹茹 12g，茯苓 20g，天麻 12g，钩藤 15g，地龙 12g，全蝎 5g。3 服。水煎服，日 1 服。

2014 年 5 月 22 日二诊，患者抽搐已止，神志转清，言语流利，诉口苦头晕，咯吐黄痰，上方全加夏枯草 30g。7 服，水煎服，日 1 服。

2014 年 5 月 22 日三诊，患者病情好转，抽搐未发，情绪稳定，头痛、咯吐黄痰已除。上方 15 服，隔日 1 服，巩固疗效。

2014 年 6 月 25 日四诊，患者病情稳定，饮食可，精神佳，情绪稳定。嘱清淡饮食，戒烟酒，注意休息，适当活动。守上方 15 服，3 日 1 服。

2014 年 10 月 25 日五诊，家人来诊病，告知病情稳定，未再发病。

按：癫痫是一种发作性神志异常的疾病，又名“羊痫风”。癫痫发作分为大发作和小发作。小发作的特征为精神恍惚；大发作的特征为突然扑倒，昏迷不醒，四肢抽搐，两目上视，口吐涎沫，或口中如作猪羊叫声。《三因极一病证方论·癫痫叙论》：“夫癫痫者，皆由惊动，使脏气不平，郁而生涎，闭塞诸经，厥而乃成。”癫痫的病因病机为七情失调、脑部外伤、先天因素、饮食不节、劳累过度或因患脑卒中等疾病，造成脏腑功能失调，痰浊阻滞，气机逆乱，风阳内动所致，而尤其以痰浊作祟最为重要。《伤寒论》107 条云：“伤寒八九日，下之，胸满烦惊，小便不利，谵语，一身尽重，不可转侧者，柴胡加龙骨牡蛎汤主之。”该患者平素饮食不节，痰浊内生，郁而化火，出现胸满烦惊的症状，故给予柴胡加龙骨牡蛎汤。因痰火内盛，引发肝风内动，故给予黄连温胆汤加味，化痰清热，平肝熄风。

中医治病，重在治病求本。找到了病机的关键，病情属于何病何证，再结合病人的体质及整体身体状况，调整阴阳气血，以平为期，常常收到良好的效果。

2. 小柴胡汤加味治疗鼓胀案

陈某某，男，49 岁，2020 年 5 月 16 日初诊。

主诉：呕血伴头晕乏力 6 小时。

现病史：患者身体消瘦，腹部胀满，面色黧黑，口唇、眼睑、甲床苍白，舌质紫暗淡，脉弦细无力。

患者有乙肝家族史，兄弟 3 人均患有乙肝，其兄因患乙肝致消化道大出血病故。患者于 2018 年因上消化道出血从青岛紧急回到当地医院救治，经多方抢救，仍反复出血，后紧急转运至省会城市医院，行胃镜下止血，才暂时病情平稳下来，此后口服抗病毒药物及保肝药物，但仍反复出血，尤其是 2019 年下半年，因肝硬化并上消化道出血在县人民医院住院治疗 8 次，每次输血的同时应用保护胃黏膜、止血、保肝等治疗，暂时病情稳定，但半月二十天，再次发作，家庭贫困，无力治疗，但又不忍放弃，后来求之于我。

中医诊断：鼓胀；肝郁脾虚兼肝脾血瘀证。

辨证分析：患者有乙肝家族史，幼年感邪，稽留体内，损伤正气，伤及肝脾，致肝气不舒，疏泄失职，肝郁乘脾，脾失健运，内生痰湿，痰湿阻络，血行不畅，瘀于肝脾，发为鼓胀。

治则：疏肝健脾，扶正祛邪，化瘀通络，软坚散结。

方药：小柴胡汤加味。

柴胡 18g，白芍 12g，赤芍 12g，白术 15g，茯苓 20g，陈皮 10g，半夏 10g，黄芪 30g，当归 10g，牡蛎 30g，醋鳖甲 30g，鸡内金 15g，丹参 15g，郁金 12g，枳壳 12g，茵陈 15g，炒山楂 12g。15 服。

水煎服，日 1 服。嘱流质饮食，戒酒，进食鸡蛋、牛奶等加强营养。

2020 年 6 月 2 日二诊，患者病情稳定，未再呕血，体倦乏力好转，食欲较前明显好转，面色黧黑稍淡，唇色稍红润，舌质淡暗，苔白而腻，脉弦细而弱。守上方 15 服，水煎服，日 1 服。

2020 年 6 月 20 日三诊，患者病情好转，精神饮食可，心情好转，面色已见红润，舌象、脉象同前。上方减柴胡为 15g，加薏苡仁 30g，15 服，隔日 1 服，巩固疗效。

2020 年 7 月 26 日四诊，患者病情稳定，饮食可，精神佳，情绪稳定。嘱清淡饮食，加强营养，戒烟酒，注意休息，适当活动。守上方 15 服，隔日 1 服。

2020 年 8 月 29 日五诊，病情稳定，未再出血，面色黧黑明显好转，饮食睡眠可，精神正常，心情大好，舌质淡暗，苔白而腻，脉弦细，取上方 15 服，打粉冲服，每次 1 汤匙，每日 3 次。

2021 年 1 月 9 日六诊，病情稳定，精神正常，面色稍红润，饮食基本正常，体力好转，已经能从事轻体力劳动。舌质淡暗，苔白而腻，脉弦细。取上方 15 服，打粉冲服，每次 1 汤匙，每日 3 次。

以后又 3 次复诊，按以上方案加减治疗，病情持续好转，至 2023 年 3 月 20 日，随访身体基本正常。

按：鼓胀，是以腹部膨胀如鼓而命名，相当于现代医学的失代偿期肝硬化。因该病治疗难度较大，为古代中医所说的“风痨鼓膈”四大难症之一。《金匮要略》：“肝水者，其腹大，不能自转侧，胁下腹痛，时时津液微生，小便续通。脾水者，其腹大，四肢苦重，津液不生，但苦少气，小便难。”《诸病源候论·水蛊候》：“此由水毒气结聚于内，令腹渐大，动摇有声，常欲饮水，皮肤老黧黑，如似肿状，名水蛊也。”《格致余论·鼓胀论》：“此病之起也，或三五年，或十余年，根深矣，势笃矣，欲求速效，自求祸耳。”“医不察病起虚，急于作效，能希赏。病者苦于胀急，喜行利药，以求一时之快。不知宽得一日半日，其肿愈甚，病邪甚矣，真气伤矣……制肝补脾，殊为切当。”本病的病因主要是酒食不节、情志所伤、虫毒感染及其他疾病转变而成。其病机是肝脾肾三脏受病，气血水瘀积腹内，以致腹部日渐胀大而成鼓胀。本病的最严重并发症为消化道大出血，常常危及生命。该患者幼年感邪，稽留体内，损伤正气，伤及肝脾，致肝气不舒，疏泄失职，肝郁乘脾，脾失健运，内生痰湿，痰湿阻络，血行不畅，瘀于肝脾，发为鼓胀。治疗给予小柴胡汤加味，疏肝健脾，扶正祛邪，化瘀通络，软坚散结，肝气疏泄，脾气健运，气血运行条畅，鼓胀自愈，出血自止矣。

3. 小柴胡汤合五苓散加味治疗鼓胀案

程某某，男，53 岁，2019 年 10 月 6 日初诊。

主诉：腹部胀满、纳差乏力伴双下肢水肿 1 月余。

现病史：患者身体消瘦，腹部胀满，双下肢水肿，双足肿胀按之没指，面色黧黑，舌苔白滑而腻，舌质紫暗淡，脉弦细无力。

患者有饮酒史 30 余年，几乎每天饮酒半斤以上。化验结果显示：谷丙转氨酶、谷草转氨酶、胆红素升高，白蛋白降低，乙肝抗体、丙肝抗体均为阴性。腹部超声显示：腹腔大量腹水，肝脏回声改变。

中医诊断：鼓胀；肝郁脾虚兼气滞湿阻证。

辨证分析：患者有 30 余年饮酒史，长期饮酒，损伤脾胃，脾失健运，水湿不化，酿生痰浊，清浊相混，壅阻气机，肝失调达，气血郁滞，脾虚愈甚，进而波及于肾，开阖不利，水浊渐积渐多，终致水不得泄，发为鼓胀。

治则：疏肝健脾，扶正祛邪，温阳化气，行水利尿，化瘀通络，软坚散结。

方药：小柴胡汤合五苓散加味。

柴胡 18g，白芍 12g，赤芍 12g，白术 15g，猪苓 18g，茯苓 20g，陈皮 10g，半夏 10g，泽泻 15g，桂枝 10g，党参 15g，葛花 15g，醋鳖甲 15g，鸡内金 15g，牡蛎 30g，丹参 15g，大腹皮 12g，白茅根 15g，茵陈 15g。15 服。

水煎服，日 1 服。并嘱流质饮食，戒酒，进食鸡蛋、牛奶等加强营养。

2019 年 10 月 24 日二诊，患者病情稳定，腹胀足肿减轻，体倦乏力好转，食欲较前明显好转，面色黧黑稍淡，唇色稍红润，舌质淡暗，苔白滑而腻，脉弦细而弱。守上方 15 服，水煎服，日 1 服。

2019 年 11 月 16 日三诊，患者病情好转，精神饮食可，心情好转，面色已见红润，舌象、脉象同前。上方减大腹皮、白茅根、茵陈，加薏苡仁 30g。15 服，隔日 1 服，巩固疗效。

2020 年 2 月 9 日四诊，患者病情稳定，饮食可，精神佳，情绪稳定。嘱清淡饮食，加强营养，戒烟酒，注意休息，适当活动。守上方 30 服，隔日 1 服。

2020年6月29日五诊，病情稳定，未再出血，面色黧黑明显好转，饮食睡眠可，精神正常，心情大好，舌质淡暗，苔白而腻，脉弦细。取上方30服，水煎服，3日1服，每日3次。

2021年2月16日六诊，病情稳定，精神正常，面色稍红润，饮食基本正常，体力好转，已经能从事轻体力劳动。舌质淡暗，苔白而腻，脉弦细。取上方30服，水煎服，3日1服，每日3次。

2023年3月12日，患者家属来诊，诉患者身体正常，已经戒酒，正从事生产劳动，欣喜之情溢于言表。

按：鼓胀，相当于现代医学的失代偿期肝硬化。因该病治疗难度较大，为古代中医所说的“风痨鼓膈”四大难症之一。《金匮要略》：“肝水者，其腹大，不能自转侧，胁下腹痛，时时津液微生，小便续通。脾水者，其腹大，四肢苦重，津液不生，但苦少气，小便难。”《诸病源候论·水蛊候》：“此由水毒气结聚于内，令腹渐大，动摇有声，常欲饮水，皮肤老黧黑，如似肿状，名水蛊也。”《景岳全书·肿胀》：“少年纵酒无节，多成水鼓。盖酒为水谷之液，血亦为水谷之液，酒入中焦，必求同类……其有积渐日久，而成水鼓者，则尤多矣。”《格致余论·鼓胀论》：“医不察病起虚，急于作效，衒能希赏。病者苦于胀急，喜行利药，以求一时之快。不知宽得一日半日，其肿愈甚，病邪甚矣，真气伤矣……制肝补脾，殊为切当。”本病的病因主要是酒食不节、情志所伤、虫毒感染及其他疾病转变而成。其病机是肝脾肾三脏受病，气血水瘀积腹内，以致于腹部日渐胀大而成鼓胀。本病的最严重并发症为消化道大出血，常常危及生命。该患者长期饮酒，损伤脾胃，脾失健运，水湿不化，酿生痰浊，清浊相混，壅阻气机，肝失调达，气血郁滞，脾虚愈甚，进而波及于肾，开阖不利，水浊渐积渐多，终致水不得泄，发为鼓胀。给予小柴胡汤合五苓散加味，小柴胡汤疏肝健脾，扶正祛邪，五苓散温阳化气，行水利尿，再加化瘀通络、软坚散结之药物，培土制水，化气行水，化瘀利水，久久为功。

4. 枳实薤白桂枝汤合丹参饮治疗胸痹案

包某某，女，61岁，2010年9月12日初诊。

主诉：胸闷气短，活动后阵发性胸痛1年余。

现病史：体型偏胖，腹部坚满，面色暗淡，神志清，精神差，舌质暗红，舌苔黄厚而腻，舌下脉络迂曲而暗黑，脉弦滑有力。

患者平素饮食不节，在教师岗位上退休后，情绪低落，活动量少，无规律地运动和锻炼，生活较为安逸。1年来，患者胸闷气短症状日渐加重，并有活动后阵发性胸痛症状。

中医诊断：胸痹；痰瘀阻络证。

辨证分析：患者平素生活安逸而少动，加上饮食不节，嗜食肥甘厚味，致使脾胃受损，健运失职，痰浊内生，痰阻脉络，血行不畅，遂致痰瘀互结，阻塞心窍及脉络，出现胸闷胸痛症状，发为胸痹。

方药：枳实薤白桂枝汤合丹参饮。

枳实12g，厚朴12g，薤白15g，瓜蒌15g，桂枝12g，丹参30、檀香9g，砂仁5g，苏木12g，桃仁9g，红花9g。7服。

水煎服，日1服。并嘱节制食量，清淡饮食，适量运动，保持心情舒畅。

2010年9月20日二诊，患者胸闷减轻，胸痛发作次数减少。面色稍明亮，舌质暗红，黄腻舌苔变薄，舌下脉络迂曲而暗黑，脉弦滑有力。守上方15服，水煎服，日1服。

2010年10月8日三诊，患者病情好转，精神饮食可，心情好转，面色已见红润色，舌质暗淡，黄薄腻，脉弦滑。守上方加丝瓜络30g、竹茹9g,15服，隔日1服，巩固疗效。

2010年11月9日四诊，患者病情稳定，饮食可，精神佳，情绪稳定。嘱清淡饮食，注意休息，适当活动。守上方15服，隔日1服，水煎服。

2011年6月29日五诊，患者近半年病情稳定，饮食睡眠可，精神正常，心情好，未服药物治疗。今日稍感胸闷，特来就诊。查体：较前体瘦硬朗，舌质淡暗，苔白而腻，脉弦细。守上方15服，水煎服，隔日1服。

按：胸痹为临床常见多发病症，严重者病情变化急速，甚至危及生命。《灵枢·厥病》：“真心痛，手足青至节，心痛甚，旦发夕死，夕发旦死。”《金匮要略》：“胸痹之病，喘息咳唾，胸背痛，短气，寸口脉沉而迟，关上小紧数，瓜蒌薤白白酒汤主之。”又云：“胸痹，心中痞气。气结在胸，胸满，胁下逆抢心，枳实薤白桂枝汤主之，人参汤亦主之。”胸痹之病，由于现在人们生活水平和生活方式的变化，以痰瘀阻络证多见。胸痹的诊治，首辨虚实，再辨气滞、血瘀、痰凝，或辨心肾阴虚、心肾阳虚，根据患者病情，抓住病机，或祛邪，或扶正，或扶正祛邪兼顾，才能取得较好的疗效。

5. 小青龙汤治疗咳喘案

李某某，男，67岁，2010年11月16日初诊。

主诉：咳嗽而喘，恶寒，咯吐清稀泡沫痰伴头面部水肿2天。

现病史：患者体型中等，神志清，精神差，身体偏瘦，面色发青而浮肿，咳嗽气喘，舌苔薄白，水滑苔，脉浮紧。患者自诉：2天前淋雨后即出现恶寒咳嗽，全身疼痛沉重，口服西药无效。

中医诊断：喘证；外寒里饮证。

辨证分析：患者年近7旬，脾肾功能减退，正气已衰，水饮内停为其病理基础，偶感风寒水湿之邪，引发内伏之饮邪，发为喘证。风寒外袭，内合于肺，邪实气壅，肺气不宣，故喘咳气逆；寒邪伤肺，凝液成痰，则痰多稀薄苔白；风寒束表，皮毛闭塞，故见恶寒、无汗等表证。

治则：发表温里，宣肺化饮。

方药：小青龙汤。

麻黄9g，白芍9g，桂枝12g，细辛3g，干姜9g，五味子9g，炙甘草9g，半夏12g，杏仁12g。3服。

水煎服，日1服。并嘱避风保暖，清淡饮食。

疗效：服药1服，恶寒咳嗽气喘及全身沉重、头面部水肿减轻，服药3服，诸症皆除，宣告病愈。

按：喘证辨证首先应审其虚实，正如《景岳全书喘促》所说："气喘之病，最为危候，治失其要，鲜不误人，欲辨之者，亦惟二证而已。所谓二证者，一曰实喘，一曰虚喘也。"《伤寒论》40条："伤寒表不解，心下有水气，干呕，发热而咳，或渴，或利，或噎，或小便不利，少腹满，或喘者，小青龙汤主之。"本案患者年近7旬，脾肾功能减退，正气已衰，水饮内停为其病理基础，偶感风寒之邪，引发内伏之饮邪，发为喘证。用小青龙汤解表蠲饮，外散表邪，内化里饮，表里同治，切中病机，药到病除。正所谓仲景之方，用之得当，效如桴鼓，此言不虚也。

6. 大柴胡汤治疗胰腺炎案

冯某某，女，59岁，2018年5月8日初诊。

主诉：腹痛腹胀、恶心呕吐伴往来寒热1天。

现病史：患者神志清，精神差，体型肥胖，宽肩厚背，面白肢冷，腹部凸起，按之有抵抗感，上腹部压痛明显，舌苔薄黄而腻，脉弦紧有力。患者自诉：患糖尿病、胆囊炎、胆结石病史多年。1天前因暴饮暴食后出现腹痛腹胀、胸胁苦满、心下痞满，恶心呕吐酸腐之物。实验室和影像学检查均支持重症胰腺炎，请外科会诊，建议手术治疗。家属要求药物治疗，拒绝手术。于是给予禁食、抗炎、纠正休克、减少胰液分泌、抑制胰酶活性、维持水电解质平衡等措施，并给予大柴胡汤治疗。

中医诊断：腹痛；少阳郁热兼阳明腑实证。

辨证分析：患者中年女性，体质壮硕，食欲旺盛，饮食不节，损伤脾胃；恣食肥甘厚味，酿生湿热，积滞于肠腑，腹气不通，则腹痛腹胀；胃气上逆，则恶心呕吐；胆气不降，呕酸吐苦。给予大柴胡汤清少阳胆热，泻阳明热结，腹气得下，热邪得清，腹痛腹胀呕吐自止，痞满自除。

方药：大柴胡汤。

柴胡24g，黄芩12g，白芍15g，枳实12g，大黄12g，半夏15g，大枣12g，生姜15g，鸡内金15g，金钱草30g。3服。

水煎服，日1服。

药进1服，大便通利，腹胀呕吐减轻。药进3服，腹胀呕吐已除，仍有腹痛，能进清淡流质饮食。

2018年5月11日二诊，患者神志清，精神可，有食欲，能进流质饮食，已无呕吐腹胀等症状。嘱守原方，将大黄减为5g，加白术15g，3服，水煎服，日1服。

2018年5月15日三诊，患者神志清，精神可，已经能正常活动，饮食及休息可。嘱上方减大黄为3g，6服，水煎服，日1服，巩固疗效。

2023年2月12日随访：患者几年来，身体良好，腹痛之疾患未再发作。

按：胰腺炎为临床常见急危重症，患者常常因大量饮酒和暴饮暴食、嗜食肥甘厚味，或因患胆结石、胆道蛔虫症、胆道感染、胰管结石、胰管狭窄等因素引发。其主要临床表现为腹痛、腹胀、恶心、呕吐、发热，甚至出现烦躁不安、皮色苍白、全身湿冷等休克症状。重症胰腺炎常常并发多脏器衰竭而危及生命。

实验室检查：常见白细胞计数升高，血、尿淀粉酶升高，C反应蛋白升高，空腹血糖升高，低钙血症。影像学检查：腹部B超和腹部CT检查有助于了解病情和协助诊断。现代医学常常给予营养支持、抗菌消炎、减少胰液分泌、抑制胰酶活性、维持水电解质平衡，保持血容量以及监护吸氧等措施，必要时行外科手术治疗。

《伤寒论》136条："伤寒十余日，热结在里，复往来寒热者，与大柴胡汤。"《伤寒论》165条："伤寒发热，汗出不解，心中痞硬，呕吐而下利者，大柴胡汤主之。"根据《金匮要略·腹满寒疝宿食病脉证治第十》12条"按之往来寒热、心下痞硬、按之满痛"的症状和体征，故给予大柴胡汤符合经方应用的要旨。根据中医理论，六腑以通为用，少阳胆腑及阳明胃腑均属六腑，应以通降为顺，腹气下降，胰胆之气得降，少阳阳明积热得泄，胃肠道饮食积滞得排，加速胰腺炎痊愈，起到事半功倍的效果。应用大柴胡汤切中病机，事半功倍，效如桴鼓，经方之疗效，令人叹服。

7. 八味肾气丸治疗癃闭（前列腺增生）案

刘某某，男，82岁，2021年6月17日初诊。

主诉：腰痛、夜尿频多伴腰酸腰痛、少腹拘急、双下肢无力1年余，加重1周。

现病史：身体虚弱，精神萎靡，体倦恶寒，虽然已值初夏，仍身着厚衣，面容憔悴，行走无力，小腹憋胀拘急，小便不利，但夜尿频多，每天夜间起床排尿10余次，颇以为苦，舌淡暗，苔白腻，脉沉弱。

中医诊断：癃闭；肾阳虚衰证。

辨证分析：患者老年男性，年高体弱，肾精亏虚，腰府失养，则腰酸腰痛，双下肢无力；肾阳亏虚，温煦气化失司，水液潴留于少腹，少腹拘急，小便不利，入夜阳气愈虚，阴气愈盛，气化无权，故夜尿频多。舌淡脉沉弱，为肾阳虚衰之侯。

方药：八味肾气丸。

熟地黄24g，山药12g，山萸肉12g，牡丹皮9g，泽泻9g，茯苓9g，炮附子6g，桂枝3g。3服。

水煎服，日1服。

2021年6月21日二诊，患者自诉药进3服，小便不利及少腹拘急好转，夜尿次数减少至7次，恶寒稍减轻。现诊见患者精神较前好转，舌淡苔白，脉沉。药已见效，守原方6服，水煎服，日1服，巩固疗效。

2021年6月29日三诊，患者诉其精神较以前明显好转，白天已经能户外散步，恶寒已经不那么严重，饮食量较前增加。诊其舌脉，舌淡苔白，脉沉。守原方15服，隔日1服，水煎服。

2021年7月6日四诊，患者诉精神好转，食量增加，已经喜好活动，已经更换单衣。病情基本痊愈。嘱自购金匮肾气丸6盒，巩固疗效。

按：《金匮要略·血痹虚劳病脉证并治第六》15条：”虚劳腰痛，少腹拘急，小便不利者，八味肾气丸主之。”该患者脉证正属于肾阳亏虚之虚劳腰痛，故疗效确切。医圣之方药味简单，配伍精当，效专力宏，方证相对，效如桴鼓。临证实践中，诸位同道用心体察，必有同感。

8. 附子理中汤加味治疗虚劳脱气案

徐某某，男，72岁，2016年3月12日初诊。

主诉：体倦乏力、动则气喘、腹胀便溏半年余。

现病史：神志清，精神差，体倦恶寒，面容憔悴，动则心慌气喘，舌质淡胖有齿痕，苔白腻，脉沉弱。患者自诉：身体疲惫，乏力喜卧，懒言少语，动则张口气喘，食纳不馨，并伴有腹胀、便溏、自汗、恶寒等症半年余。

中医诊断：虚劳脱气；脾肾阳虚证。

辨证分析：患者老年男性，年高体弱，年逾七旬，脾肾渐衰，仍终日田间劳作，加上家务劳动，日久脾肾气虚加重，损伤脾肾阳气，导致脾肾阳气亏虚。脾阳亏虚，运化无力，食纳不馨，腹胀便溏；脾主四肢，脾气亏虚，四肢缺乏充养，身体疲惫，乏力喜卧；脾气亏虚，宗气失养，中气下陷，则懒言少语，动则张口气喘；肾阳亏虚，脾阳失于温养，则恶寒怕冷，四肢不温，腹胀便溏日益加重。舌质淡胖有齿痕，苔白腻，脉沉弱，为脾肾阳气虚衰之证。

方药：附子理中汤加味。

人参9g，白术12g，干姜9g，炙甘草9g，炮附子9g。3服。

水煎服，日1服。

2016年3月16日二诊，患者自诉药进3服，恶寒体倦、心慌气短、动则气喘有明显减轻。诊其舌脉，见舌质淡胖有齿痕，苔白腻，脉沉弱。药已见效，守原方加黄芪30g、升麻5g，6服，水煎服，日1服，巩固疗效。

2016年3月24日三诊，患者诉自己恶寒体倦、心慌气短症状大有好转，活动时候稍有气喘。诊其舌脉，见舌淡苔白，脉沉。守上方10服，隔日1服，水煎服。

2016年4月28日四诊，患者欣然来诊，告知病情基本痊愈。嘱附子理中丸和补中益气丸交替服用1月，巩固疗效。

按：《金匮要略》云：“脉沉小迟，名脱气，其人疾行则喘喝，手足逆寒，腹满，甚则溏泄，食不消化也。”肾为先天之本，脾为后天之本。脾胃虚弱日久，气血生化乏源，则五脏六腑、四肢百骸皆失其养，变证丛生。肾阳为一身阳气的根本，肾阳温煦脾阳，则脾气健运，消化机能正常，则腹胀便溏、恶寒肢冷自除。故温补脾肾，恢复肾阳的温煦功能和脾胃运化之职，是该病治疗的关键。

9. 麻杏石甘汤治疗喘证（重症肺炎）案

徐某某，女，82岁，2020年2月15日初诊。

主诉：咳嗽4天，发热伴头晕乏力20小时。

现病史：神志清、精神差，面色苍白，皮肤及四肢湿冷，气喘口渴，咳痰不爽，痰吐黏稠，伴形寒身热，烦闷汗出，口唇发绀，舌质红，舌苔黄厚而干燥，脉滑数。

查体：体温 38.8℃，呼吸 22 次 / 分，脉搏 102 次 / 分，血压 87/38mmHg。胸部 CT 显示：两肺感染，双侧胸膜增厚。

中医诊断：喘证；表寒里热证。

辨证分析：患者老年女性，年高体弱，年逾古稀，脾肾渐衰，仍在田间劳作，感受风寒之邪，治不得法，风寒之邪束表，不能祛除，内已化热，热郁于肺，肺气上逆，气喘息促，胸部胀痛，咳痰黏稠不爽，热为寒郁则形寒发热身痛，舌质红，舌苔黄厚而干燥，脉滑数。

方药：麻杏石甘汤加味。

麻黄 9g，杏仁 12g，石膏 50g，甘草 9g，黄芩 15g，金银花 30g，鱼腥草 15g，浙贝母 12g，麦冬 12g，芦根 15g。3 服。

水煎服，日 1 服。

2020 年 2 月 18 日二诊，患者自诉其药进 3 服，恶寒已除，咳嗽气喘、汗出减轻，黄稠痰已转清稀。诊其舌脉，见舌质红，舌苔黄而干，脉滑数。药已见效，守原方 3 服，水煎服，日 1 服。

2016 年 2 月 22 日三诊，患者自诉气喘已平，咳嗽轻微，吐痰清稀量少，无恶寒身疼。诊其舌脉，见舌质红，舌苔薄黄而干，脉数而有力。守上方加竹茹 12g、知母 12g，石膏减为 30g。6 服，日 1 服，水煎服。

2016 年 3 月 1 日四诊，患者神志清，精神爽，睡眠可，食欲正常，体力恢复，已经能正常活动，基本痊愈。嘱注意休息，清淡饮食，加强营养，可进食苹果、梨等水果，以及山药、莲藕等食物，滋阴清热，养阴增液。

按：该患者为高龄女性，年高体弱，正气渐虚，感受风寒后，未及时治疗，病邪深入，外有风寒之邪束于表，内有痰热郁于肺，以邪热壅肺为主，即所谓的表寒里热证。《伤寒论》162 条：“下后，不可更行桂枝汤，若汗出而喘，无大热者，可与麻黄杏子甘草石膏汤。”遂用医圣仲景之麻杏石甘汤，清热宣肺、降气平喘，黄芩、金银花、鱼腥草加强清热之力，麦冬、芦根滋阴清热扶正，浙贝母化痰清热。全方共奏清热宣肺、化痰平喘之功。虽然患者病情危重，但辨证准确，用方适当，经方效专而力宏，挽狂澜于既倒，扶大厦之将倾。

10. 甘麦大枣汤合百合地黄汤及柴胡加龙骨牡蛎汤治疗脏躁案

张某某，16 岁，中学生，2023 年 5 月 4 日初诊。

主诉：失眠伴悲伤欲哭 2 月余，加重 2 天。

现病史：神志清、精神差，体型中等，饮食无味，神情忧郁，心烦不宁，常悲伤欲哭，口苦，小便赤，面色萎黄，舌质红，苔薄而干，脉细数。

中医诊断：脏躁；心血不足、虚火扰心证。

辨证分析：患者为青年女性，学习压力大，精神紧张，昼夜学习，暗耗阴血。阴血不足，心神失养，则心悸怔忡；虚火扰心，则心烦不宁，失眠多梦；舌质红，苔薄而干，脉细数，为心血不足虚火扰心的征象。

方药：甘麦大枣汤合百合地黄汤及柴胡加龙骨牡蛎汤加味。

百合 30g，生地黄 15g，炙甘草 9g，大枣 30g，合欢皮 12g，茯神 15g，郁金 12g，柴胡 12g，黄芩 9g，白芍 12g，龙骨 15g，牡蛎 15g，磁石 30g。3 服。

水煎服，日 1 服。

2023 年 5 月 8 日二诊，患者自诉药进 3 服，睡眠好转，悲伤欲哭有所改善，心烦减轻。诊其舌脉，见舌质红，舌苔薄干，脉细数。药已见效，守原方 3 服，水煎服，日 1 服。

2023 年 5 月 12 日三诊，患者自诉药进 3 服，心烦减轻，睡眠好转，悲伤欲哭症状已经解除。诊其舌脉，见舌质红，舌苔薄，脉细。药已见效，守原方 6 服，水煎服，日 1 服。

2023 年 5 月 20 日四诊，患者自诉药进 6 服，心烦已除，失眠多梦好转，悲伤欲哭症状已经不再发作。诊其舌脉，见舌质红，舌苔薄，脉细。患者诉疗效明显，已基本痊愈，要求带药上学。守原方改为颗粒剂 12 服，冲服，每次 1 包，1 日 2 次。

2023 年 6 月 28 日随访，病情痊愈，已放假在家，参加劳动。

按：该患者为青年学生，学习压力大，精神紧张，昼夜学习，暗耗阴血，阴血不足，心神失养，心悸怔忡，虚火扰心，心烦不宁，失眠多梦。心血不足，心神失养，常悲伤欲哭。《金匮要略·妇人杂病脉证并治第二十二》：“妇人脏躁，喜悲伤欲哭，象如神灵所作，数欠伸，甘麦大枣汤主之。”《金匮要略·百合狐惑阴阳毒病脉证治第三》：“百合病者……意欲食不能食，常默默，欲卧不能卧，欲行不能行，欲食或有美时，或有不用闻食嗅时，如寒无寒，如热无热，口苦，小便赤，诸药不能治，得药则剧吐利，如有神灵者，身形如和，其脉微数。”《伤寒论》107 条：“伤寒八九日，下之，胸满烦惊，小便不利，谵语，一身尽重，不可转侧者，柴胡加龙骨牡蛎汤主之。”该患者症状复杂，其心烦不宁符合柴胡加龙骨牡蛎汤之“胸满烦惊”；其喜悲伤欲哭符合甘麦大枣汤之“喜悲伤欲哭，象如神灵所作，数欠伸”；其饮食无味，神情忧郁，口苦，小便赤符合“百合病”之“意欲食不能食，常默默”“如寒无寒、如热无热、口苦、小便赤”，故用三方合方治疗，切中病机，疗效显著。

11. 柴胡加龙骨牡蛎汤治疗抑郁症案

杨某某，男，63岁，2022年5月28日初诊。

主诉：焦虑不安伴上腹部烧灼感3个月，加重10天。

现病史：身体壮硕，宽肩厚背，腹胀坚满，神志焦虑，面唇发暗，舌苔黄腻，舌质紫暗，脉滑数有力。

既往史：10年前因肺部肿瘤在郑州某医院行手术治疗。4年前，在河北省某医院诊断为抑郁症，一直口服药物治疗，病情时有反复。3个月前，病情加重，情志不舒，有时焦虑不安。口服抗抑郁药物，效果不良。10天前，病情进一步加重，心烦难耐，甚至不能卧床休息。经朋友介绍，求治于余。

中医诊断：郁症；痰火扰心、痰迷心窍证。

辨证分析：患者10年前曾因肺部肿瘤行手术治疗，心理压力较大，再加上每日因经商事务劳神费心，日久情志忧郁，气机不畅，肝气郁结，乘脾反胃，脾胃损伤，津液不归正化，痰浊内生；气机不畅，日久化火；痰火扰心，心神不安，痰蒙心窍，情志忧郁。日久不解，发为抑郁证。证属痰火扰心、痰迷心窍。

治则：平肝熄风，清心泻火，涤痰开窍。

方药：柴胡加龙骨牡蛎汤合黄连温胆汤。

柴胡24g，黄芩12g，党参12g，姜半夏12g，大黄6g，龙骨15g，牡蛎15g，磁石30g，桂枝10g，茯苓20g，陈皮12g，黄连6g，竹茹12g。3服。

水煎服，日1服。

2022年6月2日二诊，患者心烦不安减轻，仍口苦口干，神情忧郁，舌苔黄腻，舌质紫暗，脉滑数有力。治疗已见成效，守原方7服，水煎服，日1服。

2022年6月10日三诊，患者病情好转，忧郁神情明显好转，已经不再有焦虑发作，舌苔薄腻，舌质淡暗，脉滑有力。守上方15服，日1服，巩固疗效。

2022年6月28日四诊，患者神情忧郁及焦虑不安等证已除，饮食可，精神佳，情绪大好。嘱清淡饮食，戒烟酒，注意休息，适当活动。守上方15服，隔日1服。

2022年7月30日五诊，告知病情稳定，已经基本痊愈，要求带药外出经商。嘱上方每周2服，巩固治疗。

2023年3月20日，其亲戚告知，其抑郁症已经痊愈。

按：《丹溪心法·六郁》：“气血冲和，万病不生，一有怫郁，诸病生焉，故人身诸病，多生于郁。”《素问·六元正纪大论篇》：“木郁达之，火郁发之，土郁夺之，金郁泄之，水郁折之。”《伤寒论》107条：“伤寒八九日，下之，胸满烦惊，小便不利，谵语、一身尽重，不可转侧者，柴胡加龙骨牡蛎汤主之。”该患者事务繁忙，劳神费心，日久情志忧郁，气机不畅，肝气郁结，乘脾反胃，脾胃损伤，津液不归正化，痰浊内生；气机不畅，日久化火；痰火扰心，心神不安；痰蒙心窍，情志忧郁。日久不解，发为抑郁证。故予柴胡加龙骨牡蛎汤，疏肝解郁，清热泻火，镇静安神，加予黄连、竹茹增强化痰清热之力。

从此案可以看出，抓住患者胸满烦惊、一身尽重的特点，正与柴胡加龙骨牡蛎汤方证相合，果断投之，疗效惊人。

12. 温经汤治疗痛经案

刘某某，女，32岁，2022年3月19日初诊。

主诉：少腹痛伴月经延期2年余。

现病史：患者身体瘦弱，面黄消瘦，少腹部拘急有压痛，自诉腰酸腿软，心悸乏力，唇口干燥，恶寒肢冷，月经延期，月经量少色暗有血块，舌质紫暗，苔薄白，脉沉紧。

中医诊断：痛经；寒凝血瘀证。

辨证分析：患者中年女性，素体阳虚，工作繁忙，不注意生活调摄，胞脉受寒，日久不祛，导致寒凝血瘀证。气血不足，经脉失养，则身体瘦弱，面黄消瘦，腹部拘急有压痛，心悸乏力；寒邪伤阳，温煦无力，则恶寒肢冷，月经延期，月经量少色暗有血块，舌质紫暗，苔薄白，脉沉紧，为寒凝血瘀之征象。

治则：温经散寒，补气养血。

方药：温经汤。

吴茱萸9g，桂枝12g，川芎9g，当归12g，牡丹皮12g，半夏12g，麦冬12g，党参15g，炙甘草6g，阿胶12g，白芍12g，生姜15g。6服。

日1服，水煎服。

2022年3月26日二诊，患者腹痛恶寒减轻，仍腰酸腿软，心悸乏力，神情忧郁，舌苔黄腻，舌质紫暗，苔薄白，脉沉紧。治疗已见成效，守原方7服，水煎服，日1服。

2022年4月10日三诊，患者病情好转，月经来潮，腹痛减轻，血块减少，恶寒、心悸、乏力均有好转，舌质淡暗，苔薄白，脉沉紧。守上方15服，日1服，巩固疗效。

2022年5月12日四诊，患者月经来潮，仍稍感腹痛恶寒，腰酸肢冷。精神好转，面色转红润，饮食可，精神佳。嘱注意保暖，加强营养，适当活动。守上方15服，隔日1服。

2022年7月26日五诊，告知病情稳定，已经基本痊愈，守上方15服，隔日1服。巩固疗效。

按:《金匮要略》:“妇人年五十所，病下利数十日不止，暮即发热，少腹里急，腹满，手掌烦热，唇口干燥……曾经半产，瘀血在少腹不去。何以知之?其证唇口干燥，故知之，当以温经汤主之。”该患者素体虚弱，冲任虚寒，生活失于调摄，胞脉受寒，失于温养，经脉不通，发为痛经。故给予温经汤，温经散寒，补气养血，阳气得充，寒邪得祛，经脉得通，痛经自除。从此案可以看出，抓住患者身体瘦弱、面黄消瘦、少腹部拘急有压痛、唇口干燥、恶寒肢冷等特点，与温经汤方证相合，故坚持服药，终获痊愈。

13. 真武汤治疗水肿案

张某某，男，82岁，2022年5月12日初诊。

主诉：畏寒怕冷3年，双足水肿1周。

现病史：患者神志清、精神差，身体瘦弱，面白而消瘦，畏寒怕冷，虽然已进入夏季，仍身穿厚衣，双足水肿，按之凹陷，四肢沉重，小便不利，乏力懒言，舌淡胖水滑苔，脉沉弱。

中医诊断：水肿；阳虚水泛证。

辨证分析：患者为老年男性，年高体弱，肾阳亏虚，不能温煦，则畏寒怕冷，四肢厥冷，虽然天气炎热，仍身着厚衣而自觉寒冷；阳虚气化失司，水饮泛溢肌肤，则双足水肿，小便不利。阳虚精神失养，嗜睡懒惰，不想言语。舌淡胖，水滑苔，脉沉弱，为阳虚水泛之征象。

治则：温阳化气，行水利尿。

方药：真武汤。

炮附子9g，茯苓30g，白芍12g，干姜9g，白术15g。6服。

日1服，水煎服。

2022年5月19日二诊，患者双足水肿减轻，仍嗜睡懒惰，四肢沉重，不想言语，畏寒怕冷，舌淡胖水滑苔，脉沉弱。治疗已见成效，守原方6服，水煎服，日1服。

2022年5月26日三诊，患者病情好转，畏寒怕冷减轻，嗜睡懒惰好转，已能出去散步活动，双足水肿消退。病情基本痊愈。舌淡，苔白，脉沉。守上方7服，隔日1服，巩固疗效。

2022年6月28日随访，告知病情稳定，神志清，精神可，饮食睡眠正常，病情告愈。

按:《伤寒论》316条:“少阴病二三日不已，至四五日，腹痛，小便不利，四肢沉重疼痛，自下利者，此为有水气，其人或咳，或小便利，或下利，或呕者，真武汤主之。”该患者为老年男性，年高体弱，肾阳亏虚，失其温煦之职，则畏寒怕冷，四肢厥冷，虽然天气炎热，仍身着厚衣而自觉寒冷；阳虚气化失司，水饮泛溢肌肤，则双足水肿，四肢沉重，小便不利；阳虚精神失养，嗜睡懒惰，不想言语。舌淡胖水滑苔，脉沉弱，为阳虚水泛之征象，故给予真武汤，温阳化气，行水利尿，阳气得充，温煦之职得以恢复，寒邪得祛，气化得行，水邪自去，水肿自消。从此案可以看出，抓住患者身体瘦弱、畏寒怕冷、四肢厥冷、双足水肿、四肢沉重、小便不利的特点，认清阳虚水泛的病机，给予真武汤守方治疗，3年痼疾得愈，畏寒怕冷的体质也得到了改善。

14. 吴茱萸汤治疗呕吐案

吴某某，女，58岁，2016年5月26日初诊。

主诉：呕吐伴头痛1周。

现病史：患者神志清、精神疲惫，体瘦，面色微黑而憔悴，呕吐频作，呕吐清稀痰涎，伴头痛，手足不温，腹冷喜按，舌淡胖，水滑苔，脉沉弦。

中医诊断：呕吐；肝寒犯胃证。

辨证分析：患者为中年女性，素体阳虚，肝经虚寒，肝寒上犯脾胃，则呕吐清稀痰涎。肝胃虚寒，浊阴中阻，阳气被阻不能达于四末，则手足不温，腹冷喜按;肝经寒邪循经上犯，则巅顶痛，胸胁胀闷;舌淡胖，水滑苔，脉沉，为肝胃虚寒之征象。

治则：温中补虚，降逆止呕。

方药：吴茱萸汤。

吴茱萸9g，人参12g，大枣20g，生姜30g。3服，日1服，水煎服。

2016年5月29日二诊，患者呕吐已止，精神好转，已经能够进热粥，头痛好转，舌淡胖，脉沉。治疗已见成效，守原方3服，水煎服，日1服。

2016年6月3日三诊，患者呕吐头痛已愈，诸症若失，精神好，饮食正常。病情痊愈。守上方5服，隔日1服，巩固疗效。

按:《伤寒论》243条:“食谷欲呕者，属阳明也，吴茱萸汤主之。”《伤寒论》309条:“少阴病，吐利，手足厥冷，烦躁欲死者，吴茱萸汤主之。”《伤寒论》378条:“干呕，吐涎沫，头痛者，吴茱萸汤主之。”

该患者为中年女性，素体阳虚，肝经虚寒，肝寒上犯脾胃，则呕吐清稀痰涎。肝胃虚寒，浊阴中阻，阳气被阻不能达于四末，则手足不温，腹冷喜按；肝经寒邪循经上犯，则巅顶痛，胸胁胀闷；舌淡胖，水滑苔，脉沉，为肝胃虚寒之征象。该患者“头痛、干呕、吐涎沫、手足厥冷”正与吴茱萸汤方证相同，给予吴茱萸汤温中补虚，降逆止呕，方证相应，效如桴鼓。

15. 乌梅丸汤治疗久利案

何某某，女，72岁，2019年5月26日初诊。

主诉：腹泻伴乏力3年，加重1周。

现病史：患者神志清、精神差，形体消瘦，身体佝偻，面色微黑而憔悴，日下利10余次，手足不温，口渴，心烦，舌尖溃疡，腹冷喜按，舌淡胖水滑苔，脉沉弦。

中医诊断：泄泻；上热下寒证。

辨证分析：患者为老年女性，终日田间劳作，饮食无常，为干农活，常常在田间饮冷水，吃冷饭，日久脾胃损伤，脾胃阳虚，运化失常，日久累及其他脏腑，致使肝肾阳虚；阴盛于下，阳隔于上，阳扰心神，则心烦；阳气上冲头面，则头汗出，口舌溃疡。舌淡胖，水滑苔，脉沉弦，为阳虚之象。

治则：温阳祛寒，温中补虚，清热除烦。

方药：乌梅丸改为汤剂。

乌梅15g，桂枝12g，炮附子12g，干姜10g，蜀椒5g，细辛3g，黄柏10g，黄连5g，当归9g，党参15g。3服。

日1服，水煎服。

2019年5月29日二诊，患者腹泻次数减少，精神好转，口渴心烦减轻，舌淡胖，脉沉弦。治疗已见成效，守原方3服，水煎服，日1服。

2016年6月5日三诊，患者腹泻次数为日2~3次，质稀薄，口渴心烦进一步减轻，口腔溃疡已愈，畏寒已除。守上方7服，隔日1服，巩固疗效。

2016年6月29日，随访，患者泄泻已愈。

按：《伤寒论》326条：“厥阴之为病，消渴，气上撞心，心中疼热，饥而不欲食，食则吐蛔。下之利不止。”《伤寒论》338条：“伤寒脉微而厥，至七八日肤冷，其人躁无暂安时，此为脏厥，非蛔厥也。蛔厥者，其人当吐蛔，令病者静，而复时烦着，此为脏寒，蛔上入其膈，故烦，须臾复止，得食而呕，又烦者，蛔闻食臭出，其人常自吐蛔。蛔厥者，乌梅丸主之，又主久利。”乌梅丸证属于上热下寒，以下寒为本，以正气虚损，肝脾肾阳气亏虚，阴寒内盛，隔绝阳气于胸膈头面，阴阳之气不相顺接，故发为蛔厥，或发为久利，或发为口腔溃疡等证。其辨证要点为：脉微而厥，时烦，吐蛔，久利等。该患者为老年女性，终日田间劳作，饮食无常，为干农活，常常在田间饮冷水，吃冷饭，日久脾胃损伤，脾胃阳虚，运化失常，日久累及其他脏腑，致使肝脾肾阳虚；阴盛于下，阳隔于上，阳扰心神，则心烦，阳气上冲头面，则头汗出，口舌溃疡。舌淡胖，水滑苔，脉沉弦，为肝脾肾阳虚之象。该患者脉证与乌梅丸证正相符合，故应用乌梅丸半月余，3年下利痼疾得除，再次见证仲圣经方之奇妙。

16. 黄连阿胶汤治疗失眠案

江某某，男，49岁，2020年7月19日初诊。

主诉：失眠心烦半月，加重3天。

现病史：患者精神亢奋，形体消瘦，头发稀少，面色潮红，口干少饮，心烦不寐，时有心悸，夜晚心烦不能卧床，来回踱步，头晕头胀，两目困涩，舌尖溃疡，舌红苔少，脉细数。

中医诊断：失眠；阴虚阳亢，心肾不交证。

辨证分析：患者中年男性，教书育人，日夜操劳，暗耗阴血，日久心血不足，损伤肾阴，心肾阴虚，虚火上扰心神，则心神躁扰不宁，心烦心悸，失眠多梦，终致夜不能寐，心烦极不能耐，卧不着席；心肾阴虚，虚阳上扰，则头晕头胀，两目困涩，口舌溃疡。舌红苔少，脉细数，为阴虚火旺之象。

治则：滋阴养血，除烦安神。

方药：黄连阿胶汤加味。

黄连15g，黄芩9g，白芍12g，阿胶12g，酸枣仁18g，百合30g，生地黄15g，鸡子黄2个。6服。

日1服，水煎服。

2020年7月26日，患者电话告知，病情好转，每晚已经能够入睡5小时，心烦大为减轻，头晕头胀等症状已有明显改善。效不更方，守原方12服，水煎服，日1服。

2020年8月20日，电话告知，失眠已愈。嘱注意休息，适量运动，清淡饮食，并给予甘麦大枣汤方，继续调理3月。

按：《伤寒论》303条：“少阴病，得之二三日以上，心中烦，不得卧，黄连阿胶汤主之。”黄连阿胶汤治疗少阴阴性阳亢、心肾不交之证。心中烦，不得卧是由于素体阴虚阳盛，热入少阴，从阳化热，耗伤肾阴，不能上济于心，导致水火失济、心肾不交而出现心火亢盛、上扰心神之象。阳入于阴为之寐，心火亢盛，阳不入阴，于是出现不寐。本方由黄连、黄芩、白芍、鸡子黄、阿胶五味药组成，黄连、黄芩味苦性寒，清心火，祛除上炎之虚热，阿胶、鸡子黄滋肾阴，养心血；白芍与黄连、黄芩相配，酸苦以清心火，与阿胶、鸡子黄相配，酸甘化阴以滋肾阴；并配伍酸枣仁养心肝之血，安心神；百合、生地黄滋肾阴、清虚火，交通心肾，达到水火既济、阴阳相交的效果。本患者教书育人，日夜操劳，暗耗阴血，日久心血不足，损伤肾阴，心肾阴虚，虚火上扰心神，则心神躁扰不宁，心烦心悸，失眠多梦，终致夜不能寐，心烦极不能耐，卧不着席；心肾阴虚，虚阳上扰，则头晕头胀，两目困涩，口舌溃疡。以上病症正与黄连阿胶汤方证相符，故投以黄连阿胶汤，疗效惊人。

17. 桂枝芍药知母汤治疗关节炎案

张某某，女，52 岁，2020 年 3 月 16 日初诊。

主诉：膝关节疼痛 2 年余，手指关节疼痛半月。

现病史：患者神志清，精神可，形体稍胖，面白肤软，双膝关节及掌指关节肿胀，触痛明显，自觉体倦乏力，活动时候胸闷气喘。有冠心病史 3 年。舌质淡暗，舌苔白腻，脉沉紧。

中医诊断：寒湿痹症。

辨证分析：患者为中年女性，从事营业员工作，终日劳累，加上素体虚弱，正气不足，风湿之邪乘虚侵袭关节，寒邪偏胜，寒为阴邪，其性凝滞，气血不通，故痛有定处；湿邪留着关节，留而不去，故关节肿胀。舌质淡暗，舌苔白腻，脉沉紧，为寒湿之邪侵袭之象。

治则：祛寒除湿，祛风止痛。

方药：桂枝芍药知母汤加味。

桂枝 15g，麻黄 9g，生姜 20g，防风 12g，白术 18g，炮附子 9g，知母 15g，薏苡仁 30g，甘草 9g，白芍 12g。6 服。

日 1 服，水煎服。

2020 年 3 月 26 日，患者电话告知，病情好转，关节痛已经减轻，关节肿胀已痊愈，身体乏力减轻。效不更方，守原方 6 服，水煎服，日 1 服。

2020 年 5 月 12 日，患者电话告知，关节炎已愈。嘱注意休息，避风保暖，适量运动，清淡饮食。

按:《金匮要略》云:“诸肢节疼痛，身体魁羸，脚肿如脱，头眩短气，温温欲吐，桂枝芍药知母汤主之。”患者为中年女性，终日劳累，加上素体虚弱，正气不足，风湿之邪乘虚侵袭关节，寒邪偏胜，寒为阴邪，其性凝滞，气血不通，故痛有定处；湿邪留着关节，留而不去，故关节肿胀。舌质淡暗，舌苔白腻，脉沉紧，为寒湿之邪侵袭之象。给予桂枝芍药知母汤加味，祛寒除湿，祛风止痛。方中桂枝与炮附子温经散寒、通阳宣痹，麻黄、防风配桂枝温散在表之湿，白术、薏苡仁配炮附子祛除在理之湿邪，桂枝、芍药调和营卫气血，知母、芍药益阴清热，甘草和胃调中。诸药相伍，表里兼顾，驱寒除湿，调和营卫气血，宣痹止痛。因该患者病症与桂枝芍药知母汤方证相合，故收到药到病除之效果。

18. 五苓散治疗心衰案

徐某某，女，72 岁，2022 年 7 月 18 日初诊。

主诉：水肿伴呼吸困难 3 个月，端坐呼吸 10 天。

现病史：患者神志清，精神疲惫，形体消瘦，面色发黑，呼吸急促，双下肢水肿，双足及足踝部水肿明亮，按之没指。有心脏瓣膜病病史 8 年，主动脉瓣重度狭窄伴反流，二尖瓣、三尖瓣反流。舌质淡暗，舌体胖大，舌苔水滑，脉沉细滑。

中医诊断：支饮；水饮泛溢证。

辨证分析：患者为老年女性，从事农业劳动，终日劳累，加上素体虚弱，正气不足，外邪侵袭，日久脾肾气虚，久治不愈，发展为心脾肾阳气亏虚，气化不利，水湿泛滥，上迫心肺，则胸闷气喘，呼吸急促；水邪壅塞，三焦水道不通，则尿少浮肿，下肢尤甚。舌质淡暗，舌体胖大，舌苔水滑，脉沉细滑，为阳虚气化不利之象。

治则：温阳利水，泻肺逐饮。

方药：五苓散合葶苈大枣泻肺汤。

猪苓 18g，茯苓 30g，泽泻 20g，桂枝 12g，白术 30g，肉桂 3g，葶苈子 15g，大枣 12 枚。3 服。

日 1 服，水煎服。

2022 年 7 月 21 日，患者胸闷气喘减轻，双下肢水肿好转，饮食量明显增加，舌质淡暗，苔白腻，脉沉滑。效不更方，守原方 6 服，水煎服，日 1 服。

2022 年 7 月 29 日，患者病情好转，喜悦之情溢于言表，自诉饮食可，体倦乏力已经消失，亦能平卧休息，可在庭院散步。原方减葶苈子为 9g，加薏苡仁 30g，15 服，隔日 1 服，巩固疗效。并嘱注意休息，避风保暖，适量运动，清淡饮食。

随访 1 年未发。

按:《伤寒论》71 条:“太阳病，发汗后，大汗出，胃中干，烦躁不得眠，欲得饮水者，少与饮之，令胃气和则愈。若脉浮，小便不利，微热消渴者，五苓散主之。”清代医家柯琴《伤寒来苏集 · 伤寒论注》曰:“猪苓色黑入肾，泽泻味咸入肾，具水之体，茯苓味甘入脾，色白入肺，清水之源，桂枝色赤入心，通经发汗，为水之用。”全方相伍，温阳化气，甘淡渗水，内通三焦，外达皮腠，使水湿之邪从小便而解，诸湿肿满，疏而导之。《金匮要略》云：“咳逆倚息，短气不得卧，其形如肿，谓之支饮”“支饮不得息，葶苈大枣泻肺汤主之。”葶苈子辛苦寒，能开泄肺气，清热利水，大枣甘温安中，缓和药性，两药配伍，清热泻肺，利水平喘。患者为老年女性，从事农业劳动，终日劳累，加上素体虚弱，正气不足，外邪侵袭，日久脾肾气虚，久治不愈，发展为心脾肾阳气亏虚，气化不利，水湿泛滥，上迫心肺，则胸闷气喘，呼吸急促；水邪壅塞，三焦水道不通，则尿少浮肿，下肢尤甚。舌质淡暗，舌体胖大，舌苔水滑，脉沉细滑，为阳虚气化不利之象。给予五苓散合葶苈大枣泻肺汤，温阳利水，泻肺逐饮，利尿平喘。

19. 理中汤治疗顽固性呃逆案

张某某，男，65岁，2013年5月16日初诊。

主诉：呃逆伴胸腹部不适10天。

现病史：患者神志清，精神萎靡，形体消瘦，四肢不温，面色发暗，腹满腹胀，大便溏薄，呃声低沉，绵绵不止，一手捂胃脘部。自述有发作性呃逆20余年，每年发作数次，最初因上山劳动时吃冰冷食物发病，留下病根，本次发作已经10天，无休无止，痛苦难耐，舌质淡暗，舌体胖大，舌苔水滑，脉沉细弱。

中医诊断：呃逆；脾胃虚寒证。

辨证分析：患者为老年男性，从事农业劳动，因饮食不规律，劳动后进食冰冷食物，损伤脾胃阳气，寒邪积滞于内，阳气不达于四末，故四肢不温，寒气上冲动膈，发为呃逆。因治不得法，寒邪不去，脾胃阳气日益受损，日渐衰败，故发作频频。舌质淡暗，舌体胖大，舌苔水滑，脉沉细弱，为脾胃阳虚、水湿潴留之象。

治则：温补脾胃，温阳化湿，降逆止呃。

方药：理中汤加味。

党参15g，干姜15g，白术30g，炙甘草6g，炮附子9g，吴茱萸9g，大枣6枚。3服。

日1服，水煎服。

2013年5月22日，患者呃逆已止，腹胀腹满减轻，食欲好转，舌质淡胖，苔白腻，脉沉。效不更方，守原方6服，水煎服，日1服，巩固疗效。

2013年5月29日，患者主诉呃逆未发，食欲可，大便正常，小便通利，体力恢复正常，正常从事生产劳动。嘱服附子理中丸10盒，以图巩固疗效。

按：该患者为老年男性，从事农业劳动，因饮食不规律，劳动后进食冰冷食物，损伤脾胃阳气，寒邪积滞于内，阳气不达于四末，故四肢不温；寒气上冲动膈，发为呃逆。因治不得法，寒邪不去，脾胃阳气日益受损，日渐衰败，累及肾阳，终致脾肾阳虚，故发作频频。舌质淡暗，舌体胖大，舌苔水滑，脉沉细弱，为脾肾阳虚、水湿潴留之象。理中丸见于《伤寒论·辨霍乱病脉证并治》，为太阴病主方。太阴病以吐、利、腹痛、腹满为特征，属太阴脾虚寒证。仲景先师提出治法为“当温之”。理中汤温中健脾，加炮附子温肾阳以暖脾阳，寓补火生土之意；吴茱萸具有温中散寒、下气开郁、温中止痛、理气燥湿的功效，对脏寒吐泻、脘腹胀痛、经行腹痛、厥阴头痛均有很好的疗效。故理中汤加炮附子、吴茱萸增强了温中补虚、降逆止呃的功效，疗效显著，多年痼疾，终于得除。

李淼经方医案 18 则

李　淼
南阳市第六人民医院，河南 南阳 473004

1. 葛根汤加味头痛（高血压病）案

会某某，男性，68 岁，2018 年 12 月 6 日初诊。

主诉：头痛头昏项强伴手足不温、麻木 6 天，加重 2 天。

现病史：患者有高血压病史 10 余年。经常服用硝苯地平缓释片、卡托普利片等，血压控制在 140/90mmHg 左右。6 天前劳累受凉之后，突发头痛项强、心悸、失眠、手足不温、手指轻微麻木，在某医院测血压 190/105mmHg，加大西药降压药、扩血管药用量，中药用平肝熄风、疏肝降逆等治疗 4 天，罔效。2 天前心情更为紧张，症状加重。今来门诊求治。

望其面色青黄、神情紧张、手略颤抖；舌质淡，边有齿痕，苔薄白。自感头痛项强，卧床不欲动，且彻夜难寐，心悸，手足均感麻木。恶风无汗，小便清长，怕冷。触其手足冰凉，尺肤凉至肘部，测血压 200/105mmHg，脉浮弦而紧。此乃风寒外束、阳气郁遏、气机不畅之象，急拟祛风散寒、回阳救逆。

中医诊断：头痛；外感风寒兼阳虚证。

西医诊断：高血压病 3 级。

治则：发汗解表，回阳救逆。

方药：葛根汤加炮附子。

麻黄 12g，桂枝 12g，白芍 15g，柴葛根 50g，红枣 12g，甘草 6g，炮附子（先煎）18g，生姜 3 片。2 服。

水煎急服。

2018 年 12 月 8 日上午回诊，患者服用上药之后，汗出而手足温，不再恶风，能安稳入睡；头项强痛大减，心情平静，手足麻木之感消失；二便正常，舌淡苔薄白，脉浮大，测血压 165/95mmHg。此阳复而邪出，原方去炮附子，续服 3 服，诸症尽除。

按：风寒外束、阳气郁闭、气机不畅，虽着力息风、清热、降逆诸法，然血压居高、头痛项强加重、神乱手颤、脉弦数等肝风欲动之危象未减，此时若不急解太阳、回阳救逆，则肝风势必更张，病情转危即在眼前。急拟祛风散寒、回阳救逆。患者年龄较大，就诊时收缩压高达 200mmHg，属于重度高血压。如此高的血压，出现头痛头昏、心悸、手足轻微麻木等症，且极易伴发心脑病变，若不及时治疗或者治疗不当，后果不堪设想！该案一反常态，没有照前医一味地投入平肝息风、育阴潜阳等物，而是从患者实际情况出发，从关键处着眼，使用辛温解表剂，方证相合，自然效如桴鼓。

病案的着眼点很明确，前医一味的平肝降逆乏效，再投之更是无济于事，反而出现变证。换种思路，重新审视当是取胜的关键。该案“面色青黄，苔薄白；手足冰凉，尺肤凉至肘部，恶风无汗；颈项强，小便清长”，为风寒外袭之表实证，是着眼点。病案的疑问点：该案病人四肢冷需厚被，恶风，小便清长，面色青黄，阳气虚微症状凸显，使用温阳救逆的附子无疑。患者就诊时已是 12 月份，此时北方天气转凉，单纯的“恶风（寒），无汗，小便清长”是难以辨为表寒的，因为阳虚或者里寒也会出现。辨证处方当从“人”出发，现代医学的介入，无疑使中医趋于量化，趋于规范，但用之不当也同样会失去中医的本源，失去了中医的整体辨证方法。中医辨证决不能一见感染、炎症就投入清热解毒药，一见肿瘤就投入中药的抗肿瘤药物，恐于麻黄、附子升压的副作用就不敢使用，这明显不是中医，最起码不是正确的中医思维。该案用大剂量麻黄、附子仍然取效，即是明证。现在有学者使用温潜法治疗高血压病取效的报道不断增多，说明了中医治病从来都没有僵化的思维和定理。有是证，用是方。该案辨证精当，取效迅速，主要是方与证十分掣合，充分体现了仲景所言“观其脉证，直犯何逆，随证治之”。

2. 大柴胡汤合方治疗发热（肺炎）案

张某某，女，67 岁，2018 年 8 月 28 日上午初诊。

主诉：发热伴脘腹胀满 4 天。

现病史：患者 6 天前不明原因发热，自行口服中成药和西药（具体不详），热不退反升高（39℃）。

后在某医院住院4天，经胸部CT检查，诊断为右下肺炎。抗感染治疗4天，体温不降，每天呕吐数次，不欲饮食，随自动出院而来门诊治疗。

接诊时见患者精神差，烦燥，面红，舌红，苔黄腻。自诉恶心厌食，脘腹胀满，大便3天未解，发病以来从未出现咳嗽。摸其皮肤烫手，体温40℃，腹软，剑突下有压痛，右胁下有抵抗，脉弦数。

中医诊断：少阳阳明合病。

治则：和解少阳，通腑泄热。

方药：大柴胡汤合栀子厚朴汤加减。

柴胡30g，黄芩20g，连翘30g，姜半夏15g，生白芍15g，炒枳实15g，制大黄10g，栀子15g，制厚朴15g，甘草6g。3服。

水煎服。嘱其当天可服2服药，每4小时服药1次。

2018年9月2日二诊，患者精神较上次判若两人，自述中药服下后，当天下午体温即开始下降；胃口渐开，已能进少量饮食，并解溏便1次，仍不咳嗽。检查显示，患者体温37.5℃，腹软，剑下已无压痛，右胁下尚存轻度抵抗；舌红，黄腻苔明显减退，脉弦数。阳明积滞稍通，少阳郁热渐解。

转方以小柴胡汤合栀子厚朴汤加减。

柴胡20g，黄芩10g，连翘30g，姜半夏15g，太子参10g，栀子6g，制厚朴10g，炒枳壳10g，炙甘草6g。3服。

水煎服，每日1服。

2018年9月5日三诊，患者体温正常，自述开始出现咳嗽，无痰，口干，但不欲饮水。舌质红，少苔，脉弦细数。热病以后，气津两伤，肺热未除，太阳阳明合病。

再转方以竹叶石膏汤加减。

竹叶15g，生石膏50g，法半夏10g，麦冬50g，太子参15g，炙甘草6g，粳米20g，北沙参20g，百部20g。5服。

水煎服，每日1服。

四诊记录：患者咳嗽停止，饮食较前增多，大小便正常，唯体力较差，动则汗出；舌质红，少苔，脉弦细。肺热清而气阴未复，以生脉饮加减收功善后，其间复查胸部CT，结果显示右肺病灶已完全吸收。

按：中医以辨证为要，有是证，用是方。该患者高热、面红心烦；恶心呕吐，胸胁苦满；腹胀纳差，大便不通；舌红，苔黄腻，脉弦数。辨证属少阳阳明合病。治疗不能因病而弃证，况且肺炎病人临床也常见有恶心、呕吐、腹胀、便秘或腹泻等消化道症状，特别是右下叶肺炎有时可直接出现右上腹痛。首选和解少阳、通下阳明热邪之大柴胡汤治疗，方证、方病均相适应，特别是方中柴胡、黄芩本身就具有良好的退热抗炎作用，合以栀子厚朴汤及连翘，更增强了清解胸膈郁热、行气除满之力，故收效明显。二诊、三诊分别转方小柴胡汤、竹叶石膏汤，诚为遵循经方治病之原则：观其脉证，知犯何逆，随证治之。

3. 半夏泻心汤合封髓丹治疗胃痞病案

张某某，男，51岁，2019年8月23日初诊。

主诉：心下胀满半年，伴口疮3周。

现病史：患者自诉有烟酒嗜好，平时饮食不规律，半年来胃脘部时胀满不适，西医诊断为“浅表性胃炎”，给患者服用吗丁啉、奥美拉唑、胃康灵等药物治疗，时效时差，一直未获痊愈。20天前舌尖及口颊部又见溃疡，加服罗红霉素胶囊、替硝锉片，病情加重，转求中医治疗。四诊后，见患者心下痞满，按之柔软，时时恶心，嗳气频频，大便溏，舌质淡，舌尖红且见黄豆大溃疡面，苔腻微黄，脉弦滑。

中医诊断：胃痞病；寒热错杂，气机壅滞。

西医诊断：浅表性胃炎伴口腔溃疡。

辨证分析：平时饮食无常，酒食伤及中州，脾胃升降失调，胃气痞塞不通，而又痰气胶结，中焦枢机不利，气机壅滞，而见心下胀满壅滞不通；胃气当降返升则恶心，脾寒气陷清气不升则便溏；湿蕴热伏，灼伤口舌而见口疮。

治则：清热化湿，和中消痞。

方药：半夏泻心汤合封髓丹。

旱半夏15g，黄连9g，黄芩9g，干姜12g，党参10g，炙甘草10g，大枣12g，黄柏9g，砂仁10g（后下）。5服。

每日1服。水煎2次，合汁600mL，分3次服。

2019年8月28日二诊，患者上药服5服，恶心、嗳气、痞满大减，疮面缩小。继服5服，病告痊愈，月余随访未见复发。

按：《伤寒论》：“伤寒五六日，呕而发热者，柴胡汤证具，而以他药下之，柴胡证仍在者，复与柴胡汤。……若心下满而硬痛者，此为结胸也，大陷胸汤主之。但满而不痛者，此为痞，柴胡不中与之，宜半夏泻心汤。”而《金匮要略》中记载：“呕而肠鸣，心下痞者，半夏泻心汤主之。”

半夏泻心汤治疗痰气痞，本证以脾胃虚弱、气机升降失常为发病基础。胃气不降则生热，脾气不升则生寒，寒热之气错杂于中焦，故此心下痞又属“寒热错杂痞”。本方由小柴胡汤去柴胡、生姜，加黄连、干姜而成。以半夏为主药，化痰和胃降逆止呕；以黄芩、黄连苦寒清热，干姜辛热散寒以温脾；以党参、炙甘草、大枣补益脾胃，甘温和中。本方辛开苦降，寒温并用，为脾胃不和、寒热错杂的第一方。临床中，凡脾胃虚弱，寒热错杂，升降失调，清浊混淆而致脾胃不和、脘腹胀痛、呕吐泄泻者，多可用本方加减治疗。本方对口疮也有治疗作用，但在临床实践中加用封髓丹则疗效更优，也可加用小量肉桂引火归元，缩短口疮愈合进程。

脾胃位居中州，为升降之枢。脾为阴土，喜燥恶湿，其气以升为顺；胃为阳土，喜润恶燥，其气以降为顺。脾胃升降相因，脾不升则胃不降，胃不降则脾不升。脾升胃降，共同完成饮食物的消化吸收及代谢，为后天之本、气血生化之源。

“心下痞”由脾胃阴阳之气失调而起，阴不得阳则生寒，脾寒不升则下泻，阳不得阴而生热，胃热不降则上逆。究其原因，又在于脾胃的斡旋无力，运化失常之所致。

本案因饮食失常，酒食伤及中焦，脾胃升降失调，阴阳之气痞塞不通，而又痰气胶结。由于脾气不升则寒从内生，胃气不降则热从内起，因此治疗若单纯治寒、治热、治虚、治实皆不得要领，只宜寒热并用，辛开苦降，甘温补中，调和脾胃，协调中焦阴阳。半夏泻心汤集寒热补消药于一体，辛开苦降甘补，以达到恢复脾胃升降之目的，恰合胃痞病病机而设。

4. 小青龙汤治疗咳嗽案

张某某，男，36岁，2022年10月27日初诊。

主诉：咳嗽、咳痰1月余。

现病史：患者1月前冲凉后出现发热，体温37~38℃，伴乏力、咽干、口不渴、鼻塞、干咳等症，于当地诊所以感冒诊治后已无发热、鼻塞等症，仍反复咳嗽，咳白色稀痰，在当地诊所治疗，效差。欲求中医治疗，遂来门诊。四诊后，见患者咳嗽，咳白色稀痰；有时咽干，口不渴，纳差，偶有恶心；小便正常，大便溏薄，1~2次/日。咽无红肿，双肺听诊有湿啰音。舌淡，苔白滑，脉沉细。

既往史：慢性支气管炎病史，平素畏寒怕冷，饮凉或腹部受凉后即出现腹泻，易汗出。

中医诊断：咳嗽；外感寒邪、内停水饮。

西医诊断：支气管肺炎。

辨证分析：《伤寒论》第40条：“伤寒表不解，心下有水气，干呕，发热而咳，或渴，或利，或噎，或小便不利，少腹满，或喘者，小青龙汤主之。”第41条：“伤寒心下有水气，咳而微喘，发热不渴，服汤已，渴者，此寒去欲解也，小青龙汤主之。”本案中患者体虚，畏寒怕冷，受凉后出现发热，咽干，口不渴，咳嗽，咳白稀痰，不欲饮水，舌淡，苔薄白，符合小青龙外寒里饮病机，患者里饮内停，故受凉后可出现腹泻。

治则：解表散寒，温肺化饮。

方药：小青龙汤加味。

桂枝15g，细辛6g，姜半夏18g，五味子6g，炒白芍15g，干姜9g，炙甘草6g，麻黄6g，前胡15g，炒杏10g，紫菀15g，陈皮15g，炙百部12g，炒山药30g。5服。

日1服，水煎服，分3次，早、中、晚饭后1小时口服。

2022年11月2日二诊，患者诉服药后诸症好转，咳嗽减轻，咳白稀痰已不明显，服中药以来大便成形正常，每日1次，患者很高兴，但是出现头蒙，口干加重，考虑为当时气候干燥且小青龙汤方偏于温燥所致。于原方加用石膏20g，5服，水煎服，分3次，早中晚饭后1小时服。2018年11月12日微信反馈，诸症痊消。

按：自《伤寒论》40条、41条，可得小青龙汤方：麻黄（去节）、芍药、细辛、干姜、甘草（炙）、桂枝（去皮）各三两，五味子半升，半夏半升。方中麻黄、桂枝相须为君，发汗解表以解表邪，麻黄宣肺平喘，桂枝化气行水化饮；干姜、细辛为臣，温肺化饮，兼助麻桂解表祛邪；然素有痰饮，脾肺本虚，若纯用辛温发散，恐耗伤肺气，故佐以五味子敛肺止咳，芍药和养营血；半夏燥湿化痰，和胃降逆，亦为佐药。炙甘草兼为佐使之药，既可益气和中，又能调和辛散酸收之品。本证由风寒束表，卫阳被遏，表寒引动内饮所致，治以解表散寒、温肺化饮为主。水寒相搏，内外相饮，饮动不居，水寒射肺，肺失宣降，故咳喘痰多而稀。饮动则胃气上逆，故干呕；水饮溢于肌肤，故浮肿身重；舌苔白滑、脉浮为外寒里饮之佐证。对此外寒里饮之证，若不疏表而徒治其饮，则表邪难解；不化饮而专散表邪，则水饮不除。故治以解表与化饮配合，一举而表里双解。本患者平素体虚，怕冷畏寒，受凉易腹泻，素易汗出，提示脾肺气虚，内有停饮，受凉后出现发热、咳嗽、咳白稀痰、咽干、口不渴，舌淡苔白滑，符合外寒里饮证。故用小青龙汤可获良效，加炒山药以顾护脾胃。

小青龙汤属于解表剂，“伤寒表不解，心下有水气”是医圣先师对小青龙汤的高度概括。临床中涵盖病种病症广泛，呼吸系统疾病、颈腰腿痛、面神经麻痹等，只要符合其病机，均可辨证应用，常能获效。

5. 麻杏石甘汤加味治疗发热案

梁某，男，62岁，2022年1月22日初诊。

主诉：发热10天。

现病史：患者10天前出现发热，体温波动在37.8~39.5℃，咳嗽，咽部不适。自服退热药后体温下降，5~6个小时后复发热，体温高达39.5℃，咽痒咳嗽，恶心、纳差，神清，乏力，大小便正常。舌苔薄白腻。

中医诊断：外感发热；内有郁热夹湿，外感风邪。

治则：疏风化湿，清热宣肺。

方药：麻杏石甘汤加减。

炙麻黄5g，麻黄5g，苦杏仁10g，生石膏50g，大青叶20g，板蓝根30g，紫苏叶10g，芦根40g，白僵蚕9g，广藿香10g，甘草6g，豆蔻10g，羚羊角粉3g。3服。

日1服，水煎服，分3次，早、中、晚饭后半小时服。

2022年1月29日二诊，患者服用3服草药后体温正常。1月29日当天胸部CT较1月25日肺部病变范围扩大，但体温已经连续6天正常。患者自感乏力明显，活动后胸闷、气短、胸疼，舌暗苔白腻。

改方以射干麻黄汤合三仁汤加减。

射干12g，蜜麻黄10g，广藿香15g，法半夏15g，款冬花10g，炙紫菀15g，桑白皮30g，生黄芪40g，生薏苡仁50g，芦根40g，佩兰12g，苦杏仁12g，生甘草6g。3服。

日1服，水煎服。

患者诉服药后体力恢复，胸闷、气短消失。

2022年2月3日三诊，患者自诉夜间盗汗，弄湿衣被，活动后出汗，后背疼痛，右侧重，咳嗽，有痰，二便调；舌暗，苔薄白。

改方以当归六黄汤加减。

当归15g，黄芪40g，生白术20g，防风12g，黄连6g，黄柏6g，地黄15g，桔梗15g，款冬花10g，紫菀15g，桑白皮30g，金荞麦30g，生甘草6g。3服。

日1服，水煎服。

患者自诉服药后体力恢复，发汗止。

2022年3月2日四诊，患者症状无，CT显示肺部斑片已经明显吸收。

按：一诊时，患者为新冠肺炎患者，采用麻杏石甘汤加减。麻杏石甘汤见于《伤寒论》第63条："发汗后，不可更行桂枝汤，汗出而喘，无大热者，可与麻杏石甘汤。"主要治疗外邪闭郁，肺有蕴热。邪热迫肺，肺失清肃，故见喘息。肺热蒸腾，逼迫津液外泄，故见汗出。虽然汗出但无表证。文中"无大热"是指表无大热，而热壅于肺。因肺合于卫而主皮毛，外邪郁闭，肺热内盛，可见发热，甚至高热不退。本案例中患者外感新冠病毒，病邪犯表，治宜疏解，药用麻黄；病毒阻肺，郁而化热，治宜清肺，药用石膏。重用石膏，监制麻黄辛温之性而转为辛凉清热之用。麻黄宣肺透邪，既开表闭又开肺闭。《景岳全书》："麻黄善达肌表，走经络，大能表散风邪，祛除寒毒，一应瘟疫、疟疾、瘴气、山岚……必宜用之。"石膏清肺泻热，杏仁止咳平喘，与甘草合用，共奏疏表宣肺、清热平喘之功。尤在泾在《伤寒贯珠集》中说，"盖肺中之邪，非麻黄、杏仁不能发，而寒郁之热，非石膏不能除，甘草不特救肺气之困，抑以缓石膏之悍也。"现代药理研究表明，麻杏石甘汤具有镇咳、祛痰、抗炎、平喘、解热、抗病毒、改善血液循环等作用，因此以麻杏石甘汤为主方。同时结合用药经验，大剂量使用黄芪，一方面扶助正气，以驱邪外出，另一方面以加强固表之功，防止继续遭受新冠病毒以外的病邪侵袭。服3服后患者热退身凉。

二诊时，患者虽然热退，但是肺部改变仍然继续。应患者要求，控制肺内病变，并改善乏力明显，活动后胸闷、气短、胸疼的症状。以射干麻黄汤合三仁汤加减。《金匮要略》第6条："咳而上气，喉中水鸣声，射干麻黄汤主之。"射干麻黄汤具有宣肺祛痰、降气止咳的作用。虽然患者自始至终未出现咳嗽、咳痰，但痰湿蕴肺、气机郁闭的机理是相同的。现代药理研究表明，射干麻黄汤具有镇咳、祛痰、松弛支气管平滑肌的作用。三仁汤出自《温病条辨》，其组方特点为：①开上、畅中、渗下，分利三焦，具有三焦同治之功；化湿为主，清热为辅；③开肺气为先，肺气开则一身气机开。因为本次新冠被认为寒湿侵袭、卫阳被湿邪遏阻，因此加用杏仁宣利上焦肺气，气行则湿化；豆蔻芳香化湿、行气宽中；薏苡仁渗湿利水、清热健脾。加用三仁以利化湿驱邪。

三诊时，患者出现明显的盗汗，生活质量受到很大影响。患者大病初愈，高热数天，津液耗伤，阴精亏损，故出现盗汗明显。以当归六黄汤加减，以清虚热，滋阴泻火，固表止汗。重用黄芪以补虚固表，扶助正气。

综观诊治过程，从患者感染新冠急性期的高热不退，到恢复期的盗汗自汗。病情复杂多变，经过治疗，患者病情得到控制，主要体现在：

药专力宏。患者高热时采用大量生石膏，既辛凉退热，又监制麻黄、黄芪之燥性。同时使用黄芪以扶助正气，以体现“重剂起沉疴”。

顾护正气。在整个治疗过程中，补气、健脾药贯穿始终，体现“留得一分正气，存得一分生机”。在病邪入里化热、肺热郁闭的高热阶段，使用黄芪，以协助石膏祛邪外出，而无闭门留寇之弊。恢复期也是采用补虚药以扶助正气，使患者很快恢复。

6. 苓桂术甘汤合吴茱萸汤加泽泻治疗眩晕案

张某某，男，58岁，2022年1月22日初诊。

主诉：眩晕1周。

现病史：患者于1周前值夜班时，因贪凉饮冷，次日起床后即眩晕，呕吐，遂至我院门诊就医，查体无阳性体征，头颅CT结果未见明显异常。现症见夜卧及翻身时眩晕发作，如坐舟船，呕吐痰涎，颈僵不舒，汗出微恶风，口中和，纳食可，胃中和，大、小便正常。血压120/75mmHg，神清语利，心肺未见异常，腹软无压痛反跳痛，下肢无水肿。神经系统查体：病理反射未引出。舌淡胖苔白腻，脉沉。

既往史：高脂血症病史3年。

中医诊断：太阳太阴合病夹饮。

方药：苓桂术甘汤合吴茱萸汤加泽泻。

桂枝12g，苍术12g，茯苓30g，炙甘草6g，姜半夏30g，吴茱萸9g，党参12g，大枣4枚、生姜6片、泽泻30g。3服。

水煎服，每日2次。

2020年7月15日二诊，患者服3服后眩晕十去其九，呕吐未作，颈僵减，微恶风，舌淡胖，苔白腻减化，脉沉弦略滑。

中医诊断：太阳太阴合病夹饮。

方药：苓桂术甘汤加姜半夏。

桂枝12g，苍术12g，茯苓30g，炙甘草6g，姜半夏30g。4服。

水煎服，每日2次。嘱其切勿贪凉饮冷。

1周后回访诉眩晕痊愈。

按：先辨六经。患者颈僵，微恶风初步考虑为太阳病。结合患者刻下症，虽然有眩晕呕吐，但无口苦咽干等半表半里的热性症，可以排除少阳病的可能；患者口中和，二便调，无阳明里热证，可排除阳明病。最后断定为太阳表虚证。患者眩晕，呕吐痰涎，舌体淡胖，苔白腻，脉沉，考虑为太阴病，水饮上冲。综合考虑为太阳太阴合病夹饮。继辨方证。六经清晰后，选择方证。

《伤寒论》67条：“伤寒，若吐、若下后，心下逆满，气上冲胸，起则头眩，脉沉紧，发汗则动经，身为振振摇者，茯苓桂枝白术甘草汤主之。”结合临床症状，细辨符合苓桂术甘汤方证。

《伤寒论》378条：“干呕，吐涎沫，头痛者，吴茱萸汤主之。”患者因贪凉饮冷出现眩晕、呕吐痰涎，符合吴茱萸汤方证。虽不是头痛，方证对应非方症对应，强调的是病机的对应。

半夏，《神农本草经》谓“辛平。主伤寒寒热……头眩……止汗”。“头眩”当属痰饮上冲所致的太阴病。故初诊选择苓桂术甘汤合吴茱萸汤加姜半夏。

二诊呕吐痰涎已无，痰饮已轻，故去吴茱萸汤，改用苓桂术甘加姜半夏。

7. 柴胡加龙骨牡蛎汤治疗失眠案

翟某，女，56岁，2022年9月11日初诊。

主诉：间断失眠10余年，加重伴烦躁2月。

现病史：患者10年来间断出现失眠，或入睡困难，或早醒，不影响第二天的正常工作和生活，未予干预。2月前因帮忙照看孙子，又操持家务，身心疲惫，看见家里东西凌乱，就发脾气，指责家人，喋喋不休，夜间入睡困难，睡眠中容易惊醒，每晚仅能断续睡眠1~2小时，由其丈夫陪同来就诊。舌质红，苔薄白，脉弦细数。神清，脾气急躁，口苦口干，入睡困难，睡眠中容易惊醒，纳食可，小便正常，大便偏干。月经周期紊乱。

既往史：痔疮切除术病史。双手晨僵硬，右手无名指和小指麻木。

中医诊断：不寐，少阳郁热。

西医诊断：失眠，更年期综合征。

辨证分析：《伤寒论》107条：“伤寒八九日，下之，胸满烦惊，小便不利，谵语，一身尽重，不可转侧者，柴胡加龙骨牡蛎汤主之。取柴胡四两，龙骨、黄芩、生姜（切）、铅丹、人参、桂枝（去皮）、茯苓各一两半，半夏二合半（洗），大黄二两，牡蛎一两半（熬），大枣六枚（擘）。上十二味，以水八升，煮取四升，内大黄，切如棋子，更煮一两沸，去滓，温服一升。本云：柴胡汤，今加龙骨等。”

本方是以小柴胡汤为基础，故能治肝郁化火导致的心烦、脾气急躁、口苦口干，方中大黄不仅通大便，也除烦热；茯苓、桂枝用于治疗“惊”“悸”“气上冲”；龙骨、牡蛎、铅丹（磁石代）用于重镇安神。

本方是少阳病方，是肝郁化火之证，属于实证。其主症为胸满，烦，惊，小便不利，谵语，身重难以转侧，脉弦或滑而有力。

结合本例患者的临床症状"脾气急躁、口苦口干、眠中容易惊醒"以及正处于更年期阶段，阴阳失和，阴虚阳亢，从六经辨证属于少阳郁热，从脏腑辨证上属于肝郁化火、火热上扰之证，对照其临床表现与证机，与柴胡加龙骨牡蛎汤证非常吻合。故选此方无疑。

治则：开郁清热安神。

方药：柴胡加龙骨牡蛎汤加减。

北柴胡 15g，黄芩 12g，法半夏 15g，党参 15g，桂枝 9g，大黄 6g，茯苓 20g，合欢皮 15g，首乌藤 30g，煅磁石 30g，煅龙骨 30g，煅牡蛎 30g。7 服。

2022 年 9 月 18 日复诊，患者诉服上药 1 服，当晚便呼呼大睡，次晨情绪好转，仍有急躁，口干。上方加百合，14 服而愈。

按：用柴胡加龙骨牡蛎汤治疗失眠，只要证机吻合，效果非常好。黄煌教授总结，该方属于经典的少阳病方及情志病方、传统的和解安神方，具有除胸满、定烦惊、除谵语、轻身的功效。现代研究提示能抗抑郁、改善焦虑情绪、镇静、安神、抗癫痫，适用于以胸满、烦、惊、身重为特征的疾病。此方的应用频率很高，疗效确切，我用此方除了治疗失眠外，还治疗过心律失常、精神分裂症、抑郁症、帕金森病。体会到应用此方的抓手就是证机吻合、方证对应，效果是可复制的。

8. 乌梅丸治疗泄泻案

时某，女，56 岁，2021 年 3 月 1 日初诊。

主诉：腹痛、泄泻反复发作 1 年余。

现病史：1 年前患者生气后，出现腹痛、大便溏泄，曾在某三级医院做结肠镜无异常，诊断为"肠易激综合征"。自发病以来多用健脾补肾、调节菌群等药，上述症状仍反复发作。四诊后，见患者腹痛每日自晨起 5—6 点始，白天阵发性加重，烦躁不安，口干口苦，喜暖，小腹以下发凉感，纳差，不欲食，眠差，稀水样便，日 4~5 次，有时夹杂不消化食物，小便尚可。腹软，无压痛及反跳痛，肠鸣音活跃。舌质暗红，苔黄厚少津，脉弦滑。

既往史：更年期综合征。

中医诊断：泄泻；寒热错杂，上热下寒。

西医诊断：肠易激综合征。

辨证分析：该患者于生气、饮冷后发病，出现以下症状：脐周之上气机攻窜，前胸后背憋胀疼痛，口干口渴，烦躁不安，下利腹痛，稀水样便，夹杂不消化食物，畏寒怕冷，小腹以下发凉；舌质暗红，苔黄厚少津，脉弦滑。符合乌梅丸方证及寒热错杂、上热下寒、气机阻滞之病机。患者内有郁热于上，则脐周之上气机攻窜，前胸后背憋胀疼痛，口干口渴，烦躁不安，舌苔黄厚少津；阳气不足，下焦失于温煦，则下利腹痛，稀水样便，夹杂不消化食物，畏寒怕冷，小腹以下发凉。四诊合参，证属寒热错杂、上热下寒、气机阻滞，符合厥阴病之乌梅丸方证特点。

《伤寒论》第 326 条："厥阴之为病，消渴，气上撞心，心中疼热，饥而不欲食，食则吐蛔，下之，利不止。"《伤寒论》第 338 条："伤寒，脉微而厥，至七八日肤冷，其人躁，无暂安时者，此为脏厥，非蛔厥也。蛔厥者，其人当吐蛔。令病者静，而复时烦者，此为脏寒。蛔上扰入其膈，故烦，须臾复止；得食而呕，又烦者，蛔闻食臭出，其人常自吐蛔。蛔厥者，乌梅丸主之。又主久利。"柯韵伯云："伤寒脉微厥冷，烦躁者，在六七日，急厥附以救之，此至七八日而肤冷不烦而躁，是纯阴无阳，因脏寒而厥，不治之证矣。然厥之证，亦有脉微肤冷者，是内热而外寒，勿遽认为脏厥而不治也。其显证在吐蛔，而细辨在烦躁。脏寒则躁而不烦，内则烦而不躁，其人静而时烦，与躁而无暂安时迥殊矣。此与气上撞心、心中疼热、饥不意食，食即吐蛔者，互文以见意也。看厥阴诸证，与方相符，下之利不止，与又主久利合，则乌梅丸为厥阴主方，非只为厥之剂矣。"

治则：寒热并用，攻补兼施。

方药：乌梅丸（为汤剂）加减。

乌梅 30g，细辛 6g，干姜 10g，黄连 15g，当归 8g，炮附子 9g，蜀椒 10g，肉桂 6g，党参 15g，黄柏 12g，山药 18g。5 服。

水煎服，日 1 服，早晚分服。

2021 年 3 月 6 日二诊，患者诉腹痛减轻明显，大便次数有所减少。余症及舌脉变化不大，效不更方，继服中药 5 服。

2021 年 3 月 11 日三诊，患者诉前胸后背攻串样疼痛基本改善，大便次数日 2~3 次，较前成形，能控制，且晨起大便由 5—6 点推迟至 8—9 点，小腹发凉感明显减轻。进食增加，睡眠好转，精力改善。舌质暗红，苔薄黄，脉弦滑。

改黄连 10g，黄柏 9g，稍减苦寒之性，继续服用 14 服，随访明显好转。

按：《伤寒论·辨厥阴病脉证并治》326 条："厥

阴之为病，消渴，气上撞心，心中疼热，饥而不欲食，食则吐蛔，下之，利不止。”有乌梅丸方：乌梅三百枚，细辛六两，干姜十两，黄连十六两，当归四两，附子六两（炮，去皮），蜀椒四两（出汗），桂枝六两（去皮），人参六两，黄柏六两，上十味，异揣筛，合治之，以苦酒渍梅一宿，去核，蒸五斗米下，饭熟捣成泥，和药令相得内臼中，与蜜杵二千下，丸如梧桐子大。先食服饮十丸，日三服，稍加至二十丸，禁生冷滑物臭食等。方中蜀椒、干姜、人参，即大建中汤，建中脏之阳；附子、干姜，即四逆汤，回阳救逆；当归、桂枝、细辛，即当归四逆汤；黄连、人参、干姜、附子，即泻心汤，辛开苦降，调其寒热复中州斡旋之功，升降之职；故乌梅丸全方具有扶阳调寒热、调和阴阳之动，临床应用广泛。

厥阴病的本质是因肝阳虚、相火郁而形成寒热虚实错杂证，治之亦应在温肝的基础上调其寒热，寒热并用，燮理阴阳。故乌梅丸中以附子、干姜、川椒、桂枝、细辛五味热药以温阳、益肝之用，人参益肝气，乌梅、当归补肝之体，连柏泻其相火内郁之热，遂形成在补肝为主的基础上，寒热并调之方。陈修园谓：“此方不特所以治厥，而可以治痢。凡阴阳不相顺接，厥而下利之证，亦不能舍此而求方。又凡厥阴之变证不一，无论见虫不见虫，辨其气化不拘形迹，皆可以乌梅丸主之。”清代黄元御《伤寒悬解》：“厥阴，肝之经也。厥阴之经，以风木而孕君火，肝藏血，心藏液，病则风动火郁，血液伤耗，而合邪刑金，肺津枯燥，于是消渴生焉。肝心子母之脏，气本相通，病则木气不舒，郁勃冲击，故气上冲心，心中疼热也。木郁克土，脾陷则胃逆，故饥而不欲食也。庚桑子：木郁则为蠹，蛔者，木气所化，木盛土虚，胃中寒冷，不能安蛔，食不下消，胃气愈逆，是以吐蛔。下伤脾气，土陷木遏，郁而生风，疏泄不藏，故下利不止。”

柯琴《伤寒来苏集·伤寒附翼》卷下：“仲景此方，本为厥阴诸证立法，叔和编于吐蛔条下，令人不知有厥阴之主方。观其用药，与诸证符合，岂只吐蛔一证耶？……蛔得酸则静，得辛则伏，得苦则下。杀虫之方，无更出其右者。久利则虚，调其寒热，扶其正气，酸以收之，其利自止。”

笔者认为乌梅丸证的病机为肝阳虚，阳气不能生发敷布。然肝中又内寄相火，当肝阳虚而不得生发疏泄之时，相火亦不得敷布，以致郁而为热，此即尤在泾所云“积阴之下必有伏阳”。乌梅丸证的病机有阳虚阴寒内盛和相火内郁化热两方面，故形成了寒热错杂的病机。该患者于生气、饮冷后发病，出现脐周之上气机攻串，口干口渴，心烦；下利腹痛，稀水样便，夹杂不消化食物，畏寒怕冷，小腹以下发凉；舌质暗红，苔黄厚少津，脉弦滑。辨证总属寒热错杂、气机阻滞、内有郁热而阳气不足之证，故单纯补肾阳（四神丸）、健脾（参苓白术）、调肝（痛泻要方）、调和寒热（半夏泻心汤）等难以凑效，方证与病机符合厥阴篇之乌梅丸证，故用乌梅丸方为汤剂以寒热并用，补泻兼施。由于本方寒热并用，补泻兼施，故对邪气未尽而寒热错杂之久利有良效。

9. 旋覆代赭汤合半夏泻心汤加减治疗胃脘痛案

魏某某，男，56岁，2021年9月7日初诊。

主诉：胃脘部疼痛，伴烧心、嗳气3年。

现病史：患者每食油腻、生冷，饮食不节，病情反复，采用中西医结合治疗1年，效果不明显。胃镜检查发现食道下段充血水肿糜烂，胃底糜烂。现症见有神志不清，精神欠佳，时有胸脘隐痛，上腹胀满，反酸，烧心，嗳气，伴有腹胀鸣，大便不畅，脉弦滑，舌红苔黄腻。

中医诊断：胃脘痛；肝胃不和，寒热错杂证。

西医诊断：慢性浅表性胃炎。

治则：降逆和胃，清热利湿。

方药：旋覆代赭汤合半夏泻心汤加减。

旋覆花18g，代赭石8g，党参12g，黄芩15g，黄连6g，法半夏15g，生姜20g，干姜6g，煅瓦楞子30g，乌贼骨15g，蒲公英30g，甘草6g，龙胆草10g，生白术30g。7服。

每日1服，水煎服。

2021年9月14日二诊，患者上方7服后，胸满、隐痛、灼热感减轻，大便畅通，脘腹胸满消失。

继上方加薏苡仁30g。服药18服，病症消除。

按：慢性浅表性胃炎属中医“胃脘痛”“痞满”范畴，病因寒热错杂，病程迁延，反复发作，是临床常见病、多发病，有的还有癌变可能。《伤寒论》指出：“心下痞硬，嗳气不除者，旋覆代赭汤主之。”本方以旋覆花与赭石为君，降逆止呕，化痰和胃。《伤寒论》中，生姜属泻心类的主要方剂之一，此病患多因饮食不慎、外邪犯胃等原因导致胃气郁滞，胃失和降，不通而病发，症见胸脘隐痛，上腹胀满，反酸，烧心，嗳气，伴有腹胀肠鸣，大便不畅，脉弦滑。其实五个泻心汤方中，三方皆用干姜、半夏、黄连、黄芩，两热两寒，豁痰清热。心下痞硬，腹水肠鸣，改用生姜佐干姜和胃阳，此以痰热方中化出逐寒饮之法。本病辨治应该注意三点：一是患者每食油腻即发胃痛，为肝胆郁结、横逆脾胃所致。二是患者每食生冷胃痛作，脾阳不足，则遇冷物运化无力。三是患者大便不干，舌红苔薄黄，为木郁化热之象。本病病在脾胃，与肝胆相关，脾胃虚寒，土不制水，导致脾肾阳虚，一则土不培木，二则水不涵木，致使木郁化火，横克中土，终致脾胃升降纳运失常而发病。张秉成《成方便读》中指出："痞之为病，皆由表邪乘虚陷里，胸中素有寒浊互结所致，故以黄芩、黄连苦降之，寒清之，生姜干姜辛热开散，半夏通阴阳。两方合用，辛开苦降补泻兼施，寒热得解，升降有序，加瓦楞子、乌贼骨、龙胆草清肝止痛制酸，蒲公英清热解毒而病愈。"

10. 桂枝加葛根汤加减治疗颈椎病案

庞某，女，38 岁，2021 年 5 月 13 日初诊。

主诉：颈部疼痛不适 1 年，加重 3 天。

现病史：患者 1 年前开始出现颈部疼痛不适，伴有后项部酸胀，每因工作劳累或项背受凉后加重。曾就诊于当地医院，诊断为颈椎病，行针灸、理疗、按摩等治疗，症状稍缓解，但仍反复发作。3 天前不慎受凉后，上述症状再发加重，特来求诊。现症见颈项部疼痛不适，后枕、双肩胛部酸胀；恶风，汗出，头晕；饮食睡眠尚可，二便正常；舌淡红、苔薄白，脉浮。

中医诊断：痹病；太阳中风，经气不利。

西医诊断：颈椎病。

辨证分析：患者因工作久坐伏案，致颈部肌肉劳损，气血运行不畅，经脉不通，长此以往则疼痛反复。中医学认为，颈项、上肢头面等为太阳经循行的部位，患者因受凉后风寒之邪凝于太阳经，导致经输不利，气血失和，瘀血阻滞，津液不能敷布、濡养筋骨，故见太阳经循行部位颈项部疼痛，后枕、双肩胛部作胀。风寒外袭，风性疏泄，伤及卫阳，卫外不固，营不内守，营阴外泄，故见汗出；卫外不固，汗出肌腠疏松，不胜风袭，故见恶风；经气不利，筋脉失养，阳气上亢，故见头晕、身困。结合舌淡红、苔薄白、脉浮，四诊合参，辨为太阳中风、经气不利之证。参《伤寒论》第 14 条"太阳病，项背强几几，反汗出恶风者，桂枝加葛根汤主之"，与本案方证相符，故处以桂枝加葛根汤加减。

治则：解肌祛风、调和营卫。

方药：方用桂枝加葛根汤加减。

桂枝 12g，白芍 12g，甘草 5g，葛根 20g，牡蛎 30g（先煎），薏苡仁 20g，天麻 12g，钩藤 12g（后下），鸡血藤 20g，山楂 20g。7 服。

水煎服，日 1 服，早晚饭后 40 分钟温服。

2021 年 5 月 20 日二诊，患者颈项部疼痛不适减轻，汗出止，头晕、身困缓解，睡眠欠佳，舌质淡、苔薄白，脉沉。

予上方基础加黄芪 20g、炒酸枣仁 15g，续服 7 服，煎服法同前。

2021 年 5 月 27 日三诊，患者诉已无颈部疼痛，偶感颈部不适，诸症均改善。

继续予二诊方再服 1 周巩固疗效，并嘱患者适当锻炼，避免劳累，药后诸症悉平。

按：颈椎病又名颈椎退行性关节炎、颈肩综合征等，属于中医"痹病"范畴。《素问·痹论》云："风、寒、湿三气杂至，合而为痹。"《济生方·痹》又云："皆因体虚，腠理空疏，受风寒湿气而成痹也。"该病病机常见有风寒湿侵袭、气滞血瘀、脾肾虚寒、气血虚弱、肝肾亏虚等。本例患者因受凉后风寒之邪凝于太阳经，导致经输不利、气血失和而发病。参《伤寒论》第 14 条"太阳病，项背强几几，反汗出恶风者，桂枝加葛根汤主之"，与本案方证相符，故处以桂枝加葛根汤加减治疗。方中以桂枝解肌祛风、温通卫阳，白芍敛阴而和营，两药相配，调和营卫，通太阳经脉。《本草经疏》云："葛根，发散而升，风药之性也，故主诸痹。"故重用葛根，一则能升阳发表，解肌祛风，助桂枝发表解肌；二则可宣通经气，解经脉气血之郁滞；三则生津液，以缓解经脉之拘急。《神农本草经》载："薏苡仁，味甘微寒，主筋急，拘挛不可屈伸，风湿痹。"故加薏苡仁，可缓和后项部疼痛酸胀。鸡血藤活血通经，通络止痛。牡蛎既能软坚散结以通络，又能合天麻、钩藤息风潜阳以止头晕。山楂一味，既能健脾消食，亦能散结气、行滞血。甘草调和诸药，共奏升津舒经、解肌祛风、调和营卫之功。

二诊患者颈项部疼痛不适减轻，汗出止，头晕、身困缓解，睡眠欠佳，舌质淡、苔薄白，脉不浮反沉，表邪已尽，故加黄芪补气，可以行气血而营阴阳，濡筋骨，利关节；寐欠佳，加炒酸枣仁养心安神。药后诸症悉缓，巩固调治而证解。除服用汤剂治疗外，并嘱患者适当锻炼，避免劳累，注重劳逸结合，以达预防疾病之效。

11. 柴胡龙骨牡蛎汤加减治疗消渴病案

张某，女，77 岁，2022 年 8 月 12 日初诊。

主诉：口干、多饮 7 年，加重伴胸闷、气喘近

1年。

现病史：7年前因口干、多饮、乏力，到市中心医院就诊，查血糖偏高，具体不详，诊断为2型糖尿病，开始皮下注射胰岛素治疗。目前皮下注射诺和锐早18U、晚16U，空腹血糖6mmol/L左右，餐后2h血糖控制在11mmol/L左右。6年前开始出现双下肢水肿，未重视，1年前开始出现阵发性胸闷、心慌、气短，曾多次住院治疗，效果不佳。10天前无明显诱因出现胸闷、心慌加重，伴有烦躁、失眠严重、周身困痛，在某三甲医院心内科ICU治疗，效果不佳。患者拒绝继续在该院治疗，为求进一步治疗，来我院门诊，收入院。经四诊，患者脉弦，舌质淡暗，苔淡黄。口干，口渴，乏力，身痛，胸闷，心慌，反应迟钝，记忆力减退，双下肢水肿，纳食尚可，失眠，易惊，二便正常。

既往史：高血压病史20余年，目前口服吲达帕胺治疗，血压控制不详。冠心病病史8年，房颤病史1年，目前口服氯吡格雷抗血小板聚集治疗。

中医诊断：消渴病，三焦失调证。

西医诊断：Ⅱ型糖尿病；高血压病；冠状动脉供血不足心绞痛；心功能不全。

辨证分析：三焦失调，经脉不利，水饮内停，心脉瘀阻。

治则：通调三焦。

方药：柴胡龙骨牡蛎汤加减。

北柴胡18g，龙骨（生）20g，黄芩9g，牡蛎（生）20g，清半夏9g，干姜3g，党参9g，桂枝9g，大黄3g，茯苓30g，甘草6g，大枣10g。6服。

水煎服，日1服，分2次温服。

2022年8月18日二诊，患者诉心慌烦躁、失眠症状明显好转，血压水平较前明显改善，双下肢水肿稍有减轻。

调整中药，原方基础上加猪苓20g、泽泻20g、白术20g，以加重健脾利水渗湿之力。再服13服后，诸证好转。

按：本案以胸闷、心慌、失眠、易惊、水肿、身困沉为主要症状就诊，症状繁杂，析起病机，总属三焦失调，水道失治，经脉不利，水饮内停，扰心阻脉。治疗予柴胡加龙骨牡蛎汤化裁。柴胡加龙骨牡蛎汤源自《伤寒论》第107条："伤寒八九日，下之，胸满烦惊，小便不利，谵语，一身尽重，不可转侧者，柴胡加龙骨牡蛎汤主之。柴胡四两，半夏二合半，龙骨、生姜、铅丹、人参、桂枝、黄芩、茯苓一两半，大黄二两，生牡蛎一两半，大枣六枚。上十二味，以水八升，煮取四升；内大黄切如棋子，更煮一两沸，去滓，温服一升。"柴胡加龙骨牡蛎汤方证可概括为胸满（胸胁苦满）、烦惊（烦躁惊恐），小便不利（水饮）、谵语（痰热扰神）、一身尽重难以转侧（水饮）。对柴胡加龙骨牡蛎汤症状归类主要分为神志、精神症状和水饮症状。日本医家在《中医临证处方入门》中指出该方的应用指征为："运用一：以烦、惊的神经症状为目标；运用二：用于身重、不可转侧的症状。"特别是"运用一"是应用此方的关键词。后世医家认为，原文中"胸满、烦惊"之烦与惊二字，不可忽视。烦，包括烦恼、急躁；惊，包括惊悸、失眠谵语等。笔者结合临证应用经验认为该方具有通调三焦之效，凡少阳枢机不利、三焦水道失治、气滞津凝、邪扰心神之证皆可应用。

12. 真武汤治疗眩晕案

赵某某，女，53岁，2022年11月6日初诊。

主诉：眩晕，失眠多梦5年，加重1月。

现病史：眩晕，失眠多梦，伴腰腿冷至足尖，时下肢浮肿，身困痛，难以转侧，血压高低不稳，反复加重3年余。舌质紫暗，苔白腻滑，脉沉迟。

中医诊断：眩晕；脾肾阳虚，气化无权。

西医诊断：高血压病2级。

治则：温振肾阳，化湿行水。

方药：真武汤加减。

附子20g（先煎），白芍12g，炒白术30g，肉桂6g，桂枝10g，甘草15g，干姜10g，细辛6g，生姜20g，泽泻30g，茯苓30g，淫羊藿20g。3服。

每日1服，水煎服，每次200mL，饭后30分钟服。

2022年11月10日二诊，患者服药后，腰部以下出现温和感且头部有汗出，身热，纳可。自述腰困感消失，眩晕感大减。

更药如下：附子30g（先煎），桂枝15g，白芍15g，茯苓20g，泽泻20g，淫羊藿20g，怀牛膝20g，白术20g，干姜10g，生姜12g。

每日1服，每日2次，每次200mL，饭后服。

2022年11月19日三诊，患者以前总有晕闷不适之感，服用至第3服以后，浑身津津汗出，头脑大清，腰腿及足温和自如。值得庆贺的是，原来一直要服用西药控制的血压情况也好了。嘱患者守方继续服用5服，每服服用两天，以巩固疗效。

按：患者素体肾阳虚衰，阴寒痼疾久矣，腰以下冷如冰之感约10余年，且终日穿着厚衣以避寒冷。近5年来，头昏眩不得眠。以前曾被不眠、高血压病等表象所惑，常给予平肝潜阳、养血安神等法治之。

诸如镇肝熄风汤、苓桂术甘汤，每用乏效。今以真武汤加减，以温镇肾阳。透过寒湿表象，认清肾阳亏虚之本。重用附子，破阴回阳，且加入淫羊藿、怀牛膝补肾壮腰，使阳回阴散，阳气上下内外通畅，四肢得温，而多年失眠和高血压不治自愈，神奇之效彰显了使用经方时精准辨证、精当用药之佳效。

13. 甘草泻心汤合封髓丹治疗口疮案

刘某，女，76岁，2022年3月24日初诊。

主诉：口腔间断进食疼痛5年余，加重1周。

现病史：5年前不明原因上颌及口颊部出现口疮，疼痛，十分痛苦，长期口服维生素类药物治疗，症状时轻时重，但疼痛可忍。查体舌质红，苔薄黄腻，脉弦滑。

中医诊断：复发性口疮；湿毒上熏证。

西医诊断：口腔溃疡。

辩证分析：湿热邪毒内犯于上焦，发于口腔，数年来一直用激素维持治疗，随着体内激素样改变而加重。

治则：化湿，清热解毒、辛开苦降。

方药：甘草泻心汤合封髓丹。

甘草30g，黄芩10g，黄连6g，干姜9g，党参15g，黄柏12g，砂仁12g，清半夏15g。10服。

水煎服。日1服，600mL，分3次服，每次200mL，饭后30分钟服。

2022年4月1日二诊，患者服上方后自觉症状减轻，但口腔增有麻木感，大便时干时结，眠差，口苦，舌脉同前。守上方加黄连至10g、肉桂3g、淡竹叶8g，以清心火。继服10服。

2022年4月23日三诊，患者口疮愈，食眠可。为巩固疗效，给予参苓白术散加蒲公英30g，以健脾和胃清热解毒。

按：甘草泻心汤为仲景治疗湿热郁滞中焦、寒热错杂之痞证而设，而湿热阻滞，寒热交错，郁滞中焦是本病发生的病理因素，湿浊不化，郁而化热，上熏于口，发为本病，二方合用，恰合病机。方证结合，故有桴鼓之效。

口腔扁平苔藓、舌藓、口腔天疱疮均为中焦湿热互结，郁久熏蒸于口腔所致。多因肝热、心火、脾湿中阻和胃阴不足而致。热毒内攻，脏腑受损，湿热内盛，致肉腐、口腔失养而形成本病。其反复发作，临床上多表现为虚实夹杂的证候。虚证多由脾胃气虚或过用药物与苦寒清凉之品而致阴火不降，阴火乘虚上炎，熏蒸于口而致。实证多因心脾积热、热腐口腔而致。本病总以元气亏虚为本，虚火上炎为标。治应攻补兼施，寒热并用。《金匮要略》：“蚀于上部则声嘎，甘草泻心汤主之。”该方寒热并用，辛开苦降，具有益气坚阴、标本兼治之功。方中黄连、黄芩苦寒降泄、清热解毒，干姜、半夏辛温开以散寒除湿，甘草、大枣甘温益气，调和诸药，以达甘温升补与苦寒降泻并用、标本兼治之功。现代药理学认为：黄连有抗病原微生物作用；黄芩具有抗氧化、清除自由基、抗病毒、抗炎、抗过敏作用；干姜具有镇静、抗炎、抗凝血和影响肾上腺皮质功能的作用；而甘草有类似肾上腺皮质激素的作用，对上述病症确有疗效，值得实践验证。

14. 旋覆代赭汤合左金丸治疗嗳气案

刘某某，女，58岁，2022年5月29日初诊。

主诉：嗳气、烧心1个多月。

现病史：患者1个月前因关节痛服布洛芬后胃部不适，自服奥美拉唑、多潘立酮片后略有好转。现症见嗳气、烧心，且腹部下坠欲便，伴食管内灼热感，饮食生冷或喝牛奶则腹泄，纳食尚可，睡眠一般，舌质稍红，苔薄黄腻，脉沉缓，右尺稍弱。

中医诊断：嗳气；气逆痰阻，胃失和降，兼有郁热。

西医诊断：慢性胃炎。

辨证分析：患者因药邪伤胃，致痰气郁结胃中，气逆于上，而发嗳气声。舌脉之象均为痰热之征，故证属气逆痰阻，胃失和降，兼有郁热。

治则：理气化痰、降逆和胃，兼以清热。

方药：旋覆代赭汤合左金丸加减。

旋覆花（包）24g，代赭石10g，姜半夏24g，党参15g，干姜10g，吴茱萸5g，黄连8g，炙甘草10g，海螵蛸20g。7服。

水煎服，每日1服。嘱其注意调理情志，忌食生冷和油腻之物。

2022年6月5日二诊，患者烧心、嗳气明显减轻，下坠感消失。近来因饮食生冷后大便溏，日2次，纳食稍减，舌淡红，苔薄白，脉沉缓。

处方：旋覆花（包）15g，代赭石8g，姜半夏15g，党参12g，干姜10g，吴茱萸3g，黄连3g，广藿香10g，海螵蛸20g，茯苓15g，炒白术12g，大枣5枚。7服，水煎服。药后病愈。

按：患者下坠欲便、嗳气为痰阻气逆，胃失和降引起；畏凉食、纳凉或喝牛奶则腹泄属中阳不足；烧心伴食管内灼热感为胃有郁热。其病符合旋覆代赭汤方证，如《伤寒论》第161条：“伤寒发汗，若吐，若下，解后，心下痞硬，噫气不除者，旋覆代赭汤主之。”方中旋覆花消痰下气，疏肝利肺；代赭石重镇降逆；姜半夏、干姜辛温而散，涤痰散饮，开心下之痞结；党参、茯苓、炒白术、甘草、大枣甘温以补脾胃之虚；黄连、吴茱萸为佐金丸，配合海螵蛸以制酸止嗳。诸药配合，除痰下气，健脾开胃而消痞除噫。

15. 黄连阿胶汤治疗不寐案

杨某某，女，44岁，2022年6月15日初诊。

主诉：失眠1个月，加重5天。

现病史：患者1个月来，因工作繁忙，忧愁思虑过度，致夜不能寐，心悸不安，心烦意乱，头懵耳鸣，口干少津，手脚心热，时有盗汗，精神不振，每晚睡眠时间不足3小时或彻夜不眠，服艾斯挫仑，可以睡4个小时。舌红，少苔，脉弦细数。

中医诊断：不寐；少阴病，阴虚内热证。

西医诊断：失眠。

辨证分析：患者素体阴虚，复因操劳过度，肾阴耗伤，不能上奉于心，水火不济，心火独亢，心神被扰则见心烦失眠；阴虚血少，心神失养，则见心悸不安；肾开窍于耳，阴虚阳亢，则见头懵耳鸣；阴虚生内热，则见口干少津，手脚心热，时有盗汗；舌红少苔，脉弦细数，均为阴虚内热，心肾不交之征。

治则：滋阴清热，交通心肾。

方药：黄连阿胶汤加味。

黄连10g，阿胶（烊冲）10g，黄芩10g，白芍15g，炒酸枣仁20g，夜交藤30g。7服。

水煎服，每日1服。

二诊，患者服药7服后睡眠好转，不吃安定片也可以入眠4～5小时，仍多梦。

守上方加琥珀（冲服）3g、龙齿（先煎）30g。10服，水煎服。

三诊，患者服上方10服后，睡眠基本正常，嘱停服汤剂，以中成药天王补心丹巩固疗效。

按：《伤寒论》第303条：“少阴病，得之二三日以上，心中烦，不得卧，黄连阿胶汤主之。”本病为工作繁忙，忧愁思虑过度，暗耗阴血，导致阴虚内热，虚火扰心，则心烦失眠，故用黄连阿胶汤加味治之。方中阿胶、白芍滋阴养血，壮水以制虚火；夜交藤、炒酸枣仁养心安神；黄芩、黄连清心安神；琥珀、龙齿镇心安神。此方标本兼顾，故能获得良效。

16. 小柴胡汤案治长期低热案

胡某某，女，28岁，2022年7月16日初诊。

主诉：感冒后间断发热2个月。

现病史：患者两个月前感冒，表现为打喷嚏、鼻塞，1周后症状缓解，但又出现不明原因低热，体温波动在37.3℃～38.2℃，反复发作，无规律，咽干、口苦，伴胸闷，眠差，无恶寒、身痛、咳嗽等症，二便可。血常规、血沉化验正常。胸片无异常。曾予菌必治、双黄连等药静脉点滴数日而无效。他医投银翘散治疗亦效果不佳。舌红苔白，脉弦。

中医诊断：少阳病，内伤发热。

西医诊断：发热待查。

辨证分析：患者具有“往来寒热”之特点，并有胸闷、口苦、咽干、脉弦等特征，属于少阳病小柴胡汤方证，

方药：小柴胡汤。

柴胡24g，黄芩12g，清半夏10g，党参10g，生姜3片，大枣5个，炙甘草6g。5服。

水煎服。

患者服3服药后，发热依旧，服5服后有一天未发热。精神较前好，原方不变，再进7服。后患者电话告知，自前热退后未再反复。嘱停药观察。逾两月，陪家人来诊，言已痊愈。

按：小柴胡汤为《伤寒论》少阳病之专方，往来寒热、胸胁苦满、默默不欲饮食、心烦喜呕等症。柴胡证中往来寒热的“往来”有其特殊含义：其一是指有节律性，或节律性，或周节律，或月节律；其二是指没有明显节律，时发时止。该患者发热日久，西医诊断不明，用清热解毒之方也未见效。本例抓住患者往来寒热之特点，并据胸闷、口苦、咽干、脉弦等症而应用小柴胡汤，最后收到了满意的效果。

17. 枳实薤白桂枝汤治疗胸痹案

孟某，男，46岁，2022年4月25日初诊。

主诉：反复夜间胸闷憋气半年余。

现病史：患者于半年前，因饮酒饱食后，夜间现胸闷、憋气，坐起后缓解。后时有发作，服丹参滴丸、速效救心丸等可缓解。曾就诊于某医院，诊断为冠心病心绞痛。经住院治疗20多天缓解出院。每遇劳累、阴雨天、饱食后夜间发作，虽经用药后可缓解，但睡眠欠佳，翌日头晕脑胀，体倦乏力，影响日常生活工作。除继续服用治疗冠心病的西药外，也曾服用中药治疗（不详），仍有发作。近因熟人介绍，来我处就诊。

刻下症见：间有胸闷、憋气不舒，伴偶有刺痛（两胁），每因劳累、饱食、阴雨天诱发，夜间为甚，夜间常有心胸满闷，气不得出之感，憋醒后坐起则缓解。形体肥胖，肢体沉重，晨起口干欲饮，纳眠

可，二便可。舌体胖，有齿痕，质暗，苔白水润，脉沉弦。

中医诊断：胸痹；上焦阳虚，阴邪上乘。

西医诊断：冠心病；心绞痛。

西医治则：含服硝酸甘油，抗血小板及降脂治疗；药物治疗主要以抗心绞痛及抗心肌缺血为主。

辨证分析：枳实薤白桂枝汤见于《金匮要略·胸痹心痛短气病脉证治第九》："胸痹心中痞，留气结在胸，胁下逆抢心，枳实薤白桂枝汤主之；人参汤亦主之。"方由枳实、薤白、桂枝、厚朴、全瓜蒌组成。病机为上焦阳虚，阴邪上乘。本案患者夜间反复出现胸闷、憋气，坐起后缓解，且形体肥胖，肢体沉重，舌体胖，有齿痕，质暗，苔白水润，脉沉弦，符合枳实薤白桂枝汤的方证与阴寒痰浊上乘、凝聚胸间即气结在胸的病机。患者胸中寒饮羁留，阻滞气机，故见心胸满闷，有气不得出之感；痰浊困脾，脾气不运，故肢体沉重；形体肥胖，舌体胖，有齿痕，质暗，苔白水润，脉沉弦，均为痰浊壅阻之征。

中医治则：宣痹通阳，开胸降逆。

方药：枳实薤白桂枝汤加味。

炒枳实 20g，薤白 30g，桂枝 10g，全瓜蒌 15g，姜厚朴 20g，川芎 10g，法半夏 12g，檀香 6g（后下），砂仁 10g（后下），丹参 15g。7 服。

日 1 服，水煎至 450mL，分 3 次饭后温服。

2022 年 5 月 2 日二诊，患者药后 1 周复诊，胸闷、憋气明显减轻；刺痛（两胁）、夜间心胸满闷、气不得出憋醒现象消失，体倦乏力，大便溏，舌质暗，苔薄白，脉沉细。乏力、大便溏、脉沉细为中阳不足之象。

守上方加生晒参 12g、焦白术 15g、干姜 6g、炙甘草 6g，以温中、益气、健脾。6 服。日 1 服，水煎至 480mL，饭后分次温服。

2022 年 5 月 9 日三诊，患者药后胸闷、憋气基本消失，体倦乏力减轻，大便可。守上方 10 服。

5 月 25 日随访，上方共服 22 服，诸症消失，已正常上班工作。

按：本案胸痹患者以温补胸中之阳为主，选用枳实薤白桂枝汤加味，使胸中阳气宣畅布达，则清阳盛、浊阴退、痹窒开，而病除。

在《金匮要略》"胸痹心痛短气病脉证治"篇中，"瓜蒌薤白剂"包括瓜蒌薤白白酒汤、瓜蒌薤白半夏汤、枳实薤白桂枝汤。三方各有侧重，同中有异，异中有同。既可单用，又可合用，且各方都可以随证加减。

瓜蒌薤白白酒汤，主治胸阳不布、气机痹阻、阴气上逆而致的胸背痛、短气、喘息、咳唾、心悸、心痛、舌苔白、寸脉沉细、关尺沉紧等症。胸痹的主要病机是上焦阳虚，阴气上逆。正如仲师所言："脉当取太过不及，阳微阴弦，即胸痹而痛，所以然者，责其极虚也，今阳虚知在上焦，所以胸痹心痛者，以其阴弦故也。"此方以瓜蒌宽胸降气、消痰开结为主药；薤白辛苦性温而滑利，能通痹着之气为辅药；白酒味辛性温，活血通瘀，宣发助阳，通行营卫为佐药。三药合用，能助胸中阳气，开上焦痹滞，使胸中阳气布达，胸中大气一转，浊阴之气下降，阳行痹通，诸症消除。

瓜蒌薤白半夏汤，是在前方基础上加半夏而成，主治胸痹兼有不得卧，心痛彻背，舌苔白厚或白厚而腻，脉象弦滑等。此为兼有痰浊壅盛所致，故加半夏除痰降逆。

枳实薤白桂枝汤，是在瓜蒌薤白半夏汤的基础上，去白酒（已上逆，不用行其药势，故不用白酒），加枳实、厚朴、桂枝而成。主治胸痹有心中痞气，气结在胸、胸满，胁下逆抢心而痛之症者。此证为客气留结在胸中，不只上焦阳虚而痹塞，且致中焦之阳气不行而生痞滞，阴邪得以留踞而上逆动膈，抢心而痛。故又加枳实性沉降、除痞气，厚朴开气结、除满胀，桂枝行阳兼疏肝。诸药合用，不但胸阳得畅，而中焦亦调，故诸症自除。

仲师在本条中又说"人参汤亦主之"，人参汤（人参、甘草、干姜、白术）之组成，实即理中汤之意，乃告后人，若遇胸阳不足兼见中焦阳虚证者，可随证选用。一证二方，亦可两方合用，随证而施，更能体现辨证论治精神的深邃。

综上所述，胸痹的虚，为胸中阳气虚微不振，致阴邪痹阻结窒所致，故治疗不必用补，而是用宣通行阳、开痹降浊之法，使胸中阳气宣畅布达，则清阳盛、浊阴退、痹窒开，而病除。瓜蒌薤白剂以行阳为主，并非补阳，即使所谈"人参汤亦主之"，亦是温补中阳、理中焦，不是补胸阳。由此可以理解，大气正常运转，其气乃散，胸中大气为全身之主，实为生死第一关键。

18. 小柴胡汤加味治疗顽固性胁痛案

张某，男，67 岁。

主诉：右胁胀痛伴口苦 10 年余。

现病史：2022 年 1 月无明显诱因出现右胁胀痛，伴口干苦，胁痛时痛不可忍，服用布洛芬可暂时缓解，但 2~3 小时旋即疼痛又作，痛苦异常，在当地医院（三甲）诊断为乙型病毒性肝炎后肝硬化，予口服抗病毒西药及复方鳖甲软肝片治疗，但胁痛症状反复，伴泛酸、烧心、纳差、大便时溏。2022年1月31日查肝功能：ALT 32U/L，AST 175U/L，TBIL 34.5umol/L，DBIL 33.3umol/L。肝胆胰脾彩超结果显示：肝实质弥漫性回声改变；脾大。患者因顽固性胁痛辗转于多家医院，但疗效均欠佳，现为求进一步治疗就诊我院。

既往史：饮酒史30余年，现已戒酒。

中医诊断：肝积、胁痛；少阳郁滞，肝脾失调。

西医诊断：乙型肝炎后肝硬化。

中医辨证分析：右胁肋胀痛，乏力，双下肢水肿，口干苦，纳可，眠差，二便调。舌体略胖，舌色暗红，苔黄厚腻，脉弦滑。形体消瘦，肝掌，蜘蛛痣，触诊脾脏轻度增大，质硬，无压痛及反跳痛，双下肢中度凹陷性水肿。

治则：疏肝健脾，兼解毒化湿、活血软坚。

方药：小柴胡汤合三甲散加减。

柴胡24g，黄芩9g，清半夏9g，党参12g，当归12g，赤芍15g，白芍12g，茯苓30g，炒白术15g，郁金12g，薄荷12g，旋覆花30g，鳖甲30g，生牡蛎30g，穿山甲10g，炙甘草12g。

日1服，水煎服，早晚分服。

本案患者胁痛，其核心病机为感染疫毒，肝失疏泄，脾失健运，从而形成肝脾不调，气血郁滞于胁下，造成胁痛。肝主疏泄，脾主运化，肝脾不和，木气失疏，土运失健，气血失调，肝络不通，布于胁肋，则发为胁痛，聚于腹内，则发为肝积。患者有肝硬化病史，疫毒伤肝，加之肝脾失调，湿浊瘀阻，而致肝络失和，不通则痛，故发为胁痛。病理因素有气滞、血瘀、湿热、疫毒，病在少阳郁滞，治以调和肝脾、解毒化湿、活血软坚。小柴胡汤加减治疗以理气疏肝、养血健脾，方中柴胡、白芍、郁金以疏肝柔肝；茯苓、白术以益气健脾；旋覆花以泄肺升肝，肝脾同治，加鳖甲、牡蛎、穿山甲以软坚散结。如此则肝气得畅，脾运得健，瘀血得散，气血同调，以消肝积，以治胁痛。

同时嘱患者注意休息，避免劳累；合理膳食，营养均衡；调畅情志。

2022年2月10日二诊，患者服药后患者右胁肋胀痛明显减轻，口干口苦缓解，腹胀，肠中矢气，呃逆，乏力，午后双下肢轻度水肿，尤以两踝为甚，纳可，眠差易醒，二便调。舌暗红，苔黄厚腻，脉弦细缓。

继以逍遥散加减治疗，患者腹胀、呃逆，伴肠中矢气，加姜厚朴、木香以和胃降逆，理气宽中。

柴胡24g，黄芩9g，清半夏9g，党参12g，当归12g，赤芍15g，白芍12g，茯苓30g，炙鳖甲45g，生牡蛎30g，丹参30g，莪术10g，旋覆花10g，姜厚朴10g，木香10g，炙甘草10g。

日1服，水煎服，早晚分服。

2022年2月20日三诊，患者自诉右胁肋胀痛明显缓解，双下肢水肿基本消失，乏力缓解，时有口苦，偶有手足心发热，双下肢时有酸痛，纳可，眠差易醒，矢气较多，二便调。舌暗红，苔黄厚腻，脉细弦。

效不更方，仍以调和肝脾、解毒化湿、活血软坚为治法。患者胁痛、呃逆消失，去旋覆花；四肢酸痛，加木瓜20g以舒筋和络；进食油腻后腹胀加重，加金钱草30g以疏肝利胆。

柴胡24g，黄芩9g，清半夏9g，党参12g，当归12g，赤芍15g，白芍12g，茯苓30g，炙鳖甲45g，生牡蛎30g，丹参30g，莪术10g，姜厚朴10g，木香10g，木瓜20g，炙甘草12g，金钱草30g。

日1服，水煎服，早晚分服。

2022年3月2日四诊，患者双下肢酸痛基本消失，腹胀明显好转，右胁肋基本不痛，乏力明显，时有腹胀，进食油腻食物后出现，口干口苦，双下肢已无浮肿，纳可，眠差，二便调。舌暗，苔不均，脉弦细。经过治疗，患者胁痛主症基本消失，但病程日久，气滞、血瘀、湿热、疫毒之邪蕴结，易化火伤阴，消耗身体之阴液，加之肝脾不调，气血生化乏源，而致肝之阴血亏虚，病性由实转虚，

目前的治疗方案应调整为扶正为主，用一贯煎滋养肝肾阴津以涵养肝木。治以理气健脾、养阴柔肝、活血软坚为法。

枸杞子12g，北沙参12g，麦冬10g，党参12g，当归12g，赤芍15g，白芍12g，茯苓30g，生地黄20g，丹参30g，莪术10g，茵陈30g，穿山甲10g，鳖甲30g，生牡蛎30g，炙甘草12g。

经上述治疗，患者病情明显好转，精神渐佳，尤其可喜的是困扰患者多年的胁痛症状得以平复，纳后右胁肋无明显不适，无口干口苦，纳、眠可，小便色黄，舌暗红，苔白厚稍腻，脉弦细涩。随访1月，病情稳定。

按：本案患者以胁痛为主要表现，胁痛的病理性质有虚实之分，有气滞、血瘀、湿热之别，基本病机为少阳胆经郁滞，肝络失养，病理变化有不通则痛，不荣则痛，病位在肝胆，与脾、肾密切相关，属本虚标实之证。本案患者为老年男性，曾有酒食不节，感染乙肝等疫毒，正气亏虚，不能祛邪外出，

疫毒之邪伏留肝络，日久不愈，煎熬津液、气血，瘀血、湿热、浊毒互结，阻滞肝络，不通则痛，病位在肝、脾，治以和解少阳、调和肝脾、解毒化湿、活血软坚，以祛邪为法。

本案患者病程日久，易从火化，耗灼阴津，加之少阳郁滞，肝脾不调，气血生化乏源，致使肝肾阴津亏虚，病性由实转虚，不荣则痛，病位在肝、脾，累及肾脏，治疗上早期应用小柴胡汤以和解少阳之郁滞，同时用滋养肝肾阴津之品滋补真阴以涵养肝木。重用三甲散以软坚散结，滋阴潜阳，平肝息风；生地黄、麦冬、芍药滋阴柔肝，取大定风珠之意，共奏滋阴养液、柔肝息风之效。慢性肝病病程较长，在治疗上应考虑标本缓急，急者治标，缓者治本，缓不宜急。药物应攻补兼施，切中要害，攻不伤正，补不壅中，攻补兼施，气血同调，方可从根本上解决患者的本虚标实的矛盾。

巴戟天

【别名】巴戟（《本草图经》），鸡肠风（《中药志》），兔子肠（《中药材手册》）。

【植物形态】

缠绕或攀缘藤本。根茎肉质肥厚，圆柱形，支根多少呈念珠状，鲜时外皮白色，干时暗褐色。有蜿蜒状条纹，断面呈紫红色。茎圆柱状，有纵条棱，小枝幼时有褐色粗毛，老时毛脱落后表面粗糙。叶对生，长椭圆形，长 3 ~ 13cm，宽 1.5 ~ 5cm，先端短渐尖，基部楔形或阔楔形，全缘，下面沿中脉上被短粗毛，叶缘常有稀疏的短睫毛；叶柄有褐色粗毛；托叶鞘状。花序头状，花 2 ~ 10 朵，生于小枝顶端，罕为腋生；花萼倒圆锥状，长 3 ~ 4mm，先端有不规则的齿裂或近平截；花冠肉质白色，花冠管的喉部收缩，内面密生短毛，通常 4 深裂；雄蕊 4 枚，花丝极短；子房下位，4 室，花柱 2 深裂。浆果近球形，直径 5 ~ 9mm，成熟后红色，顶端有宿存的筒状萼管。花期 4—5 月。果期 9—10 月。

野生于山谷、溪边或山林下，亦有栽培。分布于广东、广西、福建等地。

【功能主治】

补肾阳，壮筋骨，祛风湿。治阳痿，少腹冷痛，小便不禁，子宫虚冷，风寒湿痹，腰膝酸痛。

①《神农本草经》：“主大风邪气，阴痿不起，强筋骨，安五脏，补中增志益气。”

②《名医别录》：“疗头面游风，小腹及阴中相引痛，下气，补五劳，益精。”

③《药性论》：“治男子梦交泄精，强阴，除头面中风，主下气，大风血癞。”

④《日华子本草》：“安五脏，定心气，除一切风。疗水肿。”

⑤《本草纲目》：“治脚气，去风疾，补血海。”

⑥《本草求原》：“化痰，治嗽喘，眩晕，泄泻，食少。”

⑦《常用中草药手册》：“补肾壮阳，强筋骨，祛风湿。治肾虚腰脚无力，痿痹瘫痪，风湿骨痛，神经衰弱，阳萎遗精，早泄，失眠；妇女不育。”

姜晓维经方病案4则

姜晓维
北京市石景山区中医医院，北京 100043

1. 小承气汤合酸枣仁汤治疗抑郁案

患者，女，23岁，2008年5月7日初诊。

主诉：精神失常3月余。

现病史：患者3个多月前因失恋而万念俱灰，多日以泪洗面，喜独自幽居，不欲见人。或站立十几个小时，不吃不喝；或暴饮暴食。曾多方治疗，疗效欠佳，遂前来就诊。

辨证分析：目光呆滞，面色晦暗。喜多食，大便秘结，已多日不行，伴腹胀；口干渴而臭；乳房胀痛，寐欠安；舌质红，舌体瘦，苔黄腻，脉弦滑。

西医诊断：精神分裂症。

中医诊断：抑郁；证属虚实夹杂，以阳明积热、肝郁化火为主，兼有阴血不足。

治则：通腑泻热，养血安神。

方药：小承气汤合酸枣仁汤加味。

大黄10g，枳实10g，厚朴10g，炒枣仁30g，川芎15g，知母15g，茯神30g，珍珠母30g，生甘草6g。

每日1服，水煎服。

服药5服，大便得下，食量锐减，舌质红，舌体瘦，苔黄腻，脉弦。上方大黄减半，加柴胡10g、生龙骨30g、生牡蛎30g。服药10服，诸症平稳，大便有时不爽，寐欠安，舌质红，舌体瘦，苔腻，脉弦。上方加柏子仁30g，百合30g，继服10服，病愈。

按：本例患者发病在春主生发、肝喜疏泄之节，因情感不舒导致肝气横逆脾胃，故郁郁寡欢，食欲不振；肝气郁结，日久化热，导致胃火炽盛，饮食不节；水谷为滞，郁火食滞相合，上扰心神，煎迫阴津，日久失治，怪证迭出。笔者以小承气汤逐胃肠积滞、清热除烦，以酸枣仁汤养血柔肝，合珍珠母镇静安神，仿仲师之法，有是证用是方，故收效甚捷。

2. 桂枝汤治疗痤疮案

患者，女，23岁，2009年10月9日初诊。

主诉：面部疖肿、瘙痒半年余。

现病史：患者半年前患重感冒缠绵不愈，遍服中西医治感冒之成药，历时2周余方神清气爽，但从此渐在额头发际、面颊、口唇四周等出现红色丘疹，瘙痒，无脓水。以后常因冷风、情绪不佳、饮食不适而诱发加重，曾服用清热解毒之品但疗效不佳，平素不喜冷饮。

辨证分析：形体瘦弱，肤色白；面颊有许多红色丘疹，有脓头，纳可，寐安，二便调；舌质红，苔薄白，脉浮缓。

西医诊断：毛囊炎。

中医诊断：痤疮；证属风热遏表、营卫不和。

治则：解肌祛风，清热利湿。

方药：桂枝汤加味。

桂枝10g，赤、白芍各10g，甘草6g，大枣6枚，蝉蜕10g，生姜10g，白鲜皮10g。

每日1服，水煎服。

服药5服，痤疮好转，脓头消失，无新起；舌质红，苔薄白，脉浮。上方加牡丹皮10g，炒白术10g，继服10服，病愈。

按：现代医学认为痤疮多与内分泌紊乱有关，中医学认为该病多由热毒兼湿蓄积而引起，常以金银花、连翘、栀子、黄芩、土茯苓、龙胆草、生地黄、丹参、蛇蜕等清热利湿之品治之。桂枝汤为《伤寒论》开篇第一方，临床广泛应用于内、外、妇、儿各科。柯琴谓此方“为仲景群方之魁，乃滋阴和阳，调和营卫，解肌发汗之总方也。凡头痛发热，恶风恶寒，其脉浮而弱，自汗出者，不拘何经，不论中风、伤寒、杂病，咸得用此发汗；若妄汗、妄下，而表不解者，仍当用此解肌”，他对画地为牢、作茧自缚地限制桂枝汤适应范围之医者痛加针砭，曰：“粗工妄谓桂枝汤专治中风一证，印定后人耳目……愚常以此汤治自汗、盗汗、虚疟、虚痢，随手而愈。”然则仲景明训“桂枝本为解肌”者何也？唐容川曰：“皮毛一层为卫所司，肌肉一层为营所宅。”解肌者，解散透卫而入营之外邪，乃调和营卫之手段，明非发汗也；而发汗者，发散卫分之邪，其治在皮毛。本例患者用清热解毒常法治之而无效，改用调和营卫、气血之桂枝汤加味治疗即迅速奏效，而且巩固，值得研究。张景岳曾断言："营卫即是血气。"余尝引申之曰："营卫和谐于外者，气血必定和谐于内焉，反之亦然。"此言其生理也。若气血不和于内者，营卫亦不和谐于外，此言其病理也。然气血不和导致营卫不和者，其表现形式又因人而异。此例即因风血相搏于肌肤，发为痤疮，而非自汗者也。然病虽异而病理同，故仍用桂枝汤法，异病同治者也。

3. 茵陈蒿汤合三仁汤治疗消渴案

患者，男，40 岁，2008 年 7 月 10 日初诊。

主诉：口中黏腻、大便不爽 15 天。

现病史：患糖尿病 10 年，期间间断服用多种降糖药，近 3 年来主要以注射胰岛素控制血糖，效果尚可，15 天前因工作劳累导致血糖控制欠佳，空腹血糖 12 mmol/L，加大胰岛素注射量后仍不能控制，遂前来就诊。

辨证分析：体格肥胖，面红、有一层浮垢，视之如涂油，性情急躁易怒，口中甜而黏腻不爽，厌食油腻，小便黄赤而浊，大便黏滞不爽，舌质红，苔黄而厚腻，脉弦滑而数。

西医诊断：2 型糖尿病。

中医诊断：消渴；证属湿热蕴结。

治则：清利湿热。

方药：茵陈蒿汤合三仁汤加味。

茵陈 30g（先煎），大黄 10g，生栀子 20g，生薏苡仁 30g，佩兰 12g（后下），杏仁 9g，豆蔻 6g，生地黄 30g，泽泻 10g，淡竹叶 10g，生甘草 6g。

每日 1 服，水煎服。

服药 5 服，空腹血糖下降为 8mmol/L，性情急而不躁，口中仍然黏腻不爽，厌食油腻感有好转；小便黄，大便尚可；舌质红，苔黄腻，脉弦滑。上方加蒲公英 30g、厚朴 10g。继服 10 服，脾气有所收敛，口中黏腻、厌食油腻感大有好转，小便黄，大便调，舌质红，苔腻，脉弦滑，空腹血糖下降为 7.5mmol/L。嘱患者继续西医治疗，控制饮食，锻炼身体。

按：糖尿病属中医学"消渴"范畴。根据该病阴虚燥热的特点，治疗时常以养阴清热为基本法则，分别从肺、胃、肾入手论治。但本例患者实属痰盛之体，湿浊之邪阻滞中焦而清浊不分，湿浊上泛于口而黏腻不爽，脾失健运，精微下趋则便浊。《素问·奇病论》言："帝曰：有病口甘者，病名为何？何以得之？岐伯曰：此五气之溢也，名曰脾瘅。夫五味入口，藏于胃，脾为之行其精气，津液在脾，故令人口甘也。此肥美之所发也，此人必数食甘美而多肥也。肥者令人内热，甘者令人中满，故其气上溢，转为消渴，治之以兰，除陈气也。"本案病机关键在于湿热蕴结中焦，故以清热利湿、芳香化浊为法，正合"治之以兰，处陈气也"之旨。倘若拘于阴虚燥热的病机特点，治以滋阴泻火之品，实不能取效如此。由此可见，中医之疗效在于"随证治之"，万不可拘泥于陈规而不敢越雷池一步，当有是证用是药。

4. 半夏厚朴汤合四逆散治疗梅核气案

患者，女，32 岁，2010 年 5 月 9 日初诊。

主诉：咽部哽咽不适 3 个月，加重 10 天。

现病史：患者 3 个月前出现咽部梗塞感，不时咳痰，于某医院耳鼻喉科就诊，诊断为颗粒型咽炎，给予口服消炎药及雾化吸入化痰药等治疗，疗效均欠佳，10 天前病情加重，遂前来就诊。

辨证分析：咽部异物感，吐之不出，咽之不下，咽痒咽干，咳嗽时有白痰黏腻，不易咳出，纳呆，寐欠安，大便秘结，舌质红，苔稍黄，脉弦滑。

西医诊断：慢性咽炎。

中医诊断：梅核气；证属痰凝气滞兼有化热之势。

治则：清热化痰散结。

方药：半夏厚朴汤合四逆散加味。

清半夏 9g，厚朴 10g，紫苏 10g，玄参 20g，柴胡 10g，枳实 6g，白芍 10g，瓜蒌 15g，牛蒡子 10g，浙贝母 10g，桔梗 10g，生甘草 6g。

每日 1 服，水煎服。

服药 5 服，诸症好转。继服 15 服，诸症锐减。上方加玫瑰花、金银花、麦冬各 10g，调理善后。

按：梅核气病机多为情志郁结，气机不畅，气不行津不布，聚而为痰，痰气交阻，上逆咽喉而致。《金匮要略》曰："妇人咽中如有炙脔，半夏厚朴汤主之。"故给予半夏厚朴汤合四逆散加味治疗。方中半夏、厚朴辛以散结、苦以降逆；紫苏发汗解表、理气宽中，四逆散宣通郁气、疏肝理脾；玄参、浙贝母、牛蒡子清热养阴利咽；瓜蒌软坚散结；桔梗、甘草开宣肺气、利胸膈而畅咽喉。诸药合用，气畅痰消，病自愈。

熊军清经方验案 5 则

熊军清
河南省桐柏县人民医院，河南 南阳 474750

1. 柴胡桂枝汤加减治低热案

马某，男，45 岁。

主诉：自诉午后低热 2 个多月。

现病史：患者 2 个月前感受风寒，经诊治（具体治疗不详）后病情缓解，但之后每日下午低热，体温在 37.1℃ ~37.8℃，微有恶寒、咽干、微渴；舌质淡红，少苔；脉弦。曾先后服用玉屏风散、柴胡口服液等治疗，无明显效果。

中医诊断：太阳少阳并病。

方药：柴胡桂枝汤加减。

柴胡 24g，黄芩 8g，党参 10g，生石膏 30g，天花粉 30g，桂枝 12g，白芍 12g，炙甘草 10g，生姜 20g，大枣 6 枚。4 服。

每日 1 服，水煎服。

服用 2 服后，症状大减，4 服后诸症消失。

按:《伤寒论》曰:“少阳之为病，口苦、咽干、目眩也。”“伤寒六七日，发热，微恶寒，支节烦痛，微呕，心下支结，外证未去者，柴胡桂枝汤主之。”该患者发热、恶寒、咽干、微渴，可知其病始于太阳，而后邪气入里侵犯少阳，且有化热入阳明之转机，但主要是太阳少阳并病，当用柴胡桂枝汤加减。本方加生石膏、天花粉解热生津，加生姜以助桂枝白芍调和营卫而解表；患者无呕吐、心下支结之水饮症，且有微渴、舌红少苔之阴津之伤征象，故去半夏，如此方证相应，取得了很好的临床疗效。

2. 麻黄附子细辛汤加味治少阴头痛案

杨某，男，53 岁。

主诉：受寒发病 2 天，头痛如劈，怕凉、身痛。

现病史：素体不足，易神疲乏力而怕凉。脉沉弱无力；舌质淡暗，苔白滑。

中医诊断：寒客少阴，阻碍清阳不升。

方药：麻黄细辛附子汤加味。

附子 20g（先煎），干姜 15g，麻黄 6g，细辛 6g，羌活 10g，川芎 12g，白芷 12g。

每日 1 服，水煎服。

上方服 2 服后头痛大减，继服 1 服而愈。

按：素禀不足之人，一旦感受风寒之邪，易从少阴寒化，而成太少两感证，宜用麻黄附子细辛汤。头为诸阳之会，该患者是阴寒之邪上攻，阳不足而被阻滞，不能升达畅运，邪正相争，遂致是症。治病必求于本，本例从寒盛阳虚着眼，以附子、干姜温阳散寒以治其本，助以发散通络之品而取良效。

3. 真武汤加减治少阴证咳嗽案

陈某，女，57 岁。

现病史：因受风寒，咳嗽迁延 8 年。每年入秋则发，经医院诊断为慢性支气管炎。

辨证分析:阵发性剧咳，痰清稀量多，头痛气短，畏寒恶风，面部微浮肿，舌质淡暗、有齿痕，旁有瘀斑，苔白滑腻，脉沉弱。

中医诊断：少阴阳虚水泛，寒痰阻肺。

治则：温阳化气行水。

方药：真武汤加减。

茯苓 30g，白术 15g，生姜 30g，附子 15g，桂枝 10g，肉桂 10g。5 服。

每日 1 服，水煎服。

咳嗽明显好转，痰大量减少。上方去生姜，加干姜 8g，加强温中健脾之效。继服 5 服。

诸症显著减轻，尚有轻咳，气短，清痰少许，舌暗，有瘀斑、齿痕，白腻苔渐退，应以温阳和中、燥湿涤饮善后。以苓桂术甘汤加味巩固疗效：茯苓 15g，桂枝 10g，白术 12g，半夏 10g，生姜 10g，炙甘草 5g。每日 1 服，水煎服。上药调服半月后，诸症消失。

按：肾为水脏，肾中真阳衰微不能化气，则水饮内停；水寒之气上泛，则头痛；水气停于胸肺，则气短、咳喘不已，痰涎清稀量多；水气溢于肌表，则面部浮肿；舌质淡，兼有齿痕及瘀斑，苔白而滑，皆为水泛寒凝之象。总之，此属少阴肾阳衰微，水寒射肺，治以温阳散寒、化气行水之真武汤，“不治肺而肺之病自愈，不止咳而咳自平”。

4. 小柴胡汤加味治疗夜间咳嗽案

黄某，女，34岁。

现病史：淋雨伤寒后咳嗽1个月，近1周夜间11点必剧烈咳嗽，咳白色涎痰，胸闷，气短，胸片结果显示为支气管炎。舌稍红，苔腻，脉弦滑。

中医诊断：邪客少阳，痰湿壅滞。

治则：清泄少阳，祛痰化湿。

方药：小柴胡汤加味。

柴胡15g，半夏10g，黄芩10g，党参15g，桔梗12g，生甘草10g，苍术12g，茯苓10g，杏仁10g，枇杷叶15g。

每日1服，水煎服。

上方服2服后，咳嗽缓解，涎痰减少。效不更方，上方再服5服，诸症除而愈。

按：患者因外邪入侵，客聚少阳，夜半为少阳胆经值日、邪正交争而咳嗽痰涎亦盛。故用小柴胡汤清泄少阳，达邪外出；桔梗、苍术、杏仁、枇杷叶、茯苓祛湿化痰止咳。药证相合，病除而愈。

5. 柴胡桂枝汤治胃痛案

罗某，女，42岁。

现病史：患慢性浅表性胃炎多年，每因感冒或饮食不节胃痛即发。5天前再次发作，服西药效果差。

辨证分析：胃脘痛，时欲吐，不思饮食。低热（体温37.3℃），头晕，口苦，肢倦，胸部不适，微咳。苔薄白，脉浮数。此乃胃病宿疾因外感而诱发，治新疾，宿疾可瘥。

中医诊断：太阳表郁，少阳枢机不利，胃失和降。

治则：调和营卫，解肌发表，和解少阳，通达表里。

方药：柴胡桂枝汤。

柴胡15g，黄芩8g，姜半夏12g，党参10g，桂枝12g，白芍12g，生姜10g，大枣6枚、炙甘草6g。

每日1服，水煎服。

上方3服后，胃痛大减，纳食增加，寒热除，头晕、口苦、肢倦明显减轻。继服3服而愈。

按：该患者每因感寒诱发或加重，并有寒热等表证，又见口苦、纳呆欲吐、胸部不适、头晕等少阳证。辨证应属太少合病，乃太阳表郁不解、少阳枢机不利而致胃失和降而发胃痛。故用柴胡桂枝汤太少同治，解表散邪，舒达气机而恢复胃之通降之能，诸证皆愈。

白蒿

【别名】蘩、皤蒿、由胡、莓母、旁勃、白艾蒿、蓬蒿、大白蒿、大子蒿、臭蒿子、山艾、大头蒿、苦蒿。

【植物形态】

二年生草本，高50～150cm。茎被白毛，多分枝。单叶耳生；有柄；2～3回羽状深裂或全裂，终裂片宽线形、线形或近披针形，先端常钝，上面绿色，毛较少，下面灰绿色，密生白毛；茎上部的叶羽状分裂或不分裂；近无柄。头状花序半球形，径5～7mm，有梗，下垂，排成圆锥状花序；总苞片密被白毛，最外列者线形，灰黄绿色；小花皆为管状，黄色，表面有腺点，全部结实，花托有毛，毛几与小花等长。瘦果小，狭长倒卵形，具纵纹，黄褐色，长不及1mm。花期8—9月。果期9—10月。

生长于河边、草地、荒地。分布于东北、华北及甘肃、陕西等地。

【功能主治】

治风寒湿痹，黄疸，热痢，疥癞恶疮。

①《神农本草经》："主五藏邪气，风寒湿痹，补中益气，长毛发令黑。疗心悬少食常饥。"

②孟诜："捣汁去热黄及心痛。叶干为末，夏日暴水痢，以米饮和一匙，空腹服之。又烧灰淋煎治淋沥疾。"

全国名中医张志明经方验案3则

王 忻
甘肃中医药大学附属医院肿瘤科，甘肃 兰州 730000

1. 瓜蒌薤白半夏汤加减治疗胸痹案

陈某某，男，45岁，甘肃省兰州市城关区人。

现病史：间断胸闷、气短1年，活动后及夜间加重，双下肢无水肿，二便调，舌暗稍红，苔薄腻罩黄，脉沉细。查心电图正常；心脏彩超结果显示：二、三尖瓣反流，左室舒张功能减低;运动平板试验阳性;碳-14阳性。

中医诊断：胸痹。

辨证分析：胸阳不振，痰浊瘀痹。

治则：温通胸阳，豁痰祛瘀。

方药：瓜蒌薤白半夏汤加减。

瓜蒌30g，薤白30g，桂枝12g，法半夏12g，紫苏梗15g，丹参30g，茯苓20g，石菖蒲15g，生姜6g，甘松12g，蜜麻黄3g，赤芍15g，红参3g（另炖兑入），苏木6g，灯心草6g。14服。

水煎服，每日2次，每次200mL。

二诊:胸闷、气短症状明显好转，夜间偶有胸闷，有时反酸，二便调；舌黯稍红，苔薄白腻，脉沉细。上方加麸炒苍术12g。14服，水煎服。

三诊:胸闷、气短症状消失，剧烈运动也未出现，舌黯，苔薄白腻，脉细。二诊方加防风6g。14服，水煎服。

四诊：胸闷、气短未作，受凉后胃脘闷胀，偶有反酸，舌黯，苔薄白腻，脉细。三诊方去蜜麻黄，加苍术9g。14服，水煎服。药后病愈，随访半年未见复发。

按:《金匮要略》提出胸痹病机为“阳微阴弦”，即胸中阳气不足，阴寒凝滞上焦。胸中阳气不足，痰湿上蒙心胸，致使胸阳不展，宗气不能贯心脉以助心行血，从而出现胸闷、气短、胸痛等症。此患者间断性胸闷、气短1年，活动后及夜间加重，属胸痹轻症，治以温振胸阳、宽胸理气、豁痰祛瘀之法。初诊用瓜蒌薤白半夏汤豁痰通阳，小半夏汤化痰降逆，祛上逆之痰浊。《金匮要略》云:“胸痹心中痞，留气结在胸，胸满，胁下逆抢心，枳实薤白桂枝汤主之，人参汤亦主之。”故以党参补气助阳，桂枝温通心阳。脾为生痰之源，痰阻心脉，血行受阻，以石菖蒲、茯苓化痰通窍、健脾宁心；丹参、赤芍、苏木活血通脉。肺朝百脉，痰浊蒙蔽，宗气不展，不能助心行血，温通胸阳之中，佐以蜜麻黄、紫苏梗宣通肺气，甘松理气开郁。舌红、苔黄为痰浊郁热之征，以灯心草利水清热治之。药后患者症状明显缓解，二诊时因苔腻仍存，有时反酸，加麸炒苍术12g，即合用苓桂术甘汤，取“病痰饮者，当以温药和之”之意。三诊时胸闷气短症状完全消失，但仍有腻苔，舌黯，痰浊未尽，血脉不利，风能胜湿，故二诊方加防风6g祛风除湿。四诊见受凉后胃脘闷胀，偶有反酸，中虚不运，内外相招，三诊方去蜜麻黄，加入苍术9g，佐防风运脾和中、祛风除湿而愈。

2. 小青龙汤加减治疗喘证

李某某，男，67岁，甘肃省天水人。

现病史：患者间断性咳嗽，咳痰，痰多不易咳出，胸闷、气喘，活动后加重疲乏，病已10余年。来诊前曾于甘肃省人民医院就诊，查胸部CT示慢性支气管炎并肺气肿、肺间质纤维化。肺功能检查显示弥散功能中度减退。既往吸烟史30余年。饮食尚可，睡眠可，二便调。舌黯淡、边透红，苔薄白水滑，脉弦细。

中医诊断：喘证。

辨证分析：水饮伏肺证。

治则：温肺化饮，止咳平喘。

方药：小青龙汤加减。

蜜麻黄9g，桂枝12g，干姜3g，法半夏9g，细辛3g，五味子6g，生姜6g，甘草6g，白芍15g，赤芍15g，水蛭3g（冲服）、连翘20g，浮海石15g（先煎）。14服。

水煎服，日1服，分2次服，每次200mL。

二诊：患者咳嗽、咳痰好转，胸闷、气喘减轻，活动后仍明显乏力；舌黯淡，苔薄白水滑，脉弦细。前方去连翘，加紫苏梗12g、甘松9g宽胸理气。14服，水煎服。

三诊：药后病情好转，近日感冒，前症加重，服感康后感冒愈，咳喘未减。述平素易受凉，反复感冒；舌红，苔黄厚干，脉弦细滑。外邪入里化热，炼液成痰蕴肺，肺气逆而不降。转用涤痰汤加减清热化痰、止咳平喘。胆南星6g，化橘红15g，浙贝母15g，连翘20g，桔梗9g，茯苓20g，生姜6g，酒大黄6g，陈皮15g，法半夏12g，竹茹20g，麸炒枳壳12g，前胡12g，石菖蒲9g，蜜麻黄6g，甘草6g。14服，水煎服，日1服，分2次服，每次200mL。

四诊：患者咳嗽好转，痰少黏稠，不易咳出，胸闷、气短缓解，舌黯，苔薄白水滑，脉弦细。仍用小青龙汤加减温化水饮、宣肃肺气、止咳平喘。处方：蜜麻黄9g，桂枝12g，干姜3g，法半夏9g，细辛3g，五味子6g，生姜6g，甘草6g，白芍15g，水蛭3g（冲服）、桔梗9g，青礞石12g（先煎），莱菔子15g，化橘红15g。14服。水煎服，日1服，分2次服，每次200mL。

药后咳嗽消失，胸闷、气喘明显改善，仅活动后不适。随访半年，感冒后咳喘复发，但症状较轻，及时治疗，症状很快缓解。

按：肺主宣发肃降，通调水道，为水之上源。外邪犯肺或脏腑相干，致肺失宣肃，水饮内停，发为咳喘。卫出上焦，饮伏肺中，肺气失宣，卫表不固，不耐邪袭，反复外感。外感里饮，内外相招，咳喘缠绵难愈，饮停肺中，水病及血，肺络瘀阻，久病不易根治。此患者咳喘，舌黯淡、苔薄白水滑、脉弦细为饮伏肺中之证。《伤寒论》第41条：“伤寒心下有水气，咳而微喘，发热不渴，服汤已渴者，此寒去欲解也，小青龙汤主之。”小青龙汤取名青龙，意在龙能兴云布雨，宣散上焦饮邪，使如雾露之溉。因此初诊用小青龙汤加减，方中蜜麻黄宣肺散水而不走表，生姜温肺止咳而化痰饮，赤芍、水蛭化瘀通络利肺气，海浮石坠痰下气定咳喘。仲景治水饮郁热用小青龙加石膏汤，但该患舌边透红，郁热不重，又治上焦如羽，非轻不举，故用连翘清宣之。药后症状明显好转，舌边已不红，活动后胸闷气喘，疲乏，原方加苏梗、甘松宽胸理气。三诊时外感后肺热明显，热灼津伤，痰热储肺，咳喘加重，本“观其脉证，知犯何逆，随证治之”之旨，转用涤痰汤加减，病机逆转，咳喘大轻。四诊因痰少不利，不宜咳出，舌黯，苔薄白水滑，脉弦细，故在初诊方中加炒莱菔子、橘红化痰止咳，并取《金匮要略》治肺痈用桔梗汤法，加桔梗宣肺排痰。咳喘痼疾，方证相应，药症相合，仅治月余咳痰愈，胸闷、气喘明显改善。

3. 陷胸和胃汤加减治疗痞满案

韩某，男，46岁，甘肃庆阳人。

现病史：胃脘胀满5年余，饭后加重，反酸，偶有打嗝，曾服西药治疗未见好转。纳食可，睡眠可，大便黏，舌淡尖红，苔薄白、中根腻，脉细滑。

中医诊断：痞满。

辨证分析：脾虚不运，胃失和降，气滞化热。

治则：辛开苦降，行气消痞。

方药：陷胸和胃汤加减。

黄连3g，瓜蒌30g，法半夏12g，高良姜6g，醋香附10g，酒大黄6g，焦槟榔9g，前胡9g，吴茱萸3g，连翘20g，花椒3g，香橼9g，炒鸡内金15g。14服。

水煎服，日2次，每次200mL。

二诊：胃脘胀满减轻，偶有反酸、打嗝，大便黏，舌红，苔薄白、中根腻、水滑，脉细滑。寒湿不化，加吴茱萸至5g；肝胃郁热，舌红、反酸，加郁金9g。14服，水煎服。

三诊：胃脘胀满逐渐好转，仍饭后加重，无打嗝、反酸，大便黏腻不爽，数日1次，舌质淡，苔薄白，满布舌面，脉细。胃热已清，脾阳不振，湿阻气滞。转用温脾汤合五磨饮子温运脾阳、行气消胀。淡附片3g（先煎），干姜3g，红参3g（另炖兑入），酒大黄6g，沉香3g（后下），木香6g（后下），檀香3g（后下），炒枳壳12g，乌药9g，醋香附9g，砂仁6g（后下），焦槟榔12g。14服，水煎服，日2次，每次200mL。

药后胃脘胀满消失，大便正常，随访半年未见复发。

按：脾胃为气机升降之枢纽，脾升胃降，是其常也。脾虚不运，清阳不升，胃气必不能降，浊气在上，则生䐜胀。《伤寒论》亦指出痞证因中虚邪陷、虚实错杂、脾胃升降失序所致，如151条云“脉浮而紧，而复下之，紧反入里，则作痞，按之自濡者，但气痞耳”。脾虚失运，湿阻气滞，久郁化热，胃热即生。胃热脾湿互结，痞塞中焦气机，虽无小结胸证之“按之则痛”，但病机确与痰热结于心下相近，故该患者选用小陷胸汤辛开苦降、消痞散结，良附丸温中行气，且疏肝气以调枢机。酒大黄、焦槟榔通降阳明，以复太阴；吴茱萸、花椒温中散寒、化湿理气，以助脾升。脾胃升降相因，纳化相得，脾不运化，胃气上逆，患者食后胀增，打嗝、反酸，前胡降胃逆、鸡内金消食滞，相须为用，降浊升清。治胃不治肝，非其治也，故以香橼疏肝理气和中。气有余便是火，故以连翘清散中焦郁热。药后胀减，但舌转红，苔白腻，反酸、便黏仍旧，此脾湿不化，肝胃郁热，故加重吴茱萸温化中焦寒湿，加郁金清肝胃郁热。服之胃热除，胀满减而未愈，大便黏腻不爽，《内经》云"中气不足，溲便为之变"，《伤寒论》277条云"自利不渴者，属太阴，以其脏有寒故也，当温之，宜服四逆辈"，故转用《千金要方》温脾汤和五磨饮子温运脾阳、行气消胀而愈。

野菊花

【别名】山菊花，千层菊，黄菊花。

【植物形态】

1.野菊　多年生草本，高25~100cm。根茎粗厚，分枝，有长或短的地下匍匐枝。茎直立或基部铺展。基生叶脱落；茎生叶卵形或长圆状卵形，长6~7cm，宽1~2.5cm，羽状分裂或分裂不明显；顶裂片大；侧裂片常2对，卵形或长圆形，全部裂片边缘浅裂或有锯齿；上部叶渐小；全部叶上面有腺体及疏柔毛，下面灰绿色，毛较多，基部渐狭成具翅的叶柄；托叶具锯齿。头状花序直径2.5~5cm，在茎枝顶端排成伞房状圆锥花序或不规则的伞房花序；总苞直径8~20mm，长5~6mm；总苞片边缘宽膜质；舌状花黄色，雌性；盘花两性，筒状。瘦果全部同形，有5条极细的纵肋，无冠状冠毛。花期9—10月。

2.岩香菊　本种与野菊的区别在于：叶为羽状深裂，绿色或淡绿色，两面被稀疏的毛，下面稍多膨松的柔毛；头状花序多数在茎枝顶端排成疏松的伞房或复伞房花序，舌状花黄色。花果期5—11月。

【功能主治】

疏风清热，消肿解毒。治风热感冒，肺炎，白喉，胃肠炎，高血压，疔，痈，口疮，丹毒，湿疹，天泡疮。

①《本草汇言》："破血疏肝，解疔散毒。主妇人腹内宿血，解天行火毒丹疔。洗疮疥，又能去风杀虫。"

②《现代实用中药》："用于痈疽疔肿化脓病。"

③《苏州本产药材》："解毒疏风。治目疾眩晕。"

④《浙江中药手册》："排脓解毒，消肿止痛。治痈肿疔毒，天泡湿疮。"

⑤《江苏植药志》："治霍乱，腹痛。"

⑥《山西中药志》："疏风热，清头目，降火解毒。治诸风眩晕，头痛，目赤，肿毒。"

⑦《江西草药》："治白喉，口疮，小儿高热抽搐等症。"

⑧《上海常用中草药》："治高血压。"

顽固性呃逆经方治验2则

王　忻

甘肃中医药大学附属医院肿瘤科，甘肃 兰州 730000

顽固性呃逆经方治验案1

张某某，男，78岁。

现病史：患者因原发性肝癌入住我科，住院期间反复消化道出血，夜班查房时见患者频频打嗝，详细询问病情，得知间断打嗝已有4日，发时嗝声连连，持续半小时左右，移时又作，痛苦难熬，主管医师已予抑酸、止吐、促胃动力西药，但未缓解。

辨证分析：舌淡略红、无苔，脉弦滑数，右脉浮大。

中医诊断：呃逆病，胃阴不足、虚热上冲证。

方药：橘皮竹茹汤。

竹茹30g，陈皮10g，太子参10g，甘草6g，生姜6g，大枣6g。配方颗粒2服。

每日2次，开水冲服。

当夜服1/2服，1小时后打嗝即止，此后1周内未再发，患者出院。1月后因消化道出血再次住院，询问知出院后打嗝未发作，近两日又有间断打嗝，观舌红无苔而干，脉弦数滑，仍用前方，1服即愈。

顽固性呃逆经方治验案2

曾某某，男，52岁，

现病史：患者因多发性骨髓瘤由我院肺病科转入我科行化疗。患者化疗第3日出现频发打嗝，嗝声响亮，连连不止，西药抑酸、止吐、促动力药已足量，予生理盐水配利多卡因、654-2少量频服，服后可缓1小时，过时如前，已逾两日。

辨证分析：舌淡红，苔黄厚腻，脉浮大弦滑而数。

中医诊断：呃逆病，中焦湿热、胃火上冲证。

方药：小陷胸汤加味。

法半夏15g，黄连10g，瓜蒌30g，炒枳实12g，竹茹12g，陈皮10g，酒大黄6g。配方颗粒2服。

开水冲服，日2次。

服1次后打嗝止，服完1服半时又发，即时服余1/2服后便止，此后至化疗结束出院打嗝未作。患者后期住院化疗前即以此法治疗，化疗期间未见明显打嗝。半年过去，化疗后再次出现频频打嗝，给予前方未见显效，查舌淡红，苔薄黄腻，舌中、舌前少苔，脉弦滑，无浮大之势。辨证为湿热未尽、阴分渐伤，转用竹叶石膏汤加味治疗。生石膏30g（先煎），淡竹叶10g，北沙参10g，麦冬10g，法半夏12g，竹茹30g，柿蒂10g，甘草6g。3服，水煎服，日3次。服药后嗝减大半，根据病情，减法半夏为10g，加麦冬为15g，继服3服后痊愈。

按:《素问》云“胃为气逆，为哕”，指出呃逆病机为胃气上逆。治疗此病以降逆止呃为原则，据寒热虚实之不同而选方用药。

案1患者为肝癌消化道出血，舌淡略红、无苔，脉弦滑数，右脉浮大，为出血伤阴、胃阴不足、虚热上冲之证，用橘皮竹茹汤一服即止，再发病机未变，用之仍效如桴鼓。

案2患者化疗后呃逆，舌淡红，苔黄厚腻，脉浮大弦滑而数，属中焦湿热、胃火上冲证。《伤寒论》138条云:“小结胸病，正在心下，按之则痛，脉浮滑者，小陷胸汤主之。”《温热论》发挥谓:“再人之体，脘在腹上，其地位处于中。按之痛，或自痛，或痞胀，当用苦泄，以其入腹近也。必验之于舌，或黄或浊，可与小陷胸汤或泻心汤，随症治之。”并创用小陷胸加枳实汤治阳明暑温舌上黄滑苔、脉洪滑，饮水则呕之症。因此，选用小陷胸汤加枳实苦泄辛开、清热祛湿，配合橘皮、竹茹降逆止呃。《金匮要略》云:“食已即吐者，大黄甘草汤主之。”酒大黄通腑泄热，配合黄连，取泻心汤意，清泄阳明，直折胃火，以降逆气。患者愈后数月再发，前方用之无效，细审病机有变，彼时湿热胃火，邪实为患，此则湿热未尽，阴份已伤，虚实夹杂。《伤寒论》397条云:“伤寒解后，虚羸少气，气逆欲吐，竹叶石膏汤主之。”故转用竹叶石膏汤加味养胃阴、清余邪、降逆止呃治之而愈。

两例患者均属顽固性呃逆，经西医常规治疗无效，转用中医治疗，同病异治，均收显效，源由“观其脉证，知犯何逆，随证治之”。

经方临床应用验案30例

孟昭强
河北省高阳镇卫生院

1. 病例一

刘某飞，男，44岁，2022年10月12日初诊。

现病史：1年前出现站立久、运动后右髋部酸痛，休息后缓解，两个月前症状加重，开始出现行走困难，髋关节活动受限，疼痛加剧。随后去县医院检查，核磁报告显示股骨头坏死（二期+），伴有髋关节积液，医院建议手术治疗。病人因惧怕手术，遂来门诊寻求中医治疗。

刻下：患者疼痛部位以右下肢外侧疼痛剧烈并向腿后呈放射性疼痛，有外感受凉史，舌淡红润，苔薄白，脉象弦缓。

辨证分析：太阳少阳两感证。

治则：治以散寒利水，和解少阳。

方药：柴胡桂枝汤合五苓散加味。

柴胡12g，党参15g，制半夏10g，黄芩10g，甘草8g，干姜10g，大枣20g，猪苓15g，茯苓15g，泽泻25g，肉桂10g，白术15g，仙灵脾10g，白芍30g，薏苡仁60g。7服。

水煎服，每日3次。

2022年10月19日二诊，自述疼痛感略减轻，继续服用上方。

2022年10月29日三诊，自觉疼痛依旧，没有明显改变。再次询问患者，原来患者是位驾校教练，多年吸烟喝酒，平素血压偏高，体重近几年增加，偶头晕，身体困重，下肢轻度浮肿，脉沉弦，舌淡苔白。忽然明白过来，立即转变治疗思路。

辨证分析：阳虚水泛证。

治则：温阳利水。

方药：真武汤加味。

茯苓20g，白芍20g，生姜20g，白术15g，制附子10g，牛膝15g，车前子15g，肉桂10g，薏苡仁40g，制大黄4g，仙灵脾10g，仙鹤草40g。7服。

水煎服，日3次。

2022年11月5日四诊，下肢疼痛减轻，可以活动，小便增加，身体困重感减轻。

之后未改方，一直用真武汤加减治疗。年前患者去医院复查，髋关节积液基本消失，给了患者很大的信心，现在还在坚持服药，加强疗效，基本痊愈。

按：《伤寒论》第316条："少阴病，二三日不已，至四五日，腹痛，小便不利，四肢沉重疼痛，自下利者，此为有水气。其人或咳，或小便利，或下利，或呕者，真武汤主之。"本案患者完全符合黄煌老师描述的"真武汤人"——倦怠乏力、四肢沉重疼痛，此属于阳虚不能化水、水饮停聚所致，投真武汤以温阳利水，兼加补阳利水之中药加强疗效。

真武汤主治：①阳虚水泛证：肢体浮肿或沉重，腰以下为甚，畏寒肢冷，腹痛泄泻，小便不利，或心悸头眩，舌淡胖，苔白滑，脉沉细。②太阳病发汗太过，阳虚水泛证：汗出不解，其人仍发热，心下悸，头眩，身瞤动，振振欲擗地。本证由脾肾阳虚、气不化水、水湿泛溢所致。治宜温肾助阳，健脾利水。方中附子温肾暖脾，化气行水，为君药。茯苓、白术补气健脾，利水渗湿，同为臣药。生姜配附子温阳散寒，伍苓、术辛散水气，又能和胃止呕；白芍之用有三：柔肝缓急以止腹痛，敛阴舒筋以解筋肉瞤动，利小便以行水气，俱为佐药。

五苓散主治：①蓄水证：小便不利，头痛微热，烦渴欲饮，甚则水入即吐，舌苔白，脉浮。②痰饮：脐下动悸，吐涎沫而头眩，或短气而咳者。③水湿内停证：水肿，泄泻，小便不利，以及霍乱吐泻等。本方原治外有表证，膀胱气化不利之"蓄水证"。治以淡渗利湿，温阳化气，解表散邪。方中重用泽泻，利水渗湿，为君药。茯苓、猪苓助君药渗利水湿，为臣药。白术补气健脾燥湿，合茯苓健脾制水之效益彰。诸药配伍，利水渗湿之效颇佳。

真武汤用于阳虚水泛证，五苓散用于蓄水证，在临床应用中须仔细辨证。阳虚水泛证一般为肾的阳气虚弱、肾阳的蒸腾气化功能减退，导致人体的水液运行发生障碍，造成水液滞留在人体内，形成水肿。常为高度水肿，按之凹陷，以下肢及腰背处为主。同时伴有胸水、腹水、小便不利、纳差、便溏、形寒肢冷等症状，并且舌质淡润或舌体胖大、质嫩而润、边有齿痕，舌苔白腻水滑，脉沉弱。蓄水证指太阳邪热随经入腑，膀胱气化不利，水热互结所致小便不利之症。临床表现是小便不利，小腹胀满，发热烦渴、渴欲饮水，水入即吐，脉浮或浮数。一开始没有仔细观察患者的全身症状，导致治疗思路出现偏差，还是对黄煌老师方证人思想体系掌握不够熟练，深感惭愧。

2. 病例二

石某花，女，54岁，2022年9月27日初诊，由丈夫搀扶进诊室。

现病史：自述曾在别处吃中药，治疗之后症状加重，现主症头晕乏力、心烦意乱，受声音影响加重，悲伤喜哭，大便干结，胃中偶反酸水，曾检查Hp感染阴性。

刻下：患者肤白瘦小，爱吃甜食，腹诊腹皮薄，腹直肌紧张，按压少腹有压痛，脉弦细，舌苔黄、质润。

中医诊断：中焦虚寒，肝脾不和证。

治则：温中补虚，和里缓急。

方药：小建中汤合四君子汤合甘麦大枣汤加味。

桂枝15g，白芍30g，甘草8g，生姜20g，大枣30g，饴糖50g，人参6g，白术30g，茯苓15g，当归10g，小麦90g，枳壳10g，生麦芽30g，鸡内金10g，香附4g。7服。

水煎服，日3次。

2022年10月3日二诊，已经不需要家人搀扶，自述头晕消失，乏力感减轻，不再焦虑心烦、悲伤喜哭，心情好转。继续上述原方服用。

患者坚持服药1月余，诸症消失，故停止用药。

2022年11月23日三诊，因感染新冠转阴后，开始出现腰痛、乏力、心情低落、失眠等症状。

刻下：患者表情淡漠，疲倦貌，心悸发慌，晚上辗转反侧难以入睡，腰痛明显，曾经在某医院检查诊为腰间盘突出，主诉自觉症状繁多。腹诊：胸胁两侧抵挡感，大小便尚可，脉弦细，舌红苔黄。

辨证分析：少阳不合，心虚胆热证。

治则：和解少阳，镇惊安神。

方药：柴胡加龙骨牡蛎汤加味。

柴胡10g，红参6g，半夏10g，黄芩10g，甘草8g，桂枝15g，白芍40g，牛膝20g，仙灵脾6g，龙骨6g，牡蛎6g，麦芽30g，茯苓20g，大黄6g，肉苁蓉20g。5服。

水煎服，日3次。

2022年11月30日四诊，腰痛减轻，失眠好转，其余症状均改善，继续服用上方。

按：《伤寒论》第107条：“伤寒八九日，下之，胸满烦惊，小便不利，谵语，一身尽重，不可转侧者，柴胡加龙骨牡蛎汤主之。”黄煌老师在《经方方证》讲到柴胡加龙骨牡蛎汤是经典的少阳病及情志病方、传统的和解安神方，具有除胸满、定烦惊、除谵语、轻身的功效。柴胡加龙骨牡蛎汤证以胸满烦惊、一身尽重不可转侧为表现特征，精神心理疾病多见。本案患者表情淡漠，疲倦貌，心悸发慌，晚上辗转反侧难以入睡，高度符合黄煌老师所讲的柴胡加龙骨牡蛎汤人。①表情淡漠：长脸居多，眼裂狭长，表情淡漠，疲倦貌；性格内向，自我评价差；叙述病情话语不多，语速慢。②腹硬脐跳：两胁下按之有抵抗感或僵硬感，缺乏弹性，腹主动脉搏动明显；心率多偏快，或心律不齐。③惊恐不安：常自觉心悸心慌，或有气上冲咽喉感，伴有恐惧、焦虑不安等情绪。④舌苔黄或厚：此症多伴有便秘、口臭等，但也有苔薄腻者。⑤痛苦主诉多：主诉多为痛苦性的自觉症状，如睡眠障碍、多噩梦、疲劳感、怕冷、思维障碍、胸闷、惊恐不安、心悸、头昏痛、耳鸣等，大多有精神压力过大或情感挫折等诱因。本方适用人群以睡眠障碍、精神状态异常为临床表现特征，任何年龄阶段都可见到。适用人群的神态特征明显，痛苦主诉多。后续患者服药3次后，诸症消失，恢复痊愈，不得不感叹经方的神奇疗效。从一开始的小建中汤到后面的柴胡加龙骨牡蛎汤，都能一击中的，这都有赖于黄煌老师的方病人思想、随证治之的原则。患者符合《伤寒论》中的原文，符合黄煌老师关于方证的描述，故能用之效如桴鼓，病人很快痊愈。

3. 病例三

陈某丹，女，42岁，2023年1月31日初诊。

主诉：血压150/110mmHg，要求调理血压。

刻下：患者面色黄黯，胖壮，下肢轻微水肿。爱生气，月经量少，头晕，腹诊腹部松软，偶腹痛，大便稀，小便尚可，舌红苔润，脉沉弦。

辨证分析：肝郁脾虚，血水互结证。

治则：养肝补脾，利水消肿。

方药：当归芍药散加味。

当归10g，白芍30g，川芎15g，白术12g，茯苓12g，泽泻15g，薏苡仁30g，车前子15g，干姜10g。7服。

水煎服，每日3次。

2023年2月6日二诊，血压150/100mmHg，没有达到预期效果，希望调整用药。

刻下：口渴，舌质淡，水肿，偶头晕腹泻，小便尚可，舌红苔白，脉沉，腹诊肚大腹满。

辨证分析：三焦气化不利之蓄水证。

治则：温阳化气，利水消肿。

方药：五苓散加味。

桂枝10g，肉桂10g，泽泻20g，白术15g，茯苓20g，猪苓15g，薏苡仁30g，牛膝20g，车前子20g。7服。

水煎服，每日3次。

2023年2月16日三诊，血压偏高，150/90mmHg，开始转变思路，到底问题出在哪了，变方2次还是没有效果。仔细观察询问患者。

刻下：患者平素喜油腻辛辣食物，吃饭量大易腹胀，易急躁头晕，腹诊上腹部按压抵抗感，下肢轻微浮肿，大便稀，小便正常，舌红苔白，脉沉而弦。

辨证分析：少阳阳明两感。

治则：和解少阳，内泻热结。

方药：大柴胡汤加味。

柴胡20g，黄芩10g，生大黄10g，枳壳30g，黄连3g，制半夏10g，瓜蒌40g，生姜20g，大枣20g，白芍20g，泽泻20g，白术15g。6服。

水煎服，日3次。

2023年2月25日四诊，自觉头脑清楚些，测量血压140/90mmHg，腹胀消失，下肢水肿减轻，大便尚可。继续服用上方。

2023年3月14日，患者按照上方服用2次后，血压控制在130/80mmHg，因血压已经正常，工作繁忙，不再服药。

按：案例中给患者变方3次，最后大柴胡汤才有治疗效果，可见临床辨病情极难极复杂，用方辨证差之毫厘，其疗效失之千里。而五苓散与当归芍药散其头晕、水肿、振水音易混淆，当归芍药散尚有贫血倾向，五苓散伴口渴小便不利等症。但是用上之后，都不符合患者的病情，最后适用于大柴胡汤，符合黄煌老师描述的大柴胡汤方证：上半身饱满，口干，患有代谢病，腹诊上腹按压充实有力。故用之有效。

4. 病例四

薛某，女，37岁，2022年5月30日初诊。

现病史：自述高血压2年，不想服西药降压，故经介绍来门诊寻求中医治疗。

刻下：测量血压150/110mmHg，患者肤白胖壮，头晕，体态略显臃肿（近几年体重明显增加），声音低微，走路动作缓慢，身体困重怕冷。腹诊：上腹部按压有悸动感，下肢水肿。大小便尚可，舌淡苔润，脉沉弱。

辨证分析：阳虚水泛证。

治则：温阳利水。

方药：真武汤加味。

茯苓20g，白芍20g，生姜20g，白术15g，制附子6g，牛膝15g，车前子15g，肉桂10g，泽泻30g。10服。

水煎服，每日3次。

2022年6月13日二诊，测量血压150/100mmHg，自述服药后小便增多，活动轻松，头晕消失，下肢水肿减轻，体重减少。继续上方服用。

2022年6月25日三诊，测量血压140/85mmHg，其余症状均显好转，继续服用上方。

之后患者连续服药至2023年1月，血压保持在130/70mmHg左右，由于已经达到患者预期效果，不再治疗，恢复日常工作。

按：《伤寒论》第82条："太阳病，发汗，汗出不解，其人仍发热，心下悸，头眩，身瞤动，振振欲僻地者，真武汤主之。"316条："少阴病，二三日不已，至四五日，腹痛，小便不利，四肢沉重疼痛，自下利者，此为有水气，其人或咳，或小便不利，或下利，或呕者，真武汤主之。"

本方经典方证为心下悸、头眩，身瞤动，振振欲僻地，四肢沉重疼痛，小便不利，自下利，腹痛。黄煌老师采用了形象的描写法，寥寥几笔，勾勒出一个以困倦、浮肿、眩晕、心悸等为临床特征的病人。而医案中患者高度符合方证，故用之有效。

5. 病例五

罗某某，男，47岁，2023年2月26日初诊。

主诉：因新冠后出现耳鸣失眠，加重3天来诊。

刻下：患者体型中等偏胖，面色黄黯无表情，偶头晕，胸闷，持续耳鸣，怕声音，晚上烦躁，入睡困难，易做噩梦。早上会出现口苦口干。

腹诊：腹肌紧张，脐下动悸。小便次数多，大便稍干，舌红苔薄黄，脉沉弦。

辨证分析：证属少阳不合、心胆不宁。

治则：和解清热，镇惊安神。

方药：柴胡加龙骨牡蛎汤加味。

柴胡10g，红参6g，姜半夏10g，黄芩10g，甘草8g，生姜20g，大枣20g，龙骨10g，牡蛎10g，茯苓20g，肉桂10g，制大黄4g，红景天20g，仙灵脾

10g，肉苁蓉 20g。7 服。

水煎服，日 3 次。

2023 年 3 月 6 日二诊，耳鸣基本消失，睡眠明显改善，胸闷头晕消失，大小便正常，舌质淡红苔薄白，前天外出活动后项背略有拘急感。上方加葛根 30g。7 服，水煎服，日 3 次。

2023 年 4 月 1 日，电话随访，患者耳鸣消失未再发作，已经正常工作。

按:《伤寒论》107 条:“伤寒八九日，下之，胸满烦惊，小便不利，谵语，一身尽重，不可转侧者，柴胡加龙骨牡蛎汤主之。”患者耳鸣，怕声音，失眠心烦，属于黄煌老师《经方方证》书中所说柴胡加龙骨牡蛎汤方证的适用范围。①胸满：一种感觉和心理体验，如胸闷、呼吸不畅、情绪低落。提示本方有抗抑郁、抗焦虑的功效。②烦：这是抑郁、焦虑、睡眠障碍的总称。③惊：这是一种突发的不安感、恐惧感，常与心悸、失眠多梦、抽动、晕厥等症状相伴。④谵语：这是脑病的特征性症状，表现为意识障碍、思维错乱、胡言乱语等。⑤一身尽重，不可转侧：其表现为行动困难、肌肉僵硬、反应迟钝、身体不灵活、讲话艰涩、极度疲劳、兴趣缺失等，可以理解为一种抑郁状态。⑥小便不利：可以理解为躯体症状的一种，即小便频数或失禁，但检查可无异常发现。且其人易口苦口干，表情淡漠，脉弦，亦属于柴胡人。故开具柴胡加龙骨牡蛎汤，用之效果颇佳。上方中红景天这味中药，在门诊治疗新冠后出现耳鸣、失眠、头晕、失眠、心悸、心慌等症状时，均随处方加而用之，临床效果极好。《中药大辞典》记载:“性寒，味甘涩。活血止血，清肺止咳。治咳血，咯血，肺炎咳嗽。”据现代药理研究发现，红景天中含有黄酮类、苯烷基苷类、有机酸类、多糖类等化合物，具抗炎、抗氧化、抗疲劳、抗缺氧、抗衰老、抗癌、保肝护肝、减缓轻度阿尔兹海默症症状以及具有潜在治疗帕金森病、重度抑郁病症的药理活性，临床适用范围极广。

6. 病例六

王某某，男，66 岁，2023 年 1 月 16 日初诊。

现病史：患者冠心病史 10 余年，高血压 7 年，主因新冠感染后并发肺炎，1 月前入院进行输液及口服消炎药治疗后，炎症消退，出院仍反复咳嗽迁延半月余来诊。

刻下：患者体型胖壮，面色黄黑，疲劳貌，自觉心悸发慌数日，咳嗽易出汗。血压 149/100mmHg，腹诊：腹部松软，脐下动悸，下肢水肿。舌质淡、苔淡白，脉弦细弱。

辨证分析：心肾阳虚，水饮上犯。

治则：温阳利水，养心安神。

方药：真武汤合桂枝加龙骨牡蛎汤加味。

茯苓 20g，白芍 20g，生姜 20g，白术 20g，制附子 6g，桂枝 10g，肉桂 10g，甘草 10g，龙骨 10g，牡蛎 10g，丹参 10g，薏苡仁 30g，红参 5g。6 服。

水煎服，日 3 次。

2023 年 1 月 24 日二诊，自觉心悸减轻，精神佳，咳嗽消失，血压下降至 132/93mmHg，下肢水肿依旧，主诉想继续调理心脏和高血压的问题。故上方去桂枝甘草龙骨牡蛎汤，加牛膝 15g，车前子 15g，仙灵脾 6g，丹参 15g，红参 5g。7 服，水煎服，每日 3 次。

2023 年 2 月 4 日三诊，诉心悸感消失，血压 130/85mmHg，下肢水肿减轻。予上方 7 服，继续观察疗效。

按:《伤寒论》316 条:“少阴病，二三日不已，至四五日，腹痛，小便不利，四肢沉重疼痛，自下利者，此为有水气，其人或咳，或小便利，或下利，或呕者，真武汤主之。”

此患者以咳嗽为主因来诊，其体胖、心悸、精神倦怠，符合原文以及黄煌老师《经方方证》书中的“真武汤人”；脐下动悸，易出汗，为使用桂甘龙牡汤的指征。遵循黄煌老师“有是证，用是方”的原则，故两方合用取得极佳的治疗效果。

7. 病例七

韩某某，女，42 岁，2023 年 2 月 28 日初诊。

主诉：主因疲劳乏力 3 天来诊。

刻下：患者膜性肾病史 6 年，体型消瘦，怕风，易疲劳，精神萎靡，肤色萎黄，食欲不佳，喜甜食，腹诊:腹壁薄，腹直肌紧张。大小便正常，舌质淡嫩，苔薄白，脉沉细弱。

辨证分析：中焦虚寒，营卫不调证。

治则：温中补虚，调和营卫。

方药：小建中汤合三仙汤加减。

桂枝 15g，白芍 20g，甘草 6g，生姜 20g，大枣 20g，饴糖 30g，仙茅 7g，仙灵脾 10g，仙鹤草 30g。7 服。

水煎服，每日 3 次。

2023 年 3 月 8 日二诊，食欲转佳，心情尚可，疲劳乏力感只在工作劳累后出现，大小便正常，舌质淡润，苔薄白，脉细弱。上方 7 服继续调理，观察疗效。

按:《金匮要略》:“虚劳里急，悸，衄，腹中痛，梦失精，四肢酸疼，手足烦热，咽干口燥，小建中汤主之。”虽然本案患者虽患有膜性肾病6年之久，但并没有局限于西医病名从肾脏入手，而是着眼于整体，抓住患者的体质进行治疗，始终遵循黄煌老师的体质学说。临床所见面色黄、形体消瘦、消化不良者常有，在黄煌老师《经方方证》书中非常清晰地描述了小建中汤人的特征：喜甜食，易腹痛，消瘦乏力。故开具原方小建中汤加三仙汤以发挥其扶正补虚、提高免疫力的作用。

8. 病例八

李某某，男，60岁，2023年2月28日初诊。

主诉：因新冠后气喘咳嗽来诊。

刻下：患者体型偏胖，面色黄黯，咽痒，咳嗽胸满，平卧睡觉时咳嗽加重，气短，痰量多，颜色黄，口不渴，下肢浮肿。大便干，小便正常。舌淡嫩，苔薄黄，脉浮滑。

辨证分析：外寒内饮，郁而化热证。

治则：宣肺化饮，兼清郁热。

方药：厚朴麻黄汤合小青龙汤加味。

麻黄5g，桂枝15g，白芍15g，厚朴15g，制半夏10g，干姜8g，细辛4g，五味子6g，小麦50g，杏仁10g，芦根30g，薏苡仁40g，石膏20g。7服。

水煎服，每日3次。

2023年3月6日二诊，咳嗽胸闷减轻，咳痰量减少，有口渴的感觉，小便次数增加。上方7服，继续服用。

按：《金匮要略》：“咳而脉浮者，厚朴麻黄汤主之。”此为饮邪迫肺，肺失宣降，肺气郁而不宣，则胸满咳嗽；气逆痰升，逆而不降，故气喘痰鸣。

《金匮要略》：“咳逆倚息不得卧，小青龙汤主之。”患者咳喘、胸闷、脉浮为病在上，属肺，当为厚朴麻黄汤使用指征。黄煌老师在《经方使用手册》中说到，睡觉平躺时咳嗽憋闷加重、痰量多为小青龙汤使用指征。且患者痰黄、便干是水饮郁热之象，故两方合用加薏苡仁、芦根以利水饮，兼清内热。

关于厚朴麻黄汤，我门诊时在新冠爆发期间用于治愈了大量咳嗽气喘病人，临床以咳嗽、恶寒、头痛、胸满气急、口燥烦渴为使用指征。

9. 病例九

郝某某，女，39岁，2023年2月28日初诊。

主诉：因月经过少、脱发来诊。

刻下：患者面黄黯，有色斑，体型消瘦，入睡困难，食欲不振，情绪低落，月经量少，脱发半年，经期易腹痛，口唇干裂，双手粗糙，手指有倒刺。腹诊：腹皮薄，腹直肌紧张，小便正常，大便稀，舌淡红苔白，脉沉弱。

辨证分析：冲任虚寒，瘀阻胞宫证。

治则：温经散寒，养血祛瘀。

方药：温经汤加味。

吴茱萸6g，桂枝10g，白芍30g，甘草8g，生姜20g，大枣50g，当归15g，川芎15g，牡丹皮10g，麦冬15g，制半夏10g，阿胶10g，党参20g，饴糖30g，红景天20g，茯苓40g，龙骨10g，牡蛎10g。5服。

水煎服，每日1次。

2023年3月9日二诊，服药后，患者精神状态可，食欲好转，入睡较之前容易，脱发减轻。上方继服5服。

2023年3月20日三诊，患者经量较之前明显增多，没有出现经期腹痛，其他情况均好转。为巩固疗效，上方继续调理。

按：《金匮要略》：“妇人年五十所，病下利数十日不止，暮即发热，少腹里急，腹满，手掌烦热，唇口干燥。亦主妇人少腹寒，久不受胎；兼取崩中去血，或月水过多，及至期不来。”李文瑞《金匮要略汤证论治》：“本方为妇科调经之祖方；亦主妇人少腹寒，久不受孕，崩淋；对于老年妇女因血虚瘀血所致之下利不止，用之亦颇效。”本案患者体瘦面黄，气血不足，加上“唇干口燥，手指粗糙有倒刺”，是黄煌老师《经方方证》中使用温经汤的独证，虽然患者主诉较多，但治疗的着眼点在于调整患者的体质状态，随着患者体质的好转，月经量及脱发的情况也得到了明显改善。

10. 病例十

王某某，男，47岁，2023年2月28日初诊。

主诉：新冠后心悸出汗半月。

刻下：患者体胖面白，精神疲倦，乏力，自觉心中悸动感，晚上做梦多，易出汗，心慌，怕惊吓。腹诊：患者腹壁薄，脐跳明显。舌质淡嫩，苔白腻。脉沉弱。

辨证分析：心阳不振，气阴两伤证。

治则：温复心阳，益气敛阴。

方药：桂甘龙牡汤合生脉散加味。

桂枝10g，肉桂10g，甘草10g，龙骨10g，牡蛎10g，红参6g，麦冬6g，五味子6g，红景天20g，黄连3g，浮小麦100g，大枣20g。5服。

水煎服，每日3次。

2023年3月4日二诊，晚上出汗较之前明显减少，心慌乏力减轻。上方5服继服。

2023年3月10日三诊，患者夜间出汗消失，心悸只在过度劳累后出现。嘱患者避免过度活动，上方继服10服。后随访，患者诸症消失，已恢复正常。

按:《伤寒论》:“火逆下之，因烧针烦躁者，桂枝甘草龙骨牡蛎汤主之。桂枝、甘草，以复心阳之气；牡蛎、龙骨，以安烦乱之神。”本例患者心悸易惊，盗汗，面色白，精神疲倦乏力，舌质淡嫩，苔白腻，脉沉弱，均为心阳不振之象，故处以桂甘龙牡汤以复其心阳，安神定志。生脉散出自《医学启源》，“补肺中元气不足”，具有益气生津、敛阴止汗的功效，再加浮小麦以益心气、养心阴、敛汗液，标本兼治。

11. 病例十一

吴某，女，39岁，2022年10月20日初诊。

主诉：头晕3天。

刻下：患者体胖，面色白、浮肿貌，头昏头沉，测血压155/90mmHg，小便不利，精神尚可。

腹诊：腹部松软，按压心下不适感，双下肢轻微水肿。二便尚可，舌体胖大，舌质水滑垂涎欲滴，脉沉弦。

辨证分析：阳虚水犯，痰浊内阻证。

治则：温阳利水，化浊降脂。

方药：真武汤合泽泻汤加味。

茯苓20g，白芍20g，生姜20g，白术15g，制附子8g，牛膝20g，车前子15g，泽泻50g，薏苡仁40g，钩藤6g。5服。

水煎服，每日3次。

2022年10月30日二诊，小便增加，头晕头沉较之前改善明显，血压140/80mmHg，下肢轻微水肿。上方5服，继续观察疗效。

按：真武汤是古代水气病的用方、经典的温阳利水方。黄煌老师在《经方方证》中认为真武汤的体质要求为：精神萎靡，畏寒肢冷，脉沉细，舌胖大苔滑，或浮肿，或腹泻，或小便不利，或心悸震颤，或头晕欲倒等。本例患者的情况基本符合真武汤证，故采用原方加牛膝、车前子补肾利水，因患者头晕头沉严重再合泽泻汤。《金匮要略》:“心下有支饮，其人苦冒眩，泽泻汤主之。”患者头晕头沉，腹诊按压心下不适感，为泽泻汤适用指征。泽泻汤证的舌、色、脉、症的具体特征是：诊其脉，或弦，或沉。弦主饮；沉主水。观其色，或黧黑，或青黯，或色黄而灰。面色黧黑是单纯水饮之征，面色青黯是水饮内夹肝气之象，面色黄而灰是脾湿内困阳气的表现。视其舌，质淡水滑，舌体异常胖大，以至占满口腔。如兼湿邪，为水湿合邪者，则苔白腻而水滑。以上要点中，舌胖大至占满口腔而水滑是泽泻汤证最核心的辨识依据。已故名医刘渡舟先生谓泽泻汤:“应以舌脉作为诊断依据。泽泻汤的舌体，是特别肥大而异于寻常。它有质厚而宽，占满口腔而使人望之骇然。舌体肥大，是辨认心下支饮的一个有力根据。脉象则或弦或沉，或者沉弦共见。这是因为弦脉主饮，而沉脉主水，方与水饮病机相适应。”临证一见到这种舌，就毫不犹豫地用泽泻汤。按照黄煌老师“有是证用是方”的治疗原则，两方合用，见效迅速。

12. 病例十二

赵某某，男，43岁，2022年10月22日初诊。

主诉：血压高。

刻下：患者高血压已4年，测量血压170/110mmHg，面红体胖，眼睑浮肿，头痛头晕，睡眠差，近两年体重明显增加，怕冷，下肢浮肿，大便正常，小便夜间1~2次，舌齿痕明显，苔白，脉沉弦。

辨证分析：阳虚水泛证。

治则：温阳利水。

方药：真武汤加味。

茯苓20g，白芍20g，生姜20g，白术15g，制附子6g，肉桂10g，牛膝15g，车前子15g，鹿角霜20g，巴戟天10g，锁阳10g，肉苁蓉10g。7服。

水煎服，每日3次。

2022年11月2日二诊，头晕减轻，睡眠好转，血压155/95mmHg。脉象舌象如前，上方继续服用。

2022年11月12日三诊，精神佳，头痛头晕已轻微，睡眠明显改善，小便正常，晚上不再起夜，下肢水肿已消失，舌红苔白，脉沉。血压145/90mmHg。上方继续服用。

2022年11月27日，电话随访，患者血压维持在135/85mmHg左右，其他症状明显减轻。

按：患者体胖、怕冷是阳气虚衰的表现，而夜尿频、脉沉，尤其是体重近几年明显增加，是黄煌老师《经方方证》中真武汤的方证特点。而真武汤与肾气丸都能温阳利水，均适用于高血压，它们的鉴别点黄煌老师也有提及：脉象上真武汤证脉沉弱，肾气丸证脉大而应；舌象上真武汤证舌质淡胖大，肾气丸证舌质红胖而大。所以按照黄煌老师方病人理念，开具真武汤原方，加上牛膝、车前子、鹿角霜、巴戟天、锁阳、肉苁蓉以加强温阳利水的疗效。

13. 病例十三

毛某某，女，52 岁，2022 年 10 月 20 日初诊。

刻下：患者主诉多，面色萎黄，贫血貌，神情焦虑急躁，询问病情眉头紧皱，频繁眨眼，失眠，怕热，头晕易出汗，早起口干渴。

腹诊：胸胁部按压有抵抗感，腹部松软，下肢浮肿，大便稀，小便正常，舌红苔薄黄，脉弦细。

辨证分析：肝郁脾虚证。

治则：疏肝理脾兼养血。

方药：柴胡桂枝干姜汤合当归芍药散加味。

柴胡 12g，桂枝 15g，干姜 15g，黄芩 10g，天花粉 15g，牡蛎 30g，甘草 6g，当归 15g，白芍 30g，川芎 15g，白术 15g，茯苓 20g，泽泻 50g。6 服。

水煎服，每日 3 次。

2022 年 10 月 28 日二诊，服上方后，睡眠改善，心情较之前好转，大便稀，出汗减轻，其余症状自觉轻微减轻，舌脉依旧。上方 7 服，继续服用。

2022 年 11 月 6 日三诊，大便恢复正常，水肿消失，心情愉悦，其余症状均明显改善。

按：患者 52 岁，主诉多，焦虑易紧张，自我感觉多，这属于典型的更年期综合征，主要为卵巢功能降低后引起的各种症状。本案患者失眠、易出汗、便溏是适用柴胡桂枝干姜汤的依据，而患者腹部松软、浮肿、面色黄黯等属于当归芍药散证。柴胡桂枝干姜汤出自《伤寒论》及《金匮要略》。《伤寒论》第 147 条：“伤寒五六日，已发汗而复下之，胸胁满微结，小便不利，渴而不呕，但头汗出，往来寒热，心烦者，此为未解也，柴胡桂枝干姜汤主之。”《金匮要略心典》：“柴胡桂姜汤，治疟寒多，微有热，或但寒不热。服一剂如神。”关于对柴胡桂枝干姜汤证的理解，争议颇多。刘渡舟教授把该方的病机概括为“胆热脾寒”，主证是“口苦、便溏”。故两方合用。

本案为我们描绘了一个柴胡桂枝干姜汤与当归芍药散适用人群的形象，与黄煌老师书中所写几乎一致，可见讲方证在临床治疗中效果是可行的、可重复的。

14. 病例十四

李某某，男，41 岁，2022 年 11 月 17 日初诊。

主诉：因胃痛加重 3 天来诊。

刻下：患者体型消瘦，面白，经常性腹痛，前天吃生冷食物后胃痛剧烈，疼痛难忍。自觉胃中发凉，食欲差，食量小，喜甜食热饮。

腹诊：腹部扁平，腹壁薄而紧张，按压脐上动悸，大小便尚可，舌质淡嫩，苔薄白。

辨证分析：脾胃虚寒证。

治则：治以温胃散寒止痛。

方药：小建中汤合大建中汤加味。

桂枝 10g，肉桂 10g，白芍 20g，甘草 8g，干姜 10g，大枣 20g，饴糖 30g，人参 5g，白术 15g，制附子 6g，川椒 6g，枳壳 10g。7 服。

水煎服，每日 3 次。

2022 年 11 月 25 日二诊，胃中怕冷感消失，食欲食量渐好，舌脉如前。因患者外出工作，予上方免煎颗粒 20 服，继续服用。

1 个月后，电话随访，胃痛未发作，其余症状均明显改善。

按:《金匮要略》:“虚劳里急，悸，衄，腹中痛，小建中汤主之。”《金匮要略·腹满寒疝宿食病脉证治第十》:“心胸中大寒痛，呕不能饮食，腹中寒，上冲皮起，出见有头足，上下痛而不可触近，大建中汤主之。”患者消瘦体弱、面白、腹壁薄、腹直肌紧张，尤其是喜吃甜食，是黄煌老师《经方使用手册》中小建中汤的经典方证。小建中汤以理虚为主，本案患者自觉胃中发凉，食生冷食物后胃痛剧烈，故加大建中汤以驱寒。大建中汤适用于中阳衰弱、阴寒内盛之脘腹剧痛证。腹痛连及胸脘，痛势剧烈，其痛上下走窜无定处，或腹部时见块状物上下攻撑作痛，呕吐剧烈，不能饮食，手足厥冷，舌质淡，苔白滑，脉沉伏而迟。《医方集解》:“此足太阴阳明药也，蜀椒辛热，入肺散寒，入脾暖胃，入肾命补火；干姜辛热通心，助阳逐冷散逆；人参甘温，大补脾肺之气；饴糖甘能补土，缓可和中。盖人之一身，以中气为主，用辛辣甘热之药，温健其中脏，以大祛下焦之阴，而复其上焦之阳也。”故两方合用，共奏温阳补虚之功效，再加制附子、枳壳以温阳行气止痛。

15. 病例十五

程某，女，36 岁，2022 年 10 月 22 日初诊。

现病史：平素月经稀发，末次月经 2022 年 8 月 17 日，经量少，经期腹痛。

刻下：患者体瘦面黄，口唇干燥，脱发，大小便尚可。

腹诊：下腹部扁平，腹壁无力，舌质红苔薄黄，脉象沉细。

辨证分析：冲任虚损，瘀血阻滞证。

治则：温养胞宫，祛瘀养血。

方药：温经汤加味。

吴茱萸 6g，桂枝 10g，白芍 15g，甘草 8g，当归 15g，川芎 10g，牡丹皮 10g，麦冬 15g，制半夏 10g，阿胶 10g，饴糖 50g，党参 15g，生姜 20g，大枣 50g，麻黄 4g。10 服。

水煎服，日 1 次。

2022 年 11 月 5 日二诊，月经未至，无其他不适感。舌红苔薄黄，脉沉。上方 10 服继续服用。

2022 年 11 月 19 日三诊，月经已于 14 日至，量可，5 天净，无腹痛。上方去麻黄 10 服继服。

2023 年 12 月 3 日电话随访，患者月经基本正常，嘱停药观察。

按：温经汤是经典的调经方，正如《金匮要略》原文所载："主妇人少腹寒，久不受苔，兼取崩中去血，或月水来过多，乃至经期不来。"本案患者因月经后期、量少来诊，根据其面黄、口唇干燥、脱发等体征而用温经汤加味。在黄煌老师《经方方证》中详细叙述了温经汤的适用人群：①憔悴的女性多见。②口唇干燥暗淡。③手掌干燥开裂。④腹部扁平无弹性。⑤闭经或稀发。原方加麻黄也是临床黄煌老师治疗闭经、月经延期的经验。《神农本草经》："麻黄味苦，温。主中风，伤寒头痛，温疟，发表出汗，去邪热气，止咳逆上气，除寒热，破癥坚积聚。少量麻黄可通血脉。故原方加麻黄连投 20 服，患者月经至。"

16. 病例十六

王某，女，49 岁，2022 年 10 月 17 日初诊。

现病史：因胃病史多年，在保定某医院做胃镜，提示胃肠上皮化生，中度，有癌变可能，经常烧心半年余来诊。

刻下：患者体型中等偏瘦，唇红咽红，口干有口气，经常性口腔溃疡，时腹胀，食欲不振，恶心油腻食物，自觉胸中痞闷。

腹诊：胃脘部压痛，按之柔软。大便黏滞，小便正常，舌红苔黄，脉弦滑。

辨证分析：胃失和降，虚中夹实证。

治则：缓中补虚，和胃降逆。

方药：半夏泻心汤合小建中汤加味。

制半夏 10g，黄芩 6g，黄连 6g，党参 15g，干姜 15g，甘草 10g，大枣 20g，桂枝 15g，白芍 20g，饴糖 30g，黄芪 20g，仙鹤草 30g，生麦芽 30g。5 服。

水煎服，每日 3 次。

2022 年 10 月 23 日二诊，精力较之前充沛，大便黏滞、烧心、胃脘不适感减轻，恶心、口干消失。上方 6 服，继续服用。

2022 年 10 月 30 日三诊，烧心症状消失，胃脘胀闷已除。食欲尚可，大便日 1 次，已不黏滞。嘱上方再服 5 服善后，隔日 1 服。1 月后电话随访，诸症消失，自觉身体状态良好，未再去医院复查。

按：半夏泻心汤出自《伤寒论》146 条："伤寒五六日，呕而发热者，柴胡汤证具，而以他药下之，柴胡证仍在者，复与柴胡汤。此虽已下之，不为逆，必蒸蒸而振，却发热汗出而解。若心下满而鞕痛者，此为结胸也，大陷胸汤主之；但满而不痛者，此为痞，柴胡不中与之，宜半夏泻心汤。"半夏泻心汤是治疗上消化道炎症的古方，主治寒热错杂之痞证，具有调和肝脾、寒热平调、消痞散结的功效。现代研究认为，半夏泻心汤具有抗幽门螺杆菌感染、参与免疫调节、保护胃黏膜屏障，以及止血等功效。黄煌老师在《经方方证》中说明半夏泻心汤是治疗胃肠疾病最常用的方剂之一，是传统的和胃降逆方，具有止呕、除痞、止利、除烦的功效。半夏泻心汤的用方着眼点：一是上腹部不适，如胃胀胃痛、恶心呕吐、烧心反酸、舌苔黄腻；二是大便不成形、黏滞，便后肛门口疼痛等；三是多梦易醒、胸闷心悸等；四是易口腔溃疡、口干口臭。本案四种情况基本具备，"有是证用是方"即可，同时考虑患者胃病史多年、易胃痛，合小建中汤以缓中补虚。

17. 病例十七

谢某某，男，54 岁，2022 年 11 月 19 日初诊。

主诉：因前天晚上饮酒后受风，自觉一侧面部伴上肢麻木，口角歪斜来诊。

刻下：患者体型中等，面色黄黯，缺乏光泽，口角歪斜，讲话漏风，同侧面部表情丧失，容易出汗，畏风怕冷，颈肩部僵硬不适。

腹诊：腹部松软，大小便正常，舌淡苔白，脉浮轻取即得。

辨证分析：外感风寒，气虚络瘀证。

治则：补气祛风，散寒通络。

方药：桂枝加葛根汤合黄芪桂枝五物汤合玉屏风散加味。

桂枝 20g，白芍 20g，甘草 8g，生姜 20g，大枣 20g，薏苡仁 40g，葛根 40g，白术 15g，防风 4g，荆芥 10g，丝瓜络 20g。7 服。

水煎服，每日 3 次。

2022 年 11 月 29 日二诊，药后易出汗明显减轻，颈肩部僵硬不适感缓解，手麻减轻，面部口眼歪斜好转，脉浮，舌质淡红，苔薄白。上方去玉屏风散，葛根用至 80g，7 服，水煎服，继续服用。

2022 年 12 月 7 日三诊，面部口眼歪斜、说话漏风基本消失。患者不想再吃中药，故停止治疗。

按:《金匮要略》谓:“太阳病，发热汗出，而不恶寒，名曰柔痉。”黄煌老师在《经方医案》中提出，从汗出特征可以认为，桂枝加葛根汤也能治疗柔痉，临床上面肌痉挛、面神经麻痹、落枕、老人抽筋等，如其人面色黄白、易出汗、舌黯淡者，都可以考虑使用桂枝加葛根汤。本例患者上肢麻木、面神经麻痹也属痉病的范畴，故亦用之。再合上黄芪桂枝五物汤，为治疗素体营卫不足、外受风邪所致血痹的常用方，其中生姜用量宜大，为黄芪 1.5~2 倍，患者易出汗、怕风怕冷用玉屏风散兼固腠理，加上丝瓜络以加强通络效果。

18. 病例十八

张某，女，56 岁，2022 年 10 月 24 日初诊。

主诉：头晕心悸加重 5 日。

刻下：患者体型肥胖，面红浮肿貌，倦怠乏力，精神差，平素头晕心慌，下肢浮肿。

腹诊：腹部松软，心下抵抗感，大小便正常，舌黯苔水滑，脉沉弦细。

辨证分析：阳虚水泛兼血瘀证。

治则：温阳利水活血。

方药：真武汤加味。

茯苓 20g，白芍 20g，生姜 20g，白术 15g，制附子 8g，肉桂 10g，丹参 15g，川芎 15g。7 服。

水煎服，每日 3 次。

2022 年 11 月 3 日二诊，患者头晕心慌较之前减轻，精神可，下肢轻微浮肿，小便增加，舌质黯苔滑，脉沉弦。上方 7 服继服。

2022 年 11 月 11 日三诊，患者头晕消失，心慌只出现在劳累后，下肢水肿消失，舌淡苔滑，脉沉。上方去丹参、川芎，继服 7 服。

2022 年 11 月 19 日四诊，诸症消失，恢复正常。

按:“心下悸，头眩”是真武汤的经典方证之一，黄煌老师在《经方 100 首》中讲到这种白描式的手法，为读者提供了想象的空间。提示真武汤能治疗那些头晕头重甚至如坐舟车、无法抬头睁眼者。本案患者疲劳乏力、眩晕心悸都属于真武汤证的表现，而其脉沉、舌水滑、浮肿貌等为真武汤适用人群的特征。本案患者兼有舌黯及下肢水肿，《金匮要略·水气病脉证并治第十四》中提到“血不利则为水”，阳虚水饮不化也可导致血行不利而发生水肿，于是原方加上丹参、川芎，以行活血利水之功。

19. 病例十九

刘某某，女，61 岁，2022 年 10 月 24 日初诊。

主诉：常年失眠，加重 2 月。

刻下：患者肤黄略瘦，平时易头痛，易出汗，胸闷心慌，翻来覆去，入睡困难，心中烦躁，手足心热。

腹诊：腹肌紧张，按之心下抵抗感，舌红少苔，脉细弱。

辨证分析：营卫不调，心神不宁证。

治则：养心安神，调和营卫。

方药：桂枝加龙骨牡蛎汤合栀子豉汤合百合地黄汤加味。

桂枝 15g，白芍 15g，甘草 8g，生姜 10g，大枣 20g，龙骨 10g，牡蛎 10g，栀子 10g，豆豉 12g，百合 10g，生地黄 15g，合欢皮 15g。7 服。

水煎服，每日 3 次。

2022 年 11 月 2 日二诊，服药后，患者入睡较前容易，出汗少，手足心热减轻，烦躁减轻。上方继服 7 服。

2022 年 11 月 10 日三诊，睡眠明显改善，每晚睡眠 6 小时左右，精神状态可，其余症状均减轻。为巩固疗效，上方继续服用 10 服。

1 个月后随访，患者睡眠已经恢复正常，无其他明显不适。

按:《全匮要略》:“夫失精家，少腹弦急，阴头寒，目眩发落，脉极虚芤迟，为清谷，亡血，失精。脉得诸芤动微紧，男子失精，女子梦交，桂枝加龙骨牡蛎汤主之。”黄煌老师在《经方使用手册》中提出适用本方的人群为:①白瘦：体型偏瘦，皮肤湿润，毛发细软发黄，腹直肌紧张。脉浮大。②惊狂动悸：容易惊恐、不安、多梦；容易失眠、烦躁、不安；容易心悸。③易烦劳：易头晕出汗，容易疲劳。《伤寒论》:“发汗吐下后，虚烦不得眠，若剧者，必反复颠倒，心中懊恼，栀子豉汤主之。”黄煌老师在《经方方证》中写道，栀子豉汤是古代的除烦方，具有除胸闷、助睡眠的功效。栀子汤证以心烦、胸中窒闷为临床表现特征，多见于发热性疾病、精神心理疾病、消化道疾病。其中栀子豉汤主治的烦热，是胸中烦热，其特征是“胸中窒”。胸中窒，即胸部有重压感、窒塞感、呼吸不畅感甚至疼痛感等。提示栀子豉汤可以治疗胸骨后剑突处的疼痛感、胀闷感，伴有灼热感、出汗、嘈杂易饥等。本例患者还出现手足心热、不知所措等症状，再合用百合地黄汤以清心安神。

20. 病例二十

孟某某，男，17 岁，2022 年 10 月 24 日初诊。

主诉：面部生痤疮。

刻下：患者半月前双侧面颊及下颚长痘，痘色红。体瘦面白，食欲差，喜甜食。

腹诊：腹壁薄，腹直肌紧张，按压脐下动悸，大便干小便正常，舌淡苔白，脉细弱。

辨证分析：脾胃虚弱，内蕴湿热证。

治则：补脾益胃，清热祛湿。

方药：小建中汤加味。

桂枝 15g，白芍 20g，甘草 10g，生姜 20g，大枣 20g，饴糖 30g，制大黄 4g，薏苡仁 40g，蒲公英 15g，枇杷叶 15g，鸡内金 15g，山楂 10g。7 服。

水煎服，每日 3 次。

2022 年 11 月 4 日二诊，青春痘好转，新起者很少，食欲尚可，大便日 1 次，较前通畅。上方 10 服继服。

2022 年 11 月 18 日三诊，痤疮未再新起，痘色变淡。其余症状均可。上方 10 服继服。

2022 年 11 月 29 日四诊，痤疮已经平复消退，只有轻微痘印。因患者回学校上学，不再服中药，嘱其注意饮食，保持健康饮食习惯。

按：痤疮是毛囊皮脂腺单位的一种慢性炎症性皮肤病，主要好发于青少年，对青少年的心理和社交影响很大，但青春期后往往能自然减轻或痊愈。临床表现以好发于面部的粉刺、丘疹、脓疱、结节等多形性皮损为特点。虽患者主证是青春痘，但并未采用祛风清热剂，仍然是着眼于对患者体质的调节。黄煌老师在《经方方证》中指出小建中汤的指征为：①面黄肌瘦：体形消瘦，皮肤发黄或白色无光泽。②腹直肌紧张：腹部扁平，腹壁薄而紧张。③容易饥饿：进食慢，好甜食。④容易腹痛：受凉、饥饿、紧张均可引发。⑤舌无厚腻苔：舌质柔嫩，舌苔薄白，无厚腻苔。根据黄煌老师“有是证，用是方”的治疗原则，开具小建中汤再加上祛风清热一类的中药。

21. 病例二十一

牛某某，男，69 岁，2022 年 10 月 27 日初诊。

主诉：因失眠来诊。

现病史：患者高血压、糖尿病史多年，1 年前患脑血栓，经康复理疗后遗留下不完全运动性失语。

刻下：患者面色红，浮肿貌，腰痛，失眠易醒，乏力气短，自觉下肢酸软发冷无力，小便次数多，以夜间为甚。

腹诊：下腹部按压松软无力，典型少腹不仁，双下肢浮肿。大便可，舌嫩胖大，脉细弱。

辨证分析：肾气不足证。

治则：温补肾气。

方药：肾气丸。

生地黄 24g，山药 20g，山芋肉 15g，牡丹皮 12g，茯苓 12g，泽泻 12g，牛膝 15g，车前子 15g，制附子 3g，肉桂 3g。7 服。

水煎服，每日 3 次。

2022 年 11 月 5 日二诊，服药后下肢发冷无力感明显减轻，入睡较之前容易，夜尿次数减少，1~2 次。上方继服 7 服。

2022 年 11 月 14 日三诊，精神可，睡眠质量较之前明显改善，下肢浮肿减轻，其余乏力气短等症状均减轻。

按：《金匮要略》曰：“虚劳腰痛，少腹拘急，小便不利者，八味肾气丸主之”“夫短气有微饮，当从小便去之，苓桂术甘汤主之，肾气丸亦主之。”

黄煌老师《经方方证》：肾气丸是古代的里虚方、经典的老年病方，有温阳利水强壮等功效，适用于以腰痛酸软、少腹拘急、小便不利为特征的疾病以及老年人的调理。适用人群：

①面黑或面红：面色偏黑或面如红妆，皮肤干燥松弛或有浮肿貌，缺乏光泽。②下腹部无力：消瘦憔悴，肌肉萎缩，上身大而下肢细，上腹部硕大而脐下松软无力，或下腹部拘急不适感。③下虚上实症状：易疲劳，常腰痛，足膝酸软无力，下半身发冷麻木；易小便频或尿失禁，或尿无力，或有浮肿；但有食欲旺盛，易面红烘热，或口干舌燥，或气短。④脉弦硬、舌胖嫩：脉象弦硬而中空，轻按即得，而尺脉细弱。本案患者完全符合肾气丸证，用之即效。

22. 病例二十二

何某某，男，64 岁，2022 年 10 月 27 日初诊。

主诉：便秘便干加重 1 周。

现病史：长期便秘。

刻下：患者体胖，口唇干燥，手足心热，睡眠可，腰膝酸软乏力。

腹诊：腹满，少腹部按之松软。大便干结，小便频数。舌红苔黄，脉右关太过，尺沉而搏指，左手脉不及。

辨证分析：肠胃燥热，脾约便秘证兼肾阳虚弱。

治则：润肠泻热，行气通便兼温肾益精。

方药：麻子仁丸合济川煎加减。

麻子仁 15g，杏仁 10g，白芍 40g，枳壳 15g，厚朴15g，生大黄10g，党参15g，当归20g，肉苁蓉20g，牛膝15g。7服。

水煎服，每日3次。

2022年11月5日二诊，服药后，大便至，服药期间大便2日一行，食欲可，腹胀腹满减轻，腰腿乏力减轻，小便次数减少。上方继服7服。

2022年11月14日三诊，这次服药期间基本上大便日1次，不干易解，小便正常。因患者外出，故不再服药。

按:便秘一症，临床常见，可见于各个年龄阶段，患者十分痛苦，严重影响患者的生活质量。便秘的方证亦很多，本案患者属于麻子仁丸证兼济川煎证。《金匮要略》:“趺阳脉浮而涩，浮则卫气强，涩则小便数，浮涩相搏，大便则坚，其脾为约，麻子仁丸主之。”黄煌老师《经方100首》中写道，“小便数，大便硬”是本方的应用指征。这种大小便同时出现异常，仲景谓之“脾约”，即脾不能为胃行津液。以现代医学的观点来理解，可能是食物残渣在大肠内停留时间过长，水分吸收过多，同时结肠下段的粪块刺激膀胱而产生尿频症状。经典方证为：小便数、经常便秘而无所苦者；心下痞、腹挛痛、大便干涩、外观壮实、肌肉坚紧者。火麻仁具有润燥、滑肠、通淋、活血，治肠燥便秘、消渴、热淋、风痹、痢疾、月经不调、疥疮、癣癞的功能。《本经》谓“补中益气”，《别录》谓“主中风汗出，逐水，利小便，破积血，复血脉，乳妇产后余疾”，《药性论》谓“治大肠风热结湿及热淋”，《唐本草》谓“主五劳”；现代药理研究表明其具有缓泻作用，能刺激肠黏膜，使分泌增加，蠕动加快，减少大肠吸收水分，有泻下作用。因其含脂肪油较多，故为润滑性泻药。黄煌老师《张仲景50味药证》说大黄主治痛而闭、烦而热、脉滑实者，兼治心下痞、吐血衄血、经水不利、黄疸、呕吐、痈疽疔疮等。根据原文考证，大黄诸方主治有以下四方面：①腹证：如心下硬、按之心下满痛、按之心下坚、心下痛按之硬、心下急、心下必痛、心下痞、少腹急结、少腹满、腹胀、腹微满、腹满不减、大实痛、痛而闭、胸满等；②精神症状：如谵语、心热、其人如狂、烦、烦躁、独语如见鬼状、目中不了了等；③大便症状：如大便难、不大便六七日、大便乍难乍易、大便硬或下利脉反滑、自利清水而心下必痛等；④脉证：如脉滑而疾、脉数而滑、脉迟而滑、脉实、脉沉而紧、下利而脉反滑等。以上诸证，虽非大黄一药主治，但也不离大黄主治，临床则是各证的程度不一罢了。为便于记忆，大黄主治的以上诸证，可概括为痛而闭、烦而热、滑而实三证。因患者尺脉沉弱兼腰膝酸软，再合济川煎以温肾益精，润肠通便。

23. 病例二十三

段某，男，37岁，2022年10月29日初诊。

主诉：新冠后反复咳喘半月。

刻下：患者咳嗽、鼻流清涕、阵发喘逆，服用阿莫西林、红霉素等抗菌药，效果不佳，且增呕吐，停用西药后呕止，但咳喘仍重，胸部憋满，伴咽喉部不适感，需要频频做吞咽动作以缓之，吐白痰多，汗出恶风，舌红苔薄黄，脉细缓。

辨证分析：寒邪束表，肺气不降证。

治则：调营和卫，理肺平喘。

方药：桂枝加厚朴杏子汤合半夏厚朴汤加味。

桂枝15g，白芍15g，甘草10g，干姜10g，大枣20g，制半夏10g，厚朴15g，杏仁10g，薏苡仁30g，五味子6g，苏梗25g，茯苓20g。7服。

水煎服，每日3次。

2022年11月7日二诊，咳喘减轻，咽喉不适感较之前明显缓解，上方继服7服后，电话随访诸症消失。

按:《伤寒论》第18条:“若喘家作，桂枝汤加厚朴杏子佳。”《伤寒论》第43条:“太阳病，下之微喘者，表未解故也，桂枝加厚朴杏子汤主之。”本条文论述平素患有喘疾，又感外邪的太阳中风证。风寒之邪，外束肌表，上壅于肺，致肺气不利，诱发喘息发作，故用桂枝汤疏解风邪，加厚朴、杏仁理气利肺以治喘息。这种治疗方法较单纯用桂枝汤为好，所以称“加厚朴、杏子佳”。

本证的辨证关键：①以风寒表虚证兼咳、喘者为宜，必见汗出恶风。并以此区别于麻黄汤证的表实无汗而喘。苔见薄白，脉现浮缓，以内无热象为宜。桂枝加厚朴杏子汤，为桂枝汤加厚朴、杏仁组成。以桂枝汤解肌祛风，以散外邪；加厚朴，性温味苦且辛，其力不但下行，又能上升外达，入肺以治外感喘逆，为温中下气之要药。杏仁，其性苦温降泄，辛甘质润，温而不燥，长于降气止咳，祛痰定喘。正如《本草求真》曰:“凡肺经感受风寒而见咳嗽气逆……无不可以调治。”厚朴、杏仁，二者相伍，厚朴利气，杏仁下气，降逆定喘之功尤著，为喘家之圣药。本案患者同时伴咽喉部不适感，需要频频做吞咽动作以缓之，符合《金匮要略》“咽中如有炙脔，半夏厚朴汤主之”。遵循黄煌老师“有是证，用是方”的治疗原则，故两方合而用之。

24. 病例二十四

张某某，女，54 岁，2022 年 10 月 29 日初诊。

主诉：失眠。

刻下：患者身材中等偏小，眼睛大而明亮，就诊时神色紧张，眨眼频繁，有惊恐貌，失眠易做噩梦，喜哭，胃胀痛，恶心呕吐，食欲不振。舌红苔黄腻，脉弦滑。

辨证分析：痰浊阻滞，郁而化热证。

治则：理气化痰、清热除烦。

方药：黄连温胆汤合交泰丸合甘麦大枣汤加味。

制半夏 10g，茯苓 20g，陈皮 20g，甘草 10g，枳壳 10g，竹茹 20g，生姜 20g，大枣 20g，黄连 3g，肉桂 6g，小麦 90g，芦根 30g。7 服。

水煎服，每日 3 次。

2022 年 11 月 7 日二诊，心情稳定，睡眠好转，噩梦少，食欲增加。上方 7 服继服。

2022 年 11 月 10 日三诊，睡觉渐觉踏实，无噩梦。上方 7 服继服。

2022 年 11 月 30 日，电话随访，患者药后睡眠正常，其余不适尽消，已正常工作。

按:《三因极一病证方论》卷 9："治大病后虚烦不得眠，此胆寒故也，此药主之。又治惊悸。"《三因极一病证方论》卷 10："治心胆虚怯，触事易惊，或梦寐不祥，或异象惑，遂致心惊胆慑，气郁生涎，涎与气搏，变生诸证，或短气悸乏，或复自汗，四肢浮肿，饮食无味，心虚烦闷，坐卧不安。"黄煌老师在《经方方证》中讲到，温胆汤是古代的情志病方、传统的清热化痰和胃方，具有壮胆、助眠、止呕、定眩悸、宽胸等功效。温胆汤证以心胆虚怯、虚烦不得眠、眩悸等为临床表现，多见于精神神经心理疾病。本方证多因素体胆气不足，复由情志不遂，胆失疏泄，气郁生痰，痰浊内扰，胆胃不和所致。胆为清净之府，性喜宁谧而恶烦扰。若胆为邪扰，失其宁谧，则胆怯易惊、心烦不眠、夜多异梦、惊悸不安；胆胃不和，胃失和降，则呕吐痰涎或呃逆、心悸；痰蒙清窍，则可发为眩晕，甚至癫痫。治宜理气化痰，和胃利胆。方中半夏辛温，燥湿化痰，和胃止呕，为君药。臣以竹茹，取其甘而微寒，清热化痰，除烦止呕。半夏与竹茹相伍，一温一凉，化痰和胃，止呕除烦之功备；陈皮辛苦温，理气行滞，燥湿化痰；枳壳辛苦微寒，降气导滞，消痰除痞。陈皮与枳壳相合，亦为一温一凉，而理气化痰之力增。佐以茯苓，健脾渗湿，以杜生痰之源；煎加生姜、大枣调和脾胃，且生姜兼制半夏毒性。以甘草为使，调和诸药。本案患者心情悲伤爱哭，合甘麦大枣汤养心安神。《金匮要略》："妇人脏躁，喜悲伤欲哭，像如神灵所作，数欠伸，甘麦大枣汤主之。"脏躁，沈氏所谓子宫血虚，受风化热者是也，血虚脏躁，则内火扰而神不宁，悲伤欲哭，如有神灵，而实为虚病。所谓邪哭使魂魄不安者，血气少而属于心也。数欠伸者，经云：肾为欠、为嚏；又肾病者，善伸、数欠、颜黑。盖五志生火，动必关心；脏阴既伤，穷必及肾也。小麦为肝之谷，而善养心气；甘草、大枣甘润生阴，所以滋脏气而止其燥也。

25. 病例二十五

贾某某，女，21 岁，2022 年 10 月 29 日初诊。

主诉：痤疮。

刻下：患者半年前出现痤疮，外涂药膏，内服维生素等药，痤疮有增无减，双脸颊为主，质地硬，痘色红，脸色黯红，口唇及鼻翼周围红。

腹诊：下腹痛，按压则痛甚，下肢皮肤干燥，便干，舌黯少苔，脉弦。

辨证分析：湿热血瘀证。

治则：活血化瘀清热。

方药：桂枝茯苓丸加味。

茯苓 15g，桂枝 15g，牡丹皮 15g，白芍 15g，桃仁 15g，制大黄 4g，薏苡仁 30g。7 服。

水煎服，每日 3 次。

2022 年 11 月 7 日二诊，1 周内痤疮未见发出，原有的痤疮颜色变浅。上方加枇杷叶 7 服继服。

2022 年 11 月 16 日三诊，颜面皮损趋平，面部逐渐光亮，痘印明显改善。上方 7 服继服。

按：黄煌老师《经方使用手册》中写到，桂枝茯苓丸是古代经典的活血化瘀方，适用于以气上冲、少腹急结、肌肤甲错为特征的疾病。体质要求为：体格比较健壮，成年人多，中老年人更多。面色多红或潮红，或黯红，或发青，或面部皮肤粗糙或鼻翼毛细血管扩张，眼圈发黑，唇色黯红，舌质黯紫或黯淡，或舌边紫色或舌底静脉怒张等。皮肤干燥易起鳞屑，特别是下肢皮肤更为明显，或小腿易抽筋，静脉曲张，不能久行，或下肢浮肿或独脚肿，或下肢肌肉有紧绷感，或下肢皮肤色黯，发黑，膝盖以下发凉，易生冻疮，足底龟裂、鸡眼。腹部大体充实，尤其是小腹部。有的患者脐两侧尤以左侧下腹更为充实，触之有抵抗，主诉大多伴有压痛。患者容易有腰痛、腿疼、痔疮、阑尾炎、盆腔炎、前列腺肥大，容易头痛、失眠、烦躁、发怒、情绪激动，容易头昏、记忆力下降、思维迟钝、语言謇涩，容易便秘。提示本方适用于肌肤甲错（红斑、结节、溃疡、粗糙等）、皮损黯红者。

26. 病例二十六

李某某，女，44岁，2021年9月3日初诊。

主诉：尿血尿痛加重5天。

现病史：患者诉反复出现血尿已有1年之久，去保定市某医院做膀胱镜检查、B超等均提示正常，曾用多种抗生素效果不佳。此次尿血伴尿频尿急尿痛加重来诊。

刻下：面红微胖，口渴口干，自觉燥热感，出汗不多。饮食正常。

腹诊：腹部松软，无压痛。舌质淡红，少苔。脉沉而细数。

辨证分析：肾阴虚损，湿热下注证。

治则：滋补肾阴，清热利湿。

方药：猪苓汤加味。

猪苓15g，茯苓15g，泽泻15g，滑石10g，甘草6g，阿胶3g，蒲公英20g，牛膝15g，车前子15g。5服。

水煎服，每日3次。

2021年9月9日二诊，尿频、尿急已无，尿色转淡，小便量增多。上方5服继服。

半月后电话随访，患者血尿、尿频、尿急已消失，尿道也无灼热感。患者自觉诸症消失，没有去医院检查，恢复正常生活。

按：《伤寒论》："若脉浮发热，渴欲饮水，小便不利者，猪苓汤主之""少阴病，下利六七日，咳而呕渴，心烦不得眠者，猪苓汤主之。"黄煌老师治热证之泌尿系统感染，常用猪苓汤。黄师在《经方方证》中讲到，猪苓汤是经典的淋病方、传统的清热利水方，具有利小便、止血、除烦助眠的功效。猪苓汤证以尿频、尿急、尿痛、排尿窘迫、尿失禁等一系列尿路刺激征为临床特征，多见于泌尿系统感染。经典方证：①小便不利：泛指尿频、尿急、尿痛、排尿窘迫、尿失禁等一系列尿路刺激症状。②脉浮发热，渴欲饮水：这是内热的表现，即脉象轻按即得，患者自觉发热，或面红。小便不利与五苓散证相同，但口渴能饮水与之相异。③下利。④心烦不得眠：睡眠障碍，或多梦易醒，或烦躁难眠。⑤咳而呕渴：此为猪苓汤证的或然证，提示猪苓汤证可出现咳嗽、恶心呕吐、口渴的症状。适用于营养状况较好、舌体胖、尿道刺激症状明显、尿路感染、尿路结石、尿血便血、下肢水肿、顽固性剧咳等疾病。

27. 病例二十七

殷某某，女，55岁，于2020年12月16日初诊。

主诉：便秘伴腹胀加重2天。

刻下：患者体壮面红，叙述病情声音有力，呃逆频频，口苦咽干，食则腹胀，饮食后易打嗝反酸，腹胀甚可持续整天，反复便秘1年，加重半个月，大便干，2~3天1次。

腹诊：心下痞满，按之则痛，左少腹有压痛，下肢皮肤粗糙，舌偏红，苔黄略腻，脉弦滑。

辨证分析：气滞热结兼血瘀证。

治则：行气泻热兼活血。

方药：大柴胡汤合桂枝茯苓丸加味。

柴胡20g，赤芍15g，白芍15g，枳壳20g，甘草6g，生姜25g，大枣20g，制大黄10g，黄芩10g，黄连6g，桂枝15g，茯苓15g，牡丹皮15g，桃仁15，牛膝30g。5服。

水煎服，每日1次。

2020年12月29日二诊，大便2天1次，仍稍干，食后腹满较之前减轻，偶泛酸，呃逆消失。上方继服5服。

2021年1月8日三诊，大便正常，每天1次，患者自觉身体轻松，腹胀消失。

按：《伤寒论》："伤寒发热、汗出不解，心下痞硬、呕吐而下利者，大柴胡汤主之。"《金匮要略》："按之心下满痛者，此为实也，当下之，宜大柴胡汤。"黄煌老师在《经方方证》中写道，大柴胡汤是古代治疗宿食病的专方、传统的和解清热攻里方，现代临床常用于胆胰疾病，有除胀、通便、降逆、清热的功效，具有利胆保肝、增强胃肠动力、抗炎、抗内毒素、抑菌等作用。适用于体格壮实，上腹部充实饱满，胀痛，进食后更甚，按压轻则为抵抗感或不适感，重则上腹部有明显压痛、腹肌紧张，多伴有暖气、恶心或呕吐、反流、便秘、舌苔厚等。易患高血压、高脂血症、肥胖、胆囊炎、胆石症、胰腺炎、支气管哮喘等。本案患者高度符合大柴胡汤人的特征。患者下肢皮肤粗糙，口唇红，按压左下腹疼痛。故合上桂枝茯苓丸。桂枝茯苓丸出自《金匮要略·妇人妊娠病脉证并治第二十》，原用于治疗癥病，黄老师则把它用于治疗各科杂病，常作为一味活血化瘀药来使用。

28. 病例二十八

张某某，女，37岁，2020年12月7日初诊。

主诉：月经淋漓不尽10天。

刻下：患者面白消瘦，素来月经量多，此次月经淋漓不断，经色鲜红质稀，头晕乏力，腰酸腿沉。

腹诊：腹部软弱无力，但左腹直肌挛急。舌体胖大苔白，脉沉按之无力。

辨证分析：冲任不固，气血两虚证。

治则：养血止血，调理冲任。

方药：胶艾汤加味。

艾叶 10g，阿胶 3g，当归 10g，川芎 6g，甘草 6g，生地黄 10g，白芍 20g，党参 15g，仙鹤草 30g，黄芪 20g，生姜 20g，大枣 30g。7 服。

水煎服，每日 3 次。

2020年12月16日二诊，月经止，上方7服继服，巩固疗效。

按：月经不调有虚实之分，月经不调的虚证与实证，根据月经的经血量、血色、血质等变化，参合舌脉证候及发病的长久暂辨其虚实。实证：月经经血量多，色鲜红或深红，质黏而稠或夹有血块；伴以经行不畅，腹痛拒按，面色红润，口渴烦躁，小便短赤；舌质红，苔黄，脉弦数或有力；病势急，病程短。虚证：月经经血量少，色淡红，质清稀；伴以腹痛喜按，按则痛减，或小腹空痛，面色苍白，头晕眼花，心悸少寐，腰膝无力；舌质淡，苔薄白，脉沉迟或无力；病势缓，病程长。本案患者面白消瘦，素来月经量多，经色鲜红质稀，头晕乏力，腰酸腿沉，为虚证，故用胶艾汤主之。《金匮要略》："师曰：妇人有漏下者，有早产后续下血都不绝者，有妊娠下血者，假令妊娠腹中痛，为胞阻，胶艾汤主之。"黄煌老师《经方方证》说胶艾汤是经典的妊娠病方、传统的养血调经方，有止血、安胎的功效。胶艾汤以妊娠腹痛、出血和崩漏为临床特征，多见于围产期疾病和月经不调类疾病。适用于：①贫血貌：消瘦，贫血貌，面色苍白或萎黄，唇、舌、甲淡白，皮肤干燥缺乏光泽，脉细。患者多有疲倦、头晕、心悸、手足冷或烦热等症状。②脐腹部松软无力：脐腹部疼痛连及腰背，腹部软弱无力，下腹部知觉钝麻，腹无坚满热实证。③出血或出血倾向：出血断续而下，黯淡入水，或有下血倾向。女子崩漏、胎动出血，男子或痔疮便血，均可应用。

29. 病例二十九

姚某蒲，女，63 岁，2020 年 11 月 24 日初诊。

主诉：胃痛加重 3 天。

现病史：10 多年胃病史，1 年前检查 Hp 感染，结果呈阴性。

刻下：患者消瘦，面色青黄，眉头紧锁，痛苦貌，有烦躁抑郁神情，失眠，怕冷，手足凉，食欲差，食量小，食后易腹痛恶心，唇干咽红。

腹诊：按压胃脘部疼痛不适。大便 1 天 2 次，偏稀，小便正常。舌尖红苔白滑，脉弦滑。

辨证分析：寒热错杂证。

治则：寒热同调。

方药：乌梅丸加味。

乌梅 12g，党参 10g，桂枝 10g，制附子 6g，干姜 10g，甘草 8g，白术 10g，黄连 3g，黄柏 6g，白芍 15g，大枣 50g，饴糖 50g，茯苓 10g，枳壳 10g，山药 20g。10 服。

水煎服，每日 3 次。

2020 年 11 月 6 日二诊，腹痛减轻，睡眠可，食后胃痛轻微，消化道症状好转，大便正常。上方 10 服继服。

2022 年 11 月 18 日三诊，腹痛及胃脘部不适感基本消失，精神佳，食欲好转，消化道症状较之前明显改善。上方 10 服继服。

1 月后，患者陪同家人看病，询问病情，已基本痊愈。

按：《伤寒论》338 条："伤寒脉微而厥，至七八日肤冷，其人躁无暂安时者，此为脏厥，非蛔厥也。蛔厥者，其人当吐蛔，今病者静而复时烦者，此为脏寒，蛔上入其膈，故烦，须臾复止，得食而呕，又烦者，蛔闻食臭出，其人常自吐蛔。蛔厥者，乌梅丸主之。又主久利。"乌梅丸实由数方组成。蜀椒、干姜、人参乃大建中之主药，大建中脏之阳；附子、干姜，乃四逆汤之主药，功能回阳救逆；肝肾乃相生关系，子寒未有母不寒者，故方含四逆，母虚则补其母；当归、桂枝、细辛，含当归四逆汤主药，因肝阳虚，阳运痹阻而肢厥，以当归四逆汤；芩连参姜附，寓泻心之意，调其寒热复中州斡旋之功、升降之职。乌梅丸集数方之功毕于一身，具多种功效，共襄扶阳调寒热，使阴阳臻于和平，故应用广泛。黄煌老师《经方方证》写道，乌梅丸是经典的厥阴病方和蛔厥病专方，传统的清上温下、温脏安蛔方，具有止痛、止泻、止呕、除烦、除厥、安蛔、治消渴等功效，其药理研究提示有抗炎、抗抑郁、降糖、促进胃肠功能恢复、调节肠道菌群、修复黏膜屏障等作用。据此推测，反流、抑郁、炎症、胃肠功能紊乱以及肠道菌群失调，构成乌梅汤证的基本病例基础。乌梅丸的临床表现以"痛、呕、利、烦、厥"为要点，但因为病证不同，方证识别但见一二证便是，不必悉具。本案患者高度符合黄煌老师描述的乌梅丸方证，根据"有是证用是方"的治疗原则，用之而有良效。本案为3年前医案，通过这几年丰富临床实践，总结出乌梅丸方中再加蜂蜜、醋、大米同煎，其疗效更好。

30. 病例三十

王某，女，39岁，2022年11月1日初诊。

主诉：前几日晚上外出遛弯后出现足跟痛，主因足跟痛加重4天来诊。

刻下：患者面色萎黄，倦怠貌，讲话声音低，语速慢。

腹诊：腹壁松软，按压无弹性，腰部疼痛发凉，下肢略微浮肿。足跟疼痛较剧烈，大便干小便正常，舌黯苔白，脉弦。

辨证分析：肝郁脾虚，寒积里实证。

治则：补脾利湿，散寒止痛。

方药：当归芍药散合大黄附子汤加味。

当归15g，白芍30g，川芎15g，白术15g，茯苓20g，泽泻25g，甘草10g，制附子6g，细辛4g，制大黄6g，细辛4g，薏苡仁40g，牛膝15g。7服。

水煎服，每日3次。

2022年11月10日二诊，足跟痛明显减轻，仅在长时间活动后疼痛感强。上方5服继服。10天后微信联系，足跟痛已经消失，正常工作。

按：《金匮要略》："胁下偏痛，发热，其脉紧弦，此寒也，以温药下之，宜大黄附子汤。"黄煌老师《经方方证》说大黄附子汤适用人群特点为：体壮面黯，疼痛主诉多，便秘，舌黯苔白厚。患者受凉后出现足跟痛，便干，且舌黯苔白、脉弦亦属于大黄附子汤证适用范围。且患者体质符合当归芍药散证，黄煌老师在《经方使用手册》说当归芍药散体质要求为：神情萎靡，懒于言语，手足凉，指尖为甚，多伴有麻木、冷痛，甚至青紫，覆被加热不易转温，夏天亦阴冷异常，甲色、唇色、面色较苍白。多伴有头痛、腹痛等，女性多有痛经。本案患者虽以足跟痛为主诉，但同时也从患者的体质入手，治病与调体同时进行。

合欢花

【别名】夜合花（《本草衍义》），乌绒（《雷公炮制药性解》）。

【植物形态】

落叶乔木。株高16m，树皮灰褐色，不裂或浅裂。小枝绿棕色，皮孔明显。羽片4~12对，小叶10~30对，镰刀形或长圆形，长6~12mm，宽1~4mm，先端锐尖，基部截形，中脉极明显偏向叶片的上侧，全缘，有夜晚闭合现象，托叶线状披针形，早落。头状花序多数，生于新枝的顶端，成伞房状排列。小花粉红色，连同雄蕊长25~50mm。萼版5裂，钟形，长约3mm。花冠长为萼管的2~3倍，淡黄色，漏斗状，顶端5裂。雄蕊多数，花丝多数，花丝基部连合，花药小，2室，子房上位，花柱丝状，与花丝等长，粉红色。荚果，扁平，带状，长8~10cm，宽1.2~2.5cm。种子8~14mm，扁平，椭圆形。花期6—7月，果期8—10月。

【功能主治】

舒郁，理气，安神，活络。治郁结胸闷，失眠，健忘，风火眼疾，视物不清，咽痛，痈肿，跌打损伤疼痛。

①《本草便读》："能养血。"

②《分类草药性》："能清心明目。"

③《四川中药志》："能合心志，开胃理气，消风明目，解郁。治心虚失眠。"

④江西《中草药学》："解郁安神，和络止痛。治肝郁胸闷，忧而不乐，健忘失眠。有时还用于跌打损伤，痈肿疼痛。"

⑤《东北常用中草药手册》："治咽喉疼痛。"

经方临床应用案例5则

杨 倩

河北省中医院，河北 石家庄 050013

1. 补中益气汤加减治疗腹泻案

池某某，男，48岁，2023年1月27日初诊。

主诉：间断腹痛腹泻3月余。

现病史：患者3个多月前感染新冠病毒，经西医治疗后仍有间断腹痛腹泻，此后症状无明显缓解，遂至我科门诊就诊。患者为中年男性，长期居住于湿气较重的环境当中，平素嗜食肥甘厚味，饮食不节，患者因感染新冠病毒出现大便次数增多，日行3～5次，大便质黏、难排，排便后有肛门坠胀感，腹痛，无腹胀、烧心、反酸，无恶心、呕吐，无恶寒、发热，无黏液脓血便。当时患者未予重视，自行口服药物止泻（具体不详），症状稍缓解。此后上述症状时有出现，自行予止泻药物口服后都可自行缓解，但仍有反复发作，未予系统诊治。现大便时溏时泻，可见完谷不化，日行3～5次，偶有腹部隐痛，面色萎黄，神疲倦怠，纳眠差，入睡困难，多梦，舌淡胖边有齿痕，苔白腻，脉弱。胃肠镜检查、血常规、大便+OB均未见明显异常。

西医诊断：腹泻。

中医诊断：泄泻。

辨证分析：《症因脉治·内伤泄泻》中有“脾虚泻之因，脾气素虚，或大病后，过用寒冷，或饮食不节，劳伤脾胃，皆成脾虚泄泻之症”一言。患者大便时溏时泻，可见完谷不化，日行3～5次，偶有腹部隐痛，面色萎黄，神疲倦怠，纳眠差，入睡困难，多梦，舌淡胖、边有齿痕，苔白腻，脉弱，乃脾胃虚弱之证。

治则：益气升阳，健脾安神。

方药：补中益气汤化裁。

升麻6g，柴胡6g，丹参10g，红花3g，瓜蒌皮10g，红景天15g，人参9g，防风6g，葛根15g，黄芪30g，制玉竹20g，百合20g，牡丹皮10g。7服。

每日1服，水煎，分2次温服。

2023年2月6日二诊，患者诉神疲倦怠症状明显改善，纳眠差亦好转，大便仍不成形，腹部仍时有隐痛，时有腰酸，夜尿频多。

予初诊方加山药30g，乌药10g，益智仁8g，金樱子15g，芡实20g，山萸肉15g。7服。

2023年2月13日，患者诉诸症均已好转，予益气健脾法调理以巩固。

按：《杂病源流犀烛·泄泻源流》：“湿盛则飧泄，乃独由于湿耳。不知风寒热虚，虽皆能为病，苟脾强无湿，四者均不得而干之，何自成泄？是泄虽有风寒热虚之不同，要未有不源于湿者也。”《景岳全书·泄泻论证篇》言：“泄泻之本，无不由于脾胃……水反为湿，谷反为滞，精华之气不能输化，乃致合污下降而泻痢作矣。”《景岳全书》称“阳气未发，阴气极盛，命门火衰，肾气不固，而生泄泻”。本例患者既有外感疫毒之因，又有环境因素，还有平素嗜食肥甘厚味，饮食不节之因，诸邪合而致病，疾病日久耗伤阳气，导致脾虚湿盛，故采用补中益气汤加减，以益气升阳，健脾安神，故能奏效。

2. 升阳益胃汤加减治疗腹泻案

患者，女，51岁，2023年6月14日初诊。

主诉：大便溏泄3月余。

现病史：患者3个多月前感染新冠病毒，经中西医结合治疗后好转，大便仍每日2～3次，质黏腻，有排不尽感，无黏液脓血，自觉消化不良，饭后胃脘部不适，面色萎黄，时感神疲乏力。大便常规及肠镜检查均未见异常。近日腹胀伴左下腹按压痛，得热缓解，进食生冷则腹泻加重，纳眠可，舌淡红，苔白腻，脉细缓。

中医诊断：泄泻；清阳不升，寒湿气滞证。

辨证分析：本例患者进食生冷后腹泻加重，可见体内有寒，脾受湿困，运化不健，小肠无以分清比泌浊，大肠无法传导，则发生腹泻，故辨证属于寒湿气滞证。脾虚湿盛治当益气健脾，升阳除湿，散寒行气。正如《脾胃论》中所说：“面色恶而不和，乃阳气不伸故也。当升阳益胃，名之曰升阳益胃汤。”

方药：升阳益胃汤加减。

党参片15g，白术12g，黄芪30g，黄连片6g，清半夏10g，陈皮15g，茯苓30g，泽泻12g，防风10g，独活10g，羌活10g，柴胡12g，白芍15g，沉香6g，小茴香15g。14服。

每日1服，水煎后早晚分服。

2023年6月28日，患者述服药后即感腹胀减轻，现腹胀已完全消失，食凉后不再腹泻，大便偶见成形，每日1～2次，排便通畅，神疲乏力感减轻，舌淡红，苔白，脉弦。初诊方去沉香、小茴香，继服14服。2周后电话随访得知，患者大便基本成形，偶尔便溏，每日1次，胃部不适感消失，症状基本痊愈，嘱咐患者不适随诊。

按:《素问·举痛论》曰:“寒气客于小肠，小肠不得成聚，故后泄腹痛矣。”《素问·藏气法时论》曰:“脾病者，虚则腹满肠鸣，飧泄，食不化。”《灵枢·百病始生篇》曰:“虚邪之中人也，留而不去，传舍于肠胃，多寒则肠鸣飧泄，食不化，多热则溏出糜。”纵观本例患者，平素神疲乏力，受寒则腹泻，故以升阳益胃汤益气升阳，健脾化湿，助运化，改善食欲。方药切中病机，故疗效显著。

3. 厚补温中汤加减治疗胃胀案

患者，男，47岁，2023年4月20日初诊。

主诉：患者2个多月前因感染新冠病毒，经中西医结合治疗恢复后出现脘腹胀满，自服柴胡疏肝丸、保和丸后可稍有缓解，症状反复不得愈，于当地医院查胃肠镜未见明显异常。

现病史：脘腹胀满不适，饮食过饱后胀满加重，纳差，食欲不佳，排便困难，矢气频频，大便2日1次，舌淡红，苔白腻，脉濡缓。

中医诊断：胃痞；脾胃寒湿、中焦气滞证。

治则：温中行气，燥湿除满。

辨证分析:《成方便读》中有“夫寒邪之伤人也，为无形之邪，若无有形之痰血食积互结，则亦不过为痞满为呕吐”一言。患者脘腹胀满，舌苔白腻，脉濡缓，为脾胃寒湿中阻之证，法当温中行气，燥湿除满，予厚朴温中汤温中除满。

方药：厚朴温中汤加减。

厚朴12g，陈皮10g，茯苓15g，草豆蔻6g，木香6g，干姜6g，党参10g，炒白术10g，藿香10g，焦三仙（各）10g。14服。

每日1服，水煎后早晚分服。

2023年5月4日二诊。患者述服药后感胃脘胀满减轻，排便也感通畅，矢气减少，食欲渐佳，每日1次，舌淡红，苔白，脉缓。继服14服。2周后电话随访得知，患者脘腹胀满基本消失，大便正常，食欲恢复，其他症状基本痊愈，嘱咐患者不适随诊。

按:本患者素体脾胃虚弱，又外感疫毒寒湿之邪，损伤脾胃，导致中焦运化失司，气机升降失调，寒湿阻滞中焦，故脘腹胀满，痞满不适。《成方便读》中言:“夫寒邪之伤人也，为无形之邪，若无有形之痰血食积互结，则亦不过为痞满为呕吐。”法当温中燥湿，行气除满，以厚朴、陈皮、草豆蔻、干姜温燥寒湿之邪，木香、藿香行气除满，运转中焦，茯苓、党参、白术、焦三仙健脾开胃，恢复中土功能，则寒湿自除。

4. 香连化浊方加减治疗慢性胃炎案

患者，男，65岁，2023年5月20日初诊。

主诉：右上腹胀满不适7年余。

现病史：7年前因情绪激动后出现右上腹胀满不适，未进行系统治疗，现右上腹胀满不适，两胁肋部疼痛，双下肢乏力，偶嗳气，口干，无口苦，无烧心反酸。纳可，寐安，小便调，大便黏。多方求治，均无效果，苦不堪言，经人介绍求治于余。见患者舌体胖大，舌质红，苔薄白，脉弦。

西医诊断：慢性胃炎。

中医诊断：胃痞；肝郁气滞证。

辨证分析:《景岳全书·痞满》曾道“怒气暴伤，肝气未平而痞”。患者7年前由于情志不遂，出现右上腹胀满不适，偶嗳气，口干，舌体胖大，舌质红，苔薄白，脉弦，小便调，大便黏。乃肝郁气滞之证。

治则：疏肝理气。

方药：香连化浊方加减。

白豆蔻9g，茵陈12g，半枝莲12g，枳实12g，川芎9g，茯苓15g，三七粉2g，百合12g，醋延胡索12g，醋香附9g，广藿香12g，白术12g，泽泻12g，黄连9g，白花蛇舌草12g，全蝎3g，砂仁6g，麸炒白术12g，当归12g，白芍15g。14服。

每日1服，水煎后早晚分服。

2023年6月5日二诊。患者自诉右上腹、右下腹、右胁肋、右肩背、右肾区游走性疼痛，晨起口干，偶嗳气，矢气多，一过性烧灼感，偶头晕，自觉双下肢乏力。纳可，寐差，小便调，大便黏。查舌体胖大，舌质红，苔白腻，脉弦。患者仍睡眠差，逐拟上方原方基础上加龙骨15g，牡蛎15g，麦冬10g，川楝子10g。14服。每日1服，水煎后早晚分服。

2023年6月20日三诊。患者述服药后右下腹胀满减轻，矢气减少，舌淡红，苔薄白，脉弦。原方继服14服。2周后电话随访得知，患者右下腹胀满基本消失，无口干，双下肢乏力好转，其他症状基本痊愈，嘱咐患者不适随诊。

按：《景岳全书·痞满》曰：“怒气暴伤，肝气未平而痞。”《伤寒论》：“伤寒大下后，复发汗，心下痞。”本例患者因情志失调，肝气郁结，失于疏泄，横逆犯胃，脾胃气机升降失司，发为胃痞。故采用香连化浊方加减，以疏肝理气、化浊解毒。

5. 溃结方加减治疗溃疡性结肠炎案

刘某，女，35岁，2023年4月13日初诊。

主诉：发现溃疡性结肠炎5年余。

现病史：大便4~5次/日，便中含有黏液脓血，贫血，左下腹隐痛，纳可，寐一般，偶有夜间腹泻1~2次，舌体边有齿痕，舌质淡红，苔黄腻，脉沉滑。

西医诊断：溃疡性结肠炎。

中医诊断：肠澼。

辨证分析：本例患者舌体边有齿痕，苔黄腻，可知挟有湿热，湿热蕴结肠道，故泄泻，便中含有黏液脓血，故辨证属湿热蕴结证，如《脾胃论·肠澼下血论》引《素问·太阴阳明论》有言：“食饮不节，起居不时者阴受之，阴受之则入五脏，入五脏则䐜满闭塞，下为飧泄，久为肠澼。”

治则：清热化湿，行气止痛。

方药：溃结方加减。

北败酱草15g，秦皮12g，地榆15g，白头翁12g，北柴胡6g，当归10g，白芍20g，木香6g，砂仁6g，麸炒白芍12g，麸炒芡实15g，儿茶6g，黄连片6g，薏苡仁20g，盐菟丝子10g，醋五味子6g。14服。

日1服，水煎服。

2023年4月28日二诊。服上方后，大便次数减少，便中含有黏液脓血减轻，左下腹隐痛减轻，纳可，寐一般，偶有夜间腹泻。舌体边有齿痕，舌质淡红，苔黄腻，脉沉滑。并且服药后无不适，要求续服，巩固治疗。效不更方，原方10服。后随访至今症状未见加重。

按：患者腹痛腹泻伴黏液脓血便，舌淡红、苔黄腻，脉沉滑。患者患病多年，脾气运化失职，湿邪凝滞，蕴结于肠，致肠脂血络受损。湿为阴邪，易损伤阳气，故见腹痛和里急后重；湿热蕴肠，肠道脂膜血络受损，故见黏液脓血便；大肠传导失司，故见腹泻。《素问·阴阳应象大论篇》：“湿盛则濡泄。”《素问·宣明五气篇》：“大肠小肠为泄。”纵观本例患者，有大便次数多，便中含有黏液脓血等症状，故选溃结方加减，能取效。

化橘红

【别名】化皮、化州橘红、柚皮橘红、柚类橘红、兴化红、毛柑、毛化红、赖橘红。

【植物形态】

化州柚，又名化州仙橘（《岭南杂记》）。

常绿小乔木，高约3～3.5m。枝条粗壮斜生，幼枝被浓密柔毛，并有微小针刺。叶互生；叶柄的叶翼倒心脏形；有毛，主脉及叶翼边缘尤多；叶片长椭圆形，长8～13cm，宽3～6cm，先端浑圆或微凹入，基部圆钝，边缘浅波状，两面主脉上均有柔毛；叶质肥厚柔软。花极香，单生或腋生花序；萼4浅裂；花瓣白色，矩圆形；雄蕊20～25；子房圆形，花柱柱状，柱头极大。果实圆形或略扁，一般高10～15cm，宽11～13cm，柠檬黄色，油室大而明显，幼果密被白色绒毛；果顶圆钝，顶端内凹，果蒂四周略有棱起；果皮不易剥离，厚约2cm；瓤囊16瓣，中心柱充实，果肉浅黄色，汁胞长大似纺锤形，味被酸。种子80粒以上，扁圆形，合点浅紫色。花期3月。果期8—9月。广东（化县）、广西（玉林专区）有栽培。

【功能主治】

化痰，理气，健胃，消食。治胸中痰滞，咳嗽气喘，呕吐呃逆，饮食积滞。

吴灿用经方治疗月经病的验案

吴　灿
琼海市中医院治未病科，海南 琼海 571499

1. 经方治疗崩漏

崩漏是指经血非时暴下不止或淋漓不尽，前者谓之崩中，后者谓之漏下。崩与漏出血情况虽不同，然二者常交替出现，且其病因病机基本一致，故概称崩漏。

1.1 越婢加夏术汤治疗崩漏案

李某某，女，39 岁，2022 年 5 月 13 日初诊。

主诉：阴道不规则出血半月。

现病史：平素月经延期，常两三月一行，且有经期延长 10 至 20 天不等。患者自 5 月 1 日行经至今日，仍淋漓不尽，量少色暗，稍头痛，颈项拘紧疼痛，肩凝，口中和，纳常，大便隔日一次，无四逆，夜尿 1 次。舌淡红，薄白苔，双溢脉右甚。

月经史：PMP 3.16，LMP 5.1。

中医诊断：太阳阳明合病夹饮。

方药：越婢加夏术汤。

麻黄 10g，生石膏 30g，清半夏 25g，大枣 30g，苍术 10g，炙甘草 10g。配 5 服。

水煎服，日 1 服。

2022 年 5 月 18 日二诊。服药第三天明显减少，现月经干净，舌脉基本同前。守上方，减麻黄量为 6g，配 5 服，服法同前。

2022 年 5 月 30 日三诊。颈项疼痛大减，肩凝松软，偶稍微头痛，口中和，胃口正常，无四逆，大便成形，日 1 次，尿常，夜尿 1 次。舌脉同前。守上方，配 5 服。

2022 年 6 月 10 日四诊。自诉 6 月 4 日行经，今日月经几乎干净。颈项疼痛大减，肩凝明显松软，偶稍微头痛，腰酸软如折，口中和，纳常，无四逆，大便成形，日 1 次，夜尿 1 次。舌脉基本同前。处方上方加茯苓 15g，白术 20g，配 5 服，服法同前。

按：虽然面对的是月经淋漓不尽半月的患者，临床思维仍然是“先辨六经，继辨方证”。头痛，颈项拘紧疼痛，触诊肩颈部板硬即“肩凝”，左溢脉，均说明有表证。患者没有口干渴、燥烦、大便秘结、腹胀等，好像没有里证。但是，“右侧溢脉，肉眼可见鼓一个小包”，根据陈建国主任《仲景阴阳脉法》理论，右脉诊“阳”盛衰，右溢脉甚乃太过脉，即阳盛。表未解，里热兼夹水饮上冲出现头痛、颈项拘紧等，治疗当解表清热祛饮，处方越婢加夏术汤。药后月经干净，但脉证反应仍在，故守方治疗。不拘于病，用辨六经析八纲辨证思维，有表当解表，该患者无瘀血病案，不用一味活血止血药，亦能止血，可谓方证对应，效如桴鼓。

1.2 桃核承气汤治疗崩漏案

荣某，女，40 岁，2022 年 1 月 11 日初诊。

主诉：阴道不规则出血 10 天。

现病史：近 5 年来月经推后，甚至两三月一行，并且经期延长，淋漓不尽，2~3 周不等，甚至月余，曾经行中药内服、刮宫等中西医治疗，但病情反复无常。去年 11 月份，曾在 301 医院海南分院就诊，考虑为功能性子宫出血。

月经第 10 天仍未干净，量少色红，口干渴，喜欢凉饮，自觉上半身燥热，浑身乏力感，入睡困难，多梦，心烦躁，纳差，胃口欠佳，大便稍干，日 1 次。仲景阴阳脉法：太过脉，双溢脉，右尺伏脉沉而有力。伤寒腹诊：腹力 3/5，左髂前压痛明显。

既往史：2 型糖尿病 2 年余。月经史：13 岁初潮，月经淋漓不尽，常 14~24 天不等，月经延后，60~90 天一行。

中医诊断：太阳阳明合病夹瘀夹饮。

方药：桃核承气汤（颗粒剂）。

大黄 10g，桂枝 10g，芒硝 6g，甘草 9g，桃仁 15g，甘草 12g。配 7 服免煎。

1 日 2 次，1 次 1/2 服，开水冲服。

2022 年 1 月 18 日二诊。患者服药后 14~16 日排出七八块鸡蛋大血块、三四串葡萄大小血块，排出血块后感觉特舒服。现阴道出血明显减少，口干渴，不苦；手足心热，入睡快，但多梦，睡眠浅；纳差，大便日 2 次、稀恶臭，喜欢凉饮，舌脉同前。上方加桂枝量为 15g，配 6 服，服法同前。

2022年5月19日三诊。诉右少腹隐痛胀痛1周余。现月经第二天，右少腹胀痛，浑身热，心烦气急燥，入睡困难，辗转难眠，睡眠浅，口干苦，纳差，大便困难干结恶臭。舌淡红，薄白苔，脉沉数，双溢脉右甚，右尺沉有力。伤寒腹诊，见该患者右少腹压痛明显，剑突下压痛。诊断为太阳阳明合病夹瘀夹饮，改方为桃核承气汤合小陷胸汤（颗粒剂）。大黄10g，桂枝10g，芒硝6g，甘草9g，法半夏15g，黄连3g，桃仁10g，瓜蒌皮20g，瓜蒌子20g。配7服免煎，1日2次，1次1/2服，开水冲服。

2022年5月26日四诊。自诉服药后5月21日排出大量瘀血（鸡蛋大血块），24日干净。现右少腹胀痛已愈，胃脘胀痛减轻，口干渴、口苦已愈，心烦气急减，大便通畅，日1次，尿急不痛，秒睡，睡眠大有改观。舌脉同前，右少腹压痛明显减轻，剑突下仍有压痛。诊断依旧为太阳阳明合病夹瘀夹饮，改处方为桂枝茯苓丸合小陷胸汤（颗粒剂）。黄连10g，瓜蒌皮30g，瓜蒌子20g，清半夏15g，白芍10g，桂枝10g，茯苓20g，桃仁10g，牡丹皮20g。配7服免煎。1日2次，1次1/2服，开水冲服。

按：患者初诊时月经淋漓不尽，口干渴，喜欢凉饮，自觉上半身燥热，多梦，心烦躁，大便干等，均明显表现为阳明里热，从症状上看很难看出有表证。根据陈建国老师仲景阴阳脉法，“左寸溢脉说明有表证，右寸溢脉为阳明里热，右尺脉沉涩加上腹诊左髂前压痛明显，为内有瘀血，太阳阳明合病加瘀，为桃核承气汤方证”。根据《伤寒论》第106条：“太阳病不解，热结膀胱，其人如狂，血自下，下者愈。其外不解者，尚未可攻，当先解其外；外解已，但少腹急结者，乃可攻之，宜桃核承气汤”。三诊患者身热，心烦气急燥，口干苦，大便干，仍有明显的阳明里热证，脉像仍是双溢脉右甚，右尺沉有力，患者右下腹明显压痛，考虑仍有桃核承气汤方证，但患者还出现了纳差，剑突下压痛，考虑饮停中焦化热，合小陷胸汤。四诊患者里热证明显减轻，右少腹压痛明显减轻，换成桂枝茯苓丸合小陷胸汤，减小攻下力量。

1.3 四逆加人参汤治疗崩漏案

黄某某，女，47岁，2022年11月9日初诊。

主诉：阴道不规律出血2周。

现病史：行经15天仍未干净，月经周期紊乱。口干不渴不苦，腹中和，嗳气，无反酸，纳差，手足凉，尿热已。舌淡胖暗红，薄白苔，不及脉，双溢脉微弱，双尺沉甚。既往：长期腰痛，曾反复静滴治疗。5月16日，我院彩超结果为子宫小肌瘤。

中医诊断：太阴病。

处方：四逆加参汤。

黑顺片（先煎）10g，干姜5g，炙甘草30g，炮姜10g，党参15g。5服。

每日1服，水煎200mL，分早晚2次温服。

2022年11月12日二诊。自诉服药3服月经干净，口干不渴不苦，腹中和，嗳气，无反酸，纳差，手足凉，尿热已愈。舌淡胖暗红，薄白苔，不及脉，双溢脉微弱，双尺沉甚。守上方，去炮姜，干姜加量为15g，配3服，服法同前。

按：患者无明显表证，纳差，手足凉，双尺脉沉弱甚，考虑太阴里虚寒为主，患者口干，无口渴口苦，考虑津血亏虚所致。《伤寒论》第385条：“恶寒脉微而复利，利止，亡血也，四逆加人参汤主之。”予四逆加参汤温里寒补津液，干姜炮姜同用温经止血。二诊患者月经干净，重用干姜温里寒。

2. 经方治疗月经后期

月经后期指月经周期推迟7天以上，甚者3 ~ 5个月一行，而经期如常，亦称为“经迟”“月经错后”“月经落后”“经行后期”等。

2.1 葛根加苓术附汤治疗月经后期病案

杨某，女，37岁，2020年7月11日初诊。

主诉：反复月经稀发2年余。

现病史：4月16日经至今未来潮，小腹胀，腰酸软，口干渴，不苦，纳差。长期汗出少，颈项拘紧，口周痤疮。舌淡红，薄白苔，六脉皆沉弱。伤寒腹诊，见患者腹力2/5，小腹软，无压痛。

近5月体重增加3千克，既往服天喜丸近1月，无效。

中医诊断：少阴太阴阳明合病夹饮。

方药：葛根加苓术附汤加牛膝（颗粒剂）。

桂枝9g，麻黄12g，白芍9g，葛根45g，苍术15g，茯苓45g，生姜15g，大枣30g，炙甘草6g，黑顺片3g，川牛膝20g。配7服免煎。

1日2次，1次1/2服，开水冲服。

2020年9月29日二诊。服药后，7月16日、8月16日月经准时而至。现月经推后2周未来潮，小腹坠胀，乳房胀感，腰酸软；口干渴，不苦，纳差；汗出少，颈项拘紧，夜尿1次，睡眠佳，二便调；口周痤疮减，六脉皆沉弱，舌淡红，薄白苔。诊断为少阴太阴合病，守上方，配7服，服法同前。

服药第5天行经。

按：患者颈项部拘紧、腰酸软、六脉皆沉弱，为表阴证少阴病；纳差、小腹胀，考虑为太阴病；口干渴、口周痤疮，乃里阳证阳明病；体重增加，“血不利则为水”，乃水饮证。患者腰酸软，颈项部拘紧，考虑为痹症。胡希恕先生曾言“痹症多从少阴治”，临床常遭遇两个方证，即桂枝加苓术附及葛根加苓术附。根据《伤寒论》第31条：“太阳病，项背强几几、无汗恶风，葛根汤主之。”患者出汗少，颈项部拘紧，故用葛根汤加苓术来振奋机能的沉衰，苓术除湿痹。月经稀发加一味川牛膝引血下行。患者虽为月经病，根据六经八纲理论思维，辨六经为少阴太阴阳明合病夹饮，故表里同治，效如桴鼓。

2.2 真武汤合当归芍药散治疗月经后期病案

林某某，女，20岁，2022年7月24日初诊。

主诉：月经推后2月余。

现病史：自4月13日行经，至今仍未来潮，口稍干，不苦，胃脘饱胀，颈项拘紧，四逆，入睡困难，大便稍干，隔日1次。舌淡，薄白苔，左细，右脉不及弥散。

中医诊断：少阴太阴合病兼血虚。

方药：真武汤合当归芍药散加陈皮（颗粒剂）。

白芍30g，茯苓30g，生姜20g，黑顺片9g，白术20g，当归10g，川芎10g，泽泻15g，陈皮20g。配5服免煎。

1日2次，1次1/2服，开水冲服。

2022年8月1日二诊。服药后，7月30日行经，胃脘饱胀已愈，入睡困难改善，口稍干，颈项拘紧改善，四逆，大便改善。舌脉同前。患者胃脘饱胀已，减陈皮量为5g，配5服，用法同前。

按：本案患者主要表现为一派虚寒之象，颈项拘紧考虑有表证，四逆，右脉不及弥散，为机能沉衰的表阴证少阴病；纳差，怕冷，胃脘饱胀为太阴里虚寒；月经推迟，入睡困难为血虚所致。《金匮要略》曰：“经为血，血不利则为水。”本案为典型的血水同病，真武汤温阳化饮，当归芍药散养血利水，两方合用加陈皮行气助运，取得满意疗效。

2.3 茯苓饮合半夏厚朴汤治疗月经后期病案

陈某某，女，30岁，2021年5月31日初诊。

主诉：月经推后1月余。

现病史：自3月29日行经至今未至，咽痒异物感，咳痰，口稍干，不苦，胃脘饱胀，无嗳气反酸，无骨节疼痛，汗出常，纳差，大便成形，日1次，睡眠差，入睡困难，长期四逆。舌淡红，薄白苔，左脉不及。LMP：2021.3.29。

中医诊断：太阴病夹饮。

方药：外台茯苓饮合半夏厚朴汤。

法半夏15g，苍术15g，党参15g，陈皮20g，紫苏子10g，厚朴10g，茯苓30g，枳实10g，炙甘草10g。配3服。

每日1服，水煎200mL，分早晚2次温服。

2021年6月6日二诊。患者服1服药后行经，月经量少色黑，无痛经，畏寒怕冷，口中和，纳食好转，睡眠好转，舌淡红，薄白苔。不及脉，右脉沉弱甚。诊断为太阴病，方更改为茯苓四逆汤。干姜10g，炙甘草15g，黑顺片10g，党参15g，人参10g，茯苓45g。配5服，每日1服，水煎200mL，分早晚2次温服。

按：太阴病的依据主要有两条，即《伤寒论》第273条“太阴之为病，腹满而吐，食不下，自利益甚，时腹自痛。若下之，必心下结硬”，第277条“自利不渴者，属太阴，以其脏有寒故也，当温之，宜服四逆辈”。从患者脉证进行分析，“口中和，纳差，胃脘饱胀，长期四逆，咽痒异物感，咯痰，脉不及”，考虑为太阴里寒虚证，兼水饮气滞，故予茯苓饮合半夏厚朴汤。二诊患者主要畏寒怕冷，脉不及，右脉沉弱甚，太阴里虚寒更重，故予茯苓四逆汤，用药后患者月经规律按时而至。

2.4 茯苓四逆汤治疗月经后期病案

严某某，女，39岁，2021年5月19日初诊。

主诉：月经推后10天未行。

现病史：自4月8日行经至今未至，烘热汗出多，口干渴，无恶风，腹中和，饮食不当则烧心，纳常。舌淡嫩，齿痕，薄白苔。不及脉左甚，右关细尺弱。LMP 2021.4.8。

中医诊断：厥阴病。

方药：麦味地黄丸（颗粒剂）。

茯苓15g，牡丹皮15g，山药20g，山萸肉20g，熟地黄24g，泽泻15g，川牛膝20g，麦冬15g，五味子10g。配7服免煎。

1日2次，1次1/2服，开水冲服。

2021年6月2日二诊。患者月经仍未行，烘热汗出减少，入睡困难，早醒，淡嫩，齿痕，薄白苔。不及脉右甚，右尺脉甚。诊断为太阴病，更改为茯苓四逆汤，干姜10g，炙甘草15g，黑顺片10g，党参15g，人参10g，茯苓45g。配7服免煎，1日2次，1次1/2服，开水冲服。

2021年8月16日三诊。患者自述6月服药后月经正常，现饭后饱胀，偶嗳气，出汗常，口稍干，不苦，睡眠明显改善。大便不成形、常腹泻，尿黄，淡嫩，齿痕，薄白苔。不及脉右甚，右尺脉甚。诊断为太阴病，继守上方，减茯苓量为30g，配7服，用法同前。

按：患者无脉浮、恶风、颈项拘紧等症状，排除表证；烘热汗出多，口干渴，上热症状明显，整体脉象不及，双侧尺弱，左尺脉更明显，考虑厥阴病，予麦味地黄丸。二诊时，患者服药后月经未行，但热象明显改善，舌淡嫩，齿痕，右脉不及更明显。根据陈建国老师阴阳脉法，右脉不及，阳虚为主，考虑为太阴里虚寒，辨方证为茯苓四逆汤方证。三诊时，患者因腹症为主就诊，脉证基本同前，故继续守前方，病不同，脉证相同，方药相同，这就是异病同治。

3. 体会

柯韵伯《伤寒来苏集》曰："仲景之六经，为百病立法，不专为伤寒一科，伤寒杂病，治无二理，咸归六经之节制。"经方治疗疾病，皆可遵循"辨六经、析八纲、辨方证"的思维。表（太阳、少阴）、里（阳明、太阴）、半表半里（少阳、厥阴），结合寒、热、虚、实，确定相应方证，如有表的少阴病葛根加苓术附汤，有里的太阴病茯苓四逆汤，半表半里的厥阴病的麦味地黄丸，夹有水饮茯苓饮合半夏厚朴汤，夹瘀的桃核承气汤、桂枝茯苓丸等，根据不同的病位病性，运用相应的方证，达到效如桴鼓的疗效。经方大家胡希恕先生指出"辨方证是辨证的尖端"，临床治疗有无疗效，就在于方证是否对应。

菟丝子

【别名】菟丝实、吐丝子、无娘藤米米、黄藤子、龙须子、萝丝子、黄网子、黄萝子、豆须子、缠龙子、黄丝子。

【植物形态】

一年生寄生草本，全株无毛。茎细，缠绕，黄色，无叶。花簇生于叶腋，苞片及小苞片鳞片状;花萼杯状,5裂;花冠白色，钟形，长为花萼的2倍，和无端5裂，裂片向外反曲;雄蕊花丝扁短，基部生有鳞片，矩圆形，边缘流苏状；子房2室，花柱2。蒴果扁球形，被花冠全部包住，盖裂。种子2～4粒。花期7—9月，果期8—10月。

生于田边、荒地及灌丛中，常寄生于豆科等植物上。分布于山东、河北、山西、陕西、江苏、黑龙江、吉林。

【功能主治】

补肝肾，益精髓，明目。治腰膝酸痛，遗精，消渴，尿有余沥，目暗。

(1) 补肝肾：本品为补肾缩尿，止遗精之常用药。用于肝肾不足之腰膝酸痛、阳痿、遗精。本品性柔润，平补肝肾而不燥。

(2) 安胎：用于体弱易于流产者，常配桑寄生、续断。

①《神农本草经》："主续绝伤，补不足，益气力，肥健人，久服明目。"

②《雷公炮炙论》："补人卫气，助人筋脉。"

③《名医别录》："养肌强阴，坚筋骨，主茎中寒，精自出，溺有余沥，口苦燥渴，寒血为积。"

④《药性论》："治男子女人虚冷，添精益髓，去腰疼膝冷，又主消渴热中。"

⑤《日华子本草》："补五劳七伤，治泄精，尿血，润心肺。"

⑥王好古："补肝脏风虚。"

⑦《山东中药》："治妇人常习流产。"

当归饮子加减治疗瘙痒症1例

张翃强
贵州中医药大学第一附属医院皮肤科，贵州 贵阳 550001

摘要： 老年性皮肤瘙痒症是一种病因复杂且病情反复的难治性皮肤疾病。现代医学对于本病的治疗效果欠佳，难以治愈。中医治疗皮肤瘙痒症有着独特的优势。中医理论认为，皮肤瘙痒主要为“风、湿、热、毒”侵袭皮肤造成气血凝滞，肌肤失养，热毒壅盛，按此观点用药疗效较好。

关键词： 当归饮子，瘙痒症，医案

当归饮子由当归、生地黄、芍药、川芎、荆芥、防风、黄芪、白蒺藜、何首乌组成。该方出自《重订严氏济生方》，适合于心血凝滞，内蕴风热，适用于皮肤疮疥，或肿或痒，或脓水浸淫，或发赤疹瘖瘤。笔者用当归饮子加减治疗皮肤科疾病1例。

1. 当归饮子加减治疗皮肤科疾病案

姚某，男性，66岁，2023年11月21日初诊。

主诉：周身皮肤反复瘙痒2年。

现病史：2年前的冬季无明显诱因突然出现周身皮肤瘙痒，双下肢为甚，先后至多家医院就诊，诊断为瘙痒症。经治疗症状稍缓解，但总体改善不明显，每逢秋冬季节症状加重，夏季减轻，或因情绪波动时加重，夜间瘙痒明显，盖被子遇热瘙痒剧烈，致患者夜卧难安，甚则需热水烫洗后方可入睡。

诊见患者身痒，烦躁，口干；大便干，小便尚可；睡眠差，易醒；舌红，苔薄黄微腻，脉浮数。皮肤科查体：全身皮肤干燥，见大量糠状脱屑，散在多处抓痕、血痂，部分皮肤呈苔藓样变。

中医诊断：风瘙痒，辨为风湿热证。

治则：祛风清热，除湿止痒。

方药：当归饮子加减。

当归、生地黄、白术、茯苓、荆芥、知母、苦参、苍术、白鲜皮各10g、黄芪、石膏（先煎）15g，川楝子3g。7服。

每天1服，水煎服。

嘱患者忌食酒和辛辣、刺激食物，勿用热水烫洗。

2023年11月27日二诊。患者自诉皮肤瘙痒明显减轻，睡眠佳，心情舒畅，口干减轻，舌、脉象基本同前。拟方同前，7服，煎服法同前。后续未见患者复诊，遂电话随访，得知其皮肤已无明显瘙痒，诸症较前好转。

按：瘙痒症是一种无原发性皮损，而以瘙痒为主要症状的皮肤感觉异常性皮肤病。病因复杂多样，属于中医学风痒范畴。中医文献中又称之为风痒、血风疮、痒风、谷道痒、阴痒等。本病以自觉皮肤阵发性瘙痒，搔抓后常出现抓痕、血痂、色素沉着和苔藓样变等继发性皮损为临床特征。临床上可分为局限性和泛发性两种。局限性者，以阴部、肛门周围瘙痒最多；泛发性者，则多泛发全身。本病多见于老年及青壮年，好发于冬季，少数也可夏季发病。相当于西医的皮肤瘙痒症。

《外科证治全书》谓：“痒风，遍身瘙痒……肝血虚，燥热生风……”本案患者性情急躁，喜搔抓，遇热加重，热水烫洗，风湿热之邪侵袭人体，郁于肌肤腠理之间所致，故而见皮肤周身瘙痒，瘙痒缠绵。治宜疏风清热除湿之法。情绪波动时瘙痒更加明显，情志郁而化火，病程日久耗伤阴血，乃至肌肤失养而发病。故而可见口干、咽干、大便干等症。阴虚内热、生风化燥，故可见皮肤干燥、抓痕、血痂。舌红，苔薄黄微腻，脉浮数，皆为风湿热兼气血不足之象。故治以祛风清热、除湿止痒为法，方以当归饮子加减。方中荆芥祛风走表，当归、生地黄养血润燥，二者皆有祛风止痒之功；石膏、知母及苦参、苍术加强清热祛湿之功著；配以黄芪、白术、茯苓，重在养血益气而祛风。该患者病程日久，久病必耗气伤阴，少佐以川楝子疏肝清热。养血与清热并用，滋水以制火。滋阴养血与益气固表为伍，营阴内守，卫外为固，内外兼顾。诸药合用，祛风、清热、益气、养血，诚所言“治风先治血，血行风自灭”。

活用经方治疗急难症验案 3 则

张卫星
浙江中医药大学附属第三医院，浙江 杭州 310009

经方是指汉代以前经典医药著作中记载的方剂，以张仲景的方剂为代表。

《针灸甲乙经·皇甫序》中说："仲景论广伊尹《汤液》，为数十卷，用之多验。"

《伤寒论·伤寒例》中说："今搜采仲景旧论，录其证候诊脉声色，对病真方，有神验者。"仲景经方运用得法，疗效之奇，已被历代医家所公认。现今医家运用经方，多强调方证对应。作者认为，仲景之论，源自其"勤求古训，博采众方，撰用《素问》《九卷》……"(《伤寒论·张仲景原序》)，故运用经方，如能与《黄帝内经》的理论紧密结合，自可增广其用，兹录临证活用经方治疗急难症验案 3 则，分享如下。

1. 活用经方治疗急难症验案 3 则

1.1 半剂小青龙汤一吐治疗鼻鼽案

王某某，女性，65 岁，2019 年 10 月 16 日初诊。

主诉：晨起喷嚏、鼻流清涕近 20 年。

现病史：患者诉 20 多年前曾因便秘而访得一秘方，谓晨起饮冷水 1500mL 可治疗便秘，试之果然，便秘缓解。又听闻每天晨起多饮水有益健康，而养成每天晨起必饮水 1500mL 的习惯，有时为温开水，有时为冷开水。近 20 年来每晨起则喷嚏连连，流大量清水鼻涕，湿透整条毛巾，早上饮水后清水鼻涕有加重，但早饭后则缓解，白天基本如常。并伴腹泻，日解大便 4~5 次，质稀。曾服中西药治疗，便稀可减轻，但鼻流清涕无缓解。

中医诊断：鼻鼽（饮停上中二焦）；泄泻（水走肠间）。

西医诊断：变应性鼻炎；慢性腹泻。

辨证分析：患者长期饮水多，耗伤脾之阳气，脾不能运化水液，变生水饮，停于心下。又《素问·咳论》有言："其寒饮食入胃，从肺脉上至于肺，则肺寒，肺寒则外内合，邪因而客之，则为肺咳。"该患虽不见咳，但肺开窍于鼻，寒饮客肺，夜间平卧时水饮上泛，起则从鼻窍而出。

治则：温化寒饮。

方药：小青龙汤去麻黄加附子，并桂枝、炒白芍、五味子、蜜甘草各 10g，干姜、细辛、制附子各 6g，姜半夏 9g。嘱戒饮水。

2019 年 10 月 23 日二诊。患者诉药配回去后，于当天下午 2 时许服前方第一煎，服后立感胃脘部胀闷不适，恶心欲吐，约持续 2 小时后，患者开始出现较剧烈之呕吐，始则吐出胃内容物，继之吐出大量稀水痰涎，并诉此稀水痰涎味甜，共吐出约半脸盆许，晚饭不思食而未进食。第二天晨起，患者惊奇发现，持续 20 余年之晨起喷嚏、鼻流清涕之症状已消失不见，因畏小青龙加附子汤药性之烈而未再服。并告知近 6 天晨起均无喷嚏及流清涕现象，且原日解 4~5 次之大便已减为 2 次，基本成形。

水饮已去，以玉屏风散合桂枝加附子汤善后。

按：《金匮要略》："问曰：四饮何以为异？师曰：其人素盛今瘦，水走肠间，沥沥有声，谓之痰饮；饮后水流在胁下，咳唾引痛，谓之悬饮；饮水流行，归于四肢，当汗出而不汗出，身体疼重，谓之溢饮；咳逆倚息，短气不得卧，其形如肿，谓之支饮。"这段经文，仲景用"走、流、悬、溢、支"等动词描述水饮侵犯的部位，给我们的提示是：水饮为病，以其质地清稀，故可在体内流走。水饮上走鼻窍，则鼻流清涕，下走肠间，则大便清稀。《伤寒贯珠集》又说："夫饮之为物，随气升降，无处不到。或壅于上，或积于中，或滞于下，各随其所之而为病。而其治法，虽各有加减，要不出小青龙之一法。"《伤寒论》40 条："伤寒表不解，心下有水气，干呕发热而咳……小青龙汤主之。"小青龙汤可治因寒饮为病引起的干呕，而此处则变身为涌吐之剂，乃因病势有向上之趋势，使止呕之剂变为涌吐之剂，经方之神奇，良可叹也。

1.2 小青龙加石膏汤治疗小儿腺样体肥大案

蔡某某，男，3 岁，2022 年 1 月 27 日初诊。

主诉：鼻塞，出气不畅近 1 个月，加重 1 周余。

现病史：患儿于 1 个月前受寒感冒，表现为鼻塞，出气不畅，眠中打鼾，近1周来加重。外院行CT检查结果显示，该患儿腺样体肥大，鼻咽部后上壁软组织明显增厚，气道明显变窄，腺样体肿大占3/4管腔，并建议手术治疗。家长因临近年关，寻求中医诊治。见患儿鼻塞严重，能明显闻及粗重的鼻呼吸音，有少许黏鼻涕，难以擤出。无发热，无咳嗽。舌淡红，尖稍赤，苔薄，脉细滑数。

辨证分析：风寒郁表，肺气不宣，聚水成肿，有化热之象。

治法：温化寒饮，宣肺利窍，兼清郁热。

方药：小青龙加石膏汤治之（颗粒剂）。

麻黄、细辛各1g，桂枝、生白芍、干姜、姜半夏各3g，石膏6g，五味子、甘草各2g。3服。

每日1服，分2包，上午9时、下午3时各1包，开水冲服。

2022年1月29日二诊。因后天即为除夕，故提早来诊。家长代诉，患儿前方冲服1包，鼻塞就有改善，现3服药服完2服半，夜间已无打鼾，白天呼吸只能闻到轻微的鼻音，无鼻涕流出。守原方继进5服。

3个月后，患儿家长带另一小儿诊治“消化不良”，询知蔡某某二诊5服药服完，症状完全消失，现一直病情稳定，未再复发。

按：腺样体肥大，因其炎症、因其肿，有些医家多从清热解毒散结入手。笔者因其病多外受风寒，且腺样体是淋巴组织，所含为水（淋巴液），病在肺系，故其肿想到仍属外寒内饮，以小青龙汤外散风寒，内祛水饮，符合病机，使西医急于手术之疾，一剂小青龙加石膏汤便转危为安，8服而愈，且每剂药只2元多，价廉且验。中医治急性病亦有其优势，尤其是经方，切不可妄自菲薄。

1.3 芍药甘草附子汤合栀子豉汤治疗贲门失弛缓症案

姚某某，女性，31岁，2021年10月21日初诊。

主诉：吞咽不顺，食量减少约10年，加重半年。

现病史：患者约10年前因恋爱问题，情志不畅，后出现吞咽不顺，当时未予重视，未行相关检查及治疗。约3年前出现吞咽不顺，进食急时胸骨后有哽噎感，甚则将所食之物吐出，以至食量减少，后多以半流质食物为主，体重渐降；半年前症状加重，流质饮食亦觉哽噎不顺，胸骨后常有灼痛，经外院食管X线钡剂检查诊断为“贲门失弛缓症”，服西药波利特、快力等治疗效果不明显。今患者因颈椎病于本院推拿科住院，而邀会诊。

见患者吞咽梗噎不顺，进食流质稍快亦有堵塞感，甚则吐出，胸骨后常有灼热疼痛，伴胃部亦有灼热不适感，畏寒肢冷，大便略偏干，量少，有时呈颗粒状，但解而尚畅。

查体可知，患者身高165cm，形体消瘦（3年来体重由48kg减至现今的37.5Kg），语声低怯，舌淡红尖稍赤，舌体偏胖，边有齿痕，苔薄润，脉细数无力。

中医诊断：噎膈病；脾胃不足，阴阳气血亏虚，郁热阻滞。

西医诊断：贲门失弛缓症。

辨证分析：贲门失弛缓症，西医病因不明，怀疑可能与病毒感染有关。该患者似病起于情志不遂，肝气犯胃，胃失和降，气郁生痰，阻滞胸中，故进食哽噎不下，食后即吐，当属中医噎膈。病久郁而化热，而有局部灼热不适；长期进食量少，水谷精微化生不足，胃失所养，胃阴不足，阴虚生内热，故见胃部灼热不适，并大便偏干；脾主肌肉，气血化生不足，致形体消瘦；阳虚生外寒，患者形寒肢冷，知其病久损及阳气；脉细数无力，乃气血阴阳俱不足之征。

治则：酸甘缓急，补阳益阴，清宣郁热。

方药：芍药甘草附子汤合栀子豉汤。生白芍30g，炙甘草、制附子各15g，焦栀子、淡豆豉各10g。5服。

2021年11月19日二诊。患者前方只服1服，即感吞咽转畅，5服服完，进食软食亦无明显阻碍感，后住院期间一直坚持服用前方近1个月。现患者自觉胃纳香，每餐可进食一碗较软之米饭，胸中堵塞及灼热感消失，大便亦转畅，精神可，体重增加，已由服药前之37.5kg增至40kg。现已出院正常上班1周，但进食多仍感胃胀，而再诊要求巩固疗效。

在原治则的基础上，佐以健胃之剂，合东垣枳术丸再进:生白芍30g，炙甘草、附子各15g，焦栀子、淡豆豉、炒枳壳各10g，生白术20g。7服。

2021年11月25日三诊。患者胃纳香，胃胀缓解，但前天因出差在外，饮食不慎而作腹泻，前天泻2次，昨日泻3次，为稀糊样便，量一般，每次约200mL，今泻已缓，晨起解大便1次，为溏便，量少。

前方去栀子豉汤合五苓散再进。生白芍30g，炙甘草、制附子、泽泻、焦六曲各15g，生白术20g，炒枳壳、炒苍术、茯苓、猪苓各10g，桂枝6g。7服。

后随访，服前方7服后，患者未再服药，现患者吞咽一直顺畅，胃纳正常，坚持正常上班。

按：《伤寒论》29条："伤寒……脚挛急……若厥愈足温者，更作芍药甘草汤与之，其脚即伸。"从此条文可知，芍药甘草汤可缓解骨骼肌痉挛。又《伤寒论》279条："本太阳病，医反下之，因而腹满时痛者，属太阴也，桂枝加芍药汤主之。"《伤寒论》96条："小柴胡汤方……若腹中痛者，去黄芩，加芍药三两。"《伤寒论》317条："通脉四逆汤方……腹中痛者，去葱，加芍药二两。""腹中痛"是腹部空腔器官平滑肌之痉挛，说明芍药甘草汤缓解平滑肌痉挛。而贲门失弛缓症是贲门平滑肌痉挛，故认为芍药甘草汤可松弛之。

又《伤寒论》68条："发汗，病不解，反恶寒，虚故也，芍药甘草附子汤主之。"患者有恶寒，故用芍药甘草附子汤。

又《伤寒论》77条："发汗若下之，而烦热胸中窒者，栀子豉汤主之。"故合用栀子豉汤治疗胸中之郁热。

运用经方方证对应的理念，结合西医思维，不意收到奇效。

2. 结语

经方传承，流派纷呈。现今医家，多有主张方证对应者，甚者有认为《伤寒杂病论》与《黄帝内经》不是同一个学术体系。但本人认为，要活用经方，还需抓病因病机。如案1之鼻鼽（西医诊为变应性鼻炎存疑），从多饮水之病因想到了用小青龙加附子汤；案2之腺样体肥大，由受寒之病因，病在肺系而想到是外寒内饮而用小青龙加石膏汤；案3之贲门失弛缓症，由腹痛想到空腔脏器的平滑肌痉挛而用芍药甘草加附子汤。审察病因病机，均是建立在《黄帝内经》的理论基础上，如此审因审机用经方，则经方之用溥也。

千斤拔

【别名】金鸡落地、土黄鸡、老鼠尾、透地龙、牛大力、千里马、牛顿头、一条根、土黄昏、吊马桩、千斤吊、大力黄、千尾荡、三股丝、金牛尾、千金坠。

【植物形态】

蔓性千斤拔

直立或披散亚灌木，高1～2m。根系向下直伸，长1m许。幼枝有棱角，披白柔毛。叶互生；3出复叶；托叶2片，三角状，长约1cm，具疏茸毛；叶柄长2～3cm，被长茸毛；小叶矩圆形至卵状披针形，长4～9cm，宽2～4cm，先端略钝，有时具小锐尖，全缘，基部在叶背边缘密被茸毛，上面被稀疏的短茸毛，下面密生长茸毛；小托叶2片，线形。花两性，腋生，短总状花序稠密；花梗长1～1.5cm；花苞2裂；萼5裂，披针形，在最下面的1片最长；花冠略长于萼，粉红色，旗瓣秃净，圆形，基部白色，外有纵紫纹;翼瓣基部白色，有柄，前端紫色;龙骨瓣2片，基部浅白色，前部互相包着雌雄蕊；雄蕊10，两体，花药黄色，圆形；雌蕊1，子房上位。荚果长8～10mm，径约5mm。种子2枚，圆形。花期8—9月。果期10月。

生长于山坡草丛中。分布于福建、台湾、广西、广东、湖北、贵州、江西等地。

【功能主治】

祛风利湿，消瘀解毒。治风湿痹痛，慢性肾炎，跌打损伤，痈肿，喉蛾。

①《植物名实图考》："补气血。"

②《岭南采药录》："祛风去湿。治手足痹痛，腰部风湿作痛，理跌打伤，能舒筋活络。"

③《南宁市药物志》："壮筋骨，去瘀积。治跌打损伤，风湿骨痛，四肢酸软无力，黄疸。"

陈玉铭经方临床应用案例 3 则

陈玉铭
甘肃省定西市第二人民医院，甘肃 定西 743099

1. 李东垣清暑益气汤加减治疗虚劳（疲劳综合征）案

赵某某，男，33 岁，2023 年 3 月 24 日初诊。

主诉：疲乏无力，精力差，失眠，腰背酸困 7 月余。

现病史：7 月前不明原因出现全身疲乏无力，精力差，记忆力减退，腰背酸困，失眠质量差，夜间只能睡 2~3 小时。曾多方采用中西医方法治疗多次乏效。脑电图、心电图、脑部 CT 均未见异常。舌淡苔黄，脉细弱。

中医诊断：虚劳（慢性疲劳综合征）；证属脾肾亏虚、心神失养。

治则：补益脾肾，养心安神。

方药：李东垣清暑益气汤加减。

人参 15g（另炖），麦冬 10g，蜜五味子 10g，炙黄芪 30g，当归 10g，升麻 6g，焦六神曲 10g，生白术 15g，盐泽泻 15g，葛根 10g，麸炒苍术 10g，炙甘草 6g，焦麦芽 10g，北柴胡 6g，麸炒山药 20g，细辛 6g，仙鹤草 30g，蜜远志 10g，盐知母 10g，焦山楂 10g。6 服。

水煎服，1 日 1 服，1 日 3 次。

乌灵胶囊 2 盒，每次 3 粒（0.99g），口服，1 日 3 次。

2023 年 4 月 6 日二诊，乏力减轻，加石斛 15g，酒苁蓉 10g，炙黄芪加为 45g，6 服。乌灵胶囊原量继续服用。

2023 年 4 月 20 日三诊，乏力继续减轻，记忆力逐渐恢复，睡眠时间也增加到 5~7 小时。去仙鹤草，加盐杜仲 20g，黄连 6g，6 服，水煎服。乌灵胶囊原量继续服用。

患者于 2023 年 6 月携亲戚来看病，说 18 服药服完后，气力、失眠和记忆力均恢复如初，再未来诊。

按：患者全身乏力，精力差，失眠，腰背酸困，归证脾肾亏虚、心神失养。脾属土，中气存焉，劳力日久，饮食失常，脾胃虚弱，精气不能敷布全身四肢，加之脾虚运化失常，湿邪下流外达，即可出现全身乏力，类若“痱”，四肢不能正常活动，全身乏力；肾者，作强之官，伎巧出焉，先天不足，肾气因五脏亏虚或病久受到伤戕而亏损，所主之腰背部和“伎巧”不能发挥正常作用，也会出现全身乏力，懒于活动，气力难支；失眠者，精气亏虚难以养心神，加之心火上炎，导致失眠难安。

笔者治疗不明原因的全身乏力一症，起初多在暑夏，脾肾亏虚，多汗伤心，暑湿浸淫，遂用李东垣之清暑益气汤，后来鉴于乏力病机多为如此，即见之即用本方，效多如意。由于气滞不明显，故去青皮和陈皮，黄柏过于苦寒，也去之。

李东垣《内外伤辨惑论·暑伤胃气论》：“时当长夏，湿热大胜，蒸蒸而炽。人感之当四肢困倦，精神短少，懒于动作，胸满气促，肢节沉疼……宜以清燥之剂治之，名之曰清暑益气汤主之。”方中炙黄芪、人参补中益气，升提中州之气。人参一物，是强身健体的圣药，昔有翁同龢殿试以人参提神增气之典故，日本医家认为人参含有抗衰老所需之镁，是贫血和体虚者理想的保健药，还可强精，治疗糖尿病，并建议人过四十岁可每日服人参。

升麻、葛根专事升提中焦元气而举陷；当归补血，血中增气；泽泻益肾渗湿；苍术宣表燥湿；神曲消导谷滞；麦冬、五味子养阴益心，与人参合为生脉饮，益气养阴，是养心固汗之祖方；原方删去破气之青皮、理气之陈皮和苦寒燥湿之黄柏。初诊之方加入升提中气兼可疏理肝胆之柴胡，消导谷滞之焦麦芽、消导肉食积滞之焦山楂，健脾除湿固肾、治虚劳风气百疾之山药（薯蓣）；细辛、远志馨香扑鼻通脑而养心；仙鹤草又名脱力草，大剂以助气增力、敛汗固肠，是治疗疲劳的得力药品；知母养阴清热，是取张锡纯升陷汤之义。二诊得效，加入石斛和酒苁蓉，与山药、麦冬、五味子、远志等暗含治疗“瘖痱”之地黄饮子，助气壮骨养心而救疲劳之苦。三诊睡眠时间明显延长，疲劳再次好转，遂去仙鹤草，而加壮骨益肾之杜仲、清心胃火之黄连。本方大而庞杂，但脏腑不出脾肾心，邪气归于湿浊心火，不似东垣先生之量轻，堪忧时药之精纯。

乌灵胶囊的成分是乌灵菌粉，是从药用真菌乌灵参中分离提纯而得的菌种，功为补肾健脑、养心安神，主治心肾不交所致之失眠健忘、心烦心悸、神疲乏力、腰膝酸软、头晕耳鸣、少气懒言等证。治疗本证也取益肾养心、提高机体整体精力之意。

虚劳之疾，一般心肝脾肺肾五脏同损，重点各有侧重。叶天士治疗虚劳的第二个特点是“上下交损，当治其中”（脾胃），并重视奇经八脉，创“病损不复，八脉空虚……宗脾肾双补法”，古今医家恒用之。本案虽主要涉及心脾肾，但主要从脾着手，健脾化湿为主，兼顾肾心，实为笔者一得。值得提出的是，为了进一步巩固疗效，可将本方制为丸剂，加入血肉有情之品，并多吃牛肉等补益之饮食，保持良好的心态，加强锻炼，不可将医病之劳役全托于医生。

2. 当归芍药散、枳实芍药散合生化汤加减治疗小产后腹痛案

朱某，女，28岁，2023年9月1日初诊。

既往史：2023年8月16日在定西市第二人民医院血检显示，血清人毛膜促性腺激素5524，孕酮31.6，雌二醇249；彩超结果显示，该患者孕囊长径8mm，宽径7mm，前后径6mm，子宫增大，宫颈内见一个妊娠囊，未见胚芽及原始血管搏动，盆底可见深约15mm的液性暗区，并右侧附件探及35mm×26mm的无回声。诊断意见为早孕约40天，右侧附件区黄体囊肿，盆底少量积液。

8月30日，定西市人民医院彩超结果显示其末次月经2023年7月5日，子宫体积增大，宫壁回声均匀，宫腔内见大小约13mm×15mm×16mm孕囊声像图，孕囊内见长约7mm胚芽，可见血管搏动，并可见卵黄囊声像图，双侧附件区未见明显异常回声。检查结论：宫内妊娠，早孕，活胎，估计孕龄约7周。血检结果显示血清人毛膜促性腺激素9251.00。因稍有活动即可出现阴道流血，医师建议回家睡觉休息。

现病史：腹痛阵发，难以睡眠，腰部酸困，阴道少量流血3天，舌红苔黄，少津，舌前中央有前后纵行轻度裂纹，脉细弱。

9月1日上午9:53，定西市人民医院彩超结果显示，其宫腔内见大小约23mm×16mm×13mm孕囊声像图，孕囊内见长约8mm胚芽，未见血管搏动，可见卵黄囊声像图，考虑胚胎停育。9月1日下午4点阴道流出较大血块1枚，估计为死胎，属于自然流产。

西医诊断：自然流产后。

中医诊断：小产后腹痛；血瘀肾虚证。

方药：当归芍药散、枳实芍药散合生化汤加减。

当归15g，川芎10g，桃仁10g，炮姜15g，甘草6g，益母草15g，麸炒白芍20g，麸炒白术15g，茯苓15g，盐泽泻12g，川牛膝15g，盐杜仲15g，川续断20g，虎杖15g，醋香附15g，枳实10g，醋延胡索20g，葛根15g，炙黄芪30g，党参30g。3服。

水煎2次，分3次服完，同时饮1小杯黄酒，1日1服。

建议以鸡肉汤和米粥进行养护。当夜服药1次，腹痛减轻，安然入睡。

2023年9月5日二诊，腹痛消失，阴道有少许红色液体流出。

自述2023年9月4日市二院彩超显示：自然流产后，内膜回声明显不均匀；宫颈内多发纳囊，双侧附件未见明显异常。上方去虎杖、续断、杜仲、枳实，加白头翁15g，细辛6g，6服，收功。

按：《金匮要略·妇人妊娠病脉证并治第二十》之当归芍药散，主“妇人怀妊，腹中㽲痛”，由当归、芍药、茯苓、泽泻、川芎、白术等6味药组成，治疗肝脾气血不和、水瘀互结引起的腹痛和轻度浮肿。当归、川芎与赤芍活血消瘀，白芍柔肝理气、解痉止痛，茯苓、泽泻、白术渗湿利水且健脾。据《金匮要略·妇人产后病脉证并治第二十一》，枳实芍药散由枳实合芍药两味药组成，并喝米粥，行气活血、止痛安神，主“产后腹痛，烦满不得卧”。生化汤出自《傅青主女科》，专治产后恶露不行，小腹冷痛，现代常用于产后子宫发育不良，产后宫缩疼痛，胎盘残留等属于血虚寒凝、瘀血内阻之证。方中炮姜与甘草暗含炮姜甘草汤温阳止血深意，益母草活血利水并缩宫止血，是女人大产小产的常用之药。杜仲、续断和牛膝补肾壮腰而治疗腰部酸困疼痛，川牛膝并能引药下行，与活血行气、利水扶正等药物共同排出宫内残留物质，保护子宫表面不受损害，这是中医中药的优势，防止反复清宫术对女性宫腔内环境平衡的损害，减少了因多次清宫导致女性生育能力下降的后果。虎杖清热解毒利湿，针对湿热毒邪侵犯下焦子宫，也即西医抗炎抑菌的作用，二诊中的白头翁也是此作用。香附、延胡索理气活血，通络止痛。葛根祛风发表、升阳祛邪，基于“内伤疾病常因于外感风邪羁留”而托邪外出之理，为笔者常用药；党参、炙黄芪益气健脾，如用人参功效胜于党参，补益脾肾之气而养血活血。二诊

曾加细辛温阳散寒止痛。

本案是治疗小产后腹痛的代表，所选当归芍药散、枳实芍药散、生化汤可作为辨病用方的代表，其疗效不逊于少腹逐瘀汤。笔者在临床中，常会选用仙鹤草收敛止血、益气解毒，冲服三七活血止血，失笑散（五灵脂、蒲黄）活血止血止痛，红花活血调宫。烹食当归生姜羊肉汤和小腹热敷药渣或盐包也是不错的调养方法。

3. 瓜蒌散合小柴胡汤加减治疗缠腰瘤（带状疱疹）案

陈某某，女，68岁，2023年7月9日初诊。

就诊方式：微信看病。

现病史：左手指掌关节近处疱疹，灼痛难忍2年，纳食和二便尚可，舌红苔黄厚。

西医诊断：带状疱疹。

中医诊断：缠腰瘤；肝经湿热，气滞血瘀证。

治则：清肝利湿，理气活血，凉血止痛。

方药：瓜蒌散合小柴胡汤加减。

瓜蒌30g，红花10g，甘草10g，全蝎3g（冲服），柴胡20g，黄芩10g，延胡索20g，赤芍10g，葛根15g，龙胆草6g，夏枯草10g，栀子6g，水牛角10g，白芷10g，桂枝10g，桑枝15g，连翘20g，赤小豆30g，黄芪15g，石膏30g（先煎）。5服。

水煎服，1日1服。鸡蛋清外敷患处。

按：缠腰瘤，又名蛇丹、天疱疮、缠腰火丹、缠腰龙，是由疱疹病毒引起的皮肤病，主要以局部疼痛为主，也有瘙痒等不适。中医病因为肝经湿热，气滞血瘀，热入血分，不通则痛，以烧灼样疼痛为多，以免疫力低下的老人为多见。病变多在胸胁两侧，也有在四肢和头面耳目者，且头面耳目的比较严重，像腰带一样缠绕胸胁腰背而胶着难愈。初期以疱疹及破损后的感染及疼痛为痛苦，表现为刺痛或刀割样，轻者为隐痛，疱疹干枯后，常留有神经疼痛而迁延数月，痛苦不已，“瘤者留也”，故有“缠腰瘤”之别名。

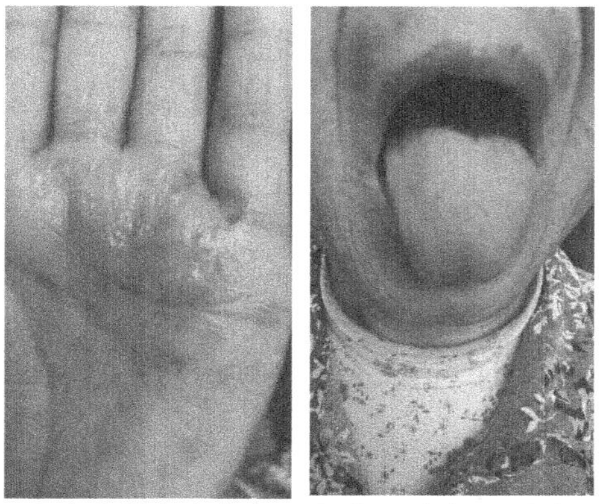

（治疗前）（治疗后痊愈，未摄照片）

瓜蒌散由瓜蒌、红花和甘草3味药组成。出自《杂病源流犀烛》，原名大瓜蒌散，清肝破血，通络止痛，主治受暑胁痛、皮黄发泡者。方中瓜蒌清热涤痰，宽胸散结，通络止痛；红花活血祛瘀，通络止痛；甘草解毒，一解药毒，一解病毒。此方乃一验方，专治缠腰龙，后世医家屡用获效。以此方为基础，配合小柴胡汤，以走胸胁四末等少阳肝胆经络。柴胡、黄芩为小柴胡汤的代表，清疏肝胆，携桑枝引药走四末，加龙胆草、夏枯草、栀子有龙胆泻肝汤之意以清疏肝胆；延胡索活血理气止痛；赤芍、水牛角凉血泄肝、清热止痛；葛根、白芷走太阳，通阳明，走肌腠，更散热生津达邪止痛；桂枝与赤芍合用，调和营卫引药达表，也活血通络止痛；全蝎一物，用盐炮制之后味咸油香而走血分，乃虫蚁搜剔、通络止痛的要药，一般3~5g研末，分2~3次于1日内服完，也可同时取1~2g研末与鸡蛋清调匀，敷于病变局部，1日1次，3~5天即可干枯而逐渐向愈，此乃笔者之经验，而本案仅用鸡蛋清调涂也获大效。连翘、赤小豆和石膏清阳明肌腠之热。黄芪益气扶正，提高免疫力，促进邪毒排出。诸药相伍，走四末胸胁，清肝胆阳明血热，理气活血通络止痛。此方服用14服，即收全功，两年之疾即得痊愈。

小青龙加石膏汤治疗咳喘 2 例

陶海超　苏　丹　周俊文　秦铭一
乌海市蒙医中医医院，内蒙古 乌海 016099

小青龙加石膏汤治疗咳喘案例 1

刘某，女，84 岁，2023 年 12 月 31 日初诊。

现病史：间断性咳嗽、咳黄痰 1 周，伴低热、呕不能食、胸胁满、腹泻、周身乏力、烦躁 1 天，来院前曾口服“藿香正气软胶囊 3 粒”治疗，服药后呕吐、腹泻好转，仍咳嗽咳痰，低热，胸胁满闷、烦躁。观其舌红，苔黄腻，脉弦有力。询问其平素寐可，小便调，大便干。

查体结果为双侧胸廓对称，双肺呼吸音粗，右肺可闻及广泛湿啰音，左下肺可闻及散在湿罗音。12 月 30 日胸部 CT 结果显示：①双肺间质性改变；②双肺炎症；③左肺下叶斑片状密度增高影，左肺下叶背段支气管狭窄、截断。首先考虑炎性病变，建议治疗后复查，占位待排。血常规结果为白细胞 5.5×10^{12}/L，红细胞 3.76×10^{12}/L，血红蛋白 112g/L，红细胞压积 33.70%，中性粒细胞百分比 76.50%，淋巴细胞百分比 13.30%，单核细胞计数 0.65×10^{9}/L。C 反应蛋白 13.46mg/L。

既往史：高血压、糖尿病病史，近期血压、血糖控制平稳。

西医诊断：咳嗽。

中医诊断：少阳兼阳明里实证。

治则：和解少阳，通腑泄热。

方药：大柴胡汤加减。

北柴胡 30g，炒枳壳 15g，炒枳实 15g，酒大黄（后下）5g，黄芩 20g，姜半夏 15g，白芍 15g，大枣 6g，生姜 20g，乌梅 15g，蜜紫菀 14g，蜜款冬花 20g，炮姜 15g，炙甘草 6g，桔梗 10g，瓜蒌 20g，炒杏仁 15g，石膏 40g，北沙参 20g，蜜枇杷叶（包煎）15g，火麻仁 20g，桑叶 30g，木蝴蝶 15g。4 服。

水煎 400mL，分早晚 2 次饭后温服。

后续治疗：前 3 日服药后患者咳嗽、咳痰明显减轻，无发热，胸胁满缓解，观黄腻苔逐渐消退。但第 4 日晨起患者因艾灸时吸入烟雾后突发喘促，咳呛气急，痰量多，白色黏痰，偶有少量暗红色或黄痰，闻及双肺广泛哮鸣音。痰阻气道，气道急挛，哮喘发作，停服上方。观患者舌苔白腻微黄，脉弦数。

西医诊断：哮喘病。

中医诊断：外寒里饮兼有里热证。

治则：温化寒饮兼解表清热。

方药：小青龙加石膏汤加减。

麻黄 10g，桂枝 10g，白芍 10g，半夏 10g，干姜 6g，细辛 6g，五味子 10g，杏仁 10g，炙甘草 6g，生石膏（先煎）45g。2 服。

水煎 400mL，分早晚 2 次饭后温服。

服药后患者咳喘明显缓解，痰量明显减轻，活动后无加重，改服苓桂五味姜辛夏杏汤加减 1 周以巩固疗效。

小青龙加石膏汤治疗咳喘案例 2

王某，女，35 岁，2024 年 1 月 2 日初诊。

现病史：诉受凉后出现发热伴腰背痛 2 天，不能翻身，颈项发紧，加重伴鼻塞、流清涕、咽痛、咽干 1 天。观其舌淡红，苔薄白，脉沉。

西医诊断：感冒。

中医诊断：外感风寒兼湿痹证。

治则：散寒祛湿。

方药：葛根加苓术附汤加减。

葛根 12g，麻黄 10g，桂枝 10g，白芍 10g，大枣 4 枚，茯苓 10g，苍术 10g，制附子（先煎）12g，炙甘草 6g。3 服。

水煎 400mL，分早晚 2 次饭后温服。

后续治疗：服药后热退，颈腰背拘急缓解，鼻塞、流体减轻，仍咽痛、咽干，伴咳嗽，咳大量白色黏痰，咽喉不利。舌淡红，苔薄白微黄，舌面水滑，脉沉。此外寒里饮郁而化热证，治以解表散寒清热。

拟方小青龙加石膏汤加减。

麻黄 10g，桂枝 10g，白芍 10g，半夏 10g，干姜 6g，细辛 6g，五味子 10g，杏仁 10g，炙甘草 6g，生石膏（先煎）30g。3 服。

用法。水煎400mL，分早晚2次饭后温服。

疗效：服药3服后咳嗽、咳痰明显减轻，继加服4服，诸证缓解。

按：小青龙汤是治疗水气病咳喘的方剂，有散寒化饮、止咳喘、治吐涎、发汗、去心下水等功效。《煌黄经方使用手册》中提到小青龙汤适用于以痰液清稀为特征的咳喘，适用于以鼻涕、眼泪清稀量多为表现的疾病，也适用于以浮肿和局部水肿为表现的疾病。上述两位患者均以痰液清稀为特征，选用小青龙汤加减。患者兼有郁而化热的表现，故加入石膏以清热，疗效显著。小青龙加石膏汤出自《金匮要略》："肺胀，咳而上气，烦躁而喘，脉浮者，心下有水气，小青龙加石膏汤主之。"方药组成为小青龙汤加石膏，病机为外寒内饮夹热。应用小青龙加石膏汤治疗咳喘，不要拘泥于风热犯肺、风寒袭肺等固定证型条框，只要证候病机为外寒内饮夹热，不论冬夏，均可用。

合欢皮

【别名】合昏皮、夜台皮、合欢木皮。

【植物形态】

落叶乔木，高达10m以上。树干灰黑色；小枝无毛，有棱角。2回双数羽状复叶，互生；总叶柄长3～5cm；叶长9～23cm，羽片5～15对；小叶11～30对，无柄；小叶片镰状长方形，长5～12mm，先端短尖，基部截形，不对称，全缘，有缘毛，下面中脉具短柔毛，小叶夜间闭合；托叶线状披针形。头状花序生于枝端，总花梗被柔毛；花淡红色；花萼筒状，长约2mm，先端5齿裂，外被柔毛；花冠漏斗状，长约6mm，外被柔毛，先端5裂，裂片三角状卵形；雄蕊多数，基部结合，花丝细长，上部淡红色，长约为花冠管的3倍以上；子房上位，花柱几与花丝等长，柱头圆柱状。荚果扁平，长8～15cm，宽1～2.5cm，黄褐色，嫩时有柔毛，后渐脱落，通常不开裂。种子椭圆形而扁，褐色。花期6—8月。果期8—10月。

生长于山坡、路旁，常栽培于庭园。分布于华南、西南、华东、东北及河北、河南、湖北等地。

本植物的花或花蕾（合欢花）亦供药用。

【功能主治】

解郁，和血，宁心，消痈肿。治心神不安，忧郁失眠，肺痈，痈肿，瘰疬，筋骨折伤。

①《神农本草经》："主安五脏，和心志，令人欢乐无忧。"

②《本草拾遗》："杀虫。"

③《日华子本草》："煎膏，消痈肿并续筋骨。"

④《本草纲目》："和血，消肿，止痛。"

⑤《分类草药性》："消瘰疬。"

⑥《动植物民间药》："治咳嗽。"

⑦《常用中草药手册》："治心气躁急、失眠及筋挛。"

参芪地黄汤治疗消渴案

田鑫华

宛城区第一人民医院，河南 南阳 473005

1. 参芪地黄汤治疗消渴案

李某，女46岁，2023年4月6日初诊。

主诉：口渴，消瘦，乏力9年，周身疼痛2月。

现病史：患者9年前因口渴、消瘦、乏力，在南阳市某医院监测血糖高，伴乏力，自行注射胰岛素控制血糖，空腹血糖8~10mmol/L，近两月出现周身疼痛，伴腰部、下肢、肩背部及胸胁部疼痛，背部明显；偶有胸闷，乏力明显。

口渴、易饥、乏力、纳差，周身疼痛明显，以背部及胸胁部疼痛为主，多为刺痛。舌黯苔白腻，脉沉细涩，舌下脉络瘀曲，伴舌下瘀血明显，左关微弦。

西医诊断：糖尿病并发症。

中医诊断：消渴兼痛痹；气阴两虚兼血瘀证。

辨证分析：患者口渴消瘦日久，津液不足，则阴虚；消渴日久，气阴两虚，脾虚湿阻，湿阻日久化生湿热及痰瘀，虚瘀互结，则周身疼痛。肩背部及胸胁部胀痛，脉弦，考虑为气阴两虚，日久筋络失养；正气不足，寒湿犯卫；外感寒湿，内有痰湿，湿瘀日久而化热。综合分析应为消渴病，也称为气阴两虚兼太阳少阳合病。

治则：益气养阴，滋肾健脾，调和营卫，疏肝化瘀。

方药：参芪地黄汤合桂枝柴胡各半汤加减。

桂枝15g，延胡索15g，山萸肉30g，北柴胡15g，麸炒枳壳12g，当归15g，鸡血藤15g，白芍15g，茯苓15g，黄芩5g，牛膝30g，泽泻12g，麦冬15g，菟丝子15g。5服。

每日1服，水煎500mL，分2次口服。

2023年4月12日二诊，患者诉口渴，易饥；胸胁部疼痛明显减轻，仍有腰部及肩背疼痛不适，刺痛；舌黯苔白腻，脉沉细涩，左关微弦，舌下脉络瘀曲，伴舌下瘀血稍减轻。在上方基础上加路路通15g。5服，每日1服，水煎500mL，分2次口服。

2023年4月18日三诊，患者诉无口渴易饥，偶有胸胁部疼痛，肩背疼痛明显，腰部疼痛明显减轻，刺痛，舌黯苔白腻，舌下脉络瘀曲及瘀血减轻，脉沉细涩，左关微弦。患者诉以前腿部有麻木及凉感，近1周较前减轻。患者诉肩背部疼痛明显，给予触诊发现疼痛部位在背部脊柱左侧旁开1.5寸周围区域，可触及一大小约5cm×6cm包块，质软，推至不移，局部无压痛，行彩超考虑囊性包块。患者诉既往背部有包块多年。

遂给予上方去麦冬、延胡索，加伸筋草、浙贝母、僵蚕。桂枝15g，伸筋草15g，山萸肉30g，北柴胡15g，麸炒枳壳12g，当归15g，鸡血藤15g，白芍15g，茯苓15g，黄芩5g，牛膝30g，泽泻12g，浙贝母15g，菟丝子15g，路路通15g，僵蚕12g，黄芪30g。5服。每日1服，水煎500mL，分2次口服。

2023年4月24日四诊，患者自觉周身较前轻盈，近期矢气及大便次数多，无口渴易饥，无胸胁部疼痛，肩背疼痛及腰部疼痛明显减轻，腿部麻木及凉感明显减轻，偶有咳吐痰涎，舌黯苔白，脉沉细，左关微弦，舌下脉络瘀曲，触诊肩背部包块同前。上方黄芪改为50g，10服。

2023年5月6日五诊，患者自觉偶有肩背疼痛，周身较前轻盈，无口渴易饥，无胸胁部疼痛，无腰部疼痛，无腿部麻木，皮温正常，无咳吐痰涎，舌红苔白，脉沉细。触诊肩背部包块较前质软，包块膨隆较前减轻，上方10服继服。

2023年5月17日六诊，患者自觉病情好转，无肩背疼痛。触诊肩背部包块较前质软，包块大小约4.5cm×5.5cm，局部无压痛，患者病情好转，上方5服继服巩固疗效。

按：《灵枢·经脉》：“膀胱足太阳之脉，起于内眦，上额，交巅。其支者，从巅至耳上角。其直者，从巅入络脑，还出别下项，循肩膊，挟脊抵腰中，入循膂，络肾，属膀胱。其支者，从腰中，下挟脊，贯臀，入胸中。”患者消渴合并局部包块，在太阳膀胱经循行路线及肝胆经循行处出现局部疼痛不适。《伤寒论》有云：“发热、微恶寒、肢节烦痛、微呕、心下支结、外证未去者，柴胡桂枝汤主之。”

患者消渴合并太阳少阳病，方剂给予参芪地黄汤合桂枝柴胡各半汤加减。参芪地黄汤出自《杂病源流犀烛》，功善益气养阴，滋肾健脾。方中山萸肉、菟丝子滋补肝肾，以养肝肾之阴。黄芪补益一身之气，气为血之帅，助统御气血。当归、鸡血藤养血和血，柴胡、枳壳行气解瘀。牛膝始载于《神农本草经》，列为上品，又称“百倍”，谓其“味苦、酸平，无毒，主寒湿痿痹，四肢拘挛，膝痛不可屈，逐血气，伤热火烂，堕胎；久服轻身耐老”，滋补肝肾的同时能引气血下行，助利湿泄浊，逐瘀通经。黄芩清泄湿热，桂枝温阳通络，合白芍调和营卫。茯苓、泽泻利湿泄浊，路路通、伸筋草入络搜风，通筋逐瘀。浙贝母化痰软坚散结。僵蚕息风止痉，祛风止痛，化痰散结。诸药合用则滋肾健脾，益气养阴，活血化瘀，软坚散结，调和营卫。现代药理研究发现，参芪地黄汤在糖尿病、慢性肾小球肾炎、系统性红斑狼疮等疾病中有很好的治疗作用。

甘 松

【别名】甘香松、香松。

【植物形态】

①甘松香（《开宝本草》）

多年生矮小草本，植物有强烈松节油样香气，高 20 ~ 35cm。茎上端略被短毛，靠根处有少数纫线状棕色叶基纤维。根生叶不多，一般每簇具 6 ~ 9 叶，叶片窄线状倒披针形或倒披针形，长 7 ~ 18cm，宽 0.4 ~ 1cm，先端钝圆，中部以下渐窄，略成叶柄状，基部稍扩展成鞘，全缘，叶脉不清楚，两面光滑无毛；茎生叶 3 ~ 4 对，基部不窄缩成柄状，长 2 ~ 6cm，越上越小。花成头状聚伞花序，花序下有叶状长卵形总苞片 2。花浅粉红色；基部有卵形全缘苞片 3；萼细小，长不及 1mm；花冠阔管状，管基部一侧突缩，先端 5 裂，略不等大，裂片先端圆；雄蕊 4；着生花冠管基部，长于花冠，花丝大部有毛，上端光滑，花药近横着；子房下位，花柱细长略超出花冠，柱头漏斗状。瘦果倒卵形，1 室发育；种子 1 枚，宿存花萼小而不显著。花期 8 月。

生长于高山草原地带。分布于我国西南部。

②宽叶甘松

多年生草本，高 15 ~ 30cm。根茎短，基部宿存细线状棕色叶基纤维。叶根出，叶片倒披针形或长匙形，先端钝圆，中部以下渐窄成叶柄状，全缘，具叶脉 3 条。花为聚伞花序式的头状花序；花茎上有叶状总苞片 2，披针形；花茎两侧着生 2 列对称白色短毛；花冠阔管状，淡粉红色，先端浅粉红色；萼片 5 齿裂。瘦果倒卵形或扁形。

多生于高山草原地带。分布于西藏等地。

【功能主治】

理气止痛，醒脾健胃。治胃痛，胸腹胀满，头痛，癔病，脚气。

①《本草拾遗》：“主熏皮䵟䵳，风疳齿䘌，野鸡痔。”

②《日华子本草》：“治心腹胀，下气。”

③《开宝本草》：“主恶气，卒心腹痛满。”

④王好古：“理元气，去气郁。”

⑤《本草纲目》：“治脚气膝浮，煎汤淋洗。”

⑥《现代实用中药》：“适用于头痛、腹痛及精神忧郁等证，并能驱蛔，凡因蛔虫而发惊痫者，用此有效。”

真武汤临床应用医案2则

周俊文
内蒙古自治区乌海市中医蒙医医院，内蒙古 乌海 750306

真武汤源于《伤寒论》，为温阳利水之基础方，治疗脾肾阳虚、水湿泛溢，临床应用以小便不利，肢体沉重或浮肿、舌质淡胖、苔白、脉沉为辨证要点。《古今名医方论》："真武一方，为北方行水而设。用三白者，以其燥能治水，淡能伐肾邪而利水，酸能泄肝木以疏水故也。附子辛温大热，必用为佐者何居？盖水之所制者脾，水之所行者肾也，肾为胃关，聚水而从其类。倘肾中无阳，则脾之枢机虽运，而肾之关门不开，水虽欲行，孰为之主？故脾家得附子，则火能生土，而水有所归矣；肾中得附子，则坎阳鼓动，而水有所摄矣。更得芍药之酸，以收肝而敛阴气，阴平阳秘矣。若生姜者，并用以散四肢之水而和胃也。"笔者切中病机，临床运用真武汤治疗水肿、颤证取得良好临床疗效，列举医案二则。

1. 真武汤治疗水肿案

患者魏某，女，81岁。

现病史：患者近1月无明显诱因出现全身水肿，下肢为重，午后及夜间加重。自服利尿剂治疗，症状时轻时重，疗效欠佳。现症见患者精神差，易疲劳，全身水肿，双下肢尤甚，脚踋浮肿，按之凹陷。自觉畏寒、四肢发凉，头闷重，眼睑下垂，面色白而虚浮，口唇轻度发绀，阵发性心慌，胸闷、气短、喘憋，纳谷不香，腹部胀满，时有便溏，小便短少，舌质淡，边有齿痕，舌苔水滑，脉细而缓。

中医诊断：水肿；阳虚水泛证。

方药：真武汤。

茯苓12g，白术12g，炒白芍9g，炮附子9g，生姜9g，黄芪15g，防己12g。7服，水煎服，早晚各1次，空腹，温服。

服3服后，患者小便增多，水肿渐消，精神好转，胸闷、心慌消失，纳食增加，食后腹胀，夜间下利，舌红润，脉缓有力。改用实脾散，口服7服。方药如下：厚朴6g，白术6g，茯苓6g，木香6g，草果仁6g，大腹皮6g，熟附子6g，木瓜6g，甘草3g，干姜3g，大枣6g，生姜6g。7服，水煎服，早晚各1次，空腹，温服。

按：患者全身水肿，精神差，易疲劳，自觉畏寒、四肢发凉、头闷、心悸、胸闷，舌质淡，边有齿痕，舌苔水滑，脉细而缓，为脾肾阳气虚衰、水湿泛滥之故。主水在肾，制水在脾。肾阳虚则水无所主，脾阳虚则水无所制，水气泛滥则为肿为胀而小便短少。真武汤能壮元阳以消阴翳，实脾土以利水道，小便利则肿消。夜间下利，是阳虚而走肠间，易以实脾散温阳健脾，利水消肿，兼防浮肿再发。

2. 真武汤治疗颤证案

患者闫某，男，75岁。

现病史：患者近半年无明显诱因出现上肢震颤，持物时震颤明显，劳累后症状加重。患者易疲劳，平素怕冷，面色㿠白微肿，按之不凹陷。晨起双睑水肿下垂，双上肢震颤不适，不能自制，稍用力固定方止，夜间阵发性心慌，胸闷；纳差，腹胀，大便质黏，小便清长无力；舌质淡，苔白润水滑，脉细弱。

中医诊断：颤证；脾肾阳虚证。

方药：真武汤。

茯苓20g，白术15g，白芍15g，附子12g，生姜10g。5服，水煎服，早晚各1次，空腹，温服。

患者口服药物后感觉舒服，精神好转，心悸、胸闷、怕冷、面部浮肿好转，上肢震颤无明显减轻，继服上方10服。

三诊，患者震颤劳累后发作，震颤幅度减轻，其他症状亦明显改善，患者病情好转，继服上方5服，以巩固疗效。

按：患者以肢颤为主诉，患者年老，脾肾阳虚，阳虚失于温阳，水气浸渍四肢经脉，故见身瞤动，振振欲擗地。患者双上微震颤，与《伤寒论》真武汤证原文所述主症相吻合，且伴面色㿠白微肿，心悸，胸闷，纳差，腹胀，大便质黏，小便清长无力，舌质淡，苔白润水滑，脉细弱，均为水湿内停外溢之象，辨为少阴阳虚、水湿泛溢、筋脉失养之证，故用真武汤温阳利水。医案表明，中医临证，重在辨证用药，治病求本。

葛根汤治疗项背疼痛、外感风寒医案2则

程　慧
乌海市中医蒙医医院

葛根汤来源于汉代张仲景的《伤寒论》，其组成为葛根、麻黄、桂枝、生姜、甘草、芍药、大枣。功用为发汗解表、升津舒筋，主治外感风寒表实，临床表现有恶寒发热，头痛，项背强几几，身痛无汗，腹微痛，或下利，或干呕，或微喘，舌淡苔白，脉浮紧者。临床应用的机会是很多的。举凡偏瘫、眩晕、颈椎病、肩关节炎、胃肠型感冒、痹症等病证中，只要出现前面所述任两条主症，都可使用。服用后上述各病自身的主症，一般都可随之消失。本方对肩颈牵扯痛或项背牵扯疼痛，有着良好的治疗效果。现将临床采用本方治疗项背疼痛、外感风寒2则病例介绍如下。

1. 验案一

患者王某，男，30岁。

现病史：就诊3个月前汗出而夜卧当风，次日即头晕，项背强痛，恶寒无汗，服中、西药治疗，恶寒身、四肢酸痛已，但项背总感牵扯微痛，乃延余诊治。

诊见：项背拘急，颈向右歪，活动受限，自汗，恶风寒，食欲不振，四肢无力，干呕，舌质淡红，舌光有瘀点，苔薄白，脉浮缓。

中医辨证：风中太阳、气津不布、瘀阻脉络、经脉失养所致之落枕。

治则：治宜解肌祛风，益气生津，活血通经。

方药：桂枝加葛根汤。

葛根35g，桂枝15g，白芍30g，生姜15g，大枣10g，丹参10g，党参10g，炙甘草6g。3服，每日2次。

服3服后，遍身微似汗，症状减轻，二诊继续服用该方4服，项强若失，活动自如，余症消除而瘥。

按：葛根作为除痹之“祖方”、桂枝加葛根汤中除痹之主药，主“诸痹”，有活血通脉、输津生津、升清降浊、解肌透表之良效。桂枝加葛根汤中的桂枝和葛根解肌祛风，调和营卫，升津舒经，既从传统医学六经辨证论治的角度治疗了太阳病兼证，又恰巧符合现代医学病因治疗和对症治疗的原则，从而能治疗颈肩部疾病。现代医学实验研究表明，葛根汤和桂枝加葛根汤通过抗炎镇痛作用、椎间盘组织蛋白表达从而缓解椎间盘退变以及对血管内皮功能的影响等机制，为进一步探讨桂枝加葛根汤治疗颈肩痛的有效成分奠定了基础。

2. 验案二

患者黄某，男，30岁。

现病史：就诊5天前劳累之后感受风寒，出现寒热、头痛等症，服用西药无效，径来我院就诊。

现症：恶风寒，发热（体温38.3℃），头后侧和前额疼痛，鼻塞流涕，无汗，咳嗽，有黏痰。舌淡红，苔薄白，脉浮紧。

中医辨证：风寒在表，肺失宣降。

治则：治宜疏风散寒，宣肺止咳化痰。

处以葛根汤加味。

麻黄10g，桂枝10g，葛根15g，白芍15g，炙甘草6g，土贝母10g，前胡10g，生姜10g，大枣6枚。3服，每日2次。

服3服，全身汗出，诸症消退，痊愈。

按：患者内蕴郁热体质加之外感风寒，引起体内阳气不伸，外感寒邪，内外邪气同侵机体，导致恶寒、高热、关节疼痛，出现咽痛、咳嗽的症状。因此应解表散寒、透内清热。该患者服用加减葛根汤，本方主要治疗外感风寒内蕴郁热证，方中葛根既能解表退热、升阳解肌，还能生津止渴、透疹、止泻，临床上主要用于治疗外感发热头痛、项背强痛、消渴、热痢等症；麻黄发汗解表、宣肺平喘、利水消肿，临床上主要用于治疗风寒感冒、胸闷喘咳、风水浮肿；桂枝不仅能温经通脉，还能发汗解肌，对伤寒杆菌、流感病毒、霍乱弧菌等病菌均有较强的抑制效果；生姜能发散风寒、温中止呕、温肺止咳，主要用于治疗伤寒引起的头痛、鼻塞、咳逆上气、止吐；大枣味甘，食之能补气健脾、养血安神；甘草具有和中缓急、润肺、解毒、补气血、阴阳并调的功效。诸药合用，宣肺和中、辛温解表，可全面防治风寒感冒。

五苓散治疗痹症、癃闭医案2则

赵 洪

乌海市中医蒙医医院

五苓散源自张机的《伤寒论》，主要由茯苓、土茯苓、川萆薢、白术、猪苓、泽泻组成，其中泽泻、茯苓、猪苓能够直接对患者的肾脏及膀胱产生作用，具有利水消肿之功效；而白术不仅能够健脾，调和脾胃，还可祛湿，进而达到消肿的效果，诸药合用具有祛湿、消肿之功效。本方在肾炎、急性胃炎、产后尿潴留、汗证、关节炎、神经官能症等各种病症中，都有着较多的使用机会和极佳的作用效果。现将临床采用本方治疗痹症、癃闭2则病例介绍如下。

1. 验案一

患者陈某，男，50岁。

现病史：患者主因双膝关节肿痛间作1年，加重2天。患者为体力劳动者，就诊1年前出现双膝关节肿痛，休息后减轻，未予重视，后症状反复。就诊2天前因劳累再次出现双膝关节的肿胀疼痛，影响走路，于是来我院就诊。

刻下见：双膝关节肿胀（+），压痛（+），皮温略高，皮色正常，休息可减轻，关节摩擦音，X片显示膝关节间隙狭窄、关节边缘骨锥形成。无发热，纳眠尚可，大便偏稀，1天2次。舌暗红苔润，脉细缓。

中医诊断：痹症。

中医辨证：水热互结型。

方药：五苓散加减。

桂枝10g，苍术15g，泽泻24g，猪苓15g，茯苓15g，益母草15g。7服，每日2次。

服用7服后患者膝关节肿痛减轻，走路受限较前好转。二诊继续服用上方10服，服用完毕后患者膝关节症状痊愈。

按：膝骨关节炎是一种以关节疼痛、功能障碍为主要表现的骨科常见疾病，在中医属于“痹证”范畴，历代医家认为“风寒湿”三邪是该病的主要病因，三者可侵犯体表，阻碍经络气血运行。五苓散源于《伤寒杂病论》，该方以泽泻为君，利水渗湿；以茯苓、猪苓为臣，增强君药利水渗湿之力；以白术、桂枝为佐，既健脾利湿，又助阳化气，温经通络；用苍术燥湿健脾，再佐一味益母草活血利水。因此骨关节证属“风寒湿”三者都可在五苓散加减的基础上进行治疗，并且目前临床运用五苓散治疗膝关节炎疗效确切。

2. 验案二

患者李某，女，40岁。

现病史：患者产后一直无法自行排尿。先留置尿管5天，拔管后尿仍滴沥难出，只好再插管导尿，当即导出尿液3000mL，并作导管保留，3天后拔出导管，仍不能自行排尿。置留导尿管的同时，均用多种抗菌药物控制泌尿道感染，但10多天来不仅尿不能排，且仍然发热口渴，西医通过会诊，认为不能再置导尿管，于是寻求中医治疗。诊其脉虚数，观其汗出较多，舌质淡，苔白微滑。

中医辨证：膀胱气化失司，三焦失于通调。

方药：五苓散加减。

猪苓10g，茯苓15g，泽泻30g，白术12g，桂枝10g，人参12g，黄芪30g，枳壳20g。汤药3服，每日2次。服用3服后，患者小便即能自行排泄，继续服用上方2服后，患者完全恢复正常。

按：产后尿潴留是产科较常见的疾病，根据尿潴留严重情况，部分产妇需进行插管导尿，易引起尿路感染，进而影响泌尿系统健康，对产妇的心理及生理均有影响。尿潴留会引起膀胱容积增大、残尿量增加，不但增加了膀胱的负担，而且容易演变成产后漏尿、膀胱炎、尿道感染。产后尿潴留发生率较高，预后不佳，对女性健康影响深远。中医认为产后尿潴留属于“癃闭”范畴，女子妊娠后，脏腑气血进入胞宫，聚养成胎，引起母体自身的气血不足，产后气血进一步亏虚，腠理不实，卫表不固，易引起各种产后疾病。《伤寒论》记载五苓散利水渗湿、温阳化气，方中取猪苓、茯苓、泽泻利水渗湿，白术健脾燥湿，桂枝温阳通脉、助阳化气，是治疗小便不利的基础方。针对产后癃闭，可在利尿温阳化湿的基础上加入补气养血的黄芪、人参，针对妇人产后多虚多瘀的体质，进行综合调补。加味五苓散对产后尿潴留患者的疗效显著，能提高膀胱功能，益于产后康复，值得推广。

加减小柴胡汤治疗眩晕 2 则

赵素林
乌海市蒙中医院

1. 验案一

患者，女，81 岁。

现病史：因“发作性眩晕 1 年，再发 10 天”入院，患者 1 年前无明显诱因出现眩晕、恶心、呕吐、耳鸣，动则症状加重，于我科就诊，诊断为“前庭周围性眩晕”，予改善循环、减轻水肿后好转出院。1 年来上述症状未见出现。10 天前感冒后再发，出现眩晕，伴恶心、呕吐、心慌、汗出，就诊私人诊所，给予输液治疗，自行口服敏使朗、金纳多等药物，治疗效果不佳。近 3 天患者食欲差，每次可进食 100~200mL 流食，为进一步系统诊治就诊我科，考虑诊断美尼尔综合征，为系统治疗收入病房。

入院症见：神清，精神差，眩晕，恶心，耳鸣，活动后心悸、气短，口干口渴，夜间明显，咳嗽，痰少，色黄，饮食差，每日 100~200mL，小便量少，大便正常，睡眠差。

中医诊断：眩晕；肝阳上亢证。

方药：小柴胡汤加味。

北柴胡 15g，黄芩 15g，人参（生晒参片）9g，姜半夏 9g，大枣 6g，炙甘草 6g，生姜 6g，黄连 9g，干姜 6g，姜厚朴 15g，紫苏叶 15g，茯苓 30g，川芎 20g，葛根 20g，天麻 20g，炒蒺藜 15g。上药水煎，每日 1 服，水煎 400mL，分早晚 2 次饭后温服。服药 3 日后，患者神清，精神可。经过治疗眩晕、恶心、呕吐、耳鸣等症状好转。

按：《伤寒论》少阳病篇颇有所悟，仲景言：“少阳之为病，口苦、咽干、目眩也。”患者神气不足，面色少华，形体消瘦，姿态自然，语声自然，气息急促，舌质红，舌形苍老，舌体自然，舌苔薄白，脉弦。肝肾不足，肝阳上亢，轻窍不利，发为眩晕。

2. 验案二

患者，女，40 岁。

现病史：因“眩晕、呕吐 2 小时”入院。患者自述，家属补充，患者于上午 11 点活动时急起眩晕、恶心、呕吐，动则症状加重，伴乏力、心慌、汗出，四肢麻木无力，平卧静止症状可略减轻，不能完全缓解。就诊我院急诊科，查头部 CT 提示：颅脑平扫未见明显异常。查血常规及生化检查未见异常，考虑诊断周围性眩晕，为观察病情变化收入病房。

入院症见：患者神清，精神差，持续眩晕，动则症状加重，恶心，呕吐，心慌，肢体麻木乏力，饮食差，二便正常，睡眠差。

中医诊断：眩晕；痰湿中阻证。

治则：祛湿化痰。

方药：小柴胡汤加味。

北柴胡 15g，黄芩 15g，人参（生晒参片）9g，姜半夏 9g，大枣 6g，甘草 6g，生姜 6g，黄连 6g，桂枝 15g，白芍 15g。上药水煎，每日 1 服，水煎 400mL，分早晚 2 次饭后温服。服药 2 日后，患者神清，精神可，诉入院不适完全缓解。

按：患者神气不足，面色少华，形体消瘦，姿态自然，语声自然，气息平匀，舌质淡红，舌形娇嫩，舌体自然，舌苔薄白，脉细。脾虚湿甚，痰湿内阻，轻窍不利，发为眩晕。

现阶段，西医在治疗美尼尔综合征中，主要根据具体病症开展治疗，以此使患者内微环境改善。中医将美尼尔综合征归于痰饮、眩晕的范围内，中医治疗期间，主要按照祛痰湿原则进行，以此对身体进行有效调理。总体上来讲，小柴胡汤具有抗惊厥、抗炎、解痉挛、解毒及解热等功效。药物组成中，柴胡作用包括清热解毒、疏达等，联合黄芩，可达到清热解毒、止吐等效果；联合生姜及半夏，可实现散邪、除满；人参、大枣及甘草具有生津益气、和胃健脾效果；联合所有药物可实现临床病症减轻之目的。

小柴胡汤方中柴胡疏肝解郁，黄芩清热利胆、清热解毒，人参、大枣、炙甘草健脾益气，制半夏、生姜降逆止呕、化痰。加白术、茯苓、陈皮健脾养胃、疏肝调气，加熟地黄、山茱萸、菟丝子兹阴养血、温精补肾，加栀子、龙胆草清热解毒，加桃仁、川芎、赤芍活血化瘀。

小柴胡汤现代临床应用广泛，尤其是在中医内科疾病治疗中，主要以辨证为主，“但见一证便是，不必悉具”。

四藤通络汤治疗脉痹病案1则

罗能先
贵州医科大学附属医院中医科，贵州 贵阳 550004

鞠某，男，49岁，2023年9月1日初诊。

主诉：左下肢丘疹伴色素沉着4年多。

现病史：患者4年多以前无明显诱因出现左下肢丘疹伴局部色素沉着，经皮肤科诊断为丘疹性下肢脉管炎，治疗后疗效欠佳，随即推荐就诊我科。见左下肢丘疹伴局部色素沉着，未见瘙痒、疼痛，自感双下肢冰冷，双小腿明显。精神可，睡眠可，纳可，二便调。未见头昏、心慌、胸闷不适。舌淡胖苔白厚，脉细弦。

既往史：既往患者长期加班工作，否认其他疾病史。

西医诊断：丘疹性下肢脉管炎。

中医诊断：脉痹。

辨证分析：患者辨证属寒湿阻络。因长期工作劳累耗气，脾气运化失司，痰湿内阻，湿性重着趋下，积聚于下肢脉管，脉管不通，阳气温养、推动功能减弱，故发为此病。患者左下肢丘疹，但无明显红肿瘙痒，局部色素沉着晦暗，自感双下肢冰冷，舌淡胖，苔白厚，脉细弦，症状、舌脉均是寒湿阻络之征。治当以温阳通络、软坚散结为主，兼以健脾祛湿。

处方：自拟四藤通络汤加减。

生地黄15g，熟地黄15g，天冬12g，麦冬20g，丝瓜络30g，当归12g，黄芪9g，升麻6g，炒黄芩10g，红花10g，大血藤15g，鳖甲20g，莪术（先煎）10g，鸡血藤15g，川芎8g，白芍15g。7服。

日1服，水煎服。

患者于2023年9月15日二诊。服上方后，左下肢丘疹伴局部色素沉着较前减退，未见瘙痒、疼痛，自感双下肢冰冷及小腿酸胀较前减轻，但因天气变化出现小腿酸痛反复，精神可，睡眠可，未见口干不适，纳可，二便调。舌淡胖、苔白中微厚，脉细弦。拟在前方基础上加用肉桂、桂枝、松节、杜仲温补肾阳，温通经络。

生地黄15g，熟地黄15g，天冬12g，麦冬20g，丝瓜络30g，当归12g，黄芪9g，升麻6g，黄芩10g，红花10g，大血藤20g，鳖甲20g（先煎），莪术10g，鸡血藤15g，川芎8g，白芍15g，肉桂10g（后下），松节10g，炒杜仲20g，桂枝10g。7服。

患者于2023年9月22日三诊。服上方后，左下肢丘疹伴局部色素沉着较前减退，未见瘙痒、疼痛，自感双下肢冰冷较前进一步减轻，偶有小腿酸胀，自行按摩后缓解，精神可，睡眠可，未见口干不适，纳可，二便调。未见头昏、心慌、胸闷不适。舌淡胖边有齿痕，苔白，脉细弦。拟前方基础上去生地黄、天冬，加土茯苓、白芥子健脾祛湿，通络止痛。

白芥子6g，熟地黄20g，麦冬30g，丝瓜络30g，当归12g，黄芪20g，升麻6g，炒黄芩10g，红花10g，大血藤20g，鳖甲20g（先煎），莪术10g，鸡血藤20g，川芎8g，白芍15g，肉桂10g（后下），土茯苓20g，炒杜仲20g，桂枝12g。7服。

日1服，水煎服，每日3次。

患者因工作原因外出，自行服用上方治疗，于2023年11月22日四诊。左下肢丘疹伴局部色素沉着较前减退，未见瘙痒、疼痛，自感双下肢冰冷较前进一步减轻，偶有小腿酸胀，精神可，睡眠可，未见口干不适，纳可，二便调。舌淡胖边有齿痕，苔白，脉细弦。原方服用。

患者于2023年12月13日五诊。左下肢丘疹伴局部色素沉着较前明显减退，未见瘙痒、疼痛，自感双下肢冰冷症状消失，未见小腿酸胀，精神可，睡眠可，未见口干不适，纳可，二便调。舌淡胖边有齿痕，苔白，脉细弦。前方基础上去红花、黄芩，加知母、荆芥、石菖蒲、白豆蔻芳香醒脾祛湿。

白芥子6g，熟地黄20g，麦冬30g，丝瓜络30g，当归12g，黄芪20g，升麻8g，知母8g，大血藤20g，鳖甲20g（先煎），莪术10g，鸡血藤20g，川芎10g，白芍15g，肉桂10g（后下），土茯苓20g，炒杜仲20g，桂枝15g，荆芥10g，炒石菖蒲10g，白豆蔻6g（后下）。14服。

日1服，水煎服。

患者于14日后复诊，双小腿光洁如初，未见色素沉着，丘疹消失，未诉不适，停药继续观察，至今未见复发。

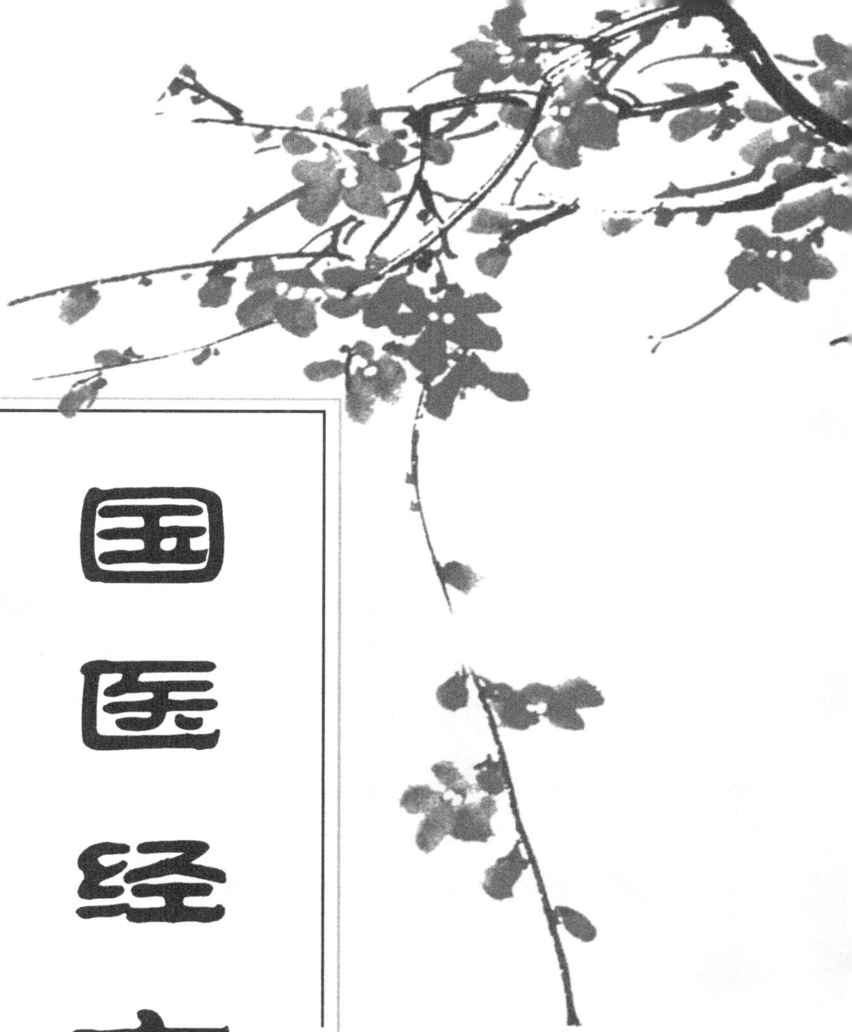

经验交流

国医经方年鉴

2023

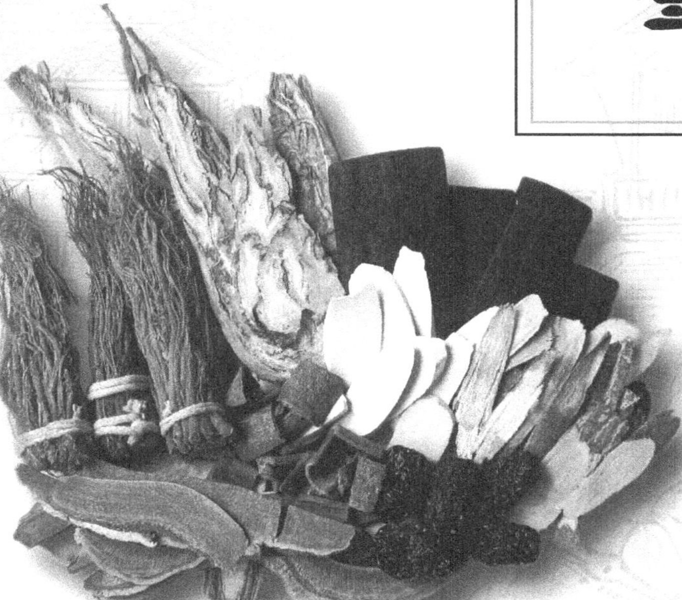

《古今录验》续命汤临证加减治疗脑梗死 80 例临床疗效观察

陈金欣

河南省南阳市卧龙区王村乡中心卫生院，河南　南阳　473139

【摘要】[目的] 观察《古今录验》续命汤临证加减治疗脑梗死的临床疗效和安全性。[方法] 选取 2019 年 3 月—2020 年 3 月卧龙区中医院中医内科门诊收治的 80 例脑梗死患者，按照随机数字表法分为观察组和对照组，每组 40 例，疗程 2 个月。观察组在现代医学常规治疗的基础上，采用《古今录验》续命汤临床对症辨证加减治疗，每日一剂，分 3 次温服。对照组给予复方血栓通胶囊，3 粒 / 次，3 次 / 日；拜阿司匹林片 100mg、阿托伐他汀片 20mg，各 1 次 / 晚，口服。比较两组治疗 30 天、60 天的临床疗效及中医症候疗效，观察两组用药安全性。[结果] 治疗过程中，观察组脱落 3 例，对照组脱落 2 例。治疗 30 天后，两组临床疗效和中医证候疗效比较差异无统计学意义（$p > 0.05$）；治疗 60 天后，两组临床疗效比较差异有统计学意义（$p < 0.05$），两组患者治疗前与治疗 2 月后，肝肾功能、三大常规化验及心电图检查均无异常变化。[结论]《古今录验》续命汤加减治疗脑梗死安全有效，明显促进脑梗死的康复。

【关键词】脑梗死；《古今录验》续命汤；临证辨证加减

脑梗死又称缺血性脑卒中，是指各种原因所致脑部血液供应障碍，导致脑组织缺血、缺氧性坏死，出现相应神经功能缺损 [1]。在中医属于“中风”病范畴，又名卒中。因本病起病急骤，证见多端，变化迅速，与风性善行数变的特征相似，故以中风命名。本病以卒然昏仆、不省人事、口眼㖞斜、半身不遂、语言不利，或不经昏仆而仅以㖞僻不遂为主症的一种疾病 [2]。脑梗死作为一种突发性脑部疾病可发生于任何年龄段，坏死程度因栓塞部位及大小不同而有差别。多见于 45~70 岁中老年人。发病较急，多无前驱症状，局灶性神经体征在数分钟至数小时达到高峰，并且多表现为完全性卒中，意识清楚或轻度意识障碍。颈内动脉或大脑中动脉主干阻塞，导致大面积脑梗死，可发生严重脑水肿、颅内压增高，甚至脑疝和昏迷，少见痫性发作；椎 – 基底动脉系统栓塞常发生昏迷，个别病例局灶体征稳定或一度好转后又出现加重，提示梗死再发或续发出血等，多留有不同程度的后遗症。临床对于后遗症期的治疗多采用对基础病的治疗和抗血小板聚集、扩张血管促进侧支循环建立，多在给予治疗基础病药物的同时给予拜阿司匹林片、阿托伐他汀钙片及活血化瘀、益气养血的中成药抗血小板聚集及促进血液循环、改建侧支循环、促进脑细胞恢复的同时预防再复发 [1]。患者需长期服药且后遗症改善不明显，往往难以预防复发。中医根据其临床症状辨证论治，以《古今灵验》续命汤（下称续命汤）为基础方，临证加减 [3,4]，确切明显地改善中风症状，值得临床推广。

一、临床资料

1. 诊断及辨证标准

（1）西医诊断标准参照《神经病学》[1]：症状多见一侧肢体的偏瘫、语言不利、流涎、口眼㖞斜等，梗死面积较大时病情严重，可见昏迷和二便失禁。头部 CT 可显示低密度影的梗死灶，可明确定位诊断、判断治疗效果及预后。

（2）中医辨证标准参照《中医病证诊断疗效标准》[6] 中风：以昏仆、半身不遂、肢麻、舌蹇等为主要临床表现。

2. 纳入标准

符合上述中西医诊断标准、年龄 39~81 岁，观察组同意全程接受服用中药汤剂或颗粒剂治疗，签署知情同意书。

3. 排除标准

脑出血、蛛网膜下腔出血、癫痫发作、癔病、遗传病、神经病、免疫性疾病及周围神经病变。

4. 一般资料

80 例患者均为 2019 年 3 月—2020 年 3 月在卧

龙区中医院内科门诊收治的脑梗死患者，根据随机数字表法将其分为观察组和对照组，观察组为男16例、女24例，平均年龄（59.65±10.442）岁，病程7天到60个月，平均（20.17±10.02）个月；对照组为男21例、女19例，平均年龄（60.27±9.24）岁，病程5天到62个月，平均（21.627±11.27）个月。两组性别、年龄、病程等一般资料比较，差异无统计学意义（$p>0.05$），具有可比性。

二、方法

1. 治疗方法

（1）对照组采用临床常规治疗，急性期给予静脉滴注奥扎格雷钠注射液80mg，1次/天，血栓通粉针0.5g，1次/天，同时据症对症治疗；缓解期口服拜阿司匹林片100mg、阿托伐他汀钙片20mg，1次/天，口服复方血栓通胶囊、3粒/次、3次/日。

（2）治疗组在临床常规治疗的基础上，以“续命汤”[7]为基础方：麻黄9g，桂枝15g，党参15g，甘草12g，川芎15g，当归15g，干姜9g，石膏20g，杏仁12g。临床辨证论治，据证依症加减：①痰瘀阻络证，与温胆汤、四物汤合方，以加强祛痰活血通络之力，加用半夏15g，陈皮12g，竹茹10g，枳壳12g，茯苓15g，地龙15g；②气虚血瘀证，与补阳还五汤合方加减，加用黄芪60g，桃仁12g，红花10g，赤芍15g，地龙15g，牛膝15g；③肝肾亏虚证，与左归丸、地黄饮子合方加减以滋养肝肾，同时减少麻黄用量为3~5g，加用生地黄30g，山茱萸15g，枸杞10g，麦冬12g，石斛12g，鸡血藤30g；④口眼歪斜者，加用牵正散以加强祛风、逐痰、通络之力；⑤阳虚较甚者，加用附子、肉桂、肉苁蓉、巴戟天等；⑥腰酸下肢无力或瘫者，加用杜仲、牛膝、桑寄生；⑦舌强、言语不利者，加用石菖蒲、远志、郁金、茯苓化瘀开窍。每日一剂水煎服，取汁400mL，早晚饭前温服，每次200mL。两组疗程均为60天。

2. 观察指标

观察两组治疗前后神经功能缺损程度评分[8]情况及临床疗效。

3. 疗效评价标准

疗效评价标准参照《各类脑血管疾病诊断要点》[9]中的相关标准拟定，痊愈为功能缺损评分减少90%~100%；显效为功能缺损评分减少46%~89%；有效为功能缺损评分减少18%~45%，生活不能自理；无效为功能缺损评分减少17%以内。中医疗效评价标准参照《中医病证诊断疗效标准》[6]治愈为症状及体征消失，基本能独立生活；好转为症状及体征好转，能扶仗行动，或基本生活能自理；未愈为症状及体征无变化。

4. 统计学方法

采用SPAA21.0对所得数据进行统计学分析，计量资料采用均数±标准差（$\bar{x}\pm s$）表示，组间比较采用t检验，计数资料采用例数或百分率表示，组间比较采用x^2检验，以$p<0.05$为差异有统计学意义。

三、结果

在整个试验过程中，观察组有3例脱落，其中不能耐受中药味感者2例，不能饮用液体（饮入即呛咳）1例。对照组2例脱落，其中1例并发精神异常终止治疗，1例冠心病突发转院治疗而中断。

1. 两组治疗30天、60天后临床疗效比较

两组治疗30天、60天后临床总有效率比较，差异均无统计学意义（$p>0.05$），见表一。

2. 两组治疗30天、60天后中医证候疗效比较

两组治疗30天后，两组中医证候总有效率比较，差异无统计学意义（$p>0.05$）。治疗60天后，观察组中医证候总有效率高于对照组，差异有统计学意义（$p<0.05$），见表二。

3. 药物安全性

两组治疗前、治疗后60天，肝肾功能、心肌酶、三大常规化验均无发现明显异常变化，无发生严重及重度的不良反应。

表一　两组治疗30天、60天临床疗效比较

组别	例数	治疗30天后					治疗60天后				
		临床治愈（例）	显效（例）	有效（例）	无效（例）	总有效率（%）	临床治愈（例）	显效（例）	有效（例）	无效（例）	总有效率（%）
对照组	38	11	13	5	9	76.32	20	6	6	6	84.21
观察组	37	11	4	10	12	67.57	18	5	9	5	86.49
x^2值						0.712					0.078
P值						0.399					0.781

表二　两组治疗 30 天、60 天中医证候疗效比较

组别	例数	治疗 30 天后				治疗 60 天后			
		临床治愈（例）	好转（例）	未愈（例）	总有效率（%）	临床治愈（例）	好转（例）	未愈（例）	总有效率（%）
对照组	38	0	22	16	57.89	1	27	10	73.69
观察组	37	1	27	9	75.68	4	30	3	91.89
x^2 值	–	–	–	–	2.667	–	–	–	4.337
P 值	–	–	–	–	0.102	–	–	–	0.037

四、讨论

脑梗死在中医属于中风的范畴，又称脑卒中[2]。始见于《内经・灵枢・刺节真邪》:“虚邪偏客于身半，其入深，内居营卫，营卫稍衰，则真元去，邪气独留，发为偏枯。”《金匮要略・中风历节病脉证并治》:“邪在于络，肌肤不仁，邪在于经、即重不胜；邪入于腑，即不视人；邪入于脏，舌即难言，口吐涎。”《妇人大全良方》卷 3 妇人贼风偏苦方论第 8（陈自明）:“夫偏枯者，半身不遂，肌肉枯瘦，骨间疼痛……古人有云:“治风先治血，血行风自灭。”治之先宜养血，然后驱风，无不愈者，宜用大八风汤、增损茵酒、续断汤。《千金要方・卷第一・诸论・服饵第八》云:“凡人忽遇风发，身心顿恶，或不能言，或有如此者，当服大、小续命汤两周续命，排风、越脾等汤，于无风密室之中，四夜四五服，勿计剂数多少、亦忽虚虚，常使头面、手足、腹背汗液不绝为佳。”《千金要方・卷第八・诸风》:“吾尝中风，语言强涩，四肢拖曳，云此方服四服，十日十夜服之不绝，得愈。”孙氏亲创“续命煮散”，自创自用，治好自己的中风病。李可老先生运用续命汤治疗中风[10]，并创“中风危证不避麻、中风后遗续命衍、麻辛四五止痉散”等运用续命散理法方药治疗中风之疾，并亲身体验，两度治愈自己的中风病，极具说服力地证实了“续命汤”治疗中风的确切疗效。中风为脑血管中枢神经疾病，按中医理论为五脏元真不能畅通，脉络运行障碍，内风自生，引发中风之疾。在《内经》已有“肺之气”“肺朝百脉”之中医基本理论，只要通达肺气则血脉自通，邪风自消，“续命汤”诸药合方之理，意在于此。据现代医学之理，中风之脑梗死，属于血液流通运行障碍、脑组织缺血坏死而致诸疾，与中医之元真不能畅通、脉络运行障碍之病机相合，按中医理论归纳起来，属外虚、火、风、痰、气、血六端，以肝、肾阴虚为其本，据“续命汤”化学成分现代研究[11-13]，主要应用于治疗中风及中风后遗症，以相关蛋白靶点及其涉及的生物体调控通道可能是“续命汤”有效成分组对脑缺血病灶发挥作用的生理学基础。“续命汤”出自《金匮要略》中风历节病脉证并治第5之附方[2]。“大、小续命汤”及孙思邈的“续命煮散”均由此方化裁而来，以麻黄、桂枝散邪，人参、甘草、当归、川芎扶正活血，再助以石膏、杏仁、干姜祛邪气、复正气，攻补兼行，治疗诸疾。细究其方意，“续命汤”当以麻黄为君药，《神农本草经》谓麻黄“主中风、伤寒头痛、温疟、发表出汗、去邪热气、止咳逆上气、除寒热、破癥坚积聚”，以麻黄为君，是诸方共有之药，有温散宣通、破癥坚积聚之效。现代药理研究[14]，麻黄具有中枢神经兴奋作用，较大治疗量能够引起大脑皮层和皮下中枢（特别是脊髓）兴奋，并有显著的利尿、发汗作用，能够改善水液代谢以促进血液循环、兴奋神经、迅速缓解神经组织水肿、促进神经细胞代谢，与方中其他药物组合，宣肺通络、养血祛风、清热利尿、温通益气，临床详辨证型，有所偏重，加减运用，对中风各种证型的治疗及后遗症的康复，疗效明显优于常规治法。

本观察结论证实，脑梗死在现代医学治疗的基础上，加用或单独用“续命汤”临症辨证加减，对患者的症状缓解、后遗症功能改善、提高生活质量，效果明显优于常规疗法，且使复发率降低，并无明显毒副作用。

参考文献

[1]贾建平.神经病学9[M].6版.北京:人民卫生出版社,2018.6:175-186.
[2]张伯臾,董建华,周伯英.中医内科学[M].上海科技出版社,1985.10(2007.10重印):208-213.
[3]张友堂,陈磊.续命汤治疗中风新解[J].中医药学报,2010.30(5):103.
[4]胡明亮.小续命汤加减治疗中风偏瘫45例临床观察[J].云南

中医药杂志,2010.23(02):34-35.
[5]李成敏.加减小续命汤治疗急性脑梗死的临床研究[D].广州中医药大学,2013:34.
[6]国家中医药管理局.中华人民共和国中医药行业标准:中医病论诊断疗效标准[J].1995:24-25.
[7]范永升.《金匮要略》[M].北京.中国中医药出版社,2007.6:74.
[8]全国第四届脑血管学术会议.脑卒中患者临床神经功能缺损程度评分标准(1995)[M].中华神经杂志,1996.29(6):381-383.
[9]中华神经科学会.中华神经外科学会.各类脑血管疾病诊断要点[J].中华神经科杂志,1996.29(6):379-381.
[10]孙其新,李可.临证要旨[M].北京:人民军医出版社,2013:122-133,225.
[11]陈茜睿,胡亚,杨志宏.小续命汤的物质基础、药理作用及临床应用研究进展[J].中国实验方剂学杂志,2017(09):22-228.
[12]叶晓红,林乐乐,傅海群.小续命汤药理及临床应用研究进展[J].上海中医药杂志,2020.1:97-100.
[13]王竞涛,李海霞.小续命汤治疗脑血管病的研究进展[J].中医临床研究,2013(3):114-116.
[14]孙建宇.中药药理学[M]北京:中国中医药出版社,2014.1:42-45.

枸杞子

【别名】苟起子，枸杞红实，甜菜子，西枸杞，狗奶子，红青椒，枸蹄子，枸杞果，地骨子，枸茄茄，红耳坠，血枸子，枸地芽子，枸杞豆，血杞子，津枸杞。

【植物形态】

①枸杞

蔓生灌木，高达1m余。枝条细长，幼枝有棱角，外皮灰色，无毛，通常具短棘，生于叶腋，长约5cm。叶互生或数片丛生；叶片卵状菱形至卵状披针形，长2 ~ 6cm，宽0.6 ~ 2.5cm，先端尖或钝，基部狭楔形，全缘，两面均无毛。花腋生，通常单生或数花簇生，花萼钟状，长3 ~ 4mm，先端3 ~ 5裂；花冠漏斗状，管之下部明显细缩，然后向上逐渐扩大，长约5mm，先端5裂，裂片长卵形，与管部几等长，紫色，边缘具疏纤毛，管内雄蕊着生处稍上方具柔毛一轮；雄蕊5，着生花冠内，花药丁字形着生，2室，花丝通常伸出；雌蕊1，子房长圆形，花柱细，柱头头状。浆果卵形或长圆形，长0.5 ~ 2cm，直径4 ~ 8mm，深红色或橘红色。种子多数，肾形而扁，棕黄色。花期6—9月。果期7—10月。

生长于山坡、田埂，或丘陵地带。全国大部分地区有分布。

②宁夏枸杞

灌木或经栽培后而成小乔木状，高可达2 ~ 3m。主枝数条，粗壮，果枝细长;外皮淡灰黄色，刺状枝短而细，生于叶腋，长1 ~ 4cm。叶互生，或数片丛生于短枝上;叶柄短;叶片狭倒披针形、卵状披针形或卵状长圆形，长2 ~ 8cm，宽0.5 ~ 3cm，先端尖，基部楔形或狭楔形而下延成叶柄，全缘，上面深绿色，下面淡绿色，无毛。花腋生，通常1 ~ 2朵簇生，或2 ~ 5朵簇生于短枝上；花萼钟状，长4 ~ 5mm，先端2 ~ 3深裂；花冠漏斗状，管部长约8mm，先端5裂，裂片卵形，长约5mm；粉红色或淡紫红色，具暗紫色脉纹，管内雄蕊着生处之上方有一轮柔毛；雄蕊5；雌蕊1，子房长圆形，2室，花柱线形，柱头头状。浆果卵圆形、椭圆形或阔卵形，长8 ~ 20mm，直径5 ~ 10mm，红色或橘红色。种子多数，近圆肾形而扁平。花期5—10月。果期6—10月。

生长于沟岸及山坡或灌溉地埂和水渠边等处。野生和栽培均有。分布于甘肃、宁夏、新疆、内蒙古、青海等地。

以上植物的根皮（地骨皮）、嫩茎叶（枸杞叶）亦供药用。

【功能主治】

滋补肝肾，益精养血，明目消翳，润肺止咳。

主治肾虚骨痿，阳痿遗精，久不生育，早老早衰，须发早白，血虚萎黄，产后乳少，目暗不明，内外障眼，内热消渴，劳热骨蒸，虚痨咳嗽，干咳少痰等病证。

桂枝甘草龙骨牡蛎汤加减联合西药治疗不寐的临床疗效观察

陈金欣
河南省南阳市卧龙区王村乡中心卫生院，河南　南阳　473139

【摘要】[目的]观察桂枝甘草龙骨牡蛎汤加减联合西药治疗不寐的临床疗效。[方法]选择2019年10月—2021年1月于我院治疗的86例不寐患者，按随机数字表法将其分为两组，各43例。对照组采用艾司唑仑片治疗，观察组采用桂枝甘草龙骨牡蛎汤加减与艾司唑仑片治疗，均治疗2个疗程。比较两组临床疗效、睡眠质量、中医证候积分及不良反应。[结果]观察组治疗总有效率（RR）（93.02%）高于对照组，治疗后匹兹堡睡眠质量指数（PSQI）评分、中医证候积分为（4.16±1.05）分、（4.97±1.13）分，低于对照组，有统计学差异（$P<0.05$）；两组不良反应总发生率对比，无统计学差异（$P>0.05$）。[结论]在不寐患者采用桂枝甘草龙骨牡蛎汤加减联合艾司唑仑片治疗有利于增强疗效，在改善患者症状及睡眠质量方面效果确切，临床应用安全可靠。

【关键词】不寐；桂枝甘草龙骨牡蛎汤；艾司唑仑片；睡眠质量；中医证候积分；不良反应

不寐作为常见的睡眠障碍性疾病，多以睡眠时间、深度不足或睡眠异常为主要表现，对患者身心健康及生活、学习影响较大。西医治疗不寐主要以艾司唑仑片等镇静类药物为主，虽然能够改善临床症状，但长期服药会形成药物依赖性，且不良反应多[1]。在古代文献中不寐有“不得卧”“目不暝”“不得眠”之称，中医治疗不寐具有丰富的临床经验。阴虚不寐病证在临床较为常见，治疗应以调整阴阳、补虚泻实为主，并佐以安神之品[2]。鉴于此，本研究将观察桂枝甘草龙骨牡蛎汤加减联合西药治疗不寐的临床疗效，并与艾司唑仑片治疗效果进行比较，旨在为不寐的治疗提供一种更为有效、确切的治疗方案。现报告如下。

一、资料与方法

1. 一般资料

选择2019年10月—2021年1月于我院治疗的86例不寐患者，按随机数字表法将其分为两组，各43例。获医学伦理委员会批准。观察组：男性27例，女性16例；年龄22~76岁，平均年龄（48.67±5.26）岁；病程2~43个月，平均病程（19.74±3.21）个月；匹兹堡睡眠质量指数（PSQI）评分8~18分，平均PSQI评分（13.26±2.04）分；受教育年限3~16年，平均受教育年限（10.61±1.38）年。对照组：男性23例，女性20例；年龄20~75岁，平均年龄（48.73±5.30）岁；PSQI评分8~17分，平均PSQI评分（13.38±1.95）分；病程2~45个月，平均病程（19.81±3.16）个月；受教育年限3~15年，平均受教育年限（10.57±1.40）年。两组一般资料相比，无统计学差异（$P>0.05$）。

2. 入选标准

（1）纳入标准：①患者签署知情同意书；②不寐西医诊断标准参照《CCMD-3中国精神障碍分类与诊断标准》[3]：睡眠时间＜5h，晨醒过早，入睡困难，时常觉醒；③不寐中医诊断标准参照《中医病症诊断疗效标准》[4]阴虚不寐证；时寐时醒或心烦不寐，健忘，心悸，手足心热，头晕耳鸣，口干少津，苔少舌红，脉细数；④PSQI评分＞7分。

（2）排除标准：①对治疗药物过敏；②妊娠、哺乳期女性；③由外界环境干扰或全身性疾病所致的不寐；④精神药物滥用或酗酒；⑤合并双相情感障碍、抑郁或焦虑等精神类疾病；⑥经影像学检查存在颅内器质性病变。

3. 方法

对照组采用艾司唑仑片（福元药业有限公司，国药准字H34023805）睡前30min口服治疗，0.5mg/d。观察组采用桂枝甘草龙骨牡蛎汤加减与艾司唑仑片治疗，方药组成：

龙骨、牡蛎、酸枣仁、茯神各30g，炙甘草20g，佛手、合欢皮各15g，桂枝、白芍、柴胡各10g，远志5g。心脾两虚、健忘、纳呆、神疲者加太子参、白术、茯苓；心肝火旺、口干口苦、烦躁易怒者加栀子、牡丹皮，一日一剂，午餐后、睡觉前服用；艾司唑仑片使用方法与剂量同上。1个疗程14天，两组均治疗2个疗程。

4. 评价指标

（1）临床疗效：治疗2个疗程后依据《中医病症诊断疗效标准》中标准评估，伴有症状消失，睡眠正常为治愈；伴有症状改善，睡眠时间延长为好转；症状未改善为无效，治疗总有效率（RR）依据好转、治愈病例计算。

（2）睡眠质量：治疗前、治疗2个疗程后采用PSQI评分[5]标准评估，评分范围0~21分，睡眠质量与评分间呈负相关。

（3）中医证候积分：治疗前、治疗2个疗程后依据《中医病症诊断疗效标准》中标准评估，依据时寐时醒或心烦不寐、健忘、心悸、手足心热、头晕耳鸣、口干少津等症状严重程度，按重（3分）、中（2分）、轻（1分）、无（0分）进行评分，计算中医证候总积分。

（4）不良反应：嗜睡、汗多。

5. 统计学方法

采用SPSS22.0软件分析数据，计数资料以百分数和例数表示，用χ^2检验；计量资料用"$\bar{x} \pm s$"表示，用t检验；以$P < 0.05$为有统计学差异。

二、结果

1. 临床疗效

观察组治疗RR高于对照组，有统计学差异（$P < 0.05$）。见表1。

表1　两组临床疗效对比 n（%）

组别	治愈	好转	无效	RR
对照组（n=43）	19（44.19）	14（32.56）	10（23.26）	33（76.74）
观察组（n=43）	25（58.14）	15（34.88）	3（6.98）	40（93.02）
χ^2	–	–	–	4.441
P	–	–	–	0.035

2. PSQI评分及中医证候积分

治疗前两组PSQI评分及中医证候积分对比，无统计学差异（$P > 0.05$）；治疗后观察组PSQI评分及中医证候积分低于对照组，有统计学差异（$P < 0.05$）。见表2。

表2　两组PSQI评分及中医证候积分对比（$\bar{x} \pm s$，分）

组别	治疗前		治疗后	
	PSQI评分	中医证候积分	PSQI评分	中医证候积分
对照组（n=43）	13.38 ± 1.95	12.67 ± 2.31	8.81 ± 1.72^a	8.04 ± 1.60^a
观察组（n=43）	13.26 ± 2.04	12.74 ± 2.26	4.16 ± 1.05^a	4.97 ± 1.13^a
t	0.279	0.142	15.131	10.277
P	0.781	0.887	0.000	0.000

注：与同组治疗前比较，a$P < 0.05$

3. 不良反应

观察组、对照组各出现不良反应3例（6.98%，嗜睡1例，汗多2例）、6例（13.95%，嗜睡、汗多各3例）；两组不良反应总发生率对比，无统计学差异（χ^2=0.496，P=0.291）。

三、讨论

久病后体质虚弱、思想情绪波动大及长期过度紧张脑力活动为导致不寐的重要原因，近年来由于人们工作压力增大、生活习惯不规律及情志不舒等，不寐患者占比不断增加。艾司唑仑片属于抗失眠、抗焦虑药物，有利于改善患者负性情绪，缓解睡眠障碍，用药后起效快速，但长期应用依赖性强、副作用大，会影响患者治疗依从性[6-7]。

中医认为内伤、外感致脏腑功能失调，心神不安而诱发不寐，其中以阴虚不寐证较为多见，阴虚为不寐的本质，由于虚阳浮越于外，患者可见手足心热、盗汗等症状，故临床治多以辨证论治、因证施治为原则[8]。桂枝甘草龙骨牡蛎汤方中龙骨、牡蛎收涩重镇、医治烦躁、潜敛心神，酸枣仁、茯神宁神养心、补肝益阴、健脾益气，佛手、柴胡疏肝理气，合欢皮、桂枝解郁安神、温通心阳，白芍、远志柔肝养血、安神宁心，炙甘草养心以缓急躁。诸药合用可共奏重镇安神、阳复烦止、疏肝养心之功，同时随症加减进行辨治，可增强治疗效果[9]。经现代药理证实，桂枝甘草龙骨牡蛎汤具有抗惊厥、安定、催眠及镇静等作用，能够改善患者睡眠障碍，稳定患者情绪[10]。本次研究结果显示，观察组治疗RR高于对照组，治疗后观察组PSQI评分、中医证候积分低于对照组，两组不良反应总发生率对比相近。本次研究显示在艾司唑仑片治疗基础上，辅以桂枝甘草龙骨牡蛎汤加减治疗不寐效果更佳，有利于改善患者睡眠质量，减轻临床症状，且不良反应少，临床应用安全、可行，患者易于接受。但本次研究中仅纳入86例不寐患者，样本量较小，仍需经后续大样本量深入研究，以进一步证实桂枝甘草龙骨牡蛎汤加减在不寐治疗中的应用效果及安全性，更好地指导临床治疗。

综上所述，桂枝甘草龙骨牡蛎汤加减联合艾司唑仑片治疗不寐是行之有效的，有利于改善患者睡眠障碍，消除临床症状，减轻不寐程度，临床应用安全性较高。

参考文献

[1] 王晓聪,刘江,夏洪涛,等.黄连温胆汤联合艾司唑仑片治疗卒中后睡眠障碍痰热内扰证临床研究[J].国际中医中药杂志,2020,42(4):319-323.

[2] 白华,董永书.快捻久留针刺法结合天王补心丹治疗阴虚火旺型失眠症[J].吉林中医药,2019,39(6):813-816.

[3] 中华医学会精神科分会.CCMD-3中国精神障碍分类与诊断标准[M].济南:山东科学技术出版社,2001:118-119.

[4] 国家中医药管理局.中医病症诊断疗效标准[M].北京:中国中医药出版社,2017:31.

[5] 姚自强,陈绍云,朱石莲.归脾汤辨证治疗气血两虚型失眠症患者疗效及对PSQI、ISI及WHOQOL-BREF评分的影响[J].四川中医,2018,36(8):130-132.

[6] 张修红,陈金雄,郑关毅,等.甘麦芪仙磁石汤联合艾司唑仑片治疗老年慢性失眠心脾两虚证临床观察[J].中国中西医结合杂志,2020,40(6):666-671.

[7] 王蔚,金琳莉,于晶,等.温针灸配合耳穴贴压治疗阳虚型失眠的疗效及作用机制初探[J].四川中医,2018,36(1):173-176.

[8] 张华,郝华,刘谦,等.黄连阿胶汤联合劳拉西泮片治疗阴虚火旺证不寐的疗效及对PSG和PSQI的影响[J].中医药导报,2019,25(9):101-103,106.

[9] 冯慧,吴钟伟,郑伟民,等.丹参多酚酸盐合桂枝甘草龙骨牡蛎汤治疗心血瘀阻证冠心病临床研究[J].中华中医药学刊,2020,38(12):78-80.

[10] 陈育群,张鹏飞,黄政德.桂枝甘草龙骨牡蛎汤治疗心律失常疗效及安全性的系统评价[J].中医药导报,2018,24(10):113-116,120.

夜交藤

【别名】棋藤，首乌藤。

【植物形态】

夜交藤为蓼科植物何首乌的藤茎或带叶的藤茎。何首乌为多年生缠绕藤本，生于草坡、路边、山坡石隙隙及灌木丛中，分布于华东、中南及河北、山西、陕西、甘肃、台湾、四川、贵州、云南等地。夏、秋季采割带叶藤茎；或秋、冬季采割藤茎，除去残叶。捆成把，晒干或烘干。

夜交藤藤茎呈长圆柱形，稍扭曲，具分枝，长短不一，直径3～7mm。表面粗糙，棕红色或棕褐色，粗糙，有明显扭曲的纵皱纹。节部略膨大，有分枝痕。外皮菲薄，可剥离。质脆，断面皮部棕红色，木部淡黄色，中央为白色疏松的髓部。气微，味微苦、涩。

【功能主治】

养心，安神，通络，祛风。治失眠，劳伤，多汗，血虚身痛，痈疽，瘰疬，风疮疥癣。

①《本草纲目》："风疮疥癣作痒，煎汤洗浴。"

②《本草再新》："补中气，行经络，通血脉，治劳伤。"

③《本草正义》："治夜少安寐。"

④《饮片新参》："养肝肾，止虚汗，安神催眠。"

⑤《安徽药材》："消痈肿、瘰疬和痔疮。"

⑥《陕西中草药》："祛风湿，通经络。治失眠，多汗，贫血，周身酸痛，疥癣等皮肤病。"

四逆散临证加减治疗胃炎 50 例疗效观察

陈金欣
河南省南阳市卧龙区中医院（王村乡中心卫生院），河南　南阳　473139

【摘要】[目的] 观察经方治疗胃炎的临床疗效。[方法] 将 100 例患者随机分为观察组和对照组，每组 50 例。100 例患者均给予西医常规治疗，观察组在此基础上加服四逆散临证加减治疗，4 周后评定疗效。[结果] 观察组的临床疗效明显优于对照组，差异有统计学意义（$p<0.01$）。[结论] 四逆散临证加减治疗胃炎，临床疗效肯定，为胃炎的临床治疗提供了可靠的中医途径。

【关键词】四逆散；胃炎；中医药疗法；经方

胃炎是胃黏膜对胃内各种刺激因素的炎症反应，生理性炎症是胃黏膜屏障的组成部分之一，但当炎症使胃黏膜屏障及胃腺结构受损，则可出现上腹疼痛、消化不良、上消化道出血甚至癌变[1]，以急性胃炎、慢性胃炎最为常见。在我国是一种常见病、多发病，常反复发作，久治不愈，以致溃疡、癌变，严重威胁患者的身体健康。中医属于胃痛、痞满的范畴。笔者以《素问·五脏别论》中“六腑者传化物而不藏，故实而不能满也”的“腑以通为用”为中医理论基础，结合“五行生克中木（肝）、土（脾胃）相克”的中医理论所形成的肝（胆）乘脾（胃）的病理及“肝气犯胃、肝气乘脾”的病机，运用“四逆散”调和肝脾、透邪解郁、疏肝理脾的功效，临证辩证加减治疗各种胃炎，取得良好的疗效，现报道如下。

一、资料与方法

1. 一般资料

本组病例全部来源于本院 2018 年 1—12 月门诊和住院的患者。将符合标准的 100 例患者随机分为两组。试验组 50 例，年龄 19~80 岁，病程 1~20 年。对照组 50 例，年龄 18~82 岁，病程 1~22 年。

2. 诊断标准

（1）西医诊断标准。参照第 8 版《西医内科学》胃炎的诊断标准[2]拟定。

（2）中医诊断标准。参照第 7 版《中医内科学》胃痛、痞满的诊断标准[3]拟定。

（3）急性胃炎常有上腹痛、胀满、恶心、呕吐和食欲不振等；重症可有呕血、黑便、脱水、酸中毒或休克症状；轻症患者可无症状，仅在胃镜检查时发现。

（4）慢性胃炎多无明显症状，可表现为中上腹不适、饱胀、钝痛、烧灼痛等，也可呈食欲不振、嗳气、泛酸、恶心等消化不良症状。体征多不明显，有时上腹轻压痛。

（5）多见于成年人，常因长期服用非甾体类抗炎药、酒精及应激反应、十二指肠胃反流等原因引起。Hp 感染、自身免疫、胃黏膜营养因子缺乏也可造成。

（6）中医主要有情志失调、外邪犯胃、饮食不节、脾胃素虚及药物损害等原因引起，以肝气犯胃、肝气乘脾、胃气郁滞、失于和降、腑气不通为其基本病机。常时发时止，反复发作，逐渐加重为其常见特征。

（7）上消化道造影、胃镜检查为必备的常规检查。Hp 检测、血清抗壁细胞抗体、内因子抗体及维生素 B_{12} 水平测定有助于病因诊断。

3. 纳入标准

符合上述西医及中医诊断标准；观察组同意接受服用中药治疗，并坚持能够全程服药，年龄 18~82 岁。

4. 排除标准

（1）有慢性反复发作、周期性及节律性上腹部疼痛病史，X 线钡餐为钡剂充填溃疡的龛影以及胃镜诊断为溃疡病。

（2）常在进食油腻食物后突发以右上腹持续性疼痛为主并阵发性加剧，向右肩部发射，右上腹压痛，可扪及肿大胆囊，墨菲征阳性，B 超及腹部 X 线检查为胆囊炎及胆石症。

（3）腹上区持续性剧痛，伴有束带状牵引痛，常向左腰背部放射，尿和血淀粉酶及同工酶测定可诊断为急性胰腺炎。

（4）腹痛逐渐向右下区腹转移并麦氏点压痛阳性，中性粒细胞升高的阑尾炎。

（5）肝硬化失代偿期食管、胃底静脉破裂出血。

（6）胃镜及相关病理检查确诊的肿瘤患者。

（7）神经系统病变引起的呕吐、腹胀、消化不良等症状的患者。

5. 治疗方法

两组患者均给予口服奥美拉唑肠溶胶囊，1次20mg，1日2次；吗丁啉片1次10mg，1日2次，枸橼酸铋钾片1次0.3g，1日3次，均餐前口服。观察组在口服上述西药的基础上，根据临床辩证，以“四逆散”为基础方加减内服治疗：柴胡15g，白芍20g，炒枳实10g，甘草9g。寒邪较重者加干姜8g，吴茱萸9g，肉桂5g；气滞较重者去白芍加香附10g，厚朴12g，木香9g；湿热重者去白芍加黄连10g，黄芩10g，栀子10g，半夏12g，茯苓15g，白豆蔻10g；瘀血者加五灵脂10g，蒲黄10g（包煎），丹参15g；虚寒甚者加黄芪30g，炒白术10g，党参15g，肉桂5g，黑附子9g，吴茱萸6g；胃阴不足者加沙参10g，麦冬9g，玉竹10g；疼痛甚者加延胡索10g；泛吐酸水者加煅瓦楞子30g，海螵蛸30g；伴出血者加三七粉3g（冲服），黑地榆20g，白及粉6g（冲服）。临证根据病情变化，灵活加减应用。于每日早晚餐前50分钟煎水剂250mL温服，两组均以4周为1个疗程，1疗程后判定疗效。治疗期间忌食辛辣、生冷、油腻之品及戒除烟酒。

6. 统计学方法

统计学数据采用SPSS16.0统计学分析软件包进行处理，采用x^2检验。

7. 疗效标准

参照人民卫生出版社《西医内科学》。显效为临床症状完全消失，停服所有药物，正常饮食生活习惯下无任何不适，一年内未再复发。有效为临床症状消失，在停服所有药物的基础上，饮食生冷、刺激及不易消化食物后感到胃部不适，多能自行缓解。无效为服药期间症状减轻，停药后胃部仍觉不适，饮食稍有不慎即加重。

二、结果

两组疗效见表1，观察组总有效率为100%，对照组总有效率为88%。两组有效率相比，经统计学处理，$P<0.01$，差异具有统计学意义。两组均未发现不良反应。

表1　两组治疗结果及疗效比较

组别	例数（n）	显效（n）	有效（n）	无效（n）	总有效率
观察组	50	40	10	0	100%
对照组	50	27	17	6	88%

三、讨论

胃炎是任何病因引起的胃黏膜炎症，是最常见的消化系统疾病，以急性胃炎和慢性胃炎最为多发，主要以上腹部不适、胃痛、腹胀、消化不良、打嗝、恶心、呕吐、腹泻、反酸为主要临床表现，多反复发作，临床治疗困难。根据其病症特点，归属于“胃痛”“痞满”的范畴。“以胃气郁滞，失于和降，不通则痞，不通则痛”为基本病机。临床可分为寒热、虚实、气滞、血瘀等证。据其病机，理气和胃为胃病之治疗大法，旨在疏通气机：“通则痞消，通则不痛”。根据《素问・五脏别论》“六腑者，传化物而不藏，故实而不能满”的理论基础，后世医家总结了“六腑以通为用，以降为顺”的治疗法则[4]。《伤寒论》318条之4逆散证的病机为阳气内郁、气机不畅，治法为疏畅气机，透达郁阳[5]，明确指出了疏畅气机的作用。观其组方[6]，柴胡退热、疏肝解郁、升阳举陷，能调达肝气，疏肝解郁、升举脾胃清阳之气。据现代化学成分分析，其含小菠菜甾醇、春福寿草醇、柴胡皂苷及挥发油等有镇静、安定镇痛、解热、抗炎等作用。枳实，功专破气除痞、化痰消积，为破气、消积、化痰、除痞之要药，含挥发油、黄酮甙、N-甲基酪胺、对羟福林等，具有调节胃肠运动、利胆的作用。白芍甘补酸收、苦能降泄，富含芍药甙、羟基药甙等化学成份，对胃肠平滑肌有较好的解痉作用，并有一定的抗炎、抑菌、镇静、镇痛等作用。甘草益气补中，清热解毒，缓急止痛，富含甘草甜素及多种黄酮类，对组织胺引起的胃酸分泌过多有抑制作用，并有抗酸和缓解胃肠平滑肌痉挛的作用。综观全方，四逆散[7]功用为透邪解郁，疏肝理脾，主治肝脾气郁证。据实验研究，其组方能增强昆明种小鼠胃排空流体和固体的能力，升高血浆胃泌素水平，促进胃壁平滑肌的收缩，具有治疗功能性消化不良的作用强度和作用机理，现代运用于胆囊炎、胃炎、胃肠神经官能症等，属于肝胆气郁、肝脾不和者。再结合临证分析，灵活加减运用，经观察结果表明，治疗胃炎疗效满意，明显优于对照组（$P<0.01$），值得临床推广应用。

参考文献

[1]葛均波,等.内科学[M].8版.北京:人民卫生出版社,2013:363.
[2]葛均波,等.内科学[M].8版.北京:人民卫生出版社,2013:363-364.
[3]吴寇华,等.中医内科学[M].3版.北京:中国中医药出版社,2012:178-189.
[4]王庆其.内经选读[M].北京:中国中医药出版社,2007:58-59.
[5]熊曼琪.伤寒学[M].2版.北京:中国中医药出版社,2007:259.
[6]高学敏,等.常用中药精粹便读[M].天津:天津翻译科技出版公司,1999:27,169,343,319.
[7]邓中甲.方剂学[M].北京:中国中医药出版社,2003:83-85.

姜晓维中医病案2则

姜晓维

北京市石景山区中医医院，北京 100043

一、病案一

李某，男，48岁，2019年7月初诊。

1. 主诉

左脚第一跖趾关节疼痛加重1个月，血尿酸56μmol/L，曾口服别嘌醇片、布洛芬等西药治疗，但效果不佳。

刻下症：左脚第一跖趾关节、足踝部疼痛局部红肿，舌红胖大边有齿痕，苔黄腻。证属脾虚湿热内蕴，治以健脾分消走泄除湿。

2. 处方

杏仁10g，生薏苡仁30g，桃仁10g，白茅根30g，炒苍术10g，盐黄柏6g，茯苓20g，清半夏9g，陈皮10g，土茯苓30g，苦参12g，茵陈30g，猪苓15g，泽泻20g，连翘10g，延胡索20g，路路通10g，皂角刺10g，漏芦10g，生甘草10g。7服，水煎服，每日1服，分3次早中晚温服。

3. 二诊

患者足踝部发热肿胀疼痛明显减轻，效不更方，继服上方14服，足踝部发热肿胀疼痛消失。

4. 按语

现代医学认为尿酸代谢异常、体内尿酸水平升高是痛风形成的生化基础，属于中医学“痹证”范畴，临床表现为红、肿、热、痛、关节屈伸不利、活动不灵、肌肉疼痛、麻木，即痛风关节炎。湿浊甚者可导致肾损害，即痛风性肾病甚至慢性肾衰。国医大师朱良春称痛风为“浊瘀痹”[3]。究其病机，系脾肾功能失调，脾失健运，致使湿浊内生；肾分清泌浊的功能失调，则湿浊排泄障碍；肝失疏泄，气机失调，故辅助清除病理产物的能力降低。加之不良的生活习惯，如酗酒、暴食、劳倦过度等，人体代谢愈加紊乱，促使湿浊流注于关节、肌肉，造成气血运行不畅而形成痹痛。

痛风急性发作期多属于湿热瘀阻证，治宜疏风通络、清热除湿、消肿止痛，临床多选用清热燥湿之品，如黄柏、防己、忍冬藤等，代表方剂有白虎加桂枝汤加味、宣痹汤等。本案患者病作之时呈湿热裹结，热蕴湿中之态。因湿性黏腻，氤氲弥漫，阻滞气机，致三焦气化失权，水道不通之变，治宜祛除湿邪，通利三焦水道，故遵循叶氏提出的“此则分消上下之势”的治法，因势利导以祛除湿邪，宣通上、中、下三焦气机。分消走泄法中“分”字，指出祛湿之法非止一途，而是要根据邪气留滞部位的不同因势利导，给湿邪以出路，如本案中以杏仁、连翘等清宣湿热之邪于上焦；以炒苍术、清半夏、陈皮等辛开苦降，燥湿于中焦；以生薏苡仁、白茅根、茯苓、茵陈、猪苓、泽泻等渗利湿浊于下焦。如此三焦水道通调，阳气四布而驱散湿邪，即“分消”之意。针对湿邪黏腻之性，治以土茯苓、苦参、盐黄柏等清热燥湿，桃仁、延胡索、路路通、皂角刺等活血通络，又伍杏仁、陈皮等行气“流动之品”，使气血行而不滞，即“走泄”之意。

此外，痛风慢性期多为瘀血痹阻证，治宜活血化瘀、化痰除湿，兼扶助正气、调整脏腑阴阳，改善体质，减少发作。代表方剂如归芍地黄汤、独活寄生汤、六味地黄汤、知柏地黄汤，八正散加减等。若关节僵硬、畸形，可加活血化瘀通络之药，如蜈蚣、乌梢蛇、穿山甲、桃仁、红花、络石藤、鸡血藤等。痛风结节溃破加法半夏、猫爪草、穿破石、海藻、山慈菇等祛痰软坚、散结通络之品。此外，现代药理研究表明，泽兰、桃仁、当归、地龙也有抑制尿酸合成作用;秦皮、车前草、车前子、大腹皮、土茯苓、萆薢、薏苡仁、苍术、地龙等可以促进尿酸从肾排出;大黄等通下药可以促进尿酸从大便排出。

二、病案二

李某，男，57岁，为首钢工人，平素嗜食肥甘厚味。

1. 主诉

暑夏季节，饱餐醉酒，翌日晨起发现耳鸣，就诊于耳鼻喉科，经过听力测试，诊断为神经性耳鸣，中耳炎。经过消炎、营养神经等治疗，耳鸣无明显改善。

刻下症见：形体肥胖，面垢多油脂，心烦，多梦，便不爽，口苦，舌质红、苔黄厚腻，脉象弦滑数。考虑证属湿热内蕴，痰浊蒙窍，故用分消走泄法予以宣上、畅中、泄下。

2. 处方

夏枯草 30g，黄芩 9g，茵陈 20g，厚朴 10g，生甘草 9g，茯苓 30g，赤芍 15g，丹参 30g，生栀子 15g，薄荷 6g，栝楼 30g，天麻 10g，牛膝 30g，苍术 10g。7 服，水煎服。

1 周后复诊，口苦明显减轻，大便通畅，耳鸣无明显变化，舌脉如前。加入生磁石 30g，石菖蒲 20g，继服一周后复查，耳鸣有所减轻，自述耳朵中出好大一块耵聍，顿觉耳鸣减轻。后续服四周，基本痊愈。

3. 按语

神经性耳鸣属于主观性或自觉性耳鸣，发病原因复杂，发病率有逐年升高的趋势。中医学认为耳鸣者，有虚实之别，而其病机之根本在于脏腑失调，故治本之法，重在调理脏腑。《杂病总诀·杂症·耳病章》卷下有“风温上郁耳鸣”之说，从火风侵窍，用轻可去实法，轻清泄降，薄荷、马勃、桔梗、苦丁茶、金银花、绿豆皮、菊叶、连翘、杏仁、通草、川贝、荷梗、益元散、羚羊角、连翘、玄参、黄芩、滑石、蔓荆子、石膏、牛蒡子、荷叶汁、山栀子、夏枯草、淡竹叶等药为治。临证之时见神经性耳鸣属湿热之邪气上扰的患者，以刘师讲的分消走泄法为治疗原则，配伍芳香流动开窍之品，疗效满意。

本案患者中老年，素体肥胖，嗜食酒肉，内伤脾胃，酿生湿热，邪气阻滞气机，上扰清窍，则成神经性耳鸣，治以化湿清热、清肝凉血，以薄荷、黄芩等清宣于上焦，厚朴等调畅于中焦，茯苓、栀子等渗泄于下焦，配伍石菖蒲等芳香开窍之品，兼以牛膝、甘草等扶正固本，气机畅达，脏腑功能恢复常态。

三、病案三

张某，女，45 岁，肥胖。

1. 主诉

吃涮羊肉后，出现皮肤瘙痒，皮色发红，未引起重视。2 日后全身起红疹，瘙痒明显，就诊于皮肤科，确诊为玫瑰糠疹，予抗过敏外用、内服治疗一周未见明显好转。

刻下症见：皮肤红斑呈钱币状态，躯干四肢均有，失眠多梦，便秘，口苦，舌质红、苔黄厚腻，脉弦滑。结合皮肤症状并参考舌、脉，考虑证属湿热内蕴，血分热盛，拟用分消走泄法予以宣上、畅中、泄下。

2. 处方

黄芩 12g，茵陈 20g，厚朴 10g，生甘草 9g，茯苓 30g，赤芍 15g，丹参 30g，生栀子 12g，薄荷 6g，栝楼 30g，白鲜皮 30g，海桐皮 10g，苍术 10g。7 服，水煎服。

二诊：服药 1 周后瘙痒明显减轻，红斑颜色无明显变化，舌脉同前，加入牡丹皮 10g，土茯苓 30g，继服 1 周。

三诊复查：红斑变淡，后又服用 2 周，基本痊愈。

3. 按语

玫瑰糠疹以春秋季多发，初起损害是在躯干或四肢出现直径 1~3cm 大小的玫瑰色淡红斑，有细薄的鳞屑，称为前驱斑，数目为 1~3 个。1~2 周以后躯干与四肢出现大小不等的红色斑片，常对称分布。开始于躯干，以后逐渐发展至四肢。斑片大小不一，可直径 0.2~1cm 大小，常呈椭圆形，斑片中间有细碎的鳞屑，而四周圈状边缘上有一层游离缘向内的薄弱鳞屑，斑片的长轴与肋骨或皮纹平行，伴有不同程度的瘙痒。玫瑰糠疹属中医“风热疮”“风癣”范畴。中医认为该病是内有血热，复感风邪，热毒凝结，郁于肌肤，或汗出当风，汗衣湿透，风湿热邪蕴于肌肤所致[6]。

本案患者素体肥胖，属痰湿素盛体质，食用羊肉、辣椒等辛温发物，内伤脾胃，酿湿生热，阻滞气机，蕴结于皮肤，发为玫瑰糠疹。治以白鲜皮、海桐皮、薄荷等透散郁于肌肤之湿热邪气，以厚朴、苍术等畅中焦气机，以茯苓、茵陈、栀子等清泄湿热于下焦，以丹参、赤芍等凉血活血，以除血分瘀热。经过化湿清热凉血，宣上、畅中、泄下，使得湿热得化，气机畅达，疾病好转。

大承气汤、桃仁承气汤及复元活血汤合用在骨伤内症的应用

李 伟

河南省南阳市宛城区中医骨科医院，河南 南阳 473121

我院自1972年3月—1994年5月，采用活血祛瘀寒下剂治疗肋骨骨折、脊椎骨折、骨盆骨折引起的“气滞血瘀，血留于内而出现的胸胁胀痛，咳痰挟血，脘腹痞满，腹痛腹胀，少腹急结，大便闭结共129例，收到了良好的治疗效果，现总结如下。

一、临床资料

1. 一般资料

本组均为住院治疗。男82例，女47例；年龄最大69岁，最小15岁；病程最长5天，最短13小时。

2. 治疗方法

（1）方药：当归13g，厚朴15g，枳实14g，枳壳14g，天花粉15g，桂枝6g，桃仁（去皮尖）14g，炙甘草9g，柴胡14g，红花6g，穿山甲13g，大黄（酒洗）18g，芒硝（冲服）9g，青皮14g，陈皮15g，木香6g，三七10g（为面冲服）。

（2）服法：除芒硝、三七、大黄外，余药水煎沸15分钟再将大黄放入煮沸，三沸取药液加芒硝服下；三七分2次冲服。

二、讨论

活血祛瘀寒下剂是祖国医学治疗疾病的一种独特方法。瘀血的病证繁多，特点各异，然凡瘀血证，使用活血祛瘀去治疗，但根据的原因、部位、新旧及患者体质等各方面的差异而采取不同的活血祛瘀法。三汤合用属活血祛瘀寒下剂，用于骨伤内症的气滞血瘀，以瘀血内留，痞见咯痰挟血，瘀阻气道，瘀血停积于内，脘腹痞满，恶心呕吐，气促，脐腹疼痛，下满焦血，少腹急结，大便闭结，解则干结燥屎或黑粪。

根据上述伤科之内证，均为气滞血瘀，瘀血留内，而出现临床各症。治当活血祛瘀为主，兼以行气通络。方中桃仁破血祛瘀，大黄汤涤留瘀败血，泄热通便，柴胡疏肝调气，三药合用，以攻下之瘀滞，共为君药。桂枝行血脉，助桃仁破血祛瘀，当归、红花活血祛瘀，芒硝泄热软坚通便，并能润燥，共为臣药。积滞内阴，则腑气不通，故以厚朴、枳实行气散结，消痞除满，并助硝黄推汤荡滞以加速热结之排，穿山甲破瘀通络，天花粉既能入血分助诸药而消瘀散结，又能清热润燥，正合血气郁久化热化燥之证，共为佐药。甘草、益气和中，并缓诸药峻烈之性，使瘀祛而不伤正，为佐使药。方中配陈皮能行能消，具有理气运脾、调中快膈之功，能消除脘腹胀满，恶心呕吐。青皮能苦泄下行，疏肝破气滞，消胃脘胀痛。木香能调中宣滞，行气止痛，消除胸胁、脘腹胀痛。三七止血作用甚佳，能活血化瘀，具有止血不留瘀的特长，对出血兼有瘀滞者尤为适宜。

使用本方时，应以痞（心下痞塞坚硬）、满（胸胁脘腹胀满）、燥（肠有燥粪，汗结不下）、实（腹中硬满，痛而拒按，大便不通或腹中硬满不减）为据。全方共奏破血下瘀之功，配以理气之品，因气为血之帅，气行则血行。本方服后使蓄血去，瘀热清，诸证自平。所以伤科治疗跌打损伤之内证的瘀血停留，疼痛不能转侧，二便秘涩者。总之不外乎破血下瘀引热下行，使瘀血从肠腑而排出，才取得了良好的治疗效果。

跌打压仆损伤者须用引经药

李 伟
河南省南阳市宛城区中医骨科医院，河南 南阳 473121

上部（用川芎）、手臂（用桂枝）、背脊（用白芷、藁本）、胸腹（用白芍）、左肋（用青皮）、右肋（用柴胡）、腰臀（用杜仲）、两足（用木瓜）、下部（用牛膝）、膝下（用黄柏）、周身（羌活）、顺气（用砂仁、青皮、木香、枳壳）、通跨（用牙皂）、破血（用桃仁、苏木、乳香、木通）、活血（用红花、茜根、三七、川芎）、补血（用生地黄、当归、白芍、丹参）、接骨（用川断、五加皮、骨碎补、杜仲）、妇人（用香附）。

大都男子，气从左转，伤上部者易治，伤下部者难治，以其阳气上升也。女人血从右转，伤下部者易治，伤上部者难治。先以砂仁泡汤，和吉利散服之，再进顺气活血汤，复以砂糖花酒，下和伤丸5粒。

伤肩者，左边则气促面黄浮肿，右边则气虚面白血少。使患者低坐，一人抱住其身，将手拔直，用推拿法，令其筋舒，一手捏其肩，抵住骱头，齐力拔出，然后弯曲其肘，骱骨有响声，乃复其旧位，用布条扣臂于项下。服行气活血汤，1月完全。

伤背者，五脏皆系于背，虽凶则死缓。先服吉利散，次以砂糖花酒，送和伤丸5粒。如骱骨脱出，腰硬痛极，用竹6根，扎为2个三脚马，排于两头，上横1竹，系麻绳圈2个，使患者两手攀圈，每足踏砖3块。医者将后腰拿住，各抽去砖1块，令患者直身，又各去砖1块，如是者3次，其足着地，则骨陷者能起，曲者能直。先敷定痛散，外贴皮纸，铺以艾绒，以杉木4根，宽1寸，厚5分，长短照患处为度，俱在侧面钻孔，用绳穿贯，裹于患上，加布扎紧，两边令端正。只可仰卧，如无气者，使患者盘坐，揪其发，伏我膝上，轻拍其背心，使气从口出得苏。如胸前不直者，亦用竹架攀圈法。

伤胸者，胸为气血往来之所，伤久必咳嗽，高起满闷，面黑发热，先进疏风理气汤，次以行气活血汤，从前面碰打跌伤胸膛者重，从后面者轻，用手法按摩之。

伤肝者，面紫眼赤发热。先投疏风理气汤，次以吉利散，后服琥珀丸。

伤心口者，面青气少，呼吸痛甚，吐血身体难动，先进疏风理气汤，次服和伤丸，时时饮百合汤。

伤食肚者，心下高肿，皮紧阵痛，眼闭，面与口鼻黑色，气喘发热，饮食不进，先进疏风理气汤，次以和伤丸。

伤肾者，两耳立聋，额黑面浮白光，常如哭状，肿如弓形，先服琉风理气汤，次以补肾活血汤，再投吉利散与琥珀丸。

伤大肠者，便后急涩，面赤气阻，便后有红者，伤重，先进槐花散，次服吉利散，后以和伤丸。

伤小肠者，小便闭塞作痛，面肿气喘，发热口干，口有酸水，先以水酒各半煎服疏风理气汤，次以吉利散，后送琥珀丸。

伤膀胱者，小便肿胀涩痛，不时滴尿，发热，先下琥珀丸，次以行气活血汤。

伤阴囊或阴户者，血水从小便滴出，肿胀痛极，昏沉不醒，先与琥珀丸，后进行汽活血汤。

胸与背伤者，发热咳嗽，面白肉瘦，饮食少思，先进理气汤，后以和伤丸。

伤气眼者，气喘痛极，夜多盗汗，身瘦肿胀，不安，食少，先泡砂仁汤和吉利散服，次以酒煎补肾活血汤，后进和伤丸。

伤血海者，口常吐血，胸与背板硬作痛，或血妄行，先进行气活血汤，次以吉利散，后服药酒而安。

伤两肋者，气喘大痛，睡如刀割，面白气虚，先以行气活血汤，次进和伤丸。筋骨断者，敷定痛散，贴损伤膏，用布扎数转，服接骨药。两肋非打伤自痛者，乃肝火有余，当以清肝止痛汤。有清痰或食积流注两肋作痛者，先以清肺止痛汤，次服吉利散。登高跌仆，血瘀两肋作痛者，急进大黄汤，次投吉利散。醉饱房劳者，多元气不足，肝木胃土，使胸脘连两肋作痛，先投归原养血汤，次以十全大补汤。有伤擦或时邪发热，觉两肋痛者，此肝胆二经受邪，治以小柴胡汤。左肋痛者，血瘀与气滞也，先以行气活血激发，次下琥珀丸。右肋痛者，痰与食积也，先以化痰消食法，次服活血止痛汤。

伤处红高肿作痛者，乃瘀血为患，寒热交作，日轻夜重，兼之腰痛。肥人多气虚，瘦人多郁怒；急下琥珀散，次以和伤丸，后进药酒而安。

经验损伤方

李　伟

河南省南阳市宛城区中医骨科医院，河南　南阳　473121

一、小续命饮

当归（酒炒）4g，乌药7g，苏木5g，炒麦芽10g，香附（童便炒）7g，红曲2g，炙甲片7g，楂肉7g，通草4g，甘草2g，牡丹皮5g。水酒煎服。

二、大续命饮

桔梗4g，麦芽4g，桃仁5g，神曲6g，炙甲片5g，乳香4g，没药4g，肉桂4g，苏木4g，香附（童便炒）7g，陈皮45g，甘草3g。水酒煎服。

三、中续命饮

红花35g，桃仁4g，肉桂36g，归尾（酒洗）4g，山甲45g，柴胡3g，川芎3g，蓬术3g，神曲4g甘草25g，枳壳5g，乳香4g，没药4g。水酒煎服。

四、和中丸

当归（酒洗）30g，蓬术（醋炒）16g，三棱（醋炒）16g，赤芍16g，桃仁（去皮）30g，沉香末16g，槟榔16g，牡丹皮4g，香附（童便炒）30g，炙甲片5g，木香（研）10g，枳壳7g，降香末2g，玄胡15g，姜黄15g，地鳖虫1g，乳香16g，没药16g，甘草16g，苏木16g，乌药7g，麝香（火酒浸化）16g。上为末，密丸朱砂为衣，每服2钱，空心陈酒下。

五、通圣散

通草4g，归尾7g，甘草3g，乌药7g，桃肉16g，红花7g，牡丹皮4g，山楂肉10g（童便拌炒），香附7g，穿山甲（炙）7g，麦芽（炒）8g，苏木（妙）4g，红曲4g。水酒各半煎服。

六、流伤饮

刘寄奴4g，延胡索15g，骨碎补5g，水煎冲童便1杯温服。如重伤，加山羊血（研）或加地龙2条，去垢炙为末。

七、降气活血汤

五加皮4g，苏木3g，杏仁3g，牛膝3g，赤芍4g，桃仁4g，红花4g，肉桂2g，当归（酒炒）3g，童便1小杯（冲），水酒煎服。

八、万应药酒方（治跌打损伤）

归身30g，枳壳16g，白术30g，陈皮16g，杜仲30g，生地黄30g，怀牛膝30g，甘草15g，木香10g，三棱13g，儿茶30g，海风藤30g，五加皮30g，肉桂15g，陈酒浸7日服。

九、七里散（统治跌打损伤）

（1）乳香15g，没药30g，硼砂15g，大黄30g，骨碎补30g，血竭15g，三七6g，自然铜（煅）30g，山羊血15g，地鳖虫15g，酒炒当归30g，共为末，每服2.5g，陈酒送下。

（2）姜21g（醋煅7次），炙地鳖虫10g，自然铜（醋锻）10g，巴豆霜10g，无名异（煅）10g，地龙（炙干）10条，血竭2.5g，没药2.5g，乳香3.5g，麝香1.5g，共为末，每服0.35g，陈酒送下。

十、保命八厘散

当归、血竭、乳香、没药各2g，硼砂，巴霜、磨香、地鳖虫（酒浸7次炙为末）、自然铜（醋煅）各3g，研细末，每服2.5g，服3次，瘀血尽下，粥汤补之。

十一、夺命丹

归尾7g，血竭7g，酒炒大黄15g，巴豆霜10g，硼砂10g，自然铜（醋煅）7g，骨醉补（酒炒）10g，共为末，大人每服4g，小儿减半，陈酒送下，不愈再服。

十二、八仙丹

生大黄10g，巴豆霜7g，自然铜（醋煅10次）

7g，血竭 7g，骨碎补 7g，硼砂 7g，制半夏 7g，乳香、没药各 2g，归尾 15g（醋煅），无名异 7g，共为末，陈酒送下，每服 2.5g，瘀下即愈。

十三、四味金刚散

川三七 4g，肉桂 4g，木香 10g，当归 15g，共研末，分 2g，酒送下。

十四、四味止痛散

木香 30g，骨碎补 30g，乳香、没药各 4g，共为末，每服 1.5g，酒送下。

十五、罗汉丹（治伤其效如神）

防风 10g，红花 10g，威灵仙 15g，白芷 7g，杜仲 7g，当归 15g，山药 15g，龙胆草 7g，牛膝 7g，木瓜 7g，枸杞子 10g，乌药 15g，补骨脂 10g，川芎 4g，香附 12g，三七 72g，五加皮 158g，柴胡 7g，共为末，每服 25g。陈酒送下。

十六、跌打夺命丹

法半夏 10 粒、巴霜 45g，没药 25g，乳香 25g，血竭 25g，归尾 4g，古铜钱（醋煅）4g，地鳖虫（炙）125g，共为末，每服 2g。陈酒送下，出汗愈。

十七、紫金丹

治跌打损伤骨断。硼砂、土木鳖、乌药、骨碎补、木耳炭、黄麻灰、血竭、炙乳香、归尾、自然铜（煅）等分为末，每服 0.5g，加麝香少许。

十八、全身受伤活血丹

当归、紫草、杜仲、补骨脂、红花、细辛、麦冬、生地黄、龙胆草、川芎、五加皮、牛膝、羌活、桔梗、防风、桂枝、甘草、三七、威灵仙、乌药，各等份为末。此方之分两轻重，须看证之轻重，部位配合，每服 2g 酒下。

十九、接骨方

胡椒（研）90g，黄蜡（研）90g，嫩公鸡 1 只，将鸡去毛肚内之物。将上 2 味入鸡肚内，打烂敷患处，1 日夜用布缠好，如痒甚，可取去即愈。

二十、膏药方

肉桂 60g，白芷 60g，当归 60g，玄参 60g，赤芍 60g，生地黄 60g，大黄 60g，阿魏 10g，土木鳖 6g，轻粉 12g，血余 60g，乳香 15g，没药 15g，槐枝 100 枝，黄丹 130g。麻油煎，红布摊贴。

二十一、止血定痛散

熟石膏 30g，香末 10g，炙乳香 4g，炙没药 4g。各研细末，再研匀备用。

二十二、新伤方

土鳖虫 20 个，三七 2g，归尾 7g，三棱 5g，牛膝 7g，川郁金 4g，醋煅自然铜 7g，土木监 7g，大黄 2g，五加皮 10g，法半夏 5g，肉桂 2g。陈酒煎服。

二十三、八仙聚宝丹

治跌打损伤，瘀血流入脏腑，昏迷不醒，及大小便受伤，此方并治之。陈皮、当归、苏木、红花、木通、厚朴、甘草各 4g，枳壳、大黄各 10g，朴硝 7g。水煎，头盅服后，如瘀血不行，将渣再煎 2 盅，加蜜 4 匙，更妙。服后须接服。

内外损伤主方

李 伟

河南省南阳市宛城区中医骨科医院，河南 南阳 473121

归尾、川芎、生地黄、续断各7g，苏木、乳香（去油）、没药（去油）、木通、乌药、泽兰各4g，桃仁（去皮尖）14粒，甘草4g，木香3.5g，生姜3片水煎，加童便老酒各一杯冲服。

一、引经各药

瘀血凝胸加砂仁5g。

血攻心气欲绝加淡豆豉4g。

气攻心加丁香3g。

气喘加杏仁、枳壳各4g。

狂言加人参4g，辰砂1.5g，金银器同煎。

失音不能言加木香、石菖蒲各4g。

气塞加厚朴、龙胆各4g，陈皮2g。

发热加紫胡、黄芩、白芍、薄荷、防风各4g，细辛2g。

瘀血多加血余碳7g。

发笑加蒲黄4g，川连7g。

腰伤加补骨脂、杜仲各4g，肉桂、小茴香各2.5g。

大便不通加大黄、当归各7g，朴硝4g。

小便不通加荆芥、大黄、瞿麦各4g，杏仁（去皮尖）十四粒。

大便黑血加川连4g，侧柏叶7g。

小便出血加石榴皮5g，茄梗7g。

肠中冷痛加延胡索、高良姜各4g。

口中出粪加丁香、草果、天南星、半夏各4g，缩砂7g。

舌短语不清加人参、黄连、石膏各4g。

九窍出血加木鳖子、紫荆皮各4g，童便1杯冲服。

腰痛不能转侧加细茶（泡浓）3杯、陈老酒1杯冲服。

遍身痛，难转侧加巴戟天、牛膝、桂枝、杜仲各4g。

发肿加防风、荆芥、白芍各4g。

血气攻心，有宿血不散，用乌鸡1只煎汤加陈老酒、黑豆汁各半，冲药内服。

头痛如裂加肉苁蓉、白芷梢各4g。

头顶心伤加白芷、厚朴、藁本、黄芩各4g。

眼伤加草决明4g，蔓荆子1.5g。

鼻伤加辛夷、鳖甲各4g。

耳伤加磁石4g。

喉咙伤加青鱼胆、清凉散。

两颊伤加独活、细辛各4g。

唇伤加升麻、秦艽、牛膝各4g。

齿伤加谷精草4g。

手伤加桂枝、禹余粮各4g，姜汁3匙。

乳伤加百合、贝母、漏芦各4g。

胸伤加柴胡、枳壳各5g，韭汁1杯。

背伤加砂仁、木香各4g。

腰伤加杜仲、补骨脂各6g。

腰胁引痛加急性子7g。

小肚伤加小茴、急性子各4g。

诸骨损伤加苍耳子、骨碎补各4g。

诸骨节损加茯神、心木各7g。

肿痛加人参、附子各4g。

瘀血积聚不散、肿痛、服药不效取天应穴，用银针刺出血愈。

肿痛不赤加补骨脂、大茴香、巴戟天各4g，菟丝子5g。

左右两胯伤加蛇床子、槐花各4g。

外肾伤，缩上小腹，加麝香0.5g，樟脑1g，莴苣子1杯，3味共研细末，以莴苣叶捣为膏，和药贴脐上即出。

肛门伤加槟榔、槐花、炒大黄各4g。

两足腿伤加牛膝、木瓜、石斛、五加皮、苏梗各4g。

两足跟伤加茴香、紫荆皮、苏木各4g。

二、损伤补药方

大熟地20g，炙黄芪、白当归、焦白术、生薏苡仁、净枣仁各10g，川牛膝7g，赤芍、白茯苓、木瓜各7g，海防风4g，川芎3g，加桂圆肉3个水煎服。

三、王瑞柏损伤用药论

凡跌打损伤之症，不可概论也。青肿不痛，或肿不消退者，气血虚弱也，用十全大补汤。若肿或作寒热者，血伤而肝火动也，用四物加山栀、柴胡。血出不止，或又发寒热者，用四君子汤加川芎、当归、柴胡。寒热而痛甚者，欲溃脓也，用参内补散。若脓出而痛甚者，气虚也，用八珍汤。疮口赤肉突出者，血虚而肝火生风也，用柴胡栀子散。若脓不止，疮口白肉突出者，气虚而有邪盛也，用补中益气汤。若脓溃而痛，或溃而不敛者，皆脾胃虚也，用六君子汤。苟徒知敷凉药而不溃不敛，所以致败症也。受伤若肠中作痛，按之不能宁者，内有瘀血也，用承气汤下之。下后仍痛，瘀血犹未尽也，用加味四物汤调之。按之不痛，血气伤也，用四物汤加参、芪、白术。下后胸胁作痛，肝血伤也，四君子汤加川芎、当归。下后发热，气血俱虚也，用八珍汤加当归、半夏。胸胁胀满，饮食不思者，肝脾气滞也，用六君子汤加柴胡、枳壳。切牙发搐者，肝盛脾虚也，用蜈蚣散加川芎、山栀、钩藤、天麻。以上须要谨慎，不可妄用也。

石菖蒲

【别名】昌本、菖蒲、昌阳、昌草、尧时薤、尧韭、木蜡、阳春雪、望见消、水剑草、苦菖蒲、粉菖、剑草、剑叶、菖蒲、山菖蒲、溪菖、石蜈蚣、野韭菜、水蜈蚣、香草。

【植物形态】

多年生草本，根茎横卧，直径 5 ~ 8mm，外皮黄褐色。叶根生；剑状线形，长 30 ~ 50cm，宽 2 ~ 6mm，罕达 1cm，先端渐尖，暗绿色，有光泽，叶脉平行，无中脉。花茎高 10 ~ 30cm，扁三棱形；佛焰苞叶状，长 7 ~ 20cm，宽 2 ~ 4mm；肉穗花序自佛焰苞中部旁侧裸露而出，无梗，斜上或稍直立，呈狭圆柱形，柔弱，长 5 ~ 12cm，直径 2 ~ 4mm；花两性，淡黄绿色，密生；花被 6，倒卵形，先端钝；雄蕊 6，稍长于花被，花药黄色，花丝扁线形；子房长椭圆形。浆果肉质，倒卵形，长宽均约 2mm。花期 6—7 月。果期 8 月。

生长于山涧泉流附近或泉流的水石间。分布于长江流域及其以南各地。

本植物的叶（菖蒲叶）、花（石菖蒲花）亦供药用。

【功能主治】

开窍，豁痰，理气，活血，散风，去湿。治癫痫，痰厥，热病神昏，健忘，气闭耳聋，心胸烦闷，胃痛，腹痛，风寒湿痹，痈疽肿毒，跌打损伤。

化湿开胃，开窍豁痰，醒神益智。用于脘痞不饥、噤口下痢、神昏癫痫、健忘耳聋。

①《神农本草经》："主风寒湿痹，咳逆上气，开心孔，补五脏，通九窍，明耳目，出音声。"

②《名医别录》："主耳聋，痈疮，温肠胃，止小便利，四肢湿痹，不得屈伸，小儿温疟，身积热不解，可作浴汤。聪耳目，益心智。"

③《药性论》："治风湿顽痹，耳鸣，头风，泪下，杀诸虫，治恶疮疥瘙。"

④《日华子本草》："除风下气，除烦闷，止心腹痛，霍乱转筋。治客风疮疥，涩小便，杀腹藏虫。耳痛：作末、炒，承热裹窨，甚验。"

⑤王好古："治心积伏粱。"

⑥《滇南本草》："治九种胃气，止疼痛。"

⑦《本草纲目》："治中恶卒死，客忤癫痫，下血崩中，安胎漏。散痈肿。捣汁服，解巴豆、大戟毒。"

⑧《本草备要》："补肝益心，去湿逐风，除痰消积，开胃宽中。疗噤口毒痢，风痹惊痫。"

⑨《本草再新》："止鼻血，散牙痈。"

⑩广州部队《常用中草药手册》："治风湿性关节炎，腰腿痛，消化不良，胃炎，热病神昏，精神病。"

⑪《广西中草药》："治癫狂，惊痫，痰厥昏迷，胸腹胀闷或疼痛。"

三骨散外敷治疗骨延缓愈合153例临床研究

李 伟
河南省南阳市宛城区中医骨科医院，河南 南阳 473121

骨延迟愈合是骨科的疑难病证，我院成立了以高庙骨科第四代传人李成海为首的课题攻关组，以清代祖传之“三骨散”秘方外敷治疗骨延缓愈合。近3年来，我们运用三骨散外敷治疗骨延缓愈合，共153例，并设对照组观察，结果观察组的疗效明显优于对照组，现总结报告如下。

一、临床资料

1. 一般资料

自1993年2月—1996年12月共收治306例骨延缓愈合的病人，依病人出生月的单、双号随机编号分组，单数为观察组，双数为对照组，每组病例用随机调整分组结果，病例均为153例，其中观察组男90例，女63例；年龄最小29岁，最大61岁，疗程最短125天，最长382天；其中上肢骨58例（肱骨干41例，尺桡骨17例），下肢骨95例（其中股骨干46例，胫腓骨49例）。绝大部分内固定或牵引超半年未愈合转入我院。全部病人均符合骨迟缓愈合诊断标准。其中纳入病例（排除病例标准）均按三骨散外敷治疗骨延缓愈合研究方案的标准执行，对照组以上情况与观察组相比无差异。

2. 治疗方法

（1）观察组：去除内固定不妥的钢板及髓内针或石膏，固定较好的钢板髓内针保留，用白酒将三骨散调湿润装布袋内绕骨折外1周，夹板固定每天用白酒从药袋外面滴3～4次，以保持药粉湿润增加疗效，每7天换药1次，换4次为1疗程。

（2）对照组：服吉林四平制药厂生产的接骨丹，每次1.5g，每日3次，口服4周为1疗程。

二、结果

1. 疗效标准

（1）痊愈:骨折愈合，畸形矫正，对线对位良好，局部无肿胀疼痛，活动正常。

（2）临床治愈：骨折愈合，畸形矫正，对线对位良好，达到功能复位的要求，局部肿胀疼痛消失，活动功能基本正常。

（3）好转：骨折接近愈合，骨折线模糊，有较多的连续性骨痂，对线对位欠佳，但接近功能复位要求，局部肿胀、疼痛及活动功能改善。

（4）未愈：骨折未愈合，畸形未矫正，局部肿胀疼痛较明显，活动功能严重障碍。

2. 治疗结果

观察组153例，痊愈50例，临床治愈67例，好转17例，未愈19例。显效率76%，有效率88%。对照组153例，痊愈34例，临床治愈60例，好转23例，未愈36例，显效率61%，有效率76%。x^2=8.0755，P<0.01。

3. 讨论

骨折愈合的过程实质即“瘀去、新生、骨合”的过程。其愈合可经血肿、纤维素性骨痂、骨性骨痂、骨改建四期，多方面因素均可影响骨折愈合而引起骨迟缓愈合。导致骨延缓愈合成因多为：①骨折后多次手法反复整复；②骨过度牵引；③手术内固定及石膏固定不妥；④局部血供不良；⑤断端血肿过大；⑥整复后对位较差；⑦合并局部感染；⑧有死骨或异物。上述因素，使骨折愈合时间延长后，断端相互分离，骨痂稀少或萎缩光润，骨髓腔封闭、骨端硬化形成骨不愈合。目前对此治疗尚缺乏有效的药物及方法。

三骨散以“跌打损伤，皆瘀血在内而不散也，血不活则瘀不能去，瘀不去则折不能续”作为理论指导原则，选用制狗骨、制鸡腿骨、海螵蛸、生龙骨、制乳没、制牛蹄壳、制象皮、骨碎补、煅自然铜、三七参、土鳖虫、续断、合欢皮、五加皮、肉桂皮、桂枝、冰片、白及、麝香、鹿茸、儿茶、血竭、马钱子、五倍子、九节风共25种药物共研细面备用。主要成份用三骨（狗骨、鸡骨、龙骨）、续断、九节风、煅自然铜，补肝肾、续筋骨、散瘀活络止痛为君，辅以鹿茸、五加皮、肉桂、骨碎补、制象皮、制牛蹄壳，温肾壮阳、生精益血、强筋补髓为臣，冰片、血竭、马钱子、三七参、制乳没、土鳖虫、合欢皮，散瘀、消肿止痛为佐，生白及、五倍子、儿茶、海螵蛸敛疮生肌、去瘀生新为使，麝香“通诸窍、开经络，透肌骨”，便于药物发挥疗效。诸药共用，共奏接骨续断、舒筋活络、散瘀活血、消炎止痛之功。

据药理分析，鹿茸对长期不易愈合和新生不良的溃疡、伤口均能增强其再生过程，能促进骨折的愈合。九节风对活体骨痂同位素169Yb镱测定对抗折时间、抗折力、骨胶原纤维的观察，具有明显的促进骨愈合的作用。续断，《本草求真》谓“疏通气血筋骨第一药也”，有促进骨样组织的再生作用。血竭能使局部组织供血及代谢旺盛，促使纤维母细胞增生，形成纤维性骨痂，加快骨折的修复愈合。乳香，“香辛走散，散血排脓，通气化滞为专功也。故痈可理，折伤可续……”没药配乳香谓外科伤科之佳品，有收敛及抗炎作用。自然铜，长于散瘀止痛，为伤科接骨的要药，能促进骨痂的生长，量多且成熟，抗折力较对照组强，能促进骨髓本身及周围血液中网状细胞和血色素的增生，且使骨拆愈合的牵引力比对照组大，横牵引力可加强36% ~ 53%，旋转牵引力可加强60%。马钱子可对感觉神经末梢有麻痹作用，从而达到止痛之功。桂枝活血通经，可增强其他活血化瘀的功能及抗局部过敏抗菌作用。狗骨、鸡骨均有明显的抗炎、促进愈合，使骨痂生长快、量多且较成熟，抗折力强。五加皮能耐缺氧，抗应激反应，调节血细胞及血压作用，对损伤及导致局部瘀血、缺氧有抵御作用。诸药合用，共奏活血化瘀、消炎止痛、舒筋活络、接骨续断之功。

三骨散毒副作用小，我们采用治疗量的600倍剂量浸入乙醇内提浓缩，或浸入水内提取浓缩做成浸膏，分别把兔子后腿备皮外敷1周，保留10天，然后观察局部情况，无肿胀、过敏，腿径、周径、厚度、湿度无变化，提示三骨外敷治疗骨延缓愈合较为安全可靠，无毒副作用，与临床实践是一致的。

红豆蔻

【别名】红豆（王好古）、红蔻（《本草述钩元》）、良姜子（《广西中药志》）。

【植物形态】

多年生草本。根茎粗壮。叶2列，几无柄；叶片狭长椭圆形，先端急尖，有短尖头，基部楔形，叶缘厚膜质具纤毛，下面被疏毛或无毛，叶舌先端钝。圆锥花序顶生，花序轴被毛；每一花枝上有花3~6朵，花萼管状，先端3浅裂，有缘毛；冠管与萼管约等长，裂片3，绿白色，长圆形，上方裂片稍宽，先端兜状；唇瓣倒卵形至长圆形，白色，中间略加厚，并有红色条纹，雄蕊1枚，与唇瓣约等长，花药长圆形，先端无药隔附属物；唇瓣基部着生有2枚退化雄蕊，披针形；子房下位，3室，柱头略膨大，先端下陷，具缘毛。蒴果矩圆形或卵圆形，中部略收缩，顶端有宿萼，熟时红色。种子3~6粒，多角形，棕黑色，外被浅棕色膜质假种皮。花期6—7月，果期7—10月。

【功能主治】

散寒，燥湿，消食。治脘腹冷痛，呕吐泄泻，噎膈反胃，疟疾，痢疾。

①《药性论》：“治冷气腹痛，消瘴雾气毒，去宿食，温腹肠，吐泻，痢疾。”

②《本草拾遗》：”治肠虚水泻，心腹绞痛，霍乱，呕吐酸水，解酒毒。”

③《本草纲目》：“治噎膈反胃，虚疟寒胀，燥湿散寒。”

④《本经逢原》：“止呕进食，大补命门相火。”

⑤《医林纂要》：“温中散寒，醒脾燥湿。”

⑥《南宁市药物志》：“外用治汗斑。”

大黄附子汤合真武汤 LgA 肾病肾阳衰微型的临床观察

李国正

南阳市宛城区红泥湾镇卫生院，河南　南阳　473014

【摘要】[目的] 观察大黄附子汤合真武汤、雷公藤多甙及醋酸泼尼松片治疗肾病肾阳衰微型 LgA 肾病的临床效果。[方法]145 例随机分组为对照组和观察组 72 例。两组均用雷公藤多甙及醋酸泼尼松片治疗，观察组加用大黄附子汤合真武汤治疗。[结果] 观察组总有效率高于对照组（$P<0.05$），两组不良反应总发生率比较差异无统计学意义（$P>0.05$）。[结论] 大黄附子汤合真武汤、雷公藤多甙及醋酸泼尼松片 LgA 肾病肾阳衰微型效果好且安全。

【关键词】LgA 肾病；肾阳衰微型；中西药合用；对照治疗观察

LgA 肾病近年来发病患者明显年轻化趋势，约占肾脏疾病的 42%[1]。风热内扰而致肾阳衰微型 LgA 肾病较为常见，以往临床多用细胞毒类药物，免疫抑制剂治疗，但不良反应较多，且价格昂贵，临床效果亦有待提高。本研究用大黄附子汤合真武汤、雷公藤多甙及醋酸泼尼松片治疗 LgA 肾病肾阳衰微型效果较好，报道如下。

一、临床资料

临床患者共 145 例，均为 2017 年 3 月至 2019 年 3 月我院收治的肾阳衰微型 LgA 肾病患者，随机分为观察组 73 例和对照组 72 例。观察组女 28 例，男 45 例；年龄 22~69 岁，平均（48.72+6.51）岁。对照组女 27 例，男 45 例，年龄 24~69 岁，平均（49.01+5.64）岁。两组临床资料比较差异无统计学意义（$P>0.05$），具有可比性。

纳入标准：①经肾病安全活检术病理检查诊断为 LgA 肾病；②符合《中药新药临床研究指导原则》中肾阳衰微型诊断标准；③病理分级Ⅱ～Ⅲ级；④知情同意。

排除标准：①糖尿病肾病；②播散性结核；③肥胖相关性肾病；④血清阴性关节炎；⑤阻塞性细支气管炎；⑥淋巴小细胞癌；⑦间质性肾炎。

二、治疗方法

两组均给予雷公藤多甙及醋酸泼尼松片治疗。雷公藤多甙片（鲁南厚普制药有限公司，批准文号 Z37020344）20mg，tid；醋酸泼尼松片（重庆麦德林药业有限公司，批准文号 H50020521）10 mg，qd。

观察组加用大黄附子汤合真武汤治疗。药用大黄 15g，附子 12g，细辛 5g，茯苓 10g，白术 10g，芍药 10g，生姜 3 片，大枣 10 枚，水煎服，1 次 150mL，1 日 3 次。

两组均连用 2 个月。

三、疗效标准

（1）显效：腰部酸困，双下肢水肿等症状体征明显改善，24h 蛋白尿定量减少大于 30mg 或恢复正常。

（2）有效：腰部酸困疼痛，双下肢水肿等症状体征有所改善，24h 蛋白尿定量减少 10~30mg。

（3）无效：腰部疼痛，双下肢水肿等症状体征未改善，24h 蛋白尿定量减少小于 10mg。

用 SPSS 23.0 软件处理，计数资料以（%）表示，用 x^2 检验，$P<0.05$ 为差异有统计学意义。

四、治疗结果

两组疗效比较见表 1。

表 1　两组疗效比较例（%）

组别	例	显效	有效	无效	总有效率
观察组	73	28	38	7	90.83%
对照组	72	19	35	18	77.32%
x^2	–	–	–	–	6.321
p	–	–	–	–	0.012

两组不良反应比较见表 2。

表 2 两组不良反应比较

组别	例	显效	有效	无效	总有效率
观察组	73	2	1	2	5.42
对照组	72	0	1	1	2.71
x^2	–	–	–	–	0.157
p	–	–	–	–	0.681

五、讨论

醋酸泼尼松片属肾上腺皮激素药品，应用于肾阳衰微型 LgA 肾病治疗，能发挥免疫抑制，抗炎、抗过敏抗风湿等用作。雷公藤多甙应用于肾阳衰微型 LgA 肾病治疗，能减少基底系膜阴性电荷丧失，抑制肾系膜基质及细胞增生，同时能起到抑制免疫、抗炎、抑制 T 细胞增殖、抑制 KB 产生，诱导 T 细胞调亡等作用[2]。

LgA 肾病属中医“水肿”“尿血”“腰痛”等范畴。疗机为先天禀赋不足，外感风热之邪，而致脾胃亏虚，思虑劳倦过度，气血失和，脾胃操作，瘀血阻络，运化失司，血络损伤[3]。疗情迁延，正气耗损，发作反复，邪气仍盛，可见 LgA 肾病属虚实夹杂，标实本虚之证，标实为湿热、瘀血、痰凝外感；本虚为肾阳虚。慢性发作阶段常因瘀血、肝肾夹湿热或痰湿，脾肾阳虚运化无力所致；急性发作阶段多因感受风热之邪所引起。湿热肾虚引发 LgA 肾病蛋白尿为主要病理机制，故基本治则为补肾清利而肾阴衰微为该病最常见证实，治疗应以补肾、温阳、固元、清利为主[4]。大黄附子汤合真武汤组方中温肾助阳、清热祛瘀、化气行水、平衡阴阳。附子、大黄、细辛、芍药、白术、茯苓、生姜、大枣，温肾助阳、补脾利湿，大黄清热祛湿、泻下逐瘀，作以芍药、茯苓，柔肝健脾利水[5]，诸药合用标本兼顾，共奏补肾益气、健脾、清利之功效。现代药理研究表明，附子、大黄、细辛、芍药、白术、茯苓、生姜、大枣能改善肾脏灌注提高机体免疫力，增强系膜细胞消化及吞噬功能，继而有效修复肾脏病变，减少蛋白尿症状[6]。

综上所述，大黄附子汤合真武汤联合雷公藤多甙及醋酸泼尼松片治疗 LgA 肾病肾阳衰微型效果较好且安全。

参考文献

[1]叶海亮,江燕、孙伟,湿阳益气法联合雷公藤多甙片治疗肾阳衰微型LgA肾病22例 [J].河南中医,2016:36.

[2]马景斌,雷公藤多甙联合卡托普利治疗肾病的临床观察[J].中药处方药,2016,14(1):80–81.

[3]吕柳柳、潘龙,肾消汤联合雷公藤多甙片治疗糖尿病肾病Ⅳ型肾阳虚瘀浊证28例[J].现代中医药,2017.37.

[4]薛清,大黄附子汤合真武汤治疗糖尿病肾病肾阳虚、肾络瘀阻证临床研究[J]中医学报,2017.32(2):213–217.

[5]杨义龙、张艳娟等真武汤治疗LgA肾病的临床观察[J].现代中医药,2017.37(3):29–33.

[6]李雪松,大黄附子汤合真武汤治疗糖尿病肾病Ⅳ期(脾肾阳虚,瘀浊内阻证)的疗效观察[D]. 长春中医药大学 2014.

中药穴位贴敷与布地奈德雾化吸入治疗慢性阻塞性肺疾病的价值报告

卢世耀
宛城区仲景第二社区服务中心，河南　南阳　473000

一、背景

慢性阻塞性肺疾病（COPD）属于临床中比较常见的呼吸系统疾病，该疾病的临床症状多表现为气短、咳嗽、咳痰等[1]。目前对于COPD疾病多实施糖皮质激素以及支气管扩张等药物进行干预对患者的肺部功能进行改善[2]。如果不及时进行治疗，会导致肺源性心脏病甚至是呼吸衰竭等并发症。因此对该疾病治疗方案进行深入研究，对提升临床治疗效果具有重要意义。

二、目的

分析在COPD患者中实施中药穴位贴敷与布地奈德雾化吸入治疗的效果以及临床运用价值。

三、现状分析

慢性阻塞性肺疾病（COPD）是一种以气流受限为主要特点的疾病，并且该疾病气流受限还呈现进行性进展，属于与肺部相关的慢性呼吸疾病，据调查后发现该疾病是目前全球死亡原因第四的疾病[3]。目前临床中对多以西药进行治疗，给予患者糖皮质激素进行疾病的控制，给予患者布地奈德混悬液进行雾化吸入治疗，能够直接将药物作用于病变部位，缓解患者的临床症状[4]。在中医学中COPD属于“痰饮”“喘证”“咳嗽”以及“肺胀”的范畴，内因是气阳虚衰，而外因则是外邪入侵导致，而导致患者疾病发生的主要原因是瘀血和痰浊，两者相互影响，如不控制可进一步推进疾病的发展。在中医学中，对患者实施中医外治，主要体现了辨证论治以及中医的整体观念，在患者的腧穴、皮肤以及孔窍等部位给予中药干预，能够有效发挥其疏通经络、调和气血以及扶正祛邪的效果[5-6]。此次研究就从我院2019年6月—2021年6月期间选取出100例研究对象，将其分为两组各50例，实施不同的治疗方案，观察中药穴位贴敷与布地奈德雾化吸入治疗的临床运用价值，报道见下。

四、实施方案

此次研究纳入研究对象100例，选取时间段为我院2019年6月—2021年6月期间，随机将患者分为两组各50例，收集患者的资料进行对比，其中对照组实行西医治疗，观察组在其基础上联合实施中药穴位贴敷治疗。对照组中男性患者28例，女性患者22例，患者年龄范围40~70岁，平均年龄（54.89±6.79）岁，病程范围2~10年，平均病程（6.01±1.82）年；观察组中有男性患者26例，女性患者24例，患者年龄范围40~70岁，平均年龄（54.91±6.82）岁，病程范围2~10年，平均病程（6.02±1.75）年。两组患者对比后符合研究开展条件（$P>0.05$）。

（1）纳入标准：①患者对研究知情，并同家属意见一致自愿参与；②所有患者均确诊为COPD；③研究经伦理委员审核后实施。

（2）排除标准：①患者存在心血管疾病；②患者存在认知功能障碍等疾病。

五、材料方法

本次研究中纳入的所有患者均需要对其实施常规健康检查，对患者的肺部功能进行观察，对患者实施常规治疗，其中包含了β受体激动剂、氨茶碱、抗生素和吸氧治疗，对照组患者在其基础上联合实施布地奈德混悬液雾化吸入治疗，建议对患者每天实施2次治疗，每次布地奈德混悬液使用剂量为2mg，使用我院的雾化器，采用氧气动力进行药物的驱动吸入。观察组患者则在对照组患者的基础上对其采取中药穴位贴敷治疗，首先需要依照中医辨证的方法对患者进行分类，鉴别患者属于哪一种类型的疾病如肺肾虚咳型、热痰咳嗽型、痰瘀阻肺型，不同的疾病类型需要采用不同的治疗方法。肺肾虚咳型需要使用金匮肾气丸合玉屏风散加减，热痰咳嗽型需要使用二陈汤合三子养亲汤加减，痰瘀阻肺型需要采用小陷胸汤或者是大柴胡汤加减。所有类型的患者均实施贴敷穴位治疗，穴位涉及了肺俞、足三里、膻中、脾俞、风门、肾俞等，每天敷贴1次，每次时间控制在3~4h之间，一疗程为10天，治疗3个疗程。

六、结果评价

观察组患者肺部功能高于对照组（$P < 0.05$），见表1。

观察组患者炎症因子水平均低于对照组（$P < 0.05$），见表2。

七、讨论分析

慢性阻塞性肺疾病（COPD）是目前临床中最为常见的呼吸系统疾病，该疾病主要集中于中老年人群，以气流受限为主要特征并且呈现为进行性进展[7]。由于疾病的影响再加之患者自身免疫能力较低，患者的生活质量受到了严重的影响，对其生命安全也产生了威胁。COPD是目前老年患者死亡的重要原因之一。

通过查阅相关资料发现，COPD疾病的进一步发展，还涉及了中性粒细胞、T淋巴细胞以及巨噬细胞等炎症细胞对肺部组织的侵润，疾病的发展会伴随炎性介质的大量释放，这也是疾病进一步发展的重要原因之一[8-9]。目前临床中对于疾病的治疗多实施西医干预，部分患者可采取中医治疗。西医治疗主要是患者实施药物雾化吸入干预，将药物直接作用于患者的肺部病变组织，提升局部的药物浓度。药物通过雾化器转化为更小的微粒悬浮于气体中，患者通过吸入治疗将其沉积于肺部中，进一步提升疾病治疗的效果。在西医治疗中常使用布地奈德混悬液，该药物属于一种新型的糖皮质激素药物，可以在稀释之后进行小剂量的治疗，将其作用于肺部，在患者的气道中达到有效的药物浓度。通常情况下该治疗方式起效时间在4~6h，能够直接对病灶部位起效，并且该药物还有消炎的作用，能够进一步提升β2受体激动剂的扩张效果，然而与传统的用药途径相比，不仅减少了药物的使用剂量，而且能够将药物直接作用于肺泡以及血液中，进一步提升了疾病的治疗效果，还能够减少药物的副作用，同时该治疗方法能够提升患者的治疗配合度[10]。吸入式的治疗可以对病人的病情有所缓解，但是因为大部分都是激素，所以长期使用会引起对激素的抗药性，严重的还会出现一些不良反应。

中医学对COPD深有研究，它属于“咳喘，肺胀，痰饮”的范畴，气阳虚衰是其内在原因，外邪侵袭，痰瘀互结是其主要致病因子，两者交互作用，并发于同一病机。中药外贴属于中医治疗的一种行之有效的方法，该治疗方法体现了中医特色治疗的观念，并且在患者的皮肤、孔窍以及腧穴等处使用中药，以达到调和气血以及疏通经络的效果。中医药理论将COPD划分为热痰咳嗽、寒痰咳嗽、肺肾虚

表1　对比两组患者肺部功能（$\bar{x} \pm s$）

组别	例数	PEF%		FEV1%		FVC%	
		治疗前	治疗后	治疗前	治疗后	治疗前	治疗后
观察组	50	68.37 ± 5.59	85.27 ± 8.15	71.57 ± 2.43	82.75 ± 16.38	70.37 ± 8.07	82.27 ± 15.51
对照组	50	68.42 ± 5.67	72.67 ± 8.24	72.11 ± 2.85	76.16 ± 15.89	70.51 ± 7.75	75.29 ± 15.68
t	–	0.264	8.642	0.197	6.197	0.371	5.828
p	–	0.829	0.000	0.921	0.000	0.429	0.000

表2　对比两组患者炎症因子（$\bar{x} \pm s$）

组别	例数	IL-6（ng/L）		TNF-α（ng/L）	
		治疗前	治疗后	治疗前	治疗后
观察组	50	53.04 ± 3.86	39.15 ± 2.75	11.79 ± 3.46	7.49 ± 1.75
对照组	50	52.97 ± 3.79	42.01 ± 2.86	11.85 ± 3.29	9.24 ± 1.89
t	–	0.519	9.164	0.428	8.427
p	–	0.467	0.000	0.759	0.000

咳、痰瘀阻肺等，故在临床上应按其分型，分别进行辨证施治，以实现祛风祛湿、温肺化饮、平喘祛痰等功效。“金匮肾气丸”与“玉屏风散”组合，能清肺热，降痰降逆，适合于“热痰”型病人；二陈汤合三子养亲汤合组，以化痰降气，健脾燥湿为主，而大柴胡汤合组，则以活血化痰为主，对COPD痰瘀阻肺证尤为适宜。此次研究后发现观察组患者的肺功能均高于对照组，并且炎症因子水平低于对照组（$P < 0.05$）。结果表明，这两种治疗方式相互补充，既可迅速缓解病人的临床症状，又可减少激素药物的使用量，减少副作用。

八、结论

综上所述，此次研究对COPD患者实施了布地奈德混悬液吸入治疗联合中药穴位贴敷干预，能够对患者的肺部功能进行有效的改善，还降低了患者的炎症因子水平，控制疾病的进一步发展，在调节患者免疫功能方面有一定的积极作用，减少了患者副作用的发生率，中西医结合的治疗方式具有显著的临床运用价值，因此建议推广。

参考文献

[1] 王亚静,李利华. 布地奈德福莫特罗对慢性阻塞性肺疾病患者呼吸功能的影响[J]. 深圳中西医结合杂志,2021,31(4):32-33.

[2] 雷海兴,李慧,韩红. 布地奈德福莫特罗对肺癌合并慢性阻塞性肺疾病患者肺功能及生活质量的影响[J]. 癌症进展,2022,20(6):573-576.

[3] 王颖,郭少鸣. 噻托溴铵治疗慢性阻塞性肺疾病患者的临床效果及对免疫功能、炎症反应的影响[J]. 中国医学创新,2022,19(12):136-140.

[4] 吉晓娇,黄敬霞,封景丽. 布地奈德联合福莫特罗对老年哮喘并慢性阻塞性肺疾病患者肺功能及白细胞介素-6-13超敏C反应蛋白水平的影响[J]. 中国药物与临床,2021,21(5):776-778.

[5] 朱才亮. 布地奈德福莫特罗联合肺康复训练对基层中重度慢阻肺患者稳定期肺功能以及生活质量改善情况的效果观察[J]. 中国当代医药,2021,28(10):67-70.

[6] 庞土富,易震南,陈祖光,等. 布地奈德福莫特罗粉吸入剂联合无创呼吸机治疗COPD合并Ⅱ型呼吸衰竭的疗效及其对氧合功能的影响[J]. 广东医科大学学报,2021,39(2):154-156.

[7] 许科科. 通宣理肺颗粒联合布地奈德福莫特罗吸入剂治疗慢性阻塞性肺疾病急性发作期临床研究[J]. 新中医,2022,54(8):85-88.

[8] 王瑜. 中药穴位贴敷联合二陈汤加减对慢性阻塞性肺疾病急性加重期患者血气及炎性因子水平的影响[J]. 中医临床研究,2021,13(5):38-40.

[9] 李艳嫦,官建葵,梁斯娜,等. 中医体质辨识联合中药穴位贴敷辅助治疗慢性阻塞性肺疾病稳定期的临床观察[J]. 基层中医药,2022,1(7):36-42.

[10] 邱晓燕,陈菊红. 氧气雾化吸入联合中医穴位贴敷在治疗老年慢性阻塞性肺病中的应用[J]. 饮食科学,2021,1(3):315-316.

玳玳花

【别名】 枳壳花（《草花谱》）、代代花（《饮片新参》）、酸橙花（《药材学》）。

【植物形态】

常绿灌木或小乔木，高5～10m。小枝细长，疏生短棘刺。叶互生；椭圆形至卵状长圆形，长5～10cm，宽2.5～5cm，先端渐尖，钝头，基部阔楔形，边缘具微波状齿；叶翼宽阔；革质，具半透明油点。花单生或簇生于叶腋；花萼杯状，顶端5裂，近卵圆形，有缘毛；花瓣通常5片，长矩圆形，白色；雄蕊约25枚，花丝基部连合成数束；子房上位，扁球形，花柱圆柱形，柱头头状。柑果橙红色（留在树上至次年夏间又转为污绿色），近圆球形，径7～8cm，有增大的宿存花萼；瓤囊约10瓣。种子椭圆形，先端楔形。花期5月。果熟期12月。

分布于我国南部各地，浙江、江苏、广东、贵州等地有栽培。

本植物的未成熟果实（枳壳）亦供药用。

【功能主治】

疏肝，和胃，理气。治胸中痞闷，脘腹胀痛，呕吐、少食。

①《饮片新参》：“理气宽胸，开胃止呕。”

②《动植物民间药》：“治腹痛，胃痛。”

③《浙江中药手册》：“调气疏肝。治胸膈及脘宇痞痛。”

中医针灸联合西药治疗糖尿病周围神经病变的临床疗效报告

卢世耀
宛城区仲景第二社区服务中心，河南　南阳　473000

一、背景

糖尿病周围神经病变（DPN）是糖尿病最常见的并发症之一，其主要表现为远端对称的感觉和运动障碍。这种疾病难以治愈，对患者的周围神经造成了严重损害，成为糖尿病患者残疾的主要诱因，极大地降低了患者的生活品质。DPN 的成因并未证实，现代医学认为与代谢紊乱、微循环障碍、氧化应激及其他因素有关。至今无有效治疗措施，西医通常综合采用基础治疗和对症治疗：控制血糖、改善代谢紊乱、促进微循环恢复、抗氧化治疗、神经保护措施等。然而，这些措施仅能临时延缓疾病进展，医生应尝试探索新的有效治疗方法。在治疗 DPN 方面，中医的辨证施治方法获得了令人满意的效果。中医理论认为，这种疾病的发生源于长期口渴、气耗尽、阴阳失衡、血液循环受阻以及气血功能障碍。针灸疗法被广泛应用于 DPN 的临床治疗中，可改善血气损伤，促进血液循环，缓解病变阻塞。

二、目的

观察针灸联合西药对 DPN 患者的治疗效果。

三、现状分析

NPD 是一种难以治疗的疾病，单一疗法治疗有限，有必要深入探讨各种疗法的优缺点，并制定一套补充疗法方案。多目标针灸对多种神经损伤的广泛特征具有明显的抑制作用。综合治疗和绿色安全已成为其独特的优势。因此，在进行基础治疗的同时，应考虑采用针灸的治疗。本研究旨在评估和分析针灸治疗 DPN 方案的疗效，并结合口服甲胺的良好结果，以优化针灸治疗 DPN 的综合疗法并充分利用其疗效。

四、实施方案

纳入 DPN 患者 130 例，均于 2020 年 8 月—2022 年 8 月期间在我院接受治疗。根据随机数字表法分为两组，各 65 例。观察组（男 / 女）=39/26（60.00%/40.00%），年龄 50~70 岁，平均（60.05 ± 4.87）岁。对照组（男 / 女）=40/25（61.54%/38.46%），年龄 50~70 岁，平均（60.04 ± 4.79）岁。两组间一般资料比较，$P > 0.05$。

（1）纳入标准：根据临床各项检测指标确诊为 DPN 的患者，FBG < 7.00mmol/L、2hPBG < 10.00mmol/L、HbAlc < 7.0%。

（2）排除标准：①年龄超过 80 岁；②合并严重并发症及严重脏器损伤；③其他原因导致的神经性病变；④运用其他药物治疗 DPN。

五、材料方法

所有患者接受西药治疗，治疗包括维生素 B_1，口服，每次 20mg，每日 3 次；甲钴胺片，口服，每次 0.5mg，每日 3 次；α－硫辛酸注射液，静脉滴注，加入 0.9% 生理盐水实施滴注，每日 1 次，所有患者药物治疗 14 天。

观察组在此基础上加入针灸治疗，穴位选择三阴交、足三里、内庭、解溪、阳陵泉、血海。运用 0.3mm × 50mm 毫针直刺 30 ~ 40mm 实施，得气后留针，使得针感于四肢末端实施传导。所有穴位运用提插捻转法 1 分钟，每日 1 次，一疗程 14 次，持续治疗 1 疗程。

六、结果评价

如表 1 所示，与对照组比较，观察组患者的治疗效果偏高，$P < 0.05$。

七、讨论分析

DPN 是糖尿病患者体内微血管病变引起的并发症之一，其临床发生率高且对患者的健康造成严重威胁。根据中医学理论，NPD 可归类到中医中的“血

表 1　疗效比较 [n(%)]

分组	例数	显效	有效	无效	总有效率
观察组	65	38（58.46）	26（40.00）	1（1.54）	64（98.46）
对照组	65	14（21.54）	39（60.00）	12（18.46）	53（81.54）
x^2	–	18.462	5.200	10.342	10.342
p	–	0.000	0.023	0.001	0.001

痹”“痹症”范畴[5]。利用针灸疗法刺激神经生长因子的释放，能够增强患者神经的滋养作用，调节身体状况，促进血液循环的加速。这样，有效地改善了患者微循环状态，并促进周围神经的血液和氧气供应，最终提升了神经元的传输速度。一般而言，糖尿病患者可能会患上 DPN，其典型症状包括四肢感觉异常、疼痛倾向和可能的对称症状，此外还有针刺、麻木、灼伤等不适感受，部分患者还可能经历痛苦的过敏症状[6]。根据现代医学理论，DPN 的主要病因机制是由于患者神经生理、免疫代谢、氧化应激和维生素缺乏等方面的变化所引发的损害。目前尚未发现明确的药物或治疗方法。因此，主要采取一系列治疗措施，包括恢复高血压和脂质紊乱的正常水平，还可使用抗氧化药物和调节神经细胞代谢，如甲钴胺及格列美脲等[7]。关于 NPD 的发病机制，已有多种理论提出，但尚未形成共识。目前认为，NPD 的发生与糖尿病并发症有关的线粒体超氧化物的生成有关。因此，抗氧化剂的使用在治疗 NPD 中日益重要。α－硫辛酸注射液是一种具有很强的抗氧化作用的物质，可以消除自由基与铜和铁结合的金属离子，抑制羟基离子（OH^-）的生成，有效地调节氧化应激水平，发挥出卓越的抗氧化功能。同时，与抗氧化剂注射联合使用可以改善 PDN 患者的临床症状，提高血管血流量，并提升 Na^+–K^+–ATP 酶在神经元中的活性，从而增加神经传导速率。

针灸治疗 PDN 有着悠久的历史，拥有牢固的理论基础。现代医生也充分吸收了针灸治疗 DNA 的理论，发现针灸在治疗 DPN 时，针灸点的选择、手术方法和相应的作用机理，具有较高的研究价值。在正常情况下，针灸的毫针选择应 NPN 根据的差异理论，选择三阴交的针灸，以改善四肢的麻木和肌肉力量的减弱。本研究探讨了一种治疗性针灸方法，所选用的穴位符合“独取阳明”针灸理论。具体而言选用了足三里、内庭、解溪等穴位，其他分别属于阳明足胃经的穴位。通过针灸这些穴位，可以促进患者肠道的血流增加，有助于改善患者的症状[8]。研究团队对针灸进行了研究，发现阳陵泉和血海是针灸的关键穴位。阳陵泉位于肌筋的特定位置，针灸作用于此处可以促进神经循环。而血海位于肩腔，其代表着脾脏中的血液聚集。因为气体物质的分布范围广泛，所以被称为“血海”。血海在针灸中具有引流和排血的作用，是针灸中不可或缺的血液组成部分。血海针灸能够有效地帮助患者进行周围引流，促进血液的排除。此外，三阴交作为足三里阴经交会穴，在针灸中可以通过三阴交针灸来提升血液的活力，并发挥肝肾的优势作用，从而体现出治疗效果。此外，我们还需根据患者的具体病情，需考虑是否使用针灸。作为机体疾病的重要治疗方式，针灸能促进血液循环，舒缓经络，进而改善和消除患者的疼痛和麻木感。

西医是 DPN 的重要治疗方案，尽管西医可以有效降低血糖水平，但长期用药会导致不良反应增多，而且患者往往对药物依从性较低，这严重影响了临床疗效和预后质量。相比之下，中医在治疗该疾病方面具有独特的优势。中医认为该病属于缺血状态，中医通过疏通经络、改善血液循环来治疗，以达到解除四肢进食障碍的目的。针灸具备良好的特异性和整体特性，可有效温暖静脉、放松经络、协调气血，极大改善气经络阻塞，有助于提升机体微循环，促进神经突触再生和修复，进而加速神经传导速度，最终实现疾病改善的目标。该研究以针灸为依据，其具有镇静血液作用，对脾脏和胃的健康有影响；脾脏可以增强血液功能；治疗肾都可以补充水分并调节血液；针灸对特定部位进行操作，鼓洞有助于排除气血，提供肌肉支撑；针灸可解决相关问题，促进气阴协调；通过针灸血液空腔，旨在恢复血液的正常循环[9-10]。

本研究采用西医惯例控制血糖和血脂的治疗方法，包括静脉注射 α－硫辛酸注射液和维生素 B，以及口服药物。与对照组相比，在观察组中引入了针灸疗法。研究结果表明，患者的临床症状得到明显改善，并且神经传导速度显著提高。研究证实，针灸疗法可以显著改善患者的临床症状，同时增加神经传导速度。针灸不仅可以缓解 DNA 患者的身心疼痛，而且使用方便、安全、经济，值得推荐在临床上广泛应用。

八、结论

综上言之，DPN 的主要临床症状是肢体末梢感觉异常，一般呈对称性分布，类似于穿袜子或戴手套的感觉，伴有麻木、刺痛、灼热或踩在棉垫上的感觉，偶尔还会出现痛觉敏感。

中医针灸结合西药治疗可以改善 DPN 患者的血糖水平、神经传导速度和神经症状，提高治疗效果。因此，可以看出这种方法对于治疗 DPN 患者具有良好的疗效。

参考文献

[1] 方文煌,陈雪颖,邱英明. 中医针灸联合西药治疗糖尿病周围神经病变的临床疗效[J]. 糖尿病新世界,2021,24(14):21-24,44.

[2] 王芹,陈青,李成国,等. 针灸联合加味黄芪桂枝五物汤对糖尿病周围神经病变患者神经传导速度的影响[J]. 浙江中医杂志,2021,56(8):604-605.

[3] 闻哲,肖晓桃,陈硕,等. 针灸联合常规西药治疗糖尿病周围神经病变患者的效果[J]. 中国民康医学,2021,33(20):94-96.

[4] 卢春键,刘薇,林少霞,等. 五种常用中医外治法联合常规西药治疗糖尿病周围神经病变有效性和安全性的贝叶斯网状Meta分析[J]. 中国全科医学,2022,25(33):4106-4116.

[5] 廖丽媛,陈锦波. 温针灸联合中药汤剂治疗糖尿病周围神经病变的临床疗效及对神经传导速度的影响[J]. 反射疗法与康复医学,2021,2(3):39-41.

[6] 冯云,李焕云. 通心络胶囊联合温针灸疗法治疗糖尿病周围神经病变的临床效果[J]. 临床医学研究与实践,2022,7(9):147-150.

[7] 王洪博. 针灸联合黄芪桂枝五物汤治疗糖尿病周围神经病变疗效分析[J]. 糖尿病新世界,2021,24(24):13-16.

[8] 王利娜,方朝晖,费爱华,等. 温针灸联合益气滋阴方治疗糖尿病周围神经病变及对患者氧化应激水平及神经电生理的影响[J]. 陕西中医,2022,43(2):248-251.

[9] 刘振洲,赵福成,任伟华,等. 独活寄生汤联合针灸疗法治疗糖尿病周围神经病变的临床疗效观察[J]. 实用中西医结合临床,2021,21(16):19-20.

[10] 朱新龙,崔常香. 中医针灸联合甲钴胺片治疗糖尿病周围神经病变的临床疗效[J]. 反射疗法与康复医学,2022,3(14):53-56.

见血清

【别名】羊耳蒜、立地好、毛慈姑、岩芋、黑兰、矮胖儿、肉螃蟹、铁耙梳、倒岩提、走子草、肉龙箭、香花羊耳蒜、紫星羊耳蒜、香羊耳蒜。

【植物形态】

脉羊耳兰。

多年生草本。根状茎发达，褐色，横卧，其上着生细长的根数条；假鳞茎数枚，短，肉质，基部稍厚，高 2.5 ~ 7cm，表面有节。叶 2 ~ 3 枚，薄，卵形至矩圆形，长 5 ~ 10cm，先端渐尖，全缘，基部鞘状抱茎。总状花序疏散，长 7 ~ 15cm；苞片细小；萼片和花瓣淡紫色，长约 8mm，侧面 2 枚萼片狭矩圆形，背面 1 枚和花瓣践形；唇瓣绿紫色，卵形或倒卵形，先端钝或凹入，基部有 2 个小瘤体；蕊柱白色，内弯，有翅，翅每边有一尖角或齿。蒴果纺锤形。花期夏月。

生于溪边石罅间或林下阴处。分布于浙江、广东、四川、贵州等地。

【功能主治】

凉血止血，清热解毒。治吐血，咯血，肠风下血，血崩，手术出血，小儿惊风，热毒疮疡，蛇咬伤。

①《民间常用草药汇编》："清血，凉血，止血。治牙痛。酒泡服治跌打损伤。"

②《浙江民间常用草药》："清热解毒，补肺止血。"

③《四川常用中草药》："生新散瘀，清肺，止吐血。治各种吐血，劳伤咳嗽，肺肾阴虚咯血，肠风下血，红崩，拔脓生肌，刀伤。"

④《贵州药植目录》："治劳伤，小儿走子，搭背。"

多奈哌齐、银杏叶片联合治疗脑梗死后认知功能障碍的效果报告

卢世耀

宛城区仲景第二社区服务中心，河南 南阳 473000

脑梗死属于神经内科高发疾病之一，在脑血管疾病中发病率高达60%，脑梗死发病因素较多，其中包括高血压、糖尿病等慢性疾病、遗传因素、环境因素等。随着经济生活变迁，人们日常行为习惯改变，脑梗死发病率总体呈现逐年上升、低龄化趋势，需要临床保持关注。脑梗死患者即使接受临床科学治疗，其疾病症状趋于好转，但由于疾病对其认知功能的破坏，患者出院后仍存在精神异常、记忆力下降等症状，不仅影响患者日常生活质量，而且导致其出现较大心理、生理及经济压力[1]。因此，需要临床在改善患者疾病症状的同时，帮助其逐渐恢复认知功能，以促进临床治疗水平的提升。临床治疗脑梗死患者时，多采用西药治疗方式，虽对患者疾病症状存在积极改善意义，但在认知障碍改善方面收效甚微，基于此，为满足脑梗死患者以及临床治疗需求，我院就2016年1月—2018年12月收治的60例脑梗死患者展开研究，具体报告内容如下。

一、资料与方法

1. 一般资料

选择2016年1月—2018年12月收治的60例患者。

（1）纳入标准：①有完整资料，中途未更改治疗方案；②经头部CT等影像学，符合脑梗死指征[2]；③患者存在脑梗死后认知障碍；④本人和（或）家属签署知情同意书。

（2）排除标准：①合并严重神经系统疾病；②存在意识障碍，严重影响临床配合度；③对研究用药过敏；④合并免疫系统、循环系统疾病。

（3）分组方式：按照电脑随机选择法分为两组，各自30例。对照组年龄50~75岁，均值（63.81±6.77）岁；糖尿病17例，高血压29例，高脂血症15例；病程5～8月，均值（7.12±0.69）月。观察组年龄52~75岁，均值（64.04±6.70）岁；糖尿病15例，高血压28例，高脂血症16例；病程5～8月，均值（7.05±0.71）月。前述年龄、合并症、病程上组间对比差异不明显（$P>0.05$），可比较。

2. 方法

（1）治疗方法。对照组患者每晚睡前使用盐酸多奈哌齐片，每日仅睡前服用1次，1片/次，以连续服用1个月为1周期，共计服用3个周期。观察组在使用盐酸多奈哌齐片基础上，用餐30分钟后使用银杏叶片治疗，每日3次，每次1片，治疗周期与对照组相同。

（2）观察指标。将两组治疗前后认知能力以及脑电图诊断结果进行对比，其中，认知能力由2名专科医生，通过HDS（长谷川痴呆评分表）以及MMSE（简易智力状态检测表）进行评估，HDS量表中具体包括定向力检测、记忆功能检测、常识检测、计算检测以及物体铭记命令回忆检测，共11项，总评分范围0～30分，分数与认知能力成正比；MMSE检测表中包括时间定向、地点定向、短程记忆、语音即刻记忆、阅读理解能力等19项，总评分范围0～30分，分数与认知能力同样成正比；脑电图诊断结果由护理人员完成观察并记录，具体划分为正常、重度、中度以及轻度异常4个类别。

（3）统计学处理。本次报告采用SPSS20.0分析所得数据，计数资料表示为n及（%），配对卡方x^2检验，计量资料表示为标准差，配对t值检验，$P<0.05$时检验值差异存在统计学意义。

二、结果

1. 比较两组认知能力情况

两组HDS、MMSE评分比较后，治疗前量表分数差异不明显（$P>0.05$）；治疗后，相对于对照组，观察组两项评分明显较高（$P<0.05$），见表1。

2. 比较两组治疗前后脑电图诊断结果

两组治疗前，脑电图诊断结果差异不明显（$P>0.05$）；治疗后，对比对照组，观察组脑电图诊断正常的数据比例较高，差异显著（$P<0.05$），见表2。

三、讨论

脑梗死是一种脑血管疾病，具有高发病率、高致死、致残率特点。患者罹患脑梗死后，将出现认知障碍、精神障碍、语音障碍、记忆力异常变化、四肢瘫痪等并发症，若未及时干预，症状会出现持续性加重趋势，为患者及其家人带来较重身心负担。通常情况下，脑梗死患者会在发病后3个月开始出现认知障碍情况，患者此类症状严重程度与其脑梗死位置及面积存在密切联系，最容易出现认知障碍的脑梗死患者，其梗死部位常处于左侧脑部大脑半球、额叶梗死等处[3-4]。临床治疗脑梗死患者，常采取药物治疗方式，经一定周期口服药物后，患者脑梗死相关症状逐渐好转，但认知障碍、精神障碍等并发症较难改变。随着临床医疗技术发展，人们对于临床治疗期望值显著提升，且脑梗死并发症对患者日常生活影响较大，因此，急需解决脑梗死患者并发症问题，以提高其临床诊治效果。

认知功能障碍是指患者病发后，其语言、记忆、计算力、理解能力等方面受到影响，具体归类为感知、思维及记忆障碍，导致患者无法正确理解事物、交流，甚至记忆力下降和独立思维活动能力下降[5]。因此，帮助患者纠正认知功能障碍，可保证其出院后，拥有良好交流能力、交往能力。盐酸多奈哌齐片是第二道可逆性胆碱酯酶抑制剂，相较于第一代胆碱酯酶抑制剂，盐酸多奈哌齐片经口服用后，选择性及可逆性更佳，药物在机体内发挥疗效的同时，抑制患者脑部分泌乙酰胆碱酶，增强胆碱能神经功能，降低疾病及药物对患者认知功能影响，并帮助其改善认知障碍情况[6]。同时，盐酸多奈哌齐片不良反应情况较为少见，患者服用后，不会对其心脏、消化系统产生较大程度的影响，但经广泛临床实践，该药物单一治疗时，对于患者认知功能改善效果并不理想。在中医理论中，可将脑梗死后认知障碍情况，归类为“痴呆”范畴，认为患者病区在脑部，脑梗死本质在于肝肾亏虚，患者机体内多存在瘀与火症状。患者脑梗死疾病长久位置后，肝肾亏虚加重，阴阳失调，导致出现呆症、痴症，认为症状与其血管脉络受阻关联度较高。银杏叶片是一种中成药物，其中，最主要药物成分为银杏叶提取物，在中医学理论中，银杏具有平喘活血、益心敛肺、活血化瘀功效，而临床药理学研究中，同样证实该功效，银杏叶中主要包含黄酮类化合物（银杏黄酮苷）、酚酸类物质以及白果内酯、银杏内酯等，具有抑制、消除自由基，改善神经细胞能力，促进海马细胞亲和力，预防新发梗死等功用[7-8]。在患者认知功能中，可活化残存神经元细胞，使海马葡萄糖利用率提高，保护海马苔状纤维功能，增强记忆，从而帮助改善脑部记忆功能、认知功能。在本次报告中，治疗前组间认知能力、脑电图诊断结果未存在显著差异，治疗后，与对照组相比，观察组HDS、MMSE分数以及脑电图诊断结果更佳，且两组治疗前后比较中，治疗后相较于治疗前，HDS、MMSE以及脑电图诊断改善效果更好，上述数据提示盐酸多奈哌齐片单药治疗时，其具有一定程度认知改善功用，

表1　对两组认知能力情况对比（$\bar{x}\pm s$，分）

组别	HDS		MMSE	
	治疗前	治疗后	治疗前	治疗后
观察组（30）	20.91 ± 1.18	27.21 ± 2.30#	16.98 ± 1.95	23.19 ± 2.64#
对照组（30）	21.30 ± 1.19	24.09 ± 1.74	17.29 ± 2.25	19.40 ± 2.49

注：与对照组比较，$P<0.05$

表2　对两组治疗前后脑电图诊断结果比较[n(%)]

组别	时间	重度异常	中度异常	轻度异常	正常
观察组（30）	治疗前	6（20.00）	11（36.67）	7（23.33）	6（20.00）
	治疗后	0	4（13.33）	3（10.00）	23（76.67）#
对照组（30）	治疗前	6（20.00）	10（33.33）	6（20.00）	8（26.67）
	治疗后	3（10.00）	6（20.00）	4（13.33）	17（56.67）

注：与对照组比较，#$P<0.05$

可见临床疗效，但与银杏叶片联合治疗后，对于脑梗死后患者认知能力改善效果更为显著。究其原因，银杏提取物在临床使用中，可帮助患者改善血液胆固醇水平，帮助其改善血管弹性、通透性，改善血液状态，并可预防动脉粥状样硬化情况出现，从而在脑梗死患者治疗中，可在改善血运情况的基础上，活化细胞代谢，预防脑出血症状发生，改善脑损伤后遗症。两种治疗药物在相同治疗周期情况下，可使患者临床疗效显著提升，同样说明中成药银杏叶片与西药盐酸多奈哌齐片具有药物协同作用，且银杏叶片作为中成药，其中医属性不良反应同样较轻，两者结合使用并不会导致不良反应显著上升。

四、体会

脑梗死不同梗死部位及面积，对患者认知功能存在不同程度影响，针对脑梗死后出现认知障碍患者，除帮助其改善脑梗子疾病症状外，也需在临床治疗中，改善其脑梗死并发症，以提高其预后水平。银杏叶片以及盐酸多奈哌齐片联合治疗时，对于脑梗死后认知障碍患者疗效确切，可在促进其脑部血运状态同时，提高神经细胞传导，以促进认知功能恢复。总之，银杏叶片及盐酸多奈哌齐片具有药物协同作用，值得临床应用。

参考文献

[1] 赵晖,潘国兴,刘巍峰. 银杏蜜环口服液联合脑循环治疗仪治疗脑梗死后认知功能障碍[J].世界临床药物,2018,39(9):634-637.

[2] 邵义泽,李钊.多奈哌齐联合银杏叶片治疗脑梗死后认知障碍的临床观察[J]. 中西医结合心脑血管病杂志,2015(14):1688-1689.

[3] 何保军.多奈哌齐联合银杏叶片治疗脑梗死后认知功能障碍的疗效及安全性分析[J].中国现代药物应用,2016,10(13):215-216.

[4] 贺新霞.多奈哌齐联合银杏叶片治疗脑梗死后认知功能障碍的疗效及安全性[J]. 国际医药卫生导报,2018,24(14):2105-2106,2109.

[5] 王桂荣,黄华. 盐酸多奈哌齐联合西酞普兰治疗青中年脑梗死患者抑郁及认知功能障碍临床分析[J].中国实用神经疾病杂志,2018,21(10):1083-1087.

[6] 余莉.多奈哌齐联合丁苯酞治疗老年脑梗死后血管性痴呆效果探析[J]. 系统医学,2018,3(12):66-68.

[7] 李曼,潘东,刘丙营.银杏叶提取物联合尤瑞克林促进急性脑梗死后血管再生及认知功能改善的效果观察[J].山西医药杂志,2017,46(6):691-694.

[8] 杨树伟.银杏叶片联合血塞通治疗脑梗死后认知障碍的临床观察[J]. 吉林医学,2015(17):3842-3843.

油柑叶

【别名】丝叶（《岭南采药录》）、余甘子叶（广州部队《常用中草药手册》）。

【植物形态】

落叶小乔木或灌木，高 3~8m。树皮灰白色，薄而易脱落，露出大块赤红色内皮。叶互生于细弱的小枝上，2 列，密生，极似羽状复叶；近无柄；落叶时整个小枝脱落；托叶线状披针形；叶片长方线形或线状长圆形，长 1~2cm，宽 3~5mm。花簇生于叶腋，花小，黄色；单性，雌雄同株，具短柄；每花簇有 1 朵雌花，每花有花萼 5~6 片，无瓣；雄花花盘成 6 个极小的腺体，雄蕊 3 枚，合生成柱；雌花花盘杯状，边缘撕裂状，子房半藏其中。果实肉质，径约 1.5cm，圆而略带 6 棱，初为黄绿色，成熟后呈赤红色，味先酸涩而后回甜。花期 4—5 月，果期 9—11 月。

生于海拔 300~1200m 的疏林下或山坡向阳处。分布于福建、台湾、广东、海南、广西、四川、贵州、云南等地。

【功能主治】

治皮肤湿疹，疗疮，痔漏。

①《岭南采药录》："患疳疔毒。煎水洗。"

②《陆川本草》："杀菌去腐。治口烂、绣球风及疳、疔、漏、痔。"

③《南宁市药物志》："敷蜈蚣咬伤。"

心脾两虚经方治验

成家恒
阳新易杏堂中医研究所

心脾两虚，病证名，指心脾两脏气血虚弱的病变。心脾两虚证是心血不足，脾气虚弱所致的病证。多由饮食不节，劳倦伤脾，或思虑过度暗耗阴血，或久病失调及慢性出血等引起，临床以心悸怔忡、失眠多梦、纳差腹胀、便溏出血、健忘、倦怠乏力、或见崩漏、皮下出血、舌淡、脉细弱为主要表现。心脾两虚证，由于心主血，脾主运化，所以临床的心脾两虚证以心血不足，脾气虚弱者为常见。本证常见于虚劳、心悸、怔忡、不寐、健忘、眩晕、血证，以及西医的神经官能症、贫血、心律失常、心肌炎、紫癜、功能性子宫出血等病症。治宜补气摄血。

心脾两脏病变是相互影响的。因心而影响脾的，见症以心悸，怔忡，失眠多梦，健忘等心经症状为主。因脾而影响心的则以食少腹胀，便溏乏力等脾虚症状为主。

心脾两虚证的治疗以补益心脾为大法，可选用归脾汤。但若以气虚为主，则病变多偏于脾虚，治宜补益脾气，方选参苓白术散等；若以血虚为主，病变部位多偏于心虚，治宜补养心血，方选养心汤、补心丹等；临床用药如黄芪、党参、白术、当归、茯神、远志、酸枣仁、桂圆肉、甘草等。

下列验案一例：

严某，女，30岁。

病史：患者前段时间因工作繁忙夜间经常加班，每晚到一两点下班休息。后工作正常，出现失眠症状已有月余，夜间难以入睡，白天没精神，倦怠乏力，易犯困，饮食欠佳，经朋友介绍来门诊求治。

刻下症：失眠，白天工作神疲易倦，易出汗，胃口减退，大便溏软，查其舌淡、苔薄白，脉细。

本该在休息的时间，仍在工作，起居失常，扰乱生物钟，耗伤心血，致夜难入眠，休息不够，白天自然易倦犯困，继而饮食欠佳，营卫不和，易出汗，证属心脾亏虚。

治则：养心安神，补血健脾。归脾汤加味。

处方：党参15g，茯苓20g，白术15g，炙甘草15g，白芍30g，当归15g，木香10g，炙远志10g，酸枣仁20g，黄芪30g，五味子6g，百合30g。嘱其加生姜3片，桂圆7个，红枣10颗。水煎服，一剂煎2次，分早晚服。

服药禁忌：勿食绿豆，辛辣、寒凉、酸腐之类等刺激食物。

十剂后，失眠症状减轻，精神好转，大便成形，效不更方。上方加合欢皮20g，夜交藤20g，增养血安神之效，续服十剂，诸症除，睡眠已恢复正常，白天精神状态很好，胃口已恢复。

患者因工作原因身体劳累，导致气血失和，出现失眠症状，继而出现神疲易倦，饮食欠佳，以致心脾亏虚，用归脾汤加味，对症治疗，易奏效。

脾胃虚寒经方治验

成家泰

阳新易杏堂中医研究所

脾胃虚寒，是指脾胃阳气虚衰，阴寒内盛所表现的证候。主要病因是饮食习惯不良，如饮食不节制、经常吃冷饮或冰凉的食物等，再加上生活节奏快，精神压力大，更易导致胃病。主要由以下两个原因导致脾胃阳气虚衰，阴寒内盛，形成脾胃虚寒证。一由脾胃气虚发展而来；二因过食生冷，损伤脾阳、胃阳。临床症状有胃痛隐隐，绵绵不休，冷痛不适，喜温喜按，空腹痛甚，得食则缓，劳累或食冷或受凉后疼痛发作或加重，泛吐清水，食少，神疲乏力，手足不温，大便溏薄，舌淡苔白，脉虚弱。

脾胃虚寒证以脾失健运和寒象表现为辨证要点。脾阳不足，运化失健，则腹胀纳少；阳虚阴盛，寒从中生，寒凝气滞，故腹痛喜温喜按；阴寒之气内盛，水湿不化，见口泛清水，大便溏泄，甚则完谷不化，小便不利，水肿。妇女带下清稀、腰腹酸沉，属寒湿下注。

治疗原则采用温中健脾，代表方剂为理中汤。但在不少中医书籍中，人们常常将小建中汤证、理中汤证、香砂六君子汤证、香砂养胃丸证统称为脾胃虚寒（中焦虚寒）证。临床用药如党参、白术、茯苓、炙甘草、陈皮、法半夏、木香、砂仁、黄芪、山楂等。

下列验案一例:

徐某，女，32岁。

病史：患者自述文员工作6年，近期工作时容易犯困，胃部有疼痛感，痛喜轻按，胃口欠佳，倦怠无力，前往医院检查为慢性胃炎，后求诊于门诊。

刻下症：患者形体较瘦，面色偏黄，精神不振，胃口欠佳，四肢倦怠，胃部疼痛，喜轻按，脘腹胀痛，大便溏薄。查其舌质淡苔薄白，脉弱。

诊断：脾运失健，脾胃虚寒。

治则：补气健脾。方用香砂六君汤加减。

处方：党参15g，茯苓20g，白术15g，炙甘草15g，陈皮10g，法夏15g，木香10g，砂仁6g，黄芪30g，内金15g，公英15g，枳壳10g。水煎服，一剂煎2次，分早晚服。

服药禁忌：勿食绿豆，辛辣、寒凉、酸腐之类等刺激食物。

十剂后，患者诸症已有改善，上方加当归身10g，枸杞10g，山楂15g。续进十剂，症状已好大半。原方再进十剂，病愈。后介绍同事前来门诊诊治。

脾胃虚寒证，俗话说后天不足补脾胃，治疗时当以健脾补气为主，四君本是补气良方，与木香砂仁陈皮法夏，成香砂六君，再佐以黄芪、枳壳，助行气健脾之效，鸡内金、蒲公英、山楂以养胃。考虑到患者工作原因，形体较瘦，有“久坐伤肉，久视伤血”之说，故在方药达效后，加入补血的当归身、枸杞，以达补气健脾、养血之效。后患者痊愈，面色荣华，精力充沛，此乃脾健运、气血充足之相。

运用经方治疗失眠临证医案

成 名
阳新易杏堂中医研究所

失眠通常指患者对睡眠时间和质量不满足并影响白天社会功能的一种主观体验，包括入睡困难、时常觉醒及（或）晨醒过早。可引起人的疲劳感，不安、全身不适、无精打采，反应迟缓、头痛，记忆力不集中等症状，它的最大影响是精神方面的。失眠病症临床多见，多因生活不规律、或太劳累所致。继而影响白天精神，倦怠乏力，饮食欠佳，久而更伤及肝肾。故治疗上以健脾胃、补肝肾、养心安神为主。本篇以两个治愈医案作为参考。

一、病案一

欧阳某某，女，39 岁。

病史:患者失眠，起初认为劳累伤神，并未在意，后持续数日，精神状态不佳，便觉担心，前往医院CT 检查为轻度脑积水，后求治于门诊。

刻下症：失眠，偶尔头痛，难以入睡，白天犯困，饮食欠佳，二便正常。查其舌质淡，苔白腻。脉沉滑

在问诊时，发现患者易忧思，常为一点点小事而烦闷不堪，常唉声叹气，忧思伤脾肺，失健则易染痰邪，后见失眠症状，伴随易倦犯困，饮食欠佳，证属痰浊上扰。

治则：祛湿化痰，温胆汤加味。

处方：茯苓 30g，法半夏 15g，陈皮 10g，甘草 10g，竹茹 10g，枳壳 10g，丹参 20g，葛根 30g，川芎 10g，石菖蒲 10g，郁金 10g，天麻 15g。水煎服，一剂煎 2 次，分早晚服。

服药禁忌：勿食绿豆、发物（如牛肉、狗肉、羊肉和海鲜类）。

十剂后，失眠症状已有改善，查其舌苔白腻情况已减轻，当加强养血安神之力。上方加夜交藤 20g，合欢皮 20g，酸枣仁 15g，再进十剂，失眠、头痛症状已无，其他诸症因失眠起，也随失眠去。

患者病程日短，故获效快，病愈快，虽此时失眠症状已解，但考虑其易忧愁，还有 CT 检查的轻度脑积水，嘱其注意日常注意休息，开阔胸怀，勿动怒，当心跌仆和头部受伤，以免预后不良。

二、病案二

邹某，男，37 岁。

病史：患者失眠半年余，无法进入深度睡眠，很容易醒，感觉大脑始终在思考一样。尝过多种治疗方案，口服镇静安神类西药，停药后失眠，后口服中成药和水煎服的中药，起初有效，过段时间后效果不明显，无奈只好到处求治，后闻讯来门诊求治。

刻下症：失眠，夜间左思右想，无法统摄心神安定入眠。查其舌质红，苔光滑，脉沉。

诊断：肾虚不寐。

治以：知柏地黄丸加减。

处方：生地黄 20g，山药 30g，枣皮 15g，合欢皮 20g，泽泻 15g，茯苓 20g，牡丹皮 15g，夜交藤 20g，知母 10g，黄柏 10g，白芍 30g，炙甘草 15g，丹参 20g，枸杞 15g，远志 10g，酸枣仁 20g。水煎服，一剂煎 2 次，分早晚服。宜温服。

服药禁忌：勿食绿豆，芹菜，香菜，发物（如牛肉、羊肉、狗肉等，动物内脏，鱼虾海鲜类）。嘱咐患者平复心情，不要太过思考。

十剂后二诊，自述睡眠已有改善，已可以进入深度睡眠 3 个小时。药到病所，效不更方，前方再续服十剂。

三诊时，睡眠再次得到改善，已可以进入深度睡眠 5 个小时。上方再服十剂，患者电话告知睡眠可达 6 个多小时，已达到正常睡眠质量，患者问还要不要再续服，嘱再服十剂巩固疗效，随访一年有余，未见复发。

本案属肾虚不寐阴虚火旺证，相火妄动乃至失眠，无法安定入睡。虑其失眠半年有余，故在原方基础上加入白芍、枸杞以养肝，炙甘草以健脾，丹参、远志、酸枣仁、夜交藤、合欢皮以助活血安神宁心之效。全方配合到位，直接见效，失眠顽疾共服四十剂，得以康复。

运用经方治疗脑梗死的临床心得

成亚泰　成家泰
阳新易杏堂中医研究所

当今心脑血管成头号杀手，每天都有许多人死于心脑血管病。轻则瘫痪、聋哑。余每天都要接诊五六个心脑血管病人。经过二十多年的临证总结，心脑血管病不外乎饮食习惯、工作环境、身心失调等引起。从中医角度来看，湿、痰、瘀等造成阻塞血管通道的主要原因。从经方选择几个有效方剂，结合国医名师陈可冀、沈绍功等老师的经验方，挖掘民间验方，结合个人心得体会研制出养血丸（暂定名），对心脑血管有预防和治疗作用，特别是疏通血管，养护血管，增强体质有很好的效果。该方由黄芪、葛根、丹参、田七等精心配制而成。为增强功效，尚在研制改进中。学无止境，精益求精。传承中医，创新中医，学术来不得半点马虎大意！

脑梗临证分型：内风动越，年老体衰，肝肾阴虚，肝阳偏亢；或思虑烦劳过度，气血亏损，真气耗散复因将息失宜，致使阴亏于下，肝阳鸱张，阳化风动，风阳煎津液为痰，风痰阻于经络，气血运行不畅，筋脉肌肉失于濡养而发本病。五志化火，长期精神紧张，脑力劳动过度，或情绪剧烈波动，或素体阴虚，水不涵木复因情志所伤，致心火暴盛，肝阳暴张，风火相煽，火盛水衰，水衰不能制火涵木，阴虚阳亢，气血上逆，突发本病。正如《素问玄机原病式·火类》所说："多因喜怒思悲恐之五志有所过极而卒中者，由五志过极，皆为热甚故也。"痰阻脉络，痰分风痰、热痰、湿痰。风痰系内风旋动，夹痰横窜脉络而发病。热痰多由湿痰内郁而成，正如《丹溪心法·中风》谓"由今而言，西北二方，亦有真为风所中者，但极少尔。东南之人，多是湿土生痰，痰生热热生风也"；湿痰则常由气虚而生，因此，中风恢复期或后遗症时，多因气虚湿痰阻络而致半身不遂、言语不利。气机失调，对中风发病，李东垣有"正气自虚"之说，盖气虚既可生痰，又可因气虚运行无力使血行不畅；而气郁则化火，火盛阴伤可致风动；气逆则影响血行，若血随气逆上窒清窍则使肝风动越。所以气虚、气郁、气逆与痰浊、瘀血密切相关，气机失调是本病发生的主要病机之一。血液瘀滞，血瘀的形成多因气滞血行不畅或气虚运血无力，或因暴怒血菀于上，或因感寒收引凝滞，或因热的阴伤液耗血滞等，本病的病机多以暴怒血菀或气虚血瘀最为常见。综上所述，中风的发生，病机虽较复杂，但归纳起来不外虚（阴虚、气虚）、火（肝火、心火）、风（肝风、外风）、痰（风痰、湿痰）、气（气逆）、血（血瘀）六端。脑梗死属中医中风的范畴，中风根据病情轻重和病位的深浅沿用《金匮要略》的分类方法辨中经络还是中脏腑。脑梗死发病过程中一般无神志改变，表现为不经昏仆而突然发生口眼㖞斜、语言不利、半身不遂等症，故属中风中经络。中医辨证中有关中风中经络的辨证方法，分为肝阳暴亢、风火上扰证；风痰瘀血、痹阻脉络证；痰热腑实、风痰上扰证；气虚血瘀证；阴虚风动证等五型。在脑梗死急性期以前三型更为常见。

一、肝阳暴亢、风火上扰证

证候：半身不遂、口舌歪斜，舌强语謇或不语，偏身麻木，眩晕头痛，面红目赤，口苦咽干，心烦易怒，尿赤便干，舌质红或红绛，舌苔薄黄，脉弦有力。

证候分析：年老体衰、肝肾阴虚，水不涵木，肝阳鸱张，阳化风动，风阳煎津液为痰，风痰阻于经络，故半身不遂，口舌歪斜，舌强语謇或不语，偏身麻木；肝肾阴虚、风阳内动，上冒巅顶，故眩晕头痛、面红目赤；肝阳暴亢，引动心火则心烦易怒、口苦咽干；热移膀胱则尿赤；热灼津液，大肠失润则便干；舌质红或红绛，舌苔薄黄，脉弦有力，均为阴虚阳亢、风火上扰之征。

二、风痰瘀血、痹阻脉络

证候：半身不遂，口舌歪斜，舌强言謇或不语，偏身麻木，头晕目眩，舌质暗淡，舌苔薄白或白腻，脉弦滑。

证候分析：正气不足，脉络空虚，卫外不固，风邪乘虚入中经络，痹阻气血，故半身不遂、口舌歪斜、舌强言謇或不语；正气不足，气血虚弱，肢体肌肤失养故偏身麻木。正气不足，气血亏虚，脑失所养，故头晕目眩。舌质暗淡，苔薄白或白腻，脉弦滑，均为风痰瘀血、痹阻脉络之征。

三、痰热腑实、风痰上扰

证候：半身不遂，口舌歪斜，舌强言謇或不语，偏身麻木，腹胀，便干便秘，头晕目眩，咯痰或痰多，舌质暗红或暗淡，苔黄或黄腻，脉弦滑或偏瘫侧弦滑而大。

证候分析：嗜酒肥甘、饥饱失常致脾虚失运，聚湿生痰。或肝阳素旺，横克脾上，脾失健运，湿停为痰，痰浊停聚，郁而化热，热盛即可动风，风痰上扰，横窜经络，痹阻气血，故出现半身不遂，口舌歪斜，舌强言謇或不语，偏身麻木；痰热夹湿阻于中焦，传导失司，升清降浊受阻，下则腑气不通，故便干便秘，腹胀，上则清阳不升，故头晕目眩；舌苔黄或苔腻，脉弦滑，是痰热腑实之征。脉大为病进，偏瘫侧脉弦滑而大是痰浊阻络，病有发展趋势。

四、气虚血瘀

证候：半身不遂，口舌歪斜，言语謇涩或不语，偏身麻木，面色既白，气短乏力，口流涎，自汗出，心悸便溏，手足肿胀，舌质暗淡，舌苔薄白或白腻，脉沉细，细缓或细弦。

证候分析:气为血帅，气虚不能运血，气不能行，血不能荣，气血瘀滞，脉络痹阻，则出现半身不遂，口舌歪斜，言语謇涩或不语，偏身麻木；气虚则面色白，气短乏力，口流涎，自汗出；心气虚故心悸；脾气虚，水湿不运，泛于肌肤则手足肿胀；中气下陷则便溏；舌质暗淡，舌苔薄白或自腻，脉沉细，细缓或细弦，均为气虚血瘀之征象。

五、阴虚风动

证候：半身不遂，口舌歪斜，舌强言謇或不语，偏身麻木，烦躁失眠，眩晕耳鸣，手足心热，舌质红绛或暗红，少苔或无苔，脉细弦或细弦数。

证候分析：肝肾亏虚，阴虚阳亢，虚风内动，脉络瘀阻故半身不遂，口舌歪斜，舌强言謇或不语，偏身麻木;肾阴不足，不能上交于心，虚火上扰心神，故烦躁失眠；肾精亏耗，髓海空虚，故眩晕耳鸣；手足心热、舌质红绛或暗红，少苔或无苔，脉细弦或细弦数，均为阴虚火旺、虚风内动之象。

根据本人临床经验总结，脑梗死主要原因是痰瘀交织，脉络堵塞，脑窍瘀堵引起。化痰通络活血化瘀为主，临床加減。效果很好。特与同道分享。

肖某，男，60 岁。脑梗死发作，治疗 3 个月效果不佳。左侧手脚瘫痪不能活动，说话有点结巴，口齿不伶俐，时有水涎从嘴角流出，面色晦暗，大便秘结；患者自诉手脚麻木，有痛感，肿胀感，时有头痛，头晕，血压偏高。察舌，苔黄腻，舌质绛红而偏干。脉象涩紧。

综合辩证为痰瘀交织，脑窍瘀堵，脉络不通。治宜化痰通络，醒脑开窍，活血通络。

方药：黄芪 50g，葛根 50g，川芎 9g，丹参 20g，地龙 15g，天麻 15g，杜仲 15g，石菖蒲 9g，郁金 9g，白芷 9g，茯苓 20g，法半夏 15g，陈皮 9g，竹茹 9g，枳壳行气；鸡血藤 20g，桑枝 20g，5 服。水煎分服，一服煎 2 次，早晚各服用一次。忌食发物。

二诊：患者自诉喝药后产生眩晕感，同时瘫痪一侧手脚有蚁行的感觉。服药 3 天诸证消失，感觉身体轻松。效不更方，原方加减，再服 7 服。

三诊：患者已经能柱拐杖走路。原方继续加减，黄芪 30g，葛根 30g，川芎 9g，丹参 20g，地龙 15g，天麻 15g，杜仲 15g，茯苓 20g，陈皮 9g，竹茹 9g，枳壳 9g，胆南星 6g，鸡血藤 20g，伸筋草 10g，桂枝 9g，药 10 服，水煎服用。

四诊；患者已经能轻轻走动，偏瘫一侧的手脚明显好转，诸证基本消失。后经过调理 3 个月，脑梗偏瘫治愈。嘱其多吃杂粮，适当运动。

连朴饮加减联合四联疗法治疗 Hp 阳性慢性胃炎（湿热型）的临床观察

李 淼

南阳市第六人民医，河南 南阳 473004

【摘要】[目的] 报告运用连朴饮加减联合四联疗法治疗幽门螺杆菌（Hp）阳性慢性胃炎（脾胃湿热型）的临床疗效。[方法] 我院中医科门诊在 2022 年确诊的 Hp 阳性慢性胃炎患者，给予连朴饮加减联合四联疗法，疗程 2 周。[结果]13 例患者治愈 7 例，显效 3 例，有效 2 例，无效 1 例，有效率为 92.3%。[结论] 运用连朴饮加减联合四联疗法治疗脾胃湿热型 Hp 阳性慢性胃炎，能提高 Hp 转阴率，获得较好临床疗效。

【关键词】连朴饮；四联疗法；幽门螺杆菌；脾胃湿热型

一、引言

自从 1983 年幽门螺杆菌（Helicobacter pylori，Hp）被澳大利亚科学家 Marshall 和 Warren 发现并分离出来之后，慢性胃炎的治疗发生了质的飞跃[1]。大量的胃炎、胃和十二指肠溃疡乃至胃癌的研究开始涉足于 Hp。研究证实了 Hp 是导致各类消化道疾病的重要致病因素。我国的感染率高达 50% 以上，一直居高不下，大量研究表明根除 Hp 后，由 Hp 所导致的相关性疾病的复发率明显降低[2]。所以对于 Hp 相关疾病的治疗，根除 Hp 是关键。由于近年来广谱抗生素的滥用，使得 Hp 菌株的耐药性不断上升，药物的副作用、耐药性、复发率以及肠道菌群紊乱等问题相继出现，医界正在积极寻求既有效又低副反应的治疗方法。通过研究，发现从中西医结合的角度根除 Hp 是一条有效的治疗途径。同时中医辨证论治大大降低了西药抗 Hp 的副作用，还可增效。笔者在已有的大量研究的基础上，运用连朴饮加减联合四联疗法治疗脾胃湿热型 Hp 阳性慢性胃炎可达到较高的慢性胃炎 Hp 的根除率并缓解相关症状。现汇总 2022 年资料作专题报告如下。

二、资料与方法

1. 临床资料

13 例 Hp 阳性慢性胃炎患者均为 2022 年我院中医科门诊患者，其中男 6 例，女 7 例;年龄最小 31 岁，最大 62 岁；病程 1.1 ~ 3.5 年。中医辨证属胃痛，脾胃湿热型。

2. 诊断标准

Hp 感染阳性慢性胃炎诊断及其中医脾胃湿热证辨证标准参照《慢性胃炎中西医结合诊疗共识意见（2011・天津）》[3] 拟定。

（1）疾病诊断标准：上腹部不适、胀满、烧灼或隐痛，查体可有上腹部按之不适或有轻度压痛感，14C 呼气试验阳性，胃镜明确诊断。

（2）中医脾胃湿热证辨证标准：胃脘疼痛或痞满，可伴口苦口臭、胃脘灼热、恶心呕吐、大便黏滞，舌红、苔厚或黄腻。

3. 治疗方法

（1）四联疗法 ：阿莫西林胶囊 1.0g，每天 2 次；胶体果胶铋胶囊 150mg，每天 4 次；雷贝拉唑钠肠溶胶囊 20 mg，每天 1 次；克拉霉素分散片 500 mg，每天 2 次。口服，疗程 14 天。

（2）连朴饮加减煎服 处方：黄连 10g，厚朴 15g，大黄 6g，旱半夏 10g，芦根 15g，淡豆豉 10g，茯苓 15g。胃痛者加川楝子 10g，延胡索 20g，郁金 6g ；恶心、呕吐者加生姜 10g，旋覆花 10g，枳实 10g ；腹胀嗳气者加莱菔子 12g，大腹皮 10g ；纳呆者加焦麦芽、鸡内金、焦神曲各 20g ；便秘者加炒莱菔子 30g，大黄 10g ；失眠者，加茯神 20g，夜交藤 30g，酸枣仁 20g 等。每日 1 服，水煎 2 次合 400mL，分 2 次早晚温服，连服 2 周。

三、结果

1. 疗效判定标准

疗效标准参照《中国慢性胃炎共识意见》[3] 标准

进行。临床治愈：主要症状、体征基本或完全消失，Hp阴性，疗效指数≥95%；显效：主要症状、体征明显改善，Hp阴性，疗效指数在70%～94%；有效：主要症状、体征明显好转，Hp阴性，疗效指数在30%～69%；无效：未达到有效标准或加重，Hp阳性。疗效指数=（治疗前主要中医症状积分－治疗后主要中医症状积分）/治疗前主要中医症状积分×100%。

Hp根除率：治疗后采用14C呼气试验检测Hp感染情况，阴性则Hp根除成功，阳性则Hp根除失败。

2.结果

治愈7例，显效3例，有效2例，无效1例，有效率为92.3%。

3.病案举例

杜某某，女，40岁，工人，2022年11月30日初诊。自述胃脘部间断反复疼痛伴痞闷、腹胀3年。2022年9月20日在南阳市中心医院做电子胃镜检查，诊断为慢性糜烂性胃炎，给予阿莫西林胶囊+克拉霉素片+奥美拉唑胶囊治疗7日，胃脘疼痛症状减轻后自行停药。但痞满、恶心等仍明显，为求更好疗效，延余治疗。现患者时时嗳气、泛酸、胃脘嘈杂灼热、恶心，大便黏，偶秘结，查体上腹部轻度压痛感。舌红，苔黄略腻，脉弦滑。查Hp：DPM＝150（+），电子胃镜因惧怕不愿再查。结合南阳市中心医院电子胃镜检查结果，西医诊断为慢性糜烂性胃炎，中医诊断为胃脘痛，辨证属脾胃湿热证。治宜清热化湿、理气和中。四联方案：阿莫西林胶囊1.0g，每天2次；胶体果胶铋胶囊150mg，每天4次；雷贝拉唑钠肠溶胶囊20 mg，每天1次；克拉霉素分散片500 mg，每天2次。疗程14天。方药采用连朴饮加减煎服：黄连6g，厚朴10g，黄芩9g，大黄6g，半夏15g，芦根20g，栀子9g，淡豆豉12g，竹茹10g，薏苡仁30g，茯苓20g；每日1服，水煎2次合汁400mL，分2次早晚温服。服药7服，12月8日复诊，嗳气、泛酸、胃脘嘈杂灼热、恶心诸症大部减轻，大便通。上方有效，效不更方，继服7服。12月31日复诊，胃脘偶有不适，余症消失，查Hp：DPM＝95（－）。2023年2月22日再次来院复诊，诉胃脘部诸症消失，未见反复，嘱其约查电子胃镜，因惧怕而未查，查Hp：DPM＝0（－）。患者临床治愈。

四、讨论

慢性胃炎与饮食、自身免疫等相关，Hp感染是其中最主要因素。Hp与胃溃疡、食管癌、慢性胃炎等消化系统疾病相关，Hp能够分泌氨、空泡毒素A等物质损害胃黏膜细胞，导致胃黏膜发生持续的炎性反应，现代研究认为，Hp致慢性胃炎的发病机制也可能与氧自由基（SOD）作用有关，氧自由基是一类具有高度化学活性的含氧小分子物质，其作为炎性介质与慢性胃炎有着密切关系，是胃黏膜损伤发生中的一个重要起始因子和独立危险因素[4]，致使最终胃黏膜发生慢性炎症。并且还是一种致癌因子，在1994年国际癌症研究中心的讨论中将其视为I类致癌因子[5]。有报道表明，Hp会使肠化生及胃黏膜萎缩发生，在对慢性胃炎患者的治疗中，根治Hp能够降低胃癌的发病率[6]。在对Hp相关性胃炎主要的治疗措施为根除Hp、对症支持治疗及消除病因。近年来，由于抗生素的广泛应用，尤其是不合理的应用，使得Hp对诸多抗生素的耐药性不断的提高，从而增加了根治的难度。因而在对患者进行四药联合的治疗中，越来越多的治疗方案开始选择中西药联合的治疗方式。

李小梅、李雯[7]运用连朴饮合半夏泻心汤加减治疗脾胃湿热证慢性浅表性胃炎40例研究中发现，连朴饮合方可明显升高SOD含量，并有效降低内镜分级。提示慢性浅表性胃炎患者发病很可能与胃黏膜组织中SOD活力降低有关，而采用中药复方联合西医常规治疗可有效增加血清SOD含量水平，提高机体组织对自由基的清除能力，从而保护胃黏膜，改善胃炎症状，提高临床疗效。

朱星等[8]在对王氏连朴饮对脾胃湿热证大鼠促肾上腺皮质激素释放激素（CRH）、促肾上腺皮质激素（ACTH）的影响研究中发现，脾胃湿热证实验模型组大鼠血浆CRH、ACTH较正常对照组均显著升高，说明这些指标升高与实验模型组大鼠行为及症状体征有密切关系。而经灌服王氏连朴饮煎剂后，各剂量组相关神经内分泌指标水平均降低，表明王氏连朴饮可以降低升高的CRH、ACTH。提示脾胃湿热证大鼠在造模过程中，机体呈现应激状态，神经内分泌系统亢进，相关激素分泌增多。经过王氏连朴饮治疗后，大鼠神经内分泌指标均有明显改善，这表明王氏连朴饮清热化湿，理气和中功效的作用机理可能与通过调控神经内分泌系统，降低CRH、ACTH的分泌有关。

王建、马继征[9]运用连朴饮加减联合三联疗法治疗脾胃湿热型Hp感染阳性慢性胃炎70例，予标准三联疗法（阿莫西林胶囊+克拉霉素片+贝拉唑钠肠溶胶囊），同时予中药汤剂连朴饮加减（基础方：黄连 10g，厚朴 15g，法半夏 10g，石菖蒲 10g，芦根 15g，栀子 10g，香豉 10g）。14 日疗程后，Hp 根除率 88.6%，胃脘疼痛、口苦口臭、恶心呕吐等中医证候积分显著下降，愈显率 90.0%。

华晖辉，王益[10]运用连朴饮联合四联疗法治疗幽门螺杆菌感染相关性胃炎（脾胃湿热证）56 例，在四联疗法（阿莫西林胶囊 + 果胶铋胶囊 + 雷贝拉唑钠肠溶胶囊 + 克拉霉素分散片）基础上加用连朴饮（厚朴、黄芩、黄连、茵陈、枳壳、陈皮、栀子、紫苏梗各 10g，茯苓、清半夏各 15g，甘草、木香各 6g 等）。治疗 28 天后，Hp 根除率 89.39%，临床症状积分显著下降，不良反应发生率 8.93%。

本病可归属于中医学“胃脘痛”“痞满”等范畴。湿热中阻，正虚邪实为其发病主要病机，一般与湿热的联系较为紧密[11]。而湿热之气在致病时通常具有渐进性、反复性和隐匿性，而这与 Hp 相关性胃炎患者的临床表现相吻合。通常 Hp 相关性胃炎脾胃湿热证患者的胃镜为肿胀、糜烂及胃黏膜充血等现象，而这些也均符合湿热之病的表现特征[12]。叶天士《临证指南医案·湿》曰：“湿阻中焦者，用竹、朴、姜、半之属，以温运之，以苓、泽、腹皮、滑石等渗泄之……用药总以苦辛寒治湿热。”连朴饮方中以黄连、厚朴祛湿清热，理气和中；清半夏味苦，能和胃燥湿；黄连、茯苓、栀子能清三焦之火，去热利湿；炒枳壳、木香、紫苏梗则能醒脾和胃；甘草可调和诸药。全方共奏清热化湿，理气和中之功。

西医临床上对于伴有胃黏膜糜烂、萎缩及肠化生、异型增生以及其他消化不良症状等慢性胃炎者多采用三联或四联等方案治疗，取得一定疗效；然而，从临床反馈资料发现，仍有一些患者有治疗失败，探究原因可能与疾病的治疗整个把握密切相关[13]。中医学诊疗疾病注重局部与整体结合，层次推进，标本兼治。而西医主张诊病，针对细菌、病毒等有害物质进行治疗。因此，将中西医结合疗法用于 Hp 阳性慢性胃炎的治疗起到了相互取长补短的作用。在连朴饮加减联合四联疗法治疗后，患者上腹胀、上腹痛、胃脘灼热、口苦和恶心呕吐等证候评分均明显下降。提示采用中医药辨证论治对慢性胃炎能更好地针对性地改善患者临床症状，结合其治疗效果和 Hp 根除率，明显体现了中西医结合标本兼治的治疗优势。

参考文献

[1] 齐洪军.中药抗幽门螺旋杆菌研究进展[J].陕西中医,2011,32(06):763-765.

[2] 陈治水，陈宁.中西医结合在幽门螺杆菌感染治疗中的地位与作用[J].中国中西医结合消化杂志，2011，19(04):273-276.

[3] 中国中西医结合学会消化系统疾病专业委员会.慢性胃炎中西医结合诊疗共识意见(2011 · 天津)[J].现代消化及介入治疗,2012,17(03):172.

[4] 杨桂英,熊元治,马丽莉,等.中高度海拔地区世居与移居汉族慢性胃炎患者胃黏膜内MDA、SOD、XOD、NO含量比较[J].高原医学杂志，2013，23(01)：214-216.

[5] 刘文忠.第四次全国幽门螺杆菌感染处理共识报告[J].胃肠病学,2012,17(10):618- 623.

[6] 徐慧．幽门螺旋杆菌感染上消化道疾病的关系[J]．中国现代医药杂志,2006,8(03):7-8.

[7] 李小梅,李雯.连朴饮合半夏泻心汤加减治疗脾胃湿热证慢性浅表性胃炎疗效及对血清SOD 的影响[J]．现代中西医结合杂志,2017,26(01): 54-56.

[8] 朱星,武凯歌,文小敏.等.王氏连朴饮对脾胃湿热证大鼠CRH、ACTH 的影响[J].时珍国医国药,2011,22(09):2155-2156.

[9] 王 建,马继征.连朴饮加减联合三联疗法治疗脾胃湿热型Hp感染阳性慢性胃炎70 例临床研究[J].江苏中医药,2018,50(01):38-40.

[10] 华晖辉,王益.连朴饮联合四联疗法治疗幽门螺杆菌感染相关性胃炎(脾胃湿热证)疗效观察[J].时珍国医国药,2016,48(06):56-57.

[11] 翟金海,花海兵,陈兰,等.中医辨证论治Hp 相关性慢性胃炎30 例[J].河南中医,2015,35(03):589- 590.

[12] 田光芳,刘敏.连朴饮加减联合四联疗法治疗幽门螺杆菌相关性胃炎脾胃湿热证临床研究[J]．中国中医药信息杂志,2015,22(03):32-35.

[13] 钟安朴,常建国,周泠.中西医联合治疗慢性胃炎幽门螺杆菌感染的疗效[J].中华医院感染学杂志,2014,24(13)：3270-3272.

生氏特色整骨术

生茂东
江苏沛县杨屯生氏中医骨科诊所，江苏　沛县　221600

中医学有着简、便、廉、验的特点，是中华上下五千年灿烂文明中的一颗璀璨明珠。中医学的出现，为疾病防治、社会发展做出了巨大贡献，历代名医所作的名方至今依旧造福于人类。

出生于有着四百年悠久历史、列入非物质文化遗产名录，并享誉苏鲁豫皖的十世祖整骨术世家的我，从事骨科临床四十余载，积累了丰富的治疗骨折宝贵的经验，因疗法独特疗效显著，获 2021 年度“中国十大特色特效中医传承与创新疗法”及“推动中国中医骨科事业发展年度杰出人物”双项奖。治愈过各种骨折病人，包括很多大医院确诊截肢甚至危及生命者。

冯某某，男，十三岁，江苏沛县鹿楼镇闫堤口村人。2017 年因撞击颈部当场昏迷送医抢救，CT、MRI 检查头颅颈椎均无异常，治疗 2 天苏醒，呕吐不止，诊断为脊髓神经弹性损伤，水不喝、饭不吃，输液 1 周病情好转出院，时隔 2 周又出现呕吐上述症状，输液 5 天好转，如此成规律性二至三周病情复发一次，一个月、二个月、三个月……一年、两年过去依然如故。从县医院到市医院再到省医院都是做 CT、MRI 检查输液，别无他法，病不仅没有治好反而加重，本不富裕的家庭为孩子治病负债累累，再无能力继续治疗，父亲认为儿子患上邪病不治之症，无耐求神拜佛也无济于事，只有横下心放弃治疗任其发展。母亲不忍心看着尚未成年的孩子这样受罪，砸锅卖铁也要治疗。在这一筹莫展之时找到我，看着面黄肌瘦的孩子不停呕吐，让病魔折腾得着实让人心疼。我了解清楚受伤及两年来治疗经过，认为脊髓神经弹性损伤，经络气血不畅通，加之风寒侵袭，应以活血行气、疏通经络祛风散寒为主导思路。

治疗方案:浮针、针灸加外敷祖传秘方正骨膏药。时隔一天复诊，患者母亲既激动又高兴说上次回家路上孩子说饿，这一顿饭是自从患病以来吃得最多最好的，并且也有精神了，治疗两个月病情没有复发，治愈后送来锦旗——神医再现手到病除，以表感谢。

中医初心仁心仁术，解救病人疾苦，乐善好施积德行善；治疗骨折要以最大的安全、最高的疗效、最小的负担，合乎生理，顺应自然，符合生物力学，适应骨组织生物性能。讲究合理性动静相结合与技巧性，使严重复杂骨折简单化，让骨折愈合快、无痛苦、经济。

口服中药加中医适宜技术治疗蛇胆疮案例

陶广玲

南召县白土岗镇白东村卫生所

【摘要】[目的]总结分析口服中药加中医适宜技术治疗蛇胆疮案例的临床疗效和经验。[方法]以中药清热泻火、清肝、利湿解毒等口服加中医点刺、拔罐、贴敷等适宜技术治疗。[结论]利用口服中药加中医适宜技术治疗蛇胆疮的初期、(上中下部)和后期神经疼痛。其治疗效果显著，不留后遗症，绿色安全，为临床治疗此类疾病开辟了中医综合疗法新途径，值得推广应用。

【关键词】病因病机；临床表现；口服中药加中医适宜技术治疗；蛇胆疮；病案举例；讨论

我通过先辈的传承及深造学习，在临床中逐渐掌握了中药饮片及中医适宜技术治疗方法，临床疗效确切，总结经验如下。

一、病因病机

祖国医学对本病的病因病机论述甚多，一般认为与风、湿、热、邪有关，多由湿热内蕴，感受毒邪，湿热毒邪互相搏结，壅滞肌肤为患。

二、临床表现

发病前局部皮肤先有灼痛，伴轻度发热、疲倦无力等全身症状。但也可以无前驱症状，经 1 ~ 3 天后，皮肤陆续出现散在红斑。继而在红斑上发生多数成簇的粟粒大至绿豆大小的丘疱疹，并迅速变为水疱。水疱壁紧张，光亮，疱水澄清，水疱表面大部有小凹陷。数日后疱液混浊化脓，破溃后形成糜烂面，最后干燥结痂，痂脱落后留下暂时性红斑。一般病程约 2 ~ 4 周。轻症患者只出现红斑及丘疹，不出现水疱。老年体弱者可出现坏疽性疱疹，愈后留下疤痕，称为坏疽性蛇胆疮。蛇胆疮可全身泛发，常伴有高热，并出现肺炎或脑炎，病情严重，如不及时抢救，可致死亡，称为泛发性蛇胆疮。疱疹分布多位于一侧，非列成带状，有时偶可超过躯干中线，这是由于神经末梢横过中线所致。胸、颈及面部三叉神经分布区为好发部位。通常三叉神经只累及一根分支。局部淋巴结常肿大疼痛。神经痛是本病的主要症状，急性期是由于神经节的炎症反应，晚期神经痛是由于神经节以及感觉神经的炎症后纤维化引起的。有时在疱疹出现前有剧烈的神经痛，此时常易误诊为急腹症或心绞痛等。老年体弱者常有神经痛后遗症，有时可持续数月。疱疹发生于三叉神经眼支者，可以发生结膜及角膜疱疹，导致角膜溃疡而引起失明，是为严重的并发症。当病毒侵犯面神经和听神经时，出现耳壳及外耳道疱疹，可伴有耳及有乳突深部疼痛、耳鸣、耳聋、面神经麻痹以及舌前 1/3 年味觉消失，称为蛇胆疮面瘫综合征。

三、口服中药加外用中医适宜技术治疗

中医对该病的治疗方法很多，下面介绍我常用的治疗方法。蛇胆疮是临床上的常见疾病，中医认为蛇胆疮称“缠腰火丹”“蛇串疮”“蜘蛛疮”等，最早见于隋朝《诸病源候论·疮病诸侯》。

1. 蛇胆疮辨证

古代医家对蛇胆疮辨证论治，分为三种证型。

（1）肝经郁热型：皮损鲜红，灼热刺痛，口苦咽干，心烦易怒，大便干燥。治疗措施：清肝泻火，解毒止痛。方药：龙胆泻肝汤加减。

（2）脾虚湿蕴型：皮损色淡，疼痛不显，食少腹胀，大便溏泻。治疗措施：健脾化湿，清热解毒。方药：除湿胃苓汤加减。

（3）气滞血瘀型：皮疹减轻或消退后局部疼痛不止，舌暗苔白。治疗措施：理气活血，通络止痛。方药：柴胡疏肝散合桃红四物汤加减。

2. 蛇胆疮治疗方法

根据古代医家对蛇胆疮的辨证论治，结合现阶段患者的病情特征，随症加减，具体治疗方法如下。

（1）口服中药治疗（初期）：疱疹在上部者，即颈部以上至头面，治以清热泻火、平肝凉血为主，方用龙胆草、黄芩、甘草、金银花、连翘、桔梗、野菊花。疱疹在中部，即腰腹至胸胁，治以清肝泻火、理气止痛为主，方用龙胆泻肝汤加延胡索。脾虚湿蕴者治以健脾利湿、解毒消肿为主，方用除湿胃苓汤加金银花。疱疹在下部，即少腹以下，治以清热利湿，泻火解毒为主，方用三黄汤加金银花、甘草。

（后期）皮疹减轻或消退后局部疼痛不止，舌暗苔白。治以理气活血、通络止痛、清热解毒。方用：柴胡疏肝散合桃红四物汤加金银花、甘草。

（2）外用中医适宜技术治疗：

①点刺：在疱疹上，用一次性使用末梢采血针逐一点刺。

②拔罐：在点刺处用真空拔罐器拔罐、拔出血水。

③贴敷：用大黄、金银花、冰片、甘草药品超微粉，蜂蜜调成糊状贴敷患处。其目的使其恶血出尽，以消肿止痛。

中医认为蛇胆疮由肝经郁火和脾经湿热内蕴，复感火热时邪，湿热蕴蒸浸淫肌肤经络而发。采用中药饮片及中医适宜技术点刺、拔罐、贴敷治疗该病确有良效，尤其是对于初期蛇胆疮，内服中药清热、清肝、泻火、利湿，再用中医适宜技术强刺激手法多针浅刺，刺后能使疱疹皮损局部完全开放，再加上拔罐强力的吸附作用，吸出针孔内瘀血，具有活血化瘀，宣泻湿热火毒，达“通则不痛”之功。贴敷是运用中草药制剂施治于人体体表、腧穴及病变部位，发挥经络系统的整体调节作用而调和阴阳、扶正祛邪、疏通经络，解毒消痕散结达到治疗疾病的目的。

四、病案举例

1. 病例一

李某，女，49 岁，就诊日期 2015 年 8 月 18 日。

主诉：右胸前红斑水疱伴痛 5 日。右胸前红斑色淡，水疱密集，绿豆大小，疱液清亮，小便正常，大便偏稀，舌质暗红，苔白腻，脉弦。

辨证：脾虚湿蕴。

治则：健脾利湿，佐以清热解毒。口服中药外用中医适宜技术。

方药：苍术 15g，厚朴 10g，茯苓 15g，泽泻 10g，栀子 10g，滑石 15g，生薏苡仁 30g，炒白术 10g，陈皮 10g，红花 9g。连服 5 服，患者疼痛症状减轻，水疱结痂脱落，上方加当归 10g、川芎 9g 以活血止痛，连服 7 服，症状基本消失。

2. 病例二

孙某，男，60 岁，就诊日期 2015 年 7 月 15 日。

主诉：前额生水疱，疼痛 3 周、水疱，已结痂，破损还未退净，疼痛难忍，眼眶及颞部针刺样疼痛，口苦咽干，大便稍干，食纳一般，便少，三日一行。无舌苔，质红、脉弦。

辨证：肝经郁热症

治则：清热泻火、平肝凉血为主，佐以清热解毒。口服中药外用中医适宜技术。

方药：龙胆草 9g，栀子 9g，黄芩 15g，柴胡 15g，生地黄 12g，车前 10g，泽泻 10g，当归 15g，甘草 10g，金银花 30g，连翘 15g，桔梗 10g，野菊花 10g。水煎服 2 剂后，疼痛减，痂已退，皮疹消，留有红斑，上方继服 2 剂后，疼痛皮损基本消失。

3. 病例三

张某，男，58 岁，就诊日期 2015 年 9 月 13 日。

主诉：左肋部疼痛，红斑水疱 1 周。胃纳尚可，小便黄，大便黏、不爽，舌质红，舌苔黄略腻，脉弦滑。

辨证：肝胆郁热。

治则：泻肝胆实火，佐以清热利湿。

方药：龙胆草 9g，黄芩 12g，柴胡 9g，车前子 15g，泽泻 15g，当归 15g，甘草 9g，延胡索 15g，冬瓜皮 30g，丝瓜络 10g。水煎服。服药 7 剂后，水疱干燥结痂，部分结痂脱落，仅遗红斑，仍有疼痛，上方加地龙 9g，桂枝 6g，红花 9g，增强活血化瘀止痛之力。连服 7 服，疼痛明显减轻，皮损基本平复，仅红斑色沉，上方去栀子、龙胆草，加川芎 9g，枳壳 9g，继服 7 服，疼痛基本消失。

4. 病例四

高某，女，45 岁，就诊日期 2023 年 5 月 20 日。

主诉：左下肢疼痛，三天后腿部出现小疱疹，成簇，大小便可，舌质红苔黄，脉弦细。

辨证：肝经湿热下注。

治则：清热利湿，泻火解毒。

方药：龙胆草 9g，大黄 10g，黄柏 10g，泽泻 15g，连翘 10g，甘草 20g，金银花 30g。水煎服。服 2 剂后水疱消，上方加当归 15g，继服 2 剂，结痂，疼痛消失，基本痊愈。

5. 病例五

孙某，男，68 岁，就诊日期 2016 年 7 月 9 日。

主诉：右肩背红斑水疱，疼痛2月余。现破损已消退，仅留色素沉着，肩背部仍有刺痛感，触摸或着衣加重。既往慢性胃病史10年余。乏力少气，夜寐差，食纳一般，便少，1~3日一行。

辨证：气虚血瘀。

治则：益气活血止痛。

方药：山药20g，黄芪15g，炒白术15g，茯苓15g，当归10g，川芎10g，地龙6g，炒枳壳10g，桂枝6g，红花10g。上方服完2周，患者自觉疼痛减轻。上方加熟地黄10g，桃仁10g，服至4周，患者觉疼痛已不影响生活，故予通络散善后。

五、讨论

临床上蛇胆疮的辨证治疗应根据患者的全身症状、舌苔、脉象等进行综合分析。本病治疗应首辨部位，次辨脏腑，再辨虚实。皮损辨证中要充分观察患者皮损部位的色泽、形态、有无渗出等，且发病部位也很重要。一般认为，头部蛇胆疮疹多属风热上攻，躯干蛇胆疮多属肝郁结火，下肢蛇胆疮多属肝经湿热下注。可依此加入不同的引经药治疗，无论何种辨证方法，都要结合应用，不可执一，采用传统的中医中药经验方及中医适宜技术辨证论治，从而达到较好的治疗效果。

吴茱萸

【别名】吴萸（《草木便方》），左力（《南宁市蓟物志》）。

【植物形态】

常绿灌木或小乔木，高2.5 ~ 5m。幼枝、叶轴、小叶柄均密被黄褐色长柔毛。单数羽状复叶，对生；小叶2 ~ 4对，椭圆形至卵形，长5 ~ 15cm，宽2.5 ~ 6cm，先端短尖，急尖，少有渐尖，基部楔形至圆形，全缘，罕有不明显的圆锯齿，两面均密被淡黄色长柔毛，厚纸质或纸质，有油点。花单性，雌雄异株，聚伞花序，偶成圆锥状，顶生；花轴基部有苞片2枚，上部的苞片鳞片状；花小，黄白色，萼片5，广卵形，外侧密披淡黄色短柔毛；花瓣5，长圆形，内侧密被白色长柔毛；雄花有雄蕊5枚，长于花瓣，花药基着，椭圆形，花丝被毛，退化子房略成三棱形，被毛，先端4 ~ 5裂；雌花较大，具退化雄蕊5枚，鳞片状，子房上位，圆球形，心皮通常5枚，花柱粗短，柱头头状，蒴果扁球形，长约3mm，直径约6mm，熟时紫红色，表面有腺点，每心皮有种子1枚，卵圆形，黑色，有光泽。花期6—8月。果期9—10月。

野生于山地、路旁或疏林下。分布于长扛流域及华南一带和陕西等地。

本植物的根（吴茱萸根）、叶（吴茱萸叶）亦供药用。

【功能主治】

温中，止痛，理气，燥湿。治呕逆吞酸，厥阴头痛，脏寒吐泻，脘腹胀痛，经行腹痛，五更泄泻，高血压，脚气，疝气，口疮溃疡，齿痛，湿疹，黄水疮。

①《神农本草经》："主温中下气，止痛，咳逆寒热，除湿血痹，逐风邪，开腠理。"

②《名医别录》："主痰冷，腹内绞痛，诸冷实不消，中恶，心腹痛，逆气，利五脏。"

③《药性论》："主心腹疾，积冷，心下结气，疰心痛；治霍乱转筋，胃中冷气，吐泻腹痛不可胜忍者；疗遍身顽痹，冷食不消，利大肠拥气。"

④《本草拾遗》："杀恶虫毒，齿䘌。"

⑤《日华子本草》："健脾通关节。治腹痛，肾气，脚气，水肿，下产后余血。"

⑥王好古："治痞满塞胸，咽膈不通，润肝燥脾。"

⑦《本草纲目》："开郁化滞。治吞酸，厥阴痰涎头痛，阴毒腹痛，疝气，血痢，喉舌口疮。"

赵碧中医验案3则

赵　碧
河南省南阳市青华镇青南村赵碧卫生所（原南阳统德堂）

一、病案一

张某某，2009年8月3日上午初诊。

病史：炎热酷暑季节，突降爆雨，淋雨后头昏，四肢困重无力，脘腹胀满，恶心腹泻，一日大便数次，稀便如水，舌淡胖苔白滑，脉濡细，体温36.6℃。

辨证：暑湿困脾型，现代医学称之胃肠感冒。

治则：温病，始于上焦，由口鼻而入，鼻气通于肺，口气通于胃，上焦病不治则传中焦脾胃，中焦不治即传下焦肝肾，以三焦同治的方药为基础。

方药：祖传暑泻汤。

方解：香薷10g，发汗解暑，行水散湿；白扁豆15g，健脾去暑湿和胃止呕，滑石30g，味淡性寒，质重而滑，淡利渗湿，重能下降，滑能利窍，能上清水源，下通水道；甘草10g，和其中气，缓和滑石之寒性；暑湿困脾土，脾失健运，泻下如水，加猪苓12g，车前子12g，诃子10g，利水涩肠止泻；企边桂6g，引火归元，补阳助火。

2009年8月3日下午电话随访，此方取一服加水300mL，煎至200mL，饮一剂，四肢困重无力，脘腹胀满，恶心明显缓解，晚煎二剂200mL，泻止。2009年8月4日泻止欲食。

病案分析：暑湿之邪黏滞困阻，导致上中下三焦不通，得益温阳之气化，气化三焦暑湿，通绦水道，从而达到温中健脾、运化水湿之功效。

现代研究：香薷的主要成份含有挥发油，还含有甾醇、酚性物质以及黄酮苷等，其主要的药理作用：抗病原微生物，其挥发油对病原微生物有较强的抑杀作用，主要针对金黄色葡萄球菌，乙型链球菌、伤寒杆菌、白喉杆菌等等。香薷挥发油对机体非特异性和非特异性免异功能均具有显著的增强作用。

二、病案二

金某某，男，3岁，2016年8月18日下午2点初诊。

病史：高温天气父母带其去瓜田摘瓜，在瓜田地里玩了大约2小时后，突然神昏，大汗淋漓，抽搐，口吐白沫，牙关紧闭，1小时后来就诊。体温38.6℃，病情紧急立即行针刺十宣穴，2分钟后小孩神智清醒。小儿高热烦燥，发病急骤，口渴欲饮，神志昏迷惊厥，抽搐，舌苔黄，舌质深红，脉数有力。

辨证：小儿暑温风热型。

治则：滋阴、清热、平肝、熄风、止痉。

方药：祖传暑痫汤。

方解：犀角（羚羊角代之）3g，黄连6g，治温热暑疫，凉血熄风，清心热而定惊；金银花6g，甘、寒，芳香疏散，善散肺经热邪，透热达表，可以用来治疗外感风热或者温病初期时身热、咽痛口渴等症；菊花3g，疏散风热，清热解毒，平肝阳；玄参6g，桔梗6g，清热解毒，滋阴凉血；甘草6g，调和诸药；蝉退2g，疏散肝经风热，熄风解痉，止抽搐；石膏6g，生地黄6g，养阴生津除烦、清热泻火。

病案分析：病属暑温风热型，见《温经条辩·上焦篇》："小儿暑温，身热，卒然痉厥为暑痫。"

此病案贵在辨证准，3服痊愈。

现代研究：金银花具有广谱的抗菌作用，对金黄色葡萄球菌、痢疾杆菌等致病菌有较强的抑菌作用，对钩端螺旋体流感病毒及致病霉菌等多种病源微生物均有抑制作用。金银花中的有效成份有明显的抗炎和解热作用，可以有效促进肾上腺皮质激素释放，能很好的抑制各种炎症和肿痛现象。

三、病案三

杨某某，男，56岁，2019年8月6日下午初诊。

现病史：中午12点钟从玉米地干活回来后，自觉身热无汗反恶寒、头痛神昏，口渴烦燥，颈项强急，腰及手足挛急疼痛，角弓反张、舌质红降、少苔，脉浮数。

辨证：属太阳病，发热无汗，反恶寒者，名曰刚痉。

方药：祖传暑痉汤。

方解：连翘6g，黄芩10g，薄荷3g，疏散风热，解热祛暑；葛根6g，解肌发表退热；生地黄10g，知母6g，栀子6g，石膏30g，滋阴凉血，清心除烦，生津止渴；蒲公英，紫花地丁各10g，姜蚕6g，白芍6g，天麻3g，平肝养肝，息风通络止痉；辰砂3g，赤金3张，重镇安神、解痉除挛。

二诊：2019年8月13日。患者服6服后复诊，痉挛及筋脉疼痛缓解，苔白腻，脉滑数。原方加藿香10g，薏苡仁30g，继服6服。

三诊：2019年8月20日。舌质淡，苔薄白，无不适症状。

现代研究：天麻、神砂、赤金、白芍有镇静安神抗惊厥、养血柔肝解毒抗菌之功效。

四、作者介绍

赵碧，宛西名医赵慕蔺第五代传人。

第一代赵振太（1874—1932），字仙洲，南阳城西青华保大谭庄人，自幼聪颖好学，偏嗜医籍，师从镇平孟岗襟兄（一方名医），在大谭庄创设“统德堂”，擅长于鼻科、内科杂病。

第二代赵慕蔺（1890—1963），字相如，又称木林，深得家父熏陶，待诊得传，父子共事统德堂，医术精湛、乐善好施、鼎盛之时，响彻宛县城西，解放后，先后在青华联诊所、潦河人民公社医院、南阳县人民医院工作，尤擅长温病时疾和鼻病内外合治，首创赵氏濞愈散外治疗法，南阳医圣祠有其名讳碑刻。

第三代赵登赢（1910—1954），医籍传家，得祖真授，满腹锦绣、医术造福一方，深得百姓口碑。

第四代赵春光（1938—2004），闲淡清秀，儒雅无争，专致医学，师承祖父赵慕蔺，辗转于潦河人民公社医院、南阳县人民医院，1971年始任青南村卫生所负责人，擅长温热杂病、妇科、鼻渊等鼻科杂病之内外合治，整理有家传温热病时疫分类施治方药，身患重病参与“非典”防治，深获赞颂。

第五代赵普、赵碧。赵碧，1974年生，毕业于南阳卫生职专中西医结合专业，2001—2004年陕西航天职工大学临床医学深造，国家执业助理医师，深得四世统德堂医风医术真传，在温热病和鼻科疾病诊治以及杂病诊治上有独门见解和良好方药方法，临床效果省内外有较高口碑。

第六代赵建明、赵婧伊、赵帅程。赵建明，新乡医学院毕业，就职于河南省胸科医院，副主任医师，赵婧伊，就读河南中医药大学。赵帅程，自幼受中医世家的熏陶，十岁时能认一百多种中药，熟背性味归经，兄妹三人共研祖传医籍，“守正创新，传承发展”。

学《伤寒杂病论》有感

王家长
重庆江北王家长中医综合诊所

一、人体气血与发病

什么是病？病者，致病因素作用于人体，正邪交争，对人体的阴阳气血的伤损，对人精神的影响，及人体为了祛除病邪，恢复偏差，修复损伤，而产生的反应。所以治病必须顺应人体的气血状态（抗病状态），通过各种手段使病邪去除，偏差恢复。

《伤寒论》中可以证明气血（津液）与发病有密切关系的条文，引用几条，以作依据。

《伤寒论》第27条："太阳病，发热恶寒，热多寒少，脉微弱者，此无阳也。"

《伤寒论》第46条："其人发烦，目瞑，剧者必衄，衄乃解。所以然者，阳气重故也。"

《伤寒论》第49条："脉浮数者，法当汗出而愈，若下之，身重心悸者，不可发汗，当自汗出乃解。所以然者，尺中脉微，此里虚，须表里实，津液自和，便自汗出愈。"

《伤寒论》第50条："假令尺中迟者，不可发汗。何以知然？以荣气不足，血少故也。"

《伤寒论》第58条："凡病，若发汗若吐若下若亡血亡津液，阴阳自和者，必自愈。"

《伤寒论》第59条："大下之后复发汗，小便不利者，亡津液故也。"

《伤寒论》第97条："血弱气尽，腠理开，邪气因入。"

《伤寒论》第385条："吐利恶寒脉微而复利利止，亡血也。"

《金匮要略·痰饮咳嗽篇》："水去呕止，其人形肿者，加杏仁主之。其证应纳麻黄，以其人遂痹故不纳之。若逆而内之者必厥，所以然者，以其人血虚，麻黄发其阳故也。"

病邪作用于人体，正气抗之，人们观察到会以三个病位、两个病性、六个状态表现出来。

病在表位，人体欲汗出排邪，而随人体正气（气血）状态强弱不一样，如表现为正气强的太阳病者，此时人体正气强，气血充足，大量体液气血往人体肌表和人体上部聚集，资源充足，我们可以放心驱邪，放心攻之，汗之可也。这是太阳病。气血向肌表向上部聚集，气血充足。

而少阴病也是在表位，但人体气血就很不足了，根本组织不起来剧烈的斗争了，而气血向外向上部聚集，由于资源不足，所以表现为但欲寐，脉也充盈不够，出现脉细，四肢凉。出现了气血分配不均、抗邪无力的状态。

在里位也是一样，气血充足，气有余，便是火。气血内聚与邪斗争，表现为阳明证，我们可以大胆攻邪，而阳明热重，迅速大量消耗人体津液气血，所以出现大渴欲饮水数杯者。所以有阳明病兼气不足者，兼血不足者，也有热入营血者。所以阳明病阶段气血总体充足，但应该尽快驱之，不然热邪伤津耗液，甚至损伤气血，所以有急下证，是在告诉我们，津液气血不足之人患阳明病，应该尽早处理，不要拖延。曰少阴三急下者，非真少阴也（按：非要说是少阴心肾不足，津液亏耗也可以，因为对伤津缺液的认识是相同的。分类只是人为而已，不影响治疗，也不影响研究经方体系），乃病者津液气血不足，类似少阴的病形也。曰《伤寒论》主张缓攻热结，曰温病主张早攻热结，是粗心大意，未认真体悟仲景心法也，陈修园曰"存津液，是真诠"可谓深谙仲景之旨也。

太阴里位，本自气血不足，又气血聚里驱邪，外之四肢气血不足，四肢就厥逆。气血不充足，斗争不起来，气不足便是寒，所以表现为太阴虚寒病变，气血也有充足者，可以出现寒实之证，也可吐下攻之。但总与气血不足为多见。（按：太阴实寒证，非要讲成是阳明寒证也可以，因为对实寒的认识是共识，分类只是人为而已。也不影响研究经方体系，也不影响治疗。）

半表半里位，气血聚于人体表里之间的中部，胸腹腔间，气血总体是不足的，但还可以以较强斗争表现出来的是少阳病。这时内里气血相对不足，有气血分配不均的状态存在，但还不是很严重，不明显。所以用参姜草枣，添津益气而达倍力驱邪之功。这属少阳。

但气血更不足了，气不足，便是寒，所以虚寒产生，正气聚于半表半里驱邪而不胜，斗争长在，内里气血绝对不足，就表现为厥阴病了。厥阴四肢凉，下面冷。厥阴病也存在比较严重的气血分配不均，因为气血资源太少了。

综合以上分析，我们得出，人体抗病，气血就重新分配，产生特定的抗病状态。气血充足，人体驱病状态表现为阳性、热性、实证；人体气血不足，人体驱邪状态，就会出现阴证、寒证、虚证。出现阴证是因人体气血少，绝对的少，气血重新分配，而表现为精神萎靡，脉细，肢凉，食不下，下利，下寒。

所以治病求本，求的是阴阳，治病求本求的是气血，求的是气血的盈亏。气血旺则阳证、热证、实证；气血虚则阴证、寒证、虚证。

二、竹叶汤解

产后中风，发热，面正赤，喘而头痛，竹叶汤主之。

本条宜结合《金匮要略·痉湿暍》“病者，身热足寒，颈项强急，恶寒，时头热，面赤目赤，独头动摇，卒口噤，背反张者，痉病也”“若发其汗者，寒湿相得，其表益虚，即恶寒甚”，更易理解。

竹叶汤方如下：竹叶一把　葛根三两　防风一两　桔梗、桂枝、人参、甘草各一两　附子一枚，炮　大枣十五枚　生姜五两。上十味，以水一斗，煮取二升半，分温三服，温覆使汗出。颈项强，用大附子一枚，破之如豆大，煎药扬去沫。呕者，加半夏半升洗。

《伤寒论·辨太阳病脉证并治中》48条：“设面色缘缘正赤者，阳气怫郁在表，当解之熏之。若发汗不彻，不足言，阳气怫郁不得越”。“面正赤”，面持续通红也，为表郁不能外达，当发汗解表。关于“正赤”，清代著名散文家姚鼐《登泰山记》：“正赤如丹。”故正赤表现纯红如朱砂。

《伤寒论·辨少阴病脉证并治》第317条：“少阴病，下利清谷，里寒外热，手足厥逆，脉微欲绝，身反不恶寒，其人面色赤。或腹痛或干呕或咽痛，或利止脉不出者。通脉四逆汤主之。《伤寒论·辨厥阴病脉证并治》366条：“下利，脉沉而迟，其人面少赤，身有微热，下利清谷者，必郁冒汗出而解，病人必微厥。所以然者，其面戴阳，下虚故也。”此两条均为真寒假热，这种面红为面红如妆，游移不定。“面赤，面少赤”这种面红的局部性和不持续性，而不如正赤之纯和持续性。正赤属实属热可明。

《神农本草经》记载，竹叶“溢筋急”，葛根“诸痹”，桂枝“利关节”，防风“主大风，头眩痛，恶风，风邪”。《脾胃论·脾胃胜衰论》曰：“如腹中急缩，或脉弦，加防风，急甚加甘草。”说明防风有解痉挛作用。《本草求真·防风》：“实为风药润剂，比之二活，则质稍轻，气亦稍平，凡属风药，皆可通用”。四药共奏解表、生津、舒筋、缓急之功。《日华子本草·桔梗》：“下一切气，止霍乱转筋，心腹胀痛，补五劳，养气，除邪辟温，补虚消痰，破癥瘕，养血排脓，补内漏及喉痹。”“止霍乱转筋，”说明桔梗亦有止痉之功。

本条属于感受风邪，肌表闭阻，气血上聚驱邪，故“面正赤”。“面正赤，喘”，非虚阳上越，属实属热。《金匮要略·痉湿暍》曰：“病者，身热足寒，颈项强急，恶寒，时头热，面赤目赤，独头动摇，卒口噤，背反张者，痉病也。”但因病起于产后，津液有损，发为痉病，故散表之药选具有升津舒筋作用的竹叶、葛根、桂枝、防风，以散表外之邪，则头痛面赤可祛，拘急强直可除，配桔梗则喘满可平；内有气血耗损，故以参、姜、草、枣补中而津液源源不断。《金匮要略·痉湿暍》曰：“若发其汗者，寒湿相得，其表益虚，即恶寒甚。”《金匮要略·产后篇》又曰：“新产血虚多汗出，喜中风。”产后本多汗出，津液不足，发其汗则表益虚，即恶寒甚，所以附子配防风、桂枝、人参固表，防汗出恶寒甚也，附子又起沉衰的机能，则足寒可除也，足寒实，气血津液不足，不能充养远端。诸药和合则气血充，津液足，正气旺，外受之风邪一汗而散，而正不伤，驱邪出而不致表虚，而寒热拘急可除也。

颈项强用大附子一枚，加大附子量，起沉衰，强机能，增加布津之功，配葛根、竹叶、防风，则痉可除也。如呕吐则加半夏降逆气，并无深意，合方中生姜即小半夏汤。

方证：产后（津血不足），复感外邪，出现发热足寒，面红目赤，喘而头痛，身体肌肉疼痛、拘急，腰背冷痛，颈项强急，怕风，汗出。

主证：身热足寒，面红目赤，身体肌肉疼痛、拘急或僵硬。

本方实产后痉病之主方也，上热下寒的身体拘急亦可以选用。属太阳厥阴合病。古人治痉汗、下之法也，葛根汤、瓜蒌桂枝汤，大承气汤、竹叶汤，各按证取之可也。

三、伤寒论第141、第139条解

宋版《伤寒论》141条：“病在阳，应以汗解之，反以冷水潠之，若灌之，其热被劫，不得去，弥更益烦，肉上粟起，意欲饮水，反不渴者，服文蛤散，若不差者与五苓散。寒实结胸，无热证者，与三物小陷胸汤，白散亦可服。”

文蛤散方如下：文蛤五两。上一味为散，以沸汤和一方寸服，汤用五合。

五苓散方如下：猪苓十八铢，去黑皮 白术十八铢 泽泻一两六铢 茯苓十八铢 桂枝半两去皮。上五味为散，更于臼中治之，白饮和方寸匕服之，日三服，多饮暖水，汗出愈。

白散方如下：桔梗三分 巴豆一分去皮心，熬黑研如脂 贝母三分。上三味为散，内巴豆，更于臼中杵之，以白饮和服，强人半钱匕，羸者减之，病在隔上必吐，在隔下必利，不利，进热粥一杯，利过不止，进冷粥一杯。身热，皮粟不解，欲引衣自覆，若以水潠之，洗之，益令热却不得出，当汗而不汗则烦。假令汗出已，腹中痛，与芍药三两如上法。

这上面的文字，怎么读都觉得有不合理处，但又说不明白。主要问题有以下几点：

第一，“病在阳，应以汗解之，反以冷水潠之，若灌之，其热被劫，不得去，弥更益烦，肉上粟起，意欲饮水，反不渴者，服文蛤散”，为什么是文蛤散？

第二，“寒实结胸，无热证者，与三物小陷胸汤”，无热证怎么会用小陷胸汤呢？岂不矛盾？

第三，白散方后注：“上三味为散，内巴豆，更于臼中杵之，以白饮和服，强人半钱匕，羸者减之，病在隔上必吐，在隔下必利，不利，进热粥一杯，利过不止，进冷粥一杯。”这是在讲白散的制备方法、服法以及服药后反应及处理。而“身热，皮粟不解，欲引衣自覆，若以水潠之，洗之，益令热却不得出，当汗而不汗则烦。假令汗出已，腹中痛，与芍药三两如上法”，这是讲什么呢？好像和“病在阳，应以汗解之，反以冷水潠之，若灌之，其热被劫，不得去，弥更益烦，肉上粟起，意欲饮水，反不渴者”有关系，但怎么考证呢？无法理解。这些问题一直困扰着我，而又无法解决。

带着问题又去读《金匮要略》也发现不可理解的问题。《金匮要略》里面有文蛤的条文有这两条。

《金匮要略·消渴小便利淋病脉证并治第十三》：“渴欲饮水，水入则吐者，名曰水逆，五苓散主之，渴欲饮水不止者，文蛤散主之。”

文蛤散方如下：文蛤五两。上一味，杵为散，以沸汤五合，和服方寸匕。

《金匮要略·呕吐哕下利病脉证治第十七》：“吐后，渴欲得水而贪饮者，文蛤汤主之；兼主微风，脉紧头痛。”

文蛤汤如下：文蛤五两，麻黄三两，甘草三两，生姜三两，石膏五两，杏仁五十枚，大枣十二枚。上七味，以水六升，煮取二升，温服一升，汗出即愈。

主要问题有以下几点：

第一，吐后，渴欲得水而贪饮者，都伤了津液，渴而贪饮了，为什么还能用麻黄辛温发汗，怎么津液损伤了还继续使用麻黄呢？是不是和张仲景先师处处存津液的思想相违背呢？

第二，兼主微风，脉紧头痛，头痛的方药，不是解表寒的方吗？为什么用来治疗“吐后，渴欲得水而贪饮者”。这里面没有问题吗？十分困惑。

这些问题开始我也不知道怎么解决，苦苦思索，困扰了我两年多，直到2020年的一天，我突然想到了，好像是条文位置方证错简了，可能战乱的原因吧，应该对调。注文也错简了，也应该各归各位，于是我赶紧翻开《伤寒论》和《金匮要略》把这几段文字重新排列，一看简直太对了，疑问一下消失。重新整理的文字如下。

《伤寒论》141条及注文：

141.病在阳，应以汗解之，反以冷水潠之，若灌之，其热被劫不得去，弥更益烦，肉上粟起，意欲饮水，反不渴者，服文蛤汤，若不差者与五苓散。寒实结胸，无热证者，与三物（小白散）。

文蛤汤：文蛤五两，麻黄三两，甘草三两，生姜三两，石膏五两，杏仁五十枚，大枣十二枚。上七味，以水六升，煮取二升，温服一升，汗出即愈。兼主微风，脉紧，头痛。身热，皮粟不解，欲引衣自覆，若以水潠之，洗之益令热劫不得出，当汗而不汗则烦，假令汗出已，腹中痛，与芍药三两如上法。

五苓散方：猪苓十八铢，去黑皮，白术十八铢，泽泻一两六铢，茯苓十八铢，桂枝半两去皮。上五味为散，更于臼中治之，白饮和方寸匕服之，日三服，多饮暖水，汗出愈。

三物白散：桔梗三份，巴豆一分去皮心，熬黑研如脂，贝母三分。上三味为散，内巴豆，更于臼中杵之，以白饮和服，强人半钱匕，羸人减之，隔上必吐，在隔下必利，不利，进热粥一杯，利过不止，进冷粥一杯。

按语：“寒实结胸，无热证者，与三物（小白散）”这一句应该接在《伤寒论》第139条“此作协热利也”后面。

《金匮要略》的条文：

《金匮要略·消渴小便利淋病脉证并治第十三》：渴欲饮水，水入则吐者，名曰水逆，五苓散主之。渴欲饮水不止者，文蛤散主之。

文蛤散方：文蛤五两。上一味，杵为散，以沸汤五合，和服方寸匕。

《金匮要略·呕吐哕下利病脉证治第十七》：吐后，渴欲得水而贪饮者，文蛤散主之。

文蛤散方：文蛤五两。上一味为散，沸汤和服方寸匕服，汤用五合。

这样就把文蛤汤、文蛤散回归到了该放的位置，注文也回归到该放的方后，岂不快哉！

后来读《类聚方广义》日本医家也有类似见解，引之，以供参考。

《类聚方广义·五苓散·注释》:“病在阳，应以汗解云云，是潠、灌、劫、激以生变证也。犹伤寒脉浮，自汗出、小便数，心烦，微恶寒，脚挛急者，误用桂枝汤，致种种转变也。今世贱隶无知之徒，方其身已有邪热，不以为意，或冒雷雨而上途，或入水游泳取冷，以至若证者，夏秋之间，间亦有之，病情正同，宜以文蛤汤连进发汗。本论作“文蛤散”者，错误已。”又按“‘寒实以下’意义不与上文相同，疑别章错乱，入于此也。”

《类聚方广义·文蛤汤》:“文蛤汤，其证错误也，明矣。验之于事实，则自了了。夫以此方与大青龙，其所出入仅一味，而分量有小异耳。此方本发散之剂也，观“方后汗出愈”语而可见矣。如“兼主微风，脉紧，头痛。”八字，虽似注语，亦足以见其方意矣。今所举特渴饮一证耳，是与渴欲饮水不止者同，文蛤散之证也。由此观之，“吐后”以下十字，其为错简，断乎明矣。按：五苓散条所列举之证，正是文蛤汤之证也，本论作“文蛤散”者，误也。审全章之意，则其意自见。《金匮要略》本论俱属错误，五苓散标已详之。”

《类聚方广义·文蛤散》:“寒湿结胸，无热证者，三物白散之证也，‘小陷胸汤’四字‘亦可服’并可删。”

四、文蛤到底是什么药？

《梦溪笔谈》云：“文蛤即今吴人所食花蛤也。其形一头小，一头大，壳有花斑的便是。”

《明医别录》：文蛤“生东海，表有文，取无时。能止烦渴，利小便，化痰软坚。”

《本草乘雅半偈》：文蛤“生东海……形如海蛤及紫贝，独表文斑彩，陆离尤可爱也。”

文蛤是生海里面的花蛤壳，能止烦渴，利小便，化痰软坚。正和仲景所意同。

五、五苓散与文蛤汤鉴别

脉浮，小便不利，汗出，消渴者，五苓散主之。脉浮紧，小便不利，无汗，意欲饮水反不喝者，服文蛤汤。二方一表实口渴，一表虚口渴，应都有小便不利。用文蛤汤汗之不解，转方五苓散治之。

文蛤汤方证如下：

文蛤汤可以看作是越婢汤的变法，大青龙汤变法，麻杏甘石汤变法。《神农本草经》：海蛤“主咳逆上气，喘息烦满，胸痛寒热”，又《本草经集注》：文蛤“主治恶疮，蚀五痔，咳逆胸痹”。故文蛤汤可以用于咳喘，水肿之症。

方证：发热恶寒，无汗皮粟，头痛烦躁，欲饮水，反不渴，咳喘，水肿或小便不利，脉浮紧。越婢汤证兼烦躁，欲水而不饮，麻杏甘石汤证而烦躁口渴，小便不利。

主证：无汗烦躁，口渴不饮，咳喘，水肿，脉浮紧。

脉证：左脉寸太过，右寸关太过，兼水饮脉。

六、附《伤寒论》139条解

139.太阳病二三日，不能卧，但欲起，心下必结，脉微弱者，此本有寒（饮）（王按：康平本作“寒饮”，宋本作“寒分”。据康平本改）也。反下之，若利止，必作结胸；未止者，四（五）（王按：康平本作“四五”，宋本作“四”）日复（重）（王按：玉函有“重”字，而宋本无）下（利），（王按：宋本作“下之”，《医宗金鉴》认为是下利传写之误，有理宜从）此作协热利也（王按：“寒实结胸，无热证者，与三物白散”。似应该接到这里）。

太阳病到了二三天，出现了“不能卧，但欲起”的表现，又说“此本有寒饮也”“心下必结”“脉微弱者”；就是素有寒饮之人，患了伤寒，因为“脉微弱”，正气虚，寒邪入传，寒与饮结，停于心下。这就是表不解，心下有水气，应该服用小青龙汤，“不能卧，但欲起”的症状就可以解除。

“反下之，若利止，必作结胸”，而医者不从温化寒饮，反用下法攻寒饮，“脉微弱”阳气本虚，下之，更虚，则寒者更寒；下之，利止，寒饮得不到外排，下伤人体阳气，水液得不到气化，必结于心下，形成寒实结胸。

“未止者，四五日复重下利，此作协热利也”，下之后，若利没有止，四五日，阳气恢复，正气驱邪，排心下的寒饮与内传的寒邪，必下利再次加重，这是“此作协热利也”，宜桂枝人参汤。

“寒实结胸，无热证者，与三物小白散”，寒实结胸，没有热证，与三物白散，泻下寒实，排出痰饮。

三物白散，以巴豆霜攻下寒积，以桔梗排痰，以贝母散结。以白饮（米汤，亦作面汤水）和服，强人半钱匕，羸人减之，隔上必吐，在隔下必利，不利，进热粥一杯，利过不止，进冷粥一杯。服后从吐下排除寒结之痰。力量非常峻猛，严格掌握适应症，特别注意用药安全。

三物白散方证：寒实结胸，不能卧，但欲起。

中西医结合治疗慢性支气管炎急性发作合并肺部感染的高龄例重症患者 1 例[1]

宋添力[1,2] 丁 炜[2] 孙永章[3] 刘立安[4] 李海霞[5]

1. 湖北民族大学医学部
2. 杭州博养医院
3. 中华中医药学会
4. 北京中医药大学
5. 中国中医科学院广安门医院

【摘要】化湿败毒方是由黄璐琦院士为领队的援鄂抗疫中医医疗队（中国中医科学院）研制的治疗新型冠状病毒（corona virus disease 2019,COVID−19）极具代表性的“三药三方”中的一种，也是国家药品监督管理局批复的首个治疗新冠的中药临床批件。化湿败毒方对于疫毒闭肺证型的新冠患者，尤其是临床表现为发热面红、痰黄黏少、咳喘气促，口干苦黏、便秘、恶心等的重型患者尤为有效。本人在临床上将此方作为主方加减治疗一名以腔隙性脑梗死入院，住院期间因慢性支气管炎急性发作合并肺部感染的老年重症患者，疗效显著，兹撷笔者运用本方化裁治疗经验介绍如下，以飨同道。

【关键词】化湿败毒方；新型冠状病毒肺炎；慢性支气管炎；肺部感染

化湿败毒方由 14 味中药组成，包括生麻黄、生石膏、杏仁、赤芍、葶苈子、法半夏、甘草、茯苓、藿香、草果、苍术、厚朴、生黄芪、生大黄。有对接试验显示[1]，其中槲皮素、山柰酚、甘草酸等化合物临床表明，此方具有抗炎、抗病毒和调节免疫的药理作用，一方面缓解发热、咳嗽、疲劳、咯痰、腹泻、食欲不振、胸闷气短和肌肉酸痛等临床症状；另一方面，可以加快病毒清除率、缩短核酸转阴时间、促进肺部炎症吸收、改善胸部 CT 影像特征并提高临床治愈率等。

一、慢性支气管炎

慢性支气管炎（chronic bronchitis）是支气管黏膜、气管及其周围组织的慢性非特异性炎性反应，大多由吸烟、粉尘、空气污染等非感染或病毒、细菌、支原体等感染等引发气道黏膜损伤、炎症细胞浸润等病理改变所致，临床上以咳嗽、咳痰且伴有喘息为主要症状[2]。由于老年人呼吸道局部免疫功能下降，容易造成呼吸道的反复感染，致使病情加重，因此予以积极治疗尤为重要。临床对于慢性支气管炎急性发作期患者多采取左氧氟沙星头孢类抗生素抗感染，盐酸氨溴索止咳化痰，氨茶碱平喘等对症治疗，以缓解病情，但患者由于年龄较大，细胞免疫功能下降、呼吸道防御功能较差等，使得病情控制难度较大。部分患者可合并肺部感染，导致其病情更为严重，严重危害患者的生命健康[2]。笔者在临床上将此方作为基础方加减治疗慢性支气管炎急性发作合并肺部感染的高龄老年患者，效果显著。

二、病例介绍（临床资料及诊治过程）

患者，吴某，女，98 岁，杭州杭绵离退休人员。主诉：双下肢乏力，活动障碍 2 年余。门诊拟腔隙性脑梗死于 2021 年 4 月 16 日收入院。

1. 既往史

既往有高血压、冠心病，高血压病史 30 年，有慢性支气管炎、慢性胃炎病史多年，贫血 3 年，右股骨头置换术后 3 年，有焦虑障碍、睡眠障碍病史多年，一直口服“艾司仑片、思瑞康、盐酸舍曲林”改善情绪及睡眠治疗。近几年患者记忆力进行性下降，认知功能明显减退。1 年前因“双下肢无力伴言语含糊 1 周”住恩华医院治疗，予对症药物（具体用药不详）治疗后，病情好转出院，另经评估并结合头颅 CT 检查结果，明确患者存在阿尔茨海默病性痴呆。“肾功能不全”病史 1 年，“吞咽困难”病史 1

年，“真菌感染”病史3月，否认“肝、神经、内分泌等”等重大疾病，否认食物、药物过敏史。预防接种史不详。

2. 现病史

患者于脑梗死后遗症2年余，遗留肢体活动欠流利无法站立摔倒在地，经家人发现送杭州市中医院外院诊断为“腔隙性脑梗死”。CT结果显示：1. 双侧基底节区腔隙性脑梗死，脑萎缩。2. 扫描范围内右侧上颌窦、筛窦炎。治疗1个月症状有所缓解。1周前患者再发头晕并四肢乏力伴胸闷气急，自服药物后，症状没有改变，血压146/90mmHg，胸闷气急没有减轻。为进一步治疗遂要求入本院住院治疗，我院门诊拟“腔隙性脑梗死”收入住院。自入院以来，患者神志清，精神一般，饮食可，睡眠佳，大小便正常。

3. 实验室及其他检查

（1）CT示：①双侧基底节区腔隙性脑梗死，脑萎缩。②扫描范围内右侧上颌窦、筛窦炎。③右上肺陈旧性肺结核。④慢性支气管炎，两下肺及左肺舌叶感染，双侧少量胸腔积液。⑤主动脉升段扩张，主动脉壁及冠脉左支多发钙化。⑥胸12、腰1椎体成形术后改变。

（2）腹部DR示：①腹部肠管肠胀气（肠道功能紊乱所致）。②胸腰椎骨质疏松症，诸椎骨予椎间盘退变合并T_{12}、L_1椎骨PKP术后改观。

（3）辅助检查:胆囊胆固醇息肉、主动脉硬化症、甲状腺右侧叶结节、双侧颈动脉硬化伴斑块、双下肢动脉硬化伴斑块、左心室舒张功能降低、可能下壁心肌梗死。

4. 初步诊断

（1）腔隙性脑梗死伴活动障碍。

（2）冠状动脉粥样硬化性心脏病心功能Ⅲ级（极高危）。

（3）高血压病3级（极高危）。

（4）慢性胃炎。

（5）贫血。

（6）右股骨头骨折术后。

（7）骨质疏松。

（8）慢性支气管炎。

（9）肺部感染。

（10）肾功能不全。

（11）阿尔茨海默病性痴呆。

（12）胸12、腰1椎骨PKP术后。

5. 刻下

2021年5月8日患者出现体温骤升。患者恶寒发热，体温较高，咳嗽咳痰，痰白质黏，偶有胸闷气喘，痰量日渐增多，饮食较前减少，无呛咳，二便正常，夜间烦躁不安，舌体瘦小较干，苔薄黄，脉疾数而滑。

查体:

（1）脉搏: 80次/分;

（2）呼吸: 20次/分;

（3）血压: 135/80 mmHg；

（4）体温: 39.5℃。

一般情况可，神志不清，精神欠佳，营养中等，被动体位，语言略含糊，对答偶有不切题，查体欠佳。全身皮肤黏膜无黄染及出血点，全身浅表淋巴结无肿大，头颅无畸形，五官端正，眼睑无水肿、下垂，结膜无充血，巩膜无黄染及出血。颈软无抵抗，气管居中，甲状腺无肿大，未见颈静脉怒张。双侧胸廓对称，两肺呼吸音粗，闻及干湿性啰音及胸膜摩擦音。心前区无隆起，无震颤及心包摩擦音，心界不大。心率80次/分，心律齐，心音正常，各心瓣膜未闻及病理性杂音，无异常周围血管征。腹平软，未见肠型及胃肠蠕动波，肠鸣音4次/分钟，麦氏点无压痛，墨菲征（–），肝脾肋下未触及，肾区无叩击痛，脊柱无畸形，四肢肌力肌张力减弱，活动障碍。右侧上肢肌力0级，右侧下肢肌力III级，左侧上肢肌力IV级，下肢IV级。腹壁反射，肱二、三头肌反射，膝腱反射存在，病理反射减弱，脑膜刺激征阴性。

血常规结果如下。SAA+血常规hsCRP、CRP：红细胞压积34.2%；淋巴细胞百分比19.1%；中性粒细胞百分比71.8%；血小板分布宽度15.9fL；血小板压积0.238%；平均红细胞体积1012fL；血清淀粉样蛋白A 166.4mg/L；血小板计数281×10^9/L；平均血红蛋白浓度315g/L；平均血红蛋白含量31.9pg；中性粒细胞绝对值5.8×10^9/L；中值细胞百分比9.1%；红细胞分布宽度66.5fL；白细胞计数8.0×10^9/L；血红蛋白浓度108g/L；淋巴细胞绝对值1.5×10^9/；超敏c反应蛋白59.00mgL；c–反应蛋白117.69ng/1；红细胞计数3.38×10^{12}，平均血小板体积8.5fL，红细胞分布宽度，17.2%；前白蛋白142.5mg/L。

尿常规：镜检白细胞3~5/HP；隐血（干化学法）+1（25）cell/ul；白细胞（干化学法）+1（70）cell/ul；亚硝酸盐（干化学法）+；蛋白质（干化学法）+1（0.3）g/1。

其他：镜检红细胞 2-3/HP。

6. 中医诊断

肺痈（成痈期，热壅湿阻证）。

7. 西医诊断

慢性支气管炎；肺部感染。

8. 诊疗方案

本例患者据四诊合参，证属肺痈成痈期之热壅湿阻，治拟清热化痰、化湿消痈，方拟化湿败毒方合清金化痰汤化裁。

（1）处方：姜半夏 12g，党参 12g，蜜炙黄芪 12g，紫苏叶 9g，前胡 9g，炙甘草 6g，浙贝母 9g，蜜枇杷叶 12g，百部 9g，姜厚朴 6g，茯苓 9g，桑白皮 12g，黄芩 12g，瓜蒌皮 9g，胆南星 9g，黄连 12g。

（2）服法：14 剂，水煎服，每日 1 剂，早晚分服。因考虑患者年老体衰状况，立即予以心电监护、特级护理、血氧饱和度监测，予以复方氯化钠补液，因感染加重，暂停之前的哌拉西林舒巴坦注射液，升级亚胺培南进行抗感染治疗，并医嘱予以氨茶碱平喘止咳，予以中草药化湿败毒方合汤化裁进行清肺化痰、消痈排脓，密切观测病情变化。

9. 二诊

2021 年 5 月 22 日二诊：患者病情稳定，已无发热，神志清楚，仍有咳嗽咳痰，纳可，便调，眠安，舌红苔白，脉数。经家属建议后，停特级护理，开二级护理，停抗生素治疗，全部改为中草药治疗，予化湿败毒方合鸣金汤加减进行治疗。

（1）处方：黄芩 12g，沉香 6g，陈皮 12g，天花粉 9g，炙甘草 6g，浙贝母 9g，桔梗 9g，姜半夏 9g，胆南星 9g，茯苓 12g，鱼腥草 9g，金荞麦 9g，玄参 9g，浙麦冬 9g。

（2）服法：12 剂，水煎服，每日 1 剂，早晚分服。复查血常规。

（3）检查结果：SAA+ 血常规、hsCRP、CRP：超敏 c 反应蛋白 48.70mg/L，血清淀粉样蛋白 A，117.1mg/L，C 反应蛋白 98.26mg/L；小生化：白 / 球蛋白 0.54，葡萄糖 4.02mmo1/L，总蛋白 55.7g/L，丙氨酸氨基转移酶 3.0U/L，直接胆红素 2.17μmo1/L，氯测定 89.9mmo1/L，尿素氮 3.35mmo1/L，总胆汁酸 2μmol/L，同型半胱氨酸 4μmo1/L，血清尿酸，147μmo1/L，游离钙 1.16mmo1/L，腺苷脱氨酶 10U/L，β-羟丁酸 0.14mmo1/L，钠测定 135.4mmo1/L，肌酸激酶同工酶 7U/L，乳酸脱氢酶 125U/L，V-谷氨酰基转移酶 20U/L，间接胆红素 4.70μmo1/L，磷测定 1.15mmo1/L，淀粉酶 28U/L，谷草谷丙比值 2.60，胆碱脂酶 1785U/L，球蛋白 362/1，钾测定 268mmo1/L，甘氨酰脯氨酸氨基肽酶 25U/L，脂肪酶 11/L，镁测定 122mmo1/L 谷草转氨酶 7.7U/L，白蛋白 19g/1，总胆红素 6.87μmo1/L，前白蛋白 186.7mg/L，总钙 2.31 mno/L，肌酐 65μmo1/L，a-L-岩藻糖甘酶 11U/L，肌酸激酶 15U/L，碱性磷酸酶 57U/L。患者属老年女性，基础病较多，预后较差。患者病情病情稳定，咳嗽大减，无胸闷气喘，纳可，便调，眠安。血常规较前相比，多个炎症指标下降，计划予以静滴氯化钾补钾，密切观察病情变化。

10. 三诊

2021 年 6 月 3 日三诊：患者病情病情稳定，偶有头晕，伴有咳嗽，无胸闷气喘，饮食较前减少，小便正常，大便较少，舌淡苔白，脉缓弱。予以经典方剂四君子汤加减进行扶元固本、益气养血治疗。

（1）处方：陈皮 6g，炙甘草 6g，麸炒白术 8g，茯苓 9g，红曲 11g，红枣 9g，生姜皮 6g。

（2）服法：7 剂，水煎服，每日 1 剂，早晚分服。

由于患者是住院病人，笔者是其管床医生，后期一直在跟踪其病情变化，至今仍在健在，刚好百岁，身体无恙。

三、讨论

慢性支气管炎可能一年发作多次且一次可长达 3 个月之久，具有病程较长，容易反复急性发作的特点，对于老年患者来说，更容易导致其肺部感染，从而加重病情，严重影响患者的日常生活，威胁患者的生命安全。临床上一般根据患者的病情以及药敏试验对菌群的耐药性合理选用抗生素以尽快控制感染;静滴盐酸氨溴索或口服复方甘草片以止咳化痰;支气管扩张剂氨茶碱进行平喘，然预后较差。临床上配合使用中药治疗可标本同治，且治疗安全性高，医疗费用低[5-6]。

中医学依据慢性支气管炎症状表现将其归结为“咳嗽”范畴，认为该病多由外感六淫如风、寒、燥、热之邪侵犯肺系或内伤如脏腑功能失调、内干于肺所致，导致肺失宣降，肺气上逆[5-6]。如明代张景岳所著《景岳全书·咳嗽》[8]记载：“咳嗽之要，止惟二证，何谓二证？一曰外感，一曰内伤而尽之矣。”慢性支气管炎急性发作大多由于外感咳嗽未及时治疗久而化热或内伤因素如肺阴亏虚，灼津为痰，或痰湿蕴肺或，或肺气亏虚导致肺失宣肃后出现咳嗽、喘息、咳痰等症状。治疗应以发时治其标，缓时治其本为基本原则。发作时时攻邪治标，热痰当清热化痰肃肺，寒痰当温化寒痰宣肺；缓解期则扶正治本，气虚则当补气，血虚则当和血，以减少或控制其发作或者兼并其他并发症。

化湿败毒方由《伤寒论》麻杏石甘汤、《金匮要略》葶苈大枣泻肺汤、《温病条辨》中宣白承气汤、《医原·湿气论》藿朴夏苓汤四首方剂加减化裁而制。此方源于2019年抗击新冠疫情以来的临床实践所得，也是我国第六、七版“新型冠状病毒肺炎诊疗方案”推荐方，在临床新冠肺炎效果显著，为抗击疫情，保障人民健康立下汗马功劳[9]。同时，此方在呼吸道感染、流感等见疾病上，也表现出了令人惊喜的疗效。

以上医案中为以化湿败毒方为主方加减治疗慢性支气管炎急性发作合并肺部感染的高龄老年患者，效果显著。初诊时以化湿败毒方合清金化痰汤化裁治疗。前方重在降火解毒，散结消痈；后方重在清热化痰，肃肺止咳。方中药用辛温之品姜半夏以燥湿化痰、消痞散结；以苦寒之品黄芩、黄连清泄肺热；以甘寒之品桑白皮、蜜枇杷叶化痰止咳；以党参、蜜黄芪补脾益肺、生津养血、益气扶正，寓意散中有补，祛邪不伤正，此为君药。紫苏叶、前胡、浙贝母、百部、瓜蒌皮、胆南星以清热化痰、润肺止咳；茯苓甘淡性平，既补又利，健脾化湿，渗湿而不伤正，皆为佐药。姜厚朴既可燥湿化痰，又能降气平喘，既可下有形实满，又散无形湿满，不过由于其味辛峻烈，对咽喉有刺激性，故以姜炙用并以小量使用；炙甘草调和诸药，兼益气和中，润肺化痰。综观全方，诸药合用，配伍严谨，有苦有寒，有辛有温，一清一肃，一宣一降，清润宣降四法合施；邪正兼顾，祛邪为主，扶正一方面可扶助正气，鼓邪外出，一方面能散中有补，不致耗伤正气，辨证考虑到了几近期颐之年的患者年龄和生理特点，加以补益之药以扶正。

二诊时，予以化湿败毒方合鸣金汤加减进行治疗。鸣金汤出自清代名医陈士铎编撰《辨证录》[10]卷十。原方为“黄连3钱，麦冬5钱，玄参5钱，生地5钱，桔梗3钱，甘草2钱，天花粉2钱”组成，笔者根据患者的病情将原方中黄连改为黄芩12g，去生地黄，加鱼腥草9g、金荞麦9g、沉香6g、陈皮12g、胆南星9g。黄连善清中焦之热，黄芩主归肺经，苦寒降泻，善清肺火，治疗肺热壅遏导致的咳嗽痰黄尤为有效，单用即效，如清金丸。方中配伍鱼腥草、金荞麦及胆南星，则由于三者性寒，主入肺经，均有清热化痰之功效，鱼腥草和金荞麦专攻肺痈吐脓、痰热喘咳，为治疗肺痈咳痰浓稠之要药，而金荞麦兼具健脾消食之功，配伍茯苓、陈皮以健脾益气以达到补益肺气的目的，所谓培土生金，取“脾为生痰之源，肺为储痰之器”之意，正如《医宗必读·痰饮》[11]所载：“按痰之为病，十常六七，而内经叙痰饮四条，皆因湿土为害，故先哲云‘脾为生痰之源’……脾复健运之常，而痰自化矣。”故凡治痰，不仅要宣肃肺气，亦需治脾，健脾补气，促其运化，以杜绝生痰之源。加浙麦冬、玄参、天花粉以滋阴润燥，凉血解毒，一方面散热力祛外邪，一方面补养肺肾之阴以扶其正。最后佐以沉香以纳气平喘，专治患者偶尔咳喘之疾；佐以炙甘草补中益气以治肺虚之本，其甘缓之性又可调和药性。

三诊时，四君子汤加减进行扶元固本、益气养血治疗。方中以红曲为君药，其味甘，性微温，可“健脾，益气，温中”[12]（《饮膳正要》），又可“入营而破血，燥胃消食，活血和血。治跌打损伤”[13]，以预防其再次出现脑梗。予以陈皮、甘草、白术、红枣以健脾益气，养血和血，使后天之本生化有源；生姜皮，归脾、肺经，味辛，可消炎杀菌、清热解毒。另予以枸橼酸莫沙必利片促进胃肠动力，改善食欲不振。

四、小结

综上所述，慢性支气管炎急性发作期属于临床常见病，化湿败毒方则是治疗新冠病毒的经验方，当面对慢性支气管炎急性发作合并肺部感染的老年性患者时，应用此方合清金化痰汤加减可确保急则治其标治疗，有效控制患者咳嗽、咯痰、咳喘等症状，后期在予以四君子汤或八珍汤还可缓则治其本，改善患者机体免疫力，整体治疗过程使患者尽量减少对抗生素的依赖性和耐药性，同时保护胃肠功能，易于使患者接受与认可，值得在临床中持续性推广与应用。

五、附

笔者是患者的管床医生，因为其子女皆已过世，只有其外孙女进行照料，其外孙女又因为右手受伤，行动也不便，我就会多多照顾一下老奶奶，每天给她中药、针灸，和我感情很深。自我收入住院后有三次皆是起初咳嗽咳痰，后期慢性支气管炎急性发作，最后导致肺部感染而在生死一线，让患者家属签了很多次知情同意书，之前2次发作大多用的是甲磺酸左氧氟沙星氯化钠注射液、注射用头孢呋辛钠进行抗感染治疗，后期配合中草药用化湿败毒方、鸣金汤合清燥救肺汤化裁进行治疗。稳定期则一直适用归脾汤合八珍汤进行调理脾肺，效果显著。

参考文献

[1]杨嫄,吴波,陶国水,等.化湿败毒方治疗新型冠状病毒肺炎的网络药理学探究[J].山东中医药大学学报,2022,46(02):218-226.

[2]KimV,CrinerGJ.Chronicbronchitisandchronicobstructivepulmonarydisease[J].AmJRespirCritCareMed,2013,187(3):228-237.

[3]SethiS.Antibioticsinacuteexacerbationsofchronicbronchitis[J].ExpertRevAntiInfectTher,2010,8(4):405-417.

[4]HayesDJ,MeyerKC.Acuteexacerbationsofchronicbronchitisinelderlypatients:pathogenesis,diagnosisandmanagement[J].DrugsAging,2007,24(7):555-572.

[5]刘红杰,侯丽超,相玲丽,等.阿奇霉素联合左氧氟沙星门诊治疗慢性支气管炎急性发作效果分析[J].临床研究,2022,30(10):89-92.

[6]杨焰明.清金化痰汤加减治疗痰热郁肺型慢性支气管炎急性发作期的临床效果分析[J].吉林医学,2022,43(09):2440-2442.

[7]刘烂.小青龙汤加减辅治慢性支气管炎急性发作期临床观察[J].实用中医药杂志,2022,38(09):1546-1548.

[8]张景岳.景岳全书系列杂证谟[M].北京:中国医药科技出版社,2017.

[9]李国卫,罗宇琴,魏梅,等.基于多元统计的化湿败毒颗粒特征图谱分析及活性成分含量测定[J].今日药学,2022,32(07):490-498.

[10]陈士铎.辨证录[M].北京:中国中医药出版社,2020.

[11]李中梓.医宗必读[M].天津:天津科学技术出版社,1999.

[12]忽思慧.饮膳正要全鉴[M].北京:中国纺织出版社,2020.

[13]汪昂.本草备要[M].北京:人民卫生出版社,1965.

桑白皮

【别名】桑根白皮（《本经》），桑根皮、桑皮（孟诜），白桑皮（《山西中药志》）。

【植物形态】

落叶乔木。树皮灰褐色，浅纵裂。幼枝光滑或有毛。单叶，互生，卵形或宽卵形，长6 ~ 15cm，宽5 ~ 13cm，先端急尖或钝，基部近心形，叶缘具锯齿，有时成不规则的分裂，上面近光滑，下面脉有疏毛，脉腋有簇生毛，叶柄长1.5 ~ 3.5cm，具柔毛，托叶披针形，早落。雌、雄花均成柔荑花序，花单性，雌雄异株。雄花花序长1 ~ 2.5cm，雌花花序长0.5 ~ 1.2cm。雄花花被片4，雄蕊与花被片同数且对生，中央具不育雌蕊。雌蕊花被片4，结果时肉质化，常无花柱，柱头2裂，宿存。聚花果（桑椹），长1 ~ 2.5cm，成熟时为黑紫色或白色。花期5月，果期6月。

【功能主治】

泻肺平喘，行水消肿。治肺热喘咳，吐血，水肿，脚气，小便不利。

①《神农本草经》："主伤中，五劳六极羸瘦，崩中，脉绝，补虚益气。"

②《名医别录》："去肺中水气，唾血，热渴，水肿，腹满胪胀，利水道，去寸白，可以缝金疮。"

③《药性论》："治肺气喘满，水气浮肿，主伤绝，利水道，消水气，虚劳客热，头痛，内补不足。"

④孟诜："入散用，下一切风气水气。"

⑤《滇南本草》："止肺热咳嗽。"

⑧《本草纲目》："泻肺，降气，散血。。

⑦《本草求原》："治脚气痹挛，目昏，黄疸，通二便，治尿数。"

⑧《贵州民间方药集》："治风湿麻木。"

运用经方通下法治疗疾病的体会

曹红洲
内乡县人民医院，河南 内乡 474350

在《伤寒论》中，张仲景制定了大承气汤、小承气汤、调胃承气汤三个方剂，开创了用通下法治疗阳明腑实证的先河。通下法，是用通下的药物通导燥屎、积滞或瘀血，使邪气外解，腑气通畅的治法。

中医是中华文明的一大宝库，中医的“简便廉验”，在治疗一些疑难病症时候，让我们有意想不到的“奇效”。我特选取近年来四个典型医案与大家分享，汇成专题报告体会。

一、大承气汤治疗卧床发热不食案

患者为同学母亲薛某，96岁，患老年痴呆多年。

患者家属代主诉：自2023年7月2日开始不吃喝、发热37.5℃左右，可以喂水，中间2天不进食及水，病人极不配合，基本不张口，需强行撬开喂水，舌质红、苔黄焦黑，脉结代、滑数。

望触诊：手胳膊乱挥动、舞动有劲。

问诊：七八天一直无大便，用开塞露后，基本无大便。

既往史：患老年痴呆多年，不能准确言语表达，神志模糊，躺卧状态。

辅助检查：急救车携带心电图机做心电图，心房颤动、心室率过速120/分，患者及家属不愿住院治疗。

辨证分析：患者外邪入里化热，虽无大热，但是结热久久难退，舌苔黄黑干焦，标志里热盛而津液大伤，属于肠腑热结证无疑；患者胳膊有力，脉滑数标志正气仍存，证属阳明腑实症，当攻下热结，通腑泄热。方以大承气汤加减。

处方：大黄10g（后下），川厚朴10g，枳壳15g，火麻仁10g，芒硝10g（冲服），杏仁15g，白芍15g，甘草5g。一服，水煎服，立即取药煎熬，药熬后，患者不愿服用，家属强行撬开嘴巴，喂了约40mL，当晚解一疙瘩大便，次日早即坐起开始自觉吃饭，继续喂中药，又解一大节大便，饮食、体温恢复正常。

后两天洗澡，发热，服用三九感冒灵冲剂，加清热解毒口服液2支，体温正常，但是患者又不饮食，再次邀请至家诊治，患者舌质红、苔黄焦黑，脉结代滑数，

辨证：阳明热结在肠腑，小承气汤加减，为扶持后天脾胃功能，合二陈汤治疗。

处方：大黄10g（后下），枳壳15g，川厚朴10g，火麻仁10g，杏仁10g，半夏12g，石菖蒲15g，焦麦芽20g，陈皮15g，生白术30g，茯苓20g，生甘草10g。一服，水煎服，服用后，又拉黑便若干，食欲大增，体温正常，渐恢复正常。

按：使用大承气汤要具备痞、满、燥、坚、实这五个临床特点。大承气汤峻下肠腑热结，因为它作用峻猛，所以称为大承气汤。大承气汤有“急下存阴”的作用，因为燥屎不下而津液耗伤，所以急下、峻下就可以祛除燥屎而保存津液，但是方子并不滋阴。

小承气汤的适应证是以痞、满、实为主，而燥、坚不严重。病人感觉脘腹部痞满，但是燥结的时间不长，大便还不很坚硬，所以去掉软坚的芒硝，只用大黄、枳实、厚朴三味药，因此可以称为行气通下法。

调胃承气汤的方名，就说明它的作用重点是在胃而不是大肠，通过清胃热、泻肠燥而保津液，方中用大黄、芒硝泄热软坚攻下，用甘草甘缓调中。适应证是燥、坚、实而无痞满。调胃承气汤最适用于热结旁流证，这是因为燥屎堵塞在大肠的上段，梗阻的部位高，接近于胃。加入甘草，缓解了大黄、芒硝的急趋下行之性，使药物逐渐地向下渗透，把燥屎浸泡变软，进而推动它排出来，所以称为缓下实热法。

吴鞠通《温病条辨·中焦篇》第7条说：“阳明温病，纯利稀水无粪者，谓之热结旁流，调胃承气汤主之。”他在分注中说：“热结旁流，非气之不通，不用枳、朴，独取芒硝入阴以解热结，反以甘草缓芒硝急趋之性，使之留中解结。不然，结不下而水

独行，徒使药性伤人也。吴又可用大承气汤者非是。”

肠腑热结证，不论伤寒病还是温病，治疗都必须用苦寒攻下法，以祛邪通腑。其临床表现多是：日晡潮热，手足濈然汗出，大便秘结，或下利清水，气味恶臭，腹部胀满硬痛拒按，时有谵语，舌红苔黄燥，甚则灰、黑焦燥，脉沉实有力。由于燥屎阻滞气机，导致气血不通，就会出现腹部胀满硬痛；燥屎浊气与热邪裹结在一起，浊热上扰心神，就可以出现神昏谵语，循衣摸床，撮空理线。

“热结旁流”：在大便秘结，腹部胀满硬痛的同时，还可以见下利清水，气味恶臭。因为粪团梗阻在大肠的上段，从粪团下面的肠道下利稀水流出来，所以应当称为上结下流。

病人舌质红是里热逼迫血液充斥于舌面所致。苔黄而干燥，甚至由黄而进一步发展为灰、黑干焦，标志里热盛而津液大伤。由于燥屎阻塞气机，气血不通，所以有时脉沉，邪气虽盛而正气不衰，可见脉沉而有力。

二、不完全肠梗阻腹痛医案

患者庞某某，男，70岁。

2023年7月6日下午4点多初诊。主诉：中午至今腹痛，腹痛5小时，腹痛难忍，疼痛一直不缓解，询问今天无解大便，舌质红、苔黄厚，干，脉滑。

辅助检查：彩超腹部脏器检查提示前列腺体积增大，腹部肠管扩张。CT检查显示小肠梗阻。

辩证分析:患者腑气不通，气机阻滞，不通则疼，舌质红，苔黄厚、干，脉滑，为阳明热结之象，当通腑泻下，以清阳明热结。

告知患者，先试服中药，暂时不住院，先服用中药观察治疗。先在门诊以针灸止痛，选取内关、足三里、三阴交穴位，针刺30分钟，腹痛略暂缓解，腹痛可以忍受。

治则：通腑泻下清热。

处方：大承气汤加减。

方药：大黄15g（后下），麸炒枳壳15g，姜厚朴10g，炒桃仁15g，当归15g，芒硝10g（冲服），瓜蒌皮15g，炒苦杏仁15g，甘草6g，白芍30g，黄柏10g，知母10g。2服，水煎服，日1服.

7月8日二诊：因2天未闻患者消息，电话与患者沟通，要求其前来复诊。

患者反馈：6日就诊时腹疼难忍、CT检查示小肠梗阻，在服中药后1小时后腹泻2次，疼痛当即缓解，次日早上已经无腹部疼痛。服药后又腹泻3次。今日就诊已经无腹痛，也不再腹泻。进行医技检查，腹部DR检查未见异常。

按：大黄临床主治病症较广，如《神农本草经》载其主治为“下瘀血，血闭，寒热，破癥瘕积聚，留饮宿食，荡涤肠胃，推陈致新，通利水谷，调中化食，安和五脏”。在《伤寒杂病论》中大黄的治疗窗为一两至六两。而《中华人民共和国药典（2020年版）》中则规定大黄饮片用量范围为3~15g。

柯韵伯：“大承气用水一斗，先煮枳朴，煮取五升，入大黄煮取二升，内硝者，以药之为性，生者锐而先行，熟者气钝而和缓，仲景欲使芒硝先化燥屎，大黄继通地道，而后枳朴除其痞满，缓于制剂者，正以急于攻下也；若小承气则三物同煎，不分次节，而服只四合，此求地道之通，故不用芒硝之峻，且远于大黄之锐矣，故称为微和之剂。”

程知：“调胃承气大黄用酒浸，大承气大黄用酒洗，皆为芒硝之咸寒而以酒制之。若小承气不用芒硝，则亦不事酒浸洗矣。”

三、聚证腹痛案

患者李某某，女,48岁。2023年2月16日初诊。

主诉：右下腹疼痛1天。

四诊摘要：右下腹疼痛、大便2天1次，前天大便1次，至今未解疼痛不能直腰，在赤眉卫生院诊断为阑尾炎，来院超声检查提示结肠壁增厚、回声增强、无阑尾部位炎症显示，舌质红、暗有瘀斑，苔白、脉沉。

体格检查：右下腹触痛、压痛明显、无反跳痛，体温36.4℃，收缩压110mnHg，舒张压80mMg，意识状态清醒。

医技检查：B超检查提示阑尾区未见明显包块回声及游离液性暗区；右下腹结肠壁增厚、回声增强。

诊断：聚证（腹痛）。

辨证分析:患者腑气不通，气血瘀滞，气机阻滞，不通则疼，考虑气滞化热因素，加入清热药物。

治则：疏解少阳，理气通腑，佐以活血清热。

处方：大柴胡汤加减。

方药：北柴胡15g，黄芩15g，半夏15g，枳壳15g，厚朴10g，大黄10g，芒硝10g，香附15g，延胡索15g，鸡血藤20g，麸炒白术20g，麸炒枳实20g，炒桃仁10g，薏苡仁20g，甘草6g，白芍20g，蒲公英20g，连翘15g。1服，水煎服，一日三次。

2月17日二诊：患者腹疼2天，服中药后腹疼明显减轻、敢直起腰、大便已解，舌质红、苔白厚，脉弦。

因腹痛，考虑气滞、血瘀，加入行气活血之品；内有痰湿、瘀滞化热之象，加入健脾祛湿、清热之品。

方药：北柴胡15g，黄芩15g，半夏15g，桂枝15g，赤芍15g，白芍20g，牡蛎15g，合欢皮15g，醋香附15g，炒桃仁15g，炒苦杏仁10g，鸡血藤20g，连翘15g，麸炒薏苡仁20g，桔梗10g，蒲公英20g，麸炒枳壳15g，姜厚朴10g，麸炒白术20g，茯苓20g。2服，水煎服。

建议复查CT，排除其他疾患。2月23日CT显示结肠管腔内容物。

患者服药后，大便1次，腹痛消失。

按:《金匮要略·腹满寒疝宿食病》:“按之心下满痛者，此为实也，当下之，宜大柴胡汤”；在《伤寒论》中，大柴胡汤载于103条之后。书中共有三条原文论述此方的应用。103条:“太阳病，经过十余日，反二三下之……呕不止，心下急，郁郁微烦者，为未解也，与大柴胡汤下之则愈。”136条说:“伤寒十余日，热结在里，复往来寒热者，与大柴胡汤。”本方是由小柴胡汤合小承气汤加减组成，是合剂中加清热泻下药以利大便。少阳病本忌下法，但兼有阳明腑实，外解少阳之表，内泄阳明之实热，以达到表里双解的目的。

大柴胡汤正如《医宗金鉴·删补名医方论》所说:“斯方也，柴胡得生姜之倍，解半表之功捷；枳芍得大黄之力，攻半里之效徐，虽云下之，亦下中之和剂也。”方中重用柴胡为君药，配臣药黄芩和解清热，以除少阳之邪；轻用大黄配枳实以内泻阳明热结，行气消痞，亦为臣药。芍药柔肝缓急止痛，与大黄相配可治腹中实痛，与枳实相伍可以理气和血，以除心下满痛；半夏和胃降逆，配伍大量生姜，以治呕逆不止，共为佐药。大枣与生姜相配，能和营卫而行津液，并调和脾胃，功兼佐使。

四、小柴胡汤合桃红四物汤治疗不完全药物流产

李某，女，23岁。2021年3月2日初诊.

主诉：药物人流后失败，阴道出血淋漓11天。

现病史：阴道出血淋漓11天经血量少，褐色，南阳市中心医院B超、阴超显示可见宫腔内范围31mm×17mm不均质回声团，内部回声不均匀；睡眠不好，急躁，舌质红，苔白略黄，脉左涩右洪大；

辨证分析：血瘀阻滞宫腔，血液运行离经，不循常道，导致崩漏。治当通因通用，理气活血。

治则：理气活血，破瘀化瘀，佐以养血。

方药：小柴胡汤合桃红四物汤加减。

处方：柴胡10g，黄芩12g，当归12g，川芎10g，赤芍12g，桃仁12g，红花12g，延胡索15g，三棱10g，莪术10g，白芍15g，甘草4g，生地黄15g，白术15g，白芷15g，牛膝30g，木香15g，茯苓20g，醋乳香10g。三服，水煎服。

3月5日下午复查B超，子宫及双附件区未见明显异常，患者感到治疗速度太快，不敢相信，又化验激素水平，3.12日查HCG 135U/L，略高，4月8日再查，恢复正常。

按：小柴胡汤本为和解少阳之剂，今取其疏利气机之用；合以桃红四物汤活血化瘀；加入三棱、莪术、醋乳香破血之品，牛膝导血下行；生地黄《神农本草经疏》谓生地黄“大寒。主妇人崩中血不止，及产后血上薄心闷绝，伤身胎动下血，胎不落，堕坠踠折，瘀血留血，鼻衄吐血，皆捣饮之”；白术、茯苓健脾益气，使破血不伤正。诸药合用，共奏“通因通用”的效果，理当属于中医的泻下法则。

半夏泻心汤合五苓散加味治疗胃心综合征医案1例

郭心涛
广东省东莞市大岭山镇社区卫生服务中心

胃心综合征是主要由胃部疾病，如胃及十二指肠球部溃疡、慢性胃炎、胃扩张、胃黏膜脱垂以及溃疡病胃后壁穿孔（包括食管或幽门狭窄、反流性食管炎）等所引起的一系列消化系统症状与心前区疼痛，是指由于胃部疾病反射性引起心血管系统的功能紊乱，临床常见多发且经久不愈，今以黄煌教授“方—病—人”诊疗思维抛砖引玉医案一例，以飨读者。

杨某，60岁，身高150cm，体质量55kg。2023年10月9日初诊。

主诉：反复发作上腹部隐痛胸闷不适10年余，加重再发3天。10年来症状反反复复，时轻时重，外院多次检查胃镜显示为浅表性胃炎，心电图显示为心肌酶无异常，断断续续服用胃药和丹参滴丸病情时有好转。10月8日前来本中心同事接诊，心电图示：ⅡⅢ AVF S–T段非典型改变，后开转诊单建议上一级医院冠脉造影协诊。因其恐惧冠脉造影术，且半年前曾找笔者用中药调理过痛风和颈椎病，自认为疗效尚可，只是她本人依从性差未能坚持。今特意前来请笔者用中药治疗。

刻下：体胖腹大，丰乳肥臀，腰圆背厚，颈部“富贵包”（葛根背），典型“大柴胡”体质，方脸肿眼泡，焦虑面容，舌胖大，边齿痕，舌边尖红，舌中后段白苔厚腻罩黄，口气重，咽后壁稍充血。

腹诊：胸骨柄3、4肋间轻压痛，腹软、剑突下按压痞满隐痛明显，重压有欲呕窒息感。且补诉说：“爬楼活动无明显不适，唯抱孙子后胸腹受挤压胀痛感加重，胸闷不适更明显，儿媳妇还误解为她不想哄孙子……”

腿诊：双下肢水肿。食欲不佳，口渴欲饮，小便可，大便黏腻，日1~2次。

诊断：慢性浅表性胃炎，胃痞病，胃心综合征，痰湿聚胃、寒热错杂证。

方药：半夏泻心汤合五苓散加味。姜半夏15g，黄芩15g，黄连5g，党参15g，干姜5g，大枣15g，甘草10g，桂枝15g，白术15，茯苓15g，猪苓15g，泽泻30g，丹参20g，葛根30g，枳壳30g，3服，一煎二分服。

10月12日复诊，舌苔、胸腹证、下肢水肿均大有好转，病愈七八有多，效不更方，续予3服上方，笑谢而去。

10月25日电话随访，胸口闷痛不适俱愈并笑谢，嘱咐其改日复诊，注意作息饮食，以防旧疾复发。

按：此病案之所以取得满意的疗效，要感恩于恩师黄煌教授“方—病—人”诊疗思维指导下的“方证相应”，但“方证相应”这四个字说易做难，不临证日久亲历亲为难言其妙哉！

至于此案方人为“大柴胡人”，为什么不用大柴胡汤而选用半夏泻心汤？是因为此人舌苔为“半夏泻心汤舌”（舌边尖红，舌中后段白苔厚腻罩黄，口气重）和“茯苓舌”（舌胖大，边齿痕，多水滑）的综合体，而非“大黄舌”（舌质老，苔多焦黄无津）。心下痞满隐痛牵涉胸后是一种虚痛，而非实痛。可见胸诊腹诊在经方诊断中的重要性。正如黄煌老师所说：“好多方证是藏在患者肚子里的……”

回想起黄师讲大柴胡汤的经典解读和临床应用，其中印象深刻的一句话：“其实人上上下下无外乎是一团血气……”还有“胃疾病圈现象”（类似西医脑—肠轴功能紊乱）。可见中医西医细究之下不乏相通之处，只是限于医者的学识见解和中西医理论的特点，好多疾病当下很难给出中西医都能接受的完美答案。这也正是新一代医务工作者努力的方向，术不拒内外，医不分中西，不求其全，但求其真，点滴感悟，碎记于此。

沈王明医案5则

沈王明

台州市黄岩中医院神经内科，浙江 台州 318020

一、医案一

患者，男，7岁8个月，2018年12月24日首诊。

主诉：其母诉2019年10月28日，因过敏性紫癜伴尿蛋白到省儿保治疗，出院后反复有尿蛋白（+–～+），12月6日开始高烧三天，19日复查尿常规，镜下红细胞15，尿蛋白（+–）。

刻下：皮肤表面红色斑丘疹，以双腿为甚，未见发热，无汗，小便不利，尿色微黄，大便无殊。舌红，苔稍黄，脉数。

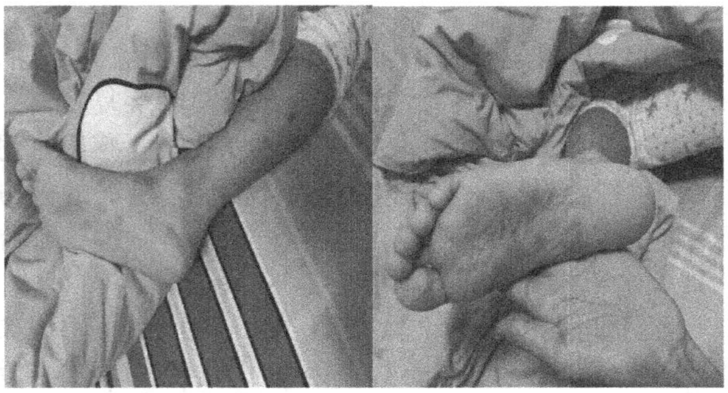

予当归芍药散+猪苓汤：当归10g，赤芍15g，茯苓15g，白术15g，泽泻15g，川芎10g，猪苓15g，阿胶6g，滑石15g。7服，日2次，早晚分服。

2019年1月5日复查，尿中红细胞恢复正常，尿蛋白（+–），上方继服。共服用21服后，微信复诊，诉尿中红细胞完全消失。小便顺畅，皮肤表面红色斑丘疹消失。

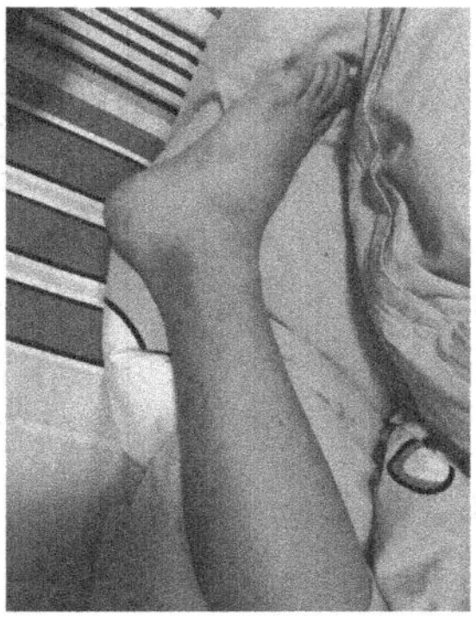

按语：《伤寒论·辨阳明病脉证并治》：“若脉浮，发热，渴欲饮水，小便不利者，猪苓汤主之。”方中患儿高热3天后出现小便不利，且尿常规见隐血及尿蛋白。伤寒之邪传入于里，化而为热，与水相搏，遂成水热互结，热伤阴津之证。水热互结，气化不利，热灼阴津，津不上承，故小便不利、发热。黄煌老师认为猪苓汤是古代治疗淋病的专方，具有清热利尿止血的功效，可通治泌尿道感染。猪苓汤一方面利小便，另一方面解热。当归芍药散出自《金匮要略》，古代治疗妇女腹中痛，或浮肿，或眩冒，或头痛，或自下利，或月经不调者。但胡希恕老先生认为该方中有许多利水渗湿的药味，如泽泻、茯苓、白术，可见其对小便不利效果显著；且该方还是强壮性的祛瘀药，胡老称其为“和血祛瘀”之方，凡是虚衰的血证，皆可用此方。病案中患儿年龄尚小，且大病伤中，正为气血虚衰之师，用此方，正对患儿皮肤表面的红色斑丘疹，且调补阴血。两方合用，共奏利小便、解表热、养阴血之效。医者治疗该患者时，以黄煌老师“方证人”思路出发，通过抓患者的主证、主病，从而掌握了疾病的本质，临床疗效显著。

二、医案二

徐某，男，78岁，2019年10月31日初诊。

反复定时发热1月余，体温最高达39.6 ℃，每日下午2—4点发热，全身检查花费近2万，排除恶性肿瘤，病因不明。期间曾予抗生素治疗，发热略有缓解，但白细胞持续下降2000以下，遂停药不用。期间，体质量下降10余千克。

刻诊：精神倦怠，口苦，口稍干，无汗，稍感胸闷、心慌，舌红苔白腻，脉弦。予以小柴胡汤+温胆汤，无效。后请外省名中医诊治予以益脾汤合蒿芩清胆汤，发热亦无缓解，但舌苔转薄白。

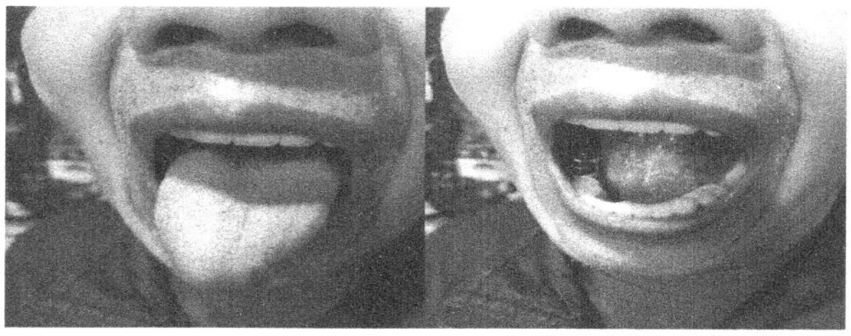

详问病史：患者数年前有西瓜地冒雨受凉病史，发热前有两臂及背部发冷感、双上肢关节（肩、肘、腕）疼痛，无汗，口苦，口稍干，胸闷、心慌，舌红苔薄白，脉弦。

给予小柴胡汤＋麻黄附子细辛汤：麻黄6g，附子6g（先煎），细辛5g，柴胡20g，

黄芩12g，党参10g，姜半夏15g，生甘草6g，生生姜2片，大枣5枚。3服，日1剂，早晚温服。

患者服药后体温升高延至晚上8时，体温最高38.3℃，可自行退热，舌红苔薄白，脉弦。自觉服药后稍感头痛，失眠，考虑是麻黄副作用，追问易患冻疮，又是桂枝人，即处小柴胡汤＋当归四逆汤加减，体温再次升高，改麻附辛汤后体温又恢复正常，后一直以麻黄附子细辛汤为主方加减应用，并减麻黄4g。患者发热前两臂及背部有发凉感，双上肢关节（肩、肘、腕）疼痛缓解，头晕，乏力，头痛、失眠明显较前改善。舌淡红，苔薄白。至第十诊体温正常，无关节疼痛，给予益脾汤加桂枝汤固本

2周后回访，患者体温一直正常。

思考：①为何选用该方；②方证与六经辨证的怎样结合？③黄煌老师“方一病一人”诊疗模式。

辨证思路：①患者年事已高，久病体虚，体重下降，精神倦怠，发病前有怕冷感，符合六经辩证之少阴病。②再根据黄煌老师方病人思维模式：“麻黄人”＋精神萎靡＋反复发热＋身体疼痛＋恶寒无汗，属于少阴病兼表证之麻黄附子细辛汤方证。

三、医案三

王某，女，74岁。2019年10月7日初诊。

因“带状疱疹10天”来院。患者2周前因老年活动排练受累后出现脚酸，左臂麻木，一日后转为疼痛，9月29日出现蚊包样包块，发热38.5℃，至医院注射抗病毒药物后拇指食指红肿热痛，前左臂至左肩后背循经起疱伴疼痛，曾使用云南白药气雾剂、阿昔洛韦片、甲钴胺片，红肿减退疱疹结痂，疼痛不减。

刻下症：体温37℃，左臂至左后背循经部位疱疹结痂周围有红晕，左上臂、左腋下、左胸左乳房刺痛难忍，穿衣等活动后痛感加剧伴拇指食指红肿麻木，面微黄，痛苦面容，夜寐差，纳差，二便偏干，舌红苔白腻，脉沉。

大黄附子细辛汤＋瓜红汤：大黄5g，附子3g，细辛5g，瓜蒌皮15g，瓜蒌子15g，红花6g，甘草10g，丹参10g，生白芍30g。7服，水煎150mL，日1剂，分2次服用。

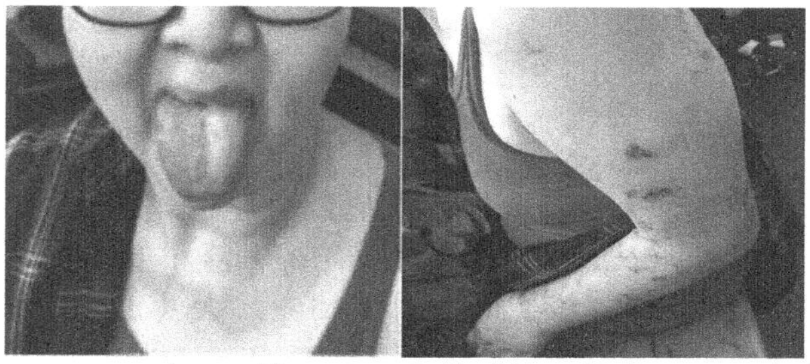

2019年10月9日，患者反馈：服药3日，疼痛消失，拇指食指麻木感减轻，睡眠好转，大便通畅。

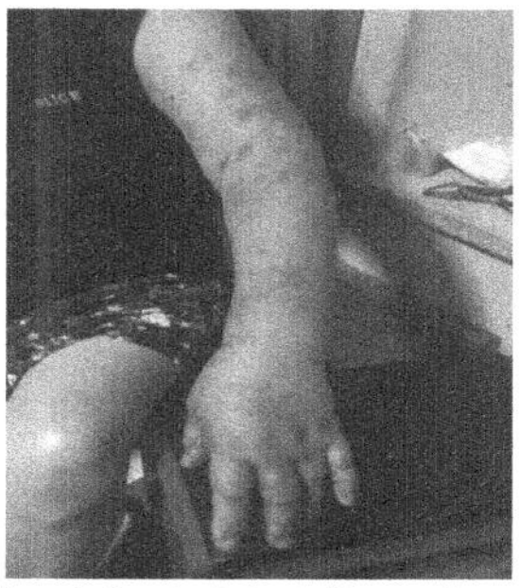

按：根据胡希恕老师用药经验，因为大黄附子细辛汤是寒实结聚，所以这个方子对偏侧痛起作用。这个患者形体壮实而痛苦面容，热而烦躁，手臂疼痛剧烈，痛如刀割，二便偏干，苔白腻，符合大黄附子汤方证。

患者因正气虚弱，正不胜邪，热毒未尽，经脉失输，气滞血瘀而疼痛不休，故加瓜红汤。瓜红汤是一带状疱疹经验方，临床上疗效佳。瓜蒌性寒味甘，清热涤痰；红花活血通经，祛瘀止痛；丹参祛瘀止痛，清心凉血；甘草调和诸药。

四、医案四

某小儿，男，12岁。2021年8月27日初诊。

因“蹲行3年”来院。患者3年前发热后出现步态异常，需蹲步行走，怕热明显，处25度空调房仍出汗较多，口干明显，纳可，夜寐时梦很多，大便偏干。

刻下症：肤白体瘦，腹扁平，腹肌较紧张，舌红少苔，脉细数，手足心扪之发热，有汗。

经脑脊液涂片检查、肌电图及四肢神经传导，

头、颈、胸磁共振 3.0T 增强检查均未见明显异常。后反复于各大医院就诊，均未见器质性病变，医生亦表示无用药依据。患者蹲行3年，也因病休学3年。

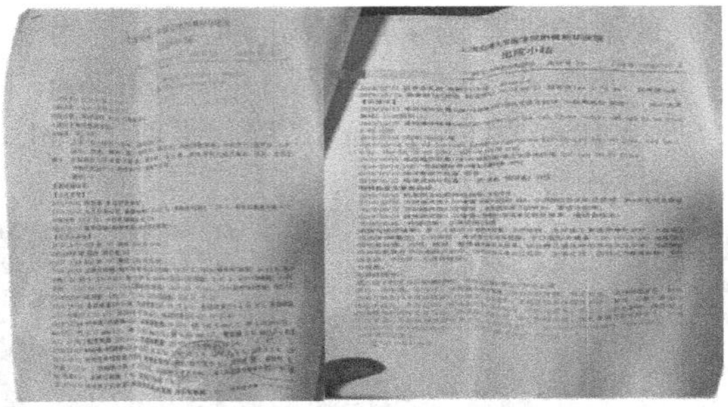

白虎加人参汤合桂枝加龙骨牡蛎汤合甘麦大枣汤：石膏 40g，知母 15g，甘草 10g，浮小麦 120g，桂枝 15g，生白芍 30g，生姜 15g，大枣 20g，龙骨 20g，牡蛎 20g，人参 5g，粳米 50g。5 服，水煎 150mL，日 1 剂，分 2 次服用。

2021 年 9 月 10 日患者反馈：由上次就诊时母亲背上四楼转为自行上楼，讨要中药喝，口干、梦多、大便干结均好转，仍怕热，手足心汗多、烘热感。

上方石膏加至 60 克，生晒参 10 克，知母 18 克。前后服用 14 服，告知小儿可自行行走，目前已恢复上学，其他上述症状也明显好转。

按：黄煌教授白虎加人参汤方证提要为恶热，自汗出，口干，脉浮滑者。

桂枝加龙骨牡蛎汤方证提要：虚弱体质见精神亢奋，胸腹动悸，易惊，失眠，多梦，自汗盗汗，梦交失精，脉浮大而无力者。

《金匮要略》："妇人脏燥，喜悲伤欲哭，象如神灵所作，数欠伸，甘麦大枣汤主之。"

该患者肤白体瘦，皮肤细腻，肌表湿润，腹扁平，腹肌较紧张，舌质红嫩，易出汗，多梦，为桂枝人，符合桂枝加龙骨牡蛎汤方证；患者蹲步行走，特别怕热，处 25℃空调房仍出汗明显口干明显，夜寐时梦很多，大便偏干，舌红少苔，脉细数，手足心扪之发热，有汗，为白虎加人参汤证；加用甘麦大枣汤缓解紧张、多汗。三方合用收效甚佳。

五、医案五

何某，女，42 岁。2019 年 4 月 23 日初诊。

因"两面颊部皮肤紫红 2 年"来院。患者 2 年前因工作及生活压力较大之后出现两面颊部皮肤发红、发紫，自觉皮肤干燥，偶有刺痛感，无发痒，接触阳光后加重，身体不定时感东痛西痛，有手抖现象，曾多方应用中药清热解毒剂、皮肤病血毒片及西药氯雷他定片、多西环素肠溶胶囊、复方甘草酸苷片、夫西地酸乳膏等 1 年余，无明显变化。

刻下症：面部皮肤发黄，鼻旁及眼角水斑，两面颊部皮肤紫红，大片状，毛细血管扩张，皮肤变薄，易多虑，夜寐差，易醒、梦多、纳尚可，口黏甜感，大便偏干燥，难解，舌淡边有齿痕，苔略白腻，舌下静脉瘀曲，脉稍沉，腹诊脐跳明显。

处方：羌活 10g，独活 10g，荆芥 12g，防风 10g，苦杏仁 10g，薏苡仁 30g，甘草 10g，茯苓 20g，生白术 10g，桂枝 15g。7 服，水煎 150mL，日 1 剂，分 2 次服。

2019 年 5 月 3 日再见到患者，两颊红紫较前减轻，范围缩小，睡眠改善，便秘好转，食欲稍差。继续上方加鸡内金 10g、白扁豆 15g 继续服用。

2019 年 7 月 25 日复诊，脸部皮肤较前明显好转。

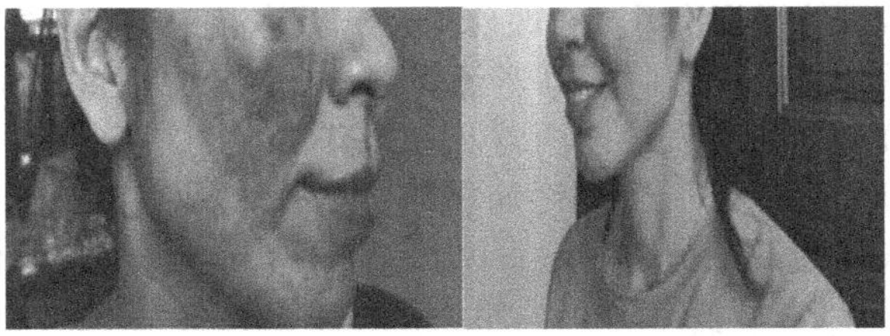

按：1. 本病例患者皮肤病 2 年，病情较长，中西医治疗一年余效差，初诊时考虑病程虽长，但仍有疼痛不定时、不定位、手抖等风邪留于肌肤、肌肉、关节之象，仍应辨为太阳经病变；口黏甜，便秘，表明阳明经脾胃病变。综上，六经辨证为太阳阳明合并，处方为欧阳卫权老师的麻杏苡甘汤变方，去麻黄，改荆芥、防风代替麻黄，其中荆芥、防风可以祛风散邪，加羌活、独活胜湿止痛。2. 患者偏瘦，易紧张，面上有水斑，舌淡边有齿痕，脐跳明显，符合黄煌老师"方—病—人"诊疗模式体内有水气，苓桂术甘汤利方证。3. 本案证明欧阳卫权老师运用六经辨治皮肤病，与黄煌老师"方—病—人"治疗可有机结合，并收到良好疗效。患者皮肤基本痊愈，但停药是否反转，尚需进一步观察。下一步宜重点把握"方—病—人"的辨证模式，调整患者体质，巩固疗效。

俞琦医案 2 则

俞　琦

台州市黄岩中医院中医内科，浙江 台州 318020

一、医案一

胡某，女，34 岁。2019 年 6 月 3 日初诊。

因“头晕、恶心反复两年”，曾多方求医应用敏使朗、氟桂利嗪等改善脑血流西药及中医多次诊疗均无明显效果，来时偏焦虑，语速快，不断环顾四周。该患者近两年来反复头晕、伴恶心感，腹胀、易多虑，夜寐差，易醒、梦多、纳可，口渴不欲饮水，二便尚正常，末次月经 2019 年 5 月 21 日，经期 10 天，月经有血块，经期胸部有胀痛，腰酸胀，有下坠感。

查体：脸上有水斑，舌红偏暗，苔略黄腻，舌下静脉瘀曲，脉沉细，腹诊脐跳明显，左下腹压痛明显。

方药：桂枝 15g，茯苓 30 g，赤芍 15 g，牡丹皮 15 g，桃仁 10 g，炒白术 30 g，甘草 6 g，栀子 6 g，川芎 10g。7 服，代煎，日 1 剂，分 2 次服。

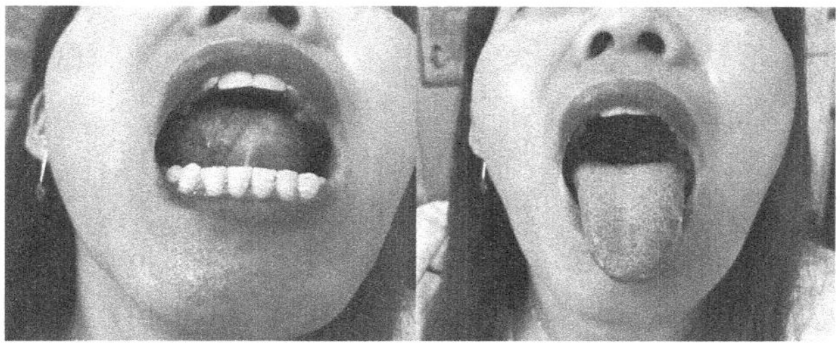

2019 年 6 月 10 日复诊，患者基本不晕，睡眠也好多了，感觉脑袋比原来清醒很多，浑身轻快。舌苔黄腻好转。

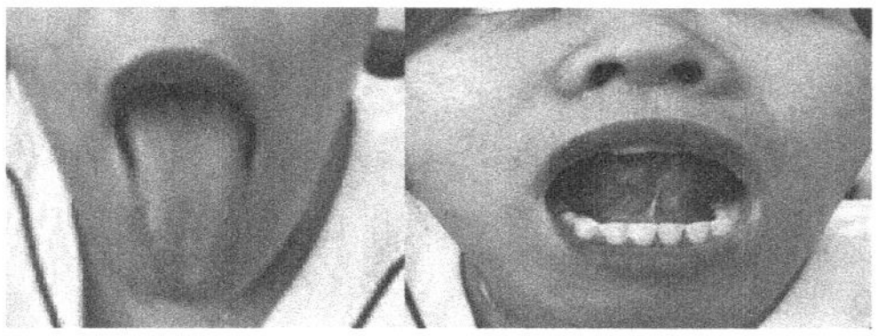

按：该患者左下腹压痛，脐跳明显，桂枝茯苓丸和苓桂术甘汤腹征明显；结合头晕、月经有血块，口渴不欲饮水，脸上有水斑、舌下静脉瘀曲，脉沉细，当时考虑存在瘀水互结，符合桂枝茯苓丸和苓桂术甘汤方证，两方合用应该有效，果然从该案例来看效果明显。腹征和症状一致，提高了方证应用的准确率。而临床上有时可能会碰到一些症状和腹征不一致的地方，我们需要进一步判断哪个才是真相，该舍去哪个。比如从西医方面解释，脐跳是腹主动脉搏动增强，所以从表面皮肤能轻易摸到，在患者平躺时皮下脂肪最薄，易摸到，而一些心衰、水肿患者由于脉管系统水分增加应该搏动增强，但有脐跳都是水逆症吗？本例患者有头晕、口渴不欲饮水，脉沉，脸上有水斑，符合苓桂剂特点，用上后效果确实也很好。笔者认为有一些特别瘦的患者，也许腹诊能触到脐跳就是正常的，无疾病意义的，所以临床上也不应见有脐跳就用苓桂剂。

二、医案二

老年男性，56 岁，来时烦躁，谵语。患者独坐床边，口中念念有词，对答困难，所穿袜子一只黑一只蓝，一只夏天，一只冬天，任何检查均不配合，家属告知已有 11 天未解大便，腹部膨隆、拒按，舌苔焦黑燥黄，脉实有力。

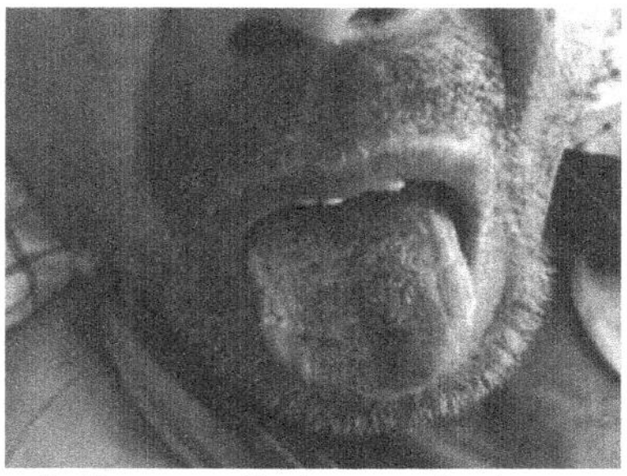

处方：大黄 15g，芒硝 15g，枳实 15g，厚朴 15g，二剂。反复嘱咐患者家属如果有不适立即停服并告知。没想到当天患者家属要求出院，并带上了中药。第三天我不放心，打电话问怎么样？患者家属说昨天回家吃了一剂药就拉了很多，人也清醒了，今天就把另一剂也吃了，现在没事了。我惊叹于经方的神奇，惊叹于大承气汤的雷厉风行，将者风范。

按：吴昆云“伤寒阳邪入里，痞、满、燥、实、坚全俱者，急以此方主之”。痞满燥实，舌苔黄黑燥，“但欲寐”，作为少阴病提纲，实质上就是浅昏迷。所谓“呼之则精神略振，须臾又恍惚不清”，深昏迷则呼之不应，当在情理之中。尝云“实在阳明，虚则少阴，”仲景云“谵语者，实也”，“实则谵语，虚则郑声”言犹在耳。今方证相符，效果出奇。

分期治疗脂肪肝经验总结

于 澜
辽宁中医药大学附属医院肝病科，辽宁 沈阳 110033

脂肪性肝病是指肝脏细胞内具有超过肝湿重的5% 的脂肪蓄积，或者在组织学上每个单位面积有超过 1/3 肝细胞发生脂变的临床病理综合征。中医历代文献中未有明确的关于脂肪肝的记载，但根据体形肥胖、肝脏肿大、右胁肋部不适、倦怠乏力等症状，可将其归纳为“肥气”“痞满”“胁痛”“肝癖”“积聚”“酒疸”等。脂肪性肝病主要是由于饮食不节、过食肥甘厚味、过量饮酒、劳役偏颇或久病迁延等引起的，其病位主要在肝，但与肺、脾、肾关系尤为密切。肝脏是人体内最大，也是最重要的一个消化器官，它在脂类的消化、分解过程中起到重要的作用，能够调节糖和脂类代谢并使其保持动态平衡。脂肪肝在发现后应尽早治疗，脂肪肝日久会引起一系列肝脏病变，包括非酒精性脂肪性肝炎、肝硬化、肝纤维化、肝癌等。除此之外，随着脂肪的累积还会引发一系列的心脑血管病变，比如高血压、高血脂、糖尿病等，严重时甚至危及生命。因此在脂肪性肝病早期就进行有效的干预是极其重要和必要的。

肝主疏泄，调畅气机，肝脏的疏泄功能是否正常直接关系着肝脏的功能。在脂肪肝初期，患者常会出现胸胁胀满、窜痛、便溏等症状，亦会有精神抑郁或急躁易怒，舌苔白或腻，脉弦。在这个阶段，患者多存在肝失疏泄，气机失调。《医林绳墨》中云：“气也，常则安，逆则祸，变则病，生痰动火，升降无穷，燔灼中外，血液稽留，为积为聚。”因此，人体津液的运行均需依赖于气的运行。见肝之病，知肝传脾，木克土，土得木而达，故久而久之，肝气克脾，则可致脾失健运，导致脾虚。因此，脂肪肝早期多为肝郁气滞证，在治疗上，多采用疏肝健脾理气之法。随着病情的发展或疾病的失治误治，迁延不愈，使脾虚之证加重，患者多有头身困重，胸闷纳呆，尿黄赤，大便黏腻，舌红苔黄腻，脉滑数。即日久脾虚致脾阳不足，脾阳不振，则水液内停，寒湿停聚。因此，中度脂肪肝常见脾虚湿蕴证，在治疗上，多采用祛湿化痰之法。重度脂肪肝患者常有面色晦暗，胁肋部刺痛，舌质紫暗，或舌绛少苔，脉弦。肝脏喜条达恶抑郁，肝为血海，肝藏血，气为血之帅，气滞则血瘀，因此，若肝气郁滞，血运不畅，血液停聚，日久则生瘀血，阻于肝脉。因此，重度脂肪肝最常见的是痰瘀互结证，治疗上常用活血化瘀之法。

一、验案举例

1. 案 1

吴某，男，41 岁。2015 年 5 月 7 日初诊。

主诉：体检发现脂肪肝 3 天。

现病史：3 天前体检时发现脂肪肝，平素偶有胁肋部不适，易怒，饮食及正常，偶有便溏，睡眠尚可。既往体健，无烟酒史。

查体：腹部查体未见阳性体征。

舌脉：舌红，齿痕，苔白，脉沉。

辅助检查：彩超：轻度脂肪肝；双肾、膀胱及前列腺未见明显异常。血脂：CHOL 5.21mmol/L，HDL 0.84mmol/L，GLU：6.14U/L。血常规、尿常规未见异常。乙肝、丙肝阴性。

诊断：轻度脂肪肝（肝郁脾虚）。

治法：疏肝健脾。

处方：陈皮 15g，厚朴 20g，白术 15g，苍术 15g，小茴香 15g，乌药 15g，赤芍 20g，白芍 20g，半夏 15g，川楝子 15g，柴胡 10g，防风 20g，木香 15g。6 服，水煎服，2 次 / 天。

2015 年 5 月 21 日二诊。服上药后便溏症状较前好转，服药期间偶有口干。舌质偏红，苔白，脉沉。

处方：上方去白术、赤芍，加熟地黄 20g，女贞子 20g，杏仁 15g，菟丝子 20g，玄参 20g，麦冬 20g，鸡内金 15g，焦三仙各 10g。10 服，水煎服，2 次 / 天。

2015 年 6 月 5 日三诊。2015 年 6 月 1 日复查彩超：肝胆脾胰未见异常。

2. 案 2

张某，男，53 岁。2014 年 12 月 15 日初诊。

主诉：体检发现脂肪肝 2 天。

现病史：2 天前体检时发现脂肪肝，平素偶有胁肋部不适、心前区疼痛，时有腰部疼痛。牵涉左腿疼痛，偶有下肢麻木，睡眠欠佳，多梦易醒，饮食及二便正常。既往史：糖尿病病史十余年，现规律口服二甲双胍，血糖控制可。

查体：腹部查体未见阳性体征。

舌脉：舌质红，稍暗，苔白稍腻，脉沉细弱。

辅助检查：彩超：重度脂肪肝；精索静脉曲张。腰椎 CT：腰 2–3、腰 4–5、腰 5– 骶 1 间盘突出；腰椎间盘退行性改变。肝功：ALB 48.6mmol/L，GLOB 19.8mmol/L，TBIL 21.6U/L，IBIL 16.1U/L，GGT 79U/L，ALT 76U/L，AST 45U/L。血脂 CHOL 5.81mmol/L，HDL–C 1.27mmol/L，LDL–C 4.0mmol/L，APO–B 1.33mmol/L，血糖 5.99mmol/L，心电图左前分支传到阻滞。

诊断：重度脂肪肝（痰瘀互结）。

治法：活血化瘀。

处方：柴胡 15g，枳实 15g，陈皮 15g，香附 15g，瓜蒌 20g，赤芍 20g，莪术 10g，桃仁 15g，红花 10g，川芎 20g，当归 20g，黄芪 50g，生地黄 20g，生薏苡仁 20g，附子 9g，桂枝 20g，茯苓 20g。10 服，水煎服，2 次 / 天。

2014 年 12 月 29 日二诊。服上药后心前区疼痛症状有所减少。

舌脉：舌淡红，苔白稍腻，脉沉。

处方：陈皮 15g，泽泻 20g，山楂 20g，茯苓 20g，黄芪 30g，当归 20g，党参 20g，苍术 20g，红曲 1 袋，牡蛎 50g，10 服，水煎服，2 次 / 天。

2015 年 1 月 12 日三诊。服上药后无不适。

舌脉：舌淡红，苔薄白，脉沉。

辅助检查：彩超轻度脂肪肝。血脂 CHOL 5.5mmol/L，HDL–C 1.12mmol/L，LDL–C 3.79mmol/L。

处方：上方去红曲，加柴胡 15g，白术 15g。10 服，水煎服，2 次 / 天。

2015 年 2 月 10 日四诊。复查彩超未见异常。

综上所述，脂肪肝不同阶段的致病因素不同，在治疗方法上也存在不同，因此，在治疗过程中应注意分期，辨证论治，必要时可中西医多种方法共同治疗。

紫苏梗

【别名】紫苏茎（《雷公炮炙论》），苏梗（《药品化义》），紫苏杆（《湖南药物志》）。

【植物形态】

一年生草本。高 0.3~1.5m。茎直立，绿色或紫色，密被长柔毛。单叶对生；叶片卵形至宽卵形；叶柄长 3~7cm。轮伞花序，具 2 花，排成偏于一侧的总状花序，密被长柔毛；苞片宽卵形或近圆形，外被红褐色腺点；花萼钟状，长约 3mm，结果时增长至 12mm，萼齿 5，上唇 3 齿，下唇 2 齿；花冠白色至紫红色，喉部斜钟形，冠檐二唇形，上唇先端微凹，下唇 3 裂；雄蕊 4 枚，2 强，药室 2，花丝扁平；子房全 4 裂，花柱基底着生，先端 2 浅裂，花盘前方膨大呈指状。小坚果近球形，直径 1.5~2mm，表面灰褐色，有微隆起的暗棕色网状花纹。花期 6—8 月，果期 8—10 月。

【功能主治】

理气，舒郁，止痛，安胎。治气郁，食滞，胸膈痞闷，脘腹疼痛，胎气不和。

①《本草图经》："宣通风毒。"

②《本草蒙筌》："下诸气略缓，体稍虚者用宜。"

③《本草通玄》："能行气安胎。"

④《本草崇原》："主宽中行气，消饮食，化痰涎。治噎膈反胃，止心腹痛。"

⑤《得配本草》："疏肝，利肺，理气，和血，解郁，止痛，定嗽，安胎。"

四逆汤合交泰丸治疗阳虚阳浮型失眠

林玉洁　潘爱珍*

中山大学孙逸仙纪念医院中医科，广东 广州 510120

许某某，男，59岁，广东省汕尾市人。2023年11月7日初诊。

主诉：眠差8年

现病史：患者自述8年前因为作为银行高管工作压力大导致眠差，难入睡，第二天有重要会议就整晚睡不着或到清晨五点多才能眯一会，一想到睡觉就害怕了。开始服用艾司唑仑，服用2片可以上床后一小时后入睡，凌晨三四点左右又醒了。继续在床上躺到8点多起床。白天觉疲乏劳累，中午较长时间躺在床上休息，但也睡不着，间断服滋阴安神、疏肝理气、清肝泻火、清利湿热等中药治疗，疗效不佳。就诊时证见：容易紧张，遇事反复思量，下肢冰冷，腰部酸痛。大便可。舌尖红，苔黄，脉细尺弱。

西医诊断：睡眠障碍。

中医诊断：不寐。

辨证：《灵枢·大惑论》："夫卫气者，昼日常行于阳，夜行于阴，故阳气尽则卧，阴气尽则寤。"不寐的根本是阳不入阴。许多医家认为不寐病机为阳盛阴衰，阴阳失交，予滋阴养血安神药治之，而患者曾间断服用滋阴安神中药治疗不寐疗效不显。患者由于日常久居空调屋，工作压力大，思虑多耗伤阳气，导致素体阳虚，心火上炎。一者肾阳虚衰而不能引肾水上交于君火，心气亦不得下降；二者心血虚衰，心火旺于上，不能降君火下交于肾，不能下去温肾阳，肾水亦不能上升。下肢冰冷，腰部酸痛，白天疲乏是肾阳虚表现。心烦不寐、入睡困难、早醒为心火旺于上。舌尖红，苔黄，脉细尺弱是肾阳不足，温煦失职，夜间阴寒内盛使阳气浮于外、虚火扰心。辨证为肾阳不足，心火上炎、阳虚阳浮证。治宜温肾扶阳，清心降火，交通心肾。

方药：四逆汤合交泰丸加减。熟附子15g（先煎），干姜10g，炙甘草10g，黄连5g，肉桂5g，龙骨30g（先煎），牡蛎30g（先煎），柏子仁15g。

二诊，2023年11月21日。服上方3周后，现艾司唑仑减量到1片，11点半上床后20分钟左右即可入睡，三四点醒较前好转，可睡到七点，不再赖床，白天精神好，口气大好转。下肢凉较前好转，腰部疼痛好转。舌淡红，苔薄白，脉细。

按：本例患者四逆汤合交泰丸加减。方中附子水中之火以培木气之根，温阳化气，令水升火降，交泰丸，交济水火，黄连苦寒，清心降火，取肉桂辛热，入肾经，暖水脏，不使其润下，引火归原，寒热并用，如此可得水火既济。龙骨、牡蛎潜以平其逆，将阳气进一步潜入水中；柏子仁养心安神。对于不寐的病因病机，大部分医家认为不寐责之于阳盛阴衰，阴阳失交。但现如今如贪凉饮冷、工作压力大等不良生活习惯，使人体阳气耗损，阴阳失衡，导致阴阳不相交故而不寐，阳虚证逐渐成为不寐的常见证型之一。张仲景《伤寒论》曰"少阴之为病，脉微细，但欲寐"。火神派代表人物郑钦安认为"但欲寐"为想寐而不得寐。少阴病者体内阳虚，阴寒内盛迫虚阳浮越于外，阳无法入于阴则不寐。李可老中医认为现在的人，阳虚寒湿证十之有八九，而阴虚火热证百不见一二，故临证多以扶阳抑阴之法，效如桴鼓。笔者通过临床观察发现，阳虚型失眠患者多存在很大的生活、工作、学习压力，经常熬夜。长期的熬夜使阳气得不到休养，不断消耗，阳气浮越于外而不归其宅，起初则精神亢奋，精力充沛，日久则阳气益虚；肾阳不足则肾精无以化生，阴盛逼已虚之阳气浮越于外，阳气无以潜藏，发为不寐。故治宜温肾阳为主，使真阳之气渐复则阴霾顿消，阴阳恢复平衡，阴阳相交，则自能寐矣。四逆汤为《伤寒论》治少阴阳虚之证而设。因此，用四逆汤温补肾阳，肉桂摄纳浮阳，使真阳归元，黄连清心降火，如此可得水火既济、阴阳相交。龙骨、牡蛎镇潜虚浮之阳，柏子仁养心安神。诸药合用，温阳化气，调补阴阳，真阳归元，阴阳相交故自能寐。

不寐的病因多种多样，由压力多虑忧思所致者单靠药物治疗不能长久彻底解决，还需要患者自己改变对睡眠的错误认知，学习调节压力，从另一个角度说也算得上心理扶阳，心中充满阳光，心境自然开阔，心意舒畅则得卧。指导患者形成长期的睡眠健康卫生习惯。

晚上要清心降火、引火归原。①睡前3小时可以进行温和体育锻炼，但避免剧烈的运动。②睡前不看手机、电视，不看连续剧、小说，不做打麻将等易引起兴奋的活动。③午饭后避免摄入茶或咖啡。④可适当指导患者晚上睡觉前1小时抽空处理脑子里的问题或想法，把潜意识给意识化，减少睡觉前大脑不自觉地想未处理的事情。

白天激发阳气、温阳补肾。①规律早起，不能赖床。九点之前晒太阳锻炼。②每天坚持规律的体育锻炼，每天不少于30分钟。③白天避免小睡，午睡不超过半小时。④下午一点半前完成午睡。

很多失眠的患者睡不着是因为担心失眠影响身体健康，甚至惧怕睡眠本身了，失眠只存在于那些过于在意的人身上。改变失眠患者对失眠后果的恐惧和焦虑。失眠患者应当建立的态度是：任何一个特定夜晚的睡眠都不是那么重要。在慢性失眠患者中，大部分都有担忧恐惧的情绪在，肾主恐惧的情绪，温肾助阳可减少担忧、恐惧的情绪，改善睡眠。对待失眠的治疗就像箭和靶的关系，目标是要治疗失眠，达到好睡眠，但是手段要放松，看淡失眠，不必要过度在意担忧失眠的不良后果，能睡着就睡，不能睡也没有关系，只有这种心态，才能达到满意的睡眠。

木蝴蝶

【别名】千张纸、兜铃、磊刀树、三百两银药、玉蝴蝶、云故纸、破布子、白故纸、海船果心、白玉纸、白千层、纸肉、故纸、洋故纸、鸭船层纸、千纸肉、海船皮、满天飞。

【植物形态】

大乔木，高7.5 ~ 12m，树皮厚。叶对生，很大，2 ~ 3回羽状复叶，长40 ~ 160cm，宽20 ~ 80cm；小叶片卵形或椭圆形，长6 ~ 14cm，宽4.5 ~ 9cm，先端短尖或渐尖，基部圆形或斜形，全缘，上面绿色，下面淡绿色；小叶柄长5 ~ 10mm。总状花序顶生；总花柄长约30cm；花萼肉质，钟形；花冠大，钟形，淡紫色，先端5浅裂；雄蕊5，稍伸出花冠外，花丝基部被棉毛，第5雄蕊花丝较其他4枚稍短；花盘大，肉质；柱头2裂，半圆形板状。蒴果下垂，扁平，阔线形，长30 ~ 90cm，宽5 ~ 8cm，先端短尖，基部楔形，边缘稍内弯似船形，中央有一条略微突出的背缝；果爿木质，成熟后沿腹缝裂开。种子多数，为半透明的膜质翅所包围而成很薄的片状体。花期7—8月。果期10—12月。

生长在山坡、溪边、山谷及灌木丛中。分布于福建、广西、云南、贵州、四川、广东等地。

本植物的树皮（木蝴蝶树皮）亦供药用。

【功能主治】

润肺，舒肝，和胃，生肌。治咳嗽，喉痹，音哑，肝胃气痛，疮口不敛。治干咳不止常配夏枯草。

①《云南通志》："焚为灰，可治心气痛。"

②《滇南本草》："定喘，消痰，破蛊积，除血蛊、气蛊之毒。又能补虚，宽中，进食。"

③《纲目拾遗》："治心气痛，肝气痛，下部湿热。又项秋子云，凡痈毒不收口，以此贴之。"

④《岭南采药录》："消痰火，除眼热。"

⑤《现代实用中药》："镇咳，治百日咳及干性气管炎。"

⑥《药材资料汇编》："治咽喉失音。"

⑦广州部队《常用中草药手册》："清肺热，利咽喉。治急慢性支气管炎，肺结核咳嗽，咽喉肿痛，扁桃体炎。"

六味地黄汤加减治疗干燥综合征

颜美心
佛山市第一人民医院中西医结合科，广东 佛山 528000

患者梁某某，女，42岁。2014年3月15日初诊。

现病史：患者口干眼干3年，伴皮下瘀斑，猖獗齿，无反复腮腺肿大。查血小板减少，抗核抗体（+），抗SSA抗体（+），抗SSB抗体（+），眼科检查符合干眼症改变，唇腺活检病理符合干燥综合征改变，在我院风湿科诊断干燥综合征，予美卓乐24mg qd，羟氯喹0.2g bid治疗，治疗后血小板正常，但当激素减量过程中反复出现血小板下降。复查血小板计数71×10^9/L，当时予美卓乐8mg qd，羟氯喹0.2 g bid。患者转笔者门诊治疗，当时患者口干眼干明显，偶有牙龈出血，皮肤未见明显瘀斑，自觉手心发热，多梦，睡眠一般，大便干硬。查体：舌红苔少，脉细。

西医诊断：干燥综合征并血小板减少。

中医诊断：燥证、血证。

证型：肝肾阴虚。

辨证：干燥综合征以津亏液耗伤为主要矛盾，患者肝肾阴虚，津液亏虚，清窍失养，致口干眼干、猖獗齿，舌红苔少，脉细，阴虚内热致多梦、手心发热。《素问·至真要大论篇》曰："燥者润之"。《临证指南医案》提出治燥"其法以纯阴静药、柔养肝肾为宜"。故以滋阴补肝肾为主。

中药处方：生地黄20g，山萸肉15g，墨旱莲10g，女贞子10g，黄芪20g，麦冬20g，牡丹皮10g，黄柏12g，知母20g，山药20g，泽泻10g，酸枣仁10g，制远志6g，五味子6g，甘草6g。

二诊，2014年4月12日。患者服中药后自觉口干症状好转，无牙龈出血，无皮下瘀斑，手心发热好转。2014年4月12日复查血小板计数69×10^9/L，继续原方治疗，西药方案不变。患者持续在门诊治疗，患者每月服14天中药，后续中药以六味地黄汤为基础，随证调整，继续中西医结合治疗，激素逐渐减量，监测血小板，血小板逐渐上升。2014年9月2日白细胞计数7.91 ×10^9/L；血小板计数110×10^9/L。2017年1月起至今患者已停激素，目前血小板正常，西药只维持硫酸羟氯喹片0.2g qd治疗，患者口干症状明显改善，睡眠基本正常，复查风湿指标稳定。

按：本例患者诊断为干燥综合征，以津亏液耗伤为主要矛盾。但本病合并有血小板减少为主要表现，亦可从中医"血证"论述。本人认为血证病因复杂多变，本病病因为外感温热病邪，内为脏腑虚损，其病机体现为伏热伤气扰血，出血与瘀血并存，共同的病理变化可归为热、虚、瘀三个方面。①热伤血络。热邪灼伤血络，迫血妄行，溢于脉外，是皮肤紫癜最重要的病因病机。②虚为内因。虚有气虚与阴虚之别，气虚则不能统摄血液，使血不循常道而溢于脉外。阴虚则火旺，虚火可伤及血络，致血溢于脉外。故虚是本病发生的内因。而且随着病情迁延，实热可耗气伤阴，若素体阴虚者，病程日久，病情由实转虚，虚实夹杂，致于阴虚火炎，血随火动，溢于脉外，病情反复。正如《景岳全书·血证》说："血主营气，不宜损也，而损则为病……损者多由于气，气伤则血无以存。"③瘀是本病反复的病因。离经之血即为瘀血。《血证论》指出："经隧之中，既有瘀血踞住，则新血不能安行无恙，终必妄走而吐溢矣。"另外笔者认为肾、肝功能失调对于本病的形成亦不可忽视。肾为先天之本，主藏精，"精血同源"，精能化血，血液的生成不仅源于脾胃之运化，还有赖于肾精之培补。《血证论·瘀血》云："人之初生，必须精始。精之于血，若乎非类……而血即精之属也。"又如《血证论·瘀血》曰："精为血之本。"由此可见，作为藏精之脏，肾之功能强弱与血液的生成有密切的关系。而肝主藏血，具有贮藏血液、调节血量的功能，王冰注《内经》云："肝藏血，心行之，人动则血运于 诸经，人静则血归于肝脏。"若肝失疏泄，气机逆乱，则血失所藏，溢于脉外，而形成血证。因此肾、肝功能失调，不仅可以导致阴血生成不足，还可引起出血。本案患者病程日久，初诊时一派肝肾阴虚，阴虚火旺之象，故以生地黄、麦冬、黄柏、知母养阴清热凉血。山萸肉、墨旱莲、女贞子补肝肾、凉血止血，牡丹皮凉血活血。黄芪、山药益气，补脾肾，泽泻清肾火，酸枣仁、制远志、五味子养阴助睡眠。其中黄芪大补脾胃之元气，既可使统摄有权，又可令气旺血行，瘀去络通，《理虚元鉴》指出，黄芪“能镇浮定乱，返本还元，统气摄血，实表充里”；现代药学提示黄芪具有免疫促进活性，能增强体液免疫，以助提升血小板生成及止血的作用。患者在治疗过程中由于口服糖皮质激素又可产生内生之热，故加用黄柏、知母、生地黄等清热凉血解毒之品。诸药合用，配伍得当，切合病机。患者阴虚火旺之证控制后，去黄柏、知母，以六味地黄汤为基础继续滋阴补肝肾固本治疗，使患者病情得到很好控制，减少西药用量。

何首乌

【别名】首乌，地精，赤敛，陈知白，红内消，马肝石，疮帚，山奴，山哥，山伯，山翁，山精，夜交藤根，黄花污根，血娃娃，小独根，田猪头，铁称陀，赤首乌，山首乌，药首乌，何相公。

【植物形态】

多年生缠绕草本。根细长，末端成肥大的块根，外表红褐色至暗褐色。茎基部略呈木质，中空。叶互生，具长柄，叶片狭卵形或心形，长 4 ~ 8cm，宽 2.5 ~ 5cm，先端渐尖，基部心形或箭形，全缘或微带波状，上面深绿色，下面浅绿色，两面均光滑无毛。托叶膜质，鞘状，褐色，抱茎，长 5 ~ 7mm。花小，直径约 2mm，多数，密聚成大形圆锥花序，小花梗具节，基部具膜质苞片；花被绿白色，花瓣状，5 裂，裂片倒卵形，大小不等，外面 3 片的背部有翅；雄蕊 8，比花被短；雌蕊 1，子房三角形，花柱短，柱头 3 裂，头状。瘦果椭圆形，有 3 棱，长 2 ~ 3.5mm，黑色光亮，外包宿存花被，花被成明显的 3 翅，成熟时褐色。花期 10 月。果期 11 月。

生长于草坡、路边、山坡石隙及灌木丛中。分布于河南、山东、安徽、江苏、浙江、福建、广东、广西、江西、湖南、湖北、四川、贵州、云南等地。

本植物的藤茎（夜交藤）、叶（何首乌叶）亦供药用。

【功能主治】

补肝，益肾，养血，祛风。治肝肾阴亏，发须早白，血虚头晕，腰膝软弱，筋骨酸痛，遗精，崩带，久疟，久痢，慢性肝炎，痈肿，瘰疬，肠风，痔疾。制首乌补肝肾，益精血，乌须发，壮筋骨；用于眩晕耳鸣、须发早白、腰膝酸软、肢体麻木、神经衰弱、高血脂症。

①《何首乌录》：“主五痔，腰腹中宿疾冷气，长筋益精，能食，益气力，长肤，延年。”

②《日华子本草》：“治一切冷气及肠风。”

③《开宝本草》：“主瘰疬，消痈肿，疗头面风疮，五痔，止心痛，益血气，黑髭鬓，悦颜色，亦治妇人产后及带下诸疾。”

④王好古：“泻肝风。”

⑤《滇南本草》：“涩精，坚肾气，止赤白便浊，缩小便，入血分，消痰毒。治白癜风，疮疥顽癣，皮肤瘙庠。截疟，治痰疟。”

⑥《药品化义》：“益肝，敛血，滋阴。治腰膝软弱，筋骨酸痛，截虚疟，止肾泻，除崩漏，解带下。”

⑦《本草述》：“治中风，头痛，行痹，鹤膝风，痫证，黄疸。”

⑧《本草再新》：“补肺虚，止吐血。”

⑨广州部队《常用中草药手册》：“治神经衰弱，慢性肝炎。”

⑩《江西草药》：“通便，解疮毒；制熟补肝肾，益精血。”

杨正望教授治疗 PCOS 性不孕验案举隅

全春梅[1]　杨正望[2]　赵　娜[1]　罗　佩[1]　侯丽莹[1]　邓丽玲[1]
1. 湖南中医药大学，湖南 长沙 410208
2. 湖南中医药大学第一附属医院妇产科，湖南 长沙 410007

杨正望教授系湖南中医药大学第一附属医院妇产科主任医师，从事临床医疗、本科及研究生教学和科研工作近 30 年，有坚实的理论基础和丰富的临床经验，尤其擅长中医药治疗月经病、不孕症、慢性盆腔炎等妇科疑难杂症，特别是在治疗多囊卵巢综合征（PCOS）方面积累了丰富的经验。笔者有幸跟随导师坐诊，受益匪浅，本文分别从采用单纯中药治疗、中药配合阿司匹林、中药配合耳穴、中药配合针刺四个方面使 PCOS 患者经治疗后成功妊娠典型病案进行举例，介绍杨教授治疗 PCOS 性不孕的临床经验。

一、单纯中药治疗 PCOS 性不孕验案

王某，女，29 岁。2014 年 2 月 18 日以“月经后期 5 年余，停经 46 天”为主诉初诊。

13 岁初潮后月经规则，5 年前行人流术后月经欠规律，7 天 /1~6 个月，量少色红，夹少量血块，稍腰酸，余无不适。曾在外院确诊为 PCOS，服达英 -35 治疗，药停经乱。近日来我院就诊，LMP 为 2014 年 1 月 2 日（达英 -35 药后）。6 天净，量可，色暗红，少量血块，稍腹胀，平素觉稍腰膝酸软，经期加重，偶恶寒，舌质淡红，苔薄黄，脉弦滑。彩超示子宫正常，内膜约 7 mm，双侧卵巢多囊样改变，盆腔积液（14 mm × 25 mm）。外院子宫输卵管造影示左侧输卵管粘连、梗阻，右侧通畅。性激素示 LH/FSH>3，低雌高雄，男方精液无异常。

西医诊断：PCOS。

治法：温阳补肾，健脾化痰，行气活血。方用自拟多囊 1 号方加减。

方药：菟丝子 15g，仙灵脾、补骨脂、苍术、香附、法半夏、陈皮、茯苓、枳壳、浙贝母、皂角刺各 10g，炮穿山甲、甘草各 5g。拟方 7 服，并嘱患者月经来潮继服上药，月经干净复诊。

二诊：2014 年 2 月 25 日。诉 3 服药后月经来潮（2 月 20 日—24 日），量较前多，色黯黑，夹较多血块，自觉腹胀及腰酸乳胀减轻。舌质淡，苔薄白，脉弦细。杨教授认为经期瘀血随经血排出，络脉空虚。经后期应滋阴补肾，以阴助阳，促进卵泡发育，拟促卵泡生长方加减。方中运用大量的温补肾阳药物，以助改善卵巢微循环，促进卵泡发育及排卵。

方药：补骨脂、骨碎补、何首乌、续断、女贞子、覆盆子、菟丝子、巴戟天、白芍、生地黄、熟地黄、桑寄生、茯苓、鸡血藤、牛膝各 15g，香附 10g。7 服。

三、四、五诊，按上方案连续服用 3 个月经周期调理，药后患者经期规律，28 天即至，经量较前增多，血块较前减少，经期腹痛、腰酸等症较前缓解，期间嘱一直避孕。

六诊：2014 年 6 月 15 日。就诊时正值月经期（6 月 11 日来潮），诉经量中等，色暗红，夹少量血块，无腰酸、乳胀。舌淡红，苔薄白。脉细。杨教授认为患者现月经周期经期基本正常，可考虑试孕。现值经期宜调和阴阳，温养气血。在促卵泡生长方基础上去巴戟天等温燥之品，继服 8 服，嘱患者继续自测 BBT 及监测卵泡，并指导同房，并嘱月经第 14 天复诊。

七诊：2014 年 6 月 24 日。行 B 超检查示：子宫内膜厚约 12mm，左侧卵巢部分囊性变，可扫及 17 mm × 27 mm 囊性暗区。杨教授认为经前期应温补肾阳，扶阳济阴，调理冲任，但同时要兼顾妊娠可能，拟促黄体汤加减。方药如下：仙灵脾 15g，山药、熟地黄、制首乌、续断、龟甲、枸杞子、肉苁蓉、蒲公英、连翘、黄芩、白芷各 10g，阿胶 3g，10 服。

八诊：2014 年 7 月 22 日。患者停经 37 天。自测尿妊娠阳性。自觉近几日小腹轻微胀痛，无阴道流血，舌淡红，苔薄白，脉滑数。查血 HCG 7332.41mIU/

mL，P 34.0pg/mL。B 超示宫内见约 7 mm×5mm×8mm 液暗区，边界清，周边回声增强。杨教授认为 PCOS 患者在受孕早期流产率高，与患者素体脾肾亏虚，气血生化乏源，无以固养胎元有关，本着治未病思想，宜养胎安胎为要。根据患者临床症状。西医诊为宫内早孕。中医诊断为胎动不安。辨证属肾虚兼气血虚弱证。遂行保胎治疗，予以胎元饮合寿胎丸加减。

按语：此患者系因人流手术损伤冲任、气血，渐而久之，血运失常，血不归经，而致血瘀；又因素体脾肾阳虚，阴寒内盛，冲任、胞宫、气血失于温煦，导致月经至期不行，月经后错甚则停闭，进而影响生育，对症用药后各种症状减轻。杨正望教授认为，月经是受肾—天癸—冲任—胞宫轴的调控，并在各脏腑、经络的协同作用下胞宫定期藏泻而产生的生理现象，认为月经以肾气为主导，受天癸调节，天癸成熟泌至，使冲任二脉汇聚在脏腑之血溢入胞宫以备种子育胎，同时机体又在肝藏血调血、脾统血化血、心主血行血、肺主气帅血的协同作用下，冲任气血相资，胞宫出现虚而盛而满而溢而虚的月经周期，并随着阴阳消长、气血盈亏而出现月经期、经后期、经间期、经前期的变化。杨教授根据女性的生理周期特点以及病情变化，从调整月经周期入手，遵循经前温阳，经后益阴原则，分期治疗，用药灵活，酌情加减，使其活中有补，补中有活，动静结合，补而不滞，温而不燥，标本兼治，氤氲的候之时互交，最终达到助孕的目的。

二、中药配合阿司匹林治疗 PCOS 性不孕验案

谷某，女，26 岁，孕 4 人流 3 自流 1。2014 年 5 月 8 日以“未避孕未怀孕半年余，月经后期 5 月余，停经 32 天”为主诉初诊。

13 岁初潮，近半年月经 4 天 /37 ~ 43 天，量较少，色暗红。余无不适。患者 2014 年 1 月外院确诊为多囊卵巢综合征，为备孕遂就诊我科。平素腰膝酸软，纳寐二便可，余无不适。舌暗苔白，脉细弦涩。B 超显示子宫偏小 35 mm×26 mm×31 mm；宫内膜厚约 5 mm；双侧卵巢 PCO。查 P 显示 0.4 ng/mL。

中医诊断：癥瘕，月经后期（肾虚血瘀型）。

西医诊断：多囊卵巢综合征。

治法：补肾疏肝，行气活血。杨教授认为患者平素肝郁不舒，气血虚弱，经行不畅，调经重在疏肝行气，拟四物汤合逍遥散加减：葛根 15g，熟地黄、当归、白芍、茯苓、白术、泽兰、泽泻各 10g，川芎、柴胡、薄荷各 6g，茺蔚子 5g，生姜、甘草各 3g。7 服后复诊。

根据患者病史，行多次人流术，势必影响子宫内膜的修复，嘱每天口服阿司匹林肠溶片 100 mg 改善子宫内膜容受性直至妊娠成功。

二诊：2014 年 5 月 21 日。服上药 7 服后月经于 5 月 15 日来潮，6 天净，量偏少，色暗红，夹少许血块，余无不适，舌暗红苔薄白，脉细弦。杨教授认为：现值经后期，气行则血行，此时应顾护气血，辨证其属肾虚血虚，处以补肾种子汤加减。方药：制首乌 30g，熟地黄 20g，桑寄生、枸杞各 15g，金樱子、菟丝子、淫羊藿、狗脊、当归、丹参、白术、石斛各 10g，砂仁、甘草各 3g，14 服。

三至六诊继续上述方案调理 4 月，月经周期 30 天规律而至。

七诊：2014 年 9 月 21 日。月经第 3 天就诊，量色质正常，平素腰膝酸软症状明显缓解，舌淡红苔薄白，脉细弦。患者诉有妊娠要求，四诊合参，杨教授认为患者肾虚血瘀症状较前缓解，妇人“以血为本，以气为用”，肝气不疏则气血运行受阻，不利于胚胎着床，继续拟四物汤合逍遥散加减治疗，连服 7 服，嘱月经第 12 天开始卵泡监测，至卵泡大小约 20 mm 适时同房。

八诊：2014 年 9 月 27 日。再次就诊时值月经第 18 天，无不适，舌淡红苔白，脉细缓。查孕酮 3.1 ng/mL。杨教授认为患者正值经前期，正是孕卵着床最近时期，宜疏肝养血同时温补肾阳。拟促黄体汤合逍遥散加减：山药、续断、何首乌、熟地黄、龟甲、枸杞、肉苁蓉、白芍、茯苓、白术各 10g，薄荷 6g，阿胶、生姜、甘草各 3g。10 服。

九诊：2014 年 10 月 20 日。停经 32 天时就诊诉自测尿妊娠阳性，查 HCG 为 114.27 mLU/mL，P 为 40 ng/mL。稍腰酸，乏力，余无不适，舌红苔薄白，脉滑数。拟寿胎丸合胎元饮加减补肾健脾，养血安胎。

按语：《傅青主女科》指出“经本于肾”“经水出诸肾”，明确了肾与妇女月经的密切关系。先天肾气不足或后天肾气受损是多种妇科疾病发生发展的根本原因。清代姚止庵云“精气至贵而难实”，肾中精气只宜固密，最忌耗泄。此患者因多次人流术损伤冲任气血，充盈失时。肾精亦耗而发此病。女子以血为本，以气为用，气行则血行，两者互根互用，案中患者因肾中精气亏虚，气血生化乏源，血行不畅，故致血瘀。肾虚血瘀之 PCOS 患者宫内环境

犹如贫瘠之田地，虽诸道皆通，无益也。故不急于种子而先调和气血，使冲任通盛，脉道满溢，经候时至。经本于阴血，血以充经，气以行血，治疗诸法不离于气血。血者，生于阳明，藏于厥阴，又经本于肾，故经行不畅者，病在冲任，治在厥阴，治疗以充为主，肝脾肾三脏同调，方以四物逍遥疏肝养血调经。方中四物养血、逍遥散疏肝行血，泽兰、泽泻活血调经，充盛之中兼有流通之机，达到养而能通、通而不破散之目的，葛根、熟地黄、茺蔚子益肾填精以助内膜之长养。助以阿司匹林以增加内膜血运，提高内膜容受性。待经候如常，则结合月经周期促卵泡生长，助卵泡着床，而逐步达到调经种子的目的。

三、中药配合耳穴治疗 PCOS 性不孕验案

胡某，女，28 岁，因"月经稀发 3 年余"于 2014 年 1 月 15 日就诊。

LMP 为 2014 年 1 月 5 日，量尚可，色偏暗，夹少量血块，偶有腹痛，无腰膝酸软、头晕、乏力等症。既往月经欠规则，四十余天一行，长则 5 月一行，2012 年确诊为 PCOS，连服达英 -35 3 个月，停药后月经紊乱如故，2—5 个月一行，诉平素肢凉恶寒，冬日甚，偶腰膝酸软，经期加重，胃纳欠佳，寐尚可，二便调，余无不适，舌淡暗红，脉细弦。B 超示内膜 5mm，双侧卵巢 PCO。

中医诊断：月经后期，辨证属肾虚肝郁，治疗宜补肾疏肝，活血调经，拟六味地黄丸合百灵调肝汤加减：熟地黄 15g，当归、白芍、白术、茯苓、山茱萸、枸杞、牛膝、肉苁蓉、香附、续断、山楂各 10g，柴胡、薄荷各 5g，甘草 3g，15 服。并辅以双侧耳穴压豆：肝、脾、肾、子宫、卵巢、内分泌，并嘱患者每天按压 4 ~ 5 次，每次按压 3 min 至局部温热酸胀感为宜。

二诊：2014 年 1 月 31 日。患者自诉服上药后恶寒症状稍有缓解，胃纳好转，现停经 28 天，自测尿妊娠试验（-），余无不适，舌淡红，脉弦滑。患者肝郁体质日久，气滞血瘀为标，肾虚为本，胞宫失养。治法同前，上方加鸡血藤、丹参、覆盆子各 15g，佛手 10g。并继辅以双侧耳穴压豆:肝、脾、肾、子宫、卵巢、内分泌、皮质下，操作同前。测 BBT，适时指导同房。

三、四、五诊：继服上药调理 2 月。

六诊：2014 年 4 月 19 日。诉 3 月 29 日月经来潮，4 天干净，量较少，色暗红，夹少量血块，痛经较前缓解，现正值月经第 20 天，自觉乳胀，小腹隐痛，白带量色质可，纳可，寐欠佳，难以入眠，二便调畅。舌淡红边有齿印，脉细弦。患者肝郁体质，肝失疏泄，肝气郁结则乳胀，思虑过度，劳伤心神，心失所养则夜寐欠佳。服上方后肝郁诸症有所缓解，继守上方，继辅以双侧耳穴压豆:肝、脾、肾、子宫、卵巢、内分泌、心。

七诊：2014 年 5 月 6 日。就诊时患者停经 37 天，诉自测尿妊娠（+），外院查 HCG 35285.40 mlu/mL，P 14.96 ng/mL，遂来我院行 B 超检查，显示为子宫腔上段偏右侧可见一大小约 16mm × 16mm × 18mm 孕囊，可见原始心管搏动，孕囊内可探及血流信号。自诉稍腰酸乳胀，予以补肾调肝、固冲安胎、拟固肾安胎之胎元饮合寿胎丸加减。方药如下：菟丝子、桑寄生、熟地黄、山茱萸各 15g，续断、杜仲、白术、枸杞、人参各 10g，甘草、大枣各 5g，7 服。

按语：《兰室秘藏·经闭不行有三论》云："妇人脾胃久虚或形羸气血俱衰而致经水断绝不行。"七情伤肝，肝失疏泄，气滞则血瘀不畅，阻于脉道，血不得下。《万氏女科》云："恼怒怨恨，气滞血瘀而经不行。"腰为肾之府，肾阳虚则腰失濡养，故见腰膝酸软；肝郁则气滞血瘀，血行不畅，不达四末，症见腹痛，肢凉怕冷;阳虚则血行无力，肝郁则气滞血瘀，影响胞宫的满溢功能，致经血不能按时藏泄；肾虚则胞宫失养，血海不能按时充盈，月事则不可按时来潮。杨教授在辨证施治的基础上配用耳穴疗法以加强补肾疏肝健脾宁心，调理冲任胞宫的作用，冲任气血调畅，肝脾肾功能正常，故能达到调经助孕的目的。

四、中药配合针刺治疗 PCOS 性不孕验案

黄某，女，30 岁，G4P0。2014 年 3 月 18 日于我院初诊。以"停经 40d，未避孕未孕 1 年"为主诉。

患者 2013 年始月经欠规则，5 天 /30 ~ 45 天，量中，色黯，夹血块。外院曾诊断为 PCOS。LMP 为 2014 年 2 月 8 日，自测尿妊娠阴性。平素白带正常，纳可，寐多梦，二便调。

查体:形体微胖，面部散在痤疮，舌淡红，苔腻，脉细弦涩。B 超示子宫正常，宫内膜厚约 6.5 mm，双侧卵巢多囊样改变，盆腔积液 11 mL/L。杨教授分析：患者平素喜食肥甘厚腻，素体脾肾亏虚，有碍水湿运化，致痰湿内生，痰湿内阻，阻碍经脉气血运行，不利卵泡排出及孕卵着床。

西医诊断：PCOS，继发不孕。

中医诊断：月经后期，不孕症。

辨证：肾精亏虚，兼夹痰湿。

治法：补肾益精，燥湿化痰。拟多囊Ⅰ号方加减：熟地黄、菟丝子、茯苓各15g，淫羊藿、补骨脂、法半夏、苍术、香附、枳壳、浙贝母、皂角刺各10g，炮山甲、甘草各5g，连服21剂。

二诊：2014年4月29日。月经4月24日来潮，4天净，经期腹胀较前缓解，现经净1天，纳寐二便可。舌淡红，苔白，脉细弦。杨教授认为：经后期宜补。肾养血，兼顾祛邪，拟补肾化痰汤加减：丹参、黄芪各15g，淫羊藿、陈皮、石菖蒲、夏枯草、皂角刺、海藻、苍术、茯苓、醋香附、山楂、浙贝母、煅牡蛎各10g，黄连3g，7服，嘱药渣热敷小腹。痰湿日久，宜配合针刺治疗以健脾化痰，补肾活血，选用低频电针治疗，30min/次，2次/周；TDP灯照射，取穴：气海、关元、天枢、归来、丰隆、阴陵泉、三阴交、太溪。手法为平补平泻。经期禁针，并嘱测BBT。

三诊：2014年5月16日。月经第22天查孕酮0.9 ng/mL。脉细弦舌淡红。继予前方7服内服并外敷，继予针刺治疗。

四、五、六诊连续服用补肾化痰方，配合针刺治疗连续2月后患者月经尚规则，35天一至。

七诊：2014年8月19日。就诊时患者诉停经35天，自测尿妊娠（+），期间无阴道流血及腹痛，未予药物。停经50天时，查HCG 129449.98 mlu/mL；P 13.5 ng/mL。B超示宫内孕50余天，探及心管搏动。症见自觉晨起恶心，腰酸，忧思劳虑尤甚，夜寐易醒，纳欠佳，易疲乏，二便调。脉细弦，舌边尖红。杨教授分析患者妊娠早期，气血下注固养胎元，加之患者脾肾素虚，结合舌脉考虑患者属脾肾虚弱证。拟胎元饮合寿胎丸加减：熟地黄、白芍、党参、山药各15g，白术、杜仲、陈皮、菟丝子、续断、桑寄生、神曲、稻芽各10g，甘草5g，砂仁、阿胶各3g，7服。

按语：正常的月经主要依赖于肝、脾、肾三脏的共同协调，若三脏损伤则会影响月经正常来潮从而导致不孕。杨教授认为PCOS不孕主要从肾、肝、脾三脏来调治。其病因病机以肾虚为本，气血痰湿凝滞为标，往往表现虚实夹杂之证。本案以人流术损伤为病因，以肾虚、冲任失常为根本病机，“经水出诸肾”，肾精不足，冲任气血乏源，无以下注胞宫，故表现为月经后期甚至闭经，脾虚不能运化水湿，反聚为痰湿。此外，患者由于生育要求的期望，常常伴有情志的疏泄不畅，肝失调达，气机郁结，肾虚肝郁，虚实夹杂，而致月事难调，难以受孕。由于“肾藏精”“妇人所以无子，由于冲任不足，肾气虚寒故也”，故导师在三脏调治中又以补肾调冲为主，据期而调，据型而治，自拟多囊Ⅰ号方、补肾化痰汤等，针刺取任脉、肝经、肾经穴为主，以调理冲任，益肾调肝，取得了相得益彰的好疗效。

五、结语

PCOS虽然在中医古籍中没有相应病名，依据其临床表现可以将本病归属于“月经后期”“闭经”“不孕症”“癥瘕”等范畴。妇科临床所诊患者大都以“青春期调经”“育龄期求子”为目标。杨正望教授根据其临床经验，指出该病主要病因病机在于肾虚、肝郁、脾虚痰湿、痰瘀互结，治疗上辨证论治予以补肾、疏肝、健脾利湿化痰、活血化瘀，配合针刺治疗、耳穴压豆、西药，并结合饮食习惯、生活方式的调节，必要时行IVF-ET提高受孕率，从而达到调经助孕的目的。杨教授根据《素问·五常政大论》“同病异治”思想，并结合现代医学，提出该病的治疗方法多样化可提高临床治疗效果，PCOS临床治疗应三因制宜，努力寻求其治疗的突破口：针对原发性不孕或青春期PCOS，排除其他疾病，对症采用中药进行周期疗法；对于有子宫手术病史、继发性不孕患者，在行中药周期疗法同时宜固护子宫内膜，临床多用阿司匹林口服提高子宫内膜容受性，从而提高受孕率；针对病史简单，无明显致病因素，患者拒绝西药治疗时，为提高临床疗效，可予耳穴压豆配合中药周期疗法，针对痤疮、多毛评分较高的患者，配合针刺治疗既经济环保，又能明显缩短治疗周期。

参考文献

[1]罗颂平.中医妇科学[M].北京:高等教育出版社,2008:265-270.
[2]杨永琴,尤昭玲.尤昭玲教授对PCOS患者行IVF—ET的中医辅助治疗经验[J].湖南中医药大学学报,2015,35(7):21-24.

小柴胡汤方证心得

党 敏
内蒙古乌海市中医蒙医医院

小柴胡汤出自《伤寒论》，为和解剂，组成包括柴胡、黄芩、人参、炙甘草、生姜、半夏、大枣，具有和解少阳之功效。主治伤寒少阳证，症见往来寒热，胸胁苦满，默默不欲饮食，心烦喜呕，口苦，咽干，目眩，舌苔薄白，脉弦者；热入血室证，症见妇人伤寒，经水适断，寒热发作有时；黄疸、疟疾以及内伤杂病而见少阳证者。临床上用于治疗流行性感冒、疟疾、慢性肝炎、急慢性胆囊炎、胆结石、胸膜炎、中耳炎、产褥热、急性乳腺炎、睾丸炎、胃溃疡等属邪踞少阳，胆胃不和者。

少阳病是《伤寒论》中外感邪气之后邪气入侵人体的一个阶段。“少阳之为病，口苦，咽干，目眩”，这是少阳病提纲证，就是说，有了这几个症状，是少阳病的概率非常高。在《伤寒论》中有关小柴胡汤证的描述很多，一般认为最经典的是“伤寒五六日，中风，往来寒热，胸胁苦满，嘿嘿（默默）不欲饮食，心烦喜呕，或胸中烦而不呕，或渴，或腹中痛，或胁下痞硬，或心下悸，小便不利，或不渴，身有微热，或咳者，小柴胡汤主之”。这句话比较杂乱，包含的范围非常广。总的来说，是由于少阳胆经郁热而导致的气逆影响了胃、心及胸中气机，产生了一系列症状。

临床中运用该方范围极广。这里，简单列举一二，以资说明。

一、验案一

陈某，男，55岁。2022年11月15日初诊。

主诉：咽痒咳嗽3天。3天前，不慎着凉。咽痒咳嗽，无痰，纳可，眠差，凌晨4点易醒，二便可，舌淡白苔白，脉右寸浮，左关弦。

诊断：少阳病。

方剂：小柴胡汤加减方（去人参生姜大枣，加干姜五味子）。

剂量：3服。

方组：柴胡125g，黄芩45g，半夏60g，炙甘草45g，五味子30g，干姜30g。

煎服方法：加冷水2400mL泡透，水开再煮至1200mL，去滓，再煮取600mL，分3次温服，1次200mL。

禁忌：生冷、水果、饮料、牛奶、猪肉、绿豆、豆腐等。

治疗效果：3日后来告，服1剂就差不多好了，剩下2剂也喝完了。

二、验案二

某女，40岁。2022年12月7日初诊。

主诉:月经半年未来。半年前经来淋漓一月不尽，在当地县医院检查子宫内膜增厚，随做清宫术后而止，现已半年月经未来。患者纳眠正常，不易出汗，无口干口苦，偶有心烦，大便不甚利，有点粘马桶，舌淡红苔薄白，脉略弦，余无不适。给予小柴胡汤加紫苏。

方剂：小柴胡汤加紫苏。

剂量：7服

方组：柴胡60g，黄芩20g，半夏20g，党参20g，炙甘草20g，生姜20g（切），大枣6枚（撕），紫苏30g。

煎服方法:冷水1400mL，泡40分钟，大火煮开，小火再煮40分钟，去渣，余下600mL，分3次1天热服。

禁忌：生冷、油腻、五辛、水果、饮料、牛奶、绿豆、豆腐、猪肉。

2022年12月18日二诊。述7服药服完后3天月经至，但量少色黯有块，小腹微痛，余无不适，舌脉同前。续方7服，服3服后来电话说月经量多、色红无块，无不适，属将余药服完，4天后随访月经已尽，无不适，精神佳，已愈。

以上是我的一点点体会。许多中医大家用此方为底，内外妇儿无所不治，如何用、怎样用？凡此种种实在是一座知识的宝库，等着我们去探索。面前中医学是一座高山，我才在山脚下看到几朵小花草而已。山高景行，行无止境！

浅述药食“四气”“五味”与人体阴阳承负的物理作用

董诗贤
云南省腾冲市第二人民医院，云南 腾冲 679102

一、资料与方法

1.《黄帝内经·素问》[1]。

2.《道德经》[2]。

3.《易经》[3]。

4. 临床理解论述：大量的临床实践表明，现代社会，随着物质生活的巨大丰富，疾病频发，高血脂、高尿酸、高血糖、高血压等现象普遍存在，心脑血管疾病、癌症、肾病等逐年剧增，深研这种现象，不难发现，与不健康的饮食有密切关系，与健康饮食文化缺乏密不可分。世界卫生组织 1975 年就发出“饮食不当，是你致命杀手”的警示。中华民族的先辈对这一问题早有清楚认知，并有一整套的处理和预防控制方法，故有“病从口入”的民言，只是现代人只知“是药三分毒”，却遗忘了“是药三毒，医以调配；药食亦同源，厨以调和”的道理。

中华民族的先辈，在远古时代，在寻找食物的过程中，因中毒而发现了药物，这就是“神农尝百草，日中百毒”的传说。后人在食物中又发现了药物，这就是“药食同源”。药物与食物必须分家，但又无法将其完全分开。食物之所以可以作为食物，是因为食物的寒热偏性较小，也即毒性较小，或者无毒，可以量产储存，可以长期服用。但是，长期服用食物，其寒热偏性，可以由量变到质变，进而引起疾病的产生，这就是病从口入的原因。是否有解决的方法？答案肯定的《素问·上古天真论篇第一》：“上古之人，其知道者，法於阴阳，和于术数，食饮有节，起居有常，不妄劳作，故能形与神俱，而尽终其天年，度百岁乃去。”由此说明，我们的祖先不仅解决了这一问题，同时将饮食生活习惯等等作为了预防控制疾病的措施，促进和维护健康的方法。

中医药是千万年前中华民族先辈创造发明，传承下来的智慧生命医学体系，是中华民族健康的世界观，以及解决健康问题的方法论。具有“天人合一”的整体观，药食一体的辨证健康观，“未病先治”的疾病预防控制观，“五运六气”的恒变观，“大医精诚”的执业道德观。用自然之物，合自然之理，用自然之法，疗益人体身心，促进、维护人体健康三百六十变。在科技高度发达的今天，在世界上，她仍然是唯一的、最全面的、全新的、至高无上的智慧生命医学模式，是当之无愧的智慧生命医学科学。

中医讲“天人合一”，“医易同源”，说的是天地大阴阳，人体小天地，万物各得一太极，每一个整体，每一个太极，阴阳相接，有无相生，彼此联系，彼此制约，彼此转化，其大无边，其小无内。说的是无数小太极，小一，构成中太极；中一，无数中太极；中一，构成大太极；大一，大一就是天地人万物之总和。《易经》：“乾卦为天，天行健，君子以自强不息；坤为地，地势坤，君子以厚德载物。”《素问·生气通天论》：“夫自古通天者生之本，本于阴阳。天地之间，六合之内，其气九州九窍，五脏、十二节，皆通乎天气……”《素問·四气调神大论》：“春三月……从阴阳则生，逆之则死，从之则治，逆之则乱……是故圣人不治已病治未病，不治已乱，治未乱，此之谓也。”《素问·金匮真言论》：“……阴中有阴，阳中有阳……东方青色，人通于肝，开窍于目，藏精于肝，其病发惊骇，其味酸，其类草木，其畜鸡，其谷麦，其应四时，上为岁星……”《道德经》说：“故道大，天大，地大，人亦大。域中有四大，而人居其一焉。人法地，地法天，天法道，道法自然。”又说“昔之得一者：天得一以清；地得一以宁；神得一以灵；谷得一以盈；万物得一以生”；“道生一，一生二，二生三，三生万物。万物负阴而抱阳，冲气以为和。”《素问·阴阳应象大论》：“阴阳者，天地道也，万物之纲纪，变化之父母，生杀之本始，神明之府也，治病必求于本……水为阴，火为阳，阳为气，阴为味。味归形，形归气，气伤精，精化为气，气伤于味……天有四时五行，以生长收藏，以生寒暑燥湿风。人有五脏，化五气，以生喜怒悲忧恐……天地者，万物之上下也；阴阳者，血气之男女也；左右者，阴阳之道路也；水火者，阴阳之征兆也；阴阳者，万物之能始也。故曰：阴在内，阳之守；阳在外，阴阳之使也……故因其轻而扬之，因其重而减之，因其衰而彰之。形不足者，温之以气；精不足者，补之以味。其高者，因而越之；其下者，引而竭之；中满者，泻之以内；其有邪者，渍形以为汗；其在皮者，汗而发之；其慓悍者，按而收之；其实者，散而泻之。审其阴阳，以别柔刚，阳病治阴，阴病治阳，定其血气，各守其乡，血实宜决之，气虚宜掣引之。”天地万物随一年春、夏、秋、冬四季寒热变化，春季暖和，夏天炎热，秋天凉爽，冬季寒冷。所以，生长于春季的万物也就禀赋了春天温暖生发的物理性质；同理，生长于夏季三月的万物，也就禀赋了夏天炎热成长的物理特性；生长于秋天的万物禀赋了凉爽收摄的秋季物理特性；生长于冬季的万物则禀赋了寒凉内藏的冬季物理特性。我们的祖先，早在西汉之前，就发现发明创造了“二十四节气”及药食的“四气五味”。《神农本草经》：“药有酸咸甘苦辛五味，又有寒热温凉四气。”《素问·六节藏象论》：“……行有分纪，周有道理，日行一度，月行十三度而有奇焉，故大小月三百六十五日而成岁，积气余而盈闰矣……五日谓之候，三候谓之气，六气谓之时，四时谓之岁，而各从其主治焉。”所以天然中草药、自然食物都应被赋予了不同季节寒热变化造成的寒、热、温、凉四种物理特性，拥有酸、苦、甘、辛、咸五种自然味道，其具有升、降、浮、沉的自然物理特性，具有酸入肝，苦入心，辛入肺，甘入脾，咸入肾而干预人体五脏气机的综合物理作用，进而干预人体生、长、化、收、藏的能力。“四时之气，更伤五脏。阴之所生，本在五味，阴之五宫，伤在五味。味过酸，肝气以津……精神乃央。是故谨和五味，骨正筋柔，气血以流，腠理以密，如是则骨气以精，谨道如法，长有天命。”

综上所述，饮食、临证需要辨证，讲求“辨证论治”“治病求本”“以平为期”“异法方宜”。具体应用：“寒则热之，热则寒之，虚则补之，实则泻之”。

二、结果

中医的药食方法是应用天地万物的整体自然物理属性以及相互之间的自然物理作用，来纠正和平衡人体不平衡的自然物理属性和作用，进而达到促进和维护人体健康。

三、讨论

中医药自唐代之后，因诸多历史因素所致，中华优秀传统文化的逐渐衰退，而承载中华传承文化的中医药未能与时俱进，创新传承，终致后人读不懂经典，社会健康文化缺乏而疾病频作。

参考文献

[1]黄帝内经素问[M].田代华整理.北京:人民卫生出版社,2005.
[2]文若愚.道德经大全集[M].北京:中国华侨出版社,2011.
[3]伏羲,姬昌.周易[M].沈阳:万卷出版社,2016.

黄连阿胶汤治疗不寐病

聂 慧 王 静 张 佩 罗 强
内蒙古乌海市蒙医中医医院门诊部

不寐，《内经》中称为“不得卧”“目不瞑”，《伤寒论》及《金匮要略》有“虚劳虚烦不得眠”等论述。随着生活节奏的加快，生活压力的增加，本病呈上升趋势。不寐是临床中常见病之一，因入睡困难、睡眠质量不佳，给患者带来生活、工作的困扰，而采用经方合脉诊治疗，临床疗效好，副作用少，疗效显著。

一、病例一

何某，女，48岁。2023年2月20日初诊。

新型冠状病毒感染后寐差1月余。患者体型中等偏胖，于2022年12月3日自测新型冠状病毒抗原检测阳性，逐渐出现入睡困难、寐浅，现睡眠2~3小时/晚，平素易紧张，偶有咳嗽，惊则心慌，心烦，胃不怕凉，身上怕凉，口稍干，夜尿频、量少，后腰憋胀，大便1次/日，稍干、不畅，绝经5年，舌苔白腻，脉沉滑。

腹诊：腹力3/5级，脐上悸动，右少腹按轻微痛。

辨证：太阳少阳阳明合病。

拟方：柴胡加龙骨牡蛎汤。柴胡20g，姜半夏10g，党参15g，炙甘草5g，黄芩10g，龙骨30g，牡蛎30g，桂枝10g，茯苓15g，茯神30g，酒大黄5g，石膏30g，生姜10g。4服，水煎服。

按：《景岳全书·不寐》：“徐东皋曰：凡病后及妇人产后不得眠者，此皆气虚而心脾二脏不足，虽有痰火，亦不宜过于攻，治仍当以补养为君，或佐以清痰降火之药。”患者因新冠后出现睡眠差，绝经期女性，平素易心烦急躁，辨证为少阳病；心烦、寐差，大便干，胃不怕凉，口稍干，为阳明病；身上怕凉为太阳病。依《伤寒论》“伤寒八九日，下之，胸满、烦惊、小便不利、谵语、一身尽重、不可转侧者，柴胡加龙骨牡蛎汤主之”，临床中以“胸闷烦惊、小便不利，脐上悸动”为着眼点。

2023年3月6日二诊，药后效不显，仍寐差，夜间心慌，不怕凉，手心热，夜尿频、量少，后腰憋胀，细观舌苔，舌尖红，苔白厚腻，左脉沉弱，右脉沉滑弱，右脉 > 左脉。

辨证：太阴阳明病。

拟方：黄连阿胶汤加味。黄连12g，黄芩6g，白芍6g，甘草6g，阿胶9g，茯神30g，茯苓20g，鸡子黄2个。4服，水煎服。

按：服用柴胡加龙骨牡蛎汤效不显，证如前，重新诊脉，右脉 > 左脉，根据《仲景阴阳脉法》辨为阳盛，结合患者舌尖红，舌尖前有红色小蓓蕾，手心热，胃不怕凉，辨为阳明病，依《伤寒论》“心中烦、不得卧”，故选用黄连阿胶汤。考虑其有心慌、小便不利、后腰胀，辨为太阴病，水饮上冲后引发，加重茯苓利水，与茯神相合，起安神之功。

2023年3月14日三诊，药后寐安，睡眠6小时左右/晚，心烦好转，大便量少，小便通畅，腰憋胀减轻，手心热，脉象如前。

辨证：太阴阳明病。

拟方：黄连阿胶汤合芍药甘草汤。黄连12g，黄芩9g，白芍30g，炙甘草5g，阿胶9g，鸡子黄2个。4服，水煎服。

按：三诊药后寐安，心烦减轻，是黄连阿胶汤的效果，唯有手心热仍在，阳明病证仍有，故仍用黄连阿胶汤。大便量少，辨证为太阴证，合用芍药甘草汤，大剂量的芍药有通便之效，俗称“小大黄”。方药相互为用，以奏其效。

二、病例二

冀某，女，48岁。2023年2月14日初诊。

患者因寐差3日就诊。患者2022年12月10日感染新冠，阳后一直出汗不止，汗出后则心慌，现寐差3日，入睡困难，寐2小时/晚或整晚不能入睡，不心烦，胃不怕凉，手心热，乏力，腿上无力感，大便1~2日/行，小便畅，月经停经2月，舌红如草莓，少苔，左脉沉弱，右脉沉滑，右脉 > 左脉。

辨证：阳明病。

拟方：黄连阿胶汤。阿胶6g，黄连12g，黄芩

6g，白芍 6g，鸡子黄 2 个。3 服，水煎服。

按：患者寐差，汗出，手心热，舌红如草莓，大便 1~2 日 1 行，为阳明里热证，右脉 > 左脉，依《仲景阴阳脉法》辨为阳盛，故选用黄连阿胶汤，《黄煌经方基层医生读本》中提到："黄连阿胶汤体质是一种以心烦失眠、黏膜皮肤充血干燥、脉数为表现特征的阴虚内热性体质，多见于瘦弱的中青年女性。适用人群的特征："红"—唇红、舌红或溃疡、皮肤红、易出血、血色鲜红或深红；"干"—皮肤干、毛发干、阴道干涩、月经量少；"烦"—心烦、失眠、焦虑、抑郁、头昏、燥热感；"数"—心跳快、脉数。犹如一朵干红的玫瑰。

仲景黄连阿胶汤方中用量最大的是黄连，《神农本草经》谓黄连"味苦，寒。主热气目痛，皆伤泣出，明目，肠澼，腹痛下利，妇人阴中肿痛，久服令人不忘"。不难看出，黄连是治疗热证的。

临床中黄连阿胶汤的舌尖红是使用本方的着眼点，依《经方脉证图解》：左脉不及（细而无力）兼右脉太过（关，寸），脉证解读：左手脉无力且脉管细，是阴虚证的脉诊表现；实热停于中焦，故右手脉的关部中位出现最为有力的太过脉。

2023 年 2 月 21 日二诊，药后寐安，停药后又犯，出汗好一些，乏力减轻，腿上有劲了，出汗后心不慌了，舌红少苔，脉象如前，守方 5 服。

按：二诊服药后寐好转，停药后又犯，舌脉诊如前，守方巩固治疗。

2023 年 2 月 25 日三诊，患者微信诉近两日服药后睡眠好多了，中午、晚上均能入睡，晚上九点左右就想睡觉，出汗较前好转。

2023 年 2 月 28 日四诊，电话回访，停药后一直睡眠安稳，每晚能睡 7~8 小时，无心慌。

按：患者自诉服到第 5 服，心不慌，睡眠明显改善，每晚能睡 7~8 小时。不由感叹此方之妙，未用一味安神药，数剂后安然入睡，方证对应，效如桴鼓。

朱　砂

【别名】丹粟，丹砂，赤丹，汞沙，辰砂。

【植物形态】

三方晶系。晶体成厚板状或菱面体，在自然界中单体少见，多呈粒状、致密状块体出现，也有呈粉末状被膜者。颜色为朱红色至黑红色，有时带铅灰色。条痕为红色。金刚光泽，半透明。有平行的完全解理。断口呈半贝壳状或参差状。硬度 2 ~ 2.5。比重 8.09 ~ 8.2。性脆。常呈矿脉，产于石灰岩、板岩、砂岩中。

【功能主治】

安神，定惊，明目，解毒。治癫狂，惊悸，心烦，失眠：眩晕，目昏，肿毒，疮疡，疥癣。

①《神农本草经》："养精神，安魂魄，益气，明目。"

②《名医别录》："通血脉，止烦满、消渴，益精神，悦泽人面，除中恶腹痛，毒气疥瘘诸疮。"

③《药性论》："镇心，主抽风。"

④《日华子本草》："润心肺，治疮疥痂息肉，服并涂用。"

⑤《珍珠囊》："心热非此不能除。"

⑥李杲："纳浮溜之火而安神明。"

⑦《医学入门》："痘疮将出，服之解毒，令出少。治心热烦躁。润肺止渴，清肝明目，兼辟邪恶瘟疫，破癥瘕，下死胎。"

⑧《本草纲目》："治惊痫，解胎毒、痘毒，驱邪疟，能发汗。"

⑨《本草从新》："定颠狂，止牙疼。"

从枢机不利认识慢性肾脏病

秦铭一　苏　丹　周俊文　陶海超
乌海市蒙医中医医院

慢性肾脏病（Chronic kidney disease，CKD）是指肾脏的结构和功能受损，或原因不明的肾小球滤过率低下 [<60 mL/（min · 1.73 ^{2}）] ≥ 3 个月，出现水肿、蛋白尿、血尿等症状。全球 CKD 患病率为 14.3%。中国成人 CKD 的患病率为 10.8%。CKD 可提高高血压、糖尿病及心血管疾病的危险，加速肾病的发展，发展成肾功能衰竭或引起死亡。

中医无“慢性肾病”病名，根据其症状、体征可归属于“水肿”“血尿”等疾病范畴。中医认为肾为先天之本，藏精气，并受脾所化生精气充养。因此，CKD 引起的血尿、蛋白尿、水肿等症状是由于肾藏精气失调，脾化生精气不足以充养肾精，耗伤过多导致脾肾亏虚。脾肾功能失调影响体内水液运行而见水肿。大多医家从脾肾亏虚论治 CKD。陈言《三因极一病证方论 · 卷之十四 · 水肿叙论》提出：“至阴以积水也，所以能聚水而生病者，盖肾为胃关，关键不利，枢机不转，水乃不行。”《素问 · 阴阳离合论》云：“是故三阳之离合也，……少阳为枢……是故三阴之离合也，……少阴为枢。”少阳居于半表半里之间，调节水液代谢及气血运行，足少阳胆贮藏及疏泄胆汁，促进饮食消化，协助肝调畅气机。少阴主水火互济。水火既济，上下融和，阴阳升降有序，保障血液和精气的正常运行。若枢机不利，气机升降受阻，水液代谢失司，精微物质无法正常敷布，浊物废液不能及时排出，甚至清浊不分，水液潴留，壅塞三焦，见蛋白尿、血尿、血肌酐升高、水肿等表现。

临床中已有医家从枢机不利论治 CKD 进行了有益的探索。如杜雨茂教授提出应用小柴胡汤治疗少阳枢机不利，三焦气机不畅的肾病综合征。郝阳等认为少阴枢机不利是膜性肾病发病的病机关键，提出运用“和畅少阴枢机，调和阴阳，调畅气机升降，平衡寒热，疏利水道”法治疗膜性肾病。何泽分别从“阳枢”“阴枢”阐述糖尿病肾病发病机制，自拟“糖肾安方”调理“枢机不利”治疗糖尿病肾病。陈以平教授创制“肾和”（柴胡、黄芩、枸杞、菊花、白术、白芍等），通过斡旋三焦、燮理水火使 IgA 患者体内达到阴阳对立统一的和谐关系。黄文政认为 IgA 肾病的病机为少阳枢机不利，脾肾功能失常，形成以疏利少阳为主，兼以益肾健脾、祛邪降浊为基本治疗原则，以自拟肾络宁（柴胡、黄芩、生黄芪、太子参、麦冬、萹蓄、白花蛇舌草、地锦草）为底方进行化裁加减，临床疗效显著。丁世永等通过实验证明，小柴胡汤可以通过调节慢性肾小球肾炎少阳病患者机体的免疫紊乱，从而改善炎症。

“枢”是气血阴阳交接之处，枢机利则气血阴阳出入开合有度，枢机不利脏腑营卫气机失调。故在治疗 CKD 时调节枢机，使人体一身之气血阴阳出入有度，邪去正安，从而起到保护肾功能的作用，控制 CKD 病情，延缓肾脏病进展，为扩展临床治疗提供参考。

《六经定法》临证经验分享

舒永江
北京同康中科医学研究院

余先祖舒驰远为清代喻嘉言后又一扶阳派经方大家，其反对玄化中医，临床严谨求实，极力倡导凡病皆以阴阳六经辨证为主体的思想，厘订六经定法。其以仲景六经辨证不仅仅只为伤寒而设，而可以作为百病的辨证纲领，凡病离不开六经。因其从临床经验出发，从不人云亦云，故很少见到后世医学著作引证他的学术观点，但余在以阴阳六经相结合的辨证思想指导下，在临床上确实起到了执简驭繁、左右逢源的效应，治疗疑难病，思路敏捷，每以阴阳、六经辨证，出奇制胜，屡起沉疴。现将经验分享一二，希望能起到抛砖引玉的作用，引起新的思考乃至争论，亦为振兴中医药事业做出一点小小的贡献。

舒氏认为《伤寒论》的六经可以看作是一个阴阳定量的方式，即依据阴阳量的大小而划分成的六个层次。因而作为六经分证的思想核心是阴阳分证，所以舒氏称之为“六经阴阳之理”，并定出阴阳十六字的辨证总纲，即：阴证——目瞑嗜卧、声低息短、少气懒言、身重恶寒；阳证——张目不眠、声音响亮、口臭气粗、身轻恶热。凡厥逆之属阴属阳，舌黑芒刺之属寒属热，呃逆之属虚属实，昏睡之少阴与阳明，咽痛之有火有寒以及谵语郑声之辨、阳烦阴躁之别，无不以此三十二字为辨证准则，正如舒氏所谓：“凡辨诸证，总不外此阴阳各十六字。”

如治疗头痛一证，余观世医多六经不辨，妄投川芎、藁本、白芷、细辛而收效甚微。余主张分经辨证，先别阴阳。太阳头痛连后脑，其法分主麻、桂；前额属阳明经，主用葛根；两侧痛属少阳，必用柴胡。余认为太阴头痛属痰湿壅塞胸膈，其见症多有脾虚症状，法宜理中。少阴头痛属少阴经直中寒邪，阻截清阳不得上达，阴邪僭犯至高之处，则头痛如劈，其必有少阴见证，治当从四逆。厥阴头痛在巅顶，是阴邪上逆，地气加天，其见症多有腹痛拘急，四肢厥冷，治用驱阴救阳法。厥阴头痛还有血虚肝燥，风火相煽，上攻头顶，痛不可近，见症必有口苦咽干，恶热喜冷，治当养血滋阴，清热泻火之法。在临床中常常遇到久治不愈的头痛，如能以阴阳六经辨证，再结合其他法则，确能收到事半功倍的效果。

分经论述如下。

一、太阳病

头项强痛，腰背骨节疼痛，恶寒发热，此为太阳经证，时有微汗者，为风伤卫，法主桂枝汤，以驱卫分之风，桂枝、白芍、甘草、生姜、大枣；壮热无汗者，为寒伤营，法主麻黄汤，以发营分之寒，麻黄、桂枝、杏仁、甘草；头身疼痛，发热恶寒，不汗出而烦躁者，为风寒两伤营卫，法主大青龙汤，营卫互治，风寒并驱，麻黄、桂枝、杏仁、甘草、生姜、大枣、石膏；若非烦躁，石膏不可用，非壮热无汗，麻黄不可用。太阳邪传膀胱，口渴而小便不利，此为太阳腑证，法主五苓散，以去腑邪，猪苓、茯苓、白术、泽泻、肉桂；愈从下利，其胀愈加而窍愈塞，尿愈不得出，法宜白豆蔻宣畅胸膈，砂仁、半夏醒脾开胃，肉桂化气，桔梗升提，生姜升散，如吸壶盖揭起则出之意，使上焦得通，中枢得运，而后膀胱之气方能转运，斯窍自顺，而尿得出。

二、阳明病

前额连眼眶胀痛，鼻筑气而流清，发热不恶寒，此为阳明经证，法主葛根，以解阳明之表，口燥心烦，汗出恶热，渴欲饮冷，此热邪渐入阳明之里，法主白虎汤，以撤其热，石膏、知母、甘草、粳米；张目不眠，声音响亮，口臭气粗，身轻恶热，而大便闭者，此热邪已归阳明之腑，法主小承气汤，微荡其热，略开其闭，大黄、枳实、厚朴；加之胃实腹满，微发谵语者，可以调胃承气汤，以荡其实而去其满，大黄、芒硝、甘草；更加舌苔干燥，喷热如火，痞胸腹塞闷，满胸腹膨胀，实胃上按痛，燥便闭干结，坚按之石硬，与夫狂谵无伦者，法主大承气汤，急驱其阳，以救其阴，大黄、芒硝、厚朴、枳实。

三、少阳病

头痛在侧，耳聋喜呕，不欲食，胸胁满，往来寒热，此为少阳经证，法主柴胡汤，以解少阳之表，柴胡、半夏、人参、甘草、生姜、大枣；口苦咽干，目眩，此为少阳腑证，法主黄芩，以泻少阳里热。腹满而吐，食不下，时腹自痛，自利不渴，手足自温，法主理中汤加砂半，人参、白术、甘草、干姜、砂仁、半夏；若胸膈不开，饮食无味而兼咳嗽者，乃留饮为患，法宜理脾涤饮，黄芪、白术、砂仁、白蔻、半夏、干姜；若由胃而下走肠间，沥沥有声，微痛作泄者，名曰水饮，即于前药内加附桂；若由胃而上走胸膈，咳逆倚息，短气不得卧者，名曰支饮，即于前药内加故纸、益智，更用斩关丸以下痰，自愈；若由胃而旁流入胁，咳引刺痛者，名曰悬饮，即于前药内加芫花、草果，搜出肋缝之痰则愈，若由胃而溢出四肢，痹软酸痛者，名曰溢饮，即于前药内加虎骨、威灵仙；在手更加姜黄，在足更加附子；又有着痹、行痹二症，痛在一处者为着痹，流走无定者为行痹；与溢饮相似而证不同，乃为火旺阴亏，热结经隧，赤热肿痛，手不可近，溢饮不赤不热，法宜清热润燥，人参、竹沥、生地黄、阿胶、天冬、玉竹，在手加桑枝，在足加桑根；若身目为黄而小便不利，不恶寒者，为阳黄，法宜茵陈五苓散。若腹痛厥逆，身重嗜卧而发黄者，为阴黄，法宜茵陈附子汤，人参、白术、茯苓、附子、干姜、茵陈。

四、少阴病

真阳素旺者，外邪传入则必协火而动，心烦不眠，肌肤熯躁，神气衰减，小便短而咽中干。法主黄连阿胶汤，分解其热，润泽其枯，黄连、黄芩、白芍、阿胶、鸡子黄、黄柏；真阳素虚者，外邪则必协水而动，阳热变为阴寒，目瞑倦卧，声低息短，少气懒言，身重恶寒，四肢逆冷，腹痛作泄，法主温经散邪，回阳止泄，附子、干姜、黄芪、白术、半夏、砂仁、故纸、益智。

五、厥阴病

有纯阳无阴之证，有纯阴无阳之证，有阴阳错杂之证。张目不眠，声音响亮，口臭气粗，身轻恶热，热深厥深，上攻而为喉痹，下攻而便脓血，此纯阳无阴之证也。法主破阳行阴，以通其厥，喉痹者用玉竹、天冬、麦冬、石膏、鸡子白；便脓血者用生地黄、阿胶、黄连、鸡子黄。鸡子甘寒润燥，其白象天，轻清上浮，用治上燥；其黄象地，重浊下降而润下燥；四肢厥冷，爪甲青黑，腹痛拘急，下利清谷，呕吐酸苦，冷厥关元，此纯阴无阳之证也。法主驱阴止泄，以回其阳，附子、干姜、砂仁、半夏、黄芪、白术、吴萸、川椒；腹中急痛，吐利厥逆，心中烦热，频索冷饮，饮而即吐，烦渴转增，腹痛加剧，此阴阳错杂证也。法主寒热互投，以去错杂之邪，附子、干姜、砂仁、半夏、黄芪、白术、吴萸、川椒浓煮，另用黄连浸取轻清之汁，掺和温服。

六、太阴病

未尝遇此病人，故暂无经验分享。

凡病总不外乎六经，以六经之法，按而治之，无不立应。一经见证即用一经之法，经证腑证兼见，即当表里两解。若太阳与阳明两经表证同见，即用桂枝、葛根以合解两经之邪；兼少阳，更加柴胡；兼口渴而小便不利，即以三阳表药加入五苓散之中；兼口苦咽干目眩，更加黄芩；兼口燥心烦，渴欲饮冷，当合用白虎汤于其间，并三阳表里而俱解之。如三阳表证与三阴里寒同见，谓之两感，即当用解表于温经之内，若里重于表者，但当温里，不可兼表。无论传经、合病、并病、阴阳两感治法总不外于此。

温经汤与瓜蒌瞿麦丸方证心得

苏 丹 田雨青
内蒙古乌海市中医蒙医医院

温经汤出自《金匮要略·妇人杂病》第九条："问曰：妇人年五十，所病下利数十日不止，暮则发热，少腹里急，腹满，手掌烦热，唇口干燥，何也？师曰：此病属带下。何以故？曾经半产，瘀血在少腹不去。何以知之？其证唇口干燥，故知之。当以温经汤主之。"

瓜蒌瞿麦丸出自《金匮要略·消渴小便不利淋脉证病治》第十一条："小便不利者，有水气，其人苦渴，瓜蒌瞿麦丸主之。"

临床中我们常常遇到月经类病、小便不利类病，该如何通过六经八纲辨证精准辨证使用以上经方？笔者通过一则病例，分享笔者及师父田雨青田老使用以上经方心得，以飨共勉。

史某，女，32岁，2022年5月11日初诊：患者因月经量少2月余门诊就诊，刻下症：月经量少，腰困，月经将至，自觉小腹凉、腰凉、手足凉，口干，唇干裂，舌淡暗，苔白腻，舌下瘀曲，脉弦滑，腹诊：腹力3/5级，小腹凉。小产1月。

六经八纲辨证为：厥阴病证夹瘀证，给予温经汤合生化汤，以温暖胞宫，活血通滞。具体处方如下：当归10g，川芎10g，桃仁10g，炮姜10g，白芍10g，吴茱萸6g，党参15g，炙甘草5g，桂枝10g，半夏10g，麦冬15g，牡丹皮10g，阿胶6g。7服，水煎服，日1服。

2022年6月17日复诊：患者月经量增多，月经刚完一周，经期第一天痛经，现仍口干、唇干，尿频、尿不尽、尿少、尿疼，手心热，腰怕凉，腿怕凉，夜间口干欲饮水，便秘，舌淡暗，苔白腻，舌下瘀曲，脉弦滑，左甚。

六经八纲辨证为太阴阳明合病证，调整为瓜蒌瞿麦丸合肾着汤加生白术30g，车前子10g，以温脾肾，利小便。具体处方如下：天花粉15g，山药15g，瞿麦10g，茯苓15g，制附子10g，白术30g，车前子10g，干姜10g，苍术15g，炙甘草3g。7服，水煎服，日1服。

2022年7月17日三诊：尿不疼，便秘无，尿频好转，现仍尿不尽，晨起干呕有痰，痰黄、绿，痰黏不利，鼻痒，流清涕，打喷嚏，口干欲饮水，有气味，汗出，舌淡暗，苔白腻，右脉弦滑，左脉弦。

六经八纲辨证为太阳太阴夹瘀证，调整为葛根桂枝汤合半夏厚朴汤合桂枝茯苓丸合五苓散。后电话随访症状皆改善。

按语：该患者小产后一月，理应血虚有瘀，结合患者口干、唇干裂、手心热、小腹凉、腰凉、手足凉，考虑为上热下寒的厥阴病，同时夹有瘀血，故初诊选用温经汤合生化汤，田雨青老师（内蒙古自治区第一批名老中医）认为温经汤主证为"口干、唇干、手心热、小腹凉或手足凉"，凡具此主证者，不论男女皆可用之。复诊患者月经量改善，但又现水饮内停的太阴阳明合病的瓜蒌瞿麦丸证，同时合有太阴病寒湿内停的肾着汤方证，瓜蒌瞿麦丸用法中有"……以小便利，腹中温为知"。因此田师认为瓜蒌瞿麦丸主证为"口干欲饮，小便不利，小腹凉"，肾着汤主证为"小便不利，腰凉"，大便干予白术健脾通便，车前子利尿止痛以治尿频。三诊病从阴引阳外出，依据病情变化，给予调整，正如《伤寒论》第16条："……观其脉证，知犯何逆，随证治之……"

临床中我们只要抓住主证，直击靶点，才能免受其他症候干扰，避免出现不会辨证选方。经方是临床中医"小白"的捷径，吾辈当继续努力，做一代经方传人。

中医特色治面瘫临床治验

孙宽臣
唐山市夏庄民族医疗公共卫生服务中心

一、概述

面瘫也叫“面神经麻痹”。一年四季均可发病，其中夏季是发病高峰。任何年龄均可发病，男女发病率无差别，少数人可能会反复患病。它主要是因为面神经病毒感染，导致面神经发生炎症水肿引起的，少数患者则可能由于面神经的营养血管痉挛，引起神经缺血，水肿受压而发病。劳累、受风、着凉等常见的诱发因素也能引发面瘫。病变部位一般在一侧耳后的面神经管内。因此，人们通常将面瘫分为周围性面瘫和中枢性面瘫两大类。

1. 中枢性面瘫

中枢性面瘫是面神经核以上神经纤维受损，出现病灶对侧脸颊以下面部肌肉瘫痪。主要表现为鼻唇沟变浅，示齿时口角下垂（口角歪向病灶侧），不能吹口哨，鼓腮漏气等。多见于脑血管病变、脑部占位病变等。

2. 周围性面瘫

周围性面瘫为面神经核或核以下神经纤维受损，出现病灶同侧全部面肌瘫痪。通常为急性起病，常见于青中年，男性多于女性。常常于清晨洗脸、刷牙时发现一侧面部动作不灵、嘴巴歪斜等。也是最常见的面神经麻痹。

现代治疗面瘫多采用针灸、贴敷的方法。患者接受治疗时痛苦大，疗效差。

本法在数百年的古方基础上采取外熏及口服中药，患者易接受，疗效显著。

二、面瘫临床治验

（1）李某，男，40 岁。

病史：发病 2 天，骑电动车晚上回家后发现口歪眼斜，晚上看电视发现讲话漏风、口角流涎，起床洗漱发现无法完成闭眼、鼓嘴等动作。

经诊断属于风寒型，故投速正散外熏及中药黄芪桂枝五物汤加减。

祖方：黄芪 30g，桂枝 15g，白芍 15g，防风 10g，生姜 10g，大枣 15g，白术 10g。水煎分 2 次服用。经半月治疗痊愈。

（2）杜某，女，37 岁。

病史：有面部发热、口眼歪斜、说话不听、影响进食等症状。经针灸后半月未愈，来诊。故投速正散外熏及牵正散加减。

祖方：黄芪 30g，防风 10g，荆芥 10g，赤芍 15g，全蝎 8g，蜈蚣 1 条，白附子 6g，僵蚕 8g。水煎 2 次服用，半月治愈。

（3）黄某，男，56 岁。

病史：有口眼歪斜、肢体麻木、关节肿痛、皮肤肿硬、苔白腻等症状。经诊断属于痰湿阻络型，其他医疗单位治疗月余未愈，经人介绍来我处诊治，辨证后投速正散外熏及中药内服。

祖方：黄芪 15g，党参 10g，泽泻 10g，桂技 8g，半夏 5g，天麻 3g，茯苓 3g，白术 9g，甘草 2g，生姜 1 片，大枣 2 个。水煎分 2 次服，30 天而愈。

经方学习日记——用六经辨证的“指南针”走出疾病的“迷路雪地”

王 静 罗 强 聂 慧
指导老师：田雨青
内蒙古自治区乌海市蒙医中医医院田雨青名老专家传承工作室

2024年1月19日，星期五，大雪。

这是乌海入冬后的第三场雪，昨夜已开始下，上班时仍在继续，灰蒙蒙的天空没有停止的意思，空气难得的湿润。飘洒的雪花在欢快的说“腊八，腊八，冻掉下巴”。我看着雪花想：“这雪下得真好！这股寒潮可以让近期流感减少些！”

我和聂慧（我的二师姐）早到了诊室，因为天气的原因，预约患者都还没来。我说：“慧慧，我妈七十多岁了，才到乌海四天，之前眩晕刚好些，昨晚忽然畏寒，夜间出现小腹坠胀不适，小便急、频，色稍红，以前有急性膀胱炎，总发作，这次家中孩子感冒未痊愈，可能把她传染了，她感染病毒可能表现为急性膀胱炎症状，可我要给她开点中药吃，她嫌麻烦，说不吃中药，问症状不说，舌不让看，刚摸上左手脉好像是沉濡的，还没仔细摸，发现给她摸脉就不让摸了，腹诊就更不让查了，我还想给开点中药，怎么办啊？盲开啊？愁坏我了！”

聂慧：“咳嗽、发热不？大便干不？”

我：“听着偶尔咳嗽，没有痰，不发热，她感染新冠的时候都是低体温，34.4~35.5℃，大便干，平时吃的少，不爱喝水，前一阶段还下肢水肿。昨晚十点多我发现她不舒服的时候，她自己在吃石韦胶囊，我和她说可能不对症，她不听。问她小肚子凉不，她说没事，不重，就是牙痛厉害。我给她热奄包敷小肚子，把家里仅剩的30毫升左右熬好的单药葛根（约30克）水给她喝了，十二点多我才看她睡了，她早起做饭告诉我好点了，我看她应该还是不舒服。”

聂慧：“老人我见过，印象里偏瘦，麻黄汤不合适，桂枝汤合适，有咳嗽，刚出现症状，太阳表证还是有的。”（《伤寒论》42条：太阳病，外证未解，脉浮弱者，当以汗解，宜桂枝汤。）

我：“会不会是少阴病，用麻黄附子细辛汤？”（《伤寒论》301条：少阴病，始得之，反发热，脉沉者，麻黄细辛附子汤主之。）

聂慧：“不像在少阴，脉不细，不想睡（《伤寒论》281条：少阴之为病，脉微细，但欲寐也），老人偏瘦，本不像麻黄汤人，结合老人症状，使用麻黄不合适，而且也没有使用附子的指征，所以麻黄附子细辛汤不适合。用排除法，表证是有，不是阳明病、少阳病，在三阴病里，不是少阴，厥阴病也没有（《伤寒论》326条：厥阴之为病，消渴，气上撞心，心中疼热，饥而不欲食，食则吐蛔，下之，利不止），只剩下太阴。《金匮要略》：‘肾着之病，其人身体重，腰中冷，如坐水中，形如水状，反不渴，小便自利，饮食如故，病属下焦，身劳汗出，衣（一作表）里冷湿，久久得之，腰以下冷痛，腹重如带五千钱，甘草干姜茯苓白术汤主之。’《千金》作肾着汤。正好有小便不利，有咳嗽的表证，太阳病桂枝汤。大便干加白术。”

聂慧：“根据六经辨证应该是太阳太阴合病，用桂枝汤合肾着汤加白术，开上一服试一下，一天喝三次吧。”

我：“好的。”

我开了一服药（干姜10g，白术30g，炙甘草6g，茯苓18g，桂枝10g，白芍10g，生姜10g，大枣10g），中午熬好，上班前嘱咐我妈喝药。她下午四点左右喝的药，晚上说好多了，想早点睡，夜间的药不想喝了。

2024年1月20日，星期六，大寒，晴。

白天我妈喝了2次药将一剂药服完，我看她状态不错，问她怎么样了。她说尿频、尿急的症状明显减轻了，小便颜色基本正常了，小腹不疼了，还有点间断剧烈牙痛，少量咳嗽，有痰。

我打电话和聂慧沟通了一下，她说："药稍微热了点，可以把生姜去掉了，或者单独使用桂枝汤了。"

面对至亲生病，不配合就诊，让我内心迷茫焦灼，未学习经方前也给母亲看过，同样不太配合，怕给我添麻烦，不愿意治疗，我每次按脏腑辨证，给予小蓟饮子、蒲灰散、五淋散、八正散、五苓散、真武汤等亦能有效，但症状缓解较慢，症状消失后不久会出现心慌、心悸，也知道为津液受损，不能濡养心神，再给炙甘草汤类调补。而母亲在老家发病时多用西医输液治疗。小便改善后，下肢水肿 2 月渐愈。

黄煌老师曾说过："方证是一颗颗晶莹透亮珍珠，那三阴三阳六经就是一根非常时髦高贵的丝线。这两个都很重要，如果没有丝线，我们的珍珠就挂不起来。但是光有丝线没有珍珠，又不漂亮。"而此次使用六经辨证，效果甚佳，得益于二师姐（聂慧）对六经辨证的深刻理解和丰富的临床诊疗经验。让我更加深刻体悟到六经辨证是临证迷茫时"雪地迷路"的"指南针"，让我看清疾病本相的"路"，帮助我准确辨证，找对方向，到达使用经方治愈临床疾病的"目的地"。

白矾

【别名】石涅、矾石、羽涅、羽泽、涅石、矾石、理石、白君、明矾、雪矾、云母矾、生矾。

【植物形态】

三方晶系。晶形呈细小的菱面体或板状，通常为致密块状、细粒状、土状等。颜色为无色、白色，常带淡黄及淡红等色。条痕白色。光泽玻璃状，解理面上有时微带珍珠光，块状者光泽暗淡或微带蜡状光泽。透明至半透明。解理平行不完全。断口晶体者呈贝状；块体者呈多片状、参差状，有时土状。硬度 3.5~4。比重 2.6~2.8。性脆。

【功能主治】

消痰，燥湿，止泻，止血，解毒，杀虫。治癫痫，喉痹，痰涎壅甚，肝炎，黄疸，黄肿，胃、十二指肠溃疡，子宫脱垂，白带，泻痢，衄血，口舌生疮，疮痔疥癣，水、火、虫伤。

①《神农本草经》："主寒热泄痢，白沃，阴蚀恶疮，目痛，坚骨齿。"

②《名医别录》："除固热在骨髓，去鼻中息肉。"

③《药性论》："治鼠漏，瘰疬，疗鼻衄，治齆鼻，生含咽津，治急喉痹。"

④《日华子本草》："除风去劳，消痰止渴，暖水藏。治中风失音，疥癣。和桃人、葱汤浴，可出汗。"

⑤《本草衍义》："火枯为粉，贴嵌甲，牙缝中血出如衄者，贴之亦愈。"

⑥《本草蒙筌》："禁便泻，塞齿疼，洗脱肛涩肠。敷脓疮收水。"

⑦《医学入门》："治耳卒肿出脓，目赤，目翳，胬肉，口舌生疮，牙齿肿痛出血，历久碎坏欲尽，急喉风痹，心肺烦热，风涎壅盛，作渴泄痢。兼治蛇蝎、恶犬、壁镜、驴涎，马汗毒伤。"

⑧《本草纲目》："吐下痰涎饮澼，燥湿解毒，追涎，止血定痛，蚀恶肉，生好肉，治痈疽疔肿，恶疮，癫痫，疸疾，通大小便，口齿眼目诸病，虎犬蛇蝎百虫伤。"

⑨《医林纂要》："生用解毒，煅用生肌却水。"

经方木防己汤合竹叶石膏汤加减治疗肺心病

张 佩 白玉昊 聂 慧 王 洁
乌海市中医蒙医医院白玉昊自治区名老中医工作室

慢性肺源性心脏病是由肺组织、肺血管或胸廓的慢性病变引起肺组织结构和功能异常，产生肺血管阻力增加，肺动脉压力增高，使右心室扩张或肥厚，伴有或不伴有右心功能衰竭的心脏病，是心肺系疾病的常见病。中医学认为，肺心病为“肺胀”范畴，肺胀是以喘息气促，咳嗽咳痰，胸部膨满，憋闷如塞，或唇甲发绀，心悸，肢体浮肿，经久难愈，严重者可出现喘脱、昏迷等为主症的疾病。肺胀的基本病机为久病正虚，痰浊、水饮、血瘀互结于肺，气道壅塞，肺气胀满，不能敛肺发为肺胀。其实上述肺心病病证的临床表现张仲景早在《金匮要略·痰饮咳嗽病脉证并治第十二》中已论述：“膈间支饮，其人喘满，心下痞坚，面色黧黑，其脉沉紧得之数十日，医吐下之不愈，木防己汤主之。”所谓膈间支饮就是饮停心下的病证，条文中“其人喘满，心下痞坚，面色黧黑”则是西医之心肺功能受损、肝脏充血性肿大、缺氧的表现，与肺心病临床表现极其相符。笔者在指导老师带教期间，临床发现在不用抗炎、解痉、控制心衰的基础上，大胆尝试，应用经方木防己汤合竹叶石膏汤治疗慢性肺心病急性发作期1例，临床取得了满意效果，医案如下。

张某某，男，63岁，职业为挖煤工人（退休）。2023年12月30日初诊。主因“间断胸闷气短6年余，加重1周”就诊心病科门诊。

望诊：体型偏瘦，面色黧黑，口唇紫暗，动则呼吸急促，轮椅推入诊室。查体：血压130/90mmHg，心率120次/分，桶状胸，肝大，肋下四横指，轻触则则痛，颈静脉怒张，左下肢水肿，听诊双肺呼吸音粗，右下肺可闻及散在湿啰音。

既往史：2017年我院诊断为肺心病，长期家中氧疗。个人史：吸烟史约36年，20支/日。

辅助检查：[2023-12-30]胸部CT平扫。

①双肺间质性改变，双肺弥漫性肺气肿。

②左肺上叶纤维索条。

③主动脉、冠状动脉分支钙化斑形成。

④右侧胸腔积液少量积液。

刻下：咳嗽，咯白色痰，痰多，不易咯出，受凉后咳嗽加重，动则喘憋，气短、乏力为甚，口干欲饮水，自觉怕热，纳差，腹胀，大便正常，小便少，下肢水肿。舌暗剥脱，苔稍滑，脉沉。当时建议患者住院治疗，患者因个人原因拒绝住院，欲中药治疗。考虑本病外邪内饮之证，因饮郁化热，六经辨证为太阳阳明太阴合病证，予木防己汤加茯苓、竹叶石膏汤加三子养亲汤，具体方药如下：

防己15g，人参（生晒参片）10g（另煎），桂枝12g，石膏40g（先煎），茯苓45g，淡竹叶10g，麦冬15g，姜半夏10g，炒紫苏子15g，炒莱菔子15g，炒芥子15g，桔梗15g。5服，水煎服，日2次，代煎。

咳嗽、咯白痰，遇冷则加重是太阳表证；口干喜饮，怕热是阳明里热的表现；喘憋，小便量少，痰多，不易咯出，腹胀是里虚寒，水饮所作，辨六经为太阳阳明太阴合病，选用木防己汤加茯苓汤。考虑到气短、乏力，口干，舌苔剥脱，辨六经为阳明太阴合病，选用竹叶石膏汤。

2024年1月6日二诊，患者自行步入诊室，无需轮椅，患者家属言语激动，表示感谢：“大夫，现可以下地活动了，以前都是轮椅活动！”患者自诉口服中药后咳嗽减轻，痰容易咯出，量有所减少，现无口渴，无腹胀，食欲较前好转，食量增加，受凉后无咳嗽，舌暗，剥脱苔，面积减少，脉沉有力，考虑效不更方，调整剂量后原方服药7服，日2次，水煎服。此后患者未再复诊。

按语：刘渡舟教授指出，使用经方必须抓住主证，六经病的主证是辨证的核心，对兼证、变证、夹杂证等，自然地也就迎刃而解了。关于主证，刘老指出“主证是指决定全局而占主导地位的证候而言”。娄绍昆先生曾说过：“丢掉了方证的《伤寒论》，就像一个失魂落魄回不来家的张仲景。”

经方方证之证，多见于《伤寒杂病论》原文所述，这是仲师勤求古训、博采众方，并经过长期临床实践总结而来，用于反映众多病证本质病理的辨证眼目。临床应用中木防已汤是肺心病的常用方之一，具有强心、利水、扩血管功效，在治疗水肿性疾病、心功能不全和肾病方面有很大优势。木防已汤出自《金匮要略·痰饮咳嗽病脉证并治》第24条："膈间支饮，其人喘满，心下痞坚，面色黧黑，其脉沉紧，得之数十日，医吐下之不愈，木防己汤主之。虚者即愈，实者三日复发，复与不愈者，宜木防已汤去石膏加茯苓芒硝汤主之。"条文支饮，即咳逆倚息、气短不得卧、其形为肿等见证。膈间支饮者，水饮虽在心下，而冲逆于胸膈，因谓之膈间支饮。侵及胸肺，故其人喘满;胃虚停饮，故心下痞坚；面色黧黑，为病水之征；其脉沉紧，即里饮之应。审证与脉，均是水饮为患，故用防己合桂枝行水饮而散结气，人参去心下痞硬扶正益气，桂枝降气平冲，石膏能解烦渴，合以成方，故治水饮、气冲、喘满、心下痞硬而烦渴欲饮者。本案患者形体消瘦、阵发性咳嗽、口干舌燥、食欲下降、光剥无苔，考虑存在气阴两伤、余热未尽的竹叶石膏汤证，患者痰多，腹胀，咳喘，考虑年老中虚，纳运无权，致痰盛雍肺，故合方三子养亲汤温肺化痰，降气化痰，方中加桔梗载药上行，宣肺祛痰。临床上，无轮是普通病还是疑难杂病，按照先辨六经、继辨方证的思路辨证处方，方证相应，准确用药，疗效往往较好。

硫　黄

【别名】石流黄（《范子计然》），石留黄、硫黄（《吴普本草》），昆仑黄（陶弘景），黄牙（《丹房鉴源》），黄硇砂（《海药本草》）。

【植物形态】

自然硫又名斜方硫。晶体结构属斜方晶系。晶体为锥柱状、板柱、板状或针柱状，集合体呈致密或疏松块状，或为泉华状及隐晶的土状块体、皮壳、被膜等。黄、蜜黄或褐黄色；因合杂质可带灰、黑或绿、红色调。条痕白色至淡黄色。晶面金刚光泽，断口松脂或油脂状光泽。近透明至半透明。解理多组、不完全。致密块体呈贝壳状至不平坦状断口。硬度1~2。相对密度2.05~2.08。性脆、易碎；受热易产生裂纹。有硫黄臭味。热至270℃则燃着，火焰蓝色，并放出刺鼻臭气味。易溶于二硫化碳、松节油、煤油，但不溶于水及盐酸和硫酸；遇强硝酸和王水则被氧化为硫酸。

生境分布：自然硫主要形成于火山喷气作用，火山硫含少量砷、硒、锌和铊。沉积岩或风化带中的自然硫含黏土、有机质、沥青等机械混入物。资源分布：台湾的自然硫及山西、新疆、山东、江苏、湖南、四川、贵州等地的有药用史，以上各省及甘肃、青海、内蒙古、陕西、河南、湖北、安徽、广西、广东、西藏等省区都有制品硫产销。

【功能主治】

壮阳，杀虫。治阳痿，虚寒泻痢，大便冷秘；外用治疥癣，湿疹，癞疮。

①《神农本草经》："主妇人阴蚀，疽痔恶血，坚筋骨，除头秃。"

②《名医别录》："疗心腹积聚，邪气，冷癖在胁，咳逆上气，脚冷疼弱无力，及鼻衄恶疮，下部䘌疮，止血，杀疥虫。"

③《药性论》："除冷风，顽痹。生用治疥癣及疗寒热咳逆，炼服主虚损泄精。"

④《海药本草》："主遗精痔漏，老人风秘等。"

⑤《日华子本草》："杀腹脏虫。"

⑥《本草纲目》："主虚寒久痢滑泄，霍乱，补命门不足，阳气暴绝，阴毒伤寒，小儿慢惊。"

⑦《本草纲目拾遗》："天生磺，治膈症。""舶上硫黄，灭斑，杀虫，治疮通血，止泻痢。"

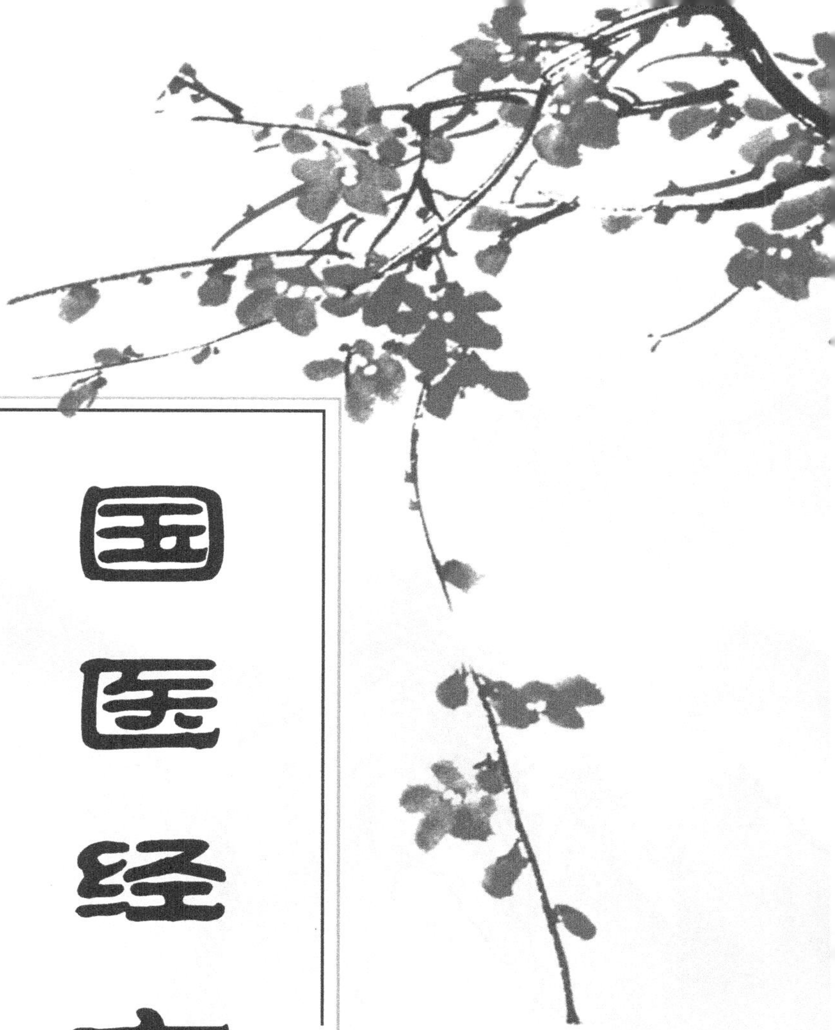

国医经方年鉴 2023

年度成果

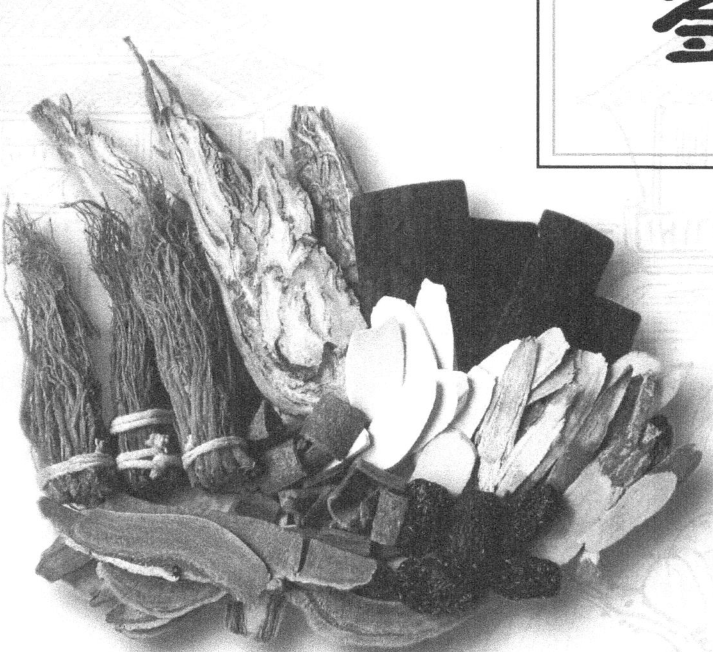

李益东教授等学验选编

1. 仲景八法在脾胃病中的运用

李益东[1]　许二平[2]　丁娜娜[1]　康丽杰[1]　周恩慧[1]
1. 河南中医药大学，河南　郑州　450046
2. 河南中医药大学中医学院，河南　郑州　450046

摘要:《医学心悟》曰:“论病之情，则以寒、热、虚、实、表、里、阴、阳，八字统之。而论治病之方，则又以汗、和、下、消、吐、清、温、补，八法尽之”。中焦脾胃亦有寒、热、虚、实、表、里、阴、阳之病，故亦有汗、吐、下、和、温、清、消、补之法。《伤寒论杂病论》为 " 方书之祖 "，八法兼备，通过归纳仲景方中不同方剂所属之法，结合现代研究，就《伤寒论杂病论》之八法治疗脾胃病进行初步探讨，旨在从不同角度探究仲景之方，总结仲景八法治疗脾胃病的理论基础，以期能够为临床治疗脾胃病提供新的思路。

关键词: 张仲景；八法;《伤寒杂病论》；脾胃病；综述

资助基金: 河南省人文社会科学研究规划项目（No.12YJAZH171）

注: 本文原载于《光明中医》2022 年第 21 期。

2.《黄帝内经》中医辨证方法的探讨

李凯平
灵实－香港中文大学中医诊所暨教研中心，
中国　香港　999077

摘要: 为了认识《黄帝内经》有关“辨证”的具体方法，此文运用综合、分析与比较研究法探讨当中有关中医辨证方法的原文。结果发现此书在辨证上以“何气使然（生）”（“人身何部之气”受伤）为目标，并从“形而上”入手，运用了“揆度奇恒”“比类”“病机推演”等 3 个方法，前两者的目的是从病者证候向上攀爬以探求“人身何部之气”（如各藏、府、经脉之气等）不正常地作用或相关形上原理；“病机推演法”的目的是从“人身某部之气”不正常地作用往下推衍至各个证候发生的演化全过程以验证医者在“揆度奇恒”与“比类”所得的“病机”或形上原理是否与病者一致。“比类”的运用有助于提升“病机”的“普遍性”与“根本性”，务求医者所得的形上原理是各个证候发生的共同依据；而“病机推演”则提升辨证结果的合理性，各个证候都是在“人身某部之气”不正常作用下按一定机制演化而成。

关键词:《黄帝内经》；辨证；病机；“揆度奇恒”；“比类”

注: 本文原载于《光明中医》2022 年第 21 期。

3. 红藤散结汤治疗子宫内膜炎临床观察

夏如意　李秋芳　王延丽　蔡园园　李艳青
河南省中医院妇科，河南　郑州　450000

摘要: [目的] 探讨红藤散结汤治疗子宫内膜炎的临床疗效及对血清炎性因子水平的影响。[方法] 选取河南省中医院 2020 年 3 月—2021 年 3 月接诊的 60 例子宫内膜炎患者临床资料进行回顾性分析，按照治疗方法分为对照组和观察组（各 30 例），对照组给予左氧氟沙星治疗，观察组在此基础上加用红藤散结汤，比较 2 组患者临床症状消失时间（腹痛消失时间、炎症消失时间和阴道分泌物增多消失时间），治疗前、治疗 3 周后血清中 C 反应蛋白（CRP）、肿瘤坏死因子（TNF-α）、白细胞介素 -2（IL-2）和白细胞介素 -4（IL-4）水平临床治疗总有效率和不良反应发生情况。[结果] 观察组腹痛消失时间、炎症消失时间和阴道分泌物增多消失时间均短于对照组（$P<0.05$）。2 组治疗前 CRP、TNF-α、IL-2、IL-4 水平比较差异无统计学意义（$P>0.05$），2 组 CRP、TNF-α 较治疗前降低，且观察组低于对照组（$P<0.05$），2 组治疗后 IL-2、IL-4 水平较治疗前升高，且观察组高于对照组（$P<0.05$）。观察组临床治疗总有效率明显高于对照组（$\chi^2=4.32$，$P=0.04$），观察组不良反应总发生率与对照组比较差异无统计学意义（$\chi^2=0.42$，$P=0.52$）。[结论] 子宫内膜炎患者采用红藤散结汤治疗可有效提升临床疗效，抑制炎性因子

表达，促进临床症状好转。

关键词：红藤散结汤；中医药疗法；子宫内膜炎；血清炎性因子

资助基金：河南省中医药科学研究专项课题（No.2019ZY2047）

注：本文原载于《光明中医》2022 年第 21 期。

4. 当归补血汤联合康复治疗老年股骨粗隆间骨折 PFNA 术后临床观察

韩金山

铁岭市银州区医院骨科，辽宁　铁岭　112000

摘要：[目的] 研究当归补血汤联合康复治疗老年股骨粗隆间骨折 PFNA 术后的疗效。[方法] 将 2019 年 1 月—2021 年 1 月在铁岭市银州区医院骨科接受老年股骨粗隆间骨折 PFNA 术治疗的患者 78 例作为此次研究的对象，所有患者随机分组，分为对照组和观察组，每组 39 例。对照组患者给予康复治疗，观察组患者在对照组基础上给予当归补血汤治疗。观察对比 2 组患者治疗后的情况。[结果] 观察组患者治疗后 Harris 评分指标更佳，2 组对比差异具有统计学意义（P<0.05）；观察组患者并发症发生率更低，2 组对比差异具有统计学意义（P<0.05）；观察组患者髋关节功能改善情况更佳，2 组对比差异具有统计学意义（P<0.05）；观察组患者治疗后生活质量更佳，2 组对比差异具有统计学意义（P<0.05）。[结论] 当归补血汤联合康复治疗老年股骨粗隆间骨折 PFNA 术后的疗效十分显著，能有效改善患者的髋关节功能，明显提高患者的生活质量，降低并发症的发生风险，是一种非常科学有效的治疗方式，非常具有临床价值，值得推荐。

关键词：当归补血汤；康复；老年病；股骨粗隆间骨折；PFNA 术

注：本文原载于《光明中医》2022 年第 21 期。

5. 柴胡温胆汤联合利拉鲁肽治疗痰浊型老年糖尿病合并血脂异常临床观察

许　婧

大连市公安医院中医科，辽宁　大连　116000

摘要：[目的] 对痰浊型老年糖尿病患者采取不同治疗方案，探究应用柴胡温胆汤加减联合利拉鲁肽治疗的价值。[方法] 纳入观察对象 122 例，均确诊为痰浊型老年糖尿病，且合并有血脂异常的情况。根据治疗方案的不同，采取利拉鲁肽治疗的 61 患者为对照组，而接受柴胡温胆汤加减联合利拉鲁肽治疗的 61 例患者为观察组。将 2 组患者的治疗效果、血糖水平、血脂水平等作为观察标准，评估 2 组之间的疗效差异和病情改善情况。同时在治疗期间对患者的不良反应进行记录比较，分析 2 种治疗方案的安全性。[结果] 观察组总有效率明显高于对照组，2 组患者的治疗效果差异有统计学意义（P<0.05）；治疗前 2 组患者的血糖和血脂水平均存在异常，并且观察组与对照组差异无统计学意义（P>0.05），经过治疗后，2 组患者的血糖、血脂水平有所改善，并且组间比较差异有统计学意义（P<0.05）。2 组患者的不良反应发生率差异无统计学意义（P>0.05）。[结论] 对痰浊型老年糖尿病患者采取柴胡温胆汤加减联合利拉鲁肽治疗的效果较好，能改善患者的血糖和血脂水平，减轻患者身体不适，不良反应的情况也较少，临床推广价值高。

关键词：消渴；柴胡温胆汤；利拉鲁肽；痰浊证；老年病；中西医结合疗法

注：本文原载于《光明中医》2022 年第 21 期。

6. 加味四物汤联合硝酸甘油治疗不稳定型心绞痛临床观察

张东涛

通许县中医院老年病科，河南　通许　475400

摘要：[目的] 观察加味四物汤联合硝酸甘油在不稳定型心绞痛（UA）患者中的应用效果。[方法] 选取 2019 年 9 月—2021 年 5 月就诊于通许县中医院的 UA 患者 146 例，根据治疗方案不同，分为对照组、观察组各 73 例。2 组均给予常规干预，对照组单纯采用硝酸甘油治疗，观察组采用加味四物汤联合硝酸甘油治疗。比较 2 组治疗效率、心电图改善率、硝酸甘油减停率、治疗前后心绞痛积分、中医证候积分、心率、血压变化。[结果] 观察组总有效率、心电图改善率、硝酸甘油减停率均高于对照组（P<0.05）；观察组治疗后心绞痛积分、中医证候积分、心率、舒张压、收缩压均低于对照组（P<0.05）。[结论] 加味四物汤联合硝酸甘油应用，能显著减少 UA

患者硝酸甘油使用量，改善心功能，稳定患者心率及血压，减轻心绞痛症状，疗效显著。

关键词： 胸痹；加味四物汤；硝酸甘油；不稳定型心绞痛

注： 本文原载于《光明中医》2022 年第 21 期。

7. 柴胡疏肝散治疗乳腺增生症患者内分泌紊乱状态临床观察

朱春花[1]　**钟璧穗**[2]

1. 泰和县妇幼保健院乳腺科，江西　泰和　343700

2. 广西中医药大学第一附属医院仁爱分院乳腺科，广西　南宁　530000

摘要： [目的] 探讨柴胡疏肝散对乳腺增生症患者机体内分泌紊乱状态的调节作用。[方法] 本次研究对象均从泰和县妇幼保健院 2020 年 6 月—2021 年 6 月收治的 120 例乳腺增生症患者中选取，分为对照组和观察组，分别 60 例（随机数字表法）。对照组患者给予枸橼酸他莫昔芬片治疗，观察组患者在对照组的基础上联合应用柴胡疏肝散治疗，2 组均治疗 3 个月经周期。比较 2 组治疗前后的症状积分、乳腺腺体厚度和乳腺导管最粗管径、HAMA 和 HAMD 评分、性激素水平。[结果] 与治疗前比较，治疗后 2 组患者全身伴随症状、乳腺疼痛、乳腺肿块、乳头溢液积分、HAMA 和 HAMD 评分、血清 PRL 和 E2 水平均降低，且观察组低于对照组；乳腺腺体厚度均减少，且观察组少于对照组；乳腺导管最粗管径均缩短，且观察组短于对照组；血清 P 水平均升高，且观察组高于对照组（均 $P<0.05$）。[结论] 乳腺增生症患者应用柴胡疏肝散可以有效减轻疼痛反应，缩小肿块，改善乳腺腺体的厚度和导管管径，纠正内分泌激素紊乱，改善病情。

关键词： 乳癖；乳腺增生症；柴胡疏肝散；内分泌紊乱；中医药疗法

注： 本文原载于《光明中医》2022 年第 22 期。

8. 真武汤合血府逐瘀汤参芪扶正注射液治疗冠心病心力衰竭临床观察

马丹丹　王卫国

开封市中医院心病科，河南　开封　475001

摘要： [目的] 研究真武汤合血府逐瘀汤加减联合参芪扶正注射液治疗冠心病心力衰竭的效果。[方法] 于开封市中医院心病科 2021 年 1 月—2021 年 8 月诊治的冠心病心力衰竭患者中选出 120 例，根据患者的治疗方法分成 2 组。对照组给予西药治疗，观察组在此基础上给予真武汤合血府逐瘀汤加减服用和参芪扶正注射液治疗，对比 2 组患者的总有效率、LVEF 水平、6 min 步行距离等。[结果] 治疗 1 个月后观察组的总有效率以及 LVEF、6 min 步行距离均高于对照组（$P<0.05$）；且观察组的血清 NT-proBNP 水平低于对照组（$P<0.05$）；观察组的不良反应发生率略高于对照组，但组间差异无统计学意义（$P>0.05$）。[结论] 在冠心病心力衰竭患者治疗中应用真武汤合血府逐瘀汤加减配合参芪扶正注射液治疗疗效肯定，可改善心功能，增强患者的运动耐力。

关键词： 冠心病；心力衰竭；真武汤；血府逐瘀汤；参芪扶正注射液

注： 本文原载于《光明中医》2022 年第 22 期。

9. 人参养营汤合桃红四物汤通心膏治疗胸痹气虚血瘀证临床观察

张　茜　侯　杰　王淑婉　张海凡

漯河市中医院内二科，河南　漯河　462000

摘要： [目的] 观察人参养营汤合桃红四物汤联合通心膏治疗胸痹气虚血瘀证的临床疗效。[方法] 采用随机数字表法将 2020 年 4 月—2021 年 4 月漯河市中医院收治的 98 例气虚血瘀证胸痹患者分为观察组与对照组，每组 49 例，对照组患者给予通心膏治疗，观察组给予人参养营汤合桃红四物汤通心膏治疗。比较 2 组患者临床疗效，观察治疗前、治疗 3 个月后 2 组患者中医证候积分（包括心悸气短、神疲乏力、面色紫暗）、心绞痛相关指标 [发作次数、持续时间、西雅图心绞痛量表（SAQ）]、血清相关因子 [血管细胞黏附分子 -1（VCAM-1）、可溶性 CD40 配体（sCD40L）、转化生长因子 -β1（TGF-β1）] 水平变化情况。[结果] 观察组患者临床总有效率明显低于对照组，且差异具有统计学意义（$P<0.05$）。治疗后，2 组患者中医证候积分明显低于治疗前，观察组低于对照组；2 组患者心绞痛发作次数、持续时间较治疗前均明显降低，观察组低于对照组；2 组患者 SAQ 评分较治疗前明显增高，观察组高于对照组；2 组患者 VCAM-1、sCD40L、TGF-β1 水平明显低于

治疗前，观察组低于对照组，且上述差异均有统计学意义（$P<0.05$）。[结论]人参养营汤合桃红四物汤通心膏治疗胸痹气虚血瘀证患者疗效显著，能有效改善患者临床症状，降低心绞痛发作次数和持续时间，改善心绞痛疼痛情况，恢复血管内皮细胞功能。

关键词： 胸痹；气虚血瘀证；人参养营汤；桃红四物汤；通心膏；中医药疗法

注： 本文原载于《光明中医》2022年第22期。

10. 名老中医王生义主任医师逍遥散治疗胁痛经验总结

宋雪萍[1] 史圣华[2] 郑力军[3] 莫日根[1] 王生义[1]

1. 内蒙古自治区中医医院皮肤科，内蒙古 呼和浩特 010050

2. 内蒙古医科大学中医学院，内蒙古 呼和浩特 010110

3.93502部队卫生队，内蒙古 呼和浩特 010050

摘要： 胁痛属中医肝胆系疾病，是指以一侧或者两侧胁肋部疼痛为主要表现的病证，是一种临床较多见的自觉症状，最早记载于《黄帝内经》。《灵枢·五邪》云："邪在肝，则两胁中痛"，明确指出胁痛的发生与肝胆密切相关。临床上胁痛常见于脂肪肝、急慢性肝炎、胆囊炎、胆结石、肋间神经痛、带状疱疹后神经痛等多种系统疾病。王生义主任医师，全国第二、六批老中医药专家学术经验继承工作指导老师，内蒙古名中医，从事中医临床工作50余载。笔者随其出诊学习获益匪浅，现将王生义主任医师运用逍遥散加减治疗胁痛的经验进行总结。

关键词： 逍遥散；胁痛；王生义；名医经验

资助基金： 全国名老中医药专家王生义传承工作室项目

注： 本文原载于《光明中医》2022年第22期。

11. 三黄泻心汤治疗上消化道出血临床观察

黄 涛

鹰潭市人民医院中医科，江西 鹰潭 335099

摘要： [目的]研究三黄泻心汤治疗上消化道出血的疗效及其作用机制。[方法]自鹰潭市人民医院2020年9月—2021年9月选取68例上消化道出血患者进行研究，分为对照组（34例）与观察组（34例），依据随机数字表法分组。对照组采取常规对症治疗，观察组在对照组的基础上联合三黄泻心汤治疗，2组患者均以1周为一个疗程，共治疗1个疗程。2组临床疗效（治疗后），门静脉、脾静脉血流量、中医证候积分及凝血功能（治疗前后）情况比较。[结果]观察组治疗后总有效率高于对照组；与治疗前比较，治疗后2组胃脘痞满、精神疲乏乏力，中医各项证候积分、门静脉、脾静脉血流量降低，且观察组低于对照组；与治疗前比较，治疗后2组患者血浆FIB、D-D水平升高，且观察组高于对照组；与治疗前比较，治疗后2组患者APTT、PT缩短，且观察组短于对照组（均$P<0.05$）。[结论]三黄泻心汤治疗上消化道出血，可有效缓解患者的临床症状，提高临床疗效，其发挥作用的机制可能与降低门静脉、脾静脉血流量，改善患者凝血功能有关。

关键词： 血证；上消化道出血；三黄泻心汤；中医药疗法

注： 本文原载于《光明中医》2022年第22期。

12. 大柴胡汤联合全面干预在胆结石合并慢性胆囊炎围手术期中的应用

杨 璐

谷城县人民医院手术室，湖北 谷城 441700

摘要： [目的]探讨大柴胡汤联合全面干预在胆结石合并慢性胆囊炎围手术期患者中的应用效果。[方法]选取98例由谷城县人民医院收治的胆结石合并慢性胆囊炎围手术期患者，将其按照随机数字表法分为观察组（49例）和对照组（49例），选例时间设定在2020年5月—2021年6月。2组患者均给予围手术期全面干预，观察组给予大柴胡汤联合常规治疗（抗生素、抗感染治疗），对照组仅给予常规治疗，2组均治疗并干预至出院。比较2组治疗后临床疗效、肠道功能恢复情况，治疗前后中医证候积分及治疗前、治疗后1 d、3 d肝功能。[结果]治疗后，观察组总有效率高于对照组；观察组排便、排气、肠鸣音恢复时间均短于对照组（$P<0.05$）；与治疗前比较，2组治疗后腹胀低热、右协痛、呕吐纳呆、心下痞满评分均降低，且观察组低于对照组（$P<0.05$）；与治疗前比较，2组治疗后1～3 d血清

总胆红素（TBIL）、直接胆红素（DBIL）水平均呈降低趋势，且观察组治疗后 1 d、3 d 低于对照组（均 $P<0.05$）。[结论] 大柴胡汤联合全面干预治疗胆结石合并慢性胆囊炎有助于患者肠道功能的恢复，提升临床疗效，减轻患者的临床症状，且可通过调节血清胆红素水平来改善患者的肝功能。

关键词：胁痛；胆结石；胆囊炎；围手术期；大柴胡汤；全面干预；经方；中医药疗法

注：本文原载于《光明中医》2022 年第 22 期。

13. 黄芪桂枝五物汤联合康复训练治疗脑卒中后肩手综合征疗效观察

薛　峰

河津市人民医院康复科，山西　河津　044000

摘要：[目的] 探讨黄芪桂枝五物汤联合综合康复训练对脑卒中后 SHS 患者 SP、BK、CGRP 水平的影响。[方法] 选取河津市人民医院 2019 年 4 月—2021 年 4 月收治的 76 例脑卒中后 SHS 患者，对照组和观察组按照随机数字表法分组，各 38 例。综合康复训练联合常规西医治疗应用于对照组，观察组在对照组基础上联合黄芪桂枝五物汤，2 组均连续治疗 4 周。比较 2 组治疗前后中医证候积分、NIHSS、SHSS、VAS、FIM、FMA 评分及血清相关指标水平。[结果] 与治疗前相比，治疗后 2 组中医证候积分、VAS、NIHSS、SHSS 评分及血清 SP、BK 水平均降低，且观察组低于对照组；治疗前与治疗后相比，2 组患者 FIM、FMA 评分、血清 CGR 水平均呈升高趋势，观察组均较对照组升高（$P<0.05$）。[结论] 黄芪桂枝五物汤联合综合康复训练可改善脑卒中后 SHS 患者神经功能和免疫功能，抑制机体神经源性炎症反应，效果显著。

关键词：痹证；脑卒中；肩手综合征；黄芪桂枝五物汤；中医药疗法；康复疗法；中医康复

注：本文原载于《光明中医》2022 年第 22 期。

14. 柴胡加龙骨牡蛎汤化裁转复持续性房颤医案 1 则

李绵绵　陈鸿莉　王　雲　艾尔扎提 · 艾尔宝
陆海楠　张　懿　沈　琳

上海中医药大学附属龙华医院心病科，上海　200032

摘要：持续性心房颤动是临床常见病，房颤虽未对患者造成生命威胁，但严重影响患者生活质量。对于药物复律失败，射频消融术后复发，具有明显症状的持续性心房颤动患者，目前尚未有很好的治疗手段。沈琳主任医师在临床上善从肝、从火论治心房颤动，应用柴胡加龙骨牡蛎汤化裁转复持续性房颤常获良效，现分享医案 1 则以兹为持续性房颤的转复治疗及症状控制提供新思路。

关键词：柴胡加龙骨牡蛎汤;心悸;心律失常;房颤;经方；中医药疗法；医案

资助基金：上海市卫计委中医优势病种培育项目（No.zybz-2017003）上海市名老中医药专家学术经验研究工作室建设项目（No.SHGZS-2017014）国家中医药管理局第四批全国中医优秀（临床、基础）人才研修项目　上海市科学技术委员会科研计划项目（No.18401971500）。

注：本文原载于《光明中医》2022 年第 22 期。

15. 麻杏石甘汤治疗小儿喘嗽经验举隅

唐有男

深圳市罗湖区中医院儿科，广东　深圳　518000

摘要：麻杏石甘汤出自《伤寒杂病论》，是麻黄汤去桂枝加石膏，变辛温发表为辛凉宣透之法。麻杏石甘汤是常用于治疗小儿咳喘的经方，但在临床治疗中需要依据方剂的辨证要点针对施治，虽幼儿用药量减半，但药物配比灵活，故可获得奇效。此文对桂枝加麻杏石甘汤进行解析，阐述其在小儿喘嗽治疗的中医机制，作验案 1 则以供参考。

关键词：小儿咳嗽；经方；麻杏石甘汤；医案

注：本文原载于《光明中医》2022 年第 22 期。

16. 方剂学多元化教学模式的实践探索——以肾气丸为例

王呈祥　孔鹏云　杨力强

广西中医药大学基础医学院，广西　南宁　530000

摘要：方剂学是中医基础理论、中医诊断学、中药学与临床各专业课程之间的桥梁课，是教学中集基础和临床为一体的学科，其教学质量对学生的临床能力有重要影响。然而，学生对于方剂学的态度普遍为信息量大，缺乏连贯性，内容抽象，难以掌握。为了提高方剂学的教学质量，在方剂学的教学中应灵活运用多元化的教学方法，激发学生的学习兴趣，开发学生的学习潜能，培养学生的中医思维。此文以“肾气丸”一节为例，对多元化教学模式下方剂学课程进行实践探索并对实践过程中存在的问题进行反思和总结。

关键词：方剂学；教学方法；多元化；中医教学；肾气丸

资助基金：广西高等教育本科教学改革工程立项项目（No.2020JGZ126）。

注：本文原载于《光明中医》2022 年第 22 期。

17. 芪参归龙饮联合阿托伐他汀治疗老年痰瘀型高脂血临床观察

许　婧

大连市公安医院中医科，辽宁　大连　116000

摘要：[目的] 对痰瘀型老年高脂血症患者进行试验观察，总结分析芪参归龙饮联合阿托伐他汀在治疗此病中的优势所在。[方法]2020 年 3 月—2021 年 3 月在大连公安医院合作单位收治的痰瘀型高脂血症老年患者中，筛选出 68 例来进行分组试验，根据患者治疗方法的不同进行分组处理，即观察组和对照组，每组病例数为 34。对照组患者收治在合作单位入院后结合使用阿托伐他汀进行治疗，观察组患者在此基础上使用芪参归龙饮方进行治疗。评估 2 组患者的治疗总有效率，并在治疗前后对患者的心功能、血脂水平进行检测记录，分析不同时间点 2 组之间的差异。同时对患者进行随访记录，比较 2 组间不良反应的发生情况。[结果] 观察组总有效率明显高于对照组，差异有统计学意义（$P<0.05$）。在患者入院时检测记录心功能和血脂水平的数据，差异无统计学意义（$P>0.05$），治疗后，2 组患者的血脂水平降低，心功能提升，并且将数据进行组间比较，差异有统计学意义（$P<0.05$）。[结论] 对老年痰瘀型高脂血症患者结合使用芪参归龙饮联合阿托伐他汀治疗的效果较好，不仅可有效减轻患者的病痛困扰，帮助患者调理血脂水平，还能由内到外改善患者的气血运行，推广价值高。

关键词：芪参归龙饮；阿托伐他汀；痰瘀证；高脂血症；中西医结合疗法

注：本文原载于《光明中医》2022 年第 22 期。

18. 小柴胡汤治疗消化性溃疡临床观察

孙晓峰

莱州市人民医院中医科，山东　莱州　261400

摘要：[目的] 研究消化性溃疡患者采用小柴胡汤加减治疗的临床观察。[方法] 选择 2020 年 8 月—2021 年 8 月莱州市人民医院入住且符合本研究纳入标准的消化性溃疡患者 106 例，以随机数字表法将患者进行分组，组别设为对照组（53 例）、观察组（53 例），对照组使用四联西药治疗，观察组在对照组基础上予小柴胡汤加减，对比 2 组疾病治疗效果、临床症状恢复质量、炎症因子水平、溃疡面积以及药物不良作用发生率。[结果] 观察组整体治疗总有效率显著高于对照组（$P<0.05$）。观察组治疗后嗳气改善时间、腹胀改善时间、纳差改善时间、反酸改善时间均低于对照组（$P<0.05$）。2 组治疗前炎症水平对比差异无统计学意义（$P>0.05$）；治疗后，观察组 CRP、IL-6 均低于对照组（$P<0.05$）。2 组治疗前溃疡面积对比差异无统计学意义（$P>0.05$）；治疗后，溃疡面积低于对照组（$P<0.05$）。观察组不良反应总发生率与对照组对比差异无统计学意义（$P>0.05$）。[结论] 消化性溃疡在常规西药的基础上给予小柴胡汤加减治疗可缩短症状缓解时间，消除胃部炎症水平，整体治疗有效率较好，药物联用不良反应也较低，综合实施效果理想，临床推广价值高。

关键词：消化性溃疡；小柴胡汤；中医药疗法；经方

注：本文原载于《光明中医》2022 年第 23 期。

19. 国家名中医王生义教授从“虚”“风”论治眩晕临证经验

李玉洁[1]　莫日根[2]　王生义[2]

1. 内蒙古自治区中医医院老年病科，内蒙古　呼和浩特　010020

2. 内蒙古自治区中医医院肛肠科，内蒙古　呼和浩特　010020

摘要：王生义教授是全国名老中医药传承工作室建设项目专家，第二批、第六批全国老中医药专家学术经验继承指导老师，内蒙古自治区名老中医。临床工作50余年，擅长治疗内科各类疾病及疑难杂症。眩晕为临床常见病证，本文对王生义教授辨治眩晕临证经验进行初步总结。王老认为眩晕中医病机主要为其病机主要为“虚”“风”，在治疗中应重在补虚、祛风，并强调“乙癸同源，肝肾同治”。

关键词：眩晕；肝肾同治；名医经验；王生义

资助基金：全国基层名老中医药专家传承工作室建设项目 内蒙古自治区第三批老蒙中医药专家学术经验继承工作项目。

注：本文原载于《光明中医》2022年第23期。

20. 全国名中医王金权从虚热瘀治疗先兆流产经验探赜

成海红[1]　王金权[1]　王乾平[2]

1. 晋中市中医院妇产科，山西　晋中　030600

2. 中日友好医院中医妇科，北京　100029

摘要：[目的]总结三晋王氏中医妇科流派代表性传承人王金权教授治疗先兆流产的经验。[方法]通过跟随王金权教授临诊学习，整理其相关医案，参考历代医家的论述，从病因病机、治疗原则、衷中参西、内外合治、预防调摄等方面总结王教授治疗本病的临证经验和学术观点，并附1则验案。[结果]王金权教授认为先兆流产的基本病因是脾肾两虚、气血虚弱、肾虚血热、肾虚血瘀，主要涉及脾、肾两脏。教授秉承王氏妇科传承千年的学术精髓，结合自己长期的临证实践，总结出了固肾健脾、益气养血、养阴清热、益肾祛瘀安胎之法，分别用王氏术黄安胎饮、王氏滋阴抑火汤、王氏益肾祛瘀汤随证加减，协同西医治疗，并采用穴位贴敷，辅以情志疏导。例举典型医案1则，充分体现了王金权教授治疗先兆流产的临证经验。[结论]王金权教授对先兆流产有独特见解，特色鲜明，组方微妙，疗效确切，值得推广。

关键词：胎动不安；先兆流产；脾肾两虚证；肾虚血热证；肾虚血瘀证；名医经验；王金权

资助基金：全国中医学术流派传承工作室建设项目（No.LP0104007）山西省建设中医药强省补助资金王金权省级名中医传承工作室建设项目。

注：本文原载于《光明中医》2022年第23期。

21. 桃红四物汤合四逆散加味治疗带状疱疹后遗神经痛（气滞血瘀证）31例

王浩悦[1]　席欢欢[1]　贾　颖[2]

1. 山西中医药大学，山西　晋中　030619

2. 山西中医药大学附属医院皮肤科，山西　晋中　030619

摘要：[目的]观察桃红四物汤合四逆散加味治疗气滞血瘀型带状疱疹后遗神经痛的临床疗效。[方法]选取2020年10月—2021年7月山西中医药大学附属医院的带状疱疹后遗神经痛患者62例，将符合标准的患者采用随机数字表法分成对照组和观察组，各31例。对照组采用常规西医方法医治，观察组在对照组的基础上加用桃红四物汤合四逆散进行加味。比较2组患者的临床疗效，并利用疼痛评估表（NRS）和阿森斯失眠量表（AIS），对2组的疼痛情况及睡眠质量情况进行评价，差异具有统计学意义（$P<0.05$）。[结果]观察组总有效率、NRS疼痛评分及AIS评分均显著优于对照组，差异具有统计学意义（$P<0.05$）。[结论]桃红四物汤合四逆散加味治疗气滞血瘀型带状疱疹后遗神经痛疗效显著，能有效缓解疼痛及改善睡眠质量，且不良反应少，值得临床推广应用。

关键词：桃红四物汤；四逆散；气滞血瘀证；带状疱疹后遗神经痛

资助基金：山西中医药大学科技创新能力培育计划中医学术流派传承工作室建设项目（No.2020PY-LP-04）。

注：本文原载于《光明中医》2022年第23期。

22. 黄芪益肾方对慢性肾衰竭患者肾脏保护作用及机制研究

宋　杰　高艳霞　米彩云　蔡宏瑜　王宁宇

山西省中医院肾病一科，山西　太原　030012

摘要：[目的]探讨黄芪益肾方对符合中医证型脾肾亏虚、浊毒瘀阻慢性肾衰竭患者的肾脏保护作用及机制研究。[方法]选取山西省中医院肾病科2019年6月—2021年3月收治的80例慢性肾衰竭（CKD 2-4期）患者作为研究对象，按照前瞻性、随机、对照的临床试验原则，分为对照组和观察组。

对照组常规西医治疗，观察组在此基础上加用黄芪益肾方，比较2组治疗前及治疗28 d中医证候积分变化，治疗前、治疗14 d、治疗28 d血管内皮生长因子（VEGF）和凝血酶敏感蛋白-1水平（TSP-1），以及肾功能指标：血肌酐（Scr）、血尿酸（UA）、24 h尿蛋白定量（24 hPro）的变化。[结果]较对照组及治疗前，观察组治疗28 d中医证候积分显著下降（$P<0.01$）；治疗14 d与治疗28 d同一时相2组比较，观察组较对照组肾功能明显改善，蛋白尿减少（$P<0.05$），TSP-1水平显著降低而VEGF水平增高（$P<0.05$）；较治疗前，观察组治疗后，肾功能明显改善，蛋白尿减少，TSP-1显著降低（$P<0.05$）而VEGF显著升高（$P<0.05$）；对照组治疗前后VEGF、TSP-1无明显变化（$P>0.05$）。[结论]黄芪益肾方可通过抑制TSP-1表达同时上调VEGF水平促进肾小管周毛细血管修复，抑制肾间质纤维化，达到保护慢性肾衰竭患者肾功能，疗效显著。

关键词：黄芪益肾方；慢性肾衰竭；肾小管周毛细血管网；中医药疗法

资助基金：山西省卫生计生委科研课题（No.2018080）。

注：本文原载于《光明中医》2022年第23期。

23. 真武汤治疗原发性肾病综合征临床观察

杨　玲

东平县中医院肾病科，山东　东平　271500

摘要：[目的]探究真武汤加味佐治原发性肾病综合征临床疗效。[方法]利用计算机软件，将2021年1月—2022年5月东平县中医院收录的78例原发性肾病综合征患者分为对照组和观察组各39例。对照组开展常规西药[醋酸泼尼松，口服，1 mg/（kg·d），1次/d]治疗，观察组在对照组基础上采用真武汤加味（水煎剂，200 mL/剂，口服，1次/d）治疗。治疗1个疗程后（2个月）比较2组临床疗效。[结果]观察组治疗有效率显著高于对照组（$P<0.05$）；治疗后，2组中医证候积分、24 h尿蛋白定量均显著降低（$P<0.05$），且观察组上述指标均低于对照组，差异有统计学意义（$P<0.05$）；治疗后，2组血浆白蛋白水平均增高（$P<0.05$），且观察组该指标水平高于对照组，差异有统计学意义（$P<0.05$）。[结论]常规醋酸泼尼松治疗原发性肾病综合征基础上给予真武汤加味治疗，是一种疗效显著的中西医结合疗法，可在临床大力推广。

关键词：原发性肾病综合征；中西医结合疗法；真武汤

注：本文原载于《光明中医》2022年第23期。

24. 柴胡郁金排石汤与硬膜外腔阻滞麻醉治疗胆总管结石临床观察

胡珍珍

确山县人民医院麻醉科，河南　确山　463000

摘要：[目的]探讨柴胡郁金排石汤与硬膜外腔阻滞麻醉治疗胆总管结石的效果。[方法]确山县人民医院2019年4月—2021年4月期间收治的胆总管结石患者中选出68例作为本次研究的研究对象，并采用随机数字表法将该68例胆总管结石患者分为对照组（34例）与观察组（34例）。对照组采用硬膜外腔阻滞麻醉穿刺术治疗，观察组在对照组基础上使用柴胡郁金排石汤，治疗14 d，2组均观察至出院。比较2组治疗后临床疗效、胆汁引流量、住院时间，治疗前后血清生化指标水平及治疗期间不良反应。[结果]治疗期间，观察组不良反应总发生率低于对照组；观察组胆汁引流量多于对照组，住院时间短于对照组；与治疗前2组血清ALT、GGT、DB、TB水平比较，治疗后均为降低状态，且观察组各项水平较对照组均处于更低水平；治疗后观察组总有效率高于对照组（均$P<0.05$）。[结论]柴胡郁金排石汤与硬膜外腔阻滞麻醉治疗胆总管结石能够减轻患者机体胆汁淤积程度，改善肝胆功能，降低不良反应发生率，提高临床疗效。

关键词：胆总管结石；柴胡郁金排石汤；硬膜外腔阻滞麻醉；中医药疗法

注：本文原载于《光明中医》2022年第23期。

25. 桂枝芍药知母汤联合针灸治疗类风湿性关节炎临床观察

高　伟

通渭县中医医院风湿骨病科，甘肃　通渭　743300

摘要：[目的]探究类风湿性关节炎患者临床治

疗中采用桂枝芍药知母汤联合针灸的治疗效果以及对日常生活质量的影响。[方法]选择2019年3月—2021年3月在通渭县中医医院进行治疗类风湿性关节炎的84例患者作为此次研究对象，其中42例应用西药治疗为对照组，剩余42例患者采用桂枝芍药知母汤联合针灸治疗。比较2组患者治疗后的效果，生活质量改善情况以及疼痛情况和相关生化指标。[结果]通过治疗后观察组患者治疗效果和生活质量各项指标均显著优于对照组，组间比较差异有统计学意义（$P<0.05$）；治疗后观察组患者VAS评分显著低于对照组，组间比较差异有统计学意义（$P<0.05$）；治疗后观察组患者各项生化指标改善情况显著优于对照组，组间比较差异有统计学意义（$P<0.05$）。[结论]将桂枝芍药知母汤联合针灸应用在类风湿性关节炎患者的临床治疗中效果较为显著，可以有效改善患者的日常生活质量。

关键词：类风湿性关节炎；针灸疗法；中医药疗法；生活质量

注：本文原载于《光明中医》2022年第23期。

26. 仙方活命饮在阳证痈疡疾病中的应用

崔红梅　王子威

天津市中医药研究院附属医院疮疡科，天津　300120

摘要：仙方活命饮，素有“疮疡之圣药，外科之首方”的美誉，在中医外科类疾病中应用广泛，尤其适用于阳证痈疡类疾病。本文通过应用此方治疗有头疽、肛痈、丹毒3则验案，旨在介绍此方在临床中针对该类疾病发挥的抑菌、抗炎等作用，以及药味加减的应用经验，为更好地治疗上述疾病提供思路，也探讨中西医结合治疗外科疮疡疾病的有效思路。

关键词：仙方活命饮；有头疽；肛痈；丹毒；医案

注：本文原载于《光明中医》2022年第23期。

27. 桂枝芍药知母汤临床研究近况

廖荣德

鹿寨县人民医院中医科，广西　鹿寨　545600

摘要：桂枝芍药知母汤为出自《伤寒杂病论》的经典名方，主要条文为“诸肢节疼痛，身体尪羸，脚肿如脱，头眩短气，温温欲吐，桂枝芍药知母汤主之”。单从条文本义看，桂枝芍药知母汤主要用于风湿及类风湿性疾病，经过现代临床推广，适用范围扩大。本文简介近几年来桂枝芍药知母汤应用于内科、外科、骨科、产科、妇科等疾病的临床研究情况，以供临床借鉴。

关键词：桂枝芍药知母汤；经方；综述

注：本文原载于《光明中医》2022年第23期。

28. 疏肝养心方联合耳穴压豆治疗孕期失眠临床观察

刘妍妍　毕秀霞　成亚亚　耿丹丹　贾小杰

石家庄市第四医院中医科，河北　石家庄　050000

摘要：[目的]探究疏肝养心方联合耳穴压豆对孕期失眠疗效及血清FPG水平的影响。[方法]将收治的84例孕期失眠患者随机分为对照组42例，予疏肝养心方辨证加减治疗；观察组42例，予疏肝养心方联合耳穴压豆辨证治疗，比较2组患者临床治疗效果、匹兹堡睡眠质量指数（PSQI）评分、中医证候评分、血清FPG水平。[结果]观察组总有效率90.45％（38/42），高于对照组总有效率78.57％（33/42）（$P<0.05$）；2组PSQI各项得分及总分治疗后均较治疗前下降（$P<0.05$），差异有统计学意义；组间比较，观察组治疗后在睡眠质量、睡眠障碍、总分方面比对照组下降明显（$P<0.05$），差异有统计学意义；2组各项中医证候治疗后均较治疗前下降（$P<0.05$），差异有统计学意义；观察组在入睡困难、多梦易醒、心悸健忘、情绪低落方面下降更明显，（$P<0.05$）；血清FPG水平2组治疗后均较前降低（$P<0.05$），2组治疗后比较，差异无统计学意义（$P>0.05$）；2组治疗过程中均未出现不良反应。[结论]疏肝养心方联合耳穴压豆对改善孕期失眠疗效肯定，同时有调节患者血清FPG水平。

关键词：疏肝养心方；耳穴压豆疗法；孕期失眠

资助基金：河北省中医药管理局科研计划项目（No.2020281）。

注：本文原载于《光明中医》2022年第24期。

29. 苓桂术甘汤合补阳还五汤治疗慢性肺心病合并心功能不全临床观察

赵　真

鞍山市中医院呼吸内科，辽宁　鞍山　114004

摘要：[目的]研究慢性肺源性心脏病合并心功能不全应用苓桂术甘汤合补阳还五汤的疗效。[方法]选取鞍山市中医院2019年4月—2021年4月收治的慢性肺源性心脏病合并心功能不全患者124例，按随机数字表法分为观察组和对照组，每组62例。对照组采取常规治疗，观察组在对照组基础上采取苓桂术甘汤合补阳还五汤治疗，观察并比较2组患者的治疗效果、D-二聚体、脑钠肽（BNP）水平、中医证候积分、第1秒用力呼气容积（FEV1）、呼气流量峰值（PEF）、用力肺活量（FVC）等肺功能指标。[结果]观察组的治疗总有效率显著高于对照组；观察组治疗后的D-二聚体、BNP水平显著低于对照组（$P<0.05$）；观察组治疗后的中医证候积分显著低于对照组（$P<0.05$）；观察组治疗后的FEV1、PEF、FVC水平显著高于对照组（$P<0.05$）。[结论]对慢性肺源性心脏病合并心功能不全患者采取苓桂术甘汤合补阳还五汤治疗，能够有效缓解临床症状，改善心功能，促进肺功能恢复，治疗效果显著。

关键词：胸痹；慢性肺源性心脏病；心功能不全；苓桂术甘汤；补阳还五汤；中医药疗法

注：本文原载于《光明中医》2022年第24期。

30. 许二平教授运用半夏泻心汤治疗慢性萎缩性胃炎验案3则

丁娜娜[1]　李益东[1]　康丽杰[1]　周恩慧[2]　许二平[3]

1. 河南中医药大学基础医学院，河南　郑州　450046

2. 河南中医药大学中医药科学院，河南　郑州　450046

3. 河南省仲景方药现代研究重点实验室，河南　郑州　450046

摘要：慢性萎缩性胃炎（Chronic atrophic gastritis，CAG）是一种以胃黏膜固有腺体数量减少、萎缩，或伴肠化生、异型增生为特点的消化道常见疾病，是消化性疾病的常见病及难治病之一。现代医学多采用胃黏膜保护剂、胃动力剂、制酸剂等治疗为主，然疗效尚不确切。半夏泻心汤源自《伤寒杂病论》，为寒热错杂的代表方之一，具有和胃降逆、消痞散结之功。许二平教授运用半夏泻心汤加减治疗萎缩性胃炎疗效显著，总结其临床典型医案，可为慢性萎缩性胃炎的临床诊治提供思路和参考。

关键词：胃痞；慢性萎缩性胃炎；半夏泻心汤；名医经验

资助基金：教育部人文社会科学研究项目（No.12YJAZH171）河南省中医药科学研究专项课题项目（No.2019ZY1019）。

注：本文原载于《光明中医》2022年第24期。

31. 张崇泉教授养心通络汤药对运用思维探讨

曹宝丹　李荣慧　张学瑾　黄海平　吴结枝　张国民

湖南中医药大学研究生院，湖南　长沙　410208

摘要：张崇泉教授从事临床工作多年，创立诸多经验方，疗效卓著。养心通络汤系补阳还五汤化裁而来，临床用于治疗胸痹病之气阴两虚、心脉瘀阻证时疗效显著，笔者通过分析养心通络汤中的黄芪-人参，丹参-红花，人参-麦冬等多个药对及加减药对来探讨各药在各类疾病治疗的运用思维，以期拓展临证运用思路。附显效医案1则，以供诸位同道参考。

关键词：胸痹；养心通络汤；药对；张崇泉

资助基金：湖南省自然科学基金面上项目（No.2018JJ2297）湖南省教育厅科学研究重点项目（No.19A370）湖南省教育厅科学研究重点项目（20A385）。

注：本文原载于《光明中医》2022年第24期。

32. 李相中教授中医治疗快速性心律失常经验总结

张克清[1]　付占宇[2]　李相中[1]

1. 安阳市中医院心内科，河南　安阳　455000

2. 安阳市第七人民医院内科，河南　安阳　455006

摘要：快速性心律失常是临床上常见的心血管疾病，病因复杂、病症表现繁杂，病程较长，治疗困难。快速心律失常属于中医“心悸”范畴，中医药在治疗快速心律失常积累了丰富经验，李相中教授结合多年的临床经验，病证结合，认为宗气不足，阴虚内热为快速心律失常核心病机，本着标本同治的原则，从益气养阴，清热活血，安神定悸来立法施治，以升陷汤、生脉散为基础加减，自拟黄芪五参汤治疗快速性心律失常，特别是频发早搏，每获良效。本文介绍了李相中教授对快速性心律失常因病机的认识，并总结了李教授治疗经验。

关键词： 心悸；快速型心律失常；名医经验；李相中

资助基金： 全国基层名老中医药专家传承工作室建设项目。

注： 本文原载于《光明中医》2022 年第 24 期。

33. 真武汤合桂枝茯苓丸治疗心肾阳虚型顽固性心力衰竭临床观察

张艺樊[1]　田　壮[2]　张学正[3]

1. 山东中医药大学，山东　济南 250000
2. 潍坊市中医院急诊科，山东　潍坊　261000
3. 潍坊市中医院保健一科，山东　潍坊　261000

摘要： [目的] 探讨真武汤合桂枝茯苓丸治疗心肾阳虚型顽固性心力衰竭的临床疗效。[方法] 选取 2020 年 10 月—2021 年 12 月在潍坊市中医院住院的顽固性心衰患者 80 例，随机分为对照组 39 例和观察组 41 例。对照组患者给予常规西药治疗，观察组在对照组的基础上加用真武汤合桂枝茯苓丸治疗，观察 2 组治疗效果。[结果] 观察组临床效果明显优于对照组，差异有统计学意义（$P<0.05$）。[结论] 真武汤合桂枝茯苓丸针对顽固性心力衰竭患者治疗效果显著，可有效改善患者心功能，提升临床疗效。

关键词： 喘证；顽固性心力衰竭；真武汤；桂枝茯苓丸；心肾阳虚证；中医药疗法

注： 本文原载于《光明中医》2022 年第 24 期。

34. 苓甘五味姜辛汤对慢性支气管炎的作用机制

郑瑜泓[1]　袁世清[2]

1. 成都中医药大学，四川　成都　610075
2. 成都中医药大学基础医学院，四川　成都　610075

摘要： [目的] 研究苓甘五味姜辛汤治疗寒饮蕴肺型慢支炎大鼠模型的生物学机制。[方法] 将雄性 SD 大鼠随机分组，每组 10 只，分别为空白组、慢支炎组、寒饮蕴肺组与中药干预组。除空白组外，各组均气管注入 200 μg（1 μg/μl）脂多糖并予以烟熏，寒饮蕴肺组与中药干预组烟熏后予以寒冷刺激，持续 30 d。自第 16 天起，空白组和慢支炎组予以生理盐水灌胃，中药干预组予苓甘五味姜辛汤 1 g/mL 灌服，持续 2 周，检测血清中 IL-2、IL-4 与肺、支气管中 AQP-1 的表达水平。[结果]IL-2、IL-4 含量，慢支炎组与寒饮蕴肺组比空白组高（$P<0.05$），中药干预组比寒饮蕴肺组含量低（$P<0.05$）；AQP-1 的表达水平，慢支炎组与寒饮蕴肺组比空白组高（$P<0.05$），中药干预组比寒饮蕴肺组含量高。[结论] 苓甘五味姜辛汤可通过降低 IL-2、IL-4 含量和提高 AQP-1 的表达，起到平衡调节炎症因子和气道液体的作用，达到治疗慢性支气管炎的目的。

关键词： 苓甘五味姜辛汤；温肺化饮；慢性支气管炎；作用机制；实验研究

资助基金：

四川省教育厅重点项目（No.16ZA0111）；四川省科技厅科研项目（No.2021YJ0154）。

注： 本文原载于《光明中医》2022 年第 24 期。

35. 柴归汤治疗耳石症手法复位后残余症状临床研究

马效麟[1]　陈志刚[1]　窦健卿[1]　李佳威[2]　刘妍妍[1]

1. 大连市第三人民医院中医科，辽宁　大连　116000
2. 大连市第三人民医院眩晕门诊，辽宁　大连　116000

摘要： [目的] 观察加减柴归汤治疗耳石症手法复位后残余症状的临床疗效。[方法] 选取 2019 年 7 月—2020 年 12 月大连市第三人民医院就诊的耳石症手法复位成功后残余症状的患者 70 例，采用随机数字表法随机分为观察组和对照组 2 组，每组 35 例。观察组给予中药加减柴归汤内服治疗，对照组给予常规剂量银杏叶提取物片联合强力定眩胶囊进行治疗。[结果]2 组 DHI 评分均有明显改善，治疗后 7 d，观察组评分均值明显低于对照组，差异有统计学意义（$P<0.05$）。观察组有效率为 97.1%（34/35），对

照组有效率为 85.7%（30/35），观察组中医疗效评价优于对照组，差异有统计学意义（$P<0.01$）。随访 3 个月，观察组复发率低于对照组。[结论] 加减柴归汤治疗耳石症手法复位后残余症状临床疗效一定时间段内优于西医治疗，且复发率更低，对于西医的手法复位治疗是一种有效的补充，值得临床推广。

关键词：小柴胡汤；当归芍药散；耳石症；经方；手法复位残留症状；眩晕；中医药疗法

资助基金：大连市中医药相关科学研究计划项目（No.19Z11008）。

注：本文原载于《光明中医》2022 年第 24 期。

36. 养正散结汤治疗胃癌术后腹腔淋巴结转移癌临床观察

邓红燕[1]　林　波[2]　孙金玥[3]

1. 德州市中医院肿瘤科，山东　德州　253000
2. 德州市中医院外二科，山东　德州　253000
3. 德州市中医院国医馆，山东　德州　253000

摘要：[目的] 探讨放射治疗联合中药养正散结汤治疗术后腹腔淋巴结转移癌的临床价值。[方法] 选取 2019 年 1 月—2021 年 1 月德州市中医院 81 例胃癌根治术后腹腔淋巴结转移癌患者，采用随机数字表法分为观察组（41 例，接受放疗联合养正散结汤治疗）与对照组（40 例，接受常规放疗），疗程均为 6 周；比较 2 组治疗前后的血管内皮生长因子（VEGF）、血清胃动素（MTL）、癌胚抗原（CEA）、D- 乳酸（D-LA）、白细胞分化抗原 44 变异型 6（CD44V6），临床疗效及治疗期间不良反应。[结果] 治疗前，2 组的 VEGF、MTL、CEA、D-LA、CD44V6 水平差异无统计学意义（$P>0.05$）；治疗后，观察组的 VEGF、CEA、D-LA、CD44V6 水平低于对照组，MTL 水平高于对照组，差异均有统计学意义（均 $P<0.05$）；观察组的客观缓解率与疾病控制率均高于对照组，差异均有统计学意义（均 $P<0.05$）；观察组与对照组的总不良反应率差异无统计学意义（$P>0.05$）。[结论] 养正散结汤可有效降低胃癌根治术后腹腔淋巴结转移癌患者血清肿瘤标志物表达水平，促进患者胃肠功能恢复。

关键词：胃癌；淋巴结转移癌；养正散结汤；中医药疗法

注：本文原载于《光明中医》2022 年第 24 期。

37. 泻黄散调治儿科口鼻相关疾病经验分析

王　洪[1]　陈广坤[2]

1. 安阳市中医院儿科，河南　安阳　455000
2. 中国中医科学院中医院信息研究所古籍资源研究室，北京　100700

摘要：泻黄散具有泻脾胃伏火功效，实为脾虚生湿而胃有郁热，湿热上蒸导致口鼻之疾。泻黄散之伏火病机有误，伏火乃温病之概念，于泻黄散之病机不合。治法取“火郁发之”理论，即醒脾清胃，醒脾以生清气，清胃以降浊气。清气生而火自降，降胃浊以釜底抽薪。根据泻黄散的历代演变而看，多以消积化滞、清热为主，可见泻黄散证有脾虚食积，湿热上蒸清窍之病机。临床将原方加减或改变剂量可调治酒渣鼻、小儿流涎、啃手指（弄舌）、异食癖、唇部疱疹等口鼻局部之湿热病证，疗效较佳。

关键词：泻黄散；升清降浊；酒糟鼻；异食癖

资助基金：中央级公益性科研院所基本科研业务费专项资金资助项目（No.ZZ13-YQ-133）中国中医科学院科技创新工程重大攻关项目（No.CI2021A05302）全国基层名老中医药专家传承工作室建设项目。

注：本文原载于《光明中医》2022 年第 24 期。

38. 真武汤辨治阳虚水泛型高血压病探讨

匡荣仁　陈团团　刘树楷　古炀晖　刘　强

深圳市中医院心血管科，广东　深圳　518033

摘要：目前，高血压病中医辨证分型尚未论及阳虚水泛型，但临床中阳虚水泛型高血压病常见。高血压病其中一病机为阳虚水泛，指阳气亏虚则温煦推动无力，水液输布失常，水气上泛清窍，蒙蔽神明，临床表现头痛、眩晕，可予真武汤辨治。真武汤温脾肾助阳气、蒸化水气、促进人体气血津液各走其道，能有效治疗阳虚水泛型高血压病，临床应用取得良好效果。特此总结并附验案 1 则。

关键词：高血压病；真武汤；脾肾阳虚；阳虚水泛证；温阳化水

资助基金： 深圳市三名工程－中国医学科学院阜外医院心血管病张健团队项目（No. SZSM201612033）。

注： 本文原载于《光明中医》2022 年第 24 期。

39. 乌梅丸方证探析

陈荣武　叶文彬　王雪萍

北京中医药大学厦门医院老年病科，福建　厦门　361009

摘要： 乌梅丸是厥阴病证治主方，其病机是肝阳虚挟有郁火，为上真热，下虚寒。乌梅丸的病位不局限在经文描述的心或心下位置，与厥阴病相关的脏腑、经络、气血病变都可以出现乌梅丸证，其临床表现具有多态性。乌梅丸方证主要有 3 个方面：其一是寸关弦尺脉弱，为上盛下虚的乌梅丸的脉象特征；其二是面色暗晦或暗红、舌质暗红，是厥阴相火内郁、病在血分的特征性表现；其三是舌苔中后部黄浊、胁腹部按之实，为木不疏土，水浊不化的重要表现。乌梅丸方药里黄连、黄柏等苦寒药用量并非一成不变，须根据舌苔厚薄、脉力强弱判断寒热比重而灵活变化用量。

关键词： 乌梅丸；方证；寒热错杂；医案

注： 本文原载于《光明中医》2022 年第 24 期。

40. 黄芪汤调节 TLR4/NF-κB 信号通路改善高糖诱导足细胞损伤的研究

芮　蓉　陈　瑛　朱冰冰　曹爱丽　王　浩　王　利

上海中医药大学附属普陀医院，上海　200062

摘要： [目的] 探讨黄芪汤对高糖诱导足细胞损伤的作用及机制。[方法] 体外培养人足细胞，采用 30 mmol·L^{-1} 葡萄糖干预 24 h 诱导足细胞损伤，分别设置对照组、模型组、黄芪汤低浓度组（10μg·mL^{-1}）、黄芪汤中浓度组（30μg·mL^{-1}）和黄芪汤高浓度组（100μg·mL^{-1}）。采用 CCK-8 法检测细胞增殖能力，划痕实验检测细胞迁移能力，qPCR 法检测 TNF-α、IL-6 等炎症因子 mRNA 表达，ELISA 法检测足细胞上清 TNF-α、IL-6 的含量，Western blot 法检测足细胞 TLR4、NF-κB、p-NF-κB、TNF-α 及 IL-6 蛋白表达。[结果] 与对照组比较，模型组细胞划痕愈合率明显降低（$P<0.01$），足细胞中 TNF-α、IL-6、CCL24 mRNA 表达水平，上清液中 TNF-α、IL-6 的含量和 TLR4、p-NF-κB/NF-κB、TNF-α 及 IL-6 蛋白表达均显著增加（$P<0.05$，$P<0.01$）。与模型组相比，黄芪汤组细胞划痕率明显升高（$P<0.01$），足细胞中 TNF-α、IL-6 的含量和 mRNA 表达，以及 TLR4、p-NF-κB/NF-κB、TNF-α、IL-6 蛋白表达均显著减少（$P<0.05$，$P<0.01$）。[结论] 黄芪汤能有效减轻高糖对人足细胞的炎症损伤，增强细胞增殖、迁移能力，抑制细胞凋亡，其机制可能与抑制 TLR4/NF-κB 信号通路、下调炎症因子的表达有关。

关键词： 黄芪汤；高糖；足细胞；炎症因子；TLR4/NF-κB

资助基金： 国家自然科学基金（81803921）上海中医药大学高峰造尖行动计划（15-DX-03GD）上海中医药大学附属普陀医院探索类科研项目（2020360A）上海市普陀区卫生健康系统科技创新项目（ptkwws202001）上海市医学重点专科建设项目（ZK2019A12）。

注： 本文原载于《南京中医药大学学报》2022 年第 7 期。

41. 经典名方易黄汤物质基准 HPLC 特征图谱的建立及量值传递研究

李华露[1]　李秋桐[1]　刘华兰[1]　刘陶世[1]　嵇　晶[1]　程建明[1]　郭　青[2]

1. 南京中医药大学药学院，江苏　南京　210023

2. 江苏省经典名方工程研究中心，江苏　南京　210023

摘要： [目的] 建立易黄汤物质基准的 HPLC 特征图谱和易黄汤中指标性成分尿囊素、没食子酸、京尼平苷酸和小檗碱的含量测定方法，阐明这 4 种成分在饮片－水煎液－物质基准的量值传递规律。[方法] 采用 Agilent ZORBAX SB-Aq 色谱柱（250 mm×4.6 mm，5μm），以乙腈 -0.1% 乙酸水溶液为流动相，梯度洗脱，采用多波长切换法，检测波长分别为 205nm、254nm、280 nm，以上述 4 种成分的转移率为主要评价指标，研究从饮片－水煎液－物质基准的量值传递规律。[结果] 建立了易黄汤物质基准的 HPLC 特征图谱，15 批物质基准冻干粉样品相似度均大于 0.90，共标定出 15 个共有峰，指认出其中5个特征峰（2号峰尿囊素、4号峰没食子酸、6号峰京尼平苷酸、7号峰黄柏碱、15号峰小檗碱）；同时进行含量测定，15批物质基准中尿囊素、没食子酸、京尼平苷酸、小檗碱的含量范围分别为0.801％～1.087％、0.047％～0.057％、0.037％～0.081％、0.250％～0.387％；15批易黄汤水煎液到物质基准的量值传递（转移率）分别为尿囊素73.09％～91.37％、没食子酸74.99％～89.32％、京尼平苷酸71.77％～94.38％、小檗碱76.54％～88.43％。［结论］建立的特征图谱和4种成分的含量测定方法能较好地控制易黄汤物质基准的质量，量值传递结果表明物质基准冻干粉的制备工艺具有科学性和稳定性，为经典名方易黄汤制剂的后续开发打下了基础。

关键词： 经典名方；易黄汤；物质基准；特征图谱；量值传递

资助基金： 江苏省科技厅科技项目（BK20181424）南京同仁堂经典名方产品研发项目（2018053）南京同仁堂经典名方产品研发项目（2018054）。

注： 本文原载于《南京中医药大学学报》2022年第7期。

42. 经方方证的四大特征

黄　煌

南京中医药大学国际经方学院，江苏　南京　210023

摘要： 本文阐述了经方方证的四大特征：一是真实可靠；二是客观易学；三是形象传神；四是直观简洁。以上四大特征，折射出经方独特的魅力。经方不仅仅是中医临床的核心技术，还是中医思维方式的载体。当今中医学的传承和创新，要高度重视经方方证的教学与研究。

关键词： 经方；方证相应；四大特征

注： 本文原载于《南京中医药大学学报》2022年第8期。

43. 经方循证研究与中医学术的实证探索

陆　雁[1]　黄　煌[2]

1. 上海嘉会国际医院肿瘤中心，上海　200233

2. 南京中医药大学国际经方学院，江苏　南京　210023

摘要： 循证医学是医学发展的必由之路，与循证医学结合是中医学发展的迫切要求，但由于中医学独特的学术特点，如何将中医传统理论和实践经验与现代循证研究结合，成为中医学术进步面临的难题。以经方循证研究为突破口，探索了中医学与循证医学结合在处理辨证与辨病的关系、明确中医疗效、新见病与罕见病的治疗、不良反应的警示、中西药物相互作用、方剂配伍的实证考量、传统制药法的检验与优化方面的作用与意义，并对经方循证研究的未来进行了展望。

关键词： 经方；循证体系；实证；方－病－人

注： 本文原载于《南京中医药大学学报》2022年第8期。

44. 苓桂术甘汤运化并举干预β淀粉样蛋白代谢研究思路刍议

王莉兰　周春祥

南京中医药大学中医学院·中西医结合学院，江苏　南京　210023

摘要： 脑内过多的β淀粉样蛋白（Aβ）清除主要通过自噬－溶酶体系统、星形胶质细胞分泌的蛋白酶、小胶质细胞吞噬作用进行降解清除，还可通过血脑屏障和/或脑淋巴引流系统转运排出，脾主运化功能在Aβ降解和转运过程中起着重要作用。大量实验证据表明，温脾化饮法的代表方苓桂术甘汤可能影响Aβ代谢途径的关键结构和功能。本文在阐述Aβ代谢途径相关机制及分析苓桂术甘汤药理作用的基础上，探讨苓桂术甘汤“运化并举”实现Aβ清除的科学内涵，以期开拓中医治疗阿尔茨海默病的思路。

关键词： 脾主运化；β淀粉样蛋白；苓桂术甘汤；阿尔茨海默病

资助基金： 国家自然科学基金（81774021）国家自然科学基金（82074504）。

注： 本文原载于《南京中医药大学学报》2022年第9期。

45. 经典名方瓜蒌薤白半夏汤药物炮制品种及处方剂量的文献考证

王元彪　沈　劼
南京中医药大学中医药文献研究所，江苏　南京　210023

摘要：笔者通过收集中医古籍文献数据，结合中医临床用药经验和现代中药药理学研究成果，对瓜蒌薤白半夏汤的药物炮制品种及处方剂量进行系统梳理与考证分析，为经典名方的研发与临床应用提供文献依据。经考证，瓜蒌薤白半夏汤中的“白酒”为低度米酒（酒精浓度 10%～20%），其余药物炮制品种应选用生瓜蒌、生薤白、姜半夏。研究发现，半夏剂量应选择吴迁本“半夏半升”为宜。瓜蒌薤白半夏汤标准剂量为瓜蒌 55.422 g，薤白 46.875 g，姜半夏 61.990 g，白酒 2 000 mL，现代中医临床参考用量为瓜蒌 15 g，薤白 12 g，姜半夏 16 g，白酒 500 mL。

关键词：瓜蒌薤白半夏汤；经典名方；金匮要略；文献考证

资助基金：江苏高校优秀学科建设工程资助项目（PAPD）国家中医药管理局科学研究基金（GZY-KJS-2021-027）中医药古籍文献 特色技术传承专项（GZY-KJS-2020-065）江苏省社会科学基金（20LSD002）江苏高校哲学社会科学研究基金（2017SJB0299）。

注：本文原载于《南京中医药大学学报》2022 年第 9 期。

46. 基于《辅行诀》组方理论探析真武汤制方思想

施圣杰　沈　劼
南京中医药大学中医药文献研究所，江苏南京　210023

摘要：本文将《辅行诀》的组方理论归纳为汤液经法图体系和二旦四神汤体系，同时结合《辅行诀》书中内容，以其组方理论去探析真武汤制方思想，发现其中蕴含五脏气化思维和四神四象之象数思维的应用，期望为真武汤的运用和研究，以及充实方剂组方理论提供一定的思路与文献支撑。

关键词：真武汤；辅行诀；制方思想；经典名方

资助基金：江苏高校优势学科建设工程资助项目（PAPD）国家中医药管理局科学研究基金（GZY-KJS-2021-027）中医药古籍文献特色技术传承专项项目（GZY-KJS-2020-065）江苏省社会科学基金项目（20LSD002）江苏高校哲学社会科学研究基金项目（2017SJB0299）。

注：本文原载于《南京中医药大学学报》2022 年第 12 期。

47. 滋肾泻青汤对 ADHD 模型大鼠前额叶多巴胺受体脱敏 – 复敏信号通路的影响

孙继超　张碧霞　李伟伟
广西中医药大学第一附属医院，广西　南宁　530023

摘要：[目的] 探讨中药方滋肾泻青汤对注意缺陷多动障碍模型大鼠（Spontaneously hypertensive rat，SHR）行为学表现及前额叶多巴胺受体脱敏 – 复敏信号通路的影响。[方法]50 只 SHR 大鼠随机分为模型组、利他林组（2 mg · kg^{-1}）、滋肾泻青汤低剂量组、中剂量组、高剂量组（6.0、12.1、24.1 g · kg^{-1}），每组 10 只，另设 Wistar 京都大鼠（Wistar Kyoto rat，WKY）为正常对照组。每日灌胃 2 次，在此期间进行相应的行为学检测，治疗 4 周后取大鼠前额叶组织。分别用 Western blot 及 qPCR 检测各组大鼠前额叶组织中 GRK-6、β-arrestin2、NCS-1、PP2A 及 PSD-95 等蛋白和 mRNA 表达水平。[结果] 利他林及滋肾泻青汤能改善 SHR 大鼠的行为学表现。与正常组相比，模型组大鼠前额叶中 β-arrestin2、NCS-1、PP2A、PSD-95 蛋白和 mRNA 表达水平有下调趋势或显著下调（$P<0.05$），而 GRK-6 的表达水平上调（$P<0.05$）；经治疗后，与模型组相比，利他林组、滋肾泻青汤各剂量组前额叶中 β-arrestin2、NCS-1、PSD-95、PP2A 蛋白和 mRNA 表达水平有上调趋势或明显上调（$P<0.05$），而 GRK-6 的表达水平明显降低（$P<0.05$）。[结论] 利他林及滋肾泻青汤能增加模型大鼠前额叶多巴胺受体的活性，多巴胺受体脱敏 – 复敏信号通路可能是滋肾泻青汤治疗 ADHD 的潜在途径之一。

关键词：滋肾泻青汤；注意缺陷多动障碍；多巴胺受体；脱敏 – 复敏；中医药

资助基金： 国家自然科学基金（81804146）国家自然科学基金（82260953）广西自然科学基金青年基金项目（2017JJB140344y）广西自然科学基金面上项目（2020JJA140275）广西高校中青年教师基础能力提升项目（2018KY0281）广西中医药大学引进博士科研启动基金项目（2017BS046）。

注： 本文原载于《南京中医药大学学报》2022年第12期。

48. 国医大师张琪辨治肝肾综合征经验

陈　明　闫晓明　潘　洋

黑龙江省中医药科学院，黑龙江　哈尔滨　150036

摘要： 本文总结国医大师张琪教授辨治肝肾综合征（HRS）的经验，认为HRS为本虚标实之证，与肝、脾、肾三脏功能失调密切相关，正虚为本，气滞、血瘀、湿热、邪毒为病机关键。临证当辨本虚标实，审轻重缓急，谨守病机，分期论治。早期疏肝理气，健脾和胃；中期温阳健脾，行气利水；晚期肝、脾、肾三脏同治，消补兼施。

关键词： 肝肾综合征；辨治；名医经验

资助基金： 黑龙江省自然科学基金项目（LH2021H070）黑龙江省中医临床优秀人才项目　全国名老中医药专家学术经验继承工作指导教师首批省级学术经验继承人项目　全国名老中医药专家传承工作室建设项目。

注： 本文原载于《南京中医药大学学报》2022年第12期。

酸枣仁

【别名】枣仁、酸枣核。

【植物形态】

酸枣，落叶灌木或小乔木，高1～3m。老枝褐色，幼枝绿色；枝上有两种刺，一为针形刺，长约2cm，一为反曲刺，长约5mm。叶互生；叶柄极短；托叶细长，针状；叶片椭圆形至卵状披针形，长2.5～5cm，宽1.2～3cm，先端短尖而钝，基部偏斜，边缘有细锯齿，主脉3条。花2～3朵簇生叶腋，小形，黄绿色；花梗极短1萼片5，卵状三角形；花瓣小，5片，与萼互生；雄蕊5，与花瓣对生，比花瓣稍长；花盘10浅裂；子房椭圆形，2室，埋于花盘中，花柱短，柱头2裂。核果近球形，直径1～1.4cm，先端钝，熟时暗红色，有酸味。花期4—5月。果期9—10月。

生长于阳坡或干燥瘠土处，常形成灌木丛。分布于辽宁、内蒙古、河北、河南、山东、山西、陕西、甘肃、安徽、江苏等地。

本植物的根皮（酸枣根皮）、棘刺（棘针）、叶（棘叶）、花（棘刺花）亦供药用。

【功能主治】

养肝，宁心，安神，敛汗。治虚烦不眠，惊悸怔忡，烦渴，虚汗。

①《神农本草经》："主心腹寒热，邪结气聚，四肢酸疼，湿痹。"

②《名医别录》："主烦心不得眠，脐上下痛，血转久泄，虚汗烦渴，补中，益肝气，坚筋骨，助阴气，令人肥健。"

③《药性论》："主筋骨风，炒末作汤服之。"

④《本草纲目拾遗》："睡多生使，不得睡炒熟。"

⑤王好古："治胆虚不眠，寒也，炒服；治胆实多睡，热也，生用。"

⑥《本草汇言》："敛气安神，荣筋养髓，和胃运脾。"

⑦《本草再新》："平肝理气，润肺养阴，温中利湿，敛气止汗，益志定呵，聪耳明目。"

袁红霞教授等学验选编

1.《神农本草经》与经方应用之芍药篇

袁红霞[1]　闫早兴[2]

1. 天津中医药大学管理学院，天津　301617

2. 天津市中医药研究院附属医院，天津　300120

摘要：芍药是经方的常用药物，《神农本草经》（以下简称《本经》）记载芍药功效为“主邪气腹痛，除血痹，破坚积，寒热，疝瘕，止痛，利小便，益气”。以《本经》功效为纲，将芍药类经方归类分析，发现芍药除邪气、调寒热，多配伍桂枝、麻黄、黄芩、附子，以桂枝汤、大柴胡汤、附子汤为代表方；主腹痛，止身痛，常配伍甘草、饴糖、人参、当归，如小建中汤、桂枝新加汤、当归芍药散;除血痹、破坚积、消疝瘕，多配伍黄芪、当归、川芎、大黄、桃仁等，代表方如黄芪桂枝五物汤、桂枝茯苓丸、鳖甲煎丸;利小便以配伍茯苓、白术为主，如真武汤;益气以益阴气为主，配伍甘草、黄芪、当归等甘温药物。除《本经》所载功效外，张仲景运用芍药经方还有新的发展，如芍药配伍甘草以缓拘挛，芍药配伍黄芩以止下利，芍药配伍大黄、枳实以通便结等。以《本经》推演经方的用药配伍，以经方来分析《本经》之功效，是解读经典奥秘的正确方法。

关键词:《神农本草经》；经方；芍药；主邪气；调寒热；主腹痛；除血痹；破坚积；利小便

资助基金：天津市教学成果奖重点培育项目（PGYJ-032）。

注：本文原载于《山东中医药大学学报》2022 年第 1 期。

2. 从清肺排毒汤辨治新型冠状病毒肺炎论麻黄在温热病中的应用

彭　欣　秦　林

山东中医药大学，山东　济南　250355

摘要：在中医药治疗新型冠状病毒肺炎过程中，清肺排毒汤以及麻黄经典类方一直是国家《新型冠状病毒感染的肺炎诊疗方案》的主打方药。辛温发汗药麻黄针对外感疫毒、饮邪阻肺病机，发挥了“散邪－宣肺－化饮”的重要作用，也是传统中医“汗法”宣通郁闭、散邪解毒的应用范例。清肺排毒汤及麻黄的成功应用，对于指导现代临床正确处方用药，特别是纠正在中医抗病毒及治温疫中泛用、滥用、误用清热解毒、苦寒泻火现象，具有重要意义。《神农本草经》及《药性论》等认为麻黄有祛邪热、治温疫的功效，其在温热病中的应用包括：治太阳伤寒之发热证、表邪束肺之痰饮病、表邪入里之郁热证以及寒毒疟瘴之温热病。现代研究显示，在本次抗疫方药中，麻黄应用频次排位前三；实验研究也证实，麻黄有确切的抗流感病毒等药效，并发现有 16 个与新型冠状病毒靶点重合的活性成分。麻黄应用也多有禁忌，因此“谨守病机，各司其属”方为要义。

关键词：新型冠状病毒肺炎；麻黄；清肺排毒汤；温疫；热病；散邪解毒

资助基金：山东省重点研发计划项目（2016GSF 202032）。

注：本文原载于《山东中医药大学学报》2022 年第 1 期。

3. 半夏泻心汤联合中药灌肠治疗溃疡性结肠炎 Meta 分析

张梁坤[1]　陈　健[2]　谷文超[1]　黄海量[2]　刘西健[2]　韩　涛[2]

1. 山东中医药大学，山东　济南　250355

2. 临朐张新生中医诊所（新生堂），山东　临朐　262600

摘要：[目的] 系统评价半夏泻心汤（BXD）联合中药灌肠治疗溃疡性结肠炎（UC）的临床疗效及安全性。[方法] 按 Cochrane 系统评价方法，检索万方数据知识服务平台（WF）、中国知网（CNKI）、维普期刊资源整合服务平台（VIP）、Pubmed 及 Web of Science 数据库，查找采用 BXD 联合中药灌肠治疗

UC的随机对照试验文献。通过RevMan 5.4软件对符合纳入标准的研究进行Meta分析。[结果]共15项研究符合纳入标准，Meta分析提示，较常规西医治疗方法，BXD联合中药灌肠治疗UC可显著降低中医症状评分（SMD=-1.97，95% CI[2.61，-1.33]），提高总有效率（RR=1.38，95% CI[1.30，1.46]），降低不良反应发生率（RR =0.25,95% CI[0.14,0.45]）。[结论]BXD联合中药灌肠治疗UC疗效确切，可明显改善患者便血、腹痛等症状，降低复发率及不良反应发生率。

关键词：半夏泻心汤；中药灌肠；溃疡性结肠炎；中医症状评分；临床有效率；不良反应；Meta分析

资助基金：全国名老中医药专家刘持年传承工作室建设项目；山东省中医药科技面上项目（2020M096）；齐鲁卫生与健康领军人才培育工程；山东中医药大学首批科研创新优秀团队项目（220316）。

注：本文原载于《山东中医药大学学报》2022年第1期。

4.《神农本草经》与经方应用之细辛篇

沈晓敏　袁红霞

天津中医药大学，天津　301617

摘要：张仲景所著《伤寒杂病论》被称为“方书之祖”，其处方用药对《神农本草经》(《本经》)多有参考借鉴。“以经解经”的研究方式有助于还原经方配伍的原貌，并更好地指导临床。《本经》中记载细辛功效为“主咳逆，头痛脑动，百节拘挛，风湿痹痛，死肌”。经方中细辛治疗咳逆，多配伍干姜、五味子散寒化饮、敛肺止咳，代表方为小青龙汤、射干麻黄汤等；治疗头痛脑动，常配伍附子、麻黄治疗阳虚头痛，或配伍当归、白芍等治疗血虚寒凝头痛，代表方为麻黄细辛附子汤和当归四逆汤；治疗百节拘挛、风湿痹痛、死肌多配伍麻黄、桂枝、防风等祛风散邪，及当归、白芍等助运血行、调理阴阳，代表方如侯氏黑散、当归四逆汤等。细辛可通达表里上下，用途广泛，临床用于复方汤剂中应当突破“细辛不过钱”之限，以获取理想疗效。

关键词：《神农本草经》;《伤寒杂病论》；经方；细辛；配伍；用量

资助基金：天津市教学成果奖重点培育项目（PGYJ-032）。

注：本文原载于《山东中医药大学学报》2022年第2期。

5.麦门冬汤抗肺纤维化作用机制的网络药理学研究

陈海红[1]　王晓龙[2]　王　栋[1]　徐梦真[1]　朱庆均[3]

1.山东中医药大学药学院，山东　济南　250355

2.山东中医药大学中医药创新研究院，山东　济南　250355

3.山东中医药大学中医药经典理论教育部重点实验室，山东济南 250355

摘要：[目的]采用网络药理学方法探讨麦门冬汤治疗肺纤维化的潜在作用机制。[方法]通过中药分子机制的生物信息学分析工具（BATMAN-TCM）、中医药百科全书数据库（ETCM）获取麦门冬汤的化学成分和潜在作用靶点；通过治疗靶点数据库（TTD）、人类的非线性孟德尔遗传数据库（OMIM）、DRUGBANK数据库获取肺纤维化相关的作用靶点。采用Cytoscape3.6.2软件绘制单味药—成分—共有靶点网络；采用STRING数据库并结合Cytoscape3.6.2软件绘制关键靶点相互作用图；采用David 6.8数据库进行基因本体论（GO）分析与京都基因和基因组数据库（KEGG）通路分析。[结果]获得麦门冬汤392个成分，2682个潜在靶点，98个肺纤维化相关靶点，麦门冬汤和肺纤维化共有靶点49个。对单味药-成分-共有靶点网络进行网络参数分析，筛选出24个麦门冬汤抗肺纤维化的主要作用靶点。GO及KEGG分析显示，麦门冬汤抗肺纤维化的主要靶点涉及119个生物学过程，28个细胞组分，27个分子功能以及12条信号通路。[结论]麦门冬汤抗肺纤维化作用可能与5-羟色胺受体（5-HTR）、转化生长因子受体（TGF）等密切相关，麦门冬汤可能通过调节神经活性配体-受体相互作用通路、钙信号通路、环磷酸腺苷（cAMP）信号通路发挥抗肺纤维化作用，有待于进一步实验验证。

关键词：麦门冬汤；肺纤维化；网络药理学；作用靶点；通路富集；神经活性配体-受体相互作用通路；钙信号通路；环磷酸腺苷信号通路

资助基金：山东省自然科学基金（ZR2020MH384）；山东省中医药科技发展计划项目（2019-0040）；

山东省重点研发计划项目（2020CXGC010505）。

注：本文原载于《山东中医药大学学报》2022年第2期。

6.《神农本草经》与经方应用之术篇

王坤宁[1]　袁红霞[2]

1. 天津中医药大学研究生院，天津　301617

2. 天津中医药大学管理学院，天津　301617

摘要：术为《神农本草经》(《本经》) 中之上品，为张仲景常用药。《本经》中认为“术，味苦温，主风寒湿痹、死肌、痉、疸，止汗，除热，消食”。时术不分苍术、白术，以《本经》中记载术功效为线索，分析术类经方，发现术主治风寒湿痹等证时，多配伍附子、麻黄，以桂枝芍药知母汤、附子汤、麻黄加术汤为代表方；止汗时，常配伍防己、黄芪、炙甘草，如防己黄芪汤、越婢加术汤；除热时，多配伍人参、干姜等，代表方如理中丸；消食常用配伍枳实、茯苓，代表方剂为茯苓饮。除《本经》所载功效外，张仲景运用术类经方亦有新的发挥，如术配伍泽泻、茯苓等以利小便；配伍茯苓、桂枝、泽泻等以停冒眩、止下利；配伍枳实以消痞结、解便秘等；配伍川芎、黄芩安胎气。《本经》是张仲景遣方用药的指导思想，而张仲景亦结合临床对《本经》中术的功效应用进行了拓展和发挥，并集中体现在《伤寒杂病论》之中，故将二者互参对比学习是中药溯源并更好理解文献的有效途径。

关键词：《神农本草经》；经方；术；白术；苍术；止汗；除热；利小便；消食；停冒眩；止下利；消痞结；安胎气

资助基金：天津市教学成果奖重点培育项目（PGYJ-032）。

注：本文原载于《山东中医药大学学报》2022年第3期。

7. 张仲景“温调平衡法”探研

徐　岩[1]　任　健[1]　李少波[1]　马　剑[2]

1. 山东中医药大学，山东　济南　250355

2. 武警烟台支队卫生队，山东　烟台　264000

摘要：从张仲景“温调平衡法”溯源、学术特点、在六经病辨治中的体现三方面进行论述。中医平衡思想当始于阴阳，阴阳平衡则人体健康，失衡则产生疾病。张仲景《伤寒论》虽以六经辨证为纲，但始终十分重视阴阳平衡对人体的重要性，因此多以温性药物进行多种组合配伍，以温调六经，由失衡重新转为平衡的健康状态。以《伤寒论》六经病典型条文与方药为切入点，由浅入深逐经讨论“温调平衡法”在《伤寒论》中的体现和应用，结合临床研究阐述张仲景“温调平衡法”在临床的应用情况，对现在日益增多的由寒邪或阳虚为主导致人体失衡状态的病证，可以温调祛病邪，以温调养体质，“温调平衡法”将有更加广阔的应用空间。

关键词：张仲景；《伤寒论》；温调平衡法；三阳经病；三阴经病；散寒邪；化水饮；温调太阴法；温调少阴法；温调厥阴法

资助基金：国家自然科学基金（81804130）；山东省中医药科技发展计划项目（2019-0587）。

注：本文原载于《山东中医药大学学报》2022年第3期。

8. 张仲景与吴鞠通论治疟病比较研究

王　彬[1]　孟凡滕[1]　张　岩[2]　许　光[1]　张　诏[1]

1. 山东中医药大学，山东　济南　250355

2. 盐城市特殊教育中等专业学校，江苏　盐城　224000

摘要：张仲景根据《黄帝内经》有关疟病的记载，整理总结出温疟、寒疟、牡疟、疟母四证，并详细论述了它们的病因病机以及治法方药，为后世治疟之理论基础；吴鞠通在《温病条辨》中再论疟病，总体上继承了张仲景之思想，并且补充了张仲景瘅疟未出方之空白；除此之外，张仲景治疟，病位侧重于少阳肝胆，而吴鞠通则根据三焦辨证理论，强调疟邪存在循上、中、下三焦依次传变的规律，依据邪气传变之脏腑不同，除温疟、瘅疟、疟母外，又增添了肺疟、心疟、脾疟、肾疟等证及其治法，选方上灵活运用经方，异病而同治，进一步完善了疟病的辨治。

关键词：张仲景；吴鞠通；《金匮要略》；《温病条辨》；疟病；经方；三焦辨证；异同比较

资助基金：全国中医学术流派传承工作室建设项目（LPGZS2012-34）。

注：本文原载于《山东中医药大学学报》2022年第3期。

9. 黄芪、当归防治糖尿病性心肌病研究概况

李　奔[1]　赵泉霖[2]　王贞贞[1]　姬　翔[2]
1. 山东中医药大学，山东　济南　250355
2. 山东中医药大学附属医院，山东　济南　250011

摘要：糖尿病性心肌病是常见的糖尿病心血管并发症。现代医学研究认为其发病机制主要与钙离子失衡、线粒体损伤、氧化应激及炎症反应等有关。本文通过对糖尿病性心肌病病因病机的论述，从黄芪和当归的作用功效及配伍应用、现代药理研究等方面综述糖尿病性心脏病治疗的研究概况。气虚血瘀贯穿糖尿病性心肌病病程始终，黄芪善补肺脾之气，能补气升阳、益卫固表、利水消肿、生津养血、行滞通痹；当归归肝、心、脾经，能补血活血、调经止痛；两药配伍，益气活血。黄芪、当归具有降糖调脂、抗感染、抗氧化、增强心肌收缩力、改善心血管功能等作用，从而能防治糖尿病性心肌病。参考文献43篇。

关键词：糖尿病性心肌病；黄芪；当归；芪归药对；气虚血瘀；益气活血

资助基金：国家自然科学基金（81774254）；国家自然科学基金（81503572）；山东省自然科学基金（ZR2015HL107）；山东省自然科学基金（ZR2021MH275）。

注：本文原载于《山东中医药大学学报》2022年第3期。

10. 甘草干姜汤治疗肺阳虚类病证临床研究进展

刘　璇[1]　贾新华[2]　张心月[1]　邵雨萌[1]
1. 山东中医药大学，山东　济南　250335
2. 山东中医药大学附属医院，山东　济南　250011

摘要：通过研究历代医家对甘草干姜汤及肺阳虚的论述，分析总结甘草干姜汤与肺阳虚的关系，认为甘草干姜汤虽然方药简单，但配伍精妙，可以温肺扶阳，使肺阳渐兴，津液得布，肺脏得养，诸恙得痊。甘草干姜汤临床可应用于病机属肺阳虚诸多病证的治疗并取得较好疗效，如咳嗽、咯血、肺痿、癌病、哮病、肺胀、鼻鼽等，对临床经验进行归纳总结，为临床应用及基础研究提供参考。参考文献40篇。

关键词：甘草干姜汤；《伤寒杂病论》；肺阳虚；温肺扶阳；异病同治；临床应用

资助基金：国家自然科学基金（81503547）；山东省自然科学基金（ZR2015HQ032）。

注：本文原载于《山东中医药大学学报》2022年第3期。

11.《神农本草经》与经方应用之石膏篇

袁红霞[1]　周祎然[1]　彭日盛[2]
1. 天津中医药大学，天津　301617
2. 拉曼大学，马来西亚　吉隆坡　43000

摘要：《伤寒杂病论》的处方用药思路传承于《神农本草经》（《本经》），从《本经》所载的药物性味、功效出发研究《伤寒杂病论》的用药规律，对于还原经方配伍规律的本来面貌具有重要意义。石膏是张仲景常用药物，现代中药学认为其甘辛大寒，分析其在处方中的作用，多从清热泻火、除烦止渴论，临床最常应用于外感发热类疾病的治疗。本文从经典原文出发，结合《本经》所述，探究石膏的性味和功用，发现石膏之性味实以辛而微寒为主，除清热散邪外，还具有降逆气、化痰饮、通阳明的作用，被张仲景及后世医家广泛运用于中风风痱、肺胃气逆、痰饮水气、妇人产乳等诸多疾病中。而当今临床中，限于对石膏性味、功效的认识，对其应用并不充分。结合《本经》系统总结石膏在经方中的应用规律，以期为发掘经方原意、拓展石膏在当今临床中的应用提供思路。

关键词：《神农本草经》；《伤寒杂病论》；石膏；经方；辛而微寒；清热散邪；降逆化饮；通降阳明

资助基金：天津市教学成果奖重点培育项目（PYGJ-032）。

注：本文原载于《山东中医药大学学报》2022年第4期。

12.《神农本草经》与经方应用之桂枝篇

袁红霞[1]　詹观生[2]
1. 天津中医药大学，天津　301617
2. 天津市静海区中医医院，天津　301699

摘要：桂枝是经方常用药物之一，《神农本草经》(《本经》）描述其功效为“主上气咳逆，结气，喉痹，吐吸，利关节，补中益气。久服通神，轻身，不老”。桂枝主咳逆、吐吸以治上气咳喘，多配伍厚朴、苦杏仁、麻黄，以桂枝加厚朴杏子汤、麻黄汤、小青龙汤为代表方；主结气以消癥瘕积聚，常配伍桃仁、大黄，如桃核承气汤、桂枝茯苓丸、鳖甲煎丸；主喉痹以利咽消肿，多配伍半夏、甘草，代表方如半夏散、半夏汤、麻黄升麻汤；利关节以宣痹止痛，常配伍附子、芍药等，如桂枝附子汤、桂枝芍药知母汤、桂枝新加汤；补中益气以疗虚损不足，多配伍饴糖、甘草、黄芪，如小建中汤、黄芪建中汤、竹皮大丸。除《本经》所载功效外，仲景运用桂枝经方还有新的发展，如配伍等量白芍以调和营卫固汗出，配伍龙骨、牡蛎以温补心阳平惊悸，配伍茯苓、白术、泽泻以宣通三焦利水湿。以经方分析《本经》中药物的功效，以《本经》推演经方的配伍规律，是解读经典奥秘的不二之法。

关键词:《神农本草经》；经方；桂枝；方证；配伍规律；张仲景;《伤寒杂病论》

资助基金：天津市教学成果奖重点培育项目（PYGJ-032）。

注：本文原载于《山东中医药大学学报》2022 年第 5 期。

13. 枳实在经方中的应用规律分析

孟丹丹[1]　吴晓迪[2]　袁　顺[1]　张　诏[1]
1. 山东中医药大学中医学院，山东　济南　250355
2. 寿光市中医医院脑病二科，山东　潍坊　262700

摘要：对枳实在《伤寒杂病论》中的使用情况进行数据统计，发现共有 19 首经方配伍应用枳实，涉及相关条文 61 条。病位在上焦（心中、胸中)，治疗心痛、胸痹等疾病时，枳实多与生姜、栀子、桂枝等性味轻清之品配伍，主要功效为宣通心阳、行气消痞；病位在中焦（胃、胃肠)，治疗腹满、下利等疾病时，多与大黄、厚朴、芍药等配伍，主要功效为通腑泄热、行气导滞。以枳实与枳壳的药性特点分析二者区别，枳实性烈苦降下行，善破气消积、化痰除痞；枳壳性缓，善理气宽中除胀，胸腹胀满之食积轻证多用。另外，枳实不同炮制方法对其性味、功效也具有一定影响。

关键词：枳实；枳壳；经方;《伤寒杂病论》；配伍规律；药理作用

资助基金：山东省名老中医药专家传承工作室建设计划项目（2018-5）。

注：本文原载于《山东中医药大学学报》2022 年第 5 期。

14. 唐容川应用经方论治心烦

续冠胜[1]　庄子凡[2]　王诗源[1]
1. 山东中医药大学，山东　济南　250355
2. 北京中医药大学，北京　100029

摘要：心烦是临床常见病症。唐容川取法仲景，并依据其阴阳水火气血理论，辨证应用经方治疗心烦。对实证火太甚者，用黄连阿胶汤清心火、补阴液；对火郁而不得宣者，用栀子豉汤加味清火宣郁除烦；对虚证火不甚而血太虚者，用酸枣仁汤清虚火、敛肝气、养血虚；对虚中夹实、烦而兼躁者，审视二便情况选用承气汤除烦宁躁。逐次分析唐容川应用此四方剂治疗心烦的辨证规律，以期为更加深入理解经方原旨和临床诊治心烦提供帮助。

关键词：唐容川；心烦；经方；黄连阿胶汤；栀子豉汤；酸枣仁汤；承气汤

资助基金：山东省专业学位研究生教学案例库建设项目（SDYAL18029）。

注：本文原载于《山东中医药大学学报》2022 年第 5 期。

15. 苍术在温病组方中的配伍规律分析

刘朴霖[1]　宋安然[1]　阎兆君[2]
1. 山东中医药大学，山东　济南　250355
2. 山东中医药大学附属医院，山东　济南　250014

摘要：[目的] 探究温病学古方中苍术相关药对、

药组及其配伍规律。[方法]以明清时期及近代温病相关著作中收载的温病方剂为主要来源，整理含有苍术的方剂并建立数据库，运用频次分析和关联规则分析挖掘苍术在温病观察组方中的核心药对、药组及其配伍规律。[结果]收集温病方剂1547首，其中44首含有苍术，与苍术配伍频次较高的中药有甘草、藿香、陈皮、厚朴、茯苓、羌活、防风、滑石、生姜等；归类分析药性后发现苍术配伍药物以解表药频次最高，清热药次之；苍术+藿香、苍术+陈皮、苍术+厚朴为高支持度药对，苍术+藿香+陈皮、苍术+藿香+厚朴+陈皮为高支持度药组。[结论]苍术在温病组方中具有重要配伍意义，可对温病过程中与寒、湿相关的肺、脾、胃、肠等证候发挥治疗作用。

关键词： 数据挖掘；苍术；温病；寒湿；湿邪；配伍规律；药对；药组

资助基金： 国家自然科学基金（81774249）；志意辨证学术流派传承工作室；济南市高校20条资助项目（2020GXRC013）。

注： 本文原载于《山东中医药大学学报》2022年第5期。

16.《神农本草经》与经方应用之半夏篇

苗　苗[1]　袁红霞[2]

1. 天津中医药大学研究生院，天津　301617

2. 天津中医药大学管理学院，天津　301617

摘要： 半夏是《伤寒杂病论》中使用频率较高的药物，其中《伤寒论》所载方剂中使用18次，《金匮要略》方剂中应用36次。以《神农本草经》中半夏之功效为纲，分别探讨不同经方中半夏的功效与配伍，有助于更加深入理解经方的运用。如半夏主伤寒寒热、止汗，多配伍柴胡、黄芩，以小柴胡汤、柴胡桂枝汤、大柴胡汤为代表方；主心下坚、肠鸣，多配伍黄连、干姜，以半夏泻心汤、生姜泻心汤、甘草泻心汤为代表方；主下气，多配伍旋覆花、赭石、人参，以旋覆代赭汤、大半夏汤为代表方；主喉咽肿痛，多配伍苦酒、麦冬、人参，以苦酒汤、麦门冬汤为代表方；主胸张、咳逆，多配伍干姜、瓜蒌、黄连等，以小青龙汤、小陷胸汤为代表方；主头眩，多配伍生姜、茯苓，以小半夏汤、小半夏加茯苓汤为代表方。《神农本草经》的中药理论阐述是张仲景遣方用药的指导思想，而张仲景亦结合临床对《神农本草经》中半夏的功效应用加以拓展和发挥，并集中体现在《伤寒杂病论》之中，《神农本草经》《伤寒杂病论》互参探讨半夏的性味与功用，以期拓展半夏其他的临床应用。

关键词：《神农本草经》；《伤寒杂病论》；经方；半夏；主寒热；主心下坚；主下气；主胸张；主咳逆；主头眩；止汗；主喉咽肿痛

资助基金： 天津市教学成果奖重点培育项目（PGYJ-032）。

注： 本文原载于《山东中医药大学学报》2022年第6期。

17. 基于《伤寒论》六经辨证治疗功能性腹泻

严宁娟[1]　苏晓兰[1]　张栓宝[2]　独思静[1]　杨俭勤[1]　史海霞[1]　魏　玮[1]

1. 中国中医科学院望京医院脾胃病科 / 功能性胃肠病中医诊治北京市重点实验室 BZ0374，北京　100102

2. 西电集团医院中医科，陕西　西安　710077

摘要：《伤寒论》记载的下利、泄利，与现代医学的功能性腹泻类似。基于《伤寒论》辨治下利、泄利学术思想分析相关条文发现，六经皆可见下利和（或）泄利，张仲景分别从疏肝健脾、健脾益气、清热化湿、辛开苦降、温补脾肾、分利小便等方面进行辨治；且除六经外，此类疾病还有表里合邪、虚实夹杂、寒热互见、阴阳参错的复杂情况；此外，张仲景治疗时首先辨阴阳表里寒热虚实，而后抓主症，随证治之。因此，运用经方治疗功能性腹泻时，应探求经旨，不必拘泥，以使经方更好地服务于临床。

关键词：《伤寒论》；功能性腹泻；疏肝健脾；健脾益气；清热化湿；辛开苦降；温补脾肾；分利小便

资助基金： 国家自然科学基金（81774066）；国家自然科学基金（81973638）。

注： 本文原载于《山东中医药大学学报》2022年第6期。

18.《伤寒论》阳明中寒证辨治探微

张永康　曲　夷
山东中医药大学，山东　济南　250355

摘要：本文从《伤寒论》原文解析入手，结合后世医家临证经验，探讨阳明中寒证的病机特征、诊断要点、治法方药，总结其证治规律。阳明中寒证属于阳明本证，其证候病机以胃气虚寒为本，阳明外热为标，主要症状表现为发热、不恶寒反恶热、汗出、不能食、小便不利、六七日不大便，属寒热虚实夹杂的病证；治疗以温通胃阳、传散邪气为总原则，又当根据病势的轻重缓急，灵活采用标本同治、标本分治的方法；临证施治除采用吴茱萸汤外，大半夏汤、茯苓甘草汤、理中丸等经方及叶天士所拟参苓姜夏枳术汤皆可辨证应用。《伤寒论》阳明中寒证辨治方法对外感病与脾胃内伤病的诊疗均有启示意义。

关键词:《伤寒论》；阳明中寒证；阳明病；胃气虚寒；阳明外热；吴茱萸汤；外感病；脾胃内伤病

资助基金：全国中医学术流派传承工作室建设项目（LPGZS2012-34）；齐鲁医派中医药特色技术整理推广项目。

注：本文原载于《山东中医药大学学报》2022年第6期。

19.《名老中医之路》遣方用药经验撷英

常丹静　张一帆　王文姮
山东中医药大学，山东　济南　250355

摘要：[目的]研习《名老中医之路》中记载的临床经验、传统医论、医话、医案和科研成果，梳理归纳其中遣方用药经验，以启迪中医后学。[方法]以《名老中医之路》中97位名老中医的100篇自传或他传的施治案例为研究对象，对书中论及的诊治方药进行筛选与摘录，以高等中医药院校新世纪教材《中医内科学》第4版为参照标准，以疾病为线索，按分论标准对书中主要病证、方药进行梳理，后通过检索统计进行对照、归纳分析。[结果]归纳出有代表性方剂记载的疾病94个，共涉及方药200余首。其中包括肺系病证、心系病证、脑系病证、脾胃系病证、肝胆系病证、肾系病证、气血津液病证、肢体经络病证。此外，对妇科和儿科病证也略有提及。[结论]《名老中医之路》涉及病种广泛，病证治则多样，其特点为无囿西学病名，病证本标结合；经方时方结合，不废民间单方；师古不泥于古，有独到施药经验。

关键词:《名老中医之路》;病证;经方;时方;单方;名医经验

资助基金：山东省科协老科学家学术成长资料采集工程项目（SDCJGC2016-Y-Q）。

注：本文原载于《山东中医药大学学报》2022年第6期。

20.基于“四位一体”探析黄芪桂枝五物汤治疗中风后遗症思路

张　龙[1]　于金振[1]　彭　敏[2]　司国民[2]
1.山东中医药大学，山东　济南　250355
2.山东省立医院，山东　济南　250021

摘要:在经方方证分类研究过程中，从“性、位、势、证”四要素即“四位一体”理论出发，对黄芪桂枝五物汤进行总结分析，并在此基础上分析中风后遗症的病因病机。黄芪桂枝五物汤的方性为辛甘温；方位为桂枝汤的营卫，着重于肌肤、经络、四肢;方势为通补固，着重于通筋脉经络，补营卫之气，固肌表腠理；方证为血痹重症、风痹等一类阴阳气血俱虚的病证。故黄芪桂枝五物汤对应治疗因正气亏虚、血脉瘀阻而致的中风后遗症。从“性、位、势、证”的角度对张仲景经方及对应证进行论述，能使其中原理更加全面立体，从而能方证对应地对仲景方进行辨证分析，也有利于更好地将方证理论与临床结合。

关键词:四位一体;黄芪桂枝五物汤;经方;中风;中风后遗症；气虚血瘀；补气活血；化瘀通络

资助基金：全国中医学术流派传承工作室建设项目（LPGZS2012-34）；山东省名中医药专家传承工作室建设项目。

注：本文原载于《山东中医药大学学报》2022年第6期。

21. 中医药治疗恶性肿瘤相关性便秘研究进展

袁伟琛[1] 李慧杰[2] 齐元富[2]
1. 山东中医药大学，山东 济南 250355
2. 山东中医药大学附属医院，山东 济南 250014

摘要： 便秘是恶性肿瘤患者常见的并发症和治疗相关不良反应。梳理总结中医药治疗恶性肿瘤相关性便秘的临床研究文献发现，其病因主要包括内因、外因。内因主要有饮食不节、情志失调、药物不良反应、劳倦久坐、先天禀赋不足、年老等；外因主要为外感六淫邪气，与寒、热、燥邪关系甚密。恶性肿瘤发病后机体发生器质性改变、抗癌治疗、相关并发症等易致便秘，加之癌毒耗伤，致大肠传导失司。病位在大肠，涉及肺、脾、胃、肝和肾，应以“通”立法。中医药治疗主要有中医内治法、外治法和内外治法结合的综合疗法，其中内治法包括经方和验方，外治法有穴位贴敷、灌肠、针灸等，均可明显缓解患者的便秘症状。中医药治疗恶性肿瘤相关性便秘疗效显著，但目前存在循证医学证据缺乏、宣传推广力度不足等问题和不足。参考文献 51 篇。

关键词： 中医药；恶性肿瘤；便秘；内治法；外治法；综合疗法；经方；验方；穴位贴敷；针灸；灌肠

资助基金： 山东省重点研发计划项目（2017G006020）。

注： 本文原载于《山东中医药大学学报》2022 年第 6 期。

22. “十八反”配伍在经方合方辨治精神障碍疾病的运用

王　付
河南经方医药研究院，河南 郑州 450046
河南经方医药研究院中医门诊 / 仲景学院，河南郑州 450046
郑州市基层中医传承特色疗法王付工作室，河南 郑州 450046

摘要： 以张仲景《伤寒杂病论》为代表的经典临床著作标志着中医药临床治病水平有了文字记载并步入快速发展与进步的时期，但因受到王怀隐《太平圣惠方》和张子和《儒门事亲》所提出的中药十八反配伍禁忌的影响和制约，导致中医药原有的临床治病思路被广泛限制，原有的经典用药配伍被广泛禁用，如甘草配甘遂、人参配藜芦、乌头配半夏等用以辨治各科常见病、多发病、疑难病及疫病的基本用药思路和方法被“十八反”配伍禁忌所禁锢。本文总结数十年临床中运用经方合方“十八反”配伍用药辨治各科杂病的经验，通过所列举的数则精神障碍类疾病验案，不仅没有发现“十八反”配伍用药有不良反应，反而在临床中取得了预期的最佳治疗效果，认为医者当不囿于“十八反”配伍禁忌，只有这样才能更好地提高疗效。

关键词：《伤寒杂病论》；张仲景；经方；经方合方；精神障碍；十八反

注： 本文原载于《山东中医药大学学报》2022 年第 6 期。

注： 本文原载于《中医药通报》2022 年第 7 期。

23. 麻杏石甘汤加味联合西药对慢性肺炎患者炎症因子及肺功能的影响

崔昌日 刘洪涛 丛秀敏
黑龙江省胜利农场医院内科，黑龙江 双鸭山 156324

摘要： [目的] 探讨麻杏石甘汤加味联合西药对慢性肺炎患者炎症因子及肺功能的影响。[方法] 选取慢性肺炎患者 160 例，采用随机数字表法分为对照组和观察组各 80 例，对照组给予抗生素等常规对症治疗，观察组在此基础上给予麻杏石甘汤加味治疗，比较两组的肺功能、炎症因子、CPIS 评分、SGRQ 评分、临床疗效、不良反应发生率。[结果] 对照组和观察组患者治疗后 FVC、FEV1、FEV1/FVC 均较治疗前显著升高（$P<0.05$），CRP、IL-6、TNF-α 及 CPIS 评分、SGRQ 评分均较治疗前显著降低，差异有统计学意义（$P<0.05$）；观察组治疗后 FVC、FEV1、FEV1/FVC 高于对照组（$P<0.05$），CRP、IL-6、TNF-α 及 CPIS 评分、SGRQ 评分低于对照组，差异有统计学意义（$P<0.05$）；观察组与对照组的疗效比较，差异有统计学意义（$P<0.05$）；两组患者不良反应发生率比较，差异无统计学意义（$P>0.05$）。[结论] 麻杏石甘汤联合西医常规对症治疗可有效改善慢性肺炎患者的肺功能和炎症反应，有利于改善患者病情、提高疗效，且安全性较高，值得临床推广。

关键词： 麻杏石甘汤；慢性肺炎；炎症因子；肺功能

注：本文原载于《中医药通报》2022 年第 8 期。

24. 基于网络药理学的胆黄润肠丸治疗慢传输型便秘作用机制研究

金 莹 居 羚 黄 玮 杨洪元 高素琴
江苏省常州市中医医院，江苏 常州 213003

摘要：[目的] 运用网络药理学方法系统探究胆黄润肠丸治疗慢传输型便秘的作用机制。[方法] 通过检索 TCMSP 和 CNKI 筛选胆黄润肠丸药物组成的有效成分，依靠 PharmMapper 预测活性成分靶点，应用 Uniprot 校正靶点基因名，并借助 Cytoscape 构建胆黄润肠丸的“药物－活性成分－靶点”网络；利用 OMIM 和 Genecards 检索慢传输型便秘的疾病基因，将“药物－疾病”交集靶点应用 STRING 数据库和 Cytoscape 构建 PPI ；应用 Metascape 数据库进行 GO 和 KEGG 的富集分析，并由此预测胆黄润肠丸的作用机制。[结果] 从胆黄润肠丸中筛选出 24 个活性成分，获得对应 97 个药物靶点；检索到 1005 个慢传输型便秘关联疾病靶点，其中 38 个为“药物－疾病”交集靶点，ALB、EGFR、CASP3、ESR1、HSP90AA1 等为核心交集靶点；GO 富集包括类固醇激素的反应、对营养水平的反应、囊泡腔、膜筏、蛋白激酶结合、蛋白域特异性结合等；KEGG 富集涉及癌症通路、IL-17 信号通路、雌激素信号通路等。[结论] 胆黄润肠丸通过多成分、多靶点、多通路治疗慢传输型便秘。

关键词：胆黄润肠丸；慢传输型便秘；网络药理学；作用机制

资助基金：全国中药特色技术传承人才培训项目（No.T20184828005）；常州市科技计划应用基础研究项目（No.CJ20209007）。

注：本文原载于《中医药通报》2022 年第 8 期。

25. 国医大师张大宁四神丸异病同治验案撷要

赵 亚 樊威伟 贾丽涛
天津市中医药研究院附属医院，天津 300120

摘要：四神丸多用于治疗命门火衰、火不暖土所导致的五更泻。张大宁教授古方新用，将其用于治疗肾性血尿、结肠炎、遗尿症等，拓展了四神丸的治疗范围。

关键词：异病同治；四神丸；慢性肾炎；结肠炎；遗尿症

资助基金：天津市中医药管理局项目（No.2020002）。

注：本文原载于《中医药通报》2022 年第 8 期。

26. 贺支支运用甘麦大枣汤加味论治情志病经验

肖燕燕[1] 刘 凡[2] 曾英坚[2] 易小玉[1]
1. 江西中医药大学，江西 南昌 330004
2. 江西中医药大学附属医院，江西 南昌 330006

摘要：情志病主要以七情内伤为发病因素，进而影响脏腑气机，损伤脏腑功能，使心主神志、肝主疏泄、脾主运化的功能受损，最终导致脏腑气血功能失调而发病。甘麦大枣汤加味由甘麦大枣汤加麦冬、白芍而成，具有养心神、缓肝急、补脾气的功效。贺支支教授认为，甘麦大枣汤加味可调理脏腑气血功能，从而发挥治疗情志类疾病的作用。贺教授以辨病、辨因、辨体、辨证为诊疗思路，临床多运用甘麦大枣汤加味作为治疗情志病的基础方。

关键词：情志病；甘麦大枣汤加味；贺支支

资助基金：江西省中医药临床研究基地立项项目。

注：本文原载于《中医药通报》2022 年第 9 期。

27. “十八反”配伍在经方合方辨治神经系统疾病中的运用

王 付
河南经方医药研究院，河南 郑州 450046
河南经方医药研究院中医门诊 / 仲景学院，河南 郑州 450046
郑州市基层中医传承特色疗法王付工作室，河南 郑州 450046

摘要：辨治神经系统疾病贵在提高疗效，结合中医药治病的客观实际，只有彻底消除中药“十八反”配伍禁忌之说的影响，才能真正将提高辨治神经系统疾病的疗效落到实处，才能突出中医治病的优势与特色。本文通过列举临床运用经方合方“十八反”

配伍用药辨治神经系统疾病的验案数则，旨在验证运用“十八反”配伍用药不仅没有药物不良反应，反而在临床中取得了良好的临床疗效。

关键词：《伤寒杂病论》；张仲景；经方；经方合方；神经系统疾病；十八反

注：本文原载于《中医药通报》2022 年第 10 期。

28. 张仲景运用芍药浅析

李姗姗　鲁美君　常佳怡

黑龙江中医药大学基础医学院，黑龙江　哈尔滨　150000

摘要：医圣张仲景经方应用灵活，其中芍药的应用频率颇高、配伍精湛巧妙。芍药为临床治疗疾病的常用良药，其配伍药物不同则功效各异，故临床使用时需仔细斟酌如何配伍、如何增减药量方能使药达病所，增强全方功效；若配伍不当或更改剂量，则药效变化甚远。为理清张仲景运用芍药之意，本文对《伤寒论》及《金匮要略》中芍药的使用情况进行了整理归纳，从芍药剂量、配伍意义、加减应用等方面分析，以期为临床用药提供相应参考。

关键词：芍药；张仲景；经方；剂量；配伍

注：本文原载于《中医药通报》2022 年第 10 期。

29. 基于《黄帝内经》探讨东北部名老中医论治寒性疾病用药配伍规律

刘雨昕　翟双庆　刘金涛　张钰欣

北京中医药大学，北京　100029

摘要：[目的] 基于《黄帝内经》原文及数据挖掘方法，提炼东北部名老中医治疗寒性疾病的用药配伍规律，为寒性疾病的临床用药配伍提供经验总结与指导。[方法] 借助名医传承平台，收集东北部名老中医治疗寒性疾病的医案，采用统计软件集成的关联规则、聚类分析等方法，挖掘东北部名老中医治疗寒性疾病的临床用药配伍规律。[结果] 通过 294 则医案中证候、药物出现频次及药物的关联规则、聚类分析，挖掘出共 36 条组方规则，8 个药物聚类组。[结论] 寒性疾病可分为实寒及虚寒，按照挖掘得到的药物聚类组随证加减配伍应用，对里热素盛者还应注意配伍苦寒清热药物以清里热。

关键词：《黄帝内经》；东北部名老中医；寒性疾病；关联规则；聚类分析

注：本文原载于《中医药通报》2022 年第 10 期。

30. 加味半夏厚朴汤治疗儿童外寒内饮型感染后咳嗽 30 例临床观察

林　鹤　陈　燊　高诗晴　阮灵秀

福建省福州儿童医院，福建　福州　350005

摘要：[目的] 观察加味半夏厚朴汤治疗儿童外寒内饮型感染后咳嗽的临床疗效。[方法] 选取符合纳入标准的患儿 60 例，随机分为对照组、观察组各 30 例。对照组给予抗组胺、中枢镇咳等对症治疗，观察组在对照组基础上合用加味半夏厚朴汤治疗，两组均治疗 10 d，观察其临床疗效及治疗前后的中医证候积分、TNF-α 水平变化情况，并在停药 1 w 后观察咳嗽复发率。[结果] 两组患者治疗后咳嗽、咳痰、咽痒、流涕等症状积分及 TNF-α 水平均较治疗前明显降低，差异有统计学意义（$P<0.05$），且观察组低于对照组（$P<0.05$）；观察组的临床疗效明显高于对照组，差异有统计学意义（$P<0.05$）；观察组咳嗽复发率明显低于对照组，差异有统计学意义（$P<0.05$）。[结论] 加味半夏厚朴汤能有效治疗小儿感染后咳嗽（外寒内饮型），可为儿科临床应用提供参考。

关键词：感染后咳嗽；儿童；外寒内饮型；加味半夏厚朴汤；临床观察

资助基金：陈辉清全国名老中医药专家传承工作室建设项目。

注：本文原载于《中医药通报》2022 年第 12 期。

31. 基于数据挖掘探讨名中医何若苹辨治结直肠癌用药规律

叶　璐[1]　傅丹旦[2]　何若苹[1]

1. 浙江中医药大学附属第三医院，浙江　杭州　310005

2. 绍兴市人民医院，浙江　绍兴　312000

摘要：[目的] 运用数据挖掘方法研究名中医何若苹辨治结直肠癌的用药规律，探讨其治疗本病的学术思想，以期指导临床。[方法] 收集 2009 年 1 月至 2019 年 8 月何师诊治的结直肠癌患者的病案资料，利用中医传承辅助平台（V2.5），采用频数统计、关联规则、熵聚类等方法，分析总结何师治疗结直肠癌的用药频次、性味归经、组方规律及可能的新方组合。[结果] 本研究共收集符合录入条件的病例 105 例，共计 192 份处方资料，涉及中药 165 味，其中使用频次 50 次以上的有 21 味，主要为补益类及利水渗湿、清热解毒类中药，药物性味以甘平为主，主入脾、胃、肺经。关联规则分析显示，核心处方由黄芪、枸杞、女贞子、猪苓、茯苓、白花蛇舌草、藤梨根、猫人参、苍术共 9 味药物组成，内含“枸杞、女贞子”“猪苓、茯苓”“白花蛇舌草、猫人参”三组常用药对。基于熵聚类获得 5 首候选新方。[结论] 何师治疗结直肠恶性肿瘤以“扶正祛邪”原则为指导，重视补益脾胃、扶助正气，祛邪以清热利湿为主，恢复肠道气机，临床疗效佳，值得推广与借鉴。

关键词:结直肠癌;数据挖掘;关联规则;用药规律;名中医经验；何若苹

资助基金: 何若苹全国老中医药专家传承工作室建设项目；浙江中医药管理局项目（2020ZB134）。

注: 本文原载于《浙江中医药大学学报》2022 年第 7 期。

32. 朱文宗教授基于伤寒派腹诊辨治神经性失眠临床经验探析

林志豪[1]　叶　威[1]　蒋　越[2]　朱文宗[1]

1. 浙江中医药大学附属温州市中医院，浙江　温州　325000

2. 温州医科大学附属第一医院，浙江　温州　325000

摘要: [目的] 探讨朱文宗教授基于伤寒派腹诊辨治神经性失眠的临床经验。[方法] 通过跟师临诊，归纳总结朱文宗教授运用伤寒派腹诊辨治神经性失眠的腹证分型及处方用药，并附加医案 1 则佐证。[结果] 朱教授认为，神经性失眠的基本病机是营卫失和，脏腑不调，依据腹诊辨证，可分虚实两类。虚者腹软无力，提示气虚气陷；腹皮灼热，乃阴虚火旺。实者胸胁苦满，肝郁化火；心下悸动，水气上逆；心下痞满，痰阻气滞；心下按痛，痰热交阻；腹部压痛，瘀血内存。结合患者全身症状及舌脉，随证处方加减，疗效颇佳。所附验案中患者腹软无力，并伴短气乏力、脉细弱无力等气虚表现，以补中益气汤补气助眠，疗效显著。[结论] 朱教授以伤寒派腹诊作为辨证治疗神经性失眠的重要依据，腹诊可操作性强，为辨证提供了明确的方向，临床卓有成效，其经验值得借鉴和应用。

关键词: 伤寒派；腹诊；神经性失眠；痰阻气滞；医案；名医经验；朱文宗

资助基金:浙江省自然科学基金（LY18H270001）。

注: 本文原载于《浙江中医药大学学报》2022 年第 9 期。

33. 张杰运用经方治疗积聚病经验

唐胜强[1]　邢赛伟[2]　张　杰[2]

1. 上海中医药大学附属曙光医院，上海　201203

2. 安徽中医药大学国医堂张杰名老中医工作室，安徽　亳州　236000

摘要: [目的] 总结张杰运用经方治疗积聚病的经验，探讨其辨治思路。[方法] 通过临床跟诊，整理分析张老治疗的积聚病验案 4 则，从病因病机、治则治法、经方运用等方面对验案进行分析。[结果] 张老认为，结节、肌瘤、囊肿等体内有形之物多为阴寒凝聚所致，阴气凝滞，非阳不运，故而重视阳气的生理作用，并提出“脾阳为本，肾阳为根”的理论。临证以合方治难病，重剂治大病，处方用药注重温阳化气，俾阳气的通达、外展、温煦功能恢复，则湿、寒、痰、瘀易散。[结论] 张老治疗积聚病，以“阳化气，阴成形”理论为根本，结合自身经验，重视阳气，合方用药，疗效显著，值得推广与学习。

关键词: 经方；积聚；医案；名老中医；临证经验；张杰

资助基金: 全国基层名老中医药专家传承工作室建设项目。

注: 本文原载于《浙江中医药大学学报》2022 年第 11 期。

34. 国医大师卢芳运用抑免汤联合化斑汤治疗过敏性紫癜

霍佳敏[1]　朴勇洙[2]　钟霞媛[1]　陈翠萍[1]

1. 黑龙江中医药大学，黑龙江　哈尔滨　150040

2. 黑龙江中医药大学附属第一医院，黑龙江　哈尔滨　150040

摘要：［目的］总结国医大师卢芳运用抑免汤联合化斑汤治疗过敏性紫癜（Henoch–Schonlein purpura，HSP）的经验。［方法］阐述卢老对 HSP 病因病机的认识，剖析经验方抑免汤联合化斑汤的组成及功用，并列举验案加以佐证。［结果］卢老认为，HSP 病因为小儿纯阳之体，复感外邪，从阳化火，迫血妄行；或郁久化热，日久邪从营入血，发为紫斑。抑免汤可以治疗湿热瘀等复杂致病因素所致的 HSP，紫癜发生发展的任何阶段，均可在此方基础上加减治疗。所举验案中患者辨为湿热血瘀证，卢老治以清热利湿、凉血消斑，选用自拟方抑免汤联合化斑汤加减治疗，疗效显著。［结论］卢老认为，抑免汤联合化斑汤可以治疗湿热瘀等复杂致病因素所致的 HSP，无论是斑疹初起还是日久化瘀，均可在此方基础上加减治疗，其经验值得临床推广学习。

关键词：过敏性紫癜；抑免汤；化斑汤；国医大师；名医经验；卢芳

资助基金：黑龙江省中医药科研项目（ZHY19-006）。

注：本文原载于《浙江中医药大学学报》2022 年第 11 期。

35. 基于温病理论分析卢秉久教授治疗重度脂肪肝组方规律

于　澜　郑佳连　卢秉久

辽宁中医药大学附属医院，辽宁　沈阳　110032

摘要：［目的］基于温病理论探究卢秉久教授治疗重度脂肪肝的用药规律。［方法］采用病例回顾性分析的方法，收集整理 2017 年 1 月至 2021 年 12 月由辽宁省名中医卢秉久教授诊治且效果明显的重度脂肪肝病例，采用 Excel、SPSS 23.0、SPSS Modeler 18.0 等软件对处方进行药物频次频率统计、性味归经分析、相关性分析、聚类分析及关联规则分析等，并从温病湿热理论探究卢教授治疗重度脂肪肝的用药规律。［结果］卢教授治疗重度脂肪肝多采用甘、苦、辛味药物，用药药性平和，药物多归肝、脾、肺经，常用补虚药、活血化瘀药、利水渗湿药，常用药对为桃仁－红花、川楝子－延胡索、海螵蛸－鸡内金、山楂－泽泻、柴胡－枳壳。核心组方为：桃仁、红花、川芎、当归、赤芍、柴胡、陈皮、大腹皮。聚类分析得出治疗重度脂肪肝四法：宣清导浊、行气化瘀，滋阴益肾、利湿活血，温阳健脾、化气行水，消食活血、清热降脂。［结论］卢教授治疗重度脂肪肝，遵循温病理论湿热后期治疗原则，以活血化瘀作为总则，同时兼具行气、化湿、利水、补虚，能有效防止病情进展，改善预后。

关键词：温病理论；代谢相关性脂肪性肝病；用药规律；数据挖掘；湿热；卢秉久

资助基金：辽宁省教育厅项目（L201903）。

注：本文原载于《浙江中医药大学学报》2022 年第 11 期。

36. 健脾益肾方无饥饿治疗代谢相关脂肪性肝病疗效评价

李　欢[1]　朱肖鸿[2]　余亚平[2]

1. 浙江中医药大学第一临床医学院，浙江　杭州　310053

2. 浙江省中医院，浙江　杭州　310053

摘要：［目的］观察健脾益肾方无饥饿疗法对代谢相关脂肪性肝病（metabolic associated fatty liver disease，MAFLD）患者生理生化指标的影响，探讨中药代餐无饥饿疗法的安全性及可行性。［方法］采用自身前后对照研究，共纳入 43 例患者，观察患者治疗前后体质量（body weight，BW）、体质量指数（body mass index，BMI）、腹围（waist circumference，WC）、生理生化指标、临床证候改善情况，治疗结束 1 个月后电话随访患者 BW 变化情况，并分析患者肥胖指标与睾酮（total testosterone，TT）的相关性。［结果］患者治疗后 BW、BMI、WC、空腹血糖（fasting blood glucose，FBG）、甘油三酯（triglyceride，TG）、总胆固醇（total cholesterol，TC）、高密度脂蛋白（high density lipoprotein，HDL）水平较前明显降低（$P<0.05$，$P<0.01$），低密度脂蛋白（low density lipoprotein，LDL）较前无明显变化（$P>0.05$），临床证候显著改善（$P<0.05$）。整个治疗期间患者不良反应少，电话随访治疗 1 个月后患者 BW 较治疗结束时仍有不同程度下降。相关性分析提示，本研究中男性患者的 TT 与 BMI 水平呈负相关（$r=-0.422$，$P<0.05$），女性患者的 TT 与 WC、BMI 呈正相关（$r=0.600$、0.721，$P<0.05$）。［结论］健脾益肾方代餐能够明显改善肥胖型 MAFLD 患者的生理生化指标，并能够对患者生育能力产生积极影响，该疗法安全

性及可行性良好。

关键词： 代谢相关脂肪性肝病；健脾益肾方；中药代餐无饥饿疗法；减重降脂；生育能力；疗效评价

注： 本文原载于《浙江中医药大学学报》2022年第11期。

37. 夏永良治疗盗汗验案举隅

洪俊豪[1]　夏永良[2]

1. 浙江中医药大学第一临床医学院，浙江　杭州　310053

2. 浙江中医药大学附属第一医院陈意全国名老中医药专家传承工作室　浙江省陈意国医名师传承工作室

摘要：［目的］总结夏永良老师临证辨治盗汗的特色及经验。［方法］通过跟师随诊，整理夏师治疗盗汗的病案，选取四则典型验案，结合历代医家论述，分析并总结夏师辨治盗汗的学术思想及临床经验。[结果]夏师认为盗汗之病机总属阴阳失调、营卫失和，具体病机可分为以下三个方面：阳热为汗出的内在动力，阴虚内热、湿热内蕴、阳明热盛等阳热偏盛之证均可致盗汗；汗出受到卫气的调节，卫气虚弱则肌腠无所固护，如阳气亏虚、气血亏虚之证可致盗汗；气血津液的正常敷布运输受阻，如痰湿阻滞、瘀血阻滞之证亦可致盗汗。临证时辨证重在辨虚实，虚者多见阴虚、阳虚、气虚、血虚，实者多见里热、湿阻、血瘀，多因素相兼、虚实夹杂者亦不少见；治疗以调和阴阳、补虚泻实为原则，遣方用药上以合方为主，配伍化裁，并酌情加以收敛止汗之药治其标，疗效确切。[结论]夏师辨治盗汗从虚实两端入手，随证施治，疗效突出，值得临床学习和借鉴。

关键词： 盗汗；知柏地黄丸；四妙丸；三仁汤；柴胡桂枝汤；名医经验；验案

注： 本文原载于《浙江中医药大学学报》2022年第11期。

38. 藿佩二术饮治疗中风后吞咽功能障碍口臭经验探析及应用

张仕杰　陈佳君　吴登宠　陈炳

温州市中医院，浙江　温州　325000

摘要：［目的］解析温州市中医院治疗中风后吞咽功能障碍口臭专方藿佩二术饮的中医内涵。［方法］基于中医理论，分析中风后吞咽功能障碍口臭的病机及藿佩二术饮的方义，并以验案佐证藿佩二术饮治疗中风后吞咽功能障碍口臭的疗效。［结果］脾虚湿盛，湿郁化秽是中风后吞咽功能障碍口臭的重要病机。藿佩二术饮以藿香、佩兰为君，芳香逐臭；白术、苍术二药为臣，健脾祛湿；陈皮为佐，增强健脾除臭之用；薄荷为使，诸药合用，共奏芳香除臭、健脾去浊之功。所举病案两则，皆为脾虚湿聚型口臭，治以健脾化痰、去秽除臭，予藿佩二术饮治疗，其中小便不利者合用白茅根、芦根利尿祛湿，以达到湿去臭除的效果。［结论］温州市中医院康复科从脾虚湿聚论治中风后吞咽功能障碍口臭，治以专方藿佩二术饮，临床疗效确切，值得推广应用。

关键词： 中风后吞咽功能障碍；口臭；芳香药；藿佩二术饮；藿香；佩兰

资助基金： 温州市基础性科研项目（Y2020558）。

注： 本文原载于《浙江中医药大学学报》2022年第12期。

39. 仲景单方刍议

张　洋[1]　石鉴泉[2]　石志超[3]　贾爱明[1]

1. 大连医科大学附属第二医院中医科，辽宁　大连　116000

2. 全国名老中医药专家石志超传承工作室，辽宁　大连　116000

3. 大连市中医医院，辽宁　大连　116000

摘要： 单方是中医方药的重要组成部分，最符合简、便、验、廉的中医药特色。医圣张仲景开创了单方辨证辨病治疗疾病的先河。仲景常用内服单方有大乌头煎、一物瓜蒂汤、猪肤汤、甘草汤、文蛤散、蜜煎、皂荚丸、诃黎勒散、鸡屎白散、红蓝花酒方等，外用单方有百合洗方、苦参汤、狼牙汤、蛇床子散、黄连粉、雄黄等。但单方在临证中多被边缘化，应用较少。因此，重温及总结单方在经方中的应用具有十分重要的意义。

关键词： 仲景单方；辨证辨病；临床应用

资助基金： 全国名老中医药专家传承工作室建设项目；全国中医（临床、基础）优秀人才研修项目。

注： 本文原载于《长春中医药大学学报》2022年第7期。

40. 健脾止泻汤联合推拿治疗小儿腹泻

霍红梅[1] 许文婷[1] 马艳艳[2] 黄靖涵[1]

1. 海南省妇幼保健院/海南省妇女儿童医学中心中医科，海南 海口 570000

2. 海南省中医院儿科，海南 海口 570000

摘要：[目的]研究健脾止泻汤联合推拿对小儿腹泻的治疗效果。[方法]选择88例腹泻患儿，随机数表法分为观察组与对照组，各44例。对照组予西医对症治疗，观察组在对照组基础上予健脾止泻汤联合推拿治疗，2组均连续治疗3 d。观察2组治疗3 d后的疗效，记录2组临床症状消退时间，比较2组治疗前、治疗3 d后的中医证候积分、免疫学指标及血清炎性因子水平。[结果]治疗3 d后，观察组总有效率（97.73%，43/44）高于对照组（81.82%，36/44）（P<0.05）。治疗3 d后，2组大便性状、大便次数、腹痛、烦躁萎靡、呕吐、口渴评分及血清白细胞介素-6（IL-6）、肿瘤坏死因子-α（TNF-α）水平低于治疗前，且观察组低于对照组（P<0.05）。观察组腹痛消退、止泻、恢复进食、纠正脱水时间短于对照组（P<0.05）。治疗3 d后，2组外周血$CD4^+/CD8^+$、血清免疫球蛋白A（IgA）、免疫球蛋白G（IgG）、白细胞介素-10（IL-10）水平高于治疗前，且观察组高于对照组（P<0.05）。[结论]健脾止泻汤联合推拿可提高腹泻患儿外周血$CD4^+/CD8^+$、血清IgA、IgG水平，调整血清炎性因子水平，改善机体免疫功能，促进临床症状消退，降低中医证候积分，临床疗效显著。

关键词：腹泻；健脾止泻汤；推拿；免疫功能；炎性因子

资助基金：海南省自然科学基金青年基金项目（819QN396）。

注：本文原载于《长春中医药大学学报》2022年第8期。

41. 地肤子的临床应用及其用量探究

翟艳会[1] 吉红玉[2] 朱向东[3] 梁永林[1] 卫若楠[1]

1. 甘肃中医药大学，甘肃 兰州 730000

2. 郑州市中医院，河南 郑州 450007

3. 宁夏医科大学，宁夏 银川 750003

摘要：通过搜集古医籍及综合现代医家临床经验，总结出地肤子具有以下特点。1）临床汤剂用量为9～30 g，常用剂量为15～30 g，散剂中地肤子剂量为0.46～1.38 g。2）根据疾病、证型、症状寻求最佳用量，如清热利湿，疏风止痒治疗皮肤病（荨麻疹、变应性血管炎、特应性皮炎、糖尿病皮肤瘙痒症、湿疹、酒皶鼻）、凉燥证、五官科（慢性咳嗽、喉咳、喉源性咳嗽）、妇科病（多囊卵巢综合征、黄带），用量多为9～30 g；治疗远视者，散剂用量为1.38 g；利尿通淋治疗小儿急性肾炎，用量多为30 g，治疗小儿积热、小便不通，散剂用量为0.46 g。3）根据疾病、证型及症状，配伍相应中药，如清热利湿常配伍大黄、茯苓等；疏风止痒常配伍羌活、荆芥、蝉蜕、徐长卿、白鲜皮等；利尿通淋常配伍冬葵子、车前子等。

关键词：地肤子；量效研究；配伍；临床应用

资助基金：甘肃省教育厅产业支撑计划项目（2021CYZC-03）；国家重点基础研究发展计划（973计划）（2010CB530601）；国家自然科学基金（81804080）。

注：本文原载于《长春中医药大学学报》2022年第9期。

42. 竹茹的临床应用及用量探究

魏 瑾[1] 卫若楠[2] 韦 宇[3]

1. 辽宁中医药大学，辽宁 沈阳 110000

2. 甘肃中医药大学，甘肃 兰州 730000

3. 中国中医科学院广安门医院，北京 100053

摘要：通过搜集古医籍及现代医家临床经验，总结出竹茹具有以下特点：1）临床汤剂用量为2～60 g，常用剂量为6～30 g，丸剂剂量8 g，散剂剂量6 g。2）根据疾病、证型、症状寻求最佳用量，如清热化痰息风治疗神经系统疾病（中风、失眠、脑震荡后遗症、老年痴呆、眩晕症、高血压），为2～13 g，散剂6 g；清热解毒化痰治疗慢性阻塞性肺疾病、发热、头痛，为10～30 g，丸剂为8 g；清胆降逆和胃治疗呃逆、呕吐、急性胆囊炎合并不完全性肠梗阻、糖尿病合并胃肠症状，为9～30 g；清化湿热治疗围绝经期综合征、汗出异常为10 g；清热解毒治疗痤疮、失眠、便秘为60 g。3）根据疾病、证型及症状，配伍相应中药，如清热化痰息风常配伍胆南星、石菖蒲、半夏等；清热解毒化痰常配伍鱼腥草、黄芩等；清胆降逆和胃常配伍龙胆草、栀子、陈皮；清化湿热常配伍半夏、柴胡；清热解毒常配伍金银花、蒲公英。

关键词：竹茹；量效研究；配伍；临床应用

资助基金：国家重点基础研究发展计划（973 计划）（2010CB530601）；中医药科技重大成果引导项目（ZZ13-ZD-06）。

注：本文原载于《长春中医药大学学报》2022 年第 9 期。

43. 百合知母汤联合脑电仿生电刺激仪治疗脑卒中后抑郁

季强泽[1]　张　卫[1]　李海燕[2]

1. 南通大学附属如皋医院 / 如皋市人民医院神经内科，江苏　南通　226500

2. 南通大学附属如皋医院 / 如皋市人民医院妇产科，江苏　南通　226500

摘要：[目的] 探究百合知母汤联合脑电仿生电刺激仪治疗脑卒中后抑郁效果。[方法] 选取 92 例脑卒中后抑郁患者作为研究对象，按照电脑随机数法分为对照组与观察组，各 46 例。观察组予脑电仿生电刺激仪联合百合知母汤治疗，对照组予脑电仿生电刺激仪治疗。比较 2 组治疗后临床疗效，观察 2 组治疗前及治疗 6 周后中医证候评分、神经功能（NIHSS）及抑郁水平（HAMD）、血液流变学指标，记录 2 组治疗期间药物不良反应发生情况。[结果] 治疗后，2 组中医证候评分较治疗前均降低，观察组低于对照组（$P<0.05$）；观察组治疗有效率（95.65%，44/46）高于对照组（76.09%，35/46）（$P<0.05$）；治疗后，2 组 NIHSS 及 HAMD 评分均低于治疗前，观察组较对照组更低（$P<0.05$）；治疗后，2 组全血黏度高切、全血黏度低切水平较治疗前均降低，观察组均低于对照组（$P<0.05$）；2 组不良反应发生率差异无统计学意义（$P>0.05$）。[结论] 百合知母汤联合脑电仿生电刺激仪治疗脑卒中后抑郁，可提高临床疗效，改善神经系统功能及中医证候症状，降低抑郁水平，改善血液流变性，且未明显增加给药期间药物不良反应。

关键词：百合知母汤；脑电仿生电刺激仪；脑卒中；抑郁

资助基金：江苏省自然科学基金资助项目（2018637）。

注：本文原载于《长春中医药大学学报》2022 年第 9 期。

44. 针灸结合黄芪桂枝五物汤对保守治疗肘管综合征患者 IL-1、NGF 和功能恢复的影响

代　丽[1]　余　航[2]　陈　华[1]　付桐瑞[1]　王翠娟[1]

1. 河北省沧州中西医结合医院骨七科，河北　沧州　061000

2. 河北省沧州中西医结合医院手显微外一科，河北　沧州　061000

摘要：[目的] 分析针灸结合黄芪桂枝五物汤对保守治疗肘管综合征患者白细胞介素 -1（IL-1）、神经生长因子（NGF）和功能恢复的影响。[方法] 选取 96 例肘管综合征患者，随机分为观察组与对照组，各 48 例。2 组入院后均给予保守治疗，在此基础上观察组给予针灸结合黄芪桂枝五物汤治疗，对照组仅给予针灸治疗。比较 2 组治疗后肘管综合征功能评分、血清 IL-1、NGF 水平、尺神经肌电功能指标、手捏力及上肢功能障碍测定量表（DASH）评分。[结果] 观察组治疗后肘管综合征功能评分优良率（89.59%，43/48）明显高于对照组（72.92%，35/48）（$P<0.05$）；治疗后 2 组 IL-1 水平较治疗前明显降低，NGF 水平均较治疗前明显升高，观察组对 IL-1、NGF 水平的改善明显优于对照组（$P<0.05$）；治疗后 2 组尺神经传导速度、波幅，手捏力均较治疗前明显升高，潜伏期较治疗前明显缩短，观察组优于对照组（$P<0.05$）；治疗后 2 组手 DASH、VAS、PPI 评分均较治疗前明显降低，观察组明显低于对照组（$P<0.05$）。[结论] 针灸结合黄芪桂枝五物汤可明显减轻肘管综合征患者周围神经组织炎症损伤，促进神经的修复再生，提高患者运动功能和生活能力。

关键词：针灸；黄芪桂枝五物汤；肘管综合征；IL-1NGF 功能恢复

资助基金：河北省中医药管理局中医药类科技计划项目（2021352）。

注：本文原载于《长春中医药大学学报》2022 年第 9 期。

45. 合方思想在儿科中的临床运用

郭　峥[1]　侯一鸣[2]　王有鹏[3]

1. 黑龙江中医药大学，黑龙江　哈尔滨　150000

2. 常州市中医医院，江苏　常州　213000

3. 黑龙江中医药大学附属第二医院，
黑龙江　哈尔滨　150001

摘要： 合方思想是在方证体系指导下进行方剂化裁的一种特殊形式，在儿科临床中广泛运用。本文通过对合方思想之内涵、源流、模式三方面进行概述，总结指出运用合方思想具有全面兼顾病情、紧扣病因病机、相用互补增效的突出治疗优势。进一步阐述合方思想适用于儿科临床的原因，认为其顺应小儿生理、病理特点，组方配伍符合小儿用药特点，并将合方在儿童呼吸系统、消化系统、皮肤系统三大类疾病中的具体运用进行详细介绍，以期指导临床。

关键词： 合方思想；方证体系；治疗优势；儿科；临床运用

资助基金： 黑龙江省自然科学基金项目（LH2020H088）；黑龙江省名中医专家传承工作室项目。

注： 本文原载于《长春中医药大学学报》2022年第10期。

46. 葛根芩连方治疗高脂血症湿热蕴脾证临床疗效研究

付　强　杨　戈
长春中医药大学附属医院，吉林　长春　130021

摘要： [目的] 观察葛根芩连方治疗高脂血症湿热蕴脾证的临床疗效与安全性。[方法] 选择 69 例高脂血症湿热蕴脾证患者，随机分为观察组（34 例）和对照组（35 例）。观察组予阿托伐他汀钙片及葛根芩连方治疗，对照组仅予阿托伐他汀钙片治疗，比较 2 组治疗前后的中医证候积分及血脂变化情况，并进行安全性指标检测。[结果]2 组临床疗效结果比较，差异无统计学意义（$P>0.05$）。治疗后，2 组血脂水平（总胆固醇、三酰甘油、低密度脂蛋白胆固醇）均显著下降，但 2 组组间比较差异无统计学意义（$P>0.05$）；观察组胸腹胀满、肢倦体重、面垢、食少纳呆、渴不多饮、便溏不爽、乏力等中医证候改善优于对照组（$P<0.05$），呕恶欲吐改善差异无统计学意义（$P>0.05$）。[结论] 葛根芩连方治疗高血脂症湿热蕴脾证患者，可降低血脂水平，改善中医症状，且安全有效。

关键词： 高脂血症；湿热蕴脾证；葛根芩连方

资助基金： 吉林省中医药科技项目（2020083）。

注： 本文原载于《长春中医药大学学报》2022年第10期。

47. 麻桂温经汤对中老年肩周炎患者关节功能及疼痛介质水平的影响

张　宣　张鹏程　李玉茹
宿州市第一人民医院康复医学科，
安徽　宿州　234000

摘要： [目的] 探讨麻桂温经汤对中老年肩周炎患者关节功能及疼痛介质水平的影响。[方法] 选择中老年肩周炎患者 86 例作为研究对象，随机分为观察组与对照组，各 43 例。2 组均接受西医常规治疗，观察组联合应用麻桂温经汤治疗。比较 2 组临床疗效结果，2 组治疗前后关节活动功能和疼痛介质水平。[结果] 观察组总有效率（97.67%，42/43）高于对照组（86.05%，37/43）（$P<0.05$）。治疗后，观察组血清 PGE2、血清 SP 较对照组显著降低，血清 β-EP 较对照组显著升高（$P<0.05$）；2 组疼痛、日常活动、活动度及肌力等 Constant-Murley 评分较治疗前显著升高，观察组高于对照组（$P<0.05$）。观察组不同年龄和肩关节功能分级显效率比较，差异有统计学意义（$P<0.05$）。[结论] 麻桂温经汤治疗中老年肩周炎疗效显著，能有效改善关节功能，降低疼痛介质水平，治疗效果与患者年龄和病情相关。

关键词： 麻桂温经汤；肩周炎；关节功能；疼痛介质

资助基金： 安徽省卫生健康委员会科研项目（2017LB0019）。

注： 本文原载于《长春中医药大学学报》2022年第11期。

48. 麻杏石甘汤治疗疫病的证治探微

张文风　姜梦雨
长春中医药大学，吉林　长春　130117

摘要： 麻杏石甘汤源自《伤寒论》，主要用于治疗邪热壅肺之喘咳汗出，后世医家在传承的同时多有发挥，尤其在疫病的治疗中应用更为广泛。从麻杏石甘汤的组方入手，基于邪热壅肺的基本病机，探究其对肺系疾病和现代临床传染病的指导意义。

关键词： 麻杏石甘汤；《伤寒论》；邪热壅肺；疫病

资助基金： 国家社会科学基金（20VYJ070）；吉林省卫生健康委员会（2021GW006）。

注： 本文原载于《长春中医药大学学报》2022年第12期。

49. 土鳖虫的临床应用及其用量探究

李贺赟[1]　邵蒙苏[2]　张莉莉[3]

1. 郑州市中医院，河南　郑州　450007
2. 上海市松江区泗泾医院，上海　201601
3. 中国中医科学院广安门医院，北京　100053

摘要： 通过搜集古医籍及现代医家临床经验，总结出土鳖虫具有以下特点。1）汤剂用量为4～23.75 g，常用剂量为6～10 g，丸散剂用量为0.1～16.75 g。2）根据疾病、证型、症状寻求最佳用量，如治疗类风湿关节炎、强直性脊柱炎、硬皮病、慢性胃炎、慢性肾衰、急性腰扭伤等疾病，可用土鳖虫活血通络止痛，剂量为6～23.75 g，丸散剂量为0.1～16.75 g；各种肿瘤、慢性肝病、慢性萎缩性胃炎、乳腺增生、前列腺增生等疾病，可用土鳖虫活血散瘀、消癥破坚，剂量为4～12 g，丸散剂量为0.1～3.76 g；治疗心脑血管病及其后遗症、偏头痛等疾病，可用土鳖虫活血化瘀、通利血脉，剂量为6～12 g；治疗痛风时常取其利湿化浊之功，剂量为6～10 g。3）根据疾病、证型及症状配伍相应中药，如活血通络止痛配伍露蜂房、当归、鸡血藤、片姜黄、炮山甲、独一味、山茱萸等；活血散瘀、消癥破坚配伍炙鳖甲、水蛭、地。

关键词： 土鳖虫；量效研究；配伍；临床应用

资助基金： 国家重点基础研究发展计划（973计划）（2010CB530601）；国家自然科学基金（81774296）；中国中医科学院科技创新工程项目（CI2021A01605）；中国科学院学部咨询评议项目（2021-ZW10-A-017）。

注： 本文原载于《长春中医药大学学报》2022年第12期。

50. 通窍活血汤联合电针治疗颅脑损伤合并认知障碍

冯　靖[1]　曹雨露[2]　鲍彩云[1]　徐舒畅[3]　王　雷[4]　艾　健[5]

1. 秦皇岛市中医医院手麻科，河北　秦皇岛　066000
2. 秦皇岛市中医医院脑外科，河北　秦皇岛　066000
3. 秦皇岛市中医医院康复科，河北　秦皇岛　066000
4. 秦皇岛市中医医院针灸科，河北　秦皇岛　066000
5. 秦皇岛市中医医院肺病科，河北　秦皇岛　066000

摘要： [目的]探讨通窍活血汤联合电针治疗颅脑损伤合并认知障碍患者的临床疗效。[方法]选择90例颅脑损伤合并轻中度认知障碍患者，随机分为观察组、对照A组、对照B组，各30例，对照B组给予常规治疗，在此基础上上对照A组给予电针治疗，观察组给予通窍活血汤联合电针治疗，比较3组临床疗效。[结果]观察组有效率高于对照B组（$P<0.05$）；3组治疗后中医临床症状积分比较，观察组＜对照A组＜对照B组（$P<0.05$）；3组治疗后简易智力状态检查量表（MMSE）、蒙特利尔认知评估量表（MoCA）、日常生活能力量表（ADL）评分比较，观察组＞对照A组＞对照B组（$P<0.05$）；3组治疗后大脑平均血管血流速度比较，观察组＞对照A组＞对照B组（$P<0.05$）；3组治疗后超氧化物歧化酶（SOD）、谷胱甘肽过氧化物酶（GSH-px）水平比较，观察组＞对照A组＞对照B组（$P<0.05$）；3组治疗后丙二醛（MDA）及白介素6（IL-6）、肿瘤坏死因子α（TNF-α）、超敏C反应蛋白（hs-CRP）水平比较，观察组＜对照A组＜对照B组（$P<0.05$）；3组治疗后血清视锥蛋白样蛋白-1（VILIP-1）、神经元特异性烯醇化酶（NSE）、S100B蛋白（S100B）水平比较，观察组＜对照A组＜对照B组（$P<0.05$）；3组不良反应发生率比较，差异无统计学意义（$P>0.05$）。[结论]通窍活血汤联合电针治疗颅脑损伤合并认知障碍，可提高患者认知功能和日常生活能力，提升脑血管血流速度，减轻氧化应激和炎性反应，调节神经递质含量。

关键词： 颅脑损伤；认知障碍；电针；通窍活血汤；神经元特异性烯醇化酶；超敏C反应蛋白

资助基金： 秦皇岛市科学技术研究与发展计划项目（202101A200）；河北省中医药管理局科研计划项目（2020374）。

注： 本文原载于《长春中医药大学学报》2022年第12期。

湫晓哲教授等学验选编

1.《伤寒论》第229条、230条阳明病应用小柴胡汤析疑

湫晓哲[1] 张楷童[1] 赵进喜[1] 冯沁祺[2] 张耀夫[1] 刘江腾[1]

1. 北京中医药大学第一临床医学院，北京 100007
2. 中日友好医院呼吸中心中医肺病科，北京 100029

摘要：小柴胡汤主要治疗少阳病，但《伤寒论》原文第229、230条小柴胡汤又用于治疗阳明病，对此历代医家众说纷纭，大致可分为少阳病说、阳明传入少阳说、少阳传入阳明说、阳明少阳合病等多种观点。笔者认为，小柴胡汤固然与少阳病关系密切，但并非少阳病专方，提出三阴三阳系统论、三阴三阳体质论，认为此处“阳明病”是指阳明体质之人为病，但其证候仍为小柴胡汤证。其“潮热”“大便硬”等症状为阳明体质之人素体郁热，胃肠通降功能失调，肠道传导失职所致，而胸胁硬满、呕吐等症状则提示其病机当为“半在里半在外”的小柴胡汤证，治当宣透三焦，解郁清热，应用小柴胡汤可取得佳效。这一认识可以更好的解释《伤寒论》条文内涵，拓展小柴胡汤的临床应用范围，如急性胆道感染、慢性胆囊炎和胆汁反流性胃炎等多种消化系统疾病，或具有潮热、胁痛、便秘或腹泻等症状的内分泌病、代谢病、感染性疾病的患者均可应用小柴胡汤。

关键词：小柴胡汤；伤寒论；阳明病；三阴三阳体质学说；方证

注：本文原载于《环球中医药》2022年第7期。

2.温胆汤加减方治疗痰热证失眠28例

王一帆[1] 邢佳[2] 王嘉麟[3] 吕丽佳[1] 徐薇薇[1] 赵欣然[3]

1. 北京中医药大学第二临床医学院，北京 100078
2. 北京中医药大学东方医院心身医学科，北京 100078
3. 北京中医药大学东方医院康复科，北京 100078

摘要：［目的］观察温胆汤加减方治疗痰热证慢性失眠症的临床疗效及安全性，初步探索其作用机制，并观察对血脂的改善情况。［方法］将符合入组标准的55例痰热证慢性失眠受试者随机分为两组。观察组28例，使用温胆汤加减方结合失眠的认知行为疗法（cognitive behavioral therapy for insomnia，CBT–I）进行治疗，对照组27例，使用艾司唑仑结合CBT–I，各干预4周。观察两组治疗前后匹兹堡睡眠质量指数（Pittsburgh sleep quality index，PSQI）评分、睡眠状况自评量表（self–rating scale of sleep，SRSS）评分、有效率、中医症候评分、汉密尔顿焦虑量表（Hamilton anxiety scale，HAMA）、汉密尔顿抑郁量表（Hamilton depression scale，HAMD）评分，以及外周神经递质5–羟色胺（5–hydroxy tryptamine，5–HT）、谷氨酸（glutamic acid，Glu）、γ–氨基丁酸（γ–aminobutyric acid，GABA）、褪黑激素（melatonin，MT）水平和血脂总胆固醇（total cholesterol，TC）、甘油三脂（triglyceride，TG）、高密度脂蛋白胆固醇（high–density lipoprotein cholesterol，HDL–c）、低密度脂蛋白胆固醇（low density lipoprotein–cholesterol，LDL–c）。［结果］临床疗效方面，观察组在降低PSQI、SRSS、中医证候评分方面优于对照组（$P<0.05$），在治疗有效率、降低HAMA、HAMD评分方面疗效相当（$P>0.05$）；外周神经递质方面，两组均能提高血清5–HT、Glu、GABA、MT浓度，且观察组优于对照组（$P<0.05$）；在提高Glu浓度方面，两组疗效相当（$P>0.05$）；血脂水平比较，两组血脂指标TC、TG、HDL–c、LDL–c治疗后未见明显差异（$P>0.05$）。组内比较，对照组HDL–c治疗后高于治疗前（$P<0.05$），其他指标未见明显差异（$P>0.05$）。［结论］温胆汤加减方治疗慢性失眠症有效，在改善主观睡眠体验的同时可改善情绪状态，治疗失眠的机制方面可能是上调5–HT、Glu、GABA、MT，但没有充足的证据可支持温胆汤能降低痰热证失眠受试者的血脂水平。

关键词：温胆汤加减方；慢性失眠症；临床研究；痰热证；不寐；随机对照

资助基金：北京中医药大学东方医院人才培养项目

（040204001002014）；北京市中医药科技发展资金项目（JCZX-2020-03）；北京市科技计划（Z191100006619074）。

注：本文原载于《环球中医药》2022年第7期。

3. 麻石宣肺汤联合穴位按摩治疗痰热闭肺型儿童支原体肺炎44例

郭 倩[1] 李扬名[1] 王玉辉[1] 李金红[1] 李 志[2]

1. 临泉县人民医院儿科，安徽 阜阳 236499
2. 临泉县人民医院中医内科，安徽 阜阳 236499

摘要：[目的]探讨麻石宣肺汤联合穴位按摩治疗儿童支原体肺炎痰热闭肺证的临床疗效。[方法]将90例支原体肺炎痰热闭肺证患儿分为两组，每组45例。对照组进行常规治疗，静脉滴注阿奇霉素。观察组患者在对照组基础上，给予麻石宣肺汤联合穴位按摩治疗。比较两组治疗7天的总有效率；记录两组主要的症状改善时间；检测两组的血清中白细胞介素8（interleukin 8，IL-8）、铁蛋白、白细胞介素2（interleukin-2，IL-2）的水平。[结果]观察组治疗7天的总有效率为95.45%，对照组为81.40%，差异比较有统计学意义（$P<0.05$）。治疗后，两组的中医证候评分显著降低，且观察组低于对照组，差异有统计学意义（$P<0.05$）。观察组的体温恢复时间、止咳时间、肺啰音消失时间、祛痰时间均低于对照组（$P<0.05$）。两组治疗后的IL-8、铁蛋白、IL-2显著降低（$P<0.05$）；治疗后，观察组的IL-8、铁蛋白、IL-2显著低于对照组（$P<0.05$）。[结论]麻石宣肺汤联合穴位按摩治疗儿童支原体肺炎痰热闭肺证的疗效确切，可提高症状改善率，降低炎症反应。

关键词：麻石宣肺汤；穴位按摩；儿童支原体肺炎；痰热闭肺证；炎症反应

注：本文原载于《环球中医药》2022年第7期。

4. 关于《伤寒论》由诊断层面“辨病、辨证、辨症”与论治层面“类方、方、药”构建的诊治体系的思考

穆 杰 冯全生 陈云惠 袁士清 蒋 萃 鲁法庭

成都中医药大学基础医学院，四川 成都 610075

摘要：《伤寒论》作为中医四大经典，对中医诊断与治疗的贡献不仅仅局限于六经辨证，根据《伤寒论》原文与体例分析其诊治体系，《伤寒论》并非独论辨证论治，而所论述的是一种由“辨病、辨证、辨症”三个层面内容的诊断体系及“类方、方、药”三个层面内容的论治体系相复合的诊治体系，其中“辨病”为诊断之先要，“辨证”则是基于“辨病”的分化诊断，也相对独立的构建与丰富了诊断体系，“辨症”则是“辨病”与“辨证”的基础与补充，并由此三层面诊断体系又衍生而分论所对应的“类方、方、药”的论治体系，故以此小议，以期有资于同道。

关键词：伤寒论；辨病；辨证；辨症；病证结合；方证相应

资助基金：国家自然科学基金（82104655）；四川省科技厅项目（2021046）；四川省中医药管理局项目（2020JC0035）；成都中医药大学杏林学者学科人才科研提升计划（BSH2020016）。

注：本文原载于《环球中医药》2022年第8期。

5. 承气汤类方“由实而虚”的方剂衍化及扶正思想的探讨

廖思思 陈 宁

广州中医药大学第五临床医学院，广东 广州 510095

摘要：承气汤始于东汉张仲景的《伤寒论》，原治“胃家实”之阳明病，根据病情的不同程度与大承气汤、小承气汤、调胃承气汤治疗里实证。后世医家运用张仲景思想，并结合自身的时代发展特点，将三承气汤化裁薪传，对其证治由伤寒推广延伸到杂病，主治由阳明腑实证拓展到阳虚冷积、热伤气血、阴亏热结等虚实夹杂证，使承气汤逐步从攻邪法衍化至攻补兼施法，重视扶正祛邪，以达到“正足邪自去”“邪去正自安”，延伸了“下法”的应用范围，至明清时期完成了“由实而虚”的应用转变，并形成承气汤系列方。本文通过梳理承气汤的衍化过程，阐明其应用转变的理论基础，分析此类方的结构，并从中得到启示，即承气汤类方通过下法驱邪外出使气机条畅，邪祛则正气得复，故只要病机吻合，有正气可承，便可使用，不必拘泥，并以此助承气汤类方在临床上得以更广泛的应用。

关键词：承气汤；类方；扶正；虚实；衍化；下法

注：本文原载于《环球中医药》2022年第8期。

6. 基于“少阳为枢”谈柴胡类方临床应用

王政山　沈福珍
河北省张家口市宣化区第二中医院中医内科，河北　张家口　075199

摘要:“少阳为枢”理论出自《黄帝内经》。在《素问·阴阳离合论篇》和《灵枢·根结》篇中，关于“开阖枢”的观点，有机地把太阳、阳明、少阳联系在一起。“少阳枢”之三阳、表里、阴阳、脾胃、脏腑、气机升降出入、元气运行、水液输布、相火敷布等功能特性及运行特点，构成人体枢路一体关系，起到沟通内外上下、枢转表里脏腑、调节气机、水液、相火代谢作用，进而维持人体“阴平阳秘”的生理状态。少阳为小阳，虽生机蓬勃、活力充沛，但其性柔弱，故常出现易寒、易热、易虚、易实的病理状态。《伤寒论》基于“少阳为枢”理论，提出了少阳病核心病机为少阳枢机不利，以及少阳病提纲、主症和或然症，进而创立柴胡剂，以和解少阳枢机。后世医家和注家如成无己、许叔微等，在“少阳为枢”理论上不断探索、深研和发展并提出“半表半里”学说；朱丹溪、陶节庵等依托“少阳为枢”理论发明柴胡剂合方，扩大了柴胡剂的治疗范围；李东垣、张锡纯等围绕“少阳枢为阳枢、升枢”的特点，提取柴胡剂中合理内核，使其成为构成其它方剂的有机组成部分；当代许多医家基于“少阳为枢”理论，亦在不断刷新柴胡剂的应用范围。

关键词: 少阳为枢；黄帝内经；伤寒论；少阳病；枢机不利；柴胡类方

注: 本文原载于《环球中医药》2022 年第 8 期。

7. 国医大师李士懋应用三甲复脉汤治疗高血压验案举隅

邢志峰[1]　陈艳从[2]　韩云鹏[1]　刘晓静[2]　方　敬[1]
鲁　琴[1]　董文军[1]　常　靓[1]　王四平[1]
1. 河北中医学院基础医学院，河北　石家庄　050020
2. 石家庄医学高等专科学校，河北　石家庄　050062

摘要: 李士懋教授临床诊治高血压重视以脉解症，以脉诊为中心分析疾病病因病机。李老认为应用某方某法治疗一种疾病，首先要对该方剖析、明晰才能有的放矢，临床方能取得满意疗效。文章从李老探析三甲复脉汤溯源、分析该方组方思路、应用此方类方指征三方面着手，并附临床验案三则，探析李老用三甲复脉汤治疗高血压经验，以期引起同道共鸣。李老注重平脉辨证，脉象方面若见。（1）细数而虚，弦细数而痉，弦劲；（2）尺脉旺；（3）阳虚脉浮大而虚，尺细数，沉取细数而虚；再兼有可由肝肾阴虚解释的一二症皆可酌而用三甲复脉汤治疗。

关键词: 李士懋；高血压；三甲复脉汤；临床经验；验案

资助基金: 河北省中医药管理局科研计划项目（2019502）；河北中医学院青年教师科研基金（QNZ 2017019）。

注: 本文原载于《环球中医药》2022 年第 8 期。

8. 从《金匮要略》黄汗病理论探讨系统性红斑狼疮及其经方辨治

刘浩歌[1]　秦建国[2]　韦　婉[3]　李智鹏[1]　张正菊[1]
焦　扬[4]
1. 北京中医药大学东方医院，北京　100105
2. 北京中医药大学肾病科，北京　100105
3. 北京中医药大学老年病科，北京　100105
4. 北京中医药大学呼吸热病科，北京　100105

摘要: 作为《金匮要略》五种水气病之一，黄汗病症状表现复杂多样，病机虚实兼见，并涉及多个脏腑。种种原因，导致其理论内涵尚未得到充分的阐发。系统性红斑狼疮是现代医学累及多系统的难治性疾病。其临床表现，发展转归与黄汗病具有极高的契合度，因此将系统性红斑狼疮归入黄汗病范畴具有合理性。素有肝肾亏虚、阳明热盛，又因调摄不慎，外感寒湿之邪，是系统性红斑狼疮的关键病机。基于《伤寒杂病论》黄汗病以及其余相关理论，针对系统性红斑狼疮肾脏、皮肤黏膜、骨骼肌肉、消化、呼吸、心脏、神经等系统受累所表现出的各种临床表现，以补益肝肾、清解阳明、散寒除湿为原则，分别提出了相应的经方治疗，为系统性红斑狼疮的现代中医诊治提供了思路。

关键词:《金匮要略》；黄汗病；系统性红斑狼疮；经方；黄芪芍药桂枝苦酒汤；桂枝加黄芪汤

资助基金: 北京市自然科学基金（7202118）。

注: 本文原载于《环球中医药》2022 年第 8 期。

9. 柴胡桂枝汤合平胃散治疗泌汗功能障碍性发热验案一例

王春红[1] 张晓春[2] 杨红艳[3]

1. 保定市第一中医院监察室，河北 保定 071066
2. 保定市第一中医院院纪委，河北 保定 071066
3. 保定市第一中医院心血管科，河北 保定 071066

摘要： 本例患者车祸后颈髓损伤，导致截瘫、泌汗功能障碍、发热。因不能泌汗致发热是中枢性发热的一种特殊类型，中枢性泌汗功能障碍，而导致无汗高热，经现代医学各种治疗无显著效果，为寻求中西医结合治疗而住入保定市第一中医院，此类病例鲜见。住院治疗中反复换用治疗方案及方药，曾用甘温除大热的补中益气汤、温阳散寒的四逆汤、解表祛热的独活防风合升麻葛根汤，最后考虑患者发热、无汗，但肌表可见营养不良性大泡，考虑患者存在营卫失调，符合太阳中风发热；发热，热势反复又兼胸胁苦满，考虑少阳发热;腹胀、纳差、便溏、热缠绵难愈，考虑患者兼有湿滞脾胃。根据六经辨证为太阳少阳太阴合病，而采用和解少阳调和营卫兼燥湿和胃法；选择柴胡桂枝汤合平胃散方药从而使患者病情稳定。

关键词： 中枢性泌汗功能障碍；发热；和解少阳调和营卫；燥湿和胃法；柴胡桂枝汤；平胃散

注： 本文原载于《环球中医药》2022 年第 8 期。

10. 小柴胡汤合桃核承气汤加味治疗海绵状血管瘤合并瘤内小灶出血及蛛网膜下腔出血并癫痫一例

尤海玲[1] 陈 源[2] 郭志英[3]

1. 北京中医药大学深圳医院（龙岗）肿瘤科，广东 深圳 518172
2. 北京中医药大学深圳医院（龙岗）体检科，广东 深圳 518172
3. 湖南中医药大学中医学院，湖南 长沙 410218

摘要： 为扩大经方临床应用范围，本文报道一例巧妙运用经方合方治疗经现代医学诊断为颅内海绵状血管瘤合并瘤内小灶出血及蛛网膜下腔出血并癫痫的成功案例。其中小柴胡汤、桃核承气汤的经方合用是主要特色。病例善于抓主症少阳证的“默默”以及太阳蓄血证的“如狂”，以及“如人追赶”，将少阳主方小柴胡汤和太阳蓄血证主方桃核承气汤有机结合起来，整个辨证思维巧妙，体现了古方今用治大病；病例亦是一例难治性继发颞叶精神运动发作性癫痫，小柴胡汤合桃核承气汤加味治疗取得了成功，体现古方今用可以治疗现代医学治疗无效的疑难杂症，合方痰瘀同治，加蜈蚣息风通络，用药思路之巧妙，虫类药用之得当，值得借鉴。

关键词： 小柴胡汤合桃核承气汤；海绵状血管瘤；蛛网膜下腔出血；癫痫

资助基金： 希思科齐鲁肿瘤基金项目（Y-Ql2019-0326）；广东省中医药局中医药科研项目（20201299）。

注： 本文原载于《环球中医药》2022 年第 8 期。

11. 黄药消肿汤外敷联合针刺治疗毒性弥漫性甲状腺肿肝火亢盛证 37 例

邹 斌[1] 方朝晖[2] 哈团结[1]

1. 太和中医院内分泌科，安徽 阜阳 236699
2. 安徽中医药大学第一附属医院内分泌科，安徽 合肥 230601

摘要： [目的] 探讨黄药消肿汤外敷联合针刺治疗毒性弥漫性甲状腺肿（Graves 病）肝火亢盛证的临床疗效。[方法] 将 74 例 Graves 病肝火亢盛证患者分为 2 组。对照组 37 例患者口服甲巯咪唑片；观察组 37 例患者在对照组治疗基础上，加用黄药消肿汤外敷联合针刺治疗。比较两组患者治疗 8 周的总有效率、中医症状总分和甲状腺体积。检测两组患者治疗前后血清促甲状腺素受体抗体（thyrotropin receptor antibody，TROAb）、促甲状腺素（thyroid stimulating hormone，TSH）、游离三碘甲状腺原氨酸（free triiodothyronine，FT3）、内脂素（visfatin）、B 细胞活化因子（B-cell activating factor，BAFF）、白介素 17（interleukin 17，IL-17）的水平。[结果] 观察组在治疗 8 周后的总有效率为 89.19%（33/37），对照组为 70.27%（26/37），组间有明显差异（$P<0.05$）。治疗后，两组患者中医症状总分均显著下降（$P<0.05$），观察组下降更多（$P<0.05$）。两组患者治疗后的甲状腺体积显著缩小（$P<0.05$），观察组较对照组缩小更明显（$P<0.05$）。两组患者治疗后的 TROAb、FT3 水平明显低于治疗前（$P<0.05$），TSH 明显高于治疗前（$P<0.05$）；观察组的 TROAb、FT3 水平比对照组

低（$P<0.05$），TSH 比对照组高（$P<0.05$）。两组患者治疗后的 Visfatin、BAFF、IL-17 水平均比治疗前低（$P<0.05$），观察组较对照组更低（$P<0.05$）。[结论] 黄药消肿汤外敷联合针刺治疗 Graves 病肝火亢盛证的疗效确切，可改善中医症状，缩小甲状腺体积，改善甲状腺激素分泌，可能与降低炎症反应有关。

关键词： 黄药消肿汤；外敷；针刺；Graves 病；肝火亢盛证；中医症状；甲状腺激素；炎症反应

注： 本文原载于《环球中医药》2022 年第 8 期。

12. 柴芩止泻方治疗胆囊切除术后胆热脾寒型腹泻 36 例

敖雪仁　廖　聪　吴剑纯　沈国喜　马凯敏

广州中医药大学第三附属医院外科，广东　广州　510378

摘要：[目的] 探讨柴芩止泻方治疗胆囊切除术后胆热脾寒型腹泻的疗效。[方法] 将 75 例胆囊切除术后胆热脾寒型腹泻患者分为 2 组。对照组 37 例脱落 1 例，剩余 36 例患者使用复方阿嗪米特肠溶片。观察组 38 例脱落 2 例，剩余 36 例患者在对照组基础上，联合柴芩止泻方。比较患者治疗 6 周后的疗效。对比两组患者大便频次、排便量、腹痛、黏液便的改变情况。检测患者治疗前后胆囊收缩素（cholecystokinin，CCK）、血管活性肠肽（Vasoactive intestinal peptide，VIP）、D- 乳酸、转铁蛋白（Transferrin，TRF）、前白蛋白（prealbumin，PA）、血红蛋白（Hemoglobin，Hb）的水平。[结果] 治疗 6 周，观察组总有效率（94.44%）显著高于对照组（77.78%）（$P<0.05$）。两组患者治疗后的大便频次、排便量、腹痛、黏液便均显著下降（$P<0.05$）；观察组的大便频次、排便量、腹痛、黏液便均低于对照组（P 均 <0.05）。两组患者治疗后的 CCK、VIP、D- 乳酸均明显少于治疗前，且观察组较对照组更少（P 均 <0.05）。两组患者治疗后的 TRF、PA、Hb 均明显高于治疗前，且观察组较对照组升高更明显，差异均有统计学意义（P 均 <0.05）。[结论] 柴芩止泻方可提高胆囊切除术后胆热脾寒型腹泻的疗效，减轻腹泻症状，调节胃肠激素分泌，改善营养状态。

关键词： 柴芩止泻方；胆囊切除术；腹泻；胆热脾寒证；胃肠激素；营养状态

资助基金： 广东省科技计划项目（2016A020215183）。

注： 本文原载于《环球中医药》2022 年第 8 期。

13. 逍遥散类方治疗肝癌的研究进展

李卓娴　徐丽静　夏　猛

广西中医药大学基础医学院，广西　南宁　530200

摘要： 逍遥散类方是指黑逍遥散、加味逍遥散、四逆散、加味四逆散、肝积方、丹栀逍遥丸、柴胡疏肝散、逍遥丸等以逍遥散为核心方或类似方化裁而来的各种方剂。近年来多有研究表明逍遥散类方在临床上可用于肝癌的治疗，对肝癌治疗表现出多靶点、多层次的治疗效果。本文通过收集相关文献发现，逍遥散类方可以通过阻滞细胞周期、调控 Ca2+ 信号、调控 Bcl-2 与 TP53 以及血管生成因子来抑制肿瘤细胞的增殖，诱导肿瘤细胞的凋亡，抗肿瘤血管生成并抑制肿瘤细胞的侵袭，从而影响肝癌肿瘤细胞，发挥治疗肝癌的作用。逍遥散类方还可通过调控炎性细胞因子与淋巴细胞亚群以调节免疫机制，调节单胺类神经递质与神经营养因子以调节神经系统，调节抗氧化酶、激活 Nrf2 信号通路、抑制一氧化氮水平而抗氧化应激并控制炎症反应以保护肝功能，调节益生菌的丰度、恢复肠道菌群的构成，即通过整体调节发挥治疗肝癌的作用。本文对逍遥散类方治疗肝癌的相关文献进行了综述，总结了逍遥散类方的作用机制，以期为逍遥散类方运用于临床提供参考与指导。

关键词： 逍遥散；肝癌；肝细胞癌；作用机制；综述；中医药

资助基金： 广西中医药大学硕士研究生创新项目（YCXJ2021003）。

注： 本文原载于《环球中医药》2022 年第 8 期。

14. 从三个角度探索《伤寒杂病论》中论治之“法”的内涵

杨天闯[1]　李合国[2]　郭　敏[3]　吴瑶麒[1]　张近远[1]　徐文倩[1]　杨竹青[1]　刘镇亚[1]　王　璐[1]　姚翠翠[1]

1. 河南中医药大学，河南　郑州　450046

2. 河南中医药大学，河南　郑州　450046

3. 河南中医药大学第一附属医院脾胃肝胆科，河

南　郑州　450099

摘要：《伤寒论》中第97条、第267条言“以法治之”，第30条有“按法治之”，此处的治“法”含义不明，散布于全书中，不便于学者研读。为此，笔者通过三种方法探索仲景学术中治“法”的意蕴。首先是从书取法。从仲景条文中所载治法中提取总结，得到的治法有汗法、吐法、下法、温法、针刺法、艾灸法、导引法、吐纳法、饮食法；其次是以方测法。法以立方，方以释法，从方剂药物品类推理所含治法，归结了清法与补法；最后是以理推法。即从病变证候去推断出当选用的治法，得到了退黄法、除痹法、理气法、和血法。在诸法中，汗法、温法、清法、补法等为大法，应用范围相对较广，法从证出而不拘泥于中西病名；退黄法、除痹法等为专法，因病中体质而设，有专病专法之意；而针刺法、艾灸法、导引法、吐纳法，其本可与汤药疗法相并列，然由于在仲景归纳的系统中处于边缘地位，故列为“小法”。治法的探讨展示了后世辨病、识证、治症与立法、遣方、用药的思辨过程，弥补了所谓的《伤寒杂病论》只言症状不言病机，只言方剂不出药性的缺憾。

关键词：伤寒论；金匮要略；治则；治法；方证相应

资助基金：河南省重点中医学科（专科）学术带头人培养项目（2021YS0083）；河南省中医药科学研究专项课题（2018ZYZD06）。

注：本文原载于《环球中医药》2022年第9期。

15. 柴胡桂枝干姜汤病机浅析

王天君[1]　刘晓鹰[2]

1. 湖北中医药大学中医临床学院，湖北　武汉　430060

2. 湖北省中医药研究院，湖北　武汉　430074

摘要：柴胡桂枝干姜汤之病机争议颇多，笔者认为其病机争议点有三。其一，太阳之邪是否解也；其二，是津液损伤还是水饮内结；其三，是否存在太阴虚寒的病机。通过阅读文献及结合临床经验，笔者认为是少阳之邪未解，太阳之邪已解；津液损伤而非水饮内结，兼有太阴虚寒；概括其病机则为少阳有邪、津液损伤，太阴虚寒。在临床运用中，应抓住病机主要矛盾，兼顾少阳与太阴，谨守病机，灵活运用；而在小儿疾病的应用中，其少阳证的临床表现还应注重疾病的反复发作、时轻时重之特点。

关键词：柴胡桂枝干姜汤；病因病机；少阳有邪；津液损伤；太阴虚寒；临床运用

注：本文原载于《环球中医药》2022年第9期。

16. 茯苓四逆汤治疗午时心动悸验案思考

李超瑞　晏蔓柔　郭　华

北京中医药大学中医学院，北京　100029

摘要：心悸在现代医学分类中有功能性心律失常和器质性心脏病伴发两种类型，然而对于前者现代医学没有良好的治疗方法进行干预。中医药治疗具有较好优势，通过辨证论治、分析病机、方证对应的中医思辨过程，往往能够取得较好的效果。本文主要对一位午时心动悸患者的病例进行了分析和思考，该病例以午时发作心悸、烦躁、头面胀为主要表现，方选茯苓四逆汤加减，以达到扶助元阳、利水宁心、温肝暖脾，使得患者七年心动悸症状得到有效缓解。该案显示心悸多虚实夹杂，虚阳外越兼水饮上犯是心悸的一种特殊证型，茯苓四逆汤加减是治疗该证的有效方剂。

关键词：茯苓四逆汤；经方；心悸；虚阳外越；午时发病；扶阳

注：本文原载于《环球中医药》2022年第9期。

17. 葛根芩连汤抑制特应性皮炎小鼠模型炎症反应及恢复皮肤屏障功能的实验研究

李昱达　郑丰杰　王　航　张淑静　冯　婧　刘锦钢　汤　阳　孙　燕　李宇航

北京中医药大学中医学院，北京　100029

摘要：［目的］观察葛根芩连汤对2，4-二硝基氟苯（2，4-dinitrofluorobenzene，DNFB）诱导的特应性皮炎（atopic dermatitis，AD）模型小鼠的干预作用及潜在作用机制。［方法］24只雄性BALB/c小鼠随机分为正常组、模型组、中药组（葛根芩连汤治疗）和对照组（糠酸莫米松治疗）。DNFB反复刺激皮肤致敏诱导AD小鼠模型。观测各组小鼠皮损评估、皮肤组织病理学、皮肤 pH 值、经皮水分流失、搔抓行为及血清总免疫球蛋白 E（immunoglobulin E，IgE）、白细胞介素 6（interleukin-6，IL-6）、白细胞介素 10（interleukin-10，IL-10）含量。逆转录—聚合酶链式反应（quantitative Real-time PCR，qRT-PCR）法测定丝聚合蛋白、密封蛋白 1 的 mRNA 的表达；蛋白免疫印迹法（Weston blot，WB）检测丝聚合蛋白、密封蛋白 1 的蛋白表达水平。[结果]（1）治疗前，与正常组相比，模型组背部皮肤有明显的红斑水肿，并可见结痂、鳞屑、皮肤肥厚增生；搔抓次数明显增多，经皮失水及皮肤 pH 值显著升高；经治疗，与模型组比较，中药组与对照组皮肤损伤情况改善，搔抓次数、经皮失水、皮肤 pH 值显著降低（$P<0.05$）。（2）治疗前，模型组小鼠血清总 IgE、IL-6、IL-10 水平均与正常组有显著差异；经治疗，中药组、对照组总 IgE、IL-6 水平与模型组相比含量降低（$P<0.05$）。（3）与正常组比较，模型组 qRT-PCR 显示丝聚合蛋白、密封蛋白 1 的表达水平降低；WB 显示丝聚合蛋白、密封蛋白 1 蛋白的含量降低；经治疗，中药组、对照组丝聚合蛋白、密封蛋白 1 的基因表达水平增高；丝聚合蛋白、密封蛋白 1 蛋白含量增高（$P<0.05$）。（4）皮肤病理学显示与正常组相比，模型组表皮层存在不完全角化，颗粒层和棘层皮肤增厚，表皮、真皮层均有大量炎细胞浸润；经治疗，中药组及对照组小鼠表皮层角化不全程度较轻，颗粒层、棘层皮肤轻微增厚，炎细胞浸润减轻。[结论]葛根芩连汤可以减轻 AD 模型小鼠皮损程度，减少搔抓次数，有效降低经皮失水、皮肤 pH 值，下调小鼠血清 IgE、IL-6 水平，上调丝聚合蛋白、密封蛋白 1 的表达，抑制炎症反应和改善皮肤屏障，为中医“皮应大肠”理论和皮肤病从肠论治提供了实验依据。

关键词： 特应性皮炎；葛根黄芩黄连汤；经皮水分流失；丝聚合蛋白；密封蛋白 1；皮应大肠；从肠治皮

资助基金： 北京市自然科学基金（7192114）。

注： 本文原载于《环球中医药》2022 年第 10 期。

18. 附子汤类方治疗痰湿型多囊卵巢综合征理论探析

郑　伊　任青玲　司　雨　郭　斐　陈雯玥

南京中医药大学附属医院妇科，江苏　南京　210023

摘　要： 多囊卵巢综合征（polycystic ovarian syndrome，PCOS）发病机制至今尚未明确，中医认为本病发病以脾肾阳虚为本，痰湿内蕴为标。附子汤为《伤寒论》中温阳治法的代表方剂，主要用于治疗素体阳气不足，四肢经脉气血运行不畅所致疾病，临床直接运用于 PCOS 的治疗尚不多见，然运用温阳法以及附子汤类方在妇科常见疾病的治疗中已获得较为理想的疗效。本文紧扣 PCOS 发病之机，沿袭张仲景治痰饮之法，以国医大师夏桂成补肾调周法为基础，从“痰饮”立论，以“温药和之”立法，撷取《伤寒论》中附子汤温扶阳气、温化寒湿之义，变通化裁其类方为中医诊治痰湿型 PCOS 探寻有益的思路。将附子汤及其类方运用于月经周期各阶段，功能温补脾肾、化痰消脂、燮理阴阳，使经自调、胎自萌，对于改善女性内分泌代谢及生殖功能，治疗痰湿型 PCOS 具有独特优势。

关键词： 多囊卵巢综合征；附子汤；痰湿型；伤寒论；痰饮；温药；经方；理论探析

资助基金： 江苏省科技计划项目（BE2017773）；国家自然科学基金（82104904）；南京中医药大学中医学优势学科教育教学改革研究课题（ZYX03JG009）。

注： 本文原载于《环球中医药》2022 年第 10 期。

19. 浅谈张介宾柴胡饮类方治疗血室受邪思路

官可祈[1]　缪江霞[1]　罗颂平[2]

1. 香港中文大学中医学院，香港　999077

2. 岭南罗氏妇科流派香港中文大学传承工作站，香港　999077

摘要： 明代医家张介宾有“八阵”方论，其中“散阵”在于“散表证也”，针对正邪盛衰以散表。张介宾在《景岳全书·妇人规》仅采用《新方八阵》“散阵”之“柴胡饮”类方，分别治疗经脉类“热入血室”、产后类“产后发热”二病。经方小柴胡汤是治疗热入血室代表“散阵”古方，补而兼散。张介宾认为妇女血室受邪，容易累及子宫、产门，均为外感表证兼有里虚之“伤寒两感”，以其自创“柴胡饮”类方，在小柴胡汤基础上加减，选用柴胡、生白芍、陈皮等作为核心药物，配合养血、散表药物治疗。《妇人规》内“柴胡饮”类方之应用，体现张介宾重视“女子体阴以血为用”的观点，通过“求汗于血”，以助散表，治疗血室空虚受邪之“内伤外感”，同时突显《新方八略·散略》“但用散之法，当知性力缓急，及气味寒温之辨，用得其宜，诸经无不妙也”的看法。张介宾治疗思想特点可以为临床提供参考并指导应用。

关键词: 热入血室；产后发热；散阵；柴胡；张介宾；妇人规；求汗于血；伤寒两感

资助基金: 中医药传承与创新“百千万”人才工程（岐黄工程）；全国中医学术流派传承工作室建设项目。

注: 本文原载于《环球中医药》2022 年第 10 期。

20. 姜德友教授运用柴胡加龙骨牡蛎汤“审机辨治”验案三则

俞 婧[1] 马 琳[1] 梁 岩[2]

1. 黑龙江中医药大学第一临床医学院，黑龙江 哈尔滨 150040

2. 宁夏医科大学中医学院，宁夏 银川 750003

摘要: 本文列举姜德友教授运用经方柴胡加龙骨牡蛎汤化裁治疗失眠、慢性胃炎及肺结节验案三则，探讨姜德友教授审机辨治思维指导下的经方应用。在三则病案的诊疗过程中，虽然病因各异，但姜教授于多而杂的病情变化中，细探原委，紧紧抓住了病因中的“郁”，继而从兼加症状入手，审视疾病发展过程中的兼症变化，抓住了“火”的表现，从而掌握了动态核心病机中的“郁火”二字。并整体辨识郁火相加、上扰心肺，中犯脾胃，下动相火，终致气血逆乱，五脏不安，变生百病。故审机辨治，针对病机“郁火”运用柴胡加龙骨牡蛎汤进行治疗，并进行合理化裁，取得较好疗效。如张介宾所说：“起病之因，便是病本，直取其本。”现总结如下，以飨同道。

关键词: 柴胡加龙骨牡蛎汤；审机辨治；验案；失眠；慢性胃炎；肺结节

资助基金: 黑龙江省中医药管理局龙江医派研究项目（ZHY12-Z095）；全国中医学术流派传承工作室建设项目（LPGZS2012-14）；全国基层名老中医药专家传承工作室建设项目；龙江医派传承工作室宁夏医科大学中医学院工作站。

注: 本文原载于《环球中医药》2022 年第 10 期。

21.《伤寒论》“柴胡证”非少阳病之我见

赵 阳 陈 明

北京中医药大学中医学院，北京 100029

摘要:《伤寒论》中“柴胡证”指代小柴胡汤证，当下柴胡证多被视作少阳病方证，是明清医家在金元药物归经理论的指导下，接受“错简重订论”，对“柴胡证”重新解读的结果。本文认为，“柴胡证”是太阳病的重要证型，《伤寒论》将小柴胡汤列于太阳病篇集中论述，体现了张仲景的伤寒传变思想，即太阳病失治后，病邪由表入里，病性由寒转热，太阳病将渐趋阳明病的传变规律。“柴胡证”病位集中在胁下，以胸胁苦满为主症，主要病机为表寒里热、邪结胁下，治以清热解表护中，是太阳病向阳明病过渡的典型方证。如今，小柴胡汤被列于少阳病篇研读，是后世不断发展仲景学说，丰富其应用的具体体现。小柴胡汤寒热并施、表里同治、补虚祛邪、协调阴阳，一方之中概八纲，具有广泛的临床用途。

关键词: 伤寒论；柴胡证；太阳病；少阳病；经典理论

资助基金: 北京中医药大学重点攻关项目（2020-JYB-ZDGG-002）。

注: 本文原载于《环球中医药》2022 年第 10 期。

22. 参麻健脑汤联合多奈哌齐治疗血管性痴呆认知功能障碍 35 例

陈之虎 文义雄 王春晓 李照学

琼海市中医院神经内科，海南 琼海 571499

摘要: [目的] 探讨参麻健脑汤联合多奈哌齐治疗血管性痴呆认知功能障碍的临床疗效。[方法] 将 76 例血管性痴呆认知功能障碍患者随机分为对照组 39 例和观察组 37 例。对照组脱落 4 例，剩余 35 例患者口服多奈哌齐片。观察组脱落 2 例，剩余 35 例患者在对照组基础上，联合参麻健脑汤治疗。对比两组治疗 3 个月后的疗效。比较两组的认知功能（mini-mental state examination，MMSE）和痴呆程度（clinical dementia rating，CDR）。使用中国临床记忆量表（clinical memory scale，CMS）评估患者的记忆功能。检测两组治疗前后血清中脑源性神经营养因子（brain-derived neurotrophic factor，BDNF）、类胰岛素 1 号生长因子（insulinlike growth factor-1，IGF-1）、同型半胱氨酸（homocysteine，Hcy）的水平。比较两组基底动脉、前动脉、中央动脉、后动脉的平均血流速度（mean flow velocity，Vm）。[结果] 观察组在治疗 3 个月的总有效率明显高于对照组，差异有统计学意义（$P<0.05$）。两组治疗后的 MMSE 较治疗前增大，CDR 较治疗前减小（$P<0.05$）；观察组的 MMSE 大于对照组，CDR 小于对照组，差异有统计学意义（$P<0.05$）。两组治疗后的 CMS 各项评分较治疗前增高，且观察组高于对照组，差异有统计学意义（$P<0.05$）。两组治疗后的 BDNF、IGF-1 较治疗前升高，Hcy 较治疗前减少（$P<0.05$）；观察组的 BDNF、IGF-1 高于对照组，Hcy 低于对照组，差异有统计学意义（$P<0.05$）。两组治疗后基底动脉、前动脉、中央动脉、后动脉的 Vm 较治疗前增大（$P<0.05$）；观察组基底动脉、前动脉、中央动脉、后动脉的 Vm 大于对照组，差异有统计学意义（$P<0.05$）。[结论] 参麻健脑汤联合多奈哌齐治疗血管性痴呆的疗效确切，能减轻认知功能障碍症状和痴呆程度，提高患者的记忆功能，改善颅内血流动力学水平，可能与改善神经功能有关。

关键词：参麻健脑汤；多奈哌齐；血管性痴呆；认知功能障碍；痴呆程度；记忆功能；颅内血流动力；神经功能

注：本文原载于《环球中医药》2022 年第 10 期。

23. 加味芍甘附子汤调控 PI3K/Akt 信号通路减缓类风湿关节炎相关间质性肺病进展的研究

康天伦[1]　席雅婧[1]　钱唐亮[1]　朱跃兰[2]　侯秀娟[2]

1. 北京中医药大学第二临床医学院，北京　100078
2. 北京中医药大学东方医院风湿科，北京　100078

摘要：[目的] 探讨加味芍甘附子汤调控磷脂酰肌醇 3 激酶 / 蛋白激酶 B（phosphatidylinositol 3 kinase/protein kinase，PI3K/Akt）信号通路控制炎症反应，进而延缓类风湿关节炎相关间质性肺病进展的机制。[方法] 选用清洁级雌性 Wistar 大鼠 48 只，随机分为空白组、模型组、雷公藤组 [雷公藤多苷 6.25 mg/（kg・d）]、中药大、中、小剂量组 [加味芍甘附子汤 17.70 g/（kg・d）、8.85 g/（kg・d）、4.43 g/（kg・d）]，每组 8 只。除空白组外，其余五组建立关节炎寒证模型。造模成功后，除空白组、模型组外，其余各组连续 4 周给与相应药物灌胃治疗。治疗后，观察肺组织病理状态，免疫组化法检测肺组织中 PI3K、Akt、核因子 κB（nuclear factor kappa-B，NF-κB）蛋白的表达。[结果] 与空白组相比，模型组大鼠肺组织病理结构大面积破坏，肺泡结构塌陷，肺泡间隙充血水肿，肺泡壁增厚，出现大量纤维瘢痕。与模型组相比，中药中、大剂量组及雷公藤组肺泡结构较为清晰，伴有轻微炎症反应及少量纤维增生。肺泡炎评分显示，模型组与空白组炎症反应有明显差异（$P<0.01$）；中药中、大剂量组与模型组相比，肺泡炎症和纤维化有显著下降，差异有统计学意义（$P<0.01$）；雷公藤组与模型组相比也有明显差异（$P<0.01$）。与空白组相比，模型组中 PI3K、Akt、NF-κB 蛋白的表达明显增多。各观察组 PI3K、Akt、NF-κB 蛋白的表达与模型组相比均不同程度降低。荧光光密度值对比结果显示，模型组吸光度值较空白组明显升高，差异具有统计学意义（$P<0.05$）；各观察组较模型组吸光度值均有降低。与模型组相比，PI3K、NF-κB 在中药中、大剂量组与雷公藤组中降低更明显（$P<0.05$）。[结论] 加味芍甘附子汤通过调节 PI3K/Akt 信号通路进而干预其下游 NF-κB 信号通路抑制炎症反应，可能是减少肺泡炎及肺纤维化的重要机制。

关键词：加味芍甘附子汤；间质性肺病；类风湿关节炎；磷脂酰肌醇 3 激酶 / 蛋白激酶 B 信号通路

资助基金：国家自然科学基金（81774275）；国家重点研发计划（2018YFC1705502）；北京市丰台区临床重点专科项目；北京市丰台区临床重点专科项目（040104001009）。

注：本文原载于《环球中医药》2022 年第 11 期。

24. 保元汤活性成分 4'，7，8- 三羟基二氢黄酮抑制过氧化氢诱导人脐静脉内皮细胞损伤的作用机制研究

孟英心　张子歆　王凌潇　马家乐　靳凤玉　王鑫玉　赵一慕　郑　姣　屠鹏飞

北京中医药大学中药学院中药现代研究中心，北京　100050

摘要：[目的] 研究保元汤中 4'，7，8- 三羟基

二氢黄酮（4'，7，8-trihydroxydihydroflavonoid，TF）对过氧化氢（hydrogen peroxide，H2O2）诱导人脐静脉内皮细胞（human umbilical vein endothelial cells，HUVEC）氧化损伤的改善作用，并进一步阐明其药理机制。[方法]用不同浓度的TF处理HUVEC血管内皮细胞6小时后给予15μmol/L和30μmol/L H2O2刺激1小时，检测细胞存活率并确定TF起效剂量。利用2，2-二苯基-1-苦肼基自由基（2，2-dipheny 1-1-picrychydrazy 1，DPPH）分析实验、DCF-DA荧光探针和蛋白免疫印迹法（Western Blot）分别检测TF对自由基的清除作用，以及H2O2损伤后TF对HUVEC细胞内活性氧（reactive oxygen species，ROS）水平和细胞凋亡相关蛋白磷酸化蛋白激酶B（phosphorylated protein kinase B，P-Akt）、B淋巴细胞瘤-2（B-cell lymphoma-2，Bcl-2）以及腺苷二磷酸核糖聚合酶（poly adenosinediphosphate-ribose polymerase，PARP）表达的调控作用。[结果]TF给药处理能显著提高H2O2损伤后HUVEC细胞的存活率（$P<0.01$）。机制研究表明，TF能显著加速自由基的清除，降低细胞中ROS水平，并通过调控P-Akt/PARP/Bcl-2通路抑制HUVEC细胞的凋亡。[结论]TF作为保元汤的活性成分，能保护内皮细胞对抗H2O2诱导的氧化损伤，其作用机制可能与其加速自由基的清除、提高细胞清除ROS能力和抑制细胞凋亡有关。

关键词：4'，7，8-三羟基二氢黄酮；保元汤；人脐静脉内皮细胞；氧化损伤

资助基金：国家自然科学基金（82074050）；国家自然科学基金（81530097）。

注：本文原载于《环球中医药》2022年第11期。

25.《伤寒杂病论》中杏仁应用和配伍规律探析

齐世强[1]　张　瑞[1]　许国博[1]　徐卫方[2]

1. 广州中医药大学第六临床医学院，广东　广州　510006

2. 广州中医药大学深圳医院（福田）肺病科，广东　深圳　518034

摘要：文章从三个方面探析了杏仁在《伤寒杂病论》中的应用和配伍规律：在用量和用法方面，杏仁在《伤寒杂病论》中有个、枚、升、分、两五种计量单位，其具体用量与所在经方的剂型有关，入丸剂者用量较大，一般为52 ~ 104 g，而入汤剂者用量相对较小，多为0.7 ~ 52 g，临床上多采用“去皮尖”“汤浸，去皮尖及两仁”“熬”“炒”“熬黑”等炮制方法降低杏仁的毒性；在主治证候方面，配伍杏仁的经方条文中多见“发热”“汗证”“痛证”“恶风（寒）”“胀满”“咳逆”“浮肿”“身黄”“项背强”“烦躁”“短气”等证候，多有临床症状、病因病机、鉴别诊断及治则治法的不同；在配伍规律方面，杏仁配伍麻黄、桂枝重在发汗解表，配伍石膏、大黄兼以清泄里热，配伍半夏、干姜、细辛、五味子重在温化痰饮，配伍人参、当归、川芎、桂枝、干姜等药重在温补气血，温经通络。《伤寒杂病论》中杏仁的应用和配伍规律是临床活用杏仁的津梁，值得推广运用。

关键词：伤寒杂病论；杏仁；配伍规律；用法用量；主治证候；张仲景；经方；中医经典

注：本文原载于《环球中医药》2022年第11期。

26. 基于“白为寒”理论探讨温阳消白汤联合毫火针治疗白癜风脾肾阳虚证35例

寇晓丽[1]　耿春杰[2]　王贺朋[1]　范丽芳[3]　郑树茂[1]

1. 河北省中医药科学院附属医院皮肤科，河北　石家庄　050000

2. 邢台市第三医院皮肤科，河北　邢台　054099

3. 河北省中医院皮肤科，河北　石家庄　050013

摘要：[目的]基于“白为寒”理论探讨温阳消白汤联合毫火针治疗白癜风脾肾阳虚证的临床疗效。[方法]将74例白癜风脾肾阳虚证患者分为2组，观察组和对照组，每组各37例。对照组中脱落3例，剩余34例患者外擦他克莫司软膏。观察组中脱落2例，剩余35例患者在对照组治法基础上，采用温阳消白汤联合毫火针治疗。比较两组治疗12周后的有效率和控制率；对比两组患者的证候积分；比较两组患者的白癜风活动性评分（vitiligo disease activity，VIDA）、皮损面积与严重指数评分标准（vitiligo area and severity index，VASI）、皮损分布评分；检测两组患者治疗前后血清中细胞间黏附分子-1（intercellular cell adhesion molecule-1，ICAM-1）、转化生长因子-β1（transforming growth factor-β1，TGF-β1）、

白介素 17（interleukin 17，IL-17）的水平；运用健康调查量表（MOS item short from health survey，SF-36）评估患者的生活质量。[结果]观察组治疗 12 周的有效率为 94.29% 大于对照组的 73.53%，差异比较有统计学意义（$P<0.05$）；两组患者的控制率比较，无统计学意义（$P>0.05$）。两组患者治疗后的证候积分显著减少，观察组低于对照组（$P<0.05$）。两组患者治疗后的 VIDA、VASI、皮损分布评分均显著减少（$P<0.05$）；观察组治疗后的 VIDA、VASI、皮损分布评分低于对照组（$P<0.05$）。两组患者治疗后的 ICAM-1、TGF-β1、IL-17 较治疗前显著减小，且观察组的较对照组更低（$P<0.05$）。两组治疗后的 SF-36 各项评分均明显增大，且观察组较对照组更高（$P<0.05$）。[结论]温阳消白汤联合毫火针治疗白癜风脾肾阳虚证的疗效确切，能减轻白癜风症状体征，降低炎症反应，改善生活质量。

关键词：“白为寒”理论；温阳消白汤；毫火针；白癜风；脾肾阳虚证；症状体征；炎症反应；生活质量

资助基金：河北省中医药管理局科研计划项目（2021113）。

注：本文原载于《环球中医药》2022 年第 12 期。

27. 紫芪补肾汤治疗慢性肾小球肾炎脾肾阳虚证 54 例

刘宵琴　刘力沛　杨小冬

石家庄合泰恒医院中医内科，河北　石家庄　050070

摘要：[目的]探讨紫芪补肾汤治疗慢性肾小球肾炎脾肾阳虚证的疗效及对血清 Th1/Th2 细胞因子失衡的影响。[方法]将 101 例慢性肾小球肾炎脾肾阳虚证患者随机分为观察组 56 例和对照组 55 例。对照组中脱落 1 例，剩余 54 例患者口服缬沙坦胶囊。观察组中脱落 2 例，剩余 54 例在对照组基础上，联合紫芪补肾汤进行治疗。比较两组治疗 2 个月后的总有效率。评估两组治疗前后尿蛋白定性的结果。检测尿中 24 小时尿蛋白定量（24 hour urine protein，24 h Upro）、尿红细胞（red blood cells，RBC）、脂质运载蛋白（neutrophil gelatinase-associated lipocalin，NGAL）的水平。对比两组的干扰素 γ（interferon-γ，IFN-γ）、白介素 4（interleukin 4，IL-4、IFN-γ/IL-4 的比值。[结果]观察组在治疗 2 个月的总有效率为 92.59%，明显高于对照组的 77.78%，经统计学比较，差异有显著性（$P<0.05$）。两组治疗后的尿蛋白定性显著好转，观察组好转程度优于对照组，经统计学比较，差异有统计学意义（$P<0.05$）。两组治疗后的 24 小时 Upro、尿 RBC、NGAL 较治疗前降低（$P<0.05$）；观察组的 24h Upro、尿 RBC、NGAL 低于对照组，经统计学比较，差异有显著性（$P<0.05$）。两组治疗后的 IFN-γ、IFN-γ/IL-4 较治疗前升高，IL-4 较治疗前降低（$P<0.05$）；观察组的 IFN-γ、IFN-γ/IL-4 高于对照组，IL-4 低于对照组，经统计学比较，差异有显著性（$P<0.05$）。[结论]紫芪补肾汤可提高慢性肾小球肾炎脾肾阳虚证的疗效，减轻蛋白尿、血尿症状，可能与调节 Th1/Th2 细胞因子分泌有关。

关键词：紫芪补肾汤；慢性肾小球肾炎；脾肾阳虚证；蛋白尿；血尿；24 小时尿蛋白定量；尿红细胞；细胞因子

资助资金：石家庄市科学技术研究与发展计划项目（191460813）。

注：本文原载于《环球中医药》2022 年第 12 期。

28. 甘草泻心汤治疗溃疡性结肠炎作用机制研究进展

贾文君[1]　杜锦辉[2]

1. 内蒙古医科大学，内蒙古　呼和浩特　010107

2. 内蒙古医科大学附属医院中医科，内蒙古　呼和浩特　010030

摘要：溃疡性结肠炎是一种病变主要局限于大肠黏膜和黏膜下层的慢性非特异性肠道炎症性疾病，在临床治疗上一直面临着缺乏特效药物、易复发、治愈困难等难题，而目前发病机制尚未明确，也为治疗带来了困难。甘草泻心汤为半夏泻心汤加重甘草剂量而成，是治疗上热下寒胃痞病的常用方剂，在辛开苦降的基础上强调了“甘调”的重要性，是中医“和法”的具体应用。甘草泻心汤经过临床试验的运用及证实，在改善溃疡性结肠炎临床症状、控制疾病活动、减轻不良反应、降低复发率等方面具有一定优势。甘草泻心汤可通过促进紧密连接蛋白表达、促进分泌型免疫球蛋白 A 表达、减少肠上皮细胞凋亡、调节多条炎性通路、抗氧化应激、调节肠道菌群等作用改善肠黏膜过度免疫细胞浸润和组织破坏的病理状态。为甘草泻心汤进一步的实验研究和临床运用提供参考，本文通过查阅近年来相关文献来对甘草泻心汤治疗溃疡性结肠炎作用机制做一综述。

关键词：溃疡性结肠炎；甘草泻心汤；肠道黏膜屏障；免疫系统；氧化应激；肠道菌群

资助基金：内蒙古自然科学基金项目（2018MS08110）。

注：本文原载于《环球中医药》2022年第12期。

29. 梅国强教授运用柴胡类方辨治偏头痛临证经验

蒋品媛　刘松林　周　贤　许乐思　岳滢滢　陈　雨　林云崖　陈妙琪

湖北中医药大学，湖北　武汉　430061

摘要：总结国医大师梅国强教授运用柴胡类方辨治偏头痛的临证经验。梅国强教授辨治此病，以少阳为主，认为其与痰、瘀、湿、热等病邪侵犯少阳密切相关，而六经彼此循行交叉，病机可相互影响，故辨证时灵活运用六经辨证，兼顾六经之证候；同时考虑经脉与脏腑的联系，结合脏腑辨证，合理选方，多以小柴胡汤与其他经方联合使用。在用药方面，梅国强教授在柴胡类方的基础上根据病程长短，证候兼夹灵活加减，酌情配伍虫类药、活血化瘀药、理气药、清热化痰药等。

关键词：偏头痛；梅国强；柴胡类方；六经辨证；少阳；临证经验

资助基金：湖北省高等学校优秀中青年科技创新团队计划项目（T201808）；国医大师传承工作室建设项目。

注：本文原载于《中医药导报》2022年第7期。

30. 基于数据挖掘探讨国医大师辨治脾胃病的用药规律

徐　琦[1]　祁双林[2]

1. 湖南省中医药研究院，湖南　长沙　410006

2. 湖南中医药大学第二附属医院，湖南　长沙　410005

摘要：［目的］通过数据挖掘分析第一批、第二批国医大师治疗脾胃病的处方用药规律。［方法］查阅《国医大师专科专病用方经验（第1辑）脾胃肝胆病分册》《国医大师专科专病用方经验（第2辑）脾胃肝胆病分册》中收录的国医大师治疗脾胃病的处方，采用古今医案云平台及SPSS Clementine 12.0软件进行关联规则分析，使用Apriori算法挖掘其中的配伍关系，应用SPSS Statistics 25统计软件进行聚类分析和因子分析。［结果］共纳入22位国医大师治疗脾胃病的处方229首，涉及药物269味，累计频数为2552，其中频数≥20的药物共35味，排名前5位的药物依次为甘草、半夏、白芍、陈皮、黄连；药物功效分类排前3位的依次为燥湿化痰药、清热解毒药、降逆止呕药；用药以辛温、甘苦为主，多归脾、胃、肺经；对35味高频药物进行关联规则分析，共得到14条关联规则，其中党参－白术－甘草置信度最高；共提取14个公因子，因子累计贡献率为65.950%；对35味高频中药进行聚类分析，取类间距为9，聚为5类；将边权重设置为>20进行复杂网络分析，提取国医大师治疗脾胃病的核心组方为：陈皮、甘草、茯苓、砂仁、生姜、党参、半夏、白芍、白术。［结论］国医大师诊治脾胃病强调以脾胃气虚为本、痰食气滞为标的基本病机，重视温补脾胃、散寒化湿、理气和中，以治本为主，兼顾治标，临床用药独特，组方灵活，疏理调补，相配得当。

关键词：脾胃病；国医大师；数据挖掘；用药规律

资助基金：湖南省中医药科研计划项目（201844）。

注：本文原载于《中医药导报》2022年第7期。

31. 生半夏秫米汤与法半夏秫米汤的急性毒性研究

张　艳　尚春光　张亚楠　刘西建

山东中医药大学中医学院，山东　济南　250355

摘要：［目的］探讨生半夏秫米汤与法半夏秫米汤的急性毒性。［方法］120只SPF级昆明小鼠随机分为空白组、生半夏秫米汤组和法半夏秫米汤组，采用最大给药量试验，每日给药360 g/kg，连续观察14 d。实验第2、14天测血清丙氨酸转氨酶（ALT）、天冬氨酸转氨酶（AST）、肌酐（CrE）、尿素氮（BUN）值和血常规，病理检查各脏器。［结果］各组小鼠无死亡，血常规无用药相关异常变化。与空白组比较，生半夏秫米汤组和法半夏秫米汤组小鼠血清ALT、

AST、CrE、BUN 值均明显升高（$P<0.05$ 或 $P<0.01$）。实验第 2 天，与生半夏秫米汤组比较，法半夏秫米汤组小鼠血清 AST 升高，ALT 降低；实验第 14 天，与生半夏秫米汤组比较，法半夏秫米汤组小鼠血清 ALT、AST、CrE、BUN 均明显升高（$P<0.01$）。生半夏秫米汤组和法半夏秫米汤组小鼠肝肾病理学均见肝细胞水肿、点状坏死灶，肾小球扩张充血，肾小管上皮细胞肿胀，蛋白管型。法半夏秫米汤组小鼠肝细胞核溶解消失，肾小管变形及细胞管型；生半夏秫米汤组小鼠见再生肝细胞。[结论]生半夏秫米汤和法半夏秫米汤有一定肝肾毒性，但毒性较低，法半夏秫米汤的损害更大。生半夏秫米汤造成的肝损害能否完全恢复，有待进一步研究。

关键词：半夏秫米汤；急性毒性；肝毒性；肾毒性；生半夏；法半夏；小鼠

资助基金：山东省中医药科技发展计划项目（2019-0034）；山东省研究生教育优质课程（SDYKC 21050）。

注：本文原载于《中医药导报》2022 年第 8 期。

32. 宋虎杰运用经方治疗脑病后多重耐药菌肺炎经验

余亚兰　陈　霄　卓坤利

陕西中医药大学附属西安中医脑病医院，陕西　西安　710032

摘要：脑病后多重耐药菌感染性肺炎，不仅影响患者康复效果，重则危及生命，如何予以有效治疗具有积极意义。宋虎杰教授根据“肺与大肠相表里”理论，提出了“通腑泻肺法”，临床时应用柴胡剂、承气汤类方、白虎汤方等经方论治阳热证，使腑气通利，肺热随之下泄，则喘满、咳嗽自除，疗效显著。附验案 2 则以佐证。

关键词：脑病；多重耐药菌肺炎；柴胡汤；白虎汤；承气汤；通腑泻肺；经方治疗；宋虎杰；名医经验

资助基金：陕西省第二届名中医名单（陕卫办发号）全国中医临床特色技术骨干人才项目；全国中医临床特色技术骨干人才项目。

注：本文原载于《中医药导报》2022 年第 8 期。

33. 董其美应用三仁汤"角药"配伍思维辨治心系病湿证经验

毛晨晗[1]　龙　丹[2]　马文祺[1]　沈建平[3]　董其美[4]　王新东[3]

1. 南京中医药大学第三临床医学院，江苏　南京　210028

2. 湖南中医药大学第一附属医院，湖南　长沙　410021

3. 南京中医药大学第三临床医学院，江苏　南京　210028

4. 南京中医药大学附属中西医结合医院董其美名老中医学术传承工作室，江苏　南京　210028

摘要：湿邪是心系病极为重要的证候要素和病理产物。全国老中医药专家学术经验继承工作指导老师董其美临证在心系病思辨过程中注重湿邪在“闷、喘、肿、悸、晕”诸症及演变中的关键角色，倡导“心病不离湿，起于湿，成于痰，变于风火”的学术观点，认为湿是心系病“已病防变”的关键论治点。董其美宗三仁汤“角药”配伍思想，提出“宣－畅－渗”三焦分泄治心系病湿证之法，灵活运用荆防败毒散、半夏泻心汤、五苓散等经典名方加减，临床疗效显著。

关键词：三仁汤；角药；心系病；湿证；董其美；名医经验

资助基金：江苏省研究生科研与实践创新计划项目（SJCX21-0802）；全国名老中医药专家传承工作室建设项目；全国中医药创新骨干人才项目国家自然科学基金（81973766）。

注：本文原载于《中医药导报》2022 年第 8 期。

34. 黄连解毒汤对急性鼻窦炎模型大鼠鼻窦黏膜 MAPK/NF-κB 信号通路的影响

徐辉聪　钟零珠　梁卫勤　王少军

海口市第三人民医院，海南　海口　571100

摘要：[目的]探讨黄连解毒汤对急性鼻窦炎模型大鼠鼻窦黏膜丝裂原活化蛋白激酶（MAPK）/核因子－κB（NF-κB）信号通路的影响。[方法]69 只 SD 大鼠随机取 10 只作为空白对照组，其余 59 只 SD 大鼠采用肺炎链球菌混合膨胀海绵鼻腔填塞方法建立急性鼻窦炎模型，造模成功后，将 50 只 SD 大鼠随机分为模型组、黄连解毒汤低剂量组、黄连解毒汤中剂量组、黄连解毒汤高剂量组和阳性对照组，每组 10 只。各给药组大鼠采用鼻腔灌洗的方式给予相应药物，模型组和空白对照组大鼠给予等体积生理盐水鼻腔灌洗，连续给药 7 d。给药结束后，观察大鼠体征并进行鼻窦炎症状评分；鼻腔灌洗液培养观察肺炎链球菌生长情况；苏木精 - 伊红（HE）染色观察大鼠鼻窦黏膜病理损伤；酶联免疫吸附法（ELISA）检测血清中炎症因子（TNF-α、IL-6）含量；qRT-PCR 检测鼻窦黏膜 TNF-α mRNA、IL-6 mRNA 水平；Western bloting 检测鼻窦黏膜 TNF-α、IL-6 及 C-Jun N 末端激酶（JNK）、细胞外信号调节激酶 1/2（ERK1/2）、p38、NF-κB p65 水平。[结果] 与空白对照组比较，模型组大鼠鼻分泌物的细菌 CFU 值明显升高，鼻窦黏膜有明显的炎症反应，血清 IL-6 和 TNF-α 水平明显升高，鼻窦黏膜中 JNK、ERK1/2、p38、NF-κB p65 磷酸化水平明显升高，差异均有统计学意义（$P<0.05$）。与模型组比较，黄连解毒汤高、中、低剂量组和阳性对照组大鼠鼻分泌物的细菌 CFU 值明显降低，鼻窦黏膜的炎症反应明显改善，血清 IL-6 和 TNF-α 水平明显降低，鼻窦黏膜中 JNK、ERK1/2、p38、NF-κB p65 磷酸化水平明显降低，差异均有统计学意义（$P<0.05$）。[结论] 黄连解毒汤对大鼠鼻窦黏膜具有剂量依赖的保护作用，其可能与抑制 MAPK/NF-κB 信号通路的激活，以剂量依赖的方式下调炎症因子的基因转录，从而减少炎症因子的产生有关。

关键词： 急性鼻窦炎；黄连解毒汤；鼻窦黏膜；MAPK/NF-κB 信号通路；大鼠

注： 本文原载于《中医药导报》2022 年第 10 期。

35. 当归补血汤喷雾干燥工艺参数对其成分迁移的影响

裴晓蕾[1]　肖佳妹[2]　赵佳柱[2]　杨岩涛[3]　阳松威[4]

1. 湖南中医药大学药学院，湖南　长沙　410208
2. 湖南省人民医院，湖南　长沙　410005
3. 湖南中医药大学药学院，湖南　长沙　410208
4. 湖南省中药饮片标准化及功能工程技术研究中心，湖南　长沙　410208

摘要： [目的] 分析当归补血汤在不同工艺参数喷雾干燥下成分的变化。[方法] 运用指纹图谱段带总量统计矩相似度法分析不同进风温度、蠕动进料速度和雾化压力下当归补血汤干燥产品及提取液的指纹图谱信息，探讨喷雾干燥过程中不同操作参数下成分的变化情况。[结果] 喷雾干燥样品出峰时间在 10 ～ 15 min 和 15 ～ 20 min 的成分在不同进风温度条件下与提取液指纹图谱相似度变化较小，且基本在 0.95 以上;在 20 min 后的成分，当温度为 120℃时，其相似度为 0.66，且随着温度的升高，相似度急剧降低。出峰时间在 0 ～ 5 min 和 15 ～ 20 min 之间的成分受蠕动进料速度的影响不大，与提取液的相似度均在 0.95 左右；出峰时间在 5 ～ 10 min 和 10 ～ 15 min 之间的成分在蠕动进料速度高于 10 r/min 时，其相似度接近 0.95. 当雾化压力达到 0.6 MPa 时，除出峰时间在 20 min 以后的成分相似度升高外，其他成分的相似度均降低。[结论] 当归补血汤喷雾干燥过程中，不同工艺参数对不同出峰时间的成分影响不同，但均会发生一定的化学反应造成成分变化。中药复方制剂制备各单元操作参数优化时应对生产过程中的成分迁移及变化给予足够关注，在保证药效的基础上进行工艺研究以获得真正较优的制剂工艺。

关键词： 指纹图谱;总量统计矩;相似度;喷雾干燥;当归补血汤

资助基金： 国家自然科学基金（81903759）；湖南省教育厅一般项目（19C1406）；长沙市自然科学基金项目（kq2014091）；湖南省自然科学基金项目（2021JJ30512）；湖南中医药大学化学工程与技术一流学科建设项目；湖南省研究生教育创新工程 专业能力提升工程项目（CX20200759）；专业能力提升工程项目（CX20210710）。

注： 本文原载于《中医药导报》2022 年第 10 期。

36. 通窍活血汤加味方定向透药疗法配合循经推拿对脑卒中患者下肢深静脉血栓的预防效果

朱　娥　杨　莹

湖南省脑科医院 / 湖南省第二人民医院，湖南　长沙　410021

摘要： [目的] 探讨通窍活血汤加味方定向透药疗法配合循经推拿对脑卒中患者下肢深静脉血栓（DVT）的防治效果。[方法] 选取 90 例脑卒中患者，随机分为观察组和对照组，对照组采用常规护理，观察组在对照组基础上采用通窍活血汤加味方定向透药疗法配合循经推拿。15 d 后观察两组患者静脉血栓发生率、凝血功能、血液流变学指标、血清 TNF-α、IL-6 水平及护理满意度。[结果]护理后观察组出现 1 例下肢 DVT，发生率为 2.2%（1/45），对照组出现 5 例下肢 DVT，发生率为 11.1%（5/45），观察组患者下肢 DVT 发生率低于对照组（$P<0.05$）；护理后，观察组患者 PT、APTT 长于对照组，Fbg、D-D 低于对照组，差异均有统计学意义（$P<0.05$）；护理后，观察组患者血浆黏度、高切还原黏度、低切还原黏度、红细胞聚集指数低于对照组，差异均有统计学意义（$P<0.05$）；护理后，观察组患者 TNF-α、IL-6 水平明显低于对照组，差异均有统计学意义（$P<0.05$）；护理后观察组满意度为 95.6%（43/45），对照组满意度为 80.0%（36/45），观察组高于对照组，差异有统计学意义（$P<0.05$）；两组无明显不良反应。[结论]通窍活血汤定向透药疗法配合循经推拿可改善脑卒中后患者血液高凝状态，降低下肢深静脉血栓发生率。

关键词：脑卒中；静脉血栓；通窍活血汤；循经推拿；定向透药；凝血功能；血液流变学；临床研究

注：本文原载于《中医药导报》2022 年第 10 期。

37. 加味补阳还五汤外敷预防全膝关节置换术后小腿肌间静脉血栓的临床观察

兰　蓝　朱诗林

湖南中医药大学第二附属医院，湖南　长沙　410005

摘要：[目的]探讨加味补阳还五汤外敷预防人工全膝关节置换术后患者小腿肌间静脉血栓的效果。[方法]纳入 2021 年 3 月至 2022 年 3 月在湖南中医药大学第二附属医院行单侧人工全膝关节置换术的 46 例患者作为研究对象，将其分为对照组与观察组，每组各 23 例。其中对照组采取常规护理与抗凝治疗，观察组在对照组的基础上联合加味补阳还五汤外敷治疗。比较两组患者的术后血栓发生率，术后第 1 天与第 10 天的 D- 二聚体值、凝血酶原时间与部分凝血酶原时间，护理满意度。[结果]观察组的术后血栓发生率明显低于对照组（$P<0.05$）；两组患者术后第 1 天的 D- 二聚体值、凝血酶原时间与部分凝血酶原时间比较，差异均无统计学意义（$P>0.05$），观察组患者术后第 10 天的 D- 二聚体值明显低于对照组（$P<0.05$），凝血酶原时间与部分凝血酶原时间明显短于对照组（$P<0.05$）；对照组护理满意度为 82.6%（19/23），观察组护理满意度为 91.3%（21/23），两组患者的护理满意度比较，差异无统计学意义（$P>0.05$）。[结论]对于人工全膝关节置换术后的患者，在常规护理与抗凝的基础上，联合加味补阳还五汤外敷可降低术后小腿肌间静脉血栓的发生率，效果显著且安全，值得推广。

关键词：静脉血栓；全膝关节置换术；加味补阳还五汤；外敷；膝骨关节炎；中医特色护理技术

资助基金：湖南省教育厅科学研究项目（21C0230）；湖南省中医药科研计划项目（D2022046）。

注：本文原载于《中医药导报》2022 年第 10 期。

38. 张琼运用柴葛解肌汤加减治疗慢性阻塞性肺疾病急性加重期经验

马秋晓[1]　张新宇[2]　崔力心[2]　张　琼[1]

1. 中国中医科学院西苑医院，北京　100091

2. 中国中医科学院西苑医院，北京　100091

3. 北京中医药大学研究生院，北京　100020

摘要：总结张琼运用柴葛解肌汤加减治疗慢性阻塞性肺疾病（COPD）急性加重期的经验。张琼认为 COPD 病机本虚标实，病性虚实错杂，常因外感诱发急性加重，急性期病性以标实为重，稳定期以本虚为主。治疗上基于“异病同治，急则治其标、缓则治其本”的思想，以表里同治、标本兼治为主要治法，运用柴葛解肌汤加减治疗慢性阻塞性肺疾病急性加重期，临床疗效显著。

关键词：慢性阻塞性肺疾病；急性加重期；柴葛解肌汤；张琼；名医经验

资助基金：国家自然科学基金（81673817）；中国中医科学院科技创新工程（CI2021A01106）。

注：本文原载于《中医药导报》2022 年第 11 期。

39. 杜少辉应用经方论治胃癌经验

朱燕娴[1]　杜少辉[1]　黄　玮[2]　招伟成[1]　杨　晖[1]

1. 广州中医药大学附属第四临床医学院，广东　深圳　518000

2. 广州中医药大学第二附属医院，广东　广州　510120

摘要：杜少辉认为胃癌的病因病机为本虚标实，

本为脾土虚寒，标为心、胃、胆热，寒热错杂，升降失调，运化失司，痰瘀内生，痰瘀互结于胃，当以扶正祛邪，温太阴脾土，泻心、胆、胃之热，寒热并治，化痰散瘀为法治之。胃失和降，心火不降，上热下寒，寒热不调，治法为辛开苦降，泻心火之热，调和寒热，半夏泻心汤加减以治之；太阴脾土虚寒兼表虚易感，而心胃不降，治法为温阳泻热，温脾土之虚寒，泻心胃之热，寒热并治，附子泻心汤合桂枝人参汤加减以治之；少阳胆热，太阴虚寒，寒热错杂，治法为泻少阳胆热，温太阴虚寒，寒热并调，柴胡桂枝干姜汤加减以治之。附验案 3 则以佐证。

关键词：胃癌；经方；半夏泻心汤；附子泻心汤；桂枝人参汤；柴胡桂枝干姜汤；杜少辉；名医经验

注：本文原载于《中医药导报》2022 年第 11 期。

40.《伤寒论》合病、并病的诠释学研究

杨嘉琪　廖家明　张明春　张以宁　张　涛

天津中医药大学，天津　301617

摘要：本文结合《伤寒论》文本特征，运用条文内、条文间、398 条外及文本间的诠释学循环方法，对合病、并病进行研究。合病的治疗以祛除一经邪气为主，故合病是外邪主要侵袭一经，其他经未受邪或感邪较轻，而主要受邪之经的病变能够影响其他经的功能活动，故合病多表现为一经以上的复杂证候。并病的治疗以祛除多经邪气为主，故并病处于外邪传经过程中，外邪尚未全部传至下一经，两经证候并见的阶段。合病强调病理状态下六经之间的相关性，并病则侧重疾病在外感病邪传变过程中的动态变化。

关键词：合病；并病；六经；《伤寒论》；诠释学

资助基金：天津市教委人文社科项目（2019SK028）。

注：本文原载于《中医药导报》2022 年第 12 期。

41. 姚魁武运用升降散加减治疗心系疾病经验

李　娜[1]　姚魁武[2]

1. 北京中医药大学　北京　100029

2. 中国中医科学院广安门医院　北京　100053

摘要：升降散原为治温十五方总方，现代多用于治疗证属三焦火郁、气机失畅的外感及内伤病，该方功效以“清透、清泻”及“调畅气机”为特点。姚魁武教授抓住火热郁闭、升降失常的病机，用此方治疗胸痛、不寐、眩晕等心系疾病，常与银翘散、交泰丸、栀子干姜汤、丹参饮、天麻钩藤饮、黄芪赤风汤、四逆散等方合用，以清透清泄、宣畅气机为治则，采用宣泄郁热、升清降浊、表里双解、气血并治的治法，常取得不错的疗效。附 2 则验案以佐证。

关键词：升降散；心系疾病；升清降浊；姚魁武；名医经验

资助基金：国家自然科学基金（81873173）；国家重点研发计划（2019YFC1708703）。

注：本文原载于《中医药导报》2022 年第 12 期。

42. 加味黄连温胆汤治疗代谢综合征伴早期肾损伤的临床效果观察

董新禹[1]　邹国良[2]　韩宇博[2]　韩　艺[1]　刘　莉[2]

1. 黑龙江中医药大学，黑龙江　哈尔滨　150040

2. 黑龙江中医药大学附属第一医院心血管科，黑龙江　哈尔滨　150040

摘要：[目的] 观察加味黄连温胆汤治疗代谢综合征（MS）合并早期肾损伤患者的临床效果。[方法] 选取 2020 年 1 月至 2021 年 1 月在黑龙江中医药大学附属第一医院就诊的 MS 伴早期肾损伤患者 82 例。按照随机数字表法分为观察组、对照组，各 41 例。对照组给予常规治疗，观察组在对照组基础上服用加味黄连温胆汤治疗，治疗 8 周后进行效果评价。比较 2 组中医证候疗效和治疗前后血脂 [三酰甘油、高密度脂蛋白胆固醇（HDL–C）]、空腹血糖、空腹胰岛素、胰岛素抵抗指数（HOMA–IR）水平、尿微量蛋白四项 [α1 微球蛋白（A1M）、尿转铁蛋白（TRU）、尿微量白蛋白（MA）、尿免疫球蛋白（IGU）] 阳性比例及不良反应发生情况。[结果] 观察组治疗后中医证候疗效总有效率高于对照组 [82.9%（34/41）比 51.2%（21/41）]，差异有统计学意义（$P<0.05$）。治疗后，观察组空腹血糖、空腹胰岛素、HOMA–IR 水平均低于对照组，HDL–C 水平高于对照组，差异均有统计学意义（均 $P<0.05$）。治疗后，2 组 A1M、TRU、MA、IGU 的阳性比例低于治疗前，且观察组 A1M、MA 阳性比例均低于对照组，差异均

有统计学意义（均 $P<0.05$）。2 组治疗 8 周期间均未出现不良反应事件。[结论] 加味黄连温胆汤治疗 MS 伴早期肾损伤患者效果明显，其能改善患者血脂血糖水平和胰岛素抵抗程度，减少尿微量蛋白系列指标阳性率，且安全性较好。

关键词： 加味黄连温胆汤；代谢综合征；早期肾损伤；尿微量蛋白系列

资助基金： 国家自然科学基金（82074346）；黑龙江省博士后经费项目（LBH-Z18253）；黑龙江中医药大学校科研基金（2019TD01）；黑龙江中医药大学校科研基金（2019BS02）。

注： 本文原载于《中国医药》2022 年第 7 期。

43. 当归苦参丸联合透明质酸凝胶外用治疗脂溢性皮炎的效果分析

常　征[1]　朱　彬[2]　张艳菊[3]　杨晓辉[3]　安俊丽[3]　刘俊鹏[4]

1. 北京医院药学部　国家老年医学中心　中国医学科学院老年医学研究院北京市药物临床风险与个体化应用评价重点实验室（北京医院），北京　100730
2. 首都医科大学附属复兴医院药学部，北京　100038
3. 国家儿童医学中心首都医科大学附属北京儿童医院药学部，北京　100045
4. 北京医院心内科　国家老年医学中心　中国医学科学院老年医学研究院，北京　100730

摘要： [目的] 探讨当归苦参丸联合透明质酸凝胶外用治疗脂溢性皮炎的效果。[方法] 选择 2017 年 12 月至 2021 年 12 月北京医院收治的 120 例脂溢性皮炎患者，按照随机数字表法分为对照组和观察组，每组 60 例。对照组给予透明质酸凝胶外用治疗，观察组在对照组基础上给予当归苦参丸治疗，2 组均治疗 1 个月。比较 2 组患者的中医证候评分、临床疗效、皮肤屏障功能以及皮肤表皮组织炎性因子水平。[结果] 观察组治疗后的皮损数量形态、分布范围、鳞屑程度、渗出糜烂程度、瘙痒程度评分均低于对照组 [（0.90±0.15）分比（1.21±0.13）分、（0.86±0.11）分比（1.37±0.17）分、（0.33±0.10）分比（0.81±0.13）分、（0.31±0.11）分比（0.76±0.14）分、（0.74±0.14）分比（1.13±0.19）分]，差异均有统计学意义（均 $P<0.05$）。观察组治疗后总有效率高于对照组 [93.3%（56/60）比 80.0%（48/60）]，差异有统计学意义（x2=4.615，$P=0.032$）。观察组治疗后经表皮失水率、皮脂分泌率均低于对照组，皮肤含水量高于对照组 [（9.0±1.3）% 比（11.3±1.8）%、（53±6）% 比（45±6）%、（24±4）% 比（38±5）%]，差异均有统计学意义（均 $P<0.05$）。观察组治疗后的白细胞介素 10 水平高于对照组，γ 干扰素、肿瘤坏死因子 α 水平均低于对照组，差异均有统计学意义（均 $P<0.05$）。2 组治疗期间均未出现明显不良反应。[结论] 当归苦参丸联合透明质酸凝胶外用治疗脂溢性皮炎的效果良好，可有效缓解患者的临床症状，且可改善皮肤屏障功能与皮肤表皮组织炎症反应。

关键词： 脂溢性皮炎；当归苦参丸；透明质酸凝胶；皮肤屏障功能

资助基金： 全国中药特色技术传承人才培训项目。

注： 本文原载于《中国医药》2022 年第 7 期。

44. 真武汤合葶苈大枣泻肺汤加减联合常规西药治疗心力衰竭临床效果及安全性的 Meta 分析

王　滋　张振民　尚菊菊

首都医科大学附属北京中医医院心血管内科，北京　100010

摘要： [目的] 应用 Meta 分析的方法探讨真武汤合葶苈大枣泻肺汤加减联合常规西药治疗心力衰竭的临床效果及安全性。[方法] 计算机检索中国学术期刊全文数据库、万方数据库、PubMed、Cochrane library，收集真武汤合葶苈大枣泻肺汤加减联合常规西药（观察组）对比单纯常规西药（对照组）治疗心力衰竭的临床随机对照试验，检索时间为建库起至 2022 年 3 月 15 日，采用 Review Manager 5.3 软件进行 Meta 分析。[结果] 最终纳入 12 项临床随机对照研究，共 749 例患者。Meta 分析结果显示，观察组治疗后的血 N 末端 B 型脑钠肽前体（NT-proBNP）水平低于对照组（标准化均数差 =-2.06，95% 置信区间：-2.36 ～ -1.75，Z=13.35，$P<0.01$），左心室射血分数（LVEF）水平、临床疗效（总有效率）、中医证候疗效、生活质量高于 / 优于对照组，差异均有统计学意义（均 $P<0.01$）。2 组患者治疗后血 B 型脑钠肽水平、不良反应发生率差异均无统计学意义（$P=0.15$、0.02）。[结论] 真武汤合葶苈大枣泻肺汤加减联合常规西药与单纯西药治疗相比，能够提高心力衰竭患者 LVEF 水平，降低血 NT-proBNP 水平，

提高临床总有效率、中医证候疗效，改善患者生活质量，且临床应用安全性良好。

关键词：心力衰竭；真武汤；葶苈大枣泻肺汤；Meta 分析

资助基金：北京中医药大学孙思邈研究院中医药科研项目（SSMYJY-2-2021-01）。

注：本文原载于《中国医药》2022 年第 8 期。

45. 苍术麻黄汤对血脂异常痰浊阻滞证患者血脂水平及中医证候改善的临床研究

李璐璐[1]　胡　馨[2]　刘红旭[2]

1. 北京市和平里医院医务科，北京　100013

2. 首都医科大学附属北京中医医院心脏中心，北京　100010

摘要：[目的]探讨苍术麻黄汤（苍麻汤）对血脂异常的痰浊阻滞证患者中医证候的临床疗效及安全性。[方法]选取 2019 年 1 月至 2022 年 5 月首都医科大学附属北京中医医院及北京市和平里医院收治的符合高总胆固醇/高低密度脂蛋白胆固醇（LDL-C）及中医痰浊阻滞证诊断标准的患者 60 例，抽血进行相关指标检测并记录。比较患者口服苍麻汤治疗 4 周及 8 周时相关生化指标变化及不良反应记录，同时将治疗 8 周时中医证候量表评分进行记录后加以分析。[结果]60 例患者治疗 4 周时与治疗前的总胆固醇、LDL-C、三酰甘油水平比较无明显变化，治疗 8 周时呈现血脂水平略有下降，但未达到预设的统计学差异显著性。治疗 4、8 周时血常规、肝功能、血尿素氮、肌酸激酶等安全性指标与治疗前比较差异均无统计学意义（$P>0.05$）；治疗 4 周时的 HDL-C 与治疗前比较差异无统计学意义（$P>0.05$）；治疗 8 周时患者 HDL-C 较治疗前有升高，差异有统计学意义（$P<0.05$）。治疗 8 周时患者体型、头重如裹、呕恶痰涎、肢麻沉重、倦怠乏力的中医证候评分均低于治疗前[（1.62±0.64）分比（1.87±0.72）分、（1.12±0.37）分比（1.78±0.61）分、（1.10±0.30）分比（1.32±0.60）分、（1.18±0.43）分比（1.67±0.71）分、（1.33±0.57）分比（1.72±0.80）分]（均 $P<0.05$），便溏的评分高于治疗前[（1.70±0.96）分比（1.25±0.60）分]（$P<0.05$）。[结论]苍麻汤可升高血脂异常的痰浊阻滞证患者 HDL-C 水平，并且可以改善患者体型、头重如裹、呕恶痰涎、肢麻沉重、倦怠乏力、便溏等中医证候，且具有良好的安全性。

关键词：血脂异常；苍术麻黄汤；痰浊阻滞证；中医证候

资助基金：首都医科大学附属北京中医医院院级基金（XX-201705）。

注：本文原载于《中国医药》2022 年第 10 期。

46. 国医大师禤国维应用牡蛎及其药对治疗皮肤病经验

肖君琳[1]　陈逵凡[2]　熊述清[3]　裴　悦[3]　梁家芬[3]　禤国维[3]　李红毅[3]

1. 广州中医药大学第二临床医学院，广东　广州　510405

2. 南方医科大学皮肤病医院中医皮肤科，广东　广州　510095

3. 广东省中医院皮肤科，广东　广州　510120

摘要：牡蛎为临床常用药，具有镇惊安神、平肝潜阳、收敛固涩、软坚散结、质酸止痛等功效。国医大师禤国维认为牡蛎富含多种矿物质，可以治疗各种过敏性皮肤病，并具有“止惊恚怒气”的功效，可改善患者紧张、焦虑的情绪，并可用于色素脱失性皮肤病的治疗。禤教授在临床上灵活应用牡蛎及其药对治疗荨麻疹、白癜风、斑秃等多种皮肤病，常获良效。文章总结禤教授应用牡蛎及其药对治疗多种皮肤病的经验，为各位同道拓宽了中药治疗疾病的思路。

关键词：牡蛎；药对；皮肤病；国医大师；临床经验；禤国维

资助基金：国家中医药管理局课题项目（LP0119045）。

注：本文原载于《天津中医药》2022 年第 7 期。

47. 王耀光教授运用白虎汤经验

杨思齐[1、2]　王钰涵[1、2]　王耀光[1、2]

1. 天津中医药大学第一附属医院，天津　300381

2. 国家中医针灸临床医学研究中心，天津　300381

摘要：白虎汤由生石膏、知母、甘草、粳米组成，乃《伤寒论》中阳明经证的代表方剂。后世医家总结前贤经验，在白虎汤基础上加减化裁，拓展了白虎汤的临床应用，主要用于治疗外感热病和内伤杂病。文章介绍了王耀光教授对白虎汤的认识和临床运用白虎汤化裁治疗尿崩症、过敏性紫癜的经验，以飨同道。

关键词： 经方；白虎汤；名医经验；王耀光

资助基金： 国家科技部课题项目（2008YFC1704102）；南开大学院级课题项目（63185021）。

注： 本文原载于《天津中医药》2022 年第 7 期。

48.《伤寒论》“热入血室”的诠释方法研究

马　静[1、2]　李　瑶[3]　张　涛[3]

1. 天津中医药大学第一附属医院，天津　300381
2. 国家中医针灸临床医学研究中心，天津　300381
3. 天津中医药大学，天津　301617

摘要： 自《伤寒论》始，在汗牛充栋的中医典籍之中，“血室”一词并不常见。历代医家对“热入血室”之证异说纷纭，大多集中在“冲脉说”“胞宫说”“肝脏说”，三者皆为诠释“热入血室”的不同趋向奠定基础，然都尚存疑虑。随着诠释学理论风发泉涌，通过结合诠释学的研究方法对其进行探讨，分析各种诠释方法对“热入血室”解释的合理性，进一步阐明各类说法均是一种趋于综合的解读，中医经典的诠释需要方法学的反思意识。

关键词： 诠释学；伤寒论；血室

资助基金： 天津市教委人文社科项目（2019SK028）。

注： 本文原载于《天津中医药》2022 年第 7 期。

49. 益气养荣组方对脾肾两虚型小细胞肺癌患者化疗后免疫功能干预效果随机对照研究

王振强[1]　王洪亮[1]　陈晶晶[1]　张庆江[1]　赵　阳[1]
李小江[2]　董雪珊[1]　赵　芳[1]　张　瑞[3]　赵怡然[4]

1. 河北中医学院附属沧州中西医结合医院，河北　沧州　061000
2. 天津中医药大学第一附属医院，天津　300381
3. 华北理工大学，河北　唐山　063210
4. 河北大学，河北　保定　071002

摘要： [目的] 观察益气养荣组方对脾肾两虚型小细胞肺癌化疗患者免疫功能的影响。[方法] 随机选择 2018 年 1 月—2019 年 6 月行小细胞肺癌化疗治疗患者 120 例进行本次研究。使用随机数字法将患者分为观察组和对照组各 60 例，所有患者均给予 EC 方案进行化疗，对照组患者给予 EC 化疗方案配合常规止呕、护肝、护胃治疗，观察组在对照组治疗方案基础上给予中药汤剂益气养荣组方进行治疗，观察组和对照组连续干预 2 个化疗周期。比较两组患者干预前后血常规、骨髓抑制情况、免疫功能变化情况。[结果] 两组患者干预前白细胞（WBC）、血小板（PLT）、中性粒细胞（NEUT）、血红蛋白（Hb）水平无明显差异（$P>0.05$），化疗 1 个疗程后 14 d、化疗 2 个疗程后 14 d 两组患者上述血常规指标与干预前相比均有升高（$P<0.05$），但观察组各时间点各项指标均高于对照组，且差异具有统计学意义（$P<0.05$）；两组患者 2 次化疗发生骨髓抑制分度情况均有统计学差异（$P<0.05$），均为 0 度患者对照组低于观察组，Ⅲ、Ⅳ度骨髓抑制患者对照组高于观察组。观察组 2 次化疗患者骨髓抑制发生率均低于对照组，且具有统计学意义（$P<0.05$）；两组患者化疗前 $CD3^+T$、$CD4^+T$、$CD8^+T$、$CD4^+/CD8^+$、自然杀伤细胞（NK）水平均无明显差异（$P>0.05$），化疗 2 个疗程后 $CD3^+T$、$CD4^+T$、$CD4^+/CD8^+$、NK 水平与化疗前相比均有所降低（$P<0.05$），$CD8^+T$ 水平无明显改变（$P>0.05$），观察组化疗后 $CD3^+T$、$CD4^+T$、$CD8^+T$、$CD4^+/CD8^+$、NK 水平均高于对照组（$P<0.05$），$CD8^+T$ 水平无组间差异（$P>0.05$）。[结论] 益气养荣组方对脾肾两虚型小细胞肺癌化疗患者的骨髓抑制具有很好的治疗效果，降低骨髓抑制的发生率，同时能够提高患者的免疫功能，应于临床推广应用。

关键词： 益气养荣组方；脾肾两虚；小细胞肺癌；化疗；骨髓抑制；免疫功能

资助基金： 河北省中医药管理局课题（2017297）。

注： 本文原载于《天津中医药》2022 年第 8 期。

50. 加减开郁种玉汤联合团体心理干预对肝郁肾虚型不明原因不孕症患者子宫内膜容受性的影响

赵志梅[1、2]　晁春娥[1、2]　张　静[1、2]　马赛花[1、2]

1. 天津中医药大学第一附属医院生殖中心，天津　300381

2. 国家中医针灸临床医学研究中心，天津　300381

摘要：[目的]探讨加减开郁种玉汤及联合团体心理干预对不明原因不孕症（UI）患者子宫内膜容受性的影响。[方法]选择2018年11月—2019年11月就诊于天津中医药大学第一附属医院生殖中心符合标准的90例UI患者，随机分为中药组、对照组和联合组，每组各30例。中药组于月经周期第5天开始口服加减开郁种玉汤，每日1服，连服14 d为1个疗程，并监测排卵，指导同房，共治疗3个疗程。治疗结束后随访3个月。对照组不予任何干预，每月随访1次，观察6个月。联合组在中药组基础上予以6次团体心理干预治疗。观察各组子宫内膜容受性相关指标，包括人绒毛膜促性腺激素（HCG）日子宫内膜厚度、内膜分型、子宫内膜下血流状态及子宫动脉动力学参数，及血清血管内皮生长因子（VEGF）水平。[结果]（1）子宫内膜容受性相关性指标：联合组HCG日子宫内膜厚度、A型内膜、子宫内膜下血流、中药组HCG日子宫内膜厚度较治疗前改善（$P<0.05$）；治疗后，联合组HCG日子宫内膜厚度、A型内膜、子宫内膜下血流、中药组HCG日子宫内膜厚度较对照组显著改善（$P<0.05$）。联合组及中药组双侧子宫动脉血流灌注指数（PI）之和、血流阻力指数（RI）之和及血管收缩压与舒张压比值（S/D）较前显著降低（$P<0.05$），对照组双侧PI之和、RI之和及S/D较前显著升高（$P<0.05$）；治疗后，联合组、中药组双侧PI之和、RI之和及S/D较对照组显著降低，且联合组双侧RI之和较中药组显著降低（$P<0.05$）。（2）血清VEGF：联合组、中药组VEGF水平较前显著升高（$P<0.05$）。[结论]加减开郁种玉汤联合团体心理干预能够改善UI患者子宫内膜厚度、形态及子宫动脉血流灌注，进而改善子宫内膜容受性。

关键词：不明原因不孕症；加减开郁种玉汤；团体心理干预；子宫内膜容受性

资助基金：天津市教委科研计划项目（2018KJ013）。

注：本文原载于《天津中医药》2022年第8期。

茯　神

【别名】伏神。

【植物形态】

茯神，菌核球形、卵形、椭圆形至不规则形，长10~30cm或者更长，重量也不等，一般重500~5000g。外面吸厚而多皱褶的皮壳，深褐色，新鲜时软干后变硬；内部白色或淡粉红色，粉粒状。子实体生于菌核表面，全平伏，厚3~8cm，白色，肉质，老后或干后变为浅褐色。菌管密长2~3mm管壁薄，管口圆形、多角形或不规则形，径0.5~1.5cm，口缘裂为齿状。孢子长方形至近圆柱形，平滑，有一歪尖，大小（7.5~9）μm×（3~3.5）μm。

【功能主治】

宁心，安神，利水。治心虚惊悸，健忘，失眠，惊痫，小便不利。

①《名医别录》："疗风眩，风虚，五劳，口干。止惊悸，多恚怒，善忘。开心益智，养精神。"

②《药性论》："主惊痫，安神定志，补劳乏；主心下急痛坚满，小肠不利。"

③《本草再新》："治心虚气短，健脾利温。"

王佳宝教授等学验选编

1. 张伯礼教授运用八珍汤从气血论治胸痹验案举隅

王佳宝　王昭琦　李　霄　张　晗　江　丰
天津中医药大学，天津 301617

摘要： 胸痹之病包含了西医“冠心病”“心绞痛”等心血管疾病，是中医药治疗的优势病种。张伯礼教授根据多年临证经验，认为胸痹心痛主要病机为阳微阴弦，以气血阴阳虚衰为本，以气滞、寒凝、痰浊、血瘀为标，注重对该病本虚标实之辨识，除化痰逐瘀之法治疗标实之证外，尤注重补益气血以体现治本的重要性。当前诸多医者认为，胸痹主要矛盾是血瘀，故多选活血化瘀药物为主要治疗方法，对胸痹的病机及虚实变化认识不足，不识护本，不辨气血，长期使用攻伐活血之品，犯虚虚之戒。文章通过整理验案，体现张伯礼教授以气血论治胸痹的辨证思维。

关键词： 八珍汤；气血；胸痹；冠心病；张伯礼

资助基金： 全国基层名老中医药专家传承工作室建设项目；全国示范性劳模和工匠人才创新工作室张伯礼创新工作室。

注： 本文原载于《天津中医药》2022 年第 8 期。

2. 孙树椿教授应用腰痹汤治疗痰瘀互结腰痛的经验

侯晓宙　王　平　殷　京　陈　帆　杨满红　张　清
中国中医科学院望京医院，北京 100102

摘要： 腰痛在临床越来越常见，往往反复发作，对人们的生活质量、工作效率都产生了严重影响。腰痛的病因多认为风寒湿痹阻经络、湿热蕴蒸、瘀血阻络等病因导致。腰痛常常为慢性病程，痰瘀互结更是腰痛反复发作、缠绵难愈的关键。孙树椿教授认为，慢性腰痛需从“痰、瘀”论治，腰痹汤加减治疗痰瘀互结型腰痛效果显著，值得推广。

关键词： 孙树椿；腰痹汤；痰瘀互结；腰痛

注： 本文原载于《天津中医药》2022 年第 9 期。

3. 陈宝贵教授治疗慢性荨麻疹经验采撷

彭　程[1]　王　达[2]　寇子祥[2]　陈宝贵[2]
1. 天津市南开区衷中参西汇通医社中医诊所，天津 300110
2. 天津中医药大学附属武清中医医院，天津 301700

摘要： 慢性荨麻疹是指病程大于 6 周，以局部皮肤瘙痒、风团为主要表现的一类病症。陈宝贵教授认为，该病多属本虚标实，以正气不足为本，外感六淫为重要诱因。临床以表虚风袭、表寒里热、阴虚血燥、湿热毒蕴几大证型为多见，治疗时应当灵活遣药。

关键词： 慢性荨麻疹；名老中医经验；陈宝贵

资助基金： 全国基层名老中医药专家传承工作室建设项目；全国名中医传承工作室建设项目。

注： 本文原载于《天津中医药》2022 年第 9 期。

4. 升陷汤加味联合西医综合治疗慢性心力衰竭气虚血瘀证患者的临床疗效观察

赵玉珂[1]　陆　峰[2]　范晓艳[2]
1. 山东中医药大学，济南 250014
2. 山东中医药大学附属医院心血管病一科，济南 250014

摘要： [目的] 观察升陷汤加味联合西医综合治疗慢性心力衰竭（CHF）气虚血瘀证患者的临床疗效。[方法] 将 60 例 CHF 气虚血瘀证患者随机分为对照组和观察组，每组 30 例；对照组患者接受常规西医治疗，观察组患者在对照组基础上加服升陷汤加味，疗程为4周。观察患者治疗前后Lee氏心衰评分、中医证候疗效评分、左室射血分数（LVEF）、血清N末端B型利钠肽原（NT-proBNP）水平，并观察统计两组的临床疗效。[结果]观察组心功能疗效有效率为93.34%（28/30），对照组为66.67%（20/30），观察组中医证候疗效有效率为96.67%（29/30），对照组为70.00%（21/30），两组患者心功能疗效、中医证候疗效评分比较，差异均有统计学意义（$P<0.05$）。治疗后两组患者Lee氏心衰评分、中医证候疗效评分、血清NT-proBNP水平均较前降低,LVEF较前增加，差异均有统计学意义（$P<0.05$）。观察组患者治疗后Lee氏心衰评分、中医证候疗效评分、血清NT-proBNP水平均低于对照组，LVEF高于对照组，差异均有统计学意义（$P<0.05$）。两组患者无明显不良事件发生。[结论]升陷汤加味联合西医综合治疗可更好地提高CHF气虚血瘀证患者临床疗效，改善临床症状，降低血清NT-proBNP水平，提高LVEF，改善心功能。

关键词：心力衰竭；气陷；升陷汤加味；气虚血瘀；临床疗效观察；中西医结合

注：本文原载于《天津中医药》2022年第11期。

5.“火郁发之”在《伤寒论》中的体现

姬越越　田　露

天津中医药大学，天津 301617

摘要：“火郁”作为疾病之机要，能够反映当下的疾病状态，贴近于疾病本质。张仲景根据火邪郁滞在体内的不同阶段和部位，利用汗、散、和、补之法对其进行针对性治疗。此外，在论治过程中还注意把控“发之”的程度，防止“发之”太过，提倡气机得通则止。《伤寒论》熔理论与实践为一炉，具有重要的临床意义与实用价值，推动了“火郁发之”理论的发展。文章从“火郁”的病因病机、临床表现以及“火郁发之”的具体应用3个方面探讨“火郁发之”理论在《伤寒论》中的运用。

关键词：伤寒论；火郁发之；治则

资助基金：天津市卫健委中医古籍文献收集整理项目（ZX2021021）。

注：本文原载于《天津中医药》2022年第11期。

6.当归四逆汤加味联合温针齐刺治疗肱骨外上髁炎疗效及对疼痛介质和近期预后的影响

金　峥　赵瑾琳　朱　磊　李韵清　张　威

中国人民解放军陆军第八十一集团军医院中医康复理疗科，张家口 075000

摘要：[目的]探讨当归四逆汤加味联合温针齐刺治疗风寒阻络型肱骨外上髁炎（LE）的临床疗效。[方法]选择84例LE患者，按照随机数字表法分为观察组（42例）和对照组（42例），对照组予以温针齐刺治疗，观察组予以中药当归四逆汤加味联合温针齐刺治疗。比较两组治疗前后疼痛视觉模拟评分（VAS）、Mayo肘关节功能评分（MEPS）、无痛握力（PFG）、压痛阈值（PPT），并比较两组治疗前后血清P物质（SP）、缓激肽、前列腺素E2(PGE2)、β-内啡肽（β-ET）水平；疗程结束后对两组随访6个月，应用Verhaar网球肘疗效评价系统评估两组近期预后，比较两组6个月临床疗效。[结果]治疗后观察组疼痛VAS评分低于对照组（$P<0.01$），MEPS评分、PFG、PPT均高于对照组（$P<0.01$），血清SP、缓激肽、PGE2水平低于对照组，β-ET水平高于对照组（$P<0.01$），6个月临床疗效优于对照组（$P<0.05$），差异均有统计学意义。[结论]当归四逆汤加味联合温针齐刺可有效调节疼痛介质释放，缓解疼痛，提高肘关节功能水平，改善近期预后，治疗风寒阻络型LE效果显著。

关键词：肱骨外上髁炎；当归四逆汤加味；温针齐刺；疼痛介质；预后

资助基金：河北省张家口市重点研发计划项目（2121154D）。

注：本文原载于《天津中医药》2022年第11期。

7.消岩汤介导TNKS抑制肺腺癌细胞生长的初步探讨

韩燕燕　郑　旭　兰　福　李　翀

天津中医药大学第一附属医院病理科，天津 300381

国家中医针灸临床医学研究中心，天津 300381

摘要：[目的]探讨端锚聚合酶（TNKS）在消岩汤抗肺腺癌细胞作用中的表达及意义。[方法]采用免疫组织化学检测 37 例肺腺癌患者癌及癌旁组织中 TNKS 的表达情况。实时荧光定量聚合酶联反应（qRT-PCR）检测梯度浓度消岩汤处理肺腺癌 A549 细胞后，TNKS mRNA 水平的表达；CCK-8 法、γ-H2AX 细胞免疫荧光、DNA 修复试验分别检测各组 A549 细胞的增殖、DNA 损伤及 DNA 修复能力，划痕实验及 Transwell 小室分别检测各组 A549 细胞的迁移及侵袭能力。[结果]（1）TNKS 蛋白在肺腺癌组织中的阳性表达率为 63.00%，在癌旁组织中阳性表达率为 18.92%，差异有统计学意义（$P<0.05$）。（2）随消岩汤浓度升高，A549 细胞中 TNKS mRNA 水平的表达降低。（3）当 TNKS 被下调时，A549 细胞增殖活性降低，γ-H2AX 表达增强，细胞 DNA 修复能力、迁移和侵袭能力受抑制，同样给予消岩汤处理细胞后，结果与 TNKS 下调组一致。[结论] TNKS 与肺腺癌细胞的增殖、DNA 损伤修复、迁移和侵袭密切相关，消岩汤抗肿瘤作用可能与下调 TNKS 的表达有关。

关键词：端锚聚合酶；消岩汤；肺腺癌；DNA 损伤

资助基金：国家自然科学基金（81774054）；天津中医药大学第一附属医院拓新工程（YB202111）。

注：本文原载于《天津中医药》2022 年第 11 期。

8. 经方麻黄附子细辛汤合防己黄芪汤减轻膜性肾病小鼠氧化应激损伤的机制研究

黄　山　刘纳文　郝　阳

天津市第一中心医院中医科，天津 300192

摘要：[目的]观察经方麻黄附子细辛汤合防己黄芪汤治疗阳离子化牛血清白蛋白（C-BSA）制备膜性肾病小鼠模型的有效性，及对肾组织超氧化物歧化酶（SOD）、丙二醛（MDA）、白细胞介素（IL）-6、单核细胞趋化蛋白 -1（MCP-1）水平、核转录因子 -κB（NF-κB）表达的影响。[方法]60 只 Balb/c 小鼠按体质量分层随机分为正常组、模型组，中药低、中、高剂量组各 12 只。C-BSA 制备膜性肾病小鼠模型。给药 6 周后取血清，全自动生化分析仪检测小鼠血清白蛋白（ALB）、三酰甘油（TG）、总胆固醇（TC）、血肌酐（SCr）、尿素氮（BUN）的水平；苏木精 - 伊红（HE）染色和过碘酸雪夫（PAS）染色观察肾组织病例形态学变化；酶联免疫吸附（ELISA）试剂盒检测肾脏组织 SOD、MDA、IL-6、MCP-1 含量表达；运用免疫组化染色法检测肾组织 NF-κB 蛋白的表达。[结果]给药 6 周后，与模型组比较，中药低、中、高各剂量浓度组 TG、TC 水平各有不同程度的下降（$P<0.05$ 或 $P<0.01$），ALB 水平显著提高（$P<0.01$），小鼠的肾小球和肾小管结构损伤程度较模型组都有了不同程度的改善。肾组织 SOD 含量均有不同程度的增加（$P<0.05$ 或 $P<0.01$），MDA、IL-6、MCP-1 含量均明显下降（$P<0.01$）。小鼠肾组织 NF-κB 蛋白表达均有不同程度的下降（$P<0.05$ 或 $P<0.01$）。[结论]经方麻黄附子细辛汤联合防己黄芪汤可有效改善脂质代谢紊乱，提高血浆白蛋白水平，减轻膜性肾病小鼠肾脏病理损害，对膜性肾病小鼠具有治疗作用；可有效抑制膜性肾病小鼠肾脏氧化应激反应和炎症反应，其机制可能与抑制 NF-κB 通路有关。

关键词：麻黄附子细辛汤；防己黄芪汤；膜性肾病

资助基金：天津市卫生和计划生育委员会中医中西医结合科研课题（2019098）。

注：本文原载于《天津中医药》2022 年第 11 期。

9. 酸枣仁汤通过调控昼夜节律治疗失眠的现代研究进展

赵　魁[1]　徐　喆[1]　夏雪萍[1]　盛　新[2]　庞晨旭[1]　边育红[1]

1. 天津中医药大学中西医结合学院，天津 301617

2. 天津中医药大学第一附属医院肾病科，天津 300381

摘要：失眠是一种常见的临床病症，其特征是难以开始或不能维持睡眠，并在清醒时伴有易怒或疲劳等症状。部分西药在一定程度上可以缓解失眠，但存在较多不良反应，长期使用甚至会形成对药物的耐受性和依赖性。酸枣仁汤作为治疗失眠的经方，以其显著的临床疗效且无不良反应被诸多医家推崇。昼夜节律与生命活动息息相关，昼夜节律的破坏会导致睡眠、情绪等发生变化。大量的实验研究表明，酸枣仁汤可通过调节哺乳动物的昼夜节律来发挥治疗失眠的作用。文章旨在梳理通过酸枣仁汤调控昼夜节律来治疗失眠的相关基础实验文献，介绍通过酸枣仁汤调节相关基因、神经递质及其受体的表达，影响下丘脑视交叉上核的肽能神经元、星形胶质细胞和授时因子，进而调控昼夜节律，发挥治疗失眠的作用，以期为进一步探索酸枣仁汤治疗失眠的作用机制提供思路和方向。

关键词：酸枣仁汤；昼夜节律；失眠；综述

资助基金：国家重点研发计划（2018YFC1706506）。

注：本文原载于《天津中医药》2022 年第 11 期。

10.“益气活血汤”药物透入治疗气虚血瘀型阿片类所致便秘的临床研究

信　文[1]　汪亚男[1]　李小江[1]　孔凡铭[1]　王　熙[2]
贾英杰[1]

1. 天津中医药大学第一附属医院肿瘤科，天津 300381
2. 国家中医针灸临床医学研究中心，天津 300381
3. 天津中医药大学，天津 301617

摘要：[目的] 观察足三里穴位“益气活血汤”超声药物透入治疗气虚血瘀型阿片类止痛药所致便秘的临床疗效。[方法] 符合入选标准的 126 例患者被随机分为超声药透组（42 例）、穴位贴敷组（43 例）、乳果糖观察组（41 例）。超声药透组采用超声药透“益气活血汤”作用于双侧足三里。穴位贴敷组采用艾灸贴敷“益气活血汤”作用于双侧足三里。乳果糖组口服乳果糖口服液。治疗 14 d 后，观察 3 组患者的便秘治疗有效率、生活质量、癌痛改善情况以及安全性。[结果] 共 122 例患者完成全部试验。超声药透组的总有效率高于其余两组，且差异有统计学意义（$P<0.05$）。3 组患者治疗后便秘生活质量量表（PAC-QOL）评分均较治疗前均有所改善，且差异有统计学意义（$P<0.05$）；治疗后，超声药透组 PAC-QOL 评分的改善程度大于穴位贴敷组和乳果糖组，且差异有统计学意义（$P<0.05$）。超声药透组、穴位贴敷组治疗后的疼痛数字模拟评分法（NRS）评分较治疗前降低，差异有统计学意义（$P<0.05$）；而乳果糖组治疗前后的 NRS 评分差异无统计学意义（$P>0.05$）；治疗后 NRS 评分比较，超声药透组疼痛缓解率优于穴位贴敷组及乳果糖组，且差异有统计学意义（$P<0.05$）。治疗后超声药透组及穴位贴敷组的不良反应发生率小于乳果糖组，且差异具有显著统计学意义（$P<0.01$）。[结论]“益气活血汤”经超声药物透入作用于足三里治疗气虚血瘀型阿片药物所致便秘疗效确切，不良反应低，且可以同时改善患者疼痛症状，值得临床推广使用。

关键词：阿片类所致便秘；超声药物透入；临床疗效；癌痛

资助基金：天津市卫生和计划生育委员会天津市中医药重点领域科研项目（2017003）；天津市科技计划项目（17ZXMF-SY00190）。

注：本文原载于《天津中医药》2022 年第 12 期。

11. 归脾汤对慢性不可预见温和应激模型大鼠行为学影响的 Meta 分析

王　丹[1]　赵子珺[2]　陈宝宇[3]　唐启盛[1]

1. 北京中医药大学第三附属医院，北京，100029
2. 北京中医药大学东直门医院，北京，100029
3. 北京中医药大学，北京，100029

摘要：[目的] 系统评价归脾汤对慢性不可预见温和应激（CUMS）模型大鼠行为学的影响。[方法] 通过检索期刊数据库包括中文科技期刊数据库、国家知识基础设施数据库、中国学术期刊数据库和 PubMed 等，筛选归脾汤治疗抑郁症的动物实验研究并提取资料。选用 Syrcle 动物实验偏倚风险的评估工具作为偏倚风险评估工具，使用 RevMan 5.3 软件对结局指标（旷场实验数据）进行 Meta 分析。[结果] 最后纳入 7 组随机对照实验研究，总计 144 只大鼠。通过 Meta 分析，实验结果显示模型组旷场实验水平得分及垂直得分均显著低于空白组（$P<0.01$），归脾汤组旷场实验评分显著高于模型组（$P<0.01$），且归脾汤组旷场实验评分与氟西汀组差异无统计学意义（$P>0.05$）。[结论] 归脾汤对 CUMS 模型大鼠的自发活动度及兴趣度等行为学表现具有明显改善作用，其疗效与氟西汀相当。

关键词：归脾汤；抑郁症；慢性不可预见温和应激；旷场实验；Meta 分析；行为学；氟西汀；随机对照试验

资助基金：国家自然科学基金（81473658）；中医药传承与创新“百千万”人才工程（岐黄工程）；北京中医药大学自主选题资助项目（2018-JYBZZ-JS164）。

注：本文原载于《世界中医药》2022 年第 13 期。

12. 葛根芩连汤调控微 RNA-542-3p 对溃疡性结肠炎的保护机制

龚竹韵[1] 杨晓丹[1] 程 序[2] 孙怀艳[2] 高 翔[1]

1. 安徽中医药大学第二附属医院药剂科，合肥，230061

2. 中国科学技术大学附属第一医院药剂科，合肥，230001

摘要：［目的］探讨葛根芩连汤上调微 RNA-542-3p（miR-542-3p）表达保护溃疡性结肠炎（UC）大鼠的机制研究。［方法］选取 8 ~ 10 周龄 SD 大鼠经 UC 造模及鉴定后分成模型组、美沙拉嗪组、葛根芩连汤低剂量、中剂量、高剂量组，同批次等体质量健康大鼠作为空白对照组，每组 16 只。UC 结肠细胞进入对数生长期后消化传代至 24 孔板培养，每孔加入 2×10^5 个细胞，用 Lipofectamine 3000 转染 miR-NC、miR-542-3p、anti-miR-NC、anti-miR-542-3p 质粒至 UC 大鼠结肠上皮细胞并分组，miR-NC、miR-542-3p 组细胞经含 10％生理盐水处理 24 h，而 anti-miR-NC、anti-miR-542-3p 组用含 10％葛根芩连汤处理 24 h，处理结束后分析细胞上清液炎症介质和氧化应激相关指标的变化。酶联免疫吸附试验法（ELISA）检测大鼠结肠组织和细胞肿瘤坏死因子 -α（TNF-α）、白细胞介素 -6（IL-6）、白细胞介素 -8（IL-8）含量；化学比色法检测丙二醛（MDA）、超氧化物歧化酶（SOD）、谷胱甘肽过氧化物酶（GSH-Px）含量；实时荧光定量聚合酶链式反应（RT-qPCR）检测 miR-542-3p 表达水平。［结果］与模型组比较，葛根芩连汤中剂量、高剂量组 TNF-α、IL-6、IL-8 含量显著降低（$P<0.05$）。与模型组比较，葛根芩连汤中剂量、高剂量组 MDA 水平显著降低，SOD、GSH-PX 水平显著升高（$P<0.05$）。与模型组比较，葛根芩连汤中、高剂量组 miR-542-3p 表达水平显著升高（$P<0.05$）。与 UC+miR-NC 组比较，UC+miR-542-3p 组细胞 miR-542-3p 表达水平显著升高；TNF-α、IL-6、IL-8 含量显著降低；MDA 水平显著降低以及 SOD、GSH-Px 水平显著升高（$P<0.05$）。与 UC+anti-miR-NC+ 葛根芩连汤组比较，UC+anti-miR-542-3p+ 葛根芩连汤组细胞 miR-542-3p 表达水平显著降低；TNF-α、IL-6、IL-8 含量显著升高；MDA 水平显著升高以及 SOD、GSH-Px 水平显著降低（$P<0.05$）。［结论］葛根芩连汤上调 miR-542-3p 表达保护 UC 大鼠，消除肠道炎症。

关键词： 葛根芩连汤；微 RNA-542-3p ；溃疡性结肠炎；炎症介质；氧化应激；美沙拉嗪；酶联免疫检测；实时荧光定量 PCR

资助基金： 全国中医临床特色技术传承骨干人才培训项目。

注： 本文原载于《世界中医药》2022 年第 16 期。

13. 加味射干麻黄汤联合孟鲁司特钠对支气管哮喘患者肺功能的影响

左 琳[1] 陈志祥[1] 张 华[1] 刘小青[2] 刘 玲[3]

1. 安徽省芜湖市中医医院肺病科，芜湖，241000

2. 安徽省针灸医院脑病科，合肥，230001

3. 安徽省中医院肺病科，合肥，230001

摘要：［目的］分析加味射干麻黄汤联合孟鲁司特钠对支气管哮喘患者肺功能的影响。［方法］选取 2019 年 1 月至 2021 年 6 月芜湖市中医院呼吸科收治的支气管哮喘患者 100 例作为研究对象，按照随机数字表法分为对照组和观察组，每组 50 例。对照组患者给予孟鲁司特钠治疗，观察组患者采用加味射干麻黄汤联合孟鲁司特钠治疗，比较 2 组患者治疗前后的临床疗效、肺功能指标、白细胞介素 -6（IL-6）水平、嗜酸性粒细胞（EOS）水平、症状改善时间、中医证候积分、生命质量，以及不良反应发生情况。［结果］治疗后，观察组的总有效率明显高于对照组（$P<0.05$），不良反应总发生率略高于对照组（$P>0.05$）。观察组的第 1 秒用力呼气容积（FEV1）、第 1 秒用力呼气容积 / 用力肺活量（FEV1/FVC）水平明显高于对照组（$P<0.05$）。观察组的 IL-6 及 EOS 水平与咳嗽、胸闷、气短、喘息及呼吸困难改善时间与中医证候积分、Marks 哮喘生命质量问卷（Marks-AQLQ）评分明显低于对照组（均 $P<0.05$）。［结论］加味射干麻黄汤联合孟鲁司特钠可有效改善支气管哮喘患者的肺功能，降低炎症反应，并缓解临床症状，提高生命质量，疗效明显，且安全性及临床应用价值均较高。

关键词： 加味射干麻黄汤；孟鲁司特钠；支气管哮喘；肺功能；中医证候积分；生命质量；喘息；临床疗效

资助基金： 国家自然科学基金（81800911）。

注： 本文原载于《世界中医药》2022 年第 17 期。

14. 国医大师吕仁和应用灵芝 – 丹参药对治疗慢性肾脏病经验

闫　璞[1]　史银春[2]　石晓琪[2]　王世东[2]　王诗尧[2]　肖永华[3]

1. 中国中医科学院望京医院肾病内分泌科，北京，100102
2. 北京中医药大学东直门医院肾病内分泌科，北京，100700
3. 北京中医药大学东直门医院中医内科教研室，北京，100700

摘要: 吕仁和教授提出慢性肾脏病的“微型症瘕”基本病机，以益气养血、活血利水为基本治法，在“六对论治”原则的指导下，巧妙应用灵芝 – 丹参药对治疗各种慢性肾脏病。在肾病综合征（NS）中，借鉴病理生理学和药理学研究成果，配伍猪苓、羌活、益智仁等以助糖皮质激素“减毒增效”；对 IgA 肾病应在重视补益肺气、扶正固本的基础上，凉血活血以散邪。

关键词: 灵芝；丹参；慢性肾脏病；经验；肾病综合征；IgA 肾病；六对论治；吕仁和

资助基金: 国家中医药管理局全国名老中医吕仁和名医专家传承工作室建设项目（JB063）；北京市中医药薪火传承 3+3 工程吕仁和名医工作站建设项目（JB059）；全国基层名老中医药专家传承工作室建设项目（JX332）。

注: 本文原载于《世界中医药》2022 年第 17 期。

15. 四逆汤加减联合二甲双胍对 2 型糖尿病患者糖代谢及脂代谢的影响

刘梦君[1]　卢　涛[1]　覃彩孟[1]　周玲玲[2]　王春立[3]

1. 北京中医药大学生命科学学院，北京，100029
2. 合肥市第一人民医院内分泌科，合肥，230000
3. 合肥市第二人民医院内分泌科，合肥，230000

摘要: [目的] 探讨四逆汤加减联合二甲双胍对 2 型糖尿病（T2DM）患者糖代谢及脂代谢的影响。[方法] 选取 2019 年 1 月至 2021 年 12 月合肥市第一人民医院内分泌科收治的 T2DM 患者 112 例作为研究对象，按照随机数字表法分为对照组（n=54）与观察组（n=59），对照组给予盐酸二甲双胍片，观察组在对照组基础上加用四逆汤加减治疗。比较 2 组患者临床疗效、空腹血糖（FBG）、餐后 2 h 血糖（2 h PBG）、糖化血红蛋（HbA1 c）、胆固醇（TC）、三酰甘油（TAG）、低密度脂蛋白胆固醇（LDL–C）、高密度脂蛋白胆固醇（HDL–C）、脑记忆功能评分及不良反应。[结果] 观察组总有效率高于对照组（P<0.05）；治疗前，2 组 FBG、2 h PBG、HbA1c、TC、TAG、LDL–C、HDL–C 水平比较，差异无统计学意义（P>0.05），治疗后，观察组 FBG、2 h PBG、HbA1 c、TC、TAG、LDL–C 水平低于对照组，HDL–C 水平高于对照组（P<0.05）；观察组各维度脑记忆功能评分显著高于对照组（P<0.05）；2 组不良反应差异无统计学意义（P>0.05）。[结论] 四逆汤加减联合二甲双胍可有效降低 T2 DM 患者血糖、血脂水平，提高患者生命质量，临床效果佳，不良反应少。

关键词: 四逆汤；二甲双胍；2 型糖尿病；糖代谢；脂代谢；不良反应；胰岛素；生命质量

资助基金: 国家自然科学基金（52173276）。

注: 本文原载于《世界中医药》2022 年第 18 期。

16. 下瘀血汤对肝癌细胞生物活性及 Nanog 信号通路表达的影响

莫国臻　黄关璇　石宇昕　吴秀芹　曹传辉

南方医科大学珠江医院，广州，510280

摘要: [目的] 研究下瘀血汤对肝癌细胞的作用以及对 Nanog 信号通路的影响。[方法] 将 HepG2 细胞分为空白血清组、低剂量含药血清组、中剂量含药血清组；高剂量含药血清组，通过 MTT、流式细胞仪、Transwell 测肝癌细胞增殖、凋亡及侵袭情况，实时 PCR、蛋白质印迹法测 Nanog mRNA、Bcl–2、胱天蛋白酶 –3 水平。[结果] 空白血清组肝癌细胞的 OD 值及侵袭数量高于中剂量、高剂量含药血清组（P<0.05），肝癌细胞凋亡率低于低剂量、中剂量、高剂量含药血清组（P<0.05），高剂量含药血清组肝癌细胞 OD 值及侵袭数量最少、凋亡最高；空白血清组肝癌细胞中 Nanog mRNA 及 Bcl–2 蛋白表达高于低剂量、中剂量、高剂量含药血清组（P<0.05），胱天蛋白酶 –3 的蛋白表达水平低于低剂量、中剂量、高剂量含药血清组（P<0.05），与低剂量、中剂量剂量含药血清组比较，高剂量含药血清组肝癌细胞中 Nanog mRNA 及 Bcl–2 蛋白表达明显降低（P<0.05），胱天蛋白酶 –3 蛋白表达显著升高（P<0.05）。[结论] 下

瘀血汤通可抑制肝癌细胞的活性及其侵袭力、促进癌细胞的凋亡，其作用机制可能调控与 Nanog 信号通路，从而促进胱天蛋白酶 -3 的表达、抑制 Bcl-2 水平有关。

关键词： 下瘀血汤；肝癌细胞；Nanog 信号通路；肝癌细胞活性；肝癌细胞凋亡；肝癌细胞侵袭；B 细胞淋巴瘤 -2；胱天蛋白酶 -3

资助基金： 国家自然科学基金（81702390）。

注： 本文原载于《世界中医药》2022 年第 19 期。

17. 生脉散加减联合西药常规治疗冠心病心绞痛 Meta 分析

江雨洁　张湘卓　张书萌　于子璇　刘　佳　李　杰　陈伶利

湖南中医药大学，长沙，410208

摘要：［目的］评价生脉散加减联合西药常规治疗冠心病心绞痛的临床疗效。［方法］使用国家知识基础设施数据库（CNKI）、中国生物医学文献数据库（CBM）、中国学术期刊数据库（CSPD）及中文科技期刊数据库（CCD）、PubMed、Co-chrane 对照试验中心注册库（CENTRAL）、美国临床试验数据库（ClinicalTrials。gov）检索近 20 年关于生脉散加减治疗冠心病心绞痛的临床随机对照试验。采用 Cochrane 风险偏倚评估工具进行质量评价，使用 Revman 5.3 软件对提取数据进行 Meta 分析，采用 GRADE profiler 3.6 对结局指标进行证据质量评价。［结果］按照相关标准共筛选出临床试验 20 项，纳入患者 1962 例。Meta 分析结果显示：生脉散加减联合西药常规组治疗冠心病心绞痛的心绞痛疗效优于对照组（OR=4.09，95 % CI 为 3.20 ～ 5.52，P<0.00001），心电图疗效优于对照组（OR=2.41，95 % CI 为 1.84 ～ 3.17，P<0.00001），中医证候疗效优于对照组（OR=4.48，95% CI 为 2.36 ～ 8.50，P<0.00001），三酰甘油（TG）低于对照组（MD=-0.80，95% CI 为 -0.95 ～ -0.65，P<0.00001），低密度脂蛋白胆固醇（LDL-C）低于对照组（MD=-0.81，95 % CI 为 -1.02 ～ -0.60，P<0.00001），不良反应低于对照组（OR=0.12，95% CI 为 0.03 ～ 0.46，P<0.05）。［结论］生脉散加减联合西药常规治疗冠心病心绞痛具有较高的疗效与安全性。

关键词： 生脉散；冠心病心绞痛 Meta；分析系统评价；稳定型心绞痛；不稳定型心绞痛

资助基金： 国家自然科学基金（81874375）；湖南省自然科学基金项目（2020JJ4464）；湖南省中医药科研计划重点项目（2021024）。

注： 本文原载于《世界中医药》2022 年第 20 期。

18. 从张仲景大方组方思路辨治儿童慢性免疫性血小板减少症

李　靖[1]　余惠平[2]　张晓倩[1]　杨剑锋[1]　徐　悠[1]　胡　淼[1]

1. 北京中医药大学，北京，100029

2. 北京中医药大学东直门医院，北京，100007

摘要： 儿童慢性免疫性血小板减少症的根本病机为本虚标实，气虚阴虚为发病之本，热、毒、瘀为发病之标，并作为致病因素及病理产物，互为因果，贯穿于整个病理过程。基于对儿童慢性免疫性血小板减少症病因病机的认识，以扶正补虚、清热解毒、活血祛瘀为法，辨证运用张仲景“大方”的独特治疗理念和思路，临床上取得了显著的疗效。

关键词： 儿童；慢性免疫性血小板减少症；本虚标实；张仲景《伤寒论》；《金匮要略》；大方；辨治思路

资助基金: 北京市科技计划项目（Z171100001017224）。

注： 本文原载于《世界中医药》2022 年第 20 期。

19. 蒿芩清胆汤联合克林霉素磷酸酯治疗盆腔炎性疾病后遗症患者的临床效果

李京桦　陈　燕

三亚市人民医院妇产科，三亚，572000

摘要：［目的］探讨蒿芩清胆汤联合克林霉素磷酸酯治疗盆腔炎性疾病后遗症患者的临床效果。［方法］选取 2017 年 3 月至 2021 年 3 月三亚市人民医院妇产科收治的盆腔炎性疾病后遗症患者 85 例作为研究对象，采用随机数字表法分为对照组（n=40）和观察组（n=45），对照组患者口服克林霉素磷酸酯片，观察组患者在对照组用药基础上联合蒿芩清胆汤治疗，治疗 15 d 后观察 2 组患者的治疗效果和治疗前后血液流变学指标、血清炎症指标、疼痛程度、包块大小、生命质量以及不良反应的发生情况。[结果] 观察组患者治疗后的全血黏度、血浆黏度、纤维蛋白原、红细胞沉降率和血清 C 反应蛋白（CRP）、肿瘤坏死因子 –α（TNF–α）、白细胞介素 –6（IL–6）水平明显低于对照组（均 $P<0.05$）；观察组患者治疗后的疼痛程度评分、包块大小较治疗前明显降低，而总有效率和生命质量评分较治疗前明显升高 [（1.85 ± 0.37）分对比（3.50 ± 0.61）分、（13.16 ± 1.83）mm 对比（19.48 ± 2.25）mm、93.33 % 对比 77.50 %、（112.08 ± 10.36）分对比（94.24 ± 6.57）分]，差异有统计学意义（$P<0.05$）。2 组患者在治疗过程中均未发生明显的不良反应。[结论] 以蒿芩清胆汤联合克林霉素磷酸酯治疗盆腔炎性疾病后遗症效果显著，可有效改善血液流变学和炎症介质水平、缓解患者疼痛程度、缩小包块大小，且安全性高。

关键词： 盆腔炎性疾病后遗症；蒿芩清胆汤；克林霉素磷酸酯；炎症；疼痛；血液流变学；包块大小；治疗效果

资助基金： 国家自然科学基金（81377286）；三亚市重点科技项目。

注： 本文原载于《世界中医药》2022 年第 20 期。

20. 7 种经方及中成药治疗室性早搏的网状 Meta 分析

李海田[1] **李金懋**[2] **赵　芸**[1] **戴方圆**[1] **冯　伟**[1] **郝千莹**[1] **李　平**[3]

1. 北京中医药大学，北京，100105
2. 清华大学中西医结合医院，北京，102206
3. 北京中医药大学第三附属医院，北京，100029

摘要：[目的] 采用网状 Meta 分析方法对 7 种经方及中成药治疗室性早搏（Premature Ventricular Beat，PVB）的疗效进行临床评价。[方法] 制定检索策略，由 2 名独立人员共同检索并筛选国家知识基础设施数据库（CNKI）、中国学术期刊数据库（CSPD）及中文科技期刊数据库（CCD）中的临床随机对照试验（RCT），时间限定为建库至 2021 年 11 月 5 日，对检索结果进行筛选，并采用 Cochrane 偏倚风险评估工具对所纳入文献进行质量评价，完成最终的资料提取。借助 Stata16.0 进行网状 Meta 分析。[结果] 共纳入 RCT 64 篇，包含 4 种经方及 3 种中成药，10 种不同干预措施，涉及患者 5972 例。临床总有效率：桂枝甘草龙骨牡蛎汤加味 > 桂枝甘草龙骨牡蛎汤加味联合西药常规 > 养心定悸胶囊联合西药常规 > 炙甘草汤加味联合西药常规 > 天王补心丹 > 心速宁胶囊联合西药常规 > 炙甘草汤加味 = 温胆汤加味联合西药常规 > 通脉养心丸联合西药常规 > 西药常规。治疗后 24 h 室性早搏减少有效率：天王补心丹 > 炙甘草汤加味联合西药常规 > 通脉养心丸联合西药常规 > 温胆汤加味联合西药常规 > 炙甘草汤加味 > 西药常规。不良反应由高到低为：西药常规 > 桂枝甘草龙骨牡蛎汤加味联合西药常规 > 心速宁胶囊联合西药常规 > 炙甘草汤加味联合西药常规 > 温胆汤加味联合西药常规 > 通脉养心丸联合西药常规 > 炙甘草汤加味 > 养心定悸胶囊联合西药常规 > 桂枝甘草龙骨牡蛎汤加味。[结论] 桂枝甘草龙骨牡蛎汤加味是总体疗效最佳且不良反应最少的经方，对减少 24 h 早搏数量疗效最显著的是天王补心丹，但本研究的结果仍需要大量更加可靠的 RCTs 来进一步验证。

关键词： 经方；中成药；室性早搏；临床疗效；网状 Meta 分析；24h 早搏有效率；不良反应；虚实

资助基金： 国家自然科学基金（1960852Notch）；北京市科委十病十药课题（z161100001816021）。

注： 本文原载于《世界中医药》2022 年第 21 期。

21. 柴胡疏肝散加减治疗慢性胆囊炎的 Meta 分析和试验序贯分析

俞赟丰　张家齐　徐思琦　韦方敏　陈玉莹　简维雄

湖南中医药大学，长沙，410208

摘要：[目的] 系统评价柴胡疏肝散加减较常规西药治疗慢性胆囊炎的临床疗效和安全性，为柴胡疏肝散的临床应用提供循证依据。[方法] 检索 PubMed、Embase、The Cochrane Library、国家知识基础设施数据库（CNKI）、中国学术期刊数据库（CSPD）、中文科技期刊数据库（CCD）、中国生物医学文献数据库（CBM）等，检索国内外发表的关于柴胡疏肝散加减治疗慢性胆囊炎的随机对照试验，时限从建库至 2020 年 8 月。由 2 位研究员按筛选标准独立甄选文献，提取资料及评价偏倚风险，运用 Revman5.3 软件开展 Meta 分析，Stata15.0 软件评估发表偏倚评估，TSA0.9 软件开展试验序贯分析（TSA），GRADE3.6 软件评价证据质量。[结果] 纳入11项临床研究，共计样本量1772例，涵盖观察组1034例，对照组738例。（1）Meta分析：相对于常规西药，柴胡疏肝散能提高慢性胆囊炎的临床治愈率（RR=1.35，95% CI为1.21～1.50，$P<0.00001$）、临床总有效率（RR=1.17，95% CI为1.13～1.22，$P<0.00001$），降低复发率（RR=0.07，95% CI为0.01～0.34，$P=0.001$）和不良反应发生率（RR=0.06，95% CI为0.01～0.33，$P=0.0009$）。（2）TSA分析：TSA报告临床总有效率累计Z值在第3项研究达到传统界值和TSA界值，表明该结果具有确切结论性。（3）发表偏倚：Harbord回归示不存在发表偏倚（$P=0.23$）。（4）证据质量评价：GRADE示临床治愈率及临床总有效率证据质量均为低，复发率和不良反应率证据质量均为极低，且推荐强度均为弱推荐。[结论]柴胡疏肝散治疗慢性胆囊炎的临床疗效和安全性均优于常规西药，拥有辨治应用的价值。

关键词： 柴胡疏肝散；慢性胆囊炎；Meta分析；试验序贯分析

资助基金： 国家自然科学基金（81973753）；湖南省自然科学基金项目（2018JJ2291）。

注： 本文原载于《世界中医药》2022年第21期。

22. 益肾疏肝汤含药血清对雷公藤多苷干预的大鼠颗粒细胞凋亡的影响

肖 潇[1] 刘艳霞[2] 危一飞[3] 邢 玉[2] 滕秀香[4]

1. 北京中医药大学第二临床医学院，北京，100078
2. 首都医科大学附属北京中医医院妇科，北京，100010
3. 北京中医药大学东方医院妇科，北京，100078
4. 中国中医科学院望京医院骨科，北京，100102

摘要： [目的]探讨益肾疏肝汤含药血清对雷公藤多苷干预的大鼠颗粒细胞凋亡的影响及其可能的作用机制。[方法]分离大鼠卵巢颗粒细胞，使用不同含量的益肾疏肝汤含药血清以及不同浓度的雷公藤多苷含药血清处理细胞48 h后，使用CCK-8法检测细胞存活率，筛选益肾疏肝汤含药血清和雷公藤多苷含药血清剂量。并将细胞分为正常组（正常培养的细胞）、损伤组、中药低剂量组、中药中剂量组、中药高剂量组、阳性对照组（雌二醇）。分别采用CCK-8法、TUNEL法、蛋白质印迹法检测细胞增殖、细胞凋亡、凋亡及磷脂酰肌醇3激酶（PI3K）/蛋白激酶B（AKT）/哺乳动物雷帕霉素靶蛋白（mTOR）信号通路相关蛋白表达。[结果]与正常组比较，损伤组细胞增殖、B细胞淋巴瘤-2（Bcl-2）、p-PI3K、p-AKT、p-mTOR蛋白表达均显著受到抑制（$P<0.05$），而细胞凋亡率、B细胞淋巴瘤-2相关X蛋白（Bax）、裂解胱天蛋白酶-3（cl-caspase-3）蛋白水平均显著增加（$P<0.05$）；与损伤组比较，阳性对照组及中药低剂量组、中药中剂量组、中药高剂量组细胞增殖、Bcl-2、p-PI3K、p-AKT、p-mTOR蛋白表达水平均显著增加（$P<0.05$），而细胞凋亡率、Bax、cl-caspase-3蛋白水平均显著抑制（$P<0.05$）；且中药组呈剂量依赖。[结论]益肾疏肝汤含药血清可能通过激活PI3 K/AKT/mTOR通路，抑制卵巢颗粒细胞凋亡。

关键词： 益肾疏肝汤；雷公藤多苷；大鼠；卵巢颗粒细胞；增殖；凋亡；PI3K/AKT/mTOR信号通路；雌二醇

资助基金： 国家自然科学基金（81904241）；首都卫生发展科研专项自主创新项目（2022-2-2233）；北京市属医院科研培育计划项目（PZ2018020）。

注： 本文原载于《世界中医药》2022年第22期。

23. 补阳还五汤对急性缺血再灌注损伤大鼠的作用机制研究

王稳平[1] 赵晓娟[2]

1. 渭南市中医医院内科，渭南，714000
2. 渭南职业技术学院护理学院，渭南，714000

摘要： [目的]研究补阳还五汤对急性大脑缺血再灌注损伤大鼠的作用及机制。[方法]将30只无特定病原体（SPF）级SD大鼠随机分为假手术组、模型组、干预组，每组10只。模型组和干预组建立大脑缺血再灌注模型，干预组在造模前给予补阳还五汤灌胃，连续14 d，假手术组仅进行假手术操作。评价神经行为学评分、测定脑组织含水量及基因的mRNA表达量。[结果]与假手术组比较，模型组大鼠的神经行为学评分明显升高、脑组织含水量明显增多，脑组织中BCL-2-相关X蛋白（Bax）、胱天蛋白酶-3的mRNA表达水平均明显上调，B细胞淋巴瘤-2（Bcl-2）、磷脂酰肌醇3激酶、蛋白激酶B的mRNA表达水平均明显下调；与模型组大鼠比较，干预组大鼠的神经行为学评分明显降低、脑组织含水量明显减少，脑组织中 Bax、胱天蛋白酶 -3 的 mRNA 表达水平均明显下调，Bcl-2、磷脂酰肌醇 3 激酶、蛋白激酶 B 的 mRNA 表达水平均明显上调。[结论] 补阳还五汤能够减轻急性大脑缺血再灌注损伤，其机制可能与 PI3 K/AKT 信号通路介导的凋亡抑制作用有关。

关键词： 大脑缺血再灌注；补阳还五汤；磷脂酰肌醇 3 激酶；蛋白激酶 B ；信号通路；凋亡；机制

资助基金： 陕西省科技计划项目（2016KJXX-56）。

注： 本文原载于《世界中医药》2022 年第 22 期。

24. 血府逐瘀汤对心血管疾病炎症介质影响的 Meta 分析

贾冬冬　王曼曼　高毅洁　国倩倩　杨　睿　张馨月　张冬梅

北京中医药大学东直门医院，北京，100007

摘要： [目的] 评价血府逐瘀汤对心血管疾病相关炎症介质的影响。[方法] 通过 Pubmed、Embase、Cochrane Library、国家知识基础设施数据库（CNKI）、中国学术期刊数据库（CSPD）及中文科技期刊数据库（CCD）进行文献检索，应用主题词结合自由词的方式制定检索策略，获取血府逐瘀汤对心血管疾病炎症介质影响的随机对照试验（RCT），根据 Cochrane 手册对纳入的 RCT 进行文献质量评价，整理并提取相关数据资料，应用 RevMan 5.3 软件进行 Meta 分析。[结果] 共纳入 23 项 RCT，包括 2274 例患者。Meta 分析结果显示，血府逐瘀汤可显著降低炎症介质 C 反应蛋白（SMD=-2.04，95 % CI 为 -2.82 ～ -1.26，P<0.00001）、超敏 C 反应蛋白（SMD=-1.46，95 % CI 为 -1.96 ～ -0.96，P<0.00001）、肿瘤坏死因子 -α（SMD=-1.25，95% CI 为 -1.68 ～ -0.83，P<0.00001）和白细胞介素 -6（SMD=-1.08，95 % CI 为 -1.45 ～ -0.70，P=0.003）的水平。[结论] 血府逐瘀汤可通过降低炎症介质的表达，控制炎症反应，进而改善心血管疾病症状，但该结论的准确性受到纳入文献质量的影响，有待高质量的 RCT 提供更加可靠的循证医学证据。

关键词： 血府逐瘀汤；心血管疾病；炎症介质；C 反应蛋白；超敏 C 反应蛋白；肿瘤坏死因子 -α ；白细胞介素 -6 ；Meta 分析

资助基金： 国家自然科学基金（81973780）。

注： 本文原载于《世界中医药》2022 年第 22 期。

25. 活血通督汤联合按摩对退行性腰椎管狭窄症患者相关血清炎症介质的影响

孙永欣[1]　张志彬[1]　安文涛[1]　刘保强[1]　暴俊义[2]　李　强[3]

1. 华北医疗健康集团峰峰总医院普通外科，邯郸，056000

2. 武安市中医院骨科，武安，056300

3. 邯郸市中心医院泌尿外科，邯郸，056000

摘要： [目的] 分析活血通督汤联合按摩对退行性腰椎管狭窄症血清炎症介质的影响。[方法] 选取华北医疗健康集团峰峰总医院 2020 年 1 月至 2021 年 12 月收治的退变性腰椎管狭窄症患者 80 例作为研究对象，按照随机数字表法分为对照组和观察组，每组 40 例。对照组患者予以按摩治疗，观察组患者予以活血通督汤联合按摩治疗。观察 2 组的临床疗效，血清白细胞介素 -1α（IL-1α）、肿瘤坏死因子 -α（TNF-α）、单核细胞趋化蛋白 -1（MCP-1）水平，日本骨科协会（JOA）评分、视觉模拟评分法（VAS）、Oswestry 功能障碍指数（ODI）评分及不良反应发生率。[结果] 观察组总有效率为 92.50%，对照组总有效率为 75.00%，2 组比较差异有统计学意义（P<0.05）；治疗后，观察组患者 IL-1α、TNF-α、MCP-1 水平，VAS 评分及 ODI 评分均低于对照组，JOA 评分高于对照组，2 组比较差异均有统计学意义（均 P<0.05）；观察组不良反应发生率为 5.00%，对照组不良反应发生率为 7.50%，2 组比较差异无统计学意义（P>0.05）。[结论] 活血通督汤联合按摩可有效抑制退行性腰椎管狭窄症患者的炎症反应，缓解其疼痛症状，改善腰椎功能，临床疗效及安全性较好。

关键词： 退行性腰椎管狭窄症；活血通督汤；按摩；炎症介质；肿瘤坏死因子 -α ；白细胞介素；单核细胞趋化蛋白；临床疗效

资助基金： 河北省中医药管理局科研计划项目（20191180）。

注： 本文原载于《世界中医药》2022 年第 22 期。

26. 通冠宣痹汤加减联合比索洛尔治疗冠心病的效果观察

任 欣 申 思 易 琼 唐 云
湖南中医药大学第一附属医院，长沙，410007

摘要：[目的]分析通冠宣痹汤加减联合比索洛尔对冠心病患者血管内皮功能、可溶性细胞间黏附分子-1(sICAM-1)、骨保护素(OPG)水平的影响。[方法]选取2019年6月至2020年6月湖南中医药大学第一附属医院收治的冠心病患者157例作为研究对象，按照随机数字表法随机分为对照组（n=79）和观察组（n=78）。2组患者均行临床常规治疗，对照组在此基础上采用比索洛尔治疗，观察组在对照组治疗的基础上采用通冠宣痹汤加减治疗。比较2组患者心功能改善、血管内皮功能、心功能改善幅度、血液流变学、中医证候积分等指标。[结果]观察组心功能改善幅度高于对照组（P<0.05）。观察组血管内皮功能指标升高幅度、血液流变学指标降低幅度均高于对照组（均P<0.05）。观察组炎症反应指标降低幅度高于对照组（P<0.05）。观察组中医证候积分降低幅度高于对照组（P<0.05）。与对照组比较，观察组治疗总有效率升高，近期主要心血管不良事件（MACE）发生率降低（均P<0.05）。[结论]通冠宣痹汤加减联合比索洛尔可明显改善患者的血管内皮功能，抑制局部炎症，促进心功能恢复，降低近期MACE发生风险，效果显著。

关键词：通冠宣痹汤加减；比索洛尔；冠心病；血管内皮功能；可溶性细胞间黏附分子-1；骨保护素；心功能；主要心血管不良事件

资助基金：湖南省中医药科研计划项目（2021029）。

注：本文原载于《世界中医药》2022年第22期。

27. 升降散临床应用研究进展

李文飞 谢 鸣
北京中医药大学，北京，100029

摘要：升降散为中医升降气机、开郁透热的著名方剂。临床上，该方或其加味方，或与西医药联合使用，用于包括呼吸、消化、循环、泌尿、神经、内分泌、皮肤等在内的多科及多种疾病的治疗，均取得一定疗效。现基于循证的角度，对近10年来关于升降散临床运用方面的研究进行系统梳理和评析，为该方的临床疗效评价及合理运用提供参考。

关键词：名方；升降散；多系统；现代疾病；临床应用；研究；疗效评价；合理应用

资助基金：国家自然科学基金（81373541）。

注：本文原载于《世界中医药》2022年第22期。

28. 柴胡龙骨牡蛎汤下调星形胶质细胞环氧合酶-2/前列腺素E2的表达

单 萍 张继龙 荀玉兰 罗利俊
湖北省武汉市第一医院神经内科，武汉，430022

摘要：[目的]探讨柴胡龙骨牡蛎汤对戊四氮（PTZ）诱导的小鼠海马星形胶质细胞环氧合酶-2（COX-2）/前列腺素E2（PGE2）表达的作用。[方法]分离培养小鼠海马星形胶质细胞，免疫荧光鉴定胶质细胞原纤维酸性蛋白（GFAP）表达。将细胞随机分为对照组、PTZ组、PTZ+柴胡龙骨牡蛎汤低剂量（PTZ+CLMD 10 mg/L）组、PTZ+柴胡龙骨牡蛎汤高剂量（PTZ+CLMD 20 mg/L）组，酶联免疫吸附试验检测细胞培养液中COX-2和PGE2的浓度；蛋白质印迹法检测细胞内COX-2、PGE2受体（PTGER2）表达水平。[结果]免疫荧光显示星形胶质细胞呈现GFAP阳性表达。与对照组比较，PTZ组COX-2和PTGER2蛋白表达水平明显上调，COX-2和PGE2浓度显著升高（P<0.01）；与PTZ组比较，PTZ+CLMD 10 mg/L组和PTZ+CLMD 20 mg/L组COX-2和PTGER2蛋白表达水平显著降低，COX-2和PGE2浓度也显著下降（P<0.01）。且高剂量的柴胡龙骨牡蛎汤效果更明显（P<0.01）。[结论]柴胡龙骨牡蛎汤可抑制PTZ诱导的星形胶质细胞内COX-2/PGE2炎症反应通路。

关键词：柴胡龙骨牡蛎汤；戊四氮；星形胶质细胞；环氧合酶-2；前列腺素E2；炎症反应；癫痫

资助基金：国家自然科学基金（81703870）。

注：本文原载于《世界中医药》2022年第23期。

29. 王庆国教授应用柴胡加龙骨牡蛎汤治疗不寐经验

张晓乐 闫军堂 程发峰 刘姝伶 倪文超 汤菲菲
孟庆鸿 张泽涵 王庆国 王雪茜

北京中医药大学，北京，100029

摘要：不寐病因繁杂，王庆国教授精研仲景学术，善于以营卫失调、阳不入阴为本，调枢机治疗不寐。因枢机与肝的功能密切相关，针对肝失疏泄、气机逆乱所致“郁”者，或兼见肝不藏血、神失所养所致“虚”者，重视“和”法的运用，和阴阳，和营卫，以和心神、治郁为主，兼顾治虚，临证选用柴胡加龙骨牡蛎汤加减治疗不寐，效果显著。

关键词：不寐；名医经验；经方治疗；调枢机；和阴阳；疏肝调枢；柴胡加龙骨牡蛎汤；病案

资助基金：全国中医学术流派传承工作室建设项目；全国基层名老中医药专家传承工作室建设项目。

注：本文原载于《世界中医药》2022年第23期。

30. 经典名方实脾散古今应用研究

华姞安[1]　高学敏[1]　孟　靓[1]　贾　岚[1]　王蕾蕾[1]
张瑞贤[2]　王景霞[1]

1. 北京中医药大学，北京，100029
2. 中国中医科学院，北京，100700

摘要：[目的]明确经典名方实脾散方剂组成与应用，为其中医临床应用提供文献证据支撑，复方制剂的研发提供理论依据。[方法]采用文献计量学方法，以“实脾散”及别名“实脾饮”为关键词，古籍文献通过中华医典数据库（V5.0）进行检索，现代研究文献通过国家知识基础设施数据库（CNKI）、中国生物医学文献数据库（CBM）、中国学术期刊数据库（CSPD）进行检索，检索时间均为建库至2020年2月。并根据排除标准进行文献筛选。[结果]收集了相关古籍数据89条，涉及中医古籍26本，其中宋代1本、元代1本、明代16本、清代8本；方剂组成与原文一致的共有19条，即由厚朴、白术、茯苓、木瓜、木香、干姜、附子、大腹子、草果及甘草10味药组成，记载散煎煮方法与原文一致的有20条，即煎煮时以姜枣为药引；共26本中医古籍中记载实脾散功效主治，其记载多数与原文一致，即“治阴水，先实脾土”。现代研究文献共筛选文献168篇，根据纳入标准与排除标准，最终所得37篇文献，均为实脾散临床应用研究，目前暂未有关于实脾散的药理药效学研究，实脾散的作用机制尚不明确，现代临床可用于治疗腹水、心力衰竭、腹泻、中心性浆液性脉络膜视网膜病变、慢性肾炎、结节性红斑、失代偿肝硬变、小儿维生素B1缺乏症、老年慢性支气管炎等病。[结论]历代医家在使用实脾散时多遵照原方，治疗“阴水”疗效突出，现代临床应用范围逐渐扩大，但病症总与“水、湿、痰”有关。实脾散作用机制尚处于空白状态，建议可在网络药理学预测的基础上，开展基础实验研究，为其临床合理应用提供科学的依据。

关键词：实脾散；历史沿革；中华医典数据库；方义分析；现代临床应用

资助基金：国家自然科学基金（81202934）。

注：本文原载于《世界中医药》2022年第23期。

31. 基于数据挖掘的中医处方分析方法研究进展

冯　梅[1]　王　颖[1]　柏　冬[1]　王俊宏[2]

1. 陕西中医药大学基础医学院，咸阳，712046
2. 中国中医科学院中医基础理论研究所，北京，100700

摘要：应用已有的方法技术对处方进行挖掘分析，以探寻处方配伍用药的潜在规律，其目的在于将挖掘分析所得到的有价值的数据再次进行深入研究，以期能够为临床诊疗、中医药的传承以及新药的研发提供新的思路和途径。目前常用的处方分析方法有关联规则、聚类分析、因子分析、复杂网络、人工神经网络、中医传承辅助系统软件、古今医案云平台等，每种处方分析方法各有其特点并应用在中医药探究的不同领域。由于发展的不成熟性使得处方分析方法本身存在一定的局限性。通过对不同处方分析方法的适用范围、优缺点展开分析，为进一步探讨中医药临床现代化提供参考。

关键词：处方分析方法；数据挖掘技术；聚类分析；复杂网络；关联规则；因子分析；中医传承辅助系统；古今医案云平台

资助基金：国家重大新药创制科技重大专项（2014ZX09304306）；中央级公益性科研院所基本科研业务费专项（YZ1886）。

注：本文原载于《世界中医药》2022年第23期。

32. 小柴胡汤加减论治常见肺系疾患举隅——评《小柴胡汤》

刘靖靖

山东省中医药研究院附属医院，济南，250114

摘要:《小柴胡汤》由柳越冬等主编，中原农民出版社出版，ISBN：9787554219751，本书主要分三部分进行介绍：1. 经典温习（经方出处、方名释义、药物组成、使用方法、方歌、医圣论方、类方简析、药证与方证、主要药物临床药理学、功效与主治等）。2. 临证新论（单方妙用、多方合用、多法并用、古今医案）。3. 现代研究（现代实验室研究、中成药制剂研究、加减传世方简编）。

关键词: 小柴胡汤加减；肺系疾患

注: 本文原载于《世界中医药》2022 年第 23 期。

33. 补阴益智汤配方颗粒对睡眠剥夺小鼠记忆力及睡眠质量的影响

李克建[1]　李　静[1]　李　红[2]

1. 湖北中医药大学附属湖北省中医院神志病科，武汉，430000

2. 武汉市儿童医院中西结合科，武汉，430015

摘要: [目的] 分析补阴益智汤配方颗粒（BYT）对睡眠剥夺（SD）小鼠记忆力及睡眠质量的影响，并探讨其机制。[方法] 选取 ICR 小鼠 60 只，用随机数字表法分为正常对照组、模型组、BYT 低剂量组（6 g/kg）、BYT 中剂量组（12 g/kg）、BYT 高剂量组（18 g/kg）、阳性对照组（0.9 mg/kg）组，每组 10 只，建立长期 SD 模型。检测学习记忆能力、神经递质水平、睡眠质量、海马神经元细胞凋亡率；蛋白质印迹法测学习记忆通路 - 蛋白激酶 A- 催化亚基 β（PKA-C β）/cAMP 反应元件结合蛋白（CREB）/ 原肌球蛋白相关激酶 B（TrkB）、神经再生通路 - 配体蛋白（Wnt）/β - 连环素 /β - 半乳糖苷酶（β -gal）蛋白表达。[结果] 与正常对照组比较，模型组小鼠学习记忆能力及睡眠质量降低、神经递质释放异常、海马神经元凋亡率升高、记忆通路 PKA-C β / CREB/TrkB 及神经再生通路 Wnt/ β - 连环素 / β -gal 蛋白表达降低（$P < 0.05$）。与模型组比较，BYT 低剂量组、BYT 中剂量组、BYT 高剂量组及阳性对照组小鼠学习记忆能力及睡眠质量升高、神经递质释放趋于正常，神经元细胞凋亡率降低，学习记忆及神经再生通路蛋白表达升高（$P < 0.05$）。[结论]BYT 可调节神经递质释放，促进记忆及神经再生通路激活，改善 SD 小鼠睡眠质量及学习记忆能力。

关键词: 补阴益智汤配方颗粒；睡眠剥夺；睡眠质量；记忆力；记忆通路；神经再生通路；神经递质；小鼠

资助基金: 国家自然科学基金（81973921NLRP3）。

注: 本文原载于《世界中医药》2022 年第 24 期。

34. 疏肝温胆汤对动脉粥样硬化大鼠血脂和 miR-613、LXR α mRNA 表达的影响

伍啟华[1]　蔡海荣[1]　张浩波[2]　陈伯钧[1]　刘淑玲[1]

1. 广州中医药大学第二附属医院，广东广州 510006

2. 广州中医药大学，广东广州 510405

摘要: [目的] 探讨疏肝温胆汤对免疫损伤合并高脂饲料诱导、束缚情志应激法诱导的动脉粥样硬化模型大鼠血脂和 miR-613、LXR α mRNA 的影响。[方法] 将 60 只 SD 大鼠随机分为正常组、模型组，疏肝温胆汤组高、中、低剂量组和阿托伐他汀组，每组 10 只。除正常组外，其他各组大鼠采用免疫损伤合并高脂饲料诱导、束缚情志应激法建立动脉粥样硬化模型。于造模同时开始给药，疏肝温胆汤组高、中、低剂量组和阿托伐他汀组分别给予相应剂量药物灌胃 8 周，正常组和模型组给予等体积生理盐水灌胃。给药结束后，测量各组大鼠体质量、血压，HE 染色观察大鼠主动脉病理变化，检测各组总胆固醇（TC）、甘油三酯（TAG）、低密度脂蛋白胆固醇（LDL-C）、高密度脂蛋白胆固醇（HDL-C），并计算血浆致动脉粥样硬化指数（AIP），以 RT-qPCR 检测 miR-613、LXR α mRNA 表达。[结果] 与正常组比较，模型组大鼠腹主动脉内膜病理镜下见内膜明显增厚，管腔明显狭窄；TC、TAG、LDL-C 水平及 AIP、miR-613 mRNA 表达升高，HDL-C 水平及 LXR α mRNA 表达降低（均 $P < 0.05$）；与模型组比较，疏肝温胆汤高、中剂量组大鼠腹主动脉内膜病理镜下所见病变程度均减轻；中药高剂量组大鼠体质量、收缩压、TC、TAG、LDL-C 水平及 AIP、miR-613 mRNA 表达降低，HDL-C 水平及 LXR α mRNA 表达升高（均

$P < 0.05$）。[结论] 疏肝温胆汤可以延缓大鼠动脉粥样硬化进程，可能通过下调 miR-613 的表达、上调 LXR α 的表达进而影响血脂代谢。

关键词： 动脉粥样硬化；疏肝温胆汤；血脂 miR-613 病理变化；中医药；大鼠

资助基金： 国家自然科学基金（82074342）；广东省中医院中医药科学技术研究专项（YN2019MJ12）。

注： 本文原载于《中国中医急症》2022 年第 7 期。

35. 大柴胡汤对重症中暑大鼠肠道黏膜屏障的保护机制研究

陈冬杰　黄永莲　彭晓洪　黄亚秀　王　评

北京中医药大学深圳医院（龙岗），广东 深圳 518000

摘要： [目的] 探讨大柴胡汤保护重症中暑大鼠肠道黏膜屏障的治疗效果及作用机制研究。[方法]SPF 级 SD 雄性大鼠 60 只随机分为空白对照组、模型组、大柴胡汤标准剂量组、大柴胡汤高剂量组。通过将大鼠置于高温气候动物培养箱内 [温度（40.5 ± 0.5）℃，湿度（65.0 ± 2.0）%] 制备经典中暑模型，模型制备成功后 6h 开始，每 8h 灌胃给药 1 次，连续 2 d。各组在造模成功后 6h、24h、48 h 分别处死 5 只大鼠，测定血液中白细胞介素 -1（IL-1）、肿瘤坏死因子 - α（TNF- α）、肠型脂肪酸结合蛋白（I-FABP）、D- 乳酸（D-LA）。[结果] 与正常组同时间点比较，模型组及观察组血清中的 IL-1、TNF- α、I-FABP、D-LA 水平明显升高（$P < 0.01$）；中药各组血清 IL-1、TNF- α、I-FABP、D-LA 明显低于模型组（$P < 0.01$），其中高剂量组降低最明显。[结论] 大柴胡汤能够显著减轻重症中暑大鼠的胃肠道损伤，其机制与抑制炎症反应有关。

关键词： 重症中暑；肠道黏膜屏障；大柴胡汤；炎症反应；大鼠

资助基金： 深圳市龙岗区医疗卫生科技计划项目（LGKCYLWS2020072）。

注： 本文原载于《中国中医急症》2022 年第 7 期。

36. 消腺散结汤联合推拿治疗儿童病毒性急性扁桃体炎伴腺样体肥大的临床研究

董　玲　赵雪晴　陈启雄　曹　霞　周　瑜　韩晓花

重庆市中医院，重庆 400021

摘要： [目的] 观察消腺散结汤联合推拿治疗儿童病毒性急性扁桃体炎伴腺样体肥大（肺胃热盛证）的临床疗效。[方法] 将 60 例患儿随机分为观察组与对照组各 30 例，观察组给予消腺散结汤联合推拿，对照组给予口服蒲地蓝消炎口服液、孟鲁司特钠，疗程 1 周。观察两组临床有效率、中医症状积分、OSA-18 量表评分、各症状消退时间及相关实验室指标。[结果] 观察组总有效率高于对照组（$P < 0.05$）；治疗后两组中医证候积分均显著下降（$P < 0.01$），且观察组显著低于对照组（$P < 0.05$）。治疗后两组 OSA-18 量表评分均显著降低（$P < 0.01$），且观察组显著低于对照组（$P < 0.01$）；观察组体温恢复正常时间，咽痛、鼻塞、打鼾及张口呼吸消失时间均短于对照组（$P < 0.05$）；两组治疗后血清淀粉样蛋白 A 水平较治疗前下降（$P < 0.05$），观察组血清淀粉样蛋白水平低于对照组（$P < 0.05$），两组患儿治疗前后 C 反应蛋白水平均无明显变化。[结论] 消腺散结汤联合推拿治疗病毒性急性扁桃体炎伴腺样体肥大疗效显著且安全性高。

关键词： 急性扁桃体炎；腺样体肥大；消腺散结汤；推拿；病毒性；肺胃热盛证

资助基金： 重庆市卫生计生委中医药科技项目（ZY201802283）。

注： 本文原载于《中国中医急症》2022 年第 7 期。

37. 苓甘五味姜辛汤治疗慢性支气管炎急性加重期（风寒袭肺证）的临床观察

徐　航[1]　刘　攀[1]　戴小华[2]

1. 安徽省中西医结合医院，安徽 合肥 230031

2. 安徽省中医院，安徽 合肥 230031

摘要： [目的] 观察理中温肺法治疗慢性支气管炎急性加重期（风寒袭肺证）患者的临床疗效。[方法] 将选取符合要求的 70 例患者，随机分为观察组与对照组各35例，两组均根据咳嗽诊疗指南接受常规治疗，观察组在此基础上加服理中温肺法指导的苓甘五味姜辛汤加减方，每日2次。14 d后，比较两组患者治疗前后证候量化积分、血白细胞计数（WBC）、C反应蛋白（CRP）、白细胞介素-6（IL-6）、IgG、IgA、IgM水平，评价其疗效及预后。[结果]两组治疗14 d后，观察组证候量化积分明显比观察组低（$P < 0.05$）。同治疗前相比，两组治疗后WBC、CRP、IL-6明显降低，观察组上述指标低于对照组（$P < 0.05$）。治疗后IgG、IgA、IgM均较前有所降低，其中观察组IgA、IgM比对照组偏高（$P < 0.05$）。观察组总有效率优于观察组。[结论]理中温肺汤法可明显缩短慢性支气管炎急性加重期（风寒袭肺证）的病程，减轻患者的临床症状，改善预后。

关键词： 慢性支气管炎；急性加重期；理中温肺法；风寒袭肺证；苓甘五味姜辛汤加减方

资助基金： 国家重点研发计划（2017YFC1700306）。

注： 本文原载于《中国中医急症》2022年第7期。

38. 散膝汤加味治疗膝骨关节炎急性发作（寒湿痹阻证）的疗效观察

刘　恒　盛业东　吴　坚

江苏省无锡市第二中医医院，江苏 无锡 214000

摘要： [目的]观察散膝汤加味治疗膝骨关节炎（KOA）急性发作（寒湿痹阻证）的疗效。[方法]KOA急性发作（寒湿痹阻证）患者118例按随机数字表法分为观察组与对照组各59例。对照组给予西医常规治疗，观察组在对照组的基础上内服散膝汤加味，两组疗程为2周。比较两组西安大略和麦克马斯特大学骨关节炎指数（WOMAC指数）、视觉模拟量表（VAS）、中医临床症状评分以及临床疗效。[结果]治疗后两组WOMAC指数、VAS、中医临床症状评分显著下降，且观察组显著低于对照组（$P < 0.01$）；观察组总有效率为94.92%，明显高于对照组的81.36%（$P < 0.01$）。[结论]在西医常规治疗基础上对KOA急性发作（寒湿痹阻证）患者给予散膝汤加味治疗，较单纯西医常规治疗措施可进一步改善患者的症状体征，减轻疼痛，疗效更佳。

关键词： 膝骨关节炎；寒湿痹阻证；散膝汤；疼痛

注： 本文原载于《中国中医急症》2022年第7期。

39. 大承气汤保留灌肠联合穴位指针疗法缓解无创通气患者并发腹胀的疗效观察

谭巨丹　瞿荣兰　邓乾素　王艳红　刘小芳

重庆市中医院，重庆 400021

摘要： [目的]观察大承气汤保留灌肠联合穴位指针疗法治疗无创通气并发腹胀患者的临床疗效。[方法]选取90例无创辅助通气并发腹胀患者，随机分为对照组与观察组各45例，对照组采用常规治疗，观察组在此基础上采用大承气汤保留灌肠联合穴位指针疗法，观察两组患者治疗前后腹围、腹内压、首次排气排便时间及胃肠道症状情况。[结果]观察组患者治疗后腹围及腹内压均小于对照组（$P < 0.05$），首次排气排便时间较对照组缩短（$P < 0.05$），胃肠道症状评分低于对照组（$P < 0.05$）。[结论]大承气汤保留灌肠联合穴位指针疗法可有效缓解无创通气患者并发腹胀程度，减轻患者腹内不适症状，改善胃肠道功能，提高治疗效果。

关键词： 无创通气；腹胀；大承气汤；穴位指针

资助基金： 成都中医药大学杏林学者医院专项（YYZX2019059）。

注： 本文原载于《中国中医急症》2022年第7期。

40. 真武汤合葶苈大枣泻肺汤辅助治疗慢性心力衰竭急性失代偿期疗效观察

耿　艳　胡柏生　姜　颢

上海中医药大学附属曙光医院宝山分院，上海 201900

摘要： [目的]观察真武汤合葶苈大枣泻肺汤辅助治疗慢性心力衰竭急性失代偿期（ADHF）疗效及对N端脑钠肽前体（NT-proBNP）水平的影响并探讨其作用机制。[方法]86例患者按照其就诊顺序编号，按照随机数字表法将其分成观察组与对照组各43例。对照组参照相关指南予以西医标准化治疗方案，观察组在对照组基础上予以真武汤合葶苈大枣泻肺汤辅助治疗。比较两组心功能分级疗效、主要症状评分、血清学指标、左心功能指标、24 h尿量、6 min步行距离（6MWT）以及不良反应发生情况。[结果]观察组心功能分级总有效率为86.05%，高于对照组的72.09%（$P < 0.05$）。两组治疗前气短、乏力、心悸、浮肿症状评分、血清NT-proBNP、白细胞介素-6（IL-6）、超敏C反应蛋白（hs-CRP）水平、左心室射血分数（LVEF）、左室舒张末径（LVEDD）、心脏每搏量（SV）水平、24h尿量和6MWT水平比较，差别均不大（均$P>0.05$）。两组治疗后气短、乏力、心悸、浮肿症状评分、血清NT-proBNP、IL-6、hs-CRP水平、LVEF、LVEDD、SV水平、24h尿量和6MWT水平与治疗前比较均改善（均$P < 0.05$），且观察组治疗后与对照组比较，气短、乏力、心悸、浮肿症状评分更低，NT-proBNP、IL-6、hs-CRP和LVEDD水平更低，而LVEF、SV水平、24h尿量、6MWT水平则更高（均$P < 0.05$）。[结论]将真武汤合葶苈大枣泻肺汤应用于ADHF患者的治疗中，能够进一步提高心功能分级疗效，缓解患者临床症状，改善炎症指标和心肌损伤标志物水平，有助于保护心功能，增加尿量，延缓病情发展，且安全性良好。

关键词： 慢性心力衰竭；急性失代偿期；真武汤；葶苈大枣泻肺汤；N端脑钠肽前体

注： 本文原载于《中国中医急症》2022年第7期。

41. 星蒌承气汤治疗急性缺血性脑卒中的效应机制研究现况

刘宏伟 [1] **王一战** [2] **邹忆怀** [3]

1. 北京中医医院顺义医院，北京 101300
2. 首都医科大学附属北京中医医院，北京 100010
3. 北京中医药大学东直门医院，北京 100700

摘要： 脑卒中（中风病）发病率、致残率和致死率均较高，是世界性重大疾病，中风病常出现痰热腑实证，目前星蒌承气汤治疗中风病（痰热腑实证）的效应机制仍有待探讨。本文通过对近年来的文献进行总结、梳理和分析，对中风病（痰热腑实证）的形成及星蒌承气汤功效特点进行总结，并从神经保护包括炎症反应学说、神经细胞修复，血液流变及血流动力学和肠道菌群及脑-肠轴等方面对星蒌承气汤治疗急性脑卒中的效应机制进行综述，为进一步研究星蒌承气汤治疗急性脑卒中的效应机制提供更多研究思路和理论基础。

关键词： 脑卒中；星蒌承气汤；肠道菌群；效应机制；综述

资助基金： 国家自然科学基金（81804090）。

注： 本文原载于《中国中医急症》2022年第7期。

42. 经方中"附子一枚"的古今考证研究

张 翅 [1] **李瑞煜** [2] **蒋晓凤** [1] **侯新莲** [1] **吴建国** [1] **唐 莉** [1]

1. 华润三九（雅安）药业有限公司，四川 雅安 625000
2. 成都中医药大学，四川 成都 611137

摘要：《伤寒杂病论》中附子得到了广泛应用，其用量主要以"枚"计算。附子为植物药材，因大小不一，导致"附子一枚"的质量比较模糊，因此经方中"附子"无法换算成确切的质量，只能是一个比较接近的范围。本文考证当时的环境和古今的应用，进行古代文献考证和现代实测相结合研究，得出以附子干燥品计，经方中"附子一枚"范围约在3～5 g之间。同时指出汉代使用炮制前的附子应为鲜附子，并提出现代临床附子用量变化的原因。

关键词： 附子；《伤寒杂病论》；经典名方；用量

资助基金： 四川省科技计划项目（2020YFS0567）。

注： 本文原载于《中国中医急症》2022年第8期。

43. 自拟定眩汤治疗前庭神经炎（痰浊中阻证）的疗效观察

王智强 [1] **崔春丽** [2] **缪冬梅** [1]

1. 江苏省南京市中西医结合医院，江苏 南京 210014
2. 江苏省中医院，江苏 南京 210014

摘要：[目的]观察定眩汤治疗前庭神经炎（痰浊中阻证）的疗效。[方法]患者91例随机分为对照组和观察组。对照组采用常规激素加甲磺酸倍他司汀，观察组在对照组的基础上加用自拟定眩汤，治疗7d、14d后进眩晕障碍量表（DHI）评分、冷热试验CP值、vHIT的增益、白细胞介素-6（1L-6）、中性粒细胞/淋巴细胞比值、血小板/淋巴细胞比值、中医症状积分的变化。[结果]治疗后观察组的DHI评分、冷热试验CP值、IL-6、中性粒细胞/淋巴细胞比值、血小板/淋巴细胞比值、中医症状单项积分、中医症状积分低于对照组（$P < 0.05$）；观察组vHIT的增益高于对照组（$P < 0.05$）；观察组的临床总有效率

为 91.30%，优于对照组的 75.56%（$P < 0.05$）。[结论] 定眩汤联合激素 + 倍他司汀对前庭神经炎（痰浊中阻证）治疗效果优于单纯使用激素加倍他司汀。

关键词： 前庭神经炎；眩晕；定眩汤；痰浊中阻证

资助基金： 国家中医药管理局课题（2019XZZX-NB007）。

注： 本文原载于《中国中医急症》2022 年第 8 期。

44. 断藤益母汤抑制巨噬细胞趋化力防治急性期类风湿关节炎的机制研究

郑献敏　王　辉　徐剑峰　徐泽军　叶仁群

广东省深圳市宝安区中医院，广东 深圳 518133

摘要： [目的] 探索断藤益母汤抑制巨噬细胞趋化力防治急性期类风湿关节炎（RA）的生物学机制。[方法] 将 80 例急性期 RA 患者随机均分为对照组与观察组各 40 例。对照组口服美洛昔康片和氨甲蝶呤片。观察组在对照组的基础上口服断藤益母汤。治疗后，评估两组疗效。监测关节治疗前后的肿胀和压痛指数、晨僵时长、C 反应蛋白（CRP）、血沉（ESR）、DAS28 评分、HAQ 评分、肿瘤坏死因子 -α（TNF-α）、核转录因子 -κB（NF-κB）、CXC 趋化因子受体 7（CXCR7）和 CXC 趋化因子配体 12（CXCL12）的表达。[结果] 治疗后，观察组总有效率高于对照组；观察组关节肿胀和压痛指数、晨僵时长的开始改善均早于对照组，且治疗 6 周后，3 指标均低于对照组；观察组 ESR 和 DAS28 评分的开始改善均早于对照组，且治疗 3 周后，CRP、ESR、DAS28 和 HAQ 评分均低于对照组；观察组巨噬细胞中 TNF-α、NF-κB、CXCR7 和 CXCL12 表达开始降低均早于对照组，且治疗 1 周后 TNF-α 和 CXCL12 表达均低于对照组，而 NF-κB、CXCR7 分别是在 3 周后、6 周后（均 $P < 0.05$）。[结论] 断藤益母汤治疗急性期 RA 疗效满意，其机制可能是通过抑制 TNF-α/NF-κB 信号轴，下调 CXCR7 表达，继而抑制 CXCL12 所介导的巨噬细胞趋化力。

关键词： 类风湿关节炎；急性期；断藤益母汤；巨噬细胞；趋化

资助基金： 深圳市宝安区科技创新局基础研究项目（2020JD493）。

注： 本文原载于《中国中医急症》2022 年第 8 期。

45. 清肺化痰汤对重症肺炎（痰热壅肺证）患者中医证候积分、免疫功能及炎性因子的影响

葛燕萍　王绍谦　孔　静

河南省开封市人民医院，河南 开封 475000

摘要： [目的] 观察清肺化痰汤对急诊监护病房（EICU）中重症肺炎（痰热壅肺证）患者中医证候积分、免疫功能及炎性因子的影响。[方法] 80 例重症肺炎患者按随机数字表法分为两组各 40 例。对照组予以常规基础治疗加广谱抗菌药治疗，观察组在对照组基础上予清肺化痰汤治疗，连续治疗 14 d。比较两组治疗前后中医证候评分、血气指标、免疫功能、炎症因子水平。[结果] 治疗后，观察组中医证候评分改善显著优于对照组（$P < 0.05$）；两组血氧饱和度（SaO2）、氧分压（PaO2）水平升高（$P < 0.05$），PaCO2 降低（$P < 0.05$），观察组较对照组改善显著（$P < 0.05$）；观察组免疫指标改善显著优于对照组（$P < 0.05$）；观察组治疗后各炎症指标显著低于对照组（$P < 0.05$）。[结论] 清肺化痰汤可改善 EICU 中重症肺炎（痰热壅肺证）患者临床症状及血气指标，其作用机制可能与提高患者的免疫功能及减轻炎症反应有关。

关键词： 肺炎；清肺化痰汤；免疫功能；炎症因子

注： 本文原载于《中国中医急症》2022 年第 8 期。

46. 清热开音汤联合西医治疗急性感染性喉炎（风热犯肺证）的疗效观察

廖志远[1]　王婷婷[1]　黄　杨[2]

1. 湖北省十堰市太和医院，湖北十堰 442000
2. 湖北省十堰市人民医院，湖北十堰 442000

摘要： [目的] 观察清热开音汤联合西医治疗急性感染性喉炎（AIL）（风热犯肺证）的疗效。[方法] 将 AIL（风热犯肺证）患者 70 例随机分为观察组与对照组各 35 例。对照组患者予抗感染、止咳、抗炎等常规治疗，观察组在对照组治疗基础上予以清热开音汤。两组均以 7 d 为 1 个疗程。比较两组主

要症状评分、炎症指标、综合疗效、RBAS总嘶哑程度G以及嗓音障碍指数（VHI-10积分）。[结果]治疗后两组患者的咽干、咽痛和声音嘶哑症状评分均较治疗前下降（$P<0.05$），治疗后观察组咽干、咽痛和声音嘶哑症状评分明显低于对照组（$P<0.05$）。治疗后两组C反应蛋白（CRP）、肿瘤坏死因子-α（TNF-α）、白细胞介素-6（IL-6）水平观察组明显低于对照组（$P<0.05$）。观察组总有效率为94.29%，明显高于对照组的74.29%（$P<0.05$）。治疗后两组患者的RBAS总嘶哑程度G、VHI-10积分均较治疗前下降（$P<0.05$），治疗后观察组总嘶哑程度G、VHI-10积分明显低于对照组（$P<0.05$）。[结论]清热开音汤联合西医治疗AIL（风热犯肺证）患者的临床效果良好，可进一步缓解患者的临床症状和嗓音障碍程度，降低炎症反应，提高生活质量。

关键词：急性感染性喉炎；清热开音汤；风热犯肺证；中医治疗

注：本文原载于《中国中医急症》2022年第8期。

47. 疏风宣肺通窍汤治疗急性分泌性中耳炎（风寒袭络证）的疗效观察

彭　晶　王文利　万　姣

北京王府中西医结合医院，北京 102200

摘要：[目的]观察疏风宣肺通窍汤治疗急性分泌性中耳炎（风寒袭络证）的临床疗效。[方法]将72例患者采用随机数字表法分为观察组与对照组各36例。对照组采取西医常规治疗，观察组在西医治疗基础上采取疏风宣肺通窍汤治疗。观察两组治疗前后的主要症状评分、炎症指标水平以及平均气导阈值、听力水平的变化，比较两组临床疗效。[结果]观察组临床总有效率为91.67%，明显高于对照组的69.44%（$P<0.05$）。治疗后两组主要症状评分均较治疗前下降（$P<0.05$），观察组改善程度更明显（$P<0.05$）；与治疗前比较，两组治疗后肿瘤坏死因子-α（TNF-α）、白细胞介素-6（1L-6）、C反应蛋白（CRP）均下降（$P<0.05$），观察组治疗后TNF-α、1L-6、CRP水平降低程度更明显（$P<0.05$）；观察组平均气导阈值、听力改善水平明显优于对照组（$P<0.05$）。[结论]疏风宣肺通窍汤可进一步提高急性分泌性中耳炎（风寒袭络证）患者的治疗效果，改善患者的临床症状，降低炎症指标水平，提高听力水平。

关键词：急性分泌性中耳炎；疏风宣肺通窍汤；风寒袭络证；安全性

注：本文原载于《中国中医急症》2022年第8期。

48. 引龙汤加味辅助治疗2型糖尿病酮症酸中毒（阴虚热盛证）的临床观察

王　健　彭　露　陈　巍

武汉大学中南医院，湖北武汉 430071

摘要：[目的]观察引龙汤加味辅助治疗2型糖尿病酮症酸中毒（DKA）（阴虚热盛证）的临床效果。[方法]患者110例以随机数字表法分为两组各55例。对照组予胰岛素+补液干预措施；观察组在对照组的基础上内服引龙汤加味。两组均治疗1周。比较血糖恢复正常、尿酮体转阴、pH纠正的时间及胰岛素用量、血糖波动情况、临床疗效、酸中毒指标。[结果]观察组的血糖恢复正常、酮体消失、酸中毒纠正时间以及胰岛素用量都显著少于对照组（$P<0.01$）。治疗后，两组24 h平均血糖水平（24 h MBG）、平均血糖波动幅度（MAGE）、最大血糖波动幅度（LAGE）都显著低于治疗前，且观察组均显著低于对照组（$P<0.01$）。观察组的总有效率为94.55%，显著高于对照组的80.00%（$P<0.05$）。治疗后，两组氢离子浓度指数（pH值）、碳酸氢根离子（$HCO3^-$）、二氧化碳结合力（CO2CP）显著增加，β-羟丁酸（β-HB）明显下降，且观察组治疗后以上指标改善均明显优于对照组（$P<0.01$）。[结论]在西医常规治疗基础上，引龙汤加味辅助治疗2型DKA（阴虚热盛证）的效果明显，能加速控制病情，纠正酸中毒。

关键词：2型糖尿病；酮症酸中毒；引龙汤；阴虚热盛证

注：本文原载于《中国中医急症》2022年第8期。

49. 苇茎汤加味治疗支气管扩张症急性加重期的临床观察

徐文慧　朱益敏　李　磊

江苏省第二中医院，江苏南京 210000

摘要：[目的]观察苇茎汤加味治疗支气管扩张症急性加重期效果及对红细胞分布宽度（RDW）的

影响，并探讨其作用机制。[方法]患者72例随机分为两组，对照组患者给予西医基础治疗，观察组患者在对照组治疗基础上采用苇茎汤加味治疗。两组均治疗10 d后观察临床疗效、主要症状评分、RDW、降钙素原（PCT）、C反应蛋白（CRP）水平和不良反应发生率。[结果]两组的咳嗽、咯痰、呼吸困难症状评分较治疗前均有下降（$P<0.05$），且观察组低于对照组（$P<0.05$）。两组的RDW、PCT、CRP水平较治疗前均有下降（$P<0.05$），且观察组明显低于对照组（$P<0.05$）。观察组临床总有效率为91.67%，明显高于对照组的72.22%（$P<0.05$）。[结论]苇茎汤加味治疗支扩急性加重期效果良好，对改善患者的临床症状、降低PCT、CRP和RDW水平具有良好效果。

关键词：支气管扩张症；急性加重期；苇茎汤加味；红细胞分布宽度

资助基金：江苏省中医药局科技项目（JD201816）。

注：本文原载于《中国中医急症》2022年第8期。

50. 清热健脾方联合美罗培南治疗骨创伤后铜绿假单胞菌感染临床观察

孟庆峰　于　峰　王　希

山东黄河河务局山东黄河医院，山东济南 250032

摘要：[目的]观察分析清热健脾方联合美罗培南对骨创伤后铜绿假单胞菌感染患者的疗效及免疫功能影响。[方法]将患者96例采用随机数字表法分为联合组与对照组各48例，两组均给予西医常规治疗，对照组在此基础上给予注射用美罗培南治疗，联合组在对照组基础上加用清热健脾方治疗，比较两组治疗后中医证候积分、炎症相关指标[C反应蛋白（CRP）、白细胞（WBC）、中性粒细胞比率（NE）]水平、免疫功能指标[$CD4^+$、$CD8^+$、$CD4^+/CD8^+$]水平、创面愈合情况及临床疗效。[结果]治疗后，两组腐肉及脓水、创面红肿、疼痛、肉芽形态症状评分均显著降低（$P<0.05$），且联合组症状评分明显低于对照组（$P<0.05$）；两组血清CRP、WBC、NE水平均显著降低（$P<0.05$），且联合组各指标水平明显低于对照组（$P<0.05$）；两组$CD4^+$和$CD4^+/CD8^+$水平明显升高（$P<0.05$），$CD8^+$水平明显降低（$P<0.05$），且联合组上述指标水平与对照组均有显著性差异（$P<0.05$）；联合组临床总有效率（93.75%）显著高于对照组（77.08%）（$P<0.05$）。[结论]清热健脾方联合美罗培南可有效减轻骨创伤后铜绿假单胞菌感染患者临床症状和炎症反应，提高机体免疫功能，促进创面愈合，疗效显著。

关键词：骨创伤；清热健脾方；美罗培南；铜绿假单胞菌；免疫功能

注：本文原载于《中国中医急症》2022年第8期。

铁树花

【别名】凤尾蕉。

【植物形态】

铁树，常绿木本植物。树干矮小，基部膨大成盘根茎，高30~180cm，或稍高，径10~60cm。

羽状叶集生于树干上部，长1.2~2.5m，幼嫩时被柔毛，叶柄长40~100cm，两侧具刺，刺略向下斜展，刺间距离2.5~5cm；羽状裂片40~120对，或更多，在叶轴上较稀疏地排列成2列，披针状条形，直或微弯曲，薄革质，边缘稍厚，微向下反曲，上部渐窄，先端渐尖，基部圆，两面中脉隆起，平滑而有光泽，上面深绿色，下面色较浅。

雄球花卵状圆柱形或长圆形，长达30cm，径6~8cm；小孢子叶楔形，密生黄色绒毛；大孢子叶密被红褐色绒毛，成熟后脱落，上部卵状菱形，边缘篦齿状深裂。

种子卵圆形或宽倒卵形，先端有尖头，熟时黄褐色或浅褐色，种皮硬质，平滑，有光泽，长约2~3cm。

【功能主治】

止血，下痰。

①《药性考》："治痰火。"

②《岭南采药录》："止血，下痰。治痰火。"

李嘉宁教授等学验选编

1. 大柴胡汤加味治疗冠心病稳定型心绞痛（气滞血瘀证）的临床观察

李嘉宁[1] 石 贺[2] 鞠建庆[2]
1. 黑龙江中医药大学，黑龙江 哈尔滨 150040
2. 中国中医科学院西苑医院，北京 100091

摘要：［目的］观察大柴胡汤加味对冠心病稳定型心绞痛（气滞血瘀证）患者的临床疗效。［方法］将 68 例患者随机分为观察组与对照组各 34 例。对照组给予西医常规治疗，观察组在对照组基础上加用大柴胡汤加减治疗，两组均连续治疗 3 周后评价其临床疗效，比较两组治疗前后心率变异性、血浆致动脉硬化指数（AIP）、炎症因子指标及中医证候积分。［结果］治疗后，两组心率变异性时域指标较治疗前均升高（$P<0.05$），且观察组优于对照组（$P<0.05$）；两组治疗后 AIP、炎症因子［白细胞介素 -17（IL-17）、白细胞介素 -18（IL-18）］较治疗前均呈下降趋势（$P<0.05$），治疗后观察组各项指标均优于对照组（$P<0.05$）；两组治疗后中医证候积分较治疗前均呈下降趋势（$P<0.05$），且观察组低于对照组（$P<0.05$）。［结论］大柴胡汤加味联合西药常规治疗冠心病稳定型心绞痛（气滞血瘀证）疗效显著。

关键词：冠心病；稳定型心绞痛；大柴胡汤；气滞血瘀；血脂；炎症因子

资助基金：中国中医科学院优秀青年科技人才（创新类）培养专项（ZZ13-YQ-017-C1）。

注:本文原载于《中国中医急症》2022 年第 10 期。

2. 许家栋教授基于《伤寒杂病论》阐析续命煮散之理法内涵

温 姗 黄 臻 徐国峰 曾祥珲
广东省中医院，广东广州 510000

摘要：续命煮散是流传及应用千余年、论治中风病非常有价值的方剂。本文总结了许家栋教授回溯续命煮散的出处渊源，分析其组方，并基于《伤寒杂病论》阐析其内含解表法、溢饮法、风水法、支饮法、血痹法、还魂法等理法内涵，旨在为续命煮散的进一步推广应用提供理论依据。

关键词:《伤寒杂病论》；续命煮散；理法内涵；名医经验；许家栋

资助基金：广东省中医院许家栋学术经验传承工作室项目；广东省中医院中医药科学技术研究专项（YN2020CC01）。

注：本文原载于《中国中医急症》2022 年第 8 期。

3. 龙牡汤对急性湿疹大鼠 Th1/Th2 平衡、肥大细胞及皮肤屏障蛋白表达的影响研究

迟慧彦[1] 杨 斌[1] 孙洮玉[2] 王晶晶[1] 王清滢[1]
徐春英[1] 陶以成[1]
1. 中国中医科学院西苑医院，北京 100091
2. 北京中医药大学东直门医院，北京 100700

摘要：［目的］观察龙牡汤对急性湿疹大鼠 Th2 活化的抑制作用及皮肤屏障相关蛋白表达的影响。［方法］SD 大鼠 32 只随机分为 4 组，正常组、模型组、龙牡汤组、白芍总苷组，每组 8 只。除正常组外，其余组通过二硝基氯苯在大鼠背部皮肤建立急性湿疹模型。造模成功后，龙牡汤组灌服中药 30g/（kg·d），白芍总苷组给予白芍总苷胶囊 70mg/（kg·d），正常组、模型组均灌服等量蒸馏水，干预周期 14d。ELISA 检测血浆中白细胞介素 -2（IL-2）、白细胞介素 -4（IL-4）及 IgE 水平，HE 染色光镜下观察皮肤组织形态，甲苯胺蓝染色观察各组皮肤组织中浸润肥大细胞数量，免疫组化法检测各组皮肤组织中 E-caderin、ZO-1 以及 Claudin3 的表达。［结果］与正常组比较，模型组大鼠静脉血 IL-2 水平减少，IL-4 及 IgE 水平增高（$P<0.05$）；皮肤组织表现为表皮增生，棘层肥厚，角化不全及糜烂，真皮层血管扩张、水肿，炎细胞浸润，肥大细胞数量增多；E-caderin、ZO-1 以及 Claudin3 的表达减少（$P<0.05$）。与模型组

比较，龙牡汤组及白芍总苷组 IL-4 及 IgE 水平下调（$P<0.05$），表皮增生、糜烂及炎症浸润均有不同程度的改善，浸润肥大细胞减少，E-caderin 和 ZO-1 表达增加（$P<0.05$）。[结论]龙牡汤组可减轻急性湿疹大鼠皮肤损伤，可能与调控 Th1/Th2 平衡，抑制 Th2 活化，减少肥大细胞产生，增加皮肤屏障相关蛋白的表达有关。

关键词： 急性湿疹龙牡汤 TH1/TH2 平衡肥大细胞皮肤屏障大鼠

资助基金： 国家自然科学基金（82004195）；中国中医科学院科技创新工程项目（C12021A02315）。

注： 本文原载于《中国中医急症》2022 年第 9 期。

4. 悦脾汤治疗肾小管间质性肾炎－葡萄膜炎综合征 1 例

张　康　蔡　朕　李　强　王梦迪　赵文景

首都医科大学附属北京中医医院，北京 100010

摘要： 肾小管间质性肾炎－葡萄膜炎（TINU）综合征是一类以急性肾小管间质性肾炎合并眼色素膜炎为主要表现的疾病，全球至今报道约 300 余例，属临床罕见病例。该病目前尚无标准化治疗方案，既往大多采用激素或激素联合免疫抑制剂治疗，但远期预后不佳。本文通过介绍我科运用名老中医经验方“悦脾汤”加减治疗 TINU 综合征 1 例，取得显著疗效，为中医药治疗疑难肾脏病提供了一种新的思路。

关键词： 肾小管间质性肾炎－葡萄膜炎综合征；急性肾损伤；悦脾汤；个案报道

资助基金： 首都卫生发展科研专项项目（2020-3-2235）。

注： 本文原载于《中国中医急症》2022 年第 9 期。

5. 扶正泄浊保肾汤治疗对急性间质性肾炎患者肾功能及血液流变学指标的影响

赵　莉　马居里　苏衍进　秦刚新

陕西中医药大学附属医院，陕西咸阳 712000

摘要： [目的]观察扶正泄浊保肾汤治疗对急性间质性肾炎（AIN）患者肾功能及血液流变学指标的影响。[方法]将 70 例 AIN 患者按照随机数字表法分为观察组与对照组各 35 例。对照组患者给予西医常规治疗，观察组患者在对照组治疗基础上采用扶正泄浊保肾汤治疗。观察两组中医证候疗效、肾功能、血液流变学指标和尿液检查相关指标的差异性。[结果]观察组中医证候总有效率为 85.71％，明显高于对照组的 62.86％（$P<0.05$）。治疗后两组尿素氮（BUN）、肌酐（Scr）、β2 微球蛋白（β2-MG）水平较治疗前均下降（$P<0.05$），观察组下降程度更明显（$P<0.05$）。治疗后两组低切全血比黏度、血浆黏度和血细胞比容水平较治疗前均下降（$P<0.05$），观察组下降程度更明显（$P<0.05$）。治疗后两组肾损伤因子（KIM-1）、中性粒细胞明胶酶相关脂质运载蛋白（NGAL）、24 h 尿蛋白定量较治疗前均下降，肾小球滤过率（eGFR）水平较治疗前均上升（$P<0.05$），观察组改善程度更明显（$P<0.05$）。[结论]将扶正泄浊保肾汤应用于 AIN 的治疗中，可有效提高中医证候疗效，改善肾功能和血液流变学指标水平，减轻肾损伤程度，缓解病情严重程度。

关键词： 急性间质性肾炎；扶正泄浊保肾汤；肾功能；血液流变学

资助基金： 陕西省重点研发计划项目（2020SF-336）。

注: 本文原载于《中国中医急症》2022 年第 10 期。

6. 柏栀散联合自拟解毒消肿方治疗火毒蕴结型急性肛痈的临床观察

苏　莉　韶建生　刘晓梅　陈　诚

江苏省如皋市中医院，江苏如皋 226500

摘要： [目的]观察柏栀散联合自拟解毒消肿方治疗火毒蕴结型急性肛痈患者的临床疗效。[方法]将 120 例火毒蕴结型肛痈患者随机分为试验组与对照组各 60 例。试验组予柏栀散外敷联合自拟解毒消肿方口服，对照组给予头孢地尼胶囊联合甲硝唑片口服，连续治疗 5d，观察两组疗效。[结果]试验组总有效率为 89.66％，高于对照组的 60.71％（$P<0.05$）。试验组中无效患者 6 例转手术治疗；对照组中无效患者 22 例转手术治疗。治疗后试验组证候及体征总积分明显低于对照组（$P<0.05$）。治疗后试验组疼痛指数评分、肿块范围优于对照组，且试验组自行溃

透率 46.55%高于对照组的 19.64%，需切开排脓率 18.97%低于对照组的 44.64%；试验组主要证候消失时间短于对照组（$P<0.05$）。[结论]柏栀散联合自拟解毒消肿方治疗火毒蕴结型肛痈患者临床效果显著。

关键词：急性肛痈；柏栀散；自拟解毒消肿方；火毒蕴结

资助基金：南通市市级科技计划项目（MSZ19162）。

7. 十味温胆汤加减治疗老年冠心病心绞痛（气虚痰浊证）的疗效观察

钟　言　卓剑丰　梁蕴瑜

广东省中医院，广东广州 510000

摘要：[目的]观察十味温胆汤加减治疗老年冠心病心绞痛（气虚痰浊证）的疗效及对血小板与淋巴细胞比值（PLR）水平的影响。[方法]将 82 例老年冠心病心绞痛（气虚痰浊证）患者按照随机数表法分为观察组与对照组各 41 例，对照组患者予以西医常规治疗措施，观察组在对照组基础上使用十味温胆汤加减治疗。比较两组中医证候疗效、心绞痛发作情况、硝酸酯类药物停减情况和实验室指标。[结果]观察组中医证候总有效率为 90.24%，明显高于对照组的 70.73%（$P<0.05$）。观察组治疗后心绞痛发作次数、发作时间低于对照组（$P<0.05$）。观察组硝酸酯类药物停减率为 19.51%，对照组为 12.20%，两组停减率差异无统计学意义（$P>0.05$）。观察组治疗后 PLR、超敏 C 反应蛋白（hs-CRP）水平低于对照组（$P<0.05$）。[结论]十味温胆汤加减方治疗老年冠心病心绞痛（气虚痰浊证）患者可进一步提高中医证候疗效，缓解心绞痛发作情况，降低 PLR、hs-CRP 水平。

关键词：冠心病；心绞痛；老年；十味温胆汤加减；气虚痰浊证；中医疗法

注：本文原载于《中国中医急症》2022 年第 10 期。

8. 犀角地黄汤加味通过清除 IL-6 和 TNF-α 改善重症肺炎机械通气患者的炎症反应机制研究

唐　霞　邓太兵　梅馨芳

四川大学华西广安医院，四川省广安市人民医院，四川广安 638001

摘要：[目的]探究犀角地黄汤加味通过清除白细胞介素 -6（IL-6）、肿瘤坏死因子 -α（TNF-α）改善重症肺炎机械通气患者炎症反应的作用机制。[方法]患者 80 例随机分为对照组与观察组各 40 例。对照组采用常规治疗措施，观察组在对照组的基础上口服犀角地黄汤加味。两组患者均于治疗前及治疗 2 周后，采集全血标本进行检测，并进行临床疗效评估。[结果]治疗后，两组外周血 Th1 和 Th17 含量均较治疗前明显降低（$P<0.05$），而 Th2 和 Treg 含量明显升高（$P<0.05$）；且治疗后观察组外周血 Th1、Th17 含量低于对照组（$P<0.05$），同时 Th2、Treg 含量明显高于对照组（$P<0.05$）。两组患者血清白细胞介素 -4（IL-4）、γ 干扰素（IFN-γ）、IL-6、TNF-α、白细胞介素 -17（IL-17）、超敏 C 反应蛋白（hs-CRP）、降钙素原（PCT）水平均较治疗前降低（$P<0.05$），同时血清 TGF-β 水平升高（$P<0.05$）；且观察组血清 IL-6、TNF-α、IL-17、hs-CRP、PCT 水平低于对照组（$P<0.05$）。两组患者 APACHE Ⅱ评分、CPIS、PSI 评分均较治疗前显著降低（$P<0.05$），且观察组患者低于对照组（$P<0.05$）。观察组患者平均 ICU 住院时间、机械通气时间、呼吸机相关性肺炎发生率以及肺部湿啰音、肺部致密影等临床症状恢复时间均短于对照组（$P<0.05$）。[结论]犀角地黄汤联合西医常规治疗可以通过清除 IL-6、TNF-α 等炎性介质改善重症肺炎机械通气患者的临床症状，缩短机械通气时间。

关键词：重症肺炎；机械通气；IL-6；TNF-α；犀角地黄汤加味；炎症反应

资助基金：四川省卫生健康委员会普及应用项目（20PJ310）。

注：本文原载于《中国中医急症》2022 年第 10 期。

9. 经典名方橘皮竹茹汤历史文献考证与分析

王金贺　王托资　姜德友

黑龙江中医药大学，黑龙江哈尔滨 150040

摘要：橘皮竹茹汤出自汉代张仲景的《金匮要略》，该方有益气补中、和胃降逆之功效，用于治疗脾胃虚弱，兼有寒、热，或寒热不著的呃逆、呕吐等胃气上逆所致之病证，被历代医家推崇沿用至今。

现代临床常用其治疗妊娠恶阻、顽固性呃逆及化疗后呕吐等疾病。文章通过方药考证与文献收集，整理了从东汉至清末民初古籍共96部，从橘皮竹茹汤处方来源、方剂组成、方证衍变、功能主治和煎服方法等方面进行分析阐述，以冀为该方的后期开发研究提供方法思路和理论依据。

关键词： 橘皮竹茹汤;《金匮要略》；历史沿革；方证衍变；经典名方

资助基金： 全国中医学术流派传承工作室建设项目（LPGZS2012-14）；全国基层名老中医药专家传承工作室建设项目；黑龙江省中医药管理局龙江医派研究（ZHY12-Z095）；黑龙江省中医药科研项目（ZHY10-Z37）。

注:本文原载于《中国中医急症》2022年第10期。

10. 参竹心康汤抗心衰大鼠心肌纤维化的实验研究

成笑楠[1]　喻正科[2]　赵文博[2]　李玉莹[1]

1. 湖南中医药高等专科学校，湖南 株洲 412012

2. 湖南省中医药研究院附属医院，湖南 长沙 410006

摘要： [目的] 观察参竹心康汤对微小核糖核酸 -21（miRNA-21）/ 磷酸酯酶与张力蛋白同源物（PTEN）及内皮间质转化（End MT）的影响，探讨其抗心力衰竭心肌纤维化的分子机制。[方法]SD 大鼠 55 只，随机抽取 10 只为假手术组，45 只为造模组。造模成功后分为模型组、卡托普利组、参竹心康汤组。假手术组和模型组给蒸馏水 10 mL/kg，卡托普利组给蒸馏水 + 卡托普利 7.8 mg/kg，参竹心康汤组给蒸馏水 + 参竹心康汤 44 g/kg。给药 6 周后采用 Masson 染色法观察心肌形态结构、RT-PCR 法检测心肌组织 miRNA-21 的表达、Western blotting 检测心肌 PTEN 蛋白表达、免疫荧光法检测心肌组织 CD31、α-SMA 的表达。[结果] 与假手术组比较，模型组大鼠心肌纤维化明显，心肌组织 PTEN、CD31 的表达显著减少（$P<0.01$），miRNA 和 α-SMA 表达显著增加（$P<0.01$）；与模型组比较，参竹心康汤组、卡托普利组上述指标逆转（$P<0.05$ 或 $P<0.01$）；与卡托普利组比，参竹心康汤组 PTEN 蛋白表达显著升高（$P<0.01$），miRNA 表达显著下降（$P<0.01$），参竹心康汤组和卡托普利组在 CD31 上差异明显（$P<0.05$）。[结论] 参竹心康汤可能通过调控 miRNA-21/PTEN 抑制内皮间质转化，从而抑制心肌纤维化，治疗心力衰竭。

关键词： 心力衰竭；心肌纤维化；参竹心康汤；miRNA-21/PTEN ；内皮间质转化；大鼠

资助基金： 湖南省自然科学基金项目（2019JJ80069）。

注:本文原载于《中国中医急症》2022年第11期。

11. 人参止血汤治疗急性非静脉曲张性上消化道出血（脾不统血证）的临床研究

田新诚[1]　邵旭鹏[2]　刘委宏[2]　傅一鑫[1]　谢　娜[2]

郝　浩[2]　范开亮[2]　孔　立[2]

1. 山东中医药大学，山东济南 250355

2. 山东中医药大学附属医院，山东济南 250011

摘要： [目的] 观察人参止血汤治疗急性非静脉曲张性上消化道出血（ANVUGIB）（脾不统血证）的临床疗效。[方法] 选取 60 例 ANVUGIB（脾不统血证）患者，随机分为对照组与观察组，对照组给予常规治疗，观察组在给予常规治疗的同时加用人参止血汤，两组疗效均为 7d。统计两组患者的年龄、性别、入院时的血红蛋白量、Rockall 评分，治疗后黑便天数、大便潜血天数、住院时间、凝血功能及治疗后血红蛋白量，治疗前后中医证候评分。[结果] 观察组大便潜血≤ 3d 及大便潜血 <7d 的人数均明显多于对照组（$P<0.05$）。观察组黑便天数短于对照组（$P<0.05$）。观察组平均住院天数、血红蛋白量与对照组相近（$P>0.05$）。治疗后两组中医证候评分较前均呈下降趋势，且观察组胃脘痛、食欲减退的证候评分显著低于对照组（$P<0.05$）。[结论] 人参止血汤可显著缩短 ANVUGIB（脾不统血证）患者的黑便及大便潜血时间，能够改善临床症状，降低中医证候评分。

关键词： 急性非静脉曲张性上消化道出血；人参止血汤；脾不统血证；疗效

资助基金： 国家自然科学基金（81974545）；国家自然科学基金（82074227）；山东省自然科学基金项目（ZR2017MH073）；睿 E（睿意）急诊研究专项基金（R2020011）。

注:本文原载于《中国中医急症》2022年第11期。

12. 真武汤治疗Ⅱ型心肾综合征（心肾阳虚证）的疗效研究

胡晓琴　郑建凯　黄咏歌　李妍慧　陈佳杰　雷俊商
文　轩　罗凤琼

广东省第二中医院，广东 广州 510006

摘要: [目的] 观察真武汤治疗Ⅱ型心肾综合征（心肾阳虚证）的临床疗效。[方法] 将患者 128 例随机分为两组，对照组 64 例给予西医常规治疗，试验组 64 例在此基础上加用真武汤治疗，疗程 28 d。比较两组治疗前后的临床疗效、中医证候积分、心脏超声指标 [左心室舒张末期内径（LVEDD）、左心室收缩末期内径（LVESD）、左室射血分数（LVEF）、每搏输出量（SV）]、心功能指标 [血清氨基末端脑钠肽前体（NT–proBNP）、肌钙蛋白（cTnT）、6 min 步行距离]、肾脏超声指标 [双侧肾动脉内径（D）、肾血流量（V）、肾动脉血流阻力指数（RRI）]、肾功能指标 [血清肌酐（Scr）、尿素氮（BUN）、胱抑素 C（CysC）]、氧化应激指标 [丙二醛（MDA）、超氧化物歧化酶（SOD）、一氧化氮（NO）]。[结果] 试验组临床总有效率为 90.63%，高于对照组的 75.56%（*P*<0.05）；两组治疗后中医证候积分、LVEDD、LVESD、NT–proBNP、cTnT、RRI、Scr、BUN、CysC、MDA 均较治疗前降低（*P*<0.05），两组治疗后 LVEF、SV、6 min 步行距离、D、V、SOD、NO 均较治疗前升高（*P*<0.05），且试验组改善程度均优于对照组（*P*<0.05）。[结论] 真武汤治疗Ⅱ型心肾综合征（心肾阳虚证）可以提高临床疗效，改善心肾功能，抑制氧化应激。

关键词: Ⅱ型心肾综合征；心肾阳虚型；真武汤；疗效

资助基金: 广东省中医药局资助项目（20211031）。

注: 本文原载于《中国中医急症》2022 年第 11 期。

13. 清肺化痰解毒汤联合头孢哌酮 / 舒巴坦治疗支气管扩张症伴感染（痰热壅肺证）的临床研究

周亮亮　任宏伟　曹国芸　李梦云　李　芳　刘　宁
王玉彬

河北中医学院第二附属医院，河北省第七人民医院，河北定州 073000

摘要: [目的] 观察清肺化痰解毒汤联合头孢哌酮 / 舒巴坦治疗支气管扩张症伴感染的临床疗效及对患者肺功能、血清及免疫功能的影响。[方法] 选择 100 例支扩伴感染（痰热壅肺证）患者作为研究对象，按随机数字表法平均分为两组。观察组采用清肺化痰解毒汤联合头孢哌酮 / 舒巴坦治疗，对照组单用头孢哌酮 / 舒巴坦治疗，连续治疗 14d。疗程结束后对两组疗效进行评价，并汇总不良反应情况。治疗前后对两组患者主要症状进行评分，检测两组患者肺功能指标、炎性标志物、外周血 Th17、Treg 比例及其比值。[结果] 观察组总有效率为 92.00%，明显高于对照组的 76.00%（*P*<0.05）。两组治疗后咳嗽、咯痰、胸闷气急、发热积分均较治疗前显著降低（*P*<0.05），且观察组下降更显著（*P*<0.05）。两组治疗后 FEV1、FVC 和 PEF 均较治疗前显著增加（*P*<0.05），且观察组改善更显著（*P*<0.05）。两组治疗后血清白细胞细胞素 -8(IL–8)、肿瘤坏死因子 – α（TNF– α）、C 反应蛋白（CRP）水平及白细胞计数（WBC）、NEUT % 均较治疗前显著降低（*P*<0.05），且观察组下降更显著（*P*<0.05）。两组治疗后外周血 Treg 比例均较治疗前显著升高（*P*<0.05），外周血 Th17 比例、Th17/Treg 比值均较治疗前显著降低（*P*<0.05）；治疗后观察组外周血 Treg 比例显著高于对照组（*P*<0.05），外周血 Th17 比例、Th17/Treg 比值均显著低于对照组（*P*<0.05）。观察组不良反应发生率为 8.00%，对照组为 14.00%，差异无统计学意义（*P*>0.05）。[结论] 清肺化痰解毒汤联合头孢哌酮 / 舒巴坦治疗支扩伴感染（痰热壅肺证）能安全有效地缓解患者症状体征，纠正外周血 Th17/Treg 免疫失衡，提高临床疗效。

关键词: 支气管扩张症；清肺化痰解毒汤；头孢哌酮 / 舒巴坦；痰热壅肺证；炎症反应；Th17/Treg 免疫失衡

资助基金: 河北省中医药类科研计划项目（2022134）。

注: 本文原载于《中国中医急症》2022 年第 11 期。

14. 解毒化痰平喘汤对重症肺炎患者 PRDX6 蛋白表达影响的临床研究

吴　倩　邓扬嘉　孙小平　许　峰

重庆市中医院，重庆 400021

摘要：[目的]观察解毒化痰平喘汤对重症肺炎患者氧化应激反应的影响。[方法]收集60例重症肺炎病例，随机分为对照组与试验组各30例。对照组给予常规西医治疗，试验组在常规西医治疗基础上加用解毒化痰平喘汤治疗。检测两组治疗前后肺泡灌洗液中肺泡巨噬细胞内过氧化物酶6（PRDX6）蛋白表达及血过氧化脂质（LPO）水平，检测谷胱甘肽过氧化物酶（GSH-Px活性）变化。[结果]（1）解毒化痰平喘汤可增加肺泡巨噬细胞内PRDX6蛋白表达，降低LPO水平，增加GSH-Px活性，减轻重症肺炎患者氧化应激反应。（2）解毒化痰平喘汤可减少急性生理学与慢性健康状况评分Ⅱ评分，降低血乳酸、C反应蛋白、降钙素原水平，提示其对肺炎严重程度及预后的改善。[结论]解毒化痰平喘汤可改善重症肺炎患者氧化应激反应。

关键词：重症肺炎；解毒化痰平喘汤；过氧化物酶6；过氧化脂质；谷胱甘肽过氧化物酶

资助基金：重庆市卫生计生委中医药科技项目（ZY201802060）。

注:本文原载于《中国中医急症》2022年第11期。

15. 凉血通瘀汤治疗脑出血伴急性胃肠功能障碍患者的临床观察

陈明海[1]　王　冬[1]　纪秀萍[2]

1. 山东省聊城市中医医院，山东 聊城 252001

2. 山东省东营市东营区人民医院，山东 东营 257000

摘要：[目的]探讨凉血通瘀汤对脑出血（ICH）伴急性胃肠功能障碍患者的临床效果。[方法]将62例ICH伴急性胃肠功能障碍患者采用随机数字表法分成观察组与对照组各31例。对照组予以西医常规治疗，观察组在对照组基础上采用凉血通瘀汤鼻饲治疗。比较两组治疗前后的急性胃肠功能损伤（AGI）分级、血清胃动素（MTL）和胃泌素（GAS）含量、胃肠屏障功能指标和临床指标评分。[结果]观察组治疗后AGI改善程度明显优于对照组（$P<0.05$）。经过治疗后，两组MTL、GAS水平较治疗前均有降低（$P<0.05$），观察组降低程度更明显（$P<0.05$）；两组胃肠屏障功能指标较治疗前明显下降（$P<0.05$），观察组下降程度更明显（$P<0.05$）。两组治疗后胃肠症状评分、NIHSS评分、中医证候评分较治疗前明显下降（$P<0.05$），观察组下降程度更明显（$P<0.05$）。[结论]凉血通瘀汤有助于改善ICH伴胃肠功能障碍患者的胃肠功能损伤情况，降低血清MTL、GAS含量，有助于改善胃肠屏障功能、缓解病情严重程度。

关键词：脑出血；胃肠功能障碍；中医治疗；凉血通瘀汤

资助基金：山东省中医药科技项目（2020Z51）。

注:本文原载于《中国中医急症》2022年第11期。

16. 石氏加味逐痰通络汤治疗腰椎间盘突出症（痰瘀阻络证）的临床观察

沈祉培　吴军豪　闻国伟　陈　巍　吴海洋

上海交通大学医学院附属第九人民医院黄浦分院，上海 200011

摘要：[目的]评价石氏加味逐痰通络汤治疗腰椎间盘突出症（痰瘀阻络证）的临床疗效及安全性。[方法]纳入腰椎间盘突出症（痰瘀阻络证）患者100例，随机数字表法分为两组。对照组50例口服塞来昔布胶囊，观察组50例口服加味逐痰通络汤，观察治疗1d、14d、28 d时JOA腰腿痛评分、VAS视觉评分，评估JOA腰腿痛治疗改善率、VAS疼痛率改善率；记录不良反应。[结果]治疗1d，两组JOA、VAS分值比较无显著差异（$P>0.05$）；治疗14、28 d两组JOA分值均提高且观察组高于对照组，两组VAS分值均降低且观察组低于对照组（$P<0.05$）。观察组治疗14d时JOA改善率、VAS改善率均高于对照组，观察组治疗28 d时JOA改善率、VAS改善率均高于对照组（$P<0.05$）。两组均无明显不良反应。[结论]石氏加味逐痰通络汤治疗腰椎间盘突出症（痰瘀阻络证）效果较常规西药更好，能进一步缓解疼痛，提高腰椎功能，且不良反应少，安全性高。

关键词：腰椎间盘突出症；腰椎功能；石氏加味逐痰通络汤；塞来昔布胶囊；疼痛

资助基金：上海市卫生健康委员会中医药科研项目（2018LQ005）；上海市黄浦区卫生计生系统专业人才梯队培养项目（2019GG06）。

注:本文原载于《中国中医急症》2022年第11期。

17. 通腑益气汤对脓毒症急性肾损伤患者血清 LDH、LAC 以及生物标志物的影响

曹晶晶　陈　熙　吴　楠

江苏省南通市中医院，江苏 南通 226001

摘要：[目的] 观察通腑益气汤对脓毒症急性肾损伤血清乳酸脱氢酶（LDH）、乳酸（LAC）以及生物标志物的影响。[方法] 收集脓毒症急性肾损伤患者72例，采用随机数字表法分为对照组与观察组各 36例。对照组采用常规基础治疗，如辅助呼吸、抗感染以及营养支持等。观察组在对照组的基础上采用通腑益气汤进行治疗，连续治疗 7 d。分别于入院时、治疗 7 d 后观察两组患者中医证候积分、APACHE Ⅱ评分、血清 LAC、LDH 水平、生物标志物中性粒细胞明胶酶相关脂质运载蛋白（NGAL）、肝型脂肪酸结合蛋白（L-FABP）、血尿素氮（BUN）、血清肌酐（Scr）、血清胱抑素 C(Cys-C ）水平。[结果] 治疗后，两组中医证候积分、APACHED 评分均明显下降，进一步组间比较，观察组中医证候积分、APACHE Ⅱ评分显著低于对照组（$P<0.05$）。治疗后，两组血清LAC、LDH 水平均明显上升，进一步组间比较，观察组血清 LAC、LDH 水平显著低于对照组（$P<0.05$）。治疗后，两组生物标志物 NGAL、L-FABP、BUN、Scr、Cys-C 均明显上升，进一步组间比较，观察组血清 NGAL、L-F ABP、BUN、Scr、Cys-C 水平均显著低于对照组（$P<0.05$）。[结论] 通腑益气汤可有效降低 APACHE Ⅱ评分，减轻肾功能损伤，最终改善患者临床症状。

关键词： 脓毒症；急性肾损伤；通腑益气汤；LDH；LAC；生物标志物

注：本文原载于《中国中医急症》2022 年第 11 期。

18. 宽胸理肺汤合三子养亲汤对 COPD 急性加重期患者气道重塑及血清降钙素原、C 反应蛋白的影响

郑　燕　宣守松　张　瑞　黄雪元　薛经纬

上海市嘉定区中医医院，上海 201800

摘要：[目的] 探讨宽胸理肺汤合三子养亲汤对COPD 急性加重期（AECOPD）患者气道重塑及血清降钙素原（PCT）、超敏 C 反应蛋白（hs-CRP）的影响。[方法] 选取 120 例患者随机分为对照组与观察组各 60 例。对照组行常规吸氧、祛痰、平喘、抗感染对症支持治疗，观察组在对照组基础上联合宽胸理肺汤合三子养亲汤治疗。比较治疗前后两组患者中医证候积分、肺功能指标、炎症因子指标以及气道重塑指标。比较两组患者中医证候疗效。[结果] 观察组、对照组总有效率分别为 96.67%、86.67%，观察组显著高于对照组（$P<0.05$）。治疗后观察组主症双肺啰音、喘息气短与中医证候积分低于对照组（$P<0.05$）；1 秒用力呼气量（FEV1）、呼吸峰流速（PEF）、气道峰压（Ppeak）水平高于对照组（$P<0.05$）；白细胞介素 -17（IL-17）、PCT、hs-CRP、碱性成纤维细胞生长因子（b-FGF）、基质金属蛋白酶 -9（MMP-9）、内皮生长因子（VEGF）水平低于对照组（$P<0.05$）。[结论] 宽胸理肺汤合三子养亲汤对 COPD 急性加重期患者疗效确切，可降低血清PCT、CRP 等炎症指标水平，改善患者肺功能与临床症状，有效抑制气道重塑。

关键词： 慢性阻塞性肺疾病；急性加重期；降钙素原；气道重塑；宽胸理肺汤；三子养亲汤

资助基金： 上海市嘉定区健康委员会中医药科研课题计划项目（2019-KY-ZYY-02）。

注：本文原载于《中国中医急症》2022 年第 11 期。

19. 三痹汤加减联合脊柱微调整脊手法治疗椎间盘源性腰痛急性期的临床观察

晏　飞[1]　陈星燃[1]　侯莹莹[2]　谢双喜[1]　李连泰[1]　王书君[1]　刘艳伟[1]

1. 承德医学院附属医院，河北承德 067000

2. 颈复康药业集团有限公司，河北承德 067000

摘要：[目的] 观察三痹汤加减联合脊柱微调整脊手法治疗椎间盘源性腰痛（DLBP）急性期的临床效果并探讨其作用机制。[方法]66 例患者随机分为观察组与对照组各 33 例。对照组予镇痛、营养神经等西医常规治疗措施，观察组在对照组基础上予以三痹汤加减联合脊柱微调整脊手法治疗。比较两组患者治疗前、治疗 2 个疗程后的疼痛程度（VAS）、Oswestry 功能障碍指数（ODI）、腰部活动度以及炎症指标，观察两组综合疗效、不良反应发生情况的

差异性。[结果]两组治疗前VAS、ODI评分、前屈、后伸、侧屈、旋转角度、肿瘤坏死因子-α（TNF-α）、白细胞介素-6（IL-6）水平比较，差别均不大（均$P>0.05$）。两组治疗后VAS和ODI评分与治疗前比较均下降（均$P<0.05$），且观察组治疗后VAS和ODI评分均低于对照组（均$P<0.05$）。两组治疗后前屈、后伸、侧屈、旋转角度与治疗前比较均增加（均$P<0.05$），且观察组治疗后前屈、后伸、侧屈、旋转角度均高于对照组（均$P<0.05$）。两组治疗后TNF-α、IL-6水平与治疗前比较均下降（均$P<0.05$），且观察组治疗后TNF-α、IL-6水平均低于对照组（均$P<0.05$）。观察组总有效率为93.94%，高于对照组的72.73%（$P<0.05$）。两组治疗期间均未出现严重不良反应。[结论]三痹汤加减联合脊柱微调整脊手法治疗DLBP急性期的临床疗效良好，有助于缓解患者的疼痛程度和腰椎功能障碍情况，改善腰椎活动度，降低血清TNF-α、IL-6水平。

关键词：椎间盘源性腰痛；三痹汤；脊柱微调整脊手法；疼痛视觉模拟评分；Oswestry功能障碍指数

资助基金：河北省承德市科学技术研究与发展计划项目（202006A031）

注:本文原载于《中国中医急症》2022年第11期。

20. 自拟益气活血汤联合西药对急性心肌梗死患者的临床观察

赵海云[1]　李　兰[2]　张　磊[1]　董明明[1]　罗　东[1]　方　翔[1]

1. 四川省达州市中西医结合医院，四川 达州 635000

2. 四川大学华西医院，四川 成都 610041

摘要：[目的]观察自拟益气活血汤联合西药对急性心肌梗死患者的临床观察。[方法]选择100例急性心肌梗死患者随机分为两组，每组50例，对照组给予西医常规治疗，观察组在对照组基础上口服自拟益气活血汤，对比两组临床疗效、心功能、中医证候评分、炎性因子[肿瘤坏死因子-α（TNF-α）、白细胞介素-6（1L-6）、N末端心房利钠肽（NT-proANP）、N末端前脑利钠肽（NT-proBNP）、血清超氧化物歧化酶（SOD）、丙二醛（MDA）、一氧化氮（NO）]水平。[结果]观察组总有效率为92.00%，显著高于对照组的78.00%（$P<0.05$）；观察组心功能各指标较对照组显著改善（$P<0.05$）；两组中医证候评分均显著降低于治疗前（$P<0.05$），观察组下降幅度更大（$P<0.05$）；两组患者血清中TNF-α、IL-6、NT-proANP、NT-proBNP表达均明显降低（$P<0.05$），观察组炎性因子均显著低于对照组（$P<0.05$）；治疗后，观察组血清SOD、NO表达显著高于对照组，MDA表达显著低于对照组（$P<0.05$），观察组较对照组改善更为显著（$P<0.05$）。[结论]自拟益气活血汤联合西药对急性心肌梗死患者临床疗效确切，改善心功能及中医证候评分，降低炎症反应，缓解氧化应激状态。

关键词：急性心肌梗死；自拟益气活血汤；临床疗效；炎性因子；心功能；中医证候评分

资助基金：达州市科技计划重点研发项目（21ZDYF0030）。

注:本文原载于《中国中医急症》2022年第11期。

21. 健脾祛风止痒汤治疗急性荨麻疹的临床观察

赵慧娟[1]　黄　青[2]　刘亚南[3]

1. 北京王府中西医结合医院，北京 102200

2. 北京中医药大学东直门医院，北京 100700

3. 北京市门头沟区中医医院，北京 102399

摘要：[目的]探讨健脾祛风止痒汤对急性荨麻疹（AU）患者中医证候、血清炎性因子、总免疫球蛋白E（TIgE）、单核细胞趋化因子蛋白-1（MCP-1）及嗜酸粒细胞计数（EOS）的影响。[方法]选取AU患者100例，按照随机数字表法分为对照组与观察组各50例。对照组给予氯雷他定片口服，观察组在对照组基础上加用健脾祛风止痒汤，两组均连续治疗1个月，并随访3个月。观察两组患者临床有效率、复发率、中医证候积分及实验室指标变化情况。[结果]治疗后，观察组临床总有效率为92.00%，显著高于对照组的62.00%。与治疗前比较，两组瘙痒、水肿、风团数量、风团大小积分及血清白细胞介素-4（IL-4）、白细胞介素-6（IL-6）、白细胞介素-8（IL-8）、TIgE、MCP-1、EOS水平均降低，且观察组低于对照组，血清γ干扰素（IFN-γ）水平均升高，观察组高于对照组（$P<0.05$）；随访3个月，观察组患者的复发率为21.74%，显著低于对照组的67.74%（$P<0.05$）。[结论]健脾祛风止痒汤应用于AU患者可有效改善临床症状，减轻炎症反应和变态反应，提

升临床疗效并降低复发率。

关键词: 急性荨麻疹；健脾祛风止痒汤；变态反应；炎症反应

注:本文原载于《中国中医急症》2022 年第 11 期。

22. 越婢加术汤治疗急性湿疹临床观察

孙邦梅 徐爱琴 邱百怡

湖北省武汉市中医医院，湖北 武汉 430014

摘要: [目的] 观察越婢加术汤加减治疗急性湿疹的临床疗效及对患者炎症指标的影响。[方法] 将 92 例急性湿疹患者按照就诊顺序编号，采取随机数字表法分为两组。对照组患者给予西医常规治疗，观察组在对照组治疗基础上予越婢加术汤加减治疗，两组患者均以 10 d 为 1 个疗程，治疗 1 个疗程后比较两组综合疗效、治疗前后的中医证候积分、湿疹面积及严重程度、瘙痒程度以及炎症指标水平。[结果] 观察组总有效率为 93.48 %，高于对照组的 76.09 %（$P<0.05$）。治疗后两组瘙痒、皮疹、湿疹形态评分较前明显下降（$P<0.05$），观察组下降程度更明显（$P<0.05$）。治疗后两组湿疹面积和严重程度指数和视觉模拟量表评分较前明显下降（$P<0.05$），观察组下降程度更明显（$P<0.05$）。治疗后两组 C 反应蛋白（CRP）和白细胞介素 -4（IL-4）水平较前明显下降（$P<0.05$），观察组下降程度更明显（$P<0.05$）。[结论] 越婢加术汤加减治疗急性湿疹疗效良好，能够有效改善患者临床症状，缓解病情严重程度，降低 IL-4 和 CRP 水平，且安全性良好。

关键词: 急性湿疹；湿热证；越婢加术汤加减；炎症指标

注:本文原载于《中国中医急症》2022 年第 11 期。

23. 延年半夏汤治疗胸痹心痛机制初探

孔　淼　汪艳丽　周育平

中国中医科学院广安门医院，北京 100053

摘要: 延年半夏汤出自《外台秘要》引《延年秘录》，主治腹中痃癖硬急、气满不食、胸背痛，其中痃癖与胸痹心痛病机相通、症状相近，以方测证，此方可用以治疗阳微阴弦之胸痹心痛。通过方证溯源，延年半夏汤由通气汤、吴茱萸汤化裁而来，全方通阳活血、降逆化痰，升降相宜，动静结合，气血同调，心、肺、胃同治，临床加减治疗阳虚寒凝、痰瘀互结之胸痹心痛可取得佳效。

关键词: 胸痹心痛；痃癖；延年半夏汤；通阳活血；降逆化痰

资助基金: 国家自然科学基金（81904045）。

注:本文原载于《中国中医急症》2022 年第 11 期。

24. 黄宏兴教授运用加味桃红四物汤治疗胸部挫伤的临床经验

林贤灿[1]　杨志杰[1]　吴建军[1]　杨彬彬[1]　林　适[1]
袁嘉尧[1]　林燕平[2]　黄佳纯[2]　万　雷[2]　黄宏兴[2]

1. 广州中医药大学，广东广州 510405
2. 广州中医药大学第三附属医院，广东广州 510378

摘要: 胸部挫伤是以胸胁部疼痛为主要表现的软组织损伤疾病，若新伤未愈则可形成陈伤，严重影响患者日常生活。黄宏兴教授认为胸部挫伤因外损而起，以内伤为主，病在胸部，气滞血瘀是关键病机所在。临证中应做到局部与整体结合，外损与内伤并重，以通为法，尤为重视气血同调。并以桃红四物汤为基础加减化裁，创制加味桃红四物汤灵活应用于各证型之中，临床疗效可靠。

关键词: 胸部挫伤；加味桃红四物汤；气滞血瘀；黄宏兴；名医经验

资助基金: 广东省名中医传承工作室建设项目；广州中医药大学双一流与高水平大学学科协同创新团队重点项目（2021XK21）。

注:本文原载于《中国中医急症》2022 年第 11 期。

25. 黄连解毒汤对脑梗死合并肠损伤大鼠 SCF/C-kit 信号通路的影响

兰雅文[1]　楚洪亮[2]　唐　明[3]　王佳宁[3]　修小惠[3]
王春燕[1]　高召凯[1]　安朋朋[3]

1. 山东中医药大学，山东 济南 250014
2. 山东省青岛市第六人民医院，山东 青岛 266700
3. 山东省青岛市中医医院，山东 青岛 266033

摘要: [目的] 观察黄连解毒汤对脑梗死合并肠损

伤大鼠干细胞因子（SCF）/ 酪氨酸激酶受体（C-kit）信号通路的影响。[方法] 将 80 只健康 Wistar10 周龄雄性大鼠随机分为模型组、黄连解毒汤组、莫沙必利组、假手术组，并设有正常组。采用线栓法进行大脑中动脉梗死建模。黄连解毒汤组给予黄连解毒汤（27 mg/mL）混悬液，莫沙必利组给予莫沙必利（0.09 mg/mL）悬浊液，其余组给予 1 mL 生理盐水，连续给药 7 d。各组分别在 4d、7 d 时，采用 HE 染色法观察大鼠肠组织病理形态学变化，并进行病理损伤评分；采用实时荧光定量检测大鼠肠组织中 SCF、C-kit mRNA 表达水平；采用 Western blotting 检测大鼠肠组织中 SCF、C-kit 蛋白表达水平。[结果] 与正常组、假手术组比较，模型组、黄连解毒汤组、莫沙必利组大鼠肠黏膜病理评分均明显升高（均 $P<0.01$），肠组织 SCF 和 C-kit mRNA、蛋白表达水平均明显降低（$P<0.01$）；而正常组、假手术组间差异无统计学意义（$P>0.05$）。与模型组比较，黄连解毒汤组、莫沙必利组大鼠肠黏膜病理评分均显著降低（均 $P<0.01$），肠组织 SCF 和 C-kit mRNA、蛋白表达水平均明显升高（$P<0.01$），且与莫沙必利组比较，黄连解毒汤组大鼠肠黏膜病理评分均明显降低（$P<0.05$），肠组织 SCF 和 C-kit mRNA、蛋白表达水平均明显升高（$P<0.05$）。[结论] 脑梗死急性期易合并肠黏膜损伤。黄连解毒汤对脑梗死合并肠损伤大鼠的肠黏膜具有一定的保护作用。其机制可能与黄连解毒汤可升高大鼠肠组织中 SCF、C-kit mRNA 及蛋白的表达水平有关。

关键词: 脑梗死；肠损伤；黄连解毒汤；莫沙必利；SCF/C-kit 信号通路；大鼠

资助基金: 青岛市卫生和计划（18-6-1-69-nsh）。

注: 本文原载于《中国中医急症》2022 年第 12 期。

26. 清肝凉血解毒汤治疗脓毒症肝损伤临床观察

张　浩　胡佩佩　王智兰　张勤芹　刘亚军　周　光　王　峰

南京中医药大学南通附属医院，江苏 南通 226000

摘要: [目的] 观察清肝凉血解毒汤对脓毒症肝损伤患者炎症因子、肝功能水平及 JAK2-STAT3 信号通路的影响并探讨其作用机制。[方法] 患者 62 例随机分为两组均按照脓毒症指南给予规范治疗及护肝利胆治疗。对照组给予异甘草酸镁静滴护肝治疗，观察组给予异甘草酸镁联合清肝凉血解毒汤治疗。10 d 后，比较两组中医证候（TCM）评分、急性生理与慢性健康（APACHE Ⅱ）评分及 C 反应蛋白（CRP）、白细胞介素 -6（IL-6）、谷丙转氨酶（ALT）、谷草转氨酶（AST）、总胆红素（TBIL）水平。检测患者血清中 JAK2、STAT3 蛋白表达水平。[结果] 两组患者经治疗后均有较高的有效率，可以缓解临床症状。观察组显效病例数较对照组高，总体有效率高于对照组，但两组间差异并不明显（$P>0.05$）。治疗后两组 TCM 评分及 APACHE Ⅱ评分较治疗前均下降（$P<0.05$），且观察组均低于对照组（$P<0.05$）。治疗后两组 CRP 及 IL-6 较治疗前均下降（$P<0.05$），且观察组 IL-6 指标低于对照组（$P<0.05$），观察组 CRP 下降水平与对照组差异无统计学意义（$P>0.05$）。治疗后两组 ALT、AST、TBIL、JAK2 及 STAT3 水平较治疗前均下降（$P<0.05$），且观察组均低于对照组（$P<0.05$）。[结论] 清肝凉血解毒汤可改善脓毒症肝损伤患者肝功能，降低炎症因子分泌，可能与调控 JAK2-STAT3 信号通路有关。

关键词: 脓毒症；肝损伤；清肝凉血解毒汤；中药；JAK2；STAT3

资助基金: 南通市卫生健康委员会科研立项课题（QB2020003）；南通市市级科技计划项目（JCZ20194）；江苏省医学创新团队（CXTDA2017042）。

注: 本文原载于《中国中医急症》2022 年第 12 期。

27. 大秦艽汤加味改善急性脑梗死脑血流灌注临床观察

郭锦桥　曹宝卿　袁旭东　付晓双　宋连欢　张金中

北京市密云区中医医院，北京 101500

摘要: [目的] 观察大秦艽汤加味对急性脑梗死（ACI）患者脑血流灌注、侧支循环及相关量表评分、血清指标的改善作用。[方法] 将住院患者 112 例随机分为实验组与对照组各 56 例。对照组给予 ACI 常规治疗及口服丁苯酞软胶囊治疗，实验组在对照组治疗基础上予以大秦艽汤加味治疗，治疗 2 周后分析比较两组各观察指标。[结果] 治疗后两组中医症状评分均明显降低，实验组较对照组显著（$P<0.05$）；实验组总有效率为 94.64%，明显高于对照组的 83.93 %（$P<0.05$）。治疗后两组平均通过时

间（MTT）、达峰时间（TTP）均有降低（$P<0.01$），局部脑血流量（rCBF）、局部脑血容量（rCBV）均有明显升高（$P<0.05$）；实验组较对照组TTP、MTT降低更明显（$P<0.05$），rCBV、rCBF升高更明显（$P<0.05$）。两组缺血半暗带（IP）体积治疗后均有明显减少（$P<0.05$）、侧支循环血管数量均有明显增多（$P<0.05$）；与对照组比较，实验组IP体积减少更明显、侧支循环血管增多更明显（$P<0.05$）。治疗后两组血清同型半胱氨酸（hcy）、胱抑素（CysC）、N-末端脑钠肽前体（NT-proBNP）、超敏C反应蛋白（hs-CRP）水平均显著下降（$P<0.05$）；实验组下降更为明显（$P<0.05$）。治疗后两组美国国立卫生院神经功能缺损（NIHSS）评分显著降低（$P<0.05$），日常生活能力量表（ADL）、蒙特利尔认识评估量表（MoCA）评分均明显升高（$P<0.05$）；实验组较对照组NIHSS降低更为显著（$P<0.05$），ADL、MoCA评分升高更显著（$P<0.05$）。[结论]大秦艽汤加味能够明显改善丁苯酞软胶囊对ACI患者脑血流灌注各项指标的治疗作用，并能够明显降低缺血半暗带体积、增加侧支循环血管数量。大秦艽汤加味能够明显抑制血管内皮炎症反应、氧化应激损伤引起的神经元、神经细胞凋亡，促进脑神经功能恢复、促进认知功能和日常活动能力的提高。

关键词：急性脑梗死；脑血流灌注；大秦艽汤加味；丁苯酞软胶囊；CTA；CTP

注：本文原载于《中国中医急症》2022年第12期。

28. 大柴胡汤合大黄牡丹汤加减治疗脓毒症肠功能障碍的临床观察

鞠　静　谭人千　钟　勇　熊念芬　黄艺晓　陈伦音　陈玉梅

重庆市永川区中医院，重庆 402160

摘要：[目的]观察大柴胡汤合大黄牡丹汤加减治疗脓毒症肠功能障碍的临床效果。[方法]50例脓毒症肠功能障碍患者随机分为对照组与观察组各25例。对照组予以西医常规治疗，观察组在对照组基础上用大柴胡汤合大黄牡丹汤加减保留灌肠。比较两组治疗前后急性生理和慢性健康状况Ⅱ（APACHE Ⅱ）评分、肠功能障碍评分、外周血白细胞计数（WBC）、C反应蛋白（CRP）、降钙素原（PCT）和乳酸（Lac）的值和ICU总住院时间。[结果]观察组ICU总住院时间、治疗后WBC、CRP、PCT、Lac的值和肠功能障碍评分、APACHE Ⅱ评分均低于对照组（$P<0.05$）。[结论]大柴胡汤合大黄牡丹汤加减可改善脓毒症患者的肠功能障碍，减轻脓毒症患者炎症反应，缩短脓毒症肠功能障碍患者ICU住院时长，改善预后。

关键词：脓毒症；肠功能障碍；大柴胡汤；大黄牡丹汤；降钙素原；乳酸

资助基金：重庆市科卫联合项目（2020ZY024016）。

注：本文原载于《中国中医急症》2022年第12期。

29. 桂枝茯苓丸调控多囊卵巢综合征大鼠MMP-9/TIMP-1平衡的研究

李颢玥　王　茜　韩　雪　石　铖　郝　蕾

河北中医学院 石家庄 050091

摘要：[目的]研究桂枝茯苓丸对多囊卵巢综合征（PCOS）大鼠血清及卵巢组织中基质金属蛋白酶-9(MMP-9）及其抑制物基质金属蛋白酶抑制剂-1（TIMP-1）水平的影响。[方法]60只SD雌性大鼠随机分为正常组、模型组、克罗米芬组、桂枝茯苓丸高、低剂量组；采用股骨内侧皮下注射胰岛素注射液和人绒毛膜促性腺激素（HCG）复制大鼠PCOS模型。连续治疗35 d后，测量体质量，收集血清、卵巢组织标本，采用酶联免疫法（ELISA）测定血清睾酮（T）、黄体生成素（LH）、卵泡成熟素（FSH）、MMP-9、TIMP-1的含量；光镜下观察卵巢组织的病理形态学变化；免疫组化法观察大鼠卵巢组织MMP-9、TIMP-1的表达情况。[结果]与正常组相比，模型组体质量增加，血清T、LH、FSH、MMP-9水平升高，TIMP-1水平降低，卵巢可见窦腔明显扩大的囊性窦卵泡。与模型组相比，克罗米芬组、桂枝茯苓丸高、低剂量组体质量改善，血清T、LH、FSH、MMP-9水平均明显降低，TIMP-1水平升高，卵巢囊性窦卵泡减少，窦腔变小，各时期卵泡增多，黄体数目增多。[结论]桂枝茯苓丸高、低剂量组均可明显改善PCOS大鼠症状，调控大鼠血清及卵巢组织中MMP-9、TIMP-1水平，且桂枝茯苓丸高剂量组疗效优于低剂量组。

关键词：多囊卵巢综合征桂枝茯苓丸月经不调癥瘕不孕MMP-9TIMP-1

资助基金：全国中药特色技术传承人才培训项目（No.T20184828005）；河北省中医药管理局科研计划项目（No.2017024）。

注：本文原载于《河北中医药学报》2022年第4期。

30. 多汗方治疗帕金森病多汗症的临床研究

任惠婷[1] 刘博路[1] 霍晓晓[2] 张 磊[2] 苏志伟[2]

1. 河北中医学院研究生学院 石家庄 050091

2. 河北中医学院第一附属医院 石家庄 050011

摘要：[目的]研究多汗方治疗帕金森病（PD）多汗症临床疗效。[方法]将60例PD伴有多汗症的患者随机分为2组。对照组30例给予PD基础治疗，根据病情给予相应剂量的左旋多巴制剂；观察组30例在对照组的方案基础上加中药"多汗方"加减治疗。2组均治疗4周，比较患者的一般指标和多汗严重程度评分（HDSS）、中医证候积分等指标，根据HDSS分级的改善程度评估疗效。[结果]观察组HDSS较治疗前降低，并且低于对照组（$P<0.05$）；对照组HDSS治疗前后差异无显著性（$P>0.05$）。2组患者治疗后中医证候积分较治疗前均有下降，且观察组证候积分明显低于对照组（$P<0.05$）。2组有效率比较，观察组总有效率86.6%，对照组总有效率43.3%。2组患者安全指标均未见异常。[结论]多汗方可以有效降低PD伴多汗症患者的HDSS等级，降低患者汗出严重程度，改善临床症状，提高生活质量，安全且有效。

关键词：帕金森病；多汗症；颤病；颤拘；多汗方；汗证；多巴丝肼片

资助基金：河北省中医药管理局科研计划项目（No.2022341）。

注：本文原载于《河北中医药学报》2022年第4期。

31. 国医大师李士懋含蜈蚣处方用药规律研究

黄沛森[1] 曹璐畅[2] 李易水[3] 张家惠[1] 张荣方[1] 马泽鹏[1] 王四平[1]

1. 河北中医学院基础医学院 石家庄 050200

2. 中国中医科学院广安门医院 北京 100053

3. 河北中医学院药学院 石家庄 050200

摘要：[目的]研究国医大师李士懋教授平脉辨证临床遣方规律，为深入挖掘和传承提供参考。[方法]通过对李士懋教授201首含蜈蚣处方的收集与分析，在中医传承计算平台中建立相关的数据库后，根据关联规则apriori算法等数据挖掘方法，分析李士懋教授含蜈蚣处方中常用的单味药物频次、药物组合频次、关联规则与核心药物组合等。[结果]李士懋教授含蜈蚣的处方常常用于治疗高血压病、冠心病、脑梗死等西医疾病以及眩晕、胸痹、痹证、头痛等中医疾病；处方中的高频次药物组合包括"蜈蚣、全蝎""蜈蚣、僵蚕""蜈蚣、地龙"等，置信度为1的关联规则包括"全蝎→蜈蚣""地龙→蜈蚣""僵蚕→蜈蚣"等。[结论]李士懋教授含蜈蚣处方所用药物多具平肝息风、补虚、活血之功效，用药规律比较集中，遣方法度清晰，为临床提供新颖便捷的遣方用药方法。

关键词：蜈蚣；李士懋；平脉辨证；遣方用药；数据库；关联规则；用药规律

资助基金：国医大师传承工作室建设项目。

注：本文原载于《河北中医药学报》2022年第4期。

32. 参苓白术散调控"肠－肺轴"微生态干预慢性阻塞性肺疾病机理探讨

韩云鹏 王翼轩 闫亚男 刘 娜 方朝义

河北中医学院基础医学院/河北省中西医结合肺病研究重点实验室，石家庄 050200

摘要：[目的]探讨参苓白术散调控"肠－肺轴"改变微生态干预慢性阻塞性肺疾病（COPD）的作用机理。[方法]查阅相关医籍文献和期刊论文，在"肺与大肠相表里"理论和"肠－肺轴"学说指导下，收集整理参苓白术散治疗COPD的临床与实验研究结果，阐释参苓白术散干预COPD的作用机理。[结果]肠道微生态菌群介导的"肠－肺轴"是肺与大肠相表里传统理论的现代内涵；肠道菌群微生态紊乱致肌体阴阳失衡，从而加重COPD的发生发展；参苓白术散可通过抗病毒、抗炎和抗氧化，激活菌群与免疫系统间的信号通路，进而调节肌体免疫，干预COPD进程。[结论]参苓白术散治疗COPD具有丰富的中西医理论基础和实验依据，肠道菌群微生态变化引起的肌体免疫障碍是COPD发生发展的重要因素，参苓白术散可通过抗炎、调节肠道菌群和免疫对其起到治疗作用。

关键词：参苓白术散；慢性阻塞性肺疾病；喘证；肺胀；肺与大肠相表里；肠－肺轴；免疫调节；肠道菌群微生态

资助基金：河北省自然科学基金（No.H2019423092）；河北中医学院省属高校基本科研业务费项目（No.YJZ2019010）；河北省在读研究生创新能力培养资助项目（No.CXZZBS2020151）。

注：本文原载于《河北中医药学报》2022年第5期。

33. 燕赵医家李东垣《脾胃论》治疗发热无名方组方配伍及现代临床应用探析

孔令源　吴　越　李昕泽　周洪莹　李岳霖　刘　川

山东中医药大学，济南 250355

摘要：本研究围绕李东垣《脾胃论》中治疗发热的两首无名方，依据原文记载，从证治机理、方药配伍、临床应用等方面进行阐释，得出无名方一适宜治疗气虚热证和脾虚湿盛证、无名方二适宜治疗心火亢盛证和阳明气分证的结论，借助研究无名方，以探讨李东垣用药特点、组方规律，为进一步挖掘其学术思想提供借鉴。

关键词：《脾胃论》；李东垣；无名方；证治机理；组方配伍规律；处方分析；用药特点；临床应用

资助基金：国家中医药管理局《中华医藏》提要编纂项目（No.KJS-ZHYZ-2018-014）。

注：本文原载于《河北中医药学报》2022年第5期。

34. 健脾固肾化瘀汤对糖尿病肾脏病大鼠肾脏保护及IGF-1mRNA、MCp-1mRNA和Nephrin mRNA表达的影响

陈晓婷　潘保朝　张　辉　苏秀海　孙文娟　吕树泉

河北中医学院附属沧州中西医结合医院内分泌糖尿病科，沧州 061001

摘要：［目的］研究健脾固肾化瘀汤对糖尿病肾脏病（DKD）大鼠肾脏病理变化的改善及肾病蛋白（Nephrin）、单核细胞趋化因子1（MCp-1）和类胰岛素1号生长因子（IGF-1）的影响。［方法］采用雄性Sprague-Dawley大鼠腹腔注射链脲霉素（STZ）来复制糖尿病肾病大鼠模型。根据随机数表随机选择6组，即正常组、模型组、雷米普利组、健脾固肾化瘀汤低、中、高剂量组（1.9、3.8、7.6 g/kg），各10只。用药8周后，测定各组血清肌酐、尿素氮、甘油三酯、总胆固醇和24 h尿白蛋白的指标。在光学显微镜下观察肾脏的形态学变化。用免疫组化法观察Nephrin、MCp-1和IGF-1的表达，用RT-PCR方法观察Nephrin、MCp-1、IGF-1 mRNA的表达。［结果］与正常组相比，模型组的甘油三酯、总胆固醇、肌酐、尿素氮、24 h尿微量白蛋白、MCp-1和IGF-1 mRNA的水平明显升高（$P<0.05$），Nephrin mRNA的表达明显降低（$P<0.05$）；与模型组相比，健脾固肾化瘀汤各组的甘油三酯、总胆固醇、肌酐、尿素氮、24 h尿微量白蛋白、MCp-1、IGF-1 mRNA水平下降（$P<0.05$），Nephrin mRNA水平明显提高（$P<0.05$），且大鼠肾脏组织细胞排列整齐。［结论］健脾固肾化瘀汤可下调IGF-1和MCp-1 mRNA的表达，上调Nephrin mRNA的表达，改善肾组织的病理变化，起到保护作用。

关键词：健脾固肾化瘀汤；糖尿病肾脏病；肾病蛋白；单核细胞趋化因子；1类胰岛素1号生长因子；肾脏保护

资助基金：苏秀海全国名老中医药专家传承工作室资助项目；河北省中医药管理局资助项目（No.2023257）。

注：本文原载于《河北中医药学报》2022年第6期。

35. 补阳还五汤联合艾灸治疗晚期非小细胞肺癌血液高凝状态研究

毕俊芳　王冠军　张丽曼　马小莉　胡秉贤　吴春燕

河北省石家庄市中医院，石家庄 050051

摘要：［目的］研究补阳还五汤联合艾灸治疗晚期非小细胞肺癌（NSCLC）血液高凝状态（HCS）的临床疗效。［方法］选取2019年1月至2020年10月我院中西医结合科收治的晚期NSCLC合并HCS的患者70例，采用随机数字表法分为观察组和对照组各35例。2组均给予最佳支持对症治疗，观察组加用补阳还五汤及温和灸，疗程均为4周。评估治疗后的中医证候及卡氏（KPS）评分改善情况；检测凝血酶原时间（PT）、活化部分凝血活酶时间（APTT）、纤维蛋白原（FIB）、D-二聚体（D-D）及血小板（PLT）

指标。[结果]观察组中医证候改善、KPS评分提高、有效率均高于对照组（$P<0.05$）；观察组APTT、PT较本组治疗前及对照组治疗后均延长（$P<0.05$），FIB、PLT、D-D指标均低于本组治疗前及对照组治疗后（$P<0.05$）。[结论]补阳还五汤联合艾灸能够缓解晚期NSCLC患者的HCS，改善中医证候及生活质量，疗效确切且无不良反应。

关键词： 补阳还五汤；艾灸；非小细胞肺癌；晚期；高凝状态；血瘀证；气虚血瘀

资助基金： 河北省中医药管理局科研计划项目（No.2019438）。

注：本文原载于《河北中医药学报》2022年第6期。

36. 加减温经汤对寒凝血瘀月经病患者干预效果及血清TXB2/6-keto-PGF1a、t-PA/PAI-1变化的影响

芦剑峰[1] 成秀梅[2] 路 帅[3] 王 迪[2] 宋晓丹[2]

1. 石家庄市妇幼保健院中医科，石家庄 050093
2. 河北中医学院中西医结合学院，石家庄 050200
3. 石家庄市中医院妇科，石家庄 050051

摘要：[目的]研究加减温经汤治疗寒凝血瘀月经病患者的疗效以及对血清血栓素B2（TXB2）、6-酮-前列腺素F1a（6-keto-PGF1a）及组织型纤溶酶原激活剂（t-PA）、纤溶酶原激活剂抑制因子-1（PAI-1）的影响，探讨该病的发生机制及加减温经汤的干预效果。[方法]患者组和正常组各入选48例，2组在月经期第2 d采血，患者组用加减温经汤治疗3个周期后观察治疗效果，并在第4个周期的第2 d再次采血，检测血清TXB2、6-keto-PGF1a和t-PA、PAI-1.[结果]加减温经汤治疗寒凝血瘀月经病的总有效率为89.58%；中医证候各项评分较治疗前明显降低（$P<0.01$）。与正常组比较，患者组治疗前血清TXB2和PAI-1含量明显增高，6-keto-PGF1a和t-PA的含量明显降低（$P<0.05$或$P<0.01$）；t-PA/PAI-1比值明显下降（$P<0.01$）。与治疗前比较，患者组治疗后血清TXB2和PAI-1的含量明显降低，6-keto-PGF1a和t-PA的含量明显增高（$P<0.05$或$P<0.01$），t-PA/PAI-1比值明显上升（$P<0.01$）。[结论]加减温经汤能调节患者血清TXB2/6-keto-PGF1a、t-PA/PAI-1含量，治疗寒凝血瘀月经病疗效显著。

关键词： 寒凝血瘀月经病；加减温经汤；TXB2；6-keto-PGF1a；t-PAPAI-1；痛经；月经后期

资助基金： 国家自然科学基金（No.82174426）；河北省自然科学基金（No.H2021423020）。

注：本文原载于《河北中医药学报》2022年第6期。

37. 彭建中教授运用肾病组方治疗慢性肾脏病的临床观察

李勋欣[1] 梅沉成[2] 于 河[1] 孙晓光[1] 赵 艳[1] 谷晓红[1]

1. 北京中医药大学 北京 100029
2. 清华大学第一附属医院

摘要：[目的]观察彭建中教授运用肾病组方治疗慢性肾脏病的临床疗效。[方法]选取慢性肾脏病患者374例，给予中药肾病组方治疗，不限制西医基础治疗，包括控制饮食、血糖、血压等。观察治疗前后血肌酐（Cr）、尿素氮（BUN）、尿酸（UA）、肾小球滤过率（GFR）、甘油三酯（TG）、总胆固醇（TC）、24 h尿蛋白定量、尿蛋白、尿隐血的变化。[结果]治疗后Cr、UA较治疗前均降低（$P<0.05$），GFR较治疗前升高（$P<0.05$），BUN治疗前后比较差异无统计学意义（$P>0.05$）。TG、TC治疗前后比较差异均无统计学意义（$P>0.05$）。治疗后24 h尿蛋白定量较治疗前降低（$P<0.05$）。治疗后尿蛋白情况优于治疗前（$P<0.05$），治疗后尿隐血情况优于治疗前（$P<0.05$）。[结论]彭建中教授运用肾病组方治疗慢性肾脏病具有较好的临床疗效。

关键词： 慢性肾脏病；观察性研究；名医经验；彭建中

资助基金： 国家重点研发计划（No.2018YFC1704100）；国家重点研发计划（No.2018YFC1704101）。

注： 本文原载于《现代中医临床》2022年第4期。

38. 房定亚教授运用地黄饮子治疗风湿病的经验

马 芳[1] 王 鑫[1] 王 旺[2] 周彩云[1]

1. 中国中医科学院西苑医院 北京 100091
2. 四川省阿坝藏族羌族自治州九寨沟县中藏医院

摘要： 风湿病是以侵犯关节、骨骼、血管、肌肉

及周围软组织（滑囊、肌腱、筋膜等）或结缔组织为特点的一组异质性疾病的统称，其中大多数为自身免疫性疾病。地黄饮子阴阳并补、滋阴涵阳、水火相济、培本固元。房定亚教授力倡辨病与辨证相结合，擅以专方专药治疗专病，在临床中经常运用地黄饮子治疗风湿病，他认为地黄饮子可以改善体质、调节激素水平和免疫功能，能够治疗元气不足、肾精匮乏而导致的形神衰退性疾病，对于久病体虚的风湿病患者尤为适宜。结合类风湿关节炎合并干燥综合征、多发性肌炎、脊髓型颈椎病3个验案对房教授运用地黄饮子治疗风湿病的经验进行介绍。

关键词： 风湿性疾病；地黄饮子；名医经验；房定亚

资助基金： 国家重点研发计划（No.2017YFC1700301）。

注： 本文原载于《现代中医临床》2022年第4期。

39. 庞鹤教授应用加减黄芪桂枝五物汤治疗周围血管疾病经验

陈润铭　李友山　谢存香　安　琪　董学宇　张锦楠　张　硕　陈宇欢

北京中医药大学东直门医院周围血管科 北京 100700

摘要： 周围血管疾病主要包括动脉性、静脉性、淋巴管性疾病。周围血管疾病大部分都有肢体发凉怕冷、疼痛、间歇性跛行、肢体肿胀、肌肤麻木不仁等症状，严重者可发展成溃疡或坏疽。中医认为该类疾病病机多为阳虚、寒凝、血瘀。庞鹤教授认为，周围血管疾病即《金匮要略》中的血痹，主张用治疗血痹的黄芪桂枝五物汤治疗周围血管疾病。从根据病情程度分层论治动脉硬化闭塞症、运用对药与角药治疗慢性下肢静脉性水肿、抓住证候特点治疗雷诺氏综合征、运用虫类药与增水行舟法治疗下肢深静脉血栓等方面介绍庞教授应用加减黄芪桂枝五物汤治疗周围血管疾病的经验，并结合临床病案分析庞教授的诊疗和用药思路。

关键词： 周围血管疾病；黄芪桂枝五物汤；名医经验；庞鹤

资助基金： 北京中医药大学东直门医院三明工程教学类资助基金（No.405120414）。

注： 本文原载于《现代中医临床》2022年第4期。

40. 从性味配伍理论探析吴鞠通运用金银花连翘经验

孔煜荣　李　雁　陈一凡　邹　乔　陈　瑜　张　翔　王　凯　孙玲玲

北京中医药大学东直门医院 北京 100700

摘要： 性味理论是中医学基础理论之一，依据性味理论组方用药，称为性味配伍。基于温病卫气营血的辨证体系分别叙述金银花、连翘（简称银翘）在各方证中的运用，具体为：卫分证辛凉苦甘法，用银翘疏散风热。气分证用银翘清热解毒：温热病辛凉甘寒法、辛凉合甘苦合化阴气法；温毒病辛凉微苦法；湿热病辛凉芳香法。营分证用银翘透热转气：初入营分辛凉甘寒芳香法；邪炽营分咸寒甘苦法；邪陷心包咸寒甘苦法。血分证辛凉芳香法，用银翘清络，并以性味配伍理论分析组方规律，在《吴鞠通医案》中寻找对应的医案辅以解析。

关键词： 金银花；连翘；吴鞠通；卫气营血；性味配伍

资助基金： 国家重点研发计划（No.2018YFC1704100）；国家重点研发计划（No.2018YFC1704101）；北京中医药薪火传承3+3工程室站建设项目（No.2020-SZ-A-47）。

注： 本文原载于《现代中医临床》2022年第6期。

41. 真武汤类方辨析

王金成　刘　莎　刘　江

山西省运城市中医医院，山西运城 044000

摘要：真武汤是治疗少阴阳虚证常用的方剂之一，除治疗少阴病外，还可以治疗痰饮病与水气病。针对以上3种疾病，治疗方剂众多，将真武汤和与其适应证、病机类似者进行辨别分析，可以更好地理解与掌握经方，更准确地把握与使用经方。

关键词：真武汤；苓桂术甘汤；麻黄附子汤；附子汤；痰饮病；少阴病；水气病；辨析

注：本文原载于《中国民间疗法》2022年第13期。

42. 疏肝降脂汤治疗肝郁脾虚型非酒精性脂肪性肝病的临床观察

齐贵阳

山东省广饶县大码头中心卫生院，山东 东营 257337

摘要：[目的]分析疏肝降脂汤治疗肝郁脾虚型非酒精性脂肪性肝病（NAFLD）的临床效果。[方法]将80例肝郁脾虚型NAFLD患者随机分为对照组和观察组，每组40例。对照组给予甘草酸二铵肠溶胶囊治疗，观察组给予疏肝降脂汤治疗。比较两组患者治疗前后肝功能指标及血脂指标，以及临床疗效。[结果]治疗后，两组患者谷草转氨酶（AST）、谷丙转氨酶（ALT）、γ-谷氨酰转肽酶（γ-GT）均低于治疗前，且观察组均低于对照组（$P<0.05$）；两组患者总胆固醇（TC）、三酰甘油（TG）、低密度脂蛋白胆固醇（LDL-C）水平均低于治疗前（$P<0.05$），高密度脂蛋白胆固醇（HDL-C）高于治疗前（$P<0.05$），且观察组TC、TG、LDL-C水平均低于对照组，HDL-C水平高于对照组，差异均有统计学意义（$P<0.05$）；观察组治疗总有效率为97.50%（39/40），高于对照组的75.00%（30/40），差异有统计学意义（$P<0.05$）。[结论]肝郁脾虚型NAFLD采用疏肝降脂汤治疗能提高临床疗效，改善患者肝功能指标和血脂指标。

关键词：疏肝降脂汤；非酒精性脂肪性肝病；肝郁脾虚；甘草酸二铵肠溶胶囊；肝功能；血脂

注：本文原载于《中国民间疗法》2022年第13期。

43. 桃红四物汤加减治疗月经不调的临床观察

祁芳芳

甘肃省张掖市甘州区妇幼保健院，甘肃张掖 734000

摘要：[目的]探讨桃红四物汤加减治疗月经不调的临床疗效。[方法]选取86例月经不调患者，按照入院单双序号分为参照组（单号）和观察组（双号），每组43例。参照组给予枸橼酸氯米芬胶囊治疗，观察组给予桃红四物汤加减治疗，两组患者均治疗两个月。比较两组患者的临床疗效及治疗前后促卵泡刺激素（FSH）、黄体生成素（LH）水平。[结果]观察组总有效率为97.67%（42/43），高于参照组的86.05%（37/43），差异有统计学意义（$P<0.05$）。治疗后，两组患者FSH、LH水平均较治疗前降低（$P<0.05$），观察组FSH、LH水平均低于参照组（$P<0.05$）。[结论]桃红四物汤加减治疗月经不调疗效显著，可有效调节患者的性激素水平。

关键词：月经不调；桃红四物汤；枸橼酸氯米芬胶囊；促卵泡刺激素；黄体生成素

注：本文原载于《中国民间疗法》2022年第13期。

44. 葛根汤加味联合立体动态干扰电治疗颈肩肌筋膜疼痛综合征的临床观察

林志恒

广西科技大学第二附属医院，广西 柳州 545000

摘要：[目的]观察葛根汤加味联合立体动态干扰电治疗颈肩肌筋膜疼痛综合征（MPS）的临床疗效。[方法]将72例MPS患者随机分为对照组和观察组，每组36例。对照组给予颈舒颗粒内服联合立体动态干扰电治疗，观察组给予葛根汤加味内服联合立体动态干扰电治疗，7d为1个疗程，共治疗2个疗程。观察两组患者在治疗7d、14d后的视觉模拟评分法（VAS）评分、颈椎功能障碍指数量表（NDI）及治疗效果。[结果]治疗7d、14d后，两组患者NDI、VAS评分均较治疗前降低，且观察组NDI、VAS评分均低于同期对照组，差异均有统计学意义（$P<0.05$）。观察组总有效率高于对照组，差异有统计学意义（$P<0.05$）。[结论]采用葛根汤加味联合立体动态干扰电治疗MPS效果良好，不良反应少。

关键词：颈肩肌筋膜疼痛综合征；葛根汤加味；颈舒颗粒；立体动态干扰电

注：本文原载于《中国民间疗法》2022年第13期。

45. 天王补心汤加减联合西药治疗阴虚火旺型心脏神经官能症的临床观察

郝丽丽　路瑞华　唐文欣

黑龙江省中医药科学院，黑龙江哈尔滨 150036

摘要：[目的]观察天王补心汤加减联合西药治疗阴虚火旺型心脏神经官能症的临床疗效。[方法]将60例阴虚火旺型心脏神经官能症患者随机分为对照组和观察组，每组30例。对照组予以西医常规治疗，观察组在对照组治疗基础上加天王补心汤加减治疗，连续治疗 4 周。比较两组患者治疗前后中医证候积分、汉密尔顿抑郁量表（HAMD）评分、汉密尔顿焦虑量表（HAMA）评分、心率、血清同型半胱氨酸（Hcy）的变化情况。[结果] 治疗后，两组患者中医证候积分及 HAMD、HAMA 评分均较治疗前下降，且观察组均低于对照组，差异均有统计学意义（$P<0.05$）；观察组心率较治疗前下降，且观察组低于对照组，差异均有统计学意义（$P<0.05$）；两组患者血清 Hcy 水平均较治疗前降低，观察组低于对照组，差异均有统计学意义（$P<0.05$）。观察组总有效率高于对照组，差异有统计学意义（$P<0.05$）。[结论] 对阴虚火旺型心脏神经官能症患者给予天王补心汤加减联合西药治疗，可改善临床症状，缓解焦虑抑郁状态，改善血清 H cy 水平。

关键词： 心脏神经官能症；阴虚火旺型；天王补心汤；谷维素；酒石酸美托洛尔

资助基金： 黑龙江省中医药科研项目（2HY16-044）。

注:本文原载于《中国民间疗法》2022 年第 13 期。

46. 健脾促愈汤联合兰索拉唑片治疗脾胃湿热型慢性萎缩性胃炎的临床观察

武步涛　吴文凤

河南省开封市第二中医院，河南开封 475004

摘要： [目的] 探讨健脾促愈汤联合兰索拉唑片治疗脾胃湿热型慢性萎缩性胃炎（CAG）的临床疗效。[方法] 选取 106 例脾胃湿热型 CAG 患者，随机分为对照组和观察组，每组 53 例。对照组给予口服兰索拉唑片治疗，观察组在对照组治疗基础上加用健脾促愈汤治疗，两组患者均治疗 12 周。比较两组患者治疗前后胃黏膜病理评分、中医证候积分及胃泌素、胃动力指标及炎症因子水平。[结果] 治疗后，两组患者胃黏膜萎缩、肠上皮化生及异型增生评分均较治疗前降低（$P<0.05$），且观察组均低于对照组（$P<0.05$）；两组患者胃脘疼痛、胃中嘈杂、嗳气反酸、胀满、便溏、倦怠乏力积分均较治疗前降低（$P<0.05$），且观察组上述 6 项积分均低于对照组（$P<0.05$）；两组患者胃泌素水平及胃动力指标均较治疗前升高（$P<0.05$），且观察组胃泌素水平高于对照组（$P<0.05$）；两组患者白细胞介素 -1β（IL-1β）、白细胞介素 -8（IL-8）、白细胞介素 -17（IL-17）及白细胞介素 -23（IL-23）水平均较治疗前降低（$P<0.05$），且观察组均低于对照组（$P<0.05$）。[结论] 采用健脾促愈汤联合兰索拉唑片治疗脾胃湿热型 CAG 可改善患者的胃黏膜病理情况，降低中医证候积分，促进胃泌素分泌，增强胃动力，抑制炎性反应。

关键词： 慢性萎缩性胃炎；胃痞；健脾促愈汤；兰索拉唑片；脾胃湿热型；胃黏膜病理；中医证候；胃动力；胃泌素；炎症因子

注:本文原载于《中国民间疗法》2022 年第 13 期。

47. 参苓白术散联合西药治疗老年特应性皮炎患者的临床观察与安全性分析

刘　治[1]　龚广钊[1]　刘勇明[2]

1. 广州市老人院，广东广州 510550

2. 广州金域医学检验中心，广东广州 510000

摘要： [目的] 探究参苓白术散联合西药治疗老年特应性皮炎患者的临床疗效与安全性。[方法] 采用前瞻性队列研究设计，收治 108 例老年特应性皮炎患者，根据治疗方案不同分为对照组 53 例和观察组 55 例。两组患者均外用糠酸莫米松乳膏治疗，对照组加用氯雷他定片治疗，观察组加用参苓白术散治疗。两组患者治疗 4 周后，应用欧洲特应性皮炎计分系统（SCORAD）评估临床症状，检测患者血清白细胞介素 -17（IL-17）、转化生长因子 β（TGF-β）含量，记录两组患者在治疗过程中发生的不良反应。[结果] 治疗后，两组患者 SCORAD 评分均较治疗前下降（$P<0.05$），且观察组低于对照组（$P<0.05$）；两组患者 IL-17 含量均较治疗前下降（$P<0.05$），且观察组低于对照组（$P<0.05$）；两组患者 TGF-β 含量均较治疗前升高（$P<0.05$），且观察组高于对照组（$P<0.05$）。观察组不良反应发生率为 7.3%（4/55），低于对照组的 15.1%（8/53），差异有统计学意义（$P<0.05$）。[结论] 参苓白术散联合西药治疗老年特应性皮炎疗效显著，可有效降低患者血清 IL-17 含量，提升 TGF-β 含量，安全性较好。

关键词： 参苓白术散；老年特应性皮炎；糠酸莫米松乳膏；氯雷他定；前瞻性队列研究；辅助性 T 细胞 17

注:本文原载于《中国民间疗法》2022 年第 13 期。

48. 王道坤基于脾胃元气论应用敦煌大补脾汤加减治疗肿瘤恶病质经验

王 亮 梁建庆 马 骏
甘肃中医药大学，甘肃兰州 730000

摘要： 肿瘤恶病质是在恶性肿瘤进程中出现的以食欲减退、乏力、体质量减轻、肌肉萎缩为主要表现的病证。王道坤教授认为，肿瘤恶病质患者形神虚乏，元气不足，其遵循李杲“脾胃元气论”的认识，治疗时注重补益脾胃，促脾胃健运，以恢复患者元气，临床运用敦煌大补脾汤加减治疗，疗效显著。该文总结了王道坤教授对于肿瘤恶病质的辨治经验。

关键词： 肿瘤恶病质；肿瘤恶液质；脾胃元气论；敦煌大补脾汤；王道坤

资助基金： 首批全国名老中医药专家传承工作建设项目；敦煌医学诊疗技术与临床应用建设项目（DHYX1516-004）。

注: 本文原载于《中国民间疗法》2022 年第 14 期。

49. 王捷虹运用三仁汤治疗脾胃湿热型便秘经验

贾 甜[1] 王捷虹[2]
1. 陕西中医药大学，陕西咸阳 712046
2. 陕西中医药大学附属医院，陕西咸阳 712000

摘要： 王捷虹教授认为，脾胃湿热型便秘的病机多为嗜食肥甘厚味及生冷油腻导致湿浊稽留，化热入里，下趋肠道，肠道闭塞不通，秽浊蕴结，大便溏滞不爽，临床主张用清热化湿、导滞通便的三仁汤加减治疗。该文介绍王捷虹教授运用三仁汤治疗脾胃湿热型功能性便秘经验。

关键词： 便秘；脾胃湿热型；三仁汤；王捷虹

资助基金： 陕西省特支计划区域发展人才项目。

注: 本文原载于《中国民间疗法》2022 年第 14 期。

50. 杨毅运用三三二陈汤加减治疗哮喘–慢阻肺重叠经验

李宇霄[1] 杨 毅[2]
1. 湖北中医药大学，湖北武汉 430065
2. 湖北省中医院，湖北武汉 430000

摘要： 哮喘–慢阻肺重叠（ACO）是支气管哮喘和慢性阻塞性肺疾病（COPD）两种疾病的重叠，具有慢性气流受限的相关特征。西医多采取抗感染、化痰、止咳、平喘等对症治疗，在治疗 ACO 急性病发作期方面具有明显优势，但对疾病缓解期的疗效并不理想。中医从整体状态出发，依据患者病情变化，灵活辨证、处方用药，疗效可观。杨毅教授根据 ACO 患者病因病机的特点，结合自己的治病思想，创立三三二陈汤基础方加减治疗 ACO，颇有成效。该文介绍杨毅教授运用三三二陈汤加减治疗 ACO。

关键词： 哮喘–慢阻肺重叠；支气管哮喘；慢性阻塞性肺疾病；三三二陈汤；杨毅

注: 本文原载于《中国民间疗法》2022 年第 14 期。

51. 山核桃树皮汤联合乌骨藤治疗晚期肺腺癌的临床观察

郭 蔷[1] 蔡敬静[2] 敖春波[2]
1. 呼伦贝尔职业技术学院，内蒙古呼伦贝尔 021000
2. 内蒙古自治区呼伦贝尔市人民医院，内蒙古呼伦贝尔 021000

摘要： [目的] 探讨山核桃树皮汤联合乌骨藤治疗晚期肺腺癌的疗效。[方法] 选取 48 例晚期肺腺癌患者，随机分为对照组（28 例）和观察组（20 例）。对照组给予培美曲塞联合卡铂治疗，观察组给予山核桃树皮汤与乌骨藤口服治疗。比较两组患者治疗前后病情严重程度（症状评分、病灶大小及轻移情况评分）、胸腔积液积分，评估临床疗效，记录不良反应发生情况。[结果] 治疗后，两组患者病灶大小及转移情况评分、症状评分、胸腔积液积分均较治疗前降低，且观察组症状评分、胸腔积液积分均低于对照组（P<0.05）。观察组总有效率为 85.00%（17/20），高于对照组的 46.43%（13/28），差异有统计学意义（P<0.05）。观察组不良反应发生率为 25.00%（5/20），低于对照组的 46.43%（13/28），差异有统计学意义（P<0.05）。[结论] 山核桃树皮汤联合乌骨藤治疗晚期肺腺癌，安全有效，在临床症状的改善方面略优于培美曲塞。

关键词： 晚期肺腺癌；山核桃树皮汤；乌骨藤；培美曲塞

资助基金： 呼伦贝尔职业技术学院科学技术研究

项目（21-HZY19）。

注:本文原载于《中国民间疗法》2022年第14期。

52. 柴胡桂枝汤合升降散治疗慢性荨麻疹的临床观察

闫秋虹

山西中医药大学附属医院，山西太原 030024

摘要:[目的]柴胡桂枝汤合升降散治疗慢性荨麻疹的疗效。[方法]选用慢性荨麻疹患者72例，随机分为对照组和观察组，每组36例。对照组给予口服盐酸西替利嗪片治疗，观察组给予口服柴胡桂枝汤合升降散治疗。比较两组患者治疗前后症状积分，评估临床疗效，停药4周后随访比较复发率。[结果]观察组治疗后症状积分低于治疗前（$P<0.05$）；观察组治疗前后症状积分差低于对照组（$P<0.05$）。观察组治疗总有效率为91.7%（33/36），高于对照组的61.1%（22/36），差异具有统计学意义（$P<0.05$）。停药4周后，复发率为30.3%（10/33），低于对照组的59.1%（13/22），差异有统计学意义（$P<0.05$）。[结论]柴胡桂枝汤合升降散治疗慢性荨麻疹疗效良好。

关键词: 慢性荨麻疹；柴胡桂枝汤合升降散；盐酸西替利嗪片

注:本文原载于《中国民间疗法》2022年第14期。

53. 温针灸联合葛根汤加味治疗寒湿阻络型神经根型颈椎病的临床观察

李崇腾

广东省佛山市高明区中医院，广东佛山 528500

摘要:[目的]观察温针灸联合葛根汤加味治疗寒湿阻络型神经根型颈椎病的临床疗效。[方法]选取80例寒湿阻络型神经根型颈椎病患者，随机分为对照组和观察组，每组40例。对照组给予塞来昔布口服治疗，观察组在对照组基础上给予温针灸联合葛根汤加味治疗。比较两组患者治疗前后中医证候评分、颈椎功能障碍指数（NDI）评分、视觉模拟评分法（VAS）评分、日常生活活动能力量表（ADL）评分，评估临床疗效。[结果]治疗后，两组患者中医证候评分及NDI、VAS评分均较治疗前降低，且观察组低于对照组，差异均有统计学意义（$P<0.05$）；两组患者ADL评分均较治疗前升高，且观察组高于对照组，差异有统计学意义（$P<0.05$）。观察组总有效率为92.50%（37/40），高于对照组的77.50%（31/40），差异有统计学意义（$P<0.05$）。[结论]温针灸联合葛根汤加味治疗寒湿阻络型神经根型颈椎病疗效确切，值得推广应用。

关键词: 神经根型颈椎病；寒湿阻络型；温针灸；葛根汤加味；颈痹

注:本文原载于《中国民间疗法》2022年第14期。

54. 薏豆竹叶散加减在异病同治中的临床应用

袁　臻[1]　樊兰英[2]

1. 北京市东城区体育馆路社区卫生服务中心，北京 100061

2. 北京市普仁医院樊兰英名中医工作室，北京 100061

摘要: 中医治病不仅着眼于病的异同，更注重病机的区别。异病同治是中医基本治则之一，即病机相似的疾病可以采用相同的治疗方法。樊兰英主任遵循异病同治理念，将三仁汤化裁为薏豆竹叶散，用以治疗消化不良、失眠、水肿等脾虚湿盛型疾病。薏豆竹叶散由薏苡仁、豆蔻、竹叶3味药组成，具有清心祛湿、温中健脾、利尿消肿的功效。该文介绍樊兰英主任以异病同治为原则，采用薏豆竹叶散加减治疗水肿、失眠、关节疼痛、糖尿病的经验。

关键词: 薏豆竹叶散；脾虚湿盛；异病同治；水肿；失眠；关节疼痛；糖尿病；樊兰英

注:本文原载于《中国民间疗法》2022年第14期。

55. 基于中医传承辅助平台挖掘《中医方剂大辞典》中头风方剂用药规律

林基伟[1]　汪栋材[1]　吴海滨[1]　张　强[1]　宋晓容[1]　程波敏[1]　王嘉慧[2]　徐明珍[1]

1. 广东省深圳市中医院，广东 深圳 518000

2. 广州中医药大学，广东 广州 510405

摘要:[目的]挖掘《中医方剂大辞典》中治疗头风的方剂，分析其组方用药规律。[方法]收集、筛选《中医方剂大辞典》中治疗头风的内服方剂，录入中医传承辅助平台（V2.5），利用关联规则、复杂系统熵聚类、无监督熵层次聚类等数据挖掘方法，分析中医治疗头风方剂的组方用药规律。[结果]筛选出符合标准的方剂137首，最常用的中药为川芎，最常用的药对为川芎白芷。得到包含3味药物的核心组合6个，分别为全蝎、雄黄、僵蚕，制川乌、僵蚕、地龙，独活、肉桂、苦参，防风、藁本、羌活，附子、生川乌、天南星，川芎、白芷、石膏。通过无监督熵层次聚类获得新处方3首，分别为全蝎、雄黄、僵蚕、制川乌、地龙，独活、肉桂、苦参、防风、藁本、羌活，附子、生川乌、天南星、川芎、白芷、石膏。[结论]《中医方剂大辞典》中治疗头风的组方以风药为主，兼见祛风湿、化痰等药物，用药方面体现分经论治思想，为头风的新药研究、临床组方治疗提供新的组方思路与线索。

关键词：头风；组方用药规律；中医传承辅助平台；关联规则；复杂系统熵聚类

资助基金：广东省中医药局科研项目（20211325）；深圳市卫生健康委员会医防融合中医药组项目。

注：本文原载于《中国民间疗法》2022年第15期。

56. 独活寄生汤治疗膝骨关节炎的临床观察

郑广程　宋克伟　王建国

山东省青州市中医院，山东 潍坊 262500

摘要：[目的]观察独活寄生汤治疗膝骨关节炎的临床疗效。[方法]将86例膝骨关节炎患者随机分为对照组和观察组，每组43例。对照组给予中频电疗联合运动疗法治疗，观察组在对照组治疗基础上加服独活寄生汤。比较两组患者治疗前后视觉模拟评分法（VAS）评分、西安大略和麦克马斯特大学骨关节炎指数（WOMAC）评分、Lysholm评分、日常生活活动能力（ADL）评分，以及关节液中前列腺素E2（PGE2）、基质金属蛋白酶-3（MMP-3）、肿瘤坏死因子-α（TNF-α）、一氧化氮（NO）、超氧化物歧化酶（SOD）水平。[结果]治疗后，两组患者VAS、WOMAC评分均低于治疗前（$P<0.05$），且观察组均低于对照组（$P<0.05$）；两组患者Lysholm、ADL评分均高于治疗前（$P<0.05$），且观察组均高于对照组（$P<0.05$）；两组患者TNF-α、PGE2、MMP-3、NO水平均低于治疗前（$P<0.05$），且观察组均低于对照组（$P<0.05$）；两组患者SOD水平均高于治疗前（$P<0.05$），且观察组高于对照组（$P<0.05$）。[结论]独活寄生汤能缓解膝骨关节炎患者疼痛，改善膝关节功能及生活活动能力，抑制膝骨关节炎患者炎性反应，减轻氧化应激损伤。

关键词：膝骨关节炎；痹证；肝肾亏虚型；独活寄生汤；关节功能；关节液细胞因子

资助基金：潍坊市中医药科技计划（2021-4-201）。

注：本文原载于《中国民间疗法》2022年第15期。

57. 生姜泻心汤治疗寒热错杂型功能性消化不良的临床观察

吴兵锋

山西中医药大学附属医院，山西 太原 030024

摘要：[目的]探讨生姜泻心汤治疗寒热错杂型功能性消化不良的临床疗效。[方法]将60例寒热错杂型功能性消化不良患者随机分为对照组和观察组，每组30例。对照组给予常规西药治疗，观察组在对照组治疗基础上加服生姜泻心汤。比较两组患者治疗前后症状积分、胃动力学指标[胃窦收缩幅度（ACA）、胃窦收缩频率（ACF）和胃窦运动指数（MI）]、阈值饮水量，以及血清D-乳酸和二胺氧化酶（DAO）水平。[结果]治疗后，两组患者餐后饱胀不适、早饱感、中上腹痛、中上腹烧灼感积分均低于治疗前（$P<0.05$），且观察组均低于对照组（$P<0.05$）；两组患者ACA、ACF、MI均高于治疗前（$P<0.05$），且观察组均高于对照组（$P<0.05$）；两组患者阈值饮水量均高于治疗前（$P<0.05$），且观察组高于对照组（$P<0.05$）；两组患者血清D-乳酸、DAO水平均低于治疗前（$P<0.05$），且观察组均低于对照组（$P<0.05$）。[结论]生姜泻心汤可有效改善寒热错杂型功能性消化不良患者临床症状，提高患者胃动力，增强患者胃肠功能，并修复肠道损伤。

关键词：功能性消化不良；痞满；寒热错杂型；生姜泻心汤；胃动力；胃肠功能；肠道保护

注：本文原载于《中国民间疗法》2022年第15期。

58. 半夏泻心汤治疗寒热错杂型糖尿病性胃轻瘫的临床观察

谢佩贤[1]　吴钧俊[1]　陈根源[1]　黄永昌[2]

1. 广东省东莞市大朗医院，广东 东莞 523770

2. 广东省东莞市大朗镇社区卫生服务中心，广东 东莞 523770

摘要：[目的] 观察半夏泻心汤治疗寒热错杂型糖尿病性胃轻瘫的临床疗效。[方法] 将 84 例寒热错杂型糖尿病性胃轻瘫患者随机分为对照组和观察组，每组 42 例。对照组给予枸橼酸莫沙必利治疗，观察组在对照组基础上联合半夏泻心汤治疗。比较两组患者临床疗效，以及治疗前后胃肠激素 [胃泌素（GAS）、生长抑素（SS）、胃泌素 –17（G–17）]、炎症因子 [白细胞介素 –6（IL–6）、白细胞介素 –10（IL–10）] 水平及中医症状积分。[结果] 观察组总有效率为 97.62%（41/42），高于对照组的 85.71%（36/42），差异有统计学意义（$P<0.05$）。治疗后，两组患者 GAS、G–17、IL–6 水平及各中医症状积分均低于治疗前（$P<0.05$），且观察组均低于对照组（$P<0.05$）；两组患者 SS 及 IL–10 水平均高于治疗前（$P<0.05$），且观察组均高于对照组（$P<0.05$）。[结论] 半夏泻心汤治疗寒热错杂型糖尿病性胃轻瘫疗效显著，可有效改善患者胃肠激素及炎症因子水平，改善患者中医证候。

关键词：糖尿病性胃轻瘫；痞满；寒热错杂；半夏泻心汤；胃肠激素；炎症因子；中医症状积分

注：本文原载于《中国民间疗法》2022 年第 15 期。

59. 半夏泻心汤加减治疗脾胃湿热型慢性萎缩性胃炎的临床疗效及对炎症因子水平的影响

韩永平

山西省大同市天镇县中医医院，山西 大同 038200

摘要：[目的] 探究半夏泻心汤加减治疗脾胃湿热型慢性萎缩性胃炎的临床疗效及对炎症因子水平的影响。[方法] 将 120 例脾胃湿热型慢性萎缩性胃炎患者随机分为对照组和观察组，每组 60 例。对照组给予常规药物治疗，观察组在对照组基础上给予半夏泻心汤加减治疗。比较两组患者治疗前后中医症状积分、炎症因子 [白细胞介素 –6（IL–6）、肿瘤坏死因子 –α（TNF–α）、白细胞介素 –2（IL–2）] 水平及生活质量评分。[结果] 治疗后，两组患者胃胀、反酸、嗳气及口苦口干的中医症状积分均低于治疗前（$P<0.05$），且观察组均低于对照组（$P<0.05$）；两组患者 I L–6、TNF–α 及 IL–2 水平均低于治疗前（$P<0.05$），且观察组均低于对照组（$P<0.05$）；两组患者生活质量评分均高于治疗前（$P<0.05$），且观察组高于对照组（$P<0.05$）。[结论] 半夏泻心汤加减治疗脾胃湿热型慢性萎缩性胃炎疗效显著，可以减轻机体炎性反应，提高患者生活质量。

关键词：慢性萎缩性胃炎；胃痞；半夏泻心汤加减；脾胃湿热型

注：本文原载于《中国民间疗法》2022 年第 15 期。

60. 补肾生血汤联合西药治疗维持性血液透析患者肾性贫血的临床观察

任大印

山东省单县中医医院，山东 菏泽 274300

摘要：[目的] 探讨补肾生血汤联合西药治疗维持性血液透析患者肾性贫血的临床效果。[方法] 选择进行规律维持性血液透析的伴有肾性贫血的慢性肾脏病（CKD）5 期患者 88 例，按照不同治疗方法分为对照组和观察组，每组 44 例。两组患者均行维持性血液透析治疗，对照组给予西药治疗，观察组在对照组基础上联合补肾生血汤治疗。治疗 3 个月后，比较两组患者临床疗效、促红素使用量、促红素抵抗指数（ERI）及治疗前后中医症状积分（倦怠乏力、面色淡白、气短懒言、大便不实）、贫血相关指标 [血红蛋白（Hb）、红细胞比容（HCT）、血清铁（Fe）、血清铁蛋白（SF）]，并记录不良反应发生情况。[结果] 观察组总有效率为 95.45%（42/44），高于对照组的 79.55%（35/44），差异有统计学意义（$P<0.05$）。治疗第 2、3 个月，观察组促红素使用量及 ERI 均低于治疗第 1 个月及同期对照组（$P<0.05$），对照组促红素使用量及 ERI 与治疗第 1 个月比较，差异均无统计学意义（$P>0.05$）。治疗后，两组患者倦怠乏力、面色淡白、气短懒言、大便不实积分均低于治疗前（$P<0.05$），且观察组均低于对照组（$P<0.05$）；两组患者 Hb、HCT、Fe、SF 均高于治疗前（$P<0.05$），且观察组均高于对照组（$P<0.05$）。两组患者不良反应发生情况比较，差异无统计学意义（$P>0.05$）。[结论] 补肾生血汤联合西药治疗维持性血液透析患者肾性贫血疗效确切，可改善患者临床症状及贫血指标，减少促红素使用量。

关键词：肾性贫血；血劳；维持性血液透析；补肾生血汤；多糖铁复合物；重组人类促红细胞生成素

注：本文原载于《中国民间疗法》2022 年第 15 期。

魏新冬教授等学验选编

1. 田芬兰运用当归四逆汤加减治疗原发性痛经经验

魏新冬[1]　袁宏伟[2]

1. 天津中医药大学，天津 300193

2. 天津中医药大学第二附属医院，天津 300150

摘要：痛经亦称“经行腹痛”，多由气血亏虚、气滞血瘀或湿热瘀阻导致胞宫气血运行不畅，出现“不通则痛”；或胞宫失于濡养，导致“不荣则痛”。田芬兰教授选用《伤寒论》中治疗寒邪凝滞的经典方剂当归四逆汤加减治疗原发性痛经，收效良好。该文介绍田芬兰教授运用当归四逆汤加减治疗原发性痛经的思想与经验。

关键词：原发性痛经；经行腹痛；当归四逆汤；田芬兰

资助基金：中医药传承与创新“百千万”人才工程（岐黄工程）。

注：本文原载于《中国民间疗法》2022 年第 16 期。

2. 浅析叶天士运用麻黄杏仁甘草石膏汤经验

宋雪萍[1]　郑力军[2]　史圣华[3]

1. 内蒙古自治区中医医院，内蒙古呼和浩特 010050

2. 93502 部队，内蒙古呼和浩特 010050

3. 内蒙古医科大学，内蒙古呼和浩特 010110

摘要：麻黄杏仁甘草石膏汤是《伤寒论》的主要方剂之一，叶天士拓展了该方的运用思路，该文通过学习、传承《临证指南医案》中运用麻黄杏仁甘草石膏汤的医案，分析总结出叶天士运用麻黄杏仁甘草石膏汤的经验规律，包括其病因病机、主症临床特点及用药化裁规律、临床应用效果，以备临床参考。

关键词：麻黄杏仁甘草石膏汤；临证指南医案；叶天士

资助基金：全国名老中医药专家王生义传承工作室项目。

注：本文原载于《中国民间疗法》2022 年第 16 期。

3. 头风汤治疗偏头痛的临床观察

张　利　杨彩虹

成都中医药大学附属医院双流分院，四川成都 610200

摘要：[目的] 观察头风汤治疗偏头痛风邪上扰、肝阳上亢夹瘀证的临床疗效。[方法] 选择偏头痛风邪上扰、肝阳上亢夹瘀证患者 80 例，随机分为对照组和观察组，每组 40 例。对照组予以萘普生片治疗，观察组给予头风汤配方颗粒治疗，治疗 30d。比较两组患者临床疗效及治疗前后中医证候积分和头痛每周发作次数、持续时间、疼痛程度 [视觉模拟评分法（VAS）评分]。[结果] 治疗过程中观察组脱落 2 例，对照组脱落 4 例。观察组总有效率为 94.7%（36/38），对照组总有效率 88.9%（32/36），组间比较差异无统计学意义（$P>0.05$）。治疗后，两组患者中医证候积分均低于治疗前（$P<0.01$），且观察组低于对照组（$P<0.01$）。两组患者头痛持续时间、疼痛程度均较治疗前改善（$P<0.01$），观察组头痛发作次数少于治疗前（$P<0.01$），但组间比较差异无统计学意义（$P>0.05$）。[结论] 头风汤治疗偏头痛风邪上扰、肝阳上亢夹瘀证临床疗效确切，可为中医药治疗偏头痛提供新的思路。

关键词：偏头痛；头风病；厥头痛；头风汤

资助基金：成都市卫生健康委员会成都市医学科研课题（2020036）。

注：本文原载于《中国民间疗法》2022 年第 16 期。

4. 化痰祛瘀汤对急性脑梗死去骨瓣术后患者神经功能恢复情况及血液流变学的影响

李　沛[1]　张雪莲[2]

1. 山西省大同市第三人民医院，山西大同 037008

2. 山西省大同市第二人民医院，山西大同 037005

摘要: [目的] 探讨化痰祛瘀汤对急性脑梗死去骨瓣术后患者神经功能恢复情况及血液流变学的影响。[方法] 选取急性脑梗死去骨瓣术后患者 50 例，随机分为对照组和观察组，每组 25 例。对照组给予西医常规治疗，观察组在对照组基础上给予化痰祛瘀汤治疗。治疗 15d 后，比较两组患者临床疗效及治疗前后中医证候积分、神经功能缺损程度 [美国国立卫生研究院卒中量表（NIHSS）评分] 和血液流变学指标 [低切全血黏度（LBV）、血细胞比容（Hct）、血浆黏度（PV）、高切全血黏度（HBV）] 水平。[结果] 观察组总有效率为 96.00%（24/25），高于对照组的 76.00%（19/25），其差异有统计学意义（$P<0.05$）。治疗后，两组患者中医证候积分、NIHSS 评分均低于治疗前（$P<0.05$），且观察组低于对照组（$P<0.05$）；两组患者 PV、LBV、HBV、Hct 水平均低于治疗前（$P<0.05$），且观察组低于对照组（$P<0.05$）。[结论] 化痰祛瘀汤治疗急性脑梗死去骨瓣术（补内容）

关键词: 急性脑梗死；中风；去骨瓣术；化痰祛瘀汤；神经功能；血液流变学

注:本文原载于《中国民间疗法》2022 年第 16 期。

5. 香砂六君子汤联合温针灸治疗慢性萎缩性胃炎脾胃虚寒证的临床观察

关　烽　周　猷　梁妹燕

广东省信宜市第二人民医院，广东茂名 525324

摘要: [目的] 探讨香砂六君子汤联合温针灸治疗慢性萎缩性胃炎（CAG）脾胃虚寒证的临床疗效。[方法] 选取 CAG 脾胃虚寒证患者 94 例，随机分为对照组和观察组，每组 47 例。对照组予以常规西药治疗，观察组在对照组基础上联合香砂六君子汤合温针灸治疗。治疗 12 周后，比较两组患者临床疗效及治疗前后中医证候积分，以及不良反应发生情况。[结果] 观察组总有效率高于对照组（$P<0.05$）。治疗后，两组患者胃痛、神倦乏力、泛吐清水、手足不温积分均低于治疗前（$P<0.05$），且观察组低于对照组（$P<0.05$）。两组患者治疗期间均未见明显不良反应。[结论] 应用香砂六君子汤联合温针灸治疗 CAG 脾胃虚寒证疗效较好，可促进患者症状缓解，安全性较高。

关键词: 慢性萎缩性胃炎；痞满；胃脘痛；脾胃虚寒证；香砂六君子汤；温针灸

注:本文原载于《中国民间疗法》2022 年第 16 期。

6. 半夏厚朴汤加减联合谷维素治疗慢性咽炎的临床观察

胡清伟

山西省乡宁县人民医院，山西临汾 042100

摘要: [目的] 观察半夏厚朴汤加减联合谷维素治疗慢性咽炎的临床效果。[方法] 将 60 例慢性咽炎患者随机分为对照组和观察组，每组 30 例。对照组采用谷维素治疗，观察组在对照组基础上联合半夏厚朴汤治疗。治疗两周后，比较两组患者临床疗效及治疗前后血清炎症因子 [白细胞介素 -6（IL-6）、肿瘤坏死因子 -α（TNF-α）] 水平，以及不良反应发生情况及复发率。[结果] 治疗后，两组患者血清 IL-6、TNF-α 水平均低于治疗前（$P<0.05$），且观察组均低于对照组（$P<0.05$）。观察组总有效率为 83.33 %（25/30），高于对照组的 53.33 %（16/30），差异有统计学意义（$P<0.05$）。观察组不良反应发生率低于对照组（$P<0.05$）；随访 6 个月后，观察组复发率低于对照组（$P<0.05$）。[结论] 半夏厚朴汤加减联合谷维素可有效减轻慢性咽炎患者临床症状，降低复发率，其机制可能与调节血清 IL-6、T NF-α 水平有关。

关键词: 慢性咽炎；梅核气；半夏厚朴汤；谷维素

注:本文原载于《中国民间疗法》2022 年第 16 期。

7. 古方风引汤的临床应用评述

吴秉融　谢　鸣

北京中医药大学，北京 100029

摘要: 风引汤出自《金匮要略》，主治热甚动风证。目前该方多用于治疗焦虑症、心血管疾病等，并取得较好疗效。该文系统梳理和评析近 30 年来关于风引汤临床运用及其药理作用方面的研究，以期为该方的临床合理运用提供参考。

关键词：风引汤；临床应用；综述

资助基金：北京中医药大学首届教学名师基金项目（BZY-MS-201301）。

注：本文原载于《中国民间疗法》2022 年第 16 期。

8. 浅析血府逐瘀汤治疗急性缺血性脑卒中经典药对

张文静[1]　张文萍[2]　郭闫葵[3]

1. 山东中医药大学，山东 济南 250014
2. 潍坊医学院，山东 潍坊 261053
3. 山东省济南市中医医院，山东 济南 250012

摘要：血府逐瘀汤是临床应用活血化瘀的经典方，也是治疗急性缺血性脑卒中的基础方。方中善于使用药对，其中桃仁 – 红花、枳壳 – 桔梗、川芎 – 赤芍等经典药对的配伍，既行血分瘀滞，又解气分郁结。该文进一步明确血府逐瘀汤方中经典药对的配伍意义，既能加深对方义的理解，也能为更好地加减运用此方提供思路。

关键词：血府逐瘀汤；缺血性脑卒中；药对

资助基金：济南市科技计划（后补助）项目（202019131）。

注：本文原载于《中国民间疗法》2022 年第 17 期。

9. 葛根汤加减对多囊卵巢综合征不孕患者卵泡发育情况及妊娠率的影响

胡素云　钟春华

广东省江门市妇幼保健院，广东 江门 529000

摘要：[目的] 观察葛根汤加减对多囊卵巢综合征（PCOS）不孕患者卵泡发育情况及妊娠率的影响。[方法] 选择 PCOS 患者 80 例，随机分为对照组和观察组，每组 40 例。对照组自月经第 5 日开始口服枸橼酸氯米芬片 50 mg，每日 1 次，连续用药 5 d（月经第 5 ~ 9 日），卵泡成熟后给予注射用绒促性素 10000 IU 肌内注射促排卵；观察组自月经第 5 日开始给予葛根汤加减口服，连续用药 10 d（月经第 5 ~ 14 日）。比较两组患者的排卵率及临床妊娠率。[结果] 两组患者排卵率、临床妊娠率比较，差异均无统计学意义（$P>0.05$）。[结论] 葛根汤治疗可诱发 PCOS 不孕患者排卵，排卵率、临床妊娠率与枸橼酸氯米芬片相当。

关键词：葛根汤；多囊卵巢综合征；不孕症；枸橼酸氯米芬片；排卵率；临床妊娠率

资助基金：江门市科技计划项目（2020020301260003132）。

注：本文原载于《中国民间疗法》2022 年第 17 期。

10. 桂枝加黄芪汤加减治疗变应性鼻炎肺气虚外感寒证的临床观察

袁　臻[1]　樊兰英[2]

1. 北京市东城区体育馆路社区卫生服务中心，北京 100061
2. 北京市普仁医院樊兰英名中医工作室，北京 100061

摘要：[目的] 观察桂枝加黄芪汤加减治疗变应性鼻炎肺气虚外感寒证的临床疗效。[方法] 采用桂枝加黄芪汤加减治疗 46 例变应性鼻炎肺气虚外感寒证患者，均治疗 4 个疗程。[结果] 治疗 4 个疗程后，46 例患者显效 33 例，有效 11 例，无效 2 例，总有效率为 95.6%（44/46）。[结论] 桂枝加黄芪汤具有补益肺气、调和营卫、散寒散邪之功，治疗变应性鼻炎肺气虚外感寒证患者效果显著。

关键词：桂枝加黄芪汤；变应性鼻炎；肺气虚外感寒证；鼻鼽

注：本文原载于《中国民间疗法》2022 年第 17 期。

11. 益肾疏肝汤对肾虚肝郁型卵巢储备功能下降患者性激素水平的影响

周飞栋

江苏省江阴市长寿医院，江苏 无锡 214424

摘要：[目的] 观察益肾疏肝汤对肾虚肝郁型卵巢储备功能下降患者性激素水平的影响。[方法] 将 60 例肾虚肝郁型卵巢储备功能下降患者随机分为对照组和观察组，每组 30 例。对照组给予雌二醇片 / 雌二醇地屈孕酮片治疗，观察组采用益肾疏肝汤治疗，治疗 3 个月经周期。比较两组患者治疗前后中医证候积分及血清卵泡刺激素（FSH）、黄体生成激素（LH）、雌二醇（E2）水平的变化情况。[结果] 治疗后，两组患者中医证候积分均较治疗前降低，且观察组低于对照组，差异有统计学意义（$P<0.05$）；两组患者 FSH、LH 水平均较治疗前下降，E2 水平较治疗前升高，且观察组 FSH、LH 水平均低于对照组，E2 水平高于对照组，以上差异均有统计学意义（$P<0.05$）。[结论] 益肾疏肝汤可以改善肾虚肝郁型卵巢储备功能下降患者的临床症状，改善性激素水平，提高卵巢储备功能。

关键词： 卵巢储备功能下降；肾虚肝郁型；益肾疏肝汤；雌二醇片；雌二醇地屈孕酮片；激素水平

注: 本文原载于《中国民间疗法》2022 年第 17 期。

12. 圆机活用半夏泻心汤之经验探析

廉滋鑫[1] 王 鑫[1] 李文文[1] 赵晨珺[1] 段佳佳[1]
赵霞霞[1] 张超瑞[1] 乔荣跃[2]

1. 山西省太原市太航医院，山西 太原 030006
2. 山西省太原市人民医院，山西 太原 030001

摘要： 半夏泻心汤出自《伤寒论》，多用于治疗寒热错杂之痞证。该文通过对《伤寒论》原文的解读及以方测证的方义分析，并通过半夏泻心汤治疗口腔溃疡、痤疮、失眠的验案阐述其临床运用之广泛，旨在说明中医辨证施治的实质，有是证用是方，多有效验。

关键词： 半夏泻心汤；痞证；痞满；心下痞；寒热错杂证；口腔溃疡；痤疮；失眠

注: 本文原载于《中国民间疗法》2022 年第 17 期。

13. 血府逐瘀汤联合针刺腰阳关出现经络传导治疗腰椎间盘突出症的临床观察

胡文海 叶 欣 汤国敏

广东省惠州市惠东县人民医院，广东 惠州 516300

摘要： [目的] 探讨血府逐瘀汤联合针刺腰阳关出现经络传导治疗腰椎间盘突出症的临床疗效。[方法] 选择 48 例腰椎间盘突出症患者，随机分为对照组和观察组，每组 24 例。对照组采用血府逐瘀汤联合针刺腰阳关治疗，观察组采用血府逐瘀汤联合针刺腰阳关出现经络传导治疗。比较两组患者治疗前后中医证候评分、视觉模拟评分法（VAS）评分及腰部 Oswestry 功能障碍指数（ODI）评分，以及症状缓解时间、临床疗效，随访 3 个月评价两组患者复发情况。[结果] 观察组症状缓解时间短于对照组（$P<0.05$）。观察组总有效率高于对照组，但差异无统计学意义（$P>0.05$）。治疗后，两组患者中医证候评分及 VAS、ODI 评分均较治疗前降低，差异均有统计学意义（$P<0.05$）；组间中医证候评分及 VAS、ODI 评分比较，差异均无统计学意义（$P>0.05$）。随访 3 个月，观察组复发率为 8.33 %（2/24），对照组复发率为 20.83 %（5/24），差异无统计学意义（$P>0.05$）。[结论] 血府逐瘀汤联合针刺腰阳关经络传导治疗腰椎间盘突出症效果显著，与传统针刺比较，可缩短起效时间，复发率低，可行性高。

关键词： 腰椎间盘突出症；血府逐瘀汤；针刺；腰阳关；经络传导

注: 本文原载于《中国民间疗法》2022 年第 17 期。

14. 加味五味消毒饮联合重组牛碱性成纤维细胞生长因子凝胶、屏障特护霜治疗面部激素依赖性皮炎的临床观察

殷 桃[1] 徐永梓[1] 谢艳秋[2]

1. 天津中医药大学，天津 301617
2. 天津市中医药研究院附属医院，天津 300120

摘要： [目的] 探讨加味五味消毒饮联合重组牛碱性成纤维细胞生长因子凝胶、屏障特护霜治疗面部激素依赖性皮炎的临床疗效。[方法]30 例面部激素依赖性皮炎患者均给予加味五味消毒饮口服及重组牛碱性成纤维细胞生长因子凝胶、屏障特护霜外用治疗，共用药 8 周。分别在治疗 4、8 周后观察临床疗效。[结果]30 例患者治疗 4 周后的总有效率为 80.0%（24/30），治疗 8 周后的总有效率为 96.7%（29/30），且患者未见明显不良反应。[结论] 加味五味消毒饮联合重组牛碱性成纤维细胞生长因子凝胶、屏障特护霜治疗面部激素依赖性皮炎疗效确切。

关键词： 激素依赖性皮炎；加味五味消毒饮；重组牛碱性成纤维细胞生长因子；屏障特护霜

注: 本文原载于《中国民间疗法》2022 年第 17 期。

15. 半夏厚朴汤、止嗽散加减联合盐酸氨溴索治疗慢性咳嗽的临床观察

管奕婷

南方医科大学附属南海医院，广东 佛山 528200

摘要: [目的] 探讨半夏厚朴汤、止嗽散加减联合盐酸氨溴索治疗慢性咳嗽的临床效果。[方法] 将 96 例慢性咳嗽患者随机分为对照组和观察组，每组 48 例。对照组给予盐酸氨溴索片治疗，观察组加用半夏厚朴汤合止嗽散加减治疗。[结果] 观察组临床总有效率高于对照组（$P<0.05$）；观察组症状改善时间和消失时间均短于对照组（$P<0.05$）；观察组治疗后中医证候积分、嗜酸性粒细胞直接计数（EOS）低于同期对照组（$P<0.05$），呼吸高峰流量（PEFR）高于同期对照组（$P<0.05$）。随访 6 个月，观察组复发率低于对照组（$P<0.05$）。两组患者不良反应发生率比较，差异无统计学意义（$P>0.05$）。[结论] 慢性咳嗽患者应用半夏厚朴汤、止嗽散加减联合盐酸氨溴索治疗效果显著，可缓解患者临床症状，提高通气质量，减轻炎性反应，且复发率和不良反应发生率较低，有利于患者预后。

关键词: 慢性咳嗽；半夏厚朴汤；止嗽散；盐酸氨溴索片；中医证候；复发率；不良反应

注:本文原载于《中国民间疗法》2022 年第 17 期。

16. 参苓白术散在消化和呼吸系统疾病运用中的研究进展

尧梅香　王诚远　黄　东　秦巧莉　朱晓娟　王　驰

江中食疗科技有限公司，江西 九江 332020

摘要: 参苓白术散是培土生金的典型方剂，广泛应用于临床。该文通过查阅和整理近 10 年有关参苓白术散在消化和呼吸系统疾病方面运用的文献报道，对其临床运用情况进行综述，发现该方在治疗相关疾病时，参苓白术散联合西药的疗效大于单纯使用参苓白术散或单纯使用西药，且不良反应和复发率降低，最后介绍参苓白术散在食疗方面的探索，以期为参苓白术散的理论研究、临床运用和产品开发提供参考。

关键词: 参苓白术散；消化系统疾病；呼吸系统疾病；食疗；临床应用

资助基金: 江西省科技厅重大科技研发专项揭榜挂帅制项目（20212AAF01005）；江西省创新方法（中医药）支持疫情防控和经济社会发展（2020IM010500）（2020IM010500）。

注:本文原载于《中国民间疗法》2022 年第 17 期。

17. 经典名方两地汤古今文献初探

雷利娟　温　岩　杨继红

山西中医药大学，山西 晋中 030619

摘要: 两地汤出自《傅青主女科》，2018 年被收录于国家中医药管理局发布的《古代经典名方目录（第 1 批）》中，位于第 90 位。其应用较为广泛，临床价值较大。该文从方药释义、名医经验、药理研究、临床价值等方面梳理分析两地汤相关古今文献，以期为其复方制剂研发提供文献研究参考依据。

关键词: 两地汤；经典名方；文献研究；方药释义；名医经验；药理研究；临床价值

资助基金: 山西省科技基础条件平台项目（201605D121011）；山西省高等学校人文社会科学重点研究基地项目（2017337）；《中华医藏》提要编纂项目（KJS-ZHYC-2020-017）。

注:本文原载于《中国民间疗法》2022 年第 18 期。

18. 当归芍药散加味联合糖皮质激素治疗儿童阴虚内热型原发性肾病综合征的临床观察

孔倩倩　秦　曼

黑龙江省中医药科学院，黑龙江 哈尔滨 150036

摘要: [目的] 探讨当归芍药散加味联合糖皮质激素治疗儿童阴虚内热型原发性肾病综合征（PNS）的临床疗效，以及当归芍药散加味对糖皮质激素的减毒作用。[方法] 选取 60 例阴虚内热型 PNS 患儿，随机分为对照组和观察组，每组 30 例。两组患儿均采用基础治疗，对照组采用糖皮质激素联合小儿碳酸钙 D3 颗粒治疗，观察组在对照组治疗基础上加用当归芍药散加味治疗。比较两组患儿治疗前后中医证候积分、骨保护素（OPG）水平、N- 端骨钙素

（N–MID）水平，以及尿蛋白转阴时间。[结果]治疗后，观察组中医证候积分较治疗前降低，且低于对照组（P<0.05）；对照组治疗前后中医证候积分比较，差异无统计学意义（P>0.05）。观察组尿蛋白转阴时间为（10.89±2.47）d，短于对照组的（12.93±3.51）d，差异有统计学意义（P<0.05）；两组患儿 OPG、N–MID 水平均下降，且对照组低于观察组，差异均有统计学意义（P<0.05）。[结论]当归芍药散加味对阴虚内热型 PNS 患儿的症状具有明显改善作用，可延缓糖皮质激素所致 OPG、N–MID 水平降低。

关键词：小儿原发性肾病综合征；阴虚内热型；当归芍药散加味；糖皮质激素；骨保护素；中医证候；尿蛋白；骨钙素

注：本文原载于《中国民间疗法》2022 年第 18 期。

19. 柴苓汤治疗淋证的临床体会

王爱荣

山东省莱阳复健医院，山东烟台 265200

摘要：柴苓汤由小柴胡汤合五苓散组成，具有和解少阳、化气行水、健脾渗湿之功，临床多用于治疗水肿。该文指出柴苓汤治疗枢机不利、气化失司所致淋证疗效显著。

关键词：淋证；膀胱湿热；枢机不利；气化失司；柴苓汤；八正散

注：本文原载于《中国民间疗法》2022 年第 19 期。

20. 金殿春运用小柴胡汤治疗黑苔经验

周娟娟　时　乐　张梅勇　高庆梅

江苏省仪征市中医院，江苏扬州 211400

摘要：黑苔为疾病发展中的一种证候表现，临床并不多见，治疗仍处于探索阶段。小柴胡汤出自《伤寒论》，临床广泛运用于各种疾病的治疗。该文主要探讨金殿春主任运用小柴胡汤治疗黑苔的经验。

关键词：黑苔；小柴胡汤；《伤寒论》；金殿春

注：本文原载于《中国民间疗法》2022 年第 19 期。

21. 中药熏洗联合六味地黄汤治疗细菌性阴道炎的临床观察

钱　红

山西省大同市阳高县妇幼健康服务中心，山西 大同 038100

摘要：[目的]观察中药熏洗联合六味地黄汤治疗细菌性阴道炎的临床疗效。[方法]选取细菌性阴道炎患者 86 例，应用随机双盲法分为对照组和观察组，每组 43 例。对照组接受甲硝唑片塞阴治疗，观察组在对照组基础上接受中药熏洗联合六味地黄汤治疗。比较两组患者治疗前后西医症状积分、中医症状积分及炎症指标[C 反应蛋白（CRP）、白细胞介素 –6（IL–6）、白细胞介素 –8（IL–8）和肿瘤坏死因子 –α（TNF–α）]水平，并对患者进行为期 1 年的随访，统计复发情况。[结果]治疗后，两组患者西医症状积分、中医症状积分均低于治疗前（P<0.05），且观察组均低于对照组（P<0.05）；两组患者血清 CRP、IL–6、IL–8、TNF–α 水平均低于治疗前（P<0.05），且观察组均低于对照组（P<0.05）。随访 1 年，观察组复发率为 6.98%（3/43），低于对照组的 23.26%（10/43），差异有统计学意义（P<0.05）。[结论]中药熏洗联合六味地黄汤治疗细菌性阴道炎疗效确切，可改善患者临床症状，抑制炎性反应，远期预后良好。

关键词：细菌性阴道炎；带下病；中药熏洗；六味地黄汤；甲硝唑

注：本文原载于《中国民间疗法》2022 年第 19 期。

22. 二仙汤加减治疗更年期综合征的临床疗效及对内分泌功能的影响

杨红伟

北京市石景山医院，北京 100040

摘要：[目的]探讨二仙汤加减治疗更年期综合征的临床疗效及对内分泌功能的影响。[方法]将 92 例更年期综合征患者随机分为对照组和观察组，每组 46 例。对照组给予尼尔雌醇片治疗，观察组在对照组治疗基础上加服二仙汤加减，两组患者均治疗 3 个月。比较两组患者治疗前后改良 Kupperman 评分及血清内分泌激素［促卵泡激素（FSH）、促黄体生成素（LH）、雌二醇（E2）］、骨代谢生化指标［甲状旁腺激素（PTH）、降钙素（CT）］水平，观察两组患者治疗期间不良反应发生情况。［结果］治疗后，两组患者改良 Kupperman 评分均低于治疗前（$P<0.05$），且观察组低于对照组（$P<0.05$）；两组患者血清 FSH、LH、PTH 水平均低于治疗前（$P<0.05$），且观察组均低于对照组（$P<0.05$）；两组患者血清 E2、CT 水平均高于治疗前（$P<0.05$），且观察组高于对照组（$P<0.05$）。治疗期间，两组患者均未出现明显不良反应。［结论］二仙汤加减治疗更年期综合征疗效确切，可有效调节患者内分泌功能，改善骨代谢情况，提高患者生活质量，且治疗安全性较好。

关键词： 更年期综合征；绝经前后诸证；二仙汤；尼尔雌醇片；内分泌功能

注：本文原载于《中国民间疗法》2022 年第 19 期。

23. 杨耀忠应用温清饮治疗皮肤病经验

孙晓庭　杨耀忠

上海市宝山区吴淞街道社区卫生服务中心，上海 200940

摘要： 温清饮为明・龚廷贤所著《万病回春》・血崩门》中的名方，由四物汤和黄连解毒汤组成，杨耀忠主任医师临证常用温清饮治疗诸类湿热虚瘀为主的皮肤病，收效颇佳。该文撷取杨耀忠主任医师运用温清饮加味治疗慢性湿疹、慢性荨麻疹、痤疮经验与同道分享。

关键词： 温清饮；皮肤病；慢性湿疹；慢性荨麻疹；痤疮；湿热瘀虚；杨耀忠

资助基金： 上海市基层名老中医专家传承工作室建设项目（2020JCGZS-007）。

注：本文原载于《中国民间疗法》2022 年第 20 期。

24. 经方治愈鞘膜积液验案 1 则

顾文忠

复旦大学附属浦东医院，上海 201399

摘要： 该文介绍 1 则鞘膜积液病案。依据中医“取类比象”法，该患者被诊断为“悬饮”，运用经方理中丸合葶苈大枣泻肺汤加减辨证论治取得了优良的疗效。

关键词： 鞘膜积液；水疝；悬饮；取类比象；理中丸；葶苈大枣泻肺汤

注：本文原载于《中国民间疗法》2022 年第 20 期。

25. 柴胡疏肝散合左金丸治疗胃食管反流病肝胃郁热证的研究进展

俞金玲　黄婉娜　蔡铭瑶　吕　哲

广西中医药大学，广西 南宁 530200

摘要： 胃食管反流病是具有反复发作特点的常见消化系统疾病，给患者生活造成严重影响，西医治疗该病见效快，但病情易反复，且不良反应多。近年研究表明，中药治疗胃食管反流病取得了较为显著的临床疗效，而柴胡疏肝散合左金丸治疗胃食管反流病肝胃郁热证疗效较佳，该文从古今研究及现代药理学等角度对其研究进展进行综述。

关键词： 胃食管反流病；柴胡疏肝散；左金丸；综述

注：本文原载于《中国民间疗法》2022 年第 20 期。

26. 五味消渴方治疗 2 型糖尿病的理论及临床研究概述

张　欣[1]　邓小敏[2]　丘树林[1]　易倍吉[1]　曾山容[1]　卢江丽[1]

1. 广西中医药大学，广西 南宁 530001

2. 广西中医药大学第一附属医院，广西 南宁 530023

摘要： 五味消渴方是邓小敏教授防治糖尿病的经验方，该文基于《灵枢・五变》“五脏皆柔弱者，善病消瘅”理论，阐述论治 2 型糖尿病的学术思想，探究 2 型糖尿病与“五脏柔弱”的关系，同时提出调和阴阳、填培五脏、扶正降糖的治疗法则，临床根据不同人群选用汤剂、颗粒剂、丸剂辨证治疗 2 型糖尿病。该文对五味消渴方治疗 2 型糖尿病的理论及临床研究进行概述，供临床工作者借鉴参考。

关键词： 2 型糖尿病；五味消渴方；中医药；五味理论

资助基金： 广西医疗卫生适宜技术开发与推广应

用项目（S2018105）。

注:本文原载于《中国民间疗法》2022年第21期。

27. 乌梅丸治疗大肠息肉优势探讨

申 静

山西白求恩医院，山西 太原 030032

摘要: 该文从中医理论探讨大肠息肉形成的病因病机，明确其寒热错杂、寒多热少的基本病性，以及与肝、脾的关系，通过文献整理和归纳，对乌梅丸的用药、方证及临床应用进行阐述与总结，明确了乌梅丸作为《伤寒论》中厥阴病的代表方剂，又是典型寒热并用、肝脾同治的方剂，对大肠息肉的防治有积极的作用，为中医药治疗大肠息肉提供参考。

关键词: 乌梅丸; 大肠息肉; 寒热错杂; 木病及土; 中医药论治

注:本文原载于《中国民间疗法》2022年第21期。

28. 桂枝加附子汤治疗四肢难以屈伸证初探

王金成 刘 莎

山西省运城市中医医院，山西 运城 044000

摘要: 四肢难以屈伸证属于经筋病变，病机有阴虚、阳虚及阴阳俱虚之不同，漏汗是四肢难以屈伸证的病因之一。桂枝汤有益阴扶阳的作用，是治疗四肢难以屈伸证的基础方。桂枝加附子汤由桂枝汤加附子组成，能治疗漏汗所致的四肢难以屈伸证。该文通过病机分析和方药论证，认为桂枝加附子汤是治疗四肢难以屈伸证的有效方剂之一，可拓宽桂枝加附子汤证的临床应用范围。

关键词: 桂枝加附子汤; 四肢难以屈伸证; 漏汗; 病机; 治疗

注:本文原载于《中国民间疗法》2022年第21期。

29. 善散汤治疗儿童慢性咳嗽痰湿证的临床观察

杨 清 李 娟 赵廷君 杨 慧 仇娟娟

山西省晋中市中医院，山西 晋中 030600

摘要: [目的] 探讨善散汤治疗儿童慢性咳嗽痰湿证的临床疗效。[方法] 选择慢性咳嗽患儿 96 例，随机分为对照组和观察组，每组 48 例。两组患者均采用对因治疗及对症治疗，对照组采用孟鲁司特钠口服治疗，观察组采用善散汤治疗。比较两组患儿治疗前后症状体征积分、血清炎症因子指标 [肿瘤坏死因子 –α（TNF–α）、白细胞介素 –4（IL–4）、干扰素 –γ（IFN–γ）] 水平，评估临床疗效及不良反应发生率。[结果] 观察组治疗总有效率为 89.58%（43/48），高于对照组的 70.83%（30/48），差异有统计学意义（$P<0.05$）。治疗后，两组患儿咳嗽主症、次症、体征积分均低于治疗前，且观察组均低于对照组，差异均有统计学意义（$P<0.05$）；两组患儿 TNF–α、IL–4 水平均低于治疗前，IFN–γ 水平均高于治疗前，且观察组 TNF–α、IL–4 水平均低于对照组，IFN–γ 水平高于对照组，差异均有统计学意义（$P<0.05$）。两组患儿不良反应发生率比较，差异无统计学意义（$P>0.05$）。[结论] 善散汤治疗儿童慢性咳嗽痰湿证具有良好效果，能改善患儿咳嗽症状及体征，调节血清炎症因子水平，安全性较高。

关键词: 善散汤;慢性咳嗽;痰湿证;症状体征积分;不良反应

注:本文原载于《中国民间疗法》2022年第21期。

30. 甘草泻心汤治疗复发性口腔溃疡的临床疗效及对中医证候积分、炎症因子水平的影响

沈利芳

山西省大同美源口腔医院，山西 大同 037004

摘要: [目的] 探讨甘草泻心汤治疗复发性口腔溃疡的临床疗效及对中医证候积分、炎症因子水平的影响。[方法] 选取 140 例复发性口腔溃疡患者，随机分为对照组和观察组，每组 70 例。对照组采取西医常规疗法治疗，观察组在对照组治疗基础上联合甘草泻心汤治疗。评估两组患者临床疗效和不良反应发生情况。比较两组患者溃疡愈合时间和溃疡疼痛改善时间，以及治疗前后中医证候积分及炎症因子水平 [肿瘤坏死因子 –α（TNF–α）、白细胞介素 –6（IL–6）和白细胞介素 –8（IL–8）]。[结果] 观察组总有效率为 100.00%（70/70），高于对照组的 94.29%（66/70），差异有统计学意义（$P<0.05$）。

观察组溃疡愈合时间和溃疡疼痛改善时间均短于对照组，差异均有统计学意义（$P<0.05$）。治疗后，两组患者各项中医证候积分均较治疗前降低，且观察组低于对照组，差异均有统计学意义（$P<0.05$）；两组患者TNF-α、IL-6和IL-8水平均较治疗前降低，且观察组均低于对照组，差异均有统计学意义（$P<0.05$）。两组患者治疗期间均未发生药物不良反应。[结论]甘草泻心汤治疗复发性口腔溃疡的临床疗效和安全性均较高，可有效减轻患者炎性反应，改善患者临床症状及中医证候积分。

关键词：甘草泻心汤；复发性口腔溃疡；中医证候；炎症因子

注：本文原载于《中国民间疗法》2022年第21期。

31. 黄芪桂枝五物汤联合关节松动术治疗肩周炎43例

李林智　张　花　韩红伟　唐克乐　王义鹏　张迎春
湖北省妇幼保健院，湖北 武汉 430070

摘要：[目的]观察黄芪桂枝五物汤联合关节松动术治疗肩周炎的临床效果。[方法]选取肩周炎患者86例，随机分为对照组和观察组，每组43例。对照组给予传统肩周炎推拿手法和特定电磁波谱治疗仪照射，观察组在其治疗基础上加用黄芪桂枝五物汤结合关节松动术治疗。比较两组患者治疗前后的视觉模拟评分法（VAS）评分、关节活动度（ROM）、日常生活活动能力（ADL）评分，以及临床疗效。[结果]治疗后，两组患者VAS评分均较治疗前下降，观察组低于对照组，差异均有统计学意义（$P<0.05$）；两组患者ADL评分均较治疗前升高，观察组高于对照组，差异均有统计学意义（$P<0.05$）；两组患者ROM均较治疗前增大，观察组大于对照组，差异均有统计学意义（$P<0.05$）。观察组总有效率为95.35%（41/43），高于对照组的81.40%（35/43），差异有统计学意义（$P<0.05$）。[结论]黄芪桂枝五物汤结合关节松动术治疗可使肩周炎患者肩关节功能恢复正常或接近正常。

关键词：肩周炎；黄芪桂枝五物汤；关节松动术；特定电磁波谱治疗仪

资助基金：全国中医临床特色技术传承骨干人才培训项目。

注：本文原载于《中国民间疗法》2022年第21期。

32. 止嗽散加减联合孟鲁司特钠对咳嗽变异性哮喘患者外周血嗜酸性粒细胞计数及肺功能的影响

林彩战　林秋璇　方宁乡　卓　宏
广东省阳江市阳东区人民医院，广东 阳江 529999

摘要：[目的]探讨止嗽散加减联合孟鲁司特钠对咳嗽变异性哮喘（CVA）患者外周血嗜酸性粒细胞计数及肺功能的影响。[方法]将88例CVA患者随机分为对照组和观察组，每组44例。对照组给予孟鲁司特钠片口服治疗，观察组在对照组基础上加用止嗽散加减治疗，均连续治疗14 d。对比两组患者的临床疗效、咳嗽症状评分、外周血嗜酸性粒细胞（Eos）计数、肺功能及不良反应发生情况。[结果]观察组临床总有效率高于对照组（$P<0.05$）。治疗后，两组患者第1秒用力呼气量（FEV1）、用力肺活量（FVC）、FEV1/FVC水平均较治疗前升高（$P<0.05$），且观察组高于对照组（$P<0.05$）；两组患者Eos计数及日间、夜间咳嗽评分均较治疗前降低（$P<0.05$），且观察组低于对照组（$P<0.05$）。所有患者治疗期间未见明显不良反应发生[。结论]给予CVA患者止嗽散加减联合孟鲁司特钠治疗能减轻咳嗽症状，降低Eos计数，改善肺功能，效果确切，安全可靠，有利于患者预后。

关键词：咳嗽变异性哮喘；止嗽散；外周血嗜酸粒细胞计数；肺功能；孟鲁司特钠

注：本文原载于《中国民间疗法》2022年第21期。

33. 香砂六君子方加减联合肠内营养疗法对老年胃癌根治术后化疗患者胃肠道功能的影响

杨环文　李俊毅
福建省泉州市中医院，福建 泉州 362000

摘要：[目的]观察香砂六君子方加减联合肠内营养疗法对老年胃癌根治术后化疗患者胃肠道功能的影响。[方法]将90例老年胃癌根治术后化疗患者随机分为对照组和中药组。对照组给予肠内营养疗法，中药组给予香砂六君子方加减联合肠内营养疗法，共治疗4个化疗周期。比较两组患者胃肠道功能障碍情况、营养状况、免疫功能及生活质量评分。[结果]中药组胃肠道功能障碍（恶心呕吐、食欲减退及消化不良等）发生率均低于对照组（$P<0.05$）。两组患者治疗后空腹体质量、三角肌皮皱厚度和血清总蛋白（TP）、白蛋白（ALB）和转铁蛋白（TRF）水平均较治疗前升高（$P<0.05$），且中药组空腹体质量、三角肌皮皱厚度、TP、ALB 和 TRF 水平均高于对照组（$P<0.05$）。两组患者治疗后 $CD3^+$、$CD4^+$ 及 $CD4^+/CD8^+$ 均较治疗前升高，$CD8^+$ 较治疗前降低，差异均有统计学意义（$P<0.05$）；中药组 $CD3^+$、$CD4^+$ 及 $CD4^+/CD8^+$ 均高于对照组（$P<0.05$），而 $CD8^+$ 低于对照组（$P<0.05$）。两组患者治疗后欧洲癌症治疗观察组织生命质量测定量表（EORTC QLQ-C30）评分均较治疗前升高（$P<0.05$），且中药组高于对照组（$P<0.05$）。[结论]香砂六君子方加减联合肠内营养疗法可显著改善老年胃癌根治术后化疗患者胃肠道功能及营养状况，提高免疫功能和生活质量。

关键词： 胃癌；根治术后；化疗；肠内营养；香砂六君子方；胃肠功能

注：本文原载于《中国民间疗法》2022 年第 21 期。

34. 黄适运用加味小柴胡汤临证医案举隅

黄婉娜[1]　俞金玲[1]　黄　适[2]　吕　哲[1]　李莹莹[1]

1. 广西中医药大学，广西 南宁 530200

2. 广西中医药大学附属瑞康医院，广西 南宁 530011

摘要： 黄适教授认为，气机阻滞易结合痰、湿、瘀等引发多种消化道疾病，通顺气机，则痰易消、湿易化、瘀易解。该文介绍黄适教授运用加味小柴胡汤治疗因气机不畅导致的黄疸、慢性胃炎、胃食管反流病的临证经验，并举验案佐证。

关键词： 加味小柴胡汤；黄疸；慢性胃炎；胃食管反流病；气机不畅；黄适

注：本文原载于《中国民间疗法》2022 年第 21 期。

35. 芍药甘草汤诊治泌尿外科疾病医案举隅

徐一鑫　黄从军

贵州中医药大学第二附属医院，贵州 贵阳 550000

摘要： 芍药甘草汤出自《伤寒论》，用于治疗血虚津亏、筋脉失养所致的腿脚挛急、脘腹疼痛。该文通过输尿管结石、膀胱过度活动症两则医案分析芍药甘草汤的作用，为该方在临床中的运用拓宽思路。

关键词： 芍药甘草汤；泌尿外科疾病；输尿管结石；膀胱过度活动症

注：本文原载于《中国民间疗法》2022 年第 21 期。

36. 程丑夫运用柴胡加葛汤加减治疗项痹经验

毛宗裕[1]　程丑夫[2]　刘建和[2]　曾　蓉[3]

1. 湖南省财贸医院，湖南 长沙 410000

2. 湖南中医药大学第一附属医院，湖南 长沙 410007

3. 湖南中医药高等专科学校，湖南 株洲 412012

摘要： 柴胡加葛汤具有疏调气机、解肌通络的功效，程丑夫教授依据治痰、治瘀、治郁、治虚 4 个治则治疗项痹，注重根据患者主症及兼症辨证诊疗，临床效果卓越。该文主要介绍程丑夫教授运用柴胡加葛汤加减治疗项痹的经验。

关键词： 柴胡加葛汤加减；项痹；颈椎病；程丑夫

注：本文原载于《中国民间疗法》2022 年第 22 期。

37. 柴胡加龙骨牡蛎汤加减治疗枢机不和型不寐的临床观察

袁育红

江苏省南通市海门区人民医院，江苏 南通 226100

摘要： [目的]探讨柴胡加龙骨牡蛎汤加减治疗枢机不和型不寐的临床疗效。[方法]将 80 例枢机不和型不寐患者随机分为对照组和观察组，每组 40 例。对照组采用艾司唑仑片口服治疗，观察组采用柴胡加龙骨牡蛎汤加减口服治疗。治疗 4 周，比较两组患者治疗前后匹兹堡睡眠质量指数量表（PSQI）总分、睡眠状况自评量表（SRSS）总分、中医症状等级分级量化积分，评估临床疗效及安全性。[结果]治疗后，两组患者 PSQI、SRSS 总分均较治疗前降低，且观察组均低于对照组，差异均有统计学意义（$P<0.05$）；两组患者中医症状等级分级量化积分

均较治疗前降低，且观察组均低于对照组，差异均有统计学意义（$P<0.05$）。观察组总有效率为95.0%（38/40），高于对照组的72.5%（29/40），差异有统计学意义（$P<0.05$）。治疗过程中，两组患者均未出现不良反应。[结论]运用柴胡加龙骨牡蛎汤加减治疗枢机不和型不寐，能明显改善患者睡眠质量，提高患者生活质量及临床疗效。

关键词：不寐；失眠；枢机不和；柴胡加龙骨牡蛎汤

资助基金：南通市民生科技指导性项目（MSZ21092）。

注：本文原载于《中国民间疗法》2022年第22期。

38. 升阳二术方治疗痰湿型多囊卵巢综合征伴胰岛素抵抗的临床观察

张一典　刘成全　徐　妍

江苏省淮安市妇幼保健院，江苏 淮安 223001

摘要：[目的]探讨升阳二术方治疗痰湿型多囊卵巢综合征伴胰岛素抵抗的疗效及可能机制。[方法]选取痰湿型多囊卵巢综合征伴胰岛素抵抗患者60例，随机分为对照组和观察组，每组30例。观察组脱落两例，最终纳入28例，对照组脱落3例，最终纳入27例。对照组采用二甲双胍治疗，观察组采用自拟中药升阳二术方治疗。分别于两组患者治疗前后进行空腹采血，测定睾酮（T）、黄体生成素（LH）、卵泡刺激素（FSH）、血清空腹胰岛素（FINS）、空腹血糖（FBG）水平，计算稳态模型胰岛素抵抗指数（HOMA-IR），评估临床疗效。[结果]治疗后，两组患者T、FSH、LH水平均低于治疗前，且观察组均低于对照组，差异均有统计学意义（$P<0.05$）；两组患者FINS水平及HOMA-IR均低于治疗前，且观察组均低于对照组，差异均有统计学意义（$P<0.05$）；两组患者FBG水平比较，差异无统计学意义（$P>0.05$）。观察组治疗总有效率高于对照组（$P<0.05$）。治疗期间，两组患者均未出现明显的不良反应。[结论]采用升阳二术方治疗痰湿型PCOS伴胰岛素抵抗患者，可明显改善性激素水平，降低胰岛素抵抗指数。

关键词：升阳二术方；多囊卵巢综合征；性激素水平；胰岛素抵抗指数

注：本文原载于《中国民间疗法》2022年第22期。

39. 小建中汤加减治疗重度脂肪肝验案1则

陈士升　姬广慧

山东省日照市中医医院，山东 日照 276800

摘要：脂肪肝是由肝内脂肪氧化能力减退、脂肪酸合成过多导致肝细胞内脂肪堆积而形成的一种综合性代谢性疾病。现代医学迄今尚无明确有效的防治措施，但在此领域，中医药展现出了一定优势。该文通过分享小建中汤加减治疗重度脂肪肝验案1则，以期深化对脂肪肝的中医药研究。

关键词：重度脂肪肝；小建中汤加减；古方今用

注：本文原载于《中国民间疗法》2022年第22期。

40. 经方治疗SAPHO综合征报告1例

李祥林 张云鹤

山西省运城市中医医院，山西 运城 044000

摘要：SAPHO综合征是一种慢性炎症性疾病，主要有皮肤病变及骨病变，临床少见。该文介绍1例SAP H O综合征患者，以双手掌、足弓反复脓疱，伴多发关节疼痛6个月为主诉，经经方治疗后疗效显著，疼痛明显减轻，皮损消退。

关键词：SAPHO综合征；掌跖脓疱病；骨改变；桂枝芍药知母汤

注：本文原载于《中国民间疗法》2022年第22期。

41. 浅析金匮温经汤治疗不孕症作用机制

毛炎佳[1]　王春霞[2]　姜玉婷[1]　翟新苗[1]

1. 河南中医药大学，河南 郑州 450046

2. 河南省中医院，河南 郑州 450002

摘要：该文分析经典名方温经汤的配伍特点，总结其组成药物的现代药理作用及研究现状。金匮温经汤作为经典名方，在治疗不孕症方面有独特优势。温经汤对排卵有双向调节作用，可降低寒冷刺激、血液凝滞导致的血黏度升高，有效降低红细胞聚集力，改善血瘀证的血液流变学指标，调节生殖内分泌，改善卵巢功能及子宫内膜容受性，缩小异位病灶面积和子宫动脉血流。

关键词： 温经汤；不孕症；配伍特点；药理；作用机制

资助基金： 河南省中医药科学研究专项课题（2019ZY2033）；河南省中医药拔尖人才培养项目。

注: 本文原载于《中国民间疗法》2022 年第 22 期。

42.《伤寒杂病论》中的项强治法探讨

李应峰　宗成翠

山东省临沂市沂水县人民医院，山东 临沂 276400

摘要： 该文基于《伤寒杂病论》原文分析项强的病机、治法，认为项强有表证、半表半里证及里证，以实证为主，兼津液亏虚，常见外感风寒、邪入少阳、热盛伤津、水湿内停、水热互结等证候。张仲景治疗项强不拘泥于舒筋活络，坚持辨证论治，消除病因，具体治法可归纳为解表散寒法、和解少阳法、清热泻火法、利水祛湿法、逐水泄热法 5 类。

关键词： 项强;《伤寒杂病论》；治法

注: 本文原载于《中国民间疗法》2022 年第 23 期。

43. 加味甘草泻心汤治疗复发性口腔溃疡的临床观察

刘学伟　罗思岳　穆静

文　蔡　爽　崔　悦　刘　岩　穆　宏

北京中医药大学东方医院，北京 100078

摘要： [目的] 观察加味甘草泻心汤治疗复发性口腔溃疡的临床疗效。[方法] 将 62 例复发性口腔溃疡患者随机分为对照组和观察组，每组 31 例。对照组接受康复新液含服治疗，观察组接受加味甘草泻心汤口服治疗，两组患者均治疗 14 d，并接受 6 个月的随访。比较两组患者治疗前后视觉模拟评分法（VAS）评分，中医症状积分，T 淋巴细胞亚群 CD+3、CD+4 水平及 CD+4/CD+8 值，以及两组患者 6 个月内复发情况，评估两组患者临床疗效及不良反应发生情况。[结果] 观察组总有效率为 90.32%（28/31），高于对照组的 74.19%（23/31），差异有统计学意义（$P<0.05$）。治疗后，两组患者 VAS 评分均低于治疗前（$P<0.05$），且观察组低于对照组（$P<0.05$）；两组患者大便溏薄、口干口苦积分均低于治疗前（$P<0.05$），且观察组舌苔白腻、胃脘痞闷积分均低于治疗前（$P<0.05$），观察组各项中医症状积分均低于对照组（$P<0.05$）；两组患者 T 细胞亚群 CD+3、CD+4 水平及 CD+4/CD+8 均高于治疗前（$P<0.05$），且观察组均高于对照组（$P<0.05$）。随访 6 个月，观察组总复发率为 9.68%（3/31），低于对照组的 35.48%（11/31），差异有统计学意义（$P<0.05$）。两组患者不良反应发生率比较，差异无统计学意义（$P>0.05$）。[结论] 加味甘草泻心汤治疗复发性口腔溃疡疗效确切，可有效减轻患者疼痛程度，改善中医症状，降低复发率，疗效优于康复新液。

关键词： 复发性口腔溃疡；加味甘草泻心汤；康复新液

资助基金： 国家重点基础研究发展计划（973 计划）（2014CB543003）。

注: 本文原载于《中国民间疗法》2022 年第 23 期。

44. 清解扶正汤治疗湿热下注型混合痔术后的临床疗效及对炎症因子的影响

钟杭燕[1]　刘海琴[2]　林久茂[3]

1. 福建中医药大学中西医结合研究院，福建 福州 350122

2. 福建省龙岩市上杭县中医院，福建 龙岩 364200

3. 福建省中西医结合老年性疾病重点实验室，福建 福州 350122

摘要： [目的] 观察清解扶正汤治疗湿热下注型混合痔术后的临床疗效及对炎症因子的影响。[方法] 将 66 例湿热下注型混合痔患者随机分为对照组和观察组，每组 33 例。两组患者均行选择性痔上黏膜切除钉合术结合外痔切除术，术后均接受碘伏消毒创面、马应龙痔疮膏纳肛换药，换药前接受苦参汤加减方熏洗患处，从术后第 1 日开始，对照组接受黄柏合剂口服治疗，观察组接受清解扶正汤口服治疗，持续治疗至创面痊愈。比较两组患者手术前及手术后第 3、7、10、14 日视觉模拟评分法（VAS）评分、便血评分、水肿评分、中医证候积分，检测两组患者手术前及手术后第 7 日白细胞介素 -6（IL-6）、C 反应蛋白（CRP）水平，记录两组患者创面愈合时间，评定两组患者临床疗效。[结果] 手术后第7、10、14日，两组患者VAS评分、便血评分、水肿评分、中医证候积分均低于手术后第3日（$P<0.05$），且观察组均低于同期对照组（$P<0.05$）。手术后第7日，两组患者IL-6、CRP水平均低于手术前（$P<0.05$），且观察组均低于对照组（$P<0.05$）。观察组创面愈合时间中位数为18（16，21）d，短于对照组的23(21,26)d，差异有统计学意义（$P<0.05$）。观察组总有效率为96.97%（32/33），高于对照组的81.82%（27/33），差异有统计学意义（$P<0.05$）。[结论]清解扶正汤治疗湿热下注型混合痔术后疗效确切，可减轻患者创面疼痛、出血、水肿，抑制炎性反应。

关键词： 混合痔术后；清解扶正汤；黄柏合剂；苦参汤；炎症因子

资助基金： 福建省自然科学基金资助项目（2022J01368）。

注： 本文原载于《中国民间疗法》2022年第23期。

45. 柴胡桂枝干姜汤化裁治疗寒热错杂型糖尿病的临床观察

刘　晶

北京杏园金方国医医院，北京 101300

摘要： [目的]观察柴胡桂枝干姜汤化裁治疗寒热错杂型糖尿病的临床疗效。[方法]将62例寒热错杂型糖尿病患者分为对照组和观察组，每组31例。对照组接受西医常规治疗，观察组在对照组治疗基础上加服柴胡桂枝干姜汤化裁，两组患者均连续用药12周。比较两组患者治疗前后中医症状积分及血糖指标[空腹血糖（FBG）、餐后2 h血糖（2 hPBG）、糖化血红蛋白（HbA1c）]水平。[结果]观察组总有效率为93.55%（29/31），高于对照组的74.19%（23/31），差异有统计学意义（$P<0.05$）。治疗后，两组患者口苦、口干、乏力、腹胀症状积分均低于治疗前（$P<0.05$），观察组腹泻积分低于治疗前（$P<0.05$），且观察组口苦、口干症状积分均低于对照组（$P<0.05$）；两组患者FBG、HbA1c水平均低于治疗前（$P<0.05$），观察组2 hPBG低于治疗前（$P<0.05$），且观察组FBG、2 hPBG、HbA1c水平均低于对照组（$P<0.05$）。[结论]柴胡桂枝干姜汤化裁治疗寒热错杂型糖尿病疗效确切，可降低患者血糖水平，改善糖尿病相关症状。

关键词： 糖尿病；寒热错杂证；柴胡桂枝干姜汤化裁

注： 本文原载于《中国民间疗法》2022年第23期。

46. 黄连解毒汤对2型糖尿病胰岛素抵抗肥胖患者糖脂代谢、胰岛素分泌及皮质醇水平的影响

梁　艳[1]　徐治国[2]

1. 山西省大同市第五人民医院，山西 大同 037000
2. 山西省大同市第四人民医院，山西 大同 037000

摘要： [目的]观察黄连解毒汤对2型糖尿病胰岛素抵抗肥胖患者糖脂代谢、胰岛素分泌及皮质醇水平的影响。[方法]将100例2型糖尿病胰岛素抵抗肥胖患者随机分为对照组和观察组，每组50例。对照组接受西医常规治疗，观察组在对照组基础上联合黄连解毒汤治疗。检测两组患者治疗前后糖代谢[餐后2h血糖（2 hPG）、糖化血红蛋白（HbA1c）、空腹血糖（FPG）]及空腹胰岛素（FINS）水平，计算胰岛素抵抗指数（H OMA-IR）及胰岛素分泌指数（H OMA-β），检测脂代谢[高密度脂蛋白胆固醇（HDL-C）、三酰甘油（TG）、总胆固醇（TC）、低密度脂蛋白胆固醇（LDL-C）]及血浆皮质醇（Cor）水平，评价患者治疗前后中医证候积分及临床疗效。[结果]观察组总有效率为94.00%（47/50），高于对照组的80.00%（40/50），差异有统计学意义（$P<0.05$）。治疗后，两组患者FPG、HbA1c、2 hPG、TC、TG、LDL-C、FINS、HOMA-IR、Cor及中医证候积分均低于治疗前（$P<0.05$），且观察组均低于对照组（$P<0.05$），两组患者H OMA-β、HDL-C均高于治疗前（$P<0.05$），且观察组均高于对照组（$P<0.05$）。[结论]黄连解毒汤可有效调节2型糖尿病胰岛素抵抗肥胖患者糖脂代谢，改善胰岛素分泌和皮质醇水平，提升临床疗效。

关键词： 黄连解毒汤；2型糖尿病；糖脂代谢；肥胖；胰岛素抵抗；皮质醇

注： 本文原载于《中国民间疗法》2022年第23期。

47. 加味苇茎汤联合阿奇霉素治疗小儿肺炎支原体肺炎的临床观察

张　艳　寿晓玲

浙江省绍兴市中医院，浙江 绍兴 312000

摘要：[目的]探讨加味苇茎汤联合阿奇霉素治疗小儿肺炎支原体肺炎的临床疗效。[方法]将80例肺炎支原体肺炎患儿随机分为对照组和观察组，每组40例。对照组接受阿奇霉素静脉滴注治疗，观察组在对照组治疗基础上加服加味苇茎汤，比较两组患儿咳嗽开始减少时间、体温恢复时间，以及治疗前后血清白细胞介素–6（IL–6）水平，评估两组患儿临床疗效。[结果]观察组总有效率为92.50%（37/40），高于对照组的72.50%（29/40），差异有统计学意义（$P<0.05$）。治疗后，观察组咳嗽开始减少时间、体温恢复时间均短于对照组（$P<0.05$）；两组患儿血清IL–6水平均低于治疗前（$P<0.05$），且观察组低于对照组（$P<0.05$）。两组患儿均未见明显不良反应。[结论]加味苇茎汤联合阿奇霉素治疗小儿肺炎支原体肺炎疗效确切，可有效改善患儿症状，缩短疗程。

关键词：小儿肺炎支原体肺炎；喘嗽；加味苇茎汤；阿奇霉素；白细胞介素–6

资助基金：浙江省中医药科技计划项目（2020ZB263）。

注：本文原载于《中国民间疗法》2022年第23期。

48. 滋肾汤治疗重度宫腔粘连术后验案

黄昕怡[1] 黄健妹[2] 张冠红[1]

1. 福建中医药大学，福建 福州 350108

2. 福建省泉州市中医院，福建 泉州 362000

摘要：宫腔粘连是由多种原因引起的一种子宫内膜损害表现，患者临床表现为月经量少、闭经、不孕等。西医主要采取宫腔镜下宫腔粘连分离术治疗该病，但存在术后再粘连风险。该文主要介绍黄健妹主任应用滋肾汤治疗重度宫腔粘连术后验案1则，患者经治疗后成功妊娠。

关键词：重度宫腔粘连；滋肾汤；钟秀美；黄健妹

资助基金：全国名老中医专家传承工作室建设项目。

注：本文原载于《中国民间疗法》2022年第23期。

49. 补阳还五汤联合针灸治疗男科病验案3则

李运峰

山东省济宁市中西医结合医院，山东 济宁 272000

摘要：男科病是临床常见病、多发病，中医常从肾虚、湿热立论，治疗上多以壮阳补肾、清热利湿等为主，但在临床实践中疗效不甚理想。参考中医“异病同治”理论，结合针灸疗法，从“气虚血瘀”立论，运用补阳还五汤联合针灸治疗男科病，可取得满意疗效。该文介绍补阳还五汤联合针灸治疗男科病验案3则。

关键词：补阳还五汤；针灸；前列腺增生；阳痿；少弱精子症

注：本文原载于《中国民间疗法》2022年第23期。

50. 银翘散临床应用进展

金永鹍　李泽世　辛相如　陆阁玲　马伯艳

黑龙江中医药大学，黑龙江 哈尔滨 150040

摘要：银翘散为辛凉疏透法代表方剂之一，是治疗温病卫分证的基础方，主要用于治疗感受温邪所致的急性外感热病。该方具有解热、止痛、抗炎、抗菌、抗病毒等药理作用，在治疗传染性疾病方面效果显著，广泛应用于临床各科。该文总结、归纳了银翘散的临床应用、药理作用，以及在不同气象条件下的灵活运用，以期充分发挥银翘散的临床治疗作用。

关键词：银翘散；异病同治；流行性感冒；肺炎；上呼吸道感染；急性扁桃体炎；痄腮；水痘；麻疹

资助基金：国家自然科学基金（81873231）。

注：本文原载于《中国民间疗法》2022年第23期。

51. 浅析风引汤

秦慧清[1]　赵　杰[2]

1. 山西省晋城大医院，山西 晋城 048006

2. 山西省中西医结合医院，山西 太原 030013

摘要：该文通过分析风引汤名字的缘由、风邪形成原因及药物组成，明确该方证病机为阳虚热浮、寒热错杂引起的风邪引动。方中寒热敛泻并用，有燮理阴阳、平调寒热的作用，常用于治疗寒热错杂、上热下寒之烦躁、眩晕、失眠、焦虑抑郁症及帕金森病、疼痛、肿瘤等疾病。

关键词：风引汤；《金匮要略》；风邪；寒热错杂；赵杰

资助基金：山西省中医领军人才研修项目。

注：本文原载于《中国民间疗法》2022 年第 24 期。

52. 柴芍六君子汤联合针刺对三阴性乳腺癌患者免疫功能的影响

李厚忠[1]　李碧慧[2]　任公平[3]　张羽飞[1]

1. 桂林医学院基础医学院，广西桂林 541199

2. 桂林医学院第二附属医院肿瘤内科，广西桂林 541199

3. 牡丹江医学院附属红旗医院中西医结合科，黑龙江牡丹江 157011

摘要：[目的] 探讨柴芍六君子汤联合针刺对三阴性乳腺癌患者免疫功能的影响。[方法] 选取牡丹江医学院附属红旗医院 2020 年 10 月—2021 年 10 月收治的三阴性乳腺癌患者 90 例作为研究对象，采用随机数字表法将其分为观察组和对照组，每组各 45 例。对照组患者采用 TAC（多西他赛 / 多柔比星 / 环磷酰胺）方案化疗 + 安慰剂联合非穴位浅刺治疗，观察组患者采用 TAC 方案化疗 + 柴芍六君子汤联合针刺治疗。比较两组患者的中医证候积分、中医证候疗效、卡氏功能状态评分、细胞免疫指标和体液免疫指标变化。[结果] 治疗后，观察组患者的中医证候积分、$CD8^{+}T$ 细胞均显著低于对照组（均 $P<0.05$），有效率、卡氏功能状态评分、$CD3^{+}T$ 细胞、$CD4^{+}T$ 细胞、$CD4^{+}/CD8^{+}$、自然杀伤细胞、免疫球蛋白 A、免疫球蛋白 M、免疫球蛋白 G 均显著高于对照组（均 $P<0.05$）。[结论] 柴芍六君子汤联合针刺治疗可改善三阴性乳腺癌患者的生活质量，增强患者的免疫功能。

关键词：柴芍六君子汤；针刺；三阴性乳腺癌；免疫功能

注：本文原载于《中国现代医生》2022 年第 19 期。

53. 细辛碎补汤联合米诺环素对慢性牙周炎患者牙周指标及龈沟液炎症因子的影响

陆益萍

杭州市萧山区中医院口腔科，浙江杭州 310014

摘要：[目的] 探讨细辛碎补汤联合米诺环素对慢性牙周炎患者牙周指标及龈沟液炎症因子的影响。[方法] 选取 2019 年 1 月—2021 年 8 月杭州市萧山区中医院接诊的 96 例慢性牙周炎患者作为研究对象。以双色球法将患者分为对照组和试验组，每组各 48 例。对照组患者在常规治疗基础上加用米诺环素，试验组患者在对照组治疗基础上加用细辛碎补汤。比较两组患者的临床疗效、牙周指标、龈沟液炎症因子及不良反应发生情况。[结果] 试验组患者总有效率显著高于对照组（$P<0.05$）。治疗后两组患者的探诊深度、菌斑指数、探诊出血指数、龈沟液 C- 反应蛋白、肿瘤坏死因子 -α 及白介素 -6 水平均显著低于本组治疗前（均 $P<0.05$），且试验组以上指标均显著低于对照组（均 $P<0.05$）。两组患者不良反应发生率比较差异无统计学意义（$\chi^2=0.154$，$P=0.695$）。[结论] 细辛碎补汤联合米诺环素可有效提高慢性牙周炎患者疗效，改善牙周指标，其作用机制可能与降低龈沟液炎症因子有关。

关键词：细辛碎补汤；米诺环素；慢性牙周炎；牙周指标；龈沟液；炎症因子

注：本文原载于《中国现代医生》2022 年第 19 期。

54. 补中益气汤在重度脓毒症患者辅助治疗中的效果

陈晓丹　王瑞英　余慧佳　娄敏娟

浙江省台州医院重症医学科，浙江临海 317000

摘要：[目的] 探讨补中益气汤在重度脓毒症患者辅助治疗中的效果。[方法] 前瞻性选取 2020 年 5 月至 2021 年 1 月浙江省台州医院收治的 85 例重度脓毒症患者，采用随机数字表法将其分为对照组（$n=40$）和试验组（$n=45$）。对照组患者给予西医综合治疗，试验组患者在对照组的基础上辅以补中益气汤治疗。比较两组患者治疗前及治疗 14d 后

的白细胞介素 -6（interleukin-6，IL-6）、C反应蛋白（C-reaction protein，CRP）、肿瘤坏死因子-α（tumor necrosis factor-α，TNF-α）、降钙素原（procalcitonin，PCT）水平及急性生理学和慢性健康状况评价Ⅱ（acute physiology and chronic health evaluation Ⅱ，APACHE Ⅱ）评分和预后情况。[结果]治疗前，两组患者的IL-6、CRP、TNF-α、PCT水平及APACHE Ⅱ评分比较，差异均无统计学意义（$P>0.05$）；治疗14d后，两组患者的IL-6、CRP、TNF-α、PCT水平及APACHE Ⅱ评分均显著低于本组治疗前（$P<0.05$），且试验组患者的IL-6、CRP、TNF-α、PCT水平及APACHE Ⅱ评分均显著低于对照组（$P<0.05$）。试验组患者28d病死率显著低于对照组（$P<0.05$）。[结论]对于重度脓毒症患者，在西医综合治疗的基础上辅以补中益气汤治疗，可降低炎症反应，缓解患者的病情，改善患者的预后。

关键词： 重度脓毒症；补中益气汤；炎症指标；急性生理学和慢性健康状况评价Ⅱ评分

资助基金：浙江省中医药科技计划（2021ZB330）。

注：本文原载于《中国现代医生》2022年第21期。

55. 补阳还五汤通过NLRP3/caspase-1调控大鼠髓核细胞退变的机制

叶　辛　梅正峰　李陶冶　蒋啸为　张贻春

杭州市第三人民医院骨科，浙江杭州 310009

摘要：[目的]初步探索补阳还五汤对大鼠髓核细胞（nucleus pulposus cell，NPC）退变的抑制效应与Nod样受体蛋白3（Nod-like receptor protein 3，NLRP3）/胱天蛋白酶-1（caspase-1）信号通路之间的关系。[方法]离体培养大鼠NPC，得到的细胞根据处理方法分为空白组（0.9%氯化钠溶液预处理）、应力拉伸组（应力拉伸刺激+0.9%氯化钠溶液预处理）和补阳还五汤组（应力拉伸刺激+1.0g/L补阳还五汤制剂预处理），采用细胞体外拉伸应力刺激法构建大鼠NPC退变模型。采用实时荧光定量聚合酶链反应（real time fluorescent quantitative polymerase chain reaction，qRT-PCR）和蛋白质印迹法检测3组细胞聚集蛋白聚糖（aggrecan）、NLRP3、caspase-1的mRNA及蛋白表达情况；采用酶联免疫吸附测定（enzyme-linked immunosorbent assay，ELISA）检测3组细胞上清液白细胞介素（interleukin，IL）-1β、IL-18的表达水平。[结果]qRT-PCR和蛋白质印迹法检测结果显示，应力拉伸组NLRP3、caspase-1的mRNA与蛋白表达较空白组显著上升，aggrecan的mRNA与蛋白表达较空白组显著下降，差异均有统计学意义（$P<0.05$）；补阳还五汤组NLRP3、caspase-1的mRNA与蛋白表达较应力拉伸组显著下降，aggrecan的mRNA与蛋白表达较应力拉伸组显著上升，差异均有统计学意义（$P<0.05$）。ELISA检测结果显示，应力拉伸组IL-1β、IL-18的表达水平较空白组显著上升，差异均有统计学意义（$P<0.05$）；补阳还五汤组IL-1β、IL-18的表达水平较应力拉伸组显著下降，差异均有统计学意义（$P<0.05$）。[结论]补阳还五汤可通过抑制NLRP3/caspase-1信号通路的激活，减轻细胞炎症反应，延缓细胞外基质降解重构，从而发挥防治NPC退变的作用。

关键词： 补阳还五汤；髓核细胞；退变；Nod样受体蛋白3；胱天蛋白酶-1；聚集蛋白聚糖

资助基金： 杭州市科技发展计划项目（20191203B110）。

注：本文原载于《中国现代医生》2022年第21期。

56. 基于数据挖掘技术探讨《寿世保元》柴胡的配伍规律及应用特点

陈　琳[1]　赵永红[2]　张仟希[3]　陈玲婷[3]　翁家俊[4]
杨宜花[3]　朱海燕[5]

1. 江西省赣州市瑞金中医院内科，江西瑞金 342500
2. 江西中医药大学人文学院，江西南昌 330004
3. 南昌医学院中医学院，江西南昌 330004
4. 北京大学医学部中医药临床医学院（西苑），北京 100091
5. 成都中医药大学基础医学院，四川成都 611137

摘要：[目的]对《寿世保元》中龚廷贤运用柴胡的处方进行数据分析，为现代临床用药提供思路。[方法]收集《寿世保元》中龚廷贤运用柴胡的处方，构建临证方药数据库，运用数据挖掘技术对其药物的使用频次、药物主治病症等进行统计分析。[结果]《寿世保元》载含柴胡的方剂共185首，用药总频次达2095次，主治疾病85种。甘草、当归、人参、白术常与柴胡配伍使用；龚廷贤常运用柴胡治疗伤寒、月经不调、发热、耳病等疾病；高频病症用药关联规则分析中，得到“柴胡-甘草-人参-黄芩”“柴胡－当归－甘草”“柴胡－人参－当归－甘草”3个主要核心药物组合，其中发热和耳病的核心药物组合皆为“柴胡－当归－人参－甘草”。[结论]柴胡辛温发汗、疏肝解郁、调畅气机、疏泄肝胆，龚廷贤常使用其加减配伍治疗不同原因所致伤寒、月经不调、发热及耳病等疾病。

关键词：《寿世保元》；龚廷贤；柴胡；用药规律

资助基金：江西省教育科学“十三五”规划课题（20YB363）；江西省教育厅科技项目（GJJ209805）。

注：本文原载于《中国现代医生》2022年第22期。

57. 乙字汤合四妙勇安汤加减联合中药坐浴治疗血栓性外痔的临床研究

肖金银[1] 郭夏君[1] 罗 敏[2]

1. 湖南中医药大学研究生院，湖南长沙 410208
2. 湖南中医药大学第二附属医院肛肠科，湖南长沙 410005

摘要：[目的]探讨乙字汤合四妙勇安汤加减联合复方芩柏颗粒坐浴治疗血栓性外痔的临床疗效。[方法]选取2020年9月至2021年9月湖南中医药大学第二附属医院收治的76例血栓性外痔患者，按照随机数字表法将患者分为对照组和观察组，每组各38例。两组患者均采用复方芩柏颗粒坐浴，在此基础上，观察组患者采取乙字汤合四妙勇安汤加减口服，对照组患者采用柑橘黄酮片口服治疗，两组患者均治疗7d。观察两组患者治疗前后的临床症状变化及治疗效果。[结果]治疗7d后，两组患者的总有效率比较差异无统计学意义（$P > 0.05$），但观察组患者的治愈率高于对照组（$P < 0.05$）；治疗7d后，两组患者的疼痛和水肿情况均较本组治疗前显著改善（$P < 0.01$），且观察组患者的改善程度优于对照组（$P < 0.05$）。[结论]乙字汤合四妙勇安汤加减联合复方芩柏颗粒坐浴可显著改善血栓性外痔患者的症状，提高临床疗效。

关键词：血栓性外痔；乙字汤合四妙勇安汤加减；复方芩柏颗粒；中药坐浴

注：本文原载于《中国现代医生》2022年第28期。

58. 芩连温胆汤对痰热扰心型失眠的临床疗效观察

叶 发[1] 胡霖霖[2] 张 蕾[2] 张金霞[1]

1. 杭州市丁桥医院睡眠医学中心，浙江杭州 310021
2. 杭州市中医院睡眠医学中心，浙江杭州 310007

摘要：[目的]观察芩连温胆汤治疗痰热扰心型失眠的临床疗效。[方法]选取2020年10月至2022年2月就诊于杭州市中医院的66例失眠患者为研究对象，根据随机数字表法将其分为对照组（n=31）和观察组（n=35）。对照组患者予艾司唑仑片治疗，观察组患者予芩连温胆汤治疗。比较两组患者治疗前后的中医证候积分、匹兹堡睡眠质量指数（Pittsburgh sleep quality index，PSQI）、多导睡眠图（polysomnography，PSG）参数及临床疗效。[结果]治疗后，两组患者的中医证候积分、PSQI评分均显著低于本组治疗前（P<0.05）；观察组患者的中医证候积分显著低于对照组（P<0.01）。治疗后，对照组患者的主观睡眠质量评分、睡眠潜伏期评分均显著低于治疗前（P<0.05）；观察组患者的睡眠持续性、习惯性睡眠效率、白天功能紊乱评分均显著低于治疗前（P<0.05）。治疗后，两组患者的实际总睡眠时间显著延长、睡眠效率提高（P<0.01）；对照组患者的N2期时间显著延长（P<0.01），观察组患者的N1期、N2期与快速眼动睡眠时间显著延长（P<0.05）。两组患者的治疗总有效率比较差异无统计学意义（P>0.05）。[结论]芩连温胆汤与艾司唑仑片对痰热扰心型失眠均有一定疗效，但芩连温胆汤对改善失眠中医证候积分、睡眠持续性、习惯性睡眠效率及白天功能紊乱的效果更显著，并可延长N1、N2及快速眼动睡眠时间。

关键词：芩连温胆汤；痰热扰心；失眠

资助基金：浙江省中医药科技计划项目（2021ZB190）。

注：本文原载于《中国现代医生》2022年第31期。

59. 黄芪汤联合痔上直肠黏膜套扎术治疗直肠黏膜内脱垂的临床疗效观察

郭美玲[1] 李帅军[2]

1. 湖南中医药大学研究生院，湖南长沙 410208
2. 湖南中医药大学第二附属医院肛肠二科，湖南长沙 410005

摘要：[目的]观察黄芪汤联合痔上直肠黏膜套扎术（ruiyun procedure for hemorrhoid，RPH）治疗直肠黏膜内脱垂的临床疗效。[方法]回顾性分析2020年12月至2021年12月由湖南中医药大学第二附属医院肛肠二科收治住院的直肠黏膜内脱垂患者60例，采用随机数字表法分为对照组和观察组，每组各30例，其中对照组单独应用RPH手术治疗，观察组给予黄芪汤联合RPH手术治疗，比较两组患者术后1、2、3个月的治疗总有效率。[结果]术后1个月，观察组的治疗总有效率为96.67%，优于对照组的86.67%，差异有统计学意义（$P<0.05$）；术后2个月，观察组的治疗总有效率为93.33%，优于对照组的80.00%，差异有统计学意义（$P<0.05$）；术后3个月，观察组治疗总有效率为90.00%，优于对照组的76.67%，差异有统计学意义（$P<0.05$）。[结论]采用黄芪汤联合RPH治疗直肠黏膜内脱垂临床疗效显著且稳定。

关键词：黄芪汤；痔上直肠黏膜套扎术；直肠黏膜内脱垂

资助基金：湖南省卫健委科研基金（20201829）。

注:本文原载于《中国现代医生》2022年第32期。

60. 归脾汤治疗心脾两虚型老年抑郁症患者的疗效及对睡眠质量的影响

王　芳　汪群芳　王　想　杨惠芳　宋永亮

浙江省金华市第二医院老年科，浙江金华 321016

摘要：[目的]探讨归脾汤治疗心脾两虚型老年抑郁症的临床疗效及对患者睡眠质量的影响。[方法]选择金华市第二医院2019年1月至2021年11月收治的120例心脾两虚型老年抑郁症患者作为研究对象，随机分为观察组和对照组，每组60例，对照组服用草酸艾司西酞普兰片，观察组服用归脾汤，疗程均为4周。比较两组患者治疗前后汉密尔顿抑郁量表（Hamilton depression scale，HAMD）评分中医证候评分、匹兹堡睡眠质量指数（Pittsburgh sleep quality index，PSQI）评分及服药安全性。[结果]服药前两组的HAMD评分、中医证候评分比较，差异无统计学意义（$P>0.05$），服药后观察组HAMD评分、中医证候评分低于对照组，观察组HAMD评分和中医症候评分评估的总有效率高于对照组（$P<0.05$）。服药前两组PSQI评分比较，差异无统计学意义（$P>0.05$），服药后观察组PSQI评分低于对照组（$P<0.05$）。两组服药过程中均未发生严重不良事件。[结论]归脾汤治疗心脾两虚型老年抑郁症效果优于草酸艾司西酞普兰片，可显著改善患者的抑郁状态，减少中医证候评分，提升睡眠质量，安全性高。

关键词：老年抑郁症；心脾两虚；归脾汤；草酸艾司西酞普兰片；疗效；睡眠质量

注:本文原载于《中国现代医生》2022年第33期。

茯苓皮

【别名】苓皮（《四川中药志》）。

【植物形态】

茯苓，菌核球形、卵形、椭圆形至不规则形，长10~30cm或者更长，重量也不等，一般重500~5000g。外面吸厚而多皱褶的皮壳，深褐色，新鲜时软干后变硬；内部白色或淡粉红色，粉粒状。子实体生于菌核表面，全平伏，厚3~8cm，白色，肉质，老后或干后变为浅褐色。菌管密长2~3mm管壁薄，管口圆形、多角形或不规则形，径0.5~1.5cm，口缘裂为齿状。孢子长方形至近圆柱形，平滑，有一歪尖，大小（7.5–9）μm×（3–3.5）μm。

生境分布：生于松树根上。

资源分布：分布于吉林、安徽、浙江、福建、台湾、河南、湖北、广西、四川、贵州、云南。

【功能主治】

利水，消肿。治水肿肤胀。

①《本草纲目》："主水肿肤胀，开水道，开腠理。"

②《医林纂要》："行皮肤之水。"

刘爱玲教授等学验选编

1. 青蒿鳖甲汤合西北燥证经验方对阴虚内燥型围绝经期焦虑大鼠的影响

刘爱玲[1] 马 丽[2] 周 光[1]
1. 新疆医科大学，乌鲁木齐 830011
2. 中国科学院新疆理化技术研究所，乌鲁木齐 830011

摘要：[目的]研究探讨青蒿鳖甲汤合西北燥证经验方对阴虚内燥型围绝经期大鼠焦虑行为的作用机制。[方法]采用随机数字表法将雌性大鼠分为假手术组、阴虚内燥型围绝经期焦虑组（模型组）、青蒿鳖甲汤合西北燥证经验方组（中药组）、丁螺环酮片组（西药组），每组各 10 只。卵巢切除后连续灌胃热性中药和饲喂“五三粉”饲料，同时联合“不确定空瓶应激法”建立阴虚内燥型围绝经期焦虑大鼠模型，结合阴道脱落细胞涂片、表皮角质层含水量、体质量、高架十字迷宫试验（elevated plus-maze，EPM）进行模型验证。采用青蒿鳖甲汤合西北燥证经验方干预 2 周后，EPM 评价焦虑状态变化，Elisa 法检测各组大鼠血清性激素 6 项及脑源性神经营养因子（brain-derived neurotrophic factor，BDNF）含量并进行比较。[结果]与假手术组比较，模型组大鼠阴道脱落细胞涂片未见有动情周期的变化，表皮角质层含水量、体质量均显著下降（$P<0.01$），进入 EPM 开放臂次数、开放臂停留时间明显减少（$P<0.05$），进入闭臂次数明显增加（$P<0.05$）；与模型组比较，中药组血清 BDNF 显著升高（$P<0.01$），孕酮（progesterone，PROG）、催乳素（prolactin，PRL）明显升高（$P<0.05$），进入 EPM 开放臂次数、开放臂停留时间明显增加（$P<0.05$），进入闭臂次数明显减少（$P<0.05$）。[结论]青蒿鳖甲汤合西北燥证经验方通过调节性激素对阴虚内燥型围绝经期大鼠的焦虑行为有明显改善作用。

关键词：阴虚内燥；围绝经期；焦虑症；性激素紊乱

资助基金：国家自然科学基金（81460737）。

注：本文原载于《中国中医基础医学杂志》2022 年第 7 期。

2. 三化汤对脑缺血再灌注损伤大鼠血脑屏障的保护作用

李雯洁[1] 巩子汉[2] 黄 颖[1] 孙明杰[1]
1. 中国中医科学院医学实验中心，北京 100700
2. 中国中医科学院中医基础理论研究所，北京 100700

摘要：[目的]研究经典名方三化汤对脑缺血再灌注损伤（cerebral ischaemia-reperfusion injury，CIRI）大鼠血脑屏障（blood-brain barrier，BBB）的保护作用及其组方配伍机制。[方法]将 SD 大鼠分为正常组、假手术组、造模组，造模组采用 Longa 线栓法建立脑缺血再灌注损伤大鼠模型，造模成功后随机分为模型组、三化汤组、三化汤去羌活组（简称去羌活组）、羌活组、尼莫地平组各 14 只。灌胃相应药物 5 d 后股静脉注射 2% 伊文思蓝（evans blue，EB）溶液检测 BBB 通透性，Western blot 和荧光定量 PCR 检测脑组织 Krüppel 样因子 2（krüppel-like factor 2，KLF2）、血栓调节蛋白（Thrombomodulin）和内皮型一氧化氮合酶（endothelial nitric oxide synthase，eNOS）的蛋白和 mRNA 表达。[结果]与正常组比较，模型组大鼠脑组织 EB 含量显著升高（$P<0.01$），KLF2 蛋白与 mRNA 表达均显著下降（$P<0.05$，$P<0.01$），Thrombomodulin、eNOS 蛋白与 mRNA 表达均显著上升（$P<0.01$）；与模型组比较，三化汤组、羌活组和尼莫地平组大鼠脑组织 EB 含量、Thrombomodulin、eNOS 的蛋白与 mRNA 表达均显著下降（$P<0.05$，$P<0.01$）；与模型组比较，三化汤组、羌活组 KLF2 蛋白与 mRNA 表达均显著上升（$P<0.05$，$P<0.01$）。[结论]三化汤对脑缺血再灌注大鼠 BBB 损伤具有保护作用，这种保护作用是通过调控 KLF2、Thrombomodulin、eNOS 的表达以保护内皮完整性、调节血管内皮功能实现的，祛风药羌活可能在三化汤保护 CIRI 大鼠 BBB 过程中发挥了重要作用。

关键词：三化汤；羌活；祛风药；脑缺血再灌注；血脑屏障

资助基金：北京市自然科学基金面上项目（7192142）；中央级公益性科研院所基本科研业务费专项（ZZ2018005）。

注：本文原载于《中国中医基础医学杂志》2022年第7期。

3. 基于"调和阴阳"探究张仲景治疗不寐的学术思想

孟庆鸿　刘姝伶　张泽涵　连雅君　汤菲菲　程发峰　王雪茜

北京中医药大学中医学院，北京 100029

摘要：不寐是临床中较为常见的疾病，本文通过分析睡眠生理、不寐的病理变化，对《伤寒杂病论》中涉及不寐的条文进行梳理，探究张仲景在治疗不寐中运用"调和阴阳"理论的要点：①针对阴阳偏盛/偏衰所致的阴不涵阳型不寐，以栀子轻清宣郁阳、龙牡沉降敛浮阳、百合养肺阴、酸枣仁补肝阴、小麦滋脾阴、阿胶坚肾阴；②针对有形实邪所致的阴阳失交型不寐处方灵活，不拘泥于一方一药，针对病因病机遣方用药，如瘀血阻滞则活血逐瘀，痰饮闭窍则化痰开窍，水饮为患则淡渗利水，食积内停则通腑泻热，湿热中阻则辛开苦降。

关键词：不寐；《伤寒论》；《金匮要略》；调和阴阳

资助基金：国家中医药管理局科学研究基金（119006260029）；国家自然科学基金（81874448sfTSLP/lfTSLP）。

注：本文原载于《中国中医基础医学杂志》2022年第7期。

4. 四君子汤含药血清抑制胃癌细胞干样特性的作用及机制

李乡南　杨宇峰　郭胜男　张越时　郭隽馥

辽宁中医药大学，沈阳 110847

摘要：[目的]探讨四君子汤含药血清对人胃癌SGC7901细胞成球、软琼脂集落形成能力、肿瘤干细胞标志基因表达及CD44+细胞亚群等干样特性的影响及作用机制。[方法]制备四君子低、中、高剂量组及对照组含药血清，将SGC7901细胞分为四君子低、中、高剂量组、顺铂组、四君子+顺铂组及对照组，细胞计数试剂盒8（cell counting kit-8，CCK-8）法检测不同剂量四君子汤含药血清对人胃癌SGC7901细胞增殖力的影响，分别采用成球实验和软琼脂集落实验检测各组细胞成球能力和集落形成能力，荧光定量PCR法检测肿瘤干细胞标志基因八聚体结合转录因子4（octamer binding transcription factor 4，OCT4）、SRY-box转录因子2（SRY-box transcription factor 2，SOX2）、Ⅰ型跨膜糖蛋白CD44（cluster of differentiation 44，CD44）及相关靶基因S100钙结合蛋白A4（S100 calcium binding protein A4，S100A4）mRNA的表达，流式细胞术检测CD44+细胞亚群比例。[结果]与四君子低剂量、高剂量组比较，四君子汤中剂量对胃癌细胞增殖力的抑制效果最明显（$P<0.05$，$P<0.01$）。与对照组比较，四君子组、顺铂组和四君子+顺铂组成球数量、集落数量、OCT4、SOX2、CD44 mRNA表达水平和CD44+细胞亚群的比例均显著降低（$P<0.01$），其中四君子+顺铂组CD44 mRNA的表达水平低于顺铂组（$P<0.05$），四君子组、顺铂组和四君子+顺铂组S100A4 mRNA表达水平明显低于对照组（$P<0.05$）。[结论]四君子汤含药血清可能通过下调S100A4基因表达影响胃癌细胞的干样特性，这可能是四君子汤治疗胃癌的潜在作用机制之一。

关键词：干样特性；胃癌；四君子汤；S100A4

资助基金：国家自然科学基金（81803855NFAT5/S100A4/GDF15）；中国博士后科学基金面上项目（2019M141NFAT5）；辽宁省博士启动项目（2019-BS-166NFAT5/S100A4/GDF15）；沈阳市中青年科技创新人才支持计划项目（RC190078miRNA）；辽宁省兴辽英才计划青年拔尖人才资助项目（XLYC1807145）。

注：本文原载于《中国中医基础医学杂志》2022年第7期。

5. 化肝解毒汤对慢性乙型肝炎患者临床疗效及外周血T淋巴细胞、IL-6、GP73的作用研究

袁　芳[1]　石　俊[1]　高　倩[1]　周轶群[1]　薛　芳[1]　汤海林[1]　管玉洁[1]　高月求[2]

1. 苏州市中西医结合医院，江苏 苏州 215100

2. 上海中医药大学附属曙光医院，上海 201203

摘要：［目的］探讨化肝解毒汤治疗慢性乙型肝炎（chronic hepatitis B，CHB）热毒血瘀证患者的临床疗效及对外周血T淋巴细胞亚群（$CD3^+$、$CD4^+$、$CD8^+$、$CD4^+/CD8^+$）、白细胞介素6（interleukin 6，IL-6）、高尔基体蛋白73（golgi protein 73，GP73）的影响。［方法］本研究共纳入60例乙肝e抗原（hepatitis B e antigen，HBeAg）阳性慢性乙型肝炎患者，随机分为2组，对照组30例给予恩替卡韦口服，观察组在对照组基础上给予化肝解毒汤口服，治疗6个月后，观察2组治疗前后临床疗效，外周血T淋巴细胞亚群、IL-6、GP73水平的变化，HBeAg及乙肝病毒DNA（hepatitis B virus DNA，HBV-DNA）转阴率、肝功能［门冬氨酸氨基转移酶（aminotransferase，AST）、丙氨酸转氨酶（alanine aminotransferase，ALT）、总胆红素（total bilirubin，TBil）、直接胆红素（direct bilirubin，DBil）］复常率。［结果］观察组总有效率高于对照组（$P<0.05$），2组患者治疗后临床疗效指标均较前明显改善（$P<0.05$），与对照组比较，观察组各项指标改善更明显（$P<0.05$）。［结论］化肝解毒汤可有效改善HBeAg阳性慢性乙型肝炎热毒血瘀证患者的临床症状及实验室指标，不仅能保肝降酶、抗病毒，还能调节机体免疫功能，减轻肝脏炎症，且未发现明显不良反应。

关键词：化肝解毒汤；慢性乙型肝炎；热毒血瘀证；$CD3^+$；$CD4^+$；$CD8^+$；IL-6GP73

资助基金：苏州市科技局基金资助项目（SYS2019014HBx-HDAC1）；苏州市科技局基金资助项目（SYS2018003miR-126）；苏州市科技局科教兴卫科研基金（KJXW2020079PI3K/Akt/mTOR）；苏州市中西医结合医院科技项目（YJ2020007CD4+T）；苏州市中西医结合医院科技项目（YJ2019013）；国家自然科学基金（8187150378HBX-HMGB1Beclin1）。

注：本文原载于《中国中医基础医学杂志》2022年第7期。

6. 张仲景体质理论窥析

王忠敏　丁文婧　任嘉彦　尚晓玲

长春中医药大学，长春 130117

摘要：《伤寒论》与《金匮要略》中体质理论的论述是张仲景对《黄帝内经》体质思想的进一步继承与发展。本文梳理《伤寒论》与《金匮要略》相关内容来剖析张仲景对体质理论的认识与运用，从“诸家”角度论述不同体质因素作用决定疾病的各方面差异，探讨六经病之太阳病、少阳病、厥阴病发病中与发病后体质的变化，分析其体质特点以进行辨证调护，从脾胃功能正常与否出发，论述这一体质因素在疾病发生发展等方面的重要性，最后从素体发病后的体质变化而呈现出的某些体质特点出发，论述其在调养护理过程中的禁忌与注意事项。纵观张仲景学术思想体现出其对于体质的重视，《伤寒论》与《金匮要略》中的体质思想丰富了中医体质学说内容，对后世医家临床辨证诊疗具有指导意义。

关键词：体质；《黄帝内经》；《伤寒论》；《金匮要略》；张仲景

资助基金：吉林省中医药科技项目（020100008）。

注：本文原载于《中国中医基础医学杂志》2022年第8期。

7. 补阳还五汤合参芪地黄汤化裁含药血清对高糖诱导人肾小管上皮细胞株间充质转化的影响及机制研究

郭　帅[1]　方　敬[1]　郭立芳[2]　王月华[1]　潘利敏[2]

1. 河北中医学院，石家庄 050091

2. 河北省中西医结合肝肾病证研究重点实验室，石家庄 050091

3. 河北省中医院，石家庄 050017

摘要：［目的］观察补阳还五汤合参芪地黄汤化裁含药血清对肾小管上皮细胞间充质转化及Wnt/β-连环蛋白（β-catenin）信号通路的影响。［方法］10只SD大鼠随机分为空白血清组和中药血清组，中药血清组给予补阳还五汤合参芪地黄汤化裁灌服，空白血清组灌以同等体积的饮用水，连续灌胃7d。成功制备空白血清和中药血清，培养人近端肾小管上皮细胞（human proximaltubular epithelial cell line，HK-2），细胞增殖检测试剂盒（cell counting kit-8，CKK8）筛选空白血清及中药血清最佳干预浓度，以及最佳干预时间。将HK-2细胞分为正常组（葡萄糖5.5 mmol/L+10％空白血清）、对照组（葡萄糖5.5 mmol/L+10％中药血清）、模型组（葡萄糖30 mmol/L+10％空白血清）、中药组（葡萄糖30 mmol/L+10％中药血清），显微镜下观察各组细胞形态学变化，免疫荧光法检测钙黏附蛋白-E（E-cadherin）和α-平滑肌肌动蛋白（smooth muscle actin alpha，α-SMA）表达，

Western blot 法检测 Wnt4 及 β-catenin 的表达。[结果]CCK8 筛选出最佳空白血清和中药血清干预浓度均为 10%，最佳干预时间为 48 h，与正常组比较，对照组 HK-2 形态、E-cadherin 和 α-SMA 的表达以及 Wnt4 和 β-catenin 的表达量比较差异均无统计学意义（$P>0.05$）；与正常组比较，模型组 HK-2 细胞变成长梭形，细胞间隙变大，E-cadherin 表达减少，而 α-SMA 表达增多，Wnt4 及 β-catenin 的表达量明显增多，差异有统计学意义（$P<0.01$）；与模型组比较，中药组 HK-2 细胞形态及密度有一定逆转，E-cadherin 表达增多，而 α-SMA 表达减少，Wnt4 及 β-catenin 的表达量均显著减少，差异有统计学意义（$P<0.01$）。[结论]补阳还五汤合参芪地黄汤化裁含药血清可以改善高糖诱导的 HK-2 细胞株的间充质转化，并与抑制 Wnt/β-catenin 信号通路有关。

关键词：补阳还五汤；参芪地黄汤；高糖；肾小管上皮细胞；上皮细胞间充质转化；Wnt/β-catenin 信号通路

资助基金：河北省自然科学基金资助项目（H2016206238Wnt/β-catenin）；河北省创新能力提升计划项目（20567624H）。

注：本文原载于《中国中医基础医学杂志》2022 年第 8 期。

8.《伤寒论》236 条“瘀热”涵义的探讨

陈妙琪　刘松林　岳滢滢　陈　雨　周　贤
许乐思　杨云崖

湖北中医药大学，武汉 430061

摘要：本文通过研究各医家对于《伤寒论》236 条中“瘀热在里”的不同理解，探讨最符合张仲景本意的解释。通过收集分析，将各医家对于“瘀热”的理解归纳为“瘀通郁”和“瘀为积血”两种不同观点，在此基础上进一步根据病邪轻重与病程长短，将湿热黄疸分为新病湿热并重、久病湿热并重、新病湿重热更重、久病湿重热更重、新病热重湿更重、久病热重湿更重 6 种类型。经讨论，本文认为，湿热胶结、邪闭郁蒸是“瘀热”的核心病机，“瘀”为“积血”，是因邪气偏盛、病情迁延产生的变证，“瘀”通“郁”说更符合原文的本意。

关键词：《伤寒论》；瘀热；瘀；郁；黄疸

资助基金：全国基层名老中医药专家传承工作室建设项目；全国名中医传承工作室建设项目 国家自然科学基金（81904076NLRP3）。

注：本文原载于《中国中医基础医学杂志》2022 年第 9 期。

9. 广西名医刘六桥伤寒学术思想及临床运用探析

宁　玲[1]　黄贵华[2]　林武红[1]　彭玲玲[3]

1. 湖南中医药大学中医学院，长沙 410208
2. 广西中医药大学第一附属医院，南宁 530022
3. 广西中医药大学研究生学院，南宁 530299

摘要：本文从伤寒学六经的含义、六淫的六经传变特点以及时疫流行情况、症状特征和治疗大法等方面探析刘六桥的伤寒学术思想。刘六桥认为，六经为六脏六腑、十二经络并禀六气而生、感六气而病之代名词。六淫致病以寒伤人最重，风传经最迅，且不按次第相传，挟寒则迅而重，湿邪行缓少见传变。时疫伤人主要经空气传播，具有症状人人相似等特征，常从六经传变情况进行选方用药。并从太阳病论治喘证、从阳明病论治汗证、从少阳病论治郁证、从少阴病论治真心痛、从厥阴病论治霍乱等方面探析其六经辨证论治特色。

关键词：《伤寒论》；六经辨证；学术思想；刘六桥

资助基金：黄贵华广西名中医传承工作室（桂卫中医发号）；广西中医脾胃病临床医学研究中心（AD19245168）。

注：本文原载于《中国中医基础医学杂志》2022 年第 9 期。

10. 中医方剂配伍方法探析

宋　玮　潘颖营　饶响书　陈　高　杨周昕
张小波　沈　涛

成都中医药大学，成都 610075

摘要：中医方剂配伍理论是方剂理论体系的重要组成部分，包括据相助关系配伍、据相对关系配伍、制毒纠偏配伍、应用药对配伍、引经报使配伍等 5 个方面，其中据相助关系配伍及应用药对配伍是方剂增效的主要配伍方法，临证当首先选用；据相对关系配伍是方剂扬长避短的重要配伍方法，临证应当结合病机灵活运用；引经报使配伍亦是方剂协同增效的配伍方法之一，临证应结合病机恰当选用。熟练掌握方剂配伍方法能更好地发挥药效，提高临床疗效，控制药物的毒副作用，扩大药物的使用范围。

关键词： 方剂学；配伍理论；理论体系

资助基金： 国家重点基础研究发展计划（973 计划）（2013CB532005）；四川省科技厅重点研发项目（22ZYF0905）；国家自然科学基金（81973743CD1d-NKT）。

注： 本文原载于《中国中医基础医学杂志》2022 年第 9 期。

11. 真武汤对慢性心力衰竭大鼠心室重构的影响

叶嘉豪　李　琳　钟森杰　杨　梦　胡志希

湖南中医药大学，长沙 410208

摘要：［目的］通过观察真武汤对慢性心力衰竭（chronic heart failure，CHF）大鼠基质金属蛋白酶（matrix metalloproteinase，MMP）-1、基质金属蛋白酶抑制剂（tissue inhibitors of metalloproteinase，TIMP）-1、半胱氨酸天冬氨酸蛋白酶（Caspase）-3 和 Caspase-9 的影响，探讨其治疗 CHF 的作用机制。［方法］将 24 只大鼠随机分为空白组、模型组、美托洛尔组、真武汤组，除空白组外其余大鼠腹腔注射阿霉素建立 CHF 模型。给药 28 d 后检测大鼠左心室射血分数（ejection fraction，EF）及左心室短轴缩短率（fractional shortening，FS），Elisa 法检测心肌组织 Caspase-3、Caspase-9 含量，Western blot 检测心肌组织 MMP-1、TIMP-1、Caspase-3、Caspase-9 蛋白表达。［结果］与空白组比较，模型组大鼠的 EF、FS 值显著降低（$P<0.01$），心肌组织 Caspase-3、Caspase-9、MMP-1 水平明显上升（$P<0.01$），TIMP-1 蛋白表达显著降低（$P<0.01$）；与模型组比较，真武汤组大鼠的 EF、FS 值显著上升（$P<0.01$），心肌组织 Caspase-3、Caspase-9、MMP-1 水平显著降低（$P<0.05$，$P<0.01$），TIMP-1 蛋白表达显著升高（$P<0.01$）；与美托洛尔组比较，真武汤组大鼠 Caspase-3、Caspase-9 蛋白表达降低（$P<0.05$），TIMP-1 蛋白表达升高（$P<0.05$）。［结论］真武汤能有效抑制心室重构，进而改善 CHF 大鼠的心功能，效果优于美托洛尔。

关键词： 真武汤；慢性心力衰竭；心室重塑；细胞凋亡；阿霉素

资助基金： 国家自然科学基金（81774208TGF-β/Smad）；广东省重点领域研发项目（2020B1111100001）；湖南省自然科学基金面上项目（2020JJ4062）。

注： 本文原载于《中国中医基础医学杂志》2022 年第 9 期。

12. 四君子汤对高乳糖饲喂脾虚证大鼠的治疗作用研究

卢梦雄[1]　黄金科[2]　王一帆[1]　薛　红[2]　王凤云[2]　唐旭东[3]

1. 北京大学中医药临床医学院（西苑），北京 100091

2. 中国中医科学院西苑医院，北京 100091

3. 北京大学中医药临床医学院（西苑），北京 100091

摘要：［目的］系统观察四君子汤对高乳糖饲喂叠加水平台法及饥饱失常因素所致脾虚证模型的治疗作用并用栀子反证。［方法］随机将 60 只 SD 大鼠分为正常组、模型组、四君子汤低剂量组、四君子汤中剂量组、四君子汤高剂量组、栀子组 6 组各 10 只，造模及干预 3 周后检测血清 D- 木糖、胃蛋白酶原、胃饥饿素、甘油三酯（triglycerides，TG）、肌肉三磷酸腺苷（adenosine triphosphate，ATP）、糖原、血小板含量与小肠组织病理。［结果］与正常组比较，模型组大鼠体质量、抓力明显降低（$P<0.01$），粪便含水量明显升高（$P<0.05$），血清 D- 木糖和胃饥饿素含量、肌肉 ATP 和糖原含量均明显降低（$P<0.05$，$P<0.01$），血清 TG 含量明显升高（$P<0.01$）；与模型组比较，各四君子汤组大鼠体质量、抓力、肌肉糖原含量明显升高（$P<0.05$，$P<0.01$），高剂量组大鼠血清 D- 木糖、肌肉 ATP 含量明显升高（$P<0.05$，$P<0.01$）及血清 TG 含量明显降低（$P<0.05$），栀子组大鼠除肌肉糖原含量上升（$P<0.01$）外其他指标均无明显改善；模型组大鼠小肠绒毛和腺体结构完全破坏，各四君子汤组大鼠小肠结构完整，绒毛和腺体渐增密，以高剂量效果最明显。［结论］四君子汤能够显著改善高乳糖饲喂叠加水平台法及饥饱失常因素所致脾虚证模型的一般体征、生化指标、病理表现，方与证互相印证，栀子不能改善上述指标则反

证这一结论。

关键词： 高乳糖；水平台；饥饱失常；脾虚证；四君子汤

资助基金： 国家自然科学基金（81973838Na+/Cl）。

注： 本文原载于《中国中医基础医学杂志》2022年第9期。

13. 止嗽散加味治疗变应性咳嗽临床疗效及对血清总免疫球蛋白E、嗜酸性粒细胞的影响

王 朋[1] **梅 嵘**[1] **朱文婷**[2] **李求兵**[1]

1. 中日友好医院，北京 100029
2. 团结湖社区卫生服务中心，北京 100026

摘要：[目的]基于“风燥犯肺入络”理论，研究止嗽散加味治疗变应性咳嗽患者的临床疗效及机制。[方法]选取符合纳入标准的变应性咳嗽患者90例，随机分为止嗽散加味观察组和对照组各45例，对照组给予沙美特罗替卡松粉吸入剂联合孟鲁司特钠，观察组给予止嗽散加味治疗，治疗2周后，观察2组患者咳嗽症状积分、血清总免疫球蛋白E（immunoglobulin E，IgE）和嗜酸性粒细胞（eosinophils，EOS）并评定临床疗效，治疗期间观察药物不良反应，停药后随诊4周观察咳嗽复发率。[结果]治疗后2组患者咳嗽症状积分、血清总IgE和EOS均较治疗前下降，差异有统计学意义（$P<0.05$，$P<0.01$）；与对照组比较，观察组下降更明显（$P<0.05$，$P<0.01$），显控率和总有效率均高于对照组，不良反应发生率和复发率均低于对照组，差异有统计学意义（$P<0.05$）。[结论]止嗽散加味治疗变应性咳嗽疗效显著，可降低患者血清总IgE和EOS，具有抗变态反应作用，且不良反应和复发率低，值得进一步推广研究。

关键词： 变应性咳嗽；止嗽散加味；症状评分；血清总IgE；嗜酸性粒细胞

注： 本文原载于《中国中医基础医学杂志》2022年第9期。

14. 黄花双解汤灌肠治疗小儿风热夹滞型外感发热临床观察

张 骁 马淑霞 闫永彬 孙晓旭 赵倩义 李向峰 陈文霞 丁 樱

河南中医药大学第一附属医院，郑州 450000

摘要：[目的]观察黄花双解汤灌肠治疗小儿风热夹滞型外感发热的临床疗效。[方法]将2016年3月至2017年3月期间在河南中医药大学第一附属医院就诊的82例风热夹滞型外感发热患儿随机分为观察组和对照组，观察组42例用经验方黄花双解汤灌肠，对照组40例口服小儿豉翘清热颗粒，治疗3 d后比较2组患儿的临床疗效、退热时间及症状改善情况。[结果]观察组总有效率为95.24%（40/42），对照组总有效率为77.50%（31/40），组间比较差异有统计学意义（$P<0.05$）。观察组开始退热时间、完全退热时间均短于对照组，差异有统计学意义（$P<0.05$）。观察组、对照组治疗后症状积分均低于治疗前（$P<0.05$），其中观察组咽红疼痛、腹胀、纳差症状积分明显低于对照组，差异有统计学意义（$P<0.05$）。[结论]黄花双解汤灌肠治疗小儿风热夹滞型外感发热临床疗效显著，值得临床推广。

关键词： 小儿外感；风热夹滞；黄花双解汤；中药灌肠

资助基金： 河南省中医药科学研究专项课题（2014ZY02051）。

注： 本文原载于《中国中医基础医学杂志》2022年第9期。

15. 四逆散方证新识

蒋 里[1] **庞 博**[2] **赵进喜**[1] **简 婕**[3] **张耀夫**[1]

1. 北京中医药大学第一临床医学院，北京 100700
2. 中国中医科学院广安门医院国际医疗部，北京 100053
3. 首都医科大学附属北京中医医院，北京 100010

摘要： 四逆散主治阳郁四逆，诸家都将其视为疏肝解郁之基本方。但四逆散证的病机从肝气郁结而论，与少阴病本身规律不符，与前后文意不顺。回归伤寒原文重析四逆散证治，其病机当为少阴阳虚基础的水湿阳郁证，阳虚是体质基础，水湿是方证之本，阳郁、寒化、热化皆为重要机转，水湿之腹

痛及泄利下重当为方证之主症。从四逆散析少阴下利，可知少阴下利有虚实真假之辨。从四逆散析腹中痛，可知伤寒“腹中痛”相比“腹痛”病位更加靠上靠表，治法更强调和解。从湿郁角度理解四逆散证治，可在疏肝之外拓展四逆散的主治视野。

关键词：《伤寒论》；318 条；四逆散；水湿阳郁；下利；腹中痛

资助基金：中国中医科学院科技创新工程创新团队（调气解毒肿瘤防治与转化创新团队）专项（CI2021B009）；中国中医科学院科技创新工程肿瘤学重大攻关项目（CI2021A01805）；北京中医药大学教育科学研究课题（XJY21101）。

注：本文原载于《中国中医基础医学杂志》2022 年第 9 期。

16. 经典名方中生甘草与炙甘草应用分析

张立平　郑　齐

中国中医科学院中医基础理论研究所，北京 100700

摘要：甘草是《古代经典名方目录（第一批）》收录方剂中出现频率最高的药物，100 方中有 60 方用到甘草，其中标用生甘草 6 方，炙甘草 27 方，甘草 27 方。本文基于经典名方中原方的记述、古今医家的临床运用和阐发，并结合方药分析，梳理并明确了两点：一是原方标注生、炙者是否宜遵守原方；二是原方未标注生、炙者该如何合理选用。认为甘草之补、泻、和、缓及生用、炙用有所差别，一般规律是宜用生甘草者取其清热、解毒、和中，不碍邪不助热，计有 20 方；宜用炙甘草者，取其补、和、缓，计有 39 方；其中比较特殊的标注用“炙甘草”的甘露饮，临床用生甘草者不在少数，清补之间可斟酌选定。本文对于经典名方中生、炙甘草应用规律的梳理可为相关方剂的开发提供参考。

关键词：经典名方；生甘草；炙甘草；应用分析

资助基金：中国中医科学院科技创新工程－中医理论传承规律的核心要素与关键指标的评价研究（CI2021A00111）；中国中医科学院优秀青年科技人才（传承类）培养专项（ZZ13-YQ-117）。

注：本文原载于《中国中医基础医学杂志》2022 年第 9 期。

17. 经方中附子配伍应用规律探析

樊茂霞　郭　栋

山东中医药大学，济南 250014

摘要：从《伤寒论》《金匮要略》中 35 首经方和 8 条关于应用附子的相关条文中，根据其用法用量、主治证候、配伍其他药物三方面得出结论：①经方中附子用量在“2 分”到“6 两”之间和“半枚”到“10 枚”之间，即 7.80g 至 150.30 g 不等，其中最常见的用量为 15.03g，临床辨证不同，故附子生用或炮制用，或用汤剂或入丸散；②配伍的经方主治证候主要为温阳散寒、回阳救逆、温阳利水、扶阳固表，与现代药理研究相符，条文中提示病位多在少阴厥阴；③经方中与炙甘草配伍次数最多共有 20 次，两药并用是基本结构；生附子与干姜配伍组成回阳救逆的经典药对，炮附子与生姜配伍是治疗的经典组合，附子与桂枝、麻黄和细辛搭配共奏解表里之寒气，附子配白芍一温一凉、一刚一柔、一行一敛调理阴阳气血，附子与人参协同救逆固脱，附子配伍白术、茯苓既温阳又化水湿。

关键词：经方；附子；《伤寒论》；《金匮要略》；用法用量；主治证候；配伍药物

资助基金：全国中医学术流派传承工作室第二轮建设项目（XSLP-2013-35）。

注：本文原载于《中国中医基础医学杂志》2022 年第 9 期。

18. 余瀛鳌运用柴桂消癥饮分期治疗子宫肌瘤经验

高宴梓[1]　李鸿涛[2]　龚燕冰[3]

1. 中国中医科学院中国医史文献研究所，北京 100700
2. 中国中医科学院中医药信息研究所，北京 100700
3. 北京中医药大学东直门医院，北京 100700

摘要：余瀛鳌认为，子宫肌瘤的病因病机主要有风寒外感为先导，情志所伤为内由，外内合邪、痰凝血瘀、气血失和、虚实夹杂四个方面，围绕“其始为寒，继则为郁，终则为瘀”这一核心病机，并自创通治方柴桂消癥饮治疗子宫肌瘤，临床获得满意疗效。并在本方基础上，根据病程的长短和肌瘤的大小，将子宫肌瘤分为早、中、晚三期分别辨证施治。早期以攻为主兼以祛风散寒，中期攻补兼施佐以调肝理气，晚期以补为主酌以活血通络，子宫肌瘤通治方在改善症状、减少子宫出血、纠正贫血、恢复体力等方面较西医有更大的优势，远期疗效稳定。

关键词：子宫肌瘤；临证经验；通治方；余瀛鳌

资助基金：中国中医科学院中央级公益性科研院所科研基本业务费自主选题项目（ZZ150508），中医药传承与创新“百千万”人才工程（岐黄工程）；国家重大基础文化工程《中华医藏》编纂项目（2070111）。

注：本文原载于《中国中医基础医学杂志》2022年第9期。

19. 四妙勇安汤抗炎机制的研究进展

揭珊珊[1]　刘建鑫[1]　于　峥[1]　曾　辉[2]　马雅銮[1]

1. 中国中医科学院中医基础理论研究所，北京 100700

2. 首都医科大学附属北京世纪坛医院，北京 100038

摘要：四妙勇安汤为古代治疗热毒炽盛所致疮、疽的经典名方，目前已收录于《古代经典名方目录（第一批）》。随着临床研究的开展和药理研究的逐步深入，发现四妙勇安汤具有抗炎、抗凝、降脂、稳定动脉粥样硬化斑块、保护血管等多种药理作用，其中抗炎作用尤为突出，临床用于治疗炎症性疾病疗效显著。炎症反应是众多复杂疾病的关键共同病理环节之一，参与疾病的发生及进展。四妙勇安汤及其4味组分均有良好的抗炎活性，其抗炎机制涉及调节炎症因子、炎症介质、炎症信号通路等多方面，目前应用于多种炎症损伤疾病，包括血管性疾病、免疫性疾病、皮肤及妇科疾病等治疗。本文总结四妙勇安汤抗炎机制的研究进展，为进一步开展这一经典名方的研究并拓宽其临床应用范围提供依据。

关键词：四妙勇安汤；炎症；抗炎机制

资助基金：中国中医科学院中医基础理论研究所基本科研业务费自主选题项目（YZ-202016）。

注：本文原载于《中国中医基础医学杂志》2022年第9期。

20.《伤寒杂病论》中“大则病进”思想探讨

肖刘成　曾思宇　陈伟业　王慧颖　谢雪姣

湖南中医药大学，长沙 410200

摘要：“大则病进”理论始见于《素问·脉要精微论篇》，后世医家也多有论述。张仲景在《伤寒杂病论》对于“大则病进”思想亦多有涉及，“大脉”指阳脉，大者有余之象也。“大脉”并非单指实际脉形宽大的脉象，而是对一类具有相似特点脉象的统称，即大脉、浮脉、数脉、动脉、滑脉、洪脉、实脉、疾脉、弦脉均可归为“大脉”范畴。“大脉”须分为大而有力和大而无力，大而有力为实大，为邪实正盛，治法当以祛邪为主；大而无力为虚大，为邪实正虚，治法当以扶正为主。“病进”指病情传变或加重。

关键词：大则病进；《伤寒杂病》；脉象

资助基金：国家自然科学基金（81603600miR-33a-ABCA1/G1）；湖南中医药大学校级研究生培养质量工程项目（2020CX55）。

注：本文原载于《中国中医基础医学杂志》2022年第10期。

21. 中医优势病种专方专药本草文献研究的若干思考

张岑炜　郑　齐　余秋慧　于　峥　杜　松

中国中医科学院中医基础理论研究所，北京 100700

摘要：专方专药治专病即针对某一种疾病的主要症状和根本病机，采用特效的方剂、中药进行治疗。此治疗模式建立在辨病基础上，切中疾病本质，具有可重复性强、临床疗效确切的优势。基于本草文献学对专方专药进行挖掘、整理与考证，对临床应用及新药研发有重要的学术价值，亦能丰富和诠释专方专药本草文献理论。本文从本草文献研究概况、本草文献研究中存在问题、专方专药治疗中医临床优势病种的现状与优势、专方专药本草文献研究的意义及需注意的问题4方面展开论述，探索专方专药本草研究的新方法和路径，以期为认识疾病、切中疾病本质提供参考，为方药的临床应用提供依据，为中药新药发现与研发提供参考和支撑。

关键词：专方专药；本草；优势病种；文献研究；理论研究

资助基金：国家中医药管理局中医药标准化项目

（GZY-FJS-2022-049）；中国中医科学院科技创新工程重大攻关项目（CI2021A03706）。

注：本文原载于《中国中医基础医学杂志》2022年第10期。

22. 益气温阳汤治疗慢性免疫性血小板减少症免疫细胞调控机制及GATA-3通路对血小板计数预测价值研究

全日城　王子卿　许勇钢　杨晓红　胡晓梅　麻　柔　张姗姗

中国中医科学院西苑医院，北京 100091

摘要：［目的］探索益气温阳汤治疗慢性免疫性血小板减少症（chronic immune thrombocytopenia，CITP）的免疫调控机制及转录因子GATA结合蛋白（GATA binding protein，GATA）-3通路对血小板计数的预测价值。［方法］纳入28例CITP患者为观察组，20名健康志愿者为健康对照组，观察组给予益气温阳汤治疗，健康对照组不给予干预，4个月后，用流式细胞术检测治疗前后外周血T、B淋巴细胞亚群及辅助性T细胞（helper T cell，Th）1、Th2水平，荧光定量PCR检测T-bet、GATA-3、Foxp3 mRNA表达水平，Logistic回归分析法对血小板相关预测因素进行分析。［结果］益气温阳汤治疗CITP总有效率42.86%，与治疗前比较，观察组治疗后CITP患者$CD3^+$总T细胞、细胞毒性T淋巴细胞（cytotoxic T lymphocyte，CTL）、自然杀伤T细胞（natural killer T cell，NKT）、GATA-3 mRNA表达水平显著降低，血小板、CD5+B淋巴细胞比值、调节性T细胞（regulatory T cell，Treg）、Th2细胞水平升高（$P<0.05$）；观察组治疗后Foxp3 mRNA表达水平显著低于健康对照组（$P<0.05$）。Logistic回归分析显示，治疗后GATA-3水平与血小板呈负相关，方程式：血小板=90.299-64.086×（GATA-3）。［结论］益气温阳汤通过调节CITP患者T、B淋巴细胞亚群水平，起到免疫调节和免疫耐受作用，并可以通过调控GATA-3和Foxp3 mRNA表达提升血小板计数，GATA-3 mRNA的表达水平可能对CITP患者血小板计数有预测价值。

关键词：益气温阳汤；免疫性血小板减少症；淋巴细胞亚群；T-bet；GATA-3；Foxp3

资助基金：国家重点基础研究发展计划（973计划）（2015CB554403）。

注：本文原载于《中国中医基础医学杂志》2022年第10期。

23. 竹茹的本草考证

赵　翀[1]　朱国福[2]　郭晶磊[2]

1. 复旦大学出土文献与古文字研究中心，上海 200433

2. 上海中医药大学，上海 201203

摘要：竹茹为中医临床常用的一味中药，但是近年来各地存在使用习用品等不合规的现象，导致现在竹茹临床用药较为混乱，因此有必要对竹茹开展深入的本草考证，正本清源，古为今用。本文通过查阅医药文献，对竹茹的原植物、产地、炮制、功效进行考证。竹茹的原植物来源为青秆竹、大头典竹、淡竹3种，文献记载中以淡竹质量最佳；竹茹的产地自古至今都十分广泛，主要集中在我国南方地区；竹茹的炮制品主要有炒制、姜制、醋制、玫瑰制、枳实制等，临床应根据实际情况灵活选用其炮制品；竹茹的功效主要有清热化痰、除烦止呕、安胎凉血等，且历代本草文献均记载竹茹具有止血的功效，但《中国药典》并未收录该功效，笔者认为可酌情补充。

关键词：竹茹；本草考证；中医学

资助基金：上海市教委科研创新计划冷门绝学项目（2021-01-07-00-10-E00143）。

注：本文原载于《中国中医基础医学杂志》2022年第10期。

24. 2020—2021年度中医历代名家病证治法研究进展

李志更　陈小蓉　刘理想

中国中医科学院中医基础理论研究所，北京 100700

摘要：本文基于2020—2021年度中国知网（CNKI）收录的中医名家病证治法相关研究领域的期刊论文，对其进展情况进行了简要的总结和分析。文章以中医学术流派为纲，对中医历史沿革中所形成的伤寒学派、河间学派、易水学派、攻邪学派、丹溪学派、温补学派、温病学派、扶阳学派、龙砂学派的代表人物以及其他著名医家病证治法的研究情况进行了归纳和探讨。中医历代名家病证治法思想及其具体应用，还有待结合医家学术特色，从多个角度和不同层面进行更进一步的研究，需要逐步积累、概括与比较；或者针对某一主题进行全面分析。总结历代名医的学术经验，挖掘名家的治法特色，以提高中医疗效，解决临床问题，是中医继承发展的重要路径之一。因历代中医名家众多，治法相关内容又非常广泛，本文还有进一步丰富完善的空间。

关键词： 历代名家；中医；治法；研究进展

资助基金： 中央级公益性科研院所科研基本业务费自主选题－中医药学术传承评价研究（Y-1902）；中国中医科学院中医基础理论研究所科研发展基金项目（KJ202012）。

注： 本文原载于《中国中医基础医学杂志》2022年第11期。

25. 伤寒“下不厌迟”与温病“下不嫌早”析疑

张　航[1]　**谢长生**[2]

1. 浙江中医药大学第一临床医学院，杭州 310053
2. 浙江中医药大学附属第一医院，杭州 310006

摘要：“伤寒下不厌迟，温病下不嫌早”之论是古代医家根据下法在伤寒与温病中的应用规律总结出的经验之谈，从古至今，众多医家从不同角度都对这句话有所探讨，其中不乏精辟论述者，然而尚未有医家对此论有过系统全面的阐释。笔者通过研究伤寒与温病学主要文献著作，沿着温病学的发展历史，分别从此论出现的源头、伤寒及温病下法析疑三个方面探讨“伤寒下不厌迟，温病下不嫌早”的深层含义，认为伤寒、温病下法并没有“迟”“早”之别，应该根据伤寒、温病各自病机发展阶段适时应用下法，医者若只将此论表面意思奉为圭臬，临证则不能圆通，便会使辨证不明而贻误病情。

关键词： 下不厌迟；下不嫌早；伤寒；温病；下法应用

注： 本文原载于《中国中医基础医学杂志》2022年第11期。

26. 基于“少阴为枢”理论探析《伤寒论》方对心律失常的治疗

谭　令[1]　**龙霖梓**[1]　**曲　华**[2]　**于子凯**[2]　**邓　秘**[1]
黄明艳[1]　**付长庚**[2]

1. 中国中医科学院西苑医院，北京 100091
2. 国家中医心血管病临床医学研究中心，北京 100091

摘要： 心律失常是以心脏的起搏和（或）传导功能紊乱导致的心脏节律、频率、传导速度或激动次序异常为特征的疾病，少阴枢机不利是心律失常的病理基础。本文深刻剖析了“少阴为枢”理论的来源、含义及其枢利气机、枢转水道和血脉的临床意义。少阴枢机不利通过影响水火、阴阳交通互济及太阴与厥阴之开合导致的心肾不交、水饮内停和心脉不通等病理变化是引起心律失常的病理基础。《伤寒论》方对心律失常的治疗多从调畅少阴枢机切入，对于少阴枢机不利致阳气下行受阻而从少阴寒化者以四逆汤温通少阴枢机、交通心肾，若致阴精不能上滋而从少阴热化者则以黄连阿胶汤滋清并用以调畅少阴枢机、交通心肾；对于少阴枢机不利致太阴开之不及而水气内停者以苓桂术甘汤调畅少阴枢机、温阳化饮；对于少阴枢机不利致厥阴合之不及而心脉不通者，可用桂枝汤类或四逆散以运转少阴枢机、温通心脉。“少阴枢机”理论为灵活运用《伤寒论》方治疗心律失常提供了新的思路和方法。

关键词： 少阴为枢；心律失常；伤寒论；理论探讨

资助基金： 北京市中医药科技发展资金项目（JJ-2020-77）；中国中医科学院科技创新工程－基于多模态分子影像观察芳香温通中药改善冠状动脉微循环障碍的作用研究（C12021A05013）。

注： 本文原载于《中国中医基础医学杂志》2022年第11期。

27. 治疫名方升降散制方特色探析

张林枝　崔　迪　岳冬辉

长春中医药大学基础医学院，长春 130117

摘要： 治疫名方升降散配伍严谨、组方精妙，备受后世医家推崇，不仅治疫疗效显著且广泛应用于临床各科。文章从升降散的组方特点、制方机理、化裁发挥3个方面对升降散的制方主旨进行了论述和阐发，升降散紧守“阳热怫郁”核心病机，主要作用特点是以僵蚕、蝉蜕为主药辛凉宣散腠理之郁热，通过“火郁发之”疏畅气机之壅滞，运用升清降浊法通利三焦邪热。以升降散为首的《伤寒瘟疫条辨》温病十五方通过清泄三焦郁热透邪外达，旨在调节气机升降出入平衡气血阴阳。升降散的证治理念不仅为治疗温疫类疾病提供了思路，而且对新发疫病的防治有一定的现实意义和指导价值。

关键词： 升降散；杨璿；《伤寒瘟疫条辨》；温病；瘟疫

资助基金： 国家自然科学基金（81302947）；吉林省科技厅中青年科技创新卓越人才专项（20210509004RQ）；长春中医药大学青年科学家项目（2020-20）。

注： 本文原载于《中国中医基础医学杂志》2022年第11期。

28. 半夏泻心汤证“木乘土”病机探析

邓　菊　马俊杰　王紫薇　周春祥

南京中医药大学中医学院，中西医结合学院，南京 210046

摘要： 半夏泻心汤现广泛用于治疗以“痞、呕、利”为主证的脾胃中焦病症，目前对于该方的病机认识仍较多停留于寒热错杂、升降失常、中焦痞塞。笔者在《伤寒论》相关条文的启发下，从五脏的生理病理联系、方义配伍、煎煮方法、近代医家的临床运用等方面，认为半夏泻心汤以抑木扶土为治法，可用于治疗小柴胡汤证误下而致的土虚木乘之证，并多伴见胆热胃寒之证及其类似证。

关键词： 伤寒论；半夏泻心汤；土虚木乘；抑木扶土

资助基金： 江苏高校优势学科建设工程资助项目。

注： 本文原载于《中国中医基础医学杂志》2022年第12期。

29. 曹颖甫经方辨治咳喘探析

陈毅恒　许二平　谢忠礼

河南中医药大学，郑州 450046

摘要： 通过整理分析近代经方大家曹颖甫著作《经方实验录》《伤寒发微》和《金匮发微》中有关咳喘的论述和医案，将其对咳喘的病机认识、治法特点和常用经方进行归纳，探析其运用经方治疗咳喘的经验。认为曹颖甫临证重视寒邪闭表、寒闭生饮、寒闭生热、痰湿阻滞、水热互结等病机，重视病机的演变和相互联系。在治法上重视宣肺解表、温化寒饮和肺胃同治，重点着眼于肺气的畅达，以解除肺气郁闭使肺气恢复正常的宣降为治疗目的。麻黄汤、麻杏石甘汤、小青龙汤、射干麻黄汤等是其临证常用经方，其治疗咳喘经验丰富，辨证精细，善用经方，对经方的应用与咳喘的病机有独到的见解。

关键词： 咳喘；经方；名医经验；曹颖甫

资助基金： 中医药古籍保护与利用能力建设项目；特色技术传承专项（0686-204001171345N）。

注： 本文原载于《中国中医基础医学杂志》2022年第12期。

30. 从寒论治湿疹

杨正钊　王斯曼　胡紫腾　李　冰　袁卫玲

天津中医药大学中医学院，天津 301617

摘要： 湿疹是皮肤科常见病，其临床特点是瘙痒剧烈、反复发作且伴渗出易呈慢性。本文初步探讨了风寒湿燥邪气与寒湿型湿疹发病的相关性。研究发现，寒湿型湿疹除受风寒湿燥邪侵袭之外，还与外邪所引起的肺、脾、肾三脏的功能失调关系密切，治疗当淡渗利湿、温脾散寒，辛温发汗、开通腠理，温补肾阳、固护阳气，以期为临床寒湿型湿疹防治提供一定的理论依据。

关键词： 寒邪；湿疹；发病

资助基金： 国家自然科学基金（81273613）；天津中医药大学治未病校级课题（XJ201801）。

注： 本文原载于《中国中医基础医学杂志》2022年第12期。

31. 葛根芩连汤治疗腹泻型肠易激综合征脾胃湿热证疗效观察与机制研究

黄玉龙　李枝锦　吴平财

海口市中医医院，海口 570216

摘要：［目的］探究葛根芩连汤治疗腹泻型肠易激综合征（irritable bowel syndrome with diarrhea，IBS-D）脾胃湿热证患者的临床疗效，并从血清炎症因子与粪便肠道菌群变化方面探讨其作用机制。［方法］选择 2018 年 6 月至 2020 年 12 月于海口市中医医院就诊的 120 例脾胃湿热证 IBS-D 患者为研究对象，随机分为观察组与对照组各 60 例，对照组给予匹维溴铵片和酪酸梭菌肠球菌三联活菌片，观察组在对照组基础上给予葛根芩连汤口服，4 周后比较 2 组患者的临床疗效，采集 IBS 症状严重程度量表（IBS symptom severity scale，IBS-SSS）评分，Elisa 检测血清白细胞介素（interleukin，IL）-10、肿瘤坏死因子（tumor necrosis factor，TNF）-α 水平，荧光定量 PCR 检测粪便中双歧杆菌、嗜酸乳杆菌的变化，5 个月后随访复发率。［结果］观察组和对照组临床总有效率分别为 95%、80%，差异有统计学意义（$P < 0.05$）。治疗后观察组 IBS-SSS 评分、血清 TNF-α、IL-10 水平低于对照组，差异有统计学意义（$P < 0.05$）；肠道双歧杆菌、嗜酸乳杆菌数量明显高于对照组，差异有统计学意义（$P < 0.05$）；随访 5 个月发现，观察组复发率 7.02%，对照组 25.00%，差异有统计学意义（$P < 0.05$）。［结论］葛根芩连汤治疗 IBS-D 脾胃湿热证疗效确切，其机制可能与抑制炎症因子水平、调节肠道菌群相关。

关键词：葛根芩连汤；腹泻型肠易激综合征；脾胃湿热证；炎症因子；肠道菌群

资助基金：海南省自然科学基金面上项目（817387）；全国中医药创新骨干人才培训项目。

注：本文原载于《中国中医基础医学杂志》2022 年第 12 期。

32. 枳术汤合补中益气汤对中晚期恶性肿瘤癌痛的影响

吴　勇　马　丽　冷玉玲　徐　珩　周先阳　郝皖蓉　丁艳琦　曾永蕾

安徽中医药大学第二附属医院，安徽合肥 230061

摘要：［目的］观察枳术汤合补中益气汤加味联合三阶梯止痛疗法对中晚期恶性肿瘤患者癌性疼痛程度及生存质量的影响。［方法］选取 2018 年 6 月—2020 年 12 月该院收治的 45 例恶性肿瘤患者作为研究对象，随机分为观察组 23 例，对照组 22 例，对照组使用三阶梯止痛疗法，观察组在对照组基础上增加枳术汤合补中益气汤加味，中药每天服用 1 服，连续服用 1 周；之后隔天服用 1 服，连续服用 1 周，总疗程 2 周。比较两组患者治疗前与治疗后 2 周的癌性疼痛程度、生存质量和疼痛相关血清因子水平，比较两组患者在治疗过程中发生的不良反应。［结果］观察组癌性疼痛的治疗有效率高于对照组（$P < 0.05$），两组患者的视觉模拟评分法（Visual Analogue Scale，VAS）评分的组间和时间差异有统计学意义（$P < 0.05$），无交互效应（$P > 0.05$），治疗后观察组的癌症患者生活质量量表（Quality of Life Questionnare-Core 30，QLQ-C30）评分均高于对照组（$P < 0.05$），观察组患者治疗后血清 C 反应蛋白（C-reactive protein，CRP）、5- 羟色胺（5-hydroxytryptamine，5-HT）与前列腺素 E2（prostaglandin E2，PGE2）水平均低于对照组（$P < 0.05$），观察组的不良反应发生率低于对照组（$P < 0.05$）。［结论］枳术汤合补中益气汤加味联合三阶梯止痛疗法可有效缓解中晚期恶性肿瘤患者的癌性疼痛程度，提高患者的生存质量。

关键词：枳术汤；补中益气汤加味；三阶梯止痛疗法；中晚期恶性肿瘤；癌性疼痛；生存质量

资助基金：安徽省十三五医疗卫生重点专科项目；安徽中医药大学第二附属医院曾永蕾名中医工作室项目。

注：本文原载于《辽宁中医杂志》2022 年第 8 期。

33. 参芪茯苓汤结合强的松对原发肾病综合征影响

宗　玮　李富鑫

青海省中医院，青海西宁 810000

摘要：［目的］探究参芪茯苓汤结合强的松对原发肾病综合征患者疗效、肾功能及免疫功能影响。［方法］将该院心肾科 2018 年 1 月—2019 年 12 月收治的 95 例原发肾病综合征患者分成对照组（47 例）与观察组（48 例），对照组采取强的松治疗，观察组强的松 + 参芪茯苓汤治疗，比较患者疗效、治疗前后中医症状（面色潮红、水肿及口干口渴、尿黄便干、盗汗、五心烦热等）积分变化、血尿生化指标变化及T淋巴细胞亚群指标（$CD4^+$、$CD8^+$、$CD4^+/CD8^+$）变化、不良反应。[结果]观察组有效率比对照组高（$P<0.05$）；治疗前，两组患者中医症状（面色潮红、水肿及口干口渴、尿黄便干、盗汗、五心烦热等）积分及血肌酐（Scr）、血尿素氮（BUN）及血清白蛋白（ALB）、24 h尿蛋白水平、$CD4^+$、$CD8^+$、$CD4^+/CD8^+$等指标比较无统计学意义（$P>0.05$），治疗后各组患者中医症状（面色潮红、水肿及口干口渴、尿黄便干、盗汗、五心烦热等）积分、Scr、BUN、ALB、24h尿蛋白水平、$CD4^+$、$CD8^+$、$CD^+4/CD8^+$等指标均改善，观察组患者治疗后中医症状（面色潮红、水肿及口干口渴、尿黄便干、盗汗、五心烦热等）积分、Scr、BUN、ALB、24 h尿蛋白水平、$CD4^+$、$CD8^+$、$CD4^+/CD8^+$优于对照组（$P<0.05$）；较对照组（19.15%，9/47），观察组不良反应率低（4.17%，2/48）（$P<0.05$）。[结论]强的松+参芪茯苓汤治疗原发肾病综合征疗效显著，安全可靠。

关键词： 原发肾病综合征；参芪茯苓汤；强的松；疗效；肾功能；免疫功能

资助基金： 青海省卫计委指导性科研项目（2018-wjzd-04）。

注： 本文原载于《辽宁中医杂志》2022年第8期。

34. 扶正抑瘤汤对原发性肝癌根治切除术患者术后复发及血管肿瘤标志物水平的影响观察

尹全金　王　岩　徐磊李　忠　廉

天津医科大学，天津 300193 南开大学附属医院（天津市第四医院），天津 300222

摘要： [目的]观察扶正抑瘤汤对原发性肝癌根治切除术患者术后复发及血管肿瘤标志物水平的影响。[方法]纳入2016年1月—2017年12月收治的80例原发性肝癌根治术患者作为研究对象，应用电脑双盲法分为对照组和观察组，每组40例。两组患者均给予肝癌根治术进行治疗，术后对照组给予常规放化疗治疗，观察组则在对照组基础上给予扶正抑瘤汤进行治疗，两组患者均进行连续3年的随访，对其术后生存率、复发情况进行观察，同时观察两组治疗前后血管肿瘤标志物水平和治疗过程中不良反应发生情况。[结果]观察两组患者术后生存率及复发情况发现，两组患者术后1年和2年的生存率差异无统计学意义（$P>0.05$），术后3年观察组生存率高于对照组，且观察组术后复发率低于对照组，组间差异有统计学意义（$P<0.05$）。观察两组治疗前后血管肿瘤标志物水平发现，治疗前两组各指标间差异无统计学意义（$P>0.05$），治疗后观察组的AFP（甲胎蛋白）、CEA（外周血癌胚抗原）及DCP（人血清异常凝血酶原）均低于对照组，组间差异有统计学意义（$P<0.05$）。观察两组患者治疗过程中不良反应发生情况发现，观察组总发生率低于对照组，组间差异有统计学意义（$P<0.05$）。[结论]研究发现，扶正抑瘤汤在原发性肝癌根治切除术患者术后治疗中应用效果良好，可有效延长患者生存期，降低术后复发风险，改善患者血管肿瘤标志物水平，提高临床治疗的有效性，同时还可减少患者治疗不良反应的发生，提高治疗安全性。

关键词： 扶正抑瘤汤；原发性肝癌；肝癌根治术；术后复发；血管肿瘤标志物水平

资助基金： 天津市科委重点项目（10ZCGYSF00500）。

注： 本文原载于《辽宁中医杂志》2022年第8期。

35. 给予当归补血汤或当归后兔血浆中阿魏酸的药动学研究

王华伟　王文萍

辽宁中医药大学附属医院，辽宁沈阳 110032

摘要： [目的]研究给予经典方剂当归补血汤或当归后兔血浆中阿魏酸药动学参数的变化规律。[方法]采用RP-HPLC测定血药浓度，以乙腈－水（含0.6 mol/L醋酸）[25：75（v/v）]为流动相，DIRMA Diamonsil C18柱（200 mm×4.6 mm，5μm），紫外检测波长316 nm，流速1.0 mL/min。[结果]给予当归补血汤和当归后兔浆中阿魏酸的Tmax、分别为（6.667±0.887）min和（8±0.992）min，AUC0-t分别为（95768.726±14361.123）μg/L·min和（89161.107±12042.231）μg/L·min，MRT0-t分别为（69.952±10.272）min和（56.106±7.399）min，Cmax分别为（1485.929±202.052）μg/L和（1723.187±255.607）pg/L。[结论]给予当归补血汤后，即黄芪、当归按5：1比例配伍时阿魏酸的达峰时间

提前，生物利用度增加，提示在当归补血汤中当归、黄芪按 1 ： 5 比例配伍时可保证药效充分发挥，为探讨经典方剂的组方规律提供了依据。

关键词：当归补血汤；当归；药物代谢动力学；阿魏酸

资助基金：辽宁省兴辽英才计划项目（XLYC1802008）；辽宁省自然科学基金（20180550690）；辽宁省中药临床药物代谢动力学重点实验室资助项目。

注：本文原载于《辽宁中医杂志》2022 年第 8 期。

36. 刘沈林治疗消化道肿瘤常用经方药对采撷

强永虎[1]　刘沈林[2]

1. 南京中医药大学第一临床医学院，江苏南京 210023

2. 南京中医药大学附属医院，江苏南京 210029

摘要：消化道肿瘤包括食管癌、胃癌、结直肠癌和肝癌等，是我国常见的恶性肿瘤，随着国民饮食结构和生活方式的变化，其发病率、病死率逐年升高，中国消化道肿瘤负担高于世界平均水平。刘沈林教授为全国名中医，师从国医大师徐景藩教授，术承吴门、孟河医派，从事脾胃病及消化道肿瘤临床工作四十余载，对消化道肿瘤及其并发症的治疗有丰富的经验，临床精于辨证，擅用经典各方，随证加减。刘师认为，消化道肿瘤是全身疾病在人体局部的反应，正虚邪踞是肿瘤发生的基本病机，正气受损，失于正常运行和敷布，则气滞、血瘀、痰凝、湿阻、热郁等邪夹杂为患，诸邪不能被有效清除，留滞体内，则发为肿瘤，然诸邪难以概括其暴戾猖顽、耗损正气、流注侵袭、内伏难清、易于复发等特征，继而提倡"癌毒"学说。治疗上以健脾祛邪为基本原则，遵循辨证与辨病相结合，重视个体化治疗，反对见瘤不见人的盲目攻伐。临证用药尤擅用经方药对，对于改善症状，缓解病情尤为有效。

关键词：药对；消化道肿瘤；刘沈林；名医经验

资助基金：国家自然科学基金（81973782）。

注：本文原载于《辽宁中医杂志》2022 年第 8 期。

37. 针刺联合补阳还五汤对脑卒中后小便频数的影响

黄　芳[1]　柯　佳[2]　王晓红[1]

1. 泰康同济（武汉）医院康复科，湖北武汉 430000

2. 湖北省中医院中医科，湖北武汉 430000

摘要：[目的]研究针刺联合补阳还五汤辅助西医治疗气虚血瘀型脑卒中患者的临床疗效及其对小便频数的影响。[方法]选取该院 2015 年 1 月—2021 年 1 月收治的脑卒中患者 70 例。将其按随机数字表法分为观察组和对照组，每组 35 例，对照组患者接受西医常规治疗，观察组患者在对照组基础上使用针刺联合补阳还五汤辅助治疗，比较两组患者临床疗效、中医证候积分（半身不遂、口舌歪斜、言语謇涩或不语、感觉减退或消失等）以及小便频数评分等。[结果]观察组患者治疗总有效率显著高于对照组患者（$P < 0.05$）；接受治疗后，两组患者各中医证候积分均显著降低（$P < 0.05$），其中观察组患者治疗后各中医证候积分均显著低于对照组患者（$P < 0.05$）；接受治疗后，两组患者尿急、排尿次数及夜尿评分均显著降低（$P < 0.05$），其中观察组患者治疗后尿急、排尿次数及夜尿评分均显著低于对照组患者（$P < 0.05$）。[结论]针刺联合补阳还五汤辅助治疗可有效改善脑卒中后小便频数。

关键词：脑卒中；气虚血瘀证；小便频数；针刺；补阳还五汤

注：本文原载于《辽宁中医杂志》2022 年第 8 期。

38. 止嗽散加减治疗呼吸系统疾病研究进展

张艳艳[1]　许光兰[2]　彭思敏[1]　王　林[1]　洪　妹[1]　裴　凯[1]

1. 广西中医药大学研究生院，广西南宁 530022

2. 广西中医药大学第一附属医院，广西南宁 530022

摘要：止嗽散源于清代医学家程钟龄的《医学心悟》，是治疗外感风邪之咳嗽的常用方，由紫菀、百部、桔梗、荆芥、白前、甘草、陈皮等 7 味药组成，具有宣利肺气，疏风止咳之功效，主治风邪犯肺之咳嗽证，包括咳嗽、咽痒，咯痰不爽，或微恶风发热，舌苔薄白，脉浮缓等症。近年来的临床研究表明，止嗽散通过临床辨证，进行方药加减配伍，广泛运用于咳嗽、哮喘、慢性阻塞性肺部疾病，肺炎等呼吸系统疾病，可缓解患者症状、提高临床有效率、不良反应小，具有改善肺功能、减轻气道炎症、增强免疫力，提高生活质量等作用。文章整理并分析近 10 年止嗽散加减治疗呼吸系统疾病方面的相关研究进展，为临床实践和进一步研究提供借鉴。

关键词： 止嗽散加减；咳嗽；呼吸系统疾病；研究进展

资助基金： 国家自然科学基金（81760848）。

注： 本文原载于《辽宁中医杂志》2022 年第 8 期。

39. 基于中医传承辅助平台探究含柴胡－郁金药对乳腺癌治疗方剂的组方规律

李晓菲　董梦婷　帕提古丽－加帕尔　李春阳
袁敏佳　江　科　盛佳钰

上海中医药大学附属岳阳中西医结合医院乳腺病科，上海 200437

摘要：［目的］探究含柴胡－郁金药对（简称“柴胡－郁金”）的乳腺癌方剂组方规律及乳腺癌不同治疗阶段的组方用药特点，为柴胡－郁金药对在乳腺癌中医药治疗中的应用提供理论依据。［方法］收集整理乳腺癌治疗应用的中药方剂，录入中医传承辅助平台（V2.5）建立数据库，筛选出所有含柴胡－郁金的方剂，并分为巩固期和放化疗期的方剂，分别对这 3 组方剂的用药频次、组方用药模式进行分析。［结果］得到含柴胡－郁金方剂 43 首，常用配伍药物 10 种（频次≥ 10），常用药物组合 11 种（频次≥ 13），常与柴胡－郁金配伍的核心组合药物有白芍、白术、当归、茯苓、甘草；43 首方剂中巩固期方剂 26 首，常用配伍药物 25 种（频次≥ 4），常用药物组合 18 种（频次≥ 6），核心组合药物有白芍、茯苓、甘草、白术，外围药物有合欢皮、女贞子、枸杞等；放化疗期方剂 17 首，常用配伍药物 19 种（频次≥ 4），常用药物组合 18 种（频次≥ 9），核心组合药物有当归、白术、黄芪、白花蛇舌草，外围药物有半枝莲、蒲公英、浙贝母、瓜蒌等。［结论］含柴胡－郁金的乳腺癌治疗方剂多配伍补虚药、行气药、清热化痰药和清热解毒药，扶正祛邪之法共用，巩固期多加以养阴清热安神药，放化疗期多配伍清热化痰解毒药。

关键词： 柴胡－郁金；药对；组方规律；中医传承辅助平台

资助基金： 上海市高级中西医结合人才培养项目（ZY2018-2020-RCPY-2009）；上海市卫生和计划生育委员会中医药科研课题（2018LQ020）；国家自然科学基金（82004240）；上海中医药大学研究生创新培养课题（Y20200073）。

注： 本文原载于《辽宁中医杂志》2022 年第 9 期。

40. 香砂理中汤合小承气汤论治脾胃虚弱证功能性消化不良

朱淑云　谭远忠

恩施土家族苗族自治州中心医院，湖北恩施 445000

摘要：［目的］探究香砂理中汤合小承气汤对脾胃虚弱证功能性消化不良患者的临床疗效。［方法］选择 2019—2020 年恩施土家族苗族自治州中心医院收治的符合罗马Ⅳ标准和脾胃虚弱证诊断标准的功能性消化不良患者 89 例，随机分为观察组和对照组，分别给予香砂理中汤合小承气汤和多潘立酮片进行治疗。［结果］经治疗后，观察组和对照组均能显著改善脾胃虚弱证功能性消化不良患者胃排空功能，缩短胃排空时间；降低中医证候积分，改善患者证候表现，提高治愈率；降低 Nepean 消化不良指数（NDI），提高患者生活质量；经对比，差异有统计学意义（$P < 0.05$），且观察组的疗效优于对照组。［结论］香砂理中汤合小承气汤对对脾胃虚弱证功能性消化不良患者有明显疗效，值得临床应用和推广。

关键词： 香砂理中汤；脾肾虚弱证；功能性消化不良；小承气汤

资助基金： 湖北省自然科学基金（2016CFB684）。

注： 本文原载于《辽宁中医杂志》2022 年第 9 期。

41. 生地黄四物汤加味对妊娠期肝内胆汁淤积症患者中医证候评分、肝功能指标及妊娠结局的影响

郑晓霞　黄富娟　刘凤莲　区幸韵　曾园园

肇庆市第一人民医院产科，广东肇庆 526040

摘要：［目的］探讨生地黄四物汤加味对妊娠期肝内胆汁淤积症（ICP）患者中医证候评分、肝功

能及妊娠结局的影响。[方法]选择2018年1月—2020年12月该院诊治的102例ICP产妇作为研究对象，采用随机数字表法分为观察组（50例）及对照组（52例），对照组进行常规西医治疗，观察组患者在常规西医治疗基础上应用生地黄四物汤加味治疗。于治疗前及治疗后进行中医证候积分，测定总胆汁酸（TBA）、谷丙转氨酶（ALT）、谷草转氨酶（AST）、总胆红素（TBIL）、直接胆红素（DBIL）等肝功能指标及脐动脉收缩期/舒张期血流速度（S/D）、阻力指数（RI）等血流动力学指标，测定血清内皮素-l（ET-l）水平，收集妊娠结局情况，评估疗效及安全性。[结果]观察组及对照组总体有效率分别为96.00%（48/50）、82.69%（43/52）（$P<0.05$）；治疗后两组患者中医证候积分、TBA、AST、ALT、TBIL、DBIL、S/D、RI等指标降低（$P<0.05$），观察组治疗后中医证候积分、TBA、AST、ALT、S/D、RI显著低于对照组（$P<0.05$）；治疗后ET-1水平降低（$P<0.05$），观察组治疗后ET-1水平显著低于对照组（$P<0.05$）；观察组早产、剖宫产率低于对照组（$P<0.05$）；两组均未见明显不良反应发生。[结论]在常规西药基础上联合生地黄四物汤加味可改善ICP患者中医证候，改善肝功能及脐动脉血流动力学，降低不良妊娠结局的发生。

关键词： 妊娠期肝内胆汁淤积症；生地黄四物汤；中医证候；肝功能；血流动力学；妊娠结局

资助基金： 广东省中医药局科研课题（20132091）。

注： 本文原载于《辽宁中医杂志》2022年第9期。

42. 参芪地黄汤加减联合骨化三醇治疗慢性肾小球肾炎临床观察

姜 楠

丹东市第一医院，辽宁丹东 118000

摘要： [目的]探讨参芪地黄汤加减联合骨化三醇治疗慢性肾小球肾炎临床观察。[方法]将2019年1月—2020年12月在丹东市第一医院肾内科治疗的108例慢性肾小球肾炎患者随机分为两组，对照组使用常规治疗，在此基础上，观察组使用参芪地黄汤加减联合骨化三醇治疗，对比两组的临床疗效、肾功能及尿蛋白指标、中医证候积分变化、炎性因子水平变化。[结果]观察组治疗有效率为94.44%（51/54），明显高于对照组的77.78%（42/54）（$P<0.05$）；观察组治疗后血肌酐（Scr）、尿素氮（BUN）、肾小球滤过率（GFR）、血清胱抑素C（Cys-C）、尿白蛋白排泄率（UAER）、24小时尿蛋白定量（24 h UTP）、β2-微球蛋白（MG-02）水平明显低于对照组，GFR明显高于对照组（$P<0.05$）；观察组治疗后腰膝酸软、气短乏力、脘腹胀满、肢体浮肿、纳差等中医证候积分明显低于对照组（$P<0.05$）；观察组治疗后白细胞介素（IL-6、IL-8）、肿瘤坏死因子（TNF-α）、转化生长因子-β1（TGF-β1）水平明显低于对照组（$P<0.05$）。[结论]参芪地黄汤加减联合骨化三醇治疗慢性肾小球肾炎临床疗效显著，能有效改善肾功能，抑制蛋白尿，减轻机体炎症反应水平，缓解中医证候。

关键词： 慢性肾小球肾炎；参芪地黄汤；骨化三醇；临床疗效；肾功能；蛋白尿；炎性因子；中医证候

资助基金： 全国基层名老中医药专家传承工作室建设项目；国家中医药管理局重点专科建设项目（ZP0601NB023）。

注： 本文原载于《辽宁中医杂志》2022年第9期。

43. 清肺泻肝汤治疗2型糖尿病合并非酒精性脂肪性肝病疗效观察

李海玲 董陆玲 杨亚萍 杨秀红 张贵山

张家口市第一医院，河北张家口 075000

摘要： [目的]探讨清肺泻肝汤治疗2型糖尿病合并非酒精性脂肪性肝病的疗效。[方法]选取110例2019年10月—2020年10月张家口市第一医院内分泌科收治的2型糖尿病合并非酒精性脂肪性肝病患者作为研究对象，按随机数字表法将所选患者分为对照组（55例）与试验组（55例）。对照组给予盐酸二甲双胍片、多烯磷脂酰胆碱胶囊进行治疗，试验组在对照组的基础上给予清肺泻肝汤进行治疗，两组均持续治疗28 d。比较两组治疗28 d后的疗效，治疗前、治疗28 d后的糖代谢指标、脂代谢指标及肝功能相关指标水平。[结果]治疗28 d后，试验组总有效率为94.55%（52/55），高于对照组的81.82%（45/55）（$P<0.05$）。与治疗前比较，治疗28 d后，两组血清空腹胰岛素（FINS）、空腹血糖（FPG）、餐后2 h血糖（2 h PG）、总胆固醇（TC）、低密度脂蛋白胆固醇（LDL-C）、甘油三酯（TG）、谷草转氨酶（AST）、谷丙转氨酶（ALT）水平均降低，试验组低

于对照组（$P < 0.05$）；而两组血清脂联素（APN）水平均升高，试验组高于对照组（$P < 0.05$）。[结论]清肺泻肝汤可明显改善2型糖尿病合并非酒精性脂肪性肝病患者糖脂代谢，并可改善患者肝功能，进而有利于提高临床疗效。

关键词： 2型糖尿病；非酒精性脂肪性肝病；清肺泻肝汤；二甲双胍；多烯磷脂酰胆碱

资助基金： 张家口市科学技术支撑项目（1521079D）。

注： 本文原载于《辽宁中医杂志》2022年第9期。

44. 加味利胆退黄汤联合利巴韦林、干扰素α治疗湿热蕴结型慢性丙型肝炎临床观察

顾晓琦[1]　钱程亮[2]　曹　琳[3]　胡　欣[3]

1. 南京中医药大学附属张家港市中医医院，江苏张家港 215600
2. 南京医科大学附属明基医院，江苏南京 210019
3. 中国中医科学院江苏分院，南京中医药大学附属中西医结合医院，江苏南京 210028

摘要： [目的]观察加味利胆退黄汤联合利巴韦林、干扰素α治疗湿热蕴结型慢性丙型肝炎的有效性与安全性。[方法]选择2018年1月—2019年12月在南京明基医院中医科及消化内科门诊以及住院的湿热蕴结型慢性丙型肝炎患者60例，随机分为对照组与观察组各30例。观察组给予加味利胆退黄汤联合利巴韦林、聚乙二醇干扰素α-2a（PEG-IFNα-2a）治疗，对照组给予多烯磷脂酰胆碱胶囊联合利巴韦林、PEG-IFN α-2a治疗。[结果]在疗效评估方面，观察组的丙型肝炎病毒（HCV）RNA阴转率、HCV RNA下降率以及抗HCV阴转率明显高于对照组（$P < 0.05$），而谷丙转氨酶（ALT）、谷草转氨酶（AST）水平明显低于对照组（$P < 0.05$）。观察组肝硬度测定（LSM）明显高于对照组（$P < 0.05$）。在中医证候疗效评估方面，观察组显效18例，有效7例，对照组显效5例，有效7例，观察组有效率（83.33%，25/30）明显高于对照组有效率（40.00%，12/30）（$P < 0.05$）。[结论]加味利胆退黄汤联合利巴韦林、PEG-IFN α-2a治疗湿热蕴结型慢性丙型肝炎临床疗效显著且安全性良好。

关键词： 慢性丙型肝炎；湿热蕴结证；加味利胆退黄汤；有效性；安全性

资助基金： 国家自然科学基金（81804070）。

注： 本文原载于《辽宁中医杂志》2022年第9期。

45. 自拟归芍丹草汤对过敏性紫癜患儿PDGF、TNF-α以及免疫球蛋白表达的影响

尤艳萍[1]　张　虹[2]

1. 湖南中医药大学，湖南长沙 410208
2. 洛阳正骨医院（河南省骨科医院），河南洛阳 47100

摘要： [目的]观察自拟归芍丹草汤对过敏性紫癜患儿疗效，及其对患儿血清中血小板衍生生长因子（platelet-derived growth factor，PDGF）、肿瘤坏死因子（tumor necrosis factor-α，TNF-α）及免疫球蛋白影响。[方法]随机选取2018年2月—2020年2月医院治疗的过敏性紫癜患儿120例，按照随机数字表法分为观察组（60例）和对照组（60例）。对照组常规给予抗感染、卧床休息及补液等对症支持治，然后在常规治疗基础上给予扑尔敏，3次/d，每次1片。观察组在对照组基础上加用自拟归芍丹草汤治疗。连续服用半月。比较两组患儿疗效。比较两组患儿紫癜消失时间、腹痛消失时间、皮疹消失时间及消化道症状消失时间。比较两组患儿治疗前后TNF-α、PDGF及免疫球蛋白水平及不良反应发生率。[结果]观察组疗效（96.67%，58/60）明显高于对照组（86.67%，52/60）（$x^2=3.930$，$P=0.048$）。观察组紫癜消失时间、腹痛消失时间、皮疹消失时间及消化道症状消失时间均短于对照组（$t=7.720$，$P=0.000$；$t=11.822$，$P=0.000$；$t=16.835$，$P=0.000$；$t=9.651$，$P=0.000$）。治疗前，两组患儿TNF-α、PDGF、免疫球蛋白（IgA、IgM、IgE及IgG）水平差异无统计学意义（$P > 0.05$）。治疗后，观察组TNF-α、PDGF水平均高于对照组（$t=6.640$，$P=0.000$；$t=4.652$，$P=0.000$）；观察组IgA、IgM、IgE及IgG水平均低于对照组（$t=15.260$，$P=0.000$；$t=10.533$，$P=0.000$；$t=7.086$，$P=0.000$；$t=7.343$，$P=0.000$）。两组患儿不良反应发生率差异无统计学意义（$x^2=0.210$，$P=0.648$）。[结论]自拟归芍丹草汤治疗过敏性紫癜患儿具有良好的疗效，且可缩短患儿临床症状消失时间，改善患儿炎症水平及免疫功能

且安全性高。

关键词： 自拟归芍丹草汤；过敏性紫癜；PDGF；TNF-α；免疫球蛋白

资助基金： 河南省中医药拔尖人才项目。

注： 本文原载于《辽宁中医杂志》2022 年第 9 期。

46. 麦门冬汤基于调节肿瘤相关巨噬细胞表型抑制肺癌增殖转移的机制研究

杨晓慧　臧海洋　顾小侠　张　硕　沈水杰

南通大学附属南通中医院，江苏南通 226000

摘要： [目的] 探讨麦门冬汤抗肺癌作用及对肿瘤相关巨噬细胞（TAMs）表型的影响。[方法] 建立 Lewis 小鼠肺癌移植瘤模型，不同浓度麦门冬汤灌胃干预 3 周，绘制肿瘤增殖曲线并计算抑瘤率；ELISA 法检测移植瘤组织中白细胞介素（IL-10、IL-12）的表达。体外用 IL-4 诱导 RAW264.7 细胞为 M2 表型后麦门冬汤干预，流式细胞术检测 M2、M1 特征性膜分子 CD206 和 CD16/32 的表达，观察麦门冬汤对 TAMs 表型的影响；用 IL-4 或 IL-4+ 麦门冬汤干预的 RAW264.7 细胞条件培养基共培养 A549 细胞，transwell 和克隆形成实验检测不同处理条件下 A549 细胞的迁移和增殖能力，评价麦门冬汤通过调节 TAMs 表型对肺癌 A549 细胞的迁移和增殖能力的影响。[结果] 麦门冬汤体内有明确的抑瘤作用，抑瘤率达 33.58%，与模型组相比，差异具有统计学意义。移植瘤组织中麦门冬汤组较模型组 IL-10 表达减低，IL-12 增高，差异具有统计学意义；体外实验中，流式细胞术检测 IL-4 组 CD206+ 细胞数明显升高，IL-4+MMDT 组 CD16/32+ 表达升高，差异有统计学意义；transwell 和克隆形成实验中，RAW264.7+IL-4+MMDT 组细胞迁移数量、克隆形成数量均较 RAW264.7+IL-4 组减少，差异差异有统计学意义。[结论] 麦门冬汤可通过调节 TAMs 表型抑制细胞增殖、转移。

关键词： 肺癌；麦门冬汤；TAMs

资助基金： 国家自然科学基金（82004279）；南通市科技局项目（JC2019135）；南通市卫生健康委员会项目（QA2019024）。

注： 本文原载于《辽宁中医杂志》2022 年第 9 期。

47. 龟板白术汤结合小脑顶核电刺激治疗脑卒中

陈　昭　魏志强

天津医科大学第二医院，天津 300211

摘要： [目的] 探究龟板白术汤结合小脑顶核电刺激治疗缺血性脑卒中恢复期（肝肾亏虚证）患者疗效及安全性。[方法] 纳入肝肾亏虚证缺血性脑卒中恢复期患者 99 例（2018 年 1 月—2020 年 9 月），将患者分为对照组 50 例、观察组 49 例。对照组患者西医常规（氯吡格雷）治疗，观察组患者采取氯吡格雷 + 龟板白术汤结合小脑顶核电刺激治疗，比较两组疗效、治疗前后患者中医症状（轻瘫及言语謇涩、头晕目眩及麻木、共济失调等）积分变化、神经胶质原纤维酸性蛋白（GFAP）及神经元特异性烯醇化酶（NSE）、神经损伤指标泛素羟基末端水解酶 -1（UCH-L1）水平变化、神经功能缺损量表（NIHSS）评分变化及简明精神状态量表（MMSE）及日常生活活动能力量表（BI）评分变化、脑血流灌注指标变化与并发症。[结果] 与对照组患者（84.00%，42/50）相比较，观察组患者治疗总有效率（95.92%，47/49）更高（$P < 0.05$）；治疗前，两组患者中医症状（轻瘫及言语謇涩、头晕目眩及麻木、共济失调等）积分、GFAP 及 NSE、UCH-L1 水平、NIHSS 及 MMSE、BI 量表评分、收缩期峰值流速（PSV）及平均流速（TMV）、阻力指数（RI）等比较差异无统计学意义（$P > 0.05$），治疗后各组患者中医症状（轻瘫及言语謇涩、头晕目眩及麻木、共济失调等）积分、GFAP 及 NSE、UCH-L1 水平、NIHSS 及 MMSE、BI 量表评分、PSV、TMV 及 RI 等指标均改善，观察组患者治疗后中医症状（轻瘫及言语謇涩、头晕目眩及麻木、共济失调等）积分、GFAP 及 NSE、UCH-L1 水平、NIHISS 及 MMSE、BI 量表评分、PSV、TMV 及 RI 等指标均优于对照组（$P < 0.05$）；与对照组（14.00%，7/50）比较，观察组患者并发症率（2.04%，1/49）更低（$P < 0.05$）。[结论] 小脑顶核电刺激与龟板白术汤结合治疗缺血性脑卒中恢复期（肝肾亏虚证）疗效显著，患者恢复好，安全可靠。

关键词： 缺血性脑卒中恢复期；肝肾亏虚证；龟板白术汤；小脑顶核电刺激；疗效并发症

资助基金： 国家重点研发计划（2018YFC1314304）。

注： 本文原载于《辽宁中医杂志》2022 年第 9 期。

48. 龙蛭汤对脑缺血再灌注损伤大鼠血管新生的促进作用

李南方[1] 陈永斌[2] 刘启华[2] 黄显雯[2]
范俊逸[2] 罗燕萍[2]

1. 北京市海淀区心理康复医院，北京 100095
2. 广西医科大学第一附属医院，广西南宁 530021

摘要: [目的] 探究龙蛭汤对大鼠脑缺血再灌注损伤后脑血管新生的促进作用及其与内质网应激之间的关系。[方法] 将 72 只大鼠随机分为 6 组：假手术组、模型组、龙蛭汤组、丁苯酞组、4– 苯基丁酸（4–PBA）组、4–PBA+ 龙蛭汤组，每组 12 只。除假手术组外，其余 5 组均采用改良线栓法建立右侧脑缺血再灌注损伤大鼠模型。于术后第 3 天，对各组大鼠进行神经功能评分；采用实时荧光定量聚合酶链式反应法（RT–PCR）比较各组大鼠葡萄糖调节蛋白 78（GRP78）和特异性蛋白 C 增强子结合蛋白同源蛋白（CHOP）mRNA 的表达；通过免疫组织化学法计算各组大鼠脑微血管密度（MVD）；采用免疫印迹法（Western Blot）比较各组大鼠 GRP78 和 CHOP 蛋白的表达。[结果] 与假手术组相比，模型组可见明显的神经功能缺损评分和微血管密度计数升高，海马组织中 GRP78 和 CHOP 蛋白与 mRNA 的表达均明显升高（$P < 0.05$）；与模型组相比，其余 4 组的神经功能评分、海马组织中 GRP78 和 CHOP 蛋白与 mRNA 的表达量均有不同程度降低（$P < 0.05$），且龙蛭汤组、丁苯酞组、4–PBA+ 龙蛭汤组微血管密度均比模型组高（$P < 0.05$）。[结论] 龙蛭汤可能通过下调内质网应激相关因子 GRP78 和 CHOP 的表达以抑制大鼠脑组织过度的内质网应激反应，进而促进血管新生。

关键词: 龙蛭汤；血管新生；脑缺血再灌注；内质网应激；葡萄糖调节蛋白 78；特异性蛋白 C 增强子结合蛋白同源蛋白

资助基金: 国家自然科学基金（81560790）；广西中医药重点学科建设项目（GZXK–Z–20–52）。

注: 本文原载于《辽宁中医杂志》2022 年第 9 期。

49. 当归芍药散对 PM2.5 致雄性大鼠生殖损伤的保护作用及其抗氧化机制

李　亚[1] 何慧慧[2] 王　晶[2] 贾　瑞[2] 林珊珊[2]
刘学芳[2] 刘素晓[3] 张晓东[3] 毕　倩[3] 刘卫红[3]

1. 河南中医药大学第一附属医院，中药药理（呼吸）实验室，河南郑州 450000
2. 河南中医药大学，河南省中医药防治呼吸病重点实验室，呼吸疾病中医药防治省部共建协同创新中心，河南郑州 450046
3. 河南中医药大学，河南省中医药防治呼吸病重点实验室，呼吸疾病中医药防治省部共建协同创新中心，河南郑州 4500464. 河南中医药大学第一附属医院，中药药理（呼吸）实验室，河南郑州 450000

摘要: [目的] 评价 PM2.5 暴露的雄性生殖损伤及当归芍药散保护作用。[方法]30 只雄性 SD 大鼠随机分为对照组、PM2.5 组和当归芍药散低、中、高剂量组。第 1 ~ 12 周，各组大鼠（对照组除外）进行实时浓缩 PM2.5 暴露；第 9 ~ 12 周，对照组、PM2.5 组予以生理盐水灌胃（2 mL/ 只），其余组给予相应剂量当归芍药散灌胃；第 12 周结束，观察大鼠肺系数、肺功能、睾丸系数、肺和睾丸病理及精子质量，检测血清生殖激素和睾丸氧化应激水平。[结果]PM2.5 组用力肺活量（FVC）、0.3 s 用力呼气容积（FEV0.3）较对照组降低、肺组织损伤评分升高（$P < 0.05$，$P < 0.01$）；睾丸及附睾系数升高、睾丸组织 Johnsen 评分下降、附睾精子减少、畸形、活力显著降低（$P < 0.05$，$P < 0.01$）；卵泡刺激素（FSH）、黄体生成素（LH）、泌乳素（PRL）、雌二醇（E2）、睾酮（T）水平均降低（$P < 0.05$，$P < 0.01$）；超氧化物歧化酶（SOD）、谷胱甘肽过氧化物酶（GSH–Px）显著降低，丙二醛（MDA）显著升高（$P < 0.05$,$P < 0.01$）。3 种剂量当归芍药散均可不同程度减轻上述损伤，综合疗效以低剂量组较为显著。[结论]PM2.5 暴露可导致雄性生殖激素紊乱、睾丸及附睾损伤，精子活力降低，氧化应激可能是其潜在机制。当归芍药散可通过纠正氧化 / 抗氧化失衡来改善 PM2.5 引起的雄性生殖损伤。

关键词: 大气细颗粒物；氧化应激；生殖损伤；当归芍药散

资助基金: 国家自然科学基金（82074403）；河南省中医药科学研究专项课题（2018ZY2036）；河南省重点研发与推广专项（192102310177）；河南中医药大学研究牛科研创新类项目（2019KYCX017）。

注：本文原载于《辽宁中医杂志》2022年第9期。

50. 张朝晖运用黄芪当归药对治疗疮疡疾病经验

包易如[1] 朱朝军[2] 张朝晖[2]
1. 天津中医药大学研究生院，天津 301617
2. 天津中医药大学第二附属医院，天津 301617

摘要：黄芪当归药对是中医学中一对经典的药对，具有补气生血的作用，其中黄芪补气固表，益卫抵邪，可推动血行，有通脉之用；当归养血合营，补血活血，保障物质基础，两药合用一走一守共奏补气生血，扶正托毒之功效，可改善下肢血液运行情况，促进侧肢循环建立，减轻临床疼痛症状，促进创面愈合。张朝晖教授擅长应用生黄芪与当归在辨证施治合理配伍后治疗糖尿病足溃疡、糖尿病神经病变、周围血管疾病、慢性难愈性伤口等疮疡疾病，均在临床中取得了良好的疗效。作者有幸跟师学习，收获颇丰，故将其应用黄芪当归药对治疗疮疡疾病经验及配伍用量进行总结，以飨同道。

关键词：黄芪；当归；药对；糖尿病足

资助基金：国家重点研发计划（2019YFC1709303）；天津市卫生健康委员会中医药重点领域科技基金资助项目（2019009）。

注：本文原载于《辽宁中医杂志》2022年第10期。

51. 崔应麟基于和解枢机应用大柴胡汤辨治心悸探析

张奎明[1] 崔应麟[2] 葛鸾蝶[1] 侯露阳[1] 马瑞红[1]
1. 河南中医药大学第二临床医学院，河南郑州 450002
2. 河南省中医院名医堂，河南郑州 450002

摘要：心悸是由于多种病因引起的心中悸动不安的疾病，其症状常见于心血管疾病患者，大柴胡汤方出自《伤寒杂病论》，为表里双解之剂。现代研究表明，大柴胡汤的临床应用可治疗心悸等慢性虚损性疾病，且可取得显著的疗效。该文通过心胃相关理论，结合大柴胡汤的因机症治及现代药理研究，介绍崔应麟教授运用大柴胡汤的经典案例，探索大柴胡汤的临床新用，崔教授治疗心悸，不局限于传统“症型”诊疗模式，病证结合，辨证施治，同时重视调摄患者饮食、作息、心理因素，取得良好的疗效，以期为临床应用大柴胡汤治疗心悸提供思路与参考。

关键词：大柴胡汤；条文；方证；药理；临床应用；验案

资助基金：国家自然科学基金（81573911）；河南省中医药科学研究专项课题（2019ZY2003）；河南省科技攻关计划项目（212102311123）；河南省中医临床学科领军人才培育计划（201301006）。

注：本文原载于《辽宁中医杂志》2022年第10期。

52.《伤寒论》治疗口渴的常变法探讨

范淑月 倪钰莹 孙彤彤 吴璐蔚 刘 敏
北京中医药大学，北京 100029

摘要：口渴是临床上常见的症状之一，以口中干燥，且欲饮水为表现，多由体内津液不足或津液输布障碍所致。《伤寒论》是一本辨证论治的专著，纵观全文，张仲景十分重视对口渴的治疗，除了运用清热生津、饮水止渴等常法治渴外，还进一步阐常述变，提出了多种治渴变法，充分体现了“观其脉证，知犯何逆，随证治之”的辨证论治精神实质。根据《伤寒论》中所记载的治渴条文，列举少少与饮之自愈疗法、清热生津之白虎加人参汤和瓜蒌根等常法，以及蠲化水饮之小青龙汤、健脾散津之白术、通阳化气之五苓散、急救回阳之四逆汤、育阴利水之猪苓汤、急下存阴之大承气汤等变法，从“知常达变”的角度，探讨中医常变思维在《伤寒论》治疗口渴中的具体运用及特点。论述常法与变法代表方药的理论依据、辨证要点及用药指征，并附验案一则为佐证，以期拓宽临床治疗口渴的思路与方法。

关键词：口渴；理法方药；知常达变；《伤寒论》；张仲景

资助基金：国家自然科学基金（81774375）；全国中医学术流派传承工作室建设项目；全国基层名老中医药专家传承工作室建设项目。

注：本文原载于《辽宁中医杂志》2022年第10期。

53. 补阳还五汤对 2 型糖尿病肾病血清 MCP-1、IL-6 的影响

李梦涵　刘　洁　于　帅

日照市中医医院内分泌科，山东 日照 276800

摘要: [目的] 探讨达格列净联合补阳还五汤治疗 2 型糖尿病肾病的临床疗效，并观察对血清单核细胞趋化蛋白 1（MCP-1）、白细胞介素 -6（IL-6）水平的影响。[方法] 将 2018 年 10 月—2020 年 9 月医院收治的 130 例 2 型糖尿病肾病患者作为研究对象，采用随机数表法分成对照组和观察组各 65 例。所有患者均接受常规降糖干预，对照组给予达格列净治疗，观察组给予达格列净联合补阳还五汤治疗，连续治疗 12 周后评估疗效和安全性，观察常规实验室指标变化，酶联免疫吸附法检测血清 MCP-1、IL-6 水平。[结果] 观察组总有效率 89.23%（58/65）高于对照组 74.60%（47/63），差异具有统计学意义（$P < 0.05$）。两组治疗 12 周后，FBG、PBG、HbA1c、UAER、β2-MG、SCr、Cys-C、MCP-1、IL-6 水平均较治疗前明显下降，差异亦有统计学意义（$P < 0.05$）。观察组治疗 12 周后，HbA1c、UAER、β2-MG、SCr、Cys-C 和 MCP-1、IL-6 水平低于对照组，差异均有统计学意义（$P < 0.05$）。两组不良反应率比较，差异无统计学意义（$P > 0.05$）。[结论] 达格列净联合补阳还五汤治疗 2 型糖尿病肾病，能明显提高控糖效果、降低 UAER 和下调血清 MCP-1、IL-6 水平，起到保护肾功能和延缓疾病进展的作用。

关键词: 2 型糖尿病肾病; 达格列净; 补阳还五汤; 单核细胞趋化蛋白 1；白细胞介素 -6

注: 本文原载于《辽宁中医杂志》2022 年第 10 期。

54. 加味宣白承气汤联合噻托溴铵治疗哮喘慢阻肺重叠综合征临床研究

张　萍　陈　彬　费树钢

嵊州市中医院内二科，浙江绍兴 312400

摘要: [目的] 探讨加味宣白承气汤联合噻托溴铵治疗哮喘慢阻肺重叠综合征（ACOS）临床疗效。[方法] 选取该院 2020 年 5 月—2021 年 5 月期间收治的 100 例 ACOS 患者为研究对象，将其随机分为对照组 48 例和观察组 52 例，对照组给予噻托溴铵治疗，观察组在上述基础联合加味宣白承气汤治疗，连续治疗 4 周，比较两组患者哮喘症状评分（ACT）、慢性阻塞性肺疾病症状评分（CAT）评分、肺功能、血氧状态。[结果] 治疗前，两组患者 ACT、CAT 评分比较无明显差异（$P > 0.05$），治疗后，两组患者 ACT 评分升高、CAT 评分下降，且观察组优于对照组（$P < 0.05$）;治疗前，两组患者 1 秒用力呼气量（FEV1）、FEV1/ 用力肺活量（FVC）、呼气峰值流速（PEFR）比较无统计学意义（$P > 0.05$），治疗后，两组患者上述肺功能指标均升高，且观察组大于对照组（$P < 0.05$）；治疗前，两组患者氧分压（PaO2）、二氧化碳分压（PaCO2）比较无显著差异（$P > 0.05$），治疗后，两组患者 PaO2 升高、PaCO2 下降，且观察组优于对照组（$P < 0.05$）；两组患者在治疗期间均未发生恶心、呕吐、肝肾功能损害等不良反应。[结论] ACOS 患者应用加味宣白承气汤联合噻托溴铵治疗，临床效果佳，可有效缓解临床症状，促进肺功能及血氧状态的改善，且安全性较高。

关键词: 哮喘慢阻肺重叠综合征; 加味宣白承气汤; 噻托溴铵; 肺功能; 血氧状态

注: 本文原载于《辽宁中医杂志》2022 年第 10 期。

55. 二黄养血汤联合西医治疗轻中度系统性红斑狼疮的疗效及对患者体液免疫和细胞免疫功能的影响

欧阳孔亮[1]　王伟彪[2]

1. 广州中医药大学第一临床医学院，广东广州 510006

2. 广州中医药大学基础医学院，广东广州 510006

摘要: [目的] 观察二黄养血汤联合西医治疗轻中度系统性红斑狼疮的疗效及对患者体液免疫和细胞免疫功能的影响。[方法] 选取医院于 2017 年 2 月—2019 年 9 月收治的疾病活动性指数（SLEDAI）为 5 ~ 14 分的系统性红斑狼疮患者 124 例，按照奇偶数分组分为两组。对照组给予西医治疗，二黄养血汤组加用二黄养血汤治疗。比较两组证候积分、SLEDAI 积分、免疫相关指标、24h 蛋白尿、疗效及不良反应。[结果] 治疗前，两组证候积分、SLEDAI 积分比较，差异无统计学意义（$P > 0.05$）。治疗后，两组面部红斑、发热、关节肿痛、瘀斑瘀点、眩晕耳鸣、腰膝酸软、手足心热等积分及 SLE-DAI 积分较治疗前降低（$P < 0.05$）。与对照组比较，二黄养血汤组治疗后的证候积分、SLEDAI 积分明显更低（P

< 0.05）。治疗前，两组 24 h 蛋白尿、补体、T 细胞免疫球蛋白黏蛋白域蛋白 -1（Tim-1）、调节性 T 细胞比较，差异无统计学意义（$P > 0.05$）。治疗后，两组补体 C3、补体 C4、CD4+CD2+5、CD+40T 明显更高，24h 蛋白尿、Tim-1 较治疗前降低（$P < 0.05$）。与对照组比较，二黄养血汤组治疗后的补体 C3、补体 C4、CD4+CD2+5、CD+40T 明显更高，24h 蛋白尿、Tim-1 明显更低（$P < 0.05$）。二黄养血汤组临床缓解 27 例，显效和有效 30 例，总有效率为 91.94%，高于对照组，差异有统计学意义（$P < 0.05$）。两组在大便偏稀、高血压、血糖升高、感染等不良反应方面比较，差异无统计学意义（$P > 0.05$）。[结论] 二黄养血汤联合西医治疗轻中度系统性红斑狼疮可提高体液免疫和细胞免疫功能，减轻症状，提高疗效。

关键词： 二黄养血汤；系统性红斑狼疮；疗效；体液免疫；细胞免疫功能

资助基金： 广东省科研基金项目（815012240）。

注: 本文原载于《辽宁中医杂志》2022 年第 10 期。

56. 白虎加人参汤联合胰岛素强化治疗糖尿病酮症酸中毒对血气指标及氧化应激的影响

王　杰　张铁征　徐书芬　陈月雯　侯学娟

衡水市中医医院，河北衡水 053000

摘要： [目的] 研究白虎加人参汤联合胰岛素强化治疗糖尿病酮症酸中毒对血气指标及氧化应激的影响。[方法] 将 73 例急诊糖尿病酮症酸中毒（DKA）患者按照随机对照实验原则均分为观察组 38 例（白虎加人参汤联合胰岛素治疗）和对照组 35 例（单纯胰岛素治疗），比较两组治疗效果、血气指标、氧化应激指标以及中医证候积分。[结果] 治疗后，两组临床有效率分别为 92.11 %（35/38）和 74.29 %（26/35），差异存在统计学意义（$P < 0.05$）；两组 pH 值、碳酸氢根（HCO_3^-）、剩余碱的水平均显著高于治疗前（$P < 0.05$），且观察组升高幅度大于对照组（$P < 0.05$）；两组患者血气指标中的超氧化物歧化酶（SOD）、谷胱甘肽过氧化物酶（GSH-Px）、过氧化氢酶（CAT）、总抗氧化能力（TAC）的含量均比治疗前高，MDA 的含量比治疗前低；且观察组患者血气指标中的 SOD、GSH-Px、CAT、TAC 的含量均比对照组高，MDA 的含量显著低于对照组（$P < 0.05$）；两组患者的中医临床证候积分都相较于治疗前有所降低（$P < 0.05$），观察组低于对照组（$P < 0.05$）。[结论] 给予急诊 DKA 患者白虎加人参汤联合胰岛素治疗能够在早期有效控制病情，促进血气指标恢复，能够显著提升临床疗效，改善临床证候，具有推广价值。

关键词： 白虎加人参汤；胰岛素；糖尿病酮症酸中毒；血气指标；氧化应激

资助基金： 河北省中医药管理局科研计划项目（2021364）。

注: 本文原载于《辽宁中医杂志》2022 年第 11 期。

57. 柴芩承气汤结合红外线治疗急性胰腺炎效果观察

杨小丽　徐春霞　付　丽　杨香香　杨　燕

泸州市中医医院，四川泸州 646000

摘要： [目的] 研究柴芩承气汤结合红外线治疗急性胰腺炎效果。[方法] 纳入 98 例急性胰腺炎患者（2018 年 5 月一 2021 年 5 月），以随机数字表法将 98 例患者分成两组，各 49 例，予以对照组患者常规治疗 + 生长抑素、红外线治疗；观察组患者在对照组治疗基础上联合柴芩承气汤治疗，比较各组患者疗效、治疗前后中医证候（上腹胀痛、恶心呕吐、口苦、大便不通等）积分变化、并发症情况、患者症状及血淀粉酶、血脂肪酶、影像学检查等恢复时间、治疗前后患者血淀粉酶、血脂肪酶水平变化。[结果] 与观察组（95.92%，47/49）比较，对照组有效率（81.63 %，40/49）更低，$P < 0.05$；与观察组（2.04%，1/49）比较，对照组并发症率（14.29%，7/49）更高，$P < 0.05$；治疗前，两组患者中医证候（上腹胀痛、恶心呕吐、口苦、大便不通等）积分、血淀粉酶、血脂肪酶水平等指标比较，$P > 0.05$，治疗后各组患者中医证候（上腹胀痛、恶心呕吐、口苦、大便不通等）积分、CRP 及 WBC、血淀粉酶、血脂肪酶水平等指标均改善，观察组患者治疗后中医证候（上腹胀痛、恶心呕吐、口苦、大便不通等）积分、血脂肪酶、血淀粉酶水平等指标优于对照组，$P < 0.05$；较对照组，观察组患者症状及血淀粉酶、血脂肪酶、影像学检查等恢复时间均更短，P

< 0.05。[结论]柴芩承气汤结合红外线治疗急性胰腺炎效果显著，患者症状改善，并发症率低，安全可靠，恢复快，值得推广应用。

关键词：急性胰腺炎；柴芩承气汤；红外线；疗效；中医证候；并发症

资助基金：四川省中医药科研项目（2020JC0071）。

注：本文原载于《辽宁中医杂志》2022年第11期。

58. 桃红四物汤对结肠癌术后患者疼痛及免疫功能影响研究

焦艺博[1]　**朱丽瑶**[2]　**刘征辉**[3]

1. 天津医科大学总医院，天津 300052
2. 天津市和平区劝业场街社区卫生服务中心，天津 300020
3. 天津市农业科学院农业质量标准与检测技术研究所，天津 300381

摘要：[目的]探讨桃红四物汤对结肠癌术后患者疼痛及免疫功能的影响。[方法]将2019年10月—2020年12月收治的62例经手术治疗的结肠癌患者随机分为对照组和观察组，每组31例。术后均给予抗感染、营养支持、维持水电解质、酸碱平衡等一般对症处理，对照组予FOLFOX4方案化疗，观察组从术后开始在上述化疗基础上配合桃红四物汤治疗。检测疼痛因子[β-内啡肽（0-EP）、P物质（SP）、前列腺素E2（PGE2）]、外周血T淋巴细胞亚群检测指标（$CD3^+$、$CD4^+$、$CD8^+$、$CD4^+/CD8^+$）比值，应用胃肠生活质量量表（GIQLI）评估生活质量，比较临床疗效。[结果]与治疗前进行对比，治疗后两组血清β-EP、SP、PGE2水平显著降低（$P < 0.01$），$CD3^+$、$CD4^+$、$CD4^+/CD8^+$水平明显升高（$P < 0.05$），$CD8^+$水平明显降低（$P < 0.05$），精神状态、自觉症状、生理功能状态、社会与日常生活评分明显升高（$P < 0.05$）；与对照组比较，观察组血清β-EP、SP、PGE2水平均显著较低（$P < 0.01$），$CD3^+$、$CD4^+$、$CD4^+/CD8^+$水平明显较高（$P < 0.05$），$CD8^+$水平明显较低（$P < 0.05$），精神状态、自觉症状、生理功能状态、社会与日常生活评分明显较高（$P < 0.05$），总有效率较高（$P < 0.05$）。[结论]桃红四物汤可改善结肠癌术后患者疼痛及免疫功能。

关键词：结肠癌；术后；桃红四物汤；疼痛；免疫功能

资助基金：天津市科技计划项目（05SYSGX25000）。

注：本文原载于《辽宁中医杂志》2022年第11期。

59. 柴胡疏肝散合真武汤联合熊去氧胆酸治疗自身免疫性肝病的效果分析

王　芳　汪丙柱　吴福婷　王双养

舟山市中医院消化科，浙江舟山 316000

摘要：[目的]分析柴胡疏肝散合真武汤联合熊去氧胆酸治疗自身免疫性肝病的临床疗效。[方法]选择2019年1月—2021年1月该院收治的64例自身免疫性肝病患者。应用随机数字表法将其分为联合组和对照组，每组各32例。其中对照组给予熊去氧胆酸治疗，联合组则在此基础上给予柴胡疏肝散合真武汤联合治疗，均持续治疗1个疗程。对比两组治疗后临床疗效差异。比较分析治疗前后两组中医症状学积分及肝功能[谷氨酰转肽酶（GTP）、γ-谷氨酰转移酶（GGT）、直接胆红素（DBil）]、免疫指标[免疫球蛋白G（IgG）、补体C3]、肝纤维化[Ⅲ前胶原（PⅢP）、Ⅳ型胶原（Ⅳ-C）]变化情况。[结果]联合组与对照组相比较，其临床疗效更好，治疗有效率更高且差异有统计学意义（$P < 0.05$）。两组患者治疗后与治疗前相比较，其各中医症状学积分、IgG、GTP、GGT、DBil、PⅢP、Ⅳ-C水平均降低，差异有统计学意义（$P < 0.05$）；而补体C3水平则升高，差异有统计学意义（$P < 0.05$）；且联合组与同时间对照组相比，中医症状学积分、IgG、GTP、GGT、DBil、PⅢP、Ⅳ-C水平更低，补体C3水平更高，差异均有统计学意义（$P < 0.05$）。[结论]柴胡疏肝散合真武汤联合熊去氧胆酸治疗自身免疫性肝病疗效良好，可有效调节患者免疫系统，改善其肝功能缓解肝纤维化，对预后恢复有积极意义。

关键词：柴胡疏肝散；真武汤；熊去氧胆酸；自身免疫性肝病

注：本文原载于《辽宁中医杂志》2022年第11期。

60. 黄芪六味生脉汤加减结合耳穴贴压治疗复发性尿路感染临床观察

程秀清[1]　魏昭晖[2]　李英杰[1]　赵　钰[1]　孙小君[1]

1. 青海省中医院，青海西宁 810000

2. 甘肃中医药大学，甘肃兰州 710000

摘要：[目的]研究黄芪六味生脉汤加减结合耳穴贴压治疗复发性尿路感染临床疗效及安全性。[方法]研究合计纳入复发性尿路感染患者93例，均由该院2019年2月—2020年1月收治，以随机数字表法将93例患者分为两组，予以对照组患者（47例）常规治疗，予以观察组患者（46例）常规治疗+黄芪六味生脉汤加减及耳穴贴压治疗，比较两组患者临床治疗效果、治疗前后中医证候（小便频急不畅、尿黄浑浊、滴沥涩痛、腰痛、乏力等）积分变化以及白细胞介素-6（IL-6）及C反应蛋白（CRP）、降钙素原（PCT）、白细胞计数（WBC）水平变化、患者症状缓解时间及生活质量评分（SF-36）、患者治疗不良反应，随访12个月，观察患者复发率情况。[结果]较观察组（95.65%，44/46），对照组有效率（82.98%，39/47）低，$P < 0.05$；治疗前，两组患者中医证候（小便频急不畅、尿黄浑浊、滴沥涩痛、腰痛、乏力等）积分、IL-6、CRP、PCT、WBC水平比较，$P > 0.05$，治疗后各组患者中医证候（小便频急不畅、尿黄浑浊、滴沥涩痛、腰痛、乏力等）积分、IL-6、CRP1、PCT1、WBC等水平均改善，观察组患者治疗后中医证候（小便频急不畅、尿黄浑浊、滴沥涩痛、腰痛、乏力等）积分、IL-6、CRP、PCT、WBC等水平均优于对照组，$P < 0.05$；观察组患者症状缓解时间短于对照组患者，SF-36评分高于对照组，$P < 0.01$；两组均无不良反应，$P > 0.05$；观察组患者1年复发率（0.00%）低于对照组（8.51%，4/47），$P < 0.05$。[结论]黄芪六味生脉汤加减结合耳穴贴压治疗复发性尿路感染临床疗效显著，患者症状改善快，恢复好，复发率低，值得推广应用。

关键词：复发性尿路感染；黄芪六味生脉汤加减；耳穴贴压；疗效；复发率；不良反应

注：本文原载于《辽宁中医杂志》2022年第11期。

使君子

【别名】留求子（《南方草木状》），史君子（侯宁极《药诺》），五棱子（《药材资料汇编》），索子果（《南宁市药物志》），冬均子、病柑子（《中药材手册》）。

【植物形态】

使君子，藤状灌木，嫩枝幼叶具黄色柔毛。叶对生，长圆形或长圆状披针形，长4.5～15cm，宽2～6cm，先端渐尖，基部圆形或略呈心脏形，全缘，老叶下面，尤以叶脉及边缘处存留柔毛；叶柄长5～15mm，下部有关节。叶落后关节以下部分成为棘状物；穗状花序生于枝条的顶端，下垂，略有芳香；每花下具有苞片1枚，披针形或线形，脱落性；萼筒细管状，伸出于子房上，长约6cm，先端5裂齿，短三角形，有柔毛及腺毛;花瓣5瓣，长圆形或倒卵形，长约1cm，先端圆，基部宽楔形，与萼齿互生，蕾呈紫红色，而被覆盖的1/2部分呈白色，开放后渐转紫红色；雄蕊10，排成上下两轮，花丝着于萼筒，上轮5枚外露;雌蕊1，子房下位，圆柱状纺锤形，有5纵枝，具柔毛及腺毛，花柱细长，外露，下部与萼筒合生，柱头短。果实橄榄状，长2.5～4cm，黑褐色或棕色，有5棱。花期5—9月。果期6—10月。

生于平原灌木丛或路旁。分布于福建、台湾、广西、江西、湖南、四川、贵州、云南、广东、海南等地。

本植物的根（使君子根）、叶（使君子叶）亦供药用。

【功能主治】

杀虫，消积，健脾。治蛔虫腹痛，小儿疳积，乳食停滞，腹胀，泻痢。

①《开宝本草》："主小儿五疳，小便白浊，杀虫，疗泻痢。"

②《本草纲目》："健脾胃，除虚热。治小儿百病疮癣。"

胡子铃教授等学验选编

1. 补阳还五汤干预脑缺血大鼠视束损伤的作用及关键药理途径的生物信息学分析

胡子铃[1] 王雨萱[2] 郭昕琦[2] 任文硕[2]
吾丽盼·哈力比亚提[2] 欧怡文[2] 陆 允[2]
李明聪[2] 赵 晖[3]
1. 首都医科大学基础医学院 北京 100069
2. 首都医科大学中医药学院 北京 100069
3. 中医络病研究北京重点实验室 北京 100069

摘要: [目的]观察补阳还五汤干预脑缺血大鼠视束损伤的作用，并探讨补阳还五汤干预脑缺血视束损伤的有效成分、核心靶点及调控机制。[方法]采用线栓法制备右侧大脑中动脉栓塞致脑缺血的大鼠模型。将24只SD雄性大鼠随机分为假手术组、模型组和补阳还五汤组（16.1 g/kg），每组各8只，连续灌胃30 d。采用横向弛豫时间定量成像（T2 mapping）检测视束损伤，弥散张量成像（DTI）结合弥散张量纤维束成像（DTT）分析视束微结构的改变。采用TCMSP、PubMed和中国知网数据库获取补阳还五汤有效成分及对应靶点，基于GeneCards、OMIM、DisGeNET、DrugBank数据库筛选缺血性视束神经损伤相关靶点，导入Cytoscape软件绘制活性成分-治疗靶点网络，运用STRING数据库构建蛋白互作网络（PPI），并进行蛋白簇聚类分析，基于Metascape数据库对核心蛋白簇进行KEGG通路分析。[结果]T2 mapping显示，与假手术组相比，模型组大鼠视束区域rT2值升高（$P<0.01$）;与模型组相比，补阳还五汤组大鼠视束区域rT2值降低（$P<0.01$）。DTI结果显示，与假手术组比较，模型组大鼠及补阳还五汤组大鼠视束区域rFA值降低（$P<0.01$），rAD、rRD值增高（$P<0.01$）；与模型组比较，补阳还五汤组大鼠视束区域rFA值升高（$P<0.01$），rAD、rRD值降低（$P<0.01$）。DTT结果显示，与假手术组比较，模型组与补阳还五汤组大鼠视束区域神经纤维的相对平均纤维束长度和密度均降低（$P<0.05$，$P<0.01$）；与模型组相比较，补阳还五汤组大鼠视束区域神经纤维相对平均纤维束长度和密度均增加（$P<0.05$，$P<0.01$）。从补阳还五汤中筛选到与缺血性视束损伤相关的56个活性成分和400个潜在有效靶点，主要活性成分为黄芪甲苷Ⅳ、芍药苷和阿魏酸等，PPI核心基因为AKT1、TNF、TP53、CASP3、JUN等，PPI核心蛋白簇通过KEGG通路功能富集得到9条相关信号通路，在神经元、星型胶质细胞、小胶质细胞、少突胶质细胞中调控多种生物过程和分子功能，主要涉及磷脂酰肌醇3激酶（PI3K）-蛋白激酶B（Akt）信号通路、Toll样受体信号通路等，涉及细胞凋亡、能量代谢及炎性因子激活等重要生理生物过程。[结论]补阳还五汤可减轻脑缺血大鼠视束神经损伤，促进视束超微结构损伤后的重塑，其干预缺血性视束损伤的作用可能是通过调控PI3K-Akt、丝裂原活化蛋白激酶、肿瘤坏死因子等多条信号通路影响神经元及胶质细胞功能来实现的。

关键词: 补阳还五汤; 脑缺血; 视束; 网络药理学; 大鼠

资助基金: 北京市自然科学基金（No.7212161）；首都医科大学第二课堂项目（No.D2KT2021159）。

注: 本文原载于《北京中医药大学学报》2022年第7期。

2. 地黄益智方治疗卒中后认知障碍非痴呆肾精亏虚证的临床研究

孙羿帼 顾 超 马静毅 王春旭 余阳洋 高 晨
上海中医药大学附属龙华医院 上海 200032

摘要: [目的]观察地黄益智方对卒中后认知障碍非痴呆（PSCIND）肾精亏虚证患者的临床疗效。[方法]选取2019年7月—2021年1月就诊于上海中医药大学附属龙华医院记忆障碍专病门诊、神经内科普通门诊以及住院的PSCIND肾精亏虚证患者，共116例，按照随机数字表法分为试验组和对照组，各58例。其中试验组服用地黄益智方，对照组服用吡拉西坦片，共治疗6个月。观察2组患者治疗前、治疗3个月后、治疗6个月后简易精神状态检查量表

（MMSE）评分、蒙特利尔认知评估量表（MoCA）评分、照顾者负担量表（ZBI）评分和日常生活能力评定量表（ADL）评分以及中医证候积分量表评分的变化情况。[结果]治疗期间试验组脱落5例、对照组脱落4例，最终试验组53例、对照组54例完成本研究。与治疗前比较，治疗6个月后2组患者均有MMSE、MoCA评分的升高（$P<0.05$），评分升高与时间有关（$P<0.01$）。治疗3个月后试验组患者ZBI评分即有降低（$P<0.01$），治疗6个月后仍仅有试验组患者的ZBI评分下降（$P<0.01$），ZBI评分的下降与时间及分组和时间交互作用有关（$P<0.01$）。在MoCA亚项统计中，治疗6个月后，命名（$P<0.05$）、注意力与计算力（$P<0.01$）、语言和抽象（$P<0.01$）方面评分的升高与时间有关，延迟回忆评分的升高与分组和时间的交互作用相关（$P<0.01$）。与治疗前比较，治疗6个月后试验组患者ADL评分下降（$P<0.01$），ADL评分的下降与时间（$P<0.01$）及分组和时间交互作用（$P<0.05$）相关。与治疗前比较，治疗3个月后试验组患者的中医证候积分即有降低（$P<0.01$），治疗6个月后2组患者的中医证候积分均有降低（$P<0.01$），中医证候积分的下降与时间及分组和时间交互作用相关（$P<0.01$）。2组患者治疗前后各项安全性指标均正常。[结论]“补肾填精”理论指导下的地黄益智方可以改善PSCIND患者认知功能，提高患者生活质量，减轻照料者负担，较对照组有一定的优势。

关键词：补肾填精；地黄益智方；卒中后认知障碍非痴呆；卒中后认知障碍；广义估计方程

资助基金：上海市科委医学引导项目（No.16401931400）；上海市人才发展资金资助项目（No.2021065）；上海市医苑新星青年医学人才培养资助计划项目；上海中医药大学附属龙华医院爱建基金（No.AJ063）。

注：本文原载于《北京中医药大学学报》2022年第7期。

3. 补阳还五汤及其拆方对缺血性中风气虚血瘀证大鼠脑血流及脂质代谢的影响

杨璐平　孙红梅　盖　聪　程翠翠　王　旭　马浩洁　张宇昕　张锦坤

北京中医药大学中医学院 北京 102488

摘要：[目的]建立缺血性中风气虚血瘀证病证结合大鼠模型，观察补阳还五汤及拆方对缺血性中风气虚血瘀证大鼠脑血流及脂质代谢的影响以探讨中药复方的作用机制。[方法]多因素复合模拟法制备气虚血瘀证模型后再采用线栓法制备缺血性中风大鼠模型。按随机数字表法将雄性SD大鼠分为正常组、模型组、补气拆方组（10.8 g/kg）、活血拆方组（2.2 g/kg）、补阳还五汤组（13.1 g/kg）、辛伐他汀组（10.0 mg/kg），各给药组灌胃相应的药物，正常组和模型组灌胃等量的蒸馏水，连续灌胃7 d后取材并检测指标。气虚证、血瘀证及神经功能评分法评价病证结合模型是否成功；激光散斑血流成像系统观察局部脑血流量（rGBF）；全自动生化分析仪检测血胆固醇（CHO）、甘油三酯（TG）低密度脂蛋白胆固醇（LDL-C）、高密度脂蛋白胆固醇（HDL-C）的水平；蛋白质印迹法检测脑组织中腺苷酸活化蛋白激酶（AMPK）及其磷酸化腺苷酸活化蛋白激酶（p-AMPK）的表达。[结果]与正常组相比，模型组rGBF值、HDL-C水平降低（$P<0.05$），CHO、TG、LDL-C水平升高（$P<0.01$），AMPK、p-AMPK蛋白表达量降低（$P<0.01$）。给药7d后，与模型组相比，补阳还五汤组及补气拆方组气虚证、血瘀证及神经功能评分均降低（$P<0.05$，$P<0.01$）；各给药组rGBF值、AMPK及p-AMPK蛋白表达量均升高（$P<0.01$），血清TG水平均降低（$P<0.01$）；补阳还五汤组及辛伐他汀组HDL-C水平升高（$P<0.05$），CHO、LDL-C水平降低（$P<0.05$，$P<0.01$）；辛伐他汀组、补阳还五汤组及补气拆方组p-AMPK/AMPK比值升高（$P<0.05$）。[结论]补阳还五汤能通过改善脂质代谢状态，调整脑血流，从而发挥防治缺血性中风气虚血瘀证的作用，方中的补气药和活血药具有协同作用。

关键词：补阳还五汤；拆方；缺血性中风；气虚血瘀证；脑血流量；脂质代谢；大鼠

资助基金：国家自然科学基金（No.81774110）；北京中医药大学新奥奖励基金项目（No.2019-XAJLJJ-YJ-005）；北京中医药大学校级自主课题项目（No.2020-JYB-XSCXCY-082）。

注：本文原载于《北京中医药大学学报》2022年第10期。

4. 补中益气汤对自身免疫性甲状腺炎模型大鼠甲状腺抗体及Th相关细胞因子的影响

楼鹏飞[1]　乔佳君[1]　王悦竹[1]　夏仲元[2]

1. 中日友好医院 北京 100029

2. 北京中医药大学 北京 100029

摘要: [目的]观察补中益气汤对实验性自身免疫性甲状腺炎（EAT）模型大鼠甲状腺抗体、Th相关细胞因子和甲状腺组织病理形态的影响。[方法]运用猪甲状腺球蛋白和弗氏佐剂混合免疫注射法，联合高碘喂养法复制EAT大鼠模型，将36只SD大鼠随机分为模型组、硒酵母组、补中益气汤组、空白组，每组9只。硒酵母组灌胃西药硒酵母（20.67μg/kg），补中益气汤组灌胃补中益气颗粒（0.93g/kg），空白组和模型组灌胃等体积的动物饮用水。灌胃干预56 d后，采用酶联免疫吸附（ELISA）法测定大鼠外周血游离三碘甲状腺原氨酸（FT3）、游离甲状腺素（FT4）、三碘甲状腺原氨酸（T3）、甲状腺素（T4）、血清促甲状腺素（TSH）、甲状腺过氧化物酶抗体（TPOAb）、甲状腺球蛋白抗体（TGAb）、白细胞介素-4（IL-4）、白细胞介素-38（IL-38）、γ干扰素（IFN-γ）水平，HE染色法光镜下观察大鼠甲状腺组织病理改变。[结果]与空白组比较，模型组大鼠FT3、FT4、T3、T4、TSH、TPOAb、TGAb、IFN-γ、IFN-γ/IL-4水平升高（$P<0.05$），IL-4、IL-38水平下降（$P<0.05$），甲状腺组织中大量淋巴细胞浸润；与模型组比较，补中益气汤组和硒酵母组FT3、FT4、T3、T4、TGAb、TP OAb、IFN-γ、IFN-γ/IL-4水平下降（$P<0.05$），IL-4、IL-38水平升高（$P<0.05$）；补中益气汤组与硒酵母组比较TGAb、TPOAb水平下降（$P<0.05$）。各给药组大鼠甲状腺组织淋巴细胞的浸润程度较模型组明显减轻，淋巴细胞浸润改善程度补中益气汤组优于硒酵母组。[结论]补中益气汤通过调节甲状腺自身免疫功能，改善EAT大鼠甲状腺功能，降低TGAb、TPOAb水平，减轻甲状腺组织淋巴细胞的浸润；硒酵母和补中益气汤均能通过调节Th1/Th2平衡与IL-38水平来改善EAT，补中益气汤效果略优于硒酵母。

关键词: 补中益气汤；实验性自身免疫性甲状腺炎；甲状腺抗体；Th细胞因子；病理形态；大鼠

资助基金: 国家自然科学基金（No.81973855）。

注: 本文原载于《北京中医药大学学报》2022年第10期。

5. 补阳还五汤联合循经取穴冲击波治疗糖尿病周围神经病变的临床疗效观察

王　成　陈　丹　江　桥　李东海

宣城市人民医院，安徽宣城 242000

摘要: [目的]探讨补阳还五汤联合循经取穴冲击波对糖尿病周围神经病变的临床疗效。[方法]75例患者根据随机数字表法分为观察组（37例）和对照组（38例），两组患者均予以基础治疗。对照组选用循经取穴冲击波疗法，观察组加用补阳还五汤。两组患者的治疗周期均为3周。试验结束后，分别对比分析两组患者的TCSS临床评分（感觉监测、神经反射、神经症状及总评分）、正中神经、腓总神经、胫神经的运动神经传导速度和感觉神经传导速度，并比较分析两组临床疗效。[结果]治疗后，观察组的TCSS量表感觉检查评分、神经反射评分、神经症状评分、总评分均较对照组改善明显（$P<0.05$）；观察组的正中神经、腓总神经、胫神经运动神经传导速度、腓总神经和胫神经的感觉神经传导速度均较对照组明显提高，$P<0.05$。观察组总有效率为83.78%（31/37），对照组总有效率为63.16%（24/38），两组比较，差异具有统计学意义，$P<0.05$。[结论]补阳还五汤联合循经取穴冲击波可有效改善糖尿病周围神经病变患者的临床症状，具有重要的临床推广价值。

关键词: 糖尿病周围神经；病变补阳还五汤；循经取穴冲击波

资助基金: 国家自然科学基金（81973828）；安徽省中医药传承创新科研项目（2020zcyb02）。

注: 本文原载于《中华中医药学刊》2022年第7期。

6. 养心饮汤增减对老年急性冠脉综合征经皮冠状动脉介入术后外周血CD40、NF-κB表达的影响

张艳红　崔　萌　江　宁

济南市中医医院，山东济南 250012

摘要：［目的］探究分析养心饮汤增减对老年急性冠脉综合征经皮冠状动脉介入（PCI）术后患者外周血 CD40、NF-κB 表达的影响。［方法］选择 2019 年 1 月—2021 年 1 月于医院心内科就诊的 60 例确诊急性冠脉综合征拟行经皮冠状动脉介入术的老年女性患者作为本次研究对象，按照随机数字表法随机分为试验组 30 例和对照组 30 例，全部患者行标准化 PCI 手术，对照组患者 PCI 术后给予常规氯吡格雷、阿司匹林肠溶片口服治疗，试验组患者在对照组基础上术后给予养心饮汤，持续治疗 2 周。对比两组患者术后采取药物治疗前后血清 CD40、NF-κB 水平，依据患者经过治疗后的临床表现及心电图等辅助检查情况进行疗效评价，对比两组患者术后并发症及不良事件发生情况。［结果］治疗前，两组患者血清 CD40、NF-κB 等细胞因子水平差异不具有统计学意义（$P > 0.05$）；治疗后，两组患者血清 CD40、NF-κB 等细胞因子水平均低于（补内容）

关键词：养心饮汤；急性冠脉综合征；PCI；细胞因子

资助基金：国家科技基础性工作专项（2019FY7961031）；山东省中医药科技发展计划（2019-0555）；济南市卫生健康委员会第二批科技计划（2020-4-60）；济南市卫生健康委员会科技计划（2021）。

注：本文原载于《中华中医药学刊》2022 年第 7 期。

7. 安胃汤对慢性萎缩性胃炎大鼠 ULK1 相关自噬蛋白表达的影响

周瑞东[1]　徐　杉[1]　龚　纯[1]　黎　锵[1]　张　帆[1]
蒙　毅[1]　唐友明[2]　朱永苹[2]

1. 广西中医药大学，广西南宁 530200
2. 广西中医药大学附属瑞康医院，广西南宁 530011

摘要：［目的］探讨 ULK1 相关自噬蛋白在安胃汤治疗慢性萎缩性胃炎大鼠的机制。［方法］将 72 只 SD 大鼠随机分为 6 组，即正常对照组、模型对照组、实验观察安胃汤高剂量组（AH 组）、实验观察安胃汤中剂量组（AM 组）、实验观察安胃汤低剂量组（AL 组）、阴性对照组。用氨水和脱氧胆酸钠溶液自由饮用，饥饱失常喂养，以建立慢性萎缩性胃炎模型。再给予不同浓度的安胃汤灌胃治疗 4 周后。观察大鼠胃组织病理变化和自噬相关基因与蛋白的表达变化。［结果］从病理结果来看，与阴性对照组比较，安胃汤各观察组胃部腺体萎缩情况有不同程度减少，固有层内可见淋巴细胞、浆细胞、酸性细胞浸润减少；在透射电镜的检测结果中，正常对照组、模型对照组和阴性对照组未发现明显自噬或极少，而各安胃汤观察组中均发现了有不同数量的自噬溶酶体的存在。安胃汤各观察组中 ULK1、Atg13、beclin-1、LC3 mRNA 的表达均有明显上调（$P < 0.05$）；安胃汤各观察组中 ULK1、Atg13、beclin-1、LC3 蛋白的表达亦有上调（$P < 0.05$）；［结论］安胃汤在改善慢性萎缩性胃炎的同时能够上调组织中 ULK1、Atg13、beclin-1 和 LC3 蛋白的相对表达，可认为安胃汤的治疗机制与自噬相关。

关键词：慢性萎缩性胃炎；安胃汤；自噬

资助基金：国家自然科学基金（81860843）；广西自然科学基金项目（2017GXNSFAA198111）；广西自然科学基金项目（2018GXNSFAA281063）；广西中医大学研究生创新计划（YCSZ2020029）。

注：本文原载于《中华中医药学刊》2022 年第 7 期。

8. 健脾固肾方对脾肾亏虚型早期糖尿病肾病胰岛功能及肾功能的影响

吴　平　邱晓堂　李赫男　吴英日

广州中医药大学附属海南中医院，海南海口 570203

摘要：［目的］健脾固肾方对脾肾亏虚型早期糖尿病肾病患者胰岛功能及肾功能的影响。［方法］随机将医院诊治的 120 例脾肾亏虚型早期糖尿病肾病患者分为对照组和观察组，两组各 60 例，对照组进行常规降糖、降压治疗，观察组在对照组的基础上给予健脾固肾方治疗，两组均治疗 2 个月。观察两组患者治疗前后临床疗效、中医证候积分、胰岛功能及肾功能改善情况。［结果］两组患者治疗 4 周后，观察组总有效率为 91.67%（55/60），显著高于对照组的 78.33%（47/60）；治疗后，中医证候积分显著降低（$P < 0.05$）；且观察组改善显著优于对照组（$P < 0.05$）；胰岛素分泌指数（HOMA-β）水平显著低于同组治疗前（$P < 0.05$），胰岛素抵抗指数（HOMA-IR）及空腹胰岛素（FINS）水平显著高于同组治疗前（$P < 0.05$），观察组 HOMA-β 水平及 HOMA-IR、FINS 水平改善程度，均显著优于对照组（$P < 0.05$）；两

组治疗后血肌肝（Scr）、血尿素氮（BUN）、尿白蛋白/肌酐比值（UACR）水平显著低于同组治疗前（$P < 0.05$），肾小球滤过率（eGFR）水平显著高于同组治疗前（$P < 0.05$）；治疗后，观察组BUN、Scr、UAER水平显著低于对照组，肾小球滤过率水平显著高于对照组。[结论]健脾固肾方可显著提高脾肾亏虚型早期糖尿病肾病患者治疗效果，减少临床症状，并显著改善患者胰岛功能及肾功能。

关键词： 健脾固肾方；脾肾亏虚；糖尿病肾病；胰岛功能；肾功能

资助基金： 国家中医药管理局中医药行业科研专项项目（20205673）。

注：本文原载于《中华中医药学刊》2022年第7期。

9. 针灸联合加味香砂六君子汤对脾胃虚弱型慢性萎缩性胃炎中医证候、组织学及疗效的影响

吴　灿　邓行行　罗燕文　黎钟山　陈朝露

琼海市中医院，海南琼海 571400

摘要：[目的]探讨针灸联合加味香砂六君子汤对脾胃虚弱型慢性萎缩性胃炎患者中医证候、组织学及疗效的影响。[方法]选取诊治的脾胃虚弱型慢性萎缩性胃炎患者120例，随机分为对照组与观察组，每组60例，两组均给予西药为基础治疗，对照组给予加味香砂六君汤治疗，观察组给予针灸联合加味香砂六君子汤治疗，观察治疗前后中医证候积分变化及胃镜下组织学变化，对治疗疗效进行评定。[结果]两组患者治疗前胃部喜按喜暖、胃脘胀满或隐痛、大便稀溏、乏力、气短懒言、纳呆少食等症候积分比较差异无统计学意义（$P > 0.05$），治疗后积分较治疗前均下降（$P < 0.05$），且观察组下降幅度大于对照组（$P < 0.05$）；两组患者治疗前胃镜下腺体萎缩、肠上皮化生、慢性炎症、异型增生、病变活动度严重程度评分比较差异无统计学意义（$P > 0.05$），治疗后上述组织学指标评分较治疗前均下降（$P < 0.05$），且观察组下降幅度大于对照组（$P < 0.05$）；观察组治疗总有效率为96.67%（58/100），高于对照组83.33%（50/60），比较差异有统计学意义（$P < 0.05$）。[结论]对脾胃虚弱型慢性萎缩性胃炎患者采取针灸联合加味香砂六君汤治疗能有助于进一步改善临床症状，促进腺体萎缩、异型增生等异常胃黏膜组织学的改善，提高治疗疗效。

关键词： 针灸；加味香砂六君子汤；脾胃虚弱证；慢性萎缩性胃炎；中医证候；组织学；疗效

资助基金： 国家中医药管理局中医药行业科研专项项目（2019083397）；琼海市科技计划（2020-20）。

注： 本文原载于《中华中医药学刊》2022年第7期。

10. 经方“大柴胡汤”对梗阻性胆汁淤积性肝损伤细胞焦亡调节作用的研究进展

孟宪萌[1]　许　斌[1]　陈　维[2]

1. 辽宁中医药大学，辽宁沈阳 110847

2. 辽宁中医药大学附属医院，辽宁沈阳 110032

摘要： 梗阻性胆汁淤积性肝损伤可由高浓度的胆汁酸诱导细胞焦亡，当胆汁淤积时，胆汁酸在肝细胞内积聚引起线粒体损伤和内质网应激，肝细胞及胆管上皮细胞Toll样受体4（TLR4）适应性表达增加，激活磷脂酰肌醇-3-激酶/丝氨酸/苏氨酸激酶（P13K/Akt）信号通路，进一步激活下游靶蛋白核转录因子（NF-κB），引起炎症反应、免疫应答和细胞焦亡。NF-κB核易位，启动致炎细胞因子肿瘤坏死因子α（TNF-α）、白细胞介素1β（IL-1β）、白细胞介素6（IL-6），引起肝胆细胞炎性反应，引起肝损伤，同时激活核苷酸结合寡聚化结构域样受体3（NLRP3）炎症小体，活化半胱氨酸天冬氨酸酶1（Caspase-1）引起细胞焦亡。结合梗阻性胆汁淤积性肝损伤的临证特点，分析其病理因素为“痰”和“瘀”，以湿热蕴结、熏蒸肝胆、少阳阳明同病。根据痰瘀为致病特点，通过临证实践总结经方大柴胡汤应用，其方证机制与梗阻性胆汁淤积性肝损伤病机相切合，就经方“大柴胡汤”对梗阻性胆汁淤积性肝损伤细胞焦亡的调节作用进行综述。

关键词： 梗阻性胆汁淤积性肝损伤；细胞焦亡；中药；经方；大柴胡汤

资助基金：辽宁省重点研发计划（2020030357-JH13/1032019JH2/10300040）；辽宁省中医药产业技术创新研究院建设项目。

注：本文原载于《中华中医药学刊》2022年第7期。

11. 养心汤加减治疗老年气血两虚型室性早搏伴心悸疗效及对心功能的影响

黄莉芳　刘超权

海南西部中心医院，海南 儋州 571700

摘要：［目的］探讨养心汤加减对老年气血两虚型室性早搏伴心悸患者的疗效及心功能的影响。［方法］纳入 2019 年 1 月—2021 年 3 月中西医诊断为老年气血两虚型室性早搏伴心悸患者 120 例，依据 1 ∶ 1 随机原则分两个组别，对照组 60 例选用胺碘酮；在此基础上，干预组 60 例选用养心汤加减，持续服药 8 周为 1 个疗程。比较两组的临床疗效，治疗前后测定左室收缩末内径（left ventricular end systolic diameter，LVESD）、左室舒张末内径（left ventricular end diastolic diameter，LVEDD）、左室射血分数（left ventricular ejection fraction，LVEF）及 6 min 步行试验（6-minute walk test，6MWT）、中医证候积分，记录不良反应状况。［结果］对照组有效率 85.00%（51/60）低于干预组 96.67%（58/60），差异有统计学意义（$P < 0.05$）。与治疗前比，两组干预后 LVESD、LVEDD 降低，LVEF、6WMT 升高，且干预组干预后 LVEF、6WMT 高于对照组，差异有统计学意义（$P < 0.05$）。与治疗前比，两组干预后心悸易惊、神思恍惚、失眠健忘、舌脉像积分降低，且干预组干预后心悸易惊、神思恍惚、失眠健忘、舌脉像积分低于对照组，差异有统计学意义（$P < 0.05$）。两组恶心呕吐、腹泻、面色潮红、肝转氨酶升高及一过性发热比较，差异无统计学意义（$P > 0.05$）。［结论］养心汤加减对老年气血两虚型室性早搏伴心悸患者的疗效确切，有助于改善心功能和中医证候，安全性高。

关键词：养心汤；室性早搏心悸；气血两虚型；老年；心功能

资助基金：海南省自然科学基金（814342）；海南省医药卫生科研项目（15A200081）。

注：本文原载于《中华中医药学刊》2022 年第 7 期。

12. 加味温胆汤对湿热证大鼠水通道蛋白表达的影响

左铮云[1]　张博琳[1]　崔言坤[1]　黄艳美[1]　姚凤云[2]

1. 江西中医药大学方证研究中心，江西南昌 330004

2. 江西中医药大学中医学院，江西南昌 330004

摘要：［目的］通过建立湿热证外因模型及内外因模型，观察水通道蛋白（aquaporins，AQPs）的表达水平，探讨湿热证本质，从调控“水液代谢”角度明确加味温胆汤对湿热证的防治作用，进一步阐明加味温胆汤防治湿热证的分子机制。［方法］将雄性 SPF 级 SD 大鼠随机分为 7 组，即正常组、外因模型组、外因香连丸组、外因加味温胆汤组、内外因模型组、内外因香连丸组、内外因加味温胆汤组，每组 10 只。采用人工气候箱 + 高脂高糖饮食双重作用与人工气候箱单独作用的对比造模法复制湿热证模型，造模 10d 后开始灌胃给药，分别给药 4 周，正常组及模型组均给予同体积的水。经末次给药后，麻醉取材，采集腹主动脉血、胃、肺、肾和肝组织。微板法检测血清甘油三酯（triglyceride，TG）、总胆固醇（total cho-lesterol，TC）、高密度脂蛋白胆固醇（high density lipoprotein cholesterol，HDL-C）、低密度脂蛋白胆固醇（low density lipo-protein cholesterol，LDL-C）；酶联免疫吸附测定试验（ELISA）法检测大鼠不同组织中的 AQPs。［结果］与正常组比，外因模型组及内外因模型组血清 HDL-C 含量显著降低，LDL-C 含量显著升高；与外因模型组相比，外因加味温胆汤组血清 TG、TC、LDL-C 含量显著降低，HDL-C 含量显著升高，外因香连丸组血清 HDL-C 含量显著升高；与内外因模型组相比，内外因加味温胆汤组血清 TC、LDL-C 含量显著降低，内外因香连丸组血清 TC、LDL-C 含量显著降低，HDL-C 含量升高（$P < 0.01$ 或 $P < 0.05$）。与正常组比，外因模型组肾组织 AQP2、胃组织 AQP4 含量显著升高，内外因模型组肺组织 AQP5、肾组织 AQP2、AQP3、胃组织 AQP3、AQP4 含量显著升高；与外因模型组比，外因加味温胆汤组肺组织 AQP1、AQP5 肾组织 AQP2、AQP3、胃组织 AQP3、AQP4 含量显著降低，外因香连丸组肺组织 AQP1、肾组织 AQP2、AQP3、胃组织 AQP4 显著降低；与内外因模型组相比，内外因加味温胆汤组肺组织 AQP1、肾组织 AQP2、AQP3、胃组织 AQP3、AQP4 含量显著降低，内外因香连丸组肾组织 AQP2、AQP3、胃组织 AQP3 含量显著降低（$P < 0.01$ 或 $P < 0.05$）。［结论］湿热环境会使大鼠血脂水平异常，AQPs 含量升高，加味温胆汤可以回调大鼠血脂水平和 AQPs 含量，可能是其防治湿热证的作用机制。

关键词：加味温胆汤；湿热证；水通道蛋白

资助基金：国家自然科学基金（81660766）；江

西省自然科学基金（20202BAB206068）；江西省自然科学基金（20212BAB216007）；江西中医药大学重点学科青年教师培养计划项目（2021jzzdxk016）。

注：本文原载于《中华中医药学刊》2022年第8期。

13. 阳和汤的临床应用和基础研究进展

陈　晶[1]　刘欣欣[1]　李　瑒[1]　王博宇[1]　袁　敏[1]　侯志涛[2]

1. 黑龙江中医药大学基础医学院，黑龙江哈尔滨 150040

2. 北京中医药大学东直门医院中医内科学教育部和北京市重点实验室，北京 100700

摘要：阳和汤出自清代王洪绪的《外科证治全生集》，是治疗阴疽的经典方，具有扶正祛邪，标本兼治的功效。阳和汤的疗效确切，组方精妙，深受广大医者的青睐。现代临床研究表明，阳和汤广泛应用于治疗外科、内科、妇科、儿科、皮肤科、男科、骨科等各类疾病中，均有显著疗效。通过查阅文献进行梳理，综述近6年来阳和汤的最新研究进展，为其更好地应用于临床和实验研究提供支撑。

关键词：阳和汤；经典方；临床应用；研究进展；综述

资助基金：国家自然科学基金（81904307）；黑龙江省自然科学基金联合引导项目（LH2021H085）；黑龙江中医药大学基金项目（2018XY06）。

注：本文原载于《中华中医药学刊》2022年第8期。

14. 通脉降浊汤对慢性心理应激动脉粥样硬化小鼠炎性反应及NLRP3表达的影响

何璠玙[1]　王凤荣[2]　王　帅[2]　史海蛟[2]　耿　爽[1]　关宇航[1]

1. 辽宁中医药大学，辽宁沈阳 110847

2. 辽宁中医药大学附属医院，辽宁沈阳 110032

摘要：［目的］探讨通脉降浊汤（即加味大柴胡汤）对心理刺激下动脉粥样硬化（atherosclerosis，AS）小鼠炎症反应及NLRP3表达的影响。［方法］应用随机数字法将ApoE-/-小鼠分为AS组、AS+CUMS组、观察组和阳性药物对照组，每组10只，选取高脂饲料喂饲法进行动脉粥样硬化造模，同时给予慢性不可预知温和刺激干预（CUMS）。正常对照组选用C57BL/6N型小鼠，给予普通饲料喂养。观察组给予通脉降浊汤，阳性药物对照组给予辛伐他汀片和圣·约翰草提取物片，其余各组给予等量氯化钠溶液灌胃8周。通过HE染色法观察小鼠主动脉内膜的形态学改变，采用ELISA法检测小鼠血浆肾上腺皮质酮及炎性因子IL-1β、IL-18含量，并应用Western blot法检测小鼠主动脉NLRP3蛋白表达，rt-PCR法检测其mRNA含量变化。［结果］与正常对照组比较，AS组与AS+CUMS组可见AS斑块形成，且AS+CUMS组可见大量脂质和泡沫细胞堆积；与AS组比较，AS+CUMS组血浆CORT、IL-1β、IL-18含量均升高（$P<0.01$），主动脉NLRP3蛋白及mRNA表达增多（$P<0.01$）；与AS+CUMS组比较，观察组和阳性药物对照组血浆CORT、IL-1β、IL-18含量减少（$P<0.01$），且IL-1β、IL-18含量减少阳性药物对照组优于观察组（$P<0.05$），主动脉NLRP3蛋白及mRNA表达均有所下降（$P<0.01$）。［结论］慢性心理应激促进炎性因子表达从而加重动脉粥样硬化进程，通脉降浊汤可以有效改善慢性心理应激，缓解动脉粥样硬化斑块及炎症反应，其作用可能与调节皮质酮、IL-1β、IL-18含量及NLRP3表达相关。

关键词：动脉粥样硬化；慢性心理应激；通脉降浊汤；炎性反应；NLRP3

资助基金：国家自然科学基金（81874415）。

注：本文原载于《中华中医药学刊》2022年第8期。

15. 经典名方治疗抑郁症的临床研究现状与规律

宁　婕　王　新　马　柯

山东中医药大学，山东济南 250355

摘要：抑郁症是一种常见的精神疾病，严重影响患者的生活质量，甚至造成自残、自杀等严重后果。目前缺乏针对抑郁症的有效药物，故探索其有效治疗药物是医疗界工作的难点与热点。中医药治疗抑郁症的历史悠久且有扎实的理论依据，经典名方治疗抑郁症疗效确切。为了解经典名方中的抑郁症临床应用现状及规律，从而为经典名方的现代化开发与研发提供方向，研究以抑郁症分型为线，归纳了经典名方在青少年抑郁症、产后抑郁症、围绝经期抑郁症、老年抑郁症、卒中后抑郁症、双相抑郁症等临床常见的抑郁症中的使用情况与应用特点。

关键词：经典名方；抑郁症；临床研究；应用特点

资助基金：国家自然科学基金（81903948）；山东省自然科学基金（ZR2019BH027）；山东省自然科学基金（ZR2019ZD23）；山东省高校青创引才育才计划。

注：本文原载于《中华中医药学刊》2022 年第 8 期。

16. 当归补血汤合二妙散对糖尿病足疼痛程度及 TNF-α、IL-1β、COX-2 水平的干预作用

王广勇　马　萍　王菲菲　路杰云

聊城中医医院，山东 聊城 252000

摘要：[目的] 探究当归补血汤合二妙散对糖尿病足（DFU）患者疼痛程度及肿瘤坏死因子 α（TNF-α）、白细胞介素 1β（IL-1β）、环氧化酶 -2（COX-2）水平的干预作用。[方法] 选取 2020 年 3 月 -2021 年 3 月医院就诊的 DFU 患者 100 例，按照随机数字表法分组，各 50 例。对照组给予西医常规治疗，观察组在对照组基础上给予当归补血汤合二妙散治疗。比较两组治疗效果、创面愈合情况、治疗前后创面局部症状积分、患足疼痛程度（VAS）评分、创面内 TNF-α、IL-1β、COX-2 水平及不良反应发生情况。[结果] 观察组总有效率高于对照组（$P < 0.05$）；治疗 3 周后观察组创面面积小于对照组，创面愈合率高于对照组（$P < 0.05$）；观察组治疗 3 周后创面深度、红肿范围、肉芽情况、分泌物、腐肉覆盖积分低于对照组（$P < 0.05$）；治疗 3 周后观察组 VAS 评分低于对照组（$P < 0.05$）；治疗 3 周后观察组创面内 TNF-α、ILL-1β、COX-2 水平低于对照组（$P < 0.05$）；两组不良反应发生率相比，差异无统计学意义（$P > 0.05$）。[结论] 当归补血汤合二妙散治疗 DFU 患者，可降低创面内 TNF-α、IL-1β、COX-2 水平，改善临床症状及疼痛程度，促进创面愈合，疗效显著。

关键词：当归补血汤；二妙散；糖尿病足；疼痛程度；肿瘤坏死因子 α；白细胞介素 1β；环氧化酶 -2

资助基金：中华医学会临床医学科研专项基金（19070083652）。

注：本文原载于《中华中医药学刊》2022 年第 8 期。

17. 八珍汤加减对老年人工关节置换合并骨骼肌减少症临床运用分析

杨礼跃　陈先进　樊新甫　钱 辉

芜湖市中医医院，安徽芜湖 234100

摘要：[目的] 探讨八珍汤加减对老年人工关节置换合并骨骼肌减少症的治疗效果。[方法] 选择医院 2019 年 1 月 1 日—2021 年 3 月 1 日收治的 100 例老年全髋关节置换合并骨骼肌减少症患者进行研究，采用随机数字表法将其分为观察组与对照组，每组 50 例，两组患者均接受营养支持治疗，并进行适当体育锻炼，观察组在此基础上给予八珍汤加减治疗，总疗程 3 个月，比较两组患者临床疗效，使用超声测量股四头肌厚度，计算肌肉质量，并比较两组患者的生活质量。[结果] 观察组和对照组总有效率分别为 92.00 %（46/50）和 76.00 %（38/50），差异具有统计学意义（$P < 0.05$）；治疗后两组股四头肌厚度及相对骨骼肌质量指数（RSMI）均高于对照组，差异具有统计学意义（$P < 0.05$），其中观察组高于对照组，差异具有统计学意义（$P < 0.05$）；观察组髋关节功能优良率为 76.00%（38/50），高于对照组的 52.00%（26/50），差异有统计学意义（$P < 0.05$）。[结论] 八珍汤加减治疗人工关节置换合并骨骼肌减少症，能明显提高患者股四头肌厚度及相对骨骼肌质量指数，对髋关节功能的恢复和疗效的提升具有重要价值，适合在临床推广应用。

关键词：八珍汤；老年人；全髋关节置换术；骨骼肌减少症；肌肉质量

资助基金：中华医学会临床医学科研专项基金（19013685526）。

注：本文原载于《中华中医药学刊》2022 年第 8 期。

18. 逍遥散加减联合脉冲染料激光治疗中重度痤疮效果及对血清 Th1/Th2 型细胞因子的作用

张　璐　林孝华　张　帆　陈　彬　蔡　雷　邱　伟
温州医科大学附属第一医院，浙江温州 325000

摘要：[目的]探讨逍遥散加减联合脉冲染料激光治疗中重度痤疮效果及对患者血清辅助性 T 细胞 1（Th1）/Th2 型细胞因子的作用。[方法]选取医院中重度痤疮患者 110 例，简单随机化分为联合组（55 例）、对照组（55 例）。对照组予以脉冲染料激光，联合组予以逍遥散加减联合脉冲染料激光，均治疗 6 周。比较两组疗效、治疗前后痤疮症状评分、皮肤病生活质量指数（DLQI）评分、炎性因子指标[肿瘤坏死因子 -α（TNF-α）、白细胞计数（WBC）、C 反应白蛋白（CRP）]、免疫功能指标（$CD3^+$、$CD4^+$、$CD4^+/CD8^+$）、Th1/Th2 细胞因子[干扰素 -γ（IFN-γ）、白细胞介素 -4（IL-4）]水平。[结果]联合组治疗后总有效率（92.73%，51/55）高于对照组（78.18%，43/55）（$P < 0.05$）。联合组治疗后脓疱、粉刺、炎性丘疹及结节囊肿评分、DLQI 评分低于对照组（$P < 0.05$）。联合组治疗后血清 TNF-α、WBC、CRP、IL-4 水平低于对照组，IFN-γ 水平、$CD3^+$、$CD4^+$、$CD4^+/CD8^+$ 水平高于对照组（$P < 0.05$）。[结论]逍遥散加减联合脉冲染料激光治疗中重度痤疮能有效调节细胞免疫、体液免疫，从而降低免疫炎性反应，有效减轻痤疮症状，提高患者生活质量，效果显著。

关键词：逍遥散加减；脉冲染料激光；痤疮

资助基金：国家中医药管理局中医药行业科研专项项目（2019ZX8926）。

注：本文原载于《中华中医药学刊》2022 年第 8 期。

19. 朱彩凤教授加味补阳还五汤治疗特发性膜性肾病经验撷英

殷佳珍　朱彩凤　包自阳　李先法
杭州市中医院，浙江杭州 310009

摘要：[目的]总结朱彩凤教授治疗特发性膜性肾病的临床经验。[方法]分析朱彩凤教授治疗特发性膜性肾病的诊治思路，总结其对特发性膜性肾病的辨证思路及治疗用药，并分析典型案例。[结果]朱彩凤教授认为，特发性膜性肾病的病位在肾络，主要病机为肾络受损，其病因有虚、瘀、风湿等，故朱教授认为通络为第一要务，并立足辨证施治，以补阳还五汤为基础，结合自己丰富的临证经验，灵活加减。[结论]朱教授治疗特发性膜性肾病从肾络受损出发，善用加味补阳还五汤，辨证辨病相结合，取得了显著的疗效，其临床经验值得学习和推广。

关键词：膜性肾病；难治性肾病综合征；补阳还五汤；名医经验；临床经验；中医治疗

资助基金：全国基层名老中医药专家传承工作室建设项目；浙江省中医药科技计划（2020ZA080）；浙江省朱彩凤名老中医专家传承工作室建设计划（2017013）。

注：本文原载于《中华中医药学刊》2022 年第 8 期。

20. 黄芪建中汤合枳实消痞丸加减对功能性消化不良伴睡眠障碍胃肠激素、炎性因子的变化研究

王　飞　刘　姝　杨成俊　罗成福　李秋萍
攀枝花学院附属医院，四川攀枝花 617000

摘要：[目的]研究黄芪建中汤合枳实消痞丸加减对功能性消化不良伴睡眠障碍患者胃肠激素、炎性因子的变化影响。[方法]选取医院 2019 年 1 月—2021 年 2 月收治的经《功能性胃肠病罗马Ⅲ诊断标准》诊断为功能性消化不良，且匹兹堡睡眠质量指数（PSQI）总分≥ 8 分的患者 92 例，采用随机数字法分为两组。对照组 46 例给予常规对症治疗，观察组 46 例加用黄芪建中汤合枳实消痞丸加减治疗。比较两组疗效、安全性，记录两组胃肠激素、降钙素基因相关肽（CGRP）、白细胞介素 -6（IL-6）及 PSQI 评分、生活质量（SF-36）评分的变化。[结果]观察组的临床痊愈占 2 例，显效占 16 例，有效占 24 例，总有效率达 91.30%（42/46），高于对照组，差异有统计学意义（$P < 0.05$）。两组治疗前胃肠激素、CGRP、IL-6 及 PSQI 评分、SF-36 评分组间比较差异无统计学意义（$P > 0.05$）。观察组治疗后 CGRP 和 SF-36 评分高于对照组，胃泌素（GAS）、生长抑素（SS）、IL-6 和 PSQI 评分低于对照组（$P < 0.05$）。观察组在胃肠不适、头晕、皮疹等不良反应方面与

对照组比较差异无统计学意义（$P > 0.05$）。[结论]黄芪建中汤合枳实消痞丸加减治疗功能性消化不良伴睡眠障碍可调节胃肠激素、炎性因子的表达水平，改善睡眠质量，提高生活质量。

关键词：黄芪建中汤合枳实消痞丸；功能性消化不良；睡眠障碍；胃肠激素；炎症因子；生活质量

资助基金：国家中医药管理局中医药行业科研专项项目（2019ZX7586）。

注：本文原载于《中华中医药学刊》2022年第8期。

21. 玉屏风散辅助治疗支气管哮喘合并过敏性鼻炎疗效及对sICAM-1、IL-10变化的研究

李 洁 曹 飞 李玉梅 徐 伟 张仕萍

泸州市中医医院，四川泸州 646000

摘要：[目的]研究玉屏风散方剂辅助西医治疗支气管哮喘合并过敏性鼻炎对患者可溶性细胞间黏附因子-1（sICAM-1）、白细胞介素-10（IL-10）的变化影响。[方法]收集医院2019年1月—2020年5月收治的支气管哮喘合并过敏性鼻炎患者96例，采用随机数字法分为对照组（西医常规）和试验组（玉屏风散方剂辅助西医）。比较两组疗效，检测两组肺功能指标及实验室指标的表达，评价两组鼻炎症状评分、哮喘控制测试（ACT）评分、生存质量评分的变化。[结果]试验组总有效率高于对照组，差异具有统计学意义（$P < 0.05$）。两组治疗前肺功能指标、sICAM-1、白细胞介素-5（IL-5）、IL-10、白细胞介素-13（IL-13）比较，差异无统计学意义（$P > 0.05$）。两组治疗后sICAM-1、IL-5、IL-10、IL-13较治疗前低，第1秒用力呼气容积（FEV1）、呼气流速峰值（PEF）、最大呼气中期流速（MMEF）较治疗前高，且试验组上述指标改善较对照组更明显（$P < 0.05$）。两组治疗前鼻炎症状评分、哮喘控制测试（ACT）评分、生存质量评分比较，差异无统计学意义（$P > 0.05$）。两组上述评分均较治疗前改善，试验组治疗后ACT评分[（18.74±2.05）分]、生存质量评分[（4.21±0.58）分]高于对照组，鼻炎症状评分[（1.21±0.18）分]低于对照组（$P < 0.05$）。[结论]玉屏风散方剂辅助西医治疗支气管哮喘合并过敏性鼻炎可减轻炎症反应，改善肺功能，改善症状，提高生存质量。

关键词：玉屏风散方剂；支气管哮喘；过敏性鼻炎；可溶性细胞间黏附因子-1；肺功能

资助基金：中华医学会临床医学科研专项基金（19070085397）。

注：本文原载于《中华中医药学刊》2022年第8期。

22. 夏枯草汤加减结合雷火神针治疗良性甲状腺结节（气郁痰阻型）临床效果观察

李永桂[1] 管昱鑫[2] 李小鸾[1] 杨历新[1]

1. 青海省人民医院，青海西宁 810007

2. 青海省中医院，青海西宁 810099

摘要：[目的]探究夏枯草汤加减结合雷火神针治疗良性甲状腺结节（气郁痰阻型）临床效果。[方法]研究纳入99例良性甲状腺结节（气郁痰阻型）患者（2019年7月—2020年5月），采取随机数字表法将99例患者分成两组，分别为对照组50例与观察组49例，对照组口服优甲乐3个月治疗，观察组在对照组治疗基础上+夏枯草汤加减结合雷火神针治疗，治疗3个月，比较各组患者疗效、治疗前后患者甲状腺结节数目及甲状腺结节大小变化、中医证候积分（颈部触及结节、喉间梗阻感、善太息、情志抑郁、头晕目眩等）变化、甲状腺功能指标变化及血清中胰岛素样生长因子-1（IGF-1）、转化生长因子-β（TGF-β）及血管内皮生长因子（VEGF）水平变化、结节内血流信号分级情况变化、不良反应。[结果]与观察组（95.92%，47/49）相比，对照组患者有效率（84.00%，42/50）较低（$P < 0.05$）；治疗前，两组患者甲状腺结节数目及甲状腺结节大小、中医证候积分（颈部触及结节、喉间梗阻感、善太息、情志抑郁、头晕目眩等）、IGF-1、TGF-β、VEGF、结节内血流信号分级情况比较（$P > 0.05$），治疗后各组患者甲状腺结节数目及甲状腺结节大小、中医证候积分（颈部触及结节、喉间梗阻感、善太息、情志抑郁、头晕目眩等）、IGF-1、TGF-β、VEGF、结节内血流信号分级情况均改善，观察组患者治疗后甲状腺结节数目及甲状腺结节大小、中医证候积分（颈部触及结节、喉间梗阻感、善太息、情志抑郁、头晕目眩等）、IGF-1、TGF-β、VEGF、结节内血流

信号分级情况等指标优于对照组患者（$P < 0.05$）；两组患者治疗前后促甲状腺激素（TSH）、游离三碘甲状腺原氨酸（FT3）、游离甲状腺素（FT4）等甲状腺功能指标无变化（$P > 0.05$）；对照组失眠 1 例，口干 1 例，观察组口干 1 例，不良反应比较，$P > 0.05$。[结论]夏枯草汤加减结合雷火神针治疗良性甲状腺结节（气郁痰阻型）临床效果佳，安全可靠，值得推广应用。

关键词：良性甲状腺结节；气郁痰阻型；优甲乐；夏枯草汤加减；雷火神针

资助基金：青海省科技计划（2020-ZJ-930）。

注：本文原载于《中华中医药学刊》2022 年第 8 期。

23. 半夏泻心汤治疗 2 型糖尿病寒热错杂证的随机对照临床研究

谈钰濛[1] 胡 骏[2] 赵 晖[1] 倪 青[2]

1. 中国中医科学院中医临床基础医学研究所，北京市东城区东直门内南小街 16 号，100700

2. 中国中医药循证医学中心 中国中医科学院广安门医院

摘要：[目的]观察半夏泻心汤治疗 2 型糖尿病寒热错杂证的临床疗效及安全性，并探讨可能的作用机制。[方法]82 例 2 型糖尿病寒热错杂证患者采用随机对照试验分为观察组和对照组各 41 例，观察组给予半夏泻心汤配方颗粒，每日 1 服，分 2 次温服；对照组给予格列美脲片口服，每日 1mg。治疗 12 周后比较两组患者治疗前后中医证候积分、不同时间（餐前及餐后 0.5h、1h、2h、3 h）血清胰高血糖素样肽 -1（GLP-1）水平并计算餐后 3 小时 GLP-1 曲线下面积 [GLP-1（0-3h）-AUC]，治疗前后检测糖化血红蛋白（HbA1c）、进行口服葡萄糖耐量试验（OGTT，检测餐前和餐后 0.5h、1h、2h、3h 血糖水平），并计算 OGTT 3 小时血糖曲线下面积 [OGTT（0-3h）-AUC]，检测胃肠激素 [包括胃泌素（Gas）、胃动素（MLT）、生长抑素（SS）]、血脂 [包括胆固醇（TC）、甘油三酯（TG）、低密度脂蛋白胆固醇（LDL-C）、高密度脂蛋白胆固醇（HDL-C）]、体重指数（BMI）。治疗后判定中医证候疗效和血糖疗效，并进行安全性评价。[结果]最终观察组和对照组各 36 例完成试验。观察组中医证候疗效总有效率为 77.78%，血糖疗效总有效率为 50.00%，对照组分别为 44.44% 和 66.67%，观察组中医证候疗效总有效率显著高于对照组（$P < 0.01$），而血糖疗效差异无统计学意义（$P > 0.05$）。与本组治疗前比较，观察组治疗后 GLP-1（0-3h）-AUC、HDL-C、SS 水平及各时间点 GLP-1 水平均升高，中医证候积分、HbA1c、餐后 1h 血糖、餐后 2 h 血糖、TC、LDL-C、BMI、Gas 及 MLT 水平均显著下降（$P < 0.05$）。与对照组治疗后比较，观察组治疗后中医证候积分、Gas、MTL、BMI、LDL-C 水平降低，GLP-1（0-3h）-AUC、餐前血糖、餐后 0.5 h 血糖、餐后 1h 血糖、OGTT（0-3h）-AUC 水平显著升高（$P < 0.05$）。两组患者安全性指标均未见明显异常，且无严重不良事件发生。[结论]半夏泻心汤可显著改善 2 型糖尿病寒热错杂证患者中医证候，安全有效，其机制可能是通过促进血清 GLP-1 的分泌，调节胃肠激素，纠正脂代谢来发挥降糖作用。

关键词：2 型糖尿病；半夏泻心汤；寒热错杂证；胰高血糖素样肽 -1；胃肠激素；血糖；血脂

资助基金：中国中医科学院基本科研业务费项目（ZZ14-FL-011）。

注：本文原载于《中医杂志》2022 年第 13 期。

24. 桃红四物汤合自拟补气养阴汤联合西医常规疗法治疗糖尿病足气阴两虚兼瘀证患者 42 例临床观察

樊家乙 阴兆辉 富颖超 王俊利 马林霞 王红梅 王军锋

河北省退役军人总医院，河北省邢台市信都区泉南西大街 281 号，054000

摘要：[目的]观察桃红四物汤合自拟补气养阴汤治疗糖尿病足气阴两虚兼瘀证患者的临床疗效及安全性，并探讨其可能的作用机制。[方法]84 例糖尿病足气阴两虚兼瘀证患者随机分为观察组及对照组各 42 例。对照组给予西医常规治疗。观察组在此基础上再给予桃红四物汤合自拟补气养阴汤口服，每日 1 服。两组疗程均为 4 周。比较两组患者治疗前后中医证候评分（包括主症评分和次症评分），检测空腹血糖（FBG）、氧化应激反应指标 [包括丙二醛（MDA）、超氧化物歧化酶（SOD）及谷胱甘肽过氧化物酶（GSH-Px）] 及炎症因子 [包括超敏 C 反应蛋白（hs-CRP）、白细胞介素 6（IL-6）及白细胞介素 1β（IL-1β）]，治疗期间观察不良反应发生情况，治疗后比较两组患者临床疗效。[结果]观察组临床疗效总有效率（90.48%）明显高于对照组（73.81%，P=0.046）。治疗后两组患者中医证候主症评分、次症评分、FBG、MDA、hs-CRP、IL-6 及 IL-1β 水平均较本组治疗前明显下降，SOD、GSH-Px 水平升高（$P<0.05$），且治疗后观察组各指标改善明显优于对照组（$P<0.05$）。治疗期间观察组出现 2 例（4.76%，腹部不适和皮疹各 1 例）、对照组出现 1 例（2.38%，腹部不适）不良反应，对症治疗后症状均消失，两组比较差异均无统计学意义（$P>0.05$）。两组患者治疗前后血常规、尿常规、肝功能、肾功能等实验室检查均未见明显异常。[结论]桃红四物汤合自拟补气养阴汤联合西医常规治疗可有效提高糖尿病足气阴两虚兼瘀证患者临床疗效，改善临床症状，较单独常规西医治疗为优，其机制可能与缓解氧化应激反应及炎症反应有关。

关键词：糖尿病足；桃红四物汤；气阴两虚兼瘀证；证候评分；氧化应激；炎症反应；补气养阴汤

资助基金：河北省邢台市科学技术局邢台市市级科技计划自筹经费项目（2020ZC195）。

注：本文原载于《中医杂志》2022 年第 17 期。

25. 百茅汤辨治儿童痉挛性咳嗽经验

郭素香

天津中医药大学第二附属医院，天津市河北区增产道 69 号，300150

摘要：百茅汤由《圣济总录》“百部丸”和《伤寒论》“旋覆代赭汤”化裁而来，具有肃肺降逆、清热化痰之功效，主要治疗儿童痉咳期百日咳。基于异病同治原则，认为咳嗽变异性哮喘、支原体肺炎后慢性咳嗽、过敏性咳嗽、百日咳综合征等疾病中出现的各种痉挛性咳嗽均属于中医学风咳、燥咳，具有肺失清肃、气逆上冲的病机特点，均可用百茅汤加减治疗，常收获良效。

关键词：咳嗽；变异性哮喘；痉挛性咳嗽；儿童；百茅汤；肃肺降逆；清热化痰

资助基金：天津市卫生健康委中医经典传承高级人才研修项目。

注：本文原载于《中医杂志》2022 年第 17 期。

26. 基于《伤寒论》辨证思维探讨溃疡性结肠炎的诊疗思路

黄金科[1]　唐旭东[1]　王凤云[1]　张佳琪[1]
刘志红[2]　马　婧[1]

1. 中国中医科学院西苑医院脾胃病研究所，北京市海淀区西苑操场 1 号，100091

2. 北京大学中医药临床医学院（西苑）

摘要：以《伤寒论》辨证思维方法为切入点，探讨其应用于溃疡性结肠炎的诊治思路。认为溃疡性结肠炎可归属于《伤寒论》中的“下利”范畴，可应用借鉴的临床思维方法包括辨证论治法、方证对应法及抓主证法。对于溃疡性结肠炎的临床诊治，建议以辨证论治溯源病因病机为先，方证对应执简驭繁为要，善抓主证以精准识别病证本质，并结合现代医学进展及后世医家经验重视病证结合而妙用经方，进而扩大临床中医药治疗溃疡性结肠炎的优势。

关键词：溃疡性结肠炎；《伤寒论》；辨证思维；辨证论治；方证对应

资助基金：国家自然科学基金（81830118）；国家中医药管理局中医药传承创新团队项目（ZYYCXTD-C-202010）；中国中医科学院科技创新工程项目（CI2021A01012）；中国中医科学院优秀青年科技人才培养专项（ZZ15-YQ-002）。

注：本文原载于《中医杂志》2022 年第 19 期。

27. 桂枝加龙骨牡蛎汤对肺不藏魄型不寐模型大鼠睡眠情况、血清及脑组织 5 羟色胺水平的影响

闫德祺　张星平　张文慧　王凯凯　么嵌巍　佟振鹏
梁瑞宁　陈　旭

新疆医科大学第四临床医学院，新疆维吾尔自治区乌鲁木齐市新市区新医路 393 号，830011

摘要：[目的]探讨桂枝加龙骨牡蛎汤对肺不藏魄型不寐的影响及可能作用机制。[方法]48 只 SD 大鼠随机分为造模组 36 只和正常组 12 只。造模组大鼠采用长平台浅水环境法剥夺大鼠睡眠 42 天制备肺不藏魄型不寐大鼠模型。造模第 15 天造模组大鼠随机分为模型组、右佐匹克隆组、桂枝加龙骨牡蛎汤组，每组 12 只，继续进行造模 28 天，同时桂

枝加龙骨牡蛎汤组灌胃给予桂枝加龙骨牡蛎汤 7.6 g/（kg·d），右佐匹克隆组灌胃给予右佐匹克隆片 0.105 mg/（kg·d），模型组和正常组灌胃给予 0.5mL/100g 生理盐水。在给药第 22 ~ 28 天统计每日 8：00、12：00、16：00、20：00 时睡眠大鼠的数量；28 天干预结束后第 2 天进行旷场实验统计大鼠站立次数、运动距离、静止时间，监测并分别统计 8：00—20：00 期间大鼠非快速眼球运动（NREM）、快速眼球运动（REM）睡眠时间以及清醒时间所占的比例；旷场实验结束后采用液质法检测大鼠血清和脑额叶 5-HT 含量，采用免疫组化法检测大鼠脑皮质、下丘脑和脑干 5-HT 表达。[结果] 与正常组比较，模型组 8：00、12：00、16：00 时睡眠大鼠数量减少，20：00 时睡眠大鼠数量增加，旷场实验站立次数减少，NREM、REM 所占比例均下降、清醒时间所占比例增加，血清和脑额叶 5-HT 含量升高，脑皮质、下丘脑和脑干 5-HT 表达均升高（$P < 0.05$）。与模型组比较，右佐匹克隆组在 8：00、12：00、16：00 时睡眠大鼠数量增加，旷场实验站立次数增加，REM 所占比例升高（$P < 0.05$），血清和脑组织 5-HT 水平差异无统计学意义（$P > 0.05$）；桂枝加龙骨牡蛎汤组在 8：00、16：00 时睡眠大鼠数量增加，20：00 时减少，旷场实验运动距离缩短，REM 所占比例升高，血清和脑额叶 5-HT 含量下降，脑皮质、下丘脑和脑干 5-HT 表达均下降（$P < 0.05$）。与右佐匹克隆组比较，桂枝加龙骨牡蛎汤组旷场实验大鼠站立次数和运动距离均降低、静止时间增加，REM 所占比例升高（$P < 0.05$）。[结论] 桂枝加龙骨牡蛎汤能够改善肺不藏魄型不寐模型大鼠的睡眠情况，恢复血清及脑组织中 5-HT 水平可能是其作用机制之一。

关键词：不寐；睡眠剥夺；桂枝加龙骨牡蛎汤；5-羟色胺；肺不藏魄

资助基金：国家自然科学基金（82160873）；国家自然科学基金（81960837）；国家自然科学基金（81560762）；国家自然科学基金（81260526）；新疆维吾尔自治区中医学重点学科（1005）；新疆医科大学研究生创新创业项目（CXCY2021023）。

注：本文原载于《中医杂志》2022 年第 19 期。

28. 张志远临证运用酸枣仁经验

王　群[1]　刘桂荣[2]

1. 山东中医药高等专科学校，264100

2. 山东中医药大学中医学院，264100

摘要：总结张志远教授运用酸枣仁的临证经验。认为酸枣仁的基本功效为养血补虚，可用于治疗血虚失养导致的多种病证，临床中喜用生品，并根据血虚程度不同选择用量，用量范围一般为 15 ~ 50g。配伍龙眼肉增强养血安神之效，主治惊、悸、恐，创制正神汤、乌枣龙汤；配伍百合调营卫、和阴阳，治疗血虚内热所致的神经官能症，创制相济汤。针对心火偏亢、心肾不交型和心肝血虚、神魂失养型不寐，分别运用黄连阿胶汤加酸枣仁和酸枣仁汤加减治疗；针对血虚型梅尼埃病，创制五味枣桂合剂；针对血虚心悸，多用酸枣仁汤、苓桂甘枣汤加味；针对血虚之自汗、盗汗，常以酸枣仁为主药配伍潜阳固涩之品，创制安神合剂、枣苓麻黄龙牡综合剂；针对慢性疲劳综合征，多用酸枣仁汤与当归、熟地黄配伍，并创制七仙汤。

关键词：酸枣仁；养血补虚；名医经验；张志远

资助基金：全国基层名老中医药专家传承工作室建设项目；山东省卫生健康委员会齐鲁医派中医学术流派传承项目。

注：本文原载于《中医杂志》2022 年第 20 期。

29. 伤寒与温病的辨析要点

孙维旭

河南省濮阳市中医院，河南省濮阳市胜利东路 135 号，457003

摘要：伤寒与温病在临床表现上具有一定相似性，尤其是表现为“发热、恶寒、无汗”的伤寒与温病容易混淆。通过文献分析并结合临床实践，提出在辨析伤寒与温病时应注意四个要点：第一，应重视伴随症状，如“发热、恶寒、无汗”伴咽喉肿痛、咯吐黄痰、胸闷胸痛等呼吸道症状突出者，可考虑为太阴温病，首选清热解毒等治法；如“发热、恶寒、无汗”伴皮肤、骨节疼痛等症状，可考虑为伤寒，首选辛温解表等治法；第二，应充分借助血常规检查、胸部 CT 等现代医学手段，如有肺炎表现可首先采用太阴温病的清热解毒等治法；第三，应依据疗效调整治疗方案，尤其治疗后效果不佳者需及时调整治疗方案；第四，伤寒与温病共存的情况治疗则需二者兼顾。

关键词：伤寒；温病；吴瑭；温病条辨

资助基金：全国中医临床优秀人才研修项目（202 11271）；河南省中医药传承与创新人才工程（仲景工程）；中医药学科拔尖人才豫中医科教（2018）5号。

注：本文原载于《中医杂志》2022年第21期。

30. 口服芩连愈疡汤联合丹参注射液穴位注射治疗非甾体抗炎药相关消化性溃疡脾胃湿热证31例临床观察

张馨月[1]　石莉杰[2]　毋亚男[2]　李艳英[2]
李雪微[2]　黄天生[2]

1. 上海中医药大学，上海市浦东新区蔡伦路1200号，201203
2. 上海中医药大学附属光华医院 201200

摘要：[目的]观察芩连愈疡汤口服联合丹参注射液穴位注射治疗非甾体抗炎药（NSAIDs）相关消化性溃疡脾胃湿热证的临床疗效。[方法]将66例NSAIDs相关消化性溃疡脾胃湿热证患者随机分为观察组和对照组各33例，对照组给予口服雷贝拉唑钠肠溶胶囊，每次20mg，每日1次；观察组在对照组治疗的基础上给予口服芩连愈疡汤（每日1服，每日2次口服）并联合足三里穴位注射丹参注射液（双侧足三里，每侧穴位注射丹参注射液1mL，每周2次）治疗，两组均连续治疗8周。比较治疗后两组患者内镜下消化道溃疡愈合情况，并于治疗前后对两组中医症状积分、治疗前后焦虑自评量表（SAS）积分、抑郁自评量表（SDS）积分进行评分和比较。[结果]治疗后两组内镜下消化道溃疡愈合情况比较，观察组总有效率（96.8%）高于对照组（56.7%）（$P<0.05$）；治疗后两组脘腹痞满或疼痛、口苦、口干不欲饮、纳呆、恶心、小便短黄中医症状积分及总积分均较治疗前明显降低（$P<0.05$），且观察组治疗后明显低于对照组（$P<0.05$）。两组患者SAS评分、SDS评分均较治疗前明显降低（$P<0.05$或$P<0.01$），且治疗后观察组明显低于对照组（$P<0.05$或$P<0.01$）。[结论]口服芩连愈疡汤联合足三里穴位注射能明显改善非甾体抗炎药相关消化性溃疡脾胃湿热证患者胃镜下黏膜愈合程度及中医症状，缓解其焦虑、抑郁状态，且安全性好。

关键词：消化性溃疡；脾胃湿热；芩连愈疡汤；非甾体抗炎药；足三里；穴位注射；丹参注射液

资助基金：上海市卫生和计划生育委员会中医药科研课题（2018LP004）；上海市进一步加快中医药事业发展三年行动计划（20182020）。

注：本文原载于《中医杂志》2022年第21期。

31. 加味半夏泻心汤对多囊卵巢综合征合并胰岛素抵抗模型大鼠肠道菌群及炎症因子的影响

赵红玉[1]　陈如枫[2]　郑冬雪[1]　贾　凡[1]　刘津源[2]
刘咏梅[1]　阚　杰[1]　赵林华[1]　刘新敏[1]

1. 中国中医科学院广安门医院，100053
2. 北京中医药大学，100053

摘要：[目的]探讨加味半夏泻心汤治疗多囊卵巢综合征（PCOS）合并胰岛素抵抗（IR）的可能作用机制。[方法]78只SD大鼠随机分为空白组15只和造模组63只。造模组大鼠使用来曲唑联合高脂饮食构建PCOS-IR大鼠模型。将造模成功的60只大鼠随机分为模型组、二甲双胍组和加半高、中、低剂量组，每组12只。二甲双胍组给予盐酸二甲双胍0.1575 g/（kg·d），加半高、中、低剂量组分别给予加味半夏泻心汤26.46、13.23、6.615 g/（kg·d），模型组、空白组给予2 mL生理盐水，各组均灌胃2周后检测大鼠体质量、血糖（Glu）及血清空腹胰岛素（FINS），计算稳态模型胰岛素抵抗指数（HOMA-IR）；测量卵巢重量，计算卵巢脏器系数，HE染色法观察大鼠卵巢的病理学改变；ELISA法检测血清雌二醇（E2）、睾酮（T）、黄体生成素（LH）、卵泡刺激素（FSH）、FINS、脂多糖（LPS）、肿瘤坏死因子α（TNF-α）、白细胞介素6（IL-6）水平，并计算LH/FSH值；采用16SrRNA技术检测大鼠粪便的肠道菌群的Alpha、Beta多样性及物种组成差异。[结果]与空白组相比，模型组大鼠体质量升高、卵巢脏器系数降低，血清T、FSH、LH、LH/FSH、Glu、HOMA-IR及LPS均升高（$P<0.05$），病理结果显示卵巢较多囊状扩张卵泡，颗粒细胞减少，未见黄体，肠道菌群chao指数、ace指数、shannon指数有升高趋势，但差异均无统计学意义（$P>0.05$），疣微菌门、阿克曼菌属及异杆菌属丰度下降（$P<0.05$）。与模型组相比，各给药组大鼠体质量下降、卵巢脏器系数升高，chao、ace指数均下降（$P<0.05$），各给药组颗粒细胞及黄体数目增多，且加半高剂量组可见到成熟卵泡；二甲双胍组T水平、shannon指数、拟杆菌门、放线菌门、未命名的鼠尾草科、葡萄球菌属

下降，E2 及 LPS 水平升高（$P < 0.05$）；加半高剂量组 HOMA-IR、LPS、TNF-α 水平、shannon 指数下降，变形菌门升高（$P < 0.05$）；加半中、低剂量组 E2、T、FSH、LH 水平升高，LH/FSH 水平、狭义梭菌属、葡萄球菌属明显下降（$P < 0.05$）。Beta 多样性分析结果，模型组与其他各组间差异性明显，尤其与空白组对比明显。[结论] 加味半夏泻心汤通过调节肠道菌群中有益菌和有害菌的相对丰度，纠正菌群紊乱情况，从而改善炎症反应，可能是其改善 PCOS-IR 的作用机制之一。

关键词： 多囊卵巢综合征；胰岛素抵抗；肠道菌群；炎症因子；性激素；加味半夏泻心汤

资助基金： 国家自然科学基金（81674011）。

注： 本文原载于《中医杂志》2022 年第 21 期。

32. 半夏泻心汤对糖尿病胃轻瘫模型小鼠胃排空、胃组织 AGEs 含量及 RAGE、nNOS 蛋白表达的影响

李霖芝　丁　宁　岳仁宋

成都中医药大学附属医院，四川省成都市金牛区十二桥路 39 号，610075

摘要：[目的] 探讨半夏泻心汤对糖尿病胃轻瘫（DGP）小鼠胃排空的影响及可能作用机制。[方法]30 只雌性 db/db 小鼠为自发型 2 型糖尿病小鼠，使用高脂高糖饲料适应性喂养 1 周后，通过 13C 辛酸呼吸检测法区分 DGP 小鼠 [胃半排空时间（T1/2）连续 2 次 > 129min] 和非 DGP 小鼠，将非 DGP 小鼠 5 只设为 2 型糖尿病对照组，DGP 小鼠再随机分为糖尿病胃轻瘫模型组、甲氧氯普胺组和半夏泻心汤低、中、高剂量组，每组 5 只。各组小鼠均给予 250 mg/（kg · d）二甲双胍基础用药，甲氧氯普胺组在基础用药上加 10 mg/（kg · d）甲氧氯普胺，半夏泻心汤低、中、高剂量组分别加用 750、1500、3000 mg/（kg · d）半夏泻心汤灌胃，各组连续灌胃 8 周。8 周后各组小鼠检测空腹血糖并进行腹腔注射糖耐量试验，使用糖耐量曲线下面积评价小鼠葡萄糖敏感性；使用 13C 呼吸试验计算 T1/2 以评估小鼠胃动力；检测胃组织 Cajal 间质细胞（ICCs）及其干细胞（ICC-SC）数量、胃组织晚期糖基化终末产物（AGEs）含量及晚期糖基化终产物受体（RAGE）、神经元型一氧化氮合酶（nNOS）蛋白表达。[结果] 与 2 型糖尿病对照组相比，糖尿病胃轻瘫模型组小鼠空腹血糖、糖耐量曲线下面积、T1/2 均升高，胃组织中 ICCs 及 ICC-SC 数量明显减少，AGEs 含量及 RAGE 蛋白表达升高，nNOS 蛋白表达降低（$P < 0.01$）。与糖尿病胃轻瘫模型组和甲氧氯普胺组相比，半夏泻心汤中、高剂量组小鼠的空腹血糖和糖耐量曲线下面积均显著降低，胃组织中 ICCs 以及 ICC-SC 数量显著增加，AGEs 含量和 RAGE 蛋白表达降低，nNOS 蛋白表达上升（$P < 0.01$）。半夏泻心汤高剂量组较甲氧氯普胺组 T1/2 缩短（$P < 0.01$）。与半夏泻心汤中、低剂量组比较，半夏泻心汤高剂量组 ICCs、ICC-SC 数量及 nNOS 蛋白表达升高，AGEs 含量降低（$P < 0.01$）。[结论] 半夏泻心汤能改善 DGP 模型小鼠的血糖水平、加速胃排空，以高剂量效果最佳，其分子机制可能是抑制胃组织 AGEs 生成、RAGE 表达，促进 nNOS 表达以调节 ICCs 及 ICC-SC 的增殖从而增强 DGP 小鼠胃动力。

关键词： 糖尿病胃轻瘫；半夏泻心汤；胃动力；晚期糖基化终末产物；Cajal 间质细胞

资助基金： 国家自然科学基金（81774279）；四川省科技厅重点研发项目（2018SZ0068）；四川省名中医岳仁宋工作室（2100601）；四川省省级科研院所基本科研业务费项目（A-2021N-9）。

注： 本文原载于《中医杂志》2022 年第 24 期。

33. 玉屏风散和芪寄方对流感病毒裂解疫苗注射小鼠免疫反应的影响

尹怡铭　杨　颖　刘苗苗　郑冰清　赵方舒　倪雯婷
李保宏　万新焕　田景振

山东中医药大学药学院，山东省济南市大学路 4655 号，250355

摘要：[目的] 探讨玉屏风散和芪寄方对流感病毒裂解疫苗保护效力的影响。[方法] 40 只 Balb/c 小鼠随机分为空白组、免疫对照组、铝佐剂组、玉屏风散组、芪寄方组，每组 8 只。玉屏风散组小鼠给予玉屏风散 0.25 g/10g 灌胃，芪寄方组小鼠给予芪寄方 0.25 g/10g 灌胃，其余各组小鼠给予纯净水 0.25 mL 灌胃。各组均每日灌胃 1 次，连续 10 天。给药 4 天，空白组小鼠经腿部肌肉注射 0.1 mLPBS，其余各组小鼠经腿部肌肉注射季节性流感病毒裂解疫苗（IVV）0.75 μg 进行初次免疫，其中铝佐剂组 IVV 含 100 μg

氢氧化铝。在初次免疫2周后各组以同样方法加强免疫1次。每隔7天称取小鼠体质量1次，观察小鼠一般情况，至给药28天。采用ELISA法检测初次免疫后7、14、21、28天血清特异性抗体IgG水平，初次免疫后28天检测血清特异性抗体IgG亚型IgG1、IgG2a的水平；留取脾脏称重，计算脾脏指数，并采用流式细胞术检测脾脏记忆性B细胞比例。[结果]各组间小鼠同时间体质量差异无统计学意义（$P>0.05$）。与本组给药前及给药7天时比较，芪寄方组小鼠给药14天时体质量明显下降（$P<0.05$）。与本组给药14天时比较，玉屏风组和芪寄方组给药28天时体质量明显上升（$P<0.05$）。各组小鼠毛发柔顺光滑，一般活动正常，排泄物质地无明显异常。与空白组和免疫对照组相比，芪寄方组小鼠脾脏指数、记忆性B细胞比例明显升高（$P<0.05$或$P<0.01$）。与空白组比较，各组小鼠血清IgG1和IgG2a水平，各时间点IgG水平均升高（$P<0.05$或$P<0.01$）。与免疫对照组相比，玉屏风散组初次免疫后21、28天，芪寄方组初次免疫后28天IgG水平均显著升高（$P<0.05$或$P<0.01$）；与铝佐剂组相比，玉屏风散组初次免疫后21天IgG水平显著升高（$P<0.05$）。与免疫对照组相比，玉屏风散组和芪寄方组IgG1水平，铝佐剂组IgG2a水平均显著升高（$P<0.05$或$P<0.01$）；与铝佐剂组相比，玉屏风散组和芪寄方组IgG1水平显著升高（$P<0.05$）。玉屏风散组与芪寄方组IgG1、1gG2.水平，各时间点IgG水平差异均无统计学意义（$P>0.05$）。[结论]玉屏风散和芪寄方可以有效提高流感裂解疫苗免疫水平，促进Th2型免疫应答，并主要提高体液免疫应答水平。

关键词：流感病毒裂解疫苗；玉屏风散；芪寄方；免疫佐剂；免疫反应

资助基金：山东省重点研发计划（2020CXGC0105052020CXGC010511），山东省自然科学基金项目（ZR2021QH232）。

注：本文原载于《中医杂志》2022年第24期。

34. 补中益气汤联合西药治疗心脾两虚型抑郁症疲劳感临床研究

刘传勇　陈广烈　张丽娜　朱双阅　赵黎君　时增科

杭州市第七人民医院（浙江大学医学院精神卫生中心），浙江杭州 310012

摘要：[目的]观察补中益气汤联合西药治疗心脾两虚型抑郁症疲劳感的疗效。[方法]选取60例心脾两虚型抑郁症患者，按随机数字表法分为对照组及观察组各30例。对照组给予盐酸氟西汀分散片，观察组在对照组基础上加用补中益气汤，2组均治疗4周。比较2组治疗前、治疗2周后、治疗4周后汉密尔顿抑郁量表-17（HAMD-17）、疲劳量表-14（FS-14）评分的变化，比较2组治疗过程中不良反应发生情况。[结果]治疗2周、治疗4周后，2组HAMD-17评分均较治疗前下降，差异均有统计学意义（$P<0.05$）；治疗4周后，观察组HAMD-17评分低于对照组，差异有统计学意义（$P<0.05$）。治疗2周、治疗4周后，2组躯体疲劳分、脑力疲劳分、疲劳总分均较治疗前下降，差异均有统计学意义（$P<0.05$）；治疗2周后，观察组疲劳总分低于对照组，差异有统计学意义（$P<0.05$）；治疗4周后，观察组躯体疲劳分、疲劳总分均低于对照组，差异有统计学意义（$P<0.05$）。治疗2周、治疗4周后，2组躯体疲劳分、脑力疲劳分、疲劳总分均较治疗前下降，差异均有统计学意义（$P<0.05$）;治疗2周后，观察组疲劳总分低于对照组，差异有统计学意义（$P<0.05$）；治疗4周后，观察组躯体疲劳分、疲劳总分均低于对照组，差异均有统计学意义（$P<0.05$）。在治疗过程中，对照组不良反应发生率为13.33%；观察组不良反应发生率为6.67%，2组药物不良反应发生率比较，差异无统计学意义（$P>0.05$）。[结论]补中益气汤联合西药治疗心脾两虚型抑郁症疲劳感患者能减少抑郁程度、缓解疲劳，能够增强西药的临床效应，且增效作用具有明显的疗程特点。

关键词：抑郁症;疲劳感;心脾两虚型;补中益气汤;盐酸氟西汀分散片；汉密尔顿抑郁量表

资助基金：浙江省中医药科技计划项目（2021ZB232）。

注：本文原载于《新中医》2022年第13期。

35. 加味寿胎丸联合低分子肝素钙注射液治疗多囊卵巢综合征合并复发性流产患者血栓前状态临床研究

沈　颖　叶利群

宁波市中医院，浙江宁波 315000

摘要：[目的]观察加味寿胎丸联合低分子肝素

钙注射液治疗多囊卵巢综合征（PCOS）合并复发性流产患者血栓前状态的临床疗效。[方法]选取150例肾虚血瘀证PCOS合并复发性流产患者，按随机数字表法分为西药组、中药组及联合组，各50例。西药组给予低分子肝素钙注射液，中药组给予加味寿胎丸，联合组给予低分子肝素钙注射液联合加味寿胎丸。7d为1个疗程，共治疗4个疗程。比较3组临床疗效，比较3组治疗前后血清β–人绒毛膜促性腺激素（β–HCG）、雌二醇（E2）、孕激素（*P*）、凝血–纤溶指标[血浆凝血酶原时间（PT）、凝血酶时间（TT）、活化部分凝血活酶时间（APTT）、纤维蛋白原（FIB）、D–二聚体（D–D）、纤溶酶原激活物抑制因子–1（PAI–1）、抗凝血酶Ⅲ（AT–Ⅲ）]、子宫动脉血流参数[双侧收缩期峰值流速/舒张期流速（S/D）、搏动指数（PI）、阻力指数（RI）]的变化。[结果]治疗后（孕10～–11周），3组β–HCG、E2、P水平均较治疗前上升，差异均有统计学意义；治疗后（孕10～11周），联合组β–HCG、E2、P水平均高于西药组、中药组，差异均有统计学意义（$P < 0.05$）。治疗后（孕10–11周），3组PT、TT、APTT、ATⅢ指标值均较治疗前升高，D–D、FIB、PAI–1指标值均较治疗前下降，差异均有统计学意义（$P < 0.05$）；治疗后（孕10–11周），联合组TT、APTT、ATⅢ指标值均高于西药组、中药组，D–D、FIB、PAI–1指标值均低于西药组、中药组，差异均有统计学意义（$P < 0.05$）。治疗后（孕10～–11周），3组双侧子宫动脉S/D、PI、RI指标值均较治疗前下降，差异均有统计学意义（$P < 0.05$）；治疗后（孕10～11周），联合组双侧子宫动脉S/D、PI、RI指标值均低于西药组、中药组，差异均有统计学意义（$P < 0.05$）。治疗后，西药组临床疗效总有效率为70%，中药组为72%，联合组为90%。联合组总有效率高于西药组及中药组，差异均有统计学意义（$P < 0.05$）。[结论]加味寿胎丸联合低分子肝素钙注射液治疗PCOS合并复发性流产患者血栓前状态可有效改善血浆黏度，降低异常的子宫动脉血流阻力，改善子宫内膜容受性，恢复绒毛间隙血流量，保证胎儿的正常发育，提高保胎成功率。

关键词： 多囊卵巢综合征；复发性流产；血栓前状态；加味寿胎丸；低分子肝素钙注射液

资助基金： 浙江省十三五中医药重点专科建设项目；宁波市科技计划项目（2019A610358）。

注： 本文原载于《新中医》2022年第13期。

36. 补肾活血汤加味对股骨近端骨折术后疼痛和睡眠效率的影响

李鸿阁　宗慧凯　陈宝刚

河南医学高等专科学校附属医院骨科，河南郑州 451191

摘要： [目的]观察补肾活血汤加味对股骨近端骨折术后疼痛和睡眠效率的影响。[方法]将120例股骨近端骨折术后患者随机分为结合组与对照组各60例。2组均行手术治疗，结合组术后服用补肾活血汤加味治疗。比较2组临床疗效、疼痛程度、睡眠质量及血清中碱性磷酸酶（ALP）、骨形态发生蛋白–2（BMP–2）、骨钙素（BGP）含量。[结果]结合组总有效率96.67%，高于对照组83.33%（$P < 0.05$）。与同组治疗前比较，治疗后1个月、3个月2组疼痛视觉模拟评分法（VAS）评分、睡眠质量均下降（$P < 0.05$），血清ALP、BMP–2、BGP含量均升高（$P < 0.05$）；治疗后1个月、3个月，结合组VAS评分、睡眠质量均低于对照组（$P < 0.05$），血清ALP、BMP–2、BGP含量均高于对照组（$P < 0.05$）。[结论]补肾活血汤加味治疗股骨近端骨折术后患者疗效显著，可降低疼痛程度，提高睡眠质量及血清中成骨生物活性指标的含量。

关键词： 股骨近端骨折补；活血汤加味；疼痛；睡眠质量；成骨生物活性指标

注： 本文原载于《新中医》2022年第13期。

37. 金水六君煎加减治疗老年气虚痰阻型慢性阻塞性肺疾病急性期临床研究

陈　苍　宋贺洁　陶毅强　张君利

台州市中医院呼吸与危重症医学科，浙江台州 318000
摘要：[目的]观察金水六君煎加减对气虚痰阻型慢性阻塞性肺疾病（COPD）急性期老年患者的疗效及对肺功能、炎症因子的影响。[方法]将85例气虚痰阻型COPD急性期患者随机分为2组。对照组45例采用布地奈德+异丙托溴铵治疗；观察组40例采用金水六君煎加减治疗，持续治疗8周。比较2组临床疗效及治疗前后血清降钙素原（PCT）、白细胞介素–6（IL–6）、白细胞介素–8（IL–8）水平及第1秒用力呼气容积（FEV1）、第1秒用力呼气容积占预计百分比（FEV1%）、用力肺活量（FVC）。[结果]与同组治疗前比较，治疗后2组血清PCT、IL-6、IL-8水平均降低（$P < 0.05$）；与对照组治疗后比较，观察组治疗后血清PCT、IL-6、IL-8水平均较低（$P < 0.05$）。与同组治疗前比较，治疗后2组FEV1、FEV1%、FVC水平均升高（$P < 0.05$）；与对照组治疗后比较，观察组治疗后FEV1、FEV1%、FVC水平均较高（$P < 0.05$）。对照组总有效率75.56%，低于观察组92.50%（$P < 0.05$）。[结论]金水六君煎加减治疗气虚痰阻型COPD急性期老年患者疗效显著，可改善肺功能，降低炎症因子水平。

关键词： 慢性阻塞性肺疾病急性期；金水六君煎；气虚痰阻；肺功能；炎症因子

注： 本文原载于《新中医》2022年第13期。

38. 八珍汤加减辅助西药治疗慢性牙周炎临床研究

郑俊杰

余姚市中医医院口腔科，浙江 余姚 315400

摘要： [目的]观察八珍汤加减辅助西药治疗慢性牙周炎的临床疗效。[方法]选择136例慢性牙周炎患者，按随机数字表法分为对照组和观察组各68例。2组均进行口腔卫生指导，并给予牙周基础治疗，对照组在牙周基础治疗后予以甲硝唑片口服，观察组在对照组基础上给予八珍汤加减口服。评价2组临床疗效，比较2组牙周指标[菌斑指数（PLI）、牙周袋深度（PD）、牙龈指数（GI）、附着丧失（AL）]、中医证候评分及不良反应发生率。[结果]观察组总有效率为91.18%，高于对照组77.94%，差异有统计学意义（$P < 0.05$）。治疗前，2组PLI、PD、GI、AL比较，差异无统计学意义（$P > 0.05$）。治疗后，2组PLI、PD、GI、AL较治疗前降低，且观察组PLI、PD、GI、AL均低于对照组，差异均有统计学意义（$P < 0.05$）。治疗前，2组牙龈红肿、牙龈出血、牙齿松动、口臭评分比较，差异无统计学意义（$P > 0.05$）。治疗后，2组牙龈红肿、牙龈出血、牙齿松动、口臭评分较治疗前降低，且观察组各项评分均低于对照组，差异均有统计学意义（$P < 0.05$）。观察组不良反应总发生率为4.41%，低于对照组17.65%，差异有统计学意义（$P < 0.05$）。[结论]八珍汤加减辅助西药治疗慢性牙周炎能显著改善牙周指标，减轻临床症状，不良反应少。

关键词： 慢性牙周炎；八珍汤；甲硝唑；牙周指标；中医证候；评分不良；反应发生率

注： 本文原载于《新中医》2022年第13期。

39. 独活寄生汤加减联合经皮椎间孔镜髓核摘除术治疗腰椎间盘突出症临床研究

白志强　吴红彦

确山县人民医院，河南 确山 463200

摘要： [目的]观察独活寄生汤加减联合经皮椎间孔镜髓核摘除术治疗腰椎间盘突出症的临床疗效。[方法]回顾性选取90例腰椎间盘突出症患者，根据治疗方法不同分为对照组和观察组各45例。对照组给予经皮椎间孔镜髓核摘除术治疗，观察组在对照组基础上给予独活寄生汤治疗。评价2组临床疗效，比较2组治疗前后中医证候积分、疼痛视觉模拟评分法（VAS）评分、腰椎Oswetry功能障碍指数（ODI）及日本骨科协会评估治疗分数（JOA），检测血清超敏C-反应蛋白（hs-CRP）、肿瘤坏死因子-α（TNF-α）、白细胞介素-6（IL-6）、白细胞介素-35（IL-35）水平，观察术后并发症发生情况和治疗后复发情况。[结果]观察组和对照组的总有效率分别为97.8%、80.0%，观察组总有效率高于对照组（$P < 0.05$）。治疗后，2组腰腿酸痛、下肢放射痛、椎体旁压痛、肢体麻木评分较治疗前降低，且观察组各项评分均低于对照组，差异均有统计学意义（$P < 0.05$）。治疗后，2组VAS评分、ODI评分较治疗前降低，且观察组VAS评分、ODI评分低于对照组（$P < 0.05$）；治疗后，2组JOA评分较治疗前升高，且观察组JOA评分高于对照组（$P < 0.05$）。治疗后，观察组血清hs-CRP、TNF-α、IL-6水平较治疗前降低，且低于对照组（$P < 0.05$）；治疗后，观察组血清IL-35水平较治疗前升高，且高于对照组（$P < 0.05$）。治疗后，观察组复发率为2.2%，低于对照组8.9%，差异有统计学意义（$P < 0.05$）。[结论]独活寄生汤加减联合经皮椎间孔镜髓核摘除术治疗腰椎间盘突出症的疗效较好，可以降低腰痛症状，改善患者腰椎功能，降低复发率。

关键词： 腰椎间盘突出症；独活寄生汤；经皮椎间孔镜髓核摘除术；腰椎功能；腰痛；术后并发症

注： 本文原载于《新中医》2022年第13期。

40. 破格救心汤加减治疗慢性心力衰竭临床研究

蒋　欢[1]　邬燕萍[2]　林韩立[1]

1. 舟山市普陀区人民医院，浙江 舟山 316100

2. 舟山市普陀区中医院中医科，浙江 舟山 316100

摘要：[目的]观察破格救心汤加减治疗慢性心力衰竭（CHF）的临床疗效及对患者超声心动图、血清N端脑钠肽前体（NT-proBNP）、白细胞介素-6（IL-6）水平的影响。[方法]采用随机数字表法将131例CHF气虚血瘀证患者分为观察组（66例）及对照组（65例）。对照组给予常规对症治疗，观察组在对照组基础上给予破格救心汤加减治疗。比较2组治疗前后中医证候积分、6min步行试验、Lee氏心衰评分、生活质量综合评定量表（GQOLI-74）评分、肿瘤坏死因子-α（TNF-α）、IL-6、NT-proBNP水平及超声心动图指标[左室舒张末期内径（LVEDd）、左室收缩末期内径（LVESd）、左心室射血分数（LVEF）]；并评价2组临床疗效及不良反应发生情况。[结果]观察组总有效率90.91%，高于对照组76.92%（$P<0.05$）。治疗后，2组中医证候积分、Lee氏心衰评分及NT-proBNP、IL-6、TNF-α水平均较治疗前降低（$P<0.05$），且观察组降低幅度大于对照组（$P<0.05$）。治疗后，2组LVEDd、LVESd值均较治疗前降低（$P<0.05$），LVEF值升高（$P<0.05$），观察组心动图指标改善优于对照组（$P<0.05$）。治疗后，2组6min步行距离及GQOLI-74各项评分均较治疗前增加（$P<0.05$），且观察组上述指标改善优于对照组（$P<0.05$）。2组不良反应发生率比较，差异无统计学意义（$P>0.05$）。[结论]破格救心汤加减治疗CHF临床疗效确切，可改善患者心功能，减轻炎症反应，提高患者生活质量。

关键词：慢性心力衰竭；破格救心汤加减；超声心动图；N端脑钠肽前体；白细胞介素-6

注：本文原载于《新中医》2022年第13期。

41. 二仙汤联合枸橼酸他莫昔芬片治疗乳腺囊性增生病临床研究

张华君

余姚市中医医院，浙江 余姚 315400

摘要：[目的]观察二仙汤联合枸橼酸他莫昔芬片治疗乳腺囊性增生病的临床疗效。[方法]选取82例乳腺囊性增生病患者，按随机数字表法分为观察组、对照组各41例。对照组采用枸橼酸他莫昔芬片治疗，观察组在对照组基础上加用二仙汤治疗。2组疗程均为3个月经周期。比较2组临床疗效及不良反应发生率，观察2组治疗前后局部症状评分及血清内分泌激素[雌二醇（E2）、孕酮（P）、催乳素（PRL）]水平的变化，比较2组复发率。[结果]治疗后，2组乳房疼痛、乳头溢液、囊肿大小、囊肿数量的评分均较治疗前下降，差异均有统计学意义（$P<0.05$）；治疗后，观察组乳房疼痛、乳头溢液、囊肿大小、囊肿数量评分均低于对照组，差异均有统计学意义（$P<0.05$）。治疗后，2组血清PRL、E2水平均较治疗前下降，血清P水平均较治疗前上升，差异均有统计学意义（$P<0.05$）；治疗后，观察组血清PRL、E2水平均低于对照组，血清P水平高于对照组，差异均有统计学意义（$P<0.05$）。观察组临床疗效总有效率为92.7%，对照组总有效率为75.6%，2组比较，差异有统计学意义（$P<0.05$）。观察组复发率为7.9%，对照组复发率为25.8%，2组比较，差异有统计学意义（$P<0.05$）。观察组不良反应发生率为5.3%，对照组不良反应发生率为25.8%，2组比较，差异有统计学意义（$P<0.05$）。[结论]二仙汤联合枸橼酸他莫昔芬片治疗乳腺囊性增生病疗效较好，可调节内分泌激素紊乱状态，缓解患者局部症状，降低复发率，用药安全性较高。

关键词：乳腺囊性增生病；二仙汤；枸橼酸他莫昔芬片；内分泌激素；复发率；不良反应发生率

注：本文原载于《新中医》2022年第13期。

42. 加味川羌活汤联合手法推拿、理疗对肩关节疼痛患者肩关节功能及肩周炎症的影响研究

李　鹏

商丘市中医院骨一科，河南商丘 476000

摘要：[目的]观察加味川羌活汤联合手法推拿、理疗对肩关节疼痛患者肩关节功能及肩周炎症的影响。[方法]采用信封法将128例肩关节疼痛患者分为2组各64例。对照组采用手法推拿和理疗治疗，观察组在对照组基础上联合加味川羌活汤治疗，比较2组治疗效果、关节主动活动度、疼痛情况、肩

关节功能及炎症因子水平。[结果]观察组治疗总有效率95.31%，高于对照组82.81%（$P < 0.05$）。与同组治疗前比较，治疗后2组关节主动活动度均增大（$P < 0.05$），各项肩关节功能评分及血清白细胞介素-10（1L-10）水平均升高（$P < 0.05$），疼痛视觉模拟评分法（VAS）、疼痛分级指数（PRI）、现在疼痛状况（PPI）评分及血清前列腺素E2（PGE2）、肿瘤坏死因子-α（TNF-α）、血浆P物质（SP）水平均降低（$P < 0.05$）；与对照组治疗后比较，观察组治疗后关节主动活动度较大（$P < 0.05$），各项肩关节功能评分及血清IL-10水平均较高（$P < 0.05$），VAS、PRI、PPI评分及血清PGE2、TNF-α、SP水平均较低（$P < 0.05$）。[结论]加味川羌活汤联合手法推拿、理疗治疗肩关节疼痛效果较好，可缓解肩周炎症状，恢复肩关节功能，其机制可能与正向调节炎症因子水平有关。

关键词： 肩关节疼痛；肩周炎症；加味川羌活汤；推拿理疗；炎症因子

注： 本文原载于《新中医》2022年第13期。

43. 疏风祛邪开窍汤联合西医疗法治疗慢性分泌性中耳炎临床研究

潘成军　颜玲玲

台州市肿瘤医院，浙江台州 317502

摘要：[目的]观察疏风祛邪开窍汤联合西医疗法治疗慢性分泌性中耳炎（CSOM）的临床疗效。[方法]将76例CSOM患者随机分为西医组及中西医组各38例。西医组予以抗生素、糖皮质激素、黏液溶解促排剂和鼓膜穿刺抽液术等常规西医疗法治疗，中西医组在西医组治疗的基础上加疏风祛邪开窍汤治疗，2组均治疗3周。比较2组治疗后临床疗效，比较2组治疗前后主要症状（耳闷和耳痛）评分、听力（气导听阈和气骨导差）检查情况的变化及随访1年后的复发率。[结果]中西医组临床总有效率94.74%，高于西医组78.95%（$P < 0.05$）。与同组治疗前比较，治疗后2组耳闷、耳痛症状评分及气导听阈、气骨导差均降低（$P < 0.05$）；与西医组治疗后比较，中西医组治疗后耳闷、耳痛症状评分及气导听阈、气骨导差均较低（$P < 0.05$）。随访1年，中西医组复发率8.33%，明显低于西医组26.67%（$x2=3.96$，$P < 0.05$）。[结论]疏风祛邪开窍汤联合西医疗法治疗CSOM患者效果确切，不仅能改善临床症状，提升患者的听力，而且能预防病情复发，降低复发率。

关键词： 慢性分泌性中耳炎；疏风祛邪开窍汤；听力；复发

注： 本文原载于《新中医》2022年第13期。

44. 小柴胡汤联合常规疗法对原发性肝癌TACE术后患者免疫功能及生活质量的影响

许文翼　金大业　吴倩倩　夏　青　马霁波

宁波大学附属人民医院介入治疗科，浙江宁波 315100

摘要：[目的]观察小柴胡汤联合常规疗法对原发性肝癌经皮肝动脉化疗栓塞术（TACE）术后患者免疫功能及生活质量的影响。[方法]选取82例原发性肝癌患者作为研究对象，均接受TACE治疗，对照组术后给予常规疗法，接受止吐等对症处理；观察组在对照组基础上给予小柴胡汤治疗。比较2组治疗前后血T淋巴细胞水平（$CD3^+$、$CD4^+$、$CD8^+$以及$CD4^+/CD8^+$）、免疫球蛋白[血免疫球蛋白G（IgG）、免疫球蛋白A（IgA）、免疫球蛋白M（IgM）]以及生存质量核心量表（QOL-C30）评分的变化。[结果]治疗后，观察组血清$CD3^+$、$CD4^+$、$CD8^+$、$CD4^+/CD8^+$水平与治疗前比较，差异均无统计学意义（$P > 0.05$）；治疗后，对照组血清$CD3^+$、$CD4^+$、$CD4^+/CD8+$水平均较治疗前下降，且低于观察组，差异均有统计学意义（$P < 0.05$）。治疗后，2组血清IgG、IgM、IgA水平均较治疗前下降，对照组与治疗前相比有统计学意义（$P < 0.05$）；治疗后，观察组上述3项水平均高于对照组，差异有统计学意义（$P < 0.05$）。治疗后，观察组QOL-C30量表中躯体功能、心理功能、物质生活及社会功能评分均较治疗前升高，且高于对照组，差异均有统计学意义（$P < 0.05$）；对照组治疗后上述指标的评分无明显变化，差异无统计学意义（$P > 0.05$）。[结论]小柴胡汤联合常规疗法治疗原发性肝癌TACE术后，可有效保护患者免疫功能，提高生活质量。

关键词： 原发性肝癌；经皮肝动脉化疗栓塞术；小柴胡汤；免疫功能；生活质量

注： 本文原载于《新中医》2022年第13期。

45. 通腑解毒汤联合西药治疗癌性肠梗阻临床研究

闫京涛 范宏宇 李竹生
濮阳市中医医院肿瘤科，河南濮阳 457000

摘要: [目的] 观察通腑解毒汤联合西药治疗癌性肠梗阻的临床疗效及对炎症因子的影响。[方法] 按随机数字表法将 106 例癌性肠梗阻患者随机分为对照组与试验组各 53 例。对照组给予常规西药治疗，试验组在对照组基础上加用通腑解毒汤治疗。比较 2 组治疗前后卡氏功能状态（KPS）评分、中医证候积分、炎性因子水平，并评价 2 组临床疗效及不良反应发生情况。[结果] 试验组总有效率为 94.34%，对照组总有效率为 77.36%，差异有统计学意义（$P < 0.05$）。治疗后，2 组 KPS 评分均较治疗前升高（$P < 0.05$），且试验组治疗后 KPS 评分高于对照组（$P < 0.05$）。治疗后，2 组中医证候积分、内毒素（ET）、白细胞介素 -6（IL-6）、降钙素原（PCT）、C- 反应蛋白（CRP）、肿瘤坏死因子 -α（TNF-α）水平均低于治疗前（$P < 0.05$），且试验组治疗后中医证候积分及炎症因子水平均低于对照组（$P < 0.05$）。2 组均未出现明显的药物不良反应。[结论] 通腑解毒汤联合西药治疗癌性肠梗阻可有效降低患者炎症因子水平，提高患者生活质量，临床疗效显著。

关键词: 癌性肠梗阻；通腑解毒汤；卡氏功能状态评分；炎症因子；白细胞介素 -6

注: 本文原载于《新中医》2022 年第 13 期。

46. 生化汤加味联合芬吗通治疗子宫内膜异位症所致不孕临床研究

郭 懿
杭州市余杭区第一人民医院乔司分院妇科，浙江杭州 311101

摘要: [目的] 观察生化汤加味联合芬吗通治疗子宫内膜异位症（EM）所致不孕的临床疗效。[方法] 选取 80 例 EM 所致不孕患者，采用随机数字表法分为对照组和观察组各 40 例。对照组给予芬吗通治疗，观察组在对照组基础上给予生化汤加味治疗，2 组均治疗 3 个月经周期。比较 2 组治疗 1、2、3 个月经周期排卵率、妊娠率；比较 2 组治疗前及治疗 1、2、3 个月经周期基础体温（BBT）、血清性激素 [雌二醇（E2）、促卵泡生成素（FSH）、黄体生成素（LH）] 水平；比较 2 组临床疗效，记录不良反应。[结果] 治疗 1、2、3 个月经周期，2 组 BBT 双相占比均较治疗前升高（$P < 0.05$），观察组 BBT 双相占比高于同期对照组（$P < 0.05$）；观察组排卵率及妊娠率均高于同期对照组（$P < 0.05$）。治疗 1、2、3 个月经周期，2 组 FSH、LH、E2 水平均较治疗前降低（$P < 0.05$）；观察组 FSH、LH、E2 水平均低于同期对照组（$P < 0.05$）。观察组总有效率 95.00%，高于对照组 80.00%（$P < 0.05$）。治疗期间，2 组均无严重不良反应发生。[结论] 生化汤加味联合芬吗通治疗 EM 所致不孕临床疗效较好，可以有效调节性激素水平，提高排卵率和妊娠率，安全性高。

关键词: 子宫内膜异位症；不孕症；生化汤；芬吗通；基础体温；性激素

注: 本文原载于《新中医》2022 年第 14 期。

47. 增液麻仁汤穴位敷贴联合莫沙必利治疗颅脑外伤后便秘临床研究

苏微微 徐志伟 李秀萍
桐乡市第一人民医院，浙江桐乡 314500

摘要: [目的] 观察增液麻仁汤穴位敷贴联合莫沙必利治疗颅脑外伤后便秘的临床疗效。[方法] 选取 86 例颅脑外伤后便秘患者，以随机数字表法分为对照组和观察组各 43 例。对照组给予枸橼酸莫沙必利片治疗，观察组在对照组基础上加用增液麻仁汤穴位敷贴治疗，2 组均治疗 2 周。比较 2 组临床疗效、不良反应发生率，比较 2 组治疗前后便秘程度、血清炎性因子水平。[结果] 观察组总有效率 95.35%，高于对照组 81.40%（$P < 0.05$）。治疗后，2 组 Cleveland 便秘评分量表（CCS）、便秘患者症状自评量表（PAC-SYM）评分均较治疗前降低（$P < 0.05$），观察组 CCS、PAC-SYM 评分均低于对照组（$P < 0.05$）。治疗后，2 组血清 C- 反应蛋白（CRP）、白细胞介素 -1β（IL-1β）、肿瘤坏死因子 -α（TNF-α）水平均较治疗前降低（$P < 0.05$），观察组血清 CRP、IL-1β、TNF-α 水平均低于对照组（$P < 0.05$）。观察组不良反应发生率 9.30%，与对照组 4.65% 比较，差异无统计学意义（$P > 0.05$）。[结论] 增液麻仁汤穴位敷贴联合莫沙必利治疗颅脑外伤后便秘，可显著改善便秘症状，降低血清炎性因子水平，临床疗效和安全性均较好。

关键词：颅脑外伤后便秘；增液麻仁汤；穴位敷贴；莫沙必利；Cleveland 便秘评分量表；便秘患者症状自评量表；炎性因子

资助基金：桐乡市引导性科技计划项目（201902293）。

注：本文原载于《新中医》2022 年第 14 期。

48. 补阳还五汤加味、冠心宁片联合多奈哌齐治疗血管性痴呆临床研究

王　燕　华　英　詹惠娟　王安平

丽水市第二人民医院，浙江丽水 323000

摘要：[目的] 观察补阳还五汤加味、冠心宁片联合多奈哌齐治疗血管性痴呆的临床疗效。[方法] 选取 100 例血管性痴呆患者，采用随机数字表法分为观察组与对照组各 50 例。观察组给予补阳还五汤加味、冠心宁片联合多奈哌齐治疗，对照组仅给予多奈哌齐治疗，2 组均治疗 12 周。比较 2 组临床疗效及治疗前后简易精神状态量表（MMSE）、蒙特利尔认知评估量表（MoCA）、生活质量（QOL）评分。[结果] 观察组总有效率 98.00%，高于对照组 84.00%（$P < 0.05$）。治疗后，2 组 MMSE、MoCA 评分均较治疗前升高（$P < 0.05$），观察组 MMSE、MoCA 评分均高于对照组（$P < 0.05$）。治疗后，2 组精神、食欲、疲乏、睡眠、日常生活评分均较治疗前升高（$P < 0.05$），观察组精神、食欲、疲乏、睡眠、日常生活评分均高于对照组（$P < 0.05$）。[结论] 补阳还五汤加味、冠心宁片联合多奈哌齐治疗血管性痴呆疗效较好，可提升患者的认知能力，改善其生活质量。

关键词：血管性痴呆；补阳还五汤；冠心宁片；多奈哌齐；认知能力；生活质量

注：本文原载于《新中医》2022 年第 14 期。

49. 龙胆泻肝汤联合桃红四物汤治疗湿热瘀滞证Ⅲ A 型前列腺炎临床研究

王东风[1]　叶余禄[2]　沈月洪[3]　李紫燕[4]

1. 淳安县中医院泌尿外科，浙江淳安 311700

2. 淳安县中医院外科，浙江淳安 311700

3. 浙江大学医学院附属第一医院泌尿外科，浙江杭州 310003

4. 淳安县中医院中医科，浙江 淳安 311700

摘要：[目的] 观察龙胆泻肝汤联合桃红四物汤治疗湿热瘀滞证Ⅲ A 型前列腺炎的临床疗效。[方法] 选择Ⅲ A 型前列腺炎患者 160 例，按随机数字表法分为对照组和观察组各 80 例。对照组给予乳酸左氧氟沙星片治疗，观察组在对照组的基础上给予龙胆泻肝汤联合桃红四物汤治疗。治疗 6 周后，比较 2 组美国国立卫生研究院慢性前列腺炎症状指数（NIH-CPSI）和湿热瘀滞证证候评分、临床疗效以及前列腺液白细胞计数。[结果] 观察组总有效率为 96.25%，显著高于对照组的 82.08%，2 组比较，差异有统计学意义（$P < 0.05$）。治疗前，2 组 NIH-CPSI 评分、湿热瘀滞证证候评分比较，差异无统计学意义（$P > 0.05$）。治疗后，2 组 NIH-CPSI 评分、湿热瘀滞证证候评分均较治疗前显著降低（$P < 0.05$）；且观察组上述评分均明显低于对照组（$P < 0.05$）。治疗前，2 组前列腺液白细胞计数比较，差异无统计学意义（$P > 0.05$）。治疗后，2 组前列腺液白细胞计数均较治疗前明显降低（$P < 0.05$）；且观察组前列腺液白细胞计数低于对照组（$P < 0.05$）。[结论] 龙胆泻肝汤联合桃红四物汤治疗湿热瘀滞证Ⅲ A 型前列腺炎疗效肯定，能有效减轻机体炎症反应，改善临床症状及中医证候。

关键词：Ⅲ A 型前列腺炎；湿热瘀滞证；龙胆泻肝汤；桃红四物汤；慢性前列腺炎症状指数

注：本文原载于《新中医》2022 年第 14 期。

50. 阳和汤加味联合伤口治疗仪治疗 Wagner 2 ～ 3 级糖尿病足临床研究

李　珍　任红兵　李燕辉　阳丽容　邓　博　杨　亮

暨南大学附属顺德医院，广东顺德 528305

摘要：[目的] 观察在常规疗法基础上采用阳和汤加味方内服联合伤口治疗仪治疗 Wagner 2 ～ 3 级糖尿病足的临床疗效。[方法] 选取 90 例阳虚寒凝夹瘀毒型 Wagner2 ～ 3 级糖尿病足患者，采用随机数字表法分为 2 组各 45 例，2 组均给予常规控制血糖、控制感染、改善血液循环、营养支持及清创换药等治疗，对照组用伤口治疗仪治疗，观察组内服阳和汤加味方，并联合伤口治疗仪治疗，2 组均治疗 4 周。观察 2 组患者治疗前后中医证候评分、创面渗液 pH 值、C- 反应蛋白（CRP）水平、D- 二聚体水平、创面细菌种类及数量的变化，比较 2 组患者的创面愈合

时间、创面疼痛程度[疼痛数字评价量表（NRS）评分]、治疗费用及临床疗效、创面愈合疗效。[结果]治疗4周，观察组临床疗效、创面愈合总有效率均高于对照组（$P < 0.05$）。观察组创面愈合时间早于对照组，治疗费用低于对照组，差异均有统计学意义（$P < 0.01$）。治疗第7、14、21天，2组NRS评分、创面渗液pH值、CRP水平、D-二聚体水平均较治疗前下降，创面的细菌种类和数量均较治疗前减少，差异均有统计学意义（$P < 0.05$）；观察组3个时间点的NRS评分、创面渗液pH值、CRP水平、D-二聚体水平均低于同期对照组，创面的细菌种类和数量均少于同期对照组，差异均有统计学意义（$P < 0.05$）。[结论]在常规疗法基础上采用阳和汤加味方内服联合伤口治疗仪治疗阳虚寒凝夹瘀毒型Wagner 2 ~ 3级糖尿病足患者，可以有效减轻疼痛，减轻炎症程度、抑制细菌生长，优化创面愈合环境，改善血液高凝状态，从而促进创面愈合，且治疗费用较低，有助于减轻患者家庭的经济负担。

关键词：糖尿病足；阳虚寒凝；夹瘀毒证；阳和汤；创面渗液pH值；炎症；细菌感染

资助基金：佛山市医学科技攻关项目（2020001004583-01）。

注：本文原载于《新中医》2022年第14期。

白　果

【别名】灵眼、佛指甲、佛指柑。

【植物形态】

银杏，落叶乔木，高可达40m。树干直立，树皮灰色。枝有长短两种，叶在短枝上簇生，在长枝上互生。叶片扇形，长4 ~ 8cm，宽5 ~ 10cm，先端中间2浅裂，基部楔形，叶脉平行，叉形分歧；叶柄长2.5 ~ 7cm。花单性，雌雄异株；雄花呈下垂的短柔荑花序，4 ~ 6个生于短枝上的叶腋内，有多数雄蕊，花药2室，生于短柄的顶端；雌花每2 ~ 3个聚生于短枝上，每花有一长柄，柄端两叉，各生1心皮，胚珠附生于上，通常只有1个胚珠发育成熟。种子核果状，倒卵形或椭圆形，长2.5 ~ 3cm，淡黄色，被白粉状蜡质；外种皮肉质，有臭气；内种皮灰白色，骨质，两侧有棱边；胚乳丰富，子叶2。花期4—5月。果期7—10月。全国大部分地区有栽培。

本植物的根或根皮（白果根）、树皮（白果树皮）、叶（白果叶）亦供药用。

【功能主治】

敛肺气，定喘嗽，止带浊，缩小便。治哮喘，痰嗽，白带，白浊，遗精，淋病，小便频数。

①《三元延寿书》："生食解酒。"

②《滇南本草》："大疮不出头者，白果肉同糯米蒸，合蜜丸，与核桃捣烂为膏服之，治噎食反胃。又，治白浊、冷淋。又，白果捣烂敷太阳穴，止头风、眼疼……敷无名肿毒。"

③《本草品汇精要》："煨熟食之，止小便频数。"

④《医学入门》："清肺胃浊气，化痰定喘，止咳。"

⑤《本草纲目》："熟食温肺益气，定喘嗽，缩小便，止白浊；生食降痰，消毒杀虫。"

⑥《本草再新》："补气养心，益肾滋阴，止咳除烦，生肌长肉，排脓拔毒，消疮疥疽瘤。"

⑦《本草便读》："上敛肺金除咳逆，下行湿浊化痰涎。"

⑧《现代实用中药》："核仁治喘息，头晕，耳鸣，慢性淋浊及妇人带下。果肉捣碎作贴布剂，有发泡作用；菜油浸一年以上，用于肺结核。"

⑨《山东中药》："治遗精，遗尿。"

许桐教授等学验选编

1. 周迎春运用升阳益胃汤治疗杂病经验介绍

许　桐　胡昌磊　韩　新　陈广鸿　张国勇

南方医科大学中医药学院，广东 广州 510515

摘要： 介绍周迎春教授运用升阳益胃汤治疗杂病的临证经验。周迎春教授临证时紧抓升阳益胃汤所主治的“脾胃虚弱，阳气不升，湿热中阻”的核心病机，概括用方的指征为：“乏倦纳差口干苦，腹胀便溏或便黏，舌淡胖大有齿痕，苔白黄腻并脉滑”，并将其广泛运用于各类杂病，诸如流产后多汗症、皮肌炎、慢性胃炎等。临证谨守病机，随机而变，均能获良效。

关键词： 升阳益胃汤；阳气不升；湿热中阻；流产后多汗症；皮肌炎；慢性胃炎；周迎春

资助基金： 国家自然科学基金（ 81973645 ）。

注： 本文原载于《新中医》2022 年第 18 期。

2. 礞石滚痰汤加味联合唑吡坦治疗痰热内扰型失眠症临床研究

应婉榕

浙江中医药大学，浙江 杭州 310053

杭州市下城区中医院，浙江 杭州 310004

摘要： [目的] 观察礞石滚痰汤加味联合唑吡坦治疗痰热内扰型失眠症的临床疗效及对患者认知功能的影响。[方法] 以随机数字表法将 102 例痰热内扰型失眠症患者分为对照组和观察组，每组 51 例。对照组予以唑吡坦治疗，观察组予以礞石滚痰汤加味联合唑吡坦治疗，2 组均治疗 4 周。比较 2 组临床疗效、不良反应发生率，比较 2 组治疗前后多导睡眠监测指标、认知功能。[结果] 观察组总有效率 92.16%，高于对照组 76.47%（$P < 0.05$）。治疗后，2 组睡眠效率（SE）均较治疗前升高，睡眠总时间（TST）均较治疗前延长，睡眠潜伏期（SOL）均较治疗前缩短，觉醒次数（AT）均较治疗前减少，差异均有统计学意义（$P < 0.05$）；观察组 SE 高于对照组，TST 长于对照组，SOL 短对照组，AT 少于对照组，差异均有统计学意义（$P < 0.05$）。治疗后，2 组简易智力状态检查量表（MMSE）、蒙特利尔认知评估量表（MoCA）评分均较治疗前升高（$P < 0.05$），观察组 MMSE、MoCA 评分均高于对照组（$P < 0.05$）。观察组不良反应发生率 5.88%，低于对照组 19.61%（$P < 0.05$）。[结论] 礞石滚痰汤加味联合唑吡坦治疗痰热内扰型失眠症效果确切，可明显改善患者的睡眠质量及认知功能，且安全性高。

关键词： 失眠症；痰热内扰证；礞石滚痰汤；唑吡坦；多导睡眠监测；认知功能；不良反应

注： 本文原载于《新中医》2022 年第 18 期。

3. 活血通络汤联合常规西药治疗脑梗死后遗症临床研究

刘昱言[1]　孙江燕[2]　赵芳超[3]　安兰花[4]

1. 河南中医药大学第三附属医院脑病科，河南 郑州 450008

2. 河南中医药大学第一附属医院脑病科，河南 郑州 450000

3. 郑州市中医院脾胃科，河南 郑州 450007

4. 河南中医药大学，河南 郑州 450046

摘要： [目的] 观察活血通络汤联合常规西药治疗脑梗死后遗症的临床疗效。[方法] 选取脑梗死后遗症患者 82 例，按随机数字表法分为对照组和观察组各 41 例。对照组应用常规西药治疗，观察组应用自拟活血通络汤联合常规西药治疗。比较 2 组临床疗效、血液流变学指标、美国国立卫生研究院卒中量表（NIHSS）评分、日常生活活动能力量表（ADL）评分、炎症因子水平、并发症及不良反应发生情况。[结果] 观察组总有效率为 97.6%，对照组为 75.6%，2 组比较，差异有统计学意义（$P < 0.05$）。治疗后，2 组全血高切黏度、血浆黏度、全血低切黏度、纤维蛋白原水平均较治疗前降低（$P < 0.05$），且观察组上述各项指标均低于对照组（$P < 0.05$）。

治疗后，2组ADL评分较治疗前升高（$P < 0.05$），NIHSS评分较治疗前降低（$P < 0.05$）；且观察组2项指标改善较对照组更显著（$P < 0.05$）。治疗后，2组血清肿瘤坏死因子-α（TNF-α）、白细胞介素-1β（IL-1β）、超敏C-反应蛋白（hs-CRP）水平均较治疗前降低（$P < 0.05$），且观察组上述各项指标均低于对照组（$P < 0.05$）。治疗期间，观察组并发症发生率为4.9%，对照组为26.8%，2组比较，差异有统计学意义（$P < 0.05$）；观察组不良反应发生率为7.3%，对照组为24.4%，2组比较，差异有统计学意义（$P < 0.05$）。[结论]活血通络汤联合常规西药治疗脑梗死后遗症疗效显著，可有效改善血液流变学指标和炎症因子水平，提高患者日常生活活动能力，减轻神经功能损伤程度，且并发症及不良反应均较少。

关键词： 脑梗死后遗症；活血通络汤；美国国立卫生研究院卒中量表；日常生活活动能力量表；炎症因子

注： 本文原载于《新中医》2022年第18期。

4. 红藤汤保留灌肠联合微波理疗治疗慢性盆腔炎合并盆腔积液临床研究

梅慧华

景宁畲族自治县人民医院妇产科，浙江 景宁 323500

摘要： [目的]观察红藤汤保留灌肠联合微波理疗治疗慢性盆腔炎合并盆腔积液的疗效及对血清炎症因子的影响。[方法]将126例慢性盆腔炎合并盆腔积液患者以随机数字表法分为对照组和观察组各63例。2组入院后均给予常规抗感染治疗，在此基础上，对照组给予微波理疗治疗，观察组给予红藤汤保留灌肠联合微波理疗治疗，2组均治疗7 d，随访3个月。比较2组临床疗效、盆腔包块直径、盆腔积液量、血清炎症因子水平及复发率。[结果]观察组总有效率93.65%，高于对照组80.95%（$P < 0.05$）。治疗后，2组盆腔包块直径均较治疗前缩小（$P < 0.05$），盆腔积液量均较治疗前减少（$P < 0.05$）；观察组盆腔包块直径小于对照组（$P < 0.05$），盆腔积液量少于对照组（$P < 0.05$）。治疗后，2组血清C-反应蛋白（CRP）、白细胞介素-6（IL-6）水平均较治疗前降低（$P < 0.05$），观察组血清CRP、IL-6水平均低于对照组（$P < 0.05$）。随访3个月，观察组复发率3.39%，对照组复发率15.69%，2组比较，差异有统计学意义（$P < 0.05$）。[结论]红藤汤保留灌肠联合微波理疗治疗慢性盆腔炎合并盆腔积液疗效确切，可缩小盆腔包块、减少盆腔积液、减轻炎症反应和降低复发率。

关键词: 慢性盆腔炎;盆腔积液;红藤汤;保留灌肠;微波理疗；盆腔包块；炎症因子；复发

注： 本文原载于《新中医》2022年第18期。

5. 舒肝解郁汤联合盐酸帕罗西汀治疗产后抑郁症临床研究

郭　霞

濮阳市妇幼保健院产科，河南 濮阳 457000

摘要： [目的]观察舒肝解郁汤联合盐酸帕罗西汀治疗产后抑郁症（PD）的临床疗效。[方法]选取116例PD患者作回顾性研究，根据不同治疗方法分为对照组和观察组各58例。对照组采用盐酸帕罗西汀治疗，观察组在对照组治疗的基础上联合舒肝解郁汤治疗。2组疗程均为6周，观察比较2组汉密尔顿抑郁量表（HAMD）评分变化、2组临床疗效及不良反应发生率。[结果]观察组总有效率为91.4%，对照组为79.3%，2组比较，差异有统计学意义（$P < 0.05$）。治疗前，2组HAMD评分比较，差异无统计学意义（$P > 0.05$）。治疗2、4、6周，2组HAMD评分呈下降趋势，并较治疗前显著降低（$P < 0.05$）；且观察组HAMD评分在相同时间点均低于对照组（$P < 0.05$）。观察组不良反应发生率为6.9%，对照组为39.7%，2组比较，差异有统计学意义（$P < 0.05$）。[结论]舒肝解郁汤联合盐酸帕罗西汀治疗PD，可显著减轻患者抑郁症状，提高临床疗效，降低药物不良反应发生率。

关键词： 产后抑郁症；舒肝解郁汤；盐酸帕罗西汀；汉密尔顿抑郁量表评分

注： 本文原载于《新中医》2022年第18期。

6. 明目地黄汤联合曲安奈德治疗老年性白内障临床研究

迟新建　王　静　李晓楠　杨新霞　马建黎

确山县人民医院五官科，河南 确山 463200

摘要： [目的]观察明目地黄汤联合曲安奈德治

疗老年性白内障的临床疗效。[方法]选择老年性白内障患者72例，随机分为对照组和观察组各36例。对照组在常规对症治疗的基础上给予曲安奈德治疗，观察组在对照组的基础上给予明目地黄汤治疗。2组疗程均为3个月，观察比较2组总有效率，以及2组治疗前后视力变化、炎症因子[白细胞介素6（IL-6）、肿瘤坏死因子-α（TNF-α）、超敏C-反应蛋白（hs-CRP）]水平及氧化应激指标[丙二醛（MDA）、超氧化物歧化酶（SOD）、脂质过氧化物（LPO）]变化。[结果]治疗后，观察组总有效率为94.44%，对照组为83.33%，2组比较，差异有统计学意义（$P<0.05$）。治疗前，2组视力水平比较，差异无统计学意义（$P>0.05$）；治疗1、2、3个月，2组视力水平均较治疗前升高（$P<0.05$），且观察组在相同治疗时间点的视力水平明显高于对照组（$P<0.05$）。治疗前，2组血清IL-6、TNF-α、hs-CRP水平比较，差异无统计学意义（$P>0.05$）；治疗后，2组血清IL-6、TNF-α、hs-CRP水平均较治疗前降低（$P<0.05$），且观察组上述各项指标均低于对照组（$P<0.05$）。治疗前，2组氧化应激指标MDA、SOD、LPO水平比较，差异无统计学意义（$P>0.05$）；治疗后，2组SOD水平较治疗前升高（$P<0.05$），MDA、LPO水平较治疗前降低（$P<0.05$），且观察组上述各项指标改善较对照组更显著（$P<0.05$）。[结论]明目地黄汤联合曲安奈德治疗老年性白内障疗效显著，可有效改善患者的视力，降低炎症因子水平，提高机体抗氧化能力。

关键词： 老年性白内障；明目地黄汤；曲安奈德；视力；氧化应激指标

注： 本文原载于《新中医》2022年第18期。

7. 醒脑解毒汤联合常规治疗细菌性脑膜炎疗效观察及对炎症因子的影响

丁继岩[1]　梁　宁[2]　张　明[1]

1. 新乡市第一人民医院急诊科，河南 新乡 453000

2. 新乡医学院三全学院临床学院，河南 新乡 453000

摘要： [目的]观察醒脑解毒汤联合常规治疗细菌性脑膜炎的临床疗效及其对炎症因子的影响。[方法]选取96例细菌性脑膜炎患者，根据病例尾号按照奇偶数字法分为观察组和对照组各48例。对照组给予注射用头孢曲松钠、地塞米松等常规西药治疗，观察组在对照组的基础上加用醒脑解毒汤治疗。观察比较2组临床疗效、炎症因子水平变化及并发症发生率。[结果]观察组总有效率为89.58%，对照组为72.92%，2组比较，差异有统计学意义（$P<0.05$）。治疗前，2组C-反应蛋白（CRP）、血清肿瘤坏死因子-α（TNF-α）、脑脊液中白细胞介素-6（IL-6）及白细胞介素-8（IL-8）水平比较，差异无统计学意义（$P>0.05$）；治疗后，2组CRP、TNF-α、IL-6、IL-8水平均较治疗前降低（$P<0.05$），且观察组各项指标均低于对照组（$P<0.05$）。观察组并发症发生率为2.08%，对照组为4.17%，2组比较，差异无统计学意义（$P>0.05$）。[结论]醒脑解毒汤联合常规治疗细菌性脑膜炎疗效显著，可有效抑制炎症反应，且并发症相对较少，有利于病情康复。

关键词： 细菌性脑膜炎；醒脑解毒汤；头孢曲松钠；地塞米松；炎症因子

注： 本文原载于《新中医》2022年第18期。

8. 早衰益经汤治疗卵巢早衰医案3则

赵珊珊

徐州医科大学附属医院，江苏 徐州 221000

摘要： 卵巢早衰又称早发性卵巢功能不全（Premature ovarian insufficiency，POI），是指女性40岁之前出现卵巢功能减退甚至衰竭[1]。该病以月经紊乱（闭经或月经稀发）、高促性腺激素和低雌激素血症为特征，临床症状还表现为潮热、盗汗、记忆力减退、性欲减退、阴道干燥、受孕困难或不孕[2]。本病可导致生育力下降，增加患骨质疏松症、心血管疾病的风险，严重影响妇女的生活质量及身心健康。目前现代医学针对卵巢早衰主要治疗方法是激素替代疗法。但研究表明，长期使用激素类药物治疗，会引起肝损伤、血管病变，并增加患子宫内膜癌、卵巢癌和乳腺癌的风险[3]。且无法从根本上恢复或逆转女性的生殖功能及卵巢的储备功能[4]。卵巢早衰属中医闭经、经水早断、月水先闭等病范畴。《傅青主女科》有关于"年未老经水断"的专篇记载。笔者通过临床诊治早衰患者，认为此病绝不仅仅是一脏一经之病，实乃涉及多脏腑、气血功能失调，内分泌紊乱所致。

关键词： 卵巢早衰；早衰益经汤；医案

注： 本文原载于《新中医》2022年第18期。

9. 炙甘草汤加减治疗冠心病合并心律失常临床研究

丁 涛 陈强伦 张 静 王代明

信阳市中医院，河南 信阳 464000

摘要：［目的］观察炙甘草汤加减治疗冠心病合并心律失常的疗效，及其对血清白细胞介素 -6（IL-6）、白细胞介素 -8（IL-8）、超敏 C- 反应蛋白（hs-CRP）的影响。［方法］将 100 例冠心病合并心律失常患者按照随机数字表法分为对照组与观察组各 50 例。对照组采取美托洛尔治疗，观察组在对照组基础上联合炙甘草汤治疗。比较 2 组临床疗效及不良反应，比较 2 组治疗前后中医证候积分及 IL-6、IL-8、hs-CRP 水平。［结果］观察组治疗总有效率 96.00%，高于对照组 86.00%（$P < 0.05$）。与同组治疗前比较，治疗后 2 组胸痛、胸闷、心悸、口干、心烦失眠及气短乏力等中医证候积分均降低（$P < 0.05$）；与对照组治疗后比较，观察组治疗后胸痛、胸闷、心悸、口干、心烦失眠及气短乏力等中医证候积分均较低（$P < 0.05$）。与同组治疗前比较，治疗后 2 组 IL-6、IL-8、hs-CRP 水平均降低（$P < 0.05$）；与对照组治疗后比较，观察组治疗后 IL-6、IL-8、hs-CRP 等炎性因子水平均较低（$P < 0.05$）。2 组不良反应比较，差异无统计学意义（$P > 0.05$）。［结论］炙甘草汤加减治疗冠心病合并心律失常临床疗效及安全性均较高，可有效改善患者中医症状，降低炎性因子水平。

关键词： 冠心病；心律失常；炙甘草汤；中医证候积分；炎性因子

注： 本文原载于《新中医》2022 年第 19 期。

10. 独活寄生汤加味联合膝四针治疗风寒湿痹型膝骨关节炎临床研究

闫恩利[1] 唐春阳[2] 梅胜利[1]

1. 郑州大学第二附属医院，河南 郑州 450000

2. 郑州市骨科医院，河南 郑州 450000

摘要：［目的］观察独活寄生汤联合膝四针治疗风寒湿痹型膝骨关节炎的临床疗效。［方法］将 90 例风寒湿痹型膝骨关节炎患者按随机数字表法分为观察组与对照组各 45 例，对照组口服硫酸氨基葡萄糖胶囊治疗，观察组口服独活寄生汤联合膝四针治疗。比较 2 组临床疗效，比较 2 组治疗前后视觉模拟评分法（VAS）评分、压痛值、西安大略和麦克马斯特大学骨关节炎指数评分（WOMAC）、中医证候积分、血清疼痛介质 5- 羟色胺（5-HT）、前列腺素 E2（PGE2）、多巴胺（DA）、P 物质（SP）及炎症介质肿瘤坏死因子 -α（TNF-α）、白细胞介素 -1（IL-1）、白细胞介素 -6（IL-6）水平。［结果］观察组总有效率 88.89%，高于对照组 77.78%（$P < 0.05$）。与同组治疗前比较，治疗后 2 组 VAS 评分、WOMAC 各项评分、各项中医证候积分及 PGE2、SP、DA、5-HT、IL-1、IL-6、TNF-α 水平均降低（$P < 0.05$），压痛值均升高（$P < 0.05$）；与对照组治疗后比较，观察组治疗后 VAS 评分、WOMAC 各项评分、各项中医证候积分及 PGE2、SP、DA、5-HT、IL-1、IL-6、TNF-α 水平均较低（$P < 0.05$），压痛值较高（$P < 0.05$）。［结论］独活寄生汤联合膝四针治疗风寒湿痹型膝骨关节炎临床疗效较好，可有效缓解患者疼痛，其作用机制可能与降低血清疼痛介质及炎症介质有关。

关键词： 膝骨关节炎；独活寄生汤；膝四针；风寒湿痹型；疼痛介质；炎症介质

注： 本文原载于《新中医》2022 年第 19 期。

11. 血府逐瘀汤治疗利培酮所致女性精神分裂症高泌乳素血症临床研究

林丽红 王 莹 袁红卫

丽水市第二人民医院，浙江 丽水 323000

摘要：［目的］观察血府逐瘀汤治疗利培酮所致女性精神分裂症患者高泌乳素血症的临床效果。［方法］采用随机数字表法将 180 例利培酮所致高泌乳素血症女性精神分裂症患者均分为 3 组各 60 例。A 组采用利培酮治疗，B 组采用利培酮合并阿立哌唑治疗，C 组采用利培酮合并血府逐瘀汤治疗。比较 3 组临床疗效，比较 3 组治疗前后泌乳素水平及阳性和阴性症状量表（PANSS）、临床总体印象量表（CGI）、锥体外系不良反应量表（RSESE）评分。［结果］与同组治疗前比较，B、C 组治疗第 2、4、6、8 周末血清泌乳素水平均降低（$P < 0.05$）；与 A 组治疗第 2、4、6、8 周末比较，B、C 组治疗相应时间点血清泌乳素水平均较低（$P < 0.05$）；与 B 组治疗第 2、4、6、8 周末比较，C 组治疗相应时间点血清泌乳素水平均较低（$P < 0.05$）。与同组治疗前比较，A、B、C 组治疗第 4、8 周末 PANSS、CGI 评分均降低（$P < 0.05$）；

与A组治疗第4、8周末比较，B、C组治疗相应时间点PANSS、CGI评分均较低（$P < 0.05$）；与B组治疗第8周末比较，C组治疗相应时间点PANSS、CGI评分均较低（$P < 0.05$）。与同组治疗前比较，A、B、C组治疗第6、8周末RSESE评分均降低（$P < 0.05$）；3组间治疗前及治疗第2、4、6、8周末相应时间点RSESE评分比较，差异无统计学意义（$P > 0.05$）。[结论]血府逐瘀汤在改善利培酮所致女性精神分裂症高泌乳素血症方面更具优势，且不良反应小、安全可靠。

关键词： 精神分裂症；高泌乳素血症；血府逐瘀汤；女性；利培酮；阿立哌唑

资助基金： 浙江省丽水市本级公益性技术应用研究自筹项目（2020SJZC010）。

注： 本文原载于《新中医》2022年第19期。

12. 黄芪赤风汤合独活寄生汤加减治疗缺血性脑卒中恢复期临床研究

陶晓晓　王琳琳　吴伟林　仇晨峰

温岭市第一人民医院神经内科，浙江 温岭 317500

摘要： [目的]观察黄芪赤风汤合独活寄生汤加减治疗缺血性脑卒中恢复期患者的临床疗效。[方法]将102例缺血性脑卒中恢复期患者按随机数字表法分为观察组和对照组各51例，对照组接受常规西药治疗，观察组接受黄芪赤风汤合独活寄生汤加减及常规西药治疗。比较2组临床疗效，比较2组治疗前后中医证候积分、肿瘤坏死因子-α（TNF-α）、白细胞介素-6（IL-6）、超敏C-反应蛋白（hs-CRP）、全血高切黏度、低切黏度、血浆黏度及简化肢体运动功能Fugl-Meyer评分法（FMA）、日常生活活动能力评定量表（ADL）评分。[结果]观察组临床总有效率92.16%，高于对照组70.59%（$P < 0.05$）。与同组治疗前比较，治疗后2组各项中医证候积分，TNF-α、IL-6、hs-CRP水平及全血高切黏度、低切黏度、血浆黏度均降低（$P < 0.05$），FMA、ADL评分均升高（$P < 0.05$）；与对照组治疗后比较，观察组治疗后各项中医证候积分，TNF-α、IL-6、hs-CRP水平及全血高切黏度、低切黏度、血浆黏度均较低（$P < 0.05$），FMA、ADL评分均较高（$P < 0.05$）。[结论]黄芪赤风汤合独活寄生汤加减治疗缺血性脑卒中恢复期患者可显著提高临床疗效，缓解临床症状，降低血清TNF-α、IL-6、hs-CRP水平，改善血液流变学指标，对提高患者肢体运动功能和生活自理能力有重要意义。

关键词： 缺血性脑卒中；恢复期；黄芪赤风汤；独活寄生汤；中医证候积分；血液流变学；运动功能

注： 本文原载于《新中医》2022年第19期。

13. 补阳还五汤加减联合康复训练治疗脑卒中偏瘫临床研究

林晶晶　张　丹　李　玥

舟山市中医院心血管脑病科，浙江 舟山 316000

摘要： [目的]观察补阳还五汤加减联合康复训练治疗脑卒中偏瘫的临床疗效。[方法]选取100脑卒中偏瘫患者，按随机数字表法分为对照组和观察组各50例。对照组给予常规康复训练，观察组在对照组基础上给予补阳还五汤加减治疗。评价2组临床疗效，采用Fugl-Meyer量表中的运动功能评分和四肢感觉评分评价运动功能和四肢感觉功能，采用Barthel指数评价日常生活能力，采用洛文斯认知功能评定量表（LOTCA）评估患者的认知功能，检查治疗前后血液黏度。[结果]观察组总有效率为82.00%，高于对照组62.00%，差异有统计学意义（$P < 0.05$）。治疗前，2组Fugl-Meyer评分、Barthel指数、LOTCA评分比较，差异无统计学意义（$P > 0.05$）。治疗后，2组Fugl-Meyer评分、Barthel指数、LOTCA评分较治疗前升高（$P < 0.05$），且观察组各项评分高于对照组（$P < 0.05$）。治疗前，2组全血黏度及血浆黏度比较，差异无统计学意义（$P > 0.05$）。治疗后，2组全血黏度及血浆黏度较治疗前降低（$P < 0.05$），且观察组全血黏度及血浆黏度均低于对照组（$P < 0.05$）。[结论]补阳还五汤加减联合康复训练治疗脑卒中偏瘫患者疗效较好，可改善感觉、运动及日常生活能力，提高认知功能，降低血液黏度。

关键词： 脑卒中偏瘫；补阳还五汤；康复训练；运动功能；感觉功能；认知功能；血液黏度

注： 本文原载于《新中医》2022年第19期。

14. 养心汤联合奥氮平治疗精神分裂症临床研究

练维彬　叶剑辉　黄晓城

丽水市第二人民医院精神科，浙江 丽水 323000

摘要: [目的] 观察养心汤联合奥氮平治疗精神分裂症对患者非理性信念及自传体记忆的影响。[方法] 选取精神分裂症患者 100 例作为研究对象，采用随机数字表法分成对照组和观察组各 50 例。对照组给予奥氮平治疗，观察组在对照组基础上加用养心汤加减治疗。比较 2 组治疗总有效率、阳性与阴性症状量表（PANSS）评分、非理性信念量表（IBS）评分、自传体记忆测试（AMT）评分、社会功能缺陷筛选量表（SDSS）评分及不良反应发生情况。[结果] 观察组总有效率为 72.00%，高于对照组 36.00%，差异有统计学意义（$P < 0.05$）。治疗后，2 组阳性症状、阴性症状、一般精神病理及 PANSS 总分较治疗前均下降（$P < 0.05$），且观察组阳性症状、阴性症状、一般精神病理及 PANSS 总分均低于对照组（$P < 0.05$）。治疗后，2 组绝对化要求、低挫折耐受、糟糕至极、概括化评论及 IBS 总分较治疗前均下降（$P < 0.05$），且观察组绝对化要求、低挫折耐受、糟糕至极、概括化评论及 IBS 总分均低于对照组（$P < 0.05$）。治疗后，2 组积极线索词、消极线索词及 AMT 总分较治疗前升高（$P < 0.05$），且观察组积极线索词、消极线索词及 AMT 总分均高于对照组（$P < 0.05$）。治疗后，2 组 SDSS 评分较治疗前降低（$P < 0.05$），且观察组 SDSS 评分低于对照组（$P < 0.05$）。观察组总不良反应发生率为 24.00%，低于对照组 44.00%，差异有统计学意义（$P < 0.05$）。[结论] 养心汤联合奥氮平治疗精神分裂症安全有效，可纠正患者的不合理信念，帮助患者建立积极的自传体记忆方式，进而改善患者的社会功能。

关键词: 精神分裂症;养心汤;奥氮平;非理性信念;自传体记忆；社会功能

注: 本文原载于《新中医》2022 年第 19 期。

15. 生血润肤饮加减联合常规西药治疗血虚风燥型银屑病临床研究

徐笑燕　谢庆龄

淳安县中医院皮肤科，浙江 淳安 311700

摘要: [目的] 观察生血润肤饮加减联合常规西药治疗血虚风燥型银屑病的临床疗效。[方法] 选择血虚风燥型银屑病患者 76 例，按随机数字表法分为对照组和观察组各 38 例。对照组给予常规西药治疗，观察组在对照组基础上加生血润肤饮加减治疗。比较 2 组临床疗效，检测 2 组治疗前后中医证候积分、皮损情况、疼痛情况、生活质量、免疫功能及炎症因子水平。[结果] 治疗后，2 组中医证候总积分低于治疗前（$P < 0.05$），且观察组中医证候总积分低于对照组（$P < 0.05$）。治疗后，2 组银屑病皮损面积和严重程度指数（PASI）、视觉模拟评分法评分（VAS）及皮肤病生活质量指数（DLQI）评分较治疗前下降（$P < 0.05$），且观察组 PASI、VAS 及 DLQI 评分均低于对照组（$P < 0.05$）。治疗后，2 组 $CD4^+$、$CD4^+/CD8^+$ 较治疗前升高，$CD8^+$ 较治疗前降低（$P < 0.05$）；且观察组 $CD4^+$、$CD4^+/CD8^+$ 高于对照组，$CD8^+$ 低于对照组（$P < 0.05$）。治疗后，2 组血清白细胞介素 -6（IL-6）、白细胞介素 -8（IL-8）及肿瘤坏死因子 -α（TNF-α）水平较治疗前降低（$P < 0.05$）；且观察组血清 IL-6、IL-8 及 TNF-α 水平低于对照组（$P < 0.05$）。[结论] 生血润肤饮加减联合常规西药治疗血虚风燥证银屑病可有效减轻患者临床症状，改善皮损状态，缓解瘙痒疼痛症状，提高生活质量。

关键词: 银屑病；血虚风燥型；生血润肤饮；银屑病皮损面积和严重程度指数；视觉模拟评分法；皮肤病生活质量指数；免疫功能；炎性因子

注: 本文原载于《新中医》2022 年第 19 期。

16. 健固汤联合炔雌醇环丙孕酮片对多囊卵巢综合征高雄激素血症患者卵巢功能及血清性激素水平的影响

朱　帅

余姚市中医医院，浙江 余姚 315400

摘要: [目的] 观察健固汤联合炔雌醇环丙孕酮片对多囊卵巢综合征高雄激素血症患者卵巢功能及血清性激素水平的影响。[方法] 选取 90 例多囊卵巢综合征高雄激素血症患者，按随机数字表法分为观察组及对照组各 45 例。对照组给予炔雌醇环丙孕酮片口服治疗，观察组在对照组基础上联合健固汤治疗。比较 2 组临床疗效，比较 2 组治疗前后痤疮评分、多毛评分、血清性激素[硫酸脱氢表雄酮（DHEAS）、睾酮（T）、性激素结合球蛋白（SHBG）、促黄体生成素（LH）]水平及妇科B超检查（卵巢体积、卵泡数量）的改善状况，评价2组治疗方案的安全性。[结果]治疗后，观察组临床疗效总有效率为88.9%，对照组为71.1%，2组比较，差异有统计学意义（$P < 0.05$）。治疗后，2组痤疮及多毛评分均较治疗前下降，观察组痤疮及多毛评分均低于对照组，差异均有统计学意义（$P < 0.05$）。治疗后，2组左侧卵巢体积、右侧卵巢体积、卵巢内卵泡数目均较治疗前减少，观察组上述3项指标值均低于对照组，差异均有统计学意义（$P < 0.05$）。治疗后，2组血清DHEAS、T、LH水平均较治疗前下降，血清SHBG水平均较治疗前升高，差异均有统计学意义（$P < 0.05$）；治疗后，观察组血清DHEAS、T、LH水平均低于对照组，SHBG水平高于对照组，差异均有统计学意义（$P < 0.05$）。2组给药期间均未出现严重不良反应。[结论]健固汤联合炔雌醇环丙孕酮片能调节多囊卵巢综合征高雄激素血症患者内分泌功能，降低血清雄性激素水平，缓解高雄激素临床症状，有助于促进卵巢功能恢复。

关键词：多囊卵巢综合征；高雄激素血症；健固汤；炔雌醇环丙孕酮片；卵巢功能；性激素

注：本文原载于《新中医》2022年第19期。

17. 定心汤加减联合西药对气阴两虚证广泛性焦虑患者氧化应激、神经递质及细胞因子的影响

卢 营

南阳市桐柏县中心医院，河南 南阳 474750

摘要：[目的]观察定心汤加减联合西药对气阴两虚证广泛性焦虑患者氧化应激、神经递质及细胞因子分泌的影响。[方法]选取110例气阴两虚证广泛性焦虑患者，按随机数字表法分为对照组与观察组各55例。对照组给予常规西药治疗，观察组在常规西药治疗基础上口服定心汤加减。观察2组临床疗效及不良反应发生情况，比较2组治疗前后中医证候评分、汉密尔顿焦虑量表（HAMA）、汉密尔顿抑郁量表（HAMD）、匹兹堡睡眠质量指数（PSQI）评分、氧化应激指标[丙二醛（MDA）、活性氧（ROS）、脂质过氧化氢（LHP）、超氧化物歧化酶（SOD）]、神经递质[γ-氨基丁酸（GABA）、谷氨酸（Glu）、去甲肾上腺素（NE）、多巴胺（DA）]、细胞因子[C-反应蛋白（CRP）、白细胞介素-6（IL-6）、白细胞介素-12（IL-12）]、神经营养损伤因子[神经元特异性烯醇化酶（NSE）、酸性钙结合蛋白（S-100β）和神经胶质原纤维酸性蛋白（GFAP）]的变化。[结果]观察组临床总有效率为94.55%，对照组为81.82%，2组比较，差异有统计学意义（$P < 0.05$）。治疗后，2组口渴、气短、食欲不振、面色苍白、心烦的中医证候评分均较治疗前下降，观察组上述5项评分均低于对照组，差异均有统计学意义（$P < 0.05$）。治疗后，2组HAMA、HAMD、PSQI评分均较治疗前下降，观察组HAMA、HAMD、PSQI评分均低于对照组，差异均有统计学意义（$P < 0.05$）。治疗后，2组MDA、ROS、LHP水平均较治疗前下降，SOD水平均较治疗前上升，差异均有统计学意义（$P < 0.05$）；治疗后，观察组MDA、ROS、LHP水平均低于对照组，SOD水平高于对照组，差异均有统计学意义（$P < 0.05$）。治疗后，2组GABA水平均较治疗前升高，Glu、NE、DA水平均较治疗前下降，差异均有统计学意义（$P < 0.05$）；观察组GABA水平高于对照组，Glu、NE、DA水平均低于对照组，差异均有统计学意义（$P < 0.05$）。治疗后，2组CRP、IL-6、IL-12水平均较治疗前下降，观察组上述3项水平均低于对照组，差异均有统计学意义（$P < 0.05$）。治疗后，2组NSE、S-100β、GFAP指标值均较治疗前升高，观察组上述3项指标值均高于对照组，差异均有统计学意义（$P < 0.05$）。治疗期间，未发现与本研究相关的不良反应。[结论]定心汤加减联合西药治疗气阴两虚证广泛性焦虑具有较好的临床疗效，可减少氧化损伤，抑制血清神经递质表达，减轻炎症反应，保护神经功能，改善临床症状及心理状态，用药安全性较高。

关键词：广泛性焦虑；气阴两虚证；定心汤；氧化应激；神经递质；细胞因子

注：本文原载于《新中医》2022年第19期。

18. 补脾生肌益肺汤联合西药治疗老年慢性阻塞性肺疾病稳定期临床研究

张 皓 孙艺铭 魏春芬

佳木斯大学附属第一医院老年病科，黑龙江 佳木斯 154002

摘要：[目的]观察补脾生肌益肺汤联合西药治疗老年慢性阻塞性肺疾病（COPD）稳定期的临床疗效。[方法]按照随机数字表法将116例老年COPD稳定期患者分为对照组与观察组各58例。对照组给予常规西药治疗，观察组在对照组基础上给予补脾生肌益肺汤治疗。比较2组治疗前后中医证候积分、用力肺活量（FVC）、第1秒用力呼气容积（FEV1）、第1秒用力呼气容积占用力肺活量百分比（FEV1/FVC）、第1秒用力呼气容积占预测值百分比（FEV1%）。比较2组不良反应发生情况。[结果]与同组治疗前比较，治疗后2组喘息、咳嗽、咳痰、胸膈满闷、哮鸣音等中医证候积分均降低（$P<0.05$）；与对照组治疗后比较，观察组治疗后以上各中医证候积分均较低（$P<0.05$）。与同组治疗前比较，治疗后2组FVC、FEV1、FEV1/FVC、FEV1%均升高（$P<0.05$）；与对照组治疗后比较，观察组治疗后FVC、FEV1、FEV1/FVC、FEV1%均较高（$P<0.05$）。2组不良反应发生率比较，差异无统计学意义（$P>0.05$）。[结论]相比于单纯西药治疗，西药联合补脾生肌益肺汤可加快老年COPD稳定期患者临床症状的缓解，改善肺功能，且安全性较高。

关键词：慢性阻塞性肺疾病稳定期；老年；补脾生肌益肺汤；肺功能；中医证候积分

注：本文原载于《新中医》2022年第19期。

19. 降脂护肝汤治疗代谢相关脂肪性肝炎临床疗效及对肝脏抗氧化应激能力的影响

向　晶[1]　刘　静[2]

1. 浙江大学医学院附属金华医院感染性疾病科，浙江 金华 321000

2. 杭州师范大学附属医院肝病科，浙江 杭州 310000

摘要：[目的]观察降脂护肝汤对代谢相关脂肪性肝炎（MASH）的疗效及对肝脏抗氧化应激能力的影响。[方法]采用随机数字表法将90例MASH患者分为对照组与观察组各45例。对照组采用常规治疗，观察组在对照组基础上加服降脂护肝汤。比较2组治疗前后中医证候积分、肝功能、血脂水平及氧化应激指标。[结果]与同组治疗前比较，治疗后2组各项中医证候积分及血清谷丙转氨酶（ALT）、谷草转氨酶（AST）、谷氨酰转肽酶（GGT）、总胆固醇（TC）、甘油三酯（TG）、低密度脂蛋白胆固醇（LDL-C）、丙二醛（MDA）水平均降低（$P<0.05$），超氧化物歧化酶（SOD）水平升高（$P<0.05$）；与对照组治疗后比较，观察组治疗后各中医证候积分及血清AST、ALT、GGT、TC、TG、LDL-C、MDA水平均较低（$P<0.05$），SOD水平较高（$P<0.05$）。[结论]降脂护肝汤能有效减轻MASH患者氧化应激反应，增加其抗氧化能力，改善临床症状，具有较好的护肝降酶及改善血脂水平的作用。

关键词：代谢相关脂肪性肝炎；降脂护肝汤；抗氧化；肝功能；中医证候积分

资助基金：浙江省医药卫生科技计划项目（2020KY715）。

注：本文原载于《新中医》2022年第19期。

20. 健脾活血益肾汤治疗慢性肾脏病3期合并颈动脉粥样硬化临床研究

张　怡　陈　妙　张倩倩　欧阳凌霞

宁波市鄞州区第二医院肾内科，浙江 宁波 315100

摘要：[目的]观察健脾活血益肾汤治疗慢性肾脏病3期合并颈动脉粥样硬化的临床疗效及对炎症因子的影响。[方法]采用随机数字表法将110例慢性肾脏病3期合并颈动脉粥样硬化患者分为观察组与对照组各55例。对照组采用肾衰宁治疗，观察组在对照组基础上联合健脾活血益肾汤治疗。比较2组临床疗效及不良反应、高钾血症发生率；比较2组治疗前后血清炎症因子水平、肾功能指标、颈动脉超声指标、中医证候积分及血钾浓度。[结果]治疗后，观察组总有效率为96.38%，高于对照组83.26%（$P<0.05$）。治疗后，2组白细胞介素-6（IL-6）、肿瘤坏死因子-α（TNF-α）、C-反应蛋白（CRP）水平均较治疗前降低（$P<0.05$），观察组炎症因子水平低于对照组（$P<0.05$）。2组血尿素氮（BUN）、血肌酐（SCr）水平较治疗前降低（$P<0.05$），内生肌酐清除率（CCr）水平升高（$P<0.05$），观察组肾功能指标改善优于对照组（$P<0.05$）。治疗后，2组斑块数目、颈动脉斑块Crouse积分、中医证候积分、颈动脉内膜中层厚度（CIMT）较治疗前降低（$P<0.05$），血钾浓度升高（$P<0.05$），观察组上述指标改善优于对照组（$P<0.05$）。观察组不良反应发生率、高钾血症发生率低于对照组，但差异无统计

学意义（$P > 0.05$）。[结论]健脾活血益肾汤治疗慢性肾脏病3期合并颈动脉粥样硬化疗效确切，能有效改善患者肾功能，减少炎性反应和颈动脉粥样硬化斑块，安全性较高。

关键词：慢性肾脏病3期；颈动脉粥样硬化；健脾活血益肾汤；白细胞介素-6；炎症因子

资助基金：浙江省中医药科技计划项目（2019ZA118）。

注：本文原载于《新中医》2022年第19期。

21. 加味解毒饮联合西药对类风湿性膝关节炎患者血清正五聚素蛋白-3及CXCL13表达的影响

夏祖辉　倘艳锋　郭晓辉　陈江非

洛阳正骨医院（河南省骨科医院）综合骨二科，河南 洛阳 471000

摘要：[目的]观察加味解毒饮联合西药治疗类风湿性膝关节炎的疗效及对血清正五聚素蛋白-3（PTX3）、CXCL13表达的影响。[方法]选取80例类风湿性膝关节炎患者，按随机数字表法分为观察组及对照组各40例。对照组给予西药治疗，观察组在对照组基础上给予加味解毒饮。2组均治疗24周。观察2组临床疗效及治疗期间不良反应发生情况，比较2组治疗前后中医证候评分、Lysholm膝关节评分、细胞因子[白细胞介素-4（IL-4）、白细胞介素-6（IL-6）、白细胞介素-10（IL-10）、白细胞介素-17（IL-17）、转化生长因子-β（TGF-β）、干扰素-γ（IFN-γ）水平]、血清PTX3及CXCL13表达的变化。[结果]对照组临床疗效总有效率为72.50%，观察组为90.00%，2组比较，差异有统计学意义（$P < 0.05$）。治疗后，2组关节肿胀、晨僵、酸软乏力、屈伸不利、冷痛、恶风寒及耳鸣头晕评分及总积分均较治疗前下降，差异均有统计学意义（$P < 0.05$）；治疗后，观察组上述7项评分及总积分均低于对照组，差异均有统计学意义（$P < 0.05$）。治疗后，2组Lysholm膝关节评分均较治疗前升高，观察组Lysholm膝关节评分高于对照组，差异均有统计学意义（$P < 0.05$）。治疗后，2组IL-4、IL-10、TGF-β水平均较治疗前升高，IL-6、IL-17、IFN-γ水平均较治疗前下降，差异均有统计学意义（$P < 0.05$）；观察组IL-4、IL-10、TGF-β水平均高于对照组，IL-6、IL-17、IFN-γ水平均低于对照组，差异均有统计学意义（$P < 0.05$）。治疗后，2组PTX3水平均较治疗前下降，观察组低于对照组，差异均有统计学意义（$P < 0.05$）。治疗后，2组血清CXCL13水平均较治疗前下降，观察组低于对照组，差异均有统计学意义（$P < 0.05$）。观察组、对照组治疗期间不良反应发生率分别为7.50%、10.00%，2组比较，差异无统计学意义（$P > 0.05$）。[结论]加味解毒饮联合西药可缓解类风湿膝关节炎患者临床症状，提高膝关节功能，改善机体免疫功能，降低血清PTX3及CXCL13表达水平，抑制炎症反应。

关键词：类风湿性膝关节炎；加味解毒饮；正五聚素蛋白-3；CXCL13

资助基金：国家自然科学基金（81610368）。

注：本文原载于《新中医》2022年第19期。

22. 温阳化瘀汤联合克林霉素磷酸酯片治疗慢性盆腔炎临床研究

吴兰芝　谢娟娟　周　敏

临海市第二人民医院中医科，浙江 临海 317016

摘要：[目的]观察温阳化瘀汤联合克林霉素磷酸酯片治疗慢性盆腔炎的临床疗效及对炎症因子水平的影响。[方法]将102例慢性盆腔炎患者按随机数字表法分为对照组和观察组各51例。对照组给予克林霉素磷酸酯片治疗，观察组在对照组基础上给予温阳化瘀汤治疗。比较2组治疗前后血清肿瘤坏死因子-α（TNF-α）、白细胞介素-6（IL-6）、C-反应蛋白（CRP）、血液流变学指标及中医证候评分的变化，并评价2组临床疗效。[结果]观察组临床总有效率高于对照组，差异有统计学意义（$P < 0.05$）。治疗后，2组血清CRP、TNF-α及IL-6水平较治疗前降低（$P < 0.05$），且观察组CRP、TNF-α及IL-6水平低于对照组（$P < 0.05$）。治疗后，2组全血黏度、血浆黏度及纤维蛋白原（FIB）水平较治疗前降低（$P < 0.05$），且观察组全血黏度、血浆黏度及FIB水平低于对照组（$P < 0.05$）。治疗后，2组下腹痛、月经不调、白带异常及疲软无力等评分较治疗前降低（$P < 0.05$），且观察组下腹痛、月经不调、白带异常及疲软无力等评分均低于对照组（$P < 0.05$）。[结论]温阳化瘀汤联合克林霉素磷酸酯片治疗慢性盆腔炎患者能够有效降低血清炎症因子水

平，改善血液流变学指标，缓解临床症状，提高临床疗效。

关键词： 慢性盆腔炎；温阳化瘀汤；克林霉素磷酸酯片；炎症因子；血液流变学指标；中医证候评分

注： 本文原载于《新中医》2022年第19期。

23. 苍附导痰汤联合炔雌醇环丙孕酮片治疗肥胖型多囊卵巢综合征临床研究

张迎春　刘伟娜　朱艳菊

平顶山计生医院不孕不育中心（平顶山市计划生育科学技术研究所），河南 平顶山 467000

摘要：［目的］观察苍附导痰汤联合炔雌醇环丙孕酮片治疗肥胖型多囊卵巢综合征（PCOS）的效果及对肥胖程度、糖脂代谢及卵巢激素水平的影响。［方法］选取119例肥胖型PCOS患者作为研究对象，采用随机数字表法分为对照组59例和观察组60例。对照组给予二甲双胍联合炔雌醇环丙孕酮片治疗，观察组给予苍附导痰汤联合炔雌醇环丙孕酮片治疗。比较2组临床疗效、肥胖程度及糖代谢水平、血脂水平、卵巢激素水平及不良反应。［结果］观察组总有效率为96.67%，高于对照组79.66%（$P<0.05$）。治疗后，2组空腹胰岛素、空腹血糖、体质量指数（BMI）、腰围、甘油三酯（TG）、低密度脂蛋白胆固醇（LDL-C）及总胆固醇（TC）较治疗前降低（$P<0.05$），且观察组空腹胰岛素、空腹血糖、BMI、腰围、TG、LDL-C及TC低于对照组（$P<0.05$）；2组高密度脂蛋白胆固醇（HDL-C）水平较治疗前升高，观察组HDL-C水平高于对照组（$P<0.05$）。治疗后，2组促黄体生成素（LH）/促卵泡激素（FSH）、睾酮（T）水平较治疗前降低（$P<0.05$），且观察组LH/FSH及T水平低于对照组（$P<0.05$）。观察组不良反应发生率为1.67%，低于对照组20.34%（$P<0.05$）。［结论］苍附导痰汤联合炔雌醇环丙孕酮片治疗肥胖型PCOS患者疗效确切，能够调节性激素水平，降低肥胖程度，改善糖代谢及血脂代谢水平，不良反应小。

关键词： 多囊卵巢综合征；肥胖；苍附导痰汤；炔雌醇环丙孕酮片；糖代谢；血脂；激素；腰围

注： 本文原载于《新中医》2022年第19期。

24. 二甲地黄汤加减联合来曲唑片治疗肾虚痰湿型多囊卵巢综合征不孕症临床研究

章芳芳　石明晴

浙江中医药大学附属丽水中医院妇产科，浙江 丽水 323000

摘要：［目的］观察二甲地黄汤加减联合来曲唑片治疗肾虚痰湿型多囊卵巢综合征（PCOS）不孕症的临床疗效。［方法］将80例肾虚痰湿型PCOS不孕症患者随机分成观察组与对照组各40例。对照组给予来曲唑片治疗，观察组在对照组基础上给予二甲地黄汤加减治疗。比较2组治疗前后血清性激素指标、子宫内膜容受性指标及胰岛素抵抗指标；随访1年，统计2组排卵率与妊娠率。［结果］与同组治疗前比较，治疗后2组血清促黄体生成素（LH）、空腹血糖（FBG）、空腹胰岛素（FINS）水平、胰岛素抵抗指数（HOMA-IR）及子宫螺旋动脉搏动指数（PI）、阻力指数（RI）均下降（$P<0.05$），子宫内膜厚度均增加（$P<0.05$），血清雌二醇（E2）水平均升高（$P<0.05$）；与对照组治疗后比较，观察组治疗后血清LH、FBG、FINS水平、HOMA-IR及子宫螺旋动脉PI、RI较低，子宫内膜厚度增加（$P<0.05$），E2水平较高（$P<0.05$）。2组排卵率比较，差异无统计学意义（$P>0.05$）。观察组妊娠率47.50%，高于对照组25.00%（$P<0.05$）。［结论］二甲地黄汤加减联合来曲唑片能显著改善肾虚痰湿型PCOS不孕症患者子宫内膜容受性，纠正生殖内分泌紊乱，减轻胰岛素抵抗，提高妊娠率。

关键词： 多囊卵巢综合征；不孕症；二甲地黄汤；肾虚痰湿证；妊娠率；性激素；子宫内膜容受性

资助基金： 丽水市科技计划项目（2020SJZC072）。

注： 本文原载于《新中医》2022年第19期。

25. 大柴胡汤加味联合利拉鲁肽治疗肥胖2型糖尿病临床研究

王正环　丁世芹　黄俊臣

濮阳市中医医院，河南 濮阳 457000

摘要：［目的］观察大柴胡汤加味联合利拉鲁肽治疗肥胖2型糖尿病的临床疗效及对超敏C-反应蛋

白（hs-CRP）的影响。[方法]将104例肥胖2型糖尿病患者按随机数字表法分为观察组与对照组各52例。对照组采用利拉鲁肽治疗，观察组在对照组基础上联合大柴胡汤治疗，比较2组临床疗效、不良反应发生情况及治疗前后中医证候积分、炎症因子水平。[结果]治疗后，观察组总有效率90.4%，高于对照组75.0%（$P < 0.05$）。2组治疗前血糖指标比较，差异无统计学意义（$P > 0.05$），治疗后，2组空腹血糖（FBG）、餐后2h血糖（P2hBG）、糖化血红蛋白（HbA1c）降低，且观察组低于对照组（$P < 0.05$）。与同组治疗前比较，治疗后2组胃脘胀满、胸肋胀闷、心烦易怒、口干口苦、大便秘结、体型肥胖等中医证候积分均降低（$P < 0.05$）；与对照组治疗后比较，观察组治疗后以上各中医证候积分均较低（$P < 0.05$）。与同组治疗前比较，治疗后2组血清肿瘤坏死因子-α（TNF-α）、白细胞介素-6（IL-6）、hs-CRP水平均降低（$P < 0.05$）；与对照组治疗后比较，观察组治疗后血清TNF-α、IL-6、hs-CRP水平均较低（$P < 0.05$）。2组不良反应发生率比较，差异无统计学意义（$P > 0.05$）。[结论]大柴胡汤加味联合利拉鲁肽治疗肥胖2型糖尿病临床效果较好，有助于改善患者临床症状，降低机体炎症因子水平，且安全性较高。

关键词：2型糖尿病；肥胖；大柴胡汤加味；利拉鲁肽；超敏C-反应蛋白

注：本文原载于《新中医》2022年第21期。

26. 白虎加桂枝汤联合依托考昔治疗急性痛风性关节炎临床研究

杨　鑫　谢旦红　徐　杰

台州市中医院内分泌科，浙江 台州 318000

摘要：[目的]观察白虎加桂枝汤联合依托考昔治疗急性痛风性关节炎患者的临床疗效及对炎性因子的影响。[方法]将80例急性痛风性关节炎患者随机分为对照组与观察组各40例。对照组接受依托考昔治疗，观察组在对照组基础上联合白虎加桂枝汤治疗，比较2组治疗前后症状积分、血尿酸（UA）、红细胞沉降率（ESR）、肿瘤坏死因子-α（TNF-α）水平的变化，并比较2组临床疗效。[结果]与同组治疗前比较，治疗后2组关节疼痛、关节红肿及关节活动受限等症状积分均降低（$P < 0.05$）；与对照组治疗后比较，观察组治疗后以上各症状积分均较低（$P < 0.05$）。与同组治疗前比较，治疗后2组血清UA、ESR及TNF-α水平均降低（$P < 0.05$）；与对照组治疗后比较，观察组治疗后血清UA、ESR及TNF-α水平均较低（$P < 0.05$）。治疗后，观察组治疗总有效率95.00%，高于对照组80.00%（$P < 0.05$）。[结论]白虎加桂枝汤联合依托考昔治疗急性痛风性关节炎可有效控制症状，抑制炎症反应，提高临床疗效。

关键词：急性痛风性关节炎；白虎加桂枝汤；依托考昔；症状积分；炎性因子

注：本文原载于《新中医》2022年第21期。

27. 大黄牡丹汤辅助腹腔镜手术治疗小儿腹股沟斜疝临床研究

金建荣　马校军　沈锡诚

绍兴第二医院医共体总院疝儿外科，浙江 绍兴 312000

摘要：[目的]观察大黄牡丹汤辅助腹腔镜手术治疗小儿腹股沟斜疝的临床疗效。[方法]选取110例行手术治疗的腹股沟斜疝患儿，按随机数字表法分为观察组和对照组各55例。对照组采用腹腔镜手术治疗，观察组在对照组基础上服用大黄牡丹汤。比较2组治疗前后基质金属蛋白酶抑制剂-1（TIMP-1）、TIMP-2、基质金属蛋白酶-2（MMP-2）、MMP-9的水平，评价2组临床疗效及并发症的发生率。[结果]观察组总有效率为98.18%，对照组为94.55%，2组比较，差异无统计学意义（$P > 0.05$）。观察组并发症发生率为1.82%，低于对照组12.73%，差异有统计学意义（$P < 0.05$）。治疗前，2组TIMP-1、TIMP-2、MMP-2、MMP-9水平比较，差异无统计学意义（$P > 0.05$）。治疗后，2组TIMP-1、TIMP-2、MMP-2、MMP-9水平较治疗前降低（$P < 0.05$）；且观察组TIMP-1、TIMP-2、MMP-2、MMP-9水平低于对照组（$P < 0.05$）。[结论]大黄牡丹汤辅助腹腔镜手术治疗小儿腹股沟斜疝疗效较好，可以降低并发症的发生率，改善胶原代谢。

关键词：腹股沟斜疝；小儿；大黄牡丹汤；腹腔镜手术；并发症；基质金属蛋白酶；基质金属蛋白酶抑制剂

注：本文原载于《新中医》2022年第21期。

28. 四逆汤穴位贴敷联合双歧杆菌三联活菌散治疗脓毒症胃肠功能障碍临床研究

张萍萍　周逸丹　葛婷爱　茅迪敏
杭州市第三人民医院，浙江 杭州 310000

摘要：[目的] 观察四逆汤穴位贴敷联合双歧杆菌三联活菌散治疗脓毒症胃肠功能障碍的临床疗效及对炎症因子、凝血功能的影响。[方法] 将 105 例脓毒症胃肠功能障碍患者按随机数字表法分为对照组（52 例）和观察组（53 例）。对照组给予双歧杆菌三联活菌散治疗，观察组给予四逆汤穴位贴敷联合双歧杆菌三联活菌散治疗。比较 2 组临床疗效及治疗前后中医证候积分、血清炎症因子 [超敏 C- 反应蛋白（hs-CRP）、白细胞介素 -4（IL-4）、白细胞介素 -8（IL-8）]、凝血功能指标 [凝血酶原时间（PT）、活化部分凝血活酶时间（APTT）、纤维蛋白原（FIB）]。[结果] 观察组总有效率高于对照组（$P < 0.05$），临床疗效优于对照组（$P < 0.05$）。治疗后，2 组中医证候积分、hs-CRP、FIB 及 IL-8 水平较治疗前降低（$P < 0.05$），IL-4、PT、APTT 升高（$P < 0.05$），观察组上述指标改善优于对照组（$P < 0.05$）。[结论] 四逆汤穴位贴敷联合双歧杆菌三联活菌散治疗脓毒症胃肠功能障碍，能有效降低患者炎症因子水平，改善凝血功能，临床疗效显著。

关键词：脓毒症；胃肠功能障碍；四逆汤；穴位贴敷；双歧杆菌三联活菌散；炎症因子；凝血功能

资助基金：浙江省中医药科技局计划项目（ 2022ZB283 ）。

注：本文原载于《新中医》2022 年第 21 期。

29. 补阳还五汤治疗气虚血瘀型缺血性脑中风临床研究

奚宇杰 [1]　朱　晨 [2]　常　菲 [3]　王海棠 [3]
1. 同济大学，上海 200126
2. 上海市浦东新区公利医院心内科，上海 200135
3. 上海市浦东新区上钢社区卫生服务中心全科，上海 200126

摘要：[目的] 观察补阳还五汤治疗气虚血瘀型缺血性脑中风患者的临床疗效。[方法] 将 80 例缺血性脑中风患者随机分为对照组与观察组各 40 例。对照组采用常规治疗，观察组在对照组的基础上加用补阳还五汤治疗。比较 2 组治疗前后美国国立卫生研究院卒中量表（National Institutes of Health Stroke Scale，NIHSS）评分、神经功能缺损评分（Neurological Deficit Scale，NDS）及全血高切黏度、低切黏度、血浆黏度、血小板聚集率、纤维蛋白原。[结果] 与同组治疗前比较，治疗后 2 组 NIHSS、NDS 评分均降低（$P < 0.05$）；与对照组治疗后比较，观察组治疗后 NIHSS、NDS 评分均较低（$P < 0.05$）。与同组治疗前比较，治疗后 2 组全血低切黏度、全血高切黏度、血浆黏度、血小板聚集率及血浆纤维蛋白原均降低（$P < 0.05$）；与对照组治疗后比较，观察组治疗后以上各血液流变学指标均较低（$P < 0.05$）。[结论] 补阳还五汤联合常规治疗能够显著改善气虚血瘀型缺血性脑中风患者的神经功能缺损，改善脑血流灌注。

关键词：缺血性脑中风；气虚血瘀；补阳还五汤；神经功能缺损评分；血液流变学

资助基金：上海市浦东新区卫生健康委员会第二轮医学学科建设项目（ PWYsf2021-03 ）；上海市医苑新星青年医学人才培养资助计划项目。

注：本文原载于《新中医》2022 年第 21 期。

30. 补阳还五汤联合西格列汀治疗 2 型糖尿病合并代谢综合征临床研究

高晨洁　张莉莎
宁波市中医院内分泌科，浙江 宁波 315000

摘要：[目的] 观察补阳还五汤联合西格列汀对 2 型糖尿病合并代谢综合征患者糖脂代谢及血清炎症因子水平的影响。[方法] 将 80 例 2 型糖尿病合并代谢综合征患者随机分为对照组与观察组各 40 例。对照组予二甲双胍及西格列汀降糖治疗，观察组在对照组基础上联合补阳还五汤治疗。比较 2 组治疗前后空腹血糖（FBG）、糖化血红蛋白（HbA1c）、胰岛素抵抗指数（HOMA-IR）、甘油三酯（TG）、总胆固醇（TC）、高密度脂蛋白胆固醇（HDL-C）、低密度脂蛋白胆固醇（LDL-C）、肿瘤坏死因子 -α（TNF-α）、白细胞介素 -6（IL-6）水平的变化。[结果] 与本组治疗前比较，治疗后 2 组 FBG、HbA1c、HOMA-IR、TC、TG、LDL-C、TNF-α、IL-6 水平均降低（$P<0.05$）；与对照组治疗后比较，观察组治疗后FBG、HbA1c、HOMA-IR、TC、TG、LDL-C、TNF-α、IL-6水平均较低（$P<0.05$）。[结论]补阳还五汤联合西格列汀治疗2型糖尿病合并代谢综合征患者，可以有效改善糖脂代谢，降低血清TNF-α、IL-6水平。

关键词：2型糖尿病；代谢综合征；补阳还五汤；西格列汀；糖脂代谢；炎症因子

注：本文原载于《新中医》2022年第21期。

31. 柔肝通络汤联合针刺跷脉治疗中风后下肢痉挛性瘫痪临床研究

胡悦怡　陈文斌　吴梦媛　王　芬　董小群

金华市中心医院康复科，浙江 金华 321000

摘要：[目的]观察柔肝通络汤联合针刺跷脉治疗中风后下肢痉挛性瘫痪的临床疗效。[方法]选取74例中风后下肢痉挛性瘫痪患者，按随机数字表法分为观察组及对照组各37例，对照组采取抗血小板聚集、降压、降脂、康复治疗等现代医学常规疗法，观察组在对照组基础上给予口服柔肝通络汤联合针刺跷脉治疗。2组均以2周为1个疗程，治疗2个疗程后比较2组临床疗效，比较2组治疗前后肌张力、肢体运动功能[Fugl-Meyer评定法（FMA）]、美国国立卫生研究院卒中量表（NIHSS）评分、平衡功能[Berg平衡量表（BBS）]评分的变化。[结果]观察组临床疗效总有效率为94.59%，对照组临床疗效总有效率为75.68%，2组比较，差异有统计学意义（$P<0.05$）。治疗后，2组肌张力分级情况均优于治疗前，观察组肌张力分级情况优于对照组（$P<0.05$）。治疗后，2组FMA、BBS评分均较治疗前升高，NIHSS评分均较治疗前下降，差异均有统计学意义（$P<0.05$）；治疗后，观察组FMA、BBS评分高于对照组，NIHSS评分低于对照组，差异均有统计学意义（$P<0.05$）。[结论]柔肝通络汤联合针刺跷脉治疗中风后下肢痉挛性瘫痪疗效较好，可有效改善肌张力和神经缺损严重程度，提升下肢肢体运动功能及平衡功能。

关键词：中风;下肢痉挛性瘫痪;柔肝通络汤;针刺;跷脉

注：本文原载于《新中医》2022年第21期。

32. 苏黄汤联合常规西药治疗咳嗽变异性哮喘临床研究

江君萍　蔡高翔　陆维宏

温岭市中医院，浙江 温岭 317500

摘要：[目的]观察苏黄汤联合常规西药治疗咳嗽变异性哮喘的临床疗效。[方法]选取80例咳嗽变异性哮喘患者，按随机数字表法分为观察组和对照组各40例。对照组采用常规西药治疗，观察组在对照组基础上给予苏黄汤口服。比较2组不同时间点肺功能、血清指标及中医证候积分。[结果]治疗1周、2周后，2组中医证候积分逐渐降低（$P<0.05$），且观察组中医证候积分均低于同时间点对照组（$P<0.05$）。治疗1周、2周后，2组血清免疫球蛋白E（IgE）、白细胞介素-5（IL-5）、肿瘤坏死因子-α（TNF-α）水平逐渐降低，白细胞介素-2（IL-2）、干扰素-γ（IFN-γ）水平逐渐升高（$P<0.05$）；且观察组血清IgE、IL-5、TNF-α水平低于同时间点对照组，IL-2、IFN-γ水平高于同时间对照组（$P<0.05$）。治疗1周、2周后，2组最大呼气流量（PEF）、第1秒用力呼气容积（FEV1）、用力肺活量（FVC）水平较治疗前逐渐升高（$P<0.05$），且观察组PEF、FEV1、FVC水平均高于同时间点对照组（$P<0.05$）。[结论]苏黄汤联合常规西药治疗咳嗽变异性哮喘疗效显著，可改善临床症状，降低炎症反应，提高肺功能。

关键词：咳嗽变异性哮喘；苏黄汤；中医证候积分；炎症因子；肺功能

注：本文原载于《新中医》2022年第21期。

33. 健脾理气汤联合西医疗法治疗脾虚气滞型功能性消化不良临床研究

卞银燕　徐燕芳　陈　思　童晓群

杭州市临安区中医院消化科，浙江 杭州 311300

摘要：[目的]观察健脾理气汤联合西医疗法治疗脾虚气滞型功能性消化不良（FD）的临床疗效。[方法]将240例FD患者随机分为对照组及观察组各120例。对照组予莫沙必利片+雷贝拉唑肠溶片治疗，观察组在对照组基础上加健脾理气汤治疗，2组均治疗8周。评估2组治疗后临床疗效和治疗前后中医证候积分、血清胃肠激素指标的变化。[结果]治疗后，观察组临床总有效率 94.17%，高于对照组 86.67%（$P < 0.05$）。与同组治疗前比较，治疗后 2 组胃脘疼痛、嗳气呃逆、胃脘胀满、纳呆等中医证候积分均降低（$P < 0.05$）；与对照组治疗后比较，观察组治疗后以上各中医证候积分均较低（$P < 0.05$）。与同组治疗前比较，治疗后 2 组血清胃动素（MTL）、胃泌素（GAS）水平上升（$P < 0.05$），血管活性肠肽（VIP）水平下降（$P < 0.05$）；与对照组治疗后比较，观察组治疗后血清 MTL、GAS 水平较高（$P < 0.05$），VIP 水平较低（$P < 0.05$）。[结论] 健脾理气汤联合西医疗法治疗脾虚气滞型 FD 患者的疗效确切，能明显改善临床症状，调节胃肠激素的分泌。

关键词： 功能性消化不良；脾虚气滞型；健脾理气汤；西医疗法；胃肠激素

注： 本文原载于《新中医》2022 年第 21 期。

34. 补肾填髓汤治疗股骨骨折术后延迟愈合临床研究

梁仙德

台州市路桥区第二人民医院骨科，浙江 台州 318050

摘要： [目的] 观察补肾填髓汤治疗股骨骨折术后延迟愈合的临床疗效及对患者骨形成蛋白 -2（BMP-2）、骨钙素（BGP）、碱性磷酸酶（ALP）的影响。[方法] 选取 82 例股骨骨折术后延迟愈合患者作为研究对象，按随机数字表法分为对照组与观察组各 41 例。对照组行常规治疗，观察组在对照组基础上加用补肾填髓汤治疗。比较 2 组治疗前后 Harris 髋关节评分、健康调查简表（SF-36）各维度评分及骨代谢指标，并评价 2 组临床疗效与并发症发生情况。[结果] 治疗后，观察组总有效率高于对照组（$P < 0.05$），并发症发生率低于对照组（$P < 0.05$）。治疗后，2 组 Harris 髋关节评分、SF-36 各维度评分高于治疗前（$P < 0.05$），观察组上述指标高于对照组（$P < 0.05$）。治疗后，2 组 BMP-2、BGP 及 ALP 水平高于治疗前（$P < 0.05$），观察组骨代谢指标改善优于对照组（$P < 0.05$）。[结论] 补肾填髓汤治疗股骨骨折术后延迟愈合疗效确切，能有效改善患者骨代谢，提高生活质量，安全性高。

关键词： 股骨骨折术后；延迟愈合；补肾填髓汤；骨形成蛋白 -2；Harris 髋关节评分；生活质量

注： 本文原载于《新中医》2022 年第 21 期。

35. 升阳养血汤联合普拉洛芬滴眼液治疗干眼症临床研究

胡海慈 [1] **张合瑜** [2] **郭建立** [1] **罗国新** [1] **刘浩爽** [1]

1. 南阳市第一人民医院眼科，河南 南阳 473000

2. 南阳市南石医院神经内科，河南 南阳 473001

摘要： [目的] 观察升阳养血汤联合普拉洛芬滴眼液治疗干眼症的临床疗效及作用机制。[方法] 将 60 例干眼症患者随机分为对照组与观察组各 30 例，对照组使用普拉洛芬滴眼液治疗，观察组采用升阳养血汤联合普拉洛芬滴眼液治疗。比较 2 组临床疗效，并比较 2 组治疗前后泪膜破裂时间、泪液湿润长度及泪液肿瘤坏死因子 -α（TNF-α）、白细胞介素 -1（IL-1）、基质金属蛋白酶 -9（MMP-9）、白细胞介素 -1β（IL-1β）水平；评估 2 组治疗前后眼睛异物感、干涩、疲劳感、烧灼感和畏光等症状评分。[结果] 观察组治疗总有效率 96.67%，高于对照组 73.33%。与同组治疗前比较，治疗后 2 组泪膜破裂时间、泪液湿润长度明显延长（$P < 0.05$）；与对照组治疗后比较，观察组泪膜破裂时间、泪液湿润长度明显较长（$P < 0.05$）。与同组治疗前比较，治疗后 2 组泪液中 TNF-α、IL-1、MMP-9、IL-1β 水平均降低（$P < 0.05$）；与对照组治疗后比较，观察组治疗后泪液中 TNF-α、IL-1、MMP-9、IL-1β 水平均较低（$P < 0.05$）。与同组治疗前比较，治疗后 2 组眼睛异物感、干涩、疲劳感、烧灼感、畏光等症状评分均降低（$P < 0.05$）；与对照组治疗后比较，观察组治疗后眼睛异物感、干涩、疲劳感、烧灼感、畏光等症状评分均较低（$P < 0.05$）。[结论] 升阳养血汤联合普拉洛芬滴眼液治疗干眼症患者疗效显著，其机制可能与降低泪液中 TNF-α、IL-1、MMP-9、IL-1β 表达水平有关。

关键词： 干眼症；升阳养血汤；普拉洛芬滴眼液；作用机制；炎性因子

注： 本文原载于《新中医》2022 年第 21 期。

36. 解毒养阴清肺汤联合康复训练对早期肺癌术后患者肺功能和免疫功能的影响

蔡群慧 [1] **周　雯** [1] **丁传彪** [1] **徐　斌** [2]

1. 磐安县人民医院中医科，浙江 磐安 322300

2. 金华市中心医院中医内科，浙江 金华 321000

摘要：[目的]观察解毒养阴清肺汤联合康复训练对早期肺癌术后患者肺功能和免疫功能的影响。[方法]选取90例肺癌早期术后患者，按随机数字表法分为观察组和对照组各45例。对照组采用康复训练，观察组在对照组基础上联合解毒养阴清肺汤口服。评价2组临床疗效，比较2组治疗前后肺功能、免疫功能及生活质量。[结果]观察组总有效率为95.56%，高于对照组77.78%（$P<0.05$）。术后8周，2组每分钟最大通气量（MVV）、第1秒用力呼气容积（FEV1）、用力肺活量（FVC）较术前下降（$P<0.05$），但观察组下降程度小于对照组（$P<0.05$）。术后8周，对照组$CD3^+$、$CD4^+$、$CD4^+/CD8^+$较术前下降（$P<0.05$）；观察组$CD3^+$、$CD4^+$较术前增高（$P<0.05$），且观察组$CD3^+$、$CD4^+$高于对照组（$P<0.05$）。术后8周，2组生活质量各维度评分较术前增高（$P<0.05$），观察组增高程度高于对照组（$P<0.05$）。[结论]解毒养阴清肺汤联合康复训练治疗早期肺癌术后患者的疗效较好，可改善患者肺功能，提高免疫功能和生活质量。

关键词：早期肺癌；术后；解毒养阴清肺汤；康复训练；肺功能；免疫功能；生活质量

注：本文原载于《新中医》2022年第21期。

37. 大黄附子汤联合常规西药治疗重症脓毒症临床研究

刘志勇　蒋建强　毛萍萍　张　静

开封市第二中医院急诊科，河南 开封 475000

摘要：[目的]观察大黄附子汤联合常规西药治疗重症脓毒症的疗效及对患者胃肠功能的影响。[方法]选取重症脓毒症患者70例，按随机数字表法分为对照组和观察组各35例。对照组给予常规西医治疗，观察组在对照组基础上予以大黄附子汤治疗，共治疗7d。评价2组临床疗效，比较2组治疗前后重症患者急性胃肠损伤分级（AGI）、胃肠功能障碍和急性生理与慢性健康评分表（APACHE Ⅱ）评分、炎症因子水平及不良反应发生率。[结果]观察组总有效率为91.43%，对照组为77.14%，2组比较，差异无统计学意义（$P>0.05$）。治疗后，观察组AGI分级情况优于对照组，差异有统计学意义（$P<0.05$）。治疗后，2组胃肠功能障碍评分、APACHE Ⅱ评分较治疗前降低（$P<0.05$），且观察组胃肠功能障碍评分、APACHE Ⅱ评分低于对照组（$P<0.05$）。治疗后，2组白细胞计数（WBC）、超敏C-反应蛋白（hs-CRP）及降钙素原（PCT）水平较治疗前降低（$P<0.05$），且观察组WBC、hs-CRP及PCT水平低于对照组（$P<0.05$）。2组不良反应发生率比较，差异无统计学意义（$P>0.05$）。[结论]大黄附子汤联合西医常规治疗可提高重症脓毒症的临床疗效，有效缓解患者的胃肠功能障碍，并减轻机体的炎症反应，且无不良反应增加。

关键词：重症脓毒症；大黄附子汤；胃肠功能；重症患者急性胃肠损伤分级；炎症反应

注：本文原载于《新中医》2022年第23期。

38. 补阳还五汤加减治疗类风湿性关节炎临床研究

谢有鑫　王晓霞　李森贤

杭州市富阳中医骨伤医院内科，浙江 杭州 311400

摘要：[目的]观察补阳还五汤加减治疗类风湿性关节炎（RA）的临床疗效，及对中医证候积分、血液生化指标水平的影响。[方法]将100例RA患者按简单随机数字表法随机分成2组，对照组采用常规治疗，观察组联合补阳还五汤加减治疗。比较2组临床疗效及治疗前后中医证候积分、血液生化因子水平。[结果]观察组ACR20、ACR50发生率分别为82.00%、42.00%，显著高于对照组56.00%、22.00%（$P<0.05$）。治疗前，2组疼痛、肿胀、屈伸不利、畏恶风寒、晨僵等中医证候积分比较，差异无统计学意义（$P>0.05$）。治疗后，2组以上各中医证候积分均降低（$P<0.05$），且观察组低于对照组（$P<0.05$）。治疗前，2组类风湿因子（RF）、血沉（ESR）、血小板/淋巴细胞（PLR）、白细胞介素-17（IL-17）、高密度脂蛋白胆固醇（HDL-C）水平比较，差异无统计学意义（$P>0.05$）；治疗后，2组RF、ESR、PLR、IL-17水平均降低（$P<0.05$），HDL-C水平升高（$P<0.05$），且观察组RF、ESR、PLR、IL-17水平低于对照组（$P<0.05$），HDL-C水平高于对照组（$P<0.05$）。[结论]补阳还五汤加减可显著改善RA患者中医症状，并可能通过降低RF、ESR、PLR、IL-17水平增加HDL-C水平，以提高治疗效果。

关键词：类风湿性关节炎；补阳还五汤；中医证

候积分；免疫炎症反应；血小板；血脂

注：本文原载于《新中医》2022年第23期。

39. 知柏地黄汤加减联合西药治疗小儿过敏性紫癜临床研究

蔡亚丽

河南中医药大学儿科医学院，河南 郑州 450046

镇平县中医院，河南 镇平 474250

摘要：[目的]观察知柏地黄汤加减联合西药治疗小儿过敏性紫癜阴虚火旺证的临床疗效。[方法]采用随机数字表法将86例过敏性紫癜患儿分为对照组与观察组各43例。对照组给予常规西药治疗，观察组采用常规西药联合知柏地黄汤加减治疗。比较2组治疗前后中医证候评分、T淋巴细胞亚群（$CD3^+$、$CD4^+$、$CD19^+$）、免疫球蛋白、炎症因子水平。比较2组临床疗效及复发情况。[结果]治疗后，观察组总有效率为93.02%，显著高于对照组74.42%（$P < 0.05$）。治疗后，2组皮肤紫癜、关节疼痛、腹痛、手足心热、两面颧红、低热盗汗、心烦少寐评分均较治疗前降低（$P < 0.05$），且观察组中医证候评分低于对照组（$P < 0.05$）。治疗后，2组血清$CD3^+$、$CD4^+$水平较治疗前升高（$P < 0.05$），$CD19^+$水平降低（$P < 0.05$），且观察组上述指标改善优于对照组（$P < 0.05$）；2组血清免疫球蛋白A（IgA）、免疫球蛋白M（IgM）、免疫球蛋白G（IgG）、肿瘤坏死因子-α（TNF-α）、白细胞介素-4（IL-4）、白细胞介素-12（IL-12）水平均较治疗前降低（$P < 0.05$），且观察组免疫球蛋白及炎症因子水平均低于对照组（$P < 0.05$）。随访3个月后，观察组复发率12.50%，低于对照组40.62%（$P < 0.05$）。[结论]知柏地黄汤加减联合西药治疗过敏性紫癜临床疗效显著，能够有效提高患儿免疫水平，降低炎症因子水平及复发率。

关键词：小儿过敏性紫癜；阴虚火旺；知柏地黄汤；免疫球蛋白；白细胞介素

注：本文原载于《新中医》2022年第23期。

40. 苍附导痰汤对多囊卵巢综合征患者性激素水平及卵巢体积的影响

曹晓春[1] 仲英华[2]

1. 浙江中医药大学研究生院，浙江 杭州 310053
2. 杭州市余杭区中医院妇科，浙江 杭州 311106

摘要：[目的]观察苍附导痰汤对多囊卵巢综合征（PCOS）患者性激素水平及卵巢体积的影响。[方法]将106例PCOS患者按照治疗方式不同分为对照组和观察组各53例。对照组口服枸橼酸氯米芬片，观察组给予苍附导痰汤联合枸橼酸氯米芬片治疗。比较2组治疗前后中医证候积分、性激素水平[雌二醇（E2）、促黄体生成素（LH）、促卵泡生成素（FSH）]、卵巢体积，并比较2组临床疗效及排卵率。[结果]治疗前，2组E2、LH、FSH水平比较，差异无统计学意义（$P > 0.05$）。治疗后，2组E2水平均升高（$P < 0.05$），LH水平均降低（$P < 0.05$），且观察组E2水平高于对照组（$P < 0.05$），LH水平低于对照组（$P < 0.05$）。治疗后，2组FSH水平比较，差异无统计学意义（$P > 0.05$）。治疗后，观察组治疗总有效率92.45%，高于对照组73.58%（$P < 0.05$）；观察组排卵率90.57%，高于对照组71.70%（$P < 0.05$）。治疗前，2组中医证候积分比较，差异无统计学意义（$P > 0.05$）；治疗后，2组中医证候积分均降低（$P < 0.05$），且观察组低于对照组（$P < 0.05$）。治疗前，2组卵巢体积比较，差异无统计学意义（$P > 0.05$）；治疗后，2组卵巢体积均减小（$P < 0.05$），且观察组小于对照组（$P < 0.05$）。[结论]苍附导痰汤治疗PCOS可有效改善患者临床症状，调节性激素水平，缩小卵巢体积，提高排卵率，疗效显著。

关键词：多囊卵巢综合征；苍附导痰汤；性激素；卵巢体积；排卵率

注：本文原载于《新中医》2022年第23期。

41. 温阳补心汤治疗心肾阳虚型慢性心功能不全临床研究

印 美 薛晓波

宁海县第一医院心血管内科，浙江 宁波 315600

摘要：[目的]观察温阳补心汤治疗心肾阳虚型慢性心功能不全的临床疗效及对血浆N末端B型利钠肽原（NT-proBNP）、左心室射血分数（LVEF）、运动耐力及机制的影响。[方法] 采用随机数字表法将 80 例心肾阳虚型慢性心功能不全患者分为对照组与观察组各 40 例，对照组予常规西药治疗，观察组在此基础上加服温阳补心汤。比较 2 组临床疗效，比较 2 组治疗前后心肺功能 [无氧阈（AT）、最大摄氧量（VO2 max）、氧脉搏（O2 pulse）、最大运动时间、左心室射血分数（LVEF）]、6min 步行距离、明尼苏达心衰生活质量问卷表（MLWHFQ）、血浆 NT-proBNP 及炎症因子 [超敏 C- 反应蛋白（hs-CRP）、肿瘤坏死因子 -α（TNF-α）、白细胞介素 -18（IL-18）] 水平。[结果] 观察组心功能疗效总有效率 80.0%，高于对照组 67.5%（$P < 0.05$）；观察组中医证候疗效总有效率 82.5%，高于对照组 62.5%（$P < 0.05$）。治疗前，2 组 AT、VO2 max、O2 pulse、最大运动时间、LVEF 比较，差异无统计学意义（$P > 0.05$）；治疗后，观察组 AT、VO2 max、O2 pulse、最大运动时间、LVEF 均升高（$P < 0.05$），且观察组高于对照组（$P < 0.05$）。治疗前，2 组 6min 步行试验、NT-proBNP 水平及 MLWHFQ 评分比较，差异无统计学意义（$P > 0.05$）；治疗后，2 组 6 min 步行试验距离延长（$P < 0.05$），NT-proBNP 水平、MLWHFQ 评分降低（$P < 0.05$），且观察组 6 min 步行试验距离长于对照组（$P < 0.05$），NT-proBNP 水平、MLWHFQ 评分低于对照组（$P < 0.05$）。治疗前，2 组 hs-CRP、TNF-α、IL-18 水平比较，差异无统计学意义（$P > 0.05$）；治疗后，2 组 hs-CRP、TNF-α、IL-18 水平均降低（$P < 0.05$），且观察组低于对照组（$P < 0.05$）。[结论] 温阳补心汤可有效提高心肾阳虚型慢性心功能不全患者的临床疗效、运动耐力及生活质量，降低 NT-proBNP 水平，改善心肺功能，这可能与其能降低炎症因子 hs-CRP、TNF-α、IL-18 表达水平有关。

关键词： 慢性心功能不全；温阳补心汤；心肾阳虚；运动耐力；心肺功能；生活质量；炎症因子

注： 本文原载于《新中医》2022 年第 23 期。

42. 活血通络开窍汤联合重复经颅磁刺激治疗脑卒中后认知功能障碍临床研究

史海燕[1] 王兆蒙[1] 张 超[1] 李 征[1] 应松铁[2]

1. 宁波市康复医院神经康复科，浙江 宁波 315040

2. 宁波市康复医院中医科，浙江 宁波 315040

摘要： [目的] 观察活血通络开窍汤联合重复经颅磁刺激（rTMS）治疗脑卒中后认知功能障碍的临床疗效。[方法] 选取脑卒中后认知功能障碍患者 80 例，按随机数字表法分为观察组和对照组各 40 例。对照组给予 rTMS 治疗，观察组在对照组基础上加活血通络开窍汤治疗，2 组均治疗 12 周。评价 2 组临床疗效，比较 2 组治疗前后简易精神状况检查量表（MMSE）评分及改良 Barthel 指数（MBI）评分。[结果] 观察组总有效率为 95.00%，高于对照组 80.00%，差异有统计学意义（$P < 0.05$）。治疗前，2 组 MMSE 评分、MBI 评分比较，差异无统计学意义（$P > 0.05$）。治疗后，2 组 MMSE 评分、MBI 评分较治疗前升高（$P < 0.05$），且观察组 MMSE 评分、MBI 评分高于对照组（$P < 0.05$）。[结论] 活血通络开窍汤联合 rTMS 治疗脑卒中后认知功能障碍的疗效确切，能明显改善患者认知功能，提高日常生活能力。

关键词： 脑卒中后认知功能障碍；重复经颅磁刺激；活血通络开窍汤；认知功能；日常生活能力

资助基金： 宁波市公益科技项目（202002N3170）。

注： 本文原载于《新中医》2022 年第 23 期。

43. 补肾健脾汤联合左卡尼汀治疗慢性肾衰竭临床研究

郑 栓 郑建国 程宁宁 王东海

驻马店市中心医院，河南 驻马店 463000

摘要： [目的] 观察补肾健脾汤联合左卡尼汀治疗慢性肾衰竭（CRF）的临床疗效。[方法] 将 100 例 CRF 患者随机分为观察组和对照组各 50 例，对照组采用静脉注射左卡尼汀注射剂治疗，观察组在对照组基础上联合补肾健脾汤辨证治疗。比较 2 组临床疗效及治疗前后的主要症状积分、肾功能指标、炎症因子水平，并记录治疗过程中不良反应发生情况。[结果] 观察组临床总有效率 86.00%，高于对照组 64.00%（$P < 0.05$）。治疗前，2 组主要症状积分比较，差异无统计学意义（$P > 0.05$）；治疗后，2 组主要症状积分均降低（$P < 0.05$），且观察组低于对照组（$P < 0.05$）。治疗前，2 组血尿素氮（BUN）、血清肌酐（SCr）、肌酐清除率（CCr）、24h 尿蛋白定量水平比较，差异无统计学意义（$P > 0.05$）；治疗后，2 组 BUN、SCr、24h 尿蛋白定量水平均降低（$P < 0.05$），CCr 升高（$P < 0.05$），且观察组 BUN、

SCr、24 h 尿蛋白定量水平低于对照组（$P < 0.05$），CCr 高于对照组（$P < 0.05$）。治疗前，2 组白细胞介素 -6（IL-6）、肿瘤坏死因子 -α（TNF-α）及超敏 C- 反应蛋白（hs-CRP）水平比较，差异无统计学意义（$P > 0.05$）；治疗后，2 组 IL-6、TNF-α、hs-CRP 水平均降低（$P < 0.05$），且观察组低于对照组（$P < 0.05$）。2 组不良反应比较，差异无统计学意义（$P > 0.05$）。[结论] 采用补肾健脾汤辨证施治联合左卡尼汀治疗 CRF 患者可明显提高治疗效果，改善患者的主要中医症状、肾功能和微炎症状态，延缓疾病进展，且具有较好的安全性。

关键词: 慢性肾衰竭;补肾健脾汤;左卡尼汀;症状;积分炎症因子；肾功能

注： 本文原载于《新中医》2022 年第 23 期。

44. 通痹止痛汤治疗腰椎间盘突出症 PTED 术后残余痛临床研究

孙静雨　韩利伟

南阳南石医院，河南 南阳 473000

摘要: [目的] 观察通痹止痛汤治疗腰椎间盘突出症（LDH）经皮椎间孔镜下椎间盘髓核摘除术（PTED）术后残余痛患者的临床疗效。[方法] 选取 150 例 LDH 行 PTED 术后残余痛患者作为研究对象，按照治疗方式不同分成 2 组，对照组 75 例给予术后常规康复治疗，观察组 75 例给予术后常规康复治疗联合通痹止痛汤治疗。比较 2 组腰椎功能、症状评分、炎症因子表达水平。[结果] 治疗前，2 组日本骨科协会评分（JOA）及腰椎 Oswetry 功能障碍指数（ODI）评分比较，差异无统计学意义（$P > 0.05$）；治疗后，2 组 JOA 评分均升高（$P < 0.05$），ODI 评分均降低（$P < 0.05$），且观察组 JOA 评分高于对照组，ODI 评分低于对照组（$P < 0.05$）。治疗前，2 组各症状视觉模拟评分法（VAS）评分比较，差异无统计学意义（$P > 0.05$）；治疗后，2 组各症状 VAS 评分均降低（$P < 0.05$），且观察组低于对照组（$P < 0.05$）。治疗前，2 组血清丙二醛（MDA）、超氧化物歧化酶（SOD）、肿瘤坏死因子 -α（TNF-α）、白细胞介素 -6（IL-6）水平比较，差异无统计学意义（$P > 0.05$）；治疗后，2 组血清 SOD 水平均升高（$P < 0.05$），MDA、TNF-α、IL-6 水平均降低（$P < 0.05$），且观察组血清 SOD 水平高于对照组（$P < 0.05$），MDA、TNF-α、IL-6 水平低于对照组（$P < 0.05$）。[结论] 通痹止痛汤治疗 LDH 行 PTED 术后残余痛患者效果确切，能有效缓解疼痛，改善腰椎功能，抑制炎性因子表达。

关键词: 腰椎间盘突出症；经皮椎间孔镜下椎间盘髓核摘除术;通痹止痛汤;残余痛;炎症因子;丙二醛;超氧化物歧化酶

注： 本文原载于《新中医》2022 年第 23 期。

45. 麻子仁散腹部膏摩联合西沙必利治疗胃肠积热型功能性便秘临床研究

杨新玉[1]　杨会举[2]　崔世超[2]　李　敏[2]　姜亚欣[2]　卢玉阳[1]

1. 河南中医药大学针灸推拿学院，河南 郑州 450046

2. 河南中医药大学第三附属医院，河南 郑州 450008

摘要: [目的] 观察麻子仁散腹部膏摩联合西沙必利治疗胃肠积热型功能性便秘的临床疗效。[方法] 采用随机数字表法将 88 例胃肠积热型功能性便秘患者分为对照组与观察组各 44 例。对照组采用西沙必利治疗，观察组在对照组基础上加用麻子仁散腹部膏摩治疗。比较 2 组治疗前后便秘主要症状评分、生活质量量表（SF-36）评分及血清胃动素（MTL）、胃泌素（GAS）水平；比较 2 组临床疗效、复发率及不良反应发生情况。[结果] 观察组总有效率为 90.91%，高于对照组 75.00%（$P < 0.05$）；观察组复发率为 5.00%，低于对照组 27.27%（$P < 0.05$）。治疗后，2 组便秘主要症状评分均较治疗前降低（$P < 0.05$），且观察组治疗后便秘主要症状评分低于对照组（$P < 0.05$）。治疗后，2 组 SF-36 评分及血清 MTL、GAS 水平较治疗前升高（$P < 0.05$），且观察组治疗后上述指标高于对照组（$P < 0.05$）。2 组不良反应发生率比较，差异无统计学意义（$P > 0.05$）。[结论] 麻子仁散腹部膏摩联合西沙必利治疗胃肠积热型功能性便秘疗效明显，能够有效缓解患者便秘相关症状，改善胃肠活动功能，提高生活质量。

关键词: 功能性便秘；胃肠积热型；麻子仁散；腹部膏摩；胃动素；胃泌素

注： 本文原载于《新中医》2022 年第 23 期。

46. 龙胆泻肝汤加减联合耳穴压豆辅助常规西药治疗不寐合并原发性高血压病临床研究

杨丽娟　孔乐亭　王培培

杭州市第一人民医院城北院区（杭州市老年病医院）康复病区，浙江 杭州 310003

摘要：[目的]观察龙胆泻肝汤加减联合耳穴压豆辅助常规西药治疗不寐合并原发性高血压病的临床疗效。[方法]选取不寐合并原发性高血压病患者62例，采用随机数字表法分为观察组和对照组各31例。2组均予以常规高血压管理，对照组予阿普唑仑睡前口服，观察组在对照组基础上予龙胆泻肝汤加减联合耳穴压豆治疗。比较2组临床疗效、24 h动态血压指标、中医证候积分、匹兹堡睡眠质量指数（PSQI）评分及生活质量评分，并记录2组不良反应发生情况。[结果]观察组总有效率为93.55%，高于对照组74.19%，差异有统计学意义（$P < 0.05$）。治疗前，2组24 h平均舒张压（24hDBP）、24 h平均收缩压（24hSBP）比较，差异无统计学意义（$P > 0.05$）。治疗后，2组24hDBP、24hSBP较治疗前下降（$P < 0.05$），观察组下降程度高于对照组（$P < 0.05$）。治疗前，2组中医证候积分、PSQI评分及生活质量评分比较，差异无统计学意义（$P > 0.05$）。治疗后，2组中医证候积分、PSQI评分及生活质量评分较治疗前下降（$P < 0.05$），且观察组各项评分均低于对照组（$P < 0.05$）。2组不良反应发生率比较，差异无统计学意义（$P > 0.05$）。[结论]龙胆泻肝汤加减联合耳穴压豆辅助常规西药治疗不寐合并原发性高血压病的临床疗效较好，可改善患者的睡眠质量和临床症状，提高生活质量。

关键词：不寐；原发性高血压病；龙胆泻肝汤；耳穴压豆；中医证候积分；动态血压；匹兹堡睡眠质量指数；生活质量

注：本文原载于《新中医》2022年第23期。

47. 基于数据挖掘研究万晓刚运用柴胡类方治疗甲状腺疾病临床经验

洪德济[1]　万晓刚[2]

1. 广州中医药大学第一临床医学院，广东 广州 510405

2. 广州中医药大学第一附属医院，广东 广州 510405

摘要：[目的]基于属性偏序数据挖掘方法研究万晓刚教授运用柴胡类方治疗甲状腺疾病的临床经验。[方法]通过收集万晓刚教授门诊病历，将符合纳入标准的病历进行症状、舌脉、药物的规范化，将其录入Excel表格，形成数据库。将所得数据库规范格式后，制作相应形式背景图，再将形式背景图导入属性偏序结构图计算机自动生成工具，生成相应的偏序结构图。通过数据挖掘，对图像进行分析，对用药进行词频统计，总结万晓刚教授在治疗甲状腺相关疾病时的相关思路、偏好方剂、配伍规律和常用加味药物。[结果]共纳入病例85例，甲状腺功能亢进症患者60例，甲状腺功能减退症患者11例，结节性甲状腺肿患者14例。甲状腺功能亢进症出现最多的症状为不寐、口干、乏力、心慌。不寐常选用柴胡桂枝干姜汤加减，口干常选用柴胡桂枝汤加减，心慌常用小柴胡汤原方加减，乏力常选柴胡桂枝汤。甲状腺功能减退症最常出现症状为口干、不寐，但该症状分布不具有代表性，选用柴胡桂枝汤较多。结节性甲状腺肿出现最多的症状为口干、颈前肿大、不寐等，柴胡桂枝汤的应用相对较多，其余多为在小柴胡汤基础上随证加减，可加用三棱、莪术、牡蛎、猫爪草等活血、软坚、散结之品。[结论]万晓刚教授治疗甲状腺相关疾病，最常应用的方剂为小柴胡汤、柴胡桂枝汤、柴胡桂枝干姜汤。其中甲状腺功能亢进症患者出现不同症状时应用方剂有所不同，甲状腺功能减退症患者多用柴胡桂枝汤，结节性甲状腺肿多用小柴胡汤原方加减。

关键词：甲状腺相关疾病；甲状腺功能亢进症；甲状腺功能减退症；结节性甲状腺肿；柴胡类方；属性偏序；数据挖掘；万晓刚

注：本文原载于《新中医》2022年第24期。

48. 柴胡桂枝干姜汤加减联合西药治疗腹泻型肠易激综合征重叠功能性消化不良临床研究

康年松[1]　钱　蓉[2]　谷红苹[1]　倪约翰[1]　沈美亚[1]

1. 余姚市中医医院，浙江 余姚 315400

2. 余姚市人民医院，浙江 余姚 315400

摘要：[目的]观察柴胡桂枝干姜汤加减联合西药治疗腹泻型肠易激综合征（D-IBS）重叠功能性消化不良（FD）的临床疗效，以及对患者生活质量和心理状态的影响。[方法]选取86例D–IBS重叠FD肝郁脾虚证患者，按随机数字表法分为对照组和观察组各43例。对照组给予西药治疗，观察组在对照组基础上给予柴胡桂枝干姜汤加减治疗，2组均治疗4周。比较2组治疗前后症状、肠易激综合征生活质量量表（IBS–QOL）、焦虑自评量表（SAS）及抑郁自评量表（SDS）评分，评估2组临床疗效。[结果]治疗后，2组餐后饱胀不适、上腹痛、早饱、嗳气、纳差评分均较治疗前降低（$P < 0.05$），观察组餐后饱胀不适、上腹痛、早饱、嗳气、纳差评分均低于对照组（$P < 0.05$）。观察组总有效率95.35%，高于对照组76.74%（$P < 0.05$）。治疗后，2组烦躁不安、挑食、躯体意念、社会功能、行为障碍评分均较治疗前降低（$P < 0.05$），观察组烦躁不安、挑食、躯体意念、社会功能、行为障碍评分均低于对照组（$P < 0.05$）。治疗后，2组SAS、SDS评分均较治疗前降低（$P < 0.05$），观察组SAS、SDS评分均低于对照组（$P < 0.05$）。[结论]柴胡桂枝干姜汤加减联合西药治疗D–IBS重叠FD肝郁脾虚证疗效显著，可有效缓解患者的临床症状，改善其生活质量和心理状态。

关键词： 腹泻型肠易激综合征；功能性消化不良；肝郁脾虚证；柴胡桂枝干姜汤；症状评分；生活质量；焦虑；抑郁

资助基金： 浙江省中医药科技计划项目（2020ZA110）；浙江省中医药新苗计划项目。

注： 本文原载于《新中医》2022年第24期。

49. 范永升应用黄芪桂枝五物汤治疗产后痹经验介绍

孙旗策[1]　杨科朋[1]　刘　艳[2]　金　萌[3]　谢冠群[3]

1. 浙江中医药大学附属第二医院，浙江 杭州 310005

2. 嘉善县中医医院，浙江 嘉兴 314100

3. 浙江中医药大学，浙江 杭州 310053

摘要： 范永升教授认为正气虚弱、气血不足是产后痹发病的内因，风、寒、湿等外邪入侵是其诱因，瘀血是本病最常见的病理产物，七情内伤则可进一步加重病情。范教授临床治疗产后痹，以黄芪桂枝五物汤为主方，遵循补而勿滞、滋而不腻、祛风除湿勿过刚燥、活血化瘀勿伤气血等原则化裁，卓有成效。

关键词： 产后痹；黄芪桂枝五物汤；范永升；名医经验

资助基金： 国家自然科学基金（82205029）；浙江省中医药科技计划项目（2022ZB174）。

注： 本文原载于《新中医》2022年第24期。

50. 普济消毒饮加减联合美敏伪麻溶液治疗岭南地区风热感冒及预防感染后咳嗽临床研究

张彦红

广州市第一人民医院，广东 广州 510180

摘要： [目的]观察普济消毒饮加减联合美敏伪麻溶液治疗岭南地区风热感冒的临床疗效，以及对感染后咳嗽（PIC）的预防效果。[方法]选取140例风热感冒患者，采用随机数字表法分为观察组和对照组各70例。对照组给予美敏伪麻溶液治疗，观察组在对照组基础上加用普济消毒饮加减治疗，2组均治疗3～7d。比较2组临床疗效及症状积分，记录2组PIC发生率及不良反应。[结果]治疗第3天、5天、7天，观察组愈显率分别为35.71%、88.57%、100%，均高于同期对照组2.86%、32.86%、80.00%（$P < 0.05$）。治疗第3天、5天、7天，观察组感冒、咽部、咳嗽症状总分均低于同期对照组（$P < 0.05$）。随访3周，观察组PIC发生率7.14%，低于对照组25.71%（$P < 0.05$）。2组均无不良反应发生。[结论]普济消毒饮加减联合美敏伪麻溶液治疗岭南地区风热感冒，可改善患者的临床症状，有效预防PIC，安全性良好。

关键词： 风热感冒；感染后咳嗽；岭南地区；普济消毒饮；美敏伪麻溶液；症状积分

资助基金： 广东省中医药局面上项目（20201256）。

注： 本文原载于《新中医》2022年第24期。

谈钰濛教授等学验选编

1. 半夏泻心汤治疗 2 型糖尿病寒热错杂证的随机对照临床研究

谈钰濛[1]　胡　骏[2]　赵　晖[1]　倪　青[2]

1. 中国中医科学院中医临床基础医学研究所，北京市东城区东直门内南小街 16 号 100700

2. 中国中医药循证医学中心，天津 301617

3. 中国中医科学院广安门医院，北京 100053

摘要：[目的] 观察半夏泻心汤治疗 2 型糖尿病寒热错杂证的临床疗效及安全性，并探讨可能的作用机制。[方法]82 例 2 型糖尿病寒热错杂证患者采用随机对照试验分为观察组和对照组各 41 例，观察组给予半夏泻心汤配方颗粒，每日 1 服，分 2 次温服；对照组给予格列美脲片口服，每日 1mg。治疗 12 周后比较 2 组患者治疗前后中医证候积分、不同时间（餐前及餐后 0.5h、1h、2h、3h）血清胰高血糖素样肽 -1（GLP-1）水平并计算餐后 3 小时 GLP-1 曲线下面积 [GLP-1（0-3h）-AUC]，治疗前后检测糖化血红蛋白（HbA1c）、进行口服葡萄糖耐量试验（OGTT，检测餐前和餐后 0。5h、1h、2h、3h 血糖水平），并计算 OGTT 3 小时血糖曲线下面积 [OGTT（0-3h）-AUC]，检测胃肠激素 [包括胃泌素（Gas）、胃动素（MLT）、生长抑素（SS）]、血脂 [包括胆固醇（TC）、甘油三酯（TG）、低密度脂蛋白胆固醇（LDL-C）、高密度脂蛋白胆固醇（HDL-C）]、体重指数（BMI）。治疗后判定中医证候疗效和血糖疗效，并进行安全性评价。[结果] 最终观察组和对照组各 36 例完成试验。观察组中医证候疗效总有效率为 77.78%，血糖疗效总有效率为 50.00%，对照组分别为 44.44% 和 66.67%，观察组中医证候疗效总有效率显著高于对照组（$P < 0.01$），而血糖疗效差异无统计学意义（$P > 0.05$）。与本组治疗前比较，观察组治疗后 GLP-1（0-3 h）-AUC、HDL-C、SS 水平及各时间点 GLP-1 水平均升高，中医证候积分、HbA1c、餐后 1 h 血糖、餐后 2 h 血糖、TC、LDL-C、BMI、Gas 及 MLT 水平均显著下降（$P < 0.05$）。与对照组治疗后比较，观察组治疗后中医证候积分、Gas、MTL、BMI、LDL-C 水平降低，GLP-1（0-3 h）-AUC、餐前血糖、餐后 0.5 h 血糖、餐后 1h 血糖、OGTT（0-3h）-AUC 水平显著升高（$P < 0.05$）。2 组患者安全性指标均未见明显异常，且无严重不良事件发生。[结论] 半夏泻心汤可显著改善 2 型糖尿病寒热错杂证患者中医证候，安全有效，其机制可能是通过促进血清 GLP-1 的分泌，调节胃肠激素，纠正脂代谢来发挥降糖作用。

关键词：2 型糖尿病；半夏泻心汤；寒热错杂证；胰高血糖素样肽 -1 ；胃肠激素；血糖；血脂

资助基金：中国中医科学院基本科研业务费项目（ZZ14-FL-011）。

注：本文原载于《中医杂志》2022 年第 14 期。

2. 消风散及其拆方对急性湿疹模型豚鼠表皮通透屏障功能障碍的影响

武亦阁　贺　乙　范丽娜　许　可　孙世娇　周　光

新疆医科大学中医学院，新疆维吾尔自治区乌鲁木齐市尚德北路 567 号 830017

摘要：[目的] 探讨消风散治疗急性湿疹的可能作用机制及配伍意义。[方法] 将 36 只豚鼠随机分为正常组、模型组、氯雷他定组、消风散组、消风散去润燥药组、消风散去解表药组，每组 6 只。除正常组外，其余各组豚鼠采用 2，4- 二硝基氯苯（DNCB）丙酮溶液背部脱毛区外涂致敏及左耳内侧激发诱导建立豚鼠急性湿疹模型。造模后消风散组给予消风散药液 5.58 g/（kg·d）灌胃，消风散去润燥药组和消风散去解表药组给予相应药液 3.72 g/（kg·d）灌胃，氯雷他定组给予氯雷他定溶液 0.80 mg/（kg·d）灌胃，正常组和模型组给予 5 mL/（kg·d）纯净水灌胃。各组均每天灌胃 1 次，连续 7 天。分别于造模前、造模后、给药后采用多功能皮肤测试仪测定皮肤角质层含水量；给药后进行皮损评分，HE 染色观察皮损区皮肤组织形态并记录毛囊数量。ELISA 法检测血清中免疫球蛋白 E（IgE）、白细胞介素 4（IL-4）、白细胞介素 17（IL-17）、辅助性 $CD4^{+}T$ 细胞（$CD4^{+}$）

含量。[结果]与正常组比较，模型组在造模后、给药后豚鼠皮肤角质层含水量下降，给药后血清IL-4含量降低，毛囊数量减少、皮损评分升高，血清IgE、IL-17、$CD4^+$含量升高（$P < 0.05$），HE染色显示皮肤表皮棘层肥厚伴海绵水肿，真皮浅层大量嗜酸性粒细胞浸润和纤维结缔组织增生。与模型组比较，各药物干预组给药后皮肤角质层含水量均升高，血清IL-4含量升高，血清IgE、IL-17、$CD4^+$含量降低，毛囊数量增加（$P < 0.05$）；氯雷他定组、消风散组皮损评分降低（$P < 0.05$）；病理结果显示，各药物干预组皮肤病理均损害减轻。与消风散组比较，给药后消风散去润燥药组皮肤角质层含水量降低，血清IgE、$CD4^+$含量升高，IL-4含量降低（$P < 0.05$）；消风散去解表药组毛囊数量减少，血清IgE、IL-17、$CD4^+$含量升高，IL-4降低（$P < 0.05$）；氯雷他定组血清IgE、$CD4^+$含量降低，血清IL-4含量升高（$P < 0.05$）。[结论]消风散能够改善急性湿疹模型豚鼠表皮通透屏障功能，从而修复皮毛"疏泄"与"润泽"状态，且辛散解表药和养血润燥药配伍具有协同作用，其作用机制可能与抑制炎症、调节免疫有关。

关键词：急性湿疹；消风散；表皮通透屏障功能；角质层含水量；炎症因子；免疫功能

资助基金：国家自然科学基金（81660763）；国家自然科学基金（81960825）。

注：本文原载于《中医杂志》2022年第14期。

3. 血府逐瘀汤联合丹参饮加减治疗心血瘀阻型冠心病临床研究

张国芳　袁清茹　谢豪杰

郑州市第九人民医院，河南 郑州 450053

摘要：[目的]观察血府逐瘀汤联合丹参饮加减治疗心血瘀阻型冠心病的临床疗效。[方法]选取96例心血瘀阻型冠心病患者作为研究对象，随机分为对照组和观察组各48例。对照组给予常规西药治疗，观察组在对照组的基础上给予血府逐瘀汤联合丹参饮加减治疗。比较2组临床疗效，以及治疗前后中医证候积分、心功能指标[左室射血分数（LVEF）、左心室舒张末期内径（LVDD）、心率（HR）]水平变化。[结果]观察组临床总有效率为95.83%，对照组为83.33%，2组比较，差异有统计学意义（$P < 0.05$）。治疗前，2组中医证候积分比较，差异无统计学意义（$P > 0.05$）；治疗后，2组中医证候积分均较治疗前降低（$P < 0.05$），且观察组中医证候积分低于对照组（$P < 0.05$）。治疗前，2组心功能指标HR、LVDD、LVEF水平比较，差异无统计学意义（$P > 0.05$）；治疗后，2组HR、LVDD均较治疗前降低（$P < 0.05$），LVEF较治疗前升高（$P < 0.05$），且观察组上述指标改善较对照组更显著（$P < 0.05$）。[结论]在西医常规治疗的基础上，应用血府逐瘀汤合丹参饮加减治疗心血瘀阻型冠心病疗效显著，可有效改善患者心功能及中医证候。

关键词:冠心病;心血瘀阻型;血府逐瘀汤;丹参饮;心功能

注：本文原载于《新中医》2022年第24期。

4. 龙胆泻肝汤加味联合艾司唑仑治疗肝郁化火型失眠症临床研究

刘铭芳　任永富

杭州市丁桥医院（杭州市中医院丁桥院区）神经内科，浙江 杭州 310021

摘要：[目的]观察龙胆泻肝汤加味联合艾司唑仑治疗肝郁化火型失眠症的临床疗效。[方法]选取92例肝郁化火型失眠症患者，按随机数字表法分为对照组和观察组各46例。对照组应用艾司唑仑片治疗，观察组在对照组的基础上加用龙胆泻肝汤治疗。治疗4周后，观察比较2组临床疗效、匹兹堡睡眠质量指数（PSQI）评分及中医证候积分。[结果]观察组总有效率为95.7%，对照组为80.4%，2组比较，差异有统计学意义（$P < 0.05$）。治疗前，2组中医证候积分比较，差异无统计学意义（$P > 0.05$）；治疗2、4周后，2组中医证候积分均较治疗前显著降低（$P < 0.05$），且观察组相同时间点的证候积分均低于对照组（$P < 0.05$）。治疗前，2组日间功能、催眠时间、睡眠障碍、睡眠效率、睡眠时间、入睡时间、睡眠质量等PSQI量表各项评分比较，差异无统计学意义（$P > 0.05$）；治疗后，2组上述各项评分均较治疗前显著降低（$P < 0.05$），且观察组各项评分均低于对照组（$P<0.05$）。[结论]龙胆泻肝汤加味联合艾司唑仑片治疗肝郁化火型失眠症能提高临床疗效，改善患者中医证候及睡眠质量，疗效优于单纯西药治疗。

关键词：失眠症；肝郁化火；龙胆泻肝汤；艾司

唑仑片；匹兹堡睡眠质量指数

注：本文原载于《新中医》2022 年第 24 期。

5. 开胃进食汤加味治疗脾胃虚弱证幽门螺杆菌感染慢性萎缩性胃炎临床研究

华晖辉[1] 倪云波[2] 邓颖萍[3]

1. 宁波市海曙区高桥镇卫生院中医科，浙江 宁波 315175

2. 宁波市鄞州区百丈街道社区卫生服务中心中医科，浙江 宁波 315040

3. 宁波市中医院肾病科，浙江 宁波 315016

摘要：[目的] 观察开胃进食汤加味治疗幽门螺杆菌（Hp）感染慢性萎缩性胃炎（CAG）的临床疗效。[方法] 选择 Hp 感染 CAG 患者 108 例，随机分为观察组与对照组各 54 例。2 组均给予四联。疗法治疗，对照组加用多潘立酮片口服，观察组在对照组的基础上加用开胃进食汤加味内服。2 组疗程均为 12 周。观察比较 2 组胃黏膜病理评分、脾胃虚弱证证候评分以及临床总体疗效。[结果] 观察组总有效率为 92.59%，对照组为 77.78%，2 组比较，差异有统计学意义（$P < 0.05$）。治疗前，2 组胃黏膜慢性炎性反应、活动性、萎缩、肠化生评分比较，差异无统计学意义（$P > 0.05$）；治疗后，2 组胃黏膜慢性炎性反应、活动性、萎缩、肠化生评分均较治疗前显著降低（$P < 0.05$），且观察组上述各项评分均低于对照组（$P < 0.05$）。治疗前，2 组胃脘胀满、胃部喜按、食少纳呆、大便稀溏、倦怠乏力、气短懒言、食后脘闷等证候评分比较，差异无统计学意义（$P > 0.05$）；治疗后，2 组上述各项中医证候评分均较治疗前降低（$P < 0.05$），且观察组各项评分均低于对照组（$P < 0.05$）。[结论] 在西医常规治疗的基础上加用开胃进食汤加味治疗 Hp 感染 CAG 患者，可进一步改善脾胃虚弱证证候评分及胃黏膜病变，临床疗效肯定。

关键词：慢性萎缩性胃炎；幽门螺杆菌；脾胃虚弱证；开胃进食汤；多潘立酮；胃黏膜病理评分

注：本文原载于《新中医》2022 年第 24 期。

6. 知柏地黄汤加减联合重组人干扰素治疗高危型人乳头状瘤病毒感染伴宫颈上皮内瘤变Ⅰ级临床研究

张丽琴[1] 毛礼艇[1] 方　燕[1] 徐敏霞[2] 王灵飞[1]

1. 三门县中医院，浙江 三门 317100

2. 三门县人民医院，浙江 三门 317100

摘要：[目的] 观察知柏地黄汤加减联合重组人干扰素治疗高危型人乳头状瘤病毒（HR-HPV）感染伴宫颈上皮内瘤变Ⅰ级（CIN Ⅰ级）的临床疗效。[方法] 将 80 例肾虚湿热型 HR-HPV 感染伴 CIN Ⅰ级患者随机分为观察组和对照组，每组 40 例。2 组均予重组人干扰素 α-2b 阴道泡腾胶囊行抗病毒治疗，观察组加予知柏地黄汤加减治疗，2 种药物同期使用，每个月使用 14d，连续使用 3 个月。记录 2 组治疗前后中医证候积分、免疫功能指标（$CD3^+$、$CD4^+$、$CD8^+$、$CD4^+/CD8^+$ 比值）、生活质量 [世界卫生组织生存质量测定量表简表（WHOQOL-BREF）评分] 的变化。统计 2 组治疗 3 个月后的人乳头状瘤病毒（HPV）转阴率、临床疗效和不良反应发生率。[结果] 治疗 3 个月后，观察组临床疗效总有效率 87.50%，对照组总有效率 62.50%，2 组比较，差异有统计学意义（$P < 0.05$）。观察组 HPV 转阴率 82.50%，对照组 HPV 转阴率 60.00%，2 组比较，差异有统计学意义（$P < 0.05$）。2 组中医证候积分均较治疗前降低，观察组中医证候积分低于对照组，差异均有统计学意义（$P < 0.05$）。2 组 $CD8^+$ 水平较治疗前降低，$CD3^+$、$CD4^+$ 水平及 $CD4^+/CD8^+$ 比值均较治疗前增加，差异均有统计学意义（$P < 0.05$）；观察组 $CD8^+$ 水平低于对照组，$CD3^+$、$CD4^+$ 水平及 $CD4^+/CD8^+$ 比值均高于对照组，差异均有统计学意义（$P < 0.05$）。2 组心理健康、生理健康、社会关系、周围环境评分及总分均较治疗前增加，观察组心理健康、生理健康评分及总分均高于对照组，差异均有统计学意义（$P < 0.05$）。[结论] 在重组人干扰素 α-2b 阴道泡腾胶囊基础上加用知柏地黄汤加减治疗 HR-HPV 感染伴 CIN Ⅰ级患者，不仅能有效改善中医证候，逆转 CIN Ⅰ级病变，促进 HPV 转阴，还能提高机体的免疫功能，提高患者的生活质量。

关键词：人乳头状瘤病毒；上皮内瘤变；知柏地黄汤；免疫功能；生活质量

资助基金：浙江省台州市科技计划项目（1902ky195）

注：本文原载于《新中医》2022 年第 24 期。

7. 廖慧慧运用脱花煎加味方治疗不完全性流产经验介绍

刘晓静[1]　黄艳茜[1]　陈　怡[2]

1. 广州中医药大学第一附属医院，广东 广州 510405
2. 广州中医药大学第一临床医学院，广东 广州 510405

摘要： 介绍岭南罗氏妇科流派第四代传承人廖慧慧教授运用脱花煎加味方治疗不完全性流产的临床经验。廖慧慧教授认为，瘀阻胞宫是发生不完全性流产的核心病机，治法应以温经活血、逐瘀益母为主，运用脱花煎加黄芪、枳壳、三棱、莪术、益母草、生蒲黄、卷柏治之。临证运用脱花煎加味方治疗不完全性流产强调注重衷中参西，遵循以中为主、中西结合的治疗原则，重视随诊以确保安全，注重病瘥善后以取良效。

关键词： 不完全性流产；瘀阻胞宫；脱花煎加味方；廖慧慧

注： 本文原载于《新中医》2022 年第 24 期。

8. 张志远运用地黄的经验

田　径[1]　刘建民[2]　刘朴霖[1]　阎兆君[2]

1. 山东中医药大学，山东省济南市历下区经十路 16369 号，250014
2. 山东中医药大学附属医院，山东 济南 250011

摘要： 总结张志远教授对地黄的认识及临证应用经验。认为熟地黄以填骨髓、养肝肾、补真阴见长，常用于治疗中风后遗症、痦痱、脑鸣等；生地黄功擅滋阴润燥、畅血通脉、舒筋活络，常用于治疗百合病、消渴病、风湿痹症、脾胃病等，且大剂量生地黄可润肠通便，治疗顽固性便秘。强调生地黄性寒，脾虚湿滞、腹满便溏之人不宜常用；熟地黄黏腻，有碍消化，临床大剂量应用时可加少量砂仁，以防阻遏中焦气机。

关键词： 地黄；名医经验；张志远

资助基金： 国家自然科学基金（81774249）；山东省中医药管理局齐鲁医派中医学术流派传承项目；山东省中医药管理局齐鲁医派中医学术流派传承项目；济南市高校 20 条资助项目（2020GXRC013）。

注： 本文原载于《中医杂志》2022 年第 15 期。

9. 桃红四物汤合自拟补气养阴汤联合西医常规疗法治疗糖尿病足气阴两虚兼瘀证患者 42 例临床观察

樊家乙　阴兆辉　富颖超　王俊利　马林霞　王红梅　王军锋

河北省退役军人总医院，河北省邢台市信都区泉南西大街 281 号，054000

摘要： [目的] 观察桃红四物汤合自拟补气养阴汤治疗糖尿病足气阴两虚兼瘀证患者的临床疗效及安全性，并探讨其可能的作用机制。[方法]84 例糖尿病足气阴两虚兼瘀证患者随机分为观察组及对照组各 42 例。对照组给予西医常规治疗。观察组在此基础上再给予桃红四物汤合自拟补气养阴汤口服，每日 1 服。2 组疗程均为 4 周。比较 2 组患者治疗前后中医证候评分（包括主症评分和次症评分），检测空腹血糖（FBG）、氧化应激反应指标 [包括丙二醛（MDA）、超氧化物歧化酶（SOD）及谷胱甘肽过氧化物酶（GSH-Px）] 及炎症因子 [包括超敏 C 反应蛋白（hs-CRP）、白细胞介素 6（IL-6）及白细胞介素 1β（IL-1β）]，治疗期间观察不良反应发生情况，治疗后比较 2 组患者临床疗效。[结果] 观察组临床疗效总有效率（90.48%）明显高于对照组（73.81%，P=0.046）。治疗后 2 组患者中医证候主症评分、次症评分、FBG、MDA、hs-CRP、IL-6 及 IL-1β 水平均较本组治疗前明显下降，SOD、GSH-Px 水平升高（$P < 0.05$），且治疗后观察组各指标改善明显优于对照组（$P < 0.05$）。治疗期间观察组出现 2 例（4.76%，腹部不适和皮疹各 1 例）、对照组出现 1 例（2.38%，腹部不适）不良反应，对症治疗后症状均消失，2 组比较差异均无统计学意义（$P > 0.05$）。2 组患者治疗前后血常规、尿常规、肝功能、肾功能等实验室检查均未见明显异常。[结论] 桃红四物汤合自拟补气养阴汤联合西医常规治疗可有效提高糖尿病足气阴两虚兼瘀证患者临床疗效，改善临床症状，较单独常规西医治疗为优，其机制可能与缓解氧化应激反应及炎症反应有关。

关键词： 糖尿病足；桃红四物汤；气阴两虚兼瘀证；证候评分；氧化应激；炎症反应；补气养阴汤

资助基金： 河北省邢台市科学技术局邢台市市级科技计划自筹经费项目（2020ZC195）。

注： 本文原载于《中医杂志》2022 年第 17 期。

10. 百茅汤辨治儿童痉挛性咳嗽经验

郭素香

天津中医药大学第二附属医院，天津市河北区增产道69号 300150

摘要： 百茅汤由《圣济总录》“百部丸”和《伤寒论》“旋覆代赭汤”化裁而来，具有肃肺降逆、清热化痰之功效，主要治疗儿童痉咳期百日咳。基于异病同治原则，认为咳嗽变异性哮喘、支原体肺炎后慢性咳嗽、过敏性咳嗽、百日咳综合征等疾病中出现的各种痉挛性咳嗽均属于中医学风咳、燥咳，具有肺失清肃、气逆上冲的病机特点，均可用百茅汤加减治疗，常收获良效。

关键词： 咳嗽变异性哮喘；痉挛性咳嗽；儿童；百茅汤；肃肺降逆；清热化痰

资助基金： 天津市卫生健康委中医经典传承高级人才研修项目。

注： 本文原载于《中医杂志》2022年第17期。

11. 基于《伤寒论》辨证思维探讨溃疡性结肠炎的诊疗思路

黄金科[1] 唐旭东[1] 王凤云[1] 张佳琪[1] 刘志红[2] 马 婧[1]

1. 中国中医科学院西苑医院脾胃病研究所，北京市海淀区西苑操场1号 100091

2. 北京大学中医药临床医学院（西苑），北京 100091

摘要： 以《伤寒论》辨证思维方法为切入点，探讨其应用于溃疡性结肠炎的诊治思路。认为溃疡性结肠炎可归属于《伤寒论》中的“下利”范畴，可应用借鉴的临床思维方法包括辨证论治法、方证对应法及抓主证法。对于溃疡性结肠炎的临床诊治，建议以辨证论治溯源病因病机为先，方证对应执简驭繁为要，善抓主证以精准识别病证本质，并结合现代医学进展及后世医家经验重视病证结合而妙用经方，进而扩大临床中医药治疗溃疡性结肠炎的优势。

关键词： 溃疡性结肠炎；《伤寒论》；辨证思维；辨证论治；方证对应

资助基金： 国家自然科学基金（81830118）；国家中医药管理局中医药传承创新团队项目（ZYYCXTD-C-202010）；中国中医科学院科技创新工程项目（CI2021A01012）；中国中医科学院优秀青年科技人才培养专项（ZZ15-YQ-002）。

注： 本文原载于《中医杂志》2022年第19期。

12. 桂枝加龙骨牡蛎汤对肺不藏魄型不寐模型大鼠睡眠情况、血清及脑组织5羟色胺水平的影响

闫德祺 张星平 张文慧 王凯凯 么嵌巍 佟振鹏 梁瑞宁 陈 旭

新疆医科大学第四临床医学院，新疆维吾尔自治区乌鲁木齐市新市区新医路393号 830011

摘要： [目的]探讨桂枝加龙骨牡蛎汤对肺不藏魄型不寐的影响及可能作用机制。[方法]48只SD大鼠随机分为造模组36只和正常组12只。造模组大鼠采用长平台浅水环境法剥夺大鼠睡眠42天制备肺不藏魄型不寐大鼠模型。造模第15天造模组大鼠随机分为模型组、右佐匹克隆组、桂枝加龙骨牡蛎汤组，每组12只，继续进行造模28天，同时桂枝加龙骨牡蛎汤组灌胃给予桂枝加龙骨牡蛎汤7.6 g/（kg·d），右佐匹克隆组灌胃给予右佐匹克隆片0.105 mg/（kg·d），模型组和正常组灌胃给予0.5mL/100g生理盐水。在给药第22–28天统计每日8：00、12：00、16：00、20：00时睡眠大鼠的数量；28天干预结束后第2天进行旷场实验统计大鼠站立次数、运动距离、静止时间，监测并分别统计8：00–20：00期间大鼠非快速眼球运动（NREM）、快速眼球运动（REM）睡眠时间以及清醒时间所占的比例；旷场实验结束后采用液质法检测大鼠血清和脑额叶5-HT含量，采用免疫组化法检测大鼠脑皮质、下丘脑和脑干5-HT表达。[结果]与正常组比较，模型组8：00、12：00、16：00时睡眠大鼠数量减少，20：00时睡眠大鼠数量增加，旷场实验站立次数减少，NREM、REM所占比例均下降、清醒时间所占比例增加，血清和脑额叶5-HT含量升高，脑皮质、下丘脑和脑干5-HT表达均升高（$P < 0.05$）。与模型组比较，右佐匹克隆组在8：00、12：00、16：00时睡眠大鼠数量增加，旷场实验站立次数增加，REM所占比例升高（$P < 0.05$），血清和脑组织5-HT水平差异无统计学意义（$P > 0.05$）；桂枝加龙骨牡蛎汤组在8：00、16：00时睡眠大鼠数量增加，20：00时减少，旷场实验运动距离缩短，REM所占比例升高，血清和脑额叶5-HT含量下降，脑皮质、下丘脑和脑

干 5-HT 表达均下降（$P < 0.05$）。与右佐匹克隆组比较，桂枝加龙骨牡蛎汤组旷场实验大鼠站立次数和运动距离均降低、静止时间增加，REM 所占比例升高（$P < 0.05$）。[结论]桂枝加龙骨牡蛎汤能够改善肺不藏魄型不寐模型大鼠的睡眠情况，恢复血清及脑组织中 5-HT 水平可能是其作用机制之一。

关键词：不寐；睡眠剥夺；桂枝加龙骨牡蛎汤；5-羟色胺；肺不藏魄

资助基金：国家自然科学基金（82160873）；国家自然科学基金（81960837）；国家自然科学基金（81560762）；国家自然科学基金（81260526）；新疆维吾尔自治区中医学重点学科（1005）；新疆医科大学研究生创新创业项目（CXCY2021023）。

注：本文原载于《中医杂志》2022 年第 19 期。

13. 张志远临证运用酸枣仁经验

王　群[1]　刘桂荣[2]

1. 山东中医药高等专科学校，山东省烟台市牟平区滨海东路 508 号 264100

2. 山东中医药大学中医学院，山东 济南 250013

摘要：总结张志远教授运用酸枣仁的临证经验。认为酸枣仁的基本功效为养血补虚，可用于治疗血虚失养导致的多种病证，临床中喜用生品，并根据血虚程度不同选择用量，用量范围一般为 15 ~ 50g。配伍龙眼肉增强养血安神之效，主治惊、悸、恐，创制正神汤、乌枣龙汤；配伍百合调营卫、和阴阳，治疗血虚内热所致的神经官能症，创制相济汤。针对心火偏亢、心肾不交型和心肝血虚、神魂失养型不寐，分别运用黄连阿胶汤加酸枣仁和酸枣仁汤加减治疗；针对血虚型梅尼埃病，创制五味枣桂合剂；针对血虚心悸，多用酸枣仁汤、苓桂甘枣汤加味；针对血虚之自汗、盗汗，常以酸枣仁为主药配伍潜阳固涩之品，创制安神合剂、枣苓麻黄龙牡综合剂；针对慢性疲劳综合征，多用酸枣仁汤与当归、熟地黄配伍，并创制七仙汤。

关键词：酸枣仁；养血补虚；名医经验；张志远

资助基金：全国基层名老中医药专家传承工作室建设项目；山东省卫生健康委员会齐鲁医派中医学术流派传承项目。

注：本文原载于《中医杂志》2022 年第 20 期。

14. 张允岭运用阴阳双补法治疗多系统萎缩伴直立性低血压经验

石静资[1]　刘红喜[1]　梁　晓[2]　申　伟[2]　魏竞竞[2]　迟显苏[2]

1. 北京中医药大学研究生院，北京市朝阳区北三环东路 11 号 100029

2. 中国中医科学院西苑医院，北京 100091

摘要：总结张允岭教授论治多系统萎缩伴直立性低血压的临证经验。认为本病的根本病机为脏腑亏虚，阴阳失衡，阳不出阴。根据阴阳互根互用的关系，主张从阴阳双补法进行论治，治疗以右归丸为基本方，合参附汤益气温阳使阳出于阴以升高血压。再根据患者具体情况加减补阳、补阴及补益脏腑的药物以扶助正气，达到“治病求本”的目的。

关键词：多系统萎缩；直立性低血压；阴阳双补法；名医经验；张允岭

资助基金：国家中医药管理局中医药创新团队人才支持计划项目（ZYYCXTD-C-202007）；中医药传承与创新“百千万”人才工程（岐黄工程）；中国中医科学院科技创新工程创新团队（CI2021B006）。

注：本文原载于《中医杂志》2022 年第 20 期。

15. 基于网络药理学比较黄芪桂枝五物汤和四神煎治疗类风湿关节炎的作用机制

马慧莱[1]　侯宇芯[1]　王爱成[1]　刘海鑫[1]　李青山[1]　王任小[2]

1. 山西中医药大学，山西省晋中市榆次区大学街 121 号 030619

2. 复旦大学药学院，上海 200032

摘要：[目的]探讨黄芪桂枝五物汤和四神煎治疗类风湿关节炎（RA）的可能作用机制。[方法]首先采用网络药理学研究方法，收集 RA 疾病靶点和黄芪桂枝五物汤、四神煎中药成分靶点，并收集中药归经和证候信息。通过 Cytoscape3.9.0 软件构建“中药 – 成分 – 靶点 – 疾病”网络、中药 – 归经网络和中药 – 证候网络。基于 STRING 数据库构建蛋白质相互作用网络，进行 KEGG 通路富集分析。由“中药 – 成分 – 靶点 – 疾病”网络筛选关键化合物，蛋白相互作用网络筛选核心靶点，基于关键化合物和靶点进行分子对接。再进行细胞实验验证：采用10ng/mL白细胞介素1β（IL-1β）诱导成纤维样滑膜细胞（FLS）建立细胞炎症模型后，用不同浓度的黄芪桂枝五物汤及其拆方、四神煎及其拆方分别干预24h后，通过MTT实验和ELISA法检测细胞存活率和白细胞介素6（IL-6）水平。建立RAW264.7细胞炎症模型，经关键化合物分别干预24h后，检测细胞上清中一氧化氮（NO）含量及细胞中P53基因表达。[结果]药靶网络筛选得到黄芪桂枝五物汤和四神煎治疗RA的10种关键化合物包括槲皮素、山柰酚、异鼠李素、刺芒柄花素、没食子酸、儿茶素、花旗松素、木犀草素、黄芩素、汉黄芩素；据蛋白相互作用筛选得到核心靶点AKT1、PIK3CA、HRAS、NCOA1、TP53、STAT3、CCNA2；其中P53靶点与10种关键化合物亲和力较强。此外，富集分析结果表明，黄芪桂枝五物汤和四神煎通过调控PI3K-AKT、MAPK、JAK/STAT等多种信号通路发挥治疗作用。细胞实验表明，不同浓度黄芪桂枝五物汤、四神煎以及拆方均可抑制FLS细胞的炎性增殖和IL-6分泌（$P < 0.01$）。除儿茶素外，其余关键化合物均可抑制RAW264.7细胞上清液NO分泌，且刺芒柄花素还可促进P53基因表达（$P < 0.01$）。[结论]黄芪桂枝五物汤配伍由桂枝、白芍协同辅助黄芪，作用于AKT1、PIK3CA、TP53等核心靶点调控PI3K-AKT、MAPK等信号通路发挥治疗RA的作用；四神煎以金银花、牛膝、石斛制约黄芪的温补之力，作用于AKT1、STAT3、TP53等核心靶点调控PI3K-AKT、JAK/STAT等信号通路发挥治疗RA的作用，而黄芪活性成分刺芒柄花素可能通过调节P53靶点治疗RA。

关键词：类风湿关节炎；黄芪；黄芪桂枝五物汤；四神煎；网络药理学；炎症因子；刺芒柄花素

资助基金：中国科学院上海有机化学研究所生命有机化学国家重点实验室开放基金。

注：本文原载于《中医杂志》2022年第20期。

16. 伤寒与温病的辨析要点

孙维旭

河南省濮阳市中医院，河南省濮阳市胜利东路135号 457003

摘要：伤寒与温病在临床表现上具有一定相似性，尤其是表现为“发热、恶寒、无汗”的伤寒与温病容易造成混淆。通过文献分析并结合临床实践，提出在辨析伤寒与温病时应注意四个要点：第一，应重视伴随症状，如“发热、恶寒、无汗”伴咽喉肿痛、咯吐黄痰、胸闷胸痛等呼吸道症状突出者，可考虑为太阴温病，首选清热解毒等治法；如“发热、恶寒、无汗”伴皮肤、骨节疼痛等症状，可考虑为伤寒，首选辛温解表等治法；第二，应充分借助血常规检查、胸部CT等现代医学手段，如有肺炎表现可首先采用太阴温病的清热解毒等治法；第三，应依据疗效调整治疗方案，尤其治疗后效果不佳者需及时调整治疗；第四，伤寒与温病共存的情况治疗则需二者兼顾。

关键词：伤寒；温病；吴瑭；温病条辨

资助基金：全国中医临床优秀人才研修项目（20211271）；河南省中医药传承与创新人才工程（仲景工程）中医药学科拔尖人才（豫中医科教（2018）5号。

注：本文原载于《中医杂志》2022年第21期。

17. 口服芩连愈疡汤联合丹参注射液穴位注射治疗非甾体抗炎药相关消化性溃疡脾胃湿热证31例临床观察

张馨月[1] 石莉杰[2] 毋亚男[2] 李艳英[2] 李雪微[2] 黄天生[2]

1. 上海中医药大学，上海市浦东新区蔡伦路1200号 201203

2. 上海中医药大学附属光华医院，上海 200052

摘要：[目的]观察芩连愈疡汤口服联合丹参注射液穴位注射治疗非甾体抗炎药（NSAIDs）相关消化性溃疡脾胃湿热证的临床疗效。[方法]将66例NSAIDs相关消化性溃疡脾胃湿热证患者随机分为观察组和对照组各33例，对照组给予口服雷贝拉唑钠肠溶胶囊，每次20mg，每日1次；观察组在对照组治疗的基础上给予口服芩连愈疡汤（每日1服，每日2次口服）并联合足三里穴位注射丹参注射液（双侧足三里，每侧穴位注射丹参注射液1mL，每周2次）治疗，2组均连续治疗8周。比较治疗后2组患者内镜下消化道溃疡愈合情况，并于治疗前后对2组中医症状积分、治疗前后焦虑自评量表（SAS）积分、抑郁自评量表（SDS）积分进行评分和比较。[结果]治疗后2组内镜下消化道溃疡愈合情况比较，观察组总有效率（96.8%）高于对照组（56.7%）（$P < 0.05$）；治疗后2组脘腹痞满或疼痛、口苦、口干不欲饮、纳呆、恶心、小便短黄中医症状积分及总

积分均较治疗前明显降低（$P < 0.05$），且观察组治疗后明显低于对照组（$P < 0.05$）。2 组患者 SAS 评分、SDS 评分均较治疗前明显降低（$P < 0.05$ 或 $P < 0.01$），且治疗后观察组明显低于对照组（$P<0.05$ 或 $P < 0.01$）。[结论] 口服芩连愈疡汤联合足三里穴位注射能明显改善非甾体抗炎药相关消化性溃疡脾胃湿热证患者胃镜下黏膜愈合程度及中医症状，缓解其焦虑、抑郁状态，且安全性好。

关键词： 消化性溃疡；脾胃湿热；芩连愈疡汤；非甾体抗炎药；足三里；穴位注射；丹参注射液

资助基金： 上海市卫生和计划生育委员会中医药科研课题（2018LP004）；上海市进一步加快中医药事业发展三年行动计划（20182020）。

注： 本文原载于《中医杂志》2022 年第 21 期。

18. 加味半夏泻心汤对多囊卵巢综合征合并胰岛素抵抗模型大鼠肠道菌群及炎症因子的影响

赵红玉[1]　陈如枫[2]　郑冬雪[1]　贾　凡[1]　刘津源[2]　刘咏梅[1]　阚　杰[1]　赵林华[1]　刘新敏[1]

1. 中国中医科学院广安门医院，北京市西城区北线阁 5 号 100053

2. 北京中医药大学，北京 100105

摘要： [目的] 探讨加味半夏泻心汤治疗多囊卵巢综合征（PCOS）合并胰岛素抵抗（IR）的可能作用机制。[方法]78 只 SD 大鼠随机分为空白组 15 只和造模组 63 只。造模组大鼠使用来曲唑联合高脂饮食构建 PCOS-IR 大鼠模型。将造模成功的 60 只大鼠随机分为模型组、二甲双胍组和加半高、中、低剂量组，每组 12 只。二甲双胍组给予盐酸二甲双胍 0.1575 g/（kg · d），加半高、中、低剂量组分别给予加味半夏泻心汤 26.46、13.23、6.615 g/（kg · d），模型组、空白组给予 2 mL 生理盐水，各组均灌胃 2 周后检测大鼠体质量、血糖（Glu）及血清空腹胰岛素（FINS），计算稳态模型胰岛素抵抗指数（HOMA-IR）；测量卵巢重量，计算卵巢脏器系数，HE 染色法观察大鼠卵巢的病理学改变；ELISA 法检测血清雌二醇（E2）、睾酮（T）、黄体生成素（LH）、卵泡刺激素（FSH）、FINS、脂多糖（LPS）、肿瘤坏死因子 α（TNF-α）、白细胞介素 6（IL-6）水平，并计算 LH/FSH 值；采用 16SrRNA 技术检测大鼠粪便的肠道菌群的 Alpha、Beta 多样性及物种组成差异。[结果] 与空白组相比，模型组大鼠体质量升高、卵巢脏器系数降低，血清 T、FSH、LH、LH/FSH、Glu、HOMA-IR 及 LPS 均升高（$P < 0.05$），病理结果显示卵巢较多囊状扩张卵泡，颗粒细胞减少，未见黄体，肠道菌群 chao 指数、ace 指数、shannon 指数有升高趋势，但差异均无统计学意义（$P > 0.05$），疣微菌门、阿克曼菌属及异杆菌属丰度下降（$P < 0.05$）。与模型组相比，各给药组大鼠体质量下降、卵巢脏器系数升高，chao、ace 指数均下降（$P < 0.05$），各给药组颗粒细胞及黄体数目增多，且加半高剂量组可见到成熟卵泡；二甲双胍组 T 水平、shannon 指数、拟杆菌门、放线菌门、未命名的鼠尾草科、葡萄球菌属下降，E2 及 LPS 水平升高（$P < 0.05$）；加半高剂量组 HOMA-IR、LPS、TNF-α 水平、shannon 指数下降，变形菌门升高（$P < 0.05$）；加半中、低剂量组 E2、T、FSH、LH 水平升高，LH/FSH 水平、狭义梭菌属、葡萄球菌属明显下降（$P < 0.05$）。Beta 多样性分析结果，模型组与其他各组间差异性明显，尤以与空白组对比明显。[结论] 加味半夏泻心汤通过调节肠道菌群中有益菌和有害菌的相对丰度，纠正菌群紊乱情况，从而改善炎症反应，可能是其改善 PCOS-IR 的作用机制之一。

关键词： 多囊卵巢综合征；胰岛素抵抗；肠道菌群；炎症因子；性激素；加味半夏泻心汤

资助基金： 国家自然科学基金（81674011）。

注： 本文原载于《中医杂志》2022 年第 21 期。

19. 肺痹汤 2 号对肺纤维化模型小鼠肺组织 ROS/Hippo/YAP 信号通路的影响

庞庆禄[1]　李国栋[2]　曹　芳[3]　刘浩歌[1]　韦　婉[3]　焦　扬[3]

1. 北京中医药大学，北京市朝阳区北三环东路 11 号 100029

2. 北京昌平中西医结合医院，北京 102208

3. 北京中医药大学东方医院，北京 100078

摘要： [目的] 探讨肺痹汤 2 号治疗特发性肺纤维化的可能分子机制。[方法] 将 40 只雄性 C57BL/6 小鼠随机分为空白组、模型组、肺痹汤 2 号组和吡非尼酮组，每组 10 只。除空白组外，其余各组小鼠采用气管滴注博来霉素建立肺纤维化动物模型。造模第 2 天开始，吡非尼酮组予以吡非尼酮 270.3 mg/

（kg·d）灌胃，肺痹汤 2 号组予以肺痹汤 2 号 21.02 g/（kg·d）灌胃，空白组和模型组予 10 mL/kg 生理盐水灌胃，各组均每日灌胃 1 次，共 14 天。各组小鼠肺组织采用 HE 染色以及 Masson 染色评估肺组织炎症损伤和纤维化程度，免疫组化观察肺组织 I 型胶原（Col I）表达，化学发光法检测肺组织活性氧（ROS）水平，检测肺组织氧化应激相关指标 [包括丙二醛（MDA）、总抗氧化能力（T-AOC）、超氧化物歧化酶（SOD）] 水平，Western blot 法检测肺组织大肿瘤抑制基因 1 蛋白（LATS1）、磷酸化大肿瘤抑制基因 1 蛋白（p-LATS1）、Yes 相关蛋白（YAP）、磷酸化 Yes 相关蛋白（p-YAP）水平。[结果]HE 染色、Masson 染色、免疫组化结果显示，空白组小鼠肺组织结构正常，胶原沉积不明显；模型组小鼠肺组织可见肺泡腔塌陷甚至闭合，有明显的炎症细胞浸润和大量 Col I 沉积。与模型组相比，肺痹汤 2 号组和吡非尼酮组小鼠肺组织结构明显改善，炎症及胶原沉积明显减轻，Col I 水平亦降低。与空白组比较，模型组、肺痹汤 2 号组和吡非尼酮组血清 MDA、ROS 以及 YAP 水平显著升高（$P < 0.05$），T-AOC、SOD、LATS1、p-LATS1 以及 p-YAP 水平显著降低（$P < 0.05$）；与模型组相比，肺痹汤 2 号组和吡非尼酮组 MDA、ROS 以及 YAP 水平显著降低（$P < 0.05$），T-AOC、SOD 活性、LATS1、p-LATS1 以及 p-YAP 水平显著升高（$P < 0.05$）。[结论] 肺痹汤 2 号可能通过调控肺组织 ROS/Hippo/YAP 信号通路来改善特发性肺纤维化。

关键词：特发性肺纤维化；肺痹汤 2 号；氧化应激；博来霉素；ROS/Hippo/YAP 信号通路

资助基金：北京市自然科学基金（7202118）。

注：本文原载于《中医杂志》2022 年第 21 期。

20. 论熟地黄在糖尿病肾脏病治疗中的应用

蒋　威　谢惠迪　陈海敏　王金娥　柳红芳

北京中医药大学东直门医院，北京市东城区海运仓 5 号 100700

摘要：糖尿病肾脏病以阴精亏损、肾络痹阻为核心病机，其中阴精亏损贯穿疾病全程，早期以肾阴亏虚为主，中后期以肾精虚损为要。熟地黄为滋阴填精要药，可有效针对糖尿病肾脏病阴精亏损的核心病机进行治疗。糖尿病肾脏病中后期肾之阴精亏损较重，可出现肾气、肾阳、营血亏虚等证，加之因虚留滞，常致痰饮、瘀血等病理产物痹阻肾络。熟地黄不仅可发挥养血逐痹的作用，还能通过配伍他药达到祛滞填精、积气生精、求阴中阳、纳气平喘、消肾虚痰的效果。此外强调熟地黄在糖尿病肾脏病治疗中应谨防滋腻碍胃之弊，同时需掌握滋阴填精之度，以防纠偏过甚。

关键词：糖尿病肾脏病；熟地黄；滋阴填精；养血逐痹

资助基金：国家自然科学基金（81774273）；国家中医临床研究基地业务建设科研专项（JDZX2015305）。

注：本文原载于《中医杂志》2022 年第 22 期。

21. 清郁和降汤对反流性食管炎模型大鼠食管组织 LPS/TLR4/NF-KB 通路及食管黏膜屏障的影响

黄雨晴[1]　周　易[1]　黄　鹤[2]　叶　松[2]

1. 湖北中医药大学，湖北省武汉市洪山区黄家湖西路 16 号 430065

2. 湖北中医药大学，湖北省武汉市洪山区黄家湖西路 16 号 430065

3. 湖北省中医院，湖北 武汉 430060

摘要：[目的] 探讨清郁和降汤治疗反流性食管炎（RE）的可能作用机制。[方法]60 只雄性 SD 大鼠中随机选择 10 只为假手术组，另外 50 只采用“前胃结扎 + 外置幽门部分结扎术”建立反流性食管炎模型。将造模成功的 40 只大鼠随机分成模型组、清郁和降汤组、雷贝拉唑 + 莫沙比利组和中西药联用组，每组 10 只。造模后假手术组及模型组分别予蒸馏水 1 mL/100g 灌胃，清郁和降汤组予浓度为 1.58g/mL 的清郁和降汤灌胃，雷贝拉唑 + 莫沙比利组予浓度为 0.21 mg/mL 的雷贝拉唑钠肠溶胶囊溶液和浓度为 0.16mg/mL 的枸橼酸莫沙比利分散片溶液灌胃，中西药联用组予清郁和降汤、雷贝拉唑钠肠溶胶囊、枸橼酸莫沙比利分散片灌胃，剂量同上。各组灌胃量均为 1 mL/100g，持续 14 天。观察大鼠食管组织的病理学改变；检测大鼠血清中及食管组织中脂多糖（LPS）、白细胞介素 1β（IL-1β）、白细胞介素 6（IL-6）、白细胞介素 8（IL-8）含量；检测食管组织中 Toll 样受体 4（TLR4）、核转录因子 κB（NF-κB）p65、封闭蛋白 1（Cldn1）、封闭蛋白 4（Cldn4）mRNA 及蛋白表达水平。[结果]与假手术组比较，模型组大鼠食管黏膜损伤严重，肉眼观察可见充血、糜烂或溃疡，镜下可见食管鳞状上皮增厚并伴有基底细胞增生，黏膜固有层乳头延伸，大量炎性细胞浸润；与模型组比较，各给药组食管黏膜损伤明显减轻。与假手术组比较，模型组大鼠血清及食管组织 LPS、IL-1β、IL-6、IL-8 表达升高（$P<0.01$），食管组织 TLR4、NF-κB p65 mRNA 和蛋白表达升高，Cldn1、Cldn4mRNA 和蛋白表达降低（$P<0.01$）；与模型组比较，各给药组大鼠血清及食管组织 LPS、IL-1β、IL-6、IL-8 表达降低（$P<0.01$），食管组织 TLR4、NF-κB p65 mRNA 及蛋白表达降低，Cldn1、Cldn4 mRNA 及蛋白表达升高（$P<0.05$ 或 $P<0.01$）。与中西药联用组比较，清郁和降汤组、雷贝拉唑 + 莫沙比利组大鼠血清及食管组织 LPS、IL-1β、IL-6、IL-8 表达明显升高，TLR4、NF-κB p65 蛋白表达明显升高，Cldn1、Cldn4 mRNA 及蛋白表达明显降低（$P<0.05$ 或 $P<0.01$）；与雷贝拉唑 + 莫沙比利组比较，清郁和降汤组大鼠血清 LPS 表达明显降低，食管组织 IL-8 表达及 TLR4 蛋白表达明显升高，Cldn4 蛋白表达明显降低（$P<0.05$ 或 $P<0.01$）。[结论]清郁和降汤能够减轻 RE 大鼠食管黏膜损伤，与雷贝拉唑 + 莫沙比利联用具有协同作用，其机制可能与抑制食管组织 LPS/TLR4/NF-KB 通路，减轻食管炎症，增强食管上皮屏障功能有关。

关键词：反流性食管炎；清郁和降汤；LPS/TLR4/NF-κB 信号通路；食管黏膜屏障；炎症因子

注：本文原载于《中医杂志》2022 年第 22 期。

22. 养肺通络方辅助治疗新型冠状病毒感染后肺纤维化的回顾性分析

张梦云[1] 丁晓娟[1] 肖静静[1] 伍 伟[1] 俞 桥[1]
杨文超[1] 刘 琳[1] 黄河颂[1] 江子汉[2] 张 勇[1]

1. 中部战区总医院，湖北省武汉市武昌区武珞路 627 号 430070

2. 武汉科技大学，湖北 武汉 430081

摘要：[目的]观察养肺通络方辅助治疗新型冠状病毒感染后肺纤维化（PCPF）的临床疗效，并探讨其可能作用机制。[方法]回顾性收集 2020 年 1 月 1 日至 4 月 1 日中部战区总医院 PCPF 患者临床资料 60 例，依据治疗方式分为观察组 36 例（常规西医治疗基础上加用养肺通络方）和对照组 24 例（常规西医治疗），均治疗 4 周。采集 2 组患者的一般资料，治疗前后肺部 CT 评分、6 分钟步行试验（6MWT）相关数据[包括 6 分钟步行距离（6MWD），步数，步行前后的呼吸频率（RR）、心率（HR）、经皮血氧饱和度（SpO2），并对患者疲劳程度和呼吸困难程度进行评分]，血清转化生长因子 β1（TGF-β1）水平及信号转导蛋白 2（Smad2）、信号转导蛋白 3（Smad3）、信号转导蛋白 7（Smad7）转录水平，以及治疗后 Smad2、Smad3、Smad7 蛋白表达水平。[结果]2 组患者治疗后肺部 CT 评分均较本组治疗前下降，观察组治疗前后肺部 CT 评分差值改善优于对照组（$P<0.05$）。与本组治疗前比较，观察组治疗后 6MWD、步数增加，步行前后 RR 差值、HR 差值、Sp02 差值减少；对照组治疗后 6MWD 增加，步行前后 RR 差值、Sp02 差值减少（$P<0.05$）。治疗后观察组较对照组 6MWD 增加，步行前后 RR 差值、SpO2 差值、疲劳程度评分差值、呼吸困难程度评分差值减少（$P<0.05$）。治疗后 2 组患者血清 TGF-β1 表达水平均较本组治疗前下降，且观察组低于对照组（$P<0.05$）；观察组患者 Smad2、Smad3 转录及蛋白表达水平均低于对照组，Smad7 转录及蛋白表达水平均高于对照组（$P<0.05$）。[结论]养肺通络方可改善 PCPF 患者肺纤维化程度、提升日常生活运动耐量，其作用机制可能与抑制 TGF-β1/Smad 信号通路有关。

关键词：新型冠状病毒肺炎；肺纤维化；养肺通络方；6 分钟步行试验；转化生长因子 β1；信号转导蛋白

资助基金：湖北省卫生健康委员会中医药科研立项项目（ZY2021M020）；武汉市科技计划项目（2020020601012243）。

注：本文原载于《中医杂志》2022 年第 23 期。

23. 活络益脑方辅助治疗血管源性脑白质高信号伴步态障碍患者 52 例临床观察

黄晶晶[1] 朱心怡[2] 王雨晴[3] 李楠楠[4] 陈志刚[4]

1. 北京中医药大学第二临床医学院，北京市朝阳区北三环东路 11 号 100029

2. 北京中医药大学第二临床医学院，北京市朝阳区北三环东路 11 号 100029

3. 上海医大医院，上海 201700
4. 中国中医科学院针灸研究所，北京 100091

摘要：[目的] 观察活络益脑方治疗血管源性脑白质高信号（WMH）伴步态障碍患者的临床疗效。[方法] 将 90 例 WMH 伴步态障碍患者分为观察组 54 例和对照组 36 例。对照组患者进行基础病的常规治疗（包括口服西药控制血压、血糖、血脂）和运动指导，观察组在对照组的基础上加用活络益脑方免煎颗粒剂口服，每日 1 服。2 组疗程均为 3 个月。治疗前后比较 2 组单任务步行速度及双任务步行速度，采用 Berg 平衡量表（BBS）评分、Tinetti 步态和平衡测试量表评分、简易体能状况量表（SPPB）评分评价患者平衡功能和躯体功能。[结果] 观察组患者治疗后 SPPB 评分、BBS 评分、Tinetti 步态和平衡测试量表总分、Tinetti 步态评分、单任务步行速度及双任务步行速度均较治疗前提高（$P < 0.05$）。对照组患者治疗后双任务步行速度较治疗前下降（$P < 0.05$）。2 组患者治疗前后差值比较，观察组 SPPB 评分、BBS 评分、Tinetti 步态和平衡测试量表总分、Tinetti 平衡评分、Tinetti 步态评分、单任务步行速度及双任务步行速度差值与对照组比较差异均具有统计学意义（$P < 0.05$）。[结论] 活络益脑方可有效提高 WMH 伴步态障碍患者步行速度，可一定程度上改善患者的步态与平衡功能。

关键词： 脑白质高信号；步态障碍；平衡功能；步行速度；活络益脑方

资助基金： 北京中医药大学重点公关项目（2020-JYB-ZDGG-126）。

注： 本文原载于《中医杂志》2022 年第 23 期。

24.《辅行诀脏腑用药法要》“四神兽汤”意象思维探微

罗　强[1]　杨晓轶[1]　马　骏[1]　李应存[2]

1. 甘肃中医药大学，甘肃省兰州市城关区定西东路 35 号 730000
2. 甘肃中医药大学，甘肃省兰州市城关区定西东路 35 号 730000
3. 甘肃中医药大学敦煌医学与转化教育部重点实验室，甘肃 兰州 730000

摘要： 对《辅行诀脏腑用药法要》中以“玄武、朱雀、青龙、白虎”四种神兽命名的四神兽汤中所蕴含的意象思维进行探讨。认为其命名目的在于“尽意”，以意象思维方式分别体现该神兽的特性，进而体现四神兽汤之功能，其中玄武汤主温渗、朱雀汤主清滋、青龙汤主升散、白虎汤主沉降，提示以上方药能够调节人体气机升降变化。且四神兽汤蕴含“四灵守中”意象，不失顾护中焦之意，守中以调权衡，不致偏于一方而成太过，因而体现了中医“圆运动”思想。从四神兽汤文化渊源及其方剂特点入手，探讨意象思维在四神兽汤中的主导作用，从而为研究《辅行诀脏腑用药法要》提供理论依据。

关键词： 意象思维；四神兽汤；《辅行诀脏腑用药法要》；圆运动

资助基金： 国家中医药管理局中医药重点学科建设（DHYXXK2021）；甘肃省属高校博士点建设项目（BSJS2014）；甘肃省高校人文社科重点研究基地敦煌医学文献整理与应用研究中心项目（DHYXJD2021）。

注： 本文原载于《中医杂志》2022 年第 24 期。

25. 半夏泻心汤对糖尿病胃轻瘫模型小鼠胃排空、胃组织 AGEs 含量及 RAGE、nNOS 蛋白表达的影响

李霖芝　丁　宁　岳仁宋

成都中医药大学附属医院，四川省成都市金牛区十二桥路 39 号 610075

摘要：[目的] 探讨半夏泻心汤对糖尿病胃轻瘫（DGP）小鼠胃排空的影响及可能作用机制。[方法]30 只雌性 db/db 小鼠为自发型 2 型糖尿病小鼠，使用高脂高糖饲料适应性喂养 1 周后，通过 13C 辛酸呼吸检测法区分 DGP 小鼠 [胃半排空时间（T1/2）连续 2 次＞ 129min] 和非 DGP 小鼠，将非 DGP 小鼠 5 只设为 2 型糖尿病对照组，DGP 小鼠再随机分为糖尿病胃轻瘫模型组、甲氧氯普胺组和半夏泻心汤低、中、高剂量组，每组 5 只。各组小鼠均给予 250 mg/（kg・d）二甲双胍基础用药，甲氧氯普胺组在基础用药上加 10 mg/（kg・d）甲氧氯普胺，半夏泻心汤低、中、高剂量组分别加用 750、1500、3000 mg/（kg・d）半夏泻心汤灌胃，各组连续灌胃 8 周。8 周后各组小鼠检测空腹血糖并进行腹腔注射糖耐量试验，使用糖耐量曲线下面积评价小鼠葡萄糖敏感性；使用 13C 呼吸试验计算 T1/2 以评估小鼠胃动力；检测胃组织 Cajal 间质细胞（ICCs）及其干细胞（ICC-SC）数量、胃组织晚期糖基化终末产物（AGEs）含量及晚期糖

基化终产物受体（RAGE）、神经元型一氧化氮合酶（nNOS）蛋白表达。[结果]与2型糖尿病对照组相比，糖尿病胃轻瘫模型组小鼠空腹血糖、糖耐量曲线下面积、T1/2均升高，胃组织中ICCs及ICC-SC数量明显减少，AGEs含量及RAGE蛋白表达升高，nNOS蛋白表达降低（$P < 0.01$）。与糖尿病胃轻瘫模型组和甲氧氯普胺组相比，半夏泻心汤中、高剂量组小鼠的空腹血糖和糖耐量曲线下面积均显著降低，胃组织中ICCs以及ICC-SC数量显著增加，AGEs含量和RAGE蛋白表达降低，nNOS蛋白表达上升（$P < 0.01$）。半夏泻心汤高剂量组较甲氧氯普胺组T1/2缩短（$P < 0.01$）。与半夏泻心汤中、低剂量组比较，半夏泻心汤高剂量组ICCs、ICC-SC数量及nNOS蛋白表达升高，AGEs含量降低（$P < 0.01$）。[结论]半夏泻心汤能改善DGP模型小鼠的血糖水平、加速胃排空，以高剂量效果最佳，其分子机制可能是抑制胃组织AGEs生成、RAGE表达，促进nNOS表达以调节ICCs及ICC-SC的增殖从而增强DGP小鼠胃动力。

关键词：糖尿病胃轻瘫半夏泻心汤胃动力晚期糖基化终末产物Cajal间质细胞

资助基金：国家自然科学基金（81774279）；四川省科技厅重点研发项目（2018SZ0068）；四川省名中医岳仁宋工作室（2100601）；四川省省级科研院所基本科研业务费项目（A-2021N-9）。

注：本文原载于《中医杂志》2022年第24期。

26. 玉屏风散和芪寄方对流感病毒裂解疫苗注射小鼠免疫反应的影响

尹怡铭　杨　颖　刘苗苗　郑冰清　赵方舒　倪雯婷　李保宏　万新焕　田景振

山东中医药大学药学院，山东省济南市大学路4655号 250355

摘要：[目的]探讨玉屏风散和芪寄方对流感病毒裂解疫苗保护效力的影响。[方法]40只Balb/c小鼠随机分为空白组、免疫对照组、铝佐剂组、玉屏风散组、芪寄方组，每组8只。玉屏风散组小鼠给予玉屏风散0.25 g/10g灌胃，芪寄方组小鼠给予芪寄方0.25 g/10g灌胃，其余各组小鼠给予纯净水0.25 mL灌胃。各组均每日灌胃1次，连续10天。给药4天，空白组小鼠经腿部肌肉注射0.1 mLPBS，其余各组小鼠经腿部肌肉注射季节性流感病毒裂解疫苗（IVV）0.75μg进行初次免疫，其中铝佐剂组IVV含100μg氢氧化铝。在初次免疫2周后各组以同样方法加强免疫1次。每隔7天称取小鼠体质量1次，观察小鼠一般情况，至给药28天。采用ELISA法检测初次免疫后7、14、21、28天血清特异性抗体IgG水平，初次免疫后28天检测血清特异性抗体IgG亚型IgG1、IgG2a的水平；留取脾脏称重，计算脾脏指数，并采用流式细胞术检测脾脏记忆性B细胞比例。[结果]各组间小鼠同时间体质量差异无统计学意义（$P > 0.05$）。与本组给药前及给药7天时比较，芪寄方组小鼠给药14天时体质量明显下降（$P < 0.05$）。与本组给药14天时比较，玉屏风组和芪寄方组给药28天时体质量明显上升（$P < 0.05$）。各组小鼠毛发柔顺光滑，一般活动正常，排泄物质地无明显异常。与空白组和免疫对照组相比，芪寄方组小鼠脾脏指数、记忆性B细胞比例明显升高（$P < 0.05$或$P < 0.01$）。与空白组比较，各组小鼠血清IgG1和IgG2a水平，各时间点IgG水平均升高（$P < 0.05$或$P < 0.01$）。与免疫对照组相比，玉屏风散组初次免疫后21、28天，芪寄方组初次免疫后28天IgG水平均显著升高（$P < 0.05$或$P < 0.01$）；与铝佐剂组相比，玉屏风散组初次免疫后21天IgG水平显著升高（$P < 0.05$）。与免疫对照组相比，玉屏风散组和芪寄方组IgG1水平，铝佐剂组IgG2a水平均显著升高（$P < 0.05$或$P < 0.01$）；与铝佐剂组相比，玉屏风散组和芪寄方组IgG1水显著升高（$P < 0.05$）。玉屏风散组与芪寄方组IgG1、1gG2。水平，各时间点IgG水平差异均无统计学意义（$P > 0.05$）。[结论]玉屏风散和芪寄方可以有效提高流感裂解疫苗免疫水平，促进Th2型免疫应答，并主要提高体液免疫应答水平。

关键词：流感病毒裂解疫苗；玉屏风散；芪寄方；免疫佐剂；免疫反应

资助基金：山东省重点研发计划（2020CXGC0105052020CXGC010511）；山东省自然科学基金项目（ZR2021QH232）。

注：本文原载于《中医杂志》2022年第24期。

27. 基于标准汤剂的复方生地方的定量成分研究

王梓冰　石任丹　浦益琼　张　彤

上海中医药大学，上海 201203

摘要：[目的]对复方生地方标准汤剂的指标成分进行定量方法研究，为该方标准汤剂（物质基准）的质控研究提供依据。[方法]通过采用高效液相色谱法，分别建立该复方中的绿原酸、地黄苷D和梓醇的含量测定方法，并将该方法用于多批复方标准汤剂样品（提取物）的定量测定。[结果]所建立的含量测定方法专属性好，重复性好，准确度高。[结论]该研究所建立的成分含量测定方法，可作为复方生地方标准汤剂的定量质控参考。

关键词：复方生地方；标准汤剂；生地黄；忍冬藤

资助基金：重大新药创制科技重大专项（2019ZX09201004-002）。

注：本文原载于《时珍国医国药》2022年第7期。

28. 蜈蚣败毒饮治疗寻常型银屑病血热内蕴证临床疗效及对外周血IL-6、IL-17的影响

郑　毅　钟霞媛

黑龙江中医药大学，黑龙江 哈尔滨 150040

摘要：[目的]探讨蜈蚣败毒饮治疗寻常型银屑病血热内蕴证患者的临床疗效及对外周血白细胞介素-6（IL-6）、白细胞介素-17（IL-17）的影响。[方法]将80例寻常型银屑病血热内蕴证患者随机分为对照组40例、观察组40例。对照组口服复方青黛胶囊，观察组口服蜈蚣败毒饮。治疗8周后观察2组患者治疗前后皮损面积及严重程度指数（PASI评分），同时采用ELISA法检测患者外周血IL-6、IL-17的水平。[结果]观察组治疗后PASI评分显著低于对照组（$P < 0.05$）；观察组显效率为78.4%，优于对照组的57.9%（$P < 0.05$）；2组治疗后IL-6、IL-17含量均显著低于治疗前（$P < 0.05$），且观察组血清炎症水平低于对照组（$P < 0.05$）。[结论]蜈蚣败毒饮能有效缓解寻常型银屑病血热内蕴证患者的症状，降低PASI评分及血清IL-6、IL-17水平，临床疗效确切，安全性良好。

关键词：蜈蚣败毒饮；寻常型银屑病；血热内蕴证；临床观察

资助基金：国家自然科学基金（81973846）。

注：本文原载于《时珍国医国药》2022年第7期。

29. 桃红四物汤合二陈汤加减治疗老年慢性阻塞性肺疾病的临床分析

凌小艳[1]　韩　平[1]　崔晓华[2]

1. 海南医学院第一附属医院，海南 海口 570102

2. 海口市第四人民医院，海南 海口 571100

摘要：[目的]探讨桃红四物汤合二陈汤加减治疗老年慢性阻塞性肺疾病（COPD）的疗效，并分析其作用机制。[方法]选取收治的124例COPD老年患者，随机分为观察组与对照组，每组各62例。2组患者均接受COPD常规治疗，观察组在此基础上采用桃红四物汤合二陈汤加减治疗。治疗14 d后评价临床疗效，比较2组患者的中医症候积分、肺泡灌洗液炎症指标、气道阻力、肺功能、氧合指数和动态肺顺应性。[结果]观察组患者治疗总有效率为91.94%，高于对照组的74.19%（$P < 0.05$）。治疗后，观察组的中医证候积分均低于对照组（$P < 0.05$）。观察组肺泡灌洗液的白细胞介素-6（IL-6）、IL-8和肿瘤细胞坏死因子-α（TNF-α）水平均明显低于对照组（$P < 0.05$）。观察组的气道阻力（Raw）低于对照组，气道传导率（Gaw）高于对照组（$P < 0.05$）。观察组的第一秒用力呼气容积（FEV1）、最大吸气压（MIP）、最大通气量（MVV）和最大呼气流量（PEF）均高于对照组（$P < 0.05$）。观察组的氧合指数和动态肺顺应性均高于对照组（$P < 0.05$）。[结论]桃红四物汤合二陈汤加减治疗老年COPD明显提高疗效，作用机制可能与降低气道炎症反应、减轻气道阻力、提高肺功能有关。

关键词：老年慢性阻塞性肺疾病；桃红四物汤；二陈汤；炎症；气道阻力；肺功能

资助基金：海南省卫生计生行业科研项目（19A200094）。

注：本文原载于《时珍国医国药》2022年第7期。

30.《伤寒论》厥阴火郁辨治探析

韩江涛　曲　夷

山东中医药大学，山东 济南 250355

摘要：通过分析《伤寒论》原文提出“六经病皆有火郁证”。厥阴火郁证病症表现具有寒热并见、厥深热深、上冲下迫等特点，辨证可分为阳虚火郁、邪陷火郁、中虚火郁、湿热火郁4种证型。分别治以乌梅丸、麻黄升麻汤、干姜黄芩黄连人参汤、白头

翁汤，用药具有以开郁为先、寒热并用的特点，对《伤寒论》厥阴火郁辨治探析。

关键词： 伤寒论；火郁证；厥阴火郁

资助基金： 全国中医学术流派传承工作室建设项目（LPG-ZS2012-34）；齐鲁医派中医药特色技术整理推广项目。

注： 本文原载于《时珍国医国药》2022 年第 7 期。

31. 王灵台教授运用调免方治疗原发性胆汁性胆管炎临床经验

谭家鑫　王灵台　纪龙珊　李　茜　侯逸文　高月求　李　曼

上海中医药大学附属曙光医院临床免疫研究所，肝肾疾病病症教育部重点实验室，上海市中医临床重点实验室，上海 201203

摘要： 探讨王灵台教授运用调免方治疗原发性胆汁性胆管炎（PBC）的临床经验。王教授认为本病属本虚标实之证，本虚表现为肝、脾、肾三脏虚损，标实意为气滞血瘀、湿热郁结。治以扶正固本，通调脏腑，清热化瘀，利湿祛黄。附验案 1 则。

关键词： 原发性胆汁性胆管炎；调免方；治法治则；王灵台

资助基金： 国家自然科学基金（82074155）；国家自然科学基金（81874436）；上海市教育委员会 上海教育发展基金会曙光计划（18SG39）上海市优秀学术带头人计划（20XD1423500）上海市申康医院发展中心重大临床研究项目（SHDC2020CR3089B）；上海市临床重点专科项目（shslczdzk01201）；上海市青年科技英才扬帆计划（20YF1450200）；中医药传承创新平台建设（肝纤维化）项目；上海炎癌转化病症生物学前沿研究基地（202103-12）；基于中医临床研究基地优势病种的中医临床疗效评价能力提升项目。

注： 本文原载于《时珍国医国药》2022 年第 7 期。

32. 潘洋教授运用茯苓导水汤临证经验举隅

王炎杰[1]　潘　洋[2]　徐　明[2]

1. 银川市中医医院，宁夏 银川 750001

2. 黑龙江省中医药科学院，黑龙江 哈尔滨 150036

摘要： 茯苓导水汤临床常用于治疗水肿类疾病。潘洋教授在继承前人经验基础上，深谙其遣方用药精髓，临床中用之得心应手，常用于治疗鼓胀、呕吐和泄泻等病证，取得了满意的疗效。

关键词： 茯苓导水汤；腹水；饮邪；湿邪

资助基金： 潘洋名老中医药专家传承工作室建设项目。

注： 本文原载于《时珍国医国药》2022 年第 7 期。

33. 王绵之应用逍遥散加减的经验

张卫国　王　欣

山东中医药大学，山东 济南 250300

摘要： 首届国医大师王绵之在应用逍遥散时有其独特的中医见解，在使用中紧扣方证，以当归白芍为君药，临床疗效卓著。文章介绍了王绵之应用逍遥散异病同治的经验，从不同的医案中体会王老的活法用方用药思路，从而为临床辨证论治拓展思维，传承经验。

关键词： 王绵之；逍遥散；君药；临床经验；方证对应

资助基金： 山东省中医药科技发展计划项目（2019-0127）。

注： 本文原载于《时珍国医国药》2022 年第 7 期。

34. 丹寿汤对抗心磷脂抗体致妊娠丢失孕鼠子宫螺旋动脉重铸障碍的影响

卫爱武[1]　范新雨[2]　石少琦[2]　宋艳丽[2]　崔天薇[2]

1. 河南中医药大学，河南 郑州 450046

2. 河南中医药大学第一附属医院，河南 郑州 450099

3. 河南中医药大学第一附属医院，河南 郑州 450099

摘要： [目的] 探讨丹寿汤对抗心磷脂抗体（ACA）致妊娠丢失孕鼠子宫螺旋动脉重铸障碍的影响。[方法] 以人 ACA 标准蛋白液为诱导剂制备 ACA 阳性孕鼠模型。实验随机均分为空白组、模型组、阳性药组、丹寿汤组。自受孕日起，空白组和模型组给予蒸馏水灌胃，阳性药组给予低分子肝素钙注射液 [558 IU/（kg · d）] 皮下注射，丹寿汤组给

予丹寿汤药液 [11.2 g/（kg·d）] 灌胃，持续给药 15d 后处死取材。计算胚胎吸收率，HE 染色法观察胎盘组织病理形态，Case Viewer 图像分析测量胎盘血管管腔直径与血管密度，ELISA 法检测血清白介素 -6（IL-6）与血管内皮生长因子（VEGF）水平。[结果] 与模型组相比，阳性药组和丹寿汤组孕鼠的胚胎和胎盘质量显著增加，胚胎吸收率显著降低，胎盘血管管腔直径和血管密度显著扩增，血清 IL-6 水平显著降低，且血清 VEGF 水平显著升高（均 $P < 0.05$）。[结论] 丹寿汤对 ACA 致妊娠丢失孕鼠有明确保护作用，其机制可能与通过抗炎和促进血管新生改善子宫螺旋动脉重铸障碍有关。

关键词： 丹寿汤；抗心磷脂抗体；妊娠丢失；子宫螺旋动脉

资助基金： 国家自然科学基金（81673735）；河南省中医药科学研究专项项目（2018ZY2038）；河南省中医药科学研究专项项目（20-21ZY2196）。

注:本文原载于《时珍国医国药》2022 年第 11 期。

35. 逍遥散对心理应激肝郁证不孕症患者 SAS、PSQI 评分和冻胚移植妊娠结局的作用

豆 可[1] 吴丽敏[2] 方小茹[3] 王梦丽[3] 栾红兵[2] 胡美红[2] 童先宏[2]

1. 中国科学技术大学附属第一医院（安徽省立医院）生殖与遗传分院，安徽 合肥 230001
2. 六安市金安区妇幼保健院，安徽 六安 237006
3. 中国科学技术大学附属第一医院（安徽省立医院）生殖与遗传分院，安徽 合肥 230001

摘要：[目的] 观察逍遥散对心理应激肝郁证不孕症患者 SAS、PSQI 评分和冻胚移植妊娠结局的作用。[方法] 将不孕症患者分为对照组 129 例，未用中药治疗的心理应激肝郁证不孕症患者分为心理应激组 52 例，用逍遥散治疗的分为心理应激 + 逍遥散组 52 例。统计分析 3 组患者的 SAS、PSQI 评分，以及胚胎着床率，生化妊娠率，临床妊娠率，流产率、活产率等。[结果] 心理应激患者的 SAS 评分、PSQI 评分较不孕症患者明显升高，逍遥散治疗后 SAS 评分、PSQI 量表评分较治疗前明显好转，差异均有统计学意义（$P < 0.05$）；对照组和心理应激 + 逍遥散组的胚胎种植率、生化妊娠率、临床妊娠率活产率均明显高于心理应激组，差异均有统计学意义（$P < 0.05$），早期流产率稍低于心理应激组，但差异无统计学意义（$P > 0.05$）。[结论] 心理应激患者的临床妊娠率、生化妊娠率、种植率及活产率等较正常组明显降低，因此认为心理应激能干扰胚胎着床。逍遥散治疗后，能明显改善心理应激肝郁证不孕症患者的心理应激状态，从而改善冻胚移植的妊娠结局。

关键词： 心理应激；肝郁证；逍遥散；临床妊娠率；妊娠结局

资助基金： 国家自然科学基金（81971446）；国家自然科学基金（81373671）；安徽省重点研究和开发计划（1804h08080243）。

注:本文原载于《时珍国医国药》2022 年第 11 期。

36. 温经通络汤含药血清通过 PI3K/AKT 信号通路对 IL-1β 诱导软骨细胞凋亡的影响

许 奇[1] 许炜民[1] 赵佩茹[2] 王 钰[2] 蔡 任[3] 钱佳佳[4] 黄桂成[1]

1. 南京中医药大学中医骨伤修复与重建新技术实验室，江苏 南京 210023
2. 南京中医药大学康复治疗学教研室，江苏 南京 210023
3. 南京中医药大学体育部，江苏 南京 210023
4. 南京中医药大学中医骨伤修复与重建新技术实验室，江苏 南京 210023

摘要：[目的] 探索温经通络汤含药血清对 IL-1β 诱导的软骨细胞凋亡的影响及潜在分子机制。[方法] 取传代培养的第 2 代小鼠软骨细胞，随机分为空白对照组（C 组）、10ng/L IL-1β 诱导模型组（M 组）、10ng/L IL-1β + 不同浓度含药血清组（10%、15%、20%），分别处理细胞 24h 后采用流式细胞术检测细胞凋亡率；蛋白印迹分析 BAX、Bcl-2、Caspase-3、Caspase-9、p-PI3K、PI3K、p-AKT 及 AKT 蛋白的表达水平。[结果] 与对照组相比，10ng/L IL-1β 可诱导软骨细胞的凋亡（$P < 0.05$）；与模型组比，10%、15% 及 20% 温经通络汤含药血清组软骨细胞的凋亡率显著下降，其中 20% 温经通络汤含药血清组效果最为显著（$P < 0.05$）；与对照组相比，模型组 BAX、Caspase-3、Caspase-9 的表达明显增高（$P < 0.05$），Bcl-2、p-P13K、PI3K、p-AKT

及 AKT 表达明显下降（$P < 0.05$）；不同浓度的温经通络汤含药血清可降低 BAX、Caspase-3、Caspase-9 表达，增加 Bel-2、p-PI3K、PI3K、p-AKT 及 AKT 表达（$P < 0.05$）。[结论]温经通络汤可以通过激活 PI3K/AKT 信号通路而抑制 IL-1β 诱导的软骨细胞凋亡，从而起到预防骨性关节炎发生发展的作用。

关键词：温经通络汤；骨关节炎；软骨细胞；细胞凋亡；PI3K/AKT

资助基金：国家自然科学基金（81774341）；江苏省教育厅自然科学研究面上项目（20KJB360004）。

注：本文原载于《时珍国医国药》2022 年第 11 期。

37. 健脾消癌方对人结肠癌 HCT116 细胞焦亡的影响

卢林竹[1]　王容容[2]　王其美[2]　蒋益兰[2]　柏正平[2]
田雪飞[1]　罗　吉[2]

1. 湖南中医药大学，湖南 长沙 410208
2. 湖南省中医药研究院附属医院，湖南 长沙 410006

摘要：[目的]观察健脾消癌方含药血清对人结肠癌 HCT116 细胞焦亡的影响，探讨其可能作用机制。[方法]10%、15%、20%健脾消癌方含药血清处理 HCT116 细胞；细胞毒性实验（CCK-8）检测健脾消癌方含药血清对 HCT116 细胞的抑制作用；乳酸脱氢酶（LDH）释放实验检测细胞上清 LDH 含量；酶联免疫吸附试验（ELISA）检测细胞上清中白介素 1β（IL-1β）、白介素 18（IL-18）释放量；荧光定量 PCR（qRT-PCR）、蛋白免疫印迹法（Western blot）检测 GSDMD、GSDME 基因和蛋白表达。[结果]健脾消癌方含药血清能够抑制 HCT116 细胞体外增殖（$P < 0.05$）；与空白鼠血清组比较，健脾消癌方含药血清干预 HCT116 细胞后细胞上清中的 LDH、IL-1β、IL-18 均有不同程度的上升（$P < 0.05$）；10%、15%、20%含药血清组的 GSDME、GSDMD mRNA 表达上调（$P < 0.05$）；10%、15%、20%含药血清组的 GSDME 蛋白表达下调（$P < 0.05$），其中 20%浓度较为明显，10%、20%含药血清组的 GSDMD 蛋白表达下调（$P < 0.01$）。[结论]健脾消癌方可诱导结肠癌 HCT116 细胞发生焦亡，其机制可能与 GSDMD、GSDME 蛋白的剪切有关。

关键词：健脾消癌方结直肠癌细胞焦亡 Caspase GSDMDGSDME

资助基金：国家自然科学基金（81774287）；中国博士后科学基金面上项目（2020M672499）；湖南省自然科学基金青年项目（2021JJ40316）；湖南省中医药管理局青年课题（202124）。

注：本文原载于《时珍国医国药》2022 年第 11 期。

38. 七味白术散对糖尿病 KKAy 小鼠糖脂代谢、胰岛素抵抗及胃饥饿素的影响

刘雪辉[1]　周琳悦[2]　刘　燕[3]　刘　柔[4]　马旭红[4]
王振宇[4]

1. 成都中医药大学附属医院，四川 成都 610072
2. 成都医学院公共教学中心，四川 成都 610599
3. 成都市第一人民医院，四川 成都 610095
4. 成都中医药大学，四川 成都 610075

摘要：[目的]探讨七味白术散对糖尿病 KKAy 小鼠糖脂代谢、胰岛素抵抗及胃饥饿素的影响。[方法]正常对照组选用 SPF 级 C57BL/6J 小鼠，使用 KK 饲料喂养 KKAy 小鼠制作 2 型糖尿病模型，随机将成模 KKAy 小鼠分为模型组、七味白术散组、二甲双胍组，每组 12 只。连续灌胃 8 周后，检测小鼠血清中血脂（TG、TC）、胰岛素、炎症指标（TNF-α、IFN-γ、IL-6）、UAG、AG，计算胰岛素抵抗指数（HOMA-IR）。[结果]七味白术散、二甲双胍能显著减轻 KKAy 小鼠体重，使血糖、血清 TC、TG、HOMA-IR、TNF-α、IL-6、IFN-γ 及 UAG 水平显著下降。[结论]七味白术散及二甲双胍能有效改善 KKAy 小鼠糖脂代谢、胰岛素抵抗，其治疗机制可能与调节免疫炎症及 UAG 的血浆水平有关。

关键词：七味白术散；胃饥饿素；2 型糖尿病；酰基化胃饥饿素；去酰基化胃饥饿素；胰岛素抵抗

资助基金：国家自然科学基金（81904082）。

注：本文原载于《时珍国医国药》2022 年第 11 期。

39. 补肾泄浊方联合穴位注射治疗慢性肾衰竭脾肾阳虚兼血瘀证临床疗效观察

金丽霞[1]　韩美妮[2]　栾仲秋[1]

1. 黑龙江中医药大学附属第一医院，黑龙江 哈尔滨 150040

2. 黑龙江中医药大学，黑龙江 哈尔滨 150040

摘要：[目的]观察分析补肾泄浊方联合穴位注射治疗慢性肾衰竭脾肾阳虚兼血瘀证的临床疗效及安全性。[方法]选取2021年6月至2021年12月黑龙江中医药大学附属第一医院肾病科收治的慢性肾衰竭中医证属脾肾阳虚兼血瘀证的患者60例，随机分为2组采用不同方案治疗，每组30例患者。对照组给予补肾泄浊方治疗，观察组给予补肾泄浊方与穴位注射联合治疗。观察2组临床总体疗效差异，及中医症候积分、肾功能实验室指标（尿素氮（BUN）、血肌酐（SCr）、内生肌酐清除率（Ccr））、24h尿蛋白定量（24h Upro）水平的变化情况。[结果]2组中医症候积分、血清BUN、SCr、Ccr、24hUpro水平均有显著改善，观察组改善更为明显，临床总有效率比较观察组高于对照组（93.3%＞73.3%），组间及组内差异均有统计学意义（$P < 0.05$）。[结论]补肾泄浊方联合穴位注射治疗慢性肾衰竭脾肾阳虚兼血瘀证有确切的疗效，可明显改善肾脏功能，延缓肾脏衰竭，是治疗慢性肾衰竭的新方向。

关键词：补肾泄浊方；穴位注射；慢性肾衰竭

资助基金：黑龙江省自然科学基金面上项目（H2016066）；黑龙江省中医药学会青年中医药科技创新项目（ZHY19-023）；黑龙江省第一批省级中医临床优秀人才研修项目。

注：本文原载于《时珍国医国药》2022年第11期。

40. 从“经方”角度探讨清肺排毒汤的应用

姚瑞元[1]　杨　帆[2]　薛付忠[3]　王　欣[1]

1. 山东中医药大学，山东 济南 250355

2. 山东大学齐鲁医学院公共卫生学院，山东 济南 250002

3. 山东大学齐鲁医学院公共卫生学院医学数据研究所，山东 济南 250002

摘要：新型冠状病毒肺炎流行期间，国家卫生健康委员会、国家中医药管理局推荐在中西医结合救治新冠肺炎中使用“清肺排毒汤”。“清肺排毒汤”由麻黄，炙甘草，杏仁，生石膏，桂枝，泽泻，猪苓，白术，茯苓，柴胡，黄芩，姜半夏，生姜，紫菀，款冬花，射干，细辛，山药，枳实，陈皮，藿香21味药组成来源于经方麻杏石甘汤、射干麻黄汤、小柴胡汤和五苓散。适用于轻型、普通型、重型患者，且疗效甚佳。文章将从经方角度，结合新冠肺炎属于中医“寒湿疫”的疾病范畴，探讨清肺排毒汤的应用。

关键词：新冠肺炎清肺排毒汤经方中医药

资助基金：国家重点研发计划（2021YFF0704100）；国家重点研发计划（2020YFC2003500）。

注：本文原载于《时珍国医国药》2022年第11期。

41. 九味楮实方对中枢性性早熟模型大鼠的治疗作用及机制研究

黄田田[1]　刘建忠[2]　张雪荣[2]

1. 湖北中医药大学中医临床学院，湖北 武汉 430061

2. 湖北省中医院，湖北 武汉 430061

摘要：[目的]研究九味楮实方对性早熟模型大鼠的治疗作用，探索中药复方调节KISS1/KISS1R系统对性早熟大鼠的机制研究。[方法]选取26日龄SPF级雌性SD大鼠60只，随机分为对照组，模型组，低、中、高剂量九味楮实方组、西药组。除对照组外，每组给予N-甲基-DL-天冬氨酸（NMA）诱导性早熟模型，同时按照分组，中药组予九味楮实方灌胃，西药组予戈那瑞林皮下注射，造模给药后每日观察大鼠阴道开放时间以及第1个动情周期。在模型组出现第1个动情周期时，造模以及给药结束。ELISA实验检测各组血清中LH、FSH、E2表达水平；q-PCR检测KISS1、KISS1R、SIRT1、GnRH在下丘脑中的基因表达水平。[结果]跟对照组相比，模型组大鼠阴道开放时间提前（$P < 0.05$）；LH、E2表达水平升高（$P < 0.05$）；KISS1、GPR54、GnRH基因相对表达量也显著升高；SIRT1蛋白表达水平明显降低（均$P < 0.05$）；与模型组比较，西药组及中药各剂量组大鼠LH、E2表达水平均显著下降（$P < 0.05$）；西药组、中药高、中剂量组KISS1、GPR54、GnRH基因表达水平均显著下降；SIRT1基因表达水平显著升高（均$P < 0.05$）。[结论]CPP模型大鼠下丘脑KISS1、GPR54、GnRH基因表达增多，SIRT1表达降低，伴性激素水平升高，九味楮实方可以通过影响下丘脑KISS1、GPR54、SIRT1基因，从而抑制性激素GnRH的合成与释放，调控下丘脑-垂体-性腺轴，对CPP模型大鼠发挥治疗作用。

关键词：九味楮实方；中枢性性早熟；机制研究

资助基金： 国家自然科学基金（81774280）；湖北省自然科学基金（2020CFB825）；湖北中医药大学"十四五"优秀学科团队建设项目（100702020803）。

注：本文原载于《时珍国医国药》2022年第12期。

42. 四君子汤通过miR-375/xCT/GPX4途径改善ApoE-/-动脉粥样硬化小鼠肝脏脂质沉积的分子机制

杨　莹[1]　王　群[1]　王　莹[1]　宋　囡[1]　杨　潇[2]
刘子玉[1]　孙广江[3]　裴宇鹏[1]

1. 辽宁中医药大学，辽宁 沈阳 110847
2. 辽宁中医药大学附属第二医院，辽宁 沈阳 110034
3. 辽宁中医药大学附属医院，辽宁 沈阳 110033

摘要：［目的］观察四君子汤通过调节铁死亡途径对ApoE-/-动脉粥样硬化小鼠肝脏脂质沉积的影响。［方法］ApoE-/-小鼠20只饲喂高脂饲料8周，随机分为模型组和四君子汤组，四君子汤组给予四君子汤[130mg/（kg·d）]灌胃，连续4周；另选10只C57BL/6J小鼠作为正常组；全自动生化分析仪检测血清甘油三酯（TG）、总胆固醇（TC）、高密度脂蛋白胆固醇（HDL-C）和低密度脂蛋白胆固醇（LD）L-C）的含量；HE和油红0染色观察肝脏组织病理变化；ELISA法检测Fe2+及GSH水平；Wes全自动蛋白质印迹定量分析系统检测xCT（SLC7A11）及GPX4蛋白表达；RT-qPCR法检测miR-375、xCT（SLC7A11）及GPX4 mRNA表达。［结果］四君子汤能降低动脉粥样硬化小鼠血清TG、TC和LDL-C含量，提升HDL-C含量；抑制Fe2+水平，提高GSH水平；铁死亡相关蛋白检测结果显示四君子汤可以使动脉粥样硬化小鼠GPX4、xCT/SLC7A11蛋白水平显著升高；RT-qPCR结果显示四君子汤组小鼠肝脏xCT、GPX4 m11RNA表达上升（$P < 0.01$，$P < 0.05$），miR-375 mRNA表达显著下降（$P < 0.01$）。［结论］四君子汤能够改善ApoE-/-小鼠肝脏脂质沉积，可能与干预肝细胞铁死亡相关蛋白作用有关。

关键词： 四君子汤；铁死亡途径；肝脏脂质沉积

资助基金： 辽宁省自然科学基金（2019-ZD-0445）；辽宁省百千万人才工程资助项目

注：本文原载于《时珍国医国药》2022年第12期。

43. 安胃汤对CAG大鼠NLRP3/Caspase-1/IL-1β信号轴细胞焦亡调控研究

周志鹏　韦　维　陈　丽　晏振华　李嘉乐

广西中医药大学，广西 南宁 530200

摘要：［目的］从NLRP3/Caspase-1/IL-1β信号传导通路细胞焦亡角度探讨安胃汤对慢性萎缩性胃炎模型大鼠疗效的作用机制。［方法］采用甲基硝基亚硝基胍（MNNG）慢性萎缩性胃炎大鼠模型，应用安胃汤进行干预；运用HE染色观察安胃黏膜组织形态改变；TUNEL检测胃黏膜细胞焦亡；ELISA法检测血清IL-1β、IL-18水平的变化；Real-time PCR检测CAG大鼠胃黏膜NLRP3、Caspase-1、GSDMD mRNA的表达水平；Western blot检测CAG大鼠胃黏膜组织NLRP3、Caspase-1、GSDMD蛋白的表达。［结果］安胃汤能够明显改善CAG大鼠胃组织的病理变化，TUNLE染色实验结果显示：观察组能够增加细胞凋亡；ELISA实验结果显示，与B组比较，C组IL-18表达均明显升高，有统计学意义（$P < 0.01$），C组优于F组（$P < 0.05$）；与B组比较，C组IL-1β表达均明显升高，有统计学意义（$P < 0.05$），C组优于F组（$P < 0.05$）。RT-PCR实验结果显示：与B组比较，C、D、E、F组NLRP3表达均明显上升（$P < 0.01$），C组优于F组（$P < 0.01$），D组和F组无统计学差异（$P > 0.05$）；与B组比较，C、D、E、F组Caspase-1表达均明显上升（$P < 0.01$），C、D组优于F组（$P < 0.01$）；与B组比较，C、D、E、F组GSDMD表达均明显上升（$P < 0.01$），C、D组优于F组（$P < 0.01$），E组和F组无统计学差异（$P > 0.05$）。Western-blot实验结果显示：与B组比较，C、D、E、F组NLRP3、Caspase-1、GSDMD表达均明显升高（$P < 0.01$）；与F组比较，C、D、E组NLRP3、Caspase-1表达水平有统计学意义（$P < 0.01$），C、E组GSDMD表达水平有统计学意义（$P < 0.01$），D组无明显差异（$P > 0.05$）。［结论］安胃汤能够明显改善CAG大鼠胃组织的病理变化，具有明显的抗CAG作用，其作用机制可能通过调控NLRP3/Caspase-1/IL-1β信号传导通路诱导胃黏膜细胞焦亡有关。

关键词： 安胃汤；慢性萎缩性胃炎；NLRP3/Caspase-1/IL-1β；实验研究

资助基金： 国家自然科学基金（81960846）。

注：本文原载于《时珍国医国药》2022年第12期。

44. 补阳还五汤对脊髓外伤性截瘫的治疗作用及 Jak2/Jak3 通路的影响

郭德华[1] 刘小舟[1] 吴成林[1] 许 洋[1] 张国福[2]

1. 江西中医药大学，江西 南昌 330004

2. 江西中医药大学附属医院，江西 南昌 330006

摘要: [目的] 探讨补阳还五汤对脊髓外伤性截瘫的治疗作用及 Jak2/Jak3 通路的影响。[方法] 将 27 只 SD 健康清洁级大鼠随机分为 3 组：假手术组、模型组、模型 + 补阳还五汤组，分别于术后 1、3、5 周通过改良 Tarlov 评分观察其对神经功能的影响，蛋白免疫印迹法检测脊髓组织中 p-JAK2、p-STAT3、GP130、IL-6 蛋白表达水平。[结果] 与假手术组相比，模型组中改良 Tarlov 评分显著降低（$P < 0.05$）；与模型组相比，在第 1、5 周时，补阳还五汤干预后改良 Tarlov 评分显著上升，且差异具有统计学意义（$P < 0.05$）；与假手术组相比，模型组中 p-JAK2、p-STAT3、GP130、IL-6 的表达水平均显著上调（$P < 0.01$）；与模型组相比，补阳还五汤干预后脊髓损伤组织中的 p-JAK2、p-STAT3、GP130、IL-6 的蛋白表达水平均显著下调（$P < 0.01$）。[结论] 补阳还五汤能够减轻脊髓损伤后的炎症反应，并且通过抑制 Jak2/Stat3 信号通路而起到治疗脊髓外伤性截瘫的作用。

关键词: 补阳还五汤；脊髓损伤；蛋白酪氨酸激酶 2/ 信号转导和转录激活因子 3 ；信号通路；炎症反应

资助基金: 国家自然科学基金（81860856）；江西中医药大学校级研究生创新专项资金项目（JZYC21S23）。

注:本文原载于《时珍国医国药》2022 年第 12 期。

45. 大黄泄浊方对 5/6 肾切除大鼠肾脏保护作用及对 PERK/ATF4/CHOP 通路的影响

张欣欣[1] 辛 鑫[1] 吴振华[1] 檀 淼[2] 杨凤文[3] 张翠轻[3] 任美芳[3] 赵美姣[3] 陈素枝[3] 檀金川[1]

1. 河北中医学院，河北 石家庄 050200

2. 河北省中医院，河北 石家庄 050011

3. 河北医科大学第四医院，河北 石家庄 050000

摘要: [目的] 通过观察大黄泄浊方对慢性肾衰竭大鼠内质网应激凋亡途径相关蛋白的影响，探讨其延缓肾间质纤维化的可能作用机制。[方法]90 只 SD 雄性健康大鼠随机分为假手术组，模型组，大黄泄浊方低、中、高剂量组（6.825g · kg-1、13.65g · kg-1、27.30g · kg-1）和尿毒清颗粒组（2.60g · kg-1），除假手术组外其余分组大鼠均采用 5/6 肾切除术造模。模型诱导成功后，各药物干预组分别给予规定剂量的中药混悬液灌胃，每日 1 次，连续 8 周。给药结束后，检测大鼠血清中血肌酐（SCr）、血尿素氮（BUN）、血白蛋白（ALB）水平及大鼠 24h 尿蛋白定量（UTP）水平；苏木素 - 伊红（HE）、马松（Masson）染色观察肾脏病理学改变；实时荧光定量 PCR（RT-qPCR）检测大鼠肾组织中 α - 平滑肌肌动蛋白（α -SMA）、Ⅳ胶原蛋白（collegen Ⅳ）mRNA 的相对表达量情况；免疫组织化学法（IHC）检测肾组织中 B 淋巴细胞瘤 -2（Bcl-2）蛋白、大分子 B 淋巴细胞瘤（Bel-xl）蛋白、Bel-2 相关 X 蛋白（Bax）、Bcl-2 基因相关启动子重组蛋白（Bad）的表达情况；蛋白免疫印迹法（Western-blot）检测肾组织中蛋白激酶 RNA 样内质网激酶（PERK）、转录激活因子 4（ATF4）、转录因子 C/EBP 同源蛋白（CHOP）蛋白的表达情况。[结果] 与假手术组相比，模型组大鼠血 SCr、BUN 水平显著增高（$P < 0.05$），ALB 水平显著降低（$P < 0.05$），UTP 水平显著增高（$P < 0.05$），肾组织中 α -SMA、collegen Ⅳ mRNA 相对表达量显著增高（$P < 0.05$），Bcl-2、Bcl-xl 表达水平显著降低（$P < 0.05$），Bax、Bad、PERK、ATF4、CHOP 蛋白表达水平显著增加（$P < 0.05$）；与模型组相比，各药物干预组血 SCr、BUN 水平均有不同程度降低（$P < 0.05$），ALB 水平均有不同程度增高（$P < 0.05$），UTP 水平均有不同程度降低（$P < 0.05$），肾组织中 α -SMA、collegen Ⅳ mRNA 相对表达量均有不同程度降低（$P < 0.05$），Bcl-2、Bcl-x1 表达水平均有不同程度增高（$P < 0.05$），Bax、Bad、PERK、ATF4、CHOP 蛋白表达均有不同程度降低（$P < 0.05$）。[结论] 大黄泄浊方可改善肾功能、延缓肾纤维化，其机制可能是通过调控 PERK/ATF4/CHOP 通路相关蛋白的表达，抑制内质网应激，减少细胞凋亡有关。

关键词: 大黄泄浊方；5/6 肾切除；肾纤维化；内质网应激蛋白激酶 RNA 样内质网激酶（PERK）/ 转录激活因子 4（ATF4）/ 转录因子 C/EBP 同源蛋白（CHOP）信号通路

资助基金: 河北省中医药管理局科研计划项目（2021030）。

注:本文原载于《时珍国医国药》2022年第12期。

46. 加味当归四逆汤联合针刺外洗综合疗法治疗糖尿病周围神经病变（阳虚寒凝证）的临床评价

李国菁　张韦华　姜　敏

首都医科大学附属北京世纪坛医院，北京 100038

摘要: [目的] 分析加味当归四逆汤联合针刺、中药外洗综合疗法对糖尿病周围神经病变阳虚寒凝证患者的临床疗效。[方法] 将 80 例糖尿病周围神经病变阳虚寒凝证患者，用数字随机表法随机分为观察组和对照组，每组各 40 例。2 组在控制血糖等基础治疗上，对照组服用甲钴胺，观察组采用加味当归四逆汤联合针刺、外洗综合治疗，疗程 8 周。观察 2 组患者临床治疗效果，并对 2 组治疗前后中医证候积分、多伦多临床评分（TCSS）、神经传导速度及血液流变学指标进行比较。[结果] 观察组的总有效率为 92.50%，对照组的总有效率为 72.50%，观察组总有效率明显高于对照组（$P < 0.05$）；治疗后，观察组患者的中医证候积分和 TCSS 积分呈明显降低趋势；观察组的积分明显低于对照组（$P < 0.05$）；观察组患者神经传导速度、血液流变学指标改善均明显优于对照组（$P < 0.05$）。[结论] 加味当归四逆汤联合针刺、中药外洗综合治疗糖尿病周围神经病变的疗效确切，能有效改善患者的临床症状、提高神经传导速度，改善血液流变学指标。

关键词: 加味当归四逆汤；综合治疗；糖尿病周围神经病变；神经传导速度；血液流变学

资助基金: 北京市属医院科研培育计划项目（PZ2017004）；北京中医药科技发展资金项目（QN2018-28）。

注:本文原载于《时珍国医国药》2022年第12期。

47. 宣白承气汤合麻杏石甘汤加减治疗儿童大叶性肺炎的效果及对链球菌感染的作用研究

任玉梅[1]　张　霞[2]　高　敏[2]　闫永彬[2]　朱　珊[1]
王修琰[3]　许　博[3]　田新磊[1]　王晓利[1]　袁　飞[1]
张　涛[1]　陈　炜[1]　曹彩红[1]　王　权[3]

1. 河南中医药大学第二临床医学院 / 河南中医药大学第二附属医院，河南 郑州 450002
2. 河南中医药大学第一临床医学院 / 河南中医药大学第一附属医院，河南 郑州 450014
3. 河南中医药大学，河南 郑州 450046

摘要: [目的] 研究宣白承气汤合麻杏石甘汤加减治疗儿童大叶性肺炎（PHLP）的效果及对链球菌感染的作用机制。[方法] ①选择 2019 年 7 月至 2021 年 1 月收治的 90 例 PHLP 患儿，随机分组分为 3 组：西药对照组、中成药对照组和实验组，均 30 例。西药对照组采用常规抗生素加镇咳化痰西药，中成药对照组采用常规抗生素加止咳化痰中成药，实验组采用常规抗生素加宣麻自拟方。在治疗前和治疗后 7d，检测其血常规及炎性指标 [白细胞（WBC）、中性粒细胞、C 反应蛋白（CRP）]，记录临床症状（体温、咳嗽、肺罗音）恢复正常时间、住院时间，并对比 3 组治疗效果。②获取 100 株肺炎链球菌标准菌株，经鉴定、保种后进行宣麻自拟方抑菌效能测试，通过血琼脂平板培养开展体外实验，以自拟方加纯水 500mL，浸泡 30min，煎煮 20min，滤出后再次无菌过滤，浓度为 100%，分组为 0、0.1%、0.5%、1%、5%、10% 和 50%，观察最低抑菌浓度（MIC），并统计各组耐药率。[结果] 治疗后 14d，3 组 WBC、中性粒细胞和 CRP 水平均下降（$P < 0.05$），且实验组 WBC、中性粒细胞和 CRP 水平均低于西药对照组和中成药对照组（$P < 0.05$）。实验组体温、咳嗽、肺罗音恢复正常时间和住院时间均短于西药对照组和中成药对照组（$P < 0.05$）。3 组临床疗效及治疗安全性比较差异均无统计学意义（$P > 0.05$）。肺炎链球菌菌株经宣白承气汤合麻杏石甘汤不同诱导浓度对宣白承气汤合麻杏石甘汤的 MIC 均存在差异（$P < 0.05$），随着药物浓度的升高，耐药率呈下降趋势。[结论] 宣白承气汤合麻杏石甘汤加减治疗可以更好地减轻 PHLP 患儿炎症反应，促进临床症状消退，且治疗安全性较好。

关键词: 儿童大叶性肺炎；宣白承气汤；麻杏石甘汤；治疗效果；最低抑菌浓度

资助基金: 河南省中医药科学研究专项课题（20-21ZY2057）；河南省重点研发与推广专项（科技攻关）项目（212102311143）；河南中医药大学科研苗圃工程项目（MP2020-019）；中国民族医药学会课题（2020ZY270-400306）。

注:本文原载于《时珍国医国药》2022年第12期。

48. 滋水清肝饮治疗绝经综合征失眠及焦虑抑郁疗效观察

李 燕 郑树霞 胡佩玲
山西省中医院，山西 太原 030012

摘要：[目的]观察滋水清肝饮治疗绝经综合征患者失眠及焦虑抑郁的疗效。[方法]将该院妇科门诊患者从2019年8月至2021年8月收治的60例绝经综合征患者随机分为观察组（n=30）和对照组（n=30），对照组给予治疗绝经综合征常规西药（莉芙敏）治疗，观察组给予滋水清肝饮联合莉芙敏治疗，治疗4周后分别对2组治疗前后的库伯曼评分、血清5-羟色胺水平进行分析比较。[结果]观察组治疗总有效率为73.3%，高于对照组的46.6%，差异有统计学意义（$P < 0.05$）。对治疗4周后2组的库伯曼评分进行组间及组内比较，2组对库伯曼评分改善均有效，且观察组改善更有效。对治疗4周后2组的血清5-羟色胺水平进行组间及组内比较，2组的5-羟色胺水平均有提高，且观察组疗效更佳。[结论]绝经综合征失眠及焦虑抑郁患者口服滋水清肝饮联合莉芙敏片的临床治疗效果较好，可改善患者围绝经期失眠症状，减轻焦虑抑郁表现，且安全性较高，值得临床广泛推广。

关键词：滋水清肝饮；绝经综合征；失眠；焦虑抑郁

资助基金：山西省科学技术厅山西省重点研发计划项目（201903D321234）。

注：本文原载于《时珍国医国药》2022年第12期。

49. 王灿晖教授辨治无症状高尿酸血症思想撷要

苏 奔 王灿晖 朱晓琳 杨亚丽 殷立平
南京中医药大学第二附属医院/江苏省第二中医院，江苏 南京 210017

摘要：全国著名温病学家王灿晖教授在无症状高尿酸血症的辨证和治疗上理论深厚，效果显著，积累了丰富的临床经验。王灿晖教授认为高尿酸血症与脾肾息息相关，并主张尿酸即是湿浊，除湿化浊当贯穿疾病治疗始终。该文总结了王灿晖教授对于高尿酸血症的常见分型及临床经验，以期充分发挥中医药治疗该病的优势地位。

关键词：高尿酸血症；湿热蕴结；除湿化浊；健脾益肾

资助基金：江苏省中医药管理局江苏省中医药科技发展计划（ZD202009）；国家自然科学基金（82104754）；江苏省第二中医院开放课题（SEZ202106）；江苏省卫生健康委员会江苏省老年健康科研项目（LD2021022）。

注：本文原载于《时珍国医国药》2022年第12期。

50. 白兆芝教授从小肠气滞辨治功能性腹胀经验

孙 慧 王 健
山西中医药大学，山西 太原 030024

摘要：总结白兆芝教授从小肠气滞辨治功能性腹胀的经验。白老认为小肠气滞引起的腹胀临床最为常见，多因忧思恼怒，伤及肝脾，肝脾气结，波及肠腑，导致腹胀。创立疏通气机的基本治则，并注意疏肝解郁法的运用。自拟理气顺肠汤治疗，以达调达气机，理气消胀之效。

关键词：功能性腹胀；疏通气机；小肠气滞；理气顺肠汤

资助基金：山西省太原市名中医工作室项目（2020-8）；山西中医药大学科技创新能力培育计划 中医学术流派传承工作室建设项目（2020PY-LP-09）。

注：本文原载于《时珍国医国药》2022年第12期。

谈勇教授等学验选编

1. 谈勇效方治验——滋阴补阳方序贯

谈　勇

南京中医药大学，江苏 南京 210029

摘要：1 滋阴补阳方序贯 组成：滋阴方——山萸肉 10g，菟丝子 12g，当归 10g，白芍 10g，紫河车 10g。补阳方——巴戟天 10g，淫羊藿 10g，续断 15g，党参 15g，怀山药 10g。功效：滋阴养血，温阳助黄。主治：月经失调、不孕症（肾虚证）。用法：月经净时先服滋阴方 10 服，后服补阳方 14 服或至月经来潮。每日 1 服，水煎，分 2 次服。

关键词：月经不调；不孕症；滋阴补阳方；验方；名医经验；谈勇；江苏

注：本文原载于《江苏中医药》2022 年第 9 期。

2. 郭宏敏效方治验——固本通脉汤

郭宏敏

江苏省中医院，江苏 南京 210029

摘要：1 固本通脉汤 组 成：制黄精 20g，枸杞子 15g，生地黄 12g，红景天 20g，三七粉 5g，川芎 10g，地龙 10g，葛根 20g，荷叶 20g。功 效：益气养阴，化瘀降浊，清热剔络。主 治：代谢综合征、心脑血管病（气阴两虚、瘀热阻络证）。

关键词：代谢综合征；脑梗死；中风；固本通脉汤；验方；名医经验；郭宏敏；江苏

注：本文原载于《江苏中医药》2022 年第 9 期。

3. 郭锦华效方治验——解郁宁神汤

郭锦华

盐城市中医院，江苏 盐城 224001

摘要：1 解郁宁神汤 组 成：柴胡 10g，川芎 12g，当归 12g，白芍 12g，炒白术 12g，朱茯神 12g，酸枣仁 12g，远志 12g，合欢花 12g，首乌藤 20g。功效：疏肝健脾，养心安神。主治：失眠症（肝郁脾虚、心神不宁证）。用法：每日 1 服，水煎为 300 ~ 400mL，分 2 次服，每次 150 ~ 200mL。连服 1 个月为 1 个疗程。

关键词：失眠；抑郁；焦虑；解郁宁神汤；验方；名医经验；郭锦华；江苏

注：本文原载于《江苏中医药》2022 年第 9 期。

4. 李新民运用泻青丸治疗小儿杂病验案 3 则

王子瑜　王慧哲　王　旭

天津中医药大学第一附属医院，国家中医针灸临床医学研究中心，天津 300193

摘要：泻青丸出自宋代钱乙的《小儿药证直诀》[1]36，云其“治肝热搐搦，脉洪实”，原方由当归、龙胆草、川芎、栀子、大黄、羌活、防风组成，为钱氏五脏补泻名方中的泻肝之剂。方中龙胆草直入肝经泻火，佐栀子、大黄从二便泻火可治火之标；风能生火，川芎辛以散肝，合羌活、防风外散肝风以治火之本；当归濡润，能顾护肝阴。诸药合用，共奏清肝泻火、平肝凉肝之效，正如汪昂《医方集解·泻火之剂》[2]239 云：“一泻、一散、一补，同为平肝之剂，故曰泻青。”

关键词：泻青丸；霰粒肿；眨眼症；Lennox-Gastaut 综合征；李新民；验案

注：本文原载于《江苏中医药》2022 年第 9 期。

5. 宋力伟运用加味苍柏散治疗杂病验案 4 则

丁　娅

丽水市人民医院，浙江 丽水 323000

摘要：加味苍柏散出自《医宗金鉴》[1]：“湿热脚气而形质实者，宜用加味苍柏散”，为治湿热脚气病所设，临床上被广泛应用于各种下焦湿热病证[2]。方中苍术、白术健脾祛湿；知母、黄柏、黄芩清热燥湿；当归、赤芍、生地黄养血和血；木瓜、槟榔行气化湿、舒筋活络；羌活、独活祛湿、利关节；木通、防己、牛膝通经络、利湿消肿，兼引药下行；甘草调和诸药。诸药合用，共奏清热利湿、调血解毒之功。

关键词：加味苍柏散；急性网状淋巴管炎；强直性脊柱炎；膝关节损伤；皮炎；丹毒；宋力伟；验案

注：本文原载于《江苏中医药》2022 年第 9 期。

6. 黄亚博效方治验——四君三仙和胃方

黄亚博

江苏省中医药发展研究中心，江苏 南京 210029

摘要：1 四君三仙和胃方 组 成：党参 10g，丹参 10g，白术 10g，茯苓 10g，陈皮 10g，枳壳 10g，白芍 15g，白花蛇舌草 15g，甘草 6g，焦三仙（各）15g。 功效：理气调血，健脾和胃。 主 治：胃脘痛、胃痞（脾胃虚弱，气血失调）。 用 法：每日 1 服，水煎，取汤液 300mL，分 2 ~ 3 次温服。

关键词：慢性浅表性胃炎；胃脘痛；胃痞；四君三仙和胃方；验方；名医经验；黄亚博；江苏

注：本文原载于《江苏中医药》2022 年第 10 期。

7. 盛梅笑效方治验——金芪膜肾方

盛梅笑

江苏省中医院，江苏 南京 210029

摘要：1 金芪膜肾方 组 成：生黄芪 20g，金樱子 12g，杜仲 15g，藤梨根 20g，石韦 30g，穿山龙 30g，制僵蚕 15g，全蝎 4g，当归 10g，积雪草 20g。功 效：益肾健脾，清利和络。 主 治：膜性肾病（脾肾气虚证）。 用 法：每日 1 服，水煎，分 2 次服。 方解：方中黄芪生用走表，补气健脾、利水消肿，金樱子益肾固精，合为君药；杜仲补益肾气，石韦、藤梨根、积雪草清利湿热，为臣药；制僵蚕、全蝎搜剔经络，当归养血活血，穿山龙祛风胜湿、活血通络，为佐使药。全方共奏益肾健脾、清利和络之功。

关键词：膜性肾病；水肿；金芪膜肾方；验方；名医经验；盛梅笑；江苏

注：本文原载于《江苏中医药》2022 年第 10 期。

8. 葛惠男效方治验——益气活血方

葛惠男

苏州市中医医院，江苏 苏州 215009

摘要：1 益气活血方 组 成：炙黄芪 30g，炒白芍 20g，桂枝 10g，生蒲黄 10g，五灵脂 10g，制乳香 3g，铁树叶 30g，炙甘草 6g。 功 效：益气活血，温中补虚。 主 治：胃脘痛、胃疡（脾胃虚寒兼瘀证）。 用 法：每日 1 服，水煎，分 2 次温服。 方解：炙黄芪为君药，不仅能补益中气，还能补血生肌，促进溃疡愈合。桂枝、炒白芍、五灵脂、生蒲黄共为臣药。桂枝温通经脉、散寒止痛、助阳化气；炒白芍养血敛阴、柔肝止痛；五灵脂、生蒲黄活血化瘀、消肿止痛。此四药不仅可加强君药炙黄芪补气生肌的作用，同时又能发挥活血祛瘀、通络止痛之效。制乳香、铁树叶合为佐药。制乳香活血行气止痛、消肿生肌，铁树叶清热散结、化瘀消肿，二药合用进一步加强全方活血化瘀之功效。使药炙甘草补脾和胃、益气复脉，能进一步增强全方益气健脾的作用，同时还能提升其他药材的效用，如：配伍桂枝“辛甘化阳”，增强温阳化气之效；配伍芍药“酸甘化阴”，增强滋阴养血的作用。

关键词：胃溃疡；胃脘痛；益气活血方；验方；名医经验；葛惠男；江苏

注：本文原载于《江苏中医药》2022 年第 10 期。

9. 葛信国效方治验——肺癌Ⅰ号方

葛信国

常州市中医医院，江苏 常州 213003

摘要：1 肺癌Ⅰ号方 组 成：白参须 10g，麦冬 20g，五味子 10g，生薏苡仁 30g，山慈菇 15g，浙贝母 15g，红豆杉 30g，壁虎 6g，蜈蚣 3 条，石上柏 20g，石见穿 20g，炒苍术 20g，陈皮 10g，鸡内金 10g，焦山楂 10g，神曲 10g。

关键词：肺癌；气阴两虚；肺癌Ⅰ号方；验方；名医经验；葛信国；江苏

注：本文原载于《江苏中医药》2022 年第 10 期。

10.“益气通腑汤”治疗妇科腹腔镜术后气虚血瘀型胃肠功能障碍 40 例临床研究

李 杨[1] 陈冬梅[1] 荣 慧[2]

1. 南京中医药大学南通附属医院，江苏 南通 226000
2. 南京中医药大学附属医院，江苏 南京 210029

摘要：[目的] 观察自拟益气通腑汤治疗妇科腹腔镜术后气虚血瘀型胃肠功能障碍的临床疗效。[方法] 将符合妇科腹腔镜术后胃肠功能障碍诊断标准且证属气虚血瘀型的 80 例患者随机分为观察组与对照组，每组 40 例。对照组予常规术后抗感染、支持治疗，不予其他干预；观察组在对照组治疗的基础上加用益气通腑汤中药汤剂口服，连续服用 3 d。比较 2 组患者术后 6 h、24 h、48 h、72 h 症状程度总积分（腹胀、腹痛、恶心呕吐症状积分之和）和术后肛门首次排气时间、首次排便时间、肠鸣音恢复时间以及入组时与治疗 3 d 后血清胃泌素（GAS）、生长抑素（SST）水平变化情况，比较 2 组患者头晕、恶心加重等药物不良反应发生率。[结果] 术后 48 h、72 h 观察组患者症状程度总积分明显低于对照组（$P<0.001$）。观察组术后肛门首次排气时间、首次排便时间、肠鸣音恢复时间均明显短于对照组（$P<0.001$）。治疗后观察组血清 GAS 水平较本组入组时明显升高（$P<0.05$），SST 水平较本组入组时明显降低（$P<0.05$），且改善明显优于同期对照组（$P<0.05$）；对照组治疗 3 d 后血清 GAS、SST 水平与本组入组时比较，差异均无统计学意义（$P>0.05$）。治疗期间 2 组患者头晕、恶心加重等药物不良反应发生率比较，差异无统计学意义（$P=1.00$）。[结论] 在常规抗感染、支持治疗基础上加用益气通腑汤可显著改善气虚血瘀型妇科腹腔镜术后胃肠功能障碍患者临床症状，增强胃肠动力，加快胃肠功能恢复，且安全性高，值得临床进一步推广。

关键词：益气通腑汤；妇科；腹腔镜术后；胃肠功能障碍；胃泌素；生长抑素

注：本文原载于《江苏中医药》2022 年第 10 期。

11. 基于玄府理论探讨柴胡疏肝散在非酒精性脂肪性肝病治疗中的应用

许晓男[1] 刘朝霞[2]

1. 黑龙江中医药大学第一临床医学院，黑龙江 哈尔滨 150040
2. 黑龙江中医药大学附属第一医院，黑龙江 哈尔滨 150040

摘要：非酒精性脂肪性肝病（NAFLD）属中医学“胁痛”“肝癖”等范畴。玄府理论为中医理论的基础，玄府以通为用，贵开忌合，玄府闭合是致气血津液运行障碍、疾病发生发展的关键。NAFLD 致病之根本为“肝玄府”郁闭，而柴胡舒肝散具有“疏、柔、健”之功效，即行气疏肝以开玄府、养血柔肝以补玄府、益气健脾以舒玄府，符合玄府以通为用的治疗特点，故临床收效良好。附验案 1 则以佐证。

关键词：玄府理论；非酒精性脂肪性肝病；柴胡疏肝散

资助基金：全国基层名老中医药专家传承工作室建设项目；全国中医药创新骨干人才培训项目。

注：本文原载于《江苏中医药》2022 年第 10 期。

12. 曹炜运用风湿验方调痹验案 3 则

赵 鑫[1] 李 露[2] 张馨文[3] 安 逸[3] 张子旋[3] 赵珈禾[3]

1. 中国中医科学院广安门医院，北京 100053
2. 中国中医科学院，北京 100700
3. 北京中医药大学临床医学院，北京 100029

摘要：痹，即痹阻不通。痹证是指因邪气侵袭，使得经络阻滞、气血津液运行不畅，从而出现肢体筋脉、肌肉、关节的疼痛、肿胀、酸楚、麻木、活动不利等一系列症状的临床证候综合征[1]。《素问·痹论》[2] 曰：“风寒湿三气杂至，合而为痹”，明确指出痹证的主要病因为外感邪气。现代医学中的类风湿关节炎、痛风、强直性脊柱炎、骨性关节炎、结缔组织病等风湿免疫类疾病，可根据其临床症状将其归于中医学“痹证”范畴。现代医学治疗痹证主要运用非甾体类抗炎药、激素、免疫抑制剂等，对于缓解症状有一定作用，但其副作用也给患者带来一定的困扰[3]。传统中医药治疗痹证安全性高，效果显著，在临床上具有重要的应用价值。

关键词：风湿验方；痹证；防风汤；三痹汤；疼痛方；曹炜；名医经验；验案

注：本文原载于《江苏中医药》2022 年第 10 期。

13. 高红勤运用加味芎归二陈汤治疗心脑系统疾病验案3则

林欣予[1] 何艺娟[2] 李怡萱[2] 徐 丹[2]
1. 黑龙江中医药大学第一临床医学院，黑龙江 哈尔滨 150040
2. 南京中医药大学太仓附属医院，江苏 太仓 215400

摘要：二陈汤出自《太平惠民和剂局方》[1]，全方由半夏、陈皮、茯苓、生姜、炙甘草组成，具有燥湿化痰、理气和中之功效，为祛痰剂代表方。芎归二陈汤出自《丹溪心法》[2]，为二陈汤加当归、川芎而成，增养血活血之效。

关键词：芎归二陈汤；不寐；胸痹；眩晕；高红勤；名医经验；验案

资助基金：全国基层名老中医药专家传承工作室建设项目。

注：本文原载于《江苏中医药》2022年第10期。

14.《伤寒论》少阳病经腑证钩沉

吴 珺[1] 赵志恒[2] 任月乔[1]
1. 天津中医药大学研究生院，天津 301617
2. 天津中医药大学第二附属医院，天津 300250

摘要：经腑证是后世医家根据《伤寒论》三阳病篇相关内容，总结归纳出的三阳病经腑辨证规律。由于少阳位处半表半里及其主枢的职责，少阳病常兼变他经病证，病情复杂，难以明确病位，故其经腑证难有定论。我们认为少阳病常表现为经腑同病。其经证病机为少阳枢机不利、胆经郁而化火，治以小柴胡汤；其腑证包括少阳之邪初入胆腑的小柴胡汤证，三焦水饮内停导致的柴胡桂枝干姜汤证，病在少阳、旁溢三阳的柴胡加龙骨牡蛎汤证和病在少阳兼有阳明里热的大柴胡汤证。

关键词：《伤寒论》；少阳病；经证；腑证；小柴胡汤；柴胡桂枝干姜汤；柴胡加龙骨牡蛎汤；大柴胡汤

注：本文原载于《江苏中医药》2022年第10期。

15. 柴胡加龙骨牡蛎汤治疗抑郁症的研究进展

张英美[1] 王亚丽[2] 常人瑞[1] 朱仁艳[1] 刘少聪[1]
1. 陕西中医药大学第一临床医学院，陕西 咸阳 712046
2. 陕西中医药大学附属医院，陕西 咸阳 712000

摘要：抑郁症是危害人类身心健康最常见的精神障碍疾病之一。柴胡加龙骨牡蛎汤出自张仲景所著《伤寒论》。临床及实验证实，柴胡加龙骨牡蛎汤既能缓解抑郁症患者的负性情绪，又可改善患者睡眠质量及相关症状，且不良反应较少；其作用机制可能与调节单胺类神经递质水平、调节神经营养因子、抑制炎症反应等有关。柴胡加龙骨牡蛎汤抗抑郁症作用机制研究虽取得一定进展，但仍缺少在下丘脑-垂体-肾上腺素轴、遗传基因、微生物-脑-肠轴等方面的相关研究，未来可根据这些不足进行临床和实验室研究，以期为本方治疗抑郁症提供更多科学依据。

关键词：柴胡加龙骨牡蛎汤；抑郁症；药理机制；中医药；综述

注：本文原载于《江苏中医药》2022年第10期。

16. 谢林效方治验——加味三痹汤

谢 林
江苏省中西医结合医院，江苏 南京 210028

摘要：1 加味三痹汤 组 成：杜仲12g，续断12g，怀牛膝12g，川芎10g，当归10g，赤芍10g，黄芪12g，党参10g，茯苓15g，独活12g，防风10g，桂枝10g，秦艽10g，延胡索10g，醋没药5g，细辛3g，乌梢蛇10g，甘草5g。

关键词：腰椎间盘突出症；腰腿痛；痹证；加味三痹汤；验方；名医经验；谢林；江苏

注：本文原载于《江苏中医药》2022年第11期。

17. 蔡辉效方治验——百合清营汤

蔡 辉
东部战区总医院，江苏 南京 210002

摘要：1 百合清营汤 组 成：百合30g，生石膏

30g，知母 10g，麦冬 10g，生地黄 10g，石斛 10g，牡丹皮 10g，赤芍 10g，白芍 15g，淡竹叶 10g，黄连 5g，杏仁 10g，防风 10g，独活 10g，炙甘草 5g。

关键词： 成人 Still's 病；气营两燔；百合清营汤；验方；名医经验；蔡辉；江苏

注： 本文原载于《江苏中医药》2022 年第 11 期。

18. 董松林效方治验——乌威蠲痹汤

董松林

盐城市中医院，江苏 盐城 224001

摘要： 1 乌威蠲痹汤 组 成：制川乌、制草乌各 3g（先煎），威灵仙 20g，生麻黄 4g，炒白芍 15g，炙黄芪 30g，炒白术 15g，乌梢蛇 9g，炙甘草 6g。

关键词： 痹证；类风湿关节炎；乌威蠲痹汤；验方；名医经验；董松林；江苏

注： 本文原载于《江苏中医药》2022 年第 11 期。

19. 四逆散合四君子汤加味方联合保肝抗病毒药物治疗慢性乙型肝炎肝纤维化肝郁脾虚证 42 例临床研究

余 松 何 杰 张 颖

湖州市第一人民医院，浙江 湖州 313000

摘要： [目的] 观察四逆散合四君子汤加味方联合恩替卡韦、甘草酸二铵治疗慢性乙型肝炎肝纤维化肝郁脾虚证患者的临床疗效。[方法] 将 90 例慢性乙型肝炎肝纤维化辨证属肝郁脾虚证的患者随机分为观察组与对照组，每组 45 例，最终观察组完成 42 例，对照组完成 45 例。对照组予甘草酸二铵肠溶胶囊（服用至肝功能指标正常）、恩替卡韦分散片口服，观察组在对照组治疗的基础上加用中药颗粒剂四逆散合四君子汤加味方，疗程均为 6 个月。观察并比较 2 组患者治疗前后肝功能指标 [（丙氨酸氨基转移酶（ALT）、天门冬氨酸氨基转移酶（AST）、γ－谷氨酰转移酶（GGT）]、病毒学指标 [乙型肝炎病毒 DNA（HBV-DNA）、乙型肝炎病毒 e 抗原（HBeAg）]、肝纤维化指标 [Ⅲ型前胶原（PC- Ⅲ）、Ⅳ型胶原（Ⅳ -C）、层粘连蛋白（LN）、透明质酸（HA）]、肝纤维化分期、天门冬氨酸氨基转移酶和血小板比率指数（APRI）变化情况。[结果] 治疗后 2 组患者 ALT、AST、GGT 均较本组治疗前明显降低（$P<0.05$），ALT、AST、GGT 治疗前后差值组间比较，差异无统计学意义（$P>0.05$）。治疗后观察组与对照组患者 HBV-DNA 阴转率均为 100%，HBeAg 阴转率分别为 7.1%、4.4%，上述指标组间比较差异均无统计学意义（$P>0.05$）。治疗后 2 组患者血清 PC- Ⅲ、Ⅳ -C、LN、HA 水平均较本组治疗前明显降低（$P<0.05$），观察组上述指标明显低于对照组（$P<0.05$）。治疗后观察组肝纤维化分期构成比与治疗前比较，程度减轻，差异有统计学意义（$P<0.05$）；而对照组肝纤维化分期构成比与治疗前比较，差异无统计学意义（$P>0.05$）。治疗后 2 组患者 APRI 均较本组治疗前明显下降（$P<0.05$），观察组明显低于对照组（$P<0.05$）。[结论] 四逆散合四君子汤加味方联合恩替卡韦、甘草酸二铵治疗慢性乙型肝炎肝纤维化肝郁脾虚证患者，能有效抑制病毒复制，减少肝细胞损伤，加用中药能有效减轻肝纤维化程度甚至逆转进程，值得临床进一步推广。

关键词： 四逆散；四君子汤；慢性乙型肝炎；肝纤维化；肝郁脾虚证；恩替卡韦；甘草酸二铵

资助基金： 湖州市科学技术局资助项目（2018GYB08）。

注： 本文原载于《江苏中医药》2022 年第 11 期。

20. 魏睦新效方治验——化痰消瘀汤

魏睦新

江苏省人民医院，江苏 南京 210029

摘要： 1 化痰消瘀汤 组 成：陈皮 10g，法半夏 10g，茯苓 15g，丹参 15g，生蒲黄 10g（包煎），白花蛇舌草 15g，仙鹤草 15g，吴茱萸 3g，黄连 3g，海螵蛸 20g，炙甘草 3g。 功 效：化痰消瘀，和胃解毒。 主 治：胃癌前期病变（痰瘀互结证）。 用 法：每日 1 服，水煎，分 2 次服。 方 解：方中陈皮燥湿化痰、理气和胃，丹参活血化瘀、祛瘀生新，共为君药；法半夏和胃祛湿化痰，且能散结，茯苓健脾利水渗湿，生蒲黄活血化瘀止痛，共为臣药；白花蛇舌草、仙鹤草清热化瘀抗癌，黄连、吴茱萸、海螵蛸调和肝胃以止酸，皆为佐药；炙甘草调和诸药。诸药合用，共奏化痰消瘀、和胃解毒之功。

关键词： 化痰消瘀汤

注： 本文原载于《江苏中医药》2022 年第 12 期。

21. 樊志敏效方治验——苦参汤

樊志敏

南京市中医院，江苏 南京 210022

摘要： 1 苦参汤 组 成：苦参 30g，黄柏 25g，蛇床子 20g，地肤子 20g，白鲜皮 20g，土槿皮 20g，防风 12g，枯矾 30g。功 效：清热燥湿，祛风止痒。主治：肛门湿疡病（湿热浸淫证）。用 法：中药装入纱布袋中，水煎外用，药液量以可浸泡肛周部位为宜，先以药液热气熏蒸，60 ~ 70℃为宜，待药温降至 40℃左右开始坐浴。每日 1 服，分早晚外用。

关键词： 苦参汤；樊志敏

注： 本文原载于《江苏中医药》2022 年第 12 期。

22. 蔡建平效方治验——通络治痹方

蔡建平

无锡市中医医院，江苏 无锡 214071

摘要： 1 通络治痹方 组 成：红花 10g，土鳖虫 10g，地龙 10g，独活 10g，川芎 10g，白芥子 10g，牛膝 10g，徐长卿 10g，五加皮 10g，鸡血藤 30g。功效：化瘀通络，祛风除湿。主 治：膝骨关节炎（膝痹，痰瘀互结证）。用 法：每日 1 服，水煎，分 2 次服。方 解：方中土鳖虫化瘀通络、消肿止痛，独活祛风除湿、通痹止痛，二者同为君药。川芎祛风止痛、活血行气，起到气行则血行、祛瘀不伤正之功效；红花活血通经、祛瘀止痛；鸡血藤养血活血补血，祛瘀不伤血。上三味同为臣药。佐以五加皮祛风湿、补肝肾、强筋骨，徐长卿祛风除湿、温经通络、散寒止痛，白芥子豁痰利气、散结通络止痛，地龙通经行络。使以牛膝既能补肝肾、强筋骨，又能活血通经、通血脉而利关节，引诸药下行，还可散结止痛，标本兼顾。诸药同用以达化瘀通络、祛风除湿之效，对膝骨关节炎患者关节僵硬、酸痛等症状有标本同治之妙。

关键词： 蔡建平

注： 本文原载于《江苏中医药》2022 年第 12 期。

23. 戴安伟效方治验——益气生血方

戴安伟

昆山市中医医院，江苏 昆山 215300

摘要： 1 益气生血方 组 成：黄芪 45g，白术 15g，当归 12g，熟地黄 12g，白芍 12g，女贞子 18g，墨旱莲 18g，菟丝子 15g，阿胶 12g，石韦 30g，焦六神曲 30g，甘草 9g。功 效：益气生血，补肾滋髓。主 治：虚劳（气血两虚、肝肾不足证）。用 法：每日 1 服，水煎，分早晚温服。方 解：方中黄芪、白术为君，皆为补气要药，健脾益气生血，重用黄芪取气生则血生、气旺则血统之旨。熟地黄、当归、白芍配伍，以气血双补；肾主骨生髓，肝藏血，女贞子、墨旱莲、菟丝子补肝肾、滋血髓；阿胶为血肉有情之物，乃补血之上品。上七味共为臣药。焦六神曲消化助运；石韦为升血小板的经验用药，《本草纲目》云其主崩漏金疮、清肺气。上二味共为佐药。使以甘草补益调和。全方补中有运，滋中有清，君臣有序。

关键词： 益气生血

注： 本文原载于《江苏中医药》2022 年第 12 期。

24. 丁元庆运用四神散加味治疗药物过度使用性头痛验案 1 则

黄鑫磊[1] 温 雅[2] 赵丽丽[1] 陈 哲[1] 赵 哲[1] 丁玉洁[1] 丁元庆[2]

1. 日照市中医医院，山东 日照 276800

2. 山东中医药大学，山东 济南 250355

摘要： 介绍丁元庆教授治疗药物过度使用性头痛的临床经验。认为药物过度使用性头痛缘自久病头痛、用药失当；本案首次提出血虚络痹病机，病责厥阴，与肝及心包络关系密切；病机以阴血亏虚为本，内风扰络、痰湿瘀阻为标，久病入络，络脉痹阻，形神失和；临证基于头痛六经辨证理论，补虚泻实，身心同治；四神散集祛风通络、调气和血、宣痹定痛于一体，随证化裁，治疗血虚络痹之头痛可收良效。并举验案 1 则。

关键词： 药物过度使用性头痛；厥阴头痛；四神散；血虚络痹；形神并调；中医药疗法

资助基金： 全国中医学术流派传承工作室建设项目；山东省中医药管理局名老中医药专家学术传承工作室建设项目；山东省中医药管理局齐鲁医派中医学术流派建设项目；山东省中医药管理局科技发展计划项目（2019-0016）。

注： 本文原载于《上海中医药杂志》2022 年第 7 期。

25. 葛根芩连汤加减对结直肠癌患者炎症因子和免疫细胞水平影响的临床研究

姚忠强[1]　王斐斐[1]　李　炜[1]　孙　琳[2]　曲　凯[2]
白昌儒[1]　贺礼琴[1]　王娟毅[1]
1. 西安交通大学附属三二〇一医院肿瘤内科，陕西 汉中 723000
2. 西安交通大学第一附属医院肝胆外科，陕西 西安 710061

摘要：[目的] 观察葛根芩连汤加减对结直肠癌患者炎症因子和免疫细胞水平的影响。[方法] 将 82 例拟行手术治疗的结直肠癌患者随机分为对照组和观察组，每组 41 例，对照组予常规治疗和限期手术，观察组在此基础上于手术前 7 d 开始服用葛根芩连汤加减方。比较 2 组血浆免疫细胞 [$CD4^+$T 细胞、$CD8^+$T 细胞、自然杀伤（NK）细胞、自然杀伤 T（NKT）细胞、调节性 T（Treg）细胞] 和炎症因子 [肿瘤坏死因子 –α（TNF–α）、γ 干扰素（IFN–γ）、白介素 –2（IL–2）、白介素 –6（IL–6）、白介素 –10（IL–10）、5– 羟色胺（5–HT）] 水平，以及肿瘤组织中 5–HT、TNF–α 表达的变化情况。[结果] ①治疗前后组内比较，观察组血浆 $CD4^+$T 细胞、NKT 细胞水平升高（$P < 0.05$），对照组血浆 $CD4^+$T 细胞、NKT 细胞、$CD8^+$T 细胞、NK 细胞、Treg 细胞水平差异均无统计学意义（$P > 0.05$）；组间治疗后比较，观察组 $CD4^+$T 细胞、NKT 细胞水平高于对照组（$P < 0.05$）。②治疗前后组内比较，观察组血浆 TNF–α、IFN–γ、IL–2、IL–6、IL–10、5–HT 水平降低（$P < 0.05$），对照组上述炎症因子水平差异均无统计学意义（$P > 0.05$）；组间治疗后比较，观察组血浆 TNF–α、IFN–γ、IL–2、IL–6、IL–10、5–HT 水平低于对照组（$P < 0.05$）。③术后与治疗前组内比较，观察组肿瘤组织中 TNF–α、5–HT 的累积光密度（IOD）值降低（$P < 0.05$），对照组肿瘤组织中 TNF–α、5–HT 的 IOD 值差异无统计学意义（$P > 0.05$）；组间术后比较，观察组肿瘤组织中 TNF–α、5–HT 的 IOD 值低于对照组（$P < 0.05$）。[结论] 葛根芩连汤加减治疗可有效调节结直肠癌患者的免疫水平和炎症反应，具有良好的临床应用前景。

关键词：结直肠癌；葛根芩连汤；免疫调节；炎症因子；中医药疗法；临床试验

资助基金：陕西省科技厅自然科学基础计划研究项目（2017JM8039）。

注：本文原载于《上海中医药杂志》2022 年第 7 期。

26. 加味宣白承气汤对痰热闭肺型肺炎支原体肺炎患儿肠道菌群及 sIgA 水平的影响

包春秀　姜永红
上海中医药大学附属龙华医院儿科，上海 200032

摘要：[目的] 观察加味宣白承气汤联合西医常规疗法治疗痰热闭肺型肺炎支原体肺炎（MPP）的临床疗效，以及该方对患儿肠道菌群数量、分泌型免疫球蛋白 A（sIgA）水平的影响，从肠 – 肺轴角度探索中医药治疗 MPP 的机制。[方法] 将 60 例痰热闭肺型 MPP 患儿随机分为对照组和观察组，每组 30 例；招募同期健康儿童 30 例，设为正常组。对照组予阿奇霉素治疗，观察组在对照组治疗措施的基础上联合使用加味宣白承气汤，2 组疗程均为 5 d。观察临床疗效，采集各组儿童的粪便标本，采用实时定量聚合酶链反应法检测双歧杆菌、乳酸杆菌、黄瘤胃球菌、丁酸梭菌数量，采用酶联免疫吸附测定法检测 sIgA 含量，采用 Person 相关系数描述肠道菌群数量与 sIgA 含量的相关性，同时进行安全性评价。[结果] ①观察组总有效率为 93.33%，对照组总有效率为 70.00%，观察组临床疗效优于对照组（$P < 0.01$）。②与正常组比较，痰热闭肺型 MPP 患儿粪便双歧杆菌、乳酸杆菌、黄瘤胃球菌、丁酸梭菌数量减少（$P < 0.001$）；治疗后，观察组双歧杆菌、乳酸杆菌、黄瘤胃球菌、丁酸梭菌数量增加（$P < 0.001$），且多于对照组（$P < 0.001$）。③与正常组比较，痰热闭肺型 MPP 患儿粪便 sIgA 含量降低（$P < 0.05$）；治疗后，观察组粪便 sIgA 含量升高（$P < 0.001$），且高于对照组（$P < 0.001$）。④痰热闭肺型 MPP 患儿粪便中双歧杆菌、乳酸杆菌、黄瘤胃球菌、丁酸梭菌数量与 sIgA 含量呈正相关（$P < 0.001$）。⑤治疗期间，所有患儿均未出现明显不良反应。[结论] 加味宣白承气汤联合西医常规疗法治疗痰热闭肺型 MPP 疗效满意，其机制与增加肠道有益菌数量、调节肠道黏膜免疫有关。

关键词：肺炎支原体肺炎；痰热闭肺证；儿童；加味宣白承气汤；肠道菌群；分泌型免疫球蛋白 A；

临床试验

资助基金：上海市卫健委中医药进一步发展三年行动计划项目（ZY2018-2020-CCCX-2002-07）；上海市卫健委十三五临床重点专科中医儿科项目（shslczdzk04102）。

注：本文原载于《上海中医药杂志》2022年第7期。

资助基金：科技部十三五重大新药创制项目（2017ZX09304002；全国基层名老中医药专家传承工作室建设项目；上海中医药大学应对奥密克戎感染新型冠状病毒感染肺炎应急科研攻关项目（2022YJ-21）。

注：本文原载于《上海中医药杂志》2022年第9期。

27. 干姜小柴胡汤治疗新型冠状病毒奥密克戎变异株感染轻型患者的临床观察

章诚杰　姚轶立　周　丹　欧阳洋　郝微微　严华美　杨雪军　蒋　健

上海中医药大学附属曙光医院，上海 201203

摘要：［目的］观察干姜小柴胡汤治疗新型冠状病毒奥密克戎变异株感染轻型患者的临床疗效。［方法］将145例新型冠状病毒奥密克戎变异株感染轻型患者随机分为观察组（97例）和对照组（48例），对照组予基础治疗，观察组在对照组治疗基础上加用干姜小柴胡汤。治疗5 d后观察临床疗效，比较2组中医证候积分、抑郁自评量表（SDS）评分、焦虑自评量表（SAS）评分及核酸转阴时间。［结果］①试验过程中，对照组脱落1例，最终完成试验者观察组97例、对照组47例。②观察组总有效率为99.0%，对照组总有效率为78.7%，观察组临床疗效优于对照组（$P<0.05$）。③治疗5 d后与治疗前组内比较，2组中医证候各分项积分及总积分均减少，差异有统计学意义（$P<0.05$）；组间治疗5 d后比较，观察组咽部不适、鼻塞流涕、食欲不振、心情烦躁、心悸积分及中医证候总积分少于对照组，差异有统计学意义（$P<0.05$）。④治疗5 d后与治疗前组内比较，2组SDS、SAS评分降低，差异有统计学意义（$P<0.05$）；组间治疗5 d后比较，观察组SDS、SAS评分低于对照组，差异有统计学意义（$P<0.05$）。⑤2组核酸转阴时间比较，差异无统计学意义（$P>0.05$）。［结论］干姜小柴胡汤治疗新型冠状病毒奥密克戎变异株感染轻型患者疗效满意，可有效改善患者的中医证候，缓解抑郁、焦虑情绪，具有”病郁同治”的功效。

关键词：新型冠状病毒肺炎；新型冠状病毒；奥密克戎变异株；小柴胡汤；经典名方；焦虑；抑郁；临床试验

28. 读懂伤寒做临床

张再良

上海中医药大学基础医学院，上海 201203

摘要：读懂伤寒和做好临床关系密切。从疾病、文本、杂病、类病等角度解释伤寒，从热病的规律、杂病的规矩、辨证的基础、诊疗的格局探讨中医临床。读懂伤寒将有助于当代中医的传承与创新。

关键词：伤寒；《伤寒论》；《金匮要略》；临床应用；辨证论治

注：本文原载于《上海中医药杂志》2022年第9期。

29. 王忆勤活用经典名方辨治哮喘的临证特色

郝一鸣　王忆勤

上海中医药大学，上海市健康辨识与评估重点实验室/中医四诊信息化实验室，上海 201203

摘要：总结王忆勤教授辨治哮喘的临证特色。认为虚实夹杂是哮喘的病机特点，痰瘀交结是哮喘发病的夙根；治疗原则为发时治标并顾本，平时治本且顾标。王教授善用经典名方，临证变通，主张哮喘发作期治气为先，痰瘀并治，顾护脾胃贯穿始终，针对发作期小儿多痰湿、成人多痰瘀的临床特点而针对性地根据经典名方加减自拟出小平喘方及大平喘方分而治之，并善用虫药、对药，重视小儿望诊、闻诊，对其用药轻平温和。

关键词：哮喘；经典名方；中医药疗法；名医经验

资助基金：上海市科委科技计划项目（21DZ2271000）；上海市教委专项（202102-37）；上海中医药大学人才培养计划杏林学者项目。

注： 本文原载于《上海中医药杂志》2022 年第 9 期。

30. 大承气汤通过抑制 HMGB1 及 NLRP3 炎症小体治疗重症急性胰腺炎的研究

李 劼 程卓安 马骄阳 奉典旭 陈亚峰

上海中医药大学附属普陀医院普外科，上海 200062

摘要：[目的] 探讨大承气汤对重症急性胰腺炎（SAP）模型小鼠高迁移率族蛋白 B1（HMGB1）、NOD 样受体蛋白 3（NLRP3）炎症小体表达的影响。[方法] 雄性 C57BL/6 小鼠随机分为对照组、模型组，以及大承气汤低、中、高剂量组，每组 6 只。对照组腹腔注射 0.9% NaCl 注射液，其余小鼠腹腔注射雨蛙素、脂多糖诱导 SAP 模型，大承气汤低、中、高剂量组分别在造模成功后 0 h、8 h、16 h 给予大承气汤灌胃。造模 18 h 后，试剂盒检测小鼠血清髓过氧化物酶（MPO）、乳酸脱氢酶（LDH）、胰蛋白酶水平，ELISA 法检测血清 HMGB1、白介素 -1β（IL-1β）、白介素 -18（IL-18）水平，HE 染色后光镜下观察胰腺组织形态学变化，免疫组化、Western blot 法检测胰腺组织中嘌呤能离子通道型受体 7（*P*2X7）、NLRP3、凋亡相关的斑点样蛋白（ASC）、天冬氨酸特异性半胱氨酸蛋白酶 1(Caspase-1）表达水平。[结果] ①与对照组比较，模型组小鼠血清 HMGB1、IL-1β、IL-18、胰蛋白酶、LDH、MPO 水平升高（$P<0.05$）；与模型组比较，大承气汤低剂量组血清胰蛋白酶水平降低（$P<0.05$），大承气汤中、高剂量组血清 HMGB1、IL-1β、IL-18、胰蛋白酶、LDH、MPO 水平降低（$P<0.05$）。②模型组小鼠胰腺组织出现水肿、出血和炎性坏死，大承气汤可以减轻上述损伤，保护胰腺组织。③大承气汤中、高剂量组能明显抑制 SAP 小鼠 NLRP3 炎症小体上游 P2X7 及其组分 NLRP3、ASC 和 Caspase-1 的表达（$P<0.05$）。[结论] 大承气汤可以有效抑制 HMGB1 表达及 NLRP3 炎症小体活化，抑制炎性因子生成，从而改善 SAP 模型小鼠胰腺功能。

关键词： 重症急性胰腺炎；大承气汤；高迁移率族蛋白 B1；NOD 样受体蛋白 3；小鼠模型；经典名方

资助基金： 国家自然科学基金（81803920）；上海市卫健委医学重点专科建设项目（ZK2019B18）；上海市普陀区卫健委卫生健康系统特色专病建设项目（2020tszb03）。

注： 本文原载于《上海中医药杂志》2022 年第 9 期。

31. 调心补肾方改善阿尔茨海默病小鼠前额皮质突触缺失和 tau 蛋白过度磷酸化的作用研究

卢志园[1] 王葆青[2] 赵晨怡[1] 杨 光[1] 童雨婷[1] 杨建梅[3] 徐 颖[1]

1. 上海中医药大学基础医学院，上海 201203
2. 复旦大学附属中山医院呼吸科，上海 200032
3. 上海市徐汇区中心医院呼吸科，上海 200031

摘要：[目的] 研究调心补肾方（TXBSF）对早老素 1/2 条件性双基因敲除（PS cDKO）的阿尔茨海默病（AD）小鼠模型前额皮质（PFC）突触缺失和 tau 蛋白过度磷酸化的影响。[方法] 采用 3 ~ 3.5 月龄小鼠，雌雄各半，随机分为野生型组（WT）、PS cDKO 模型组（cDKO）、PS cDKO+TXBSF 组（cDKO+TXBSF），每组 6 只。WT 和 cDKO2 组小鼠给予普通饲料，cDKO+TXBSF 小鼠给予含 TXBSF（给药剂量为 2.55 g/kg）的饲料喂养，共治疗 90 d。采用 Western blot 法检测小鼠 PFC 中 N- 甲基 -D- 天冬氨酸受体（NMDAR）亚基（NR1、NR2A、NR2B）、微管相关蛋白 2（MAP2）和 tau 蛋白表达；qRT-PCR 法检测小鼠 PFC 中 NR1、NR2A、NR2B 和 MAP2 mRNA 表达。[结果]Western blot 检测结果显示，与 cDKO 小鼠相比，cDKO+TXBSF 小鼠 PFC 中 NR1、NR2A、NR2B 和 MAP2 蛋白表达增加（$P<0.05$）；磷酸化 tau（ser 396/404）蛋白表达减少（$P<0.05$）。qRT-PCR 结果显示，与 cDKO 小鼠相比，cDKO+TXBSF 小鼠 PFC 中 NR1、NR2A、NR2B 和 MAP2 mRNA 表达增加（$P<0.05$）。[结论]TXBSF 对 PS cDKO 小鼠记忆缺陷的改善作用可能通过逆转 PFC 的 tau 蛋白过度磷酸化和下调突触相关蛋白的表达来实现。

关键词： 阿尔茨海默病；调心补肾方；前额皮质；突触缺失；tau 蛋白；小鼠模型；中药研究

资助基金： 国家自然科学基金（82174003）；上海市卫生和计划生育委员会资助项目（2020JCGZS-018）；上海市卫生和计划生育委员会资助项目

（ZYKC2019033）。

注：本文原载于《上海中医药杂志》2022 年第 9 期。

32. 大黄牡丹汤合四君子汤对 DBTC 诱导大鼠胰腺纤维化的干预作用

纪晓丹　李兴佳　吕　婵　郝立校　李　涛　龚　彪

上海中医药大学附属曙光医院消化科，上海 201203

摘要：[目的] 研究大黄牡丹汤合四君子汤对二丁基二氯化锡（DBTC）诱导大鼠胰腺纤维化的干预作用。[方法]48 只雄性 SD 大鼠随机分成正常组、模型组、大黄牡丹汤组、四君子汤组、大黄牡丹汤合四君子汤合方组（简称“合方组”）、对照组，每组 8 只。正常组尾静脉注射质量分数为 0.9% 的氯化钠溶液（1 mL/kg），其他组尾静脉注射 DBTC（8 mg/kg）造模。造模第 2 天开始每天按每 100 g 大鼠体质量 1 mL 灌胃相应药物，连续 3 周。其中大黄牡丹汤组给予大黄牡丹汤（生药含量 0.63 g/mL），四君子汤组给予四君子汤（生药含量 0.24 g/mL），合方组给予大黄牡丹汤合四君子汤（生药含量 0.87 g/mL），对照组给予辅酶 Q10（5 mg/kg），正常组和模型组灌胃等体积质量分数为 0.9% 的氯化钠溶液。末次给药后，收集大鼠胰腺组织，分离血清。检测血清丙氨酸转氨酶（ALT）、天冬氨酸转氨酶（AST）、白蛋白（ALB）、总胆汁酸（TBA）、肌酐（Cr）、尿素（UREA）、白介素 -6（IL-6）含量。采用 HE 染色、天狼猩红染色观察胰腺组织形态学改变，免疫组化法观察Ⅰ型胶原蛋白 α1（COL Ⅰ A1）、α- 平滑肌肌动蛋白（α-SMA）表达。[结果] 与正常组比较，模型组大鼠 ALT、AST 活性均显著升高（$P<0.05$）；HE 染色显示，模型组大鼠胰腺呈萎缩状，胰腺导管和腺泡结构破坏，纤维组织增生，部分小叶间构成一片红染的无结构区，胰腺间质可见大量炎细胞浸润；天狼猩红染色显示，模型组大鼠胰腺组织中部分破坏和萎缩的腺泡结构被胶原纤维替代，破坏的腺泡、小叶和胰岛呈结节状纤维化；且天狼猩红阳性染色面积比（SR）也显著增加（$P<0.05$）。与模型组相比，各药物干预组大鼠 ALT、AST 活性均有不同程度降低（$P<0.05$）；各药物干预组大鼠胰腺组织 SR 亦有不同程度降低（$P<0.05$）；各药物干预组大鼠胰腺组织的 COL Ⅰ A1 以及 α-SMA 蛋白的表达组间差异具有统计学意义（$P<0.05$）。与大黄牡丹汤组及四君子汤组相比，合方组 ALT、AST 活性均有降低（$P<0.05$）；与合方组比较，大黄牡丹汤组、四君子汤组、对照组 α-SMA、COL Ⅰ A1 蛋白的表达差异均有统计学意义（$P<0.05$）。[结论] 大黄牡丹汤合四君子汤可显著改善 DBTC 诱导大鼠胰腺纤维化，且存在一定程度的配伍增效作用。

关键词：慢性胰腺炎；胰腺纤维化；大黄牡丹汤；四君子汤；复方配伍；大鼠模型；中药研究

资助基金：国家创新药重点监测专项科研基金项目（Z-2018-32-180025）；上海中医药大学附属曙光医院四明青年基金（SGKJ-201924）；上海市卫健委上海市进一步加快中医药事业发展三年行动计划项目（20182020ZY2018-2020-FWTX-1105）。

注：本文原载于《上海中医药杂志》2022 年第 10 期。

33. 柴胡疏肝散调控 Notch 通路抑制慢性脂肪性肝炎大鼠肝纤维化的研究

周淑娟[1]　陈岩岩[2]　李　琤[3]　周红敏[1]

1. 郑州市第六人民医院药学部，河南 郑州 450000

2. 天津大学新城医院药剂科，天津 300450

3. 郑州市第六人民医院肝病中心，河南 郑州 450000

摘要：[目的] 观察柴胡疏肝散对慢性脂肪性肝炎大鼠肝纤维化病变的抑制作用，并探讨其对肝组织 Notch 通路的调控作用。[方法] 采用高脂饮食喂养 50 只成年 SD 大鼠建立慢性脂肪性肝炎模型，对建模成功者采用随机数字表分为模型组、阳性组及柴胡疏肝散低、中、高剂量组，另取 8 只成年 SD 大鼠记为正常组。阳性组予以罗格列酮 2 mg/kg 灌胃，柴胡疏肝散低、中、高剂量组分别予以 3.15、6.30、12.60 g/kg 柴胡疏肝散药液灌胃，模型组和正常组每 100 g 大鼠体质量予以 1 mL 质量分数为 0.9% 的氯化钠溶液灌胃，均每天 1 次，持续 10 周。HE 染色观察建模情况；ELISA 法检测各组大鼠干预后血清肝功能；放射免疫法检测各组大鼠干预后血清肝纤维化指标和羟脯氨酸（Hyp）含量；改良氯胺 -T 法检测肝组织 Hyp 含量；HE 染色观察各组干预后肝组织病变，天狼猩红染色观察肝纤维化病变；采用 RT-qPCR 法及 Western blot 法分别检测各组干预后肝组织转化生长因子 -β1（TGF-β1）、Notch1、Notch3、发状分裂相关增强子 -1（Hes1）、α- 肌动蛋白（α-SMA） mRNA和蛋白表达。[结果]干预后模型组血清肝功能和肝纤维化指标、肝组织Hyp含量均高于正常组，阳性组和柴胡疏肝散低、中、高剂量组均低于模型组，柴胡疏肝散低剂量组均高于阳性组，柴胡疏肝散高剂量组均低于阳性组，上述差异均有统计学意义（$P<0.05$）。模型组肝纤维化病变显著，阳性组和柴胡疏肝散低、中、高剂量组均减轻，且柴胡疏肝散高剂量组与正常组最为接近。模型组干预后肝组织TGF-β1、Notch3、Hes1、α-SMA mRNA及蛋白相对表达量均高于正常组，阳性组和柴胡疏肝散低、中、高剂量组均低于模型组，柴胡疏肝散低剂量组均高于阳性组，柴胡疏肝散高剂量组均低于阳性组，而Notch1 mRNA及蛋白的变化趋势正相反，上述差异均有统计学意义（$P<0.05$）。[结论]对慢性脂肪性肝炎大鼠予以柴胡疏肝散灌胃可减轻肝损害，抑制肝纤维化病变，推测与其调控Notch通路，抑制TGF-β1、Notch3、Hes1、α-SMA表达，上调Notch1表达有关。

关键词：慢性肝炎；脂肪肝；肝纤维化；柴胡疏肝散；Notch通路；大鼠模型；中药研究

注：本文原载于《上海中医药杂志》2022年第10期。

34. 温化蠲痹方对胶原诱导性关节炎大鼠N6-甲基腺苷甲基化的影响

周海丽[1]　黄柳云[2]　刘喜德[3]

1. 扬州市中医院，江苏 扬州 225127
2. 浙江中医药大学第二临床医学院，浙江 杭州 310053
3. 浙江中西医结合医院中医科，浙江 杭州 310003

摘要：[目的]研究温化蠲痹方对胶原诱导性关节炎（CIA）大鼠炎症及N6-甲基腺苷（m6A）甲基化的影响。[方法]选用雌性Wistar大鼠50只，随机分为正常组（n=10）和造模组（n=40）。采用尾部皮内多点注射乳化剂的方法建立CIA模型。采用容积法（排水体积）和关节炎指数（AI）评分法对模型进行评估，足肿胀体积>1.6 mL、AI评分≥4分视为造模成功。将造模成功的30只CIA大鼠随机分为模型组（n=10）、温化蠲痹方组（中药组，n=10）、甲氨蝶呤（MTX）组（n=10）。中药组给予温化蠲痹方，剂量为22.9 $g \cdot kg^{-1} \cdot d^{-1}$；MTX组给予甲氨蝶呤混悬液，剂量为0.78 $mg \cdot kg^{-1}$，每周1次；正常组和模型组给予等量质量分数为0.9%的氯化钠溶液，每日1次。治疗30 d取各组大鼠膝关节滑膜。采用HE染色法检测滑膜病理情况，以realtime PCR法检测滑膜中甲基转移酶样蛋白3（Mettl3）、甲基转移酶样蛋白14（Mettl14）、肥胖相关蛋白（Fto）、Alkb同系物5（Alkbh5）、YthN 6-甲基腺苷RNA结合蛋白1（Ythdf1）、Yth N6-甲基腺苷RNA结合蛋白2（Ythdf2）基因表达及关节炎性因子肿瘤坏死因子-α（TNF-α）、白介素-1β（IL-1β）、白介素-6（IL-6）基因表达水平，并采用Western blot法检测Mettl3、Fto蛋白表达。[结果]与正常组比较，模型组大鼠足肿胀体积、AI评分明显升高，Mettl3、Mettl14、Fto、Alkbh5、Ythdf1基因表达增加，Ythdf2基因表达降低，TNF-α、IL-1β、IL-6基因表达增加，Mettl3、Fto蛋白表达增加，差异均有统计学意义（$P<0.05$）。与模型组比较，中药组和MTX组足肿胀体积、AI评分均随时间延长逐渐降低，Mettl3、Mettl14、Fto、Alkbh5、Ythdf1基因表达降低，Ythdf2基因表达增加，TNF-α、IL-1β、IL-6基因表达降低，Mettl3、Fto蛋白表达降低，差异均有统计学意义（$P<0.05$）。与MTX组比较，中药组Mettl3、Mettl14、Fto、Alkbh5、Ythdf1基因表达降低，Ythdf2基因表达增加，TNF-α、IL-1β、IL-6基因表达降低，Mettl3、Fto蛋白表达降低，差异均有统计学意义（$P<0.05$）。[结论]中药温化蠲痹方可能通过影响m6A甲基化来发挥抗炎作用，从而对CIA起到治疗效果。

关键词：类风湿关节炎；胶原诱导性关节炎；温化蠲痹方；N6-甲基腺苷；大鼠模型；中药研究

资助基金：浙江省自然科学基金（LY21H270001）；浙江省中医药科技计划项目（2020ZB180）；杭州市卫生科技计划重大项目（Z20200026）。

注：本文原载于《上海中医药杂志》2022年第10期。

35. 加味桃红四物汤阻断大鼠视网膜静脉阻塞模型JAK2-STAT3通路活化的机制

杨宇琴　唐慧新　李景景　邹　红

上海中医药大学附属曙光医院眼科，上海 201203

摘要：[目的]观察加味桃红四物汤对视网膜静脉阻塞（RVO）大鼠模型Janus激酶蛋白2-信号转

导及转录因子 3(JAK2-STAT3)通路的影响。[方法]将 8 周龄 90 只 SD 大鼠随机分成空白组(A 组)、模型组(B 组)、加味桃红四物汤高浓度组(C 组)、加味桃红四物汤中浓度组(D 组)、加味桃红四物汤低浓度组(E 组),每组 18 只。A 组不做处理,其他组大鼠右眼使用激光联合孟加拉玫瑰红的方法建立 SD 大鼠 RVO 模型。造模成功后,A 组与 B 组予 2 mL 无菌注射液灌胃,C 组、D 组、E 组灌胃给予低浓度(10 mg/kg)、中浓度(20 mg/kg)、高浓度(40 mg/kg)的加味桃红四物汤。给药后 7、14、21 d 用 HE 染色观察各组大鼠的视网膜结构、厚度和节细胞层(GCL)水肿情况,采用 Western blot 法检测 21 d 时视网膜组织中 Janus 激酶蛋白 2(JAK2)、磷酸化 Janus 激酶蛋白 2(*P*-JAK2)、信号转导及转录因子 3(STAT3)、磷酸化信号转导及转录因子 3(*P*-STAT3)的蛋白表达。[结果]①视网膜结构:7 d 时各组视网膜 3 层结构完整,14 d 时各组见散在视网膜静脉血管内血栓部分再通,21 d 时各组节细胞数量改变不明显。视网膜厚度:7 d 时 B 组、C 组、E 组见视网膜神经纤维层的间隙增宽;14 d 及 21 d 时 C、D、E 组视网膜厚度均变薄。GCL 水肿:7 d 时各组 GCL 水肿,14 d 时 C 组、D 组、E 组 GCL 水肿减轻,21 d 时各组 GCL 无水肿。② JAK2 蛋白表达:与 A 组比较,B 组 JAK2 蛋白表达降低($P<0.05$);与 B 组比较,C 组、D 组 JAK2 蛋白表达升高($P<0.05$);与 E 组比较,C 组、D 组 JAK2 蛋白表达较高($P<0.05$)。P-JAK2 蛋白表达:与 A 组比较,B 组、E 组 P-JAK2 蛋白表达升高($P<0.05$);与 B 组比较,C 组、D 组、E 组 P-JAK2 蛋白表达降低($P<0.05$);与 E 组比较,C 组、D 组 P-JAK2 蛋白表达较低($P<0.05$)。STAT3 蛋白表达:与 A 组比较,D 组 STAT3 蛋白表达降低,E 组 STAT3 蛋白表达升高($P<0.05$);与 B 组比较,C 组 STAT3 蛋白表达降低,E 组 STAT3 蛋白表达升高($P<0.05$);与 E 组比较,C 组、D 组 STAT3 蛋白表达较低($P<0.05$)。P-STAT3 蛋白表达:与 A 组比较,B 组、C 组 P-STAT3 蛋白表达升高($P<0.05$);与 B 组比较,C 组 P-STAT3 蛋白表达降低($P<0.05$)。[结论]加味桃红四物汤可改善眼底缺血缺氧,阻断 RVO 的发展,其机制可能与抑制 JAK2-STAT3 通路活化相关。

关键词: 视网膜静脉阻塞;加味桃红四物汤;Janus 激酶蛋白 2;信号转导及转录因子 3;大鼠模型;中药研究

资助基金: 国家自然科学基金(81874384);上海市浦东新区卫健委联合攻关项目(PW2021D-03)。

注: 本文原载于《上海中医药杂志》2022 年第 10 期。

36. 清肺通络方对肺炎支原体诱导 A549 细胞氧化应激损伤的影响及作用机制研究

刘秀秀　姜永红　姜之炎　王明晶　肖　臻

上海中医药大学附属龙华医院儿科,上海 200032

摘要: [目的]探讨清肺通络方对肺炎支原体(MP)感染人类肺泡基底上皮细胞(A549 细胞)后氧化应激损伤的影响及其可能的机制。[方法]取 A549 细胞分为空白组、MP 感染组(MP 浓度为 1×10^7 CFU·mL^{-1})、不同浓度清肺通络方组(清肺通络方浓度分别为 0.5 mg·L^{-1}、1.0 mg·L^{-1}、2.0 mg·L^{-1}),于清肺通络方处理 3 d 时,以倒置显微镜观察各组细胞形态学改变,2',7'-二氯二氢荧光素二乙酸酯(DCFH-DA)荧光染色法检测不同组细胞内活性氧(ROS)含量,Western blot 检测核转录因子 E2 相关因子 2(Nrf2)、血红素加氧酶 -1(HO-1)、胞浆伴侣分子(Keap1)、醌氧化还原酶(NQO1)表达水平。取 A549 细胞分为空白组、MP 感染组、MP+siNC 组、MP+ 清肺通络方组、MP+siNrf2 组、MP+siNrf2+ 清肺通络方组,于清肺通络方处理 3 d 时进行细胞转染,Western blot 检测 Nrf2、Keap1、HO-1、NOQ1 表达水平。[结果]适宜浓度的清肺通络方可上调 MP 感染后 A549 细胞内 Nrf2、Keap1、HO-1 和 NOQ1 蛋白表达,降低细胞内 ROS 水平,从而抑制细胞凋亡。抑制 Nrf2 表达后,清肺通络方的抗氧化效应降低。[结论]清肺通络方可减轻 MP 感染后 A549 细胞氧化损伤,其机制可能与调控 Nrf2/抗氧化响应元件(ARE)信号通路有关。

关键词: 肺炎支原体肺炎;清肺通络方;氧化应激;A549 细胞;Nrf2/ARE 信号通络;作用机制;中药研究

资助基金: 国家自然科学基金(81804144);上海市卫健委上海市临床重点专科(中医专业)项目(shslczdzk04102)。

注: 本文原载于《上海中医药杂志》2022 年第 10 期。

37. 柴胡加龙骨牡蛎汤抗抑郁的基础与临床研究进展

许异川　林　江

上海中医药大学附属龙华医院脾胃病科，上海 200030

摘要: 综述柴胡加龙骨牡蛎汤抗抑郁的研究进展。柴胡加龙骨牡蛎汤具有和解少阳、镇静安神的作用，被广泛应用于抑郁症、肿瘤相关性抑郁、心血管疾病合并抑郁、神经系统疾病合并抑郁、戒断抑郁、妇产科疾病伴抑郁、消化系统疾病合并抑郁等的治疗。其治疗机制可能与调节神经递质及其受体表达、调节下丘脑 - 垂体 - 肾上腺轴、保护神经元细胞、改善机体免疫状态、减少炎性因子分泌等有关。

关键词: 抑郁；柴胡加龙骨牡蛎汤；经典名方；临床应用；机制研究；研究进展

资助基金: 上海市卫健委进一步加快中医药事业发展三年行动计划项目（2018-2020ZY2018-2020-FWTX-4018）。

注: 本文原载于《上海中医药杂志》2022 年第 10 期。

38. 基于数据挖掘的《普济方》治疗中风用药规律研究

黄正阳[1]　张弘菁[2]　朱冬雨[2]　施　扬[2]

1. 上海中医药大学附属岳阳中西医结合医院 上海 200437

2. 上海中医药大学附属曙光医院 上海 201203

3. 上海中医药大学附属岳阳中西医结合医院 上海 200437

摘要: [目的] 基于中医传承辅助平台（V2.5）软件挖掘分析《普济方》治疗中风的用药规律。[方法] 整理《普济方》中治疗中风的方剂，录入中医传承辅助平台（V2.5）软件中构建数据库，再使用该软件相关功能进行数据挖掘，分析处方中的组方用药规律。[结果] ①共纳入 47 首方剂，涉及中药 137 味。②使用频次≥ 5 次的药物共有 27 味，且以防风使用频次最高。③用药以温性药及辛味、甘味、苦味药居多，多归脾、心、肝、肺经。④用药模式分析结果显示，共有 11 味中药产生了 13 种药物组合模式，分别为川芎 - 防风、甘草 - 防风、防风 - 独活、防风 - 细辛、防风 - 附子、川芎 - 甘草、人参 - 茯神、人参 - 防风、人参 - 茯苓、生姜 - 防风、甘草 - 茯苓、白芍 - 防风和川芎 - 甘草 - 防风。⑤基于关联规则算法分析，得到常用药物组合模式 4 组，包含中药 4 味（防风、川芎、独活、甘草）。⑥通过聚类分析方法提取出核心组合4组，进而演化出潜在新处方2首，即川芎 - 甘草 - 薄荷 - 独活、朱砂 - 甘草 - 薄荷 - 远志。[结论]《普济方》所载的治疗中风方剂以祛风通络、益气养血药物为主组成，代表药物有防风、独活、细辛、生姜、附子、川芎、白芍、甘草、人参、茯神、茯苓，以此为基本方计算产生的新处方将为后续研究中风用药提供参考。

关键词: 中风；脑卒中；《普济方》；数据挖掘；用药规律

资助基金: 国家自然科学基金（81603595）；上海中医药大学第五批杏林中青年人才项目（RY411.33.06）。

注: 本文原载于《上海中医药杂志》2022 年第 12 期。

39. 王庆其运用通络四法治疗顽固性头痛的经验

谭　丽[1]　李素素[2]　王玲玲[2]　王庆其[2]

1. 上海中医药大学附属岳阳中西医结合医院 上海 200437

2. 上海中医药大学 上海 201203

摘要: 介绍王庆其教授运用通络四法治疗顽固性头痛的经验。基于“久病入络”“久痛入络”理论，认为顽固性头痛基本病机为邪滞络脉致“不通则痛”、络虚不荣致“不荣则痛”，且往往虚实夹杂、多证相兼，故治疗时遵循“以通为用”的法则，灵活运用通络四法，在处方用药中配伍辛味药、虫类药、藤类药及养荣通络药，多管齐下，常能 1 服获效。并附验案 1 则。

关键词: 顽固性头痛；络病；通络四法；名医经验

资助基金: 上海市卫健委海派中医流派传承创新团队项目（2021LPTD-002）；上海市卫健委十三五临床重点专科（中医妇科）项目（shslczdzk04501）；上海中医药大学杏林传承型人才培养项目（RY411.37.05）。

注：本文原载于《上海中医药杂志》2022年第12期。

40. 李佃贵教授基于“浊毒理论”运用当归芍药散治疗脾胃疾病经验

黄崇欣[1] 王玉曼[1] 刘晓雨[1] 刘志华[1] 杜艳茹[2]

1. 河北中医学院研究生学院，河北 石家庄 050091

2. 河北中医学院第一附属医院脾胃病科，河北 石家庄 050011

摘要：当归芍药散源于《金匮要略》，可养血疏肝，健脾利湿，多用于妇科疾病，现代临床将其用于肝脾失调导致的多种疾病。国医大师李佃贵教授基于“浊毒理论”认为，脾胃病多与肝脾相关，针对幽门螺杆菌相关性胃炎、慢性萎缩性胃炎、功能性消化不良等脾胃疾病，谨守病机，巧用当归芍药散加减治疗，收效颇佳。

关键词：脾胃病；当归芍药散；浊毒；名医经验；李佃贵；临床应用

资助基金：全国基层名老中医药专家传承工作室建设项目；河北省重点研发计划项目（20377737D）。

注：本文原载于《河北中医》2022年第8期。

41. 宣肺化痰散瘀汤辅助孟鲁司特钠咀嚼片和吸入用布地奈德混悬液治疗痰热壅肺型急性支气管炎患儿的临床观察

杨 静 李 琳

江苏省南京市浦口区中医院儿科，江苏 南京 211800

摘要：[目的]观察宣肺化痰散瘀汤辅助孟鲁司特钠咀嚼片联合吸入用布地奈德混悬液治疗痰热壅肺型急性支气管炎患儿的临床疗效。[方法]将100例痰热壅肺型急性支气管炎患儿按照随机数字表法分为2组，对照组50例予孟鲁司特钠咀嚼片联合吸入用布地奈德混悬液治疗，观察组50例在对照组治疗基础上加用宣肺化痰散瘀汤治疗。2组均治疗15 d。比较2组治疗前后中医证候评分、炎症指标[肿瘤坏死因子α（TNF-α）、白细胞介素6（IL-6）、C反应蛋白（CRP）]水平、肺功能指标[用力肺活量（FVC）、第1 s用力呼气容积（FEV1）]，并统计疗效及不良反应。[结果]观察组总有效率94.00%（47/50），对照组总有效率80.00%（40/50），观察组疗效优于对照组（$P<0.05$）。2组治疗后中医证候各项评分及总分均较本组治疗前降低（$P<0.05$），且观察组治疗后均低于对照组（$P<0.05$）。2组治疗后血清IL-6、TNF-α、CRP水平均较本组治疗前降低（$P<0.05$），且观察组治疗后均低于对照组（$P<0.05$）。2组治疗后FVC、FEV1水平均较本组治疗前升高（$P<0.05$），且观察组治疗后均高于对照组（$P<0.05$）。2组不良反应发生率比较差异无统计学意义（$P>0.05$）。[结论]宣肺化痰散瘀汤辅助孟鲁司特钠咀嚼片和吸入用布地奈德混悬液能改善痰热壅肺型急性支气管炎患儿中医证候，提高肺功能，减轻炎性反应，高效安全。

关键词：支气管炎；儿童；痰热壅肺；中西医结合疗法

注：本文原载于《河北中医》2022年第8期。

42. 加味稳心汤治疗气虚血瘀型急性心肌梗死后心力衰竭的疗效及对外周血心房钠尿肽、脑钠肽和利钾尿肽的影响

杨 涛 张振鹏 曹琳琳 李 军

中国中医科学院广安门医院心血管科，北京 100053

摘要：[目的]观察加味稳心汤治疗气虚血瘀型急性心肌梗死后心力衰竭的疗效及对外周血心房钠尿肽（ANP）、脑钠肽（BNP）和利钾尿肽（KP）的影响。[方法]将94例气虚血瘀型急性心肌梗死后心力衰竭患者按照随机数字表法分为2组，对照组47予西医常规治疗，观察组47例在对照组治疗基础上应用加味稳心汤治疗，2组均治疗12周。比较2组疗效；比较2组治疗前后中医证候评分变化；比较2组治疗前后心功能指标左室射血分数（LVEF）、左心室收缩末期容积指数（LVESVI）、左心室舒张末期容积指数（LVEDVI）变化；比较2组治疗前后血清ANP、BNP及KP变化；比较2组不良反应发生情况。[结果]观察组总有效率82.98%（39/47），对照组总有效率61.70%（29/47），观察组疗效优于对照组（$P<0.05$）。2组治疗后中医证候各项评分及总评分均较本组治疗前降低（$P<0.05$），治疗后观察组各项中医证候评分及总评分均低于对照组（$P<0.05$）。2组治疗

后 LVEF、LVEDVI 均较本组治疗前升高（$P<0.05$），LVESVI 均较本组治疗前降低（$P<0.05$）；治疗后观察组 LVEF、LVEDVI 均高于对照组（$P<0.05$），LVESVI 均低于对照组（$P<0.05$）。2 组治疗后血清 ANP、BNP 及 KP 均较本组治疗前降低（$P<0.05$），治疗后观察组血清 ANP、BNP 及 KP 均低于对照组（$P<0.05$）。观察组不良反应总发生率 12.77%（6/47），对照组不良反应总发生率 8.51%（4/47），2 组不良反应总发生率比较差异无统计学意义（$P>0.05$）。[结论]加味稳心汤治疗气虚血瘀型急性心肌梗死后心力衰竭疗效确切，可改善患者临床症状和心功能，下调患者外周血 ANP、BNP 及 KP 水平，且安全可靠。

关键词：急性心肌梗死；心力衰竭；中药疗法

资助基金：首都卫生发展科研专项项目（2020-1-4151）。

注：本文原载于《河北中医》2022 年第 9 期。

43. 清浊化瘀方治疗原发性高血压合并冠心病痰瘀互结型的临床疗效及对患者血压、血脂的影响

张晓宇[1]　赵自冰[2]　王建成[1]　于昊伟[2]

1. 河北省邯郸市中医院老年病二科，河北 邯郸 056000

2. 河北省邯郸市中医院心内科，河北 邯郸 056000

摘要：[目的]观察清浊化瘀方治疗原发性高血压合并冠心病痰瘀互结型的临床疗效及对患者血压、血脂的影响。[方法]将 120 例原发性高血压合并冠心病痰瘀互结型患者按照随机数字表法分为 2 组，对照组 60 例予常规西药治疗，观察组 60 例在对照组治疗基础上应用清浊化瘀方治疗，2 组均治疗 1 个月。比较 2 组疗效；比较 2 组血压、血脂水平变化；比较 2 组治疗前后中医证候评分变化。[结果]观察组总有效率 93.33%（56/60），对照组总有效率 80.00%（48/60），观察组疗效优于对照组（$P<0.05$）。2 组治疗后收缩压（SBP）、舒张压（DBP）均较本组治疗前降低（$P<0.05$），且观察组降低更明显（$P<0.05$）。2 组治疗后总胆固醇（TC）、甘油三酯（TG）、低密度脂蛋白胆固醇（LDL-C）均较本组治疗前降低（$P<0.05$），高密度脂蛋白胆固醇（HDL-C）较本组治疗前升高（$P<0.05$）；观察组治疗后 TC、TG、LDL-C 均低于对照组（$P<0.05$），HDL-C 高于对照组（$P<0.05$）。2 组治疗后胸痛、气短、心悸、眩晕、头痛评分均较本组治疗前降低（$P<0.05$），且观察组降低更明显（$P<0.05$）。[结论]在常规西药治疗基础上应用清浊化瘀方治疗原发性高血压合并冠心病痰瘀互结型，能改善患者血压、血脂及临床症状。

关键词：高血压；冠心病；辨证；中医疗法

资助基金：河北省中医药管理局中医药类科研计划课题（2021463）。

注：本文原载于《河北中医》2022 年第 9 期。

44. 肃金方治疗感染后咳嗽风邪恋肺证的疗效及对临床症状和炎症因子的影响

张晓阳　马　真　杨久清　邓敬华　王玉栋

河北省衡水市中医医院肺病科，河北 衡水 053000

摘要：[目的]观察肃金方治疗感染后咳嗽风邪恋肺证的疗效及对临床症状和炎症因子的影响。[方法]将 120 例感染后咳嗽风邪恋肺证患者按照随机数字表法分为 2 组，对照组 60 例予常规西药治疗，观察组 60 例在对照组治疗基础上应用肃金方治疗，2 组均 2 周为 1 个疗程，治疗 2 个疗程。比较 2 组疗效；比较 2 组治疗前后咳嗽症状评分、中医证候评分、炎症因子水平、中文版莱斯特咳嗽量表（LCQ-MC）评分变化。[结果]观察组总有效率 95.00%（57/60），对照组总有效率 83.33%（50/60），观察组疗效优于对照组（$P<0.05$）。2 组治疗后日间、夜间咳嗽症状评分均较本组治疗前降低（$P<0.05$），且观察组降低更明显（$P<0.05$）。2 组治疗后咳声重浊、气急喉痒、干咳无痰或少痰、舌干津少、声音嘶哑、倦怠乏力、骨节痠痛、恶寒发热评分及总评分均较本组治疗前降低（$P<0.05$），且观察组降低更明显（$P<0.05$）。2 组治疗后白细胞介素 6（IL-6）、IL-17、肿瘤坏死因子 α（TNF-α）、P 物质（SP）水平均较本组治疗前降低（$P<0.05$），且观察组降低更明显（$P<0.05$）。2 组治疗后生理、心理、社会问题评分及总评分均较本组治疗前降低（$P<0.05$），且观察组降低更明显（$P<0.05$）。[结论]肃金方治疗感染后咳嗽风邪恋肺证，可改善患者临床症状及炎症因子水平，提高生活质量。

关键词：感染；咳嗽；中药疗法；辨证

资助基金：河北省中医药管理局中医药类科研计

划课题（2020537）。

注：本文原载于《河北中医》2022 年第 9 期。

45. 藤草胜湿汤治疗脾肾阳虚兼风湿内扰型特发性膜性肾病的临床疗效及安全性观察

王　刚[1]　董叶朋[2]　武晓妹[2]　张　宇[2]　李　宁[3]　胡金焕[4]

1. 河北中医学院第一附属医院肾病一科，河北 石家庄 050011

2. 河北中医学院研究生学院，河北 石家庄 050091

3. 河北省胸科医院肾内科，河北 石家庄 050041

4. 河北中医学院第一附属医院肿瘤一科，河北 石家庄 050011

摘要：［目的］观察藤草胜湿汤治疗脾肾阳虚兼风湿内扰型特发性膜性肾病（IMN）的临床疗效及安全性。［方法］将 96 例脾肾阳虚兼风湿内扰型 IMN 患者按照随机数字表法分为 2 组，均予基础治疗，对照组 49 例加用醋酸泼尼松片、雷公藤多苷片治疗，观察组 47 例加用藤草胜湿汤治疗。2 组均治疗 6 个月。比较 2 组疗效；比较 2 组治疗前后中医证候评分变化；比较 2 组治疗前后 24 h 尿蛋白定量、血清白蛋白（ALB）水平变化；比较 2 组治疗前后肝、肾功能指标变化；观察 2 组不良反应发生情况。［结果］观察组总缓解率 66.0%（31/47），对照组总缓解率 65.3%（32/49），2 组疗效比较差异无统计学意义（$P>0.05$）。2 组治疗后中医证候各项评分及总评分均较本组治疗前降低（$P<0.05$），治疗后观察组倦怠乏力、腰膝痠软、食少纳呆、小便泡沫多、肢体痠楚疼痛评分及总评分均低于对照组（$P<0.05$）。2 组治疗后 24 h 尿蛋白定量均较本组治疗前降低（$P<0.05$），血清 ALB 较本组治疗前升高（$P<0.05$）。2 组治疗后 24 h 尿蛋白定量、血清 ALB 比较差异均无统计学意义（$P>0.05$）。2 组治疗前后血肌酐（Cr）、估算肾小球滤过率（eGFR）比较差异均无统计学意义（$P>0.05$）。2 组治疗前后天冬氨酸氨基转移酶（AST）、丙氨酸氨基转移酶（ALT）比较差异均无统计学意义（$P>0.05$）。观察组不良反应发生率 4.3%（2/47），对照组不良反应发生率 18.4%（9/49），观察组不良反应发生率低于对照组（$P<0.05$）。［结论］藤草胜湿汤治疗脾肾阳虚兼风湿内扰型 IMN，可有效降低患者尿蛋白，提高血清 ALB 水平，缓解患者临床症状，且对肝、肾功能无影响，无明显毒副作用。

关键词：肾小球肾炎；膜性；中药疗法

资助基金：河北省中医药管理局中医药类科研计划课题（2017031）。

注：本文原载于《河北中医》2022 年第 9 期。

46. 清胰通腑汤保留灌肠治疗重症急性胰腺炎腑实热结证的中医证候疗效及对血清炎症因子和淀粉酶水平的影响

江晓波[1]　房汉南[2]　郭楚杰[3]

1. 广东省汕头市潮阳区大峰医院急诊科，广东 汕头 515154

2. 广东省汕头市潮阳区大峰医院消化内科，广东 汕头 515154

3. 广东省汕头市潮阳区大峰医院呼吸内科，广东 汕头 515154

摘要：［目的］观察清胰通腑汤保留灌肠治疗重症急性胰腺炎（SAP）腑实热结证的中医证候疗效及对血清炎症因子和淀粉酶水平的影响。［方法］将 60 例 SAP 腑实热结证患者按照随机数字表法分为 2 组，对照组 30 例予常规治疗，观察组 30 例在对照组治疗基础上联合清胰通腑汤保留灌肠治疗，2 组均治疗 2 周。比较 2 组中医证候疗效；比较 2 组治疗前后中医证候评分变化；比较 2 组治疗前后血清炎症因子及淀粉酶水平变化。［结果］观察组总有效率 96.67%（29/30），对照组总有效率 86.67%（26/30），观察组中医证候疗效优于对照组（$P<0.05$）。2 组治疗后腹痛、痞满燥实坚、恶心呕吐、日晡潮热、口干口渴、小便短赤评分及总评分均较本组治疗前降低（$P<0.05$）；治疗后观察组腹痛、痞满燥实坚、恶心呕吐、日晡潮热、口干口渴、小便短赤评分及总评分均低于对照组（$P<0.05$）。2 组治疗后血清降钙素原（PCT）、白细胞介素 6（IL-6）、肿瘤坏死因子 α（TNF-α）及淀粉酶水平均较本组治疗前降低（$P<0.05$）；治疗后观察组血清 PCT、IL-6、TNF-α 及淀粉酶水平均低于对照组（$P<0.05$）。［结论］清胰通腑汤保留灌肠治疗 SAP 腑实热结证，能改善患者中医证候，提高中医证候疗效，降低患者炎症因子及淀粉酶水平。

关键词：胰腺炎；中药疗法

资助基金： 汕头市科技计划医疗卫生类别项目（190403105260669）。

注： 本文原载于《河北中医》2022 年第 9 期。

47. 黄芪建中汤合理中汤治疗脾胃虚寒型慢性胃炎的疗效及对患者血清炎症因子和胃肠激素的影响

彭文婉[1] 王宇新[1] 黄湘谚[2] 陆小辉[3] 董明国[1] 祁树浩[1]

1. 广州中医药大学东莞医院脾胃病科，广东 东莞 523000

2. 广东省东莞市沙田医院中医科，广东 东莞 523980

3. 广东省东莞市沙田医院消化内科，广东 东莞 523980

摘要：［目的］观察黄芪建中汤合理中汤治疗脾胃虚寒型慢性胃炎（CG）的疗效及对患者血清炎症因子和胃肠激素的影响。［方法］将 96 例脾胃虚寒型 CG 患者按照随机数字表法分为 2 组，对照组 48 例予西医常规治疗，观察组 48 例在对照组治疗基础上加用黄芪建中汤合理中汤治疗。2 组均治疗 2 个月。比较 2 组疗效；比较 2 组治疗前后中医证候评分变化；比较 2 组治疗前后血清炎症因子含量变化；比较 2 组治疗前后血清胃肠激素指标变化。［结果］观察组总有效率 95。74%（45/47），对照组总有效率 81.82%（36/44），观察组疗效优于对照组（$P<0.05$）。2 组治疗后中医证候各项评分及总评分均较本组治疗前降低（$P<0.05$），治疗后观察组胃痛隐隐，绵绵不休、喜温喜按、劳累或受凉后发作或加重、精神疲倦评分及总评分均低于对照组（$P<0.05$）。2 组治疗后血清白细胞介素 1β（IL-1β）、IL-6、肿瘤坏死因子 α（TNF-α）含量均较本组治疗前降低（$P<0.05$），治疗后观察组血清 IL-1β、IL-6、TNF-α 含量均低于对照组（$P<0.05$）。2 组治疗后血清胃动素（MTL）、胃泌素（GAS）均较本组治疗前升高（$P<0.05$），生长抑素（SS）较本组治疗前降低（$P<0.05$）；治疗后观察组血清 MTL、GAS 均高于对照组（$P<0.05$），SS 低于对照组（$P<0.05$）。［结论］黄芪建中汤合理中汤治疗脾胃虚寒型 CG，能提高患者临床疗效，可能与抑制炎症浸润程度、调节胃肠激素有关。

关键词： 慢性病；胃炎；辨证；中药疗法；黄芪建中汤；理中汤

资助基金： 董明国广东省名中医传承工作室建设项目。

注： 本文原载于《河北中医》2022 年第 9 期。

48. 加味黄芪桂枝五物汤治疗气血虚弱型手骨关节炎的疗效及对炎症指标水平的影响

熊浪平[1] 肖 琴[1] 邓慧如[1] 杨明锦[1] 周 鹏[2]

1. 湖南中医药大学附属常德医院风湿免疫科，湖南 常德 415000

2. 湖南中医药大学附属常德医院质控科，湖南 常德 415000

摘要：［目的］观察加味黄芪桂枝五物汤治疗气血虚弱型手骨关节炎的疗效及对炎症指标水平的影响。［方法］将 80 例气血虚弱型手骨关节炎患者随机分为 2 组，对照组 40 例予常规西药治疗，观察组 40 例在对照组治疗基础上应用加味黄芪桂枝五物汤。2 组均 1 周为 1 个疗程，连续治疗 4 周。比较 2 组疗效；比较 2 组治疗前后中医证候评分变化；比较 2 组治疗前后血清炎症指标超敏 C 反应蛋白（hs-CRP）、白细胞介素 6（IL-6）、肿瘤坏死因子 α（TNF-α）含量变化。［结果］观察组总有效率 95.00%（38/40），对照组总有效率 82.50%（33/40），观察组疗效优于对照组（$P<0.05$）。2 组治疗后关节疼痛不适、少寐多梦、自汗盗汗、头晕目眩、心悸气短、面色少华评分及总评分均较本组治疗前降低（$P<0.05$），观察组治疗后关节疼痛不适、少寐多梦、自汗盗汗、头晕目眩、面色少华评分及总评分均低于对照组（$P<0.05$）。2 组治疗后血清 hs-CRP、IL-6、TNF-α 含量均较本组治疗前降低（$P<0.05$），且观察组降低更明显（$P<0.05$）。［结论］加味黄芪桂枝五物汤治疗气血虚弱型手骨关节炎，能改善患者临床症状，提高治疗效果，可能与拮抗炎症指标水平有关。

关键词： 骨关节炎；辨证；中药疗法；黄芪桂枝五物汤

资助基金： 湖南中医药大学校级科研基金项目（2019XJJJ123）。

注： 本文原载于《河北中医》2022 年第 9 期。

49. 酸枣仁汤加减联合奥拉西坦胶囊治疗肝阴不足型老年卒中后认知障碍伴失眠的临床疗效及对患者神经功能的影响

黄烈弥　张　鼎　李名飞　孙　瑞　喻佳丽　郭　洪

湖北省武汉市第六医院院康复医学科，湖北 武汉 430015

摘要：［目的］观察酸枣仁汤加减联合奥拉西坦胶囊治疗肝阴不足型老年卒中后认知障碍（PSCI）伴失眠的临床疗效及对患者神经功能的影响。［方法］将 124 例肝阴不足型老年 PSCI 伴失眠患者按照随机数字表法分为 2 组，对照组 62 例予奥拉西坦胶囊治疗，观察组 62 例在对照组治疗基础上应用酸枣仁汤治疗。2 组均治疗 4 周。比较 2 组疗效；比较 2 组治疗前后简易精神状态检查量表（MMSE）评分、匹兹堡睡眠质量指数（PSQI）评分变化；比较 2 组治疗前后中医证候评分变化；比较 2 组治疗前后卒中专用生活质量量表（SS-QOL）评分变化；比较 2 组治疗前后神经功能指标变化。［结果］观察组总有效率 93.5 %（58/62），对照组总有效率 80.6 %（50/62），观察组疗效优于对照组（$P<0.05$）。2 组治疗后 MMSE 评分均较本组治疗前升高（$P<0.05$），PSQI 评分均较本组治疗前降低（$P<0.05$），治疗后观察组 MMSE 评分高于对照组（$P<0.05$），PSQI 评分低于对照组（$P<0.05$）。2 组治疗后中医证候各项评分及总评分均较本组治疗前降低（$P<0.05$），治疗后观察组中医证候各项评分及总评分均低于对照组（$P<0.05$）。2 组治疗后生活影响、心理状态、身体状态、自理能力评分均较本组治疗前升高（$P<0.05$），治疗后观察组生活影响、心理状态、身体状态、自理能力评分均高于对照组（$P<0.05$）。2 组治疗后神经元特异性烯醇化酶（NSE）水平均较本组治疗前降低（$P<0.05$），乙酰胆碱（Ach）、多巴胺（DA）、5- 羟色胺（5-HT）水平均较本组治疗前升高（$P<0.05$）；治疗后观察组 NSE 水平低于对照组（$P<0.05$），Ach、DA、5-HT 水平高于对照组（$P<0.05$）。［结论］酸枣仁汤联合奥拉西坦胶囊治疗肝阴不足型老年 PSCI 伴失眠，能改善患者血清 NSE、Ach、DA、5-HT 水平，改善患者认知障碍和睡眠质量，改善患者中医症状，从而提高患者生活质量。

关键词：中风康复；认知障碍康；复中西医结合疗法；酸枣仁汤

资助基金：武汉市卫生和计划生育委员会科研项目（WZ18D17）。

注：本文原载于《河北中医》2022 年第 9 期。

50. 藤龙补中汤对大肠癌荷瘤小鼠免疫功能的影响

黄晓伟[1]　王双双[2]　郑佳露[3]　陈　雷[1]　彭　骁[1]
陈锦芳[1]　安红梅[4]　胡　兵[1]

1. 上海中医药大学附属龙华医院中医肿瘤研究所，上海 200032
2. 上海中医药大学基础医学院，上海 201203
3. 上海中医药大学附属龙华医院肿瘤科，上海 200032
4. 上海中医药大学附属龙华医院科技处，上海 200032

摘要：［目的］观察藤龙补中汤对大肠癌荷瘤小鼠免疫功能的影响。［方法］将 30 只 SPF 级雄性 BALB/c 小鼠饲养 1 周后进行 CT26 细胞皮下注射，待肿瘤组织长至可测量范围时，按照随机数字表法分为对照组、复方斑蝥胶囊组和藤龙补中汤组，每组 10 只，分别予无菌水、复方斑蝥胶囊 195 mg/kg 和无菌水溶解藤龙补中汤提取物 2.56 g/kg 灌胃，每次 0.2 mL，每日 1 次，共 15 d。灌胃结束后取血、处死小鼠，称量脾、胸腺质量，计算脏器指数；流式细胞仪检测免疫细胞 $CD3^+$、$CD4^+$、$CD8^+$T 淋巴细胞和自然杀伤（NK）细胞；酶标仪 450 nm 检测辅助型 T 淋巴细胞 1（Th1）型细胞因子干扰素 γ（IFN-γ）、白细胞介素 12（IL-12）光密度，结果以对照组倍数表示。［结果］复方斑蝥胶囊组、藤龙补中汤组脾指数、胸腺指数均高于对照组（$P<0.05$）；藤龙补中汤组胸腺指数高于复方斑蝥胶囊组（$P<0.05$）；复方斑蝥胶囊组与藤龙补中汤组脾指数比较差异无统计学意义（$P>0.05$）。复方斑蝥胶囊组、藤龙补中汤组 $CD3^+$、$CD4^+$、$CD8^+$T 淋巴细胞、NK 细胞均高于对照组（$P<0.05$）；藤龙补中汤组 $CD4^+$T 淋巴细胞低于复方斑蝥胶囊组（$P<0.05$），藤龙补中汤组 $CD8^+$T 淋巴细胞、NK 细胞均高于复方斑蝥胶囊组（$P<0.05$）；复方斑蝥胶囊组与藤龙补中汤组 $CD3^+$T 淋巴细胞比较差异无统计学意义（$P>0.05$）。复方斑蝥胶囊组、藤龙补中汤组 IFN-γ、IL-12 均高于对照组（$P<0.05$）；藤龙补中汤组 IFN-γ、IL-12 均高于复方斑蝥胶囊组（$P<0.05$）。［结论］藤龙补中汤可改善大肠癌荷瘤

小鼠免疫功能，激发 Th1 型免疫反应。

关键词：结肠肿瘤；化学诱导；中药疗法；小鼠

资助基金：上海市科学技术委员会科研计划项目（19401933400）；上海市科学技术委员会科研计划项目（16401902500）；上海市科学技术委员会科技计划项目（20ZR1458700）。

注：本文原载于《河北中医》2022 年第 9 期。

51. 国医大师李佃贵教授从“心之浊毒”论治慢性萎缩性胃炎

刘小发[1] 李佃贵[1] 翟付平[2] 杨 倩[1] 郎晓猛[1] 薛 滢[2] 高 颖[2]

1. 河北省中医院脾胃病一科，河北 石家庄 050011
2. 河北中医学院研究生学院，河北 石家庄 050091

摘要：慢性萎缩性胃炎是以胃黏膜上皮和腺体萎缩、数目减少甚至消失，或伴有肠上皮化生、异型增生等为特征的慢性消化系统疾病。“心之浊毒”是国医大师李佃贵教授”浊毒理论”的重要组成部分，其创新性提出从“心之浊毒”论治慢性萎缩性胃炎，以化浊解毒、宁心健脾为治则，创立化浊解毒养心方，并辨证辅以芳香化浊开心窍、温燥祛浊健心阳、清热泄浊除心火、养血祛浊安心神、重镇降浊定心志、活血排浊通心脉法，取效颇佳。

关键词：胃炎；萎缩性；浊毒理论；心之浊毒；李佃贵

资助基金：国家中医临床研究基地业务建设科研专项;全国基层名老中医药专家传承工作室建设项目;全国名中医传承工作室建设项目。

注：本文原载于《河北中医》2022 年第 10 期。

52. 四逆晕痛汤治疗后循环缺血性眩晕经气不利证随机对照研究

张文砚 冯学功 武晓磊

北京中西医结合医院脑病科，北京 100039

摘要：[目的] 观察四逆晕痛汤对后循环缺血性眩晕（PCIV）经气不利证患者的治疗效果。[方法] 将 150 例 PCIV 经气不利证患者按照随机数字表法分为 2 组，对照组 75 例予常规西药治疗，观察组 75 例在对照组治疗基础上予四逆晕痛汤口服，2 组均治疗 14 d。比较 2 组治疗前后欧洲眩晕评估量表（EEV）评分、眩晕等级评定量表（DARS）评分、中医证候评分及左椎动脉（LVA）、右椎动脉（RVA）、基底动脉（BA）的平均血流速度（Vm），并统计 2 组疗效。[结果] 观察组总有效率 90.7%（68/75），对照组总有效率 81.3%（61/75），观察组疗效优于对照组（$P<0.05$）。2 组治疗后 EEV、DARS 评分均较本组治疗前降低（$P<0.05$），且观察组治疗后均低于对照组（$P<0.05$）。2 组治疗后中医证候各项评分及总分均较本组治疗前降低（$P<0.05$），且观察组治疗后头晕目眩、视物旋转、恶心呕吐、耳鸣评分及总分均低于对照组（$P<0.05$）。2 组治疗后 LVA、RVA、BA Vm 均较本组治疗前升高（$P<0.05$），且观察组治疗后 LVA、RVA Vm 均高于对照组（$P<0.05$）。[结论] 四逆晕痛汤对 PCIV 经气不利证患者眩晕及其伴随症状具有良好的缓解作用，可有效改善后循环供血，无不良反应，值得临床应用。

关键词：眩晕；缺血；中药疗法

资助基金：北京中医药科技发展资金项目（JJ2015-19）。

注：本文原载于《河北中医》2022 年第 10 期。

53. 黄连解毒汤对急性期脑梗死大鼠胃动力的影响

任志珍[1] 唐 明[2] 王佳宁[3] 修小惠[2] 李 红[4] 丁 良[5] 安朋朋[3]

1. 青岛市市南区中山路街道河南路社区卫生服务中心中医科，山东 青岛 266000
2. 山东省青岛市中医医院（市海慈医院）神经内科，山东 青岛 266033
3. 山东省青岛市中医医院（市海慈医院）急诊科，山东 青岛 266033
4. 山东省青岛市中医医院（市海慈医院）检验科，山东 青岛 266033
5. 山东省青岛市第三人民医院中医科，山东 青岛 266041

摘要：[目的] 观察黄连解毒汤对急性期脑梗死大鼠胃动力的影响。[方法] 将 60 只大鼠随机分为正常对照组、假手术组、脑梗死组、枸橼酸莫沙必利组、黄连解毒汤常规剂量组及黄连解毒汤高剂量组，每组各 10 只，脑梗死组、枸橼酸莫沙必利组、黄连解毒汤常规剂量组及黄连解毒汤高剂量组采用线栓法制备大脑中动脉梗死模型（MCAo），假手术组大鼠仅暴露大脑中动脉而不凝闭，正常对照组不进行手术干预。造模结束后，黄连解毒汤常规剂量组和高剂量分别按生药 5.39、10.78 g/kg 灌胃，枸橼酸莫沙必利组按 0.05 mg/kg 予枸橼酸莫沙必利片灌胃，假手术组及脑梗死组予 0.9%氯化钠注射液 2 mL 灌胃，正常对照组不做任何处理。共灌胃 7 d，比较各组大鼠灌胃第 4、7 d 胃动素（MTL）水平情况，比较各组大鼠灌胃第 1、4、7 d 胃电图慢波振幅与频率情况，并分析脑梗死组大鼠胃动力障碍变化趋势。[结果] 与正常对照组和假手术组同期比较，脑梗死组第 4、7 d MTL 水平均升高（$P<0.05$）；与脑梗死组同期比较，枸橼酸莫沙必利组、黄连解毒汤常规剂量组及黄连解毒汤高剂量组第 4、7 d MTL 水平均降低（$P<0.05$）；与枸橼酸莫沙必利组同期比较，仅黄连解毒汤高剂量组第 4 d MTL 水平降低（$P<0.05$）；与黄连解毒汤常规剂量组同期比较，黄连解毒汤高剂量组第 4 d MTL 水平降低（$P<0.05$）。与正常对照组和假手术组同期比较，脑梗死组大鼠第 1、4、7 d 胃电图慢波振幅均降低（$P<0.05$），其中脑梗死组第 4 d 胃电图慢波振幅最低（$P<0.05$）；与脑梗死组同期比较，枸橼酸莫沙必利组、黄连解毒汤常规剂量组及黄连解毒汤高剂量组第 1、4、7 d 胃电图慢波振幅均升高（$P<0.05$）；与枸橼酸莫沙必利组同期比较，仅黄连解毒汤高剂量组第 1、4、7 d 胃电图慢波振幅均升高（$P<0.05$）；与黄连解毒汤常规剂量组同期比较，黄连解毒汤高剂量组第 1、4、7 d 胃电图慢波振幅均升高（$P<0.05$）。与正常对照组和假手术组同期比较，脑梗死组第 1、4、7 d 胃电图慢波频率均升高（$P<0.05$），其中脑梗死组第 4 d 胃电图慢波频率最高（$P<0.05$）；与脑梗死组同期比较，仅枸橼酸莫沙必利组、黄连解毒汤常规剂量组及黄连解毒汤高剂量组第 4 d 胃电图慢波频率均降低（$P<0.05$），而 3 个观察组第 1、4、7 d 胃电图慢波频率组间比较差异均无统计学意义（$P>0.05$）。[结论] 黄连解毒汤对急性期脑梗死大鼠胃动力障碍具有明确的治疗作用，可有效提升胃电图慢波振幅，增强胃的收缩力量，同时可降低胃电图慢波频率，降低胃的蠕动速度，并可降低胃动素的水平，综合调控脑梗死急性期大鼠胃动力的紊乱，让胃动力趋向于正常运动水平，且其调节作用有一定的量效关系，高剂量疗效优于常规剂量。

关键词: 脑梗死; 急性期; 胃动力; 动物实验; 大鼠; 黄连解毒汤

资助基金: 青岛市民生科技计划项目（18-6-1-69-nsh）;青岛市医药科研指导计划（2016-WJZD030）。

注: 本文原载于《河北中医》2022 年第 10 期。

54. 补阳还五汤治疗急性脑梗死的临床疗效及对患者炎症相关指标和血液流变学的影响

刘 蕊 马 力 江礼焰 邵慧兴 李 莎 刘远澎

南方医科大学附属花都医院康复医学科，广东 广州 510800

摘要: [目的] 观察补阳还五汤治疗急性脑梗死的疗效及对患者炎症相关指标和血液流变学的影响。[方法] 选取 2019 年 6 月至 2021 年 12 月南方医科大学附属花都医院急性脑梗死住院患者 90 例，按随机数字表法分为对照组和观察组，各 45 例。对照组予以口服阿司匹林肠溶片、阿托伐他汀钙片治疗，并给予常规降血压、降血糖、降颅内压以及对症支持治疗，观察组在对照组治疗基础上联合补阳还五汤治疗，连续治疗 2 周。采用美国国立卫生研究院卒中量表（NIH-SS）评估患者治疗前后神经功能缺损情况，采用蒙特利尔认知评估量表（MoCA）评价患者的认知功能。治疗前后测定炎症相关指标血清淀粉样蛋白 A（SAA）、糖化血清蛋白（GSP）、肿瘤坏死因子 α（TNF-α）水平及血液流变学指标。比较临床疗效。[结果] 治疗后 2 组患者 NIHSS 评分较治疗前降低（$P<0.05$），MoCA 评分较治疗前升高（$P<0.05$），且观察组治疗后 NIHSS 评分低于对照组（$P<0.05$），MoCA 评分高于对照组（$P<0.05$）。治疗后 2 组患者血清 SAA、GSP、TNF-α 水平及血液全血黏度（高切）、全血黏度（低切）、血浆黏度、红细胞比容水平均较治疗前降低（$P<0.05$），且观察组低于对照组（$P<0.05$）。观察组总有效率 95.56%（43/45），对照组总有效率 82.22%（37/45），观察组疗效优于对照组（$P<0.05$）。[结论] 补阳还五汤治疗急性脑梗死疗效确切，可有效减低炎性反应，改善血液流变学指标，改善患者神经功能缺损与认知功能，具有较好的使用价值。

关键词: 脑梗死; 补阳还五汤; 炎症; 血液流变学; 中医药疗法

资助基金: 广东省中医药局中医药科研项目

(20191256)。

注：本文原载于《河北中医》2022 年第 11 期。

55. 三棱莪术汤联合恩替卡韦分散片治疗慢性乙型肝炎肝纤维化肝郁脾虚瘀血阻络证的临床观察

张思淼[1]　彭清华[1]　赵晓威[2]　谢梦洲[1]　郭　朋[1]

1. 湖南中医药大学中医学院中医诊断教研室，湖南长沙 410208

2. 中国中医科学院西苑医院肝病科，北京 100091

摘要：[目的]观察三棱莪术汤联合恩替卡韦分散片治疗慢性乙型肝炎（以下简称慢性乙肝）肝纤维化肝郁脾虚、瘀血阻络证的临床疗效。[方法]将106例慢性乙肝肝纤维化肝郁脾虚、瘀血阻络证患者按照随机数字表法分为2组。对照组53例予恩替卡韦分散片治疗，观察组53例在对照组治疗基础上联合三棱莪术汤治疗。2组均治疗48周。比较2组治疗前后肝功能指标[白蛋白（ALB）、总胆红素（TBiL）、丙氨酸氨基转移酶（ALT）、天冬氨酸氨基转移酶（AST）]、肝纤维化指标[层黏连蛋白（LN）、透明质酸酶（HA）、Ⅲ型前胶原（PC Ⅲ）、Ⅳ型胶原（C Ⅳ）]，临床症状体征改善情况及治疗24、48周乙型肝炎病毒DNA（HBV-DNA）转阴率，并统计2组临床疗效。[结果]观察组总有效率94.34%（50/53），对照组总有效率79.25%（42/53），观察组临床疗效优于对照组（$P<0.05$）。2组治疗后ALB水平均较本组治疗前升高（$P<0.05$），TBiL、ALT、AST均降低（$P<0.05$），且治疗后观察组ALB水平高于对照组（$P<0.05$），TBiL、ALT、AST均低于对照组（$P<0.05$）。2组治疗后LN、HA、PC Ⅲ、C Ⅳ水平均较本组治疗前降低（$P<0.05$），且观察组治疗后均低于对照组（$P<0.05$）。2组治疗48周的HBV-DNA转阴率均较本组治疗24周升高（$P<0.05$），且观察组治疗48周HBV-DNA转阴率高于对照组同期（$P<0.05$）。2组治疗后症状体征比例均较本组治疗前降低（$P<0.05$），且观察组治疗后胁痛、口干、面黯、脉涩比例均低于对照组（$P<0.05$）。[结论]三棱莪术汤加减方联合恩替卡韦分散片治疗慢性乙肝肝纤维化肝郁脾虚、瘀血阻络证疗效确切，可改善肝功能，降低肝纤维化指标水平，抑制HBV复制，缓解临床症状体征，延缓肝纤维化。

关键词：三棱；莪术；乙型肝炎；纤维化；中西医结合疗法

资助基金：中国民族医药学会科研项目（2020ZY082-100101）。

注：本文原载于《河北中医》2022 年第 11 期。

56. 柴葶宁肺方治疗气结痰瘀型慢性阻塞性肺疾病急性加重期合并焦虑抑郁临床研究

郑彩霞[1]　汪　严[1]　于　盼[1]　程若东[1]　孟晓燕[2]　张念志[3]

1. 安徽省淮北市中医医院肺病科，安徽 淮北 235000

2. 安徽省淮北市中医医院老年病科，安徽 淮北 235000

3. 安徽省中医院肺病科，安徽 合肥 230031

摘要：[目的]观察柴葶宁肺方治疗气结痰瘀型慢性阻塞性肺疾病急性加重期（AECOPD）合并焦虑抑郁的临床疗效。[方法]将110例气结痰瘀型AECOPD合并焦虑抑郁患者按照随机数字表法分为2组，对照组55例予西医常规治疗，观察组55例在对照组治疗基础上加服柴葶宁肺方。2组均治疗2周。比较2组疗效；比较2组治疗前后中文版医院焦虑抑郁量表（HADS）评分变化；比较2组治疗前后神经递质指标5-羟色胺（5-HT）、多巴胺（DA）、血管活性肠肽（VIP）水平变化；比较2组治疗前后血清白细胞计数（WBC）、中性粒细胞淋巴细胞比率（NLR）、C反应蛋白（CRP）、白细胞介素1β（IL-1β）、IL-17A水平变化；比较2组治疗前后COPD评估测试（CAT）评分、6 min步行距离（6MWD）、圣乔治呼吸问卷（SGRQ）评分变化。[结果]观察组总有效率94.55%（52/55），对照组总有效率83.64%（46/55），观察组疗效优于对照组（$P<0.05$）。2组治疗后HADS-A评分、HADS-D评分均较本组治疗前降低（$P<0.05$），治疗后观察组HADS-A评分、HADS-D评分均低于对照组（$P<0.05$）。2组治疗后5-HT、DA水平均较本组治疗前升高（$P<0.05$），VIP水平较本组治疗前降低（$P<0.05$）；治疗后观察组5-HT、DA水平均高于对照组（$P<0.05$），VIP水平低于对照组（$P<0.05$）。2组治疗后WBC、NLR、CRP、IL-1β及IL-17A水平均较本组治疗前降低（$P<0.05$），治疗后观察组WBC、NLR、CRP、IL-1β及IL-17A水平均低于对照组（$P<0.05$）。2组治疗后

CAT评分、SGRQ评分均较本组治疗前降低（$P<0.05$），6MWD较本组治疗前升高（$P<0.05$），治疗后观察组CAT评分、SGRQ评分均低于对照组（$P<0.05$），6MWD高于对照组（$P<0.05$）。[结论]柴葶宁肺方联合西医常规治疗气结痰瘀型AECOPD合并焦虑抑郁，能提高患者临床疗效及生活质量，改善焦虑抑郁状况及炎症指标。

关键词： 肺疾病；慢性阻塞性；急性病；焦虑抑郁；中药疗法

资助基金： 安徽省中医药管理局安徽省重大疑难疾病中西医协同攻关项目；安徽省卫健委中医药传承创新科研项目（2022CCYB17）；安徽中医药大学临床科研项目（2021LCHB02）；淮北市科技计划项目（2021HK033）。

注： 本文原载于《河北中医》2022年第112期。

57. 五味消渴方加味治疗糖尿病下肢血管病变气虚血瘀型临床研究

黄　蓉　邓小敏　周卫惠

广西中医药大学第一附属医院内分泌科，广西 南宁 530023

摘要：[目的]观察五味消渴方加味治疗糖尿病下肢血管病变（DLEAD）气虚血瘀型的临床疗效。[方法]将40例DLEAD气虚血瘀型患者按照随机数字表法分为2组，对照组20例予常规西药治疗，观察组20例在对照组治疗基础上应用五味消渴方加味治疗。2组均4周为1个疗程，治疗2个疗程。比较2组疗效；比较2组治疗前后血糖、血脂指标变化；比较2组治疗前后踝肱指数（ABI）变化；比较2组治疗前后下肢动脉血管血流量变化；比较2组治疗前后中医证候评分变化；观察2组不良反应发生情况。[结果]观察组总有效率95.00%（19/20），对照组总有效率80.00%（16/20），观察组疗效优于对照组（$P<0.05$）。2组治疗后空腹血糖（FPG）、餐后2 h血糖（2 hPG）、糖化血红蛋白（HbA1c）均较本组治疗前降低（$P<0.05$），治疗后观察组FPG、2 hPG、HbA1c均低于对照组（$P<0.05$）。2组治疗后总胆固醇（TC）、甘油三酯（TG）、低密度脂蛋白胆固醇（LDL-C）均较本组治疗前降低（$P<0.05$），高密度脂蛋白胆固醇（HDL-C）较本组治疗前升高（$P<0.05$）；治疗后观察组TC、TG、LDL-C均低于对照组（$P<0.05$），HDL-C高于对照组（$P<0.05$）。2组治疗后ABI均较本组治疗前升高（$P<0.05$），治疗后观察组ABI高于对照组（$P<0.05$）。2组治疗后股动脉、腘动脉及足背动脉血管血流量均较本组治疗前增加（$P<0.05$），治疗后观察组股动脉、腘动脉及足背动脉血管血流量均高于对照组（$P<0.05$）。2组治疗后中医证候主症、次症评分均较本组治疗前降低（$P<0.05$），治疗后观察组中医证候主症、次症评分均低于对照组（$P<0.05$）。2组均无不良反应出现。[结论]五味消渴方加味治疗DLEAD气虚血瘀型，能改善患者血糖、血脂水平，增加下肢动脉血管血流量，疗效显著，安全性高。

关键词： 糖尿病；血管疾病；糖尿病血管病变；中药疗法

资助基金： 广西壮族自治区卫生健康委员会自筹经费科研课题（Z20180527）。

注： 本文原载于《河北中医》2022年第12期。

58. 逐瘀逍遥汤联合针刺四关穴治疗卒中后抑郁的临床疗效及对神经功能的影响

陈燕芳　刘　燕

北京市朝阳区中医医院针灸科，北京 100027

摘要：[目的]观察逐瘀逍遥汤联合针刺四关穴治疗卒中后抑郁（PSD）的临床疗效及对神经功能的影响。[方法]将120例PSD患者按照随机数字表法分为2组，均予常规治疗。对照组60例加逐瘀逍遥汤治疗，观察组60例在对照组治疗基础上应用针刺四关穴治疗，2组均治疗1个月。比较2组临床疗效；比较2组治疗前后汉密尔顿抑郁量表（HAMD）评分、美国国立卫生研究院卒中量表（NIHSS）评分；比较2组不良反应发生情况。[结果]观察组总有效率95.0%（57/60），对照组总有效率85.0%（51/60），观察组疗效优于对照组（$P<0.05$）。2组治疗后HAMD评分、NIHSS评分均较本组治疗前降低（$P<0.05$），治疗后观察组HAMD评分、NIHSS评分均低于对照组（$P<0.05$）。2组不良反应总发生率比较差异无统计学意义（$P>0.05$）。[结论]逐瘀逍遥汤联合针刺四关穴治疗PSD，可有效改善患者神经功能和抑郁状态，提高治疗效果，促进机体恢复。

关键词： 卒中；抑郁；中药疗法；针刺疗法

资助基金：北京市朝阳区科技计划项目（CYSF181304）。

注：本文原载于《河北中医》2022年第12期。

59. 温脾补肾泄浊汤联合厄贝沙坦片治疗糖尿病肾病脾肾阳虚兼血瘀证的疗效及对血液流变学和肾脏纤维化指标水平的影响

李红霞[1]　刘晓宇[1]　魏田静[1]　庞　丽[1]　王亚立[1]　于向慧[2]

1. 河北中医学院第二附属医院内分泌病科，河北 定州 073000

2. 河北省中医院内分泌科，河北 石家庄 050011

摘要：[目的]观察温脾补肾泄浊汤联合厄贝沙坦片治疗糖尿病肾病脾肾阳虚兼血瘀证的疗效及对血液流变学和肾脏纤维化指标水平的影响。[方法]将100例糖尿病肾病脾肾阳虚兼血瘀证患者按照随机数字表法分为2组，对照组50例予厄贝沙坦片+西医常规治疗，观察组50例在对照组治疗基础上加用温脾补肾泄浊汤。2组均治疗30 d。比较2组疗效；比较2组治疗前后肾功能指标尿白蛋白排泄率（UAER）、内生肌酐清除率（CCr）和β2微球蛋白（β2-MG）变化；比较2组治疗前后凝血功能指标凝血酶时间（TT）、活化部分凝血活酶时间（APTT）和纤维蛋白原（FIB）变化；比较2组治疗前后血液流变学指标全血黏度（高切）、全血黏度（中切）、全血黏度（低切）、血细胞比容（HCT）、红细胞沉降率（ESR）、血流方程K值、血浆黏度及红细胞聚集指数变化；比较2组治疗前后肾脏纤维化指标血胱抑素C（Cys-C）、基质金属蛋白酶抑制剂-1（T1MP-1）、转化生长因子β1（TGF-β1）、Ⅳ型胶原（CⅣ）变化。[结果]观察组总有效率86.00%（43/50），对照组总有效率68.00%（34/50），观察组疗效优于对照组（$P<0.05$）。2组治疗后UAER、β2-MG水平均较本组治疗前降低（$P<0.05$），CCr水平较本组治疗前升高（$P<0.05$）；治疗后观察组UAER、β2-MG水平均低于对照组（$P<0.05$），CCr水平高于对照组（$P<0.05$）。2组治疗后TT、APTT均较本组治疗前升高（$P<0.05$），FIB较本组治疗前降低（$P<0.05$）；治疗后观察组TT、APTT均高于对照组（$P<0.05$），FIB低于对照组（$P<0.05$）。2组治疗后全血黏度（中切）、HCT、全血黏度（高切）、ESR、全血黏度（低切）、血流方程K值、红细胞聚集指数、血浆黏度均较本组治疗前降低（$P<0.05$），治疗后观察组全血黏度（中切）、HCT、全血黏度（高切）、ESR、全血黏度（低切）、血流方程K值、红细胞聚集指数、血浆黏度均低于对照组（$P<0.05$）。2组治疗后Cys-C、TIMP-1、TGF-β1、CⅣ均较本组治疗前降低（$P<0.05$），治疗后观察组Cys-C、TIMP-1、TGF-β1、CⅣ均低于对照组（$P<0.05$）。[结论]温脾补肾泄浊汤联合厄贝沙坦片治疗糖尿病肾病脾肾阳虚兼血瘀证，可改善患者肾功能、血液流变学及凝血状态，抑制肾间质纤维化。

关键词：糖尿病肾病；中西医结合疗法

资助基金：河北省中医药管理局中医药类科研计划课题（2022402）。

注：本文原载于《河北中医》2022年第12期。

60. 姜良铎教授从状态论治溃疡性结肠炎经验

王建云[1]　江海燕[1]　吴建军[2]　鲁　姝[3]　申　钿[1]

1. 北京中医药大学第三附属医院脾胃科，北京 100029

2. 北京中医药大学第三附属医院呼吸科，北京 100029

3. 北京中医药大学第三附属医院药学部，北京 100029

摘要：溃疡性结肠炎（UC）是一种以腹痛、腹泻、黏液脓血便为主要表现的慢性肠道炎症性疾病.姜良铎教授将系统科学与中医学相结合，引入了从状态论治的概念，通过收集归纳人体各信息要素，分析其状态的形成过程，结合基础病机、当前病机及演变病机治疗UC，临床取得良好疗效。

关键词：结肠炎；溃疡性；从状态论治；名医经验；姜良铎

资助基金：全国中药特色技术传承人才培训项目；北京中医药大学第三附属医院院级培育项目（BZYSY-2022-PYQN-04）。

注：本文原载于《河北中医》2022年第12期。

王紫艳教授等学验选编

1. 补阳还五汤对多因素诱导急性血瘀证模型大鼠血小板功能及相关炎性因子的影响

王紫艳　李　磊　刘建勋　孟红旭　史　跃　马彦雷
王奥奥　尤　越

中国中医科学院西苑医院基础医学研究所，国家中医心血管疾病临床医学研究中心，中药药理北京市重点实验室，北京 100091

摘要：[目的] 探究补阳还五汤对急性血瘀证模型大鼠的血小板功能及炎性因子的影响。[方法] 运用冰水浴复合注射肾上腺素的方法建立 SD 大鼠急性血瘀证模型，大鼠随机分为 4 组，分别为正常组、模型组、补阳还五汤组（3.2g・kg^{-1}）、阿司匹林组（60mg・kg^{-1}）。造模同时持续给药 7 d，第 8 天皮下注射盐酸肾上腺素。观察中医证候宏观评价指标舌象、脉象，检测血液流变学、大鼠凝血功能、血小板聚集率等西医凝血系统评价指标，酶联免疫吸附测定法检测血清炎性及黏附因子相关指标 [细胞间黏附分子 -1（ICAM-1）、基质金属蛋白酶 -9（MMP-9）]。[结果] 与正常组比较，模型组大鼠脉搏幅度显著降低（$P < 0.01$），补阳还五汤较模型组可显著改善血瘀证大鼠脉象（$P < 0.01$），模型组舌象呈现紫暗的血瘀证特点，舌底脉络瘀紫，舌面红（R）、绿（G）、蓝（B）值较正常组显著降低（$P < 0.01$）；与模型组比较，补阳还五汤可显著改善血瘀证大鼠舌象 R、G、B 值（$P < 0.01$）；与正常组比较，模型组血液黏度在高、中、低切剪应力下及血浆黏度检测值均明显升高（$P < 0.05, P < 0.01$），与模型组比较，补阳还五汤可以明显改善高、中、低切剪应力下的全血黏度及血浆黏度（$P < 0.05$，$P < 0.01$）；凝血四项结果显示，模型组较正常组凝血酶原时间（PT）和凝血酶时间（TT）明显缩短（$P < 0.05, P < 0.01$），纤维蛋白原（FIB）含量显著升高（$P < 0.01$）；与模型组比较，补阳还五汤可显著改善血瘀证大鼠 TT、FIB 指标（$P < 0.01$）；模型组大鼠血小板聚集率（花生四烯酸、二磷酸腺苷诱导）也显著高于正常组大鼠（$P < 0.01$），与模型组比较，补阳还五汤可显著降低血瘀证大鼠血小板聚集率（$P < 0.01$）；扫描电镜结果显示，与正常组比较，模型组血小板过度活化，伪足伸出明显，血小板之间聚集现象增多；与模型组比较，补阳还五汤组少见血小板活化和聚集现象。与正常组比较，模型组大鼠血清中炎性因子 MMP-9 和黏附因子 ICAM-1 含量显著升高（$P < 0.01$），与模型组比较，补阳还五汤可明显降低血瘀证大鼠血清中 MMP-9、ICAM-1 含量（$P < 0.05$，$P < 0.01$）。[结论] 冰水浴复合盐酸肾上腺素诱导的 SD 大鼠急性血瘀证血小板功能及形态存在明显改变，并存在炎症及细胞黏附功能异常，补阳还五汤治疗大鼠急性血瘀证的机制可能是通过减少炎性及细胞黏附因子过表达，改善血小板形态及功能，进而减少血栓形成，改善血液浓黏凝聚状态。

关键词：血瘀证；证候；补阳还五汤；血小板；活化功能；炎性因子

资助基金：国家自然科学基金（82030124）；中医药传承与创新“百千万”人才工程（岐黄工程）；中国中医科学院科技创新工程项目（CI2021A04609）。

注：本文原载于《中国实验方剂学杂志》2022 年第 21 期。

2. 黄连解毒汤对 ApoE-/- 小鼠动脉粥样硬化的干预作用及其机制

王卓溪[1]　班纪芳[1]　李柔乐[1]　王铁风[1]　客　蕊[2]
胡晓阳[1]

1. 黑龙江中医药大学，哈尔滨 150040
2. 黑龙江中医药大学附属第一医院，哈尔滨 150040

摘要：[目的] 研究黄连解毒汤对高脂饮食诱导的载脂蛋白 E 基因敲除（ApoE-/-）小鼠动脉粥样硬化的干预作用。[方法] 高脂饮食建立 ApoE-/- 小鼠动脉粥样硬化模型，给予黄连解毒汤进行干预。通过苏木素 - 伊红（HE）染色观察动脉粥样硬化病变后主动脉病理形态变化；全自动生化分析仪检测血清总胆固醇（TC）、甘油三酯（TG）、高密度脂蛋白胆固醇（HDL-C）及低密度脂蛋白胆固醇（LDL-C）水平变化；蛋白免疫印迹法（Western blot）检测主动脉沉默信息调节因子 2 相关酶 1（SIRT1）与核转录因子 -κB（NF-κB）蛋白表达水平；实时荧光定量聚合酶链式反应（Real-time PCR）检测肝脏腺苷酸活化蛋白激酶（AMPK）与过氧化物酶体增殖物激活受体 α（PPARα）mRNA 表达水平，检测主动脉组织肿瘤坏死因子 -α（TNF-α）、白细胞介素 -6（IL-6）、白细胞介素 -1β（IL-1β）与 NOD 样受体热蛋白结构域 3（NLRP3）mRNA 表达水平。[结果] 与正常组比较，模型组血管中有大量脂质积累，血清中 TG、TC、LDL-C 水平均显著升高（$P < 0.01$），HDL-C 水平显著降低（$P < 0.01$）；主动脉 SIRT1 蛋白表达水平显著降低，NF-κB 蛋白表达显著升高（$P < 0.01$）；主动脉 TNF-α、IL-6、IL-1β、NLRP3 mRNA 表达显著升高（$P < 0.01$）；肝脏 AMPK 与 PPARα mRNA 表达显著降低（$P < 0.01$）。与模型组比较，黄连解毒汤可减少动脉粥样硬化模型小鼠主动脉脂质积累及炎症反应，降低 TC、TG、LDL-C 水平（$P < 0.01$），升高 HDL-C 水平（$P < 0.01$）；黄连解毒汤可显著升高 ApoE-/- 小鼠主动脉内 SIRT1 蛋白表达水平（$P < 0.01$），降低 NF-κB 蛋白表达水平（$P < 0.05$，$P < 0.01$）；黄连解毒汤可明显下调小鼠主动脉内 TNF-α、IL-6、IL-1β mRNA 表达水平（$P < 0.05$，$P < 0.01$）；黄连解毒汤可显著上调小鼠肝脏组织 AMPK mRNA 表达水平（$P < 0.05$，$P < 0.01$）。[结论] 黄连解毒汤对 ApoE-/- 小鼠动脉粥样硬化主动脉斑块形成有一定的干预作用，其机制可能与降低血清 TC、TG、LDL-C 水平、升高 HDL-C 水平从而发挥降血脂作用，上调 SIRT1 蛋白、降低 NF-κB 蛋白、降低 TNF-α、IL-6 等炎症因子等保护血管免受炎症损伤及提高 AMPK 与 PPARα 水平参与自噬与凋亡反应有关。

关键词： 黄连解毒汤；载脂蛋白 E 基因敲除（ApoE-/-）小鼠；动脉粥样硬化；抗炎；自噬与凋亡

资助基金： 黑龙江省应用技术研究与开发计划项目（GY2019YF0237）；全国中医药创新青年人才培训项目（14061190007）。

注： 本文原载于《中国实验方剂学杂志》2022 年第 21 期。

3. 补阳还五汤治疗气虚血瘀证型结缔组织病相关性肺纤维化的临床疗效

蒋桓宇　杨　晗　代　倩　吴新辉　汤吴以诺
王　飞　杜全宇

成都中医药大学附属医院，成都 610075

摘要： [目的] 明确补阳还五汤对结缔组织病相关性肺纤维化（CTD-ILD）气虚血瘀证的疗效和安全性，并对补阳还五汤可能的抗纤维化作用机制进行探索。[方法] 采用随机对照单盲的研究方法，将 66 名患者分为观察组和对照组，观察组接受补阳还五汤联合一般常规治疗，对照组接受一般常规治疗，治疗周期为 4 周。主要疗效指标为干预结束后用力肺活量（FVC）较基线的改变值，次要疗效指标包括用力肺活量占预计值百分比（FVC% pred）、第 1 秒用力呼气容积占预计值百分比（FEV1% pred）、King 间质性肺疾病简短量表（K-BILD）问卷、6 分钟步行距离（6MWD）、羟脯氨酸（HYP）、基质金属蛋白酶（MMP）、金属蛋白酶组织抑制因子 -1（TIMP-1）、转化生长因子 -β（TGF-β）较基线的改变值。符合方案的患者纳入主要分析，对缺失数据进行多重插补后进行敏感性分析，安全性采用安全性分析集。[结果]66 例受试者（纳入敏感性分析）中 34 例进入观察组，32 例进入对照组，最终接受全程试验干预的患者有 60 例（纳入主要分析）。干预结束后观察组 FVC 较基线增加，对照组较基线降低，组间差异有统计学意义（$P < 0.01$），敏感性分析和主要分析的结果一致；观察组 FVC% pred、FEVi% pred、6MWD、K-BILD 总分较基线的改变值均优于对照组（$P < 0.01$），敏感性分析和主要分析的结果一致。观察组 TIMP-1 较治疗前显著下降（$P < 0.05$），但 2 组 TIMP-1 较基线改变值无统计学意义，观察组 HYP、MMP-9、TGF-β 较基线下降多于对照组（$P < 0.05$）。2 组用药期间常见不良反应为咳嗽、腹泻、恶心、皮疹、上消化道感染，2 组不良反应事件的发生率差异无统计学意义。[结论] 补阳还五汤可以改善 CTD-ILD 患者肺功能、运动功能和生活质量，且具有较好的安全性；其机制可能和降低 TGF-β、MMP-9、TIMP-1 水平，维持 MMP-9/TIMP-1 平衡有关。

关键词： 补阳还五汤；结缔组织病相关性肺纤维化（CTD-ILD）；气虚血瘀证；疗效性；安全性

资助基金： 国家自然科学基金（82174347）；国

家自然科学基金（82104829）；四川省中医药管理局科学技术研究专项（2020JC0049）。

注：本文原载于《中国实验方剂学杂志》2022年第21期。

4. 苓桂术甘汤联合常规药物延缓心衰病程有效性和安全性的系统评价和Meta分析

丁 芮[1] 朱培超[1] 黄金玲[1] 席俊羽[2]

1. 安徽中医药大学 / 安徽省中医药科学院中西医结合研究所，中药复方安徽省重点实验室，合肥 230012

2. 中国中医科学院中医临床基础医学研究所，北京 100700

摘要：[目的]对苓桂术甘汤联合常规药物延缓心衰病程的有效性和安全性进行系统评价。[方法]系统检索中国知网、万方医学、维普、中国生物医学文献数据库、PubMed、ClinicalKey、Cochrane Library、Web of Science、Medline、Embase 数据库，筛选出苓桂术甘汤治疗心衰的随机对照试验，并用 RevMan 5.3 软件对最终纳入的研究进行 Meta 分析。[结果]纳入 27 项研究，总样本量 3 569 例，其中试验组 1 816 例，对照组 1 753 例。Meta 分析结果显示，与单用常规药物相比，联用苓桂术甘汤能够提高显效率（相对危险度（RR）=1.41，95%置信区间（CI）[1.29，1.54]，$P<0.000\ 01$）和总有效率（RR=1.21，95% CI[1.17，1.25]，$P<0.000\ 01$），降低血清 B 型脑钠肽（BNP）水平[均属差（MD）=-390.08，95% CI[-538.84，-241.52]，$P<0.000\ 01$]和血清 N 末端脑钠肽水平（NT-proBNP）（MD=-713.83，95% CI[-828.41，-599.25]，$P<0.000\ 01$），升高左心室射血分数（LVEF）（MD=5.73，95% CI[3.33，8.14]，$P<0.000\ 01$），降低左心室舒张末期内径（LVDD）（MD=-5.23，95% CI[-7.18，-3.29]，$P<0.000\ 01$）和左心室收缩末期内径（LVSD）（MD=-4.54，95% CI[-6.75，-2.33]，$P<0.000\ 01$），增加心搏出量（SV）（MD=5.90，95% CI[4.56，7.25]，$P<0.00001$），减少肿瘤坏死因子-α（TNF-α）（MD=-37.53，95% CI[-50.72，-24.34]，$P<0.000\ 01$）和白细胞介素 6（IL-6）（MD=-23.64，95% CI[-47.40，0.11]，P=0.05），延长 6 min 步行试验距离（MD=51.08，95% CI[33.01，69.16]，$P<0.000\ 01$），降低中医证候积分（MD=-3.50，95% C1[-4.92，-2.07]，$P<0.000\ 01$），提高患者生活质量（MD=-7.26，95% CI[-10.43，-4.09]，$P<0.000\ 01$），且安全性更高（RR=0.36，95% CI[0.17，0.79]，P=0.01）。[结论]结果表明，苓桂术甘汤联合常规药物治疗可以提高心功能，减轻心纤维化，改善预后，且安全性高。

关键词：苓桂术甘汤；心衰；安全性；有效性；Meta 分析

资助基金：国家自然科学基金（81373533）；国家自然科学基金（81973844）；安徽省重点研究开发计划项目（201904a07020109）。

注：本文原载于《中国实验方剂学杂志》2022年第21期。

5. 甘草附子汤调控 NF-κB 信号通路抑制胶原诱导型关节炎小鼠骨质破坏的作用

钱 凯[1] 郑雪霞[1] 李海鸿[2] 陈 晨[2] 沈新锋[2] 廖智毅[2] 朱怡萍[2] 许传明[2] 潘东梅[2]

1. 广州中医药大学，广州 510405

2. 南方医科大学，广州 510405

摘要：[目的]探讨甘草附子汤（GCFZ）抑制胶原诱导型关节炎（CIA）小鼠模型骨质破坏的作用机制。[方法]将 30 只雄性 DBa/1J 小鼠随机分为 5 组，分别为正常组、CIA 组、甘草附子汤低剂量组（GCFZ-L，2.4g·kg^{-1}）、甘草附子汤高剂量组（GCFZ-H，4.8g·kg^{-1}）和甲氨蝶呤组（MTX，1mg·kg^{-1}），每组 6 只，二次免疫法诱导 CIA 模型；观察记录各组小鼠关节炎指数，苏木素-伊红（HE）染色观察小鼠踝关节组织病理学变化；番红-固绿染色检测小鼠踝关节软骨破坏情况；显微计算机断层扫描（Micro-CT）扫描检测小鼠踝关节骨质破坏的情况；免疫组化法观察踝关节核转录因子-κB p65（NF-κB p65）、磷酸化核转录因子-κB p65（p-NF-κB p65）、核转录因子-κB 抑制蛋白激酶 α/β（IKKα/β）、磷酸化核转录因子-κB 抑制蛋白激酶 α/β（p-IKKα/β）的表达情况。[结果]与正常组比较，CIA 组关节肿胀明显，关节炎指数评分显著升高（$P<0.01$）；与 CIA 组比较，GCFZ-L 组、GCFZ-H 组和 MTX 组均能显著抑制关节肿胀，并且明显降低关节炎指数评分（$P<0.05$，$P<0.01$）。HE 染色和番红-固绿染色显示，与 CIA 组比较，观察组（GCFZ-L 组、GCFZ-H 组和 MTX 组）能明显抑制滑膜的侵袭，并

且关节软骨破坏明显减轻。Micro-CT 扫描分析显示，与 CIA 组比较，观察组（GCFZ-H 组和 MTX 组）骨破坏评分显著降低（$P < 0.01$）。免疫组化结果显示，与正常组比较，CIA 组 NF-κB p65、p-NF-κB p65、IKKα/β 和 p-IKKα/β 积分吸光度均显著升高（$P < 0.01$）；而与 CIA 组比较，观察组（GCFZ-H 组和 MTX 组）NF-κB p65、p-NF-κB p65、IKKα/β 和 p-IKKα/β 积分吸光度均明显降低（$P < 0.05$，$P < 0.01$）；而 GCFZ-L 组仅 NF-κB p65 积分吸光度显著降低（$P < 0.01$）。[结论]甘草附子汤可能通过调控 NF-κB 信号通路来抑制 CIA 小鼠的骨质破坏。

关键词： 甘草附子汤；胶原诱导型关节炎；类风湿关节炎；骨质破坏；核转录因子-κB（NF-κB）信号通路

资助基金： 国家自然科学基金（82004101）；广东省中医药局基础；应用基础项目（20211256）；南方医科大学大学生创新创业训练计划项目（x202012121221）；南方医科大学大学生创新创业训练计划项目（202112121387）。

注： 本文原载于《中国实验方剂学杂志》2022 年第 23 期。

6. 甘遂半夏汤中甘遂甘草反药组合加减应用对腹水大鼠 CYP450 酶的影响

贺佳 霍敏 陈绍红 修琳琳 李伟 王旭
李娜 柳海艳 钟赣生

北京中医药大学，北京 100029

摘要： [目的]从细胞色素（CY）P450 酶的角度，以甘遂半夏汤复方为载体，探究腹水病理模型下甘遂甘草配伍“反”与“不反”。[方法]150 只 Wistar 大鼠随机分为正常组、模型组、甘遂半夏汤全方组（5.68 g·kg^{-1}·d^{-1}）、甘遂半夏汤全方去甘遂组（5.57 g·kg^{-1}·d^{-1}）、甘遂半夏汤全方去甘草组（4.01 g·kg^{-1}·d^{-1}）、甘遂半夏汤全方去甘草甘遂组（3.90 g·kg^{-1}·d^{-1}），其中甘遂 1.1g、法半夏 9g、白芍 15g、炙甘草 16.7g、蜂蜜 15g，每组 25 只，除正常组外，其余各组大鼠腹腔注射 Walker-256 细胞复制大鼠癌性腹水模型，正常组、模型组灌胃蒸馏水，其余给药组灌胃相应药液，连续给药 7 d；用高效液相色谱法（HPLC）检测探针药物浓度，通过计算代谢率来测定 CYP450 酶活性；用实时荧光定量聚合酶链式反应（Real-time PCR）测定 CYP450 酶基因表达；用蛋白免疫印迹法（Western blot）测定 CYP450 酶蛋白表达。[结果]与正常组比较，模型组 CYP1A2、CYP2C9 活性升高，CYP2E1、CYP2C19、CYP3A4 活性降低，CYP2E1、CYP2C19、CYP2C9、CYP3A4 mRNA 表达及 CYP2E1、CYP3A4 蛋白表达均降低（$P < 0.05$）。与模型组比较，甘遂半夏汤全方组 CYP2C9 活性降低，CYP3A4 mRNA 表达升高（$P < 0.01$）；去遂组 CYP1A2 活性降低、CYP2E1、CYP3A4 活性升高，CYP1A2、CYP2E1、CYP2C19、CYP3A4 mRNA 表达及 CYP2E1、CYP3A4 蛋白表达升高（$P < 0.05$）；去草组 CYP2C9 活性降低、CYP3A4 活性升高，CYP2E1、CYP2C 19 mRNA 表达升高（$P < 0.05$）；双去组 CYP2C9 活性降低、CYP3A4 活性升高、CYP3A4 mRNA 表达升高（$P < 0.01$）。与全方组比较，去遂组 CYP2E1、CYP2C9、CYP3A4 活性升高，CYP1A2、CYP2C19、CYP3A4 mRNA 表达及 CYP3A4 蛋白表达升高（$P < 0.05$）；去草组 CYP2C9、CYP3A4 活性升高、CYP2C19 mRNA 表达升高，CYP3A4 mRNA 表达降低（$P < 0.05$）；双去组 CYP2C9、CYP3A4 活性升高（$P < 0.01$）。[结论]4 个给药组在 CYP450 酶的角度均表现出一定的药效，其中全方去甘遂组效果最佳，优于全方组。甘遂甘草反药组合在甘遂半夏汤全方中未表现出“相反”，但是有一定的减效作用，该实验条件下甘遂甘草配伍更接近于七情配伍中“相恶”的配伍关系。

关键词： 十八反；甘遂半夏汤；甘遂；甘草；细胞色素 P450 酶（CYP450）

资助基金： 国家自然科学基金（82003963）；中央高校基本科研业务费专项（2020-JYB-ZDGG-015）。

注： 本文原载于《中国实验方剂学杂志》2022 年第 23 期。

7. 基于肠道微生态探究参苓固肠方对妊娠期糖尿病大鼠的影响

周相宇[1] 周素芳[2] 何江艳[1] 高镜云[3] 华诏召[3]

1. 贵州中医药大学，贵阳 550002
2. 贵州中医药大学第一附属医院，贵阳 550001
3. 贵州中医药大学第二附属医院，贵阳 550000

摘要： [目的]研究参苓固肠方通过调节肠道菌群及其产物短链脂肪酸干预妊娠期糖尿病大鼠血糖

的作用机制。[方法]从受孕成功的36只孕鼠中随机选取30只孕鼠进行造模。造模大鼠予以高脂高糖饲料喂养1周后，连续3 d予以35 $mg \cdot kg^{-1}$链脲佐菌素（STZ）构建妊娠期糖尿病模型，造模成功后随机分为模型组、二甲双胍组、参苓固肠方高、中、低剂量组，分别予以18、9、4.5 $mg \cdot kg^{-1}$的参苓固肠方溶液灌胃，二甲双胍组予以52.5 $mg \cdot kg^{-1}$药物溶液灌胃，空白组、模型组予以等体积生理盐水灌胃。末次给药24 h后，鼠尾尖采血检测末次血糖，麻醉下腹主动脉采血，生化法测甘油三酯（TG）、总胆固醇（TC）、高密度脂蛋白胆固醇（HDL-C）和低密度脂蛋白胆固醇（LDL-C）水平，酶联免疫吸附测定法（ELISA）检测脂多糖（LPS）、白细胞介素-1β（IL-1β）、白细胞介素-6(IL-6)、肿瘤坏死因子-α（TNF-α）、胰岛素（INS）；取大鼠肠道组织，苏木素-伊红（HE）染色法观察肠道组织病理变化；取大鼠粪便标本，16s rRNA测序检测肠道菌群，气相色谱法检测短链脂肪酸。[结果]与空白组比较，模型组大鼠不良妊娠结局发生率明显升高（$P<0.05$），与模型组比较，参苓固肠方各剂量组及二甲双胍组不良妊娠结局发生率明显降低（$P<0.05$）；与空白组比较，模型组血糖、TG、TC、HDL-C、LDL-C、LPS、IL-1β、IL-6、TNF-α水平明显升高（$P<0.05$），肠道组织均有不同程度的炎性改变及黏膜损伤，与模型组比较，参苓固肠方各剂量组及二甲双胍组血糖、TG、TC、HDL-C、LDL-C、LPS、IL-1β、IL-6、TNF-α等水平有所下调（$P<0.05$），肠道炎症及肠黏膜损伤得到改善；与空白组比较，模型组肠道菌群功能结构及多样性发生改变（$P<0.05$），与模型组比较，参苓固肠方各剂量组及二甲双胍组肠道菌群功能结构及多样性回调，趋势接近空白组（$P<0.05$）；与空白组比较，模型组大鼠大肠埃希菌、肠球菌、克雷伯氏杆菌、杜氏菌等致病菌丰度明显升高，普雷氏菌、拟普雷氏菌、阿克曼菌、罗姆布茨菌、毛螺菌等益生菌丰度减少（$P<0.05$）；与模型组比较，参苓固肠方各剂量组及二甲双胍缓释组大肠埃希菌、肠球菌、克雷伯氏杆菌、杜氏菌等致病菌丰度降低（$P<0.05$），普雷氏菌、拟普雷氏菌、阿克曼菌、罗姆布茨菌、毛螺菌等益生菌丰度上调（$P<0.05$）；与空白组比较，模型组大鼠短链脂肪酸含量明显降低（$P<0.05$），与模型组比较，参苓固肠方各剂量组及二甲双胍组短链脂肪酸含量增加（$P<0.05$）。相关性分析表明，在妊娠期糖尿病中，变形菌门与炎症因子、血糖、血脂呈正相关性（$P<0.05$）。[结论]参苓固肠方对妊娠期糖尿病大鼠血糖、血脂、不良妊娠结局有良好的调节作用，其疗效与二甲双胍缓释片相当，其作用机制可能与调节肠道菌群结构，增加短链脂肪酸含量，降低LPS、IL-1β、IL-6、TNF-α，改善肠道炎症有关。

关键词：参苓固肠方；妊娠期糖尿病；肠道菌群；血糖；血脂；短链脂肪酸；炎症因子

资助基金：国家自然科学基金（81460683）；贵州省中医药科学技术研究专项课题（QZYY-2021-120）。

注：本文原载于《中国实验方剂学杂志》2022年第23期。

8. 黄芩汤治疗溃疡性结肠炎的研究现状

孙豪娴[1] 孙贵香[2] 朱 莹[3]

1. 湖南中医药大学，长沙 410208

2. 湖南中医药大学第一附属医院，长沙 410007

3. 湖南中医药大学，长沙 4102084. 湖南中医药大学第一附属医院，长沙 410007

摘要：黄芩汤出自《伤寒论》，被奉为治痢之祖方，全方由黄芩、芍药、大枣和甘草4味药配伍组成，具有清热止痢的功效，是临床上治疗溃疡性结肠炎（UC）的经典方剂。实验研究和临床实践均表明黄芩汤治疗UC具有多途径、多靶点的特点。目前黄芩汤治疗UC的机制研究主要集中于减轻肠道炎症反应、修复肠上皮细胞屏障、改善肠道菌群失调、维持肠道免疫平衡、缓解氧化应激、调节线粒体自噬、抑制细胞焦亡、抑制细胞铁死亡等。在临床应用上，黄芩汤及其加减联合常规西医治疗UC效果明确，能明显改善患者腹痛腹泻、黏液脓血便等症状，同时能有效控制病情、提高患者生活质量，且具有不良反应小、安全性高等特点。但黄岑汤治疗UC的实验方法、研究方案等有待进一步完善，与之相关的机制研究有待进一步深入。该文通过相关文献的检索与整理，对近年来黄岑汤治疗UC的作用机制和临床研究结果进行系统总结和综合分析，并就其中存在的不足之处提出建议，以期为黄芩汤的进一步应用提供理论和数据支持，这对之后黄芩汤内涵的阐释以及临床的科学运用具有现实指导意义。

关键词：黄芩汤；溃疡性结肠炎；研究进展；作用机制；临床应用

资助基金：国家中医药管理局首届青年歧黄学者项目；国家自然科学基金（81874466）；湖南中医药

大学第一附属医院国医大师熊继柏传承工作室基金项目（XJB202208）。

注： 本文原载于《中国实验方剂学杂志》2022年第23期。

9. 逍遥散治疗抑郁症的研究进展

张碧涛[1]　李媛媛[1]　辛泰然[1]　王　浩[1]　李红红[1]　王少贤[2]

1. 河北中医学院，石家庄 050200

2. 河北省中西医结合肺病研究重点实验室，石家庄 050091

摘要： 逍遥散出自《太平惠民和剂局方》，全方由柴胡、当归、白芍、白术、茯苓、煨姜、薄荷、炙甘草组成。逍遥散作为中医调治情志活动异常的经典名方，临床实践及实验研究均证实其可用于抑郁、焦虑症及多种躯体疾病继发的抑郁状态，如逍遥散加减联合西药或其他疗法治疗妇科疾病、内科疾病、消化系统疾病等基础上伴随抑郁症发病，可明显改善患者汉密尔顿抑郁量表、抑郁自评量表等评分，疗效良好，患者依从性较高，无明显不良反应。目前逍遥散治疗抑郁症的发病机制主要集中于单胺神经递质5-羟色胺（5-HT）、去甲肾上腺素（NE）、多巴胺（DA）等，下丘脑-垂体-肾上腺轴促肾上腺皮质激素（ACTH）、皮质酮（CORT）等，免疫炎症因子水平白细胞介素-1β（IL-1β）、白细胞介素-6（IL-6）、肿瘤坏死因子-α（TNF-α）等，肠道微生态及脑肠轴食欲素、胃饥饿素、瘦素等，进而调节机体神经生化机制、内分泌机制、免疫机制和脑区结构异常等达到防治抑郁症的目的，但逍遥散抗抑郁的作用机制研究尚待进一步深入探讨。该文通过整理相关文献，对逍遥散治疗抑郁症的临床应用和基础作用机制进行了综合分析，以期为逍遥散临床防治抑郁症，提高患者生存质量提供有益的指导；同时也为逍遥散抗抑郁作用机制的深入研究，提供参考。

关键词： 逍遥散；抑郁症；临床应用；作用机制；研究进展

资助基金： 国家自然科学基金（81673881）；国家自然科学基金（81202644）；河北省自然基金项目（H2016423049）；河北省高层次人才资助项目（A201901038）；河北中医学院科技能力提升项目（KTZ2019001）；河北中医学院科技能力提升项目（KTY2019048）。

注： 本文原载于《中国实验方剂学杂志》2022年第23期。

10.《伤寒论》隋本与宋本条文差异考析

李婕妠　赵鲲鹏　王奎淞　陈世玉　郭嘉琪

甘肃中医药大学，甘肃 兰州 730000

摘要： 东汉张仲景所著《伤寒论》一书，其原本早已散佚，目前社会广传本为明代赵开美复刻的宋本《伤寒论》，究《伤寒论》源流可知，宋前医家对《伤寒论》的考据学习不亚于宋人，诸如《脉经》《肘后救急方》《小品方》《深师方》《千金翼方》等典籍中均引述《伤寒论》条文。故该文以王焘收集整理唐中期以前诸多医籍文献而汇著的《外台秘要方》为切入点，旨在通过学习整理《外台秘要方》中直接引述的《伤寒论》隋时期内容，对比隋、宋时期《伤寒论》语言差异，研究隋本《伤寒论》的文献价值。通过研究发现，隋本和宋本《伤寒论》中字、词、句的差异主要分为3类:词义相近，理论一致;词义分歧，理论有别；文字及其内蕴理论互为补充。

关键词：《外台秘要方》;《伤寒论》；隋本；宋本；条文；张仲景学术学说研究

资助基金： 甘肃省中医药管理局科研课题（GZK-2018-2）。

注： 本文原载于《国医论坛》2022年第4期。

11.《伤寒论》六经辨治心悸探析

蔡　然　宋　轶

天津市南开区中医医院，天津 300102

摘要：《伤寒论》将心悸的诊治纳入六经病的整体辨治当中，文章根据六经的生理特点、六经与心脏的联系、他脏与心脏的联系，从六经角度深入探讨心悸的成因及治疗。太阳心悸多因太阳病误汗、误下等原因导致，治当扶养正气、阴阳双补、补气养血、温阳散水；阳明心悸多因阳明病津气耗伤、阴不敛阳、心神被扰所致，治当清邪热、益气阴；少阳心悸多因少阳枢机不利，治当和解少阳；太阴心悸多为伤寒里虚、中焦虚寒、心脾不足、心无所主所致，治当温中补虚、调和气血；少阴心悸多责之阳虚水盛，治当温阳利水；厥阴水厥所致之心悸，治当温化水饮。从六经角度深入探讨心悸的成因及治疗，可为经方治疗心悸提供理论依据。

关键词:《伤寒论》；六经辨证；心悸；辨证论治；张仲景学术学说研究

注：本文原载于《国医论坛》2022 年第 4 期。

12. 仲景活血化瘀法特点阐释

尹沫淋[1]　王　宇[2]

1. 成都中医药大学基础医学院，四川 成都 610072
2. 成都中医药大学临床医学院，四川 成都 610032

摘要：活血化瘀法是仲景创制诸多治法中独具特色的一种，也是目前中西医结合研究的重要方向。为了更好地理解和应用仲景活血化瘀法，弘扬仲景学说，文章通过梳理历代名医和现代研究对仲景活血化瘀法的论述，提出仲景活血化瘀法的应用特点：六经皆有瘀血病证，重视血水互患理论，擅用攻逐瘀血法、温通活血法及虫类药物。为临床活血化瘀方药的选择与应用提供参考。

关键词:《伤寒杂病论》；张仲景；活血化瘀；张仲景学术学说研究

注：本文原载于《国医论坛》2022 年第 4 期。

13. 经方治疗急症验案 3 则

宋爱军

安阳市第五人民医院，河南 安阳 455000

摘要：大柴胡汤合增液承气汤治疗恶性肠梗阻，取其急下存阴之用，治疗少阳阳明里实证；金匮肾气丸合春泽汤治疗急性尿潴留，以温阳利水为法，妙予麻黄开宣肺气，“提壶揭盖”；柴胡桂枝汤合皂荚丸治疗慢性支气管炎急性发作，从太少合病施治，择用皂荚丸祛利痰浊。

关键词：大柴胡汤；金匮肾气丸；小柴胡汤；经方实验录

注：本文原载于《国医论坛》2022 年第 4 期。

14. 麻黄升麻汤治疗肺系疾病验案举隅

覃接龙

石门县人民医院，湖南 石门 415300

摘要:麻黄升麻汤主治阳气内郁，肺热脾寒之证。文章介绍作者紧扣麻黄升麻汤之方证机理，应用异病同治之手段，治疗多种慢性肺系疾病的临床经验。选取 3 则验案，以示其治。

关键词：麻黄升麻汤；肺热脾寒；寒热错杂；肺系疾病；经方实验录

注：本文原载于《国医论坛》2022 年第 4 期。

15. 真武汤临证应用验案举隅

袁恒勇[1]　孙玉霞[1]　房义辉[2]　李　乔[3]　李登岭[4]

1. 聊城市茌平区洪官屯镇卫生院，山东 聊城 252113
2. 聊城市中医医院，山东 聊城 252000
3. 莘县中医医院，山东 莘县 252400
4. 莘县中西医结合研究所，山东 莘县 252400

摘要：文章介绍了李登岭等应用真武汤临证验案。其临证紧抓少阴阳虚之病机，运用异病同治的原则，针对少阴阳气不足、气化不利的病机特点，而施以温肾助阳、化气行水之法，临床圆机活法、随证化裁使用，取得满意疗效。现以真武汤验案 5 则，以示其治。

关键词:真武汤;头晕案;水肿案;泄泻案;打鼾案;寒痹案；经方实验录

注：本文原载于《国医论坛》2022 年第 4 期。

16. 止渴降糖丸联合耳穴压豆治疗气阴两虚型糖尿病临床观察

叶守姣[1]　赵东洋[2]　侯紫君[3]　常　柏[4]

1. 南阳市中医院，河南 南阳 473000
2. 南阳市骨科医院，河南 南阳 473000
3. 南阳理工学院，河南 南阳 473000
4. 天津医科大学朱宪彝纪念医院，天津 301617

摘要：[目的] 观察止渴降糖丸联合耳穴压豆治疗气阴两虚型糖尿病的临床疗效。[方法] 选取 2018 年 1 月 –2021 年 7 月南阳市中医院收治的气阴两虚型糖尿病患者 69 例，按随机数字表法将患者分为对照组 23 例和观察组 46 例。对照组给予盐酸二甲双胍片治疗，观察组在对照组基础上给予止渴降糖丸口服，双侧耳穴压豆治疗。观察 2 组患者不同时间点空腹血糖（FBG）、餐后 2 h 血糖（2 h PG）情况，比较治疗前后糖化血红蛋白（HbA1c）、空腹胰岛素（FINS）、胰岛素抵抗指数（HOMA-IR）水平和中医证候评分变化情况，以及临床综合疗效。[结果]经治12周后，观察组FBG、2 hPG、HbA1c、FINS、HOMA-IR水平、中医证候评分均明显下降，与对照组比较，差异有统计学意义（$P < 0.05$）；观察组临床总有效率为95.6%（43/45），高于对照组的85.7%（18/21），差异有统计学意义（$P < 0.05$）。[结论]止渴降糖丸联合耳穴压豆治疗气阴两虚型糖尿病效果显著，可有效控制血糖，改善胰岛素抵抗，改善中医证候。

关键词：止渴降糖丸；耳穴压豆；气阴两虚型；糖尿病；临床观察

资助基金：国家自然科学基金（81973614）。

注：本文原载于《国医论坛》2022年第4期。

17. 柴芍六君子汤加味方联合替吉奥治疗晚期胰腺癌的效果及机制研究

赵云义　闫　岩　李金星

新郑市人民医院，河南 新郑 451100

摘要：[目的]研究柴芍六君子汤加味方联合替吉奥治疗晚期胰腺癌的效果及可能机制。[方法]选取2017年7月–2020年6月新郑市人民医院收治的晚期胰腺癌患者137例，按随机数字表法分为研究组69例和对照组68例。对照组给予替吉奥治疗，研究组在对照组基础上联合柴芍六君子汤加味方治疗。均治疗4个化疗周期，比较2组患者的临床疗效，治疗前后血清肿瘤标志物癌胚抗原（CEA）、糖类抗原19-9（CA19-9）、糖类抗原125（CA125）水平，T细胞亚群$CD3^+$、$CD4^+/CD8^+$水平，自然杀伤T细胞（NKT）水平，以及毒副反应发生情况。[结果]研究组经治后总控制率为84.06%（58/69），显著高于对照组的69.12%（47/68），组间比较差异有统计学意义（$P < 0.05$）；2组血清CEA、CA19-9、CA125水平均较治疗前降低，且研究组低于对照组（$P < 0.05$）；研究组$CD3^+$、$CD4^+/CD8^+$水平、NKT水平高于对照组（$P < 0.05$）；研究组胃肠道反应、骨髓抑制、乏力等不良反应发生率低于对照组（$P < 0.05$）。[结论]柴芍六君子汤加减联合替吉奥治疗晚期胰腺癌可控制病灶进展，下调肿瘤标志物表达，减轻免疫功能损害，降低毒副反应风险，应用效果良好。

关键词：胰腺癌；柴芍六君子汤；替吉奥；免疫功能；中西医结合疗法

注：本文原载于《国医论坛》2022年第4期。

18. 金杰应用三合汤验案3则

刘洁琼[1]　金　杰[2]

1. 河南中医药大学第一临床医学院，河南 郑州 450008

2. 河南中医药大学第一附属医院，河南 郑州 450008

摘要：三合汤由当归芍药散、防己黄芪汤及鸡鸣散三方加减而成，具有补气行气、活血祛瘀、利水渗湿的作用，治疗乳癌根治术后淋巴水肿综合征、特发性水肿、下肢静脉血栓形成等疾病均有显效。在临床中凡由气滞血瘀、瘀水互结、湿瘀阻滞所致病证均可采用三合汤加减治疗。

关键词：三合汤；金杰；李发枝；医案医话

资助基金：河南省卫生和计划生育委员会项目（20-21ZY2038）；河南省中医管理局项目（2019JDZX2080）。

注：本文原载于《国医论坛》2022年第4期。

19. 升降散在咳嗽中的应用刍议

李晓辉　魏怡晨

南阳医学高等专科学校，河南 南阳 473061

摘要：咳嗽是肺系病证中最常见的疾病之一，气机失调是其发病的根由，调整肺部气机升降，恢复其升降平衡是治疗的主要策略。基于对气机升降理论的认识，将调畅气机之方升降散应用于咳嗽的治疗，随症加减，辨病与辨证相结合，屡收良效。探析其获效机理，以期进一步拓展升降散的应用范围。

关键词：升降散；咳嗽；《万病回春》；肺系病证

资助基金：南阳市科技攻关计划项目（KJGG096）。

注：本文原载于《国医论坛》2022年第4期。

20. 小柴胡汤及其方后注恒动观哲学思想探讨

付新伟

南阳医学高等专科学校，河南 南阳 473061

摘要：文章通过文献研究的方法分析小柴胡汤及其方后注恒动观哲学思想，认为其哲学思想主要体现在发病、主症病机、功效方解、药随证转等方面。

探讨小柴胡汤及其方后注恒动观哲学思想对疾病的诊疗有重要意义。

关键词：小柴胡汤；方后注；恒动观；哲学思想；张仲景学术学说研究

资助基金：南阳市科技局软科学研究计划项目（RKX2018013）。

注：本文原载于《国医论坛》2022年第5期。

21. 柴胡加龙骨牡蛎汤治疗心系病验案举隅

赵安社　李富成　郑　佳　任红杰

河南中医药大学第一附属医院，河南 郑州 450000

摘要：柴胡加龙骨牡蛎汤出自《伤寒论》，具有疏肝泄胆、调和营卫、平调寒热、镇静安神之功效，在治疗心系疾病方面疗效显著。文章列举了柴胡加龙骨牡蛎汤治疗冠心病、心律失常、心脏神经官能症验案3则，以示其治。

关键词：柴胡加龙骨牡蛎汤；冠心病；心律失常；心脏神经官能症；经方实验录

资助基金：河南省中医药管理局临床研究基地专项（2017JDZX036）；河南省卫生健康委员会国家中医临床研究基地科研专项（2021JDZY082）。

注：本文原载于《国医论坛》2022年第5期。

22. 茵陈蒿汤类方治疗黄疸湿热证探讨

宋敬茹[1]　孙明瑜[2]

1. 上海中医药大学附属曙光医院，上海 201203
2. 上海中医药大学肝病研究所，上海 201203

摘要：文章以茵陈蒿汤为切入点，通过临床、实验的类方效应评价体系，对茵陈蒿汤类方治疗黄疸湿热证的共性和特性进行了系统分析。茵陈蒿汤治疗黄疸湿热证的湿热并重证、栀子柏皮汤治疗热偏重证、茵陈五苓散治疗湿偏重证，为经方精准辨治黄疸提供新的思路。

关键词：《伤寒论》；茵陈蒿汤类方；黄疸；辨证论治；经方实验录

资助基金：国家中医药管理局第四批中医优才（2017-124）；上海市科委专项（19401972300）；上海中医药大学研究生创新培养专项（Y2021087）；国家中医药管理局中医药重点学科建设（20DZ2272200）。

注：本文原载于《国医论坛》2022年第5期。

23. 经方辨治腰痛

刘馥溧[1]　巴元明[2]

1. 湖北中医药大学，湖北 武汉 430061
2. 湖北中医药大学附属医院，湖北 武汉 430061

摘要：文章通过梳理分析《伤寒杂病论》有关腰痛辨治的条文，总结得出仲景从风寒袭表、寒湿痹阻、血虚寒凝、肝阴不足、肾阳亏虚、肝郁气滞6大证出发，分别以麻黄汤发汗解表、甘姜苓术汤散寒除湿、当归四逆汤养血通脉、芍药甘草汤柔肝滋阴、肾气丸温肾化气助阳、四逆散疏肝理气对腰痛进行辨治。

关键词：《伤寒杂病论》；腰痛；经方实验录

注：本文原载于《国医论坛》2022年第5期。

24.《温热论》与《伤寒论》卫气营血理论差异性研究

朱为坤[1]　张喜奎[2]

1. 福建中医药大学，福建 福州 350122
2. 福建中医药大学附属第二人民医院，福建 福州 350003

摘要：《温热论》中营卫和气血，用于论述机体的生理功能、病理变化时，与《伤寒论》相似。然而，《温热论》所创立的温病卫气营血辨证论治体系，与《伤寒论》有明显的差异，具体表现在致病因素、感邪途径、初起病位、传变方式及治法等方面。《温热论》所载温病卫气营血不同阶段治疗方法为邪袭肺卫宜辛凉解表，邪留三焦需分消上下，邪阻阳明当轻法频下，邪困脾胃要利尿通阳，与《伤寒论》大异。

关键词：《温热论》；《伤寒论》；卫气营血；差异；理论探讨

资助基金：国家自然科学基金（81673892）。

注：本文原载于《国医论坛》2022年第5期。

25. 三调汤对失眠伴焦虑患者血清因子及 HTR1A、HTR2C、DRD2 表达的影响

杨蒙蒙[1] 李 丹[2] 张怀亮[2]
1. 邓州市中医院，河南 邓州 474150
2. 河南中医药大学第一附属医院，河南 郑州 450000

摘要: [目的]观察三调汤对肝郁化火、心脾两虚型失眠伴焦虑患者血清因子及5-羟色胺1A受体（HTR1A）、5-羟色胺2C受体（HTR2C）、多巴胺D2受体（DRD2）表达的影响，探讨其作用机制。[方法]收集2019年12月-2020年12月河南中医药大学第一附属医院脑病医院符合肝郁化火、心脾两虚型失眠伴焦虑患者75例，随机分为观察组38例和对照组37例。对照组给予阿普唑仑片，观察组在对照组的基础上联合三调汤治疗。经治14 d，观察2组患者匹兹堡睡眠质量指数量表（PSQI）和汉密尔顿焦虑量表（HAMA）评分，酶联免疫吸附法（ELISA）测定治疗前后2组患者血清5-羟色胺（5-HT）、多巴胺（DA）、白细胞介素-6（IL-6）水平，实时荧光定量聚合酶链式反应技术检测HTR1A、HTR2C、DRD2的表达。[结果]与治疗前比较，2组患者PSQI、HAMA评分均下降（$P < 0.05$），且观察组明显低于对照组（$P < 0.05$）；5-HT水平均升高，观察组明显高于对照组（$P < 0.05$）；DA、IL-6水平均下降，观察组明显低于对照组（$P < 0.05$）；2组患者HTR1A、HTR2C表达均升高，DRD2表达均降低（$P < 0.05$），但治疗后组间差异无统计学意义（$P > 0.05$）。[结论]三调汤可有效改善肝郁化火、心脾两虚型失眠伴焦虑患者的睡眠质量和焦虑症状，升高5-HT水平，降低IL-6、DA水平，其作用机制可能与调控HTR1A、HTR2C、DRD2等基因有关。

关键词: 三调汤；失眠；焦虑；临床研究

资助基金: 张怀亮全国名老中医药专家传承工作室建设项目；河南省中医药科学研究专项课题（2018JDZX099）。

注: 本文原载于《国医论坛》2022年第5期。

26. 当归六黄汤加味方佐治甲亢 40 例临床观察

郭慧玲 梅志敏 王亚丽
登封市人民医院，河南 登封 452470

摘要: [目的]观察当归六黄汤加味方辅助甲巯咪唑治疗甲状腺功能亢进症（甲亢）的临床效果。[方法]以登封市人民医院2019年1月-2021年1月收治的80例甲亢患者为研究对象，按随机数字表法分为观察组和对照组各40例。对照组给予甲巯咪唑治疗，观察组在对照组基础上联合当归六黄汤加味方治疗。比较2组患者的临床疗效，中医证候积分，甲状腺功能[促甲状腺激素（TSH）、三碘甲状腺原氨酸（T3）、四碘甲状腺原氨酸（T4）、游离三碘甲状腺原氨酸（FT3）、游离四碘甲状腺原氨酸（FT4）]及骨代谢水平[骨钙素（BGP）、降钙素（CT）]改善情况。[结果]观察组总有效率为95.00%（38/40），高于对照组的75.00%（30/40）（$P < 0.05$）；观察组烘热多汗、烦躁易怒、颈前肿大、心悸指颤、多食消瘦及总评分均低于对照组（$P < 0.05$）；观察组TSH水平高于对照组，T3、T4、FT3、FT4、BGP、CT水平均低于对照组（$P < 0.05$）。[结论]当归六黄汤佐治甲亢疗效确切，能有效改善患者症状，促进甲状腺功能恢复，缓解骨代谢异常。

关键词: 当归六黄汤加味；甲巯咪唑；甲亢；中西医结合疗法

注: 本文原载于《国医论坛》2022年第5期。

27. 何华应用小柴胡汤经验

郭 健[1] 胡 洋[2] 何 华[1]
1. 河南省中医院，河南 郑州 450002
2. 漯河市第六人民医院，河南 漯河 462000

摘要: 何华教授认为小柴胡汤清泻半表，泻未入阳明之热，温补半里，散未入太阴之寒，降浊阴之冲逆，升肝脾之内陷，和畅气机而平调寒热，内补土虚而外疏木郁，亦能清厥阴血室之热。故临床上辨证准确，病机契合，不但可治外感热病，而且对内伤杂病疗效突出，体现出中医一方多能、异病同治的优势特点。并列举小柴胡汤加减治疗功能性低热案，小柴胡加石膏汤治疗外感后发热不退案，小柴胡合黄连温胆汤、五叶芦根汤加减治疗口苦案，以示其治。

关键词: 小柴胡汤；何华；功能性低热；发热不退；胸痹；口苦；顽固性嗳气；名医经验

资助基金: 河南省科技攻关项目（222102310630）；全国名老中医药专家传承工作室建设项目；河南省卫生健康委员会国家中医临床研究基地科研专

项（2021JDZX2065）；河南省中医药科学研究专项课题（2019ZYBJ16）；何华全国名老中医药专家工作室项目；河南省中医药拔尖人才培养项目。

注：本文原载于《国医论坛》2022 年第 5 期。

28. 陈修园对伤寒学说的研究

方少博　谷　松

辽宁中医药大学，辽宁 沈阳 110847

摘要：陈修园尊重伤寒学说思想，维护旧论；顾护脾胃，总结了调理脾胃的治疗大法；阐明存津液是伤寒的第一要务，并且阐述了导致亡津液的病因及顾护方法；以审证分经论治为伤寒的辨证大法，分别论述六经病的辨证思路；从开阖枢、直中、伤寒期数 3 个方面论述伤寒的传变规律；结合六经从标本中气的从化理论与脏腑经络循行方面分析伤寒的辨证观。

关键词：陈修园；护胃气；存津液；六经；传变；张仲景学术学说研究

资助基金：国家重点基础研究发展计划（973 计划）（2013CB532004）。

注：本文原载于《国医论坛》2022 年第 6 期。

29. 仲景方治疗化疗相关性呕吐之角药探析

李韬芝[1]　邵文博[2]　吴　煜[1]

1. 中国中医科学院西苑医院，北京 100091

2. 中国中医科学院广安门医院，北京 100053

摘要：化疗相关性呕吐（CINV）是恶性肿瘤患者在接受抗肿瘤治疗中常见的消化道不良反应。中医典籍里关于呕吐的相关记载颇丰，《伤寒论》《金匮要略》中蕴含着丰富的治疗呕吐的角药配伍。文章从对角药的传统认识、现代药理、临床实践等方面，探析仲景方治疗呕吐之角药配伍特点及其对 CINV 的辨证治疗，如吴茱萸 – 生姜 – 人参用于治疗肝寒犯胃、浊阴上逆之 CINV；柴胡 – 黄芩 – 半夏治疗肝郁气滞、胆热犯胃型 CINV；半夏 – 茯苓 – 生姜治疗脾胃虚弱、痰湿阻滞之 CINV；橘皮 – 竹茹 – 生姜多用于治疗胃阴亏虚生热之 CINV；半夏 – 干姜 – 黄连可治疗中气虚弱、寒热错杂、脾胃升降失常之 CINV；旋覆花 – 代赭石 – 半夏用于治疗胃虚痰阻气逆之 CINV；干姜 – 人参 – 白术可治疗脾胃虚寒型 CINV 等，以期对临床治疗 CINV 有所裨益。

关键词：化疗相关性呕吐；角药；《伤寒论》；《金匮要略》；张仲景学术学说研究

资助基金：国家中医药管理局中医药创新团队；人才支持计划项目（ZYYCXTD–C–202205）；中国中医科学院科技创新工程项目（CI2021B009）。

注：本文原载于《国医论坛》2022 年第 6 期。

30.《伤寒论》方证应用特点探析

张永超[1]　余燚薇[2]

1. 北京市丰台区丰台社区卫生服务中心，北京 100071

2. 中国中医科学院广安门医院，北京 100053

摘要：方证是张仲景在中医辨证论治思想指导下，通过对比分析疾病的特异性症状及其对应的最佳治疗方剂，逐渐归纳总结而形成的。文章通过比较《伤寒论》中头痛方证，分析太阳头痛桂枝汤证与太阳头痛麻黄汤证、太阳变证头痛桂枝去桂加茯苓白术汤证、阳明头痛承气汤证、少阳头痛小柴胡汤证、少阴头痛四逆汤证、厥阴头痛吴茱萸汤证和霍乱头痛五苓散、理中汤证之不同，旨在说明方证的形成是以辨证论治为基础，应用方证不能按图索骥，要深入研究方证中蕴含的辨证思维，以便更好地应用于临床。

关键词：方证；六经辨证；《伤寒论》；头痛；张仲景学术学说研究

注：本文原载于《国医论坛》2022 年第 6 期。

31. 从胡希恕六经八纲体系解读《伤寒杂病论》眩晕证治

李　雨

北京市朝阳区中医医院，北京 100020

摘要：医圣张仲景对眩晕病证治多有论述，但相关条文分散在《伤寒论》及《金匮要略》诸多篇章中。该文以胡希恕六经八纲体系解读眩晕病，将治疗眩晕的分散性条文以六经归类，如太阳病麻黄汤证、桂枝汤证等，少阳病小柴胡汤证，太阳少阳并病柴胡桂枝汤证，阳明病大承气汤证、茵陈蒿汤证，少阴太阴合病真武汤证，少阴太阴阳明合病桂枝芍药知母汤证，阳明太阴合病泽泻汤证，太阳太阴合病茯苓桂枝白术甘草汤证、桂苓五味甘草汤证，太阳阳明太阴合病五苓散证，太阴病甘草干姜汤证、小半夏加茯苓汤证、葵子茯苓散证等，并将部分没有明确方证的条文配以方证，以期能展示医圣张仲景对本病证治的整体性、系统性，亦可展示胡希恕六经八纲经方体系临床辨证施治的简捷实用性。

关键词：《伤寒杂病论》；眩晕；胡希恕；六经八纲；张仲景学术学说研究

注：本文原载于《国医论坛》2022年第6期。

32.《金匮要略》温经汤验案4则

苏　悦[1]　潘　静[2]

1. 湖北中医药大学，湖北 武汉 430061

2. 武汉市中西医结合医院，湖北 武汉 430022

摘要：温经汤出自《金匮要略》，具有温经散寒、养血祛瘀的作用，主治冲任虚寒、瘀血阻滞证。文章分析该方理法方药之要旨，并总结其治疗月经量多、痛经、崩漏、月经后期量少验案4则。

关键词：温经汤；病机；月经病；经方实验录

注：本文原载于《国医论坛》2022年第6期。

33. 泻心汤类方治疗风湿免疫病5则

张　娜[1]　胡涌泉[2]　赵剑锋[3]

1. 山西中医药大学，山西 太原 030000

2. 天津中医药大学，天津 301617

3. 山西省中医药研究院，山西 太原 030000

摘要：根据异病同治思想，紧扣寒热错杂、气机失调之病机，应用泻心汤类方加减治疗白塞病、干燥综合征、皮肌类、过敏性紫癜和结节性红斑等风湿免疫类疾病疗效较好，文章总结临床验案5则，以示其用。

关键词：泻心汤；风湿免疫疾病；异病同治；经方实验录

注：本文原载于《国医论坛》2022年第6期。

34. 基于中医传承计算平台的田麒治疗郁证组方用药规律研究

孙　雪[1]　周胜元[2]

1. 天津中医药大学，天津 300000

2. 天津中医药大学第二附属医院，天津 300000

摘要：[目的]基于中医传承计算平台软件（V3.0），挖掘分析田麒教授治疗郁证的组方用药规律。[方法]收集田麒教授治疗郁证的门诊处方共计109首，将所得资料导入中医传承计算平台，分析方药的四气、五味、归经，以及药物功效、药物频次、药物组合、关联规则、组方规律等，对其治疗郁证用药经验进行总结。[结果]通过挖掘分析，得出其处方以寒性药物为主、温性药次之，归经以心、肺、肝、脾、肾经最多，功效以补虚类为主，用药频次较高的药物是白芍、北柴胡、茯苓，常用的药物组合有白芍—北柴胡、白芍—茯苓、北柴胡—茯苓，关联规则为逍遥散加减，聚类分析可得出3个核心组合。[结论]挖掘田麒教授治疗郁证的组方用药经验，可为该病的治疗提供新的思路。

关键词：郁证；中医传承计算平台；临床研究

注：本文原载于《国医论坛》2022年第6期。

35. 清热渗湿汤加减治疗慢性肛窦炎临床观察

张　宁[1]　刘一帆[2]

1. 河南省中医院，河南 郑州 450002

2. 河南中医药大学，河南 郑州 450002

摘要：[目的]观察清热渗湿汤加减治疗湿热下注型慢性肛窦炎的临床疗效。[方法]将2020年1月—2022年6月河南省中医院收治的100例湿热下注型慢性肛窦炎患者按随机数字表法分为对照组和观察组各50例。对照组给予甲硝唑联合硫酸庆大霉素灌肠治疗，观察组在对照组基础上给予清热渗湿汤加减口服治疗。观察用药前后2组患者的临床疗效，治疗前后肛门疼痛、坠胀、潮湿评分改善情况，炎症因子、氧化应激指标、免疫功能指标改善情况以及复发率。[结果]观察组总有效率为90.0%（45/50），高于对照组的74.0%（37/50）（$P<0.05$）；肛门疼痛、坠胀、潮湿症状评分明显低于对照组（$P<0.05$）；2组经治后炎症因子水平与治疗前比较，肿瘤坏死因子-α（TNF-α）、白细胞介素-6（IL-6）、白细胞介素-8（IL-8）水平降低，白细胞介素-2（IL-2）、γ-干扰素（INF-γ）水平升高，差异均有统计学意义（$P<0.05$），且观察组优于对照组（$P<0.05$）；2组经治后氧化应激指标与治疗前比较，丙二醛

（MDA）、氧化蛋白产物（AOPP）、8- 羟基脱氧鸟苷（8-OHDG）降低，超氧化歧化酶（SOD）升高，差异均有统计学意义（$P < 0.05$），且观察组优于对照组（$P < 0.05$）；2 组经治后免疫指标比较，$CD3^+$、$CD4^+$，$CD4^+/CD8^+$、IgA 升高，$CD8^+$ 降低，差异均有统计学意义（$P < 0.05$），且观察组优于对照组（$P < 0.05$）；3 月后随访，观察组复发率 6.0%（3/50），低于对照组的 22.0%（11/50）（$P < 0.05$）。[结论] 清热渗湿汤加减治疗湿热下注型慢性肛窦炎效果满意，能显著缓解患者临床症状，减轻炎症反应，改善氧化应激状态，调节免疫功能，且复发率低，安全性高，值得临床推广。

关键词： 清热渗湿汤；慢性肛窦炎；临床疗效；证候评分；炎症因子水平；氧化应激指标；免疫指标；临床观察

资助基金： 河南省中医药科学研究专项课题（2019ZY2025）。

注： 本文原载于《国医论坛》2022 年第 6 期。

36. 清肝方对肝癌化疗栓塞术后不良反应疗效观察

杨寿松

玉林市中医医院，广西 玉林 537000

摘要： [目的] 观察清肝方对肝细胞癌（Hepatocellular carcinoma，HCC）化疗栓塞术后不良反应及肝功能损伤的疗效。[方法] 将 2019 年 1 月—2020 年 10 月在玉林市中医院行肝动脉化疗栓塞术（Transcatheter arte-rial chemoembolization，TACE）治疗的 HCC 患者 78 例，按随机数字表法分为对照组和观察组各 39 例。对照组给予保肝、降酶、退黄等常规治疗，观察组在此基础上给予清肝方加减治疗。经治 10 d 后，比较 2 组患者恶心呕吐、胁痛、发热、黄疸等不良反应证候积分情况，肝脏生化指标改善情况以及不良反应发生率。[结果]2 组中医证候积分较治疗前均有改善（$P < 0.05$），且观察组优于对照组（$P < 0.05$）；观察组谷丙转氨酶（ALT）、谷草转氨酶（AST）、白蛋白（ALB）、总胆红素（TBIL）指标均低于对照组，差异有统计学意义（$P < 0.05$）；观察组不良反应发生率低于对照组（$P < 0.05$）。[结论] 清肝方可减少 HCC 患者 TACE 术后不良反应发生率，减轻肝损伤，从而提高化疗耐受性，延长生命周期。

关键词： 清肝方；肝动脉化疗栓塞术；肝细胞癌；中西医结合

资助基金： 广西区中管局项目（GZZC16-17）。

注： 本文原载于《国医论坛》2022 年第 6 期。

37. 庞国明经方治疗消渴病肾病经验

王志强　李艳杰　岳瑞文　何孟霞　高言歌　庞国明

开封市中医院，河南 开封 475000

摘要： 庞国明教授擅用经方治疗糖尿病及其并发症，认为消渴病肾病病机特点为本虚标实，脾肾亏虚为本，湿浊毒瘀为标，根据仲景“观其脉证，知犯何逆，随证治之”的临证诊疗原则，应用经方真武汤、肾气丸、五苓散、瓜蒌瞿麦丸、薏苡附子败酱散治疗消渴病肾病，方证对应，内外合治，疗效显著。

关键词： 消渴病肾病；经方；中医药疗法；庞国明；名医经验

资助基金： 河南省中医药科学研究专项课题（2018ZY3025）；全国临床优秀人才研修项目。

注： 本文原载于《国医论坛》2022 年第 6 期。

38. 加味升降散对糖尿病肾病大鼠 TXNIP/NLRP3 通路及足细胞焦亡的影响

宋瑞婧　张欣欣　高　飞　檀　淼　檀金川

河北中医学院，石家庄 050200

摘要： [目的] 探讨加味升降散对糖尿病肾病（Diabetic kidney disease，DKD）大鼠的干预作用及对硫氧还蛋白结合蛋白（Thi-oredoxin interacting protein，TXNIP）/ 核苷酸结合寡聚化结构域样受体蛋　白 3（Nucleotide oligomerization domain-（NOD-）like receptor family pyrin domain containing 3，NLRP3）通路及细胞焦亡的影响。[方法] 随机将造模成功 SD 大鼠分为模型对照组、阳性药厄贝沙坦 0.014 g/kg 组、加味升降散 4.37、8.73、17.46g/kg 组，另设正常对照组，各组灌胃相应剂量药物或蒸馏水，连续 4w。给药结束后检测大鼠 24 h 尿蛋白（UTP）含量，血

清中白细胞介素 -1β（IL-1β）、IL-18 含量；采用苏木素 - 伊红（HE）染色和透射电镜（TEM）观察大鼠肾脏病理学变化；TUNEL 染色检测肾组织细胞 DNA 损伤情况；实时荧光定量聚合酶链式反应（Real-time PCR）和免疫组化（IHC）分别检测大鼠肾组织 中 Podocalyxin、Nephrin、Podocin、Synaptopodin、Gasdermin D（Gsdmd）mRNA 及蛋白表达；蛋白免疫印迹法（West-ern blot）检测 TXNIP/NLRP3 信号通路关键蛋白的表达。[结果] 与正常对照组比较，模型对照组大鼠肾脏足细胞足突广泛融合，肾组织细胞 DNA 损伤明显增加，UTP 含量显著升高，血清 IL-1β、IL-18 含量显著升高，肾组织中 Podocalyxin、Nephrin、Podocin、Synaptopod-in mRNA 和蛋白表达明显下调，Gsdmd mRNA 和蛋白表达明显上调、半胱氨酸天冬氨酸蛋白水解酶 -1（Caspase-1）、TXNIP 和 NLRP3 蛋白表达明显上调（$P<0.05$ 或 $P<0.01$）；与模型对照组比较，加味升降散 4.37、8.73、17.46 g/kg 组及厄贝沙坦 0.014 g/kg 组大鼠肾脏足细胞足突融合均有不同程度改善，肾组织细胞 DNA 损伤均有不同程度减少，UTP 含量显著降低，血清中 IL-1β、IL-18 含量显著降低，肾组织中 Podocalyxin、Nephrin、Podocin、Synaptopodin mRNA 表达显著上调，Podocalyxin、Synaptopodin 蛋白表达显著上调，肾组织中 Gsdmd mRNA 和蛋白表达显著下调，Caspase-1、TXNIP 及 NLRP3 蛋白表达显著下调（$P<0.01$）；加味升降散 8.73、17.46 g/kg 组及厄贝沙坦 0.014g/kg 组肾组织中 Nephrin、Podocin 蛋白表达明显上调（$P<0.05$ 或 $P<0.01$）。[结论] 加味升降散可通过下调 TX-NIP/NLRP3 信号通路，减少肾组织足细胞焦亡，减轻 DKD 大鼠肾损伤。

关键词： 加味升降散；糖尿病肾病；足细胞；细胞焦亡；硫氧还蛋白结合蛋白 / 核苷酸结合寡聚化结构域样受体蛋白 3 通路

资助基金： 河北省自然科学基金面上项目（H2019423037）。

注： 本文原载于《中药药理与临床》2022 年第 4 期。

39. 镇肝熄风汤对自发性高血压大鼠血压及盲肠结肠肠道菌群的影响

徐兴华[1]　俞晓英[2]　金　华[3]　颜春鲁[3]　张秋菊[3]

1. 甘肃中医药大学，兰州 730000
2. 兰州大学第二医院，兰州 730000
3. 甘肃中医药大学第一附属医院，兰州 730000

摘要： [目的] 探讨镇肝熄风汤对自发性高血压大鼠（SHR）肠道菌群的影响。[方法]50 只 14w 龄雄性 SHR 大鼠随机分为模型对照组、贝那普利 0.9 mg/kg 组、镇肝熄风汤 15、30、60g/kg 组，10 只 WKY 大鼠设为正常对照组。每日分别给予相应药物或蒸馏水灌胃。干预 8w 后测定各组大鼠血压，取大鼠盲肠、结肠粪便，进行 16SV3-V4 区扩增子信息采集与分析。[结果] 与正常对照组比较，模型对照组大鼠收缩压、舒张压、平均动脉压明显升高（$P<0.05$）；盲肠 Turicibacter 属丰度明显升高，丁酸梭菌属丰度明显降低（$P<0.05$）；结肠乳酸杆菌属丰度明显升高，粪球菌属、瘤胃球菌属丰度明显降低（$P<0.05$）；与模型对照组比较，各给药组收缩压、舒张压和平均动脉压明显降低（$P<0.05$）；各给药组变形菌门丰度减少，盲肠乳酸产生菌 Turicibacter 属相对丰度下降，丁酸产生菌丁酸梭菌属相对丰度明显上升（$P<0.05$）；结肠乳酸产生菌乳酸杆菌属相对丰度下降，丁酸产生菌粪球菌属和瘤胃球菌属相对丰度上升（$P<0.05$）；Alpha 多样性显示，各干预组多样性上升；Beta 多样性显示，各干预组分布较模型对照组集中。[结论] 镇肝熄风汤可以降低 SHR 血压，其机制可能与降低肠道乳酸产生菌、升高丁酸产生菌的相对丰度，促进乳酸向丁酸转化，维持肠道微生态平衡稳定相关。

关键词： 镇肝熄风汤；自发性高血压大鼠；血压；肠道微生态

资助基金： 国家自然科学基金（81560716、81860832）；甘肃省自然科学基金（1606RJZA162）。

注： 本文原载于《中药药理与临床》2022 年第 4 期。

40. 基于网络药理学和体内实验研究黄芪桂枝五物汤治疗痛风性关节炎的分子机制

赵赫然[1]　周　毅[2]　陈雷雷[3]　黄有荣[4]　张　璇[2]

1. 广州中医药大学，广州 510378
2. 广西中医药大学，南宁 530011
3. 广州中医药大学第三附属医院，广州 510378
4. 广东省中医骨伤研究院，广州 510378

摘要：[目的]运用生物信息技术分析探讨黄芪桂枝五物汤治疗痛风性关节炎的关键靶点及相关信号通路作用机制，同时采用动物实验加以验证。[方法]利用TCMSP筛选黄芪桂枝五物汤中5味中药的成分和靶点；通过Gene Cards、DigSee和OMIM数据库预测痛风性关节炎相关靶点；通过交集映射得到黄芪桂枝五物汤和痛风性关节炎的共同靶点，利用Cytoscape 3.7.2软件建立调控网络和蛋白互作网络；使用DAVID 6.8数据库对交集靶点进行GO生物功能注释和KEGG通路富集分析。选取关键活性成分和靶点通过AutoDock vina软件进行分子对接验证。最后通过生化、Elisa、q-PCR法验证网络药理学富集分析结果。[结果]筛选出黄芪桂枝五物汤74个活性成分和215个预测靶点，痛风性关节炎靶点313个；共同靶点39个，包括IL-6、PTGS2、MAPK1、MMP9、RELA等。KEGG富集分析结果包括IL-17信号通路、TNF信号通路、NF-κB信号通路等；分子对接结果显示槲皮素、山柰酚、异鼠李素等活性成分与IL-6、IL-1β、PTGS2等关键靶点表现出良好的对接活性。试验结果表明，与模型对照组比较，黄芪桂枝五物汤5.98 g/kg组、秋水仙碱1 mg/kg组能显著缓解痛风模型大鼠踝关节肿胀；能显著降低痛风性关节炎模型大鼠血清中UA水平和CRP含量；能显著下调痛风性关节炎模型大鼠滑膜细胞Ptgs2、Mapk1、Il6、Rela mRNA表达。[结论]黄芪桂枝五物汤对治疗痛风性关节炎具有一定疗效，其作用机制可能通过降低血清UA水平和CRP含量，下调Ptgs2、Mapk1、Il6、Rela mRNA表达，进而影响IL-17信号通路减轻炎症反应。

关键词：黄芪桂枝五物汤；痛风性关节炎；网络药理学；分子对接；实验验证；白细胞介素17信号通路

资助基金：国家自然科学基金（81673999）；广西自然科学基金项目（2021GXNSFAA196033）；广西研究生教育创新计划资助项目（YCSY2020080）。

注：本文原载于《中药药理与临床》2022年第4期。

41. 基于网络药理学及实验验证探讨香连化浊方治疗慢性萎缩性胃炎大鼠作用机制

刘晓萌[1] 刘建平[2] 郎晓猛[2] 焦 红[1] 王玉婷[1]
崔泽华[1] 董紫薇[1]

1. 河北中医学院研究生院，石家庄 050091
2. 河北中医学院第一附属医院，石家庄 050011

摘要：[目的]基于网络药理学和实验验证，探讨香连化浊方治疗慢性萎缩性胃炎（CAG）的作用机制。[方法]利用中药系统药理学技术平台（TCMSP）、SWISS TARGETS数据库、基因组注释数据库平台（GENE CARDS）、在线人类孟德尔遗传数据库（OMIM）筛选香连化浊方和疾病的作用靶点，利用STRING数据库、Cytoscape软件构建蛋白互作网络，筛选核心靶点，利用Metascape数据库进行基因本体论（GO）分析与京都基因与基因组百科全书（KEGG）通路富集分析。制备CAG大鼠模型后予香连化浊方干预治疗，观察大鼠胃黏膜组织病理学改变，采用免疫组化、实时荧光定量聚合酶链式反应（qPCR）对核心靶点进行验证。[结果]网络药理学结果显示香连化浊方中口服利用度较高的成分有珊瑚甙、过氧化苯甲酰内酯、芍药花酮等；主要活性成分槲皮素、木犀草素、山柰酚等作用于192个靶点，生物学途径主要为参与蛋白磷酸化正调控、氧化应激反应、损伤应答、凋亡信号通路等；细胞组分主要包括膜侧、膜筏、细胞外基质、细胞质的核周围区域等；分子功能包括激酶结合、转录因子结合、蛋白域特异性结合、蛋白激酶活性等。KEGG富集通路与磷脂酰肌醇-3-激酶-丝氨酸苏氨酸蛋白激酶（PI3K-AKT）信号通路、肿瘤坏死因子信号通路、细胞凋亡通路。实验验证研究发现香连化浊方治疗后大鼠胃黏膜萎缩病理程度减轻，胃组织核心靶点AKT1、C-MYC的蛋白表达明显下调（$P<0.05$），胃组织Cmyc mRNA表达明显下调（$P<0.05$）。[结论]香连化浊方中有效成分槲皮素、木犀草素、山柰酚等可能通过下调Cmyc mRNA、AKT1、C-MYC蛋白表达抑制胃黏膜细胞过度增殖实现对CAG的治疗作用。

关键词：香连化浊方；网络药理学；慢性萎缩性胃炎；丝氨酸/苏氨酸蛋白激酶；C-MYC

资助基金：国家中医药管理局重点研究室建设项目（200995）；全国基层名老中医药专家传承工作室建设项目；全国名老中医传承工作室建设项目；国家中医临床研究基地业务建设科研专项（2018131）；国家中医临床研究基地业务建设科研专项。

注：本文原载于《中药药理与临床》2022年第4期。

42. 秦艽、威灵仙主要成分龙胆苦苷、木兰花碱对 RA 模型大鼠抗炎作用机制研究

葛 珊 魏 昀 吴 晨 郑丽霞 李 飒 郭从嘉 高慧琴

甘肃中医药大学药学院，兰州 730101

摘要：[目的] 探究秦艽、威灵仙中主要成分龙胆苦苷、木兰花碱及其配伍对类风湿关节炎（RA）模型大鼠的抗炎作用机制。[方法] 大鼠采用Ⅱ型胶原诱导法建立 CIA 大鼠模型，造模成功大鼠随机分为模型对照组、甲氨蝶呤 1.05 mg/kg 组、龙胆苦苷 84.76 mg/kg 组、木兰花碱 0.5 mg/kg 组、龙胆苦苷 58.38 mg/kg- 木兰花碱 0.02 mg/kg 组，另设正常对照组。各组分别灌胃给予相应药液或生理盐水，连续 15 d。对大鼠进行一般状态观察记录、足趾肿胀度检测、关节炎指数（AI）评分；通过酶联免疫吸附技术（ELISA）检测大鼠血清中类风湿因子（RF）、C- 反应蛋白（CRP）、肿瘤坏死因子 –α（TNF-α）、白介素 -1β（IL-1β）的含量；HE 染色法观察各组大鼠关节组织病理学变化；实时荧光定量 PCR 技术（qRT-PCR）检测大鼠关节滑膜组织中IκB激酶 β（Ikkβ）、核因子 –κB（Nfkb）及环氧化酶 -2（Cox2）mRNA 的表达。[结果] 与正常对照组比较，模型对照组大鼠一般状态较差，足趾肿胀度及 AI 评分显著升高（$P < 0.01$）；血清中 RF、CRP、TNF-α、1L-1β 的含量明显升高（$P < 0.05$ 或 $P < 0.01$）；滑膜组织中 Ikkβ、Nfkb、Cox2 mRNA 表达显著上调（$P < 0.01$）；关节组织结构破坏严重。与模型对照组比较，甲氨蝶呤 1.05 mg/kg 组、龙胆苦苷 84.76 mg/kg 组、木兰花碱 0.5 mg/kg 组和龙胆苦苷 58.38 mg/kg- 木兰花碱 0.02 mg/kg 组大鼠一般状态不同程度好转，大鼠足趾肿胀度及 AI 评分明显降低（$P < 0.05$ 或 $P < 0.01$）；血清中 TNF-α、IL-1β 的含量显著降低（$P < 0.01$），RF、CRP 含量不同程度降低；滑膜组织中 Ikkβ、Nfkb mRNA 表达显著下调（$P < 0.01$），不同程度下调 Cox2 mRNA 表达；关节组织病理变化不同程度改善。其中龙胆苦苷 58.38 mg/kg- 木兰花碱 0.02 mg/kg 组改善 RA 模型大鼠足趾肿胀情况、组织病理状态、抑制血清中 CRP、TNF-α、IL-1β 分泌及对踝关节中 Ikkb、Nfkb、Cox2 mRNA 表达的下调作用最突出。[结论] 龙胆苦苷、木兰花碱及其配伍可对 RA 模型大鼠起到治疗作用，同时龙胆苦苷 - 木兰花碱的突出作用提示秦艽配伍威灵仙治疗 RA 具有一定优势。龙胆苦苷、木兰花碱及其配伍治疗 RA 的作用机制可能是通过降低炎性细胞因子分泌，抑制 IKKβ/NF-κB/COX-2 信号通路异常激活而发挥抗炎作用。

关键词：龙胆苦苷；木兰花碱；类风湿关节炎；IκB 激酶 β；核因子 –κB；环氧化酶 -2

资助基金：国家自然科学基金（81960725）；甘肃中医药大学研究生创新基金（CX2020-37）。

注:本文原载于《中药药理与临床》2022 年第 4 期。

43. 基于网络药理学研究三棱 – 莪术药对抗子宫内膜癌的作用机制及实验验证

欧凯西 刘 捷 余成浩

成都中医药大学基础医学院，成都 611137

摘要：[目的] 利用网络药理学、分子对接技术，探讨三棱 – 莪术药对抗子宫内膜癌的作用机制，并通过人子宫内膜癌细胞 ISK 进行体外试验验证重要信号通路。[方法] 在 TCMSP 平台筛选出三棱 – 莪术药对主要活性成分；通过 TCMSP 数据库和 Swiss Target Prediction 得到活性成分的靶点；在 GeneCards 等数据库检索疾病的作用靶点；利用 Cytoscape3.7.2 软件建立可视化药物 – 活性成分 – 关键靶点调控网络及 PPI 网络；用 Metascape 数据库和 OmicShare tools 对关键靶点进行 GO 富集与 KEGG 分析；并通过 PDB 数据库与 Discovery Studio 2016 软件对活性成分和核心靶点进行分子对接。最后通过 ISK 细胞对重要信号通路进行验证。[结果] 从三棱 – 莪术药对筛选出活性成分 11 个，包括去氢木香内酯、芒柄花黄素、豆甾醇、反式甘多酸、谷固醇、秦皮甲素、β – 榄香烯、双去甲氧基姜黄素、莪术醇、异莪术烯醇、温金素，药物与疾病共同的关键靶点 92 个，核心靶点 6 个，包括 RAC-α 丝氨酸 / 苏氨酸蛋白激酶、原癌基因酪氨酸蛋白激酶 Src、丝裂原激活的蛋白激酶 1、雌激素受体、热休克蛋白 HSP90-alpha、丝裂原激活的蛋白激酶 8.GO 富集与 KEGG 分析三棱 – 莪术药对活性成分主要参与癌症的途径、癌症中的蛋白聚糖、PI3K-AKT 信号通路等。分子对接提示芒柄花黄素、双去甲氧基姜黄素、温金素 3 个活性成分与核心靶蛋白结合能力较好。CCK8 结果表明，与空白对照组比较，双去甲氧基姜黄素能显著抑制 ISK 细胞的增殖（$P < 0.01$）；在显微镜下可观察到，双去甲氧基姜黄素

3、6、9 μg/mL 组 ISK 细胞数量明显减少，Western blot 结果显示，与空白对照组比较，双去甲氧基姜黄素 9 μg/mL 组能明显下调 PI3K、AKT 蛋白的表达（$P < 0.05$）。[结论] 三棱－莪术药对可能主要通过芒柄花黄素、双去甲氧基姜黄素、温金素调节细胞代谢、细胞增殖与凋亡等途径发挥抗子宫内膜癌作用。

关键词：三棱；莪术；子宫内膜癌；网络药理学；分子对接；磷脂酰肌醇 / 蛋白激酶 B 通路

资助基金：四川省青年科技创新研究团队项目（2020JDTD0022）。

注：本文原载于《中药药理与临床》2022 年第 4 期。

44. 基于网络药理学－分子对接探讨四逆散“异病同治”溃疡性结肠炎和肠易激综合征的作用机制

卢　鑫[1]　张馨月[1]　林逸婷[1]　张　涛[2]　赖冬萍[1]

1. 广西中医药大学，南宁 530000

2. 广西中医药大学附属瑞康医院，南宁 530000

摘要：[目的] 以中医“异病同治”理论为依据，采用网络药理学－分子对接方法探讨四逆散“异病同治”溃疡性结肠炎和肠易激综合征的作用靶点及可能作用机制。[方法] 通过 TCMSP 等中药化合物数据库结合文献挖掘获取四逆散的化学成分和作用靶点；结合 GeneCards、OMIM、DRUGBANK、TTD 等数据库获取四逆散治疗溃疡性结肠炎和肠易激综合征的作用靶点。采用 Cytoscape 软件绘制四逆散“中药－成分－靶点”网络及“中药－共有靶点－疾病”网络。借助 STRING 数据库及 Cytoscape 软件构建 PPI 网络，分析获得核心作用靶点。采用 Metascape 平台工具对四逆散治疗溃疡性结肠炎和肠易激综合征的共有靶点进行 GO 分析、KEGG 通路分析等。使用 AutodockTools 软件对四逆散主要活性成分与作用靶点进行分子对接。[结果] 筛选得到四逆散化学成分 144 个，对应靶点 257 个，溃疡性结肠炎 331 个，肠易激综合征 866 个，以及 44 个药物成分和疾病共同靶点。PPI 网络中关键蛋白排名靠前的几个靶点为 TP53、AKT1、IL-6、TNF；获得 GO、KEGG 富集分析结果排名靠前的有 20 种生物过程、15 种分子功能、8 种细胞组分及 22 条信号通路。KEGG 分析其调节的通路主要与 PI3K-AKT 信号通路、IL-17 信号通路、TNF 信号通路、JAK-STAT 信号通路等密切相关。分子对接结果显示关键成分与对应靶点具有较好的结合活性。[结论] 四逆散治疗溃疡性结肠炎和肠易激综合征可能涉及以 TP53、AKT1、IL-6、TNF 等核心靶点为代表，其实现异病同治的作用可能与调控 PI3K-AKT、TNF、JAK-STAT 等信号通路有关。

关键词：四逆散；溃疡性结肠炎；肠易激综合征；异病同治；白介素信号通路；转化因子通路；磷酯酰肌醇激酶通路

资助基金：国家自然科学基金（81260536）；广西自然科学基金项目（2018GXNSFAA281042）；广西中医药大学校级硕士研究生科研创新项目（xjyb112）。

注：本文原载于《中药药理与临床》2022 年第 4 期。

45. 古代经典名方小续命汤的处方关键信息考证

王梦雷[1]　陈　平[2]　杨雨婷[3]　盛艳梅[4]　戴　瑛[2]
尹竹君[2]　李　莉[2]　李耀华[5]　李普衍[5]　赵军宁[2]
曾　瑾[2]

1. 成都医学院药学院，成都 610500

2. 四川省中医药科学院转化药理与临床应用研究所，四川省中医药转化医学中心，国家中医药管理局中药质量生物评价重点研究室，中医药转化医学四川省重点实验室，四川省道地药材系统开发工程技术研究中心，四川省道地药材形成原理与品质评价工程研究中心，成都 610041

3. 四川省中医药科学院转化药理与临床应用研究所，四川省中医药转化医学中心，国家中医药管理局中药质量生物评价重点研究室，中医药转化医学四川省重点实验室，四川省道地药材系统开发工程技术研究中心，四川省道地药材形成原理与品质评价工程研究中心，成都 610041

4. 四川省中医药科学院转化药理与临床应用研究所，四川省中医药转化医学中心，国家中医药管理局中药质量生物评价重点研究室，中医药转化医学四川省重点实验室，四川省道地药材系统开发工程技术研究中心，四川省道地药材形成原理与品质评价工程研究中心，成都 610041

5. 成都中医药大学药学院，成都 611100

摘要：《古代经典名方目录（第一批）》中小续命汤出自唐·孙思邈所著《备急千金要方》。本文对小续命汤中各药材的基原、炮制方法以及度量衡和煎煮服用等相关信息进行系统的考证，初步确认小续命汤处方的关键信息，为经典名方小续命汤的开发提供依据。经考证，麻黄为麻黄科植物草麻黄 Ephedra sinica Stapf 的干燥草质茎；防已为防己科植物粉防已 Stephania tetrandra S.Moore 的干燥根；人参为五加科人参 Panax ginseng C.A.Mey. 的干燥根和根茎；黄芩为唇形科植物黄芩 Scutellaria baicalensis Georgi 的干燥根；桂心为樟科植物肉桂 Cinnamomum cassia Presl. 的干燥树皮；甘草为豆科植物甘草 Glycyrrhiza uralensis Fisch. 的干燥根及根茎；芍药为毛茛科植物芍药 Paeonia lactiflora Pall. 的干燥根；芎？为伞形科植物川芎 Ligusticum chuanxiong Hort. 的干燥根茎；杏仁为蔷薇科植物山杏 Prunus armeniaca L.var. ansu Maxim. 的干燥成熟种子；附子为毛茛科植物乌头 Aconitumcarmichaelii Debx. 的子根；防风为伞形科植物防风 Saposhinikovia divaricate（Turcz.）Schischk. 的干燥根；生姜为姜科植物姜 Zingiber officinale Rosc. 的新鲜根茎。甘草的炮制方法为“炒甘草”；苦杏仁的炮制方法为“焯苦杏仁”；附子的炮制方法为“炒附片”或“炮附片”，其余各药材建议生用。经考证，唐代一两约为今 13.80 g。煎煮方法为：以上 12 味药材加水 2 400 mL，先煮麻黄“三沸”并去沫，再加剩余药材，煮取 600 mL，分 3 次温服。

关键词：经典名方；小续命汤；备急千金要方；处方考证

资助基金：四川省杰出青年科技人才项目（2020JDJQ0063）；四川省科技计划重点研发项目（2020YFS0566）；四川省科技厅基本科研业务专项（A-2021N-Z-5）；四川省中医药管理局药理学重点学科专项（ZDXK2020-1）；院企合作开发项目（D-2018-45）；院企合作开发项目（D-2018-14）。

注:本文原载于《中药药理与临床》2022 年第 4 期。

46. 温胆汤含药血清对 10mmol/L 谷氨酸条件下星形胶质细胞 PSD-95、GAP-43、JIP-3、Cx-43 表达的影响

朱金华[1] 李琳琳[2] 周 敏[3] 张 媛[2] 张米兰[2] 周 军[1] 万红娇[1]

1. 江西中医药大学，南昌 330004
2. 江西中医药大学，南昌 330004
3. 江西中医药大学 2019 生物工程班，南昌 330004

摘要：[目的] 以谷氨酸作用的星形胶质细胞为细胞模型，通过检测突触可塑性相关蛋白的变化，并从突触可塑性角度探讨温胆汤改善精神分裂症认知障碍的分子机制。[方法] 将大鼠随机分成 5 组：正常对照组、氯氮平 0.02 g/kg 组和温胆汤 20、30、40 g/kg 组。正常对照组灌胃生理盐水，其余各组灌胃相应药物，1 次 /d，7 d 后取血，制备含药血清。采用 MTT 法确定谷氨酸对星形胶质细胞的作用浓度和时间点；观察温胆汤含药血清对谷氨酸造模的星形胶质细胞形态变化的影响；RT-qPCR 法检测星形胶质细胞中突触后致密蛋白 95（Psd95）、生长相关蛋白 43（Gap43）、Jnk 相互作用蛋白 3（JIP3）、连接蛋白 43（Cx43）mRNA 表达；WB 法检测星形胶质细胞中 PSD-95、GAP-43、JIP-3、Cx-43 蛋白表达。[结果] 根据不同浓度谷氨酸对星形胶质细胞增殖率影响的结果，确定谷氨酸浓度为 10 mmol/L 的条件下作用星形胶质细胞 48 h 为细胞实验条件。与正常对照组比较，模型对照组星形胶质细胞形态皱缩、拉长、呈多边形，突触少而且短，形态简单，细胞密度低；其 Psd95、Gap43、Jip3、Cx43 mRNA 和蛋白表达显著下调（$P < 0.01$）；与模型对照组比较，温胆汤 20、30、40g/kg 含药血清组星形胶质细胞、突触的形态和状态均有比较大的改善，且细胞密度更密集，并明显上调 Psd95、Gap43、Jip3、Cx43 mRNA 和蛋白的表达（$P < 0.05$ 或 $P < 0.01$）。[结论] 温胆汤能有效改善精神分裂症认知缺陷，其作用机制可能是通过减轻星形胶质细胞病理损伤，上调 PSD-95、GAP-43、JIP-3、Cx-43 表达，进而增强突触可塑性。

关键词：温胆汤含药血清；星形胶质细胞；突触后致密蛋白 95；生长相关蛋白 43；JNK 相互作用蛋白 3；连接蛋白 43

资助基金：国家自然科学基金（82160839）；江西省自然科学基金（20192BAB205113）；江西省教育厅科学技术研究项目（GJJ190642）；江西省中医药管理局科技计划项目（2021B663）。

注:本文原载于《中药药理与临床》2022 年第 6 期。

47. 芩连红曲汤对高脂血症大鼠氧化应激和肠道 FXR/FGF19 信号通路的影响

郭志清[1] 张小波[2] 罗雅琪[3] 杨 炀[3] 陈东辉[3] 刘峻呈[4] 张 永[2]

1. 成都中医药大学附属医院，成都 610072
2. 成都中医药大学基础医学院，成都 611137

3. 四川省中医药科学院中医研究所（四川省第二中医医院），成都 610031
4. 彭州市中医医院，彭州 611930

摘要：[目的] 探讨芩连红曲汤对高脂血症大鼠氧化应激和肠道法尼醇 X 受体 / 成纤维细胞生长因子 19（FXR/FGF19）信号通路的影响。[方法] 雄性 SD 大鼠 40 只，随机分为 5 组，即正常对照组、模型对照组、芩连红曲汤 0.7、1.4 g/kg 组、立普妥 1.05 mg/kg，每组 8 只。正常对照组给予基础饲料喂养，其余各组给予 D12451 高脂饲料喂养，制备高脂血症大鼠模型。造模成功后各组灌胃相应药物，正常对照组、模型对照组给予等体积的生理盐水，1 次 /d，连续灌胃 8 w。给药 8 w 后，采用全自动生化仪检测血清中三酰甘油（TC）、胆固醇（TG）、低密度脂蛋白胆固醇（LDL–C）、高密度脂蛋白胆固醇（HDL–C）和总胆汁酸（TAB）含量；HE 染色观察脂肪组织病理学变化，ELISA 法检测血清超氧化物歧化（SOD）、谷胱甘肽过氧化物酶（GSH–Px）、丙二醛（MAD）含量或活力、小肠 TC、TG 含量；Western Blot 法测定小肠组织 FXR、FGF19 及尼曼 – 匹克 C1（NPC1L1）蛋白表达。[结果]与正常对照组比较，模型对照组体质量、睾周脂肪质量分数、血清 TC、TG、LDL–C、MDA、TBA 含量、小肠 TC、TG 含量明显升高（$P < 0.05$ 或 $P < 0.01$），血清 SOD、GSH–Px 活力显著降低（$P < 0.01$），小肠组织 FXR、FGF19 蛋白表达明显下调，NPC1L1 蛋白表达显著上调（$P < 0.05$ 或 $P < 0.01$），睾周脂肪平均面积显著增加（$P < 0.01$）；与模型对照组比较，各给药组的体质量，睾周脂肪质量分数，血清 TC、TG、LDL–C、MDA、TBA 含量、小肠组织 TC、TG 含量明显降低，NPC1L1 蛋白表达明显下调（$P < 0.05$ 或 $P < 0.01$），芩连红曲汤各组的血清 SOD、GSH–Px 活力明显升高，小肠组织 FXR、FGF19 蛋白表达明显上调（$P < 0.05$ 或 $P < 0.01$），芩连红曲汤各组大鼠的睾周脂肪细胞数量增多，面积明显减小（$P < 0.05$ 或 $P < 0.01$）。[结论] 芩连红曲汤可改善高脂血症大鼠体质量及脂代谢紊乱，其机制可能与调节氧化应激及肠道 FXR/FGF19 信号通路，下调肠道 NPC1L1 蛋白表达，抑制胆固醇吸收有关。

关键词：芩连红曲汤；高脂血症大鼠；氧化应激；法尼醇受体；成纤维细胞生长因子 19；尼曼 – 匹克 C1 型蛋白

资助基金：四川省科技厅省级科研院所基本科研业务费项目（2022JDKY0029）；成都中医药大学杏林学者学科人才科研提升计划（BSH2021014）；四川省中医药管理局科学技术研究专项（2021MS201）。

注：本文原载于《中药药理与临床》2022 年第 6 期。

48. 基于网络药理学和实验验证探讨甘草附子汤治疗类风湿关节炎的作用机制

潘东梅　黄新涛　李海鸿　陈　晨　沈新锋　廖智毅
朱怡萍　许传明　易延逵

南方医科大学中医药学院，广州 510515

摘要：[目的] 本研究旨在对甘草附子汤治疗类风湿关节炎的作用机制进行网络药理学分析。[方法] 甘草附子汤的活性成分和靶点从中药系统药理学和药物数据库（DrugBank）中获取。网络药理学方法涉及“药物 – 成分 – 靶点”网络图的构建和靶点预测。使用京都基因和基因组百科全书（Kyoto Encyclopedia of Genes and Genomes，KEGG）数据库确定甘草附子汤和类风湿关节炎集群网络的重要信号通路。用分子对接软件（AutoDock vina）对主要活性成分与核心靶蛋白进行计算机模拟对接，预测主要成分与核心靶点的结合度。动物实验验证甘草附子汤对类风湿关节炎模型小鼠相关蛋白表达的影响。[结果] 筛选出山柰酚、柚皮素、甘草查耳酮 A、异鼠李素、β – 谷甾醇等 82 个有效成分，对应于甘草附子汤的 151 个目标。此外，1 979 个基因与类风湿关节炎密切相关，其中有 88 个与甘草附子汤的靶点重叠，被认为与治疗相关。功能富集分析表明，甘草附子汤通过调节多种途径发挥其在类风湿关节炎中的药理作用，包括细胞凋亡和自噬、软骨分化、炎症和免疫调节等。动物实验方面，与正常对照组比较，模型对照组小鼠关节肿胀明显，关节炎指数评分显著升高（$P < 0.01$），踝关节中 p–ERK1、ERK1 和 COX–2 阳性表达均显著升高（$P < 0.01$）；与模型对照组比较，甘草附子汤 4.8 g/kg 组能显著抑制关节肿胀，明显降低关节炎指数评分（$P < 0.05$ 或 $P < 0.01$），明显改善踝关节病理变化，踝关节中 p–ERK1、ERK1 和 COX–2 阳性表达显著降低（$P < 0.01$）。[结论] 甘草附子汤是通过多组分、多靶点和多途径协同治疗类风湿关节炎。

关键词：甘草附子汤；类风湿关节炎；网络药理学；作用机制

资助基金： 国家自然科学基金（82004101）；广东省中医药局基础 应用基础项目（20211256）；南方医科大学大学生创新创业训练计划项目（x202012121221）；南方医科大学大学生创新创业训练计划项目（202112121387）。

注： 本文原载于《中药药理与临床》2022年第6期。

49. 归脾汤通过 Bmal1 调控高糖状态下 H9c2 心肌细胞自噬活性的研究

梁一超[1] 陈诗成[2] 李晓文[2] 陆欣雨[2] 黄颖怡[3] 朱佳佳[4] 李 俊[5]

1. 南方医科大学中西医结合医院，广州 510000
2. 南方医科大学中医药学院，广州 510515
3. 南方医科大学中西医结合医院，广州 510000
4. 广州市第一人民医院，广州 510180
5. 南方医科大学南方医院，广州 510515

摘要： [目的] 探讨归脾汤在高糖状态对 H9c2 心肌细胞自噬活性的影响及脑和肌肉芳香烃受体核转运样蛋白 1 基因（Bmal1）在此过程中的作用。[方法] 将 H9c2 心肌细胞随机分为空白对照组、模型对照组、归脾汤 2.5、7.5、15 μg/mL 组，共培养 48 h。以 Hochest33342/PI 染色计算凋亡率；Western blot 检测心肌细胞天冬氨酸蛋白水解酶 3（CC3）、Bmal1 及自噬相关蛋白（ATG）如 ATG3、ATG5、ATG7 及微管相关蛋白 1 轻链 3β（LC3B）等的表达。抑制 Bmal1 表达后，观察 H9c2 心肌细胞凋亡率及自噬相关蛋白表达的变化。[结果] 与空白对照组比，模型对照组 CC3 蛋白表达上调，细胞凋亡率显著升高（$P < 0.01$），同时 Bmal1 及自噬相关蛋白表达显著下调（$P < 0.01$）；与模型对照组比，各给药组 CC3 蛋白表达下调，归脾汤 7.5、15 μg/mL 组细胞凋亡率显著下降（$P < 0.01$），而自噬相关蛋白表达显著上调（$P < 0.01$）；抑制心肌细胞 Bmal1 的表达后，各给药组 CC3 蛋白表达上调，细胞凋亡率显著上升（$P < 0.01$），自噬相关蛋白表达受到显著抑制（$P < 0.01$）。[结论] 归脾汤可增强在高糖状态下心肌细胞的自噬活性，减少心肌细胞凋亡，其机制可能与上调 Bmal1 蛋白有关。

关键词： 归脾汤；糖尿病心肌病；自噬；生物钟基因 – 脑和肌肉芳香烃受体核转运样蛋白 1

资助基金： 广东省科技计划项目（2016A020226026）；广东省中医药局面上项目（20161167）。

注： 本文原载于《中药药理与临床》2022年第6期。

50. 厚朴三物汤促进腹部手术后胃肠道恢复的 Meta 分析

刘思雨 周玮玲 刘 芳 石金凤 崔 星 刘绍瑒

成都中医药大学药学院，成都 611137

摘要： [目的] 系统评价厚朴三物汤对临床腹部手术后胃肠道功能恢复的临床疗效。[方法] 检索中国知网（CNKI）、维普数据库（VIP）、中国生物医学文献服务系统（SinoMed）、万方数据资源库（Wangfang Data）、Pubmed、Embase、Cochrane Library 数据库，检索时限均从建库至 2021 年 1 月，收集所有关于厚朴三物汤对临床腹部手术后胃肠道功能恢复的随机对照临床试验（RCT）文献。由 2 位研究者独立筛选文献、提取数据并评估纳入研究的偏倚风险。采用 RevMan5.3 软件进行 Meta 分析。[结果] 共纳入 15 项 RCT，共计 1 242 例受试者。Meta 分析结果显示：与对照组相比，厚朴三物汤能显著提高胃肠道恢复的总有效率 [OR=3.54，95% CI（2.43，5.14），$P < 0.01$]，明显缩短腹部手术后病人的平均肛门排气时间 [SMD=−1.88，95% CI（−2.75，−1.02），$P < 0.01$]、首次排便时间 [SMD=−3.77，95% CI（−5.54，−2.00），$P < 0.01$] 和肠鸣音恢复时间 [SMD=−2.19，95% CI（−3.56，−0.82），$P < 0.01$]。[结论] 厚朴三物汤对腹部手术后胃肠道功能的恢复具有明显促进作用。

关键词： 厚朴三物汤；腹部手术；胃肠道功能恢复；Meta 分析

资助基金： 国家自然科学基金（81603300）；中国博士后科学基金面上项目（2020M673569XB）；四川省科技厅项目（20YYJC0655）；成都中医药大学杏林学者计划（QNXZ2018006）。

注： 本文原载于《中药药理与临床》2022年第6期。

武汉鼎格医疗科技有限公司

武汉鼎格医疗科技有限公司成立于2020年，致力于打造轻医美时代的行业服务品牌。总裁查良莉从业近二十年，从一名健康培训讲师逐步做到健康领域大型企业高管，后独资成立武汉鼎格医疗科技有限公司。短短两年间，公司已跻身国内医疗健康行业前列，并与数十家大型健康美容机构建立了稳固的合作关系。

【记者】查总，您好。您当初成立武汉鼎格医疗科技的初心是什么？

【武汉鼎格 查总】初心其实很简单，就是想做一家有温度的健康美容行业企业。我们的宗旨是要成为全省“美容连锁机构的服务商”，就是将我们一套成熟的营销服务体系嫁接在美容机构平台上，推行整合性服务。如整合美容医疗器械、美容医学产品、健康管理课程等各种软硬件设施，满足美容机构和客户的各种消费需求。

【记者】我们知道相较于其他同行企业，武汉鼎格的优势是服务体系，那么这个服务体系和其他企业的差异化体现在哪里呢？

【武汉鼎格 查总】因为我们服务的是高端美容客户，服务类别会更细化一些，专业领域更深入一些，会更注重全方位提升客户消费体验感。举例来说，目前我们正在尝试一种全新的健康美容综合体验模式，将在美容机构给顾客提供涵盖 健身、心理健康、形象设计甚至购物、餐饮等的综合性服务体验。我们会选一些大型的美容机构作为合作试点，相信这种模式成熟后一定会在市场竞争中显现出优势。

【记者】您觉得健康美容行业在科技应用方面会有哪些趋势？

【武汉鼎格 查总】当下，传统美容、生活美容、健康美容等都在向更专业化、个性化的道路发展，美容与科技的关系更加紧密。很多新材料、新技术都已经应用在行业中，理疗设备仪器更迭速度极快，涉及领域更为细化，美容效果逐步迈向更高水平。这些科技最终会形成一个智能健康管理系统，这个系统就相当于智能的私人管家，这也将是顾客的一种全新体验。

【记者】未来行业的核心竞争力，有人认为是人工智能，有人认为是人本服务，您觉得这个核心竞争力应该是什么呢？

【武汉鼎格 查总】健康管理系统和高科技仪器相结合的模式，一定会得到更多顾客的推崇。更新换代的技术和产品，极大推动行业的快速发展和创新转型，进一步升级产品和技术形态。但人工智能少了人本服务就无法逾越沟通的鸿沟，更无法替代情感。而人本服务要缺了人工智能就会回到初始状态，所以人工智能是一种方式，人本服务是一种目的。我觉得在未来，通过科技实现健康服务平台、构建大数据管理服务系统等为顾客提供高端的健康管理，才是核心竞争力。

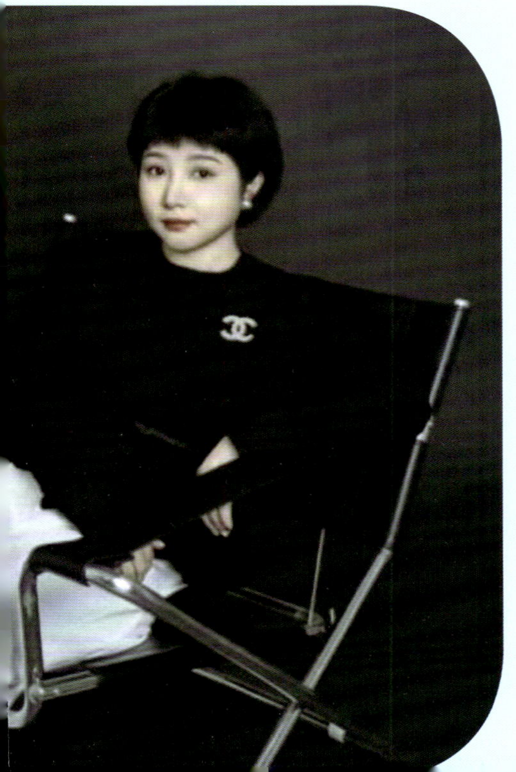

【记者】针对高端健康管理服务，未来武汉鼎格会有哪些动作？

【武汉鼎格 查总】这两年来，我们也不断在探索新的健康管理服务模式，如尝试定制健康项目管理中心、家庭健康服务中心等。同时我们也在考虑引进健康美容领域的国际人才，建立专业培训体系，提供团队孵化支持，这也是企业创新发展的新尝试。

【记者】据说武汉鼎格目前正在打造国际化品牌，您能具体谈一下吗？

【武汉鼎格 查总】实现品牌的国际化，我觉得分两步走。第一步是拿进来。过去两年里，我们考察过美国、德国、日本，曾与当地健康专家团队多次研讨合作事宜。经过近一年的商讨，目前我们与美国一家健康科研机构已经达成合作意向，未来双方将会在数据管理系统、新型健康管理模式等领域共同探索新的路径。第二步是走出去。我们的服务产品在国内行业是领先的，我们接下去要做的就是把我们的这个服务产品打包成一种服务力，进而服务全球市场。

湖北省中医院健康管理中心（治未病）简介

湖北省中医院健康管理中心（治未病）成立于1996年，历经25年的发展历程，现有2个院区，辐射在武昌、光谷、葛店，是湖北省最大的中医健康管理中心（治未病中心）。中心愿景是以中医“治未病”为核心理念，以“保持人人健康”为基本目的，以“规范化、标准化、人性化、电子化、信息化”为基本要求，打造最安全、服务最佳、质量最好、技术最全面、学术水平最高的中医健康管理学科。充分利用“互联网+”技术，以全面、个性化中西医体检及动态健康管理、健康促进为两大基本功能，通过健康筛查、评估、宣教、干预与促进等循环过程来实现。突显中医诊疗特色，全面评估人的身心健康状态，提供全方位的健康管理方案，系统维护和提升个体健康状态，以实现“不得病，少得病，晚得病”的健康目标。

神阙穴隔药盐灸简介

笔者受历代医家脐灸及穴位贴敷的启示，于2022年8月至10月经反复调试中药，测试安全性及疗效，在经方的基础上创立健脾，安神，扶阳三组中药外敷方，于2023年临床推广使用，受益患者2000余人。属

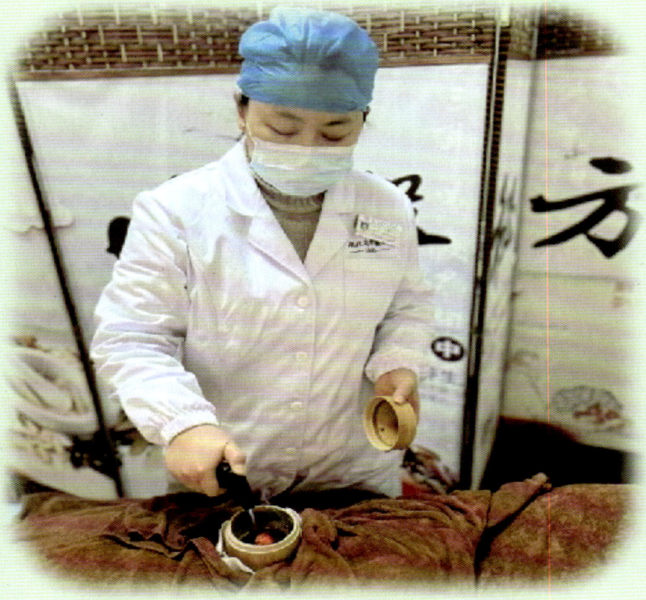

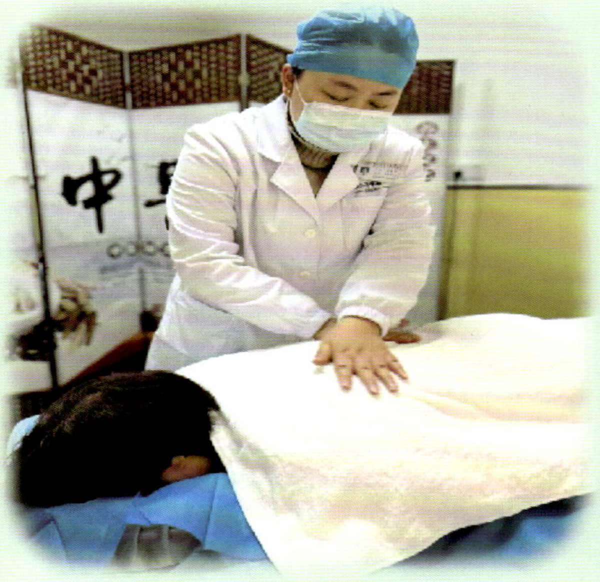

中医外治法，利用隔物灸的原理，将中药与食盐混合，通过神阙穴对药物的吸收，借灸火的温热及药物作用，通过经络的传导，以温通经脉、调和气血、扶正祛邪，达到调理脏腑、平衡阴阳之功效。

强肺健脾疗法简介

2022 年 12 月，面对诸多患者反映身体遭受新冠病毒侵袭以后，出现久咳不止，气短乏力，焦虑失眠，食欲不振等症状，笔者受从新冠病房给患者振动排痰启示，从督脉隔姜灸，神阙穴健脾灸中找到灵感，先给科室的“阳康”同事拍背点穴排痰，艾灸，多位同事受试后测试 SpO2 升高，气短乏力症状改善，于 2023 年，面向患者推广，对缓解各种“阳康”后不适疗效确切。

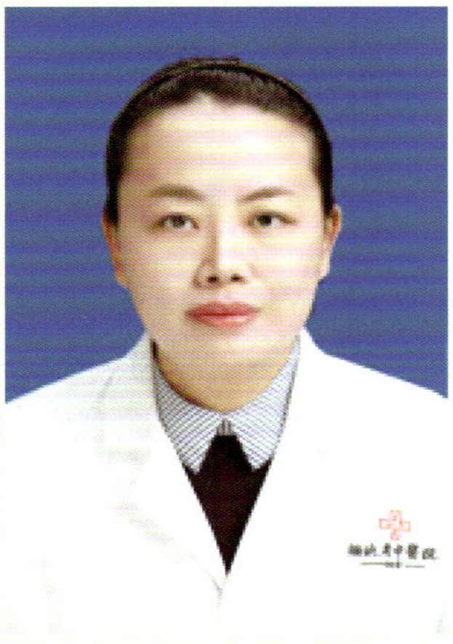

付晓平，毕业于湖北中医药大学，硕士学位，主治医师，从事推拿、康复、针灸、亚健康经方调理临床工作及教学科研十余年，擅长运用”太极推拿“手法，“脏腑推拿”手法，“八把半锁”疗法并结合中草药治疗脑卒中后遗症、面瘫、带状疱疹后遗神经痛等神经系统疾患，对颈椎病、肩周炎、腰椎间盘突出症、退行性膝关节炎、小儿肌性斜颈、睡眠障碍等病的中医治疗有深入研究。热爱中医药事业，对中药茶饮，膏方，中药香囊、药枕中药香膏，古法制作工艺有较深理解。曾负责援外高级领导人医疗服务，并获得荣誉，现任中国中医药研究促进会治未病与亚健康专业委员会理事、湖北省医师协会治未病专业委员会委员，在核心期刊上发表论文十余篇。

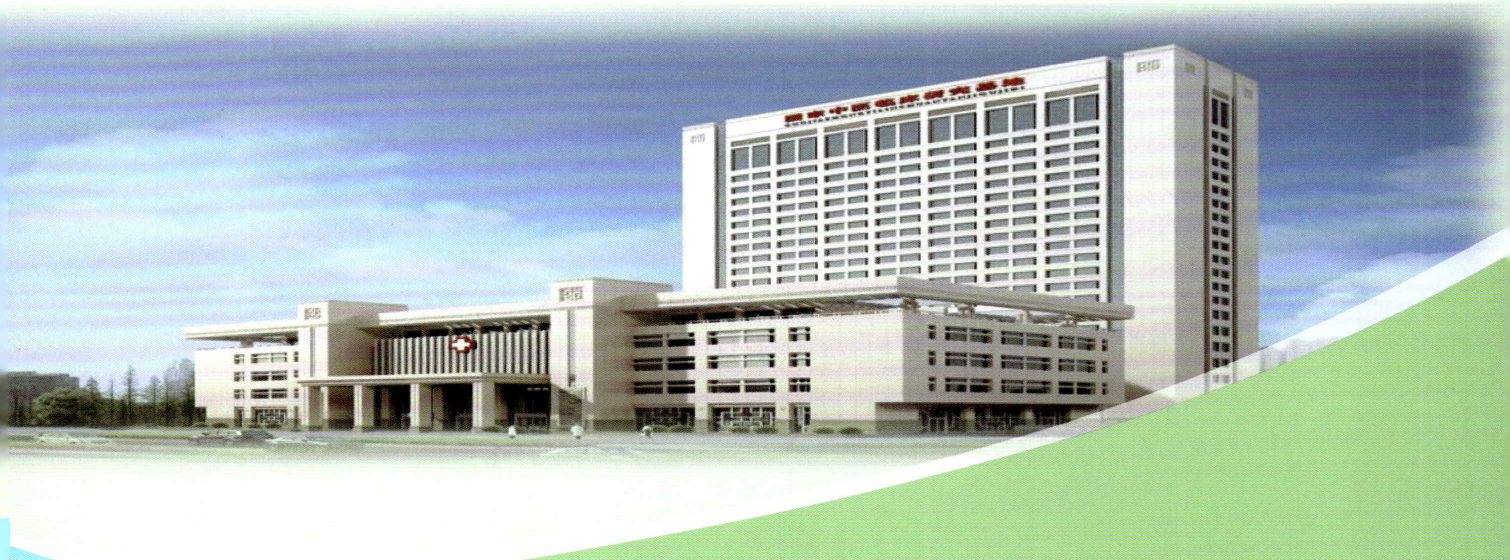

西安莱特医生集团有限公司介绍

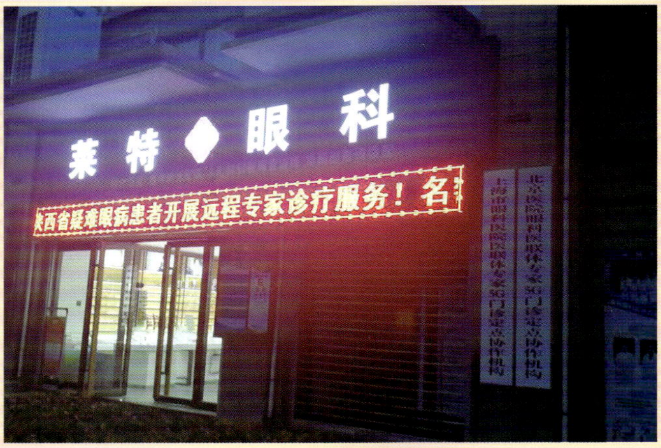

西安莱特医生集团有限公司成立于2018年，主要开展基层医院专科能力建设与技术托管，医疗市场运营管理，医疗技术培训，精神卫生与心理健康管理系统软硬件开发、市场应用与运营拓展等。经营范围包括医学验光配镜，光学仪器、软性角膜接触镜及角膜塑形镜的验配与销售；开展第一、第二、第三类医疗器械及医用耗材的批发销售。医学计算机软件、网络、智能电子仪器及辅助设备的研发与销售。在全国范围内与多家三甲医院合作开展医疗技术输出服务，签约医疗专家28名，先后帮扶30余家公立二级医院开展专科能力建设，取得院方的高度评价和认同。公司与2019年开设西安莱特眼科视光中心（雁塔区海伦国际店），2023年开设西安莱特眼科视光中心（未央区珠江新城店），总面积600余平方米，汇集知名眼科主任医师、中医医师，组成眼视光中西医专家团队，为广大眼病患者提供更加专业贴心的优质医疗服务。

2019年至2023年，西安莱特医生集团有限公司与西安中盛凯新技术发展有限责任公司达成战略合作，依

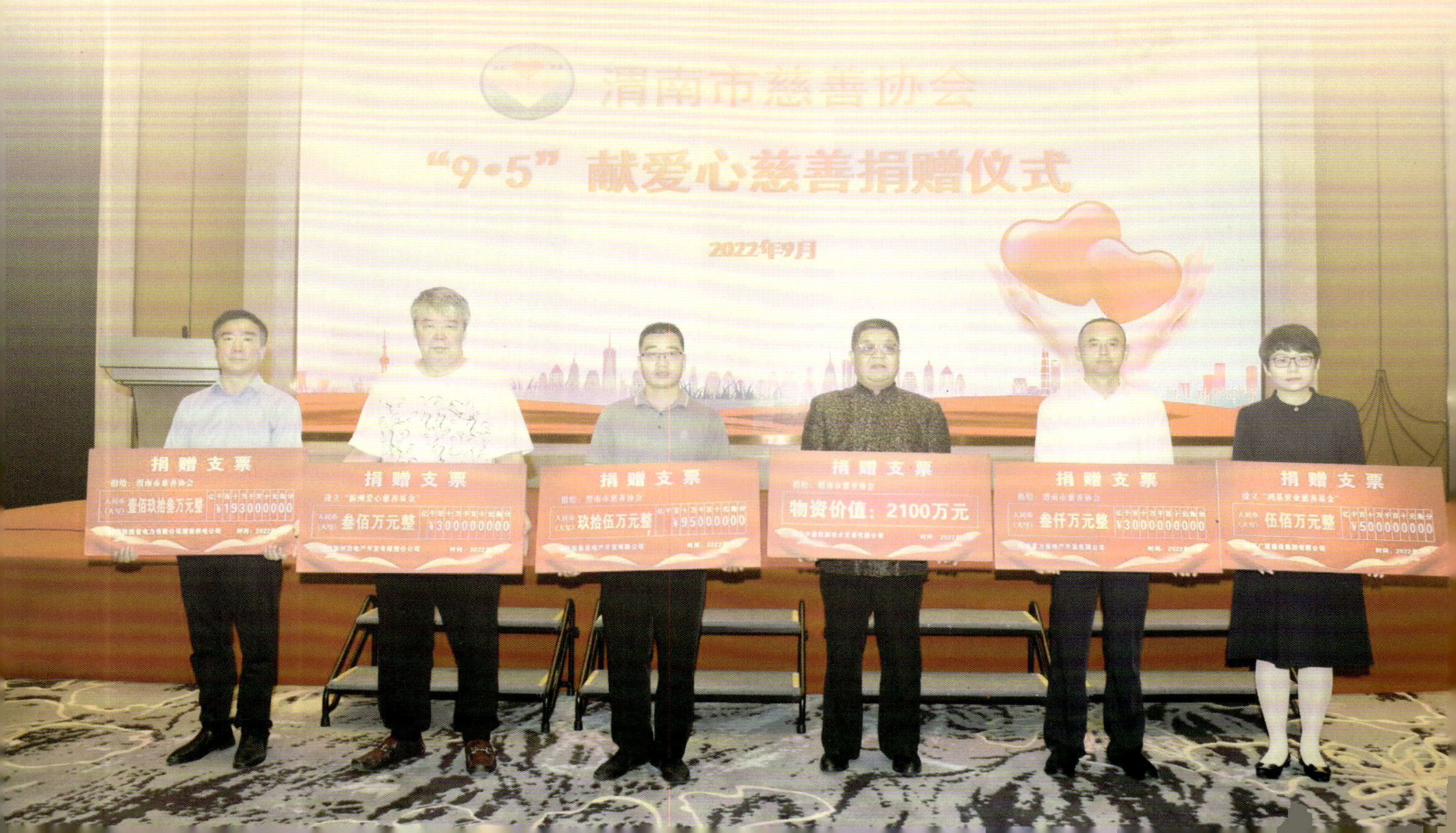

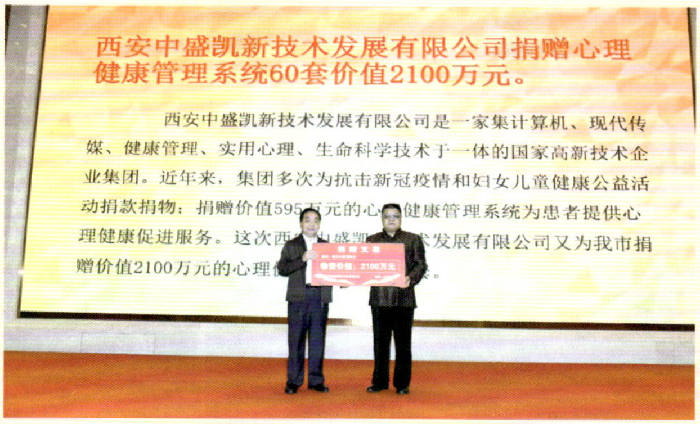

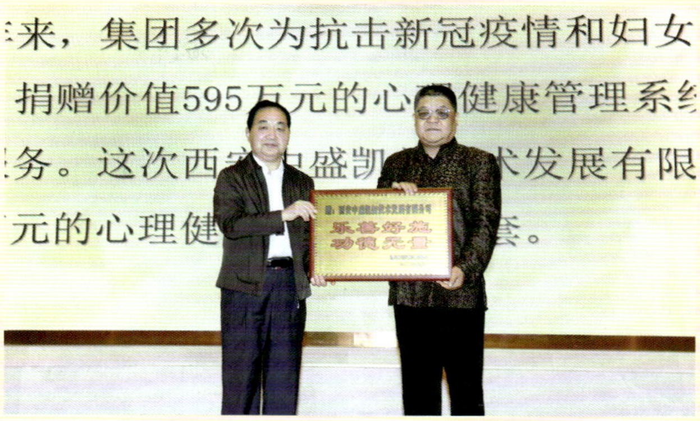

托北京国典传承公益基金会、陕西省渭南市慈善协会，联合开展渭南市“职工悦心关爱”慈善公益服务活动。该活动在渭南市总工会、渭南市卫健委等政府部门的大力支持下，为渭南市援建2000余万元PEM心理健康测评管理系统。为渭南市社会心理服务体系三级网络平台建设做出积极贡献。该项目被陕西省卫生健康委员会、中共陕西省委平安陕西建设领导小组办公室作为全省社会心理服务体系建设试点工作经验在全省推广。

2023年9月，公司与国医经方年鉴编审委员会达成战略合作，并签订为期三年的战略合作协议，并正式申请成立了“国医经方年鉴陕西省联络站”，这标志着公司业务范围进一步扩大，从医疗器械销售、医疗技术输出到中医药文化领域建设，从硬实力建设到软实力的提升，公司的发展必将迎来质的飞跃。

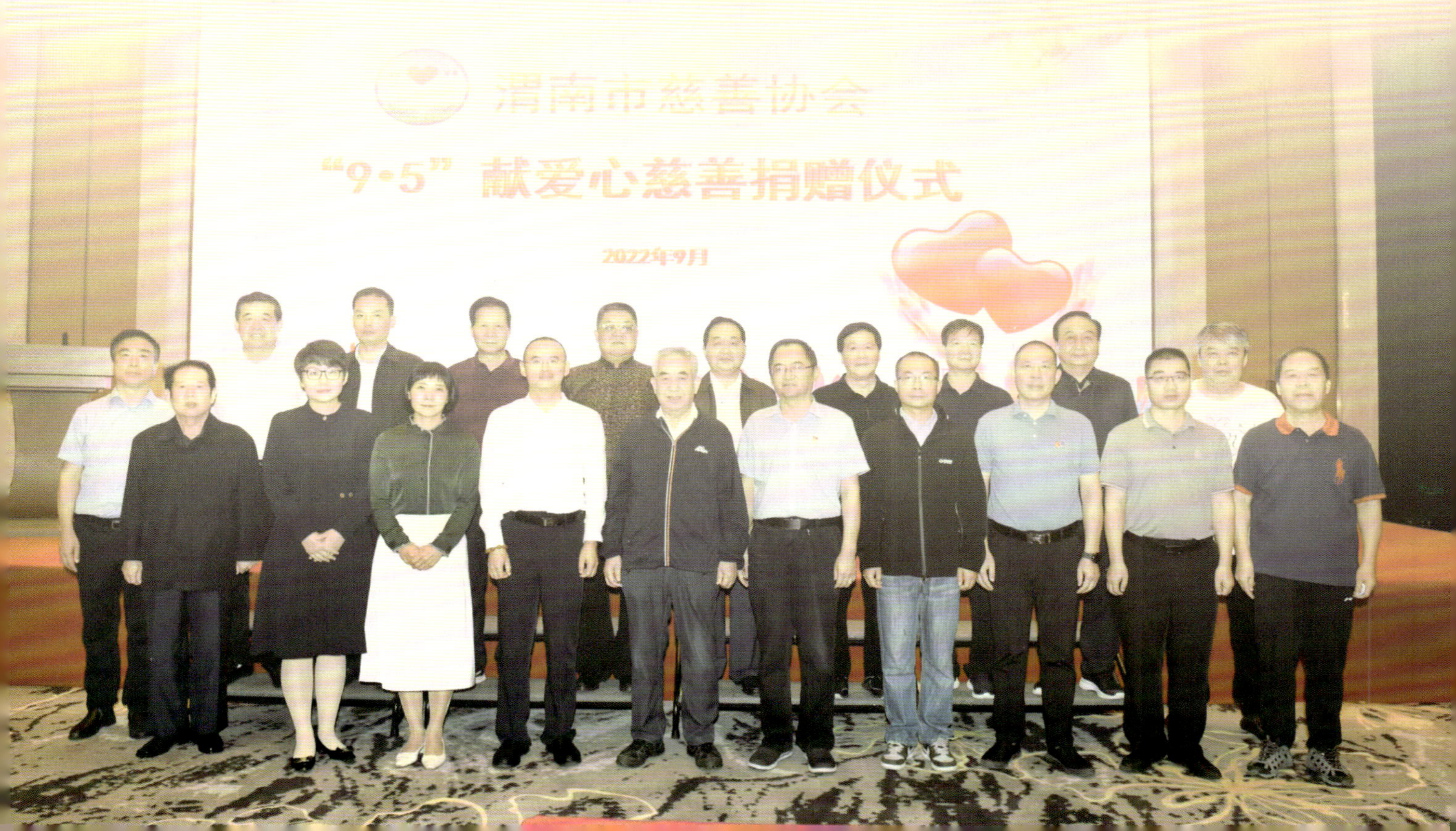

国医经方名医传承工作室推荐项目

——侯氏清淤排毒经络疏通疗法

传承项目介绍

“痛则不通，通则不痛”是中医的经典理论之一，侯氏清淤排毒经络疏通疗法将此理论作为重要的病理机制深入研究，并经过大量的临床应用取得奇效。中医讲的“通”原本指气血的通畅，而气血运行的通道叫经络，所以“通”也就是经络通畅。所谓经络，包括经脉和络脉两部分，其中纵行的干线称为经脉，由经脉分出网络全身各个部位的分支称为络脉。侯氏清淤排毒经络疏通疗法的“通”指的是通经络、畅气机、通血脉、通七窍等。气血与人体经络、脏腑等各方面相互依存、相互影响，气血通畅则生机旺盛，气血不通则百病丛生，一处不通则一处受病，从而影响全身生理机能。中医认为，此处疼痛则是此处不通、阻塞产生疼痛，彼处疼痛则是彼处不通、阻塞产生疼痛，采取一定的治疗方法，将不通之病区、部位打通则疼痛消除。所以，在临证中，有经脉不通则疏通经脉，血脉不通则活血祛瘀，气机不畅则调整气机，运化失调则疏调肠胃等。

侯氏清淤排毒经络疏通疗法的治病机理

侯氏清淤排毒经络疏通疗法操作简便，见效迅速，在临床上常常是立起沉疴，顿消痼疾，具有绝大多数药物和针法所不能达到的显著效果。就现代医学改善血液循环障碍而言，是一种最快速最直接的方法。从中医理论来看，更是行之有效的活血化瘀手段，侯氏清淤排毒经络疏通疗法使用得当，对人体无伤害，又可减免某些中西药对人体的毒副作用，它属于国家中医药管理局提倡的中医适宜技术的绿色自然疗法之一。该疗法是祛除邪气而达到调和气血、平衡阴阳和恢复正气的一种有效调理手段。是一种古老的、祖国传统医学中独特的刺络放血疗法的传承和延伸，刺血疗法历史源远流长，向上甚至可追溯到史前时代的砭石疗法，《黄帝内经》的问世，奠定了刺络放血疗法的理论基础，明确将锋针（现称三棱针）定为刺络工具，并多次提及刺络治病的操作、取穴、调病范围等。祖国医学发展至今，在中国辽阔的土地上，各民族中有许多民间医生运用刺血疗法调病救人。俗话说万病根源都在于瘀，之所以各种疾病的名称不一样，疼痛部位不同，是因为瘀血堆积的位置不同。把这些瘀血全部泻出去，气血通畅了，人就没有得病的理由了。该疗法根据中医阴阳五行辨证法和子午流注理论，通过血脉经络的运行路线、结合患者病证，采取舌下、耳尖、鼻腔、脑后、大椎、风驰、百汇、委中、太阳、背俞、阿四以及经外奇穴等，进行精确选穴和刺络清淤排毒。并施以定时、定位、小针刀微创以及负压泻血，从而达到疏通经络，贯通血脉，达到心脑血管疾病的预防、康复、祛病、强身、养生之目的。

侯氏清淤排毒经络疏通疗法的特点

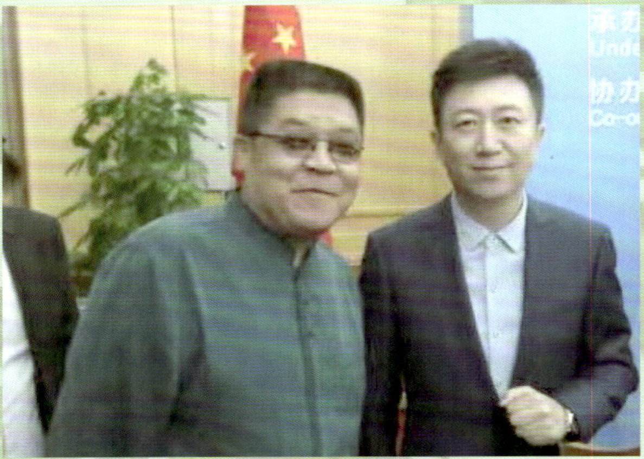

侯亚峰大夫与央视主持人陈伟鸿

1. 见效快。侯氏清淤排毒经络疏通疗法在临床上对很多久治不愈的疑难杂症能起到很好的调理效果，比如癫痫、不孕不育、三高等。通过刺络调理，找到很多曾经的男科相关不治之症的突破口。

2. 安全性强。侯氏清淤排毒经络疏通疗法的专业操作基本无风险，安全性强，昏迷休克、心脏病发作、中毒等急性疾病都可以应用刺络疗法进行调理，无任何副作用。健康的人如果经常刺络也可以预防调理很多疾病的发生，比如心脑血管疾病之三高症等。

3. 简便、易学、不烦琐。侯氏清淤排毒经络疏通疗法传授的都是多年总结的系统调病经验，只要按照传授的方法操作就可以取得很好的效果，医学从业人员经过系统的培训学习后都可以熟练地掌握该操作技能。

4. **经济实惠。**侯氏清淤排毒经络疏通疗法治病成本费用几乎为零，只需要消毒用品、负压罐和针具。

2006年7月15日，全国中医微创学术大会确立“针刀”“中医微创医学”的概念，用“微创”重新诠释医学、重新定位医学、重新改造医学。《人民日报》、新华社、中国国际广播电台、《光明日报》、《科技日报》、《健康报》、《文汇报》、《经济日报》等中央、国家级新闻媒体都对此进行了大量的报道，称之为“小针刀创大奇迹”。

侯氏清淤排毒经络疏通疗法的治疗范围

刺络疗法可以调理人体九大系统300多种疾病。

治疗效果比较突出的疾病：各类疼痛性疾病，比如：颈椎病、肩周炎、顽固性头痛、臂丛神经痛、各类腰椎病变、强直性脊柱炎、坐骨神经痛、各类膝关节疾病、风湿疼痛、痛风等。高血压、高脂血症、心脑血管后遗症的康复、男科各类疾病、各类妇科疾病、不孕不育、偏瘫等一些久治不愈的疑难杂症。

侯氏清淤排毒经络疏通疗法的注意事项

首要考虑患者的身体情况：血虚患者不宜运用刺络疗法。刺络疗法要按部就班，不能急于求成。尽管刺络疗法对许多疾病可以快速改善乃至康复，但许多慢性疾病还是需要按照疗程进行刺络泻血，最稳妥的出血量是每月小于200cc。原则上瘀血出得越快越好，但从安全的角度来说是不能及于求成。

1. 根据身体状况调整医治距离天数，一般7天一次，每次出血量最好小于50cc，最多不超过100cc。

2. 根据不同人的刺络泻血量，每次医治部位数最多不超过8个。

3. 关于刺络泻血过程中的调整反应。在泻血进程中，许多疾病都会呈现正常的调整反应，比如鼻炎、类风湿等，情况严重的疾病在医治进程中会呈现最多五到六次调整反响，现象使症状更加明显，并呈现局部肿胀。这些都是正常的好转反映，只要持续施术，几天后就恢复了，不必要害怕。

4. 刺络泻血进程中禁食牛肉，泻血当天禁酒。泻血进程中食用牛肉会影响瘀血的排出，但停止泻血一周后就可以解除这些忌讳了；泻血期间需要禁酒，因为饮酒后体内会出现缺氧现象，缺氧导致心跳加速，心跳加速导致血压会升高。

5. 刺络泻血后24小时内不能洗澡。

6. 刺络泻血患者要及时弥补营养，特别是体虚者，有必要先补后泻。

传承人介绍

侯亚峰，男，1969年出生于仓颉故里白水，自幼跟随父亲学习中医药膳，对中医药有浓厚兴趣。1999年取得中医执业医师资格，从事中医临床工作近30年。曾参加国家卫生部中医药管理司、新中国中医泰斗吕炳奎司长举办的全国中医子午流注针灸培训班，赴青海藏医院学习藏医贴敷、藏医灸疗、藏医药浴等特色疗法，对传统医学治疗痛风、颈椎病、肩周炎、椎间盘突出、骨质增生、各种膝关节疼痛并弯曲变形、风湿、类风湿，强直性脊柱炎、股骨头坏死、椎管狭窄、脑血管后遗症的中医康复等疑难杂症具有独到见解和特色诊疗手段。特别对高血压、高血脂、痛风病、脑血管后遗症的康复和预防开创了“侯氏清淤排毒经络疏通疗法”，取得了很好的临床疗效，得到患者的一致好评。

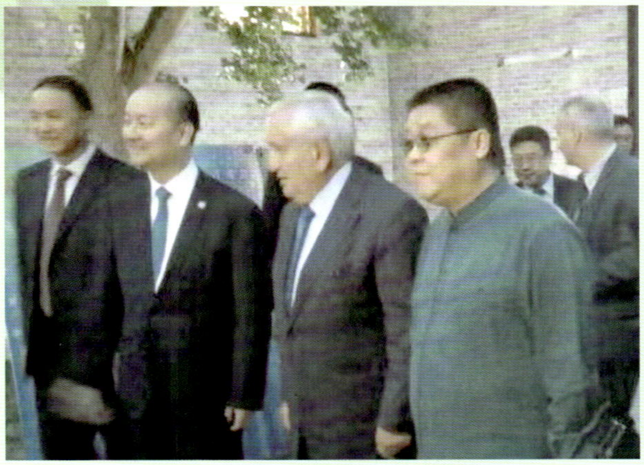

侯亚峰大夫与法国前总理拉法兰先生

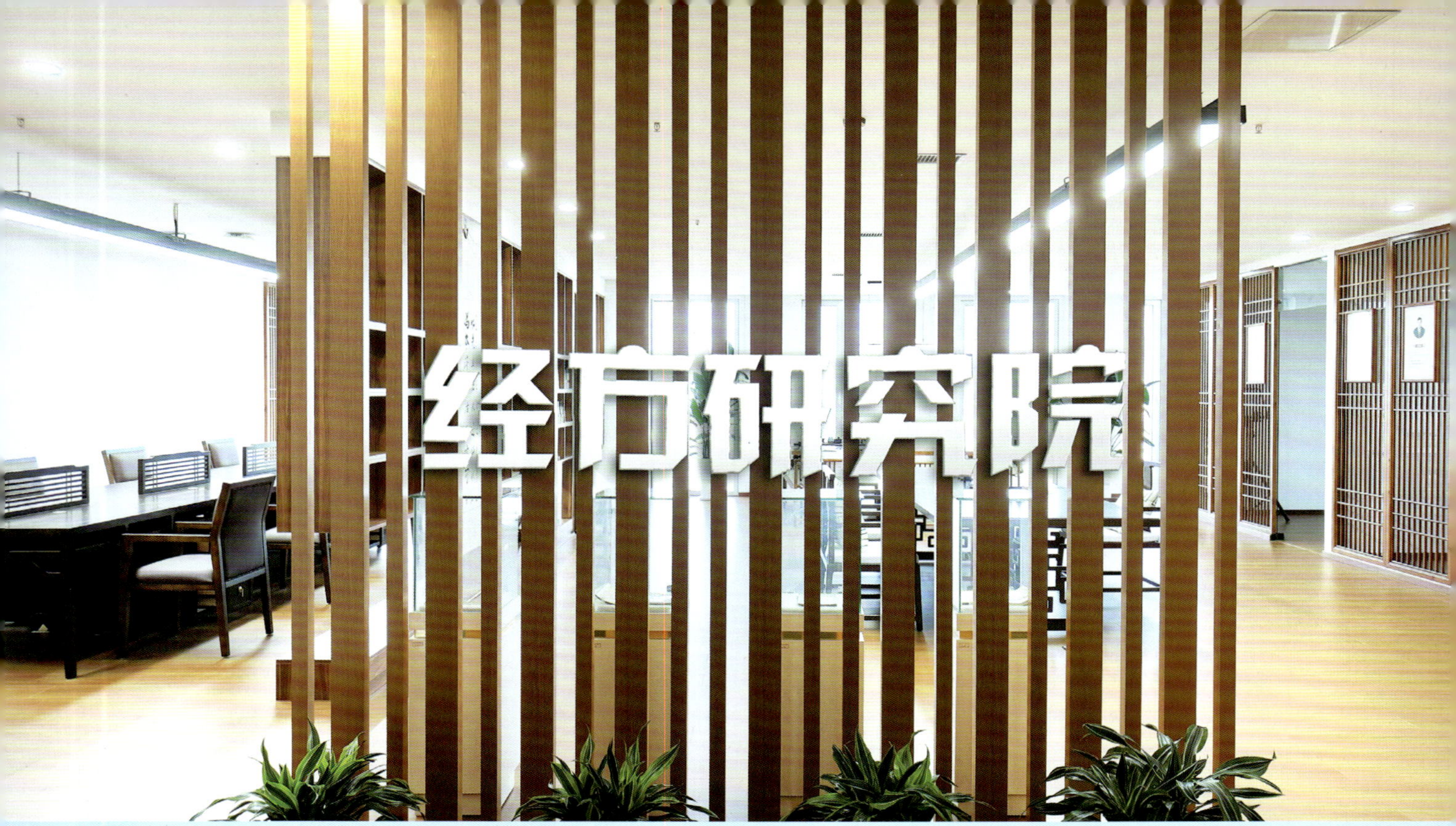

经方云 简介

公司简介

河南经方云科技有限公司是一家立足于河南、专注中医大数据和人工智能技术的高科技公司。公司获批国家重点高新技术企业，省级双软技术企业、省级专精特新企业，也是国家级中小科技企业。

公司拥有核心知识产权 15 项，核心发明专利 6 项，新型专利 10 项，2022 年获批全国首家经方大数据省级工程技术研究中心，并作为主要参与者制订了《张仲景经方传承信息基本数据集》、《中医经方临床应用智能化诊疗系统基本功能规范》团队标准。

公司研发的“经方云中医 AI 大脑平台”荣获 2019 年全国医疗创新大赛总决赛唯一最佳原创奖，2021 年河南省政府颁发的自然科学奖，2022 年荣获河南省政府军民技术创新大赛二等奖，2022 年“郑州市中医智能云服务平台”荣获河南省 5G 应用示范项目称号。

目前已经在国内 170 余个县区使用，均实现了医保资金结余，达到了百姓看病少花钱，基层医生中医能力提升明显等多方共赢的效果。迄今已经已经累计服务 2000 万 + 人次，遍布 10 余个省区。

企业使命：让中医药服务触手可及

企业愿景：做中医人工智能领域的领航者

企业价值观：诚信、品质、感恩、共赢

项目简介

公司研发的“中医智能辅助诊断平台 " 中医 Al 大脑”，是由中国科学院、中国中医药信息学会以及多所中医药大学和科研机构联合研发，能够精准模拟诊断，精准用药，让基层医生的临床诊断能力明显提高，让百姓足不出村就可以获得高质量中医服务，助力乡村振兴，节约医保资金。目前已经在国内 130 余个县区使用，均实现了医保资金多结余，百姓看病少花钱，基层医生能力提高明显等多方共赢的效果。

（一）核心技术

经方云的核心技术就是中医人工智能辅助诊疗系统，我们称为“中医 AI 大脑”，这个大脑最大程度复原了张仲景等历史上多位名医大师的辨证诊疗思路和经验，经过 8 年的运营和来自多家三甲医院、社区医院数千万条数据的不断学习和训练，如今已经形成一个智能超级大师。“经方云中医 AI 大脑”根据症状计算出处方，这些处方都是被大量数据所验证过的、疗效可靠的。

（二）项目优势：

1、产品层面：中医历经数千年发展，形成了“多派一源”的局面，“一源”就是张仲景经方，各派系都以医圣张仲景经方为核心，在医圣张仲景经方基础上发展而来。张仲景经方人工智能云服务平台是以《伤寒论》《金匮要略》和《六经辨病》基本理论和方药为指导，模拟张仲景经方诊疗思维，通过“病－症－方－药”模式，快速诊断，精准用药。

2、技术实力层面：经方云科技作为主要参与者制订了《张仲景经方传承信息基本数据集》、《中医经方临床应用智能化诊疗系统基本功能规范》等两项行业标准规范。同时与国内知名权威科研机构进行合作，与中国中医药信息学会张仲景研究分会共同大数据和人工智能实验室（BDAI-Lab）；与中国中医科学院签订合作协议共建中医人工智能深度学习实验室（CPRL）；与河南中医药大学经方研究所签订产学研一体化合作协议共同成立张仲景经方研究实验室（CMCP-lab）。

3、智能化层面：张仲景经方人工智能云服务平台的核心“中医 AI 大脑”，模拟张仲景经方诊疗思维，通过人机交互，能够将辨证思维过程、辨证过程、方证分析、组方原理等过程呈现出来，根据每人体质不同，真正做到“千人千方”，提高开方的准确性，从而大幅提升中医药服务及诊疗能力。

（三）项目创新点：

1. 中医经方智慧辅助诊疗系统遵循《张仲景经方传承信息基本数据集》规范，使患者信息采集标准化、路径化、客观化，诊疗中的各个模块有机结合、协同。改变和解决了传统中医主要依靠人为主观因素进行四诊分析和诊疗的问题。

2. 中医经方智能辅助诊疗系统，是全国首个将大数据和人工 AI 智能技术运用到中医临床诊断之中，通过“病－证－方－药”的模式，模拟张仲景经方辨证诊疗思维，为临床医生提供安全可靠的中医诊断决策依据的智能辅助诊疗仪，其技术水平、诊断准确性和有效性皆处于国内领先地位。

3. 经过 5 年多时间、20 余家大型中医医院及上百位中医专家数万份临床试验，证实中医经方智能辅助诊疗仪能为临床医生提供安全可靠的中医诊断决策依据。

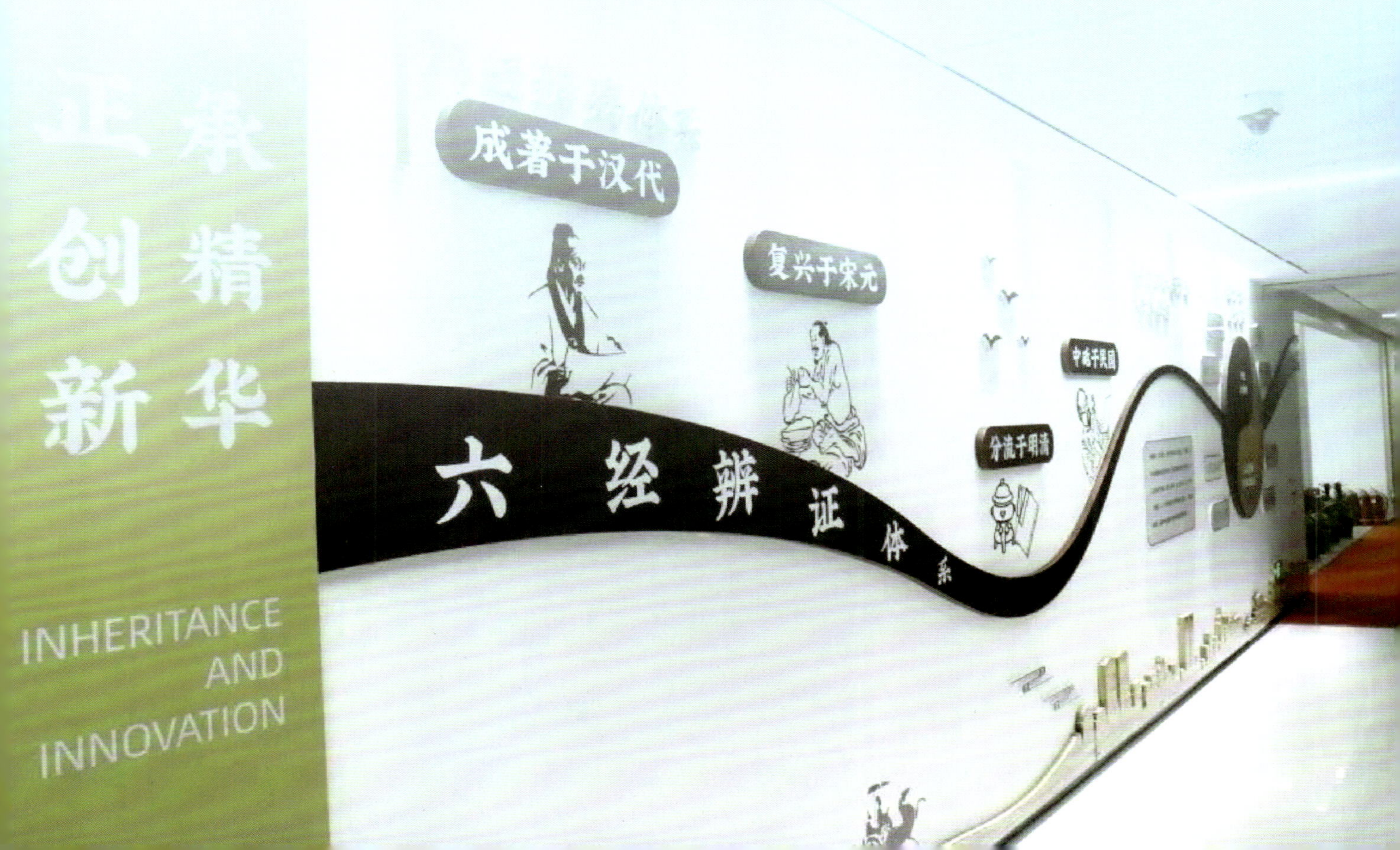

活动成果展示

1、2022 年 1 月，由经方云牵头，联合成立的全国第一个“张仲景经方大数据研究工程技术研究中心”，经河南省科学技术厅批复，正式落成。

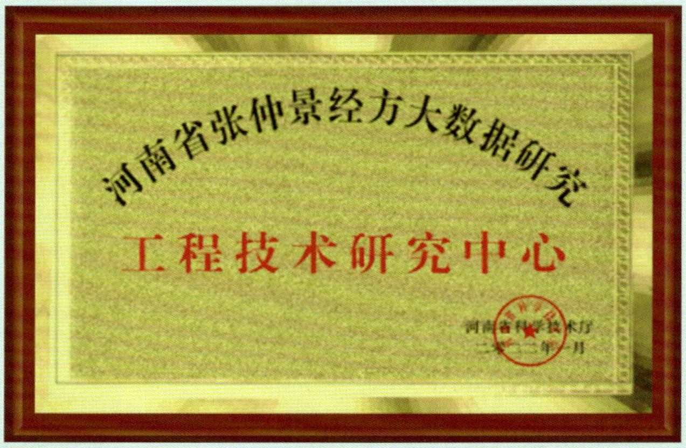

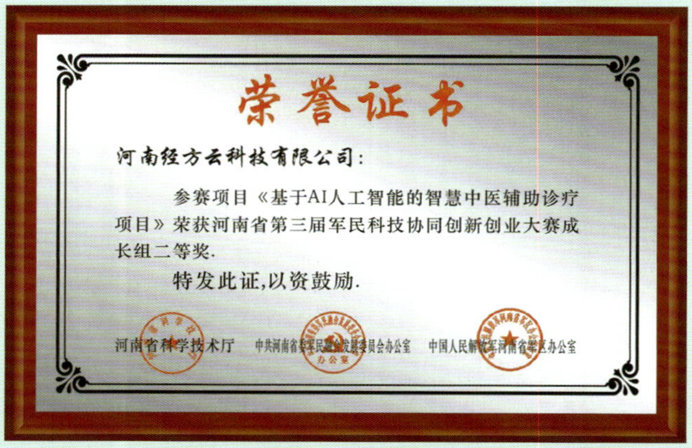

2、2022 年 12 月，由河南省科学技术厅、中共河南省委军民融合发展委员会、中国人民解放军河南省军区联合举办的河南省第三届军民科技协同创新创业大赛，河南经方云科技有限公司参赛项目《基于 AI 人工智能的智慧中医辅助诊疗项目》荣获成长组二等奖。

3、2023 年 8 月 22 日，由国家科技部主办、省政府承办的第十二届中国创新创业大赛河南赛区暨第十五届河南省创新创业大赛总决赛，河南经方云科技有限公司参赛项目《基于人工智能的智慧中医辅助诊疗项目》荣获成长组三等奖，代表河南高端制造业进入国赛。

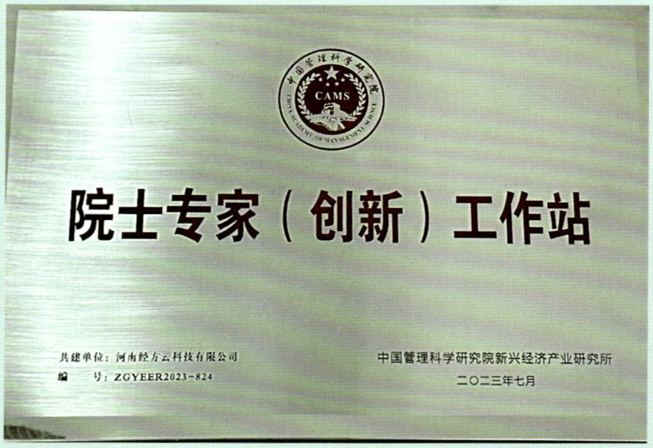

4、2023年7月，《基于人工智能的智慧中医辅助诊疗项目》荣获中国管理科学研究院新兴经济产业研究所创新奖，并被授予"院士专家（创新）工作站"。

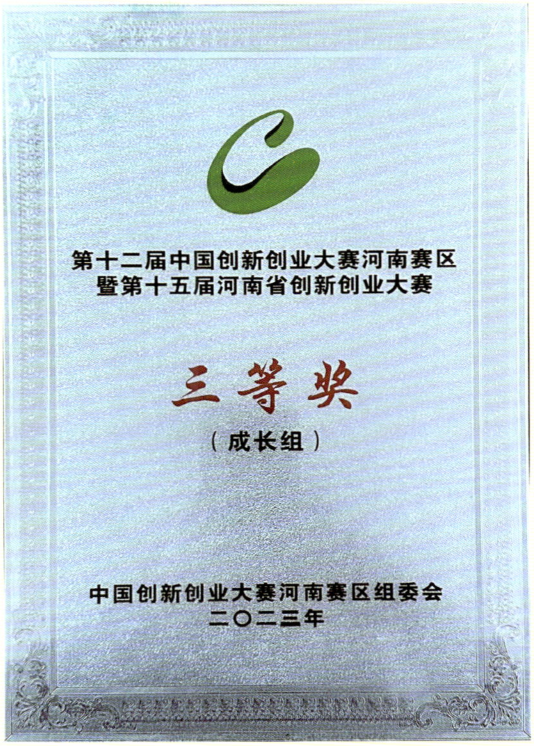

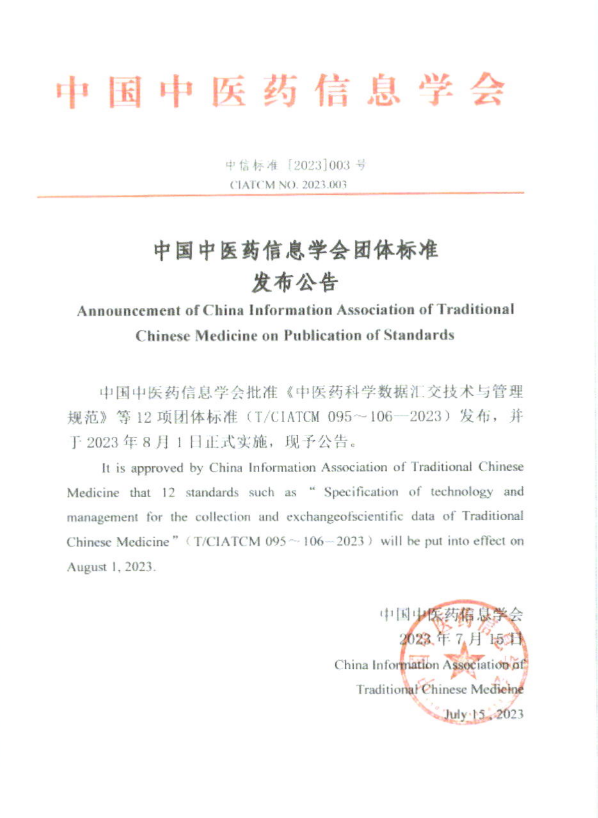

中国中医药信息学会

中信标准〔2023〕003号
CIATCM NO. 2023.003

中国中医药信息学会团体标准
发布公告

Announcement of China Information Association of Traditional Chinese Medicine on Publication of Standards

中国中医药信息学会批准《中医药科学数据汇交技术与管理规范》等12项团体标准（T/CIATCM 095～106—2023）发布，并于2023年8月1日正式实施，现予公告。

It is approved by China Information Association of Traditional Chinese Medicine that 12 standards such as " Specification of technology and management for the collection and exchangeofscientific data of Traditional Chinese Medicine "（T/CIATCM 095～106—2023）will be put into effect on August 1, 2023.

中国中医药信息学会
2023年7月15日
China Information Association of Traditional Chinese Medicine
July 15, 2023

5、2023年7月25日由经方云领衔制定的两项经方数据标准获批发布并全国推行使用。

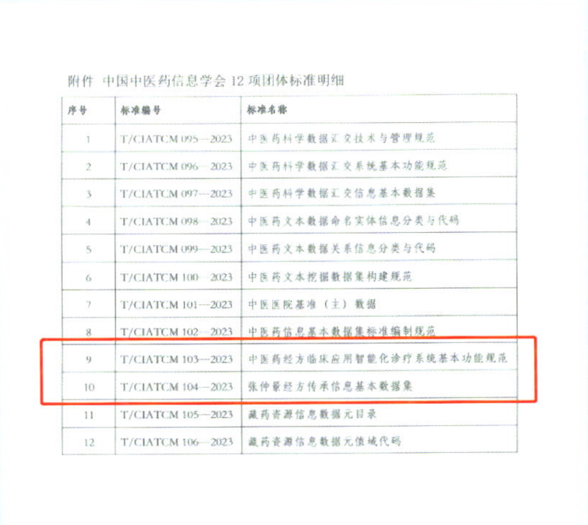

附件 中国中医药信息学会12项团体标准明细

序号	标准编号	标准名称
1	T/CIATCM 095—2023	中医药科学数据汇交技术与管理规范
2	T/CIATCM 096—2023	中医药科学数据汇交系统基本功能规范
3	T/CIATCM 097—2023	中医药科学数据汇交信息基本数据集
4	T/CIATCM 098—2023	中医药文本数据命名实体信息分类与代码
5	T/CIATCM 099—2023	中医药文本数据关系信息分类与代码
6	T/CIATCM 100—2023	中医药文本挖掘数据集构建规范
7	T/CIATCM 101—2023	中医医院基准（主）数据
8	T/CIATCM 102—2023	中医药信息基本数据集标准编制规范
9	T/CIATCM 103—2023	中医药经方临床应用智能化诊疗系统基本功能规范
10	T/CIATCM 104—2023	张仲景经方传承信息基本数据集
11	T/CIATCM 105—2023	藏药资源信息数据元目录
12	T/CIATCM 106—2023	藏药资源信息数据元值域代码

一方制药
EFONG PHARMACEUTICAL

中国药材®
SINO-TCM

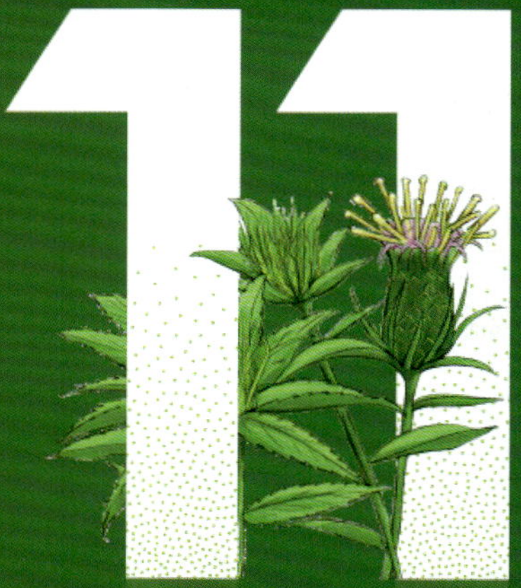

十一大基地
行业领先

ELEVEN BASES
LEAD THE INDUSTRY

一方制药
中药配方颗粒领导者

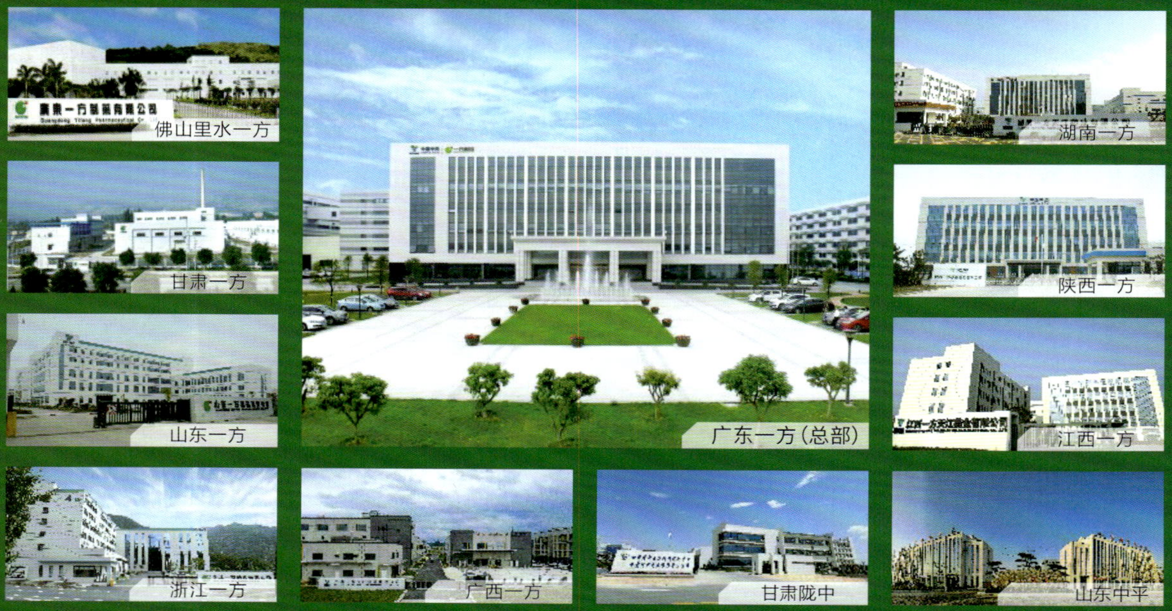

广东一方制药有限公司隶属于国药集团中国中药控股有限公司，1992年由广东省中医药工程技术研究院创办，是最早的国家“中药配方颗粒试点生产企业”和第一批国家“中药饮片剂型改革生产基地”。初创阶段，一方制药以广东省中医药工程技术研究院（原名“广东省中医研究所”）和广东省第二中医院为强大的科技依托，系统进行中药配方颗粒的生产工艺、质量标准、临床药效、安全性等研究，共同承担完成国家、部、省级科研课题50余项，为一方中药配方颗粒项目产业化发展奠定了坚实的技术基础。经过30年的创新发展，一方制药在中药配方颗粒产品研发、产业化推进方面取得显著成绩，目前拥有CNAS国家认可实验室、国家企业技术中心、广东省中药配方颗粒工程技术研究开发中心等创新技术平台，推动中药配方颗粒行业的高质量发展。

目前拥有佛山和顺一方、佛山里水一方、甘肃陇西一方、甘肃陇中药业、山东临沂一方、山东中平药业、浙江磐安一方、湖南常德一方、江西南昌一方、陕西一方、广西桂林一方共十一大生产基地，100余个常用品种的药材基地。一方制药于1999年通过澳大利亚TGA认证，2001年研制出中药配方颗粒智能调配系统，2011年荣获“国家科学技术进步二等奖”，2012年荣获“国家火炬计划重点高新技术企业”，并先后获得多项广东省科技进步一、二、三奖等多个奖项、“南海制造业全国隐形冠军”等多个省市级荣誉。产品已覆盖全国并远销欧洲、北美洲、澳洲、东南亚等六十余个国家和地区，是中药配方颗粒国家标准参与制定单位之一，是中药配方颗粒专业化生产企业，同时具备完整的中药全产业链生产能力。

www.e-fong.com